JN302398

器官病理学
Organ Pathology

改訂 14 版

北海道大学大学院教授　笠原正典
前千葉大学大学院教授　石倉　浩　編
札幌医科大学教授　佐藤昇志

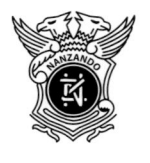

南山堂

執筆者一覧 (五十音順)

石倉　浩
前千葉大学大学院医学研究院教授

石田康生
帝京大学ちば総合医療センター病理部教授

石津明洋
北海道大学大学院保健科学研究院病態解析学分野教授

伊藤智雄
神戸大学医学部附属病院病理診断科特命教授

上出利光
北海道大学名誉教授

榎本克彦
秋田大学名誉教授

大池信之
昭和大学医学部病理学講座准教授

大喜多　肇
国立成育医療研究センター小児血液・腫瘍研究部室長

大島孝一
久留米大学医学部病理学講座教授

小笠原一誠
滋賀医科大学病理学講座疾患制御病理学部門教授

小川勝洋
旭川医科大学名誉教授

笠原正典
北海道大学大学院医学研究科分子病理学分野教授

加藤良平
山梨大学大学院医学工学総合研究部人体病理学講座教授

菊地浩吉
北海道対がん協会 会長

杵渕　幸
藤田保健衛生大学医学部第2病理学准教授

黒住昌史
埼玉県立がんセンター病理診断科科長兼部長

小海康夫
札幌医科大学医学部フロンティア医学研究所病態情報学教授

小西　登
奈良県立医科大学病理病態学講座教授

佐藤昇志
札幌医科大学医学部病理学第1講座教授

佐野壽昭
徳島大学名誉教授

澤田典均
札幌医科大学医学部病理学第二講座教授

塩沢俊一
九州大学病院別府病院リウマチ膠原病内科教授

清水道生
埼玉医科大学国際医療センター病理診断科教授

下田忠和
国立がん研究センターがん対策情報センターがん医療支援研究部

白石泰三
三重大学医学系研究科腫瘍病理学教授

進藤正信
北海道大学大学院歯学研究科口腔病理病態学教室教授

髙橋雅英
名古屋大学大学院医学系研究科分子病理学教授

高見　剛
岐阜大学名誉教授

武内利直
恵佑会札幌病院病理診断科主任部長

立野正敏
釧路赤十字病院病理診断科部長

田中伸哉
北海道大学大学院医学研究科腫瘍病理学分野教授

堤　寛
藤田保健衛生大学医学部第1病理学教授

手島伸一
同愛記念病院研究検査科病理部長

中澤温子
国立成育医療研究センター病理診断部病理診断科部長

中里洋一
日高病院病理部病理診断科部長

長嶋洋治
横浜市立大学大学院医学研究科分子病理学准教授

中谷行雄
千葉大学大学院医学研究院診断病理学教授

中村栄男
名古屋大学大学院医学系研究科高次医用科学(臓器病態診断学)教授

中山雅弘
大阪府立母子保健総合医療センター検査科病理主任部長

長谷川　匡
札幌医科大学医学部病理診断学教授

藤本純一郎
国立成育医療研究センター臨床研究センター センター長

船田信顕
東京都立駒込病院病理科

松浦晃洋
藤田保健衛生大学医学部第2病理学教授

松岡健太郎
国立成育医療研究センター病理診断部病理診断科医長

松野吉宏
北海道大学病院病理部教授

本山悌一
がん研究会がん研究所病理部

山口岳彦
自治医科大学人体病理学准教授

山本哲郎
熊本大学大学院生命科学研究部分子病理学分野教授

本書を

今　裕先生　武田勝男先生　石倉　浩先生

の霊に捧げる

改訂14版の序

　今世紀に入って医学の進歩はますます加速している感がある．病理学の領域においても，疾患遺伝子の同定と発症機序の解明が進み，分子レベルでの疾患の理解が格段に深まりつつある．このような分子病理学の進歩は，疾患の概念や分類に大きな影響を及ぼしているだけでなく，診断に直結する人体病理学の領域においても変革を惹き起こしている．さらに，特定の分子異常と形態学的な特徴を結び付けることが時として可能になり，形態の異常とその背後にある分子レベルの異常を一元的に理解することも今や夢ではなくなりつつある．

　このような学問の進歩に対応するため，長年にわたり医学生に親しまれてきた「新病理学各論」を改訂し，「器官病理学」改訂14版として世に問うことにした．書名を改めたのは，執筆陣が大幅に入れ替わり，人体病理学の成書として内容が一新されたこと，「新病理学各論」の姉妹書であった「新病理学総論」が「病態病理学」と改題されたことの二つの理由によるものである．今回の改訂にあたっては，内容の充実と高度化を図り，医学生にとどまらず，病理医や研修医，一般臨床医にとっても役に立つ書となることを目指した．特に意を払ったのは，以下の点である．

1. 執筆陣は各領域の専門家を中心として構成した．
2. 「総論」，「各論」の二部構成とした．「総論」の部では病態のメカニズムを簡潔に記載し，本書の中核をなす「各論」の部では器官別に疾患を詳解するとともに，糖尿病や高血圧などの全身性疾患，心不全や腎不全などの統合病態，小児疾患など，器官別には区切れない疾患についても解説した．疾患の記載にあたっては，形態像だけでなく病理発生や病態生理についても詳述した．
3. 代表的な疾患から希少な疾患までを網羅し，辞書的役割も担うようにした．
4. 全ページをカラー印刷とし，鮮明な肉眼像，組織像を掲載した．

　本書の歴史を顧みると，その源流は北海道帝国大学医学部の初代病理学教授であった今　裕先生によって著された「近世病理解剖学」（南山堂，初版1913年）にまで遡ることができる．同書は1952年に今教授の愛弟子であった武田勝男教授を著者に加え，さらに1961年には名を変えて「新病理学各論」（武田勝男著）となった．武田教授の没後は，相沢　幹，菊地浩吉，吉木　敬の諸教授が編著者となって改訂を重ね，医学生の教科書として好評を博してきた．いま，「近世病理解剖学」の発刊から一世紀を経て，書名も新たに一歩を踏み出すことに一入深い感慨を抱かざるを得ない．本書も，その前身の各書と同様，広く受け入れられることを願うものである．

　かえすがえすも残念なのは，編者の一人であり，われわれの親しい友人であった石倉　浩教授が本書の企画後まもなく急性心不全により世を去ったことである．本書の構想と企画は，同教授の深い学識，卓越した指導力と編集手腕によるところがきわめて大きかった．改めて石倉教授の夭折を悼むとともに，本書の完成を謹んでご霊前に報告したい．

　また，2011年には各論の第9章「内分泌器（膵島）」を執筆された佐野壽昭徳島大学名誉教授が逝去された．心からご冥福をお祈りするとともに本書を謹んで墓前に捧げる次第である．

　最後に，本書の刊行に惜しみないご支援をいただいた南山堂編集部の齋藤代助氏をはじめ，本書の製作に携わった方々に心から感謝の意を表するものである．

2013年6月

笠原正典
佐藤昇志

CONTENTS 目次

総論

第1章 序論 ————（菊地浩吉）3

1. 器官病理学とは……………… 3
2. 器官病理学と医学および医療…… 4
3. 病理学方法論の進歩…………… 5
4. 分子病理診断学概説…………… 7

第2章 細胞の増殖・分化と組織修復 ————（石倉 浩・笠原正典）13

A 細胞の増殖と分化 ———— 13
1. 増殖と分化を調節する因子……… 13
2. 増殖刺激を伝達する機構………… 15
3. 細胞周期とその調節……………… 16
4. 細胞の死………………………… 18

B 細胞の数的・量的・形態的・機能的適応 ———— 19
1. 肥大と過形成……………………… 19
2. 萎縮と退縮………………………… 20
3. 化生………………………………… 21
4. 上皮間葉転換（上皮間充織転換）…… 23

C 組織修復 ———— 23
1. 再生………………………………… 24
2. 創傷治癒…………………………… 24
3. 創傷治癒の形態学………………… 24
4. 創傷治癒の異常…………………… 25

第3章 細胞傷害 ————（上出利光）27

1. 細胞傷害とは……………………… 27
2. 細胞傷害の形態学………………… 29
3. アポトーシス……………………… 30

第4章 遺伝子異常と疾患 ————（笠原正典）33

A ヒトゲノムと遺伝子 ———— 33
1. ヒトゲノム………………………… 33
2. ヒト遺伝子………………………… 36
3. ヒトの遺伝的多様性……………… 37

B 変異（突然変異） ———— 38
1. 変異の種類………………………… 38
2. 変異の機能的分類………………… 41

C 染色体異常を伴わない遺伝性疾患 ———— 43
1. 単一遺伝子疾患…………………… 43
2. 多因子疾患（多因子病）………… 48

D 染色体異常による疾患 ———— 50
1. 染色体異常の種類………………… 50
2. 常染色体の異常による疾患……… 51
3. 性染色体の異常による疾患……… 55
4. 癌における染色体異常…………… 57
5. 染色体断裂症候群………………… 57

第5章　環境と疾患 ———————————————————————（堤　寛）61

A　大気汚染 —————————— 61
　1．大気汚染の因子 …………………… 61
B　化学物質・薬物による傷害 ——— 62
　1．化学物質による傷害 ……………… 62
　2．治療薬による副作用 ……………… 66
C　物理的傷害 —————————— 67
D　栄養障害 —————————— 71
　1．栄養失調 …………………………… 71
　2．ビタミンの欠乏 …………………… 72
　3．脂溶性ビタミン過剰症 …………… 72
　4．肥満 ………………………………… 72

第6章　循環障害 ———————————————————————（榎本克彦）75

　1．循環系のしくみ …………………… 75
　2．充血とうっ血 ……………………… 76
　3．虚血 ………………………………… 78
　4．出血 ………………………………… 79
　5．血栓症 ……………………………… 86
　6．塞栓症 ……………………………… 89
　7．梗塞 ………………………………… 91
　8．水および電解質代謝異常 ………… 93

第7章　免疫応答機序と免疫異常 ———————————————————— 97

A　免疫応答のしくみ ——（笠原正典）97
　1．自然免疫応答 ……………………… 97
　2．獲得免疫応答 ……………………… 100
B　免疫異常と疾患 ——（小笠原一誠）104
　1．自己免疫疾患 ……………………… 105
　2．免疫不全症 ………………………… 112

第8章　炎　症 ————————————————————————（山本哲郎）117

　1．急性炎症 …………………………… 117
　2．慢性炎症 …………………………… 126

第9章　感染症 ————————————————————————（堤　寛）131

A　感染症とは —————————— 131
　感染症総論 …………………………… 131
B　感染防御 —————————— 138
　感染防御機構 ………………………… 138
C　感染症と病理学 ———————— 143
　代表的な感染症の病理 ……………… 143

第10章　腫　瘍 ————————————————————————（佐藤昇志）161

A　腫瘍の概念 —————————— 161
　1．脱統御性 …………………………… 161
　2．脱分化性 …………………………… 161
B　腫瘍の疫学 —————————— 161
　1．癌死亡率 …………………………… 162
　2．臓器別癌死亡率 …………………… 162

C	腫瘍の生物学的特徴	162	7．細胞の不死化とテロメア	171
	1．分化と退形成	162	8．血管新生	172
	2．増殖速度	162	9．浸潤と転移	172
	3．腫瘍の *in vitro* での特徴	162	10．癌関連遺伝子の活性化	172
	4．癌幹細胞と分化，増殖	163	11．エピジェネティックな変化，後天的遺伝子発現の変化	172
	5．腫瘍浸潤	164		
	6．転移	164		
D	腫瘍の進行度─TNM 分類	164	F 多段階発癌と分子機序	174
E	癌の分子メカニズム	165	G 発癌の要因	174
	1．腫瘍化の基本的メカニズム	165	1．化学的要因	175
	2．細胞周期	165	2．物理的要因	175
	3．増殖シグナルと癌遺伝子	166	3．生物学的要因	175
	4．増殖抑制シグナルの不活性化と癌抑制遺伝子	168	H 腫瘍と免疫	176
	5．アポトーシスの異常	170	1．ヒト腫瘍抗原	177
	6．DNA 修復とゲノム不安定性	171	2．癌免疫応答と免疫逃避	177
			3．ヒト癌への応用	178

各 論

第1章　循環器 ─────────────────────── 181

A	心 ──────（小海康夫）181		B 血管，リンパ管 ──（石津明洋）218	
	1．心の発生	181	1．動脈硬化症	218
	2．心の奇形，先天性心血管疾患	182	2．動脈瘤	219
	3．心の物理的損傷	192	3．動脈の感染症	220
	4．心の萎縮，肥大，拡張	192	4．動脈の炎症性病変	220
	5．心の循環障害	194	5．静脈瘤	228
	6．心内膜疾患	198	6．静脈血栓症および血栓性静脈炎	228
	7．心筋疾患	204	7．血管腫瘍/脈管腫瘍	228
	8．不整脈	213	8．リンパ管炎およびリンパ管拡張症	229
	9．心不全と心臓性急死	214	9．腫瘍のリンパ行性進展および癌性リンパ管症	229
	10．心の腫瘍	216	10．リンパ管腫瘍	229
	11．心外膜（心囊）疾患	216		

第2章　血液・造血器 ────────────────── 231

A	非腫瘍性病変 ──────（高見　剛）231		3．白血球系病変	247
	1．血球の発生と分化	231	4．出血素因	249
	2．赤血球系病変	237	5．リンパ節	252

- 6. 脾 255
- 7. 胸腺 ....(杵渕 幸・松浦晃洋) 258
- B 腫瘍性病変 ───────────── 260
  - 1. 造血器腫瘍 総論 ....(大島孝一) 260
- 2. 造血器腫瘍 各論 276
- 3. 悪性リンパ腫 ....(中村栄男) 285
- 4. 胸腺の腫瘍 ......(杵渕 幸・松浦晃洋) 304

第3章 頭頚部 ─────────────────────────(伊藤智雄) 317

- A 唾液腺 ──────────────── 317
  - 1. 非腫瘍性疾患 317
  - 2. その他の非腫瘍性疾患 319
  - 3. 唾液腺腫瘍 319
- B 鼻腔・副鼻腔 ─────────── 325
  - 1. 鼻腔・副鼻腔の発生と構造 325
  - 2. 炎症性疾患 325
- 3. 腫瘍性疾患 326
- C 咽頭・喉頭 ─────────────── 329
  - 1. 非腫瘍性病変 329
  - 2. 良性腫瘍性疾患 330
  - 3. 上皮性悪性腫瘍 331
  - 4. その他の悪性腫瘍 332

第4章 口腔 ─────────────────────────(進藤正信) 333

- 口腔の疾患 ──────────────── 333
  - 1. 口腔の発生 333
  - 2. う蝕に続発する疾患 334
  - 3. 歯肉炎および辺縁性歯周炎 336
- 4. 口腔粘膜の病変 337
- 5. 口腔領域の腫瘍および腫瘍様病変 339
- 6. 口腔領域の嚢胞 345

第5章 呼吸器 ─────────────────────────── 349

- A 肺 ────────────(松野吉宏) 349
  - 1. 気管支・肺の構造と機能 349
  - 2. 気管支・肺の発生異常 351
  - 3. 気管炎および気管支炎 352
  - 4. 肺の空気含有量の異常 354
  - 5. 肺の循環障害 358
  - 6. 肺の炎症（肺炎） 361
  - 7. 肺の塵埃沈着症 373
  - 8. 気管支・肺の原発性腫瘍 375
  - 9. 気管支・肺の続発性腫瘍 386
- B 胸膜 ──────────────── 387
  - 1. 血胸，水胸と気胸 387
  - 2. 胸膜炎 388
  - 3. 胸膜の腫瘍 388
- C 縦隔 ────────────(杵渕 幸) 390
  - 1. 縦隔の構造 390
  - 2. 縦隔の奇形 390
  - 3. 縦隔の炎症 390
  - 4. 縦隔の嚢胞性疾患 392
  - 5. 縦隔の腫瘍および腫瘤性病変 394

第6章 消化管 ─────────────────────────(下田忠和) 399

- A 食道の病変 ─────────────── 399
  - 1. 食道の構造と機能 399
  - 2. 食道の発生異常 399
- 3. 食道の機能障害 400
- 4. 食道の循環障害 400
- 5. 食道の炎症 400

6．食道潰瘍 402	4．循環障害性疾患 451
7．食道腫瘍 404	5．沈着症 452
B　胃の病変 ─────── 413	6．腸閉塞 453
1．胃の構造と機能 413	7．吸収不良症候群 453
2．形成異常 414	8．炎症性疾患 453
3．胃の炎症（胃炎） 416	9．移植片対宿主病 462
4．その他の原因による胃炎 419	10．腸の腫瘍様，腫瘍性疾患 462
5．アミロイドーシス 421	D　肛門管と肛門の病変 ─────── 481
6．移植片対宿主病の胃病変 421	1．肛門の発育異常 481
7．胃潰瘍 422	2．循環障害性疾患（痔核） 481
8．胃の腫瘍様病変 424	3．炎症（痔瘻） 481
9．胃の腫瘍性病変 429	4．肛門管癌 482
C　腸の疾患（虫垂，肛門を含む）── 449	E　腹膜の病変 ─────── 482
1．腸の先天性異常 449	1．ヘルニア 483
2．憩室と憩室症 450	2．腹膜の炎症（腹膜炎） 483
3．消化性潰瘍 450	3．腹膜の腫瘍様，腫瘍性疾患 484

第7章　肝・胆嚢および胆道・膵 ─────── 487

A　肝 ──────（榎本克彦）487	B　胆嚢，肝外胆管 ──（澤田典均）510
1．肝の発生 487	1．胆嚢，肝外胆管の発生とその異常 510
2．肝の代謝障害 489	2．胆嚢，肝外胆管の構造と機能 510
3．肝の循環障害 493	3．胆嚢，肝外胆管の炎症 511
4．肝の炎症（肝炎） 495	4．胆石症 512
5．肝再生と肝幹細胞 496	5．胆嚢および胆道の腫瘍 513
6．ウイルス性肝炎 497	C　膵 ─────── 515
7．アルコール性の肝障害 500	1．膵の発生と機能 515
8．薬物性の肝傷害 502	2．膵の物質代謝障害 516
9．肝硬変症 503	3．膵の循環障害 517
10．肝の増殖性病変および腫瘍 506	4．膵の炎症（膵炎） 517
11．寄生虫による肝疾患 509	5．膵の嚢胞および腫瘍 520

第8章　泌尿器 ─────── 523

A　腎 ─────── 523	7．続発性糸球体腎炎 535
1．腎の構造と機能 ……（立野正敏）523	8．腎の循環障害・血管病変に伴う変化 540
2．腎疾患の臨床症状と病態生理 525	9．代謝障害と腎症 542
3．腎生検 526	10．尿細管・間質病変 545
4．腎の病理組織診断 527	11．閉塞性病変（水腎症） 549
5．糸球体腎炎の分類と発症機構 530	12．同種腎移植 550
6．原発性糸球体腎炎 532	13．先天性および遺伝性疾患 552

14. 腎の腫瘍..................(長嶋洋治) 555
B 尿 管 ——————————(白石泰三) 560
　1. 尿管の発生.................. 560
　2. 尿管の構造と機能.................. 560
　3. 尿管の炎症.................. 560
　4. 尿管の腫瘍.................. 560
　5. 尿管の閉塞.................. 561
C 膀 胱 —————————————— 561
　1. 膀胱の発生.................. 561
　2. 膀胱の構造と機能.................. 561
　3. 膀胱の炎症.................. 561
　4. 膀胱の腫瘍.................. 562
D 尿 道 —————————————— 564
　1. 尿道の発生.................. 564
　2. 尿道の炎症.................. 564
　3. 尿道の腫瘍.................. 565

第9章　内分泌器 —————————————— 567

A 下垂体 ——————————(石田康生) 567
　1. 下垂体の構造と機能.................. 567
　2. 下垂体の病変.................. 570
B 松果体 —————————————— 580
　1. 松果体の構造と機能.................. 580
　2. 松果体の病変.................. 580
C 甲状腺 ——————————(加藤良平) 582
　1. 甲状腺の発生異常.................. 582
　2. 甲状腺の炎症.................. 583
　3. 甲状腺の過形成.................. 587
　4. 甲状腺の腫瘍.................. 590
D 副腎皮質 ——————————(髙橋雅英) 597
　1. 副腎の構造と機能.................. 597
　2. 副腎の発生異常.................. 597
　3. 先天性副腎皮質過形成.................. 598
　4. 副腎皮質機能低下症.................. 600
　5. 副腎皮質機能亢進症.................. 601
　6. 副腎腫瘍による性徴異常症.................. 604
　7. 非機能性副腎腫瘍.................. 604
　8. 副腎皮質癌.................. 604
E 副腎髄質・傍神経節 —————————————— 605
　副腎髄質および傍神経節の腫瘍.................. 605
F 膵 島 ——————————(佐野壽昭・大池信之) 607
　1. 糖尿病.................. 607
　2. 膵神経内分泌腫瘍（膵島腫瘍）.................. 609
　3. 膵島細胞症.................. 614

第10章　乳　腺 ——————————————————(黒住昌史) 617

A 形成異常と肥大 —————————————— 617
B 乳腺炎 —————————————— 617
　1. 急性乳腺炎.................. 617
　2. 慢性乳腺炎.................. 617
　3. 脂肪壊死.................. 618
　4. モンドール病.................. 619
C 線維嚢胞症（乳腺症） —————————————— 619
　1. 腺上皮細胞の増生を主体とするもの... 619
　2. 腺管の増生を主体とする病変.......... 619
　3. 間質の増生を主体とする病変.......... 620
　4. アポクリン化生.................. 620
D 良性上皮性腫瘍 —————————————— 620
E 乳 癌 —————————————— 622
　1. 非浸潤癌.................. 622
　2. 浸潤癌.................. 624
F 結合組織性および上皮性混合腫瘍 —————————————— 629
G 非上皮性腫瘍 —————————————— 630

第11章 皮膚 ──────────（清水道生）633

- A 皮膚病変の分類 ────── 633
  - 発疹 ────── 633
- B 皮膚の病理診断 ────── 634
  1. 表皮の異常 ────── 634
  2. 表皮・真皮境界部の異常 ────── 635
  3. 真皮の異常 ────── 636
  4. 皮下脂肪組織の異常 ────── 637
- C 反応性皮膚病変 ────── 637
- D 自己免疫性水疱症 ────── 640
- E 膠原病 ────── 641
- F 肉芽腫性病変 ────── 642
- G 代謝異常 ────── 643
- H 先天性疾患 ────── 644
  1. 遺伝性角化症 ────── 644
  2. 結合組織病変 ────── 645
- I 皮膚の感染症 ────── 646
  1. ウイルス感染症 ────── 646
  2. 細菌感染症 ────── 647
  3. 真菌感染症 ────── 647
  4. 梅毒 ────── 648
  5. 動物寄生性疾患 ────── 648
- J 皮膚の腫瘍 ────── 649
  1. 上皮細胞系母斑と良性腫瘍 ────── 649
  2. 上皮性組織の悪性腫瘍 ────── 650
  3. 色素細胞の母斑と腫瘍 ────── 653
  4. 血管系腫瘍 ────── 654
  5. 神経系腫瘍 ────── 655
  6. 線維組織系腫瘍 ────── 656
  7. 脂肪組織の腫瘍 ────── 656
  8. 造血系腫瘍 ────── 657
  9. 転移性皮膚癌 ────── 658

第12章 女性生殖器 ────── 661

- A 外陰 ──────（本山悌一）661
  1. 外陰の発生異常 ────── 661
  2. 外陰の炎症 ────── 661
  3. 非腫瘍性上皮性疾患（外陰皮膚症） ────── 662
  4. 外陰の腫瘍 ────── 663
- B 腟 ────── 665
  1. 腟の発生異常 ────── 666
  2. 腟の炎症 ────── 666
  3. 腟の腫瘍様病変および腫瘍関連病変 ────── 667
  4. 腟の腫瘍 ────── 667
- C 子宮 ────── 668
  1. 子宮の発生異常 ────── 668
  2. 子宮の後天的位置異常 ────── 668
  3. 子宮の炎症 ────── 669
  4. 子宮内膜周期と機能性子宮内膜疾患 ────── 670
  5. 子宮頸部の腫瘍とその関連疾患 ────── 671
  6. 子宮内膜の腫瘍とその関連疾患 ────── 675
  7. 子宮体部筋層の腫瘍とその関連疾患 ────── 677
- D 卵管 ──────（手島伸一）679
  1. 卵管の発生 ────── 679
  2. 卵管の構造と機能 ────── 680
  3. 卵管の炎症 ────── 680
  4. 卵管の炎症以外の非腫瘍性病変 ────── 681
  5. 卵管の腫瘍類似病変 ────── 682
  6. 卵管の腫瘍 ────── 682
- E 卵巣 ────── 684
  1. 卵巣の発生とその異常 ────── 684
  2. 卵巣の循環障害と卵巣妊娠 ────── 684
  3. 卵巣の炎症 ────── 684
  4. 類腫瘍病変 ────── 684
  5. 卵巣の腫瘍 ────── 687
- F 胎盤 ──────（中山雅弘）700
  1. 胎盤の構造と機能 ────── 700
  2. 不妊症と補助生殖医療 ────── 700
  3. 流産の分類，組織所見 ────── 700
  4. 習慣性流・早産と胎盤病理所見 ────── 701

5．双胎の胎盤病理所見……………………… 701
6．胎盤・臍帯の発生異常…………………… 703
7．胎盤の炎症………………………………… 704
8．子宮内胎児死亡・発育遅延と胎盤病理所見
  ……………………………………………… 706
9．胞状奇胎，絨毛上皮腫…………………… 707

G　性分化異常 ────────（手島伸一）709
1．性の決定と分化…………………………… 709
2．主な性分化異常…………………………… 710

第13章　男性生殖器 ──────────────── 715

A　精巣・精巣上体 ──────（伊藤智雄）715
1．男性生殖器の発生………………………… 715
2．精巣の構造と機能………………………… 715
3．精巣，精巣上体の循環障害と退行変性… 716
4．男性不妊症………………………………… 716
5．精巣および精巣上体の炎症……………… 717

B　精巣・精巣付属器の腫瘍 ──────── 718
1．精巣の腫瘍………………………………… 718
2．栄養膜細胞腫瘍…………………………… 721
3．性索性腺間質腫瘍………………………… 722
4．その他の精巣腫瘍………………………… 722

5．精巣付属器腫瘍…………………………… 723

C　前立腺 ──────────（小西　登）723
1．前立腺の発生とその異常………………… 723
2．前立腺の構造と機能……………………… 723
3．非腫瘍性病変，炎症……………………… 724
4．過形成性病変，腫瘍……………………… 725

D　陰茎・陰嚢 ─────────────── 728
1．陰茎・陰嚢の先天異常…………………… 728
2．陰茎・陰嚢の炎症………………………… 728
3．陰茎・陰嚢の腫瘍………………………… 729

第14章　神　経 ──────────────── 731

A　神経系 ──────────（田中伸哉）731
1．ニューロンとその病的変化……………… 731
2．グリア細胞とその病的変化……………… 733

B　循環障害 ─────────────── 734
1．脳血管障害………………………………… 735
2．頭部外傷…………………………………… 739

C　感染症 ──────────────── 741
1．感染症による中枢神経障害と病原体の侵入
  経路………………………………………… 741
2．ウイルス感染症…………………………… 741
3．細菌感染症………………………………… 747
4．真菌感染症………………………………… 748
5．原虫感染症………………………………… 749
6．プリオン病………………………………… 749

D　脱髄疾患 ─────────────── 751

E　変性疾患 ─────────────── 754
1．βアミロイド病…………………………… 754
2．タウオパチー……………………………… 757

3．シヌクレイノパチー……………………… 759
4．トリプレットリピート病………………… 761
5．TDP-43蛋白症…………………………… 762

F　中毒・栄養障害・放射線などによる
　　神経障害 ───────────── 763
1．エタノール中毒…………………………… 763
2．その他の金属による中毒………………… 765
3．その他の薬物などによる中毒…………… 765

G　先天性代謝異常に伴う神経疾患 ── 765
1．白質ジストロフィー……………………… 765
2．神経蓄積病………………………………… 766
3．ミトコンドリア異常症…………………… 767

H　金属代謝異常 ──────────── 768

I　脳形成異常 ────────────── 768
1．神経管閉鎖障害…………………………… 768
2．脳胞形成障害……………………………… 769
3．神経細胞移動障害………………………… 769

J　末梢神経の疾患 ──────────── 769

K 頭蓋腔内腫瘍 ————(中里洋一) 770
　1．膠腫 ……………………………… 770
　2．神経細胞由来の腫瘍 …………… 775
　3．未分化細胞由来の腫瘍 ………… 776
　4．髄膜の腫瘍 ……………………… 777
　5．末梢神経の腫瘍 ………………… 778
　6．松果体部腫瘍 …………………… 779
　7．原発性リンパ腫 ………………… 779
　8．その他の腫瘍 …………………… 780
　9．転移性腫瘍 ……………………… 781

第15章　運動器 ———————————— 783

A 骨・関節 ————(山口岳彦) 783
　1．骨系統疾患 ……………………… 783
　2．代謝性骨疾患 …………………… 789
　3．骨・関節の外傷 ………………… 794
　4．骨・関節の感染症 ……………… 796
　5．骨・関節の変性疾患 …………… 800
　6．炎症性骨・関節疾患 …………… 804
　7．虚血性骨・関節疾患 …………… 808
　8．人工物に対する反応 …………… 810
　9．骨腫瘍 …………………………… 810
　10．関節の病変 ……………………… 833
B 骨格筋 ————(笠原正典) 835
　1．骨格筋の構造と機能 …………… 835
　2．筋の病変 ………………………… 836
　3．筋の形成異常 …………………… 837
　4．筋ジストロフィー ……………… 838
　5．先天性ミオパチー ……………… 840
　6．代謝性筋疾患 …………………… 841
　7．内分泌性筋疾患 ………………… 842
　8．炎症性ミオパチー ……………… 842
　9．感染性ミオパチー ……………… 843
　10．イオンチャネル病 ……………… 844
　11．横紋筋融解症 …………………… 844
　12．神経原性筋疾患 ………………… 844
　13．神経筋接合部の異常による疾患 …… 846
　14．筋の腫瘍 ………………………… 846

第16章　軟部組織 ————————(長谷川匡) 849

A 軟部組織の遺伝性疾患 ——————— 849
B 軟部組織の炎症 ——————————— 849
　1．感染症 …………………………… 849
　2．免疫異常に関連する疾患 ……… 849
C 軟部腫瘍 ——————————————— 850
　1．軟部腫瘍　総論 ………………… 850
　2．線維性腫瘍，腫瘍様病変 ……… 851
　3．線維組織球性腫瘍，腫瘍様病変 …… 855
　4．脂肪組織の腫瘍 ………………… 858
　5．平滑筋の腫瘍 …………………… 860
　6．横紋筋の腫瘍 …………………… 861
　7．血管・リンパ管性腫瘍および腫瘍様病変 …… 862
　8．末梢神経性腫瘍，腫瘍様病変 …… 865
　9．軟骨・骨形成性腫瘍 …………… 867
　10．その他の腫瘍 …………………… 868

第17章　小児疾患 ———————————— 873

A 非腫瘍性疾患
　　————(中澤温子・松岡健太郎) 873
　1．先天異常 ………………………… 873
　2．呼吸器疾患 ……………………… 875
　3．消化器疾患 ……………………… 878
　4．血液疾患 ………………………… 884
　5．先天性代謝異常症 ……………… 884
　6．感染症 …………………………… 885
B 腫瘍性疾患
　　————(藤本純一郎・大喜多　肇) 886
　1．小児腫瘍　総論 ………………… 886
　2．小児腫瘍　各論 ………………… 886

第18章　主要な全身性疾患 ——————— 897

- A　混合性結合組織病 ——————（塩沢俊一）897
  1．定義 …………………………… 897
  2．疫学 …………………………… 897
  3．病理形態 ……………………… 897
  4．病因と発生機序 ……………… 898
  5．症状 …………………………… 898
  6．検査所見 ……………………… 900
  7．治療 …………………………… 900
- B　全身性エリテマトーデス ——— 900
  1．定義 …………………………… 900
  2．疫学 …………………………… 900
  3．病理形態 ……………………… 900
  4．病因と発生機序 ……………… 901
  5．症状 …………………………… 903
  6．合併症 ………………………… 905
  7．検査所見 ……………………… 906
  8．治療 …………………………… 906
- C　関節リウマチ ——————————— 906
  1．定義 …………………………… 906
  2．疫学 …………………………… 907
  3．病理形態 ……………………… 907
  4．病因と発生機序 ……………… 907
  5．症状 …………………………… 908
  6．合併症 ………………………… 912
  7．検査所見 ……………………… 913
  8．治療 …………………………… 913
- D　糖尿病 ————————（小川勝洋）914
  - 1型糖尿病 ………………………… 914
    1．定義 ………………………… 914
    2．病因 ………………………… 914
    3．発生機序と病理形態 ……… 914
  - 2型糖尿病 ………………………… 915
    1．定義 ………………………… 915
    2．病因 ………………………… 915
    3．発生機序と病理形態 ……… 915
  - 特定の原因または疾患による糖尿病 … 918
    1．定義 ………………………… 918
    2．病因 ………………………… 918
    3．発生機序 …………………… 918
  - 妊娠糖尿病 ……………………… 919
    1．定義 ………………………… 919
    2．病因 ………………………… 919
    3．発生機序 …………………… 919
  - 糖尿病の症状 …………………… 919
    1．糖尿病合併症 ……………… 919
    2．糖尿病の検査所見 ………… 921
    3．治療と予後 ………………… 921
- E　アミロイドーシス ———（石田康生）921
  1．アミロイドの構造 …………… 922
  2．分類 …………………………… 922
  3．成因と形成機序 ……………… 925
  4．臨床症状 ……………………… 929
  5．診断 …………………………… 930
  6．治療と予後 …………………… 931
- F　サルコイドーシス ———（小海康夫）931
  1．定義 …………………………… 931
  2．病因 …………………………… 931
  3．病態生理と病理形態 ………… 931
  4．症状 …………………………… 932
  5．合併症 ………………………… 933
  6．検査所見 ……………………… 933
  7．治療と予後 …………………… 933
- G　AIDS ——————————（船田信顕）933
  1．定義 …………………………… 933
  2．HIVとAIDSの発生機序 …… 933
  3．合併症および病理形態 ……… 934
  4．治療と予後 …………………… 939
- H　ウイルス関連血球貪食症候群
  （VAHS）———————（武内利直）940
  1．定義 …………………………… 940
  2．病因ウイルス ………………… 940
  3．発生機序と病態 ……………… 940
  4．臨床症状 ……………………… 941
  5．検査所見 ……………………… 941

6．組織学的所見⋯⋯⋯⋯⋯⋯⋯⋯⋯⋯⋯⋯ 941
7．診断⋯⋯⋯⋯⋯⋯⋯⋯⋯⋯⋯⋯⋯⋯⋯⋯ 941
8．鑑別診断⋯⋯⋯⋯⋯⋯⋯⋯⋯⋯⋯⋯⋯ 942
9．治療と予後⋯⋯⋯⋯⋯⋯⋯⋯⋯⋯⋯⋯ 942
I　多発性内分泌腫瘍症─（髙橋雅英）943

第19章　主な統合病態 ─ 947

A　動脈硬化 ─（小川勝洋）947
 1．定義⋯⋯⋯⋯⋯⋯⋯⋯⋯⋯⋯⋯⋯⋯⋯ 947
 2．発生機序⋯⋯⋯⋯⋯⋯⋯⋯⋯⋯⋯⋯⋯ 947
 3．形態⋯⋯⋯⋯⋯⋯⋯⋯⋯⋯⋯⋯⋯⋯⋯ 951
 4．臨床的事項⋯⋯⋯⋯⋯⋯⋯⋯⋯⋯⋯⋯ 952
B　高血圧症 ─ 952
 1．定義⋯⋯⋯⋯⋯⋯⋯⋯⋯⋯⋯⋯⋯⋯⋯ 952
 2．発生機序⋯⋯⋯⋯⋯⋯⋯⋯⋯⋯⋯⋯⋯ 953
 3．形態⋯⋯⋯⋯⋯⋯⋯⋯⋯⋯⋯⋯⋯⋯⋯ 959
 4．臨床的事項⋯⋯⋯⋯⋯⋯⋯⋯⋯⋯⋯⋯ 960
C　心不全 ─ 960
 1．定義⋯⋯⋯⋯⋯⋯⋯⋯⋯⋯⋯⋯⋯⋯⋯ 960
 2．発生機序⋯⋯⋯⋯⋯⋯⋯⋯⋯⋯⋯⋯⋯ 960
 3．形態⋯⋯⋯⋯⋯⋯⋯⋯⋯⋯⋯⋯⋯⋯⋯ 962
 4．臨床的事項⋯⋯⋯⋯⋯⋯⋯⋯⋯⋯⋯⋯ 965
D　腎不全 ─（立野正敏）965
 1．定義⋯⋯⋯⋯⋯⋯⋯⋯⋯⋯⋯⋯⋯⋯⋯ 965
 2．腎不全における腎の変化⋯⋯⋯⋯⋯⋯ 967
 3．後天性囊胞腎⋯⋯⋯⋯⋯⋯⋯⋯⋯⋯⋯ 969
E　呼吸不全 ─（中谷行雄）969
 1．定義⋯⋯⋯⋯⋯⋯⋯⋯⋯⋯⋯⋯⋯⋯⋯ 969
 2．原因疾患⋯⋯⋯⋯⋯⋯⋯⋯⋯⋯⋯⋯⋯ 970
 3．発生機序・病態生理⋯⋯⋯⋯⋯⋯⋯⋯ 970
 4．臨床像⋯⋯⋯⋯⋯⋯⋯⋯⋯⋯⋯⋯⋯⋯ 971
 5．症状⋯⋯⋯⋯⋯⋯⋯⋯⋯⋯⋯⋯⋯⋯⋯ 971
 6．続発症⋯⋯⋯⋯⋯⋯⋯⋯⋯⋯⋯⋯⋯⋯ 971
 7．病理組織像と呼吸不全⋯⋯⋯⋯⋯⋯⋯ 972
F　黄疸 ─（澤田典均）972
 1．定義⋯⋯⋯⋯⋯⋯⋯⋯⋯⋯⋯⋯⋯⋯⋯ 972
 2．病因⋯⋯⋯⋯⋯⋯⋯⋯⋯⋯⋯⋯⋯⋯⋯ 972
 3．発生機序⋯⋯⋯⋯⋯⋯⋯⋯⋯⋯⋯⋯⋯ 972
 4．黄疸の分類⋯⋯⋯⋯⋯⋯⋯⋯⋯⋯⋯⋯ 972
G　肝不全 ─ 974
 1．定義⋯⋯⋯⋯⋯⋯⋯⋯⋯⋯⋯⋯⋯⋯⋯ 974
 2．病因⋯⋯⋯⋯⋯⋯⋯⋯⋯⋯⋯⋯⋯⋯⋯ 974
 3．発生機序と病態⋯⋯⋯⋯⋯⋯⋯⋯⋯⋯ 974
H　多臓器機能不全症候群 ─（松浦晃洋）975
 1．定義⋯⋯⋯⋯⋯⋯⋯⋯⋯⋯⋯⋯⋯⋯⋯ 975
 2．病因⋯⋯⋯⋯⋯⋯⋯⋯⋯⋯⋯⋯⋯⋯⋯ 977
 3．発生機序⋯⋯⋯⋯⋯⋯⋯⋯⋯⋯⋯⋯⋯ 977
 4．壊死物質の影響⋯⋯⋯⋯⋯⋯⋯⋯⋯⋯ 981
 5．病理形態⋯⋯⋯⋯⋯⋯⋯⋯⋯⋯⋯⋯⋯ 982

日本語索引 ─ 989
外国語索引 ─ 1006

総論

第 1 章　序　章
第 2 章　細胞の増殖・分化・組織修復
第 3 章　細胞障害
第 4 章　遺伝子異常と疾患、奇形
第 5 章　環境と疾患
第 6 章　循環障害
第 7 章　免疫応答機序と免疫異常
第 8 章　炎　症
第 9 章　感染症
第10章　腫　瘍

第1章
序論

　病理学 pathology とは疾病 disease の原因を明らかにし，病変の成立機序 pathogenesis を究め，その結果生じた形態学的変化や機能的障害を解明する科学である．病理学は伝統的に形態学を主な手段とし，病理解剖学 pathological anatomy，病理組織学 histopathology，細胞病理学 cytopathology などを主軸とするが，決して形態学のみでないのはもちろんである．これまで生物学，生化学，微生物学，免疫学，分子生物学などのさまざまな方法論が駆使されてきた．科学の進歩と病理学の発展の過程で，細菌学，寄生虫学，法医学，免疫学，遺伝学，腫瘍学など新たな研究領域が病理学から分岐した．病理学自体もこれらの方法論や臨床医学の知見を取り入れて，個体レベル，臓器組織レベル，細胞単位，分子レベルで全体を見通し，総合的に解析してきた．したがって病理学は総合の学であるといえる．

1. 器官病理学とは

　病理学の体系は歴史的な変遷を経て，病理学総論 general pathology と病理学各論 special pathology の2つに分けられている．前者は病態病理学 physiological pathology，後者は器官（または臓器）病理学 organ pathology にほぼ相当する．後述するように，疾患の本態は細胞の病変，さらには遺伝子の変化に求められるべきであるが，遺伝子異常や細胞の病変は器官の構造に反映され，機能異常として病者の病的症状に現れる．臨床科目の分類や疾患の分類は器官（臓器）レベルで行われているものが多い．すなわち疾患の座は器官単位で考えることが実際の医療のうえで便利であり，合理的である．

　わが国の病理学は明治以降，主としてドイツの病理学を導入し，病理解剖学を主体として，死後の病理形態像という患者の病気の一断面から，疾患の経過と疾患の機序を推定するものであった．第二次世界大戦後，臨床に直結した動的な米国の病理学が大幅に導入された．すなわち外科材料検索，生検法 biopsy および細胞診 cytological diagnosis によって，生体に次々に発生し変化する病変を主に病理組織学をはじめとする形態学などの種々の手段で追求する外科病理学 surgical pathology，加えて血液，尿などの患者材料を生化学的，微生物学的に検索して疾患の本態および経過を動的かつ総合的に把握する臨床病理学 clinical pathology が盛んになった．このように疾患の本態，機序の研究のみならず，実用的に臨床診断，治療に役立つ病理学を，実験病理学 experimental pathology と対比して人体病理学 human pathology と呼んでいる．これらの病理学的検索による器官，組織，細胞，分子の病的所見は，器官の機能異常として患者の全身あるいは局所症状として現れることが多い．

　歴史的にみると，17世紀に臓器の顕微鏡観察が行われるようになり，腎，肝をはじめ各臓器にわたってそれぞれの構造や機能が，不完全ではあるが認識されるようになった．一方，次第に病理解剖が行われるようになり，18世紀に入るとその知識が蓄積され，体系化されるようになった．代表的なのは Morgagni（1682〜1771）で，その主著「解剖的研究における疾病の局在および原因」(1761) は生前の疾病，症状と死後の病理解剖的所見を症例ごとに対比したものである．この業績によって疾病の座としての臓器，器官の意味が明確となり，器官病理学の概念が樹立された．次いで Bichat（1771〜1802）は生体の機能および病変の場として組織 tissue の意義を述べた．各臓器は組織からなり，病変は一次的に組織にあり，それらがある臓器に局在するから疾病の理解には組織一般（系）と臓器局所に注目する必要があるというのである．現代的にいえば，これらの局所病変は拡大し，系 system としての共通性から全身に及ぶこともありうる．感染症，免疫疾患などの系統的疾患に相当する．18世紀から19世紀にかけて，病理解剖学は学問として確立し，次第に臨床医学と密接な関係をもち，その進歩に役立つようになった．

　Virchow（1821〜1902）は1858年に「Cellularpathologie」を公刊し，疾患はすべて局在性の細胞の変化に基づくことを主張した．Virchow の細胞病理学はその後，多くの病理学者の支持をえて発展した．今日にいたるまで病理学の中心的な考え方で，基本的には変わらない．ただし，細胞自体の病変の研究は，位相差顕微鏡，顕微鏡動画，共焦点レーザー顕微鏡，電子顕微鏡などの

進歩，細胞小器官の分離解析法の発達により大きな進歩を遂げ，細胞小器官病理学の概念が生まれた．また，免疫細胞組織学，免疫電顕法によって細胞の形態と機能，生化学が明快に理解されるようになった．さらに分子生物学，遺伝子工学の進歩は疾病の発生機序の解明に画期的な手段をもたらした．多くの疾患の本態が分子レベルで解明されつつある．このような研究分野を分子病理学 molecular pathology と呼ぶ．

2．器官病理学と医学および医療

病理学の使命は前述のように疾病の原因の究明，病変の成り立ち，生体の構造および機能の異常の解明という，疾患の機序の解明にあるがゆえに医学の基礎科学の中では最も臨床科学に密着しており，病理学は昔から臨床科学の一部門として発展してきた．事実，器官病理学は病気の診断，治療の指針として臨床医学と直接関係しているばかりでなく，疾患の原因究明の鍵である立場から，予防医学，社会医学の中核となっている．

器官病理学と臨床医学

器官病理学あるいは人体病理学は研究としての役割に加えて，実践的には日常医療への直接的な貢献の使命を果たさなければならない．以前は病理解剖（剖検 autopsy）という臨床に対する"retrospective"な検証がもっぱらであったが，今日では生検あるいは細胞診などで"prospective"に臨床に不可欠な手段となっている．

診療として病理診断業務を実施する専門医師を病理医 pathologist という．病理医は手術・生検材料を対象に，個々の患者の病気の病理学的診断の確定，治療方針の決定，治療効果の評価などを通じて医療の広く重要な分野に参画する．また剖検を行い，症例解析の教育・研究を行うとともに，疾病の機序を追求する．病理学的検査は患者材料の病理形態学的検査に限らず，生化学的，免疫学的，微生物学的，分子生物学的の検査など，あらゆる進歩した方法論が駆使される．また，形態学自体も細胞・組織の染色法をはじめ著明な進歩を遂げ，医療の現場に大きく貢献している．

生　検

生検は人体の組織切片から組織標本をつくり，鏡検による正確な疾患の診断を通じて適切な治療に貢献する．特に腫瘍の確定診断に威力を発揮する．生検材料の一部を生化学的，分子病理学的検索に用いることができる．生検，特に針生検 needle biopsy により消化管，肝，腎，産婦人科領域など，全身のほとんどの器官，組織の病変が検出できる．内視鏡検査，画像診断の普及・発達により生検の有用性と重要性は強く認識され，検体数は年々増加している．病理学的検査が一般の検査と大きく異なるところは，臨床的知識を十分に備えた病理医が担当し，臨床診断と治療に参画している点である．特に術中の迅速診断はリアルタイムに医療の現場に診断を届け，手術法の選択，切除範囲の決定などに役立つ．生検はまた病変の推移（糸球体腎炎，肝炎など），治療効果の判定（切除断端の癌浸潤の有無，浸潤範囲，深達度判定など），移植臓器の処置の決定（移植腎，移植心など）に重要な情報を提供している．

細胞診

患者の病変部やその経路からえられるあらゆる材料を擦過あるいは遠沈細胞塗抹法で標本にして観察し，細胞病変の存否と性状の診断を行う．生検と相補的に活用されている．特に癌の早期発見など悪性腫瘍の診断面に威力を発揮する．患者への負担が軽度で，迅速に診断を下すことができ，治療後の病変の推移を追うのに適している．術中の胸腹水細胞診断もよく行われる．形態学的診断に加えて分子病理学的解析，診断も行われる．

細胞診の有用な分野としては，腟スメアによる子宮頸癌や性行為感染症などの診断，喀痰による肺癌や各種呼吸器疾患の診断，尿による膀胱癌など尿路系疾患の診断，胸腹水による癌性漿膜炎や体腔液貯留病態の鑑別診断，乳頭分泌物による触知困難な乳腺腫瘍の診断など，検体採取の比較的容易な剝離細胞診を中心とする分野である．さらに肺，肝，膵，乳腺，甲状腺，前立腺，リンパ節，中枢神経，骨，関節など深部の器官・組織の病変から細い針と吸引器具を用いて材料を直接吸引，採取し，生検の困難な部位をも検索の対象とすることが可能となった．

剖　検

狭義には，患者の死後，剖検台上でなされる全身諸器官（臓器）の肉眼的検査，時には死後の画像診断解析に基づく病理解剖学的診断 pathological anatomical diagnosis と組織病理学的検索の結果との総合を意味し，伝統的に病理学の基礎となっている．しかし現在は形態のみに偏することなく，病的材料の微生物学的，生化学的，免疫学的，分子生物学的検索などあらゆる手段が動員され，患者の症状，生前の画像診断を含む諸検査の所見から推定される病態と剖検後の病変との対比，照合などが行われる．臨床医と病理医との共同作業を通して主病変をもつ器官のみならず，すべての器官の構造と機能の異常が明らかにされる．

剖検の目的と意義は次のように要約される．①病変の質的および量的確認（臨床診断との対比），②治療に

よる病変の修飾（治療効果）の判定，③死因の究明（医学的研究課題の提起），④資料の保管と活用（臨床医，病理医のみならず医学生などの教育，研究資料として医学・医療へ貢献），である．

したがって剖検とは，現在の医学・医療のレベルの実質的，相対的反映を直視する場であり，医療行為の責任ある自己検証の場であると同時に，将来の医学・医療への問題提起の場でもある．剖検率，剖検症例の取り扱い，その内容の吟味，資料の活用状況などが，その病院，その国の医学・医療のレベルを評価する指針とされるのは，以上の観点に基づいている．

その他の教育研究活動

病理学は以上のように臨床医学と不可分の関係にあり，病理解剖，手術・生検材料検索を日常の業務とし，臨床・病理討議会 clinico-pathological conference（CPC）などを通じて臨床医との密接な接触をもっている．これは将来，病理学の研究方法がいかに進歩しても変わることはないであろう．

病理専門医制度

現在わが国では病理専門医制度が実施され，諸外国と同じく専門医としての地位が認められている．この制度によって，多くの大病院で活動している病理医は，診療体系の中に初めて確固たる基盤が与えられ，同時に基本的領域診療科としての重要な責務を担うことになった．病理学の知識を剖検，生検，細胞診などを通じて診断に役立てるだけでなく，深い臨床知識を背景に，疾患の機序，経過を総合的に判断し，医学生の教育，医師の卒後教育をリードできる病理医が求められている．

3．病理学方法論の進歩

疾病のメカニズムを解析する病理学の方法論は近年，画期的に進歩した．病理形態学自体の方法も細胞内の分子レベルの可視化が現実になり，驚異的な進歩を遂げた．まず位相差顕微鏡で生きた細胞が観察され，顕微鏡動画によりその運動や機能を動的に把握でき，また共焦点レーザー顕微鏡により資料のスライス画像，三次元画像を高精度にえることができるようになった．細胞の超微形態は透過型，走査型電子顕微鏡により極限にまで追求されている．また組織化学 histochemistry，免疫組織化学 immunohistochemistry の進歩により，組織や細胞内の物質の同定が可能となる一方，細胞小器官の分離・精製が行われ，その生化学や機能が in vitro で検索された．さらに免疫電顕法 immunoelectron microscopy により，細胞の超微形態と生化学と機能の関連が明快に理解されるようになった．フローサイトメトリーの進歩により，分子レベルで細胞を識別し，定量的に解析することも可能である．遺伝子座の同定が進み，染色体解析も格段の進歩を示した．これは，先天性疾患や腫瘍などの診断に応用される．

平行して発展した細胞工学，遺伝子工学の進歩は細胞生物学，体細胞遺伝学に飛躍的な発展をもたらした．特に単一の抗原決定基に反応する単一の抗体分子であるモノクローナル抗体 monoclonal antibody（mAb）の発明は免疫学のみならず病理学，生化学に計りしれないインパクトを与えた．リンパ球をはじめとする各種の細胞に対する mAb が開発され，これに対応する抗原は国際的に CD（cluster of differentiation）分類・整理された．2012年現在，CD は 363 に達し，それらの分子構造，細胞機能における役割が明らかにされている．当初は細胞のマーカーとして細胞の客観的な識別に用いられたが，本質的には種々の接着分子，そのリガンド，サイトカインレセプター，レクチン，活性化抗原などの生物学的に重要な分子を識別することが判明した．細胞表面の分子構造ばかりでなく，シグナル伝達分子，転写因子などの細胞内機能を担う分子が CD 分類され，mAb によって同定されるようになった．これらの抗原は免疫組織化学によって可視化され，病理形態像と細胞機能を合理的に結びつけて客観的な病理診断に役立ち，分子病理学の有力な武器となった（図 1-1）．

一方，遺伝子プローブを用いた細胞内ハイブリッド形成によって，細胞内における DNA あるいは RNA の存在を可視化する in situ hybridization もルーチンの手段となった．これにより細胞の由来，性格，オンコジーン，ウイルスなどの存在を分子レベルで形態像の中に同定する．細胞内や染色体上で遺伝子を同定する方法を蛍光 in situ ハイブリダイゼーション fluorescence in situ hybridization（FISH）という．さらに，組織切片上の極微量の genomic DNA を増幅して検出する in situ PCR（polymerase chain reaction）法も実用化されようとしている．

以上のように新しい病理学は Virchow の細胞単位の考え方を超えて，分子単位の判定が主体となる．またコンピューターの発達は種々の分子の可視化と相まって，病理組織学という複雑な画像の解析を，経験によらず客観的かつ定量的に行い，判定を自動化しうるものと期待される．現状では，経験と訓練を積んだ病理医が全体像を把握し，総合的に判断する診断が最も確実であり，経済効率も高いものであることは間違いない．しかし病理学はここで足踏みすることなく，客観化，自動化に将来の発展の足がかりをつくっておくべきであろう．

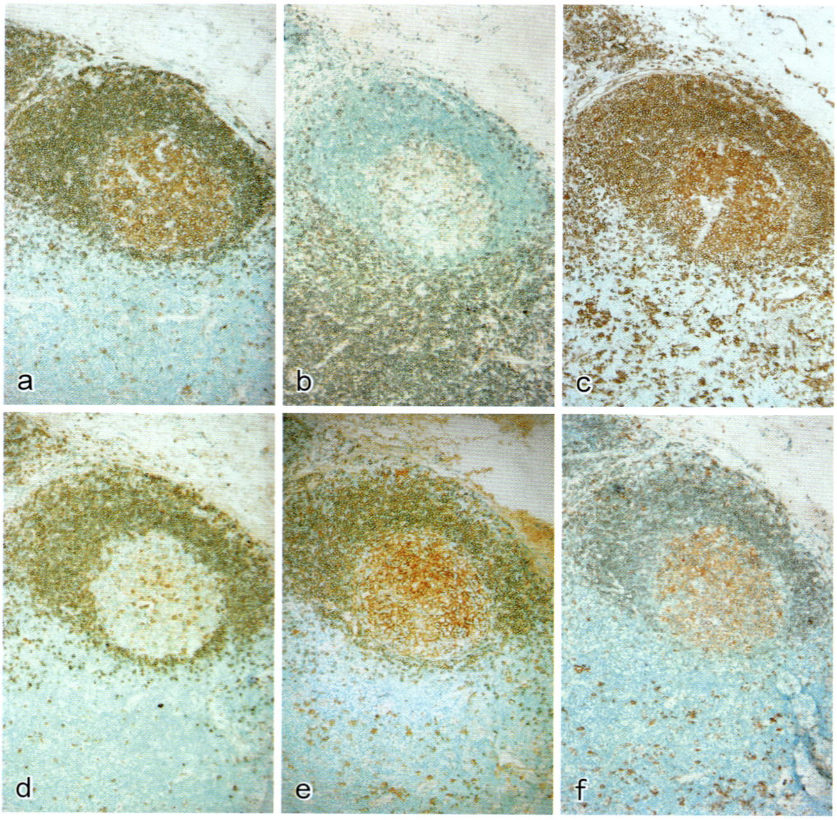

図 1-1　正常リンパ節連続切片の各種 mAb による免疫組織化学染色像
a．CD20，b．CD5，c．HLA-DR，d．5-リポキシゲナーゼ，e と f は分子は同定されていないがもともと B 細胞，樹状細胞などを認識する mAb によって T 細胞，B 細胞，樹状細胞などが発生段階の機能によって染め分けられる．

表 1-1　分子病理学の進歩をもたらした遺伝子解析技術・情報処理技術の進歩

遺伝子解析技術の革新		
1	遺伝子組み換え技術	制限酵素，合成酵素，ベクター
2	染色体解析技術	banding 法，ISH 法，SKY 法
3	DNA 増幅技術	PCR 法，RT-PCR 法
4	遺伝子検出，多型解析技術	Southern blot 法，RFLP 法，SSCP 法
5	細胞，組織切片内遺伝子検出技術	ISH 法，FISH 法，microdissection 法
6	DNA シーケンス技術	multi-capillary sequencer
7	遺伝子改変動物作製技術	TG 動物，KO 動物
8	多数 DNA 発現プロフィール検出技術	DNA チップ，DNA マイクロアレイ
情報処理技術の進歩		
Bioinformatics，in silico 技術		データベース構築，管理，検索，活用

ISH：*in situ* hybridization，SKY：spectral karyotyping，PCR：polymerase chain reaction，RT⁻：reverse transcription⁻，RFLP：restriction fragment length polymorphism，SSCP：single strand conformation polymorphism，FISH：fluorescence *in situ* hybridization，TG：transgenic，KO：knock out

4．分子病理診断学概説

分子生物学，遺伝子工学の驚異的進歩によって，疾病の発生機序は飛躍的に解明された（表1-1）．特にポリメラーゼ連鎖反応 polymerase chain reaction（PCR）法により極微量のDNAを増幅，検出できる技術が開発されたことは大きい．DNAチップまたはDNAマイクロアレイは数万もの遺伝子断片を一挙に抽出し，その発現パターンから遺伝子の病理への関与を解析できる．これまで取り扱ってきた疾患の病理学はすべて遺伝子機序を無視して語ることはできなくなった．

遺伝子異常と疾患

ヒトの遺伝子型と表現型の相関は単純ではない．しかし前述のように遺伝子技術が進歩し，ヒトの疾患という表現型については膨大な研究の蓄積があり，両者はかなり対比できるようになった．遺伝子変異は機能喪失性変異 loss of function mutation と機能獲得性変異 gain of function mutation の2つに大別される．機能喪失性変異は遺伝子産物の機能を減弱または喪失させる変異で，ヘテロ接合体が完全に正常に機能することが多いため劣性形質であることが多い．遺伝子病の多くはこれによる．アミノ酸代謝，脂質代謝，糖質代謝，尿素サイクル，核酸代謝異常などの先天性代謝異常のほとんどは酵素欠損症で，常染色体性あるいはX連鎖劣性遺伝形式を示す．遺伝子産物の機能消失または低下の原因を表1-2に示す．機能獲得性変異は遺伝子産物にこれまでなかった異常な機能を獲得させる変異で，これによる遺伝性疾患はまれだが，癌ではよく起こる．例えば後天的に起こる染色体転座のあるものは，新しい機能をもつキメラ遺伝子をつくり，無制限な細胞増殖を引き起こす．遺伝子の中には特定の三塩基配列を単位として反復して並ぶことがあり，後述するマイクロサテライトの一種として利用されている．しかし，くり返し数が一定範囲を超えると遺伝子は不安定化し，反復塩基配列を伸張し，疾患を引き起こす．これをトリプレットリピート病 triplet repeat disease という．CAG反復配列が過剰となる場合はCAGがグルタミンに翻訳されるのでポリグルタミン鎖病と呼ばれ，Huntington病が代表的である．

遺伝性疾患 genetic disease

遺伝性疾患とは，その発症に遺伝子の変化がなんらかの形で関与する疾患である．遺伝子の変化の頻度が高い場合を遺伝子多型 polymorphism といい，頻度が低い場合は変異 mutation と呼ぶ．多型は疾患の発症への影響は一般に少ないが多因子遺伝子疾患の要因となりうる．変異は遺伝子の機能に大きく影響し，疾患の発症に関係して単一遺伝子疾患を起こすことがある．遺伝子変異から疾患発症の機序については図1-2に要約する．

遺伝子が関与する疾患は大きく分けて染色体異常，単一遺伝子疾患，多因子遺伝子疾患の3つに分類される．染色体異常の多くは個々の遺伝子の小さな誤りではなく，発生の過程で，ある染色体の一部または全部が欠失したり，過剰になったりして生じる大きな異常である．発生頻度は1,000出生中7人と比較的高い．染色体異常部位と臨床症状の対応については，長年にわたる膨大な症例が蓄積されている．ヒトゲノム計画で明らかにされた各遺伝子の分子レベルの機能とこれらの臨床症状との対応が検討されている．

単一遺伝子疾患はすでに1万種類を超えている．各疾患の頻度は数千人～数百万人に1人と低いようにみえるが，それぞれの保因者は数十人～数百人に1人（常染色体性劣性遺伝性疾患の場合）とされ，すべてのヒトが複数のなんらかの遺伝性疾患の保因者であると考えられる．さらにこれらの遺伝子は実は通常の疾患 common disease やいわゆる体質と密接にかかわっている例があることが判明した．例えばビリルビン代謝に関与し，以前より Crigler-Najjar 症候群や Gilbert 症候群の原因遺伝子として知られているUDPグルクロノシルトランスフェラーゼ遺伝子 *UGT1A1* は，その多型が新生児黄疸の危険因子であることや，ある種の抗癌薬の副作用発現に大きく関与することが知られている．

多因子遺伝疾患は複数の遺伝子それぞれのわずかな変化が複合されたうえに，環境因子の影響も加わって発症するものと考えられる．普通の疾患は多因子性疾患であり，疾患遺伝子を同定することが極めて難しい場合がある．最近ではヒト集団ごとにみられる特定の疾患へのかかりやすさ，かかりにくさの違い（疾患感受性）の遺伝的差異を同定するため，種々の遺伝マーカーが利用される．

表 1-2　遺伝子産物の機能を消失または低下させる原因

1.	遺伝子欠失（遺伝子全体または一部）
2.	遺伝子内への塩基配列の挿入
3.	遺伝子構造の破壊　a．転座による
	b．逆位による
4.	プロモーター機能の障害　a．突然変異による
	b．メチル化による
5.	mRNAの不安定化
6.	正しいスプライシングの阻害
7.	翻訳時のフレームシフト
8.	あるコドンの終止コドンへの変換
9.	重要なアミノ酸の置換
10.	転写後プロセシングの障害
11.	遺伝子産物の細胞内局在の阻害

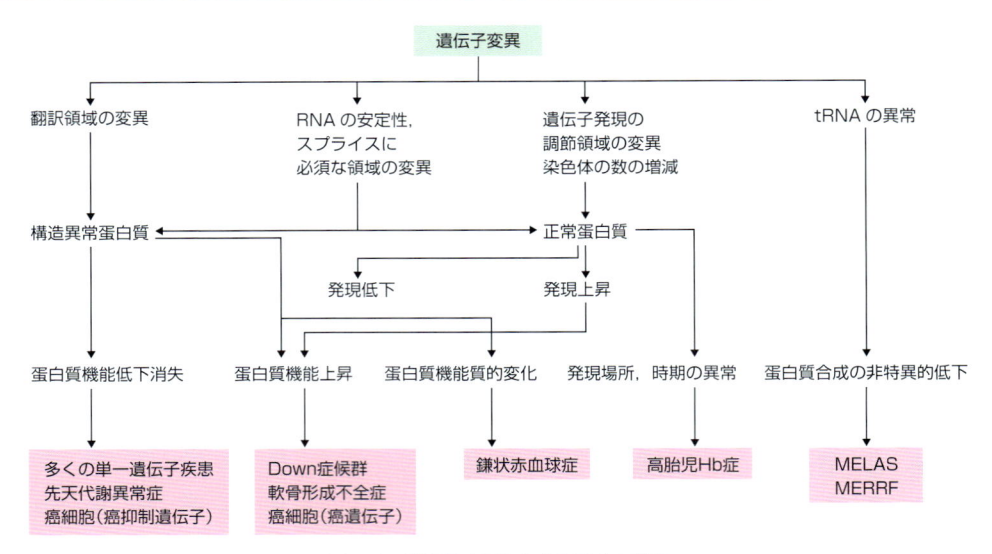

図 1-2 遺伝子変異から疾患発症の機序

Hb : hemoglobin, MELAS : mitochondrial myopathy encephalopathy with lactic acidosis and stroke-like episodes, MERRF : myoclonus epilepsy associated with ragged-red fibers

（鈴木洋一先生による）

ヒトの遺伝マーカーはこれまで血液型，血清蛋白質の電気泳動度，HLA型などが用いられてきたが，最近は制限酵素断片長多型 restriction fragment length polymorphism（RFLP），マイクロサテライト多型 microsatellite polymorphism（VNTR多型 variable number of tandem repeats polymorphism），一塩基多型 single nucleotide polymorphism（SNP）などが疾患感受性に関連する遺伝子の解析に用いられている．マイクロサテライトマーカーは30 kb当たり1個程度であるが，SNPは1 kb当たり1個という頻度で，SNP地図が開発され，疾患遺伝子のマッピングに役立っている．

遺伝子異常の検出と疾患の診断

疾患の第一義的原因がある特定の遺伝子（群）の異常であることが確定している場合には，その異常を証明すれば，疾患の確定診断が可能である．遺伝性疾患においては，胚細胞変異を診断の対象とするが，非遺伝性の癌では体細胞に蓄積した獲得性変異を対象とする．前者は後者に比較して倫理，法律，社会的見地からの個人情報管理を厳重に行う必要がある．個人の遺伝子多型は，そのあるものは特定の疾患の易罹患性が予測できる場合があるので，同様な配慮が必要である．

疾患の遺伝子診断のメリットは，①原因遺伝子や分子を検出する本質的な検査であること，②DNAは極めて安定性が高く，材料を選ばず，採取は容易で少量ですむこと，③疾患の早い時期に検出できること，④結果の判定が正確で早いことなどである．

1．遺伝子診断の方法：病理診断のために採取された組織，骨髄液のような臨床検体は，塗抹標本や病理組織などの形態学的な検査，フローサイトメトリー解析，染色体検査に用いられるが，さらにDNA，RNAを抽出して分子生物学的な解析を行い，病理診断の資料とする．

2．染色体診断の方法：先天異常や腫瘍の診断に用いられる．多くは分染法が行われ，数的異常や欠失，逆位，重複，相互転座などの構造異常により診断される．さらに前述のようにFISHが導入され，微小な染色体断片の欠失や2種類の蛍光色素を用いて転座を検出するなど客観性と精度が向上した（**図1-3a**）．先天異常・血液疾患染色体検査 spectral karyotyping（SKY）法は，各々の染色体のユニーク配列に蛍光色素をラベルして染色体を染め分け，複雑な染色体構成の解析に役立っている．

3．組織切片上の遺伝子検出の方法：in situ hybridization（ISH, 雑種形成）とは核酸構造の相補性を利用して，蛍光分子，ビオチン，放射性同位元素などで標識したcDNAプローブ，cRNAプローブ，ペプチド核酸 peptide nucleic acid（PNA）プローブなどを用いて，組織切片上のmRNAとハイブリッドを形成させ，組織中のmRNAを可視化する方法である．組織切片ばかりでなく塗抹細胞，培養細胞を用いることもできる．えられた情報はmRNAの発現細胞の位置，発現細胞の組織学的特徴や発現レベルを明らかにし，形態学的情報と遺伝子発現情報を同時に同一部位に示すことができる（**図1-**

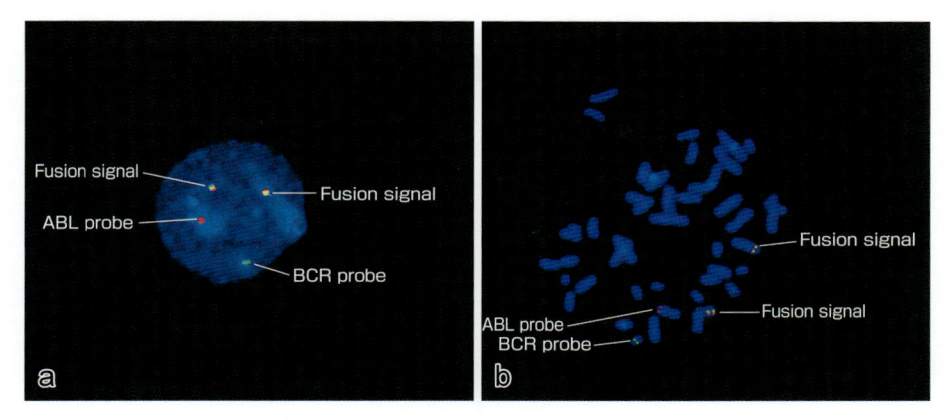

図 1-3　慢性骨髄性白血病細胞
a．分裂期染色体 FISH，b．間期細胞 FISH．9, 22 番染色体の相互転座 t(9;22)(q34;q11) があり，BCR 遺伝子と ABL 遺伝子の結合キメラ遺伝子が生じた ABL（赤）と BCR（緑）の融合シグナル（黄）が再構成された染色体に認められる．

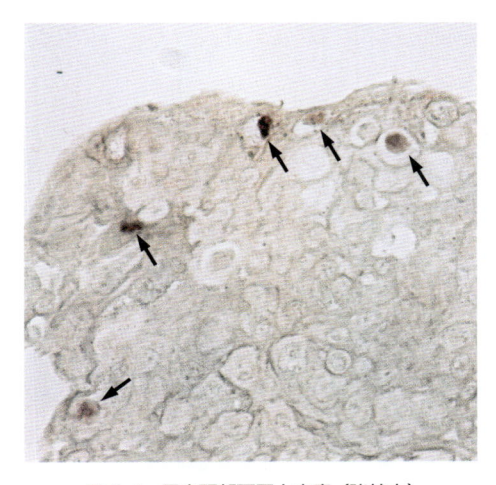

図 1-4　子宮頚部扁平上皮癌（強拡大）
ビオチン標識した HPV16 型ウイルス DNA を認識するプローブを使用し，ISH を行った矢印の癌細胞核に HPV16 の陽性シグナルを検出する．

4）．すなわち目的とする核酸をホルマリン固定パラフィン包埋病理組織切片上に検出することにより，例えばウイルスなどの病原微生物の存在する細胞群を同定して病変部位との関係を解析したり，癌遺伝子の再構成を細胞単位で証明し，癌化との関係を検討できる．前述の FISH も，分裂期の染色体ばかりでなく，組織切片や塗抹細胞を用いて間期 FISH（interphase FISH）で遺伝子の融合シグナルを検出し，転座によって別々の染色体に存在する遺伝子がキメラをつくっていることを証明できる（図 1-3b）．

4．抽出核酸の解析による診断法：一般に採取された組織や細胞から DNA あるいは RNA を抽出するが，ホルマリン固定パラフィン包埋病理組織切片から，鏡検によって確かめた病変の部分や目的とする細胞，組織を削り取り，またはマイクロダイセクション microdissection 法により切り取って，微小な材料から PCR 法で核酸を増幅して用いる．

サザンブロット Southern blot 法は電気泳動した DNA 断片を膜に移す方法で，種々の標識プローブを用いたハイブリダイゼーションと組み合わせることにより，膜上の DNA の特定配列を同定することができる．

PCR 法は異なる種類の多数の DNA の中から特定の DNA の塩基配列を増幅させる方法である．鋳型となる 2 本鎖 DNA，増幅したい配列の 1 本鎖 DNA ひと組（プライマー），DNA ポリメラーゼを用いる．鋳型 DNA を加熱変性させ，温度低下によるアニーリングをくり返すことにより 10^{10} 倍以上に増幅させることができる．PCR-RFLP 法は PCR 法で増幅された塩基配列を制限酵素で切断し，電気泳動で直接遺伝子変異を検出する．PCR-SSCP 法は 2 本鎖 DNA を加熱変性により 1 本鎖に解離させたのちに常温のポリアクリルアミドゲルで泳動する．DNA はそれぞれの配列に特異的な三次元構造をとるため，変異 DNA（点突然変異，欠失，挿入など）は正常と異なった泳動度を示すことにより検出される．

DNA 断片の塩基配列決定 sequencing は原則的には dideoxy chain termination 法に基づく．蛍光色素標識断片の自動解析やキャピラリー電気泳動による高速分離装置も普及し，診断への応用が広がった．

DNA チップは多数の DNA またはオリゴヌクレオチドの配列（プローブ）を基板上に固定し，標識した試料 RNA（ターゲット）と相補的なプローブ配列とのハイブ

表 1-3 遺伝子変異検出の方法と疾患例

遺伝子変異の型	検出法	疾患例
点突然変異	PCR-RFLP	ヘモクロマトーシス
短い欠失	PCR	嚢胞性線維症
既知の多発性点変異	PCR-シーケンス	HIV, HCV genotyping
未知の多発性点変異と短い構造変化	PCR-シーケンス PCR, SSCP, シーケンス	CMTX BRCA1, BRCA2
三塩基リピート伸長	PCR (small) Southern blot (large)	脊髄小脳運動失調症 筋緊張性ジストロフィー
欠失および重複	multiplex PCR FISH	Duchenne 型筋ジストロフィー CMT1A
フレームシフト変異	PTT	神経線維腫症 (*NF1*), 大腸癌 (*APC*)
増幅	Southern or Northern blot FISH	神経芽細胞腫 (*NMYC*) 乳癌 (*HER2/neu*)
転座, キメラ形成	RT-PCR and FISH	APL (*PML-RARA*), CML (*BCR-ABL*)
染色体再構成	分染法, SKY	Down 症候群 (21 trisomy)

PCR : polymerase chain reaction, RFLP : restriction fragment length polymorphism, HIV : human immunodeficiency virus, HCV : hepatitis C virus, CMT : Charcot-Marie-Tooth, SSCP : singlestrand conformation polymorphism, FISH : fluorescence *in situ* hybridization, PTT : protein truncation test, RT : reverse transcriptation, APL : acute promyelocytic leukemia, CML : chronic myeloid leukemia, SKY : spectral karyotyping

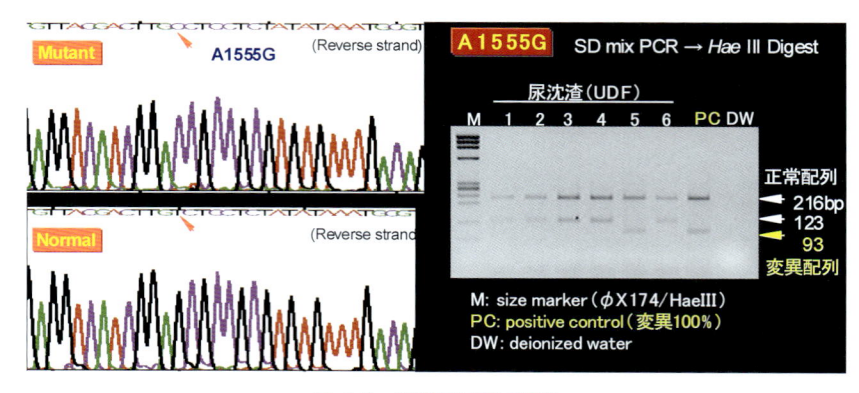

図 1-5 A1555G 変異の証明

ミトコンドリア遺伝子 1555 番目の A が G に変異している場合には, ストレプトマイシンなどアミノグリコシド系抗菌薬を使用すると難聴が起こりやすいので注意する必要がある.

リダイゼーションにより試料遺伝子発現量を検出する. 数万に及ぶ遺伝子の発現プロファイリングが可能であり, そのパターンにより疾患の予後や治療効果, 病原微生物に対する宿主の応答性, 薬剤感受性, 副作用などに関連する遺伝子群を同定できる.

以上のような方法を用いて対象とする遺伝子 DNA 断片の変異を検出し, 既知の遺伝性疾患の診断をすることができる. しかし, DNA の一次構造である塩基配列が明らかになっても, それが疾患の発症, 病態そのほかの表現型とどのように相関するかは必ずしも明確でない. DNA 機能発現には量的な配慮が必要な場合がある. PCR 法は極めて有用であるが定量性に欠けているため, 感染症や腫瘍の診断やモニタリングに real time quantitative PCR (RQ-PCR) などの定量的遺伝子診断法が開発されている. 特定の遺伝子産物が組織, 細胞にどれだけ発現しているかを知ることが, 疾患の表現型との関連を知るうえで極めて重要である. そのために RNA 解析法が開発された. ノーザンブロット northern blot 法は抽出した RNA を電気泳動し, これを膜フィルターに移して固定したのちに, 放射線標識された特定遺伝子のプローブとハイブリダイゼーションを行い, その量をオートラジオグラフィーで測定する方法である. RT-PCR はリバーストランスクリプターゼを用いて mRNA を cDNA に変換し, これを PCR 法で増幅する方法である.

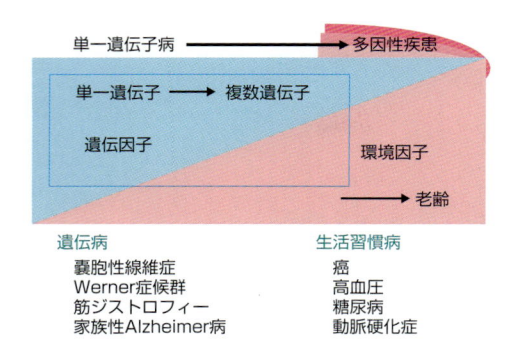

図 1-6 遺伝因子と環境因子が引き起こす遺伝病と生活習慣病

主な遺伝子変異検出法と疾患の例を**表 1-3** に示した．遺伝子診断は疾患を疑って行うのが原則であるが，さらに疾患というよりは個人の体質ともいうべき形質，すなわち疾患の易罹患性や薬物代謝能などの個体差を明らかにするために遺伝子多型の検出が必要である．

以上のように疾病には，大なり小なり遺伝子が関与すると考えられる．家族性遺伝性疾患（先天性免疫異常，家族性腫瘍，先天性代謝異常など）以外の代謝異常，免疫異常，感染症，腫瘍など，これまで原因不明とされてきた多くの疾患についても次第に遺伝子との関連が認められるようになった．遺伝的な影響が少ないとされる感染症においても免疫系に関係する遺伝子の多型性によって症状が左右される．同じ病原体，薬物に対する反応も一見健常な個体の間で大きな感受性，症状の差となって現れる（**図 1-5**）．すべての疾患は遺伝的背景と環境要因との相互作用によって引き起こされる．いわゆる生活習慣病は，長い間の環境要因と生体の反応が引き起こす機能異常であるが，基本的には背景にある複数の遺伝子機能の組み合わせによって多様な症状を現すと考えられる（**図 1-6**）．

◆参考文献

1) 飯島宗一：病理学史．現代病理学大系 1，総論 1，病理学序説，p.3〜108，中山書店，1995．
2) 石河利隆，山口和克編：病理の現状と病理医の育成．病理と臨床，13：441-558，文光堂，1995．
3) 菊地浩吉：リンパ球表面抗原の解析とその応用．日本病理学会誌，72：3-18，1983．
4) 菊地浩吉：病理学の現状と方向─私的管見．現代病理学大系 1，総論 1，病理学序説，p.183〜187，中山書店，1995．
5) 菊地浩吉：新病理学各論 第13版，南山堂，2000．
6) 菊地浩吉，上出利光，小野江和則編：医科免疫学 第6版，南江堂，2008．
7) 菊地浩吉：序論，菊地浩吉監修，吉木 敬，佐藤昇志，石倉 浩編：病態病理学 17版，p.1〜14，南山堂，2004．
8) Leonard, D. G. B, Ed.：Diagnostic Molecular Pathology. Major Problems in Pathology. Vol. 41, Elsevier Saunders, 2003.
9) McKusick, V. A.：Mendelian Inheritance in Man, 11th Edn., Johns Hopkins Univ. Press, 1994.
10) 森 道夫：新細胞病理学─小器官病理学から分子病理学へ．南山堂，1988．
11) 村松正実，木南凌監修：ヒトの分子遺伝学 第3版．メディカルサイエンスインターナショナル，2005（Strachan, T. and Reed, A. P. Eds. Human Molecular Genetics, 3rd ed, Garland Publishing, 2004）
12) 日本病理学会編：医学における病理学の役割．日本病理学会，1989．
13) 小野江為則編：電顕腫瘍病理学．南山堂，1982．
14) 長村義之，笹野公伸編：免疫組織化学と in situ hybridization のすべて．病理と臨床 臨時増刊号，Vol. 18，文光堂，2000．
15) 坂本亨宇，安井 弥，野村慎太郎編：病理診断における分子生物学．病理と臨床，臨時増刊号，Vol. 22，文光堂，2004．
16) 杉山武敏編：分子病理学，疾病の分子機構，文光堂，1993．
17) 吉田富三訳：ウィルヒョウ細胞病理学．南山堂，1957（復刻版，1979）．

第2章
細胞の増殖・分化と組織修復

個体発生時はいうに及ばず，成体においても，恒常性 homeostasis を維持するために絶えず増殖し分化する細胞群が種々の臓器に存在する．これは生理的な増殖・分化の例である．これに加え，組織の傷害に対する修復反応として細胞は増殖・分化し，再生あるいは瘢痕治癒を示す．また，組織傷害がなくとも，機能的要求の変化に応じて，細胞は大きさ，数を増減し，形態・機能を変化させる．本章においては，細胞増殖・分化の一般的な仕組みと病的傷害時，機能変化時にみられる細胞レベルの適応変化を解説する．

A 細胞の増殖と分化

生理的な条件下では，各臓器固有の幹細胞（体性幹細胞 somatic stem cell）を含め，種々のレベルの細胞が増殖し，臓器形態・機能を保持する．この際，分裂する母細胞はそのまま母細胞にとどまるものと，臓器固有の機能細胞へと終末分化するものに分かれることが多い．細胞の増殖・分化は細胞外因子とそのレセプターを介した細胞内シグナルの伝達によって開始され，細胞周期に関連する種々の増殖調節因子によって制御される．

1. 増殖と分化を調節する因子

増殖と分化を調節する細胞外因子としては，増殖因子 growth factor，サイトカイン cytokine，ホルモン hormone などの可溶性因子と細胞外マトリックス extracellular matrix が重要である（図2-1）．前者は，標的細胞上に発現される高い親和性と特異性を特徴とするレセプターを介して細胞内にシグナルを伝達し，極めて微量で効果を発揮する．一般的に，増殖因子，サイトカインは近傍の細胞または産生細胞自身に対してのみ作用するが，ホルモンは血流を介して運ばれ，遠隔の標的細胞に作用する．一方，細胞外マトリックス分子はインテグリンファミリー integrin family の細胞膜蛋白質に結合することにより，細胞内にシグナルを伝達し，細胞の増殖・分化を制御する．

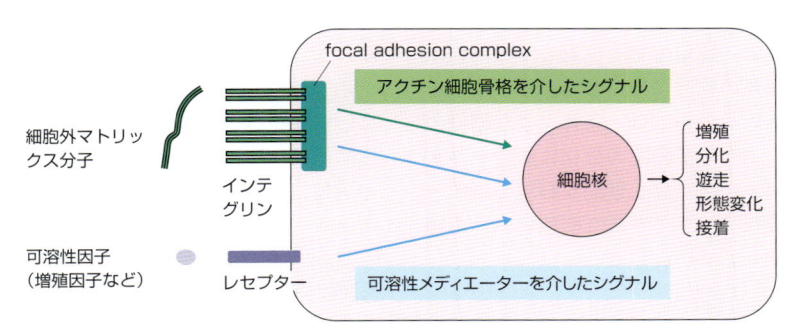

図2-1 細胞の増殖と分化の制御

細胞の増殖と分化は可溶性因子と細胞外マトリックスによって制御されている．可溶性因子は特異的なレセプターによって認識され，可溶性メディエーターを介して細胞の増殖・分化をもたらす．一方，細胞外マトリックスは主にインテグリンによって認識される．インテグリン分子（α，β鎖からなる二量体）は細胞外マトリックス分子を認識するとクラスタリングを起こし，focal adhesion を形成する．focal adhesion からは細胞骨格を介したシグナルと可溶性メディエーターを介したシグナルの両方が細胞核へ送られる．細胞の増殖には，細胞外マトリックスによって形成される足場が不可欠であるが，足場が確保されているか否かの情報はインテグリンを介して細胞に伝えられる．

表 2-1 主要な増殖因子

増殖因子	主なメンバー	レセプター	作用
EGF（epidermal growth factor 上皮細胞増殖因子）	TGF-β, epiregulin, amphiregulin	ErbB-1（EGFR）, ErbB-2（HER2）, ErbB-3（HER3）, ErbB-4（HER4）	・さまざまな上皮細胞, 線維芽細胞の増殖
PDGF（platelet-derived growth factor 血小板由来増殖因子）	PDGF-A, PDGF-B, PDGF-C, PDGF-D	PDGFR（少なくとも2種）	・線維芽細胞, 血管平滑筋細胞, 血管内皮細胞, グリア細胞, 腎メサンギウム細胞の増殖 ・線維芽細胞, 血管平滑筋細胞, 単球の遊走
NT（neurotrophin 神経栄養因子）	NGF, BDNF, NT-3, NT-4, NT-5, NT-6	Trk（TrkA, TrkB, TrkC）	・ニューロンの発達, 機能維持
FGF（fibroblast growth factor 線維芽細胞増殖因子）	acidic FGF, basic FGF など少なくとも22種	FGF-R（FGFR1, FGFR2, FGFR3, FGFR4）	・線維芽細胞, 血管平滑筋細胞, 血管内皮細胞, 神経外胚葉細胞の増殖 ・創傷部位へのマクロファージ, 線維芽細胞の遊走
TGF-β（transforming growth factor-β トランスフォーミング増殖因子β）	TGF-β1, TGF-β2, TGF-β3	type I, IIレセプター（type IIレセプターに結合し, type Iレセプターをリクルート）	・線維芽細胞の増殖（ほかの多くの細胞腫では増殖抑制に働く）, 免疫・炎症反応の抑制 ・創傷部位での線維芽細胞遊走と線維芽細胞によるコラーゲン, フィブロネクチンの産生増強
VEGF（vascular endothelial growth factor 血管内皮細胞増殖因子）	VEGF-A, VEGF-B, VEGF-C, VEGF-D	VEGFR（VEGFR1, VEGFR2, VEGFR3）	・血管内皮細胞（VEGF-A, VEGF-B）, リンパ管内皮細胞（VEGF-C, VEGF-D）の増殖 ・血管透過性の亢進
IGF（insulin-like growth factor インスリン様増殖因子）	IGF-I（ソマトメジンC）, IGF-II	IGF-Iレセプター	・さまざまな細胞の増殖
GDNF（glial cell line-derived neurotrophic factor）	GDNF, neurturin, artemin, persephin	GDNF-family receptor-α（GFRα）に結合したのち, Retを活性化	・ニューロンの発達, 機能維持
SCF（stem cell factor, c-kit ligand）	SCF	c-kit	・造血幹細胞, 間葉系細胞の増殖
HGF（hepatocyte growth factor 肝細胞増殖因子）	HGF	Met	・肝細胞のほか, さまざまな上皮細胞, 血管内皮細胞の増殖 ・上皮形態形成の誘導

増殖因子

細胞の増殖を促進する因子を総称して増殖因子という. 主な増殖因子としては, **表2-1**に示すようなものがある. 増殖因子の多くは, 特定の細胞に対してのみ作用するのではなく, 多種類の細胞に作用して, その増殖を促進する. また, 増殖因子の中には, 条件により細胞の増殖を抑制するもの, 主として細胞の分化に影響を与えるものもある. 増殖因子の多くは生理的な細胞の増殖・分化を制御するだけでなく, さまざまな病態における細胞の増殖・分化にも関与している.

サイトカイン

主に免疫細胞が産生するあるいは標的となるなどの経緯で発見された機能調節因子の一群である. 化学的には蛋白質, ペプチドである. 多くは免疫担当細胞に作用して, その機能を調節するが, 免疫系以外の細胞に対しても広範に作用する. サイトカインの中には, IL-2のように増殖因子として機能するものもあり, 増殖因子とサイトカインを判然と区別することは不可能である. 最近では, 増殖因子を広義のサイトカインの中に含めることが多い.

ホルモン

ホルモンはホルモン産生臓器のホルモン産生細胞によって産生され, 標的臓器に血流などを介して到達し, 主に標的細胞の機能を調節する. ホルモンには細胞機能の調節に加えて標的細胞の増殖を刺激するものも知られる.

細胞外マトリックス

細胞外マトリックスは, 細胞のまわりに形成される線維状あるいは網目状の構造体の総称である. 組織学的には, 間質性マトリックス interstitial matrix と基底膜 basement membrane に大別される. かつては, 細胞の隙間を埋める充填剤, 細胞に足場を提供する構造として捉えられてきたが, 増殖・分化, 運動性, 極性を制御するシグナルを細胞内に伝達することが明らかにされ, 細

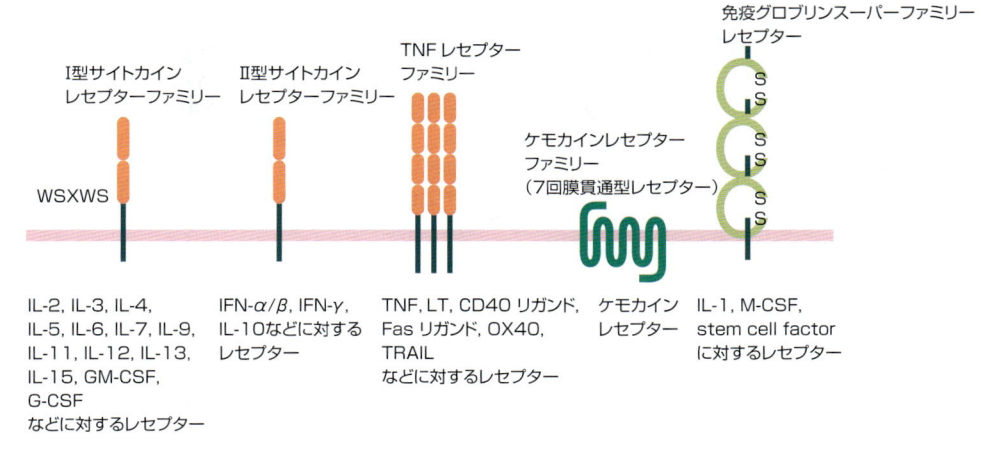

図 2-2 サイトカインに対するレセプターの構造

Ⅰ型サイトカインレセプターには N 末端に免疫グロブリン様ドメインをもつものと、もたないものがある。WSXWS (Trp-Ser-X (任意のアミノ酸)-Trp-Ser) はⅠ型サイトカインレセプターに特徴的な配列モチーフである。多くのサイトカインレセプターは複数のサブユニットから構成される。

（左から右へ）
- Ⅰ型サイトカインレセプターファミリー (WSXWS)：IL-2, IL-3, IL-4, IL-5, IL-6, IL-7, IL-9, IL-11, IL-12, IL-13, IL-15, GM-CSF, G-CSF などに対するレセプター
- Ⅱ型サイトカインレセプターファミリー：IFN-α/β, IFN-γ, IL-10 などに対するレセプター
- TNF レセプターファミリー：TNF, LT, CD40 リガンド, Fas リガンド, OX40, TRAIL などに対するレセプター
- ケモカインレセプターファミリー（7回膜貫通型レセプター）：ケモカインレセプター
- 免疫グロブリンスーパーファミリーレセプター：IL-1, M-CSF, stem cell factor に対するレセプター

胞機能制御因子としての役割が注目されるようになってきた。一般的に細胞外マトリックスは細胞の生存、増殖にとって不可欠であり、細胞外マトリックスとの接着を失った細胞は速やかにアポトーシス apoptosis（後述）に陥る。これを足場依存性 anchorage dependency という。足場を失った細胞でみられるアポトーシスは anoikis（ギリシャ語で homelessness の意）と呼ばれている。

細胞外マトリックスは、生化学的には、① コラーゲン collagen、エラスチン elastin、フィブリリン fibrillin などの線維性構造蛋白質、② プロテオグリカン proteoglycan（グリコサミノグリカン glycosaminoglycan と蛋白質の複合体）、ヒアルロナン hyaluronan などの含水性の高い多糖類、③ フィブロネクチン fibronectin やラミニン laminin などの接着性糖蛋白質から構成される。基底膜は主にⅣ型コラーゲン、ラミニン、ニドジェン nidogen、パールカン perlecan から構成される。

2．増殖刺激を伝達する機構

増殖・分化を刺激する細胞外因子が標的細胞に到達すると、細胞膜上あるいは細胞質・核内の特異的なレセプターに結合し、増殖刺激を細胞内に伝達する。刺激の伝達は細胞内蛋白質のリン酸化 phosphorylation あるいは脱リン酸化 dephosphorylation を介することが一般的である。シグナルは最終的に核内に伝達され、増殖に必要な蛋白質が合成される。細胞外因子が効果を発揮するためには、標的細胞に特異的なレセプターが発現されていることが不可欠である。

サイトカインに対するレセプター

構造上の特徴により、Ⅰ型およびⅡ型サイトカインレセプターファミリー、TNF (tumor necrosis factor) レセプターファミリー、ケモカインレセプターファミリー、免疫グロブリンスーパーファミリーなどに分けられる（図 2-2）。

シグナルの細胞内伝達

一般的にプロテインキナーゼ、プロテインホスファターゼ、G 蛋白質（GTP 結合蛋白質）、低分子 second messenger などにより営まれる。表 2-2 にサイトカイン・増殖因子レセプターの主なシグナル伝達経路を示す。Ⅰ型およびⅡ型サイトカインレセプターファミリーは JAK (Janus kinases)/STAT (signal transducer and activator of transcription) 経路を介してシグナルを伝達する。また、TNF レセプターファミリーは TRAF (TNF receptor-associated factor) または death domain を介して、ケモカインレセプターファミリーは G 蛋白質を介してシグナルを伝達する。増殖因子に対するレセプターの多くはチロシンのリン酸化を介して細胞内にシグナルを伝達する。レセプター分子の細胞質内ドメインにチロシンキナーゼドメインをもつものと、レセプター分子自体はチロシンキナーゼドメインをもたず、チロシンキナーゼ活性を有する分子と会合して作用するレセプターがある。シグナル伝達ではセリン・スレオニンキナーゼによるリン酸化を利用する経路も重要である。例えば、TGF-β (transforming growth factor-β) レセプターはセ

表 2-2 サイトカイン・増殖因子レセプターの主なシグナル伝達経路

シグナル伝達経路	シグナリングの分子機構	レセプター
JAK/STAT 経路	JAK 型チロシンキナーゼによるレセプター分子のリン酸化に引き続き，STAT (signal transducer and activator of transcription) 転写因子のリン酸化，二量体化，核内移行が起きる	Ⅰ型およびⅡ型サイトカインレセプター（インターロイキン，インターフェロンなどの免疫制御サイトカインに対するレセプター）
TNF レセプター結合因子 TRAF（TNF receptor-associated factor）を介する経路	アダプター分子 TRADD の結合に引き続き，SAP キナーゼカスケードまたは IkB キナーゼカスケードが活性化され，炎症性メディエーターや survival protein の産生が誘導される	TNF-RⅡ，LT-βR，CD40 などの TNF ファミリーのサイトカインレセプター
TNF レセプター death domain を介する経路	アダプター分子 FADD の結合に引き続き，caspase が活性化され，アポトーシスが誘導される	TNF-RⅠ，Fas などの TNF ファミリーのサイトカインレセプター
G 蛋白質を介したシグナル伝達経路	三量体 GTP 結合蛋白質を活性化し，cAMP，細胞内カルシウム，PI3 キナーゼ，Rho，Rac 経路などを介して，細胞運動，形態変化などの細胞機能を調節する	CC ならびに CXC ケモカインに対するレセプター CC ケモカインに対しては少なくとも 10 個のレセプター，CXC ケモカインに対しては少なくとも 6 個のレセプターが同定されている
レセプター型チロシンキナーゼ経路	レセプター自体または会合する分子がチロシンキナーゼ活性をもつ．Ras-MAP キナーゼ経路，PI3 キナーゼ経路，PLCγ 経路などが活性化される	大多数の増殖因子に対するレセプター（EGF レセプター，PDGF レセプター，c-kit，M-CSF など）
セリン・スレオニンキナーゼ・Smad を介する経路	レセプター自体がセリン・スレオニンキナーゼ活性をもつ．Smad 転写因子を活性化する	種々の TGF-β に対するレセプター．7 種のタイプⅠレセプターと 5 種のタイプⅡレセプターが組み合わさってダイマーを形成する

リン・スレオニンキナーゼドメインを有している．

細胞外マトリックスによる増殖・分化の調節

細胞膜表面の細胞外マトリックスレセプターが重要であり，これによりシグナルが受容され細胞内に伝達される．細胞外マトリックスレセプターの中心をなすのは，インテグリンファミリーに属する分子である（図 2-1）．インテグリンファミリーは一般的に $\alpha\beta$ サブユニットからなるヘテロダイマーである．少なくとも 19 種の α サブユニットと 8 種の β サブユニットがあり，この組み合わせにより少なくとも 25 種の $\alpha\beta$ ヘテロダイマーが形成される．インテグリンはマトリックス蛋白質の Arg-Gly-Asp（RGD）配列などを認識する．インテグリン分子は細胞外マトリックス分子を認識するとクラスタリングを起こし，focal adhesion を形成する．focal adhesion からはアクチン細胞骨格を介したシグナルと可溶性メディエーターを介したシグナルの両方が細胞核へ送られる．可溶性メディエーターを介したシグナル伝達の詳細は不明の点が多いが，focal adhesion kinase（FAK）の活性化に引き続いてホスファチジルイノシトール 3 キナーゼ phosphatidylinositol 3-kinase（PI3K），Ras などの活性化が生じる．

3．細胞周期とその調節

増殖因子は最終的に細胞周期 cell cycle を制御することにより，細胞の増殖を調節する．通常の体細胞は代謝的に活動的であっても，増殖停止状態にあり，適切な増殖シグナルを受けないかぎり増殖しない．すなわち，細胞周期から外れた状態（G_0 期）にある（図 2-3）．このような細胞に増殖刺激を与えると，G_0 期から細胞周期（G_1/S/G_2/M）に入る．細胞が増殖するか否かに決定的な影響を与える時期は G_1（gap 1）期の後期にあり，R ポイント restriction point と呼ばれている．この時期に増殖シグナルがあれば，細胞は R ポイントを通過して，S 期（synthesis）に入る．いったん R ポイントを通過した細胞は，増殖因子刺激を取り去っても，S 期，G_2（gap 2）期，M（mitosis）期へと進行する．

細胞周期は細胞にとって自己の複製を正確に作製するという，極めて重要な役割をもっている．近年，細胞周期を制御する因子の解明が進み，多数の正および負の制御因子が同定されている（図 2-3）．なかでも特に重要な制御因子として，サイクリン cyclin，サイクリン依存性キナーゼ cyclin-dependent kinase（CDK），CDK インヒビター cyclin-dependent kinase inhibitor（CKI）などがあげられる．細胞分裂においては DNA の複製と娘細胞への均等な分配が正確無比に行われなくてはならないため，細胞周期の各段階にはチェックポイントが存在する．これにより DNA 複製完了前の分裂開始，DNA 損傷時の複製・分裂の進行などを防止している．すなわち，細胞周期になんらかの異常が発生した場合，チェックポイントは細胞周期を遅延あるいは停止（アレスト）させ，異常事態に対処する時間を稼ぎ，その原因が去ったのちに細胞周期を回復させる．p53（TP53），pRb（retino-

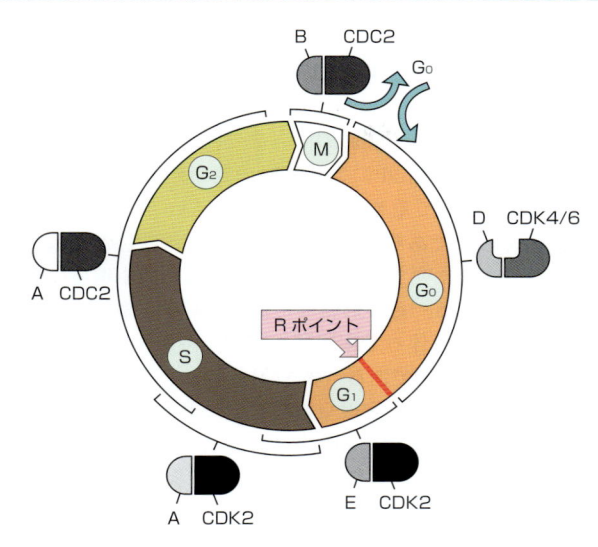

図 2-3 細胞周期とその制御
サイクリンと CDK の複合体が細胞周期の進行を推進するエンジンとして機能する．CDK はサイクリンと結合してはじめて活性を発揮する．CDC2 は CDK1 とも呼ばれる．
(Weinberg：The Biology of Cancer，Figure 8-8 を一部改変）

blastoma protein）などの癌抑制遺伝子産物がチェックポイントに関連して細胞周期の制御に働く．p53 は複数のチェックポイントで作用するのみならず，DNA 損傷が修復可能な範囲を越えた場合，細胞にアポトーシスを誘導する．DNA 複製に関するこのような広範で重要な機能にちなみ，p53 はゲノムの守護者 guardian of the genome と呼ばれている．

細胞周期の制御に重要な因子
サイクリン
　50〜60 kDa の蛋白質ファミリーである．サイクリン A, B, D, E などが知られている．サイクリン依存性キナーゼと複合体を形成する．発現レベルが細胞周期依存性に変動するため，この名がある．サイクリン B の発現レベルは M 期に向かって上昇を開始し，M 期でピークに達したのち，M 期の終わりで急落する．サイクリン A の発現は S 期で上昇し，G_2 期で低下する．サイクリン E の発現は R ポイント通過後に急上昇し，S 期で急低下する．サイクリン D は顕著な細胞周期依存性を示さない例外的なサイクリンである．その発現レベルは主として増殖因子などの細胞外シグナルによって制御されている．

サイクリン依存性キナーゼ
　その名の示すように，単独では活性をもたず，サイクリンと複合体を形成して初めて機能を発揮する一群のセリン・スレオニンキナーゼである．細胞周期を進行させるために必要な蛋白質をリン酸化する役割を果たしている．サイクリンとは異なり，細胞周期を通じて恒常的に発現されており，発現レベルは細胞周期依存性の変動を示さない．

CDK インヒビター
　サイクリン量の変動は細胞周期を制御するうえで中心的な役割を果たしているが，ほかにもいくつかの重要な制御機構が存在する．その中で最も重要なのが CDK インヒビターである．本インヒビターはサイクリン-CDK 複合体に結合し，その活性を抑制する．サイクリン-CDK4（または CDK6）複合体に特異的に作用する INK4 ファミリーとあらゆるサイクリン-CDK 複合体に作用する CIP/KIP ファミリーに大別される．INK4 ファミリーには $p16^{INK4A}$, $p15^{INK4B}$, $p18^{INK4C}$, $p19^{INK4D}$ などが，CIP/KIP ファミリーには $p21^{Cip1}$, $p27^{Kip1}$, $p57^{Kip2}$ などがある．TGF-β は多くの細胞の増殖を阻害するが，これには TGF-β が $p15^{INK4B}$ の発現を上昇させることが関係している．$p15^{INK4B}$ はサイクリン-CDK4（または CDK6）複合体の機能阻害と形成不全をきたすことにより，細胞周期の進行を停止する．また p53 は $p21^{Cip1}$ を誘導することにより細胞周期の進行を阻止する．

細胞周期の機序
　細胞周期を進行させるエンジンとして中心的役割を演じているのはサイクリンと CDK の複合体である（図 2-3）．細胞周期の各相には特徴的なサイクリンが関与し，各サイクリンはそれぞれに対応する CDK と複合体を形成する．G_1 期の開始から R ポイントまでは，CDK4 または CDK6 とサイクリン D の複合体であるサイクリン D-CDK4/6 複合体が細胞周期の進行にあたる．R ポイントからは，サイクリン E-CDK2 複合体が S 期への進行に必要な蛋白質をリン酸化する．S 期では，サイクリン A-CDK2 複合体が作用する．S 期の後半になると，サイクリン A は CDC2（CDK1 とも呼ばれる）と複合体を形成し，さらに細胞周期が G_2 期に到達すると，サイクリン B が CDC2 と複合体を形成するようになる．M 期では，サイクリン B-CDC2 複合体は有糸分裂を誘発する．
　増殖刺激によって合成されたサイクリン D は CDK4/6 と結合し，サイクリン D-CDK4/6 複合体を形成する．G_1 期の初期から中期にかけて，サイクリン D-CDK4/6 複合体は転写因子 E2F を結合した pRb を低レベルにリン酸化する．この段階では，E2F は pRb と結合しているため転写活性をもたない．G_1 後期に入り，R ポイントを通過した段階で，pRb はサイクリン E-CDK2 複合体により高度にリン酸化される．これにより E2F は pRb から遊離し，転写因子としての活性を獲得する．E2F は

S期への進行に必要な遺伝子の転写を活性化する（図2-4）．

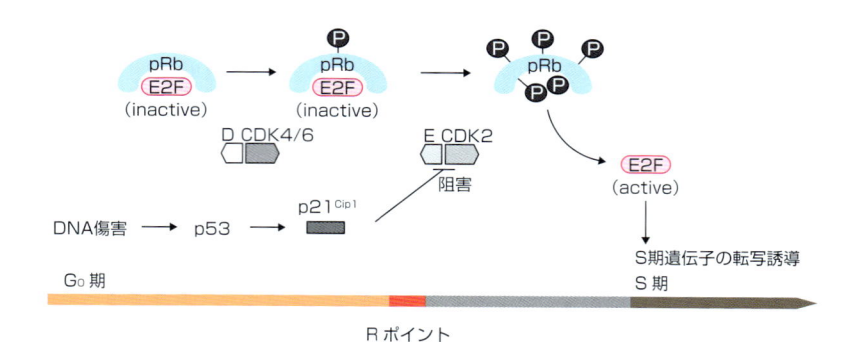

細胞周期のチェックポイント
G_1/S チェックポイント

ここで中心的な役割を果たしているのは，p53である（図2-4）．DNA に損傷が発見されると，p53 は $p21^{Cip1}$ を誘導することにより細胞周期の進行を止めて損傷の修復を図るが，修復不能の場合は細胞にアポトーシスを惹起する．多くの腫瘍でこのチェックポイントの機能不全が認められる．

S 期チェックポイント

G_1/S チェックポイントと同様，DNA 損傷が修復されたことを確認する．

G_2/M チェックポイント

細胞分裂に先立ち，DNA 複製が完全に行われたことをチェックする．

紡錘体チェックポイント

細胞分裂の際に，すべての染色体が紡錘糸に接着するまで染色体の分離を阻止する役割を果たしている．

4．細胞の死

恒常性の維持には増殖・分化に加えて，アポトーシス（プログラムされた細胞死 programmed cell death）が重要である．ストレスに曝露された時，細胞は熱ショック蛋白質をはじめとする一群の蛋白質の発現を亢進させて対応する．変性蛋白質はユビキチン・プロテアソーム・システムによって急速に処理されるが，処理限度を超えると細胞は対応できず死にいたる．すなわち，ストレスに対して細胞は anti-apoptotic（survival）signal と pro-apoptotic（death）signal の両方を受け，最終的にこれらのうち優位な signal により細胞の運命が決定される．survival signal で重要なものは PI3K/Akt シグナル伝達経路の活性化である．death signal 優位の場合の死はプログラムされた死であり，細胞のおかれた微小環境に応じて発動される．その形態は特徴的であり，細胞質や核は凝集し，死に伴って細胞質が膨化・融解する壊死 necrosis とは対照的である（表2-3）．

アポトーシスは放射線や薬剤などによる DNA 傷害，低酸素状態，低栄養，増殖因子の除去，デスリガンド（TNF，Fas リガンドなど）による細胞傷害などさまざまな要因によって引き起こされるが，病的過程だけでなく生理的状態においても重要な役割を担っている．生理的には，発生過程における組織の再構築のほか，自己反応性 T 細胞の除去，老化細胞の除去，細胞傷害性 T 細胞による標的細胞の破壊などに関与している．

アポトーシスは癌の発生にも極めて密接に関係している．本来，DNA 傷害を蓄積した癌細胞はアポトーシスに陥るべきであるが，そうならないのはアポトーシスの制御機構に異常が存在するからである．実際に，ほとんどの癌細胞においてアポトーシスプログラムの機能不全が認められる．アポトーシスの形態，機序などについては総論第3章（p.30）を参照されたい．

図 2-4　G_1/S チェックポイント
DNA 傷害は細胞周期を G_1 期で停止させる．これには p53 が重要な働きをしている．DNA 傷害を受けた細胞では p53 が蓄積するが，p53 は $p21^{Cip1}$ 遺伝子の転写を活性化する．$p21^{Cip1}$ はサイクリン E-CDK2 複合体を不活化するため，pRb の高リン酸化が起きず，E2F 依存性の転写が開始されない．そのため，S 期への進行に必要な蛋白質が合成されず，細胞周期の進行は停止する．

表 2-3 アポトーシスと壊死

	アポトーシス	壊死
成り立ち	能動的自壊過程	受動的崩壊過程
形態学的特徴		
発生単位	個々の細胞	細胞集団
細胞容積	減少	増大（膨潤して細胞破裂にいたる）
クロマチン	凝集	断片化
ミトコンドリア	初期は正常	膨潤
細胞内容の放出	なし（アポトーシス小体形成）	あり
炎症反応	なし（死細胞やアポトーシス小体はマクロファージによって貪食される）	あり
分子レベルでの変化		
遺伝子発現	必要	不必要
染色体 DNA	ヌクレオソーム単位で断片化	ランダムな断片化
イオン輸送系	機能継続	機能停止
細胞内塩・水分	KCl, H_2O の放出，Ca イオン濃度の増大	NaCl, H_2O の取り込み

B 細胞の数的・量的・形態的・機能的適応

　細胞活動は環境に適応してダイナミックに変化する．細胞の適応には，その大きさを増大または減少させるもの，細胞数を増加させるものなどがみられる．一方，細胞の形態・機能を変化させることによる適応もみられる．すなわち，ある一定の形態・機能をもつ終末分化細胞がほかの型の終末分化細胞へと変化する場合がある．

　この現象は化生 metaplasia と呼ばれ，細胞の種類（表現型）を変化させることによる適応として捉えることができる．

1．肥大と過形成

　肥大 hypertrophy は数の変化がなく細胞の大きさが増す適応反応（図 2-5），過形成 hyperplasia は細胞の数を増す適応反応である（図 2-6）．肥大，過形成はいずれも細胞機能の大幅な質的変化は伴わない．肥大は労働・スポーツに伴う適応として骨格筋，心筋などに典型的に認められる．過形成はホルモンや血中の塩イオンなどの量的変化に応じてみられることがあり，血中カルシウム値低下に伴う副甲状腺過形成がその例である．また，炎症刺激は肥大，過形成いずれの誘因にもなる．細胞の増殖を伴う過形成には，なんらかの増殖を刺激する因子やそれに対する特異的レセプターの関与が想定されるが，不明な点が多い．肥大と過形成はしばしば同時に認められる．

　作業性（労働性）肥大 work-induced hypertrophy が

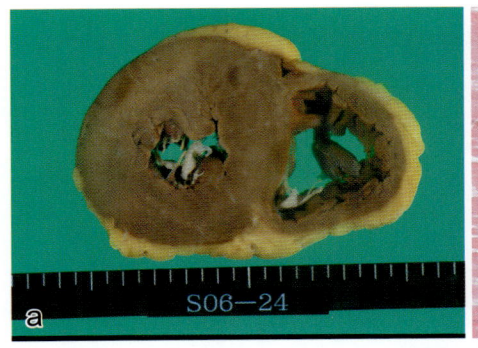

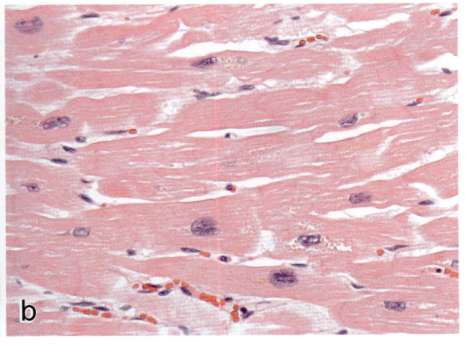

図 2-5　心肥大
心重量 555 g．左心室の肥大をみる．組織学的には大きな核と太い筋線維をもった心筋細胞を認める．
（写真提供：市立旭川病院病理科　神田　誠　先生）

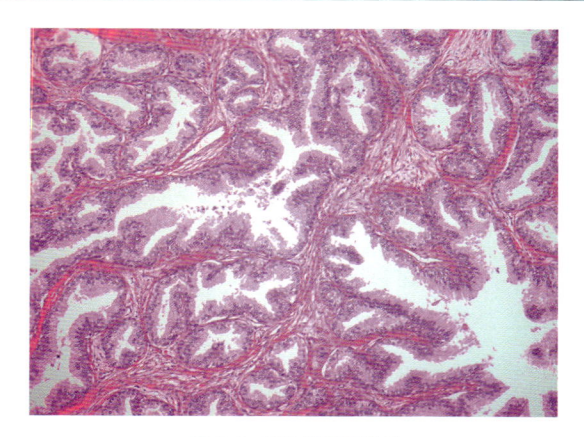

図 2-6　前立腺の過形成
腺上皮細胞の過形成をみる.

一方，過形成病変の中には，ヘテロ接合性の消失 loss of heterozygocity，癌抑制遺伝子の変異・喪失，機能獲得型の癌遺伝子変異などを伴った細胞の単一クローン性増生を認める場合がある.

このため，過形成病変のうちの一部は増殖性病変のごく初期のものであると考えられる.

2．萎縮と退縮

萎縮 atrophy は細胞数に変化がない状態での細胞の小型化適応である．退縮 involution は細胞数が減少することにより起こる（**図 2-7**）．萎縮と退縮を広義の萎縮とする場合もある．

萎縮は廃用萎縮 disuse atrophy が主なものである．ほかに圧迫萎縮，貧血性萎縮，神経性萎縮，内分泌性萎縮などが知られる．全身性の萎縮には飢餓性，老人性，悪液質性などがある．

萎縮では細胞を構成する蛋白質の量的減少が重要である．したがって，萎縮を引き起こす機序としては，ユビキチン・プロテアソーム系と自己貪食（自食作用，オートファジー autophagy）による自己蛋白質消化が重要である（**図 2-8**）．前者はユビキチン化された蛋白質をプロテアソームによって選択的に分解するシステムであり，後者は細胞小器官や蛋白質を非選択的にリソソームへと運び込み分解する機構である．これらの機序は細胞の蛋白質や細胞小器官が通常のターンオーバーを起こす機序と共通しており，萎縮が同化作用と異化作用の不均衡（同化作用＜異化作用）を伴う過剰なターンオーバーによるとの考えを支持するものである．前述のように，肥大はこの不均衡が逆の状態で生じる．退縮は，通常，細胞死を介する．この場合はアポトーシスによる機序が重要で

肥大の主なものである．慢性刺激やホルモン刺激も肥大を誘導する．過形成はホルモン刺激に伴うもの（ACTH分泌過剰による副腎の結節性過形成など），血中塩・酸素濃度の変化によるもの（低酸素によるパラガングリオンの結節性過形成など），再生・炎症刺激に伴うもの（例えば，部分切除後の肝の再生，胃粘膜腺窩上皮の過形成性ポリープ）などが知られる．

肥大の詳細な機序は不明な点が多い．実験的には自己貪食（後述）の減少により細胞内の同化作用 anabolism が異化作用 catabolism に比べ優勢となることが，肥大の形成に重要であると示唆されている．過形成はある特定の細胞に対する増殖刺激の亢進という観点から理解できるものが多い．再生・炎症に伴う過形成の機序は不明な点が多い．再生・炎症局所において炎症性サイトカインや増殖因子が局所的に作用する可能性が考えられる．

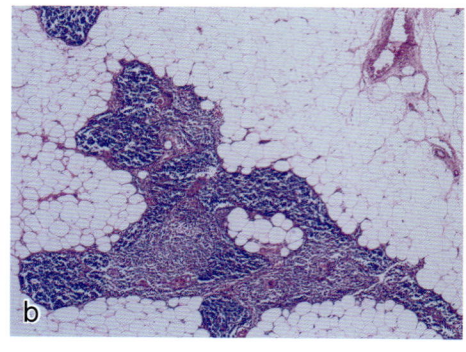

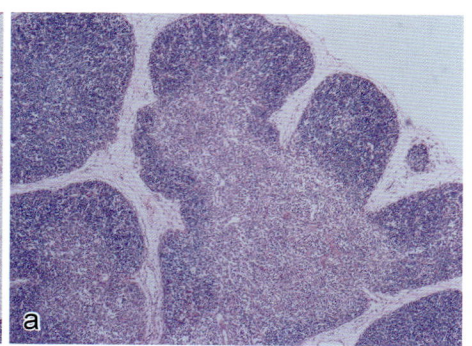

図 2-7　胸腺の退縮
加齢に伴い，胸腺の実質細胞は数を減じ，実質は次第に脂肪組織によって置換される．
a．胎児の胸腺
b．成人の胸腺

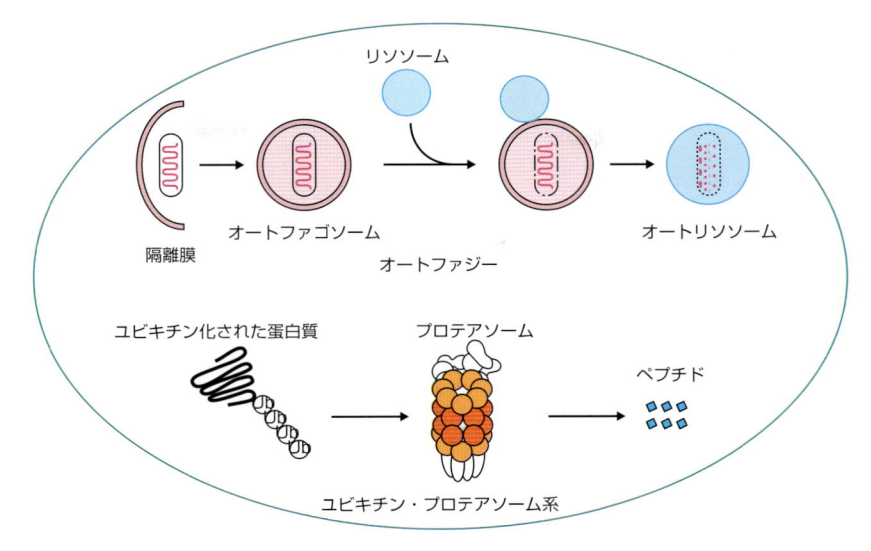

図 2-8　真核生物の主な細胞内分解機構
真核生物の主な細胞内分解機構としては，ユビキチン・プロテアソーム系と自己貪食が重要である．

ある．
　自己貪食は細胞質の蛋白質・構造物調整機構であり，広く真核細胞において保存されている．中でもマクロオートファジー macroautophagy と呼ばれる細胞小器官の分解が重要である．二重膜からなる隔離膜が細胞質に形成され，それが小器官や蛋白質などを包み込み，オートファゴソーム autophagosome と呼ばれる構造を形成する．オートファゴソームはリソソームと融合し，オートリソソーム autolysosome となり，内容物が分解される．自己貪食は飢餓時に顕著に誘導される．飢餓という緊急事態に際し，不要な蛋白質や細胞小器官を分解し，それを有用な構造や栄養へとリサイクルする適応反応と考えられている．自己貪食は低いレベルではあるが，生理的な状態の細胞においても常に起きている現象である．基底レベルのオートファジーは細胞の自己浄化機能を担っていると考えられている．また，最近の研究により自己貪食はアポトーシスと並び，プログラムされた細胞死の一つの機序を形成することが示唆されている．

3. 化　生

　ある一定の形態・機能をもつ終末分化細胞がほかの型の終末分化細胞となる場合を化生という．化生は基本的に体細胞の分化転換 transdifferentiation として捉えることが可能であるが，この場合，ある終末分化細胞がほかの終末分化細胞へと直接分化転換するのか，あるいは体性幹細胞などの分裂可能な未分化な細胞が commitment から逸脱して他方向への分化転換を起こしているのかは不明な点が多い．化生は機械的，化学的な諸因子の影響により生じると考えられ，炎症・再生や喫煙刺激など種々の誘導因子により誘導される．胃の腺上皮が腸型の吸収上皮となる腸上皮化生 intestinal metaplasia や子宮頸管部粘膜の腺上皮が扁平上皮となる扁平上皮化生 squamous metaplasia などが頻度の高い化生である．

腸上皮化生

　胃の固有腺成分が消失し，小腸の吸収上皮を主体とした腸型の腺管に置換されることを腸上皮化生という（図 2-9）．胃の腸上皮化生が広範に及ぶと化生性胃炎 metaplastic gastritis と呼ぶ．腸上皮化生はより低い頻度で胆囊，膀胱，子宮頸部などにもみられる．化生性腺管には小腸吸収上皮でみられる小皮縁が形成され，sucrase, trehalase, alkaline phosphatase などの小腸吸収上皮特異的な酵素群の発現が認められる．腸上皮化生は完全型と不完全型とに分類され，完全型では小腸吸収上皮への形態的な近似性に加え，trehalase 発現や Paneth 細胞の出現が特徴的である．胃の腸上皮化生は発癌剤の投与や遺伝子変異などによって実験動物に誘導することが可能である．

扁平上皮化生

　子宮頸管粘膜（腺上皮），気道粘膜（腺上皮），尿路上皮（移行上皮），羊膜（羊膜細胞）などをはじめとする多くの上皮が重層扁平上皮層に置換される現象である（図

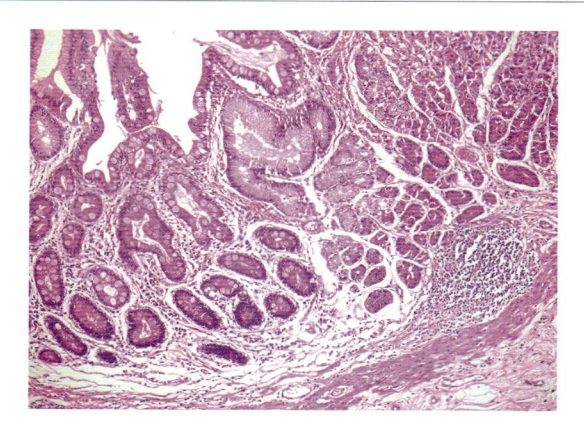

図 2-9　胃粘膜の腸上皮化生
胃の固有腺成分が杯細胞を含む腸型の腺管に置換される.

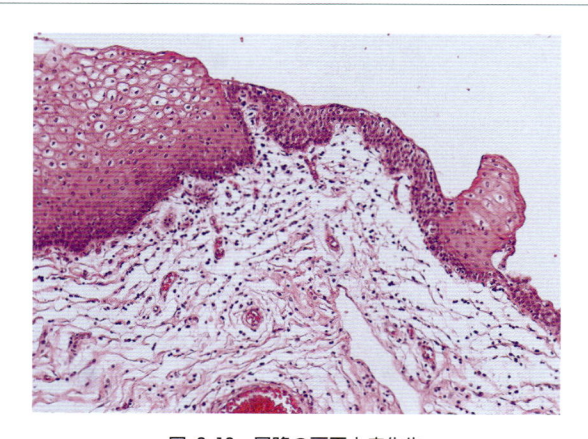

図 2-10　尿路の扁平上皮化生
尿路の移行上皮が扁平上皮によって置換される．粘膜固有層に炎症細胞浸潤を認める．

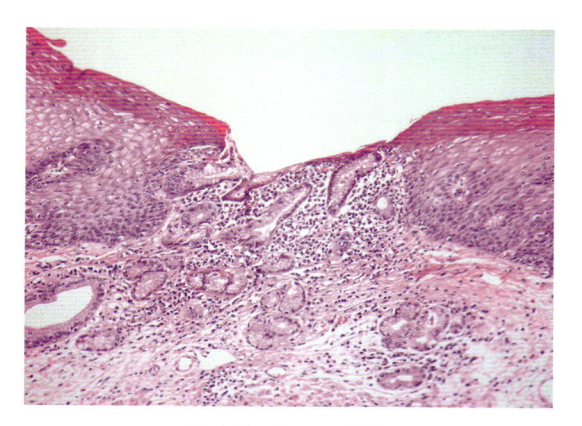

図 2-11　Barrett 化生
食道の重層扁平上皮が腺上皮に置換される．

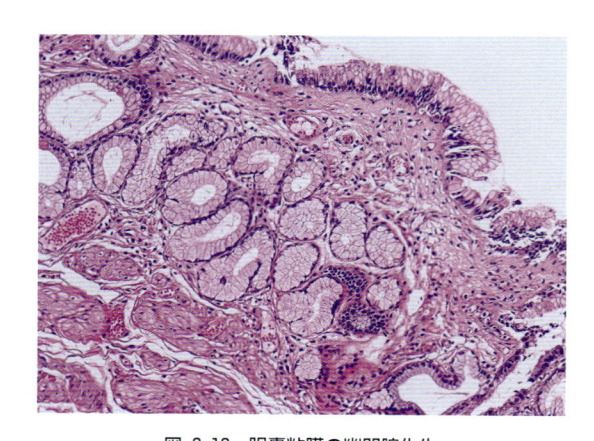

図 2-12　胆嚢粘膜の幽門腺化生
胆嚢の粘膜上皮が明調な胞体と基底側に圧排された核をもつ幽門腺様の腺上皮に置換される．

2-10）．一般的に上皮領域での炎症・傷害が引き金になることが多い．ビタミン A の欠乏状態や喫煙により気道などに扁平上皮化生が誘導される．長期にわたる気道の扁平上皮化生は肺癌（扁平上皮癌）の発生の増加と相関することから，気道扁平上皮化生を癌前駆病変とみなすものが多い．羊膜は，通常，一層の立方状上皮細胞として認められるが胎児外表の皮膚と臍帯を通じて連続しており，扁平上皮細胞と近縁の細胞腫と理解される．羊水過少などにより，一層の羊膜上皮細胞が重層扁平上皮層となるのが羊膜の扁平上皮化生である．

食道の腺上皮化生

　食道胃接合部において，食道側の重層扁平上皮層が化生により腺上皮に置換される病態を Barrett 食道という（図 2-11）．この場合の腺上皮化生を Barrett 化生という．胃や腸の内容，特に胃酸と胆汁の逆流がその病理発生に重要である．バレット食道は食道腺癌の発生母地となる．

その他の化生

　胆嚢粘膜や子宮頸管粘膜の幽門腺化生 pyloric metaplasia（図 2-12），肝内胆管における肝細胞化生 hepatocellular metaplasia，気道粘膜の粘液細胞化生 mucous metaplasia，乳腺上皮におけるアポクリン化生 apocrine metaplasia（図 2-13），結合組織における骨化生 osseous metaplasia，軟骨化生 cartilaginous metaplasia，骨髄化生 myeloid metaplasia などが知られている．

腫瘍化生・分化転換

　腫瘍細胞においても発生母集団の表現型からほかの表

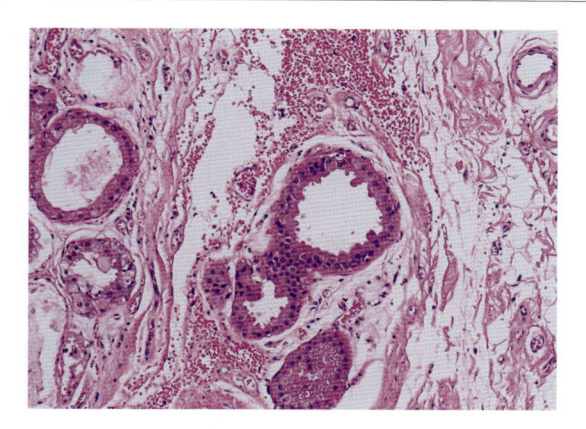

図 2-13 乳腺上皮におけるアポクリン化生
導管上皮がアポクリン型上皮に置換される．アポクリン化生上皮細胞の胞体はエオジンに好染し，腺腔に向かって舌状の突起を出す．核は球状で基底側よりに位置している．

現型に変化する細胞がみられる．この現象はこれまで腫瘍細胞の多様性 heterogeneity といわれてきたが，これを広義の化生と捉え腫瘍化生 neometaplasia と呼ぶことがある．腫瘍化生は腫瘍の分化転換とも理解できる．

化生の機序については不明な点が多いが，炎症刺激や一部の有害刺激によって，細胞の表現型に影響を与える遺伝子群の発現が変化するために起きると考えられている．胃の腸上皮化生を例にとると，完成された腸上皮化生腺管は腸上皮の表現型質を維持するのに必須な転写因子（Cdx2 など）を発現している．一方，腸上皮化生を示さない胃固有の腺管は Cdx2 をほとんど発現していない．したがって，腸上皮化生には Cdx2 などのマスター転写因子の働きが重要であると考えられる．これは Cdx2 を胃粘膜に強制発現させると腸上皮化生がマウスに誘導されることからも支持される．しかし，胃粘膜に Cdx2 の発現が誘導される機序には不明な点が多い．

気道線毛円柱上皮の粘液細胞化生は気管支喘息などでよくみられるものであるが，その発生には炎症性サイトカイン IL-13 の誘導作用が知られている．IL-13 は気道線毛円柱上皮の IL-13 レセプターに結合し，MEK/ERK，p38 MAP kinase，PI3K などのシグナル伝達系を経て粘液細胞化生を誘導すると考えられている．

Barrett 化生した腺上皮には特異的に *Cdx1* 遺伝子が発現されている．*Cdx1* は腸管の発達に不可欠な転写調節因子で，Barrett 化生性の細胞では *Cdx1* のプロモーター領域のメチル化が解除されている．以上のことから，Barrett 化生には *Cdx1* 遺伝子プロモーターの脱メチル化が重要であることが示唆されるが，それを引き起こす原因については不明な点が多い．培養細胞系を用いた検討により，胆汁，TNF-α，IL-1β などは *Cdx1* 遺伝子プロモーターに作用し Cdx1 の発現を亢進させる作用があることが示されている．

4．上皮間葉転換（上皮間充織転換）

上皮細胞としての特性をもった細胞が間葉細胞の特性をもった細胞へと転換する現象をいう．この現象は，発生過程で組織や器官が形成される時にみられるが，癌，創傷治癒などの病態においてもみられる．相互に接着し配列するという上皮細胞としての性格を失い，間葉細胞に転換した癌細胞は，浸潤や転移をきたしやすくなる．このため，上皮間葉転換 epithelial-mesenchymal transition（EMT）は臨床的にも極めて重要な意義をもっている．上皮間葉転換の初期には上皮細胞間の密着結合の解体がみられるが，この過程には TGF-β が関与している．

C．組織修復

組織が有害刺激により傷害された場合，生体は傷害組織を修復しようとする．修復の様式は傷害の程度と傷害された部位によって異なる．欠損した実質細胞が補充され，本来の組織が復元される場合は完全再生 complete regeneration（狭義の再生）と呼ばれる．しかし，実質細胞の再生能力は限られているため，ほとんどの場合，実質細胞の不完全な再生 incomplete regeneration を伴う組織修復 tissue repair がみられる．この場合，実質細胞によって補填されなかった部分は結合組織によって補填される．また，再生能力をもたない実質細胞からなる組織が傷害された場合には，欠損組織は結合組織によって置換され，瘢痕治癒する．

組織修復には失われた実質細胞の再生とともに，炎症細胞や血管・線維芽細胞などの結合組織細胞が重要な役割を演じる．組織への有害刺激は炎症を惹起するため，組織修復に先立って炎症反応が惹起されていることが一般的である．したがって，本項で述べる肉芽組織，器質化などは炎症後期の一反応形態であるとみなされる場合が多い．

1. 再　生

　再生は，生理的あるいは病的に失われた細胞が残存する同系細胞あるいは体性幹細胞の増殖により復元される過程を指す．再生能力は細胞腫によって異なる．神経細胞，骨格筋細胞，心筋細胞などは，出生後はほとんど分裂・増殖しない細胞であり，再生能力は低い．これに対して，肝細胞，膵細胞，肺上皮細胞，気管支上皮細胞などは再生しやすい．また，多くの間葉系細胞（骨芽細胞，軟骨細胞，血管内皮細胞，線維芽細胞など）は再生しやすい．再生には HGF，EGF，FGF，VEGF などの増殖因子が重要な役割を果たしている．

　基本的に分裂・増殖能をもたない神経細胞，骨格筋細胞，心筋細胞などは永久細胞 permanent cells（static cells）と呼ばれる．これに対して，一生の間，絶えず細胞分裂を繰り返す細胞を不安定細胞 labile cells（renewing cells），通常は分裂・増殖しないが，必要に応じて（例えば，組織傷害を受けた際に）分裂・増殖する細胞を安定細胞 stable cells（conditionally renewing cells）と呼んでいる．肝細胞，膵細胞，平滑筋細胞，血管内皮細胞，線維芽細胞などは安定細胞に属する．骨髄の造血細胞，表皮の基底膜に接する体性幹細胞などは不安定細胞に属する．

2. 創傷治癒

　組織傷害をもたらす重要な原因の1つは創傷 wound である．創傷を受けた組織が治癒する過程を創傷治癒 wound healing と呼んでいる．創傷の治癒形式は創傷の程度と損傷臓器・組織によって異なるが，治癒機転は本質的に同じである．創傷治癒の過程は凝固止血期 coagulation homeostasis phase，炎症期 inflammatory phase，増殖期 proliferative phase，組織再構築期 tissue remodeling phase，成熟期 maturation phase の順に進行する．各期は時間的にオーバーラップしている．創傷治癒の機転については，皮膚で最も研究が進んでいる．

1. **凝固止血期**（受傷直後から2日）：受傷組織の血管は反射的に収縮し，止血を助ける．血管壁が損傷されると，損傷部位で血小板の凝集が起こり，凝固系が活性化され，フィブリン栓が形成される．損傷部位周囲にはフィブリン網が形成され，凝血塊の形成を促進するとともに炎症細胞が浸潤するための足場を提供する．
2. **炎症期**（数時間から1週間）：損傷部位に集簇した血小板からは，血小板由来増殖因子（platelet-derived growth factor：PDGF），TGF-β をはじめとする増殖因子やサイトカインが放出される．これらの増殖因子，サイトカインは好中球，単球などの炎症細胞を局所に呼び寄せる．好中球，単球（マクロファージ）は死細胞，組織デブリス，凝血塊，侵入した微生物などを貪食・除去するとともに，さまざまな増殖因子・サイトカインを分泌する．
3. **増殖期**（3日から4週間）：血小板から放出される PDGF は線維芽細胞を局所に誘引し，その増殖を促進する．これによりコラーゲンをはじめとする細胞外マトリックスの合成が促進される．同じく血小板から放出される TGF-β も線維芽細胞を活性化し，細胞外マトリックスの合成を亢進させる．局所に浸潤した炎症細胞からは線維芽細胞増殖因子（fibroblast growth factor：FGF），血管内皮細胞増殖因子（vascular endothelial growth factor：VEGF）などが分泌され，血管新生 angiogenesis をもたらす．一方，間質でこのような変化が起きるのと並行して，再上皮化 reepithelialization が進行する．再上皮化にあたっては，創傷部位辺縁の上皮細胞が上皮間葉転換を起こして創傷部位へ遊走し，創傷部位を被覆する．上皮間葉転換には TGF-β1 とマトリックス分解酵素（matrix metalloproteinase：MMP）が関与している．間葉細胞に転換した細胞は創傷部位の被覆が終わると，上皮細胞へと転換し（間葉上皮転換 mesenchymal-epithelial transition），再上皮化が終了する．
4. **組織再構築期**（5日から数週間）：増殖期に産生されるコラーゲンは主としてⅢ型コラーゲンであり，組織には一定の方向性を示さずに沈着する．組織再構築期に入ると，Ⅲ型コラーゲンは次第にⅠ型コラーゲンに置換されるようになり，しかもコラーゲン線維（膠原線維）が規則的に配列されるようになる．これにより組織の強度が増大する．このような細胞外マトリックスの再構築はマトリックス分解酵素によって制御されている．増殖期から組織再構築期にかけて，筋線維芽細胞 myofibroblast が出現する．筋線維芽細胞は α-smooth muscle actin（α-SMA）を発現しており，その細胞質には筋フィラメントの束が認められる．本細胞は創傷の収縮 wound contraction に寄与していると考えられている．
5. **成熟期**（2週間から数年）：最終的に血管がほとんど消退し，瘢痕 scar となる．

3. 創傷治癒の形態学

肉芽組織

　創傷治癒過程の増殖期には炎症細胞浸潤が種々の程度に残存し，血管増生，線維芽細胞増生を伴う．これを肉芽組織 granulation tissue という（図 2-14）．肉芽組織は肉眼的には赤色で膨隆性の肉様概観を呈する．

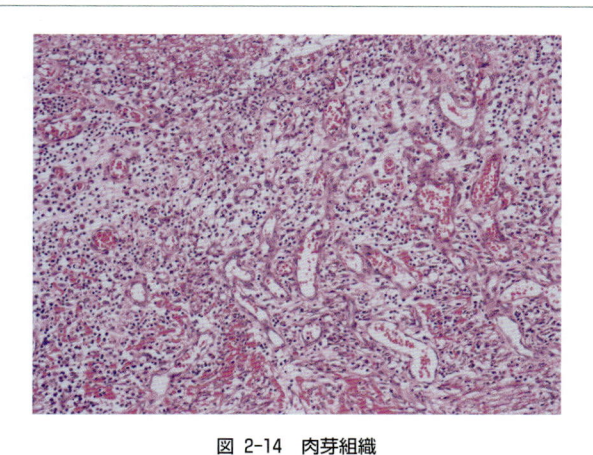

図 2-14 肉芽組織
活動性の肉芽組織．拡張した血管の増生と炎症細胞の浸潤を認める．

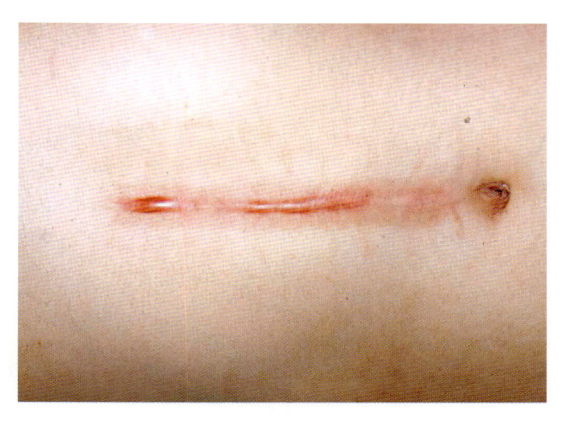

図 2-15 腹部肥厚性瘢痕
（写真提供：北海道大学医学部形成外科　長尾宗朝　先生）

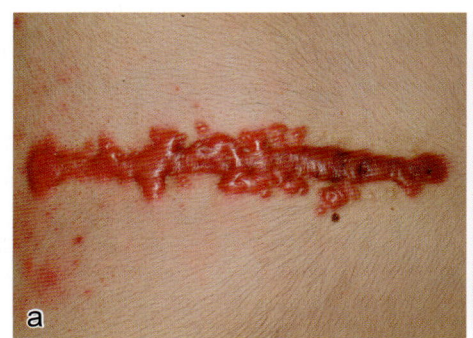

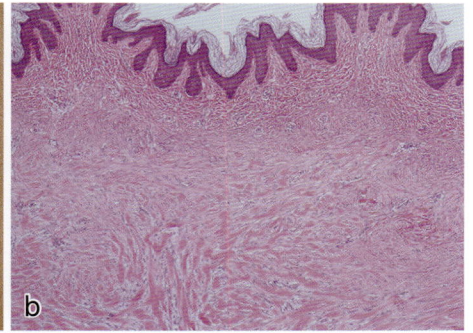

図 2-16 前胸部病理組織像とケロイド
（写真提供：北海道大学医学部形成外科　長尾宗朝　先生）

器質化

　時とともに，肉芽組織中の炎症細胞や滲出成分は減少し消退する．これに伴い，増生していた血管成分が減少・消失し，代わって，線維芽細胞により産生されるコラーゲン線維成分が増加する．この現象を瘢痕形成 scar formation と呼んでいる．瘢痕形成は実質細胞の再生能が乏しい臓器・組織において，有害刺激によって欠損した実質成分を結合組織によって置換するという生物学的意味をもっている．肉芽組織形成から瘢痕形成にいたる過程を総称して器質化 organization という．

4．創傷治癒の異常

　皮膚における創傷治癒の異常として，結合組織が過剰に増殖するケロイド keloid が知られている．ケロイドでは，創面の範囲を越えて結合組織が増殖し，紅色から紅褐色の表面平滑な隆起性病変を形成する（図 2-16）．ケロイドは前胸部，上背部，肩，恥骨部，耳朶などに好発する．黒人，黄色人種に発生しやすく，白人では発生頻度が低い．組織学的には，幅の広い好酸性のコラーゲン線維束が交錯するように増生し，線維束間には線維芽細胞，筋線維芽細胞をみる．なお，結合組織の過剰な増殖を伴うが，その範囲が外傷部位に限局するものは，肥厚性瘢痕 hypertrophic scar と呼ばれる（図 2-15）．多くの場合，1〜2年以内に自然消退する．

◆参考文献

1) 吉木　敬：増殖と修復．菊地浩吉（監修）吉木　敬，佐藤昇志，石倉　浩（編）：病態病理学．改訂17版，p.81～111，南山堂，2004．
2) Alberts B, Johnson A, Lewis J, Raff M, Roberts K, Walter P：Molecular Biology of the Cell. Fourth Edition, Garland Science, 2002.
3) Fukasawa Y, Ishikura H, Takada A, Yokoyama S, Imamura M, Yoshiki T, Sato H：Massive apoptosis in infantile myofibromatosis. A putative mechanism of tumor regression. Am. J. Pathol, 144：480-485, 1993.
4) McCawley LJ, Matrisian LM：Matrix metalloproteinases：they're not just for the matrix anymore. Curr Opin Cell Biol, 13：534-540, 2001.
5) Sherr CJ, McCormick F：The RB and p53 pathways in cancer. Cancer Cell, 2：103-112, 2002.
6) Singer AJ, Clark RAF：Cutaneous wound healing. N Engl J Med, 341：738-746, 1999.
7) Thiery JP：Epithelial-mesenchymal transitions in development and pathologies. Curr Opin Cell Biol, 15：740-746, 2003.
8) Weinberg RA：The Biology of Cancer. Garland Science, 2007.

第3章
細胞傷害

過剰な生理的ストレスや病的刺激が加わると，それに対する反応として，細胞の機能を維持すべく，新たな平衡状態が獲得される．これが細胞の適応である．しかし適応反応にもおのずと限界があり，これを越えると細胞傷害を惹起する．この細胞傷害もある時点までは可逆的であるが，刺激が過剰であったり，長期間持続すると不可逆的な細胞傷害である細胞死を引き起こす．細胞死には，壊死とアポトーシスの2つの型がある．

1．細胞傷害とは
原　因
低酸素/虚血 hypoxia/ischemia

低酸素は細胞傷害の最も一般的な原因である．低酸素状態は，虚血と区別すべきである．虚血は，動脈血の流入障害（例：冠動脈狭窄）や静脈流の還流障害による血行障害により発生する．低酸素状態では，糖の分解によるエネルギー産生が持続しているが，虚血状態では，グルコースなどの代謝産物の供給が十分でなくなる．したがって，虚血のほうが，低酸素より早く細胞傷害が発生する．低酸素状態は，呼吸器・循環器の不全により，血液の酸素分圧が低下したり，貧血で末梢への酸素供給が不十分な時に発生する．

物理的因子

機械的外力，高熱や冷却などの温熱作用，放射線，電気ショックなど．

化学的因子

非常に多くの因子が含まれる．グルコースや塩であっても高濃度であれば浸透圧の変化による細胞傷害をきたす．酸素であっても高濃度であれば毒性を示す．ヒ素，水銀塩，シアンなどの毒物は，数分から数時間で死にいたる．殺虫剤，一酸化炭素やアスベスト，また，多くの治療薬も含まれる．

感　染

細菌，ウイルス，リケッチア，真菌，寄生虫など．寄生体の種類により，傷害機序はひととおりではない．

免疫反応

薬剤や外来抗原に対するアナフィラキシー反応がその例であるが，自己免疫疾患における，自己の組織中に存在する内在性抗原に対する免疫反応もこの例である．

遺伝子異常

遺伝子レベルでの塩基の異常による酵素欠損が引き起こす先天性代謝異常症や1アミノ酸の置換による鎌状赤血球症などがある．Down症候群もこれに含まれる．

栄養障害

先進国，後進国の双方にみられる．ビタミン欠損症による傷害や，拒食症がその例である．脂肪の過剰がもたらす肥満や動脈硬化症も非常に大きな問題である．

機　序

原因によって細胞傷害の機序は異なってくるが，まずは，共通する重要な生化学的プロセスについて概説する．

ATP欠乏

細胞の多くの合成系や分解系がATPを要求する．哺乳類では，ATPは，ミトコンドリアにおけるADPの酸化的リン酸化により，また酸素の非存在下で，グリコーゲンの加水分解によって産生された，あるいは体液中のグルコースを利用して解糖系により産生される．ATPの欠乏や産生低下は，虚血や毒素による細胞傷害の過程でよくみられる．

酸素と酸素に由来するフリーラジカル

ミトコンドリアにおける呼吸の過程で，副産物としてのフリーラジカルの産生は不可避である．これら反応性酸素分子種 reactive oxygen species が脂質や蛋白質，核酸を傷害する．

細胞はラジカルスカベンジャーシステムを有し，これらによる細胞傷害を防いでいるが，そのバランスが崩れ

ると，酸化的ストレスによる細胞傷害が進行する．

細胞内カルシウムホメオスタシスの傷害

　細胞外に比べ細胞質内のカルシウム濃度は約1万分の1である．細胞内カルシウムの大部分は，ミトコンドリアや小胞体内に存在する．この濃度勾配は，膜に存在するカルシウムポンプである，エネルギー依存性のATPaseによって形成される．虚血やある種の毒素は，ミトコンドリアや小胞体からのカルシウムの放出や形質膜外からの流入により細胞内カルシウム濃度を上昇させる．膜の透過性の上昇によりカルシウム濃度が高く維持されると，細胞内の酵素の活性化をもたらす．ホスホリパーゼの活性化は細胞膜の傷害をきたす．プロテアーゼの活性化は，細胞膜や細胞骨格を傷害する．カルシウムポンプである ATPase の活性化は ATP 欠乏をもたらす．さらにエンドヌクレアーゼの活性化はクロマチンの断片化に関与する．最終的には細胞内カルシウム濃度の上昇がみられるが，これは，細胞傷害の初期に必ずしも存在するわけではない．

細胞膜透過性の傷害

　原因の種類にかかわらず選択的膜透過性の変化は細胞傷害時に認められる．これは主に ATP 欠乏とカルシウムによるホスホリパーゼの活性化により惹起される．

不可逆的ミトコンドリア傷害

　ミトコンドリアでの酸化的リン酸化は細胞の生存にとって必須であるので，ミトコンドリアの傷害は細胞死にいたる．すべての細胞傷害の原因でこのプロセスは観察される．細胞質内カルシウムの上昇，酸化ストレス，ホスホリパーゼ A_2 やスフィンゴミエリン経路によるリン脂質分解，脂質の分解産物である脂肪酸やセラミドによりミトコンドリアは傷害される．細胞はミトコンドリア内膜に生じる mitochondrial permeability transition（MPT）と呼ばれる不可逆的な変化により壊死に陥る．ミトコンドリアの傷害は細胞質内へのシトクロム c の放出をきたし，アポトーシスによる細胞傷害にも関与する．

　細胞傷害の3大原因である虚血，フリーラジカル，毒物による壊死の機序について述べる．

虚血による細胞傷害

1．可逆的な傷害：種々の原因によって虚血状態となり，細胞内の酸素分圧が低下すると，まず最初にミトコンドリアにおける酸化的リン酸化が傷害され，ATP が低下する．ATP のエネルギーを利用している細胞膜ナトリウムポンプ（Na^+，K^+-ATPase）の機能が低下する．これに伴って，ナトリウムが細胞内に蓄積し，細胞内水分の増加によりカリウムが低下する．これは，細胞の腫脹と小胞体の拡張をきたす．ATP が低下すると細胞は，ホスホフラクトキナーゼの活性化を介しエネルギー源を解糖系に求める．その結果，グリコーゲンは低下し細胞内乳酸の上昇をきたし，細胞内 pH が酸性に傾く．このような状況下では，小胞体からのリボソームの解離を引き起こし，蛋白質合成の低下をきたす．酸素の供給が再開すると細胞は正常に復する．

2．不可逆的な傷害：虚血がさらに持続すると不可逆的傷害が生じる．その主体は細胞膜傷害である．ミトコンドリアの膜機能の欠如，細胞膜透過性の亢進，そして形質膜の超微細構造の変化が不可逆的傷害の初期に観察される．ATP 欠乏により細胞質内カルシウムが増加すると，ミトコンドリアによるカルシウムの取り込みが増加し，ミトコンドリアのホスホリパーゼが活性化される．これが遊離脂肪酸の蓄積を引き起こしミトコンドリア膜の透過性を高める．ホスホリパーゼの活性化により界面活性剤としての機能を有するリゾレシチンなどのリゾリン脂質が産生され，細胞膜の傷害を促進する．またプロテアーゼが活性化され，細胞骨格を傷害する．虚血後に再灌流 reperfusion が生じると，フリーラジカルが増加し，細胞膜などにさらなる傷害をきたす．

フリーラジカルによる細胞傷害

　細胞内のフリーラジカルの産生は，いくつかのプロセスによって惹起される．X 線や紫外線の吸収により水から OH^- や H^- フリーラジカルがつくられる．CCl_4 より CCl_3^- が産生されるように，外来性の化合物や薬剤の代謝により産生される場合もある．また，通常の正常な代謝プロセスの過程でも産生される．正常の呼吸のプロセスで酸素が還元され水が産生される過程でもフリーラジカルはつくられる．これには O_2^-，OH^-，H_2O_2 がある．炎症において活性化好中球は，NADPH オキシデースを利用する反応を介してスーパーオキサイドを産生する．

　Fenton 反応のように，鉄や銅は細胞内反応の過程で電子を供給したり受け取ったりするし，フリーラジカル産生を触媒する．Fenton 反応を開始するに当たり，まず Fe^{3+} の Fe^{2+} への還元が必要であり，このプロセスはスーパーオキサイドによって促進される．したがって強い細胞傷害には鉄イオンとスーパーオキサイドの供給が必要である．一酸化窒素（NO）は細胞の重要なケミカルメディエーターであるが，フリーラジカルとしても作用する．より強力な $ONOO^-$，NO_2^-，NO_3^- に変換されうる．酸素由来のフリーラジカル，特に OH^- は，膜を攻撃するが，膜のリン脂質を構成する不飽和脂肪酸からプロトンを引き抜いて安定化するため，脂肪酸のラジカル

が生じ，これがリン脂質膜の脂肪酸から次々とプロトンを引き抜いて傷害が進行する．これが propagation という過程であり，広範な膜，細胞小器官，細胞の傷害を引き起こす．もちろんビタミンEなどのスカベンジャーがフリーラジカルを捉えれば反応は終焉する．フリーラジカルはアミノ酸側鎖の酸化，蛋白質間の架橋 cross-link，蛋白質の酸化を介して蛋白質の断片化を引き起こす．蛋白質の酸化修飾はプロテアソームによる重要な酵素の分解を促進することとなる．

核やミトコンドリア DNA のチミンとフリーラジカルの反応は DNA 一本鎖の断裂をきたす．これは老化や癌化に関与する．このように危険なフリーラジカルは，極めて不安定であり，自然に消滅する．例えばスーパーオキサイドは，水の存在下で自然に酸素と H_2O_2 となる．細胞はこのほかにも種々のシステムを準備してフリーラジカルによる細胞傷害を予防している．まずは，脂溶性のビタミンAやE，さらには細胞質内のグルタチオンやアスコルビン酸である．これはフリーラジカルを不活化し，産生を抑制する．

すでに述べたように鉄や銅はフリーラジカルの産生に寄与しているが，これらのイオンが，トランスフェリン，ラクトフェリンなどの蛋白質と結合することで OH^- の産生を最小化できる．このほかにも，フリーラジカルスカベンジャーとして作用する，あるいはスーパーオキサイドなどを分解する種々の酵素が働いている．

ペルオキシゾームに存在するカタラーゼは過酸化水素を水と酸素に分解する．スーパーオキサイドジスムターゼはスーパーオキサイドを過酸化水素に分解する．ミトコンリアに存在するマンガンスーパーオキサイドジスムターゼと細胞質に存在する銅・亜鉛スーパーオキサイドジスムターゼがある．グルタチオンペルオキシダーゼもフリーラジカル分解を触媒する．

毒物や薬物による細胞傷害

毒物が直接，重要な分子や細胞小器官に結合することにより生じる場合と，それ自身は傷害活性を示さないが，代謝産物が標的に間接的に作用する場合がある．後者の場合は，シトクロム P450 をはじめとする混合機能オキシダーゼ mixed function oxidase によって代謝され，フリーラジカルなどを生じて膜の構成成分である蛋白質や脂質と共有結合を形成する．例えば四塩化炭素はシトクロム P450 により代謝され極めて毒性の高いフリーラジカルである CCl_3^- を産生する．こののち，前述した propagation というプロセスを経て細胞傷害をきたす．これは自己触媒的な反応であり，急速に小胞体などの構造や機能の破壊が進行する．

四塩化炭素中毒の場合は，30分以内に肝での蛋白質合成が低下し，2時間以内には小胞体の腫脹，リボソームの小胞体からの解離が発生する．

CCl_3^- はトリグリセリドと複合体を形成し，リポ蛋白質の分泌を促進するアポ蛋白質の合成が低下し，脂質の排出が減少する．その結果，脂肪肝を呈する．フリーラジカルによるミクロソーム膜のペルオキシ化と，脂質のペルオキシ化産物の放出とそれによる形質膜の障害および透過性の亢進が，カルシウムの流入を増加させ，さらなる細胞傷害を招き，細胞は壊死に陥る．

2．細胞傷害の形態学

可逆性の細胞傷害

光学顕微鏡で明瞭な変化を捉えるのは容易ではないが，肉眼的な変化は明瞭であり，基本的には細胞腫脹により臓器全体が腫脹し，被膜が緊張し，割面は膨隆する．正常な透明感が消失し，白っぽく濁り混濁腫脹 cloudy swelling と呼ばれる．脂肪化もみられる．電子顕微鏡では，細胞膜の小胞形成，核クロマチンの凝集，ミトコンドリアの腫脹とミトコンドリア内に小さな無定型の電子密度の高い構造物が出現する．傷害されたミトコンドリアや小胞体は膜で取り囲まれ，ほかの細胞質から隔離される．このプロセスを自己貪食 autophagy と呼ぶが，自己貪食空胞 autophagic vacuole がリソソームと融合し処理される．

不可逆性の細胞傷害（壊死）

壊死に伴う形態学的変化は，酵素による細胞の消化と蛋白質の変性に基づいている．この変化には時間経過が必要である．例えば心筋壊死の場合は，形態学的変化は，虚血後4時間から6時間を経過してはじめて出現する．一方，心筋特異的蛋白質や酵素の欠損は，心筋壊死から2時間ほどで検出可能である．これに対して核は比較的早期から変化を示す．以下の3つの典型的パターンがあるが，いずれも DNA の崩壊に基づく変化である．

①核濃縮 karyopyknosis；核が収縮し，小型となる．クロマチンが凝縮し濃染する．
②核崩壊 karyorrhexis；濃染した核が，断片化する．
③核溶解 karyolysis；DNase 活性によりクロマチンの染色性が消失して不鮮明となる．

壊死に陥った細胞の細胞質は，好酸性が増すが，これは RNA 含有が低下することによりその好塩基性が低下することが原因である．また細胞質内蛋白質の変性によりエオジンの結合が増加することが原因である．個々の細胞が壊死によりこのような変化を示す一方，集団としては，いくつかの形態学的パターンを示す．

1. 凝固壊死 coagulation necrosis：壊死組織は凝固して

少し硬くなる．細胞内アシドーシスにより構造蛋白質のみならず，酵素も変性するので，蛋白質融解が抑制される．心筋梗塞の壊死巣が特徴的で，好酸性の凝固した病巣を形成する．脳以外の臓器の虚血による壊死で認められる．壊死組織はその後，浸潤した好中球により貪食，消化され除去される．

2．**壊疽** gangrenous necrosis：主に下肢の血行障害によって生じる凝固壊死の1型である．これに感染が加わると，細菌や白血球による組織の液化が加味されて湿性壊疽 wet gangrene の状態となる．

3．**乾酪壊死** caseous necrosis：これも凝固壊死の1型である．結核感染病巣でみられる．黄白色でチーズ様の外観を呈する．

4．**液化壊死** liquefactive necrosis：中枢神経系の虚血による細胞壊死は，細胞が溶解し液化壊死を呈する．また局所的な細菌感染あるいは，真菌感染により好中球の浸潤が強い場合，これらの浸潤細胞により組織の消化により軟化融解して空洞化する．この場合，内容物は黄色を呈する膿であり，膿瘍 abscess となる．

5．**脂肪壊死** fat necrosis：膵管から膵組織中や腹腔に漏れた膵液中のリパーゼが脂肪に作用する．脂肪細胞中のトリグリセリドや脂肪細胞の細胞膜を分解し，脂肪酸が遊離する．これにカルシウムが結合し石鹸化する．大網などの脂肪組織に黄白色の不透明な米粒大の結節としてみられる．

3．アポトーシス
定義と誘因

ある特定の遺伝子群により，あらかじめプログラムされた一連の生化学的過程によって誘導される不必要な細胞を除去するための細胞死である．発生過程における変態 metamorphosis，胎児期の器官形成，生理的な退縮 involution にアポトーシスが関与している．成人にみられるホルモン依存性のアポトーシスとして，月経周期にみられる子宮内膜の脱落，閉経期の卵胞閉鎖，離乳後の乳腺上皮の退縮がある．ウイルス感染，例えばウイルス肝炎でみられる Councilman 小体はアポトーシスに陥った肝細胞である．過度の免疫反応を抑制するために末梢T，B細胞はクローン増殖後に，増殖因子の枯渇，あるいは過度のくり返し刺激により細胞死に陥る．胸腺における自己反応性のリンパ球の除去もアポトーシスによる．このようにアポトーシスは非常に多くの生理的あるいは病理的プロセスに関与している．

形　態

細胞体積の縮小 shrinkage が著明である（図3-1）．細

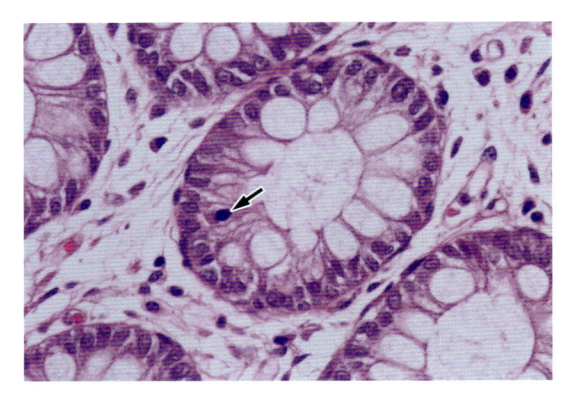

図 3-1　アポトーシスの形態像
アポトーシスに陥った大腸の粘膜上皮細胞を示す（←）．核は濃縮し，胞体は容積を減じ，強く好酸性に染まる．

胞質の外形は円形を示すものもあるが，突起 bleb の形成を示す．壊死とは異なり小胞体やミトコンドリアなどの細胞小器官はほぼ正常に保たれる．これに対して核やDNAは断片化し，クロマチンの均一化・凝集を示す．これらの凝集細胞質と凝集核からなる複合体構造物が細胞本体から一部分離しアポトーシス小体 apoptotic bodies を形成する．これらは，隣接するマクロファージにより貪食される．壊死した細胞とは異なり，炎症反応は惹起しない．

分子機序

アポトーシスは一連のエネルギー依存性の分子カスケードによって引き起こされる（図3-2）．

1．**誘導シグナル**：細胞死を誘導するシグナルは，細胞外および細胞内レセプターを介して伝達される．胸腺細胞のアポトーシスは，グルココルチコイドにより誘導されるが，これはグルココルチコイドが胸腺細胞内の核内レセプターと結合することで惹起される．ホルモン，増殖因子，サイトカインは細胞膜に存在するレセプターとの結合を介してシグナルを伝達しアポトーシスを抑制する．したがってこのシグナルが欠如すると細胞死を惹起する．一方，Fas/Fas リガンド，TNF/TNFR ファミリーのように積極的に細胞死のプログラムを活性化する分子群が存在する．

2．**制御分子**：上記のアポトーシス誘導シグナルによりミトコンドリア内膜に mitochondrial permeability transition pore と呼ばれる穴が形成される．同時に外膜の透過性が亢進し，外膜と内膜の間に存在するシトクロムcがミトコンドリア内から細胞質へと放出される．シトクロムcは Apaf-1（apoptotic protease activating factor-1）と結合し，カスパーゼ（initiator caspase 次いで ex-

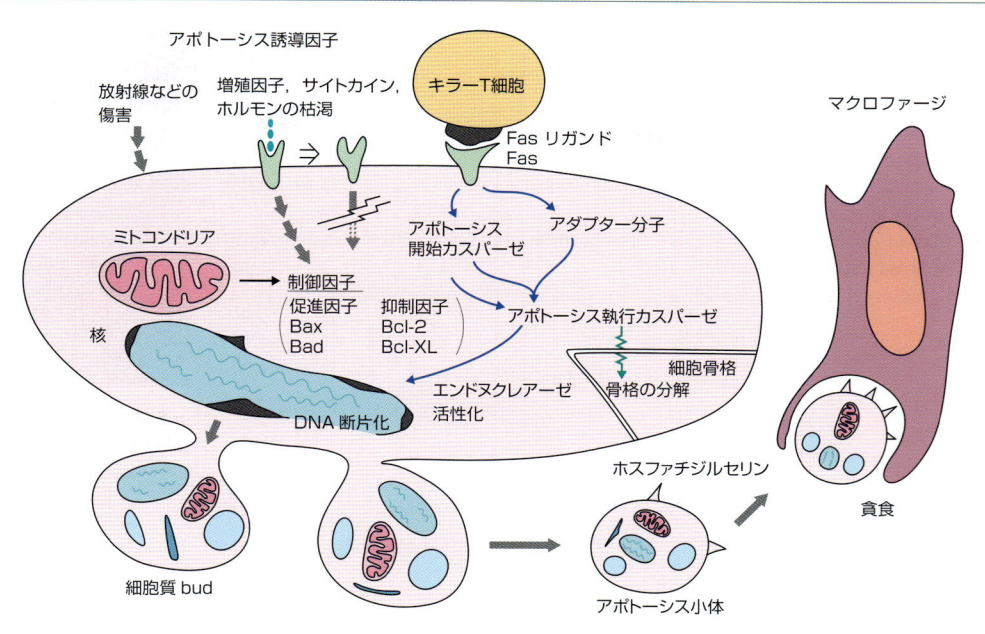

図 3-2 アポトーシスの分子機序

① TNF や Fas などのアポトーシス誘導分子は，細胞膜のレセプターである TNFR1 や Fas リガンドと結合する．Fas 分子の細胞質内に存在するデスドメインを介して FADD と会合し，これがカスパーゼの活性化を引き起こす．同様に TNF-α による TNFR1 への刺激はデスドメインを介して TRADD，そして FADD を結合し，カスパーゼを活性化する．
② 多くの細胞の生存は，増殖因子やサイトカインによって維持されている．これらの供給がなくなると，Bcl-2 ファミリーの促進因子が細胞質内からミトコンドリア外膜に移動し，この場における促進因子と抑制因子の比率に変化をきたす．結果として膜の透過性を高め，シトクロム c の放出を促す．これがカスパーゼの活性をもたらす．
③ 実行段階のカスパーゼの活性化により細胞質内のエンドヌクレアーゼやプロテアーゼを活性化し，細胞骨格や核蛋白質の分解を促進し，核の断片化をもたらす．
④ アポトーシス小体が形成される．これはマクロファージなどの貪食細胞が結合するリガンドを発現しており，マクロファージに取り込まれる．

ecution caspase）を活性化し，細胞死を惹起する．シトクロム c からカスパーゼの活性化による蛋白質や DNA の分解にいたる過程でこれを制御するメカニズムが存在する．これらの制御分子の機能により細胞死にいたるか，細胞死を免れるかが決定される．これらの制御分子群には TNF/TNFR を介する細胞死に関与するアダプター分子群とミトコンドリア機能を制御する Bcl-2 分子群がある．Bcl-2 はミトコンドリア外膜に存在する．Bcl-2 に結合してその機能を抑制する分子群がある．この中で，Bax や Bad はアポトーシスを促進する．Bcl-XL はアポトーシスを抑制する．Bcl-2 は Apaf-1 とも結合し，Apaf-1 による initiator caspase の活性化を抑制することで細胞死を抑制する．Bcl-2 はシトクロム c の放出を抑制することでもアポトーシスを抑制する．

3．実行段階：蛋白質分解カスケードは，カスパーゼ分子群により担われている．前述のとおり，initiator caspase と execution caspase からなり，前者は，Apaf-1 と結合する caspase 9 や Fas/Fas リガンドにより活性化される caspase 8 がある．initiator caspase に引き続いて execution caspase が活性化され，核蛋白質や細胞骨格の分解が起こる．カスパーゼは DNase を活性化し，DNA の断片化を惹起する．

4．貪食による死細胞の除去：正常な細胞では，陰性に荷電したホスファチジルセリン phosphatidyl serine は細胞膜を形成する脂質二重層の内層（サイトゾル側）に限局して存在している．アポトーシスに陥った細胞では，このような脂質二重層の非対称性が失われ，ホスファチジルセリンが細胞膜の表面に露出する．ホスファチジルセリンはマクロファージ表面のホスファチジルセリンレセプターによって認識され，eat-me-signal として機能する．そのため，アポトーシス細胞はほとんど炎症を惹起することなく，速やかに貪食処理される．細胞質の突起やアポトーシス小体にはクロマチンや小胞体などが特異的に凝縮され，表面のホスファチジルセリン量がとりわけ豊富である．このためマクロファージに貪食されやすい．このような仕組みは，自己抗原となりうる DNA・蛋白質複合体，RNA・蛋白質複合体を除去するうえでも重要であると考えられている．

◆参考文献

1) Ashkenazi A：Directing cancer cells to self-destruct with pro-apoptotic receptor againsts. 7：1001-1012, Nat Rev Drug Discov, 2008.
2) Janescheke H, McGill MR, Ramachandram A：Oxidant stress, mitochondria, and cell death mechanisms in drug-induced liver injury；lessons from acetaminophen hepatotoxicity. 44：88-106, Drug Metabo Rev, 2012.
3) Vanlangenakker N, Vanden Berghe T, Vandenabeele P：Many stimuli pull the necrotic trigger, an overview. 19：75-86, Cell Death Differ, 2012.
4) DiLisa F, Canton M, Carpi A. et al：Mitochondrial injury and protection in ischemic pre- and postconditioning. 14：881-891, Antioxid Redox Signal, 2011.
5) Gurusamy N, Das DK：Autophagy, redox signaling and ventricular remodeling. 11：1975-1988, Antioxid Redox Signal, 2009.

第4章
遺伝子異常と疾患

　一般に，疾患の発症は遺伝要因（内因）と環境要因（外因）によって規定されている．古典的な遺伝病 hereditary disease のように，遺伝要因が発症に決定的な影響を及ぼす疾患もあれば，感染症のように主として環境要因によって引き起こされる疾患もある．このように，遺伝要因の相対的な重要性は疾患によって異なっているが，多くの疾患の発症や進展には程度の差はあれ，遺伝要因が関与している．発症や進展に遺伝要因が関与する疾患を包括して，遺伝性疾患 genetic disorder と呼んでいる．

　遺伝性疾患は便宜的に，単一遺伝子の変異によって引き起こされる疾患（単一遺伝子疾患），複数の遺伝要因と環境要因の相互作用によって引き起こされる疾患（多因子疾患），染色体レベルの異常によって引き起こされる疾患（染色体異常）に分類される．

　単一遺伝子疾患は基本的に Mendel の遺伝法則に従って遺伝する．このカテゴリーに属する疾患は数は多いが，いずれも頻度は低い．頻度の高い疾患（高血圧，糖尿病，脂質異常症など）のほとんどは多因子疾患であり，これらの疾患の感受性遺伝子同定が焦眉の課題となっている．染色体異常は出生児の 0.6〜0.7% にみられ，先天異常の原因として重要である．この章では，ヒトゲノムと遺伝子について概説したのち，単一遺伝子疾患，多因子疾患，染色体異常について順を追って述べる．

A　ヒトゲノムと遺伝子

1. ヒトゲノム

　生物がもつ遺伝情報（DNA 配列）の 1 セットをゲノム genome と呼んでいる．ヒトの遺伝情報のほとんどは核の中にある染色体 DNA 分子に書き込まれているが，ミトコンドリアにも DNA 分子があり，独自の遺伝情報が存在する．したがって，ヒトゲノムは，核ゲノム nuclear genome とミトコンドリアゲノム mitochondrial genome からなる（表 4-1）．

核ゲノム

　核内の遺伝情報は 24 種類の染色体，すなわち 22 種類の常染色体と 2 種類の性染色体（X 染色体，Y 染色体）に分割されて保存されており，約 30 億塩基対（3,000 Mbp：メガベースペア）からなる（図 4-1）．

　体細胞は基本的に両親からの遺伝情報を 1 セットずつ受け継いだ二倍体 diploid であるので，体細胞の核は約 60 億塩基対の遺伝情報を含み，それらは 46 個の染色体 DNA 分子（44 個の常染色体 DNA 分子と 2 個の性染色体 DNA 分子）に書き込まれている．長い間，ヒトの核ゲノムには約 10 万個の遺伝子が存在すると信じられてきたが，ヒトゲノム計画 human genome project の終了に伴い，この予想は大幅な過大評価であることが判明した．正確な遺伝子数は今日でも確定されていないが，最新の予測では約 30,000 個の遺伝子（約 23,000 個の蛋白質をコードする遺伝子と約 4,000 個の RNA 遺伝子）が存在すると考えられている．ただし，高等真核生物では，1 つの遺伝子から 1 種類の蛋白質が産生されるとは限らない．ヒト遺伝子の 40〜60% は alternative splicing（複数のエクソンの中からいくつかを選択的に利用すること）により，複数種類の蛋白質を産生することが知られている．さらに，蛋白質は翻訳後，リン酸化，アセチル化，メチル化，糖鎖付加などさまざまな修飾を受ける．したがって，実際に生体内で産生される蛋白質の種類は，蛋白質をコードする遺伝子の数よりはるかに多い．

　ヒト遺伝子のほとんどはエクソンとイントロンからなるが，エクソンは核ゲノムの 2%，イントロンは 24% を占めるにすぎない．したがって，核ゲノムの 74% は非遺伝子部分である．遺伝子間領域はかつて junk DNA（がらくた DNA）とも呼ばれ意味のないものと考えられたが，本当に機能をもっていないのかどうかは不明である．非遺伝子部分やイントロンには，SINE（short inter-

表 4-1 ヒトの核ゲノムとミトコンドリアゲノムの概要

	核ゲノム	ミトコンドリアゲノム
サイズ	約30億塩基対（ハプロイド）	16,569塩基対
DNA分子の種類	女性では23種類，男性では24種類	1種類
1個の細胞に含まれるDNA分子の数	二倍体では46個	細胞により異なるが，平均数千個
DNA分子の形状	線状	環状
遺伝子数	約30,000	37
遺伝子密度	約100キロ塩基対に1個	450塩基対に1個
イントロン	ほとんどの遺伝子に存在	存在しない
転写	原則的に，各遺伝子にプロモーターが存在し，遺伝子は個別に転写される	Dループ領域から，時計回りと反時計回りに転写が進行し，一続きの大きな転写産物が生じる．この転写産物が切断されて成熟mRNAとなる
反復配列	50％以上を占めている	わずかしかない
DNA結合蛋白質	ヒストンと非ヒストン蛋白質が結合	ほとんどない
遺伝様式	Y染色体は父性遺伝，ほかはMendel遺伝	母性遺伝

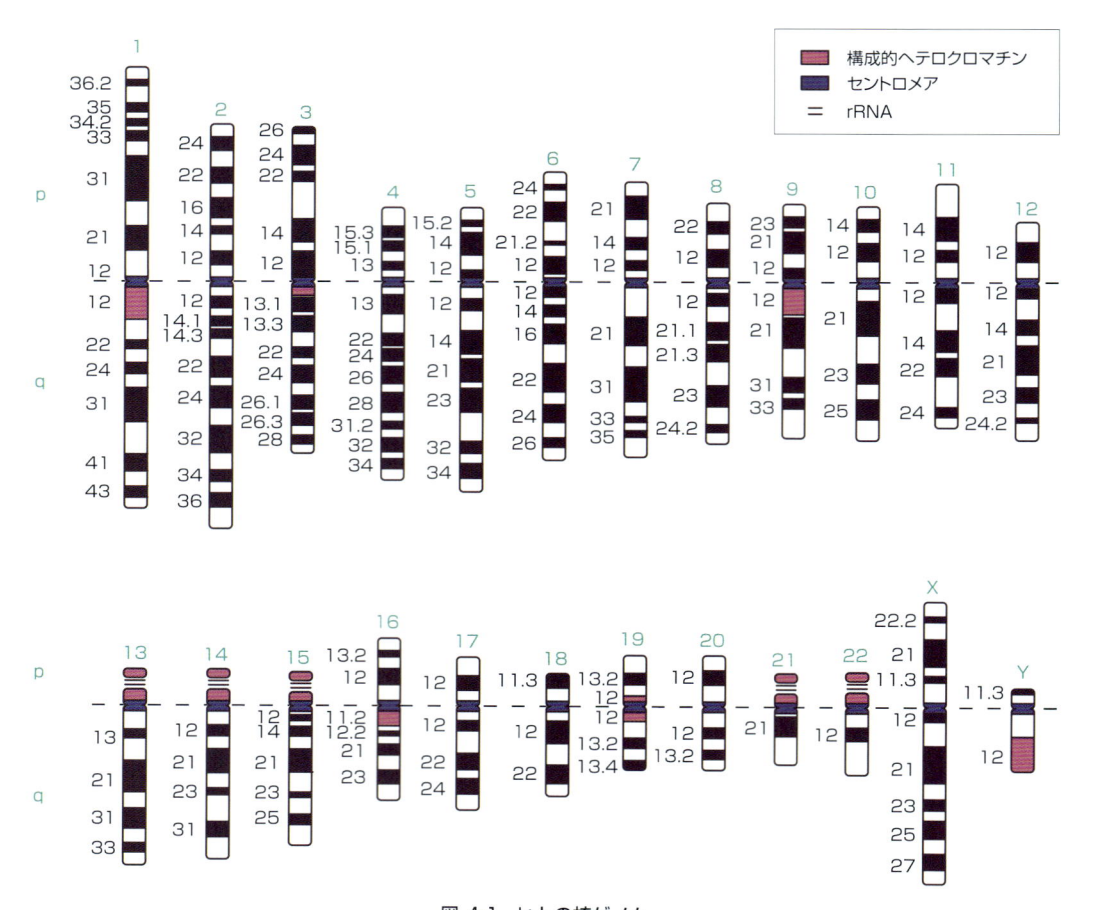

図 4-1 ヒトの核ゲノム

ヒトの核ゲノム（ハプロイドゲノム）は22本の常染色体とX，Yの性染色体から構成されている．図は分裂期・中期染色体のギムザ染色による分染パターンを模式的に示したものである．常染色体はサイズ順に番号が付けられているが，21番染色体だけは例外で，22番染色体よりも小さい．破線上の濃染部はセントロメア，薄く影をつけた部分はセントロメア以外の構成的ヘテロクロマチン（細胞周期の全期にわたって濃染するクロマチン．遺伝的に不活性で遺伝子をほとんど含まない）を指す．13，14，15，21，22番染色体の短腕にはrRNA遺伝子の反復配列がある．pは短腕，qは長腕を意味する．簡略化のため，ギムザ陽性バンドにのみ番号を付している．

(Thompson & Thompson Genetics in Medicine, 7th Ed, 2007)

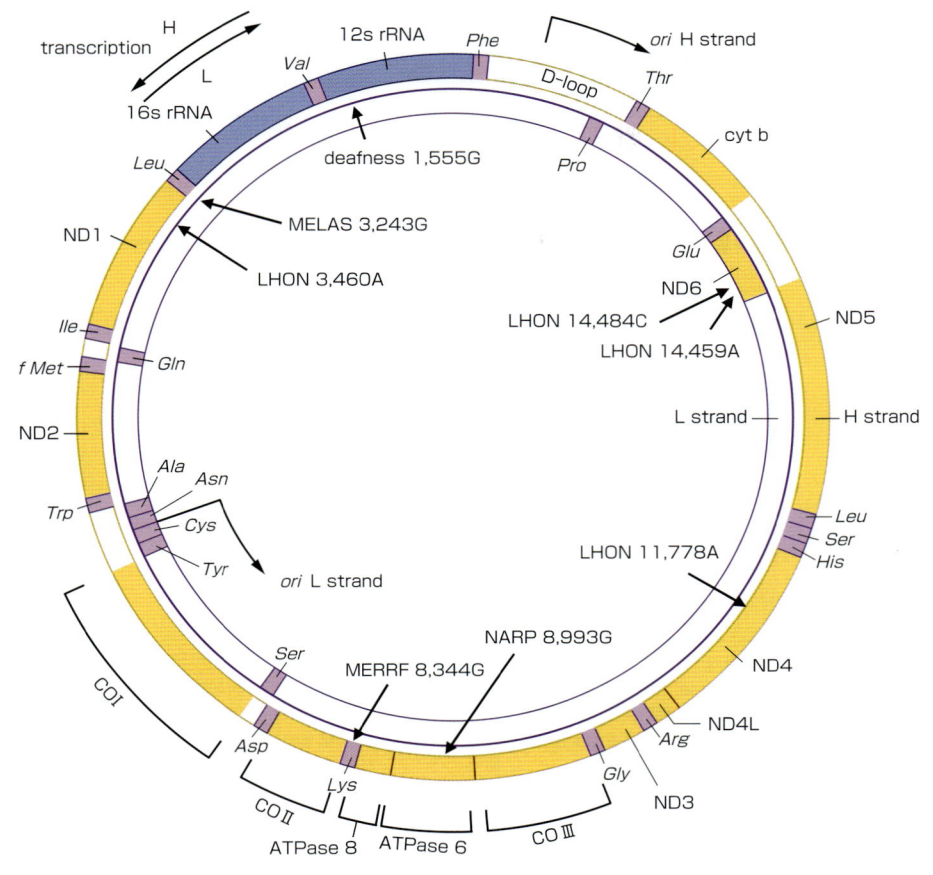

図 4-2 ヒトのミトコンドリアゲノム

環状二重鎖の外側は重鎖, 内側は軽鎖を示す. 重鎖でコードされる遺伝子は環の外側に, 軽鎖でコードされる遺伝子は環の内側に示している. ND1, ND2, ND3, ND4L, ND4, ND5, ND6 は NADH デヒドロゲナーゼのサブユニット, CO I, CO II, CO III はシトクロム c オキシダーゼのサブユニット, Cyt b はシトクロム b サブユニットである. これらのサブユニットと ATPase 6, ATPase 8 は呼吸鎖の構成成分である. 22 個の tRNA 遺伝子は 3 文字のアミノ酸記号で示している. ATPase 6, ATPase 8 遺伝子は部分的に重なっている. 環の中にはミトコンドリア遺伝子の変異によって引き起こされる代表的な疾患を示した (表 4-5, p.46 を参照).

spersed nuclear element), LINE (long interspersed nuclear element), レトロウイルス様エレメントなどの反復配列が存在する. LINE はヒトゲノムに 100 万コピー, SINE の 1 つである Alu は 120 万コピーも存在し, それぞれゲノム全体の 20% と 10% を占めている. 反復配列は不等交叉 unequal crossing over を引き起こす原因となるほかに, 時に可動性を有し, 遺伝子の内部に入り込み遺伝子を失活させる.

遺伝子はヒトゲノムに均等に分布しているのではなく, 遺伝子がほとんど存在しない遺伝子砂漠と密に存在する領域が認められる. 一般にヘテロクロマチン領域には遺伝子はほとんど存在せず, GC 塩基対に富む領域は遺伝子密度が高い.

ミトコンドリアゲノム

ヒトのミトコンドリアゲノムは 16,569 塩基対からなる環状二本鎖 DNA である. 37 個の遺伝子が存在するが, その内訳は呼吸鎖を構成するサブユニット遺伝子が 13 個, rRNA 遺伝子が 2 個, tRNA 遺伝子が 22 個である (図 4-2). これらの遺伝子はミトコンドリア機能の一部を担っているにすぎず, ミトコンドリア DNA の複製・転写に必要な酵素や呼吸鎖を構成する蛋白質の大部分は核遺伝子によってコードされている. ミトコンドリア遺伝子の特徴としては, ① 突然変異率が核遺伝子の約 10 倍高いこと, ② 母親の生殖細胞を通してのみ子孫に伝えられること, ③ 核遺伝子と比べて, 細胞内に含まれる遺伝子コピー数が多く, しかも細胞によって大幅に異

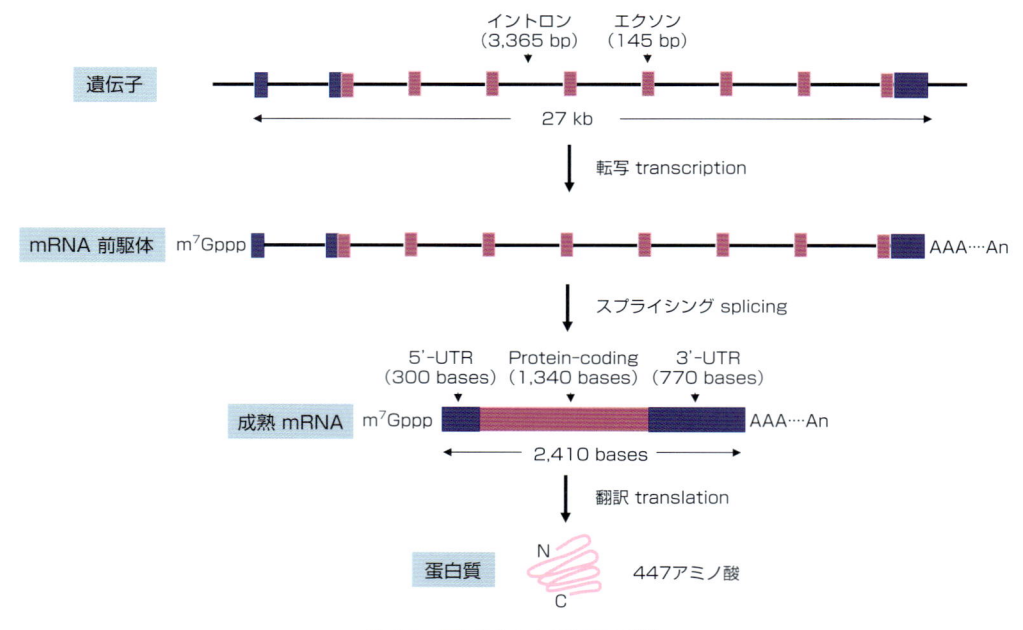

図 4-3　平均的なヒト遺伝子の構造

平均的なヒト遺伝子は 145 塩基対（bp）からなるエクソンを 8.8 個，3,365 塩基対からなるイントロンを 7.8 個もっている．遺伝子の全長は 27 キロ塩基対（kilobase；kb）である．イントロンが除かれて形成される成熟 mRNA のサイズは 2,410 塩基，蛋白質をコードする領域は 1,340 塩基，5′ 非翻訳領域（5′-UTR）と 3′ 非翻訳領域（3′-UTR）はそれぞれ 300，770 塩基である．これはあくまでも平均値であり，個々の遺伝子の構造は多様性に富んでいる．AAA…An は poly（A）テイル，m7Gppp はキャップを意味する．

なっていること，④コドンの使用法が核ゲノムのそれと若干異なっていることなどがあげられる．ミトコンドリアに独自のゲノムが存在するのは，この細胞小器官が太古の昔に細胞内に共生した好気性細菌に由来したためと考えられている（Lynn Margulis の細胞内共生説）．

2．ヒト遺伝子

ヒト遺伝子は蛋白質をコードするものとしないものに大別される．ヒト遺伝子の大多数は前者である．後者は転写されるが翻訳されず，RNA として機能する遺伝子であり，RNA 遺伝子あるいは non-coding RNA 遺伝子として知られている．

ヒト遺伝子の構造

RNA 遺伝子を含めて，大多数のヒト遺伝子はエクソンとイントロンから構成されている（図 4-3）．転写に伴い，まず産生されるのは，エクソンとイントロンの両方に相補的な塩基配列を含む mRNA 前駆体（一次転写産物）である．その後，イントロン部分が切り出され，エクソン部分が連結されることにより，成熟 RNA となる．このプロセスを RNA スプライシング splicing と呼んでいる．蛋白質をコードする遺伝子の成熟 mRNA の 5′ 端，3′ 端には，非翻訳領域 untranslated region（UTR）が存在する．それぞれ 5′ 非翻訳領域，3′ 非翻訳領域と呼ばれている．

RNA 遺伝子

リボソームのサブユニットをコードするリボソーム RNA（rRNA）遺伝子，転移 RNA（tRNA）をコードする tRNA 遺伝子，核内低分子 RNA small nuclear RNA（snRNA）遺伝子，核小体内低分子 RNA small nucleolar RNA（snoRNA）遺伝子，マイクロ RNA microRNA（miRNA）遺伝子などが知られている．snRNA はスプリソソーム spliceosome（RNA スプライシングに関与する RNA 蛋白質複合体）の主要な成分であり，snoRNA は核小体内で rRNA の部位特異的塩基修飾に関与する．miRNA はアンチセンス RNA として機能して，ほかの遺伝子の発現を調節する低分子 RNA であり，最近注目を浴びている．

偽遺伝子 pseudogene

ヒトゲノムには，機能的な遺伝子と配列相似性を示すが，すでに機能を失った遺伝子が多数存在する．これら

は偽遺伝子と呼ばれる．偽遺伝子の中には，イントロン相当配列をもたず，エクソン相当配列のみからなるものもある．このような遺伝子は，レトロ転位 retrotransposition（mRNA が cDNA へと逆転写され，cDNA がゲノムに組み込まれること）によって形成されたものであり，プロセッシングを受けた偽遺伝子 processed pseudogene と呼ばれている．

3．ヒトの遺伝的多様性

われわれは一人一人唯一無二の存在であり，一卵性双生児を除くと，遺伝的に同一なヒトはありえない．これは，人類が長い時間をかけて膨大な遺伝的多様性 genetic diversity を蓄積してきたからである．核ゲノムの塩基配列を血縁関係のない個人間で比較すると，通常数百万か所で違いがみいだされる．疾患感受性，体格，知能，体質などの個人差はこのような塩基配列の違いによって規定されているところが大きい．

遺伝的多型 genetic polymorphism

集団内で複数の異なる型（アレル allele）が 1% 以上の頻度で認められる場合，その遺伝子あるいは DNA 配列は多型的 polymorphic であるという．アレルは，① 機能的に中立で疾患の発症になんら影響しないもの，② 疾患の発症を規定する決定因子 determination factor として働くもの，③ 疾患発症の危険因子 risk factor として働くものに区別される．決定因子として機能するアレルは単一遺伝子疾患の病因として重要である．一般的に，このようなアレルの集団における頻度は低く，まれな変異（多様体）rare variants として認められる．一方，危険因子として機能するアレルは多因子疾患の感受性因子として重要である．多因子疾患は複数の危険因子が積み重なり，これに環境要因が加わることによって発症するものであるため，個々の危険因子の疾患発症への寄与は小さい．危険因子となるアレルは集団内に多型として存在しており，その頻度は高い．

DNA 多型の種類

1. **一塩基多型**（SNP）（スニップ）single nucleotide polymorphism：一塩基置換 single nucleotide substitution によって生じる多型をいう．ヒトゲノムには数百塩基対から 1,000 塩基対に 1 個の割合で SNP が存在するといわれている（図 4-4a）．SNP はコピー数が膨大で，ゲノム全域にわたって分布しており，しかも大量・高速タイピングに適している．そのため，多因子疾患の感受性遺伝子をゲノム全域にわたって探索するための DNA マーカーとして有用である．蛋白質コード領域や調節領

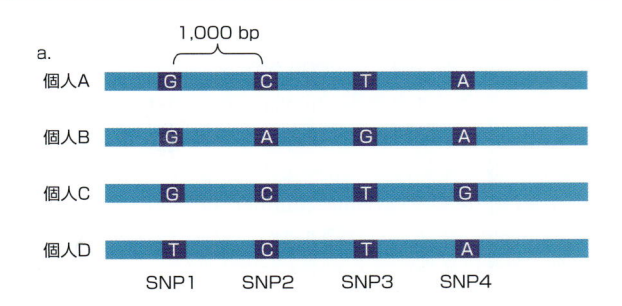

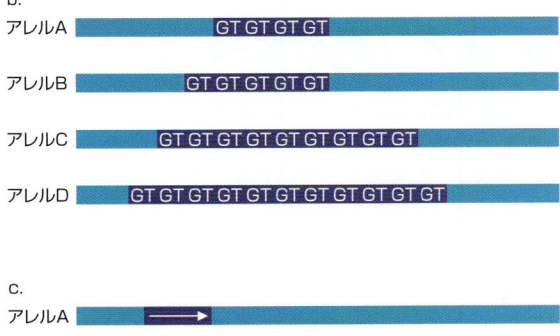

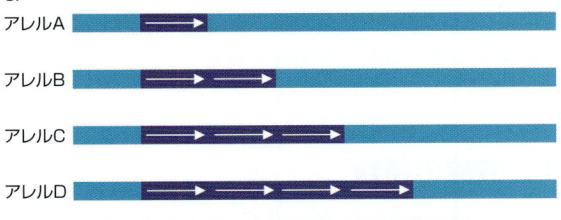

図 4-4 ヒトゲノムでみられる代表的な多型

a は SNP を示す．SNP は 1,000 塩基対に 1 個の割合で存在するので，ハプロイドヒトゲノム配列を比較すると平均 300 万個の SNP が検出されることになる．b はマイクロサテライト多型の例である．2 塩基対 GT が縦列に反復しているが，くり返し回数がアレルにより異なっている．c はミニサテライト多型の例．反復する配列単位のサイズが大きい．

域に位置する SNP は遺伝子の機能や発現を変える可能性があるが，遺伝子間に存在する SNP が表現型に影響を与える確率は低い．

2. **マイクロサテライト多型** microsatellite polymorphism：ヒトゲノムには 2〜4 塩基からなる配列が単位となって，それが何回か縦列に反復している配列が認められるが，くり返す回数は人により異なっていることが多い．このような多型をマイクロサテライト多型という（図 4-4b）．特に，2 塩基反復多型 dinucleotide repeat polymorphism は SNP に次いで頻度の高い多型であり，平均して 100 kb に 1 個の割合で認められるといわれている．SNP は 2 つのアレルしかもたないことが多いが，マイクロサテライト多型は反復回数の違いによって区別される数種のアレルを有することが多い．マイクロサテ

ライト多型はポリメラーゼ連鎖反応 polymerase chain reaction（PCR）法により検出される．

3．**ミニサテライト多型** minisatellite polymorphism：くり返しの単位配列がマイクロサテライト多型のそれより長く，数十塩基に及ぶものをミニサテライト多型または VNTR 多型（variable number of tandem repeat polymorphism）という（**図 4-4c**）．マイクロサテライト多型と同様に多数のアレルをもつことが多い．ミニサテライト多型が疾患と関係する例は少ないが，インスリン遺伝子翻訳開始点の 596 bp 上流に位置する 14 塩基対を単位とした多型は 1 型糖尿病に対する感受性を規定していることが知られている．

4．**制限酵素断片長多型** restriction fragment length polymorphism（RFLP）：ゲノム DNA を制限酵素で切断して得られる断片の長さの多型であり，Southern ブロット法により検出される．1980 年代には多型マーカーとして頻用されたが，今日では用いられることは少なくなった．

B 変異（突然変異）

遺伝情報は正確に複製され，親から子へと伝えられるのが原則である．しかしながら，まれに DNA の複製や修復の誤り，組み換え，染色体異常などにより，遺伝情報に変化が生じることがある．このような変化を変異（突然変異）mutation と呼ぶ．変異は基本的にヒトゲノムのどの領域にも発生するが，疾患の原因として重要なのは遺伝子の遺伝情報を変化させる変異と染色体の数や構造を変化させる変異である．後者については後述する（p.41 参照）．

1．変異の種類

生殖細胞に生じた変異は生殖細胞変異 germline mutation と呼ばれ，個体の生殖能力が損なわれなかった場合には子孫に伝えられる．一方，体細胞に生じた変異は体細胞変異 somatic mutation と呼ばれ，子孫には伝わらない．疾患を引き起こす遺伝子変異にはさまざまなものが知られているが，最も頻度が高いのは塩基置換による変異，なかでもミスセンス変異である．遺伝性疾患の約半数はミスセンス変異による（**図 4-5**）．

ミスセンス変異 missense mutation

アミノ酸の置換をもたらす塩基置換をミスセンス変異という．ミスセンス変異によって引き起こされる代表的疾患としては，鎌状赤血球症 sickle cell anemia が有名である（**図 4-6a**）．

本症は，βグロビンの第 6 残基のグルタミン酸をバリンへ変えるミスセンス変異（hemoglobin S：HbS）をホ

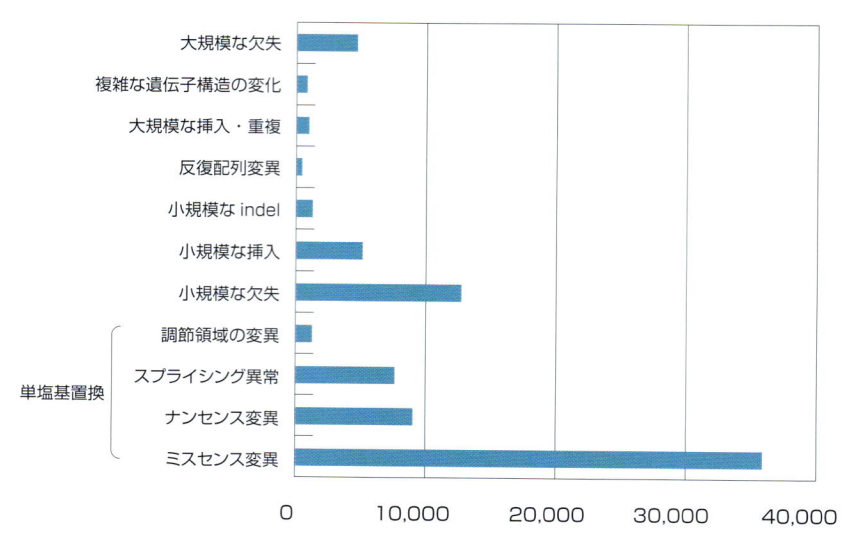

図 4-5　ヒト遺伝子においてみられる変異の種類と頻度
Human Gene Mutation Database による．3,000 遺伝子において認められた 79,078 変異の解析結果に基づく．ミスセンス変異が圧倒的に多いことがわかる．

B. 変異（突然変異） 39

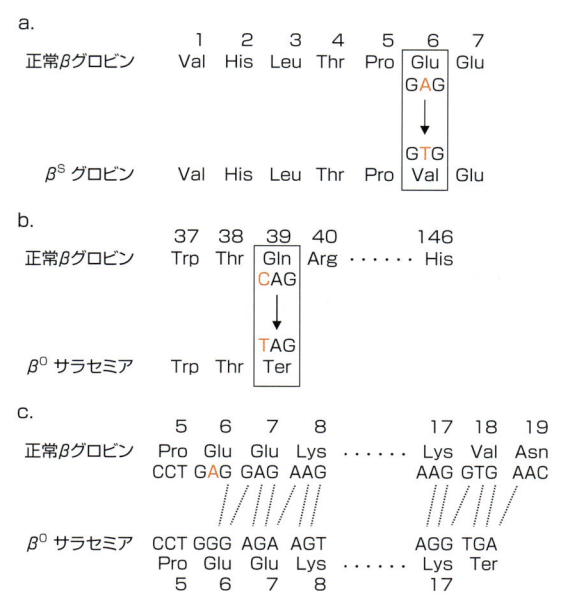

```
a.
                  1    2    3    4    5    6    7
正常βグロビン      Val  His  Leu  Thr  Pro  Glu  Glu
                                      GAG
                                       ↓
                                      GTG
βˢ グロビン        Val  His  Leu  Thr  Pro  Val  Glu

b.
                  37   38   39   40        146
正常βグロビン      Trp  Thr  Gln  Arg  ……  His
                            CAG
                             ↓
                            TAG
β⁰ サラセミア      Trp  Thr  Ter

c.
                  5    6    7    8         17   18   19
正常βグロビン      Pro  Glu  Glu  Lys  ……  Lys  Val  Asn
                  CCT  GAG  GAG  AAG       AAG  GTG  AAC
                       ↓
β⁰ サラセミア      CCT  GGG  AGA  AGT       AGG  TGA
                  Pro  Gly  Arg  Ser       Arg  Ter
                  5    6    7    8         17
```

図 4-6　βグロビン遺伝子でみられるミスセンス変異，ナンセンス変異，欠失によるフレームシフト変異
a．鎌状赤血球症でみられるβグロビン遺伝子のミスセンス変異
b．β⁰サラセミアでみられるβグロビン遺伝子のナンセンス変異
c．β⁰サラセミアでみられるβグロビン遺伝子のフレームシフト変異
Ter：termination codon

モ接合にもつ個体（ホモ接合体 homozygote）で発症する．HbSと野生型βグロビンのヘテロ接合体 heterozygote は，低酸素などのストレス条件下で症状を呈する．

ナンセンス変異 nonsense mutation

本来アミノ酸をコードしていたコドンを終止コドン termination codon に変化させる塩基置換をいう（図4-6b）．遺伝子産物のサイズを大幅に短縮させるようなナンセンス変異が起きると，ほとんどの場合，遺伝子発現はmRNAレベルで消失する．この現象は nonsense-mediated mRNA decay（NMD）として知られている．

RNAプロセッシング変異 RNA processing mutation

成熟mRNAはmRNA前駆体から5′-キャッピング，スプライシング，ポリ（A）テイル付加などのステップを経て形成される（図4-3）．どのステップが障害されても疾患の原因となるが，頻度が高いのはスプライシングの異常である．スプライシングの異常には，①エクソン・イントロン境界に存在するスプライシングに必要なコンセンサス配列に塩基置換が起き，正常の部位でスプライシングが行われなくなる場合，②本来のスプライス部位と競合するスプライス部位がイントロンに新生さ

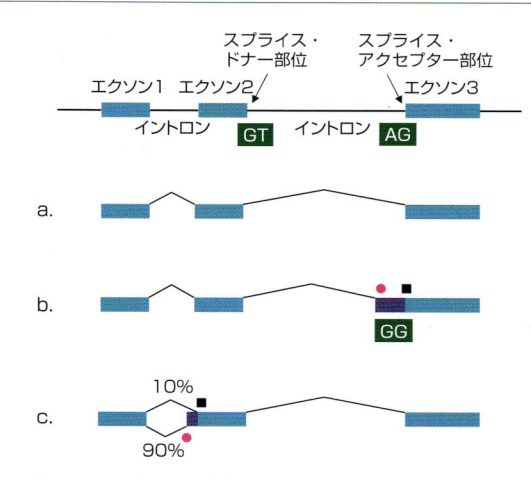

図 4-7　βグロビン遺伝子におけるスプライシングの異常
a．βグロビン遺伝子における正常なスプライシング．エクソン・イントロン境界には，スプライシングが起きるために必要なコンセンサス配列（ドナー部位イントロンのGT，アクセプター部位イントロンのAG）が存在する．
b．本来のスプライス・アクセプター部位（■）の消失と cryptic スプライス・アクセプター部位（●）の活性化．イントロン2の2番目のアデニンがグアニンに変化すると，本来のスプライス・アクセプター部位は機能しなくなる．その結果，正常ではスプライス部位として使用されていなかったイントロン配列がアクセプター部位として使われるようになり，読み取り枠のずれをもたらす．この変異をホモ接合に有する個体はHbAを欠損し，β⁰サラセミアとなる．
c．本来のスライス・アクセプター部位（■）と新たなスプライス・アクセプター部位（●）の競合．イントロン1に生じた1塩基置換により，新たなスプライス部位が形成され，それが本来のアクセプター部位と競合する．図では，転写産物の90％が新たに形成されたスプライス部位を使用していることを示す．転写産物の90％はフレームシフト変異のためβグロビンの産生に寄与しないが，正常な転写産物が10％残存するため，HbAの完全欠損にはいたらず，β⁺サラセミアとなる．

れ，それが主に使用されるようになる場合などが知られている（図4-7）．

調節領域の変異

転写因子結合部位の変異などにより，遺伝子の発現が異常になる変異である．遺伝子の発現を低下させる変異が多い．一般に頻度は低い．

挿入と欠失

遺伝子のコード領域に少数の塩基が挿入される場合，挿入される塩基数が3の倍数の時は塩基数を3で割った数のアミノ酸が挿入されるが，3の倍数以外の時は，読み取り枠 reading frame がずれてしまう．欠失についても同様である（図4-6c）．読み取り枠がずれる変異はフレームシフト変異 frameshift mutation と呼ばれる．フレームシフト変異では，変異部位より下流のアミノ酸配列がすべて変化し，ストップコドンが早期に出現するこ

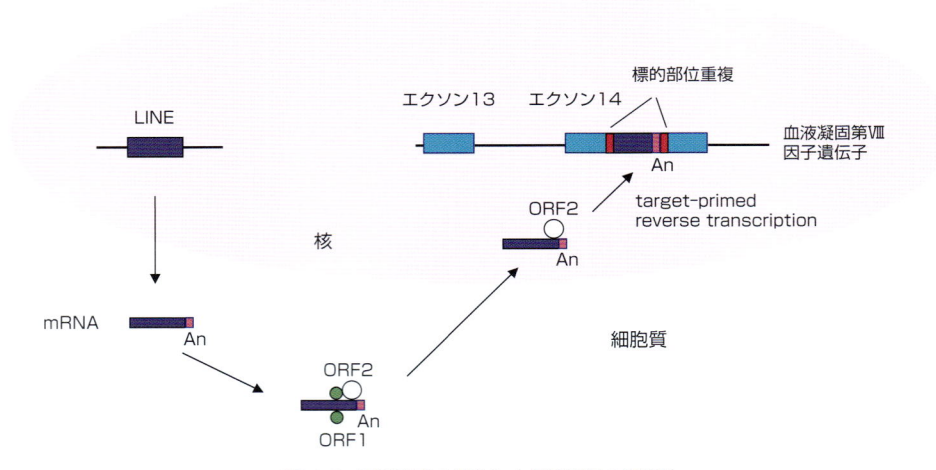

図 4-8 反復配列の挿入による遺伝子の不活化
LINE ファミリーの反復配列が転写されたのち，レトロ転位により血液凝固第Ⅷ因子遺伝子のエクソン 14 に挿入される過程を示す．細胞質で ORF1，ORF2 蛋白質を結合した mRNA は核内に運び込まれたのち，遺伝子に挿入され二重鎖 DNA となる．

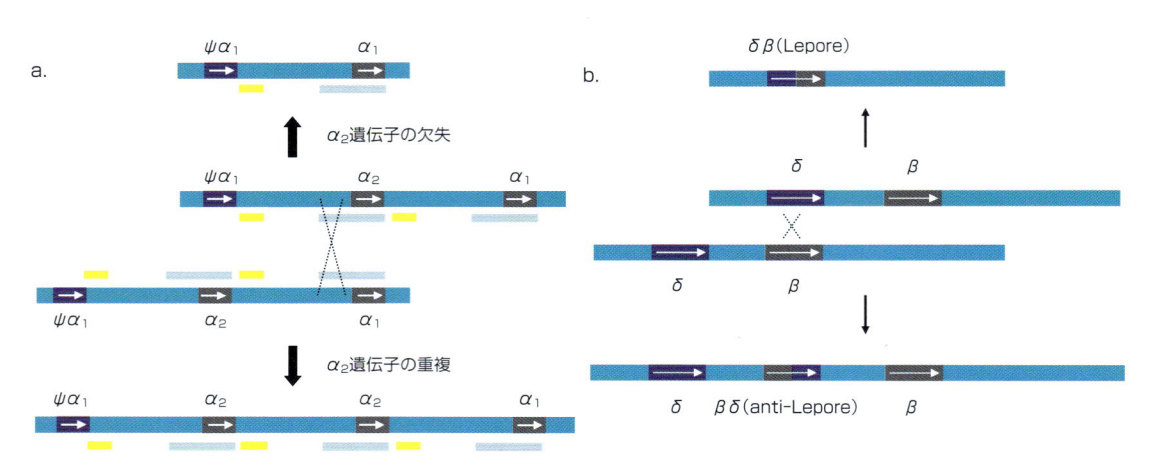

図 4-9 グロビン遺伝子クラスターにおける不等交叉

a．反復配列を介した不等交叉：αグロビンの合成が低下あるいは消失するαサラセミアの大部分は反復配列を介した不等交叉による遺伝子欠損が原因である．正常な 16 番染色体には 2 個のαグロビン遺伝子（α_1, α_2）と 1 個のαグロビン偽遺伝子（$\psi\alpha_1$）が隣り合って存在している．生殖細胞形成の段階で，配列相同性の高い反復配列を介して，相同染色体間で不等交叉が起きると，機能的なαグロビン遺伝子を 1 コピーあるいは 3 コピーもった配偶子が形成される．機能的なαグロビン遺伝子を 1 コピーしかもたない染色体がさらに不等交叉を起こすと，機能的なαグロビン遺伝子をまったくもたない染色体が形成される．

b．遺伝子コピーを介した不等交叉による融合遺伝子の形成：δグロビン遺伝子とβグロビン遺伝子が不等交叉を起こすとδβキメラ遺伝子が形成され，ヘモグロビン Lepore 症となる．ヘモグロビン Lepore 症はβサラセミア様の病像を呈する．ヘモグロビン anti-Lepore 症ではδ，βグロビン遺伝子のほかにβδキメラ遺伝子が形成される．

とが多いため，蛋白質の機能が失われることが多い．

転位因子の挿入

反復配列の中には，転位因子 transposable element としての活性を保持しているものがある．まれではあるが，このような反復配列がレトロ転位により遺伝子内部に挿入され，遺伝子機能が損なわれることがある．LINE ファミリーの反復配列が血液凝固第Ⅷ因子遺伝子のエクソン 14 に挿入されることにより，読み取り枠がずれて血友病 A が発症した例（**図 4-8**）や，Alu ファミリーの反復配列が neurofibromin 遺伝子に挿入され，神経線維腫症 1 型 neurofibromatosis type 1（NF1）が発症

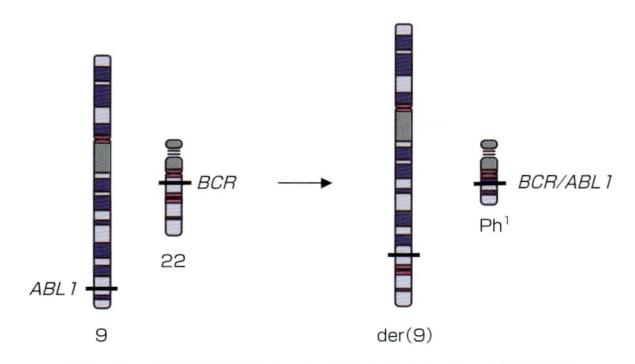

図 4-10 慢性骨髄性白血病における *BCR/ABL1* 融合遺伝子の形成
BCR/ABL1 融合遺伝子は 9 番染色体上の *ABL1* 遺伝子と 22 番染色体上の *BCR* 遺伝子が均衡型相互転座によって融合することによって形成される．Ph¹ は Philadelphia 染色体．

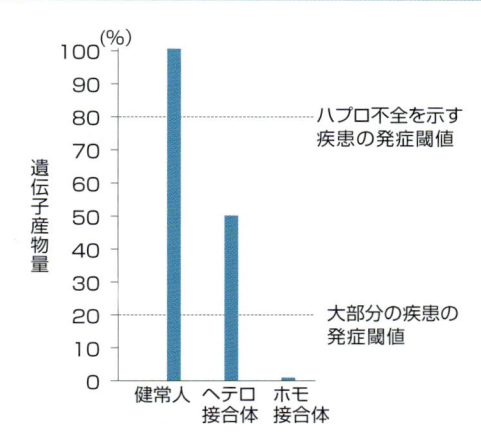

図 4-11 ハプロ不全
機能喪失性変異アレルと野生型アレルのヘテロ接合体では，遺伝子産物量は野生型アレルのホモ接合体（健常人）に比べて半減する．多くの遺伝子では，遺伝子発現量が野生型の 20％まで低下しても機能障害は生じない．そのため，ヘテロ接合体は無症状であり，機能喪失性変異アレルのホモ接合体のみが症状を呈する．ハプロ不全を示す遺伝子では，正常機能を維持するために 50％を超える遺伝子産物量が必要とされるため，ヘテロ接合体であっても症状を呈する．

した例が知られている．

組み換え recombination

減数分裂において相同染色体が対合する際に，高度に類似した DNA 配列を介して，染色体がずれて対合し，分離する際に組み換えを起こすことがある（**図 4-9**）．これを不等交叉と呼ぶ．不等対合は，*Alu* などの反復配列を介して起こることもあるし，直列に重複した遺伝子コピーを介して起こることもある．遺伝子と遺伝子の間にある反復配列を介して不等交叉が起きると，一方の染色体には遺伝子の重複を，他方の染色体には遺伝子の欠失をもたらす．このような機序によって引き起こされる疾患としては，α グロビン遺伝子の欠損による α サラセミアがある．一方，遺伝子コピーを介した不等交叉が起きると，融合遺伝子が形成される．δ グロビン遺伝子と β グロビン遺伝子の不等交叉が原因で生じるヘモグロビン Lepore 症がその例である．

動的変異 dynamic mutation

3 塩基あるいは 3 塩基以上を単位として縦列に繰り返して並ぶ配列が生殖細胞形成の段階で伸長する（反復回数を増す）変異である．世代を超えて安定して伝えられる通常の変異と異なるため，この名称がある．不安定な反復配列の増加によって引き起こされる疾患としては，Huntington 病，脆弱 X 症候群 fragile X syndrome などが知られている．

融合遺伝子

2 つの異なった遺伝子が融合してキメラ遺伝子を形成する変異は，不等交叉あるいは染色体転座の結果として起きる．前者の典型例は，前述のヘモグロビン Lepore

遺伝子である（**図 4-9**）．後者の例としては，慢性骨髄性白血病における *BCR*（breakpoint cluster region）遺伝子と *ABL1*（v-abl Abelson murine leukemia viral oncogne homolog 1）遺伝子の融合があげられる（**図 4-10**）．22 番染色体上の *BCR* 遺伝子と 9 番染色体上の *ABL1* 遺伝子の融合は均衡型相互転座によるものであり，その結果生じる微小端部着糸型染色体 acrocentric chromosome は Philadelphia 染色体として知られている．*BCR/ABL1* 遺伝子は構成的に活性化されたチロシンキナーゼをコードしており，白血病化に関与する．

2．変異の機能的分類

遺伝子に生じる変異は，遺伝子機能に影響を及ぼさないものと遺伝子機能を変化させるものに大別される．後者はさらに機能喪失性変異と機能獲得性変異に分けられる．

機能喪失性変異 loss-of-function mutation

遺伝子の機能を失わせるか減弱させる変異を指す．一般に，生体分子は長い進化の過程を経て，最も効率的に機能を発揮できる構造を獲得している．したがって，遺伝子機能に変化を及ぼす変異のほとんどは機能喪失性変異である．機能喪失性変異は劣性形質として現れることが多い．これは，ほとんどの場合，両親から受け継いだ

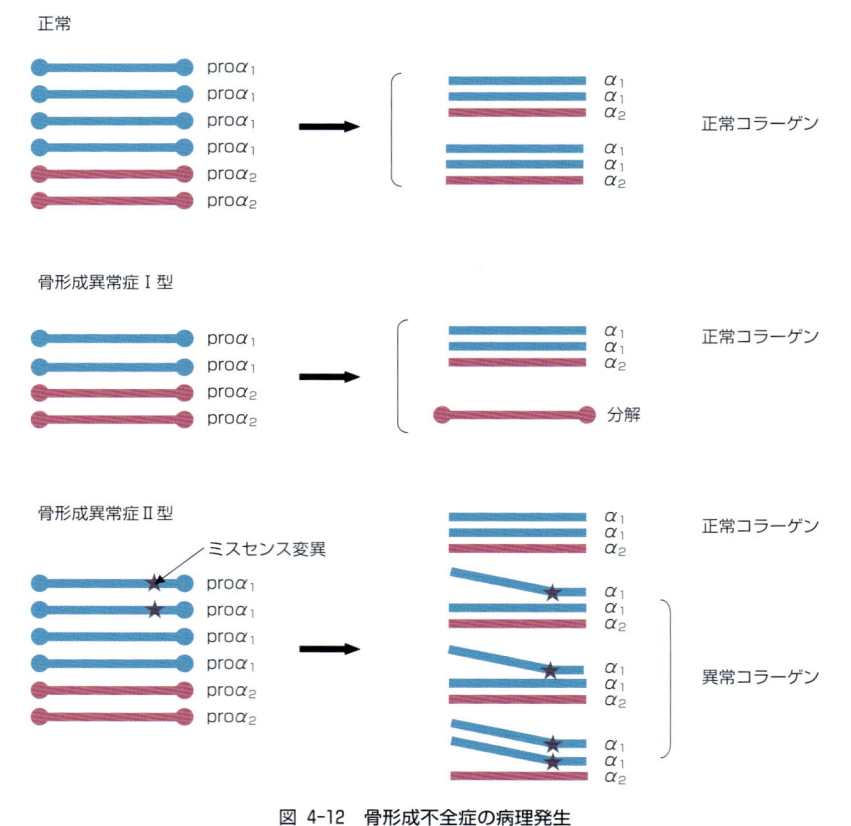

図 4-12 骨形成不全症の病理発生

骨を形成するコラーゲンである I 型コラーゲンは，2 本のプロ α_1 分子と 1 本のプロ α_2 分子が集合することによって形成される三重鎖分子である．アセンブリーされる過程で，N 末端，C 末端にあるプロペプチドが除かれて，成熟コラーゲン分子となる．正常の状態では，プロ α_1 分子はプロ α_2 分子の二倍量産生されている．骨形成不全症 I 型では，プロ α_1 分子をコードする対立遺伝子の 1 つにナンセンス変異があるため，プロ α_1 分子の産生量は半減し，プロ α_2 分子の産生量と等しくなる．このため，三重鎖コラーゲンの産生は半減するが，質的に異常なコラーゲンは産生されない．余剰なプロ α_2 分子は分解される．他方，骨形成不全症 II 型では，ミスセンス変異（★）をもったプロ α_1 分子が三重鎖に取り込まれるため，質的に正常コラーゲンは全体の 4 分の 1 にすぎず，残りは異常コラーゲンとなる．正常コラーゲンの減少と異常コラーゲンの増加により重篤な骨形成異常がもたらされる．

遺伝子コピーのどちらか一方が正常であれば，必要とされる生体機能を十分に果たすことができるからである（**図 4-11**）．ただし，頻度は低いが，機能喪失性変異が優性形質として現れることがある．その分子機序としては，以下の 2 つが知られている．

1．ハプロ不全 haploinsufficiency：遺伝子の中には，生体機能を維持するために，父親と母親由来のコピーを共に必要とするものがある．このような遺伝子では，片方のアレルに機能喪失性変異が起きるだけで機能不全を招く（**図 4-11**）．ハプロ不全を呈する遺伝子は限られているが，その多くは，①遺伝子量感受性 dosage sensitivity を示す転写因子をコードするもの，②細胞の需要を満たすために大量の遺伝子産物が必要なもののいずれかである．ハプロ不全を呈する疾患としては，転写因子をコードする PAX3 遺伝子の変異による Waardenburg 症候群などが知られている．

2．優性阻害効果 dominant negative effect：変異遺伝子産物が正常遺伝子産物の機能を阻害する現象を指す．優性阻害効果を発揮する変異を優性阻害性変異 dominant negative mutation という．優性阻害効果は通常，複合体を形成するサブユニット蛋白質に変異が生じた場合に認められる．変異サブユニット蛋白質が複合体に取り込まれることにより，複合体の機能が阻害される．優性阻害効果によって引き起こされる代表的な疾患としては，骨形成不全症 osteogenesis imperfecta があげられる（**図 4-12**）．骨形成不全症 II 型では，プロコラーゲン分子を構成する三本鎖の 1 本あるいは 2 本に異常コラーゲン鎖が取り込まれるため，構造的に正常なコラーゲンの産

表 4-2 主な機能獲得性変異の機序と具体例

変異の種類	具体的な機序	原因遺伝子	疾患
遺伝子量の増加	遺伝子重複 duplication	PMP22	Charcot-Marie-Tooth 病
	遺伝子増幅 amplification	MYC, RAS	多くの腫瘍
遺伝子の発現異常	遺伝子発現の上昇	HBG1, HBG2（ヘモグロビンγ）	遺伝性高胎児ヘモグロビン症 hereditary persistence of fetal hemoglobin（HPFH）
	alternative splicing の異常	WT1	Frasier 症候群
	RNA 結合蛋白質を介したスプライシングの異常（？）	DMPK	筋緊張性ジストロフィー（myotonic dystrophy 1）
蛋白質活性の異常	イオンチャネルやレセプターの恒常的な活性化	CLCN1	先天性パラミオトニア
		GNAS	McCune-Albright 症候群
		KIT	gastrointestinal stromal tumor
	結合親和性の上昇	HBB（ヘモグロビンβ）	メトヘモグロビン血症
	細胞毒性を有する蛋白質の形成（蛋白質の凝集など）	TTR, FGA	アミロイドーシス
		HD（Huntington disease）	ポリグルタミン病
新規活性の出現	基質特異性の変化	SERPINA1	Pittsburgh mutation
	融合蛋白質の形成	BCR/ABL1	慢性骨髄性白血病

生は正常の1/4となり，産生されるコラーゲンの3/4は異常コラーゲンとなる．このため，膠原線維 collagen fibril の産生，骨のミネラリゼーションが障害され，重篤な骨形成異常（骨折と変形）をきたし，患者は周産期に死亡する．これに対し，プロα_1鎖遺伝子のナンセンス変異によって引き起こされる骨形成不全症Ⅰ型では，コラーゲンの産生量は1/2となるが，質的に異常なコラーゲンが産生されないため，症状はⅡ型に比べてはるかに軽度である．このように，ミスセンス変異はしばしば優性阻害効果により，ナンセンス変異よりもはるかに重篤な病態を引き起こす．

機能獲得性変異 gain-of-function mutation
遺伝子の本来の機能を増強させるか，遺伝子に新しい機能を付与する突然変異を指す．機能喪失性変異に比べるとまれであり，新しい機能を付与する変異は特にまれである．これは，機能獲得には機能喪失に比べて，はるかに限定された特異的な変異が必要とされるためである．一般的に，正常なアレルは変異したアレルの活性を抑制することができないため，機能獲得性変異は優性形質として現れる．機能獲得性変異を引き起こす分子機構としては，過剰発現，シグナル伝達系の機能異常（例えば，受容体機能がいつもオンになっている），イオンチャネルの機能異常，融合遺伝子の形成などが知られている（**表 4-2**）．機能獲得性変異は機能阻害性変異に対比して，dominant positive mutation と呼ばれることもある．

C 染色体異常を伴わない遺伝性疾患

遺伝性疾患は単一遺伝子の変異によって引き起こされる疾患（単一遺伝子疾患）と複数の要因（遺伝要因と環境要因）が関与することによって引き起こされる疾患（多因子疾患）に大別される（**表 4-3**）．

1．単一遺伝子疾患

単一遺伝子座の遺伝子型によって発症が規定される疾患である．単一遺伝子疾患 single-gene disease は基本的に Mendel の遺伝法則によって子孫に伝えられる．そのため，Mendel 病とも呼ばれる．遺伝パターンとしては，常染色体優性遺伝，常染色体劣性遺伝，X 連鎖劣性遺伝，X 連鎖性優性遺伝，Y 連鎖性優性遺伝が知られている．このうち，X 連鎖性優性遺伝，Y 連鎖性優性遺伝は頻度が低い．

Mendel 病は単一の遺伝子によって発症が規定されている疾患であるが，遺伝子と疾患（臨床的表現型 clinical phenotype）の間に常に1対1の対応が存在するわけではない．その理由としては，以下があげられる．

1. **対立遺伝子異質性** allelic heterogeneity：ある遺伝子に疾患を引き起こす複数の異なる変異アレルが存在する場合，臨床的表現型は変異アレルによって異なる可能性がある．例えば，βグロビン遺伝子の変異は鎌状赤血球症の原因にもなるし，βサラセミアの原因にもなる．

表 4-3 単一遺伝子疾患と多因子疾患

	単一遺伝子疾患	多因子疾患
関与する遺伝子の数と名称	1個．関与する遺伝子は疾患原因遺伝子（病因遺伝子）と呼ばれる	複数．5個以上の遺伝子が関与することが多い．関与する遺伝子は疾患感受性遺伝子と呼ばれる
疾患の頻度	通常は低い．すべての単一遺伝子疾患を合わせても，その頻度は2％程度といわれる	高い
発症に関与するアレルの集団における頻度	通常は低い．疾患の発症に関与するアレルは変異として位置づけられる	高い（5～95％）．疾患の発症に関与するアレルは多型として位置づけられる
関与する遺伝子の疾患発症に及ぼす効果	重大な影響をもつ．発症を規定する決定因子として機能する．浸透率は高い	個々の遺伝子の疾患発症に及ぼす効果は小さい．発症には複数の遺伝子の相加効果，相互作用が必要であり，さらに環境要因が加味される．発症に関与する多型は，危険因子として働く．浸透率は低い
変異あるいは多型の疾患特異性	高い．特定の遺伝子の特定の変異により引き起こされる	低い．ある種の疾患の発症に関与するアレルは別の疾患の発症にも関与する可能性が高い
DNA配列の変化	ミスセンス変異，ナンセンス変異，挿入，欠失，スプライシングの異常などの明らかな変異がみられることが多い．遺伝子の機能低下を招くものが多い	プロモーター領域のSNPや遺伝子イントロン配列のSNP・マイクロサテライト・VNTR多型など，配列のみからは機能的影響を推測できないものが多い
遺伝的異質性	低い．しばしば，対立遺伝子異質性がみられるが，異質性の程度は限られている	高い．1つの多因子疾患の発症には，複数の遺伝子が関与するが，関与する遺伝子は患者によって異なっている可能性がある
環境要因の関与	疾患により程度の差はあるが，一般に小さい	疾患により程度の差はあるが，一般に大きい

表 4-4 複数の疾患の原因となる遺伝子の例

遺伝子	遺伝子記号	疾　患
βグロビン	HBB	鎌状赤血球症 βサラセミア メトヘモグロビン血症
コラーゲン，Ⅰ型，α_2鎖	COL1A2	骨形成不全症 Ⅱ，Ⅲ，Ⅳ型 Ehlers-Danlos症候群ⅦB型
線維芽細胞増殖因子レセプター2	FGFR2	Pfeiffer症候群 Crouzon症候群 Jackson-Weiss症候群
α-L-Iduronidase	IDUA	Hurler症候群 Scheie症候群
RET	RET	多発性内分泌腫瘍症2A型（MEN2A） 多発性内分泌腫瘍症2B型（MEN2B） Hirschsprung病
Paired box gene 3	PAX3	胞巣型横紋筋肉腫 Waardenburg症候群Ⅰ，Ⅲ型
G-protein, α-stimulating activity polypeptide 1	GNAS	Albright遺伝性骨ジストロフィー McCune-Albright症候群

このような例は枚挙にいとまがないが，**表4-4**に代表例を示す．なかには同一遺伝子における機能喪失性変異と機能獲得性変異によって，異なる疾患が引き起こされる例も知られている．例えば，レセプター型チロシンキナーゼをコードする RET 遺伝子の機能喪失性変異は Hirschsprung 病の原因となるが，同一遺伝子の機能獲得性変異は多発性内分泌腫瘍2A型，2B型の原因となる．

2．遺伝子座異質性 locus heterogeneity：異なる遺伝子座の変異によって，同一の臨床的表現型が生じることもある．結節性硬化症は比較的頻度の高い常染色体優性遺伝性疾患であるが，9q34に位置する tuberous sclerosis 1（*TSC1*）遺伝子あるいは16p13.3に位置する tuberous sclerosis 2（*TSC2*）遺伝子の変異によって引き起こされる．また，網膜色素変性症 retinitis pigmentosa は少なくとも43個の異なる遺伝子の変異によって引き起こされることが知られている．このように異なる遺伝子の変異によって，同一の臨床的表現型が認められる現

象を遺伝子座異質性と呼んでいる．
  3．**修飾遺伝子と環境要因**：まったく同一の変異アレルをもった患者においても臨床的表現型に差異が認められることがある．この原因として，疾患遺伝子の機能を修飾する遺伝子（修飾遺伝子 modifier gene），環境要因，年齢の関与が想定されている．

遺伝様式による分類

ある形質がヘテロ接合の状態で出現する場合，その形質は優性 dominant であるといい，そうでない場合は劣性 recessive であるという．

常染色体優性遺伝 autosomal dominant inheritance

常染色体優性遺伝病の患者はほとんどが正常遺伝子と変異遺伝子のヘテロ接合体であり，通常，両親の一方は患者である．優性遺伝は，①遺伝子変異が機能獲得性変異である場合，②変異遺伝子が優性阻害効果を示す場合，③正常遺伝子1コピーのみでは変異遺伝子による量的欠損を代償できない場合（ハプロ不全）に認められる．
  1．**浸透率 penetrance**：本来，優性形質として発現されるべき変異遺伝子を有していても発症しないことがある．これを優性形質の非浸透あるいは不完全浸透という．浸透率は当該変異遺伝子が形質として発現される確率として定義される．浸透率はある形質が発現するかしないか，すなわち all-or-none を問う概念である．
  2．**表現度 expressivity**：変異遺伝子が発現されたとしても，臨床症状や疾患の重症度は必ずしも一定ではなく，患者によりばらつきがある．これを表現度の変動 variable expressivity と呼んでいる．
  浸透率や表現度の変動は，対立遺伝子異質性によるほか，環境要因，年齢，修飾遺伝子などの影響により生じると考えられている．

常染色体劣性遺伝 autosomal recessive inheritance

常染色体劣性遺伝では変異遺伝子のホモ接合体が発症する．遺伝子の発現は共優性 co-dominant が原則であり，父親由来と母親由来のアレルの両方が発現される．ほとんどの遺伝子では，片親由来のアレルが正常であればほかのアレルが機能を喪失しても障害は生じない（図4-11）．すなわち，ハプロ不全は生じない．したがって，常染色体劣性遺伝は Mendel 遺伝病の基本をなす遺伝様式である．先天性代謝異常症をはじめとして，大多数の Mendel 遺伝病は常染色体劣性の遺伝様式を示す．
  complementation：常染色体劣性の変異遺伝子をホモ接合体にもった難聴者同士の結婚では，子の聴力は正常であることが多い．この現象は常染色体劣性遺伝の原則からはずれているようにもみえるが，そうではない．こ

れは，難聴を引き起こす遺伝子座が複数存在し，父親と母親では異なる遺伝子座に変異遺伝子が存在することにより説明される．このような場合，子は各遺伝子座に正常遺伝子と変異遺伝子を1コピーずつもつことになり，変異遺伝子の機能不全は正常遺伝子によって補われる．このように異なる遺伝子座間で認められる機能的補完を complementation と呼んでいる．遺伝子座異質性を示す疾患において，しばしば認められる現象である．

X連鎖性劣性遺伝 X-linked recessive inheritance

X染色体には約1,100個の遺伝子が存在し，その40%が疾患と関連している．男性はX染色体を1本しかもっていないため，X染色体上の遺伝子に関してはヘミ接合体 hemizygote である．したがって，X染色体上の遺伝子座に変異アレルをもっている男性は罹患者となる．女性は2本のX染色体をもっている．そのため，X染色体上の遺伝子座に変異アレルをホモ接合にもった者は罹患者となるが，変異アレルをヘテロ接合にもった者は通常，罹患者とならない．

顕性ヘテロ接合体 manifesting heterozygote：X染色体上の遺伝子量を男女間で同一にするため，女性の体細胞では2本のX染色体の1本は不活化されている．この現象はX染色体不活性化あるいは lyonization と呼ばれている．したがって，X染色体上の遺伝子座に変異アレルをヘテロ接合にもった女性の体組織は正常アレルを発現する細胞と変異アレルを発現する細胞のモザイクである．X染色体の不活化はランダムに，しかも胚発生の初期（細胞数100以下）に起きるため，ある組織では正常アレルを発現する細胞がほとんど存在しないという状況が生じうる．この組織が疾患の発症に関係するものである場合には，変異アレルをヘテロ接合にもった女性は罹患者となる．これを顕性ヘテロ接合体という．顕性ヘテロ接合体は，数多くのX連鎖性劣性遺伝性疾患で知られている．

メンデルの遺伝法則に従わない単一遺伝子疾患

ミトコンドリア遺伝子の変異によって引き起こされる疾患

ミトコンドリア遺伝子の変異によって引き起こされる疾患には，Leber 遺伝性視神経萎縮症（LHON），MELAS，MERRF などがある（図4-2，表4-5）．ミトコンドリアは細胞における ATP 産生工場である．したがって，ミトコンドリア遺伝子の変異による疾患では，ATP 依存性の高い組織である脳や筋が侵されることが多い．
  1．**遺伝様式**：精子のミトコンドリアは実質的に受精卵中に入らないため，ミトコンドリアは父から子に伝達されることはなく，母から子に伝えられる．そのため，ミ

表 4-5 ミトコンドリア遺伝子の変異によって引き起こされる代表的な疾患

疾患	主な臨床症状	頻繁にみられる遺伝子変異	遺伝様式	ヘテロプラスミーかホモプラスミーか
Leber 遺伝性視神経萎縮症 Leber hereditary optic neuropathy（LHON）	10～20代における両側性の急性または亜急性の視神経萎縮	ND4遺伝子の11,778番塩基の変異（G→A） ND1遺伝子の3,460番塩基の変異（G→A） ND6遺伝子の14,484番塩基の変異（T→C） ND6遺伝子の14,459番塩基の変異（G→A）	母性遺伝	ほとんどはホモプラスミー
Leigh 脳症（Leigh 症候群）	哺乳障害，筋緊張低下，視力低下など．乳児期に発症し，2～3年で死亡	ATPase 6遺伝子の9,176番塩基の変異（T→G） ATPase 6遺伝子の8,993番塩基の変異（T→G）	母性遺伝	ヘテロプラスミー
NARP（neurogenic muscle weakness, ataxia, and retinitis pigmentosa）	末梢神経障害，小脳性運動失調，網膜色素変性症	ATPase 6遺伝子の8,993番塩基の変異（T→G）	母性遺伝	ヘテロプラスミー（変異ミトコンドリアの比率が低い）
MELAS（mitochondrial encephalopathy with lactic acidosis and stroke-like episodes）	小児期に発症．脳卒中様発作，高乳酸血症，筋力低下，進行性知能低下，低身長	tRNA$^{Leu(UUR)}$遺伝子の3,243番塩基の変異（A→G）	母性遺伝	ヘテロプラスミー
MERRF（myoclonic epilepsy with ragged red fibers）	幼少年期，若年期にミオクローヌス，小脳性運動失調，痙攣発作，視神経萎縮，知能障害など	tRNA^{Lys}遺伝子の8,344番塩基の変異（A→G）	母性遺伝	ヘテロプラスミー
感音性難聴	進行性感音性難聴．しばしばアミノグリコシド系抗菌薬で誘発される	12S RNA遺伝子の1,555番塩基の変異（A→G）	母性遺伝	ホモプラスミー
Pearson 症候群	膵外分泌機能不全，汎血球減少症，乳酸アシドーシス．幼児期まで生存するとKearns-Sayre症候群へ移行する	約5 kbの欠失	通常は孤発性	ヘテロプラスミー
Kearns-Sayre 症候群	外眼筋麻痺，網膜色素変性症，心伝導障害，進行性ミオパチーなど	大きな欠失	通常は孤発性	ヘテロプラスミー

トコンドリア遺伝子の変異による疾患は，原則的に母性遺伝 maternal inheritance する．ただし，Kearns-Sayre 症候群，Pearson 症候群のように，主として体細胞突然変異（欠失）によって孤発性に生じる疾患もある．

2．ヘテロプラスミーとホモプラスミー heteroplasmy, homoplasmy：典型的なヒト細胞には数千個のミトコンドリア DNA が含まれている（**表 4-1** 参照）．1細胞内に正常あるいは変異ミトコンドリア DNA のみが含まれている状態をホモプラスミー，両者が混在している状態をヘテロプラスミーという．ミトコンドリアの機能不全は細胞内に含まれる変異ミトコンドリア DNA の比率が一定値（閾値 threshold）を超えた時に顕在化する．ミトコンドリア遺伝子の変異によって引き起こされる疾患では，変異ミトコンドリア DNA がヘテロプラスミーの状態で認められるものが多い（**表 4-5**）．

3．ミトコンドリア病 mitochondrial disorder：ミトコンドリアにおける酸化的リン酸化はミトコンドリアゲノムにある遺伝子だけで担われているのではなく，数百に上る核遺伝子に依存している．したがって，ミトコンド

リアの機能障害（ミトコンドリア病）は核遺伝子の変異によっても引き起こされる．ミトコンドリア病の30%は核遺伝子の変異によると推定されている．

ゲノムインプリンティング genomic imprinting

古典的な Mendel の遺伝法則では変異遺伝子が父由来であるか母由来であるかは表現型に関係しない．しかし，ある種の常染色体遺伝子では，父あるいは母由来の遺伝子が子において選択的に不活化される．つまり精子や卵子の形成過程においてなんらかの形で遺伝子に「しるし」が刷り込まれ，その「しるし」に従って，子での遺伝子発現が決められる．この現象はゲノムインプリンティング（ゲノム刷り込み）と呼ばれている．インプリンティングされた遺伝領域では父あるいは母由来の遺伝子しか機能していないので，変異がどちらの親由来の遺伝子に起きるかは重要な意味をもつ．ゲノムインプリンティングが関与する疾患としては Prader-Willi 症候群，Angelman 症候群，Beckwith-Wiedemann 症候群などが知られている．

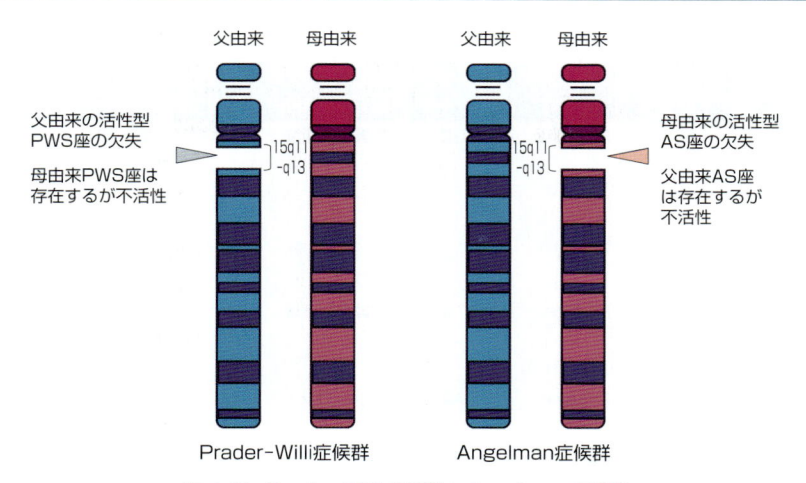

図 4-13　Prader-Willi 症候群と Angelman 症候群
ゲノムインプリンティングされた遺伝領域では父あるいは母由来の遺伝子しか機能していない．すなわち，インプリンティングされた遺伝子に関して個体はヘミ接合体の状態にある．Prader-Willi 症候群の原因遺伝子と Angelman 症候群の原因遺伝子は共に 15q11-q13 領域に位置しているが，前者の原因遺伝子は父由来遺伝子のみが活性を示すゲノム領域にあり，後者の原因遺伝子は母由来遺伝子のみが活性を示すゲノム領域に存在する．Prader-Willi 症候群は父由来の活性型遺伝子が失われることにより，Angelman 症候群は母由来の活性型遺伝子が失われることにより引き起こされる．活性型遺伝子が失われる機序として最も頻度が高いのは欠失である．

1．**Prader-Willi 症候群**（PWS）：PWS は乳児期の筋緊張低下，特異な顔貌，肥満，発達遅滞，精神遅滞を主徴とする奇形症候群である．ほとんどの症例は孤発性である．PWS の 75％は父由来 PWS 座の欠失が原因である（図 4-13）．そのほかの原因としては，PWS 座の両方が母に由来する片親性ダイソミー uniparental disomy（20％），インプリンティングの異常（5％）がある．父由来 PWS 座の特異的な欠失によって本症候群が引き起こされるのは，PWS 座が 15 番染色体上の父由来遺伝子のみが活性を示すゲノム領域に位置しているためである．PWS の原因遺伝子は単一ではなく，15q11-q13 に位置する複数のインプリンティングを受けた遺伝子（*SNRPN*，*NECDIN* など）の関与が想定されている．

2．**Angelman 症候群**（AS）：AS は重度の精神遅滞，てんかん，失調歩行などを主徴とするまれな症候群である．ほとんどの症例は孤発性である．本症候群の原因遺伝子は 15 番染色体上の PWS 座近傍にあるが，PWS とは異なり，母由来遺伝子のみが活性を示すゲノム領域に位置している．原因の 70％は母由来の AS 座の欠失である（図 4-13）．ほかに AS 座の両方が父に由来する片親性ダイソミー（2％），インプリンティングの異常（2％）も原因となる．5～10％の症例で 15q11-q13 に位置する E3 ユビキチンリガーゼ遺伝子 *UBE3A* に変異が認められる．

不安定な反復配列の伸長によって引き起こされる疾患

遺伝子のなかで繰り返して並んでいる配列単位（例えば，CAG の 3 塩基の単位）が，子孫へ伝達される過程で反復回数を増加させることがある．このような変異は，世代を超えて安定して伝達される一般の変異と異なっているため，動的変異 dynamic mutation あるいは不安定な変異 unstable mutation と呼ばれる．配列単位の反復回数が増加することが原因となって発症する疾患を総称して unstable repeat expansion disease と呼んでいる．

1．**unstable repeat expansion disease の遺伝様式**：生理的な状態では，配列単位の反復回数は一定範囲にあり，反復回数は変化することなく子孫へ伝達される．しかし，反復回数が一定範囲を越えると，不安定性が急速に高まり，親から子へと遺伝子が伝達される過程で反復回数が増大する危険性を伴うようになる．この状態を premutation と呼んでいる．premutation からさらに反復回数が増大し，疾患の発症にいたった状態が full mutation である．従来，ある種の遺伝病では，世代を重ねるに従って発症年齢が若年化し，重症化する現象（表現促進 anticipation）が知られていたが，unstable repeat expansion disease は表現促進を示す代表的な疾患である．反復単位の数が増加する分子機序については不明の点が多いが，slipped mispairing と呼ばれる DNA 複製の

表 4-6 代表的なトリプレットリピート病

	原因遺伝子	遺伝子局在	原因遺伝子産物	反復モチーフ	反復モチーフの遺伝子内局在	生理的な反復回数	病的な反復回数 (premutation)*	病的な反復回数 (full mutation)
脆弱X症候群	FMR1	Xq27.3	FMR-1	CGG	5′非翻訳領域	<60	60〜200（通常は症状を呈しないが, 脆弱X関連振戦・運動失調症候群や早発性卵巣機能不全を呈することもある）	230〜1,000
筋緊張性ジストロフィー	DM1	19q13.2-q13.3	DMPK	CTG	3′非翻訳領域	<30	50〜80（軽度の症状を伴うことあり）	80〜2,000
Friedreich運動失調症	FXN	9q13	Frataxin	GAA	イントロン	<34	36〜100	112〜1,700
Huntington病	HD	4p16.3	Huntington	CAG	コード領域	<36	36〜39（通常は無症状）	40〜121

*premutation：反復回数が軽度に増加し正常範囲を超えた状態. さらなる反復回数の増加を招く危険のある状態である.

エラーが関与していると考えられている. unstable repeat expansion disease は動的変異を基盤とする疾患であるため, Mendel の遺伝法則だけでは説明できない家系図を呈するのが特徴である.

2. **トリプレットリピート病** triplet repeat disease：反復単位が3塩基からなる疾患を指す. unstable repeat expansion disease のプロトタイプである. ほぼ20に及ぶ疾患が知られているが, すべて神経系の疾患である. 脆弱X症候群, 筋緊張性ジストロフィー, Friedreich運動失調症, Huntington病などが代表的疾患である（**表4-6**）.

Huntington病では, 反復単位はHuntington蛋白質のコード領域にあり, グルタミンをコードするCAGコドンが伸長する. グルタミン鎖が伸長したHuntington分子が神経毒性を呈する機序は解明されていないが, ほかの蛋白質, 特に多くの転写因子と相互作用する特性を有することから, 多数の遺伝子の転写が障害される可能性が提唱されている. Huntington病のように, グルタミン鎖の異常伸長によって引き起こされる疾患をポリグルタミン病 polyglutamine disease と呼んでいる.

他方, 脆弱X症候群, 筋緊張性ジストロフィー, Friedreich運動失調症では, 反復単位はそれぞれ5′非翻訳領域, 3′非翻訳領域, イントロンに位置している. 脆弱X症候群は, CGGトリプレットの過度の伸長により, Xq27.3に位置する FMR1（fragile X mental retardation 1）遺伝子の転写が消失することにより引き起こされる. CGGトリプレットの伸長は, ほとんどの場合, premutationアレルが母親から子に伝達される際に起きる. CGGトリプレットが230回以上反復し, 脆弱X症候群を発症すると, CGG反復配列が脆弱部位 fragile sites として認められるようになる. 本症候群は精神遅滞の原因として重要であり, 女性7,000人に1人, 男性4,000人に1人の頻度でみられる.

2. 多因子疾患（多因子病）

単一の遺伝要因ではなく, 複数の遺伝要因と, ほとんどの場合, 複数の環境要因が複雑に絡み合って引き起こされる疾患である（**表4-3**参照）. 高血圧, 糖尿病, 脂質異常症, 精神病など, 頻度の高い疾患の多くはこのカテゴリーに属する. Mendel病では, 病気になるかならないかは1つの遺伝子によって支配されているが, 多因子疾患 multifactorial disease では複数の遺伝子が疾患感受性を規定している. この場合, 個々の遺伝子の感受性アレルは疾患発症の危険因子として働く. 多因子疾患は, このような危険因子が積み重なり, さらに発症に促進的に働く環境要因が加わることによって発症すると考えられている. 多因子疾患では家族集積性 familial clustering が認められることが多い. しかしながら, 複数の遺伝子と環境要因が関与するため, その遺伝様式はMendelの法則に従わない. 多因子疾患の遺伝様式は多因子遺伝 multifactorial inheritance または複雑遺伝 complex inheritance と呼ばれている.

多因子疾患の遺伝学

多因子疾患に対する感受性 susceptibility（易罹患度 liability）は複数の遺伝要因, 環境要因の相加効果によって決定されると考えられる. 一般に, 複数の独立した要因の相加効果によって規定される形質は集団レベルで正規分布（ガウス分布）を示す. したがって, 多因子疾患

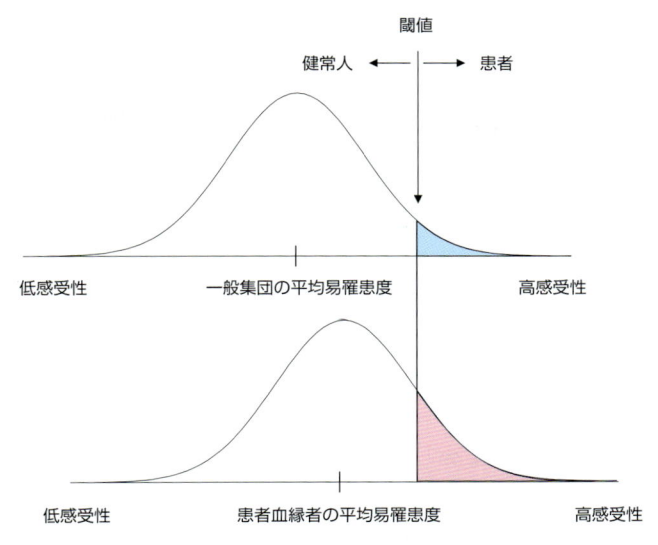

図4-14 多因子疾患に対する感受性の閾値モデル
多因子疾患に対する感受性は正規分布を示す．Falconerの閾値モデルでは，一定の閾値を超える感受性を有する人々（正規分布の着色部）が罹患すると考える．上段は一般集団における感受性の分布，下段は患者血縁者における分布を示す．患者血縁者は疾患の発症に促進的に働く遺伝要因，環境要因を共有している確率が高いため，正規分布のカーブ全体が高感受性側に偏移する．その結果，閾値を超える者の比率，すなわち罹患者の比率が増大する．

に対する感受性は集団レベルで正規分布を示し，一定の閾値を超える感受性をもった個体が発症にいたると考えられる（図4-14）．

多因子疾患が患者家系に集積するのは，患者血縁者では疾患の発症に促進的に働く遺伝要因（アレル），環境要因を共有する確率が高いからである．患者家系では正規分布のカーブ全体が高感受性側に偏移するため，罹患者の比率が増大する．血縁関係が疎遠になればなるほど，疾患の発症に促進的に働く遺伝・環境要因を共有する確率は低下するため，罹患者の比率は低下する．

単一遺伝子疾患の症候は健常人と離散的に区別可能であるが，多因子疾患の症候は健常人のそれと連続している．閾値は連続的形質に対して，臨床的な立場から人為的に設定されたものである．

遺伝要因を共有していると考えられる一卵性双生児対において，児の一方がある多因子疾患を発症した際に，他方が同一の疾患を発症する確率は20〜40％とされている．これは，多因子疾患の発症に環境要因（感染症，食事など）をはじめとして遺伝子型以外の要因が重要な役割を果たしていることを物語っている．

多因子疾患の解析に用いられるアプローチ

単一遺伝子疾患では家系解析に代表される連鎖解析により原因遺伝子の局在を絞り込むことができる．これには比較的少数のDNAマーカーがあればよい．これに対して，多因子疾患は成人型疾患が多く，家系の収集は困難である．また，Mendelの遺伝法則に従わないため，感受性遺伝子の同定にはゲノムワイドな解析が要求され，多数のDNAマーカーが必要となる．このため，多因子疾患の解析には，ゲノム全域にわたって分布するDNAマーカーであるSNPやマイクロサテライト多型などを使用した罹患同胞対解析 affected sib-pair analysis や関連解析（相関解析）association analysis が用いられる（図4-15）．前者は罹患同胞対間で有意に高い頻度で共有されているDNAマーカーを同定する手法である．他方，後者は患者と健常人集団を対象とした症例・対照研究 case-control study であり，患者集団に有意に高い頻度で認められるDNAマーカーを同定することにより，疾患感受性遺伝子にアプローチするものである．

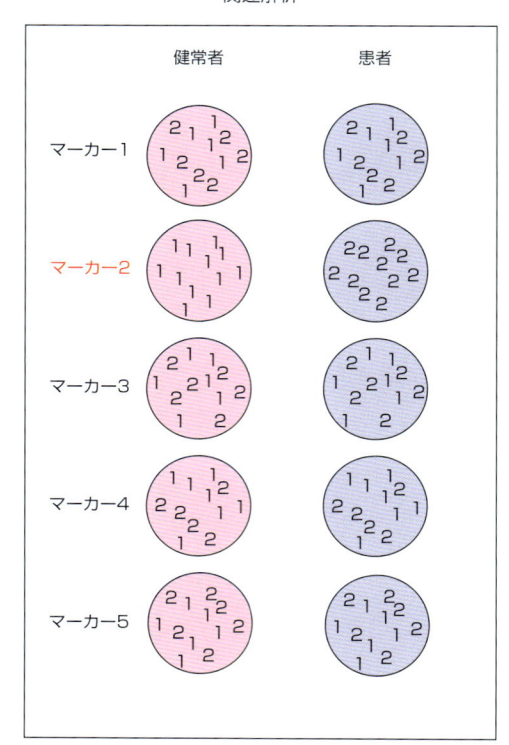

図 4-15　多因子疾患の解析に用いられる方法
罹患同胞対解析と関連解析の原理を示す．罹患同胞対解析では，同胞セット間で最もアレルを共有するマーカーを探索する．関連解析では，患者集団に著しく偏ったアレルの分布を示す SNP を探索する．右図円内の数字（1，2）は SNP アレルを指す．

D 染色体異常による疾患

　染色体異常をもった個体のほとんどは発生を続けることができず，胎生期に死にいたる．染色体異常は自然流産の重要な原因であり，自然流産児の約 50％ になんらかの染色体異常が認められるという．臨床的に問題になるのは，胎生期に死にいたらない染色体異常である．これらは先天異常の原因として重要であり，出生児の 0.6〜0.7％ に認められる．各論 12 章（p.710）も参照されたい．

1. 染色体異常の種類

　染色体の異常は，数の異常と構造の異常に大別される．新生児に認められる染色体異常の 60％ は数の異常，40％ は構造の異常である（**表 4-7**）．

染色体数の異常

　ヒトの体細胞は 2 倍体（染色体数は 46）であり，減数分裂を終えた生殖細胞は半数体 haploid（染色体数は 23）である．23 の整数倍の染色体数をもった個体を正倍数体 euploid といい，それ以外の染色体数をもった個体を異数体 aneuploid という．正倍数体では，三倍体 triploid と四倍体 tetraploid がみられるが，これらは基本的に胎生致死である．異数体で重要なのは，トリソミー trisomy とモノソミー monosomy である．前者は，本来一対であるべき相同染色体が 3 本となる異常であり，後者は相同染色体の 1 本が欠失する異常である．

　トリソミーはどの染色体にも起こりうるが，通常 13，18，21 番染色体のトリソミーのみが生存可能である．な

表 4-7 新生児における染色体異常の頻度

異常の種類	頻度
性染色体の数の異常	
男児	
47,XXY	1/1,000
47,XYY	1/1,000
その他のX,Y異数性	1/1,350
計（出生男児当たり）	1/360
女児	
45,X	1/4,000
47,XXX	1/900
その他のX異数性	1/2,700
計（出生女児当たり）	1/580
常染色体の数の異常	
トリソミー13	1/22,700
トリソミー18	1/7,500
トリソミー21	1/830
その他の異数性	1/34,000
計	1/700
構造異常	
均衡型異常	1/500
非均衡型異常	1/1,580
計	1/375
染色体異常総計	1/154

生産児68,159人の解析に基づく．
(Hsu, LYF : Prenatal diagnosis of chromosomal abnormalities through amniocentesis. In Milunsky, A (ed) : Genetic Disorders and the Fetus, 4th ed. pp.179-248 Baltimore, Johns Hopkins University Press, 1998を改変)

かでも，Down症候群の原因となるトリソミー21は頻度が高く臨床的に重要である．一般に，染色体1本の全欠損を伴うモノソミーは致死的である．唯一の例外はX染色体のモノソミーであり，これはTurner症候群で認められる．

異数体が生じる原因は十分解明されていないが，その多くは，配偶子が減数分裂を行う際に染色体の不分離nondisjunctionが起きることによると考えられている（図4-16）．

染色体構造の異常

染色体構造の異常には，欠失deletion，重複duplication，環状染色体ring chromosomeの形成，イソ染色体isochromosomeの形成，転座translocation，逆位inversion，挿入insertionなどさまざまなものが知られている（図4-17）．染色体構造の変化はなんらかの原因で切断された染色体が修復過程で元通りに癒合しないことによって生じる．

染色体の構造異常は均衡型balanced typeと不均衡型unbalanced typeに大別される．均衡型異常は均衡型相互転座balanced reciprocal translocation，逆位，挿入のように染色体構造の変化を伴うが染色体成分の過不足を伴わないもので，原則として無症状である．これに対し，不均衡型異常は染色体成分の増加あるいは減少を伴う変化であり，通常は症状を伴う．欠失，重複，環状染色体形成などは不均衡型異常を引き起こす．例えば，染色体の部分的欠失は部分的モノソミーを，染色体の部分的な重複は部分的トリソミーを引き起こす．

Robertson型転座 Robertsonian translocation：本転座は2本の端部着糸型染色体（13, 14, 15, 21, 22染色体）のセントロメア付近で切断が起き，長腕同士が再結合し，短腕同士の融合染色体が失われるものである（図4-17f）．染色体数は45となる．不均衡型染色体異常であるにもかかわらず，症状が出ない特殊な転座である．症状が出ないのは，上記5本の染色体の短腕は構成的ヘテロクロマチンから構成されており，rRNA遺伝子以外の遺伝子をほとんど含んでいないためであろうと推測されている（図4-1, p.34参照）．rRNA遺伝子は5本の端部着糸型染色体のすべてに存在するため，そのうちの2本の染色体上のrRNA遺伝子が失われても，十分な数のrRNA遺伝子が残存し，機能的に障害が生じないと考えられる．

モザイク mosaic

染色体異常をもった個体では，通常，そのすべての細胞において同一の異常が認められる．しかしながら，時に異なる染色体組成をもった細胞が一個体に混在することがある．例えば，染色体異常を伴った細胞と正常な染色体組成をもった細胞の両者が一個体中に認められることがある．このような個体をモザイクという．モザイクは数の異常，構造異常の両方について認められる．

2. 常染色体の異常による疾患

常染色体異常の代表的な疾患はトリソミーtrisomy 13, 18, 21である（表4-7）．なかでも，Down症候群を引き起こすトリソミー21は新生児700〜1,000人に1人の頻度でみられる最も重要な常染色体異常である．トリソミー13, 18, 21の発生頻度は母親の年齢の増加とともに増加する．これは，卵の加齢とともに，減数分裂（特に第一減数分裂）の際に染色体不分離（図4-16）が発生する頻度が増加するためと考えられている．各トリソミーはそれぞれ特徴的な臨床像を呈するが，共通して精神遅滞，成長遅延，多発奇形，皮膚紋理異常が認められる．

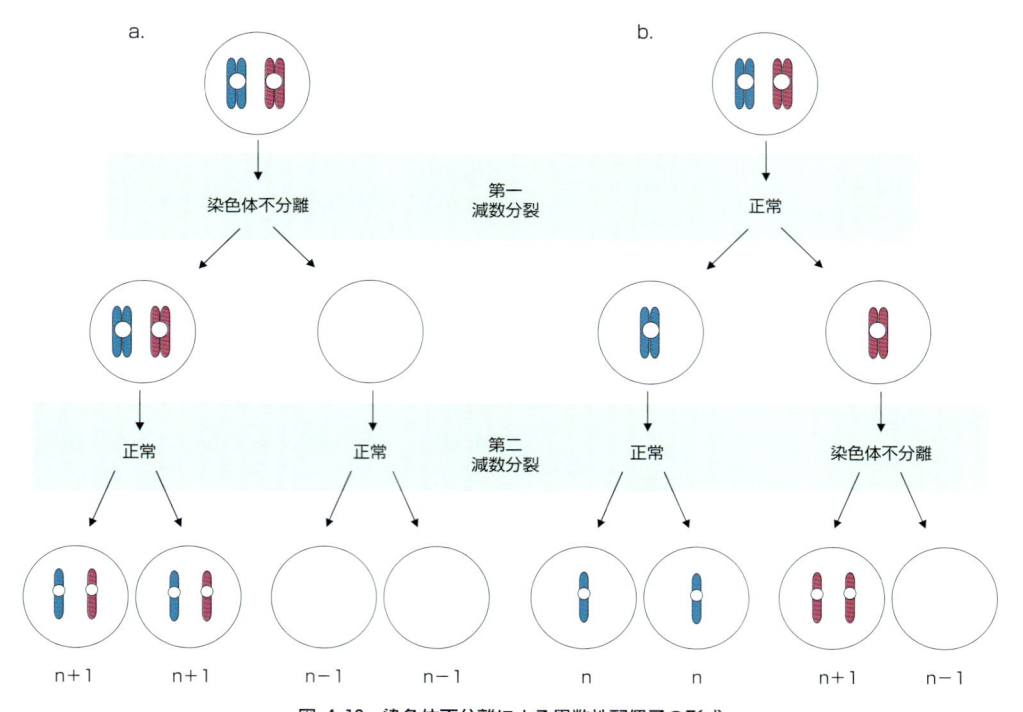

図 4-16 染色体不分離による異数性配偶子の形成
減数分裂では，相同染色体（■と■）が対合する．aでは第一減数分裂において染色体不分離が発生した結果，特定の染色体を含まない配偶子（n−1）と父・母由来の特定染色体の両方を含む配偶子（n+1）が形成される．一方，第二減数分裂において染色体不分離が発生すると，正常配偶子（n）のほかに，特定の染色体を含まない異常配偶子（n−1）と片親由来の特定染色体を2本含む異常配偶子（n+1）が形成される．

ダウン症候群 Down syndrome

本症は，中等度の精神遅滞をきたす遺伝性疾患の中で最も頻度の高いものである．発生頻度は母親の年齢とともに指数関数的に増加する（**図 4-18**）．性差は認められない．精神遅滞，成長遅延，筋緊張低下，易感染性を呈するほかに，先天性心疾患（心室中隔欠損症など），消化管奇形（鎖肛，十二指腸閉鎖など），白血病などを合併することが多い．短頭，両眼開離，眼裂斜上，内眼角贅皮 epicanthus，耳介の変形と下方付着，舌の呈出を伴う特徴的な顔貌を呈する．指は短く幅広く，手掌にはしばしば猿線 simian crease が認められる．Down 症候群患者の脳では 35 歳までに老人斑と神経原線維変化が必発するといわれており，患者は Alzheimer 病に罹りやすい．なお，トリソミー 21 胎児のうち，出生を迎える者は 20～25％と推測されている．

◆**病因**：本症は 21 番染色体上の特定領域（Down syndrome critical region：DSCR）が 1 コピー過剰に存在することによって引き起こされる．患者では，健常人には 2 コピーしか存在しない DSCR が 3 コピー存在するため，DSCR 内の遺伝子によって産生される蛋白質の量が健常人の 1.5 倍に増加する．このような遺伝子量の増大が Down 症候群を引き起こす直接的な原因と考えられる．しかし，遺伝子量の増大がどのような機序で発症につながるのかは不明である．また，DSCR 内の複数の遺伝子が発症に関与していると推測されるが，実際にどの遺伝子が関与しているのかも不明である．

◆**核型**：染色体数 47 のトリソミー 21（47，XX+21/47，XY+21）が 95％を占めている（**図 4-19**）．そのほか，転座型，モザイク型，部分トリソミー型などが知られている．転座型はほとんどが 14 番あるいは 22 番染色体との Robertson 型転座である．

トリソミー 18／エドワード症候群
Edward syndrome

出生 7,500 に 1 の頻度でみられ，症例の 60％は女性である．95％は自然流産によって失われると推定されている．精神遅滞，成長遅延，筋緊張低下のほかに，先天性心疾患，胸骨短小，腎奇形，後頭部突出，小顎症，耳介の変形と下方付着をみる．第 2，5 指が第 3，4 指に重なる特徴的な手を有し，揺りかご状の足底を呈する．

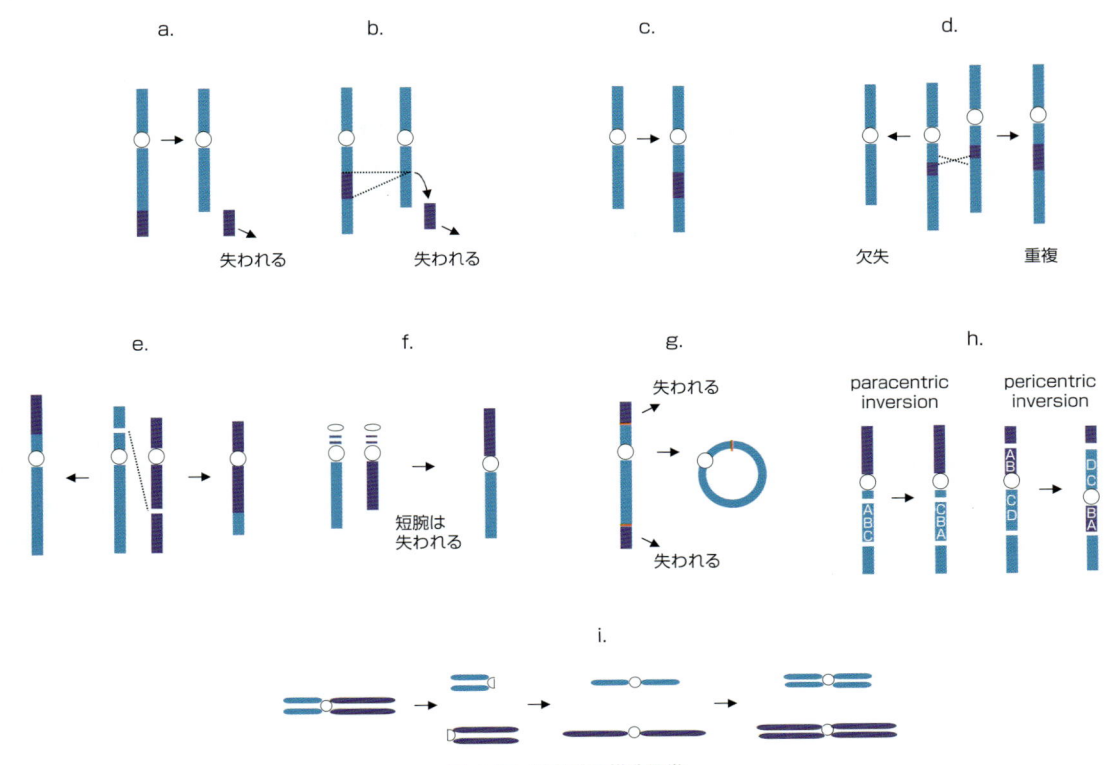

図 4-17 染色体の構造異常

a．末端部欠失：切断部より末端の染色体断片は失われる．
b．介在部欠失：染色体の同一腕に2か所の切断が起き，介在部が失われ，残りの2断片が融合する．
c．挿入：別の染色体由来の断片が挿入される．
d．不等交叉：相同染色体あるいは姉妹染色分体間での不等交叉により，重複あるいは欠失が起きる．
e．均衡型相互転座：各染色体が1か所で切断されたのち，セントロメアを含まない断片を交換する．
f．Robertson型転座：2本の端部着糸型染色体のセントロメア部で切断が起きたのち，長腕同士が融合し，2つの短腕は失われる．
g．環状染色体：染色体の短腕，長腕で1か所ずつ切断が起きたのち，両末端の断片が失われ，セントロメアを含む断片が環状化する．
h．逆位：paracentric inversion は同一腕で2か所の切断が起きて生じた染色体断片が180°向きを変えて同一染色体の切断部と結合する．
　　pericentric inversion は長腕と短腕で1か所ずつ切断が起き，その結果生じたセントロメアを含む断片が180°向きを変えて同一染色体の切断部と結合する．
i．イソ染色体：セントロメア部で横方向に切断されたのち，長腕，短腕のみからなる染色体が形成される．

トリソミー13/Patau症候群

出生15,000〜25,000に1の頻度でみられる．極めて重篤であり，生後1か月で半数は死亡する．性差はない．精神遅滞，成長遅延のほかに，先天性心疾患，兎唇口蓋裂，中枢神経奇形（小脳形成不全，嗅脳無形成など），虹彩の一部形成不全，多趾症などをみる．

常染色体欠失症候群

常染色体欠失症候群の中で疾患単位として最もよく確立されているのは，ネコ鳴き症候群 Cri du Chat syndrome（cat cry syndrome）である．子猫様の泣き声，小頭症，両眼開離，内眼角贅皮，耳介の下方付着，小顎症を伴う特徴的な顔貌を呈する．時に先天性心疾患を合併する．症例のほとんどは孤発例である．本症では5番染色体の1本に短腕の部分欠失がみられる．最近の研究により，本症は5p15領域の欠失によるハプロ不全によることが示唆されている．

微細欠失・重複症候群

microdeletion・duplication syndrome

隣接して存在する複数の遺伝子が染色体の微細欠失により失われるか，重複によりコピー数が増加することが原因と考えられる疾患である．欠失・重複の範囲が数百から数千キロ塩基対と小さいため，通常の細胞遺伝学的手法では明らかな染色体異常は認められない．しかし，高解像度 FISH（fluorescence *in situ* hybridization）法を用いることにより，微細な欠失や重複を証明することが

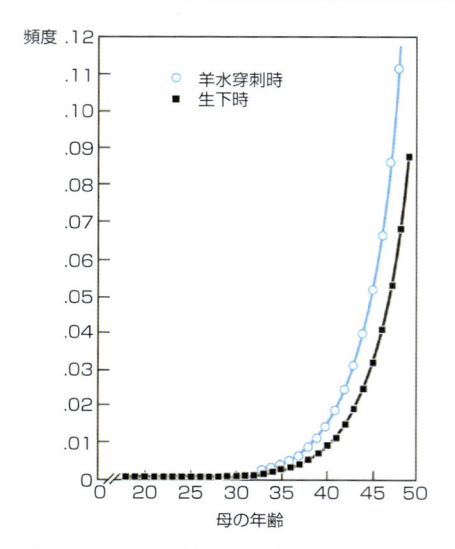

図 4-18　Down 症候群の発生頻度と母の年齢
羊水穿刺時と生下時における Down 症候群の発生頻度．
(Hook, E. B., Cross, P. K., and Schreinemachers, D. M.：JAMA, 249：2034-2038, 1983 による)

できる．多くの奇形症候群が微細欠失・重複症候群の概念で説明できることが明らかになりつつあり，注目を浴びている（表 4-8）．微細欠失では遺伝子が失われることによるハプロ不全，微細重複では遺伝子数が増えることによる遺伝子量のアンバランスが発症に関与すると考えられる．微細欠失・重複症候群は隣接遺伝子症候群 contiguous gene syndrome とも呼ばれる．

◆発生機序：微細欠失・重複は，反復配列，特にコピー数の少ない反復配列（low copy repeats：LCR）を介した組み換えによって生じると考えられる（図 4-20）．LCR を介した不等交叉が原因として重要である．

◆代表的な疾患：頻度の高い微細欠失・重複症候群としては，① 17p12 領域の微細重複による Charcot-Marie-Tooth 病 1A 型と同領域の微細欠失による HNLPP (hereditary neuropathy with liability to pressure palsy)，② 22q11.2 領域の微細欠失による 22 q11.2 微細欠失症候群と同領域の微細重複による 22q11.2 微細重複症候群がある．22 q11.2 微細欠失症候群は，DiGeorge 症候群あるいは velocardiofacial syndrome（VCFS：口蓋-心臓-顔症候群）とも呼ばれている．22 q11.2 微細欠失症候群の欠失領域には約 30 個の遺伝子が含まれているが，咽頭の発生を制御する転写因子をコードする *TBX1* 遺伝子のハプロ不全が本症候群の発症に重要と考えられている．

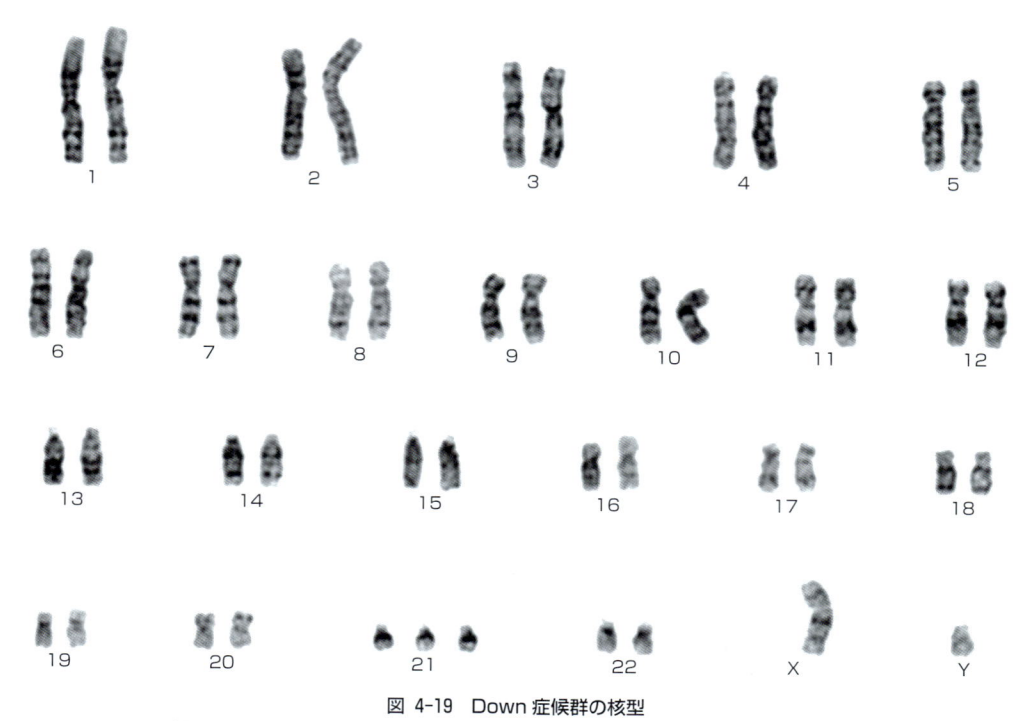

図 4-19　Down 症候群の核型
Down 症候群で最も一般的にみられるトリソミー 21 の核型を示す．図に示した核型は 47,XY＋21 である．
(写真提供：信州大学医学部　福嶋義光先生，同附属病院　松田和之先生)

表 4-8 LCR を介した組み換えによって生じる微細欠失・微細重複症候群

疾　患	欠失か重複か？	欠失・重複領域の局在	頻度	欠失・重複のサイズ	LCR の長さ
HNLPP	欠失	17p12	不明	1,400 kb	24 kb
Charcot-Marie-Tooth 病 1A 型（CMT1A）	重複	17p12	1：2,500	1,400 kb	24 kb
22q11.2 微細欠失症候群（DiGeorge 症候群，VCFS）	欠失	22q11.2	1：4,000	3,000 kb または 1,500 kb	200 kb
22q11.2 微細重複症候群（cat-eye 症候群）	重複	22q11.2	不明	3,000 kb	200 kb
Smith-Magenis 症候群	欠失	17p11.2	1：25,000	5,000 kb	200 kb
dup（17）（p11.2p11.2）	重複	17p11.2	不明	5,000 kb	200 kb
Prader-Willi 症候群，Angelman 症候群	欠失	15q11-q13	1：20,000	3,500 kb	400 kb
Williams 症候群	欠失	7q11.23	<1：20,000	1,600 kb	320 kb
von Recklinghausen 病（神経線維腫症 1 型）	欠失	17q11.2	<1：40,000	1,500 kb	100 kb
Sotos 症候群（脳性巨人症）	欠失	5q35	不明	2,000 kb	400 kb

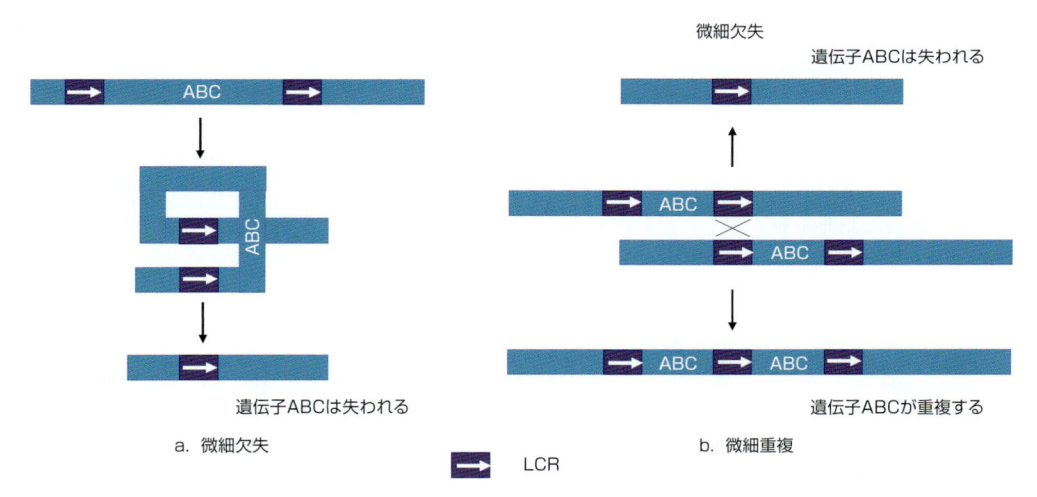

図 4-20　微細欠失・重複の発生機序

LCR（low copy repeat）は特定の染色体の特定の領域に数コピーのみ存在する反復配列である．反復配列単位のサイズは 24 kb から 400 kb に及ぶ．配列相同性の高い LCR が対合することにより組み換えが誘発されると，相互に隣り合って存在する遺伝子 ABC は欠失するか重複する．
　a．同一染色体内で LCR を介してループが形成されると微細欠失が生じる．
　b．相同染色体間で LCR を介して不等交叉が起きると，微細欠失か微細重複が生じる．一般に微細重複より微細欠失のほうが症状は重い．同一領域の微細欠失と微細重複により，異なった疾患が引き起こされる（**表 4-8**）．
(Morrow, B. E.：Microdeletions and microduplications：Mechanism. Nature Encyclopedia of the Human Genome, Volume 3, pp. 945-949 より改変)

3．性染色体の異常による疾患

　性染色体異常はヒトの遺伝性疾患の中で最も頻度の高いものの一つである．出生 400〜500 に 1 の頻度でなんらかの性染色体異常が認められるとされている．性染色体異常では常染色体異常と比べて，症状が軽いことが多い．この理由としては，Y 染色体上には少数の遺伝子しか存在せず，また X 染色体は 1 本を除いて不活化されるため，性染色体数に不均衡が生じても，遺伝子量に及ぼす影響が限定的であることがあげられる．主な性染色体異常疾患としては Klinefelter 症候群，XYY 症候群，トリソミー X，Turner 症候群がある（**図 4-21**）．Turner 症候群以外は出生時あるいは思春期前の診断は困難である．

クラインフェルター症候群 Klinefelter syndrome

男児出生1,000に対し1の頻度でみられる。患者は痩せていて背が高く、下肢が長い。精巣は発達が悪く、二次性徴も未発達である。ほとんどの場合、男性不妊となる。知能は軽度の低下をみることが多く、特に言語能力が低下することが多い。症例によっては、神経質、刺激性亢進、抑うつなどの精神症状を示す。患者の基本的な核型は47,XXYである（図4-22）が、15%は46,XY/47,XXYの核型をもつモザイクである。ほかにKlinefelter症候群の亜型としては、48,XXYY、48,XXXY、49,XXXXYなどが知られている。一般的に、X染色体の数が増えるほど、症状は重篤となる。

47,XYY症候群

男児出生1,000に対し1の頻度でみられる。父側の第2減数分裂において染色体不分離が起き、YYの染色体組成をもった精子がつくられるのが原因と考えられる。多くの場合、特別な症状を示さず、精巣機能の低下もない。一般の男子に比べて、身長が高いことが多く、行動異常や学習障害を示すことが多い。本症候群の男子は、性格が攻撃的で、暴力的な犯罪を犯しやすいとされてきたが、今日ではこのような考え方は疑問視されている。

Barr小体	女性	男性		
○	45,X (Turner)	46,XX (正常)	47,XYY	48,XYYY
◐	46,XX (正常)	47,XXY (Klinefelter)	48,XXYY	49,XXYYY
◐	47,XXX	48,XXXY	49,XXXYY	
◐	48,XXXX	49,XXXXY		
◐	49,XXXXX			

図 4-21　性染色体の数の異常とBarr小体と知能の関係
核膜に接してみられるBarr小体（性クロマチン）は不活化されたX染色体である。Barr小体の数はX染色体数から1を引いたものである。

　：精神遅滞または精神病を伴う染色体異常，　：一部の症例で精神遅滞，行動異常がみられる染色体異常．

トリソミーX

核型は47,XXXである。女児出生1,000に対し1の頻度でみられる。ほとんどの場合、特別な症状はなく、妊娠も可能である。学習障害、言語能力の発達遅延、行動異常がみられることもある。

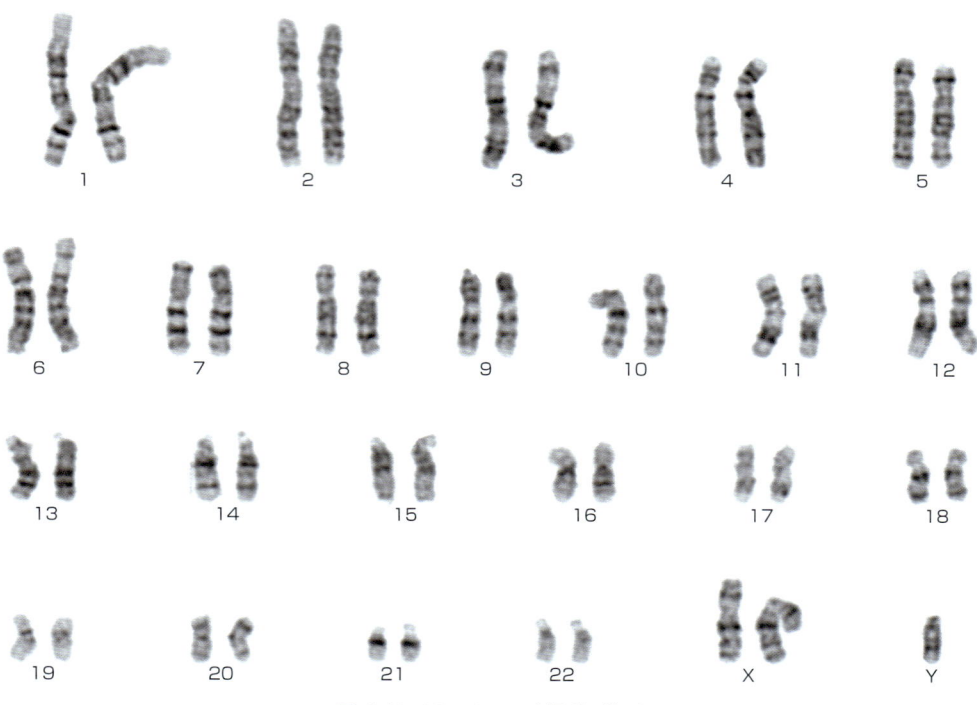

図 4-22　Klinefelter症候群の核型
Klinefelter症候群で最も一般的にみられる核型は47,XXYである。X染色体が1本多く存在する。
（写真提供：信州大学医学部　福嶋義光先生，同附属病院　松田和之先生）

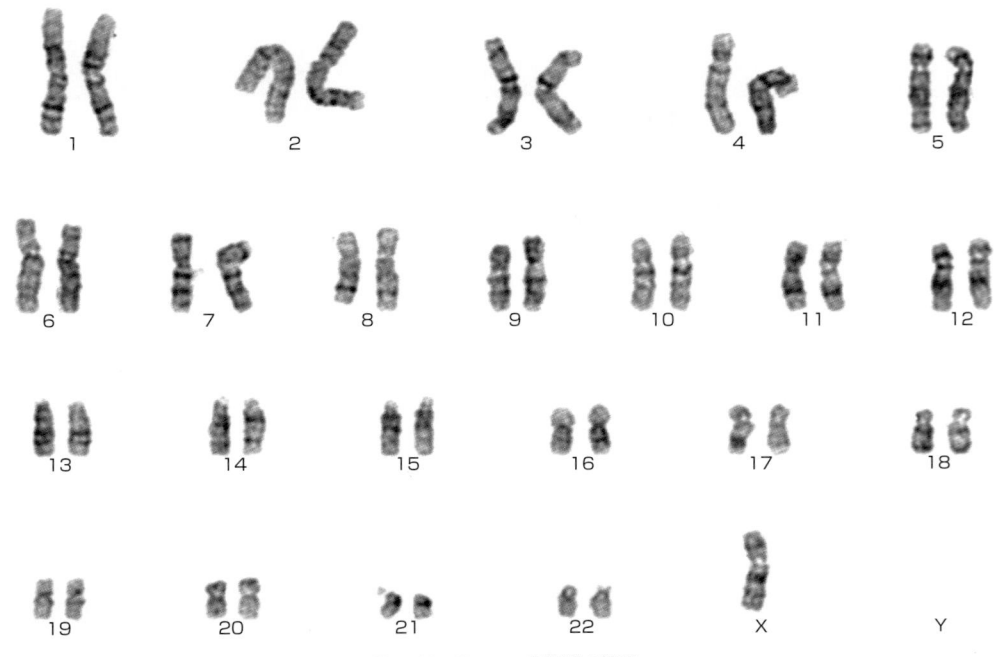

図 4-23 Turner症候群の核型
Turner症候群で最も一般的にみられる核型は45,Xである．X染色体が1本少ない．
（写真提供：信州大学医学部 福嶋義光先生，同附属病院 松田和之先生）

ターナー症候群 Turner syndrome

女児出生4,000に対し1の頻度でみられる．核型は45,Xが50%，45,Xモザイクが25%，46,X,i(Xq)が15%とされている（図4-23）．しかし，モザイク型の頻度は75%に達するとの報告もあり，核型が45,Xとされているものの中には相当数のモザイク型が含まれると推定される．45,X胎児の99%は自然流産で失われるが，出生を迎えることができた児の生命予後はよい．主な臨床症状は，小人症，線維組織のみからなる性腺（streak gonad），無月経，スフィンクス様顔貌，翼状頸，項部の被髪低位，楯状胸，乳嘴間開離，大動脈縮窄などである．知能は通常は正常であるが，約10%の症例では軽度の低下をみる．低身長はXp22.33に局在するSHOX (short stature homeobox) 遺伝子のハプロ不全による．

4．癌における染色体異常

癌でみられる染色体異常は，癌化した細胞に二次的に生じる変化と癌化に関連した（あるいは癌化の引き金となる）染色体変化に分けられる．後者のほとんどは細胞癌遺伝子 cellular oncogene（癌原遺伝子 proto-oncogene）あるいは癌抑制遺伝子 tumor suppressor geneの機能や発現に影響を与えるものである．

細胞癌遺伝子を活性化する染色体異常として，頻度が高いのは転座と逆位である．これらの染色体異常が細胞癌遺伝子を活性化する機序としては，①機能異常を有する融合遺伝子の形成，②異所性プロモーターによる転写活性化があげられる．前者の典型例は慢性骨髄性白血病における*BCR/ABL1*融合遺伝子である（図4-10）．異所性プロモーターによる転写活性化の典型例としては，細胞癌遺伝子が免疫グロブリン，T細胞レセプター遺伝子の近傍に転座することにより引き起こされるリンパ腫や白血病があげられる（表4-9）．一方，癌抑制遺伝子を不活化する染色体異常の主なものは欠失である．

5．染色体断裂症候群

染色体断裂症候群 chromosome breakage syndrome（染色体不安定症候群 chromosome instability syndrome）はDNA修復機構に欠陥があるために，ゲノムが不安定になる疾患群である（表4-10）．ほとんどは常染色体劣性遺伝性疾患である．患者の細胞を培養すると，高頻度に染色体の断裂，間隙gap形成，さらに疾患によっては姉妹染色分体交換 sister chromatid exchangeなどの構造変化が認められることから，この名

表 4-9　異所性プロモーターによる転写増強をもたらす転座の例

	染色体変化	脱制御の結果，発現が増強される遺伝子	転座に関与する免疫グロブリンあるいはT細胞レセプター座
B細胞起源			
Burkittリンパ腫	t (8；14)(q24；q32)	MYC	IGH@
	t (2；8)(p12；q24)	MYC	IGK@
	t (8；22)(q24；q11)	MYC	IGL@
濾胞性リンパ腫	t (14；18)(q32；q21)	BCL2	IGH@
	t (2；18)(p12；q21)	BCL2	IGK@
	t (18；22)(q21；q11)	BCL2	IGL@
T細胞起源			
T-ALL（pre-T-cell白血病・リンパ腫）	t (8；14)(q24；q11)	MYC	TRA@
	t (1；7)(p34；q35)	LCK	TRB@
	t (1；14)(p32；q11)	TAL1	TRD@
	t (7；11)(q35；p13)	LMO2	TRB@
	t (10；14)(q24；q11)	TLX1	TRD@

表 4-10　主な染色体断裂症候群

疾患	臨床症状	原因遺伝子	染色体局在	原因遺伝子の生理機能	染色体または細胞の高感受性	染色体不安定性	高発癌性
毛細血管拡張性運動失調症	小脳性運動失調症　毛細血管拡張　免疫不全	ATM	11q22-q23	DNA二重鎖切断に対する修復反応	電離放射線	断裂，間隙	悪性リンパ腫，白血病など
Bloom症候群	低身長，低体重　日光過敏性毛細血管拡張　免疫不全	BLM	15q26.1	DNAヘリカーゼ	紫外線　抗癌剤	姉妹染色分体交換，断裂，間隙	悪性リンパ腫，白血病など
Fanconi貧血	再生不良性貧血　骨格・泌尿器系の奇形　皮膚の色素沈着　低身長　小頭症　性器発育不全	FANCA FANCB FANCC FANCD1/BRCA2 FANCD2 FANCE FANCF FANCG/XRCC9 FANCI FANCJ/BRIP1 FANCL FANCM	16q24.3 Xp22.31 9q22.3 13q12.3 3p25.3 6p22-p21 11p15 9p13 15q25-q26 17q23 2p16.1 14q21.3	DNA鎖間の架橋修復	紫外線　抗癌剤	断裂，間隙，非相同染色分体交換	白血病，扁平上皮癌など
色素性乾皮症	日光過敏性皮膚炎	XPA XPB/ERCC3 XPC XPD/ERCC2 XPE/DDB2 XPF/ERCC4 XPG/ERCC5 XPV/POLH	9q22.3 2q21 3p25 19q13.2-q13.3 11p12-p11 16p13.3-p13.13 13q33 6p21.1-p12	ヌクレオチド，特にピリミジンダイマーの除去修復	紫外線（XPG群は電離放射線にも感受性）	断裂，間隙，姉妹染色分体交換（紫外線照射後）	皮膚癌（扁平上皮癌，基底細胞癌，悪性黒色腫）など
Nijmegen症候群	小頭症，発育遅滞　特異顔貌　免疫不全	NBS1	8q21	DNA二重鎖切断に対する修復反応	電離放射線	断裂，acentrics	悪性リンパ腫，白血病など

がある.毛細血管拡張性運動失調症 ataxia telangiectasia,Bloom 症候群,Fanconi 貧血,色素性乾皮症 xeroderma pigmentosum,Nijmegen 症候群などが代表的な疾患である.染色体断裂症候群は高発癌を特徴とする遺伝性疾患である.

◆参考文献
1) 新川詔夫,辻　省次,山村研一,中村祐輔,松田一郎:医科遺伝学.改訂第2版,南江堂,1999.
2) 松浦晃洋:遺伝子異常と疾患.ヒトゲノムの分子遺伝学.菊地浩吉（監修）吉木　敬,佐藤昇志,石倉　浩（編）:病態病理学.改訂17版,p.113〜129,南山堂,2004.
3) 脇坂明美:遺伝子異常と疾患.総論.菊地浩吉（監修）吉木　敬,佐藤昇志,石倉　浩（編）:病態病理学.改訂17版,p.130〜143,南山堂,2004.
4) 守内哲也:遺伝子異常と疾患.各論.菊地浩吉（監修）吉木　敬,佐藤昇志,石倉　浩（編）:病態病理学.改訂17版,p.144〜158,南山堂,2004.
5) 中村祐輔:ゲノム医学からゲノム医療へ.イラストで見るオーダーメイド医療の実際と創薬開発の新戦略,羊土社,2005.
6) 榊　佳之,笹月健彦,油谷浩幸（編）:ヒトゲノム　生命システムの理解と医学への展開.Molecular Medicine,Vol.41,臨時増刊号,中山書店,2004.
7) Strachan, T, Read, AP:Human Molecular Genetics, 3rd Ed, Garland Publishing, 2004.［邦訳　村松正實,小南　凌（監修）村松正實,笹月健彦,小南　凌,辻　省次（監訳）:ヒトの分子遺伝学　第3版,メディカル・サイエンス・インターナショナル,2005.］
8) Nussbaum RL, McInnes RR, Willard HF:Thompson & Thompson Genetics in Medicine, 7th Ed, Saunders Elsevier, Philadelphia, 2007.
9) Cooper DN (ed):Nature Encyclopedia of the Human Genetics. Vols. 1-4, Nature Publishing Group, London, 2003.
10) Scriver CR, Beaudet AL, Sly WS, Valle D:The Metabolic and Molecular Bases of Inherited Disease, 8th Ed, McGraw-Hill, New York, 2001.
11) Jones KL:Smith's Recognizable Patterns of Human Malformation. Elsevier-Saunders, Philadelphia, 2006.
12) Miller OJ, Therman E:Human Chromosomes. Springer-Verlag, New York, 2000.
13) Vogel F, Motulsky AG:Human Genetics:Problems and approaches. Springer-Verlag, New York, 1996.

第5章 環境と疾患

疾病の原因（病因 pathogenesis）は，内因 internal cause と外因 external cause に分けられる．内因は，病因が体内に内在する場合（素因 predisposition，遺伝 heredity）を指す．外因は原因が体外（環境 environment）から作用する結果，疾病（傷病 disorder）を生じる．代表的な外因性疾患・病態は，外傷，中毒と感染症である．

遺伝性疾患の発症に環境要因（外因）が関与する場合は少なくないし，感染症に遺伝的素因（内因）が関与することもある．また，内因性感染症を認識することは重要である．免疫異常症，動脈硬化，糖尿病，腫瘍など，多くの疾患では，内因と外因が相まって発症を規定する．

本章では，外因による疾病・異常のうち，感染症を除く病態について記述する．

A 大気汚染

大気汚染 air pollution は，人間の経済的・社会的活動や火山噴火などの自然災害によって大気が有害物質で汚染され，人の健康（特に目，呼吸器や皮膚），生活環境や動植物に悪影響が生じる状態を指す．人間の社会活動に伴う環境汚染の結果，いわゆる公害 environmental pollution が発生する．

1．大気汚染の因子

大気に浮遊し，大気を汚染する物質なら気体，液体，固体を問わない．スス（煤塵）・粉塵などの微粒子が空中を漂う煙とも霧ともつかない状態をスモッグと呼ぶ．室内で生じる吸入性体調不良はシックハウス症候群 sick building syndrome と称される．シックハウス症候群は，新築の住居内で，倦怠感，頭痛，めまい，湿疹，咽頭痛，呼吸困難が生じる一群の健康被害を指して呼ばれる．建物の建設や家具製造の際に利用される接着剤や塗料に含まれる有機溶剤，木材をシロアリから守る防腐剤から発生する揮発性有機化合物 volatile organic compounds（VOCs）が原因である．また，カビや微生物による空気汚染も関与する．

大気汚染の原因となる因子としては以下があげられる（表5-1）．

① 自動車やディーゼルエンジンの排気ガスに由来する

表 5-1 大気汚染の主な因子

因子	解説
浮遊微粒子状物質（SPM）	排気ガス由来の径 $10\ \mu m$ 以下の微粒子で，最初から粒子として排出される一次粒子のほか，ガス状物質が大気中で粒子化する二次生成粒子もある．粒径 $2.5\ \mu m$ 以下の SPM は微小粒子状物質（PM2.5）と呼ばれ，肺内に到達しやすく，健康への影響が大きい．
揮発性有機化合物（VOCs）	VOCs としては，トルエン，ベンゼン，フロン類，ジクロロメタンといった溶剤・燃料のほか，揮発性のホルムアルデヒド（ホルマリン）ガスの汚染も問題となる．これらは，シックハウス症候群や化学物質過敏症の原因として悪名高い．
硫黄化合物（SOx）	SOx は有機硫黄化合物（硫黄原子を含む有機化合物），すなわち，チオエーテル，チオール，スルホキシド，スルホン酸，スルフランなどの総称である．一般に不快な臭気を有し，生物が腐敗する過程や火山活動で自然生成する．大気汚染の原因としての SOx は亜硫酸ガス（二酸化硫黄）が主因であり，主に化石燃料が燃焼する際に発生する．合成繊維やタイヤの製造工程でも生成する．1960～1970 年代に問題となった四日市喘息の主因である．酸性雨の原因ともなる．
窒素酸化物（NOx）	一酸化窒素（NO），二酸化窒素（NO_2），亜酸化窒素（N_2O），三酸化二窒素（N_2O_3），四酸化二窒素（N_2O_4），五酸化二窒素（N_2O_5）などの窒素の酸化物の総称で，NOx（ノックス）とも呼ばれる．NOx は，高温高圧で物質が燃焼する時，空気中の酸素と窒素が反応して生じるが，化石燃料由来の窒素化合物から生じることが圧倒的に多い．主な発生源は，自動車の排気ガスである．亜酸化窒素は温室効果が高く，オゾン層の破壊の原因ともなる．

浮遊微粒子状物質 suspended particulate matter (SPM) や二酸化窒素（窒素化合物 NOx)

②工場からの排煙に由来する亜硫酸ガス（硫黄酸化物 SOx）や VOCs

③廃棄物の焼却排ガスに由来するダイオキシン類やスス

④建築物の解体に由来するアスベスト（石綿）

⑤自然由来：火山活動由来の粉塵や黄砂

また，強い酸化力をもつオゾンが光化学オキシダント photochemical oxidant として大気中の VOCs と反応して，アルデヒド，アクロレインや PAN (peroxiacetyl-nitrate) といった有害有機物が生成される．その結果生じる光化学スモッグ photochemical smog は夏に多く，日差しが強く風の弱い日に多い．日本では減少傾向にあるが，人体に対する影響は次のとおりである．

①目の刺激症状：異物感，流涙，痛み
②気道刺激症状：喉の痛み，咳嗽
③皮膚の発赤
④重症例では，呼吸困難，手足のしびれ，めまい，嘔吐，頭痛，発熱，意識障害

B 化学物質・薬物による傷害

1. 化学物質による傷害

エタノール中毒

1. **急性アルコール中毒**：適度のアルコール摂取は気分の高揚をもたらすが，高度の急性アルコール中毒では，エタノールによる呼吸中枢の麻痺で死にいたる．一気に大量のエタノールを摂取して，血中アルコール濃度が 0.4% を超えた場合，1〜2 時間で約半数が死亡する．

2. **アルコール依存症** alcoholism：慢性中毒はアルコール依存症で，薬物依存症の一種である．飲酒による精神的，肉体的な薬理作用に強くとらわれ，自らの意思で飲酒行動をコントロールできなくなり，強迫的に飲酒行為をくり返す精神疾患である．一部の人に，アルコール性肝疾患（脂肪肝，アルコール性肝炎，肝硬変），慢性膵炎，拡張型心筋症，ビタミン B_1 の欠乏による Wernicke-Korsakoff 症候群を引き起こす．ペラグラなどのほかの水溶性ビタミン欠乏症を随伴することもある．末梢神経障害（ニューロパチー）をきたす場合もある．アルコール依存症に肝硬変を伴う率は 30%（病歴が 15 年以上だと 50%）である．

3. **アセトアルデヒド脱水素酵素** acetaldehyde dehydrogenase (ALDH)：アセトアルデヒド脱水素酵素は，摂取したエタノールの代謝によって生じるアセトアルデヒドを酢酸に分解する四量体酵素で，肝細胞に含まれる．細胞質酵素である ALDH1 とミトコンドリア酵素である ALDH2 の 2 種がある．飲酒の際に生じるアセトアルデヒドは ALDH2 によって代謝される．517 個のアミノ酸よりなる ALDH2 は，487 番目のアミノ酸を決める塩基配列の違いによって，3 つの遺伝子型に分けられ，グアニンを 2 つもつ GG タイプ，グアニンの 1 つがアデニンに変化した AG タイプ，2 つともアデニンの AA タイプである．AG タイプのアセトアルデヒド分解能は GG タイプの 1/16 であり，AA タイプでは代謝能力がない．ALDH1 の発現には個人差がない．

アセトアルデヒドは毒性が強く，悪酔い・二日酔いの原因となる．AG タイプ・AA タイプの人は，酒に弱い（飲めない）．ALDH の遺伝子多型は人種によって出現率が異なる．日本人（モンゴロイド）の 45% が AG タイプ（酒に弱い），5% は AA タイプ（酒が飲めない）．これに対して，白人，黒人やオーストラリア原住民は GG タイプ（酒に強い）が圧倒的に多い．

最近，ALDH1 が正常および癌性幹細胞のよいマーカーとなることが明らかにされた点は大変興味深い．

たばこ中毒

1. **たばこ依存症**：習慣的喫煙によって精神的依存が深まって現れる状況をたばこ依存症という．たばこが手放せず，健康への悪影響がわかっていても，本数やペースの制御がきかない．日本人の喫煙率（2008 年）は 21.8%（男性：36.8%，女性：9.1%）である（厚生労働省 国民健康栄養調査）．喫煙者の半数以上がたばこ依存症となる．

2. **喫煙による健康被害**：重度の喫煙 smoking は，癌化（喉頭の扁平上皮癌，気管支由来の扁平上皮癌と小細胞癌，膀胱の尿路上皮癌），慢性閉塞性肺疾患（肺気腫，慢性気管支炎），粥状動脈硬化症や Bürger 病（閉塞性血栓性血管炎 thromboangiitis obliterans) のような閉塞性血管障害の原因となる．喫煙はさらに，狭心症・心筋梗塞の重要なリスクファクターとなる．

3. **Brinkman 指数**：「1 日の平均喫煙本数×喫煙年数」で表される数値を Brinkman 指数と呼ぶ．この数値が 400 を超えると癌発生のリスクが高まる．600 以上の人は肺癌の高危険群，1,200 以上では喉頭癌リスクが高まる．

4. **たばこ誤飲**：こどもの誤飲では，たばこの占める割合が高い．たばこに含まれるニコチンは，致死量が成人

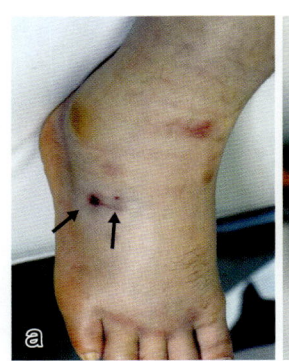

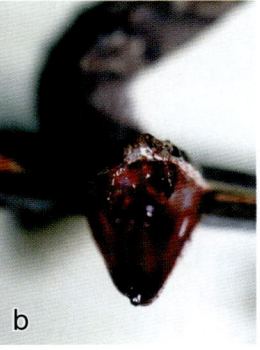

図 5-1 マムシ咬傷
マムシには毒牙が三角形の頭部の口の前方に2本あるため，傷口が2ヵ所になる．マムシ毒は出血毒であり，激痛とともに浮腫が広がる．
a. 咬まれた下肢　b. 咬んだマムシ

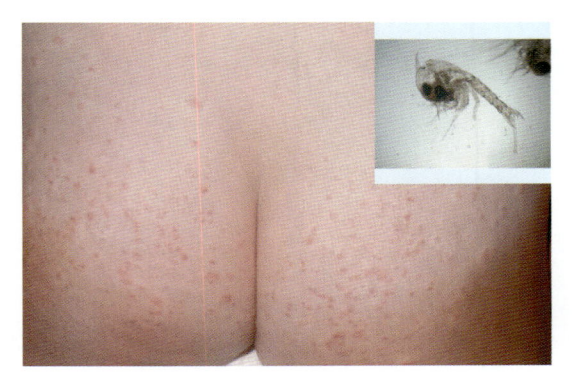

図 5-2 海水浴（プランクトン）皮膚炎
水着に覆われた皮膚に，痒みと痛みを伴う小丘疹を認める．右上：動物性プランクトンである1.5mm大のゾエア（カニ幼生）が針状のトゲで刺す．

で40～60mg，乳幼児で10～20mgと毒性が強い．紙巻きたばこ1本のニコチン含有量は乳児の致死量に匹敵する．

薬物中毒

　薬物依存症 substance dependence は，脳に直接作用する麻薬 narcotic drug と覚醒剤 stimulant に依存する状態を指し，一種の精神疾患ととらえられる．狭義には，法的に禁止されている薬物に対する依存症のことを指すことが多い．麻薬ではコカインとヘロインが，覚醒剤ではアンフェタミン，メタンフェタミンとエフェドリンが薬物依存（嗜癖 addiction）をきたす．覚醒剤は脳に作用して心身の働きを一時的に活性化する向精神薬の一種で，ドパミン作動性を示す．中毒症状は統合失調症に類似する．

　精神障害のほか，静脈注射による感染症（エイズ，肝炎，敗血症）をもたらすリスクが少なくない．

生物毒による中毒

1．毒ヘビ：日本にすむ毒ヘビはマムシ・ハブ・ヤマカガシの3種類である．いずれも出血毒をもち，プロトロンビンの活性化，血管内皮傷害，溶血を誘発する．咬まれた直後に激痛があり，内出血が拡大して患部が腫れあがる（**図5-1**）．ヤマカガシ毒は血小板に作用し，激しい痛みや腫れがない代わりに全身の皮下出血，内臓出血が生じる．治療は，抗毒素血清の投与が重要である．コブラやウミヘビなどのコブラ科の毒ヘビは神経毒を有し，しびれ，運動・知覚麻痺，呼吸困難をきたす．死亡率は出血毒より高い．

2．フグ毒：フグ科の魚類の皮膚や性腺はテトロドトキシンという耐熱性アルカロイド系神経毒を保有する．意識が明瞭なまま，運動麻痺が進行する．養殖されたトラフグは無毒である．フグは海洋細菌（ビブリオ属やアルテロモナス属）がつくるテトロドトキシンを体内に蓄積し，外敵がくると皮膚から分泌する．

3．海の生物：代表的な毒クラゲであるカツオノエボシ刺傷では，線状の水疱性皮疹が生じる．珊瑚礁を荒らすオニヒトデによる皮膚刺症では，広範囲の中毒性紅斑をきたす．夏の海岸で，水着に覆われた皮膚にチクチクする痒み・痛みを有する小丘疹が多発する「海水浴皮膚炎」は，エビ・カニの幼生ゾエア（動物性プランクトン）のトゲによる刺傷であり，プランクトン皮膚炎とも呼ばれる（**図5-2**）．水からあがったあとに発症する．

4．昆虫類：ヒトを刺すハチには，スズメバチ，アシナガバチ，ミツバチがある．スズメバチ刺傷では全身性アナフィラキシー反応で死亡する場合がある．ハチ毒には，ヒスタミン，ノルアドレナリンなどのアミン類に加えて，肥満細胞を刺激してヒスタミンを放出させる低分子ペプチドやホスホリパーゼ A_2・ヒアルロニダーゼといった酵素が含まれる．スズメバチやアシナガバチの毒にはマストパラン（アミノ酸14個のペプチド）が，ミツバチ毒にはメリチン（アミノ酸26個のペプチド）が含まれる．スズメバチは，わが国で最も多くの人命を奪う外来生物である．2003年の厚生労働省統計では，スズメバチの刺傷による死亡は24例，毒ヘビの咬傷による死亡は8例，クマやイヌなどの動物による死傷は17例だった．

　尾に毒針をもつサソリは，日本では南西諸島にのみ生息する．人命にかかわる猛毒をもつのは中東に生息するオブトサソリである．

　日本に生息する毒グモは，黒い腹部に赤い斑紋のあるセアカゴケグモ（オーストラリア産）とコマチグモであ

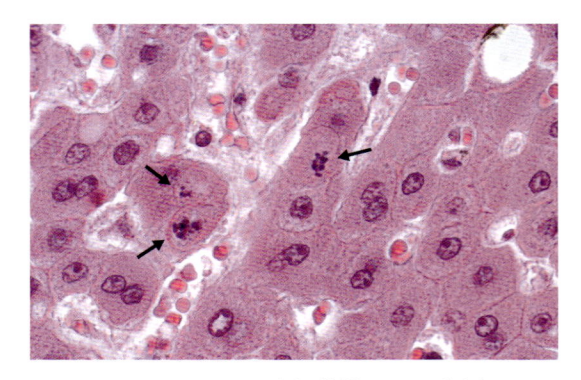

図 5-3　コルヒチン中毒（剖検肝の HE 染色）
微小管障害によって核分裂が中期で停止するために，肝細胞に核分裂像が観察できる（←）．

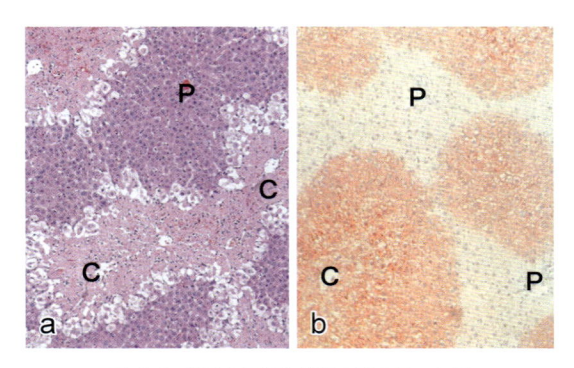

図 5-4　実験的四塩化炭素中毒のラット肝
小葉中心部（C）で傷害を受け壊死に陥った肝細胞に一致して，脂肪沈着が明らかである．ラジカル化した四塩化炭素によって生じた過酸化脂質の沈着を反映する所見である．P＝小葉周辺部．
a．HE 染色　b．脂肪染色

る．クモ毒の主たる生理活性成分はアミン類（ヒスタミン・セロトニン・ドパミン・ノルエピネフリン）である．

5．**毒キノコ**：大型キノコであるテングタケ類（タマゴテングタケ，シロタマゴテングタケ，ドクツルタケ）の中毒は重症で，激しいコレラ様下痢，腹痛，嘔吐に続いて肝障害，腎障害をきたす．発症までに 6 時間以上，通常 10 時間かかる．致死量は 1～2 本である．毒成分である α-アマニチンはアミノ酸 8 個の環状ペプチドで，RNA ポリメラーゼⅡ阻害の結果，蛋白質合成を抑制する．そのほか，モノメチルヒドラジン，コプリン，ムスカリンなどの毒成分を含む数多くの毒キノコがある．

6．**植物毒**：ケシ科，ナス科，マメ科，ユリ科などに有毒植物は数多い．トリカブトのアコニチン，彼岸花のリコリン，夾竹桃のオレアンドリン，漆のウルシオールなどが代表例である．有毒植物が薬草として使われることもある．タマネギはイヌには有毒である．

コルチカムは秋に球根から美しいピンク色の花を咲かせるユリ科の植物で，その名のとおり，球根，種子や葉に大量のコルヒチン colchicine が含まれる．コルヒチンは微小管障害により，核分裂を中期で停止させる（図 5-3）．その障害は核分裂の盛んな臓器において高度であり，消化管症状（水様性下痢）とリンパ装置の急性退縮が顕著である．神経細胞における軸索流にも影響が及ぶ．中毒量以下のコルヒチン（4～6 mg／日）は，従来，痛風の治療薬として広く用いられてきた．

その他の化学物質による中毒

1．**メタノール**：酸化されるとホルムアルデヒドが生じ，ただちにギ酸へと変換される．網膜の視細胞（桿体細胞）において，ホルムアルデヒドがスコトプシンと結合する結果，視力障害をきたす．

2．**一酸化炭素**：ヘモグロビンに対して酸素の 200 倍以上の親和性を示すため，不可逆的な低酸素性脳症をきたす．一酸化炭素は，火事や炭鉱事故のほか，家庭での木炭コンロの使用やガス湯沸かし器やストーブの不完全燃焼によって発生する．現在の都市ガスには一酸化炭素は含まれていない．一酸化炭素はミオグロビンとも強く結合する．死亡例の血液や内臓は鮮紅色を呈する．

3．**シアン（青酸）化合物**：自殺・他殺目的で青酸カリが服用される．シアン基はミトコンドリアのシトクロムオキシダーゼ活性を阻害する．青酸中毒死体の胃内容物は特有のアーモンド臭を放つ．血液は凝固せず，鮮紅色を呈する．

4．**クロロホルム・四塩化炭素**：ともに溶媒として用いられる液体である．クロロホルムは麻酔作用のあるトリクロルメタン（CCl_3），四塩化炭素はテトラクロルメタン（CCl_4）とも呼ばれる．肝に過酸化障害による脂肪化と小葉中心性壊死をもたらす（図 5-4）．薬物代謝酵素，シトクロム P450 によって代謝される過程で，反応性の高いラジカルが発生するため，四塩化炭素は特に強い肝細胞毒として作用する．代謝できない過酸化脂質が，薬物代謝酵素の多い小葉中心部に蓄積し，障害性を発揮する．

5．**エチレングリコール**：不凍液として使われるエチレングリコールによる中毒では，頻呼吸，肺水腫，チアノーゼとともに，急性尿細管壊死による腎不全をきたす．代謝過程で生じるシュウ酸カルシウム結晶が尿沈渣に大量に認められる．

6．**ノルマルヘキサン**：ノルマルヘキサンは，トルエンとともにシンナーの主成分である．慢性中毒は末梢神経障害をきたす．両下肢の脱力に始まり，四肢末梢部の感覚鈍麻をきたす．重症例では，筋萎縮による筋力低下をきたし，歩行障害を伴う．

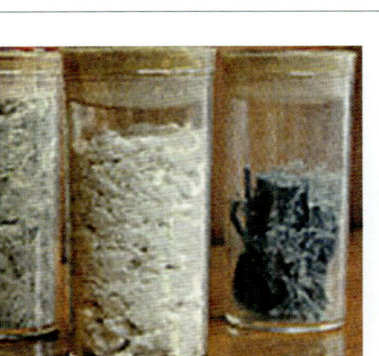

図 5-5 3種のアスベスト
左から、茶石綿（アモサイト）、白石綿（クリソタイル）、青石綿（クロシドライト）
発癌性は青石綿が最も高く、白石綿が最も低い。

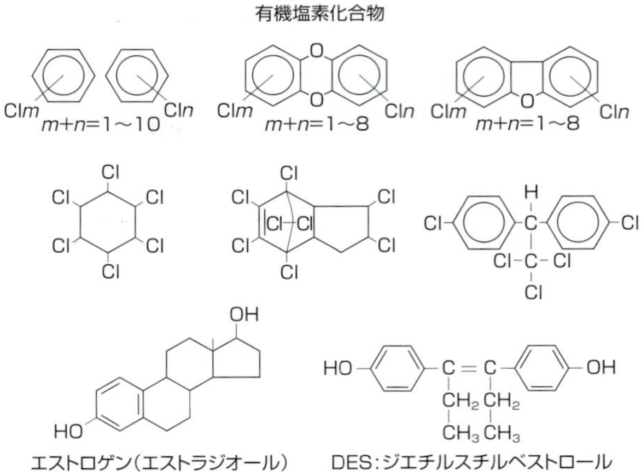

有機塩素化合物

図 5-6 主な内分泌攪乱物質（環境ホルモン）の化学構造式とエストラジオール
PCB：ポリ塩化ビフェニル，PCDD：ポリ塩化ジベンゾパラジオキシン，PCDF：ポリ塩化ジベンゾフラン，HCH（BHC）：六塩化ベンゼン，CHL：クロルデン（八塩化六水素メタノインデン），DDT：ジクロロジフェニルトリクロロエタン，エストロゲン（エストラジオール），DES：ジエチルスチルベストロール

7．**重金属（鉛，水銀，カドミウム，クロム，ヒ素）**：鉛中毒は赤血球障害（小球性貧血）と尿細管障害（Fanconi症候群）をきたす．末梢血で赤血球に好塩基性斑点を認める．無機水銀中毒は腎機能障害を，有機水銀（メチル水銀）中毒は水俣病（中枢神経障害）をもたらす．カドミウムの慢性中毒は富山県にみられた公害病であるイタイイタイ病の原因であり，骨障害と腎萎縮を伴う．六価クロム（重クロム酸）中毒は肺癌を，慢性ヒ素中毒は皮膚の扁平上皮癌を誘発する．

8．**パラコート，黄リン**：ともに自殺目的で服用されることがある．除草剤（青い液体）のパラコートを飲むと，肺胞が不可逆的に障害され，びまん性肺胞障害をきたす．殺鼠剤として黄リンを8〜10%含有する猫イラズの服用は，脂肪沈着と胆汁うっ滞を伴う中毒性肝障害をきたす．

9．**濃酸・濃アルカリ**：接触した皮膚や粘膜を腐蝕し，壊死・瘢痕化をもたらす．自殺目的で飲み込んだ場合，腐蝕性食道炎 corrosive esophagitis をきたし，瘢痕化によって難治性の食道狭窄にいたる．

10．**発癌性化学物質**：アフラトキシン aflatoxin（*Aspergillus flavus* 由来の毒素）は肝細胞癌，塩化ビニルは肝の血管肉腫，β-ナフチラミンとベンチジン（アニリン染料，すなわち芳香族アミン）は膀胱の尿路上皮癌の原因となる．ホルムアルデヒドにも発癌性が認められる．各種抗癌剤や免疫抑制薬にも発癌性が認定されている．

11．**粉塵・アスベスト**：粉塵は塵肺症 pneumoconiosis の原因となる．炭素粒子と遊離珪酸（鉱物の構成成分）が粉塵の主成分である．溶接工では酸化鉄が，セメント工では酸化カルシウムが問題となる．断熱材として用いられてきたアスベスト asbestos（石綿）の細線維の吸入は，塵肺症（アスベスト肺）に引き続いて，肺癌や胸膜悪性中皮腫を誘発する．アスベストは発癌性の高い順に，クロシドライト（青石綿），アモサイト（茶石綿），クリソタイル（白石綿），の3種に分けられる（図5-5）．

12．**毒ガス**：毒ガス poison gas は大量殺戮兵器として合成される（常温では液体）．マスタードガス（イペリット），VXガスとサリン sarin が有名である．サリンは強力な神経毒で，コリンエステラーゼ活性が非可逆的に阻害される．加水分解で無毒化されるため，水の撒布が有効である．

13．**内分泌攪乱物質（環境ホルモン）**：内分泌攪乱物質 endocrine disruptor は，エストロゲン類似作用あるいは抗アンドロゲン作用を示す人工化学物質の総称であり，環境ホルモン hormone-disrupting chemicals とも通称される．ポリ塩化ビフェニル（PCB），ダイオキシン類（PCDDとPCDFの総称），殺虫剤BHC，DDT，クロルデン，合成女性ホルモン剤のジエチルスチルベストロール（DES）など，70種以上が知られている（図5-6）．生殖機能異常，催奇形性，発癌性が問題となる．DESを投与された妊婦から産まれた女児が成長すると，腟に明細胞腺癌が発生する．これらの物質の多くはすでに製造が規制されているが，環境への残留が問題である．DDTは現在，マラリア対策に使用されている．ダイオキシンは塩素化合物の不完全燃焼により生じやすいため，焼却炉の整備基準（800℃以上での燃焼）が強化された．

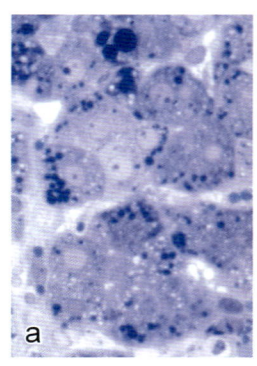

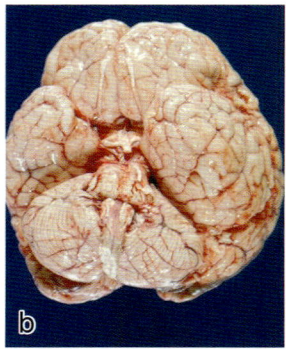

図 5-7 Reye 症候群（6 歳女児例）
小児に対する発熱時のアスピリン使用によって，肝細胞に小滴性脂肪化を認める（脂肪の小滴は青く染色されている）．脳は著しく腫脹している（急性脳症）．
a．肝の Toluidine blue 染色
b．脳の肉眼所見

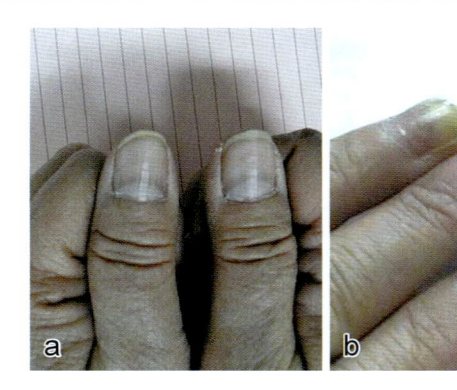

図 5-8 抗癌剤の副作用による爪の黒色化（a）と剥離（b）
手足の爪は抗癌剤に対する感受性が高い．爪の黒色化の頻度は高く，より高度の場合は無痛性に剥離する．

2．治療薬による副作用

　副作用 side effect とは，狭義には「医薬品の使用に伴って発現した有害な事象」を，広義には「医薬品の使用に伴って生じた治療目的に沿わない作用全般」を指す．直接的細胞傷害の場合とアレルギー反応による場合に大別される．

抗菌薬

1．共通の副作用：下痢（腸内細菌叢の変化による），肝・腎障害（肝で代謝され，腎から排出される），アレルギー反応（皮疹，めまい，ふらつき，アナフィラキシーショック）．
2．特定の副作用：難聴（ストレプトマイシン），視覚障害（エタンブトール），肝障害（リファンピシン），ニキビ様皮疹（イソニアジド），red neck syndrome（バンコマイシン），再生不良性貧血（クロラムフェニコール），痙攣・光毒性・横紋筋融解症（ニューキノロン），歯の着色（テトラサイクリン）など．
3．薬剤耐性菌の誘発：漫然と抗菌薬を使うと，耐性菌を誘発する．耐性遺伝子を含むプラスミドの伝播の場合と体性ゲノムの変異による場合がある．

スルホンアミド

　サルファ系薬剤で最も問題となるのは，過敏反応である．ビリルビンとアルブミンの結合を競合的に阻害するため，新生児黄疸を助長する．そのほか，免疫複合体病，腎結石，溶血性貧血，骨髄抑制をきたすことがある．

鎮痛解熱剤

1．非ステロイド系抗炎症薬：ジクロフェナクナトリウム，インドメタシン，メフェナム酸，スルピリンなどの非ステロイド性抗炎症薬 non-steroidal anti-inflammatory drugs（NSAIDs）は，プロスタグランジン合成酵素であるシクロオキシゲナーゼ（COX1，COX2）活性を可逆的に阻害する．COX1 阻害は胃粘膜障害，消化性潰瘍の副作用につながる．最近では，COX2 の選択的阻害薬が開発されている．NSAIDs は骨折の治癒を遅延させるとされる．
2．アスピリン：アセチルサリチル酸の副作用としては，消化性潰瘍とアレルギー反応（アスピリン喘息）が代表である．発熱した小児にアスピリンを投与すると誘発される Reye 症候群は，嘔吐，痙攣，意識障害，筋緊張低下で急性発症し，死亡率が高い（図5-7）．アスピリンは COX を不可逆的に阻害する結果，血小板機能が阻害されて，出血傾向が助長される．
3．フェナセチン：アニリン系の鎮痛解熱薬であるフェナセチンは，腎乳頭壊死による腎不全，腎盂の尿路上皮癌を誘発するため，現在は市販されていない．

抗癌剤・免疫抑制薬

1．抗癌剤：抗癌剤の副作用は正常状態で常に増殖をくり返している臓器・組織に生じやすい．すなわち，骨髄抑制による好中球・血小板の減少，消化管粘膜障害による嘔吐・下痢，子宮内膜障害による無月経のほか，毛囊や爪を含む皮膚の変化（脱毛，変形爪，色素沈着）があげられる（図5-8）．味覚異常も頻度の高い副作用である．晩期の副作用として，白血病などの悪性腫瘍の誘発

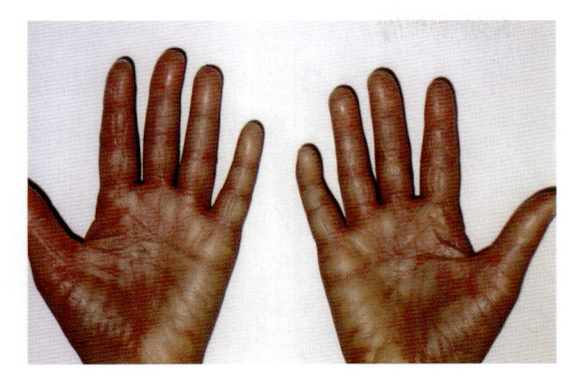

図 5-9 5-FU 系抗癌剤のカペシタビン投与で生じた手足症候群
手指および手掌の発赤が目立ち，しびれと知覚過敏を伴っている．足底にも同様の所見を認めた．

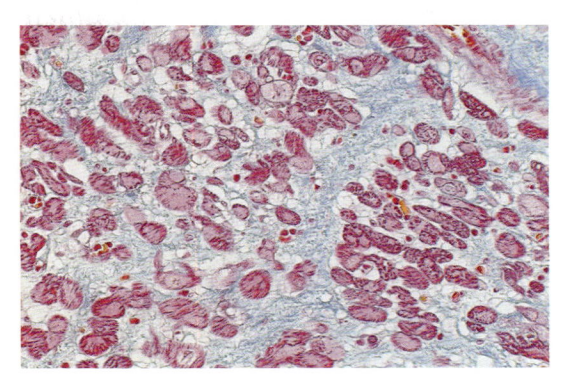

図 5-10 アドリアマイシン心筋症（Azan 染色）
アドリアマイシン投与後に心不全で死亡した白血病患者の心筋である．心筋間質が青く染色され，線維化を伴っていることがわかる．心筋線維内では，赤く染まる心筋細線維が減少し，細胞質がしばしば抜けてみえる．

があげられる．また，抗癌剤は無月経も誘発する．30代に生じた無月経は，化学療法の終了後に回復するが，40歳以降ではそのまま閉経する頻度が高い．

個別の抗癌剤に特徴的な副作用としては，5-フルオロウラシル（5-FU）系抗癌剤による手足症候群 hand-foot syndrome（図 5-9），パクリタキセルによる末梢神経障害（しびれ），アドリアマイシン心筋症（図 5-10），シスプラチン腎症，シクロホスファミド誘発出血性膀胱炎などがあげられる．

2．免疫抑制薬：カルシニューリン阻害作用のあるシクロスポリンとタクロリムス（FK-507）は，臓器移植後や自己免疫疾患の治療として用いられる．易感染性は宿命的な副作用である．前者は肝障害，腎障害，高血圧，脂質異常症，多毛をきたす．後者では，腎障害，高血糖，心不全，C 型肝炎の増悪が問題となる．

その他の薬剤

1．炭酸リチウム（躁病治療用の気分安定薬）：妊娠中に服用すると，胎児に心血管系奇形をきたすことがある．

2．向精神薬 major tranquilizer：統合失調症に対するフェノチアジン系向精神薬（ドパミン D_1 レセプター遮断作用あり）の内服治療早期に，横紋筋融解症を伴う「悪性症候群」をきたすことがある．ミオグロビン尿を伴う

急性腎不全とともに，高熱，意識障害，興奮状態，筋強直，振戦，発汗，頻脈，脱水症状を呈する．死亡率は 10% である．抗てんかん薬であるフェニトインの服用は，歯肉結合組織のポリープ状増殖をきたす．

3．ハロタン（吸入麻酔薬）：ハロタン吸入による劇症肝炎はアレルギー機序が関与し，短期間に続けてハロタン麻酔が行われた時に生じやすい．ハロタンの酸化的代謝により変化した肝細胞膜に対する IgG による障害が考えられている．最近では，肝障害の確率の低いイソフルランないしセボフルランが全身麻酔薬の主役になっている．

4．キノホルム（整腸剤）：薬害スモン（SMON，亜急性脊髄視神経症 subacute myelo-optico-neuropathy）の原因薬剤で，脊髄長索路と視神経が障害される．服用時，舌と便が緑色になるのが特徴である．最近，Alzheimer 病の治療薬として再注目を集めている（ビタミン B_{12} 投与により副作用を軽減できる）．

5．サリドマイド（催眠薬）：妊娠中の服用によって，薬害としての「アザラシ肢症」が発生した．わが国では製造・販売中止薬だが，最近，血管新生阻害作用が注目され，多発性骨髄腫，Hansen 病，エイズなどの治療薬として再評価されつつある．末期癌に伴う悪液質の改善作用も期待されている．

C 物理的傷害

物理的な要因での傷害には，外傷，骨折，窒息，熱傷，凍傷などや熱中症や放射線などによるものがあげられる．

外 傷

外傷 trauma は機械的外力による損傷であり，擦過傷，切創，刺創，裂創，銃創，咬創，挫傷，骨折などがある．

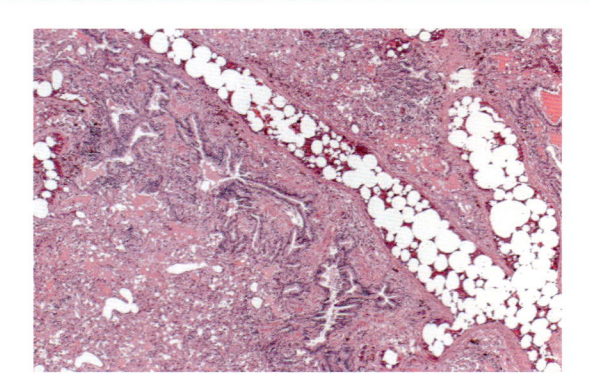

図 5-11　脂肪塞栓症候群（肺の HE 染色）
肺動脈枝から肺胞隔壁の毛細血管まで，血管腔内に多数の脂肪滴が塞栓している．急激な呼吸困難を説明できる所見である．

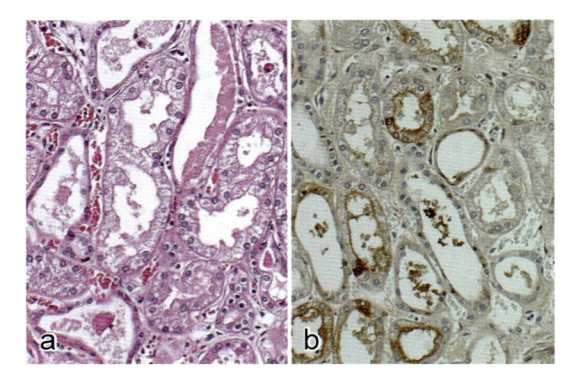

図 5-12　挫滅症候群（腎）
腎尿細管内に，好酸性のヘム円柱（顆粒円柱）が観察される．円柱成分と尿細管上皮の一部（再吸収像）にミオグロビン抗原が褐色に陽性である．横紋筋融解に続発した尿細管毒性が示されている．
a．HE 染色
b．ミオグロビン免疫染色

　鈍器による外傷性内臓損傷は，以下の 3 つに大別される．

　① 頭部損傷（脳挫傷）：衝撃を受けた側の脳に生じる損傷 coup injury と衝撃と反対側の損傷 contrecoup injury がある．

　② 腹部損傷：脾破裂，肝破裂（腹腔内出血），腸破裂（化膿性腹膜炎）

　③ 胸部損傷：血胸 hemothorax および気胸 pneumothorax，そのほか，鋭利なものによる外傷である切創と刺創，および銃創 gunshot wounds があげられる．

　外傷による死因としては，以下の 6 つが重要である．

　① 体腔への大量出血
　② 頭部外傷による脳挫傷
　③ 骨盤骨折に続発する脂肪塞栓
　④ 内臓破裂
　⑤ 二次感染
　⑥ 挫滅症候群による急性腎不全

1．脂肪塞栓症候群 fat embolism syndrome：本症候群は広範な軟部組織損傷を伴う大腿骨や骨盤骨の多発骨折に際して，遊離した脂肪滴が肺の微小血管に広範に塞栓する緊急性の高い病態である（図 5-11）．骨折後，半日〜3 日で急激に生じる急性呼吸窮迫症候群（低酸素血症，頻呼吸，呼吸困難，頻脈），意識障害（不穏，興奮，失見当識），血小板減少を伴う結膜・皮膚の点状出血が特徴で，発熱，赤沈亢進，血中リパーゼ高値を伴う．胸部 X 線上，両側びまん性浸潤影を呈する．出血性ショックを随伴しやすい．発症機序は以下のとおりである．① 骨折した骨髄から脂肪滴が血液中に流入し，遊離脂肪滴はリパーゼにより加水分解される．② 出血，浮腫による循環血液量の減少が持続し，カテコールアミンが過剰分泌される．③ その結果，脂肪酸の過剰動員がもたらされる．④ 遊離脂肪酸が血管内皮を傷害し，血液凝固を促進して成人呼吸窮迫症候群をきたす．

2．挫滅症候群 crash syndrome：震災などの大災害の際に，建物の下敷きとなって四肢の横紋筋が外傷性に融解する病態が挫滅症候群である．横紋筋から血中に遊出したミオグロビン（ヘムを含む"赤い"蛋白質）が尿細管を傷害する（図 5-12）．肉眼的血尿を呈するが，尿沈渣に赤血球を欠く．遠位尿細管内腔に好酸性顆粒状物質（ヘム円柱）が貯留する．ミオグロビンは，多発性骨髄腫でみられる Bence Jones 蛋白質と並んで，尿細管毒性の高い内因性物質である．横紋筋融解は，アルコール摂取，薬剤（特に，脂質異常症に対するスタチン系薬剤とフィブラート系薬剤の併用が有名），低カリウム血症や向精神薬による悪性症候群でも誘発される．

骨　折 fracture

　骨折とは，直達性ないし介達性の外力により骨が変形・破壊する外傷を指す．外傷を受けやすい鎖骨，肋骨，指骨，鼻骨，尾骨，橈骨，尺骨，脛骨，腓骨が特に骨折しやすい．原因から，外傷骨折，疲労骨折，病的骨折に分類される．疲労骨折では，健康な骨に対してくり返し外力が加わり，一度あたりの外力は骨の耐久度以下にもかかわらず，不全骨折（亀裂骨折）が生じる．疾病によって骨の健康性が失われたことに起因する骨折は病的骨折と呼ばれる．骨粗鬆症 osteoporosis に続発する脊椎圧迫骨折や大腿骨頚部骨折に加えて，骨腫瘍（原発性ないし転移性）による骨の脆弱化が原因となる病的骨折も少なくない．

　骨折部が体外に開放されている状態を開放骨折（複雑

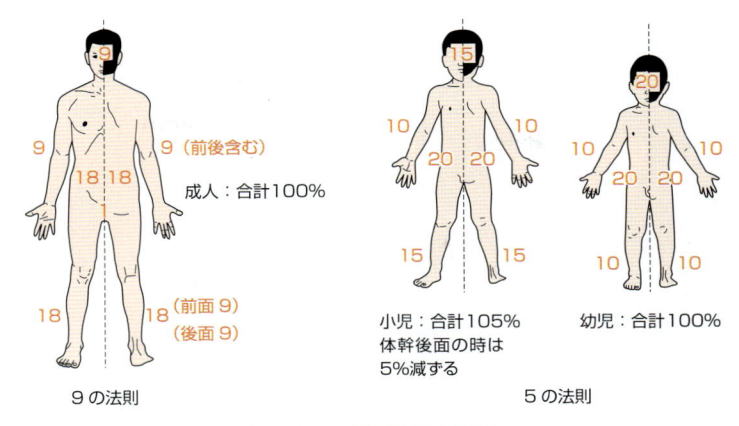

図 5-13　広範囲熱傷の評価法
熱傷面積の推測に，幼児・小児の場合は5の法則（Blockerの法則），成人では9の法則（Wallaceの法則）が用いられる．

骨折）と呼び，感染リスクが高く，難治性である．死亡率の高い脂肪塞栓症候群についてはすでに述べた．

窒　息 suffocation

窒息とは，呼吸が阻害されることによって血液中のガス交換ができず，血中の酸素濃度が低下，二酸化炭素濃度が上昇して，重要組織に機能障害が生じる状態を指す．呼吸困難→チアノーゼ→呼吸停止の経過をとる．人工的な鼻や口の閉鎖，餅などの異物による気道の閉鎖，溺死，生き埋め，空気中の酸素欠乏などが原因となる．そのほか，薬物などによる呼吸筋麻痺や痙攣でも窒息する．窒息死体には共通して，血液の非凝固性，内臓のうっ血，粘膜や皮膚の溢血（いっけつ），死斑の増大がみられる．

熱　傷（火傷 burn）

高温による組織傷害は熱傷である．程度に応じて，第1度から第4度に分類される．第1度は皮膚の紅斑，第2度は水疱・びらん，第3度は壊死，第4度は炭化をきたす．第3度以上では瘢痕を残す．

熱傷面積が成人で30％以上，小児で10％以上は重症であり，放置すると熱傷ショックとなる．第3度熱傷が10％以上あれば重症である．気道熱傷が併発した場合，あるいは顔面・手足の第3度熱傷の場合は10％以下でも重症と判定する．受傷後48時間以内はショック期（乏尿期）で，循環血液量の低下による急性腎不全，広範囲の熱作用で赤血球が破壊された結果生じるヘモグロビン尿（赤色尿），代謝性アシドーシスを認める．気道熱傷があると換気不全を生じる．胃・十二指腸の出血性びらん・潰瘍（Curling潰瘍）がしばしば合併する．

受傷後3～7日はショック離脱期，その後3週までは感染期（緑膿菌による二次感染のリスクが高い），3週以降は回復期となる．最初の48時間以内の管理が重要である．一般に，熱傷面積が50％を超えると半数が死亡する．

広範囲熱傷の場合，治療戦略上ならびに予後判定上，熱傷面積を推定することが重要である．算出方法として，幼児および小児の場合は5の法則（Blockerの法則），成人の場合は9の法則（Wallaceの法則）を用いる（**図5-13**）．

凍　傷 frostbite

低温傷害は凍傷と称され，通常，−4℃以下の凍結温度にさらされた時に生じる．主に，体の露出部（手指，足指，耳介，鼻翼）が侵される．凍傷は組織の凍結を伴うが，組織の凍結を伴わない場合は凍瘡（しもやけ）と呼ぶ．風力が強い，湿度が高い，曝露時間が長い，服装が軽装である場合に凍傷が発症しやすくなる．栄養状態の悪い人や高齢者も発症しやすく，飲酒や過労は発症を促進する．全身の低体温が進行し，体温が33℃以下になると，意識障害や呼吸循環障害が現れ，28℃以下になると致死的な不整脈である心室細動が生じて，死にいたる（凍死 death from cold）．

凍死死体では，左右心室血の色調の差が明瞭で，暗赤色の右心血に対して左心血は鮮紅色を保つ（**図5-14**）．これは，低温状態でヘモグロビンと酸素の親和性が増して，死後も動脈血中に酸素化ヘモグロビンが保たれることが成因である．死斑も鮮紅色を呈する．

熱中症 hyperthermia

熱中症（熱射病 heat stroke）は，外気の高温・多湿が

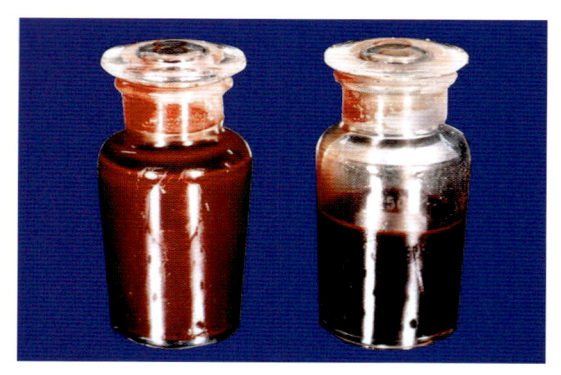

図 5-14 凍死死体の心臓血（左：左心血，右：右心血）
低温状態だと，酸素化ヘモグロビンからの酸素の解離が抑えられるため，左心血は鮮紅色のままに保たれるのが特徴である．

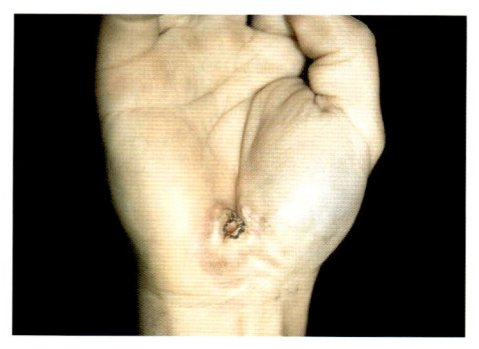

図 5-15 感電死にみられた電流斑
手の平にみられた電流通過に伴う熱傷創（電流斑）．楕円形〜不定形で，中央部が陥凹して周囲が隆起している．

原因となって生じる病態（高温傷害）の総称である．高度の発汗による脱水で電解質のアンバランスが生じて，高体温とショック状態を呈する．体温が 40℃ 以上に上昇し，発汗がなく，皮膚は乾燥する．高度の意識障害を伴う．緊急入院による速やかな冷却療法が必要である．視床下部の温熱中枢が障害され，体温調節機能が失われる．幼児，高齢者や肥満者が罹患しやすい．

発熱を欠く軽度の熱中症を熱失神ないし熱痙攣，39℃ までの発熱を伴うが発汗のある中等症を熱疲労と呼びわけることがある．

電流・紫外線・放射線による傷害

電流による損傷は，電流が体内を通り抜ける際に生じる（感電 electrocution）．致命的な損傷は，通常，電流が脳または心を通過することに基づく．電流の進入部と出口の皮膚に一致して，小水疱形成を伴う電流斑 current mark が認められる（図 5-15）．

紫外線 ultraviolet rays は日焼け（紅斑）の原因となる．重症例では水疱形成を伴う．日光性角化症（皮膚の前癌病変），扁平上皮癌，基底細胞癌，悪性黒色腫の誘因となる．

電離放射線 ionizing radiation による傷害は，X 線被曝，放射性廃棄物，核爆発などの放射能汚染で発生する．フリー・ラジカルが，DNA や細胞膜などの重要な細胞構成要素を傷害する．皮膚傷害（皮膚炎，潰瘍形成，脱毛），急性および慢性の間質性肺病変・肺線維症，胃腸粘膜傷害，骨髄抑制（白血球減少と血小板減少），腫瘍化（急性骨髄性白血病，皮膚癌，甲状腺癌，肺癌など）が主な局所病変である．

リンパ系細胞，造血系細胞，精祖細胞，消化管粘膜上皮細胞，表皮細胞，毛囊細胞や急速に増殖する腫瘍細胞など核分裂の盛んな"増殖性細胞"は放射線感受性が特に高く，傷害はこれらの臓器・組織に顕著に現れる．

その他の物理的傷害

1. **潜函病** caisson disease：潜函病は急性減圧症候群とも呼ばれる．潜函作業やスキューバダイビングで水面下の高気圧環境下にいた人が，地上・水面に急にあがることで急激な圧低下に曝された場合に発生する．高圧下では，血液や脂肪に融解した窒素が，環境圧の急激な低下によって気泡化して毛細血管を閉塞する．皮膚症状（痒み，浮腫，紅斑），筋肉痛，関節痛を生じるⅠ型と，意識障害や下半身の知覚障害・麻痺，呼吸困難，聴力障害を示すⅡ型に分類される．

2. **高山病** altitude sickness：高山病は，吸入酸素分圧の低下に基づく低酸素血症を原因とする病態である．標高 2,400 m 以上の高山では空気が薄く，低酸素状態に陥りやすい．数時間で発症するが，1〜数日後には自然消失する．症状は，頭痛，吐気，眠気，めまいである．手足の浮腫，睡眠障害，運動失調が現れる場合もある．重症の場合，高地脳浮腫や高地肺水腫をきたして死にいたる．

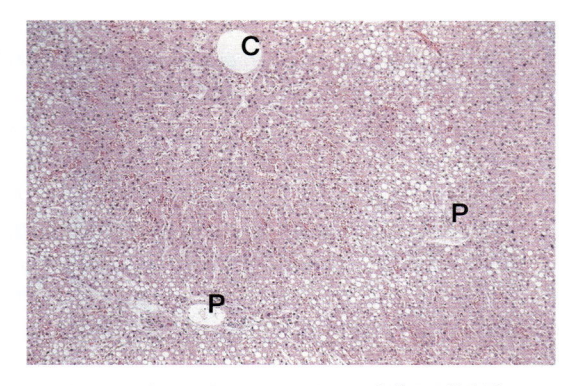

図 5-16　クワシオルコルにみられた小葉周辺性脂肪肝
　　　　　（HE 染色）
小葉周辺域（P）に分布する肝細胞の細胞質内に，大滴性脂肪化が観察される．飢餓時に特徴的な変化である．C＝中心静脈．

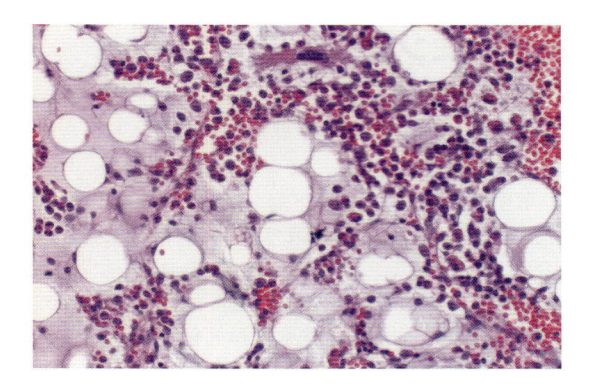

図 5-17　悪液質に伴う脂肪組織の漿液性萎縮
　　　　　（骨髄の HE 染色）
脂肪細胞の脂肪滴が小型化し，細胞周囲に弱好塩基性に染まるムコ多糖類が蓄積する．細胞内にはグリコーゲンがたまる．肉眼的に脂肪組織はゼリー状を呈する．

D 栄養障害

1．栄養失調

　主として途上国の小児にみられる低栄養状態 malnutrition には，マラスムスとクワシオルコルの２種がある．

マラスムス marasmus

　すべての栄養素，なかでも蛋白質とカロリーの著しい欠乏に起因する．しばしば，ビタミン欠乏を合併する．主に１歳までの乳児にみられる．全身性の著しい衰弱，老人様顔貌，高度の発育障害，著明な体重減少が認められる．血清アルブミンは保たれ，浮腫は生じない．若年女性の神経性食思不振症でもみられる．

クワシオルコル kwashiorkor

　カロリー摂取が十分であるにもかかわらず，蛋白質摂取が不足することで生じる．成長遅延と筋肉の消耗が特徴で，皮下脂肪は保持される．１歳以上の幼児にみられる．低身長，筋力低下に加えて，顔・腕・手足の浮腫，肝腫大（小葉周辺性脂肪肝，図 5-16）と腹水貯留による腹部膨隆，細い毛髪，歯牙脱落，無気力を認める．同様の病態は，敗血症，手術後，外傷後，熱傷後に生じることもある．

悪液質 cachexia

　悪液質は，癌や慢性消耗性疾患の末期にみられる極端なやせ状態（るいそう emaciation）である．いわゆる Hippocrates 顔貌，眼瞼や下腿の浮腫，貧血，皮膚の色素沈着，内臓（心，肝）へのリポフスチン沈着（褐色萎縮），脂肪組織の漿液性萎縮 serous atrophy（図 5-17）を認める．

　癌性悪液質の場合，癌細胞が体に必要な栄養素を奪いとるとともに，癌細胞の増殖や転移による臓器破壊や機械的圧迫が生じ，さらに，癌組織から毒作用を有する物質（トキシホルモン）が分泌されるため，低栄養状態が助長される．

飢餓状態における小葉周辺性脂肪肝

　過栄養・肥満による脂肪肝が主として小葉中心性あるいはびまん性に生じるのに対して，るいそう・飢餓による低栄養性脂肪肝は小葉周辺性に生じる．理由を解説する．

　酸素分圧の高い小葉周辺部の肝細胞は一般に代謝が盛んである．酸素を利用する代謝過程ではフリー・ラジカルの形成が避けられない．毒性の高いラジカルの受け皿として不飽和脂質が働き，結果として脂質過酸化が生じる．脂質過酸化物を代謝可能なヒドロキシ化合物に還元する酵素としてグルタチオン・ペルオキシダーゼがある．本酵素の活性は小葉周辺部肝細胞に高い．低栄養ないし蛋白合成阻害状態ではグルタチオン・ペルオキシダーゼ産生が抑制されるため，代謝活性の高い小葉周辺部を中心に過酸化を受けた（代謝が阻害された）脂肪成分が蓄積する．

2．ビタミンの欠乏

水溶性ビタミン欠乏症

　ビタミンB群は水溶性と炭水化物代謝にかかわる補酵素が共通の特徴である．ビタミンB群欠乏は，共通して，著明な舌炎，皮膚炎，下痢を伴う．ビタミンB_1は特に代謝が早いため，経口摂取できずに経静脈栄養を行う場合は，総合ビタミン剤の点滴液への添加が必須となる．

1．ビタミンB_1（チアミン）欠乏症：急性欠乏症は脚気（末梢神経障害，拡張型心筋症＝脚気心 beriberi heart）である．慢性欠乏症は慢性アルコール中毒にみられ，視床下部乳頭体の萎縮によるWernicke-Korsakoff症候群（錯乱，失調，眼筋麻痺，記憶喪失と作話症）を呈する．

2．ビタミンB_2（リボフラビン）欠乏症：脂漏性皮膚炎，口角炎，舌炎，角膜血管新生を示す．

3．ビタミンB_3（ナイアシン）欠乏症：ペラグラ pellagra を発症する．認知症 dementia，露出部の日光過敏性皮膚炎 dermatitis，下痢 diarrhea の"3D"が特徴である．トウモロコシを主食とする南米に多い病態である．

4．ビタミンB_6（ピリドキシン）欠乏症：ビタミンB_2欠乏症の症状に類似する．慢性アルコール中毒，イソニコチン酸ヒドラジド（抗結核薬）服用者，ホモシスチン尿症，ピリドキシン反応性貧血に随伴する．

5．ビタミンB_{12}（コバラミン）欠乏症：脊髄傷害（亜急性連合性脊髄変性症：側索と後索の傷害）を伴う巨赤芽球性貧血（悪性貧血）が特徴である．ビタミンB_{12}の吸収には，胃底腺壁細胞が分泌する内因子 intrinsic factor が必須である．抗壁細胞抗体陽性の自己免疫性胃体部胃炎を随伴する．胃全摘後にも生じる．ほかのビタミン欠乏症と異なり，アルコール中毒症などの栄養失調を原因としない（ビタミンB_{12}は動物性食品にのみ含まれる）．

6．葉酸欠乏症：葉酸 folic acid が欠乏すると，巨赤芽球性貧血を呈するが，神経障害はみられない．アルコール中毒者や過度のダイエット施行者にみられる．妊娠や葉酸拮抗薬服用に伴うこともある．妊娠中に葉酸が不足すると，胎児に神経管閉鎖障害が生じる．軽症例では脊椎二分症が，中等症では髄膜瘤が，重症例では無脳症がもたらされる．妊娠初期の葉酸補充によって，こうした神経管異常症は予防できる．

7．ビタミンC（アスコルビン酸）欠乏症：膠原線維や類骨基質の形成不全を伴う壊血病 scurvy を呈する．筋肉・関節・骨の痛み，歯肉の腫脹と出血，骨膜下出血，毛嚢周囲の点状出血が特徴である．

脂溶性ビタミン欠乏症

　脂溶性ビタミン欠乏症は，栄養失調，腸管の吸収不良症候群，膵外分泌機能不全症，胆管閉塞が原因となる．脂肪吸収不良を随伴する．

1．ビタミンA欠乏症：網膜色素細胞のロドプシン不足による夜盲症，気管・気管支・腎盂（しばしば腎結石を伴う）・結膜・涙管上皮の扁平上皮化生を呈する．ドライアイ，角膜軟化症を合併する．

2．ビタミンD欠乏症：小児ではくる病 rickets，成人では骨軟化症 osteomalacia を発症する．両者ともに，類骨基質へのカルシウム沈着不足が原因である．長期にわたる抗痙攣薬の服用により肝内でビタミンDが不活型に変わり，胆汁中・尿中へと排泄されることが，くる病の原因となる場合がある．

3．ビタミンE欠乏症：明確な欠乏症は知られていない．

4．ビタミンK欠乏症：新生児出血性疾患（新生児メレナ neonatal melena）をきたし，脳内出血で死亡することがある．ビタミンKは，肝細胞における血液凝固因子Ⅱ，Ⅶ，Ⅸ，Ⅹの生成に関与する．

3．脂溶性ビタミン過剰症

　ビタミンAとビタミンDに過剰症が生じる．ビタミン製剤の過剰摂取による．ビタミンA過剰症は脱毛，肝機能障害，骨変化を示す．ビタミンD過剰症は，小児に成長遅延を，成人では高カルシウム尿症，腎石灰沈着症，腎結石をもたらす．

　一方，水溶性ビタミンに過剰症はないが，ビタミンCの過剰摂取によりシュウ酸ナトリウムが大量に尿中に排泄される結果，尿路結石（シュウ酸結石）の頻度が増す可能性がある．

4．肥　満

　肥満 obesity は，正常状態に比べて体重が多い状態，ないし体脂肪が過剰に蓄積した状態を指す．体質性の場合と症候性（二次性）の場合に分類できる．症候性肥満の原因疾患としては，Cushing症候群，視床下部性肥満，甲状腺機能低下症，偽性副甲状腺機能低下症，多嚢胞性卵巣症候群があげられる．

肥満の指標

　肥満の指標として，ボディマス指数 body mass index（BMI）がよく用いられる．体重（kg表示）を身長（m表示）の二乗で割った数字である．BMI＝22が標準（理想）とされ，18.5未満を低体重，25以上を過体重，30以上を肥満と呼ぶことが多い．CTやMRIを用いて体脂肪率を測定すると，男性では15〜19％，女性では20〜25％となる．これを下回ると低脂肪，上回ると肥満であ

る．また，腹囲÷身長＞0.5 だと動脈硬化になりやすい（虎ノ門病院指標）．

内臓脂肪型肥満と皮下脂肪型肥満
visceral fat obesity, subcutaneous fat obesity

生活習慣病 adult disease のリスクが高まるのは脂肪が主として内臓（腸間膜や後腹膜）に蓄積する内臓脂肪型肥満である．殿部や腰といった皮下組織に脂肪細胞が増える皮下脂肪型肥満は女性に多く，生活習慣病にはなりにくい．しかし，乳癌や子宮体癌，関節痛や月経異常，無毛症（陰毛が乏しい）に罹患しやすい．小児期の肥満は脂肪細胞数の増加を伴い，再発しやすい．

肥満の合併症

1. **内臓脂肪型肥満**：生活習慣病（脂質異常症，高血圧，動脈硬化症，2型糖尿病，脂肪肝・非アルコール性脂肪性肝炎），変形性膝関節症，睡眠時無呼吸症候群
2. **皮下脂肪型肥満**：睡眠時無呼吸症候群，変形性膝関節症，胸郭変形（漏斗胸），頻尿，痔核，無毛症・無月経・不妊症（特に小児期の肥満），癌（乳癌，卵巣癌，子宮体癌）

メタボリック症候群

生活習慣病の予防の目的で考えられた基準である．腹囲を基準とすることがメタボリック症候群 metabolic syndrome の特徴である．内臓脂肪型肥満（腹囲増加）に，高血糖，高血圧，脂質異常症のうちの2つを合併した状態を指す（別名：インスリン抵抗性症候群，死の四重奏ともいう）．

アディポサイトカイン

脂肪細胞から内分泌される生理活性蛋白質をアディポサイトカイン adipocytokine と総称する．脂肪細胞を一種のホルモン産生細胞ととらえることができる．アディポサイトカインは，善玉と悪玉に分けられる（図5-18）．

1. **善玉アディポサイトカイン**：アディポネクチン adiponectin は小型化した脂肪細胞から産生され，インスリン感受性を促進する．

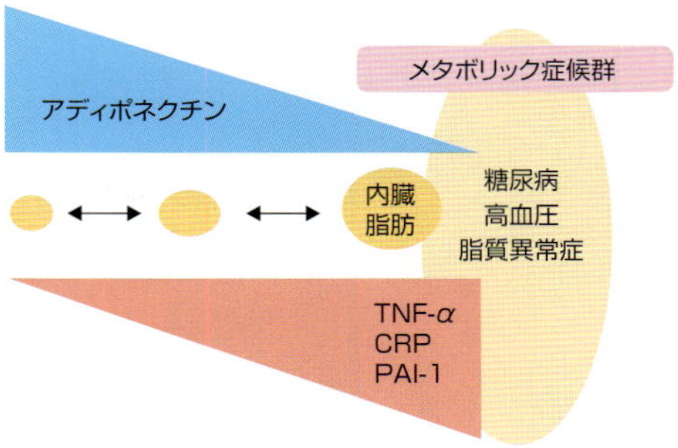

図 5-18 肥満に伴うアディポサイトカインの変化
小型脂肪細胞では善玉アディポサイトカインのアディポネクチンがさかんに分泌されるが，大型化した脂肪細胞では悪玉アディポサイトカインの産生が活性化され，メタボリック症候群へとつながる．

2. **悪玉アディポサイトカイン**：いずれも，肥満に伴って大型化した脂肪細胞から分泌される．TNF-α（tumor necrosis factor-α）はマクロファージから分泌される炎症性サイトカインで，大型脂肪細胞からも分泌されてインスリン抵抗性を引き起こす．レジスチン resistin もインスリン抵抗性を増す．PAI-I（plasminogen activator inhibitor-I）は血栓形成を促す．HB-EGF（heparin binding-epidermal growth factor-like growth factor）は血管平滑筋の遊走・増殖を引き起こす．アンジオテンシノーゲンは血圧を上昇させる．レプチン leptin は脂肪細胞から分泌される肥満信号ペプチドで，視床下部の満腹中枢に作用して食欲を抑制する．しかし，インスリン感受性を弱めて，糖代謝に障害をもたらす．レプチンの過剰がレプチン自体の作用を弱めて，レプチン抵抗性をもたらす．その結果，食欲コントロールが乱れて過食を誘発する．

内臓に脂肪が蓄積した内臓脂肪型肥満では，これらアディポサイトカインの分泌異常がインスリン抵抗性を亢進する．つまり，流れの上流に肥満があると，脂肪細胞が分泌するホルモン様物質の作用で，下流では高血圧，脂肪肝，糖尿病，脳血管障害や心不全が待ち構えているという図式なのである．

◆参考図書

1) 堤　寛（監訳）：コア病理学（原書2版）．丸善，2003．
2) 堤　寛：画像詳解 完全病理学 総論，医学教育出版社，2005．
3) 堤　寛：完全病理学 各論（全12巻），学際企画，2007．
4) Rubin R, Strayer DS（eds）：Rubin's Pathology. Clinicopathologic Foundations of Medicine（5th Ed），Lippincott Williams & Wilkins, Baltimore, 2008.
5) Kumar V, Abbas AK, Fausto N, Aster JC：Robbins and Cotran Pathologic Basis of Disease（8th Ed），Saunders/Elsevier, Philadelphia, 2010.

第6章
循環障害

1. 循環系のしくみ

　生体が正常の状態と機能を維持するためには血液の循環, 細胞内外液の平衡, 電解質などの体液成分が正常に保たれる必要がある. 循環系は細胞への酸素・栄養供給や, 代謝産物排出を司っており, 内皮細胞はその特殊な透過性によって, 物質および体液の配分を調節している. 毛細血管床は全血管系の90%を占めている. 物質の通過は毛細血管に加えて, 細動脈, 細静脈を含めたかなり広い範囲で行われることが明らかとなり, これらを微小循環系 microcirculation system と呼んでいる (図6-1). 微小循環系では, 毛細血管圧, 血漿膠質浸透圧などにより組織間隙や毛細リンパ管の間で体液の交換が行われる (図6-2).

　心血管系のホメオスターシスには血圧, 心拍数, 心拍出量, 末梢抵抗, 組織の血液環流量などが維持されなければならない. このため生体では種々の調節因子が作動しており, 生体に何らかの刺激が加わったとき, それによる心血管系の変化を最小限にとどめ, 復旧する役割を果たしている. このような調節には秒の単位で作動する短期的な機構と, 時間や日の単位で作動する長期的な機構, およびその中間の中期的機構がある.

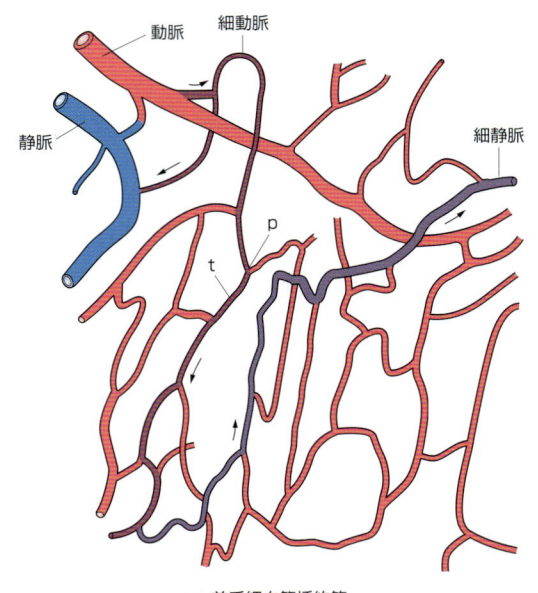

p：前毛細血管括約筋
t：thorough-fare channel

図 6-1　微小循環系

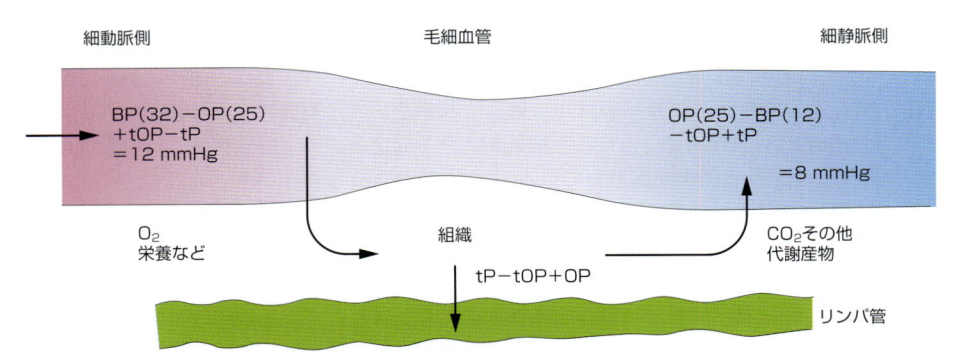

図 6-2　血漿組織液の交換機序

微小循環系において, 液体成分を血管外に押し出す力は血管内圧と膠質浸透圧の差による (Starling law). 毛細血管内圧 (BP) は細動脈側では32 mmHg, 細静脈側では12 mmHgである. 血漿膠質浸透圧 (OP) は25 mmHgで, これに組織圧 (tP), 組織膠質浸透圧 (tOP) を考慮すれば有効濾過圧 (→) は細動脈側で12 mmHgで液は血管外に出, 細静脈側では8 mmHgで液は血管内に入る. 組織とリンパ管との液の出入も同様の原理に基づく.

表 6-1　心臓血管ホルモン

Ⅰ．心臓ホルモン
　　心房性ナトリウム利尿ペプチド（ANP）
　　脳性ナトリウム利尿ペプチド（BNP）
Ⅱ．血管ホルモン
　　エンドセリン（ET）
　　C型ナトリウム利尿ペプチド（CNP）
　　内皮由来弛緩因子（EDRF）
　　アンジオテンシンⅡ（ATⅡ）
　　プロスタサイクリン（PGI₂）
　　トロンボキサン（TXA₂）
　　アドレノメデュリン（AM）
　　PTH関連蛋白質（PTHrP）

表 6-2　ナトリウム利尿ペプチドファミリーの作用

末梢作用	中枢作用
1．血管拡張，降圧作用	1．飲水抑制作用
2．利尿作用	2．食塩嗜好抑制作用
3．ホルモン分泌抑制作用	3．降圧作用
レニン	4．ホルモン分泌抑制作用
アルドステロン	抗利尿ホルモン（ADH）
抗利尿ホルモン（ADH）	ACTH
ACTH	

短期的な機構は，主として循環反射，神経伝達など神経性調節機構である．中枢神経系の主要な遠心機構は，交感神経系，交感神経副腎系，心臓迷走神経による神経性調節と，バソプレシン系を介する液性調節によっている．

体液性，ホルモン性循環調節はレニン-アンジオテンシン-アルドステロン系に代表されるように長・中期的な調節を行う．アンジオテンシンⅡ（ATⅡ）は末梢血のみならず脳内，血管壁にも存在する昇圧物質である．血管を収縮するほか，アルドステロン刺激作用によるNa，水の貯留，糸球体濾過率の低下，交感神経末端，副腎髄質刺激によるカテコールアミン分泌促進，腎尿細管におけるNa再吸収促進，バソプレシン分泌刺激など広い作用が知られている．

心臓自身あるいは血管壁そのものが多くの生体内情報伝達物質を産生し，循環調節をしていることが知られ，心臓血管ホルモンと呼ばれており（**表6-1**），体液容量，電解質代謝，血圧調節などに働くことが明らかになった．

ナトリウム利尿ペプチドファミリーには心房性ナトリウム利尿ペプチド atrial natriuretic peptide（ATP），脳性ナトリウム利尿ペプチド brain natriuretic peptide（BNP），C型ナトリウム利尿ペプチド C-type natriuretic peptide（CNP）がある．このファミリーの作用は**表6-2**に示すように降圧作用と利尿作用で，ATⅡと拮抗的に働き，体液，電解質，血圧など循環を調節している．

エンドセリン endothelin（ET）は血管内皮細胞より産生される強力な持続性の血管平滑筋収縮作用を有するペプチドである．ET-1，-2，-3 の 3 種類のアイソフォームが知られている．これらは脳をはじめ種々の臓器組織に広く分布し，ET レセプターの分布と相関しており，各組織で局所ホルモンとして循環調節，神経伝達などに働いていると考えられる．

内皮由来弛緩因子 endothelium-derived relaxing factor（EDRF）は，さまざまな化学的，物理的刺激により血管内皮細胞で産生される．その主体は，アルギニンを基質として NO 合成酵素（NOS）によりつくられる一酸化窒素（NO）である．

心臓血管ホルモン以外にもサイトカインや増殖因子など多くの生理活性物質が心臓や血管から産生されており，循環調節に関与している．ほとんどの臓器組織の機能は，上記の機構に支配される微小循環系を軸として成立している．したがって循環障害は，とりもなおさず微小循環の障害であり，細胞や臓器，さらに最終的には生命に重大な影響を及ぼすことになる．

局所循環障害は原因によって次のように分けられる．
・末梢血管における血液量または血液分配の変化（充血，うっ血，虚血，出血，梗塞，ショックなど）
・血液の質的変化，体液および電解質の変化（血栓症，浮腫など）
・血管壁の変化（出血，血栓症，浮腫など）
・血管内腔の閉塞（虚血，血栓症，塞栓症，梗塞など）

全身循環障害としてはショック，失神，高血圧，低血圧，全身浮腫，うっ血，出血などがある．局所循環障害の原因にも多くの全身的要因が介在して，局所の病変を修飾する．

2．充血とうっ血

充血およびうっ血は，局所において血液量が増加した状態をいう．動脈性または能動性に流入血が増加する場合を充血といい，静脈性または受動性に流出血が減少した場合をうっ血という．

充　血 hyperemia

充血は細動脈および毛細血管の拡張と血液流入の増加によって起こり，急性のことが多い．血管内皮，心筋などから産生される生理活性物質および神経性の反射が心臓ならびに血管へ作用することにより動脈血流入の増加が起こる．局所は鮮紅色を呈し，温度の上昇，膨隆，拍動を認める．皮膚では充血は出血紫斑と異なって圧によって退色する．充血は炎症性充血を除いて一時的であ

ることが多く，変化も一過性，可逆性である．なお一般に充血局所では機能の亢進を認める．
　原因によって次のように分類される．
1．**機能的（生理的）充血** functional（physiological）hyperemia：臓器組織の機能が生理的に亢進するときに現れる．運動時の筋肉，消化時の消化管，妊娠時の子宮では充血が現れる．
2．**筋性または筋麻痺性充血** myogenic or myoparalytic hyperemia：直接血管平滑筋が弛緩して起こる充血をいうが，神経性因子も関与する．例えば皮膚の機械的刺激，日光，紫外線，X線，温熱，寒冷などによる紅斑 erythema がこれである．炎症によって起こる充血もこれにあたる．
3．**血管運動神経性充血** vasomotoric hyperemia：血管収縮神経麻痺，血管拡張神経興奮によるものをいう．後者の例としては神経痛に際して支配下領域の充血，舌咽神経刺激による顎下腺の充血，迷走神経刺激による心冠動脈拡張などがある．
4．**代償性充血** compensatory hyperemia：ある部位の血液の流入が停止するか減少するときに，その近くか，時に遠隔部に代償性に現れる．

うっ血 congestion

うっ血とは静脈血の還流が妨げられて，静脈および毛細血管が拡張し血液量が増加したものをいう．全身性または局所性に現れ，通常，慢性かつ持続的である．
◆**原　因**
1．**心不全**：急性心不全では死の直前に急性の全身うっ血をきたし，肺に著明である．
　慢性の心弁膜疾患，心嚢炎，心嚢浮腫，心筋疾患などでは，心の駆出力が障害されるために，肺ことにその下葉および傍脊椎領域，肝，腎の背部や体背部など，心に近い臓器にうっ血が特に著しい．また重力の方向に従って慢性うっ血が現れる．これを沈降性うっ血 hypostatic congestion という．
　なお，死体においても死後時間の経過とともに血液が沈降し，皮膚では死斑として現れる．
2．**静脈の狭窄および閉塞**：局所性うっ血の原因としては，血栓，塞栓，静脈内膜炎による内腔の狭窄または閉塞，腫瘍による圧迫や浸潤による内腔の閉塞，腹水，ヘルニア，妊娠子宮などによる血管外よりの圧迫などがある．細静脈，毛細血管でも広範に静脈血の灌流障害が起こった場合には，うっ血が現れる．肝硬変における門脈系臓器の強いうっ血（門脈圧亢進症）はその好例である．
3．**血流補助器官の障害**：静脈壁の弾力性，静脈弁，横隔膜，そのほかの呼吸筋は静脈血還流に補助的役割をもつ．したがって，これらの機能障害がある場合にはうっ

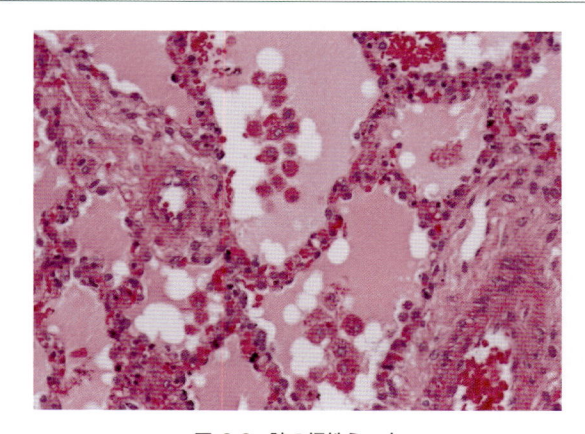

図 6-3　肺の慢性うっ血
僧帽弁閉鎖不全症による慢性肺うっ血．肺胞内に浮腫と心不全細胞の出現を認める．

血を起こしやすくなる．
◆**形態変化と経過**：うっ血の初期では局所は毛細血管拡張と静脈血貯留のため紫藍色チアノーシス cyanosis を呈し，局所は膨張し硬度も増加する．次いで局所における静脈圧の上昇と血管透過性亢進のため静脈，毛細血管から血液液体成分が漏出する．この病態はうっ血浮腫 congestive edema と呼ばれる．さらに変化が強い場合には赤血球も漏出する．うっ血が持続すれば，局所の組織細胞は酸素欠乏，代謝物質交換の阻害のために変性，萎縮に陥り，時に壊死となる．拡張した血管の周囲には結合組織が増殖し，硬度が増加する．これをうっ血性硬結 congestive induration または紫藍色硬結 cyanotic induration という．また血管外に漏出した赤血球が破壊されマクロファージに貪食されヘモジデリンとなり，これが局所に沈着し，線維症も加わって褐色硬結 brown induration になることがある．
　慢性心不全による全身性うっ血では，肺および肝に著明なうっ血が認められ，肺ではヘモジデリン貪食細胞が多数肺胞壁あるいは肺胞内に出現する（図6-3）．これを心不全細胞 heart failure cell という．またうっ血肺はしばしば感染を起こして沈降性肺炎 hypostatic pneumonia となり，うっ血が慢性になれば肺胞壁の結合組織性肥厚を起こす．肝では，中心静脈の拡張と血液の充満，小葉中心部から周辺領域に及ぶ肝細胞の変性ことに脂肪沈着，萎縮のため肉眼的に特異な像を呈する．この慢性うっ血肝を，その肉眼像からにくずく肝 nutmeg liver という（図6-4）．さらに，うっ血が持続すれば結合組織が増殖し心性肝硬変 cardiac cirrhosis となる．胃腸，気管などの粘膜では，うっ血カタル congestive catarrh となり，腎では，うっ血性蛋白質尿 congestive proteinaria をきたす．また，静脈自身は部位によって不規則に拡張し

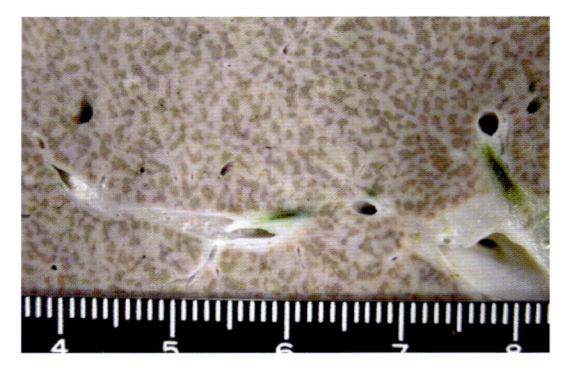

図 6-4　にくずく肝
慢性うっ血肝では，肝割面でにくずくの実の割面によく類似した特徴のある模様が認められる．肝小葉中心部にうっ血と胆汁うっ滞がみられ，緑褐色を呈している．中間帯から門脈域にかけ脂肪化を伴うため黄白色となる．　　　（写真提供：旭川医科大学　徳差良彦先生）

て，静脈瘤 varix あるいは静脈拡張症 phlebectasia になる．骨盤腔内静脈，痔静脈（痔核 hemorrhoid），下腿静脈（下腿潰瘍 ulcus cruris）が好発部位である．

　うっ血が持続すると（静脈性）側副循環 collateral circulation が新生あるいは増強して代償する．例えば肝硬変による門脈うっ血では，傍臍静脈の怒張（メズサの頭 caput medusae），食道や直腸の静脈と門脈の吻合枝の拡張充血が起こり，下大静脈閉塞では下腹壁静脈，胸膜壁静脈を介する大腿静脈と腋窩静脈間静脈流が副行路として増強される．これらの副行路は静脈瘤を形成し，破綻性出血を起こすことがある．

◆その他の血行障害
1. **末梢性充血** terminal hyperemia, capillovenous hyperemia：内因性，外因性血管障害因子によって細静脈，毛細血管の緊張低下をきたし，血管拡張を起こしてうっ血となるものである．火傷，窒息，ショックなどで現れる．
2. **血行停止** hemostasis：毛細血管および細静脈の血流が停止する現象で，微小循環系が物理的に刺激されたときに最も観察されやすい．これは血管障害とともに血管透過性が亢進し，水分が漏出して生じた血液濃縮による．赤血球は互いに結合して外見上均等なオレンジ色の1本の柱となる．原則的に可逆的である．
3. **sludge 現象**：血行停止に似ているが，血流は停止せず赤血球が互いに集塊をなして流れる現象で，感染症，異常蛋白質血症 dysproteinemia などにみられる．赤血球表面への高分子付着による赤血球膜荷電異常に起因する．

3．虚　血

　虚血 ischemia とは，局所的に動脈からの血液供給量が減少あるいは消失することをいう．貧血 anemia は，単位容積の血液中に含まれる血色素量が正常以下の場合に用いられ，局所的な血液減少をさす場合には，虚血という．

虚血の原因と機序
1. **動脈の機械的狭窄および閉塞**：動脈の外側からの圧迫，内腔の物理的閉塞，炎症による狭窄などは，いずれも局所に対する動脈血供給量の減少の原因となる．動脈の外側よりの圧迫としては，外科的手術の駆血，腫瘍による圧迫などがあり，内腔の物理的閉塞には血栓症，塞栓症などがある．

　また，動脈の変性，炎症などによる狭窄としては，動脈硬化症の場合の内膜の肥厚，結節性多発動脈炎，閉塞性血栓性血管炎（Buerger 病）などがあげられる．腫瘍は外側からの圧迫ばかりでなく，血管壁に浸潤して，腫瘍組織による血管内腔の閉塞が起こることがある．

2. **血管の痙攣性収縮**：この場合は神経性虚血 neurogenic ischemia，痙攣性虚血 spastic ischemia になる．血管運動神経の感受性が亢進している場合（Raynaud 病など），寒冷，エピネフリン（アドレナリン），エルゴチンなどは，いずれも痙攣性に血管の収縮を起こし，虚血の原因となる．神経原性と筋原性いずれも末梢小動脈は収縮し，これが反復する場合には，血管内膜の肥厚が併発して器質的な通過障害が加わる．なお閉塞性血栓性血管炎では遺伝性要因や，喫煙がその進行を促進し，器質的血管変化のある場合に血管の痙攣性収縮が加わって通過障害を強める．脳においては血管の攣縮による一過性脳虚血発作が起こる．なお激しい精神的衝撃，強い疼痛などの際には反射的な血管収縮が起こり"脳貧血"cerebral anemia を起こすことがある．狭心症の一部は冠（状）動脈の痙攣的収縮に基づくとされる．

虚血による組織傷害と関係する因子
1. **側副循環**：血管が狭窄，閉塞され，血液通過が妨げられると，血液は血流障害部位の前後を連絡している血管の吻合枝を通るようになり，支配下の血液供給が保たれ，組織は傷害を免れる．このような現象を側副循環 collateral circulation という．側副循環は動脈系でも静脈系でもみられ，上腸間膜動脈，下肢の静脈，Willis 環など吻合枝の発達しているところにできやすい．心，脳，腎などの動脈は，吻合の少ない終動脈循環系であるため一般に側副循環をつくりにくく，組織は傷害されやすい．肝，肺などは系統の異なる血管の二重支配を受けている

ため，一方が閉塞してもほかがこれを補い，一般に虚血性病変は生じにくい．

2．**細胞，組織の低酸素感受性**：低酸素状態に耐える時間は，細胞によって異なる．心筋，大脳皮質神経細胞，Purkinje 細胞などは酸素欠乏に敏感である．実験的には心筋は虚血状態が 20 分以上続くと傷害は不可逆性である．ショックなどにより全身性の低酸素状態が続くと，大脳皮質は層状壊死 diffuse cortical laminar necrosis を起こす．

3．**血管閉塞の発現速度，程度，持続時間**：狭窄または閉塞が徐々にかつ不完全に起こるか，側副循環があっても不十分な場合には，支配下組織は変性，萎縮に陥り，結合組織増殖によって線維性となる．これは動脈血減少による酸素欠乏 anoxia または減少 hypoxia による．動脈の閉塞が急速かつ完全で側副循環のない場合には，局所は虚血性壊死に陥る．これを梗塞 infarct という．血管閉塞が末梢で小範囲の支配域にのみ影響し，その部位が重要なものでない限り生命に影響することはない．

4．**虚血・再灌流障害** ischemia-reperfusion injury：虚血後すぐに血液が再開されれば細胞傷害を残すことなく，やがて機能を回復する．しかし一定期間以上虚血状態に置かれた細胞が血液の再供給（再酸素化）を受けると，細胞はむしろ強く傷害される．この現象は主として心筋，脳，肝，腸管などで観察されている．再灌流のない梗塞部が貧血性梗塞であるのに対し，再灌流障害の例では実質細胞の変性壊死に加え，毛細血管，細静脈の傷害による出血を伴い出血性梗塞となる（**図 6-5**）．この機序には再灌流により酸素が流入することにより，フリーラジカルである活性酸素が産生されることが関係している．活性酸素の産生源としては，血管内皮細胞におけるキサンチン-キサンチン酸化酵素系，ミトコンドリアにおける電子伝達系，アラキドン酸カスケード，組織に浸潤する好中球などがあげられる．

4．出 血

出血 hemorrhage は血管の破綻により起こる．大きな血管の破綻は外傷，動脈硬化，炎症，腫瘍の血管浸潤によることが多い．一方，出血しやすい状態は，各種の疾患で出現し，出血素因 hemorrhagic diathesis という．止血に関与する凝固因子，血小板あるいは血管内皮の異常が単独，あるいは複合することにより全身の細小血管から出血する．

出血の臨床的意義は，出血の量，速度，場所により異なる．一定量（循環血液量の 20％）までなら急速な出血でも，また徐々に出血する場合にはそれより大量でも，無症状である場合もある．大量で急速な出血は出血性

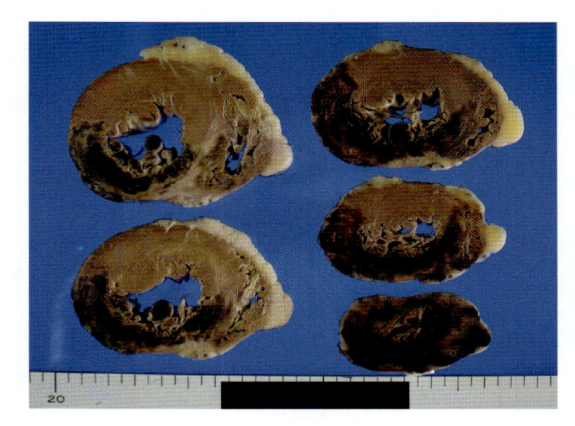

図 6-5　虚血再灌流による急性心筋壊死
急性心筋梗塞で搬入後，冠動脈ステントによる再灌流で広範な心筋壊死が誘導され心破裂，心タンポナーデをきたした．心尖部の壊死が著明である．

ショック hemorrhagic (hypovolemic) shock を引き起こす．少量の出血が皮下に起きても軽症であるが，脳幹部に起これば致死的である．消化管や性器からくり返し出血が起きる場合，慢性的な鉄欠乏状態になり，鉄欠乏性貧血となることがある．

正常の止血

ヒトは生理的な状態では血液を液状に保ちながら，一方では血管損傷に際しての血液の損失を最小限にするため複雑な止血の機構を備えている．血栓は，抗凝固の機転が凝固を促す刺激に抗しきれずに形成されると考えることもできる．血栓も止血も，①内皮と内皮下組織よりなる血管壁，②血小板，③凝固因子系が関与し，おおよそ以下のように進展する（**図 6-6**）．

1．**血管収縮**：血管損傷の極めて初期には神経反射とエンドセリンによる血管収縮が起こり，一時的に血流が減少し，血液の喪失を防ぐ．エンドセリンは血管内皮が産生するペプチドで，強力かつ持続的な平滑筋収縮活性を有し，アンジオテンシンⅡ，エピネフリン，トロンビン，インターロイキン（IL-1）などにより産生が誘導される．

2．**一次止血**：血管壁の損傷で内皮下基質が血流に露出し，その部分に血小板が粘着する．血小板は粘着後，活性化してアデノシン 5′-二リン酸 adenosine 5′-diphosphate（ADP），トロンボキサン A_2（TxA_2），セロトニン（5-HT）などを放出する．その結果，フィブリノーゲンや von Willebrand 因子（vWF）が血小板に結合しやすい状態となる．さらにフィブリノーゲンを介して血小板同士が橋渡し状態となり，出血の場における血小板の凝集塊が形成される．この過程は血管損傷後，数分以内に終了する（一次止血 primary hemostasis）．

図 6-6 止血機構

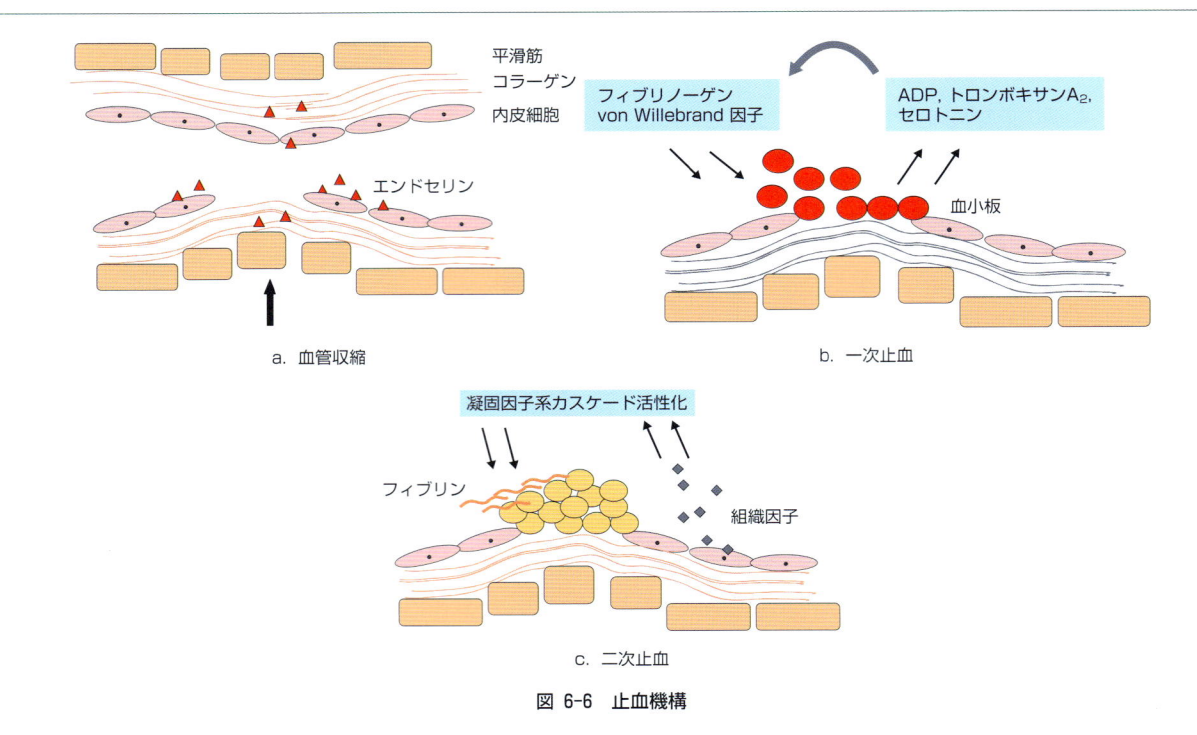

3．**二次止血**：同時に，損傷部位で組織因子 tissue factor が血小板因子と共同して血漿中の凝固因子系をカスケード反応により次々と活性化し，トロンビン形成にいたる．トロンビンは新たに血小板を引き寄せるとともに，フィブリノーゲンをフィブリンに変換する．コラーゲンやトロンビンは血小板からトロンボスポンジン thrombospondin やフィブロネクチン fibronectin の放出を促進し，凝集塊を安定化させる．この過程を二次止血 secondary hemostasis といい，この過程は一次止血よりは長い時間を要する．

最終的に形成される凝集塊は重合したフィブリンと血小板よりなり，損傷部位で出血を阻止する．

血管内皮

内皮細胞は抗血栓性 antithrombotic および向血栓性 prothrombotic という相反する性質を備えている．血管内皮細胞は通常，抗血栓性が優位であるが，病的状態では向血栓性となる．この2つの性質のバランスを左右する因子としてはサイトカインが重要である．

血管内皮細胞は抗血栓性あるいは向血栓性に作用するさまざまな物質を合成する（図6-7）．

1．**抗血栓性**：正常の内皮細胞は血小板や凝固因子が内皮下の向血栓性物質と接触しないように隔離している．流血中の血小板が内皮に粘着しないのは内皮表面の性状によるとされている．血管内皮は陰性に荷電しているので，陰性に荷電した血小板とは反発しあう．

抗血栓性を有する PGI_2 と NO はそれぞれ，cAMP，cGMP を介して血小板機能を抑制し，平滑筋を拡張させる．NO は，ずり応力に反応して産生が高まり，血流の速いところで血管保護に作用する．

内皮細胞で産生されるトロンボモジュリン thrombomoduline とヘパリン様分子は抗凝固性に作用する．ヘパリン様分子の作用は間接的で，アンチトロンビンⅢ antithrombin Ⅲ (AT Ⅲ) がヘパリン様分子と結合すると AT Ⅲ の立体構造が変化して，トロンビン，活性化Ⅹ因子 (Xa)，活性化Ⅺ因子 (XIa) などの凝固因子セリンプロテアーゼの活性中心と不可逆的に結合して，これらを不活性化する．トロンボモジュリンはトロンビンと結合することによってその基質特異性を変化させ，向凝固性から抗凝固性に変える．すなわち，トロンボモジュリン結合トロンビンは，プロテインCを活性型に変える．活性型プロテインCは活性化Ⅴ因子 (Va) や活性化Ⅷ因子 (Ⅷa) を分解する．内皮細胞によって合成される組織プラスミノーゲンアクチベーター (t-PA) は，内皮細胞に結合したプラスミノーゲンをプラスミンにして線溶系を活性化する．

2．**向血栓性**：血管損傷により，内皮細胞に IL-1，TNF，LPS などの刺激が加わると，向血栓性が優位となる．向血栓性の変化として，トロンボモジュリンの発現低下，トロンビンレセプターの発現亢進がある．トロンビンレ

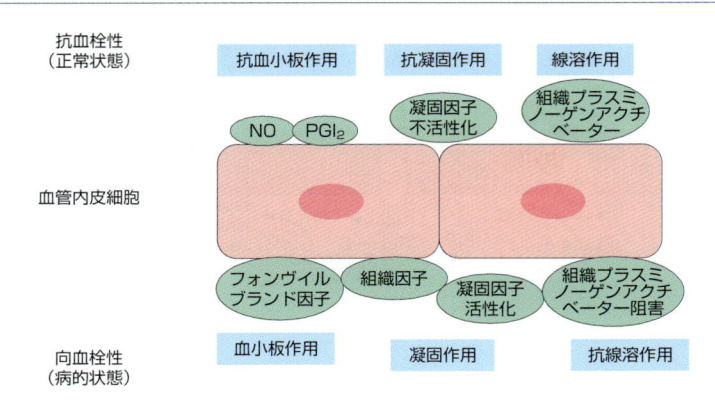

図 6-7　凝固における血管内皮の役割

セプターは膜を 7 回貫通した G 蛋白質共役型のレセプターで，トロンビンとの相互作用により生じるシグナルで ICAM-1，ELAM-1 の up-regulation や t-PA インヒビターの放出が増強される．トロンビンレセプターは動脈硬化部位の内皮や平滑筋に発現増強が認められている．ICAM-1，ELAM-1 は白血球の粘着に関与する．内皮はまた各種の刺激により組織因子を合成し凝固系を促進する．内皮はまた t-PA と同時にそのインヒビターも分泌し，フィブリン溶解を抑制する．

血小板

血小板は止血および血栓形成過程で中心的な役割を担っている．流血中は円盤状で，インテグリンファミリーに属するレセプター蛋白質をはじめとする多くの糖蛋白質 glycoprotein を膜表面に発現する．内部に数種類の顆粒を有し，α 顆粒はフィブリノーゲン，フィブロネクチン，V，Ⅷ因子，platelet factor 4（PF4），トランスフォーミング成長因子 transforming-growth factor-β（TGF-β），血小板由来増殖因子 platelet derived growth factor（PDGF），β トロンボグロブリンなどを含む．濃染顆粒（δ 顆粒）は ADP，Ca イオン，ヒスタミン，セロトニン，エピネフリンの貯蔵場所である．血小板活性化は，① 粘着，② 放出，③ 凝集の過程をとる．

1. 粘　着：内皮の損傷部位において，血小板は偽足を形成して損傷により露出したコラーゲンにしっかりと付着する．vWF はコラーゲンと血小板 GPIb の橋渡しの役割をする．高ずり応力状態では GPIb の構造変化が起こり vWF と結合しやすくなる．血流中のずり応力に対抗して血小板がしっかりと粘着するためには，この反応は重要である．
2. 放　出：血小板粘着後，ただちに放出反応が起こる．顆粒から凝固蛋白質，成長因子，酵素群，ADP，Ca イオンなどが放出される．

血小板活性化によってリン脂質が膜表面に露出し，この場所で，凝固因子と Ca が結合し凝固系を活性化しトロンビン形成にいたる．

3. 凝　集：凝集に際して，3 つの因子すなわち，ADP，TxA$_2$，トロンビンが重要である（図 6-8）．TxA$_2$ は活性化血小板より放出されるエイコサノイドで血管収縮にも作用する．凝固系が活性化されてトロンビンが形成されると血小板はさらに活性化されて，互いにフィブリノーゲンを介して結合し非可逆的な凝集が成立する．トロンビンは凝集塊周辺のフィブリノーゲンをフィブリンに変換して凝集と粘着をさらに強化する．

PGI$_2$ と TxA$_2$ はともにアラキドン酸の代謝産物であるが作用は逆である．前者は血小板凝集を抑制し血管に対しては拡張，後者は血小板凝集を促進し，血管収縮性に作用する．両者のバランスにより，正常では血管内凝集が抑制され，内皮損傷部位では血栓が形成される．

血小板の作用をまとめると，以下のようになる．
① 血管内皮の損傷部位でコラーゲンに粘着し活性化される．
② 顆粒内の ADP やフィブリノーゲンを分泌し TxA$_2$ を合成する．
③ 活性化血小板上で凝固因子を活性化する．
④ 血小板によって一次凝集塊が形成され，一次止血が行われる．さらに ADP，トロンビン，TxA$_2$ の関与によって，より大きい二次凝集となり二次止血が行われる．
⑤ 血漿由来のフィブリンの血小板凝集塊への参加によって血小板凝集は安定化する．

凝固系と線溶系

血液凝固に関与する因子は Ⅰ～ⅩⅢ が知られており（表 6-3），一連のカスケード反応で，最終的に不溶性のフィブリンが生成される．

凝固系は通常，外因系と内因系に分類される（図 6-9）．

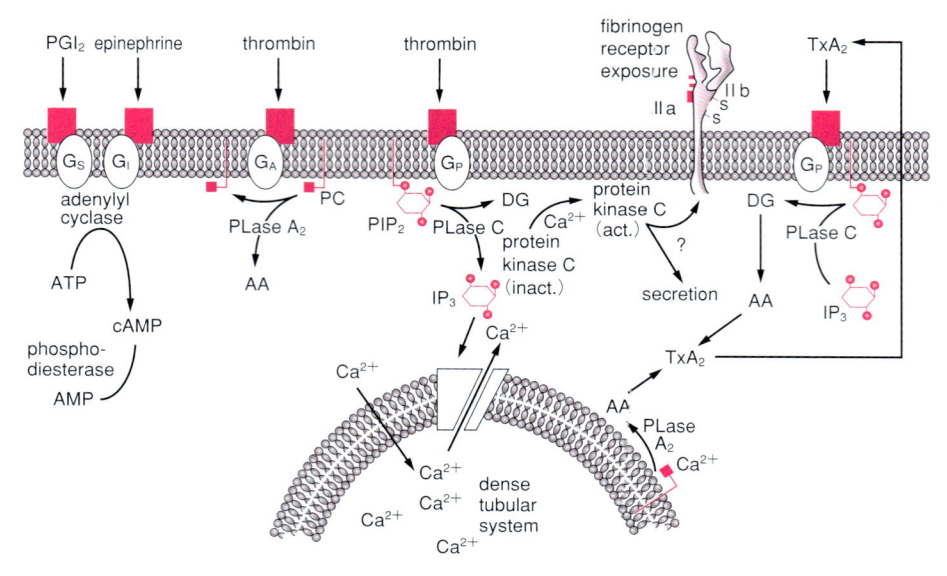

図 6-8 血小板活性化とシグナル伝達

アゴニストと血小板膜レセプターの結合によるシグナルは G 蛋白質を経由して細胞質内の酵素（PLA₂, PLC）を活性化しセカンドメッセンジャーの DG と IP₃ を生成する．DG は PKC の膜への移動と活性化を引き起こす．IP₃ は DTS からの Ca イオンの移動を促進する．PKC の活性化と細胞質内 Ca イオンの上昇は放出反応を促進し II b-III a の活性化を引き起こす．

(Rao らによる)

また，両者はともに X 因子を活性型に変換するように作用する．

1．内因系：内因系凝固因子の活性化は，コラーゲンなどの異物表面との接触で開始され XII 因子（Hageman 因子），XI 因子が活性化され，最終的に IX 因子を活性型（IXa）にする．XIa 因子までの生成は接触相と呼ばれ，カリクレインやキニノゲンが関与するが Ca イオンを必要としない．

2．外因系：傷害組織から組織因子とリン脂質が放出され，血液中に少量存在する VII 因子を VIIa とする．組織因子は組織トロンボプラスチンとも呼ばれ，外因系凝固活性化の引き金となる開始因子である．Ca イオン存在下で VII 因子と組織因子・VIIa 複合体を形成し，IX，X 因子を活性化する．単球と内皮細胞での組織因子発現亢進は血栓症発生のきっかけとなっていると考えられる．tissue factor pathway inhibitor（TFPI）は組織因子・VIIa 複合体と結合し VIIa 活性を阻害するプロテアーゼインヒビターで，血管内皮で産生される．

前述したように，Xa 因子の生成は phospholipid 上で，Ca イオン存在下，IXa・X・VIII 複合体の形成後に行われる．最近この組織因子から始まる反応の場として，傷害組織に存在する単球や内皮細胞などの組織因子を発現している細胞が考えられている．その際に活性化される少量のトロンビン（IIa）が血小板を活性化し，その後の一連のカスケード反応は活性化した血小板上で行われると考えられる．

3．線溶系：凝固系の一連の反応が作動した後は，反応の場が血管全体に波及せず傷害局所に限定されるような機構が作用する．正常の抗凝固作用は 3 つに分類できる．AT III，プロテイン C およびプラスミン系である．

析出したフィブリンを溶解するのがプラスミンで，プラスミノーゲンアクチベーター（PA）によってプラスミノーゲンから生成される．フィブリンに結合したプラスミノーゲンの活性化は血管内皮で合成される t-PA が行う．プラスミンはウロキナーゼを活性化しフィブリン溶解に作用する．

フィブリンの分解が進むと血栓は組織化が起こる前に崩壊し，再出血する可能性がある．この生理的線溶を抑制する因子がプラスミノーゲン活性化因子阻害因子 1 plasminogen activator inhibitor-1（PAI-1）と α_2PI で，PAI-1 は t-PA のフィブリンへの結合を抑制し，α_2PI はフィブリン上で生成されるプラスミンを不活性化する（**図 6-10**）．血栓の形成は溶解と促進のバランスの上に成り立っているが，IL-1 や TNF のようなサイトカインは抑制因子の合成を促進し，血栓形成に促進的に働く．重症感染症に合併する血栓形成傾向の一因とされる．

表 6-3 血液凝固因子の一覧表

因子番号	主な同意語	欠乏疾患または状態
I	fibrinogen	先天性低 fibrinogen 血症（常染色体劣性遺伝），重症肝障害など
II	prothrombin	prothrombin 欠乏症（常染色体優性遺伝），肝障害，ビタミンK欠乏症
III	thromboplastin thrombokinase	
IV	Ca^{2+}	
V	labile factor（不安定因子） proaccelerin Ac-globulin	parahemophilia（Owren 病）（常染色体劣性遺伝），重症肝障害
VI	欠番	
VII	stable factor（安定因子） proconvertin	先天性第VII因子欠乏症（常染色体劣性遺伝）第 13 染色体，肝障害
VIII	antihemophilic globulin（AHG） antihemophilic factor A	古典的血友病（血友病A）（伴性劣性遺伝）Xq28
IX	Christmas 因子 plasma thromboplastin component（PTC） antihemophilic factor B	Christmas 病，血友病 B または PTC 欠乏症（伴性劣性遺伝）Xq26-27
X	Stewart-Prower 因子 antiprothrombin C	Stewart-Prower 因子欠乏症（常染色体劣性遺伝）第 13 染色体，肝障害
XI	plasma thromboplastin antecedent（PTA） antihemophilic factor C	PTA 欠乏症（常染色体劣性遺伝）
XII	Hageman 因子 contact factor	Hageman 因子欠乏症（常染色体劣性遺伝）
XIII	fibrin stabilizing factor（FSF）	FSF 欠乏症（常染色体劣性遺伝）
	Fletcher 因子 prekallikrein	
	Fitzgerald 因子 高分子 kininogen	
	von Willebrand 因子（vWF）	von Willebrand 病

止血系の異常と疾患

正常の止血機能には血管，血小板，凝固線溶系がかかわることは先に述べた．したがって，これらの異常は出血性病態となる．

◆**血管壁の異常**：血管壁の傷害による出血は皮膚や粘膜の点状出血となる場合が多い．菌血症を伴う細菌感染症では血管壁が傷害され，DIC が惹起されて副腎の出血性梗塞，急性循環不全，皮膚の紫斑をきたす Waterhouse-Friedrichsen 症候群となることがある．薬剤アレルギーでは免疫複合体による血管傷害をきたし，壊血病 scurvy ではコラーゲン形成不全によって毛細血管傷害が起こり出血する．加齢による萎縮やステロイド過剰による蛋白質の異化亢進でも毛細血管壁はもろくなり，出血しやすくなる．乳幼児のビタミンC欠乏症は Möller-Barlow 病で長管骨骨端の骨膜下および骨髄内出血を起こす．Schönlein-Henoch 紫斑病では，免疫複合体の沈着が全身の血管や糸球体のメサンギウムに起こり，四肢の血管炎に基づく出血を伴う皮疹（Schönlein 病）（図 6-11），消化管出血による急性腹症（Henoch 病），糸球体に半月形成と IgA 沈着を伴う特徴的な腎炎をみることが多い．

1．血小板蛋白質の異常：先に述べたように，血小板表面には多くの止血にかかわる糖蛋白質が発現している．

1）GPIa-IIa 複合体　リンパ球に発現される VLA-2 と同一の a_2b_1 インテグリンであり，コラーゲンのレセプターである．したがって，この蛋白質の異常は血小板のコラーゲンへの結合低下が誘導され，出血素因を呈する．

2）GPIb　a鎖とb鎖よりなるヘテロダイマーで，血小板上では GP IX と複合体を形成している．GPIb を先天的に欠損している Bernard-Soulier 症候群（BSS）では出血傾向を示し，出血時間の延長，血小板減少が認められる．

3）GP IIb-IIIa　機能的にも量的にも最も主要な血小板膜糖蛋白質で，$a_{IIb}b_3$ インテグリンとしても知られる．フィブロネクチン，ビトロネクチン，vWF，フィブリノーゲンのレセプターとして機能し，血小板が細胞

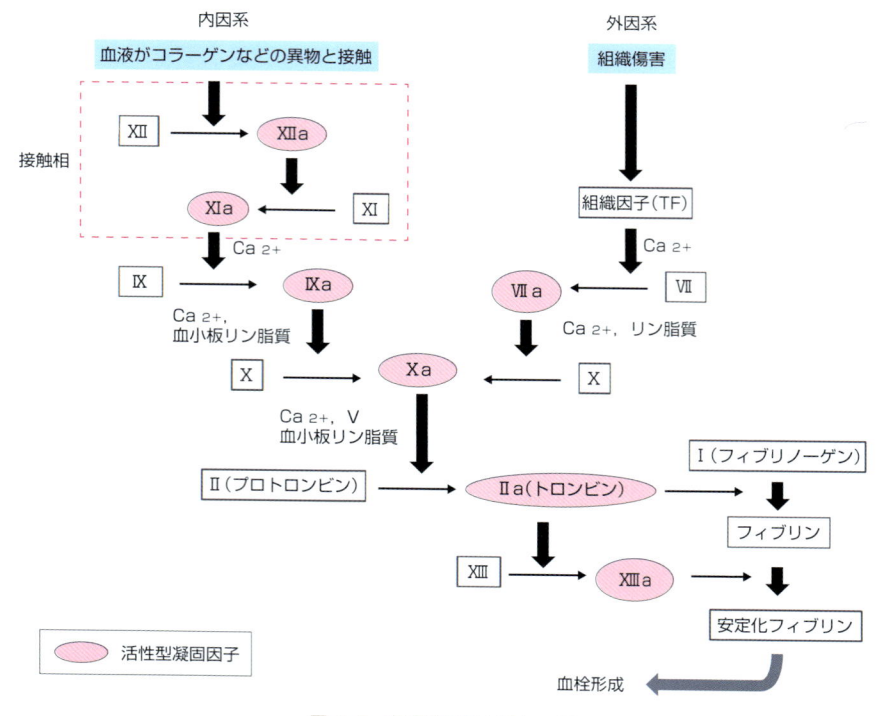

図 6-9　血液凝固系カスケード

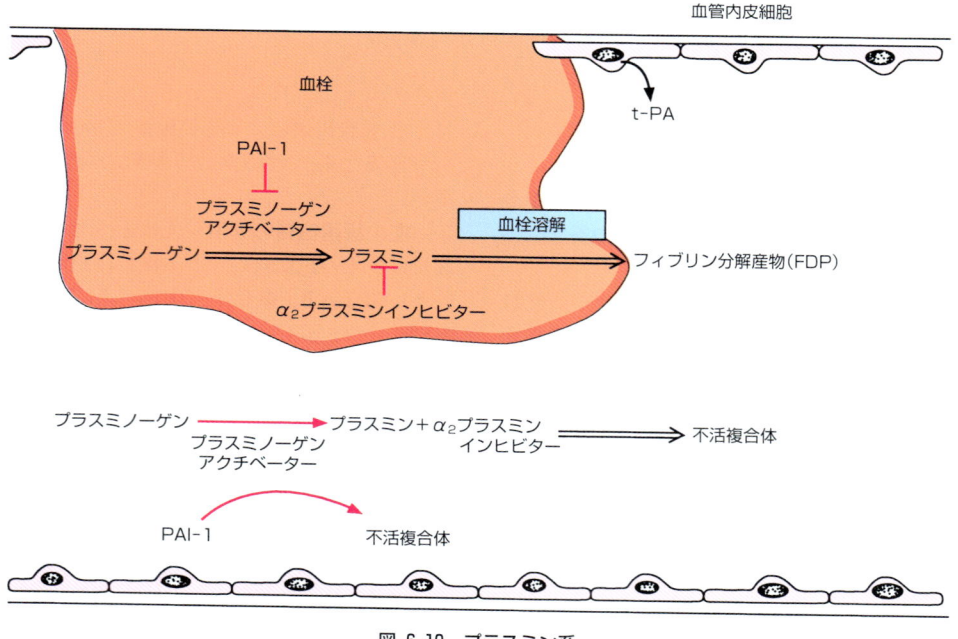

図 6-10　プラスミン系
プラスミノーゲン，プラスミノーゲンアクチベーターは血栓上のフィブリンと結合してプラスミンを生成する．プラスミンはフィブリンを溶解する．PAI-1，α_2プラスミンインヒビターは血中プラスミノーゲンを不活性化するが血栓結合性のプラスミノーゲンには作用効率が悪い．

(Francis, CW：Williams Hematology)

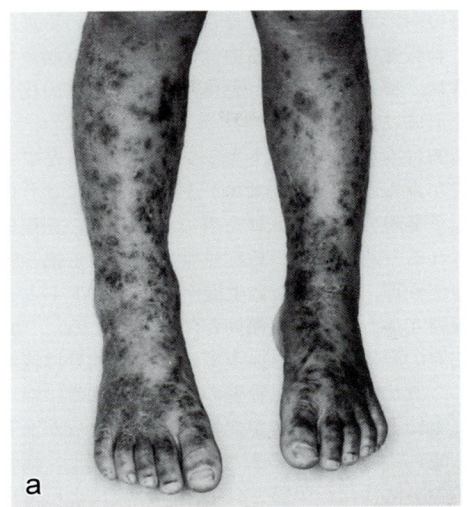

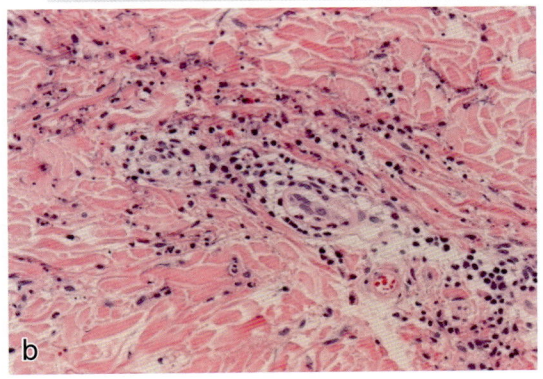

図 6-11 Henoch-Schönlein 紫斑病
　a．小児の下肢出血斑
　b．皮膚真皮血管炎

外基質の Arg-Gly-Asp（RGD）配列と結合する．GPⅡb-Ⅲa の異常により出血素因を呈する常染色体劣性遺伝性の疾患が Granzmann 血小板無力症である．

2．**血小板放出異常症**：血小板内の α 顆粒と濃染顆粒の放出異常に基づく．放出異常を大別すると，濃染顆粒の欠損した δ-ストレージプール病（δ-SPD），α 顆粒の欠損した a-SPD（α 顆粒の欠損した血小板は灰白色を示し，gray platelet syndrome とも呼ばれる），顆粒の欠損はない aspirin-like disease の 3 種類となる．SPD はいずれも先天異常のものが多く，血小板機能異常や出血傾向を示す．

3．**数の異常**：血小板数の減少は出血傾向をもたらすが，その閾値は疾患の状態によって必ずしも一定ではない．一般的には 20,000/μL 以下で誘因のない出血が，50,000/μL 以下で外傷後の凝固遅延が出現するとされている．再生不良性貧血のように慢性に経過する血小板減少では 20,000/μL 以下でも出血傾向を示さない場合がある．

◆**血小板減少の原因**：血小板産生の減少は再生不良性貧血，白血病細胞の骨髄浸潤，腫瘍に対する化学療法剤，放射線の被曝などによる造血障害による．血小板の破壊亢進は免疫反応による免疫性血小板減少症 immune thrombocytopenia がある．血小板上には HLA クラス I 抗原や血小板特異抗原，赤血球型抗原などの同種抗原が存在し，妊娠で母体がこれらの抗原に感作されると，同種抗体によって新生児（胎児）の血小板が破壊され，新生児血小板減少症となる．

本態性血小板減少性紫斑病 idiopathic thrombocytopenic purpura（ITP）は，血小板に対する自己抗体，多くは GPⅡb-Ⅲa に対する抗体で血小板が破壊される自己免疫病である．血小板分布異常は脾腫の際にみられ，脾臓の腫大により末梢血血小板の 90% まで脾臓に貯留し，血小板の分布に著しい偏りを生じたため出血傾向が起こる．

血栓性血小板減少性紫斑病 thrombotic thrombocytopenic purpura（TTP）は全身の細動脈，毛細血管に広範な微小血栓を生ずる疾患である．血栓形成のため血小板が消費され，血小板減少，出血傾向および多臓器不全を示す．本症の機序は，血管内皮の傷害による内皮抗血栓性の消失が考えられている．

3．**凝固系因子の欠損による異常**：凝固系因子の異常は，蛋白質合成が欠損する場合と合成されても異常蛋白質である場合とがあり，いずれも遺伝子異常による．以下に述べる 3 種が知られている（表 6-3 参照）．

1）**von Willebrand 病（vWD）**　100 以上の多量体からなる巨大分子で Ⅷ 因子，GPⅠb，GPⅡb-Ⅱa，コラーゲンとの結合ドメインを有し，Ⅷ 因子の安定化，血小板が内皮下組織と粘着するときや血小板同士の凝集の仲立ちをする．vWD は便宜的に I 型（vWF 構造は正常で量的減少がある），Ⅱ 型（多量体形成不全）および Ⅲ 型（vWF がほとんど生成されない）に分類され，I 型の頻度が多い．各型には多くの亜型が存在し，Ⅱ 型以外の遺伝子異常の解析は進んでいない．

2）**血友病 A（Ⅷ 因子欠損症）**　Ⅷ 因子は X 因子を活性化する際の補因子である．その欠損は出血傾向の原因となるが，特に外傷を受けやすい身体各所，例えば関節内に出血しやすい．Ⅷ 因子活性の程度と重症度とは相関があり，正常の 6% 程度までは軽症であるが，1% 以下になると重症となる．遺伝子異常の内容によって Ⅷ 因子蛋白質が合成されない場合と，機能的に欠陥のある蛋白質が合成される場合に分かれる．

3）**血友病 B（Christmas 病，Ⅸ 因子欠損症）**　Ⅸ 因子遺伝子も X 染色体に局在し，伴性劣性遺伝の Ⅸ 因子欠損

は，臨床的にⅧ因子欠損による出血症状と鑑別が困難である．血友病Aと同様に部分トロンボプラスチン時間が延長するが，出血時間は正常である．Ⅸ因子の測定で確定診断する．

出血の種類

出血が体内で起これば，血液は貯留して血腫 hematoma となる．例えば大動脈瘤の破綻により，後腹膜血腫が形成されることがあるが，その際，出血が多量であれば死亡の原因となる．血管外に出た血液が体腔内に貯留する場合，それぞれ，血胸 hemothorax（胸腔），心囊血腫 hemopericardium（心囊），腹腔内出血 hemoperitoneum（腹腔），出血性関節症 hemarthrosis（関節腔）などという．皮膚，漿膜，粘膜表面の出血は大きさによって区別されており，小出血を点状出血 petechiae，点状出血より少し大きい表面出血を紫斑 purpura という．斑状出血または溢血斑 ecchymosis とは直径1～2cm程度の皮下出血をいう．

5．血栓症

正常では血管内に血栓は形成されない．これは血管内皮が抗血栓性優位であること，血流が動的平衡を保っていること，凝固因子反応の爆発的増幅を誘発する基盤（活性化血小板や内皮の傷害）が生じていないこと，凝固系のインヒビターが存在することなどによる．

血栓形成の条件

血栓形成の誘因は内皮の傷害，血流の変化，血液成分の変化の3種が主なものである（Virchow triad）．内皮の傷害単独でも血栓形成は起こるが，ほかの2種がそろえば内皮傷害なしでも血栓は形成される．

1．**内皮の傷害**：内皮の傷害は心血管系の血栓形成に決定的な役割を果たす．動脈硬化の潰瘍部位，心臓手術や心筋の細菌感染による心内膜損傷，心弁膜症や人工弁置換で血栓が形成されやすくなる．高血圧症の物理的ストレス，動脈性疾患における血流の乱れ，放射線傷害，脂質異常症，移植拒絶反応，免疫複合体などが内皮を傷害し血栓形成に作用する．

実験的に内皮をエンドトキシンで刺激するとフィブリン生成がみられる．これはエンドトキシンにより内皮の組織因子発現の増強とトロンボモジュリンの発現低下が誘導されるためである．重症感染症における播種性血管内凝固症候群（DIC）の発生機序にはエンドトキシンによる凝固亢進と血栓形成傾向が深く関与する．

2．**血流の変化**：正常な血流では，細胞成分は流れの中心部に，液状の成分は血管壁の近くを流れる．血流の停滞や乱流によりこの分布が変化し，① 血小板が血管内皮近くを流れる，② 血流の入れ替わりが遅延し，活性化凝固因子の不活性化が阻害される，③ 乱流によって内皮傷害が惹起される．

潰瘍化した動脈硬化病変，動脈瘤，心筋梗塞による心筋の収縮不全，心弁膜症による心房拡張では乱流を生じやすい．静脈瘤の血栓は，静脈弁内部の血流停滞の生じたポケットにできやすい．血流停滞は，赤血球増加症 polycythemia，クリオグロブリン血症 cryoglobulinemia，マクログロブリン血症 macroglobulinemia のような血液粘度の上昇をきたす疾患でも生じる．旅行などで座席に長時間座り続けた後に発症する，肺血栓塞栓症，いわゆるエコノミークラス症候群では，血流の停滞が血栓形成の一因とされている．

3．**血液成分の変化**：ATⅢ，プロテインS，Cなどの抗血栓性制御因子が先天性に欠損している場合には血栓形成傾向が持続する（**表6-4**）．加齢による血栓形成傾向は，血小板の凝集活性の上昇，PGI_2の分泌減少，線溶活性の低下が関与する．経口避妊薬の服用ではフィブリノーゲン，プロトロンビン，Ⅶ，Ⅷ因子の血中濃度の上昇と線溶低下が観察される．

陰性荷電のリン脂質（cardiolipin）に対する自己抗体陽性の患者に，血栓症や習慣性流産が発生しやすく，抗

表6-4 凝固線溶系の制御因子

制御因子	機序	先天性欠乏症
antithrombin Ⅲ（ATⅢ）	thrombin，Xa因子，IXa因子を阻害	血栓傾向
heparin cofactor Ⅱ	thrombin阻害	血栓傾向
α_2-macroglobulin（α_2M）	多くの凝固因子を阻害	無症状？
C1 inactivator（C1 INA）	XIIa因子，XIa因子，kallikrein阻害	遺伝性血管性浮腫
α_1-antitrypsin（α_1AT）	XIa因子を阻害	出血傾向
α_2-plasmin inhibitor（α_2PI）	フィブリンと架橋結合，線溶阻止	出血傾向
protein C	Va因子，Ⅷ因子を不活化	血栓傾向
protein S	未活性化血小板，内皮細胞と結合	血栓傾向
thrombomodulin	thrombinによる凝固促進阻害，protein C活性化	血栓傾向？

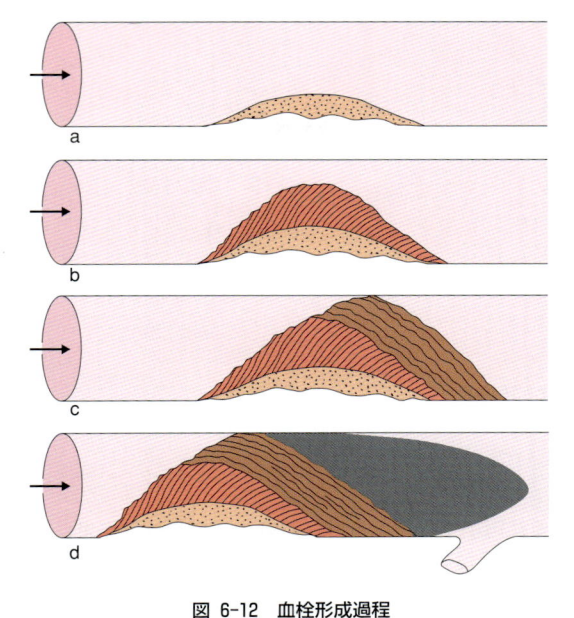

図 6-12 血栓形成過程
a. 凝集血小板栓　b. サンゴ状血栓　c. 閉塞性血栓
d. 血栓の尾の形状

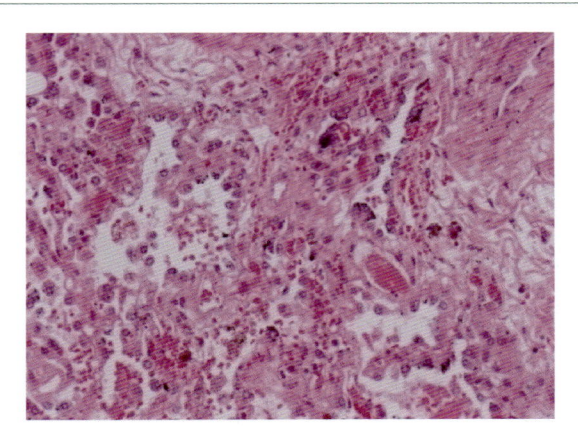

図 6-13 フィブリン血栓
肺末梢動脈内にフィブリン血栓の形成がみられる．DIC症例．

リン脂質抗体症候群と呼ばれる．この自己抗体は全身性エリテマトーデス（SLE）などの自己免疫疾患の患者で陽性を示す．この自己抗体はリン脂質単独ではなく，β_2-glycoprotein I（β_2GPI），プロトロンビン，プロテインCなどの複合体と反応する抗体群と考えられる．リン脂質上で進行する凝固因子活性化に抑制的に作用するβ_2GPIがこの抗体で消費されると，凝固系が亢進し血栓形成に傾く可能性がある．

血栓の性状と形成過程

血栓は血管系のどの部位にも発生しうる．発生部位によって形も大きさもさまざまである．心臓内あるいは大血管に発生する場合にはZahn線条と呼ばれる層構造が形成される．これは血小板層が赤血球をより多く含む層で隔てられた周期性の構造である．

1. **動脈性血栓** arterial thrombus：主として血小板とフィブリンよりなり白色血栓と呼ばれ，血流の速い動脈の内膜の損傷部位に発生しやすい．この血栓への赤血球の参加は少なく，灰白色で，もろい．通常血管閉塞性で，冠動脈，脳動脈，大腿動脈に閉塞性の動脈血栓が好発する．壁在性血栓 mural thrombusも動脈性の血栓で，心筋梗塞や動脈硬化の部位や動脈瘤の内部に発生する．

2. **静脈性血栓** venous thrombus：血流の緩やかな静脈系には赤色血栓が生じる．試験管内の凝固と同様に赤血球を含む全血球成分が含まれ，赤血球の赤色が強調される．赤色血栓の付加が血流の方向に起こる場合，血栓の尾となり血管閉塞性となる（図6-12）．下肢の静脈，すなわち伏在静脈，大腿静脈，腸骨静脈などに静脈血栓症 phlebothrombosis としてしばしば発生する．静脈血栓の先端部が血管壁に付着しないか，緩い付着の場合は断片を生じやすく塞栓となる．

3. **混合血栓** mixed thrombus：静脈弁，心弁膜，心筋梁柱，心耳などの血流が渦状運動をなし，緩やかである場合は，血栓形成に赤血球が参加して混合血栓 mixed thrombus となる．

4. **フィブリン血栓** fibrin thrombus：フィブリンを主とする血栓で，腎，肺，脳の細動脈や毛細血管に多発する（図6-13）．DICがその典型例で凝固系の亢進が原因である．

5. **死後凝血**：死後，血液は全身の血管内で急速に凝血し，死後凝血 postmortem clot ともいう．死後凝血では，凝固が速やかなときは血球とフィブリンは均一に混ざり合って凝血となり，凝固時間の長い場合はフィブリンの凝固が別に起こって血球の参加が少なく，黄白色，弾力性のフィブリン凝集塊 fibrin clot が形成される．凝血塊は血栓よりも水分が多く表面には光沢があり，弾性軟で，色調は均一である．凝血塊にはZahn線条はないが，死戦期の血栓はしばしば両者の中間の性質を示す．

血栓の二次的変化と転帰

大きな血栓は中心部の死滅した白血球や血小板由来の蛋白質分解酵素によって軟化が起こり，フィブリンも構造を失って均等な物質となる．軟化した血栓の断片が塞栓となる場合がある．1〜2週経過すると血栓の器質化 organization が起こり，付着部の血管壁から毛細血管，線維芽細胞が侵入して肉芽組織を形成する．血栓の表面

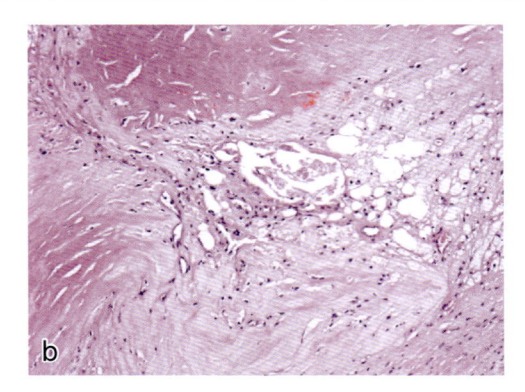

図 6-14 血栓の器質化と再疎通
血栓内に小血管の形成がみられる.

は増殖した内皮細胞で覆われ，血栓の吸収とともに肉芽組織の瘢痕化で，血栓は収縮する．大きな血栓あるいは閉塞性血栓では肉芽組織中の新生毛細血管が互いに連絡し，既存の血管腔と交通する．血栓の再疎通 recanalization という（図 6-14）．

血栓は細菌の増殖に都合のよい培地であるとともに細菌感染が血栓形成の原因となる場合もあり，敗血症性血栓性心内膜炎 thromboendocarditis septica，敗血症性血栓性動（静）脈炎 thromboarteritis (-phlebitis) septica と呼ばれる．

血栓形成による臨床上の問題は，血管閉塞と塞栓症である．静脈血栓は下肢の静脈に頻発するが，表在の静脈では静脈瘤の部位に発生しやすく，うっ血や浮腫など閉塞による循環障害を起こす．深在静脈の血栓は症状もなく経過し，塞栓によって初めて発見されることが多い．動脈血栓では閉塞，特に冠動脈の閉塞による心筋梗塞，脳動脈の閉塞による脳梗塞が生命にとって危険な状態を引き起こす．

播種性血管内凝固症候群

disseminated intravascular coagulation (DIC)

播種性血管内凝固症候群は，全身各臓器の血管内に血栓が形成され臓器に循環障害をもたらすと同時に，血小板，フィブリン，凝固因子が消費され二次的に出血傾向を示す病態である．産科疾患，悪性腫瘍の末期，重症感染症，急性白血病，広範な外傷性ショックなどで凝固機転が亢進する場合にみられ重篤で致死的な病態である（図 6-15）．

◆機序：DIC の本態は血管内で凝固カスケードが進行することによる．これには組織因子を発現する細胞・組織が血管内に存在することと血管内皮細胞傷害が重要な因子である．

組織因子を発現する外傷組織片，産科救急疾患における胎盤組織（早期胎盤剥離），急性前骨髄球性白血病 acute promyelocytic leukemia (APL) 細胞，ムチン産生性腺癌細胞などが血管内に存在することが引き金となる．敗血症ではグラム陰性菌由来のエンドトキシンが単球を活性化し組織因子発現増強を促進する．

内皮細胞傷害は血管の抗凝固機能を障害し，組織因子によりつくられた血栓が存続するために重要である．例えば重症感染症で血流に高濃度に存在する TNFα は，血管内皮の接着分子発現を促進する．白血球は内皮に接着しやすくなり，白血球由来の活性酵素や蛋白分解酵素によって内皮細胞は傷害を受ける．傷害内皮細胞は組織因子の発現増強とトロンボモジュリンの発現低下をきたすほか，PAI-1 の産生分泌を促進する．自己免疫疾患における免疫複合体の沈着や血流の停滞，低酸素，アシドーシス，脱水，ショックでも内皮細胞傷害が誘導される．

このようにトロンボモジュリンの発現増強をきっかけとした凝固機転の亢進と凝固制御機構の低下，内皮細胞の傷害による抗血栓性の低下が，血栓形成傾向に陥る主な要因である．

微小血栓が全身の組織に形成されると，虚血による循環障害と出血傾向が現れる．出血傾向は止血凝固系因子の消費とプラスミノーゲンの活性化による．プラスミノーゲンの活性化は虚血による酸素欠乏で血管内皮より t-PA が遊離するためである．プラスミノーゲンの活性化はフィブリンの分解を促進し，生じたフィブリン分解産物 fibrin degradation product (FDP) は血小板凝集やフィブリン重合を抑制する．

◆臨床症状：多彩であるが末梢循環障害と出血傾向が基盤である．産科的疾患や外傷後の DIC は急性で出血傾向が前面に現れ，癌患者の DIC は末梢循環障害として

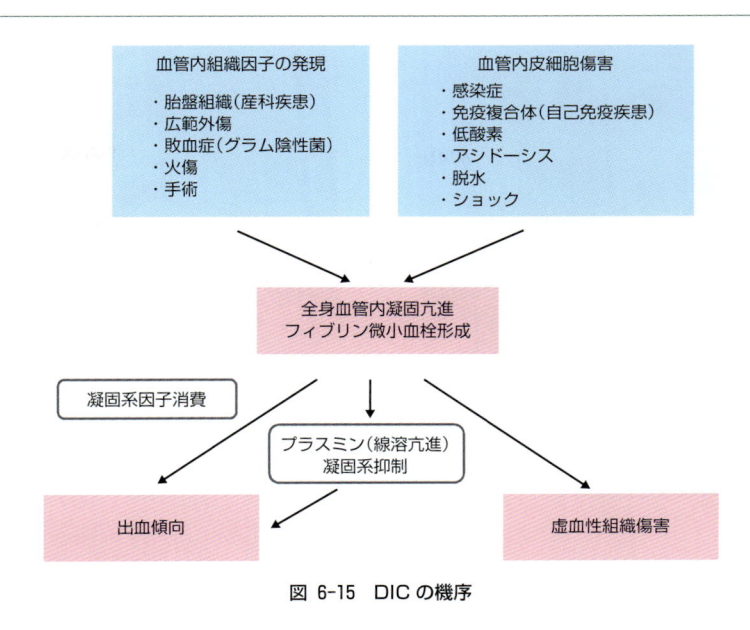

```
                  ┌─────────────────────┐   ┌─────────────────────┐
                  │  血管内組織因子の発現  │   │   血管内皮細胞傷害    │
                  │ ・胎盤組織(産科疾患)  │   │ ・感染症            │
                  │ ・広範外傷          │   │ ・免疫複合体(自己免疫疾患)│
                  │ ・敗血症(グラム陰性菌)│   │ ・低酸素            │
                  │ ・火傷              │   │ ・アシドーシス        │
                  │ ・手術              │   │ ・脱水              │
                  │                     │   │ ・ショック           │
                  └─────────────────────┘   └─────────────────────┘
```

```
                   ┌──────────────────┐
                   │ 全身血管内凝固亢進 │
                   │フィブリン微小血栓形成│
                   └──────────────────┘
    ┌──────────┐        ↓
    │凝固系因子消費│   ┌──────────────┐
    └──────────┘   │ プラスミン(線溶亢進)│
                   │   凝固系抑制      │
                   └──────────────┘
         ↓           ↓            ↓
    ┌────────┐                ┌──────────┐
    │ 出血傾向 │                │虚血性組織傷害│
    └────────┘                └──────────┘
```

図 6-15　DIC の機序

図 6-16　DIC でみられる腎糸球体微小血栓

出現する場合が多い．肺胞内の毛細血管に血栓が多発すると成人呼吸窮迫症候群 adult respiratory distress syndrome（ARDS）を引き起こすことがある．脳内の微小血栓は随伴する出血で多彩な神経症状をきたす．副腎の大量出血を伴う Waterhouse-Friedrichsen 症候群や出産後にみられる下垂体壊死（Sheehan syndrome）も DIC による微小血栓が原因である．全身性に起これば腎不全，肝不全による多臓器不全で死亡することがある．臨床検査所見としては血小板減少，フィブリノーゲンなどの凝固因子の減少，FDP の上昇，プラスミン活性の上昇などが重要である．

DIC の最も確実な証明は各臓器における多数の微小血栓である．脳，心，肺，腎，副腎，肝，脾に形成されやすい．血栓の特徴はフィブリン血栓であることである（図 6-16）．

6．塞栓症

　血栓または異物が循環系に流れ込んで動脈，静脈，毛細血管，時にはリンパ管を部分的または完全に閉塞することを塞栓症 embolism という．閉塞の原因となった構造物を，塞栓 embolus という．塞栓は循環の方向に従って脈管中を流れ，末梢部にいたって塞栓症を起こす．

塞栓症の発生部位

1．静脈性塞栓症 venous embolism：静脈内に発生した塞栓は，その流れに従って右心を経て肺動脈に入り，その末梢部で塞栓症となる．末梢静脈系では血栓ができやすく，また塞栓の最も多いものは血栓であるので，この型の塞栓症が多い．

2．動脈性塞栓症 arterial embolism：左心または動脈内に現れた塞栓は，動脈の末梢部で塞栓症を起こす．主として腎，脾，脳などに起こる．

3．逆行性塞栓症 retrograde embolism：血流が弱く壁の薄い静脈で圧の変化があると，まれに塞栓が血流の逆流とともに逆行し，静脈の上流で塞栓症になることがある．例えば大きな静脈と連絡をもつ脊椎管内の叢状静脈では，激しい咳，深呼吸などによる胸郭内圧の上昇で逆行性の塞栓症をみることがある．

4．逆説的塞栓症 paradoxical embolism：静脈内にできた塞栓が大循環系動脈末梢部で塞栓症を起こすものをい

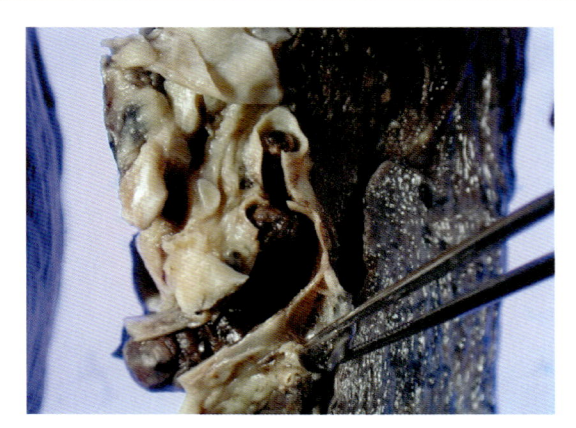

図 6-17　肺動脈塞栓症
右肺動脈基部に血栓塞栓症を認める．

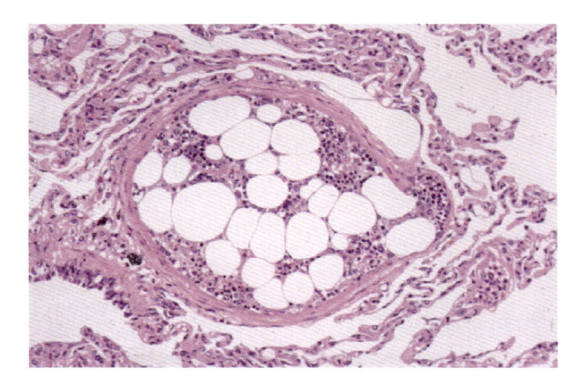

図 6-18　骨髄片による塞栓症

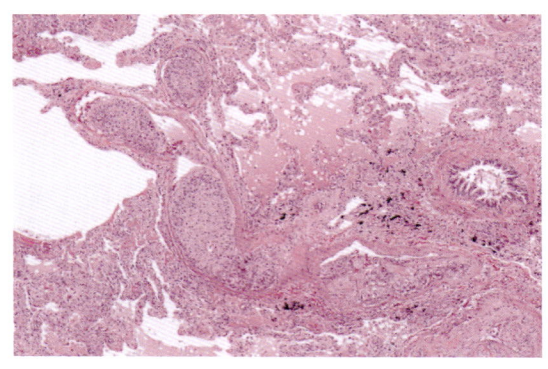

図 6-19　腫瘍塞栓症
肝細胞癌による肺動脈腫瘍塞栓症である．

う．多くは，開存している卵円孔あるいは中隔欠損を通って塞栓が大循環系動脈に入ることにより起きる．小さな塞栓は肺内の動静脈短絡 arteriovenous shunt を通過することにより，逆説的塞栓症を起こすことがある．卵円孔の開存は普通成人の4～5％にみられる．

5．**その他の塞栓症**：騎乗塞栓 saddle embolus は血管の分岐部にまたがってみられるものをいう．

塞栓症は肺に起こることが多い．また大循環系では腎，脾，心，脳，腸間膜動脈など比較的太い動脈領域にみられ，血管分岐の角度によって同じ動脈でも左右で頻度が異なる．例えば頸動脈，腸骨動脈では左側，肺動脈では右側に多い（図6-17）．

塞栓の種類

1．**血栓塞栓症** thromboembolism：塞栓のうちで最も多いのは剥離または分断した血栓である．動脈性塞栓としては，左心の壁在性血栓，僧帽弁または大動脈弁上にできた血栓，大動脈瘤内の血栓が塞栓となる．血栓はしかし静脈性にできることが多く，その部位は下肢静脈と骨盤腔静脈が80～90％を占める．静脈性塞栓は肺塞栓症を起こす．右肺下葉に多く肺梗塞となる．肺動脈基部または多発性に肺小動脈に起きた塞栓症はショックあるいは急性肺性心を起こす．

2．**細胞および組織片による塞栓症**：細胞集塊あるいは組織片が塞栓となることがあり，骨髄片，胎盤片，腫瘍細胞，羊水中の組織片（以上，静脈性塞栓），心弁膜片（心内膜炎を起こした僧帽弁と大動脈弁で動脈性）などがある．骨髄片塞栓は骨折によることが多く，脂肪塞栓と合併しやすい（図6-18）．胎盤片による塞栓症は肺にしばしばみられるが，絨毛癌の肺転移と異なって自然に吸収され生理的転移 physiological metastasis ともいう．羊水中の組織片としては胎児の表皮，胎脂，毛髪などがあり，分娩中またはその直後に起こることがある．悪性腫瘍細胞による塞栓症は転移成立に重要である（図6-19）．

3．**脂肪塞栓症** fat embolism：脂肪滴が血中に現れて塞栓となるもので，骨，ことに大腿骨，脛骨などの長幹骨の手術，あるいは骨折，脂肪組織の挫滅，またはその広範な火傷でみられ，骨折ではその重篤な合併症として重要である．すなわち局所で遊離した脂肪滴は局所の静脈の破綻と組織圧の増加により血中に入る．この際，血清リパーゼの活性上昇がみられる．

4．**空気塞栓症** air embolism：空気が血中に入るのは，血圧の関係から主に静脈である．胸郭，頸部などの手術，外傷，胎盤剝離などで太い静脈が破れると，陰圧によって一時に多量の空気が吸い込まれる．生体に対する影響は空気の量，吸い込まれる速度によって差はあるが，ヒトでは100～150 mLで死にいたる．この際には空気は右心室で多数の気泡となって，右心室から肺への血流を妨げる．

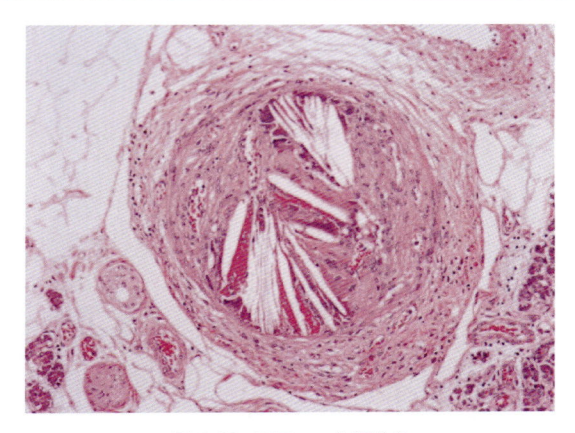

図 6-20 アテローム塞栓症
動脈硬化症の粥腫（コレステリン結晶を含む）が膵周囲動脈に詰まっている．異物巨細胞の反応もみられる．

空気が少量の場合にはさらに肺動脈末梢で塞栓症を起こし，また動静脈短絡を介して，または開存卵円孔を通って動脈側に現れる．なお動脈性空気塞栓は胸郭手術，外傷，気胸などに際しての肺静脈損傷から起きることがある．

5. **減圧性疾患** decompression sickness：外気圧が急激に低下した場合，血中および組織液に溶解していた窒素ガスが急激に遊離し，血管内および組織内で多数の小気泡となり，塞栓になることがある．生体に対する影響としては，中枢神経に対するものが最も大きく，解剖所見では中枢神経の虚血性壊死，肺の出血，浮腫，気腫などがある．

高圧から常圧への減圧の方が，常圧から低圧へ減圧した場合より強い変化が現れる．定型的なものは潜函病 caisson disease，潜水夫病 diver palsy などにみられ，また飛行士でもみられることがある．職業的に反復持続するときは重篤な中枢神経障害を起こす．

6. **細菌，寄生虫による塞栓**：寄生虫としては住血吸虫の母虫または卵の肝門脈内塞栓症，赤痢アメーバの肝内塞栓症などがある．細菌も粗大な菌塊はしばしば塞栓となる．例えば化膿性心内膜炎で限局性腎炎を起こすのは，塞栓性に菌が腎に到達したためである．また微小な菌塊でも，生体の反応性の変化，例えば血管壁のアレルギー状態によって末梢血管で容易に捕捉され，その局所に病巣をつくる．

7. **その他の塞栓症**：メラニンなどの色素，各種の異物，動脈硬化病巣よりの硝子様物質，コレステリン，時に石灰を含んだ組織片などによっても起こる（**図6-20**）．

塞栓症の結果

塞栓症の結果は塞栓の種類，数，大小，閉塞された血管の種類と部位，血管閉塞の程度などによって異なる．

1. **塞栓の種類による差異**：塞栓が血栓のような無菌的異物であれば，血管閉塞の程度，循環の様式に応じた下流の循環障害を生じ，局所の変性から虚血性壊死（梗塞）にいたるいろいろな変化を示す．塞栓自身は異物肉芽組織の形成によって吸収されるか，あるいは器質化して瘢痕となる．塞栓が感染性であれば，炎症性変化を局所に生じ，また塞栓が腫瘍細胞であるときは，しばしば血管外に増殖して転移を形成する．塞栓がガスや脂肪であるときは血管に明瞭な変化なしに吸収される．

2. **血管の種類，部位，臓器の種類による差異**：塞栓が大きくて重要な臓器の動脈本幹を閉塞するときは，しばしばショック症状を起こし急死する．肺卒中 pulmonary apoplexy，脳卒中 cerebral apoplexy という．塞栓が小さい場合には，機能的終末動脈の完全閉塞により閉塞以下が梗塞になる．閉塞が不完全な場合，二重循環のある臓器，閉塞の上・下流に側副血行路のある場合には梗塞は原則として起こらない．

7. 梗 塞

梗塞 infarction とは，機能的終末動脈が閉塞されて，支配下組織に虚血性の壊死が起こることである．この限局性壊死巣を梗塞巣 infarct という．

梗塞の大部分は動脈の閉塞による．多くは血栓あるいは塞栓症の結果である．梗塞成立のためには動脈の急激かつ完全な閉塞が必要で，塞栓症による場合が多い．例えば腎などでは動脈の急激な閉塞で梗塞になり，動脈硬化などでの慢性の虚血では萎縮になる．しかし心筋梗塞は冠動脈の硬化症およびそれに起因する血栓症によることが多い．

梗塞の種類と臓器梗塞

梗塞は，その外観によって貧血性梗塞 anemic infarct（白色梗塞 pale infarct）と出血性梗塞 hemorrhagic infarct（赤色梗塞 red infarct）に分類される．その差は一般に，血液供給が単一であるか二重であるかによる．脾，腎，心筋は終末動脈の型をとるので，典型的な貧血性梗塞の好発部位で，動脈の閉塞部位を頂点とし臓器表面を底面とした円錐形の限局性灰白色壊死を形成する（**図6-21, 22**）．動脈の吻合のある胃，腸では梗塞が起きにくい．腸梗塞は腸間膜動脈の閉塞により起こり，臨床的に虚血性腸炎となり出血性である．その範囲は閉塞動脈の支配領域よりも狭い．

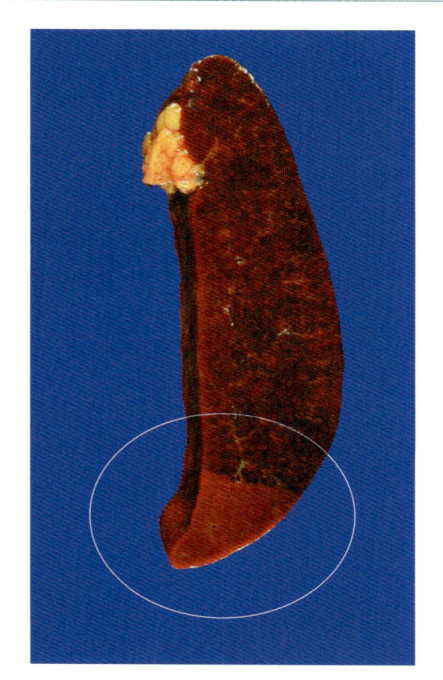

図 6-21 脾梗塞
梗塞部が凝固壊死に陥っている.

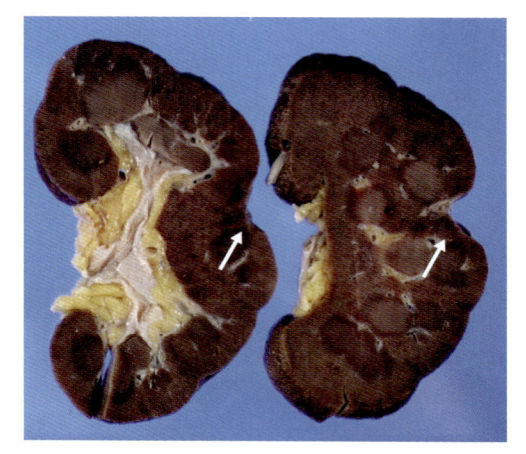

図 6-22 腎陳旧性梗塞
瘢痕化し陥凹病変（⇦）となっている.

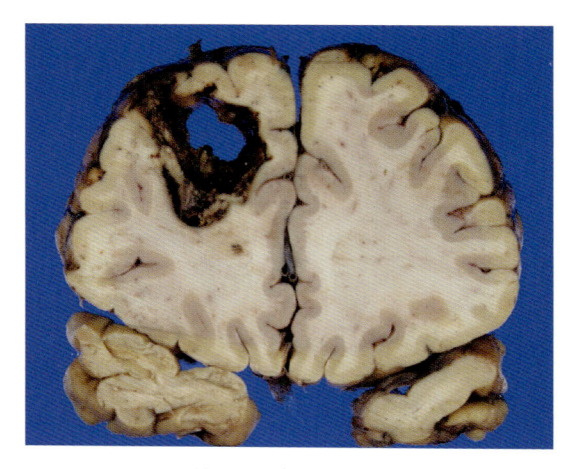

図 6-23 古い脳梗塞巣
軟化巣が吸収され空洞病変となっている.

1. **心筋梗塞** myocardial infarction：冠動脈の粥状硬化性閉塞により起こる．心の血管支配は吻合の少ない終末動脈の型をとるため冠動脈の閉塞部位により心筋壊死部位や程度が左右される．冠動脈本幹の完全閉塞による広範な心筋壊死は伝導路障害，心タンポナーデをきたして急速な心不全を引き起こし死にいたる．組織学的には梗塞巣は凝固壊死となるが二次性の出血をみることもある．最終的には線維化が起こり白色陳旧性心筋梗塞巣を形成する．

2. **脳梗塞** cerebral infarction：脳梗塞は動脈閉塞による局所的虚血に加えショックなどによる脳全体の血流低下によっても起こる．動脈閉塞による場合は貧血性で，後に出血を伴うことがある．壊死巣は，最初は凝固壊死であるが，容易に液状化（融解壊死）して脳軟化症 cerebral softening となり最終的に空洞病変を形成する（図6-23）．大脳基底核部位に多発する小空洞病変はラクナ梗塞と呼ばれ動脈硬化による．

3. **肺梗塞** pulmonary infarction：肺では肺動脈と気管支動脈の二重の血管支配があるので梗塞は起きにくいが，多くの場合，肺動脈閉塞による血流低下を気管支動脈が補えないときに発生する．いずれかの動脈系よりの出血が加わって出血性梗塞となる．

梗塞の経過

貧血性梗塞の経過は，ほぼ3期に分けられる．

1）第1期　まず血管の閉塞とともに支配下領域の限局性虚血と，それによる凝固壊死に始まる．壊死部は周囲から膨隆し蒼白にみえ，その周囲にはうっ血，出血のため赤色帯が認められる．組織学的には，壊死部は細胞が好酸性に染色され，はじめは細胞形態を認めるが，速やかに核の破壊，濃縮，核質融解が明瞭になる．壊死巣の周囲に速やかに好中球が集積して分界線を形成する．この壊死巣は凝固壊死であるが，脳では，その生化学的特性によって融解壊死となる．

2）第2期　壊死巣の周囲に肉芽組織が発達し，壊死巣は次第に器質化する．

3）第3期　瘢痕化の時期で，小さな壊死巣は完全に瘢痕組織によって置き換えられるが，大きなものでは，しばしば中心部に壊死巣の残存，嚢胞化，石灰化などをみる．

梗塞瘢痕巣は周囲との境界が明瞭なのが特徴である．

8．水および電解質代謝異常

水と電解質

水は人体の最も大きな構成成分で，成人男性では体重のおよそ70％を占める．体内の水分は細胞内液と細胞外液に大別され，後者はさらに血管内液と組織間液からなる．血管内液は蛋白質含量が非常に多く，細胞内液はK^+が多く，Na^+，Cl^-の含量が少ない．水は細胞質の容積を保ち，細胞代謝に必須の物質を運び，代謝産物を外部へ出す重要な働きをする．水分の重大な欠乏はただちに血液の循環に障害をきたし，速やかに死を招く．

体液は電解質を伴い，浸透圧，酸塩基平衡を維持しつつ循環移動するもので，その移動は流体力学的法則，液相間界面における浸透圧差，体液各区画間の隔壁の性状によって決まり，また全身性・ホルモン性の統制を受ける（図6-24）．腎は水および塩類平衡のための最も重要な器官で，水の排泄，再吸収は主に腎で行われ，下垂体後葉の抗利尿ホルモン antidiuretic hormone（ADH）によって調節される．

ADH の分泌は，細胞内浸透圧に対して，血漿のそれが比較的高いときに刺激され，さらに上位は，大脳視丘体下部のオスモレセプター osmoreceptor によって調節される．例えば ADH 欠乏症では尿崩症 diabetes insipidus を招き，オスモレセプター障害では高 Na および高 Cl 血症になる．

生体における電解質の意義は，水の出納，体液の浸透圧と酸塩基平衡の恒常性の維持，代謝の活性因子であることなどである．

体液の電解質として重要なものは Na，K，Cl，HCO_3 などである．Na^+ はほとんど細胞外にあって，細胞外陽イオンの96％を占め，その代謝はオスモレセプター，ボリウムレセプター volume receptor，アルドステロン alodsterone，deoxycorticosterone acetate（DOCA）などによる調節を受け，腎がその中心をなしている．

K^+ はその70％が筋肉内にあり，筋肉中の K の80％は部分的に蛋白質と結合しており，浸透圧的には非活性である．Cl^- は一般に Na^+ と行動をともにするが，Cl の濃度の変化は HCO_2^- で代償され，浸透圧維持には Na^+ ほど重要ではない．

浮　腫　edema

浮腫（水腫）は，全身または局所の細胞外液および血管外液の異常増加を意味し，通常は組織間隙や体腔内の水分の増加をいうが，時には細胞内水分の増加をさす．浮腫には全身性浮腫と局所性浮腫があり，それぞれさまざまな原因で起こる（表6-5）．

血液と組織間隙液との間には，水および溶質の交換が行われ，その方向は毛細血管圧と組織圧の力学的な圧差および血漿と組織の膠質浸透圧の差で決定される．したがって，浮腫はこれらのバランスが崩れることにより発生する．

◆成因と種類（図6-25）

1）毛細血管静水圧の上昇　細小動脈の拡張，静脈圧の上昇によって毛細血管内圧が亢進すると，血管から組

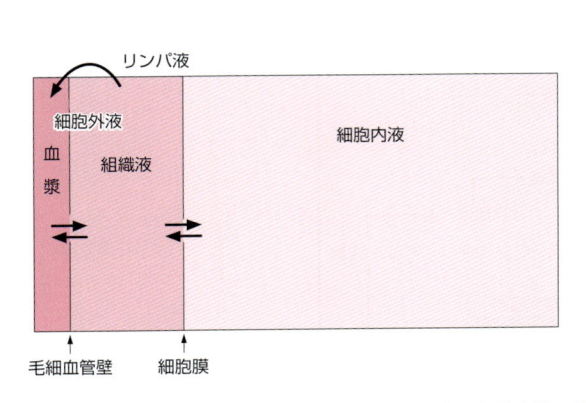

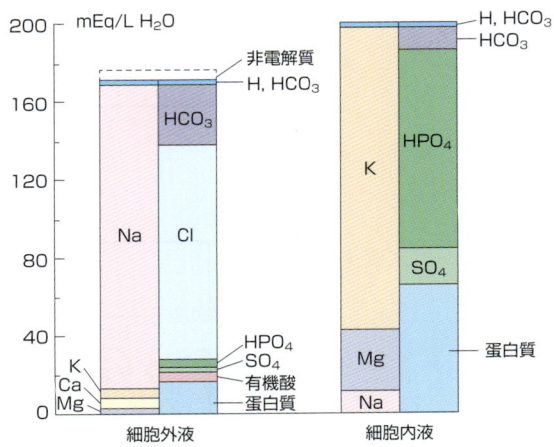

図6-24　生体内の水の分布と細胞内液・細胞外液の電解質組成の差（Gamble による）

表 6-5 浮腫の原因分類

全身性浮腫
1. 心臓性浮腫（うっ血性心不全）
2. 腎性浮腫 　　急性糸球体腎炎，慢性糸球体腎炎，ネフローゼ症候群，腎不全
3. 肝性浮腫（肝硬変）
4. 内分泌性浮腫 　　粘液水腫，甲状腺機能亢進症，月経前浮腫
5. 起立性浮腫（起立性低血圧）
6. 栄養障害性浮腫 　　脚気，吸収障害症候群，蛋白質喪失性胃腸症など
7. 医原性浮腫（薬剤性浮腫，低ナトリウム血症など）
8. 特発性浮腫
局所性浮腫
1. 静脈性浮腫 　　上および下大静脈症候群，四肢静脈血栓症，静脈瘤，静脈弁不全
2. 血管神経性浮腫（Quincke 浮腫，HANE）
3. 炎症性（炎症，アレルギー，血管炎）
4. リンパ浮腫 　　一次性（遺伝性，早発性，遅発性） 　　二次性（フィラリア，水虫，癌転移，手術，放射線照射など）
5. その他

（関　清らによる）

織への水分濾過亢進をきたし浮腫が起こる．しかし通常は，純粋に毛細血管静水圧の上昇のみによるものではなく，ほかの要因が合併して起こる．

静水圧上昇による浮腫のよい例はうっ血浮腫 congestive edema であるが，静水圧上昇のみならず，うっ血持続による局所の酸素欠乏による血管透過性の亢進，組織代謝産物蓄積による浸透圧上昇，さらに組織腫脹によるリンパ管の圧迫が関与する．心性浮腫 cardiac edema は特に慢性うっ血性心不全にみられ，浮腫は重力の加わる部位に出現する．この浮腫の成因には，心外性因子が関与する．すなわち Starling の後方障害 backward failure 説では，心不全による末梢静脈系の静水圧上昇によると説明されるが，前方障害 forward failure 説では，心不全のために腎血流量減少，腎機能障害を起こし，① Na および水排泄減少，② 細胞外液増加，③ 血液量増加，④ うっ血の順で浮腫が成立する．また，この際アルドステロンの分泌増加が水および Na 貯留を助長する．

肝硬変症の腹水貯留は門脈圧亢進が主な原因であるが，肝実質障害による低蛋白血症，腎性因子も関与する．慢性肺疾患の肺性心 cor pulmonale での浮腫は，肺血圧亢進による右室不全，末梢静脈圧亢進よりは，換気不全による血液のアシドーシスが腎の Na 再吸収を促進することが重要な要因になっている．

2）血漿膠質浸透圧の低下　血漿膠質浸透圧は，蛋白質特にアルブミンに影響され，蛋白質摂取不良，生成異常，喪失過剰などによって低下し，血漿アルブミンが 2.5 mg/dL 程度に低下すると浮腫が起こる．グロブリンの浸透圧はアルブミンの 1/4 で，フィブリノーゲンとともに浮腫形成には関係しないとされている．腎性浮腫 renal edema は腎疾患に関連する浮腫で，腎炎性浮腫，ネフローゼ性浮腫 nephrotic edema に分けられる．ネフローゼ性浮腫は蛋白質の過剰排泄による血漿蛋白質の減

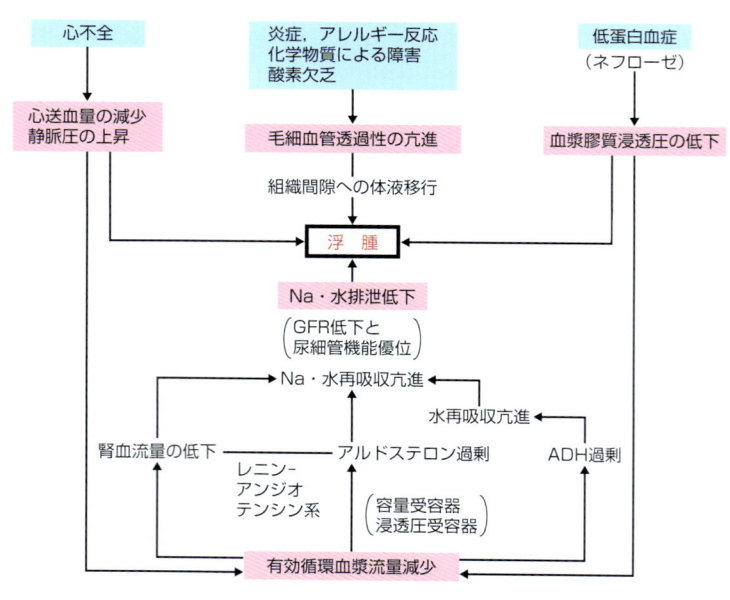

図 6-25　浮腫成立の機序

少による．尿中の蛋白質排泄量はときに1日20～50gに及び，蛋白質排泄量と浮腫の程度とは並行する．この際にも ADH，アルドステロン分泌の増加があって浮腫の程度が増強される．

慢性肝疾患，悪液質，消耗性疾患でも蛋白質合成の低下，分解の促進が浮腫を招く．長期にわたる低栄養ことに低蛋白質栄養でも浮腫になるが，この際 Na 排泄の減少，ビタミンC，リンの欠乏なども関与する．

3）**毛細血管透過性の亢進**　局在性浮腫の成因として重要な因子で，炎症の五徴のうちの「腫脹」は毛細血管透過性亢進による炎症性浮腫 inflammatory edema に相当する．アレルギー反応，化学物質，薬物による傷害，酸素欠乏などによっても毛細血管透過性亢進が起こり，浮腫が誘導される（p.118 参照）．

毛細血管透過性を亢進させる因子として，生物学的に活性なアミン類（ヒスタミン，5-hydroxyprotamine など），ポリペプチド（ブラジキニン bradykinin，カリジン kallidin などキニン類，leukotaxine など），プロテアーゼ（プラスミン，カリクレイン，グロブリン透過性因子）などがある．ヒスタミンはヒト，モルモット，家兎で強い作用を有しており，ラットでは 5-hydroxyprotamine が強い血管透過性亢進作用を示す．そのほかアラキドン酸代謝産物や血小板活性因子などの因子が関与する．

血管神経性浮腫 angioneurotic edema として Quincke 浮腫がある．血管運動神経障害によるもので，機械的刺激を加えると局所に一過性浮腫が生ずる．

4）**組織圧の低下**　組織圧は，それのみでは浮腫の発現の原因とはなりにくい．全身性浮腫に際して体腔，眼瞼などに強く浮腫が起こるのは，これらの部の組織圧が低いためである（補空浮腫 hydrops ex vacuo）．

5）**リンパ還流の障害**　リンパ管には多数の吻合があるが，太いリンパ管の通過障害，また多数のリンパ管の同時閉塞により，リンパ浮腫 lymphedema となる．その成因には，非炎症性のものとして一次性（Milroy 病，lymphedema precox）と二次性（リンパ節の手術的摘除，リンパ節腫瘍，周囲よりの圧迫，瘢痕）があり，炎症性のものには慢性リンパ管炎，慢性肉芽腫炎などがある．

寄生虫，ことにバンクロフト糸状虫 *Wuchereria bancrofti* による浮腫は，リンパ管閉塞とこれに伴うリンパ管炎による．リンパ液は皮下結合組織間に貯留し，結合組織が増生し象皮症 elephantiasis となる．脳脊髄液が脳室に貯留する内水頭症は髄液の還流障害に基づくものである．

◆**発生部位**：全身的には組織圧の低い粗な皮下組織，体腔，肺などに強く起こる．全身性の皮下組織および体腔の浮腫はアナザルカ anasarca, dropsy ともいう．心性浮腫は重力の方向に従って，また血漿膠質浸透圧低下に

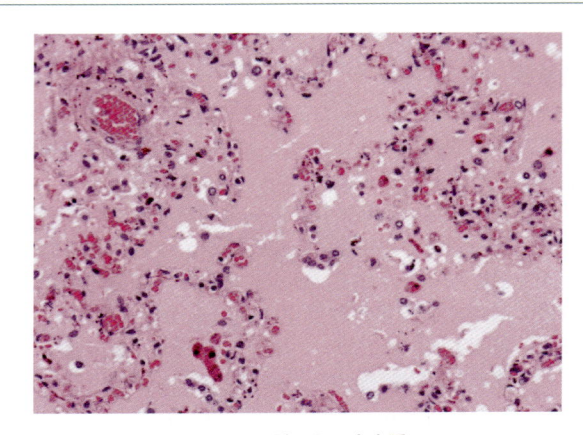

図 6-26　肺のうっ血水腫

よる場合は組織圧の低い眼瞼，外陰部などに強く出現する．また体腔の浮腫を腔水症といい，部位により水頭症 hydrocephalus，胸水 hydrothorax，腹水 ascites，心囊浮腫 hydropericardium，関節浮腫 hydrarthrosis，陰囊浮腫 hydrocele testis という．

◆**徴候と変化**：体腔に多量の液体が貯留すると周囲臓器，組織は圧迫されて細胞機能が障害され，圧迫が持続すれば萎縮となる．

実質臓器の浮腫では，重量の増加，被膜の緊張がみられ，実質細胞は圧迫と酸素欠乏によって変性萎縮する．初期には細胞質内には代償性の空胞が出現し，浮腫変性になる．

脳浮腫は出血，貧血，炎症，外傷，腫瘍など種々の原因で生ずる．脳はほかの臓器と異なり，容積が膨張しても，これを受け入れる余剰の空間がないため，頭蓋内圧亢進，脳ヘルニアを起こし，さらにそれが原因となって浮腫が悪化する悪循環を生じ，脳幹部を障害し死にいたる．脳溝，脳回は扁平化し，Virchow-Robin 腔の拡張がみられる．

肺水腫は全身浮腫の部分現象としても発生しうるが，単独にも発生する（図 6-26）．肺毛細血管の透過性亢進が主因で肺胞に漏出液が貯留し，しばしば感染のために肺炎を併発するが，液貯留が広範な場合には呼吸面積の減少が死の原因になる．

皮膚の浮腫では，皮膚は緊張して蒼白となり腫脹する．指圧によって痕が残る．皮下浮腫長期間継続すれば，結合組織増殖による硬結をみる．粘膜では咽頭，声門部に浮腫が起きると窒息死を招くことがある（声門浮腫 glottis edema）．

浮腫液の性質は原因によって異なる．液の比重が 1.015 以下のものを漏出液 transudate，1.018 以上のものを滲出液 exudate といい，後者は毛細血管壁透過性の亢進の強い場合，ことに炎症に際してみられる．

脱水症 dehydration

脱水症は体液の減少した状態と，これによって引き起こされる症候群をいう．高 Na 血症の場合と，低 Na 血症の場合がある（**表6-6**）．

水摂取の不足，過剰の発汗，人為的利尿などの場合には水喪失 water depletion による高 Na 血症性または一次性脱水症 primary dehydration になる．細胞内液が細胞外，さらに血漿中に移動する．口渇が起こり，ADH 分泌が刺激され乏尿となる．高度になれば精神障害を生じ，体重の15％の水分が失われれば死にいたる．

長期にわたる嘔吐，下痢による胃腸液の喪失，副腎皮質不全，慢性腎不全などでは低 Na 血症性または二次性脱水症 secondary dehydration となる．細胞外液は低張となり，浸透圧低下のため ADH 分泌が抑えられる．腎は細胞外液を正常に保つため水を排泄する．このため組織間液は減少する．一方，浸透圧差により細胞内へ体液が移行し，細胞内液増加が生ずる．口渇は水喪失の場合より少ないが，悪心・嘔吐，痙攣，心拍出量の減少，血圧低下が起こる．高度になると，血液濃縮，血漿量減少，尿量減少による血清非蛋白質窒素の増加がありアシドーシスになる．

表 6-6 脱水症の原因

高 Na 血症性脱水
1．腎における水保持能低下
a．尿崩症，腎性尿崩症
b．浸透圧利尿：高血糖，マンニトール使用時，高蛋白質栄養（尿素），慢性腎不全
2．塩類過剰による水欠乏
a．昏睡状態などの水分摂取障害，渇中枢障害
b．小児の下痢，多量の発汗
3．腹膜透析（高張溶液使用時）
低 Na 血症性脱水
1．腎性 Na 喪失
a．Na 喪失性腎疾患
b．急性腎不全（利尿期）
c．Addison 病
d．利尿薬過剰投与
2．腎外性 Na 喪失
a．消化管からの喪失（嘔吐，下痢，瘻孔など）
b．third space への移行（熱傷，腹膜炎，急性膵炎）
c．発 汗

◆参考文献

1) Aukland K：Distribution of body fluids：local mechanisms guarding interstitial fluid volume. J. Physiol.（Paris）79：395-400, 1984.
2) Eltzschig HK, Eckle T：Ischemia and reperfusion－from mechanism to translation. Nat. Med. 17：1391-1401, 2011.
3) Versteeg HV, Heemskerk JWM, Levi M., Reitsma PH：New fundamentals in hemostasis. Physiol. Rev. 93：327-358, 2013.
4) Ruggeri ZM：Platelets in atherothrombosis. Nat. Mad. 8：1227-1234, 2002.
5) Saulsbury FT：Henoch-Schonlein purpura. Curr. Opin. Rheumatol. 22：598-602, 2010.
6) Szanto T, Joutsi-Korhonen L, Deckmyn H, Lassila R：New insight into von Willebrand disease and platelet function. Semin. Thromb. Hemost. 38：55-63, 2012.
7) Meroni PL, Borghi MO, Raschi E, Tedesco F：Pathogenesis of antiphospholipid syndrome：understanding the antibodies. Nat. Rev. Rheumatol. 7：330-339, 2011.
8) Semeraro N, Ammollo C. T, Semeraro F, Colucci M：Sepsis, thrombosis and organ dysfunction. Thromb. Res. 129：290-295, 2012.

第7章
免疫応答機序と免疫異常

　免疫系は自己と非自己を識別し，非自己を排除する役割を担っている．その機能不全は，感染症に対する抵抗性を弱めるとともに，腫瘍に対する免疫監視能の低下をもたらす．その一方で，宿主にとって無害の抗原 antigen に対して，過度の免疫応答が惹起されると，アレルギー allergy（過敏症 hypersensitivity）が引き起こされる．また，免疫系が自己抗原に反応し，自己の臓器，組織，細胞を傷害すると，自己免疫疾患 autoimmune disease が発症する．このように，本来，人体にとって有益であり，その生存を助けるはずの免疫系が害をなすこともある．免疫系が「両刃の剣」と呼ばれるゆえんである．本章では，まず免疫応答のしくみについて概説し，次いで免疫系の異常に起因する疾患について述べる．

A 免疫応答のしくみ

　生体に抗原（典型的には微生物）が侵入すると免疫応答 immune response が始動される．抗原の侵入に対してまず活性化されるのは，自然免疫系 innate immune system である．自然免疫応答 innate immune response に続いて，獲得免疫系 acquired immune system（適応免疫系 adaptive immune system）が活性化され，抗体 antibody や T 細胞による抗原特異的な免疫応答（獲得免疫応答 acquired immune response または適応免疫応答 adaptive immune response）が誘導される．

1. 自然免疫応答

　皮膚，消化管，呼吸器は微生物の主要な侵入部位であるが，これらの臓器を被覆する上皮は微生物に対する物理的バリアーとして機能する．上皮細胞からは殺菌作用を有するさまざまな抗菌物質が産生されるほか，上皮内リンパ球 intraepithelial lymphocyte と呼ばれる特殊な T 細胞や樹状細胞 dendritic cell が微生物の侵入を監視している．微生物が上皮バリアー epithelial barrier を突破し体内に侵入すると，自然免疫応答が惹起される．その主なものは，①好中球とマクロファージによる微生物の貪食，②ナチュラルキラー細胞 natural killer cell（NK 細胞）による感染細胞の破壊，③補体の活性化，④マクロファージ，NK 細胞によるサイトカイン産生などである．

好中球と単球・マクロファージ

　好中球は特に細菌感染に対する防御に重要な細胞である．血中で細菌を貪食するほか，感染局所に迅速に浸潤し，そこで細菌を貪食する．感染局所に浸潤した好中球は短時間で死滅する．単球・マクロファージは mononuclear phagocyte system（MPS）に属する同一系列の細胞であり，血中の単球は組織で長寿命のマクロファージへと分化する．単球・マクロファージはそれぞれ血中ならびに組織で微生物を貪食し，破壊する．
　これらの細胞に発現されている微生物認識レセプターは，リンパ球の抗原レセプターのように個々の微生物を特異的に認識するのではなく，複数の微生物に共通して認められる分子パターン（pathogen-associated molecular patterns: PAMPs あるいは microbe-associated molecular patterns: MAMPs）を認識する．そのため，パターン認識レセプター pattern recognition receptor と呼ばれている．主なものとしては，C 型レクチン様レセプター，N-formylmethionyl receptor, Toll-like receptor（TLR）などがある．
　C 型レクチン様レセプターとしては，マンノースレセプター，DC-SIGN, Dectin-1, Dectin-2 のほか，さまざまな分子が知られている．マクロファージのマンノースレセプターは微生物に特徴的な高マンノース型の糖鎖を認識する．
　N-formylmethionyl receptor は微生物では産生されるが，哺乳類では産生されない N 末端がホルミル化され

たペプチドを認識する．好中球，単球・マクロファージに発現されている．

TLRは10個のメンバーからなり，さまざまなPAMPsを認識する．TLR4はグラム陰性菌に広く認められる分子構造であるリポ多糖 lipopolysaccharide（LPS）を認識する．また，TLR5は細菌の鞭毛成分であるフラジェリンを，TLR9は細菌に特有の構造である非メチル化CpG DNAを認識する．TLRはメンバーにより，発現される細胞の種類が異なっているが，主として樹状細胞，マクロファージに発現されている．

NK細胞

NK細胞はlarge granular lymphocyte（LGL）とも呼ばれるリンパ球である．①ウイルス感染に対する初期防御，②マクロファージの殺菌効果の増強，③腫瘍細胞の破壊に重要な役割を果たしている．NK細胞はT，B細胞と異なり，遺伝子再構成を行う抗原レセプターは発現していない．その顆粒にはパーフォリンやグランザイムなどの細胞傷害分子が含まれている．NK細胞は，I型インターフェロン（IFN-α，IFN-β）やインターロイキン12 interleukin-12（IL-12）などのサイトカインによって活性化され，IFN-γを分泌する．IFN-γはマクロファージの殺菌効果を増強する．NK細胞はIgGに対するFcレセプターを発現しているため，抗体依存性細胞傷害 antibody-dependent cell-mediated cytotoxicity（ADCC）活性を示す．

NK細胞の活性化：NK細胞の細胞傷害活性は，その表面に発現される抑制性レセプターと活性化レセプターによって制御されている（図7-1）．最終的にNK細胞が活性化され，標的細胞を破壊するか否かは，これらのレセプターを介して伝えられる抑制性シグナルと活性化シグナルのバランスによって決まる．

抑制性レセプターのリガンドは，自己の主要組織適合遺伝子複合体 major histocompatibility complex（MHC）クラスI分子である．正常な有核細胞はすべてMHCクラスI分子を発現しているため，NK細胞に抑制性のシグナルをいれることができる．しかし，ウイルス感染細胞や腫瘍細胞では，しばしばMHCクラスI分子の発現が減弱・消失する．このような異常細胞は，NK細胞に抑制性のシグナルをいれることができないため，NK細胞によって傷害される．

活性化リガンドとして特に重要なのは，NKG2Dリガンドである．NKG2Dリガンドは正常細胞にはほとんど発現されていないが，癌化，感染などにより発現が誘導される．活性化レセプターには，さまざまなものが知ら

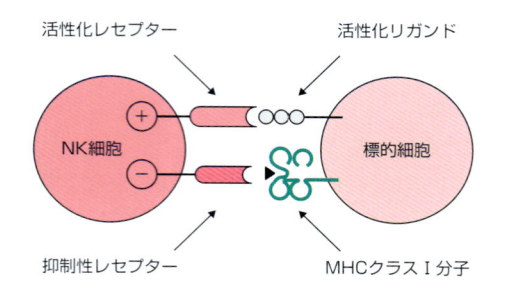

図7-1 NK細胞活性化の制御機構
標的細胞における活性化リガンドの発現増強，MHCクラスI分子の発現低下は，NK細胞の活性化をもたらす．図中の⊖は抑制性シグナル，⊕は活性化シグナルを意味する．

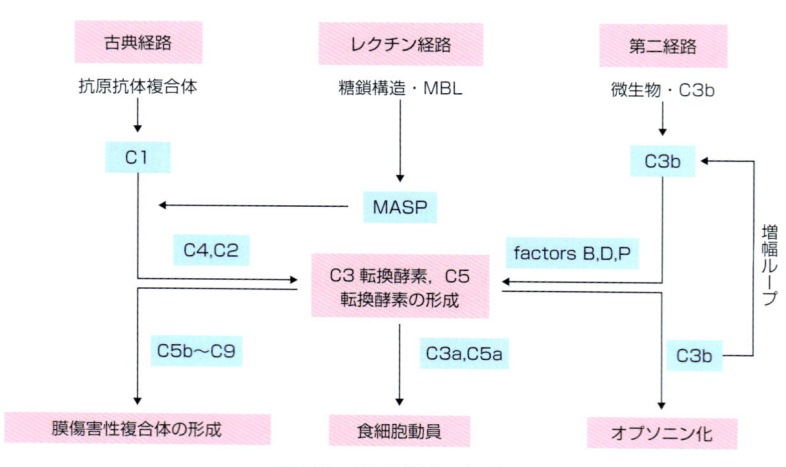

図7-2 補体活性化の経路
補体活性化の3経路はいずれもC3転換酵素の形成に収束する．レクチン経路は，血清レクチンの一つであるMBLが病原体表面の糖鎖に結合することによって活性化される．MBLはC1r，C1sと相同なMASP（MBL-associated serine protease）と複合体を形成している．

表 7-1 自然免疫系のサイトカイン

サイトカイン	主たる産生細胞	主たる標的細胞と生物学的効果
インターフェロン α (IFN-α)	マクロファージ	すべての細胞：抗ウイルス活性の増強, MHC クラスI分子の発現増強
インターフェロン β (IFN-β)	線維芽細胞	NK 細胞：活性化
インターフェロン γ (IFN-γ)	NK 細胞, T 細胞	マクロファージ：活性化（殺菌作用の増強） T 細胞：Th1 細胞への分化 B 細胞：クラススイッチング 多くの細胞：MHC クラスI, II分子の発現増強
腫瘍壊死因子 (TNF)	マクロファージ, T 細胞	視床下部：発熱 肝：急性期蛋白質の産生 内皮細胞：活性化（炎症と凝固） 好中球：活性化 筋肉, 脂肪：異化促進（悪液質）
ケモカイン	マクロファージ, 内皮細胞, T 細胞, 線維芽細胞など	白血球：遊走と活性化
IL-1	マクロファージ, 内皮細胞など	視床下部：発熱 肝：急性期蛋白質の産生 内皮細胞：活性化（炎症と凝固）
IL-6	マクロファージ, 内皮細胞, T 細胞など	肝：急性期蛋白質の産生 B 細胞：抗体産生細胞の増殖と分化
IL-10	マクロファージ, T 細胞（主に Th2 細胞）	マクロファージ：活性化の阻害
IL-12	マクロファージ, 樹状細胞	NK 細胞と T 細胞：IFN-γ の産生と細胞傷害能の増強 T 細胞：Th1 細胞への分化
IL-15	マクロファージなど	NK 細胞と T 細胞：増殖
IL-18	マクロファージ	NK 細胞と T 細胞：IFN-γ の産生

IFN-γ は自然免疫系のサイトカインであると同時に獲得免疫系のサイトカインでもある.

れているが, まだリガンドが不明のものも少なくない.

補体

補体系 complement system は, 補体成分, 補体レセプター, 補体制御因子など約 30 種の蛋白質から構成されている. 補体系の活性化経路としては, ①微生物や微生物産物によって直接活性化される第二経路 alternative pathway, ②微生物の細胞表面に存在する糖にマンノース結合レクチン mannose-binding lectin（MBL）が結合することによって活性化されるレクチン経路 lectin pathway, ③抗原抗体複合体が形成されることによって活性化される古典経路 classical pathway が知られている（図7-2）. 第二経路とレクチン経路は自然免疫応答の一翼を担い, 古典経路は獲得免疫応答の液性免疫 humoral immunity の一翼を担う. いずれの活性化経路も C3 転換酵素の形成をもたらす.

◆機　能：C3b は微生物を被覆して, C3b レセプターを発現するマクロファージ, 好中球による微生物の貪食を促進する. このプロセスはオプソニン化 opsonization と呼ばれる.

C3a と C5a はマクロファージ, 好中球に対する走化性因子 chemotactic factor ならびに活性化因子として働く.

C5 から C9 までの補体成分で形成される膜傷害性複合体 membrane attack complex（MAC）は脂質二重膜をもつ微生物を直接破壊する.

サイトカイン

サイトカインは免疫応答や炎症反応を仲介する液性因子である. 自然免疫応答において重要な役割を演じるサイトカインのほとんどは, 活性化されたマクロファージによって産生される（表7-1）. 活性化マクロファージによって産生される IL-12 は NK 細胞を活性化し, NK 細胞からの IFN-γ 分泌を刺激する. IFN-γ はマクロファージに作用して, マクロファージの活性化を増強する. このようなポジティブフィードバック機構の存在は, マクロファージと NK 細胞が協調して自然免疫応答を行ううえで有益である.

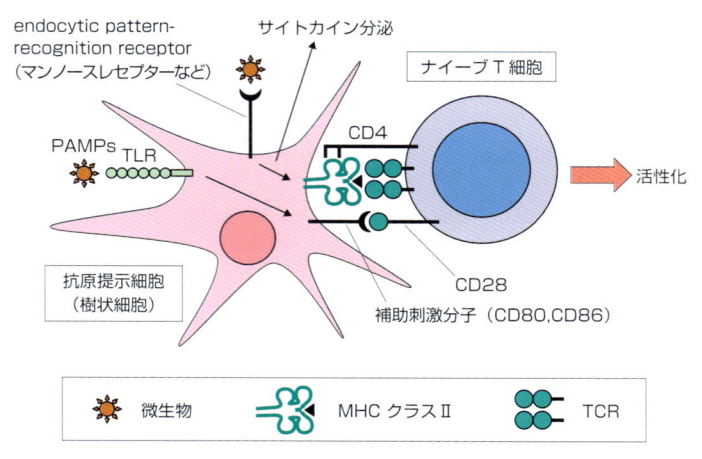

図 7-3 自然免疫と獲得免疫の相互作用
樹状細胞に発現されるパターン認識レセプターは，抗原提示において 2 つの重要な働きをしている．1 つは抗原の取り込みである．これにはマンノースレセプターが重要な働きをしている．もう 1 つは，補助刺激分子の発現誘導である．これには，微生物の PAMPs を認識する TLR が重要である．図には，MHC クラス II 分子によるヘルパー T 細胞の活性化を示した．

2．獲得免疫応答

　獲得免疫応答は液性免疫と細胞性免疫 cell-mediated immunity に分けられる．前者は細胞外に寄生する微生物や毒素に対する免疫であり，B 細胞によって産生される抗体が主役を演じる．後者は細胞内に寄生する微生物（ウイルスなど）を排除するしくみであり，T 細胞が担当している．T 細胞は CD8 を発現するキラー T 細胞 killer T cell（細胞傷害性 T リンパ球 cytotoxic T lymphocyte：CTL）と CD4 を発現するヘルパー T 細胞 helper T cell に大別される．キラー T 細胞はウイルス感染細胞や腫瘍細胞を破壊する．ヘルパー T 細胞はマクロファージを活性化し，その殺菌活性を増強するとともに，B 細胞を活性化し，抗体産生を促進する．ヘルパー T 細胞は獲得免疫応答に関与するサイトカインの主要な産生細胞でもある．

　獲得免疫反応の際立った特徴は，特異性 specificity と記憶 memory である．天文学的な数の抗原を特異的に認識することのできる能力は，遺伝子再構成によって抗原認識部位（可変部）に膨大な多様性を生み出すリンパ球抗原レセプターによって与えられる．抗原に遭遇すると，特異的なレセプターを発現したリンパ球のクローンは増殖し，効果細胞 effector cell へと分化するが，その一部はメモリー細胞 memory cell として体内に長く残存する．このため，獲得免疫応答には記憶が存在し，同一抗原に再度遭遇した際には，初回よりも迅速で強力な免疫応答が惹起される．

獲得免疫応答の誘導

　最近の研究により，獲得免疫応答が発動されるためには，自然免疫系の活性化が先行しなければならないことが明らかになってきた．これは，ナイーブリンパ球（外来性抗原に遭遇したことのないリンパ球）の活性化には，抗原レセプターを介する第一シグナルのほかに，自然免疫系の活性化に依存する第二シグナルが必要とされるためである．

　自然免疫系と獲得免疫系の橋渡し役として働き，獲得免疫応答の誘導に重要な役割を演じているのは樹状細胞である（図 7-3）．

　樹状細胞は骨髄由来の細胞で，各組織に広く分布している．形態的には細長い多数の細胞突起をもつ．代表的なものに，皮膚の Langerhans 細胞，リンパ節や脾の胚中心に存在する濾胞内樹状細胞 follicular dendritic cell などがある．最も強力な抗原提示細胞 antigen-presenting cell（T 細胞に抗原を提示する細胞）であり，ナイーブリンパ球を活性化しうる唯一の抗原提示細胞と考えられている．分化経路から大きく，ミエロイド系樹状細胞とリンパ球系樹状細胞（形質細胞様樹状細胞）に分類される．

　末梢に分布する樹状細胞は未熟樹状細胞と呼ばれ，免疫監視細胞 sentinel cell として機能する．未熟樹状細胞は微生物の主要な侵入経路である皮膚，消化管，呼吸器の上皮に多く分布している．未熟樹状細胞はマンノースレセプターなどのパターン認識レセプターにより，侵入

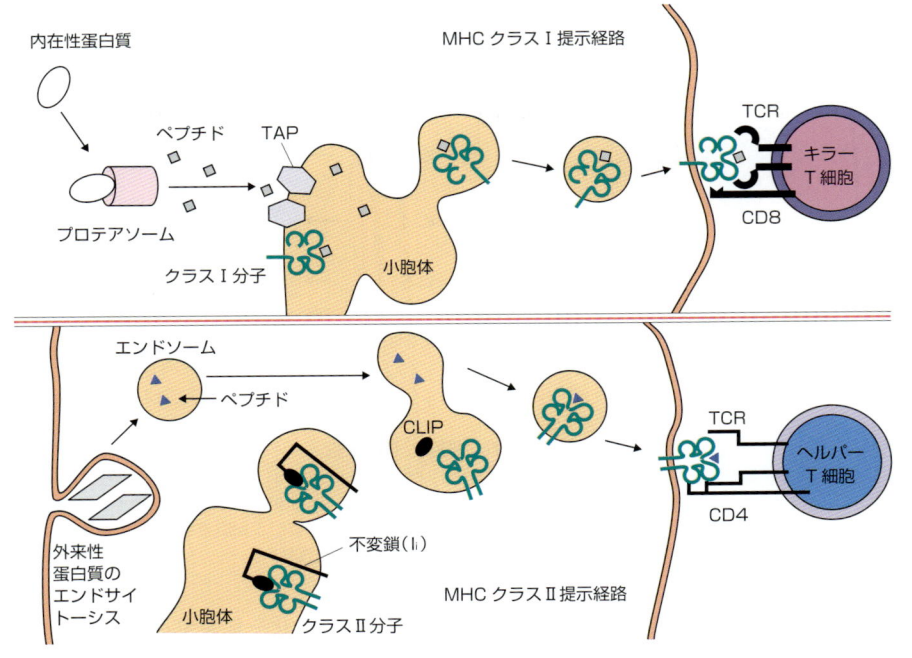

図 7-4　TCR による抗原認識と MHC 分子による抗原処理経路

クラス I 分子とクラス II 分子では，結合するペプチドの由来，ペプチドの産生に関与するプロテアーゼ，ペプチドを結合する細胞内部位が異なる．IFN-γ は免疫プロテアソームの形成を誘導する．クラス II 分子のペプチド結合溝を遮蔽する不変鎖の断片は CLIP と呼ばれる．CLIP が除去されるにあたっては，特殊なクラス II 分子である HLA-DM が重要な役割を果たしている．

した抗原（微生物）を捕捉する．未熟樹状細胞は抗原を捕捉するとともに，TLR を介した刺激によって成熟し，末梢（感染局所）から所属リンパ節へ移動する．この移動にはケモカインが関与している．

成熟樹状細胞は T 細胞活性化の第二シグナルとして働く補助刺激分子 costimulator と MHC 分子を高発現している（図 7-3）．成熟樹状細胞は所属リンパ節で T 細胞と接触し，抗原を提示する．これにより，獲得免疫系が始動される．

T 細胞による免疫応答

免疫系によって認識される抗原の主体は蛋白質であるが，蛋白質は胸腺依存性抗原 thymus-dependent antigen である．したがって，蛋白質抗原に対して免疫応答が誘導されるためには，まず T 細胞が活性化されなくてはならない．ヘルパー T 細胞からの助けを得て，はじめて B 細胞は蛋白質抗原に対する抗体を産生する．

1．T 細胞による抗原認識：T 細胞は α，β 鎖からなる T 細胞レセプター T cell receptor（TCR）により抗原を認識する．TCR によって認識される抗原は蛋白質そのものではなく，MHC 分子に結合したペプチド（蛋白質の分解産物）である（図 7-4）．このような抗原認識のしくみは，B 細胞の抗原レセプターである免疫グロブリン immunoglobulin が蛋白質をそのまま認識するのと根本的に異なっている．TCR にはシグナル伝達分子である CD3 複合体と ζ 鎖が会合している．これらの分子の細胞質部分には immunoreceptor tyrosine-based activation motif（ITAM）と呼ばれるシグナル伝達に関与する配列モチーフが存在する．

CD8 を発現するキラー T 細胞は，MHC クラス I 分子によって提示されるペプチドを認識する．クラス I 分子は主として細胞内で合成された蛋白質に由来するペプチドを結合する．ウイルス感染細胞では，ウイルス由来のペプチドがクラス I 分子によって細胞表面へ運ばれる．キラー T 細胞はクラス I 分子に結合したウイルス由来ペプチドを非自己と認識して，ウイルス感染細胞を破壊する．クラス I 分子は，すべての有核細胞に発現されている．クラス I 分子は NK レセプターのリガンドとしても機能する．

CD4 を発現するヘルパー T 細胞は MHC クラス II 分子によって提示されるペプチドを認識する．クラス II 分子は，エンドサイトーシスによって抗原提示細胞内に取り込まれた蛋白質に由来するペプチドを結合し，それをヘルパー T 細胞に提示する．クラス II 分子は通常，プ

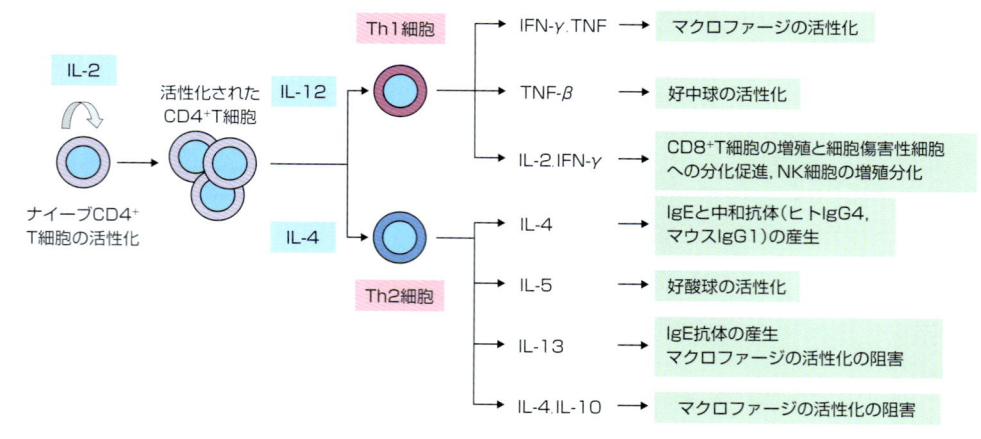

図7-5 Th1細胞とTh2細胞

活性化されたCD4⁺T細胞は，免疫応答の初期に産生されるサイトカインによってTh1，Th2のどちらに分化するか決められる．活性化マクロファージや樹状細胞によって産生されるIL-12は，STAT4 (signal transducer and activator of transcription 4) 依存性のシグナル伝達系を介して，Th1細胞への分化を誘導する．他方，T細胞自身によって産生されると想定されるIL-4は，STAT6依存性のシグナル伝達系を介して，Th2細胞への分化を誘導する．

ロフェッショナルな抗原提示細胞（樹状細胞，B細胞，マクロファージなど）に限って発現されている．

2．ナイーブT細胞の活性化：ナイーブリンパ球を活性化し，増殖，分化させるためには，第一シグナル（抗原レセプターを介するシグナル）と第二シグナル（補助刺激分子との結合によって伝達されるシグナル）が必要である（図7-3）．特に重要な補助刺激分子は抗原提示細胞上のCD80（B7-1），CD86（B7-2）である．これらの分子の発現は微生物による自然免疫系の活性化（例えば，TLRを介した樹状細胞の活性化）によって著しく増強される．CD80，CD86はT細胞上のCD28と結合し，T細胞の増殖，分化を促進する．ナイーブT細胞の活性化にあずかる抗原提示細胞としては樹状細胞が特に重要である．

活性化されたT細胞にはCD28と構造的に類似したCD152（CTLA-4）分子が発現する．CD152はCD28よりもはるかに強い親和性をもってCD80/CD86に結合し，T細胞に抑制性のシグナルを伝達する．T細胞が必要以上に活性化されるのを防止する役割を果たしていると考えられる．

3．効果T細胞の誘導：抗原刺激によって活性化されたCD4⁺T細胞は2種の効果細胞，すなわちTh1細胞 (type 1 helper T cell) とTh2細胞 (type 2 helper T cell) に分化する．これらの効果細胞は，産生するサイトカインの種類が異なっている（図7-5）．Th1細胞はIFN-γ，IL-2，腫瘍壊死因子（TNF-β）などのサイトカインを産生し，細胞性免疫に関与する．IFN-γはマクロファージを活性化し，その殺菌能を増強する．IL-2はTh1細胞自体に作用して，その増殖を促すとともに，キラーT細胞の増殖，分化を促進する．TNF-βは炎症局所に白血球を動員する．Th2細胞はIL-4，IL-5，IL-10，IL-13などを産生し，抗体産生，寄生虫に対する感染防御，アレルギーに関与する．Th1細胞はTh2細胞への分化を抑制するサイトカインを分泌し，逆にTh2細胞はTh1細胞への分化を抑制するサイトカインを分泌する．

したがって，いったん一方のサブセットへの分化が始まると，他方のサブセットへの分化は抑制される．活性化されたCD4⁺T細胞がTh1細胞へ分化するか，Th2細胞へ分化するかは，ナイーブT細胞が活性化される時に受けるサイトカイン刺激によって決定されると考えられている．マクロファージや樹状細胞が微生物と遭遇した際に分泌するIL-12はTh1細胞への分化を誘導する．他方，IL-4はTh2細胞への分化を誘導する．

CD8⁺T細胞は活性化されるとキラーT細胞へと分化し，標的細胞を破壊する．

4．制御性T細胞：ヘルパーT細胞，キラーT細胞とは異なるT細胞の集団として，制御性T細胞 regulatory T cellが知られている．制御性T細胞のほとんどはCD4を発現しており，さらにCD25（IL-2レセプターのα鎖），転写因子FOXP3を発現している．この細胞集団は免疫応答を抑制的に制御する機能をもっており，自己反応性リンパ球の活性化を防止する役割を果たしていると考えられている．

5．γδT細胞：ほとんどのT細胞はα，β鎖からなるTCRを発現しているが，γ，δ鎖で構成されるTCRを発現するT細胞が存在する．これをγδT細胞と呼んでおり，T細胞の5〜10％を占める．γδT細胞は上皮に多く認められる．微生物由来の脂質をはじめ，非蛋白質抗原

を認識する.

MHC

MHC 分子は T 細胞に抗原（ペプチド）を提示する. クラス I 分子は $CD8^+$ T 細胞に, クラス II 分子は $CD4^+$ T 細胞にペプチドを提示する. クラス I 分子は α 鎖と $β_2$ ミクログロブリンから構成され, クラス II 分子は α 鎖と β 鎖からなる. ヒトの MHC は HLA として知られている. 代表的なヒトのクラス I 分子は HLA-A, -B, -C, クラス II 分子は HLA-DR, -DQ, -DP である.

MHC 分子の際立った特徴は, 高度の多型性 polymorphism を示すことである. すなわち, 各 *HLA* 遺伝子（クラス I 分子の α 鎖ならびにクラス II 分子の αβ 鎖をコードする遺伝子）には極めて多数の対立遺伝子（アレル）が存在する. その程度は, 非血縁者間で対立遺伝子型（HLA 型）が一致することがありえないほどである. HLA 型を異にする MHC 分子は, 基本的に異なった配列モチーフをもったペプチドの集団を結合する. そのため, HLA 型の違いによって T 細胞に提示可能なペプチドの種類が異なってくる. すなわち, どのような HLA 型を保有するかによって, 個人の免疫応答能に差異が生じる. *HLA* 遺伝子が免疫応答遺伝子と呼ばれるのはこのためである.

1. MHC 分子に結合するペプチド：MHC クラス I, II 分子は, その膜遠位ドメイン（クラス I 分子の $α_1$, $α_2$ ドメイン, クラス II 分子の $α_1$, $β_1$ ドメイン）にペプチドを収容する溝を有する. クラス I 分子は 8〜9 アミノ酸残基, クラス II 分子は 15 アミノ酸残基程度からなるペプチドを結合する.

MHC クラス I, II 分子に結合するペプチドには, MHC 対立遺伝子ごとに異なる配列モチーフ（allele-specific motif）が認められる. 各モチーフを特徴づけるアミノ酸はアンカー残基 anchor residue と呼ばれ, ペプチドを MHC 分子のペプチド結合溝に固定するうえで鍵となる役割を果たしている. 基本的にアンカー残基さえ保存されていれば, ほかの部位にどのようなアミノ酸があっても, そのペプチドは対応する MHC 分子に結合できる. そのため, 1 つの MHC 分子は膨大な数のペプチドを結合することができる.

MHC 遺伝子の対立遺伝子数が多ければ多いほど, 人類集団として抗原提示できるペプチドの種類は増大する. すなわち, より多くの抗原ペプチド（病原体由来ペプチド）に対して免疫応答が可能となり, ヒトの生存にとって有利と考えられる. 一方, 個人のレベルで考えると, 集団中に多くの対立遺伝子が存在すればするほど, 各遺伝子座に別の対立遺伝子をもつ確率が増える. MHC 対立遺伝子をヘテロ接合にもつヒトは, 対立遺伝子をホモ接合にもつヒトよりも多種類のペプチドを抗原提示できるという点で有利である.

2. 抗原処理経路：抗原蛋白質がプロテアーゼ（蛋白質分解酵素）によってペプチドとなり, MHC 分子によって提示される過程を抗原処理 antigen processing という. 抗原処理の分子機構は, クラス I 分子とクラス II 分子では大きく異なっている（**図 7-4**）.

クラス I 分子によって提示されるペプチドはプロテアソーム proteasome と呼ばれるプロテアーゼによって主にサイトゾルで産生される. ペプチドは小胞体に局在するペプチド輸送分子 TAP (transporter associated with antigen processing) によって, サイトゾルから小胞体内部に運ばれ, そこで新生されたクラス I 分子に結合する. ペプチドを結合したクラス I 分子は Golgi 体で糖鎖を付加されたのち, 細胞表面に発現される. プロテアソームには免疫プロテアソーム immunoproteasome と呼ばれる特殊な分子種がある. 免疫プロテアソームは普通のプロテアソームに比べて, クラス I 分子に結合可能なペプチドを効率よく産生する.

クラス II 分子によって提示されるペプチドはエンドソーム, リソソームに局在するカテプシンなどのプロテアーゼによって産生される. クラス II 分子は特殊なエンドソーム様のコンパートメントでペプチドを結合する. クラス II 分子による抗原提示で重要なのは, 不変鎖 invariant chain と呼ばれる分子である. 不変鎖は新生されたクラス II 分子に小胞体内部で会合し, クラス II 分子が小胞体内でペプチドを結合するのを阻止すると同時に, クラス II 分子をエンドソーム様コンパートメントにターゲットする機能をもっている.

3. HLA と疾患の相関：特定の HLA 型をもったヒトは, その HLA 型をもたないヒトより, ある種の疾患に対して感受性になることが知られている. このように HLA 型と強い相関を示す疾患としては, ① 強直性脊椎炎などの炎症性疾患, ② 関節リウマチや 1 型糖尿病などの自己免疫疾患が代表的である. 相関の分子機序については不明の点が多いが, 多くの自己免疫疾患では, HLA 分子の免疫応答における役割そのものが関与していると考えられている.

B 細胞による免疫応答

B 細胞の抗原レセプター B cell receptor（BCR）は免疫グロブリンである. 成熟ナイーブ B 細胞は IgM と IgD を発現している. 抗原刺激によって活性化された B 細胞のクローンは増殖し, 形質細胞へと分化し抗体を産生する. 産生される抗体の特異性は, B 細胞の表面に発現されていた膜型免疫グロブリンのそれと同じである. 分化の過程で B 細胞の一部で免疫グロブリン遺伝子の

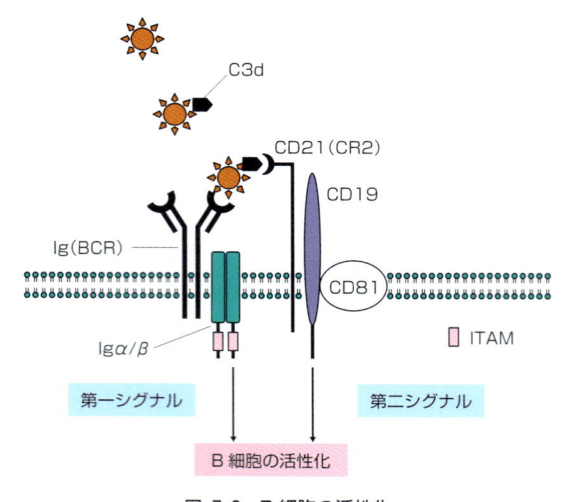

図7-6 B細胞の活性化
ナイーブB細胞の活性化も第一シグナルと第二シグナルを必要とする．第二シグナルはCD21複合体を介して伝達される．

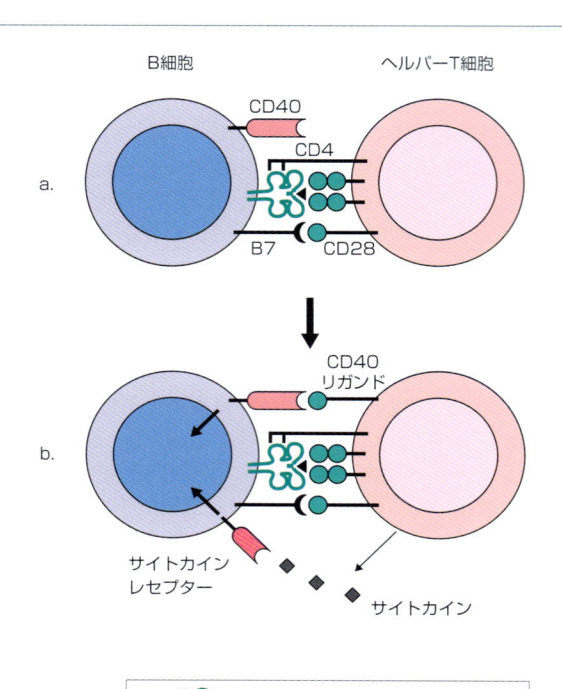

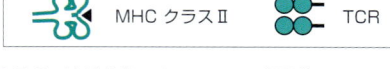

図7-7 抗体産生におけるT-B相互作用
B細胞は抗原を取り込み，ヘルパーT細胞にMHCクラスⅡ分子に結合したペプチドを提示する（a）．抗原提示によって活性化されたヘルパーT細胞はサイトカインを分泌するとともに，CD40リガンドを発現する（b）．CD40/CD40リガンドの相互作用とサイトカイン受容体から伝達されるシグナルによってB細胞は抗体産生細胞へと分化する．

重鎖クラススイッチが誘導される．その結果，抗原に対する抗体の特異性を変えることなくIgG，IgE，IgAなどの抗体が産生される．液性免疫応答が進行するにつれて，次第に親和性の高い抗体が産生されるようになる．この現象を親和性成熟 affinity maturation という．親和性成熟は免疫グロブリン遺伝子のV領域に体細胞突然変異が生じ，抗原に最も高い親和性をもった抗体を産生するB細胞が選択的に増殖することによる．

1．B細胞の活性化：ナイーブT細胞の活性化が2つのシグナルを必要とするのと同様に，ナイーブB細胞の活性化も第一シグナル（抗原レセプターを介するシグナル）と第二シグナル（補助刺激分子との結合によって伝達されるシグナル）を必要とする（図7-6）．第二シグナルとしては，B細胞に発現されるCD21（CR2；type 2 complement receptor）に補体のC3dが結合することが重要である．補体のC3dは，微生物に対する自然免疫応答に伴って産生されるので，B細胞の活性化もT細胞の活性化と同様，自然免疫応答の先行を必要とする．CD21はCD19，CD81と複合体を形成している．

BCRはIgα（CD79a），Igβ（CD79b）と会合している．Igα，IgβはBCRのシグナル伝達分子であり，その細胞質部分にはITAMが存在する．TCRに会合するCD3複合体とζ鎖に対応する役割を果たしている．

2．B細胞による抗体産生：抗原が蛋白質の場合，B細胞は活性化されただけでは抗体産生細胞に分化しない．抗体産生細胞への分化には，ヘルパーT細胞からの助けを必要とする．具体的には，B細胞上に発現されるCD40とヘルパーT細胞上に発現されるCD40リガンド（CD154）の相互作用が重要である（図7-7）．

抗体は蛋白質のほかに脂質，多糖類，核酸も認識しうる．非蛋白質抗原に対する抗体産生はヘルパーT細胞を必要としないため，脂質，多糖類，核酸は胸腺非依存性抗原 thymus-independent antigen である．脂質，多糖類は微生物の莢膜や毒素の構成成分であるため，非蛋白質抗原に対する抗体産生は生体防御において重要な役割を果たしている．胸腺非依存性抗原に対する抗体産生の機序に関しては不明な点が多い．

B 免疫異常と疾患

免疫系の異常は，免疫反応が主として正に逸脱（免疫反応の亢進）した自己免疫疾患やアレルギー反応，負に

表 7-2 自己免疫疾患の臓器特異性と自己抗原

スペクトル	疾患	自己抗原
臓器特異的 ↕ 全身性	Basedow 病	甲状腺濾胞上皮細胞 TSH レセプター
	重症筋無力症	神経筋接合部アセチルコリンレセプターの α 鎖
	1 型糖尿病	インスリン，グルタミン酸カルボキシラーゼ
	自己免疫性溶血性貧血	赤血球細胞表面成分
	特発性血小板減少性紫斑病	血小板表面成分
	Goodpasture 症候群	腎・肺基底膜Ⅳ型コラーゲンの α 鎖
	多発性硬化症	神経ミエリン鞘の構成成分（MBP など）
	Wegener 肉芽腫症	好中球細胞質内 proteinase 3
	関節リウマチ	IgG
	全身性エリテマトーデス	核物質

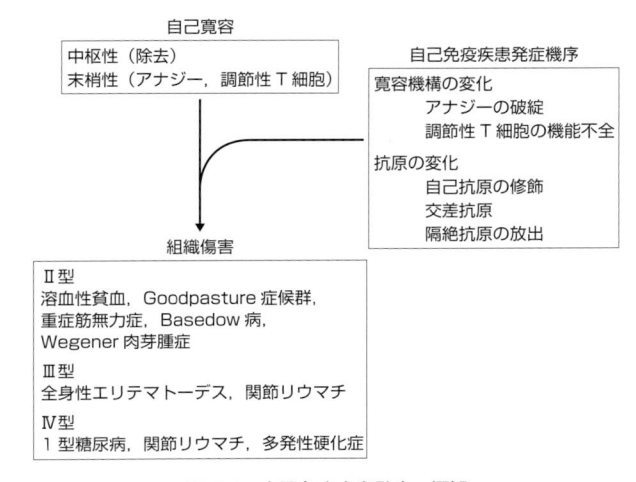

```
自己寛容
  中枢性（除去）
  末梢性（アナジー，調節性 T 細胞）
                                    自己免疫疾患発症機序
                                    寛容機構の変化
                                      アナジーの破綻
                                      調節性 T 細胞の機能不全
                                    抗原の変化
                                      自己抗原の修飾
                                      交差抗原
                                      隔絶抗原の放出
組織傷害
  Ⅱ型
    溶血性貧血，Goodpasture 症候群，
    重症筋無力症，Basedow 病，
    Wegener 肉芽腫症
  Ⅲ型
    全身性エリテマトーデス，関節リウマチ
  Ⅳ型
    1 型糖尿病，関節リウマチ，多発性硬化症
```

図 7-8 自己免疫疾患発症の概観

自己寛容機構のクローン除去は主として中枢（胸腺や骨髄）で，アナジーや調節性免疫細胞による反応抑制は主として末梢で起こる．自己免疫疾患はこれらに不具合が起きると発症するが，寛容機構の変化と自己抗原自体の変化で説明できる．その結果，過敏反応で分類されたような組織傷害が起こる．

逸脱（免疫反応の低下）した原発性（先天性）免疫不全症や続発性（後天性）免疫不全症に分類される．ここでは自己免疫疾患と先天性免疫不全症を中心に概説する．

1. 自己免疫疾患

自己免疫疾患 autoimmune disease では，特定の臓器や細胞に対する特異的な免疫反応により起こる局所的な組織傷害（臓器特異的自己免疫疾患）から，多くの臓器に病変を生じる広範な組織傷害までがみられる．後者に属する疾患では，病的変化は主として侵された臓器の結合組織や血管に認められるため，膠原（血管）病 collagen（vascular）disease とも呼ばれてきた．現在では，全身性自己免疫疾患と分類されている（表 7-2）．この分類に一致して，標的となる自己抗原も臓器特異的抗原と全身に分布する抗原が存在する．Basedow 病は甲状腺刺激ホルモンレセプターに対する自己抗体，1 型糖尿病ではインスリンなどに対する自己抗体が産生される．一方，全身性エリテマトーデスでは全身のどの細胞にも存在するようなクロマチンや DNA に対する自己抗体などが認められる．

図 7-8 に，自己に反応しないように免疫系がコントロールされている自己寛容の機構とその機構が壊れるメカニズムを示した．また，自己寛容の機構が壊れた結果の組織傷害について，いくつかの疾患を例にまとめた．

自己寛容

B 細胞が産生する生体内の抗体の多く（約 1/3）は，なんらかの自己成分（アクチン，DNA，コラーゲン，アルブミン，IgG など）に反応することが示されている．ま

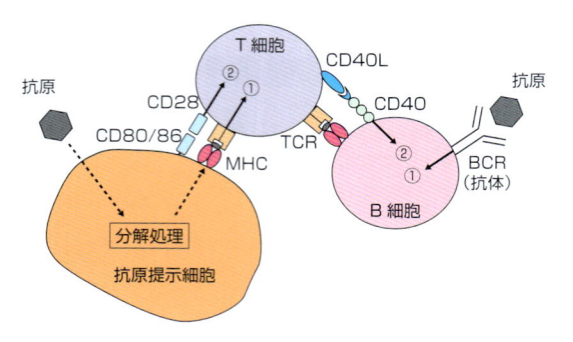

図 7-9 T 細胞，B 細胞が反応するための 2 シグナル

T 細胞は抗原提示細胞内で分解処理された抗原ペプチドと結合した MHC 分子を TCR で認識して，シグナル 1 を細胞内に伝える．さらに抗原提示細胞上の CD80/86 分子と結合する CD28 を介してシグナル 2 を細胞内に伝える．この 2 つのシグナルが揃って初めて T 細胞は免疫反応を開始する．一方，B 細胞は抗原を BCR で認識して，シグナル 1 を細胞内に伝える．さらに T 細胞上の CD40L 分子と結合する CD40 を介してシグナル 2 を細胞内に伝える．この 2 つのシグナルが揃って初めて B 細胞は免疫反応を開始する．

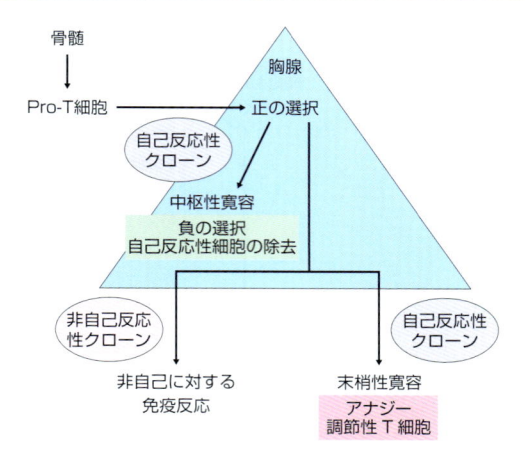

図 7-10 T 細胞の寛容機構

T 細胞は胸腺内で正の選択を受けたのち，自己反応性のクローンは負の選択を受けて除去される．この選択から漏れた自己反応性の T 細胞は，末梢でアナジーの機構または調節性 T 細胞により抑制される．

た，虚血などで組織傷害が起こると自己成分に対する抗体が産生されるが，これらの抗体自体は疾患を引き起こすことはない．

これらの抗体は組織の破壊産物を除去するための生理的な役割を果たしていると考えられている．

抗原特異的 B 細胞は免疫グロブリンである抗原レセプター B cell receptor（BCR）からのシグナル 1 を受けると同時に抗原を取り込み，抗原特異的エフェクター T 細胞に抗原を提示する．その結果，エフェクター T 細胞上の CD40L の発現は増強し，抗原特異的 B 細胞の CD40 を介するシグナル 2 が活性化されると考えられている．1 と 2 の両方のシグナルがある時に，抗原特異的 B 細胞は増殖する（2 シグナルモデル，**図 7-9**）．したがって，通常は自己反応性 B 細胞が存在しても，自己反応性 T 細胞が抑制されているので自己免疫反応は起こらない．この自己反応性 T 細胞が制御されている状態は，一般に免疫寛容（トレランス tolerance）と呼ばれている．

T 細胞の免疫学的トレランスの機序は大きく 3 つに分類される．

① 自己抗原特異的リンパ球の除去（クローン除去 clonal deletion）
② 反応性の消失（アナジー anergy）
③ 調節（抑制）性免疫細胞の存在

さらにこれらが起こる場所により，中枢性と末梢性に細分化される．ただし，クローン除去は主として中枢（胸腺や骨髄）で，アナジーや調節性 T 細胞による反応抑制は主として末梢で起こる（**図 7-10**）．

中枢性の寛容

T 細胞は胸腺内で分化・成熟するが，この過程で正の選択と負の選択を受ける．まず，骨髄から移動してきた CD4⁻CD8⁻ T 細胞は胸腺皮質で CD4⁺CD8⁺ T 細胞となり，胸腺皮質上皮細胞と接触する．この時，胸腺上皮細胞上の MHC 分子＋（自己）ペプチドとある程度以上の親和性を示す T 細胞レセプター T cell recepter（TCR）を有する CD4⁺CD8⁺ T 細胞は，シグナルを受け生存を許される（正の選択）．一方，親和性の低い TCR を有する CD4⁺CD8⁺ T 細胞は死滅していく（**図 7-11**）．次に，正の選択を受けた CD4⁺CD8⁺ T 細胞は胸腺皮質内の骨髄由来の抗原提示細胞や AIRE 陽性胸腺髄質上皮細胞と接触し，これらの細胞上の MHC 分子＋（自己）ペプチドと親和性の高い TCR を有する CD4⁺CD8⁺ T 細胞は負の選択を受けて死滅除去される．大部分の自己反応性 T 細胞はここで除去される．最終的に，胸腺皮質内で MHC クラス I 分子＋（自己）ペプチドと出会った場合には CD8⁺T 細胞，MHC クラス II 分子＋（自己）ペプチドと出会った場合には CD4⁺T 細胞へと分化し，胸腺髄質へ移行後，末梢のリンパ組織へ移動する．生き残った大部分の T 細胞は MHC 分子＋（自己）ペプチドとの親和性より MHC 分子＋（抗原）ペプチドとの親和性が高いために外来抗原と反応できるようになる．この結果，外来抗原と反応するためには，ほかの MHC 分子を有する抗原提示細胞ではなく自己の MHC 分子を有する抗原提示細胞が必要になる．この現象は MHC 拘束と呼ばれている．

B 細胞も骨髄において BCR の抗原との親和性により

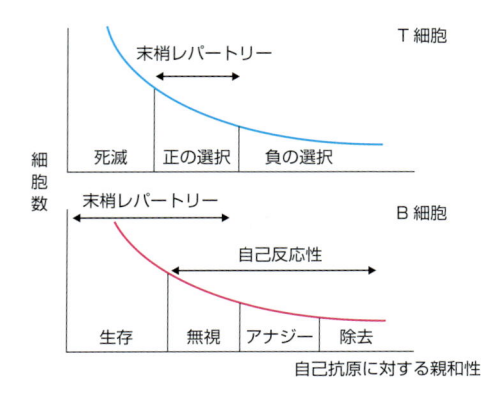

図7-11 抗原との親和性と中枢での選択
胸腺上皮細胞上のMHC分子＋（自己）ペプチドとある程度以上の親和性を示すT細胞は生存を許される（正の選択）．一方，親和性の低いTCRを有するT細胞は死滅していく．正の選択を受けたのち，MHC分子＋（自己）ペプチドと親和性の高いT細胞は負の選択を受けて死滅・除去される．残ったT細胞のみが末梢レパートリーとなり，外来抗原と反応する．一方，B細胞も骨髄においてBCRの自己抗原との親和性により選択されている．B細胞は，抗原との親和性により4つの運命をたどる．抗原との親和性の強い順から，除去，アナジー，無視，生存となる．最終的に末梢のB細胞レパートリーはignoranceとsurvivalの両方により構成される．

選択されている．T細胞と異なる点は，正の選択過程がないことである．したがって，B細胞においてMHC拘束はみられず，抗原認識時には抗原提示細胞を必要としない．B細胞は，抗原との親和性により4つの運命をたどる（**図7-11**）．抗原との親和性の強い順から，deletion（除去），anergy（アナジー），ignorance（無視），survival（生存）となる．最終的に末梢のB細胞レパートリーはignoranceとsurvivalの両方により構成される．

deletionとは自己反応性のB細胞が骨髄内で除去されることである．anergyとは自己反応性細胞は存在するが，抗原に対する反応性を失った状態をいう．anergyとなったB細胞は骨髄内では除去されず末梢に移行するが，自己抗原との反応性がなく，いずれ死滅する．ignoranceとなったB細胞は末梢に移行し，自己抗原とはほとんど反応せず外来抗原と交差反応する可能性を秘めながら生存する．この細胞が自己免疫反応を起こす場合があると考えられている．正の選択過程がないB細胞の場合には，自己抗原と反応しないB細胞は中枢で死滅しないで末梢に移行する．末梢に出たB細胞の内リンパ濾胞に移行できたものだけが，BCRからシグナルを受けて生き残り，外来抗原に反応することができる．この数は極めて少なく，自己抗原と反応しなかったB細胞の1/5程度と考えられている．そのほかの自己抗原と反応しなかったB細胞は3日程度で死滅する．リンパ濾胞には外来抗原が集まるので，外来抗原に反応する成熟B細胞が増加することになる．一方，なぜ自己免疫反応を起こしてまでignoranceという現象があるかというと，これらの細胞を排除するとB細胞のレパートリーが非常に限られてしまい，外来抗原に反応できなくなるからと考えられている．多少の危険を侵しても，病原体と戦う道を選択したことになる．

末梢性の寛容

胸腺での負の選択を逃れた自己反応性T細胞は末梢で免疫反応を起こさないように封じ込められる必要がある．

1．**アナジー**：B細胞を活性化するためには2シグナルが必要であるように，T細胞も反応するためには，TCRを介したシグナル1以外にCD28などの分子を介するシグナル2が必要である（**図7-9**）．抗原提示細胞は，TCRのリガンドであるMHC分子＋抗原ペプチド以外にCD28のリガンドである補助刺激分子（CD80/CD86）を有している．そのために抗原提示細胞はT細胞を活性化できる．しかし，通常の細胞上にはMHC分子＋抗原ペプチドは発現しているが，補助刺激分子はほとんど発現していない．したがって，正常組織では自己反応性T細胞はアナジーになっている．すなわち自己反応性T細胞は存在するが，自己抗原には反応できなくなっている．

2．**調節性T細胞による抑制**：IL-10やTGF-βは免疫反応を抑制することがわかっているが，T細胞の中にはIL-10やTGF-βを産生して免疫反応を抑制するものがある．また，液性因子ではなく直接の接触により免疫反応を抑制する$CD4^+CD25^+$調節性T細胞（Treg）も存在することが明らかになった（**図7-12**）．これらの細胞，特にTregは，自己反応性T細胞を抑制して自己免疫疾患の発症を抑えていると考えられている．前駆T細胞（Tn）はTGF-βの存在下で転写因子であるFoxp3が活性化され，Tregに分化すると考えられている．また，IL-10の存在下ではIL-10を分泌するTr1に分化する．Tr1に分化させるための転写因子はまだ判明していない．

自己免疫反応発生の機序

なんらかの機構により自己反応性T細胞が増えることが自己免疫疾患の引き金となる．現時点では厳密にはその機構はわかっていないが，推定されている機構をいくつか列挙する．大きく分類すると次の2つになる．
① 宿主の寛容機構の変化
② 抗原の変化

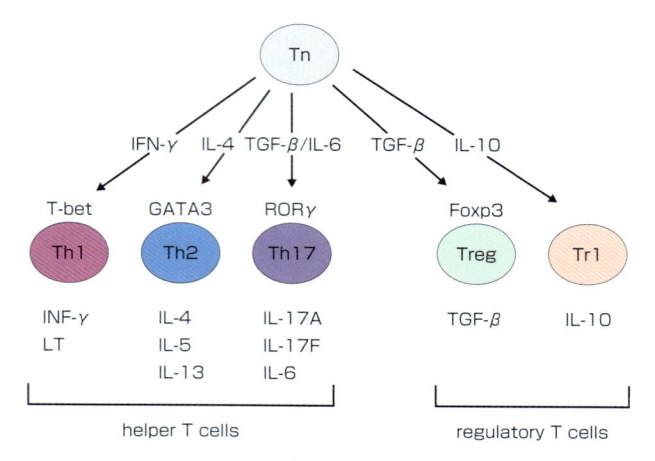

図 7-12　CD4⁺前駆 T 細胞からの分化
種々のサイトカインにより CD4⁺前駆細胞（Tn）から，免疫反応を促進するヘルパー T 細胞（Th1, Th2, Th17）と制御する調節性 T 細胞（Treg, Tr1）が分化・誘導される．サイトカインはサブセットの種類を決めるマスターレギュレーターと呼ばれる転写因子を誘導する．INF-γ で刺激されると，T-bet が誘導されて Th1 に分化し IFN-γ を分泌する．IL-4 で刺激されると，GATA3 が誘導されて Th2 に分化し IL-4, IL-5, IL-13 を分泌する．IL-6 と TGF-β で刺激されると，RORγ が誘導され Th17 に分化し IL-17 を分泌する．TGF-β で刺激されると，Foxp3 が誘導されて Treg に分化し TGF-β を分泌する．Tr1 のマスターレギュレーターはわかっていないが，IL-10 で刺激されると Tr1 に分化し IL-10 を分泌する．

宿主の寛容機構の変化

1．T 細胞アナジーの破綻：通常の組織では補助刺激分子はあまり発現されていないが，感染や局所の炎症により補助刺激分子の発現が亢進することがある．その結果，T 細胞のアナジーが破綻し，自己反応性 T 細胞が増殖することがあると考えられている．厳密には原因か結果かは不明であるが，関節リウマチ患者の滑膜にはCD80/CD86 の発現増強がみられる．

2．調節性 T 細胞の機能不全：免疫反応を抑制する種々の T 細胞が知られているが，その中でも Treg の減少が自己免疫疾患の発症に関与している．なぜ Treg の数が減ったり，機能不全になったりするのかは不明である．

抗原の変化

1．自己抗原の修飾：自己の構成蛋白質が薬剤や感染などで修飾を受け，修飾部を認識する非自己認識性のヘルパー T 細胞により，その自己蛋白質に対する抗体を産生する B 細胞が活性化される．具体的には，自己蛋白質を認識する B 細胞により修飾を受けた自己蛋白質が取り込まれ，修飾部分を認識する非自己認識性ヘルパー T 細胞に抗原提示される．その結果，このヘルパー T 細胞により自己蛋白質に対する抗体を産生する B 細胞が

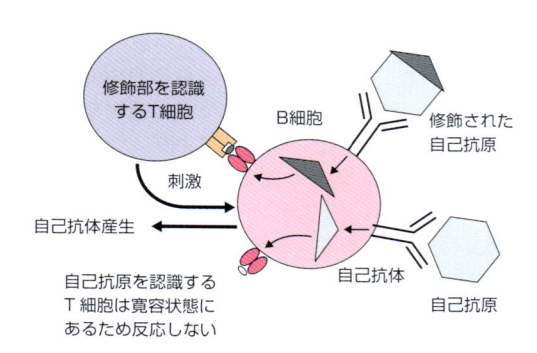

図 7-13　自己抗原の修飾による自己抗体産生機構
自己蛋白質を認識する B 細胞が修飾を受けた自己蛋白質を取り込み，修飾部分を認識する非自己認識性ヘルパー T 細胞に抗原提示する．その結果，このヘルパー T 細胞によりその自己蛋白質に対する抗体を産生する B 細胞が活性化される．自己反応性 T 細胞を必要としないので，バイパス機構とも呼ばれている．

活性化される．自己反応性 T 細胞を必要としないので，バイパス機構とも呼ばれている（図 7-13）．メチルドーパや肺炎マイコプラズマの感染は，赤血球表面蛋白質を修飾し T 細胞応答を引き起こすことにより自己免疫性溶血性貧血を発症すると考えられている．

2．交差抗原：病原体の蛋白質の一部が自己成分の一部と同じようなアミノ酸配列をもつことにより，交差反応が起こる．例としては，A 群連鎖状球菌の表面の M 蛋

白質に対する抗体が心筋のミオシンと交差反応する．交差反応性はT細胞にもみられ，1型糖尿病ではコクサッキーウイルスのP2-C蛋白質とヒトのグルタミン酸カルボキラーゼ glutamic acid decarboxylase（GAD）65のアミノ酸配列の一部が一致し，抗原性を示すと考えられている．

3．**隔絶抗原の放出**：精子や眼球の抗原は免疫学的には隔絶されており，免疫反応にさらされていない．したがって，通常はこれらの抗原を認識するT細胞は免疫寛容の機序により除去される必要がない．しかし，これらの抗原が炎症などの機序により放出され免疫細胞に接触できるようになると，これらの抗原を有する組織は攻撃を受けることになる．外傷後のぶどう膜炎や精管切除術後の精巣炎などがこの機序により起こると考えられている．

組織傷害の機構

自己免疫疾患の引き金を引くのはCD4$^+$T細胞と考えられているが，自己免疫疾患による組織傷害は，過敏（アレルギー）反応と同じように分類できる（図7-8参照）．ただし，IgEを介するⅠ型反応は自己免疫疾患では重要ではない．

Ⅱ型反応による組織傷害

細胞表面抗原に抗体が結合することにより，補体の活性化に伴う細胞融解 complement-dependent cytotoxicity（CDCC）と抗体のFc部分に結合するFcレセプターを有するキラー細胞（好中球，NK細胞など）による細胞融解 antibody-dependent cell-mediated cytotoxicity（ADCC）が起こる（図7-14）．また，表面抗原に結合することで細胞を活性化し，機能を亢進させることもある．

1．**自己免疫性溶血性貧血** autoimmune hemolytic anemia，**特発性（自己免疫性）血小板減少性紫斑病** idiopathic (or immune) thrombocytopenic purpura：赤血球や血小板の細胞表面の自己抗原に対するIgGやIgMが細胞破壊をもたらし，これらの細胞の減少が起こる．

2．**Goodpasture症候群**：基底膜コラーゲン（Ⅳ型コラーゲン）のα_3鎖に対する自己抗体が腎糸球体基底膜や肺胞基底膜に結合して，種々の炎症細胞を呼び込み，組織破壊へと進行する．

3．**重症筋無力症** myasthenia gravis：ニコチン酸アセチルコリンレセプターのα鎖に対する抗体がレセプターを細胞内に取り込ませて破壊すると考えられている．その結果，神経筋伝達が遮断され，進行性の脱力をきたす．

4．**Basedow病**：甲状腺刺激ホルモンレセプターに対するアゴニスト作用をもつ抗体がレセプターを過剰に刺激し，甲状腺ホルモンが過剰に産生される．この場合には，細胞やレセプターの破壊はみられない．下垂体へのフィードバック機構により甲状腺刺激ホルモンの低下があっても，抗体により甲状腺ホルモンが過剰に産生されつづける．その結果，甲状腺機能亢進症となる．

5．**Wegener肉芽腫症**：好中球の細胞質顆粒内に存在する proteinase 3 に対する抗好中球細胞質抗体 anti-neutrophil cytoplasmic antibody（ANCA）が好中球からフリーラジカルを放出させるが，普通の状態では好中球の細胞表面に proteinase 3 は発現していないのでこの反応は起こらない．感染症がある場合などに，サイトカインなどの作用により好中球が活性化されると好中球の細胞表面に proteinase 3 が発現される．一方，サイトカインなどの作用により血管内皮ではE-セレクチンなどが発現される．その結果，好中球が血管内皮に結合後，血管内皮を傷害し，肺および腎の重篤な壊死性血管炎が起こると考えられている．

Ⅲ型反応による組織傷害

DNAのような荷電した分子は，糸球体基底膜などの荷電した組織に結合しやすい．また，抗原の持続的供給が除去能力を超えると免疫複合体の沈着から組織傷害が起こる．このような状況下で免疫複合体が組織に沈着し，補体の活性化が起こる．その結果，補体の活性化産物であるC3aやC5aにより炎症細胞の遊走と活性化が起こり，組織が傷害される．典型的な免疫複合体による組織病変ではフィブリンの沈着（フィブリノイド壊死）がしばしば認められ，凝固系の活性化も組織傷害に関与していると考えられている．

1．**全身性エリテマトーデス** systemic lupus erythematosus（SLE）：生体内では核内抗原は大量に存在するので，核内の抗原が傷害組織から放出されると，それらに対する自己抗体が免疫複合体を形成することになる．次

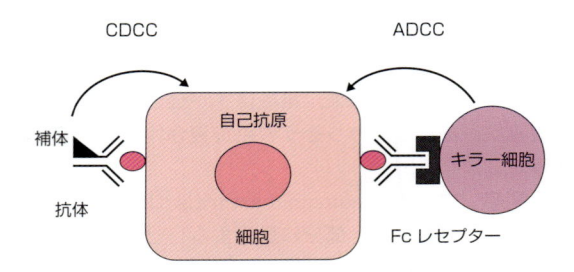

図7-14　Ⅱ型反応による組織傷害
細胞表面抗原に抗体が結合することにより，補体の活性化に伴う細胞融解 complement-dependent cytotoxicity（CDCC）と抗体のFc部分に結合するFcレセプターを有するキラー細胞（好中球，NK細胞など）による細胞融解 antibody-dependent cell-mediated cytotoxicity（ADCC）が起こる．

に，糸球体，関節などの小血管に沈着した免疫複合体は補体を活性化させる．Fc レセプターを介して食細胞も活性化させる．その結果，組織傷害が起き，さらに核蛋白質抗原が遊離し，いっそうの免疫複合体の形成を促進することになる．

2．**関節リウマチ** rheumatoid arthritis（RA）：滑膜内の B 細胞が IgG の Fc 部分に反応する自己抗体であるリウマチ因子 rheumatoid factor（RF）を産生する．RF が反応する IgG の糖側鎖には異常があり，抗原性が変化していると考えられている．IgG と RF よりなる免疫複合体は関節腔内に沈着し，補体を活性化させて炎症細胞を呼び込むと考えられている．しかし，後述するように，RA の発症には免疫複合体の沈着よりも T 細胞の関与が強いと考えられている．

Ⅳ型反応による組織傷害

自己反応性 T 細胞がマクロファージを活性化して炎症を起こしたり，直接，組織を傷害したりすることがある．このⅣ型反応が重要な役割を示す疾患には1型糖尿病，関節リウマチ，多発性硬化症があげられる．

現在，異なった機能を有する種々の $CD4^+$ T 細胞サブセットが同定されている．図 7-12 に示したように種々のサイトカインにより $CD4^+$ 前駆細胞（Tn）から，免疫反応を促進するヘルパー T 細胞と制御する調節性 T 細胞が分化・誘導される．Th1 細胞は，IFN-γ を分泌して細菌感染やウイルス感染から生体を防御する．Th2 細胞は IL-4 や IL-13 により IgE の産生誘導や粘液分泌を促進するが，アレルギーの発症にも関与している．また，IL-5 により好酸球の動員や活性化を誘導し，寄生虫の排除に重要な役割を果たしている．最近になって IL-17 を分泌する Th17 細胞も同定された．IL-17 は好中球の動員やケモカインの誘導作用があり，Th1 細胞の作用で防ぐことのできない細菌感染を防御していると考えられている．現在までに，*Klebsiella pneumoniae*, *Borrelia burgdorferi*, *Bordetella pertussis* などの感染防御に重要な役割を果たすことが判明している．

これまで Th1 細胞が主として自己免疫疾患を惹起すると考えられていたが，最近になって Th1 細胞より Th17 細胞のほうがマウスの関節リウマチモデルや多発性硬化症モデルで自己免疫疾患の誘導に主要な役割を果たすことが明らかとなった．Th17 細胞は IL-6，TGF-β により前駆細胞から分化し，IL-23 で増殖・維持されることも判明した．さらに，IL-27 により分化が抑制されるなどの複雑な制御機構が存在することも明らかになった（図 7-15）．また，INF-γ で分化し IL-12 で増殖維持される Th1 細胞より分泌される INF-γ は，Th17 細胞を抑制することも判明している．

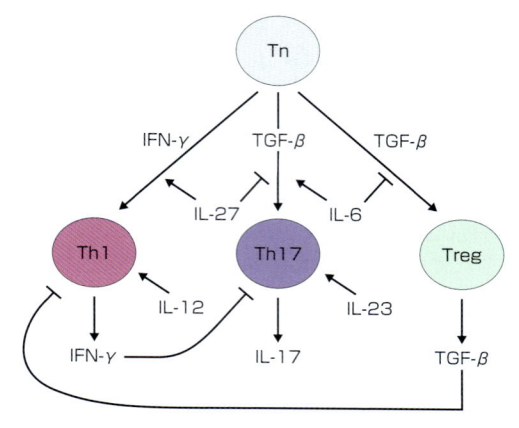

図 7-15　$CD4^+$細胞の相互作用
Th17 細胞は IL-6＋TGF-β により前駆細胞より分化し，IL-23 で増殖・維持される．一方，IL-27 により分化が抑制される．また，INF-γ で分化し IL-12 で増殖・維持される Th1 細胞より分泌される INF-γ は，Th17 細胞を抑制する．Th1 細胞は Treg の TGF-β または直接の接触により抑制される．Treg の分化は TGF-β により起こるが，Th17 とは異なり，IL-6 は逆に Treg の分化を抑制する．

サイトカインの刺激は T 細胞サブセットの種類を決めるマスターレギュレーターと呼ばれる転写因子を誘導する．INF-γ で刺激されると T-bet が誘導されて Th1 に分化する．IL-4 で刺激されると GATA3 が誘導されて Th2 に分化する．TGF-β で刺激されると Foxp3 が誘導されて Treg に分化する．Th17 に関しては明確なマスターレギュレーターは決定されていないが，RORγ の可能性が示唆されている（図 7-12）．

1．**1 型糖尿病** type1 diabetes mellitus：Langerhans 島のインスリン産生 β 細胞のみが T 細胞により破壊される．マウスモデルではグルタミン酸カルボキシラーゼ（GAD65）に由来するペプチドが病原性 T 細胞に認識されることが示されている．このペプチドを認識する T 細胞は，コクサッキーウイルス由来のペプチドに交差反応性を示した．コクサッキーウイルスの感染と 1 型糖尿病の関連を示唆している．

2．**関節リウマチ**：IgG と RF よりなる免疫複合体の沈着のほかに，関節内抗原に反応する T 細胞が病気の成立に重要な役割を果たしている．Th1 細胞はマクロファージを活性化し，TNF-α などのリンホカインを関節内に産生させ，関節の腫脹，好中球の浸潤，軟骨傷害，関節構造の破壊にいたると考えられていた．しかし，マウスでは Th1 細胞ではなく Th17 細胞の移入で病気の発症が起こったことから，Th17 細胞が病原性 T 細胞として働くことが明らかになった（図 7-16）．交差反応性を含めて感染症などの刺激が加わり，自己反応性の Th17 細胞がマクロファージなどの抗原提示細胞と相互

B. 免疫異常と疾患　111

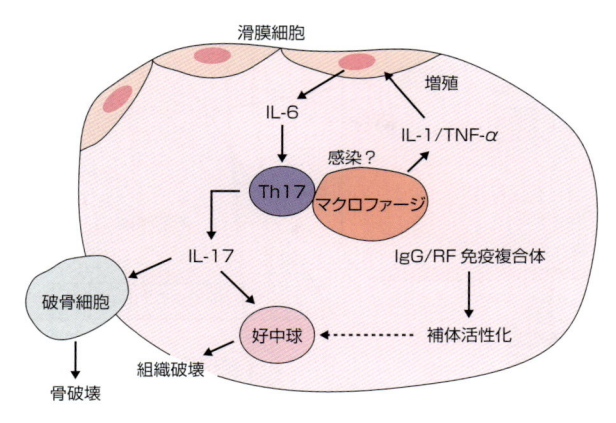

図 7-16　関節リウマチの発病機構

IgG と RF よりなる免疫複合体の沈着のほかに，関節内抗原に反応する Th17 細胞が病気の成立に重要な役割を果たしている．感染症などの刺激が加わり，自己反応性の Th17 細胞がマクロファージなどの抗原提示細胞と相互作用することが，発症の起点になる．その結果，滑膜細胞の増生と滑膜細胞からの IL-6 の産生増加が起こる．これらの条件下で Th17 細胞の増加と IL-17 の増加が関節内で起こり，関節内への好中球の遊走と破骨細胞の活性化が組織傷害を誘導すると考えられる．

作用することが，発症の起点になる．その結果，滑膜細胞の増生と滑膜細胞からの IL-6 の産生増加が起こる．これらの条件下で Th17 細胞の増加と IL-17 の増加が関節内で起こり，関節内への好中球の遊走と破骨細胞の活性化が組織傷害を誘導すると考えられる．現時点では，IgG と RF よりなる免疫複合体と Th17 細胞との関係は不明である．

3．多発性硬化症 multiple sclerosis：マウスモデルである実験的アレルギー性脳脊髄炎 experimental allergic encephalomyelitis（EAE）ではミエリン鞘の構成成分であるミエリン塩基性蛋白質 myelin basic protein（MBP），プロテオリピド proteolipid protein（PLP），ミエリン稀突起グリア蛋白質 myelin oligodendrocyte glycoprotein（MOG）由来のペプチドを認識する T 細胞が発症に関与することが判明している．活動期の病変にはリンパ球，形質細胞，マクロファージが脳や脊髄に浸潤し，神経細胞を取り囲んでいるミエリン鞘の破壊が起こっている．MBP に特異的な T 細胞は多発性硬化症の患者でも認められる．マウスの RA モデルと同様に EAE においても，Th17 細胞が病原性 T 細胞になることが明らかになった．

自己免疫疾患の遺伝因子

SLE，自己免疫性溶血性貧血，自己免疫性甲状腺炎などは家族内集積がみられる．また，**表7-3**に示すように，いくつかの自己免疫疾患と HLA との間に関連性がみられる．さらに，HLA-B27 遺伝子を導入したマウスでは

表 7-3　自己免疫疾患と HLA 型の相関

疾　患	主要な HLA 型
関節リウマチ	DRB1*0405（日本人），0401（白人）
多発性硬化症	DRB1*1501
1 型糖尿病	DQA1*0301（日本人） DQB1 non-Asp57 ホモ接合（白人）
強直性脊髄炎	B27
Behçet 病	B51

強直性脊椎炎を起こす．

1 型糖尿病は当初 DR3，DR4 と相関すると考えられたが，現在では DQβ との相関が強いことが判明している．最も重要な DQβ 鎖のアミノ酸配列は DQ 分子のペプチド収容溝を構成している 57 番残基のアスパラギン酸であり，DQα 鎖上のアルギニンと塩橋を形成している．白人の 1 型糖尿病患者ではこの部位がバリン，セリン，アラニンとなっており，DQα 鎖上のアルギニンと塩橋を形成できなくなり，DQ 分子の安定性が変化する．マウスの 1 型糖尿病自然発症モデルである NOD マウスも 57 番残基のアスパラギン酸がセリンに置換している．この変異の結果，自己ペプチドが変異 MHC 分子に結合するようになり，自己反応性 T 細胞が活性化されると考えられる．

関節リウマチでは，DR1 や DR4 が発症と相関している．特に DRβ 鎖の 70〜74 番残基に QKRAA または RRRAA を所有するヒトに関節リウマチが多く発症する．DRβ 鎖の 70〜74 番残基は，抗原ペプチドとの結合

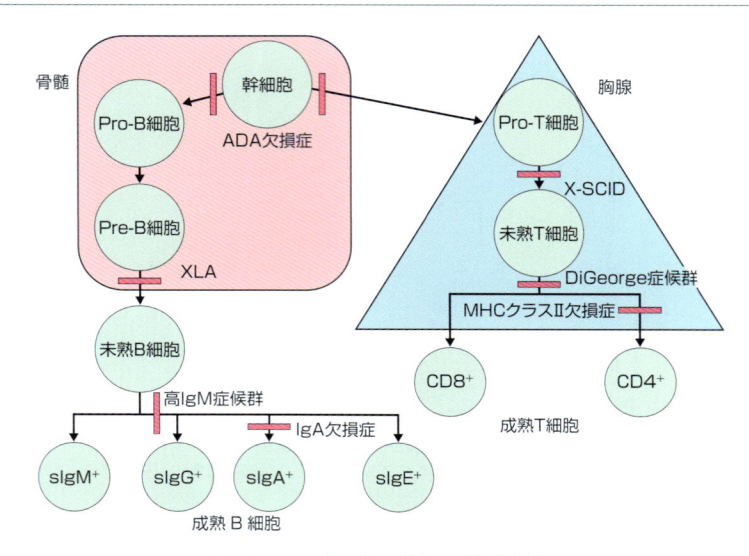

図 7-17 免疫細胞の分化と免疫不全症
阻害部位（■）とそれによる疾患名が記載されている.

よりは TCR との結合に関与する部位であり，抗原ペプチドと MHC 分子との結合に変化を及ぼすものではない．むしろ，この部位自身が自己ペプチドとなり胸腺内で自己反応性 T 細胞を誘導している可能性が考えられる．一方，この配列は EB ウイルスの GP110 や大腸菌の熱ショック蛋白質の一部と類似性が高いために交差抗原として認識される可能性も考えられている．

2．免疫不全症

免疫系の低下を起こす免疫不全症 immune deficiency disease は，免疫系の発達に影響を及ぼすような遺伝的欠損（原発性免疫不全症）と，ほかの疾患（感染，栄養失調，加齢，癌，化学療法など）に続発して起こる続発性免疫不全症に分類される．

原発性免疫不全症

遺伝子の変異によりリンパ球の分化異常が起こり，正常のリンパ球が産生されないために免疫不全になる疾患である．分化の初期段階で異常が起こると多くの種類のリンパ球が産生されなくなるので，より重症の免疫不全となる．重症複合免疫不全症 severe combined immunodeficiency (SCID) がこれに相当する．また，ヘルパー T 細胞が欠損すると抗体産生も影響を受けるので，SCID になることがある．分化のどこの段階で異常が起こるかを図 7-17 にまとめた．

●重症複合免疫不全症（SCID）●

T, B 細胞の欠損により液性および細胞性免疫の両方の欠陥を示す．罹患した小児は反復する重症感染症にかかりやすく，免疫機能が改善されなければ 1 歳前後までに死亡する．カンジダ，カリニ原虫，サイトメガロウイルスや緑膿菌による日和見感染が起こると重症となる．

発生機序により 3 つに細分されるが，X-SCID と ADA 欠損症がそれぞれ約 50% の頻度でみられる．

ADA 欠損症 ADA deficiency
◆発生機序：プリン代謝酵素である adenosine deaminase (ADA) はアデノシンをイノシンに変換する酵素である．これが欠損すると細胞内のアデノシンの蓄積を招き，リンパ球に対して細胞毒として働く．

◆臨床的事項：造血幹細胞移植が基本的治療であるが，ドナーがえられない場合もある．ウシ由来 ADA の定期的筋注も効果がある．遺伝子治療も一部の患者では成功している．

X-linked SCID（X-SCID）
◆発生機序：IL-2, IL-4, IL-7, IL-9, IL-15 のレセプターに共通する γ_c 鎖の遺伝子異常により起こる．γ_c 鎖の遺伝子異常により T 細胞の前駆細胞の生存や増殖が抑制される．また，γ_c 鎖が IL-4 レセプターの構成成分となっているので，T 細胞依存性抗体応答においては，B 細胞は増殖できず抗体産生はみられないと考えられる．その結果，液性および細胞性免疫両方の欠陥がみられる．

◆臨床的事項：骨髄移植が行われない限り，完全に病原体から隔離された環境下でしか生存できない．

autosomal SCID（A-SCID）
◆発生機序：常染色体劣性のものとしてγ鎖からのシグナルを下流に伝えるチロシンキナーゼである JAK3 ならびに IL-7 レセプター α 鎖の遺伝子異常によるものがある．また T 細胞，B 細胞の抗原レセプターの遺伝子再構成にかかわる分子である RAG1/RAG2 の遺伝子異常による SCID も存在する．
◆臨床的事項：RAG1/RAG2 のミスセンス変異でその活性が多少残存するものでは Omenn 症候群と呼ばれる特殊な病型をとることがある．この場合には，自己反応性の T 細胞のみが増殖しており GVHD 様の症状を呈する．

MHC クラスⅡ欠損症 MHC class Ⅱ deficiency
◆発生機序：bare lymphocyte syndrome とも呼ばれる．MHC クラスⅡプロモーターの転写因子の遺伝子異常により MHC クラスⅡ分子が発現しなくなり，$CD4^+$ T 細胞の正の選択が行われず $CD4^+$ T 細胞は減少する．MHC クラスⅡプロモーターの転写因子としては MHC クラスⅡ トランスアクチベーター（CIITA）などがあり，遺伝子異常が報告されている．
◆臨床的事項：$CD8^+$ T 細胞は正常に発達する．一方，$CD4^+$ T 細胞が多少存在しても，抗原提示細胞上に MHC クラスⅡ分子がないので，$CD4^+$ T 細胞は抗原を認識し反応することはできない．また，$CD4^+$ T 細胞が働かないので，抗体産生も低下して SCID となる．

● 抗体産生不全を主とする免疫不全症 ●
X 連鎖無γ-グロブリン血症
X-linked agamma globulinemia（XLA）
◆発生機序：X 染色体上の Bruton tyrosine kinase（BTK）遺伝子異常によって起こる．BTK はプレ B 細胞の抗原レセプターからのシグナル伝達に関与し，プレ B 細胞の増殖と分化を誘導する．したがって，BTK 遺伝子異常より骨髄内のプレ B 細胞の段階で分化が停止する．そのため，末梢血 B 細胞が欠損し，抗体産生不全となる．
◆臨床的事項：母親由来の抗体が消失する生後数か月より化膿菌に易感染性を示すようになる．一般のウイルス感染症は通常の経過をとるが，ポリオなどのエンテロウイルスは重症化する．末梢血 B 細胞数は著減するが，T 細胞数は正常である．早期から十分な治療を行えば健常人と変わらない生活を送ることができる．

高 IgM 症候群 hyper-IgM syndrome
◆発生機序：X 染色体上にある CD40 リガンド（CD154）の遺伝子の変異によって起こる．CD154 は活性化 T 細胞上に発現され，B 細胞上の CD40 シグナルを介して B 細胞のクラススイッチを起こす．T 細胞上の CD154 の機能不全により，B 細胞は正常であっても B 細胞のクラススイッチが起こらない．その結果，IgM は産生できるが，IgG，IgA，IgE は産生できない．
◆臨床的事項：XLA と同じく化膿菌に対する易感染性がみられる．通常は活性化マクロファージが *Pneumocystis carinii* を殺傷する．しかし，この患者では，T 細胞上の CD154 の機能不全により CD40 シグナルを介してのマクロファージの活性化も行われない．その結果，カリニ肺炎に罹患しやすい．血清 IgM は正常または高値をとるが，血清 IgG，IgA，IgE は低値を示す．

IgA 欠損症 isolated IgA deficiency
◆発生機序：IgA へのクラススイッチの異常のため，IgM や IgG は産生しうるが IgA のみ産生できない状態になっている．
◆臨床的事項：遺伝性免疫グロブリン欠損症の中で最も頻度が高いが，無症状のものが多い．

● ほかに大きな欠陥を付随した免疫不全症 ●
ヴィスコット-オールドリッチ症候群
Wiskott-Aldrich syndrome（WAS）
◆発生機序：X 連鎖遺伝形式をとり，血小板減少と湿疹を合併する免疫不全症である．細胞内シグナルと細胞内骨格とを結びつける Wiskott-Aldrich syndrome protein（WASP）の遺伝子異常により発症する．
◆臨床的事項：血小板減少による出血傾向とアトピー性皮膚炎様の湿疹があり，細菌，真菌，ウイルスに対する易感染性を認める．CTL 活性の減弱などの細胞性免疫の異常を伴うことが多い．WASP は T 細胞と B 細胞の相互作用にも関与するので，抗体産生の低下もみられる．一方，血清 IgE 値は高値をとることが多い．男児で，血小板減少，湿疹，免疫不全の三徴が揃えば診断は容易であるが，すべてが揃わない場合もある．悪性リンパ腫の合併が多い．唯一の治療法は骨髄移植である．

毛細血管拡張性運動失調症 ataxia telangiectasia
◆発生機序：常染色体性劣性遺伝形式をとり，DNA 損傷を検出し P53 を活性化する ATM の遺伝子異常より発症する．上下気道の易感染性に加えて眼球結膜・皮膚の毛細血管拡張がみられ，小脳性運動失調を呈する．
◆臨床的事項：T 細胞数の減少，PHA に対するリンパ

球増殖反応の低下を認め，血清 IgG 2，IgG 4，IgE，IgA の低値を認める．副鼻腔炎や肺炎の反復に加えて毛細血管拡張症と運動失調を合併していれば診断可能であるが，乳児期には易感染性のみで診断は困難である．悪性腫瘍や気管支拡張症の合併も多い．

ディジョージ症候群 DiGeorge syndrome
◆発生機序：胸腺と副甲状腺は胎生 6～8 週に第三・四鰓嚢上皮から発生するが，この鰓器官の発生障害によって起こる．

◆臨床的事項：胸腺と副甲状腺の発生障害によりそれぞれ T 細胞数の減少，低カルシウム血症が生じる．顔面の異常，大血管を中心とする心奇形も合併する．生後間もなくからのテタニー症状，心奇形による循環器障害症状がある．T 細胞機能不全による易感染性は胸腺の低形成の程度によってさまざまである．高度の場合では，T 細胞機能不全に伴う抗体産生不全もみられ，SCID 様になる．一方，部分欠損児では年齢を経るに従って免疫不全が自然に改善することがある．

●食細胞機能異常症●

慢性肉芽腫症 chronic granulomatous disease（CGD）
◆発生機序：食細胞における呼吸バーストにより生じる活性酸素の産生障害のために貪食した微生物を殺菌できない疾患である．スーパーオキサイド（O_2^-）の産生にかかわる NADPH オキシダーゼの異常により発症する．その結果，H_2O_2 の産生も低下する（**図 7-18**）．NADPH オキシダーゼの構成成分の一つであるシトクロム b-558 の 91 キロダルトン鎖をコードする遺伝子は X 染色体上に存在する．慢性肉芽腫症の原因として最も頻度の高い遺伝子異常はこの遺伝子にみられる．

◆臨床的事項：マクロファージの活性が欠損しているため感染が持続し，$CD4^+$ T 細胞が慢性的刺激を受けるために肉芽腫ができる．自身が産生した H_2O_2 を分解しないカタラーゼ陰性菌に対しては，細胞内で H_2O_2 が使用されるので正常な殺菌効果を示す．しかし，H_2O_2 を分解するカタラーゼ陽性の化膿菌（ブドウ球菌や大腸菌など）による皮膚，リンパ節，肺，肝における感染がみられ，膿瘍形成や肉芽腫形成を伴いやすい．一方，カンジダやアスペルギルスによる真菌感染も多くみられる．

白血球粘着異常症 leukocyte adhesion defects
◆発生機序：シアリル・ルイス X を合成できないと白血球のローリングができない．また，白血球上のインテグリン共通 β_2 サブユニットである CD18 が欠損すると血管内皮との結合ができない．これらの欠損により，白血球が感染部位へ移行できなくなる．

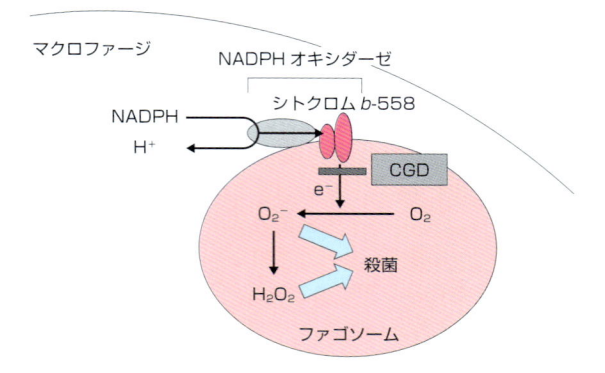

図 7-18 慢性肉芽腫症の発生機序
NADPH オキシダーゼの構成成分の一つであるシトクロム b-558 の 91 キロダルトン鎖をコードする遺伝子の異常により，食細胞における呼吸バーストにより生じるスーパーオキサイド（O_2^-）と H_2O_2 の産生が低下する．その結果，カタラーゼ陽性の化膿菌（ブドウ球菌や大腸菌など）による皮膚，リンパ節，肺，肝における感染や，カンジダやアスペルギルスによる真菌感染がみられるようになる．

◆臨床的事項：細胞性，液性免疫応答はみられるが，抗菌薬に抵抗性で持続的な感染が起こる．

チェジアック・東症候群 Chediak-Higashi syndrome
◆発生機序：細胞内粒子形成にかかわる蛋白質をコードする遺伝子が欠損しており，リソソームとファゴソームの融合が障害されるために殺菌ができない．

◆臨床的事項：白血球の巨大リソソーム，部分白子症，反復性感染がみられる．

●原発性補体系異常症●
種々の補体成分の欠損があるが，ここでは遺伝性血管神経性浮腫と発作性夜間血色素尿症を取り上げた．

遺伝性血管神経性浮腫 hereditary angioneurotic edema（HANE）
◆発生機序：C1 インヒビターの欠損により起こる．この蛋白質は補体の C1 の活性化を抑制するだけでなく，キニン系の活性化 Hageman 因子やカリクレインを抑制するために，この蛋白質が欠損するとキニン系や補体系の調節ができなくなる．その結果，キニン系からはブラジキニン，補体系からは C2 キニンを過剰に産生するようになる．これらは血管作用性伝達物質であり，血管の透過性を上げて浮腫が起こる．

◆臨床的事項：ストレスにより誘発される顔面，躯幹，内臓，気道などの深部組織における進行性浮腫が起こる．気道の浮腫により窒息することがある．

発作性夜間血色素尿症
paroxysmal nocturnal hematuria

◆**発生機序**：補体の制御因子である CD59（プロテクチン）や DAF は GPI 結合によって細胞膜に結合している．この GPI を合成する酵素 PIG-A の遺伝子（X 染色体上に存在）に変異があると，血球細胞において CD59 や DAF が機能しなくなり，血管内で補体系の作用で溶血が起こる．

◆**臨床的事項**：睡眠中に血管内溶血が生じ，起床時に暗赤褐色のヘモグロビン尿症をみる．赤血球だけでなく，顆粒球系や血小板系の減少もみられることがある．

続発性免疫不全症

後天的な種々の病変により免疫機能が障害された状態を続発性免疫不全症 secondary immunodeficiencies という．これらの中で AIDS は有名である．最近ではステロイド，免疫抑制薬，抗癌剤，放射線治療によって続発性免疫不全症が増加してきている．

免疫不全症患者では抵抗力の低下の結果，正常では病原性のない微生物がしばしば病原性を発揮する（日和見感染）．B 細胞の障害では化膿性細菌感染が多く，T 細胞の障害では真菌感染やサイトメガロウイルス，麻疹などのウイルス感染が多い．また，カリニ肺炎，結核症なども認められる．

◆**参考文献**

1) Abbas AK, Lichtman AH：Basic Immunology. Functions and Disorders of the Immune System. 2nd edition, Saunders-Elsevier, 2006.
2) Abbas AK, Lichtman AH, Pillai S：Cellular and Molecular Immunology, 6th edition, Elsevier-Saunders, 2010.
3) Murphy K, Travers P, Walport M：Janeway's Immunobiology. 7th edition, Garland Science, 2008.
4) 菊地浩吉，小野江和則，上出利光：医科免疫学，改訂第 6 版，南江堂，2008.
5) 小野江和則：免疫反応．菊地浩吉（監修）吉木 敬，佐藤昇志，石倉 浩（編）：病態病理学，改訂 17 版，p.243〜260，南山堂，2004.
6) 笠原正典：主要組織適合系と移植・疾患感受性．菊地浩吉（監修）吉木 敬，佐藤昇志，石倉 浩（編）：病態病理学，改訂 17 版，p.308〜320，南山堂，2004.
7) 小安重夫編：免疫学 最新イラストレイテッド，羊土社，2003.
8) 菊地浩吉監修：病態病理学，南山堂，2004.
9) 笹月健彦監訳：免疫生物学，第 5 版，南江堂，2003.
10) 森 亘，桶田理喜監訳：ロビンス基礎病理学，第 7 版，廣川書店，2004.
11) 西村泰治：HLA と免疫疾患．病理と臨床，16：581-592，文光堂，1998.
12) Weaver CT, et al.：Th17：An effector CD4 T cell lineage with regulatory T cell ties. Immunity, 24：677-688, 2006.

第8章
炎　症

　現代の病理学において，炎症は，「細胞や細胞外組織が傷害された時，傷害因子と被傷害物とを除去する一連の生体反応が起きて，細胞や組織が再生されて治癒にいたるまでの全過程」と定義されている．これは正確には急性炎症の定義であって，遷延して傷害と反応とが持続すれば慢性炎症ということになる．

　病理学総論において炎症の概念がほかの疾患概念と違うところは，生体反応が含まれているところである．この炎症反応と呼ばれる生体反応は，生体防御反応と修復反応からなっているが，傷害因子が微生物すなわち生物因子でも，強酸や強塩基すなわち化学因子でも，熱や紫外線すなわち物理因子でも，基本的に同じである．さらには，生体の内部的な要因で細胞傷害が起きた場合にも同じ反応が起きる．つまりは，炎症以外に分類されるほかの疾患においても炎症反応は起きるということである．代謝障害であれ，循環障害であれ，腫瘍であれ，必ずなんらかの細胞傷害が起きるからである．炎症反応が起きないのは，細胞がアポトーシスによって死んだ場合だけと考えてよい．このように，炎症反応はいかなる疾患においても認められるある種ステレオタイプな反応である．この点からみると，生体は，定常状態と炎症状態という二つの状態をつくり出すことができ，前者が生理的（正常）状態と呼ばれ，後者が病的（異常）状態と呼ばれると理解することもできよう．したがって，定常状態から炎症状態に移行する場合にも，炎症状態が維持されている時にも，炎症状態から定常状態へ移行する場合にも，ある秩序だった機構が能動的に作動していると考えるべきである．このような理由から，炎症を理解するには病理形態学的な記述だけでは不十分である．そこで本章においては，炎症反応の内容のみならず，その生体にとっての意味や，発現の分子メカニズムにも言及する．

1. 急性炎症

　急性という語は，短期間の現象であることを示しているので，急性炎症は短期間で治癒にいたることを含意している．古典的な病理学では，肉眼的に5つの局所所見をもつ病態を急性炎症 acute inflammation と定義してきた（表8-1）．発赤，発熱，腫脹，疼痛，そして機能障害がそれで，炎症の五徴と呼ばれている．皮膚の毛包脂腺炎であるアクネ（にきび）を思い浮かべるとよい．炎症あるいは inflammation という名称もこの肉眼所見をよく反映している．もしも肉眼的に観察すれば，各臓器においてこの五徴がみられるはずである．このうち，機能障害以外はすべて生体反応がつくり出した所見で，それらだけを炎症の四徴と呼ぶ場合もある．このうち痛み以外の反応は局所の微小循環系を介したものである．

　急性炎症は，通常，ある臓器に限局した臓器炎 organ inflammation として発症するので，各臓器名のうしろに「炎」（英語では -itis）を付けて表現する．各臓器は，その臓器特有の機能を担う実質細胞と，実質細胞を支持する臓器を越えて共通の間質から成り立っている．間質は，膠原線維がつくる構造の中に水和したグリコサミノグリカンが満ちた基質（マトリックス）の中を血管，リンパ管，神経などが走り，線維芽細胞，肥満細胞，在住マクロファージ（組織マクロファージ，組織球とも呼ばれる）などの細胞が散在する．臓器炎の場合には，実質細胞が傷害を受け，間質がそれに対する生体反応の場となる（表8-2）．

　実質細胞の多くは上皮性の細胞である．内分泌系腺上皮と神経細胞を除いて，上皮性細胞は必ず外界に接している．これは，外来性の傷害因子にさらされていて炎症に陥りやすいことを示す一方，傷害細胞や役割を終えた白血球を外界に排泄できることから，炎症が治癒しやすいことも示している．これに対して，実質細胞が外界と

表 8-1　炎症の五徴

五徴	局所反応	全身反応
発赤	充血	脈拍亢進
発熱	充血	体温上昇 代謝亢進
腫脹	血管透過性亢進 血管外血漿凝固 白血球浸潤	急性期蛋白質合成 白血球増多症
疼痛	痛み因子産生	傷害部位の認知
機能障害	実質細胞傷害	全身倦怠感

表 8-2 炎症における実質と間質

実　質	間　質
・臓器や組織ごとに異なり，分業機能を担う ・多くは上皮系で外界と交通．ただし，内分泌系と中枢神経系，運動器系，骨髄造血系は外界から遮断	・臓器や組織を越えてほぼ同じで，実質細胞を支える ・微小循環系，リンパ系（内皮細胞，平滑筋細胞，周細胞），線維芽細胞，在住マクロファージ，肥満細胞，コラーゲン，グリコサミノグリカン（リンパ球，血漿成分），末梢神経系から構成される
・臓器炎における被傷害部位	・臓器炎における反応の場 ・膠原病における被傷害部位であり反応の場

接していない臓器では，炎症が起きにくい反面，起きてしまえば長期化し，慢性化しやすい．

急性炎症の五徴

　五徴をつくり出す局所の組織像の模式を図 8-1 に示す．
1. **発　赤**：小動脈や細動脈が拡張して局所の微小循環床を流れる血流が増加した状態，すなわち充血 hyperemia である．充血は，細動脈の拡張によりもたらされる．
2. **発　熱**：充血によって局所の体温が上昇した状態である．
3. **腫　脹**：局所微小循環系の後毛細管静脈 post capillary venule の血管透過性が亢進して血漿成分が血管外に滲出し，また，同部から血管外への白血球の遊走が起きることで局所の容積が増したことの反映である．つまり，生体防御上重要な血漿蛋白質や白血球の血管外への動員の現れである．白血球の血管外動員を白血球浸潤 leukocyte infiltration と呼ぶ．これらの動員現象は，局所微小循環床への流入血液量の増加，すなわち充血により増幅される．
4. **疼　痛**：局所で産生されたブラジキニン bradykinin などの痛み因子が痛みの感覚神経に作用することで引き起こされるとされており，異常が起きている場所を脳に伝え特定させる警鐘反応と考えられる．
5. **機能障害**：各臓器特有の機能を担う実質細胞が傷害因子の作用や炎症反応により不全をきたすために起こるものである．ただし，腺細胞が大量の粘液を分泌するなど，刺激に反応して，逆に過剰な機能を発揮する場合もある．

炎症の化学伝達因子

　炎症の四徴は，突き詰めていくとその場を構成する個々の細胞，例えば血管の内皮細胞や平滑筋細胞，肥満細胞，在住マクロファージ，浸潤白血球などによりもたらされているが，これらの細胞に反応を誘発させる分子群を炎症の化学伝達因子（ケミカルメディエーター chemical mediator）と総称している．また，炎症反応の一部は，自律神経系である血管運動神経や，感覚神経系の軸索反射 axon reflex によっても調節されているが，これらの場合も，神経終末から分泌される分子が作用するという意味では，ケミカルメディエーターに包含できよう．
　ケミカルメディエーターは，アミン，蛋白質・ペプチド，脂質およびリボ核酸といったさまざまな分子種からなるが，その出自も，細胞内顆粒に貯蔵されていて分泌されるもの，必要に応じて細胞内で作り出されて放出されるもの，そして，後述のような血漿プロテアーゼ連鎖系 plasma protease cascade やアラキドン酸代謝系の反応過程で遊離されるものなど多彩である．
　ケミカルメディエーターは，局所での急性炎症反応を

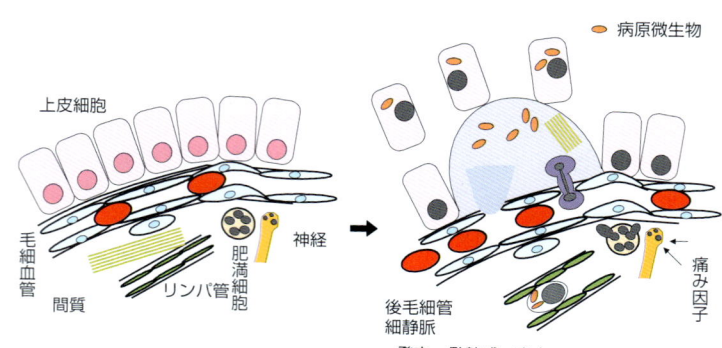

図 8-1　急性炎症反応

一気に引き起こすことに主な役割を担うものと，局所内もしくは遠隔の，関連する細胞間の交信に使われるものの二種に大別して考えると理解しやすい．前者の場合は，正常状態では存在してはならず，反応が必要になると局所に急激に供給されねばならないという条件を満たす必要がある．この場合，組織液や血漿中にあるいは細胞膜の構成分子として，活性のない前駆体として存在していて，必要な場合に一気に活性型に変換されるものと，活性型の因子として細胞顆粒内に格納されていて，必要に応じて放出されるものとがある．

後者の細胞間の交信を担うケミカルメディエーターの多くは，必要に応じて細胞で de novo 合成されてから遊離される分子量2万程度の蛋白質で，サイトカイン cytokine と総称している．インターロイキン類，インターフェロン類，腫瘍壊死因子や増殖因子類が含まれる．これらの分子は，メディエーターを遊離した細胞自身や近傍の細胞に作用するという意味からオートクリン/パラクリン autocrine/paracrine 因子と呼ばれる．細胞はどのような行動を起こす場合にも，その過程でサイトカインを分泌して，自己自身や周囲の細胞にその活動を知らせていると考えられる．

このことが，特殊な司令塔がないにもかかわらず，多くの細胞の活動がマクロ的に秩序ある炎症の四徴をつくり出している原理の一つと思われる．

これらのケミカルメディエーターは，それぞれの細胞がもつレセプター receptor に結合し，細胞内シグナル伝達系を作動させることにより，細胞反応を惹起する．レセプターは蛋白質分子で，大半は細胞膜表面に存在している．レセプターの最も大きい分子ファミリーは，細胞膜を7回貫通する分子構造をもち，G蛋白質にシグナルを伝える G蛋白質介在性レセプター G-protein-coupled receptor と呼ばれるものである．

ケミカルメディエーターは，炎症反応を促進させるという意味で炎症促進因子 pro-inflammatory factor と呼ばれることがある．逆に，炎症反応を抑制する分子は抗炎症性因子 anti-inflammatory factor と呼ばれ，代表的なものは糖質コルチコイドである．

次に，炎症反応にみられる現象を引き起こすケミカルメディエーターを例示する．

1. **血管拡張因子** vasodilatation factor：細動脈の周細胞や小動脈の平滑筋細胞を弛緩させて血管内径を拡張させ充血をもたらすもので，細胞膜アラキドン酸 arachidonic acid に由来するプロスタグランジン prostaglandin E_2 や I_2，ガス性因子である一酸化窒素（NO），一酸化炭素（CO）などが知られている．また，軸索反射によっても血管拡張が起こる．

2. **血管透過性亢進因子** permeability enhancement factor：後毛細管細静脈の内皮細胞を収縮させて2ミクロン程度の細胞間隙を形成させ，血漿成分だけを選択的に血管外に透過させるものである（一般的ではないが，内皮細胞質内の小胞輸送 vesicular transport あるいは小嚢性液胞輸送 vesiculo-vacuolar organelle transport により透過させるという説もある）．アミン類のヒスタミン histamine やセロトニン serotonin，ペプチド類のブラジキニンやタキキニン tachykinin あるいはアラキドン酸由来のロイコトリエン leukotriene C_4, D_4, E_4 が知られている．サブスタンスP substance P などのタキキニンは，後述のように，軸索反射により神経終末から分泌される．また，後述のように，好中球も浸潤に先立って血管透過性を亢進させる．

3. **白血球走化因子** leukocyte chemotactic factor：白血球を分子濃度勾配の高い方向に遊走させることにより血管外に動員する分子である．細菌由来の分子であるホルミル化ペプチド（f-Met-Leu-Phe）や分子シャペロン蛋白質 Skp，補体反応の過程で遊離される C5a，アラキドン酸由来のロイコトリエン leukotriene B_4，同じく膜脂質由来の血小板活性化因子（platelet-activating factor：PAF），白血球などがつくり出し70数個のアミノ酸残基をもつ一群のケモカイン chemokine，アポトーシス細胞が遊離する S19 リボソーム蛋白質二量体，エラスチン由来のペプチドなどが知られている．

ケモカイン類は最多のメンバーを有するが，代表的なものとして IL-8 と単球走化性蛋白質 monocyte chemoattractant protein-1（MCP-1）がある．ペプチド・蛋白質性の走化因子は，炎症局所の後毛細管静脈内皮細胞表面のヘパラン硫酸に結合して血管内腔に向けて提示される．その部位の内皮細胞はヒスタミンなどの作用で Weibel-Palade 顆粒中の接着因子セレクチン（selectin，糖結合蛋白質）やセレクチン・リガンド（シアロムチンをもつ糖蛋白質）を表面に出している．

白血球もセレクチンとリガンド分子を表面に出し，それぞれのセレクチンとそのリガンド分子の一時的な結合力により活性化された内皮細胞表面を転がり始める（rolling 現象）．その過程で，白血球膜上の走化性レセプターが走化因子に結合すると白血球は内皮細胞上に接着する（binding 現象）．ついに白血球はより強固な接着因子であるインテグリン integrin を表面に発現して内皮細胞上に着床する（adhesion 現象）．着床した白血球は，走化性レセプターやインテグリンを介して結合している内皮細胞膜の流動性により輸送され，内皮細胞間を通って血管基底膜上まで運び出される（ほかに，内皮細胞間ではなく，内皮細胞の菲薄な細胞質部分を通して輸送されるという説もある）．その後，内皮細胞直下で活性化され，基底膜を越えて走化因子の濃度勾配にしたがって

遊走すると考えられている．

　走化因子の多くは間質のグリコサミノグリカン glycosaminoglycan 類に結合する性質をもつことで安定した濃度勾配を維持している．白血球は多様であり，それぞれの白血球種がどの走化因子に反応するかは，レセプターの有無により決まるが，どの白血球も複数の走化因子に反応するし，一方，多くの走化因子は複数の白血球種を遊走させる．また，同じ白血球種でも，成熟度や活性化の有無によりレセプターの発現量が異なる場合があることが知られている．

　C5a や IL-8 などは古典的走化因子と呼ばれ，貪食白血球の顆粒放出反応や活性酸素種遊離も惹起する．

4．疼痛因子（発痛物質 pain-producing substance, algesic substance）：ブラジキニン，タキキニン，ヒスタミン，セロトニンが重要である．そのほかにカリウム（K^+）やアセチルコリン acetylcholine も疼痛を引き起こすことが知られている．また，低い濃度では瘙痒感を誘発するとされている．これらの分子による痛み誘発の機序はよくわかっていないが，痛みの感覚神経としては $A\delta$ 線維と C 線維とが知られており，脊髄後索を経て視床および頭頂葉に伝導（投射）する．

5．軸索反射 axon reflex：感覚神経の C 線維の機能の一つである．この神経は，軸索に多数の枝分かれがあり，皮膚や粘膜の神経終末刺激により引き起こされた求心性伝導が，軸索の連結部から別の軸索を，逆に遠心性の方向に伝導し，神経終末からタキキニンを分泌させるという反応である．分泌されたタキキニンは，肥満細胞に作用して，種々のケミカルメディエーターを分泌させる．

6．抗炎症性ステロイドホルモン anti-inflammatory steroid hormone あるいは糖質コルチコイド glucocorticoid：副腎皮質束状帯で合成され，代謝調節作用として糖，蛋白質および脂質の同化促進作用をもつが，白血球系に対して抑制的に作用するので，炎症反応を制御する機能をもつことになる．白血球の細胞質内の糖質コルチコイドレセプターに結合して核へ移行して転写を調節することで機能を発揮する．

ケミカルメディエーター遊離に関与する連鎖反応系

1．血漿プロテアーゼ連鎖系：血液凝固系，線溶系，血漿キニン系，そして補体系がある．基本構造は，数種類のトリプシン型セリンプロテアーゼの層状活性化機構に，基質蛋白質の促進あるいは制御因子が付随した機能的複合体である．下流に位置するプロテアーゼ前駆体が上流の活性型プロテアーゼの基質として活性化される機構が階段状に連なっているので，カスケード（滝）とも呼ばれる．各層で反応が増幅されるので，瞬時に大量の活性型酵素を生み出し，その基質蛋白質を限定分解することによりケミカルメディエーターを含む生理活性ペプチドや蛋白質を遊離することができる系である．これらの系の蛋白質成分は，常に血漿から供給されて血管外の間質液にも含まれているので，炎症反応の開始機構として作動できる．そして，血管透過性が亢進したあとはより強力に反応できるようになる．ここでは，血漿キニン系と補体系を概説する．

　1）血漿キニン系　Hageman 因子（血液凝固XII因子と同一である）が活性型になると血漿プレカリクレイン plasma prekallikrein を血漿カリクレイン plasma kallikrein に活性化し，カリクレインが高分子キニノーゲン high molecular weight kininogen からブラジキニンを遊離する．最初の活性化に関しては，負の荷電をもった異物表面に接することで起きる接触活性化と，感染性微生物や寄生虫が遊離するプロテアーゼによる活性化が知られている（図 8-2）．

　2）補体系　約 20 種類の蛋白質からなる非常に複雑な系である（図 7-2，p.98 参照）．この系では，滝状活性化に加えて，プロテアーゼが補酵素蛋白質と複合体を形成することで基質特異性を変化させる特徴をもつ．反応に，古典経路，レクチン経路そして第二経路が知られている．いずれの場合も，初期反応において C3 転換酵素および C5 転換酵素が形成されて，C3a と C5a というケミカルメディエーターや C3b というオプソニンが遊離される．

　古典経路ではこれに加えて，類似の性質をもつ C4a と C4b も遊離される．引き続く後期反応では，C5b・C6・C7・C8・C9 からなる膜傷害性複合体が形成されて微生物細胞膜に小孔を形成し殺傷する．開始反応は，古典経路では IgM あるいは IgG がつくる抗原抗体複合物が C1q と結合することでプロテアーゼ前駆体の C1r と C1s が活性化されることによる．

　また，レクチン経路では，マンノース結合レクチン mannose-binding lectin（MBL）や，フィコリンといった C 型レクチン類が微生物膜上の糖鎖と結合することで，これらのレクチンと複合体を形成しているプロテアーゼ前駆体（C1r や C1s に類似）が活性化されることによる．

　第二経路は開始機構をもたず，C3b が遊離するとプロテアーゼ前駆体 B 因子と複合体を形成してプロテアーゼ D 因子の作用で活性化され，C3 転換酵素（C3b・Bb 複合体）および C5 転換酵素（C3b・Bb 複合体）を構成する．

2．アラキドン酸代謝系：アラキドン酸カスケード arachidonic acid cascade とも呼ばれる連鎖系であるが，この場合は基質のアラキドン酸が多段階の酵素反応でい

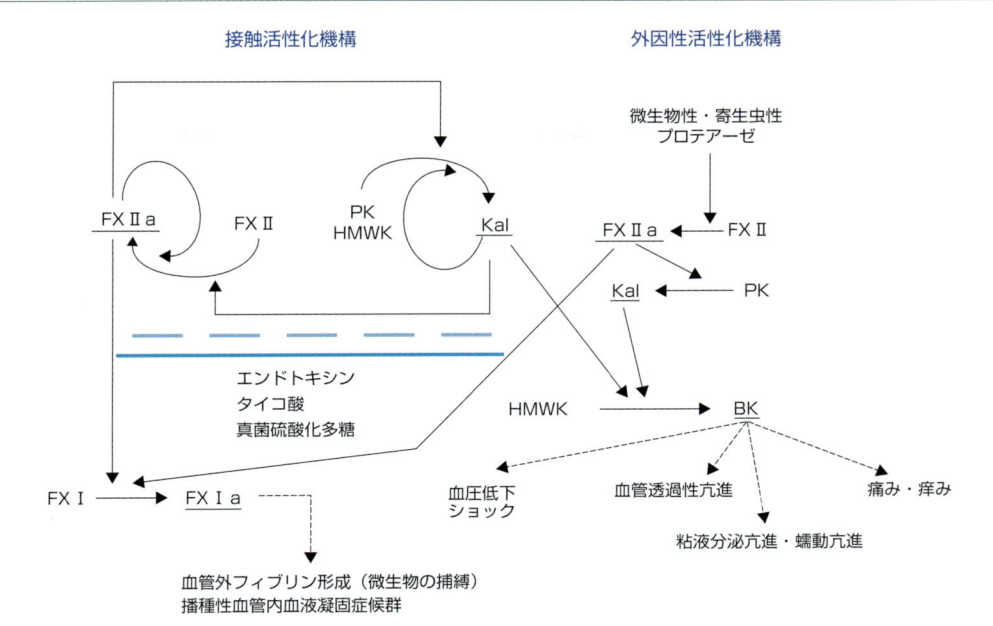

図 8-2 血漿キニン系の活性化機構
FXⅡ：血液凝固 XII 因子（Hageman 因子），FXⅡa：活性型 XII 因子
PK：血漿プレカリクレイン，Kal：血漿カリクレイン
HMWK：高分子キニノーゲン，BK：ブラジキニン
FXI：血液凝固 XI 因子，FXIa：活性型 XI 因子

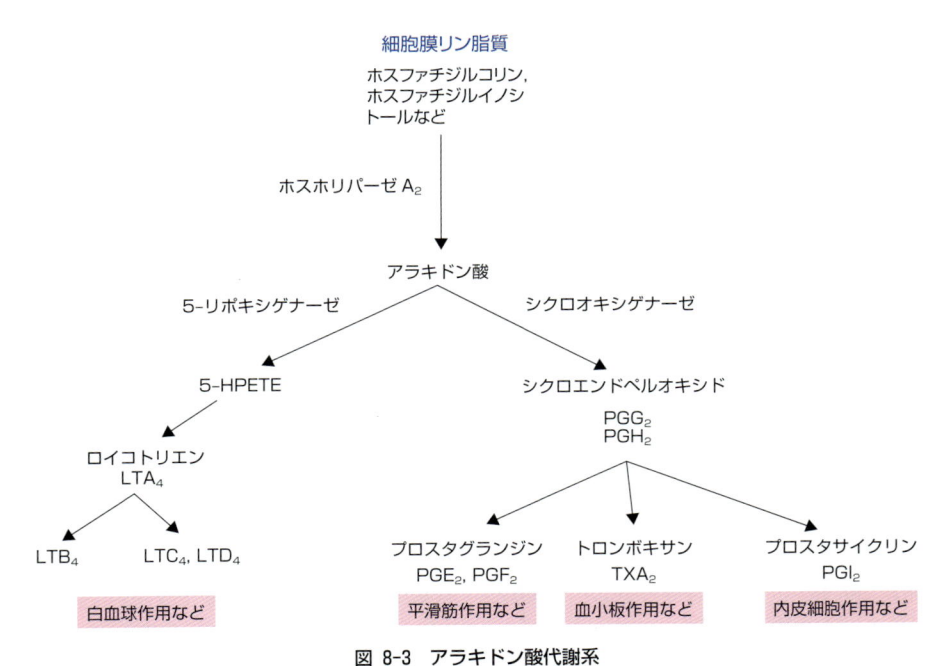

図 8-3 アラキドン酸代謝系
5-HPETE：5-ヒドロペルオキシエイコサテトラエン酸，LT：ロイコトリエン，
PG：プロスタグランジン，TX：トロンボキサン

ろいろな分子形となり，それらの多くがケミカルメディエーターとしての機能をもつというものである．

シクロオキシゲナーゼ cycloxigenase が作用する経路に入ればトロンボキサン A_2 thromboxane A_2（TxA_2）や種々のプロスタグランジンに，また，リポキシゲナーゼ lipoxigenase が作用する経路に入れば各種のロイコトリエンに変化する．アラキドン酸自身はホスホリパーゼ A_2 phospholipase A_2（PLA_2）の作用でホスファチジルコリンやホスファチジルイノシトールから遊離される（図8-3）．

白血球の種類と機能

炎症における病理組織学上の最も顕著な所見は白血球浸潤である．白血球には血液中のもの以外に組織に在住するものもあり，10種類は超えると考えられている．血液白血球は，単球 monocyte，顆粒球 granulocyte およびリンパ球 lymphocyte に大別される．顆粒球はさらに好中球 neutrophil，好酸球 eosinophil，好塩基球 basophil に，またリンパ球は T 細胞，B 細胞そしてナチュラルキラー natural killer（NK）細胞に分類される．好中球は多核球 polymorphonuclear leukocyte とも呼ばれ，通常の急性炎症において最も早くかつ強く浸潤する細胞である．血管外には，在住マクロファージ resident macrophage，肥満細胞 mast cell，樹状細胞 dendritic cell などが存在している．在住マクロファージは，単球由来のものと非骨髄由来のものからなっており，肥満細胞にも2種類の亜種が存在する．樹状細胞はその由来や存在様式においてさらに多様である．リンパ球系の細胞は主として獲得免疫応答に関与している．

好中球と単球/マクロファージは，貪食白血球として類似にとらえられているが，その機能にはかなり大きな差異がみられる．

1. **好中球**：細胞膜上に各種の走化性レセプターを有するとともに，桿状もしくは分葉した小形の核をもつため血管壁の通過が比較的容易で，すばやく浸潤することができる．Toll 様レセプター Toll-like receptor（TLR）などを介して，細菌や真菌類などの異物を認識する．続いて顆粒放出反応 granule release reaction により病原微生物の細胞膜を破壊する．アズール顆粒 azurophilic granule と呼ばれ，単球/マクロファージにも存在する一次顆粒のほかに，多種類の加水分解酵素や抗菌性ペプチドを含む特殊顆粒 specific granule と呼ばれる二次顆粒をもつため，これを強力に遂行することができる．代表的な加水分解酵素として，カテプシン G cathepsin G や好中球エラスターゼ neutrophil elastase などのプロテアーゼと多糖類分解酵素リゾチーム lysozyme があげられる．また，抗菌性分子としてはデフェンシン defensin, アズロシジン azurocidin, 殺菌性透過性亢進蛋白質 bactericidal/permeability-increasing protein（BPIP）がある．さらに，発達したニコチンアミドアデニンジヌクレオチドリン酸 nicotinamide adenine dinucleotide phosphate（NADPH）酸化酵素系とミエロペルオキシダーゼ myeloperoxidase を用いた活性酸素種の産生により微生物に対する殺傷効果を高めることができる．この場合，好中球による酸素の取り込みは50倍にも上昇する．その一方で，好中球はミトコンドリアにおける酸素を用いた呼吸をほとんど行っていない．好中球は，好気的な状況下でも嫌気的な状況下と同様に主として解糖系におけるグルコース代謝によりエネルギーを産生している．これはミトコンドリアの特殊な分化と大量の細胞内グリコーゲン貯蔵によりもたらされているが，炎症性低酸素症下 inflammatory hypoxia などの劣悪な環境においても機能できる機構となっている．

また，単球/マクロファージが全くもたない機能に好中球依存性血管透過性亢進 neutrophil-dependent permeability enhancement がある．これは，後毛細管細静脈内皮細胞と接着した好中球との共同作業によってロイコトリエン C_4 などが産生され，血管透過性が亢進して血漿成分が血管外に動員される現象である．この好中球依存性血管透過性亢進の特徴は，長時間作動性ということにある．このように，好中球浸潤はそれだけで急性炎症にみられる現象の多くを引き起こすことができる．しかし，このような好中球の強力な機能は，それ自身が自己組織の破壊を引き起こす可能性がある．そのため，好中球は，走化因子などによる刺激がなくなると速やかにアポトーシスに陥るように仕組まれている．

2. **単球/マクロファージ**：浸潤の速度は遅いものの，サイトカインをはじめとしてさまざまな種類の蛋白質を合成することができる（循環肝細胞の異名をもつ）．また，細胞表面のレセプターやインテグリン，さらにはエクソソーム exosome と呼ばれる特殊な放出小胞を介して，血液凝固系や線溶系の反応を引き起こすことができる．一方，多核球よりも大きな貪食と消化の能力を有しており，感染微生物のみならず，傷害を受けて変性・壊死に陥ったりアポトーシスに陥ったりした細胞も貪食処理できる．

貪食は，細胞膜上の貪食レセプターを介して実施される．補体レセプター1 complement receptor 1（CR1, C3b レセプター），Fcγ レセプター，スカベンジャーレセプターなどがそれである．細菌などの貪食されるべき対象物にはその表面に標識分子が結合する．それらの分子はオプソニン opsonin と総称されている．対象物の表面で補体の活性化が起きた場合は C3b や C4b が結合する．すでに抗体がつくられていれば IgG が表面の抗原

に結合する．C反応性蛋白質 C-reactive protein（CRP）や血清アミロイドP serum amyloid P もオプソニンとして機能する．貪食球は義足を伸ばしながらその表面の貪食レセプターを対応するオプソニン分子に次々に結合させて，ジッパーを閉めるような仕組みで対象物を単位細胞膜 unit membrane で取り囲み，ついに貪食小胞 phagosome として細胞内に取り込む．貪食小胞膜には，NADPH 酸化酵素複合体が結合して内部に活性酸素種を放出して微生物を殺傷し，リソソームが融合して加水分解酵素群が高分子を消化分解する．単細胞として貪食処理できない場合，単球/マクロファージは融合して多細胞化し，巨細胞 giant cell となる．また，必要に応じて，樹状細胞や類上皮細胞 epithelioid cell へと変化する．

異物を貪食した単球/マクロファージは，炎症局所から，リンパ管を介して局所リンパ節に移動し，貪食物を分解して遊離させたペプチドを HLA クラス II 分子に結合させて T 細胞群に抗原提示することで，獲得免疫応答への連結を行う．

3. **好酸球**：酸性色素エオジンで強く染まる特殊顆粒をもつのでその名がある．顆粒中には，主要塩基性蛋白質 major basic protein（MBP）や好酸球由来神経毒素 eosinophil-derived neurotoxin といった寄生虫を傷害する分子が含まれており，また，寄生虫感染巣に強く浸潤することから，寄生虫感染防御のために発達してきた白血球と考えられている．アナフィラキシー好酸球走化因子 eosinophil chemotactic factor of anaphylaxis（ECF-A）をはじめとした走化因子に対するレセプター，Fc レセプターや補体レセプターを有するが，特に IL-5 レセプターをもち，IL-5 の作用を受けて増殖する．

4. **好塩基球と肥満細胞**：詳細においては異なるものの，類似の系統の細胞と考えてよい．ともに塩基性色素で強く染まる特殊顆粒と，細胞表面の Fcε レセプターを有する．特殊顆粒中には，ヘパリンとコンドロイチン硫酸，ヒスタミン，そしてプロテアーゼ類が存在する．主要なプロテアーゼはトリプターゼ tryptase とキマーゼ chymase といったセリンプロテアーゼである．Fcε レセプターには IgE 抗体が強固に結合する．両細胞は，細胞表面の IgE が認識する抗原や，補体由来の C3a や C5a が結合することにより顆粒内容物を放出する．その一方で，種々のプロスタグランジンやロイコトリエンを遊離するとともに，サイトカイン類を合成する．このように，肥満細胞は微小循環形に沿って分布する様式で組織に在住し，しかも大量のケミカルメディエーターを遊離できる細胞である．炎症反応の発現に強く関与する細胞と考えることができる．このようなエフェクター機能に加えて，肥満細胞には，細菌や抗原を貪食し，局所のリンパ節へ移行して T リンパ球へ抗原提示する能力があることが最近明らかになってきている．この点では，肥満細胞は，単球/マクロファージに類似して，自然免疫系と獲得免疫系をつないでいるといえる．

5. **血小板** platelet：骨髄の巨核球 megakaryocyte に由来する直径 2〜3 μm の無核の細胞断片である．哺乳類以外では有核の栓球 thrombocyte として血液中に存在し，白血球の一種として扱われる．血小板は，細胞内に α 顆粒 α-granule，濃染顆粒 dense granule，リソソームなどケミカルメディエーターや加水分解酵素を貯蔵し，放出反応を行う．また，多くのレセプターや接着因子をもつなど白血球に類似した構成分子や機能をもつ．さらに，走化因子に反応して遊泳することもできる（ただし，白血球と違って走化する際に足場を必要としない）．血小板は凝固・止血のほかに，血流中の異物除去など血管内の正常状態維持に関するさまざまな役割を果たしている．おそらく，心内膜炎 endocarditis など血管系の内部で起きる特殊な炎症においても重要な役割を果たしていると思われる．また，浸潤に先立つ白血球の血管内皮への結合や接着において，白血球に接着しながらそれを支援したり制御したりしている可能性が高い．血小板は無核細胞であるが，mRNA とリボソームを有し，外界からの刺激に応じて蛋白質を合成するシグナル依存性翻訳 signal-dependent translation というユニークな機能をもつことが最近明らかになり，血管外でも活動している可能性が高まってきた．特に，血小板による細菌の除去や自然免疫反応と獲得免疫反応の連結あるいは関節炎の促進といった炎症に関係した役割に注目が集まっている．

急性炎症の経過と亜型分類

日本ではあまりみられなくなったが，典型的な急性臓器炎として大葉性肺炎 lobar pneumonia が知られている．経過は1週間程度で，肺の大葉が一様に，充血期，赤色肝変期，灰色肝変期，融解期と順に変化する．充血期は，肺実質細胞の傷害に対して充血を中心とした血管反応が起きた状態である．次の赤色肝変期には，血管透過性が亢進して肺胞内や間質でフィブリンが形成され，肝のような硬度や外見を示し，続いて多核球を中心とした白血球浸潤のために灰色の肝変期に移行する．これらの反応により感染菌の処理が終わると，フィブリンが分解されて白血球も除去される融解期となり，実質細胞が再生して治癒にいたるのである．実験的に動物の皮膚に火傷を起こさせた場合にも，充血と血管透過性亢進，白血球浸潤と進んだのちに治癒に向かうが，白血球浸潤は多核球，単球，リンパ球の順に起きる．

このような経過の中でどの現象が強く現れて長く続くかにより，炎症を亜型に分けることがある．

1．**変質性炎** alterative inflammation：実質細胞の傷害が強く現れたもので，劇症肝炎などがこれに当たる．動脈の血行障害による変質性炎は壊疽 gangrenous inflammation と呼ばれる．

2．**滲出性炎** exudative inflammation：血管からの動員現象が強い炎症の総称である．そのうち，漿液性炎 serous inflammation は血管透過性亢進により漿液が滲出したもので，線維素性炎 fibrinous inflammation は透過したフィブリノーゲンがフィブリンに変換されて不溶化したものである．また，白血球の浸潤が多い状態が化膿性炎 purulent inflammation で，浸潤白血球が特に強く蓄積した部位を膿瘍 abscess あるいは蓄膿 empyema と呼ぶ．

3．**増殖性炎** proliferative inflammation あるいは**肉芽腫性炎** granulomatous inflammation：主に慢性炎症にみられ，血管系を含む間質の成分が増加した中に単球/マクロファージを中心とした白血球浸潤が持続するものである．時に，リンパ球の集簇性の浸潤や濾胞形成を認めることがある．増殖性炎の中で，結核病巣のように，ある疾患にほぼ限定される形態構築上の特徴をもつものを特殊炎 specific inflammation あるいは特殊肉芽腫 specific granuloma と呼ぶ場合がある．

急性炎症における全身反応

急性炎症において観察される全身反応は，発熱 fever，血漿の急性期蛋白質 acute phase protein 濃度上昇，白血球増多症 systemic leukocytosis, 全身倦怠 general fatigue, lassitude, general discomfort などである．これらの全身反応は，体温上昇や血液成分の選択的動員という上記の局所の炎症反応を支援する役割をもつと考えることができる．また，これらの全身反応は，炎症促進性サイトカインと総称される腫瘍壊死因子α tumor necrosis factor-α（TNF-α）や IL-1 や IL-6 により引き起こされるが，筋肉組織，肝あるいは骨髄などの代謝調節の変更を必要とするものである．このことは，これらの炎症促進性サイトカイン pro-inflammatory cytokine が代謝調節作用を有していることを示唆している．炎症反応には全身性の代謝が関与していることを忘れてはならない．この点に関して，肥満・高血圧・2型糖尿病などを併せもつメタボリック症候群 metabolic syndrome に関する中枢臓器とされている内臓脂肪から，多数の炎症促進性サイトカインや抗炎症性サイトカイン anti-inflammatory cytokine（IL-10 など）が分泌されることが最近明らかになってきた．内臓脂肪は，脂肪分子貯蓄臓器に加えて，代謝調節や摂食調節に関与するアディポネクチン adiponectin，レプチン leptin，レジスチン resistin などのアディポサイトカイン adipocytokine を分泌する内分泌臓器と位置づけられるようになってきている．これらのアディポサイトカインと炎症促進性サイトカインや抗炎症性サイトカインとの間に機能の相互重複性があることから，炎症反応と代謝との関係が注目されてきている．

敗血症などの際に，炎症性サイトカイン類を中心とした大量のケミカルメディエーターが血流中に入り込み，過剰の全身性反応が起きる場合があり，全身炎症反応症候群 systemic inflammatory response syndrome と呼ばれている．

1．**発熱**：骨格筋のふるえ産熱と肝での非ふるえ産熱に，布団にもぐりこむなどの行動性の放熱防止が重なって起こる現象である．体温は視床下部の体温調節中枢が制御している．IL-1 や IL-6 および TNF-α といったサイトカインが，体温調節中枢近傍に血行性に運ばれ，内皮細胞を刺激してプロスタグランジン E_2 の産生を高め，これが同中枢の神経細胞に作用することで調節温度の上昇が引き起こされると考えられている．これにより効率よく炎症反応局所の温度を上昇させることができる．ただし，体温が1℃上昇するごとに10％代謝が亢進するとともに，頻脈や呼吸促進が起き，肉体的な負担は増加する．

2．**急性期蛋白質**：IL-1 や IL-6 の作用により肝細胞での合成が高まるもので，血漿濃度が正常時より25％以上上昇するものと定義している．20種類程度の蛋白質が知られている．急性期蛋白質の主要なメンバーは，フィブリノーゲンおよび CRP や補体因子 C3 など微生物の隔離やオプソニン化に関与する分子や，$α_1$ プロテアーゼインヒビター $α_1$ protease inhibitor や $α_1$ アンチキモトリプシン $α_1$ anti-chymotrypsin などのプロテアーゼインヒビターである．この場合，アルブミンなど通常の主要な血漿成分の産生は逆に抑制される．

3．**白血球増多症**：骨髄において骨髄球系細胞の優先的な増殖亢進と血流中への遊離が高まり，その結果，末梢血の多核球や単球の密度が上昇する現象である．リンパ球系の血液密度はむしろ減少することがある．顆粒球コロニー刺激因子 granulocyte colony-stimulating factor（G-CSF）や顆粒球・単球コロニー刺激因子 granulocyte-monocyte colony-stimulating factor（GM-CSF）の刺激によるものと考えられている．また，補体系の C3e は骨髄からの多核球や単球の動員を起こすことが知られている．

4．**全身倦怠**：体調の不良を自覚する知覚であるが，中枢神経系の覚醒中枢や自律神経系，さらには内分泌系も絡んだ複雑な反応なのであろう．傷害因子を取り除くための生体反応の間，強制的に安静を保たせるという生物学的な意味があるのかもしれない．

急性炎症反応の生物学的意味

　急性炎症反応の実体は生体防御反応と考えることができる．外因性のものにしろ内因性のものにしろ，傷害因子の種類は問わずにステレオタイプな炎症反応が起きることから，反応が起きる際の最初の引き金は，傷害を受けた自己組織，すなわち異常な自己を認識することにあるという仮説は魅力的である．それに関して，ヒトやマウスの血漿中にはβアクチン，非筋肉性ミオシン non-muscle myosin やアネキシン IV annexin IV などの細胞内蛋白質に対する自然自己抗体 natural autoantibody が存在するが，傷害を受けた細胞の表面に現れたこれらの蛋白質を自然抗体が認識することで炎症反応が開始されるという考え方がある．ただし，炎症反応はそののちの進化の過程で，特に病原性微生物に対する防御反応として発達してきたのであろう．したがって，局所での機能としては，まず侵入微生物をすばやく認識し，その拡散を阻止することである．次に微生物を殺傷するとともに貪食処理して排除するのである．最初の拡散の阻止は，微生物の細胞表面の分子に結合して微生物細胞同士を凝集させたり，細胞表面で線維性蛋白質のゲル化反応を起こすことで微生物をゲル内に閉じ込めたりすることで達成される．次の排除の過程は，微生物細胞膜上での殺菌性蛋白質の会合による小孔形成や白血球の NADPH 酸化酵素複合体で産生された活性酸素種による細胞膜脂質変性による微生物の殺傷と，微生物細胞膜に結合したオプソニンと総称される分子を認識した白血球による貪食処理である．これらの反応は，レクチンなどの自然免疫系の分子によっても，獲得免疫系の抗体によっても引き金が引かれるのである．そしてこれらの防御系の蛋白質成分は，常に血漿から供給されて血管外の間質液の成分になっており，また，血管外には在住マクロファージなどの白血球が常在している．

　この局所間質の生体防御系が突破されると，細胞や組織が傷害されることになる．これに対応して，第二段階目の防衛反応が速やかに起きる．この反応が前述のように，狭義の急性炎症として理解されている血管反応である．血管系を介して動員された生体防御系蛋白質や白血球により，前述の初期反応が大規模にくり返される．同時に，全身反応によってこれらの蛋白質や白血球が産生されて血中濃度や密度が上昇するので，生体防御の効率を飛躍的に高めることができるのである．この二段階目の反応から局所温度や体温の上昇，すなわち発熱反応が加わるが，発熱が細菌の増殖を抑制して生体を防御することは変温動物のイグアナを用いた実験により確かめられている．

　ところで，局所反応の中で疼痛を生体防御機構ととらえることに違和感があるかもしれない．しかしその重要さは先天性無痛無汗症 congenital insensitivity to pain with anhidrosis の小児が教えてくれる．この疾患は神経成長因子レセプター nerve growth factor receptor 遺伝子の異常によるものである．痛みを感じないため，火傷や打撲による複雑骨折や関節の脱臼をくり返す．また，弱い痛み知覚が痒みであるといわれているが，痒みがもたらす掻爬（引っ掻き）反射は，吸血性あるいは寄生性の小動物を物理的に排除して生体を防御する重要なものである．

　ここで注意が必要なことは，このような炎症反応も生体に無害というわけではないという点である．病原微生物とわれわれの体はともに細胞からなり，細胞の構成成分は生体高分子である．各々の些細な差を利用して，生体は傷害せずに侵入微生物は殺傷しようというのが生体防御反応であるが，それが完璧に遂行できるわけではない．炎症反応は多少にかかわらず宿主の生体を傷害するのである．特に無意味な過剰防衛反応であるアレルギーや，自己成分を攻撃の対象とする自己免疫疾患は，ともに炎症性疾患であるが，炎症反応の欠点があらわになった現象といえる．必要な炎症反応は支援し，過剰なものは抑制するというのが臨床医学の取るべき姿勢ということになる．

急性炎症の治癒

　前述のような全身反応により支援を受けた局所反応が，傷害因子を排除しえた場合には，炎症反応も終焉に向かう（表8-3）．基本構造や構成成分において，感染性微生物の細胞とわれわれ宿主の細胞間に大差はないので，炎症反応は宿主自身の細胞を傷害する危険を常に伴っているからである．特に，活性化された好中球は傷害作用が強いので，走化因子などの産生がなくなった局所では，好中球は自然発生的にアポトーシスに陥り，マクロファージにより貪食処理される．この際，好中球からリボソーム蛋白質 S19 ribosomal protein S19（RP S19）架橋化二量体が分泌される．RP S19 二量体は，好中球に作用してアポトーシスを促進させるとともにマクロファージを遊走させ，すばやい貪食処理を可能にさせる．好中球からは，同様にリポキシン lipoxin やリゾルビン resolvin D, E も遊離される．リポキシンはアラキドン酸の，また，リゾルビンはドコサヘキサエン酸 docosahexanoic acid やエイコサペンタエン酸 eicosapentanoic acid の代謝物であるリピド性ケミカルメディエーターで，マクロファージを遊走させるとともに，炎症反応を抑制する．このように，好中球のアポトーシスに伴って，ケミカルメディエーターも炎症促進性の分子から抗炎症性の分子に置き換わる．好中球以外の炎症関連の細胞や

表 8-3 臓器炎（傷害や反応の場と経過）

	構　成	急性炎症		慢性炎症	線維症/硬変症/硬化症
実質	多くは上皮性細胞で外界に直通	傷害を受ける対象 増殖・再生	反応の終了（傷害因子と被傷害細胞の除去により）	傷害の持続 壊死数＞増殖数	萎縮
間質	血管，リンパ管，神経線維芽細胞，白血球系細胞 コラーゲン，エラスチン，グリコサミノグリカン，フィブロネクチン，テネイシン，ラミニン 透過した血漿成分	反応の場 　血管拡張 　血管透過性亢進 　白血球浸潤 退縮		傷害の波及 反応の場としての特殊化 肉芽 　血管新生 　線維芽細胞増殖 　単核白血球浸潤 　細胞外マトリックスの変化	線維化 筋線維芽細胞 Ⅰ型コラーゲンの増生 反応の消退

表 8-4 単純な肉芽性炎の反応経過

1．線維芽細胞反応	増殖（特に新生血管近傍）	2～3日目より
	細胞外マトリックスの合成・分泌	4～5日目より
	筋線維芽細胞への分化	
2．新生血管（内皮）増殖	（体積当たりの毛細血管分布はどの臓器より大）	2～数日目より
3．マクロファージ浸潤		1～2日目より
4．細胞外マトリックスの変化	・フィブリン・フィブロネクチンゲル形成 　（ⅩⅢa 因子による架橋，線維芽細胞およびマクロファージ遊走の足場） ・線維芽細胞によるフィブロネクチン，プロテオグリカン，Ⅲ型コラーゲン分泌 ・フィブリンゲルが分解し，プロテオグリカンの結合したフィブロネクチン・Ⅲ型コラーゲン架橋体に変換 ・プロテオグリカン・Ⅲ型コラーゲン架橋体の消退と，Ⅰ型コラーゲンの増加	1日目より1週～3か月

高分子成分もマクロファージに貪食され，マクロファージ自身もリンパ管を介してリンパ節に移行すると，局所では実質細胞や間質の構成細胞が増殖して，炎症以前の状態に戻ろうとする．これを修復と呼んでいる．そこでは，肝細胞増殖因子 hepatocyte growth factor（HGF）や表皮増殖因子 epidermal growth factor（EGF）といった実質細胞の増殖を促す因子や，トランスフォーミング増殖因子 β transforming growth factor-β（TGF-β）などの線維芽細胞増殖因子，血管内皮細胞増殖因子 vascular endothelial growth factor（VEGF）などの血管新生因子などが複雑に絡みながら組織構造の再構築が起きると考えられている．このように，炎症状態から定常状態へ変化する一連の過程も能動的な機構に基づいて起きていることが理解できる．本来の構造が正しく再構成された場合を吸収治癒もしくは治癒と呼び，実質細胞の増殖が不足して線維芽細胞や基質成分が過剰になった修復を瘢痕治癒と呼んでいる．この場合，線維芽細胞やグリコサミノグリカン類は徐々に消退し，Ⅰ型コラーゲンからなる硬い線維性組織に置き換わる．

2．慢性炎症

慢性炎症 chronic inflammation は，治癒にいたることができずに炎症が長期にわたって持続している状態である．この場合，炎症反応の場である間質は構造変化を起こす（表8-4）．この際の構造変化は，前述の肉芽組織であるが，肉芽の形成や消退の基本形は，切開巣などの創傷治癒過程で観察される．まず，出血や血小板放出反応あるいは血管透過性亢進により出現したフィブリノーゲン fibrinogen やフィブロネクチン fibronectin が，トロンビン thrombin と活性型ⅩⅢ因子 factor ⅩⅢa の作用で線維性のゲルとなり，欠損部を補填する．この線維を足場にマクロファージと線維芽細胞が侵入し，フィブリンがマクロファージに貪食されて，線維芽細胞が産生するグリコサミノグリカンやⅢ型コラーゲンと入れ替わる．その際，線維芽細胞はトロンボスポンジン thrombospondin，オステオポンチン osteopontin，テネイシン tenascin，バーシカン versican などのマトリセルラー蛋白質 matricellular protein を細胞膜上に発現して細胞外基質 extracellular matrix と相互作用しながら，マトリックス

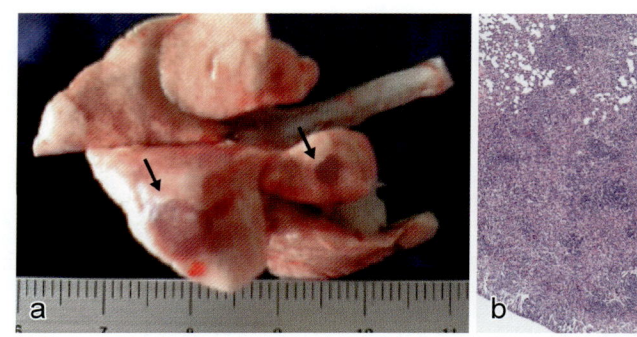

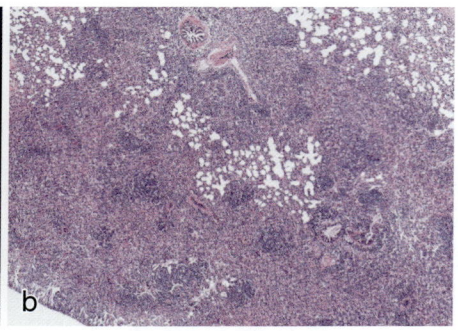

図 8-4　モルモット肺の肉芽性慢性炎症モデル
a．肉眼像，b．組織像（HE染色）

メタロプロテアーゼ matrix metalloproteinase を用いて組織リモデリング（再構築）tissue remodeling を進行させる．それとともに血管内皮細胞が侵入して新生毛細血管を形成する．極期には毛細血管密度がどの臓器よりも大きくなるといわれている．新生血管を介してマクロファージがさらに浸潤し，不要物を貪食処理する．したがって，新生血管に満ちた肉芽組織は，マクロファージを効率よく動員して異物を処理し，実質細胞を増殖させることに適した組織構造と考えられる．その後，実質細胞が増殖すると，Ⅲ型コラーゲンの多くはⅠ型に置き換わり，新生毛細血管の多くは消退して，治癒もしくは瘢痕治癒するのである．

慢性炎症でみられる肉芽性炎は，このように間質を除去反応に適した構造に改変して対応しているにもかかわらず細胞傷害が持続するために，肉芽構造を維持しておかざるをえない状況にあることを示していると考えられる．その際，線維芽細胞は筋線維芽細胞へと形態変化を起こして収縮能を増加させる．つまり肉芽は，反応部位の周囲組織からの隔離と貪食白血球の動員に適した構造に変化した間質ととらえることができる．傷害因子と被傷害細胞や変性生体高分子とを隔離して貪食することに特化した組織と考えてもよい．このような状況下では，獲得免疫応答も起きてくる．このためリンパ球が持続的に浸潤する（図 8-4）．また，傷害因子が寄生虫やその卵の場合には，肉芽巣に好酸球の強い浸潤が加わる．

この肉芽性反応が長期化すると，マクロファージの一部は類上皮細胞へと化生し，あるいは融合して多核巨細胞化する．類上皮細胞は名称のように，あたかも上皮細胞のように細胞間の連結を高めて配列したマクロファージで，多くは球状の集合体を形成する．その中心には異物や結核乾酪巣が存在することから，傷害因子や被傷害細胞をさらに隔離するための構造体であることがわかる．多核巨細胞は，傷害因子が鉱物性の結晶体のように貪食したのちに加水分解が不可能なものや，貪食したマクロファージの細胞質内に寄生する細菌などの場合にみられる．前者の場合，巨細胞の多核は，組織切片上，中央に放射状に集合し，後者の場合は周辺部に円形に配列する．それぞれ異物型巨細胞 foreign body type-giant cell，Langhans 型巨細胞と呼ばれる．上皮細胞層の中には血管系などの間質組織が侵入できないように，類上皮細胞も集塊を形成している状態ではその中に血管系を侵入させない．そこで，巨細胞を含む類上皮細胞の球状の集塊を特に肉芽腫と呼び，それが病巣の形態的特徴となっているものを肉芽腫性炎と呼び，創傷治癒時にみられる肉芽と区別する立場もある．類上皮細胞群からなる肉芽腫の周囲ではリンパ球の浸潤がさらに増強する．リンパ球浸潤の組織形態は集簇性を示すことが多く，それが高度化してしばしば濾胞構造も出現する．

結核，らい（類結核型）あるいはサルコイドーシスの病巣では，多核巨細胞も含めた形態にそれぞれに特徴があり，梅毒などとともに特殊肉芽腫と呼ばれることがある．ただし，日本では非結核性の抗酸菌感染による結核様肉芽腫性炎が増加している．なお，サルコイドーシスは，これまで非感染性肉芽腫性炎に分類されることが多かったが，近年の研究から，細胞壁を失ったアクネ菌などの細胞内寄生に対する反応である可能性が強まっている．

このような肉芽巣も生体反応であり，ケミカルメディエーターが作用している．血管新生因子群や線維芽細胞に対する増殖因子群，単球/マクロファージやリンパ球に対する走化因子類が機能しているが，それらの中でも類上皮細胞や巨細胞形成，さらには肉芽腫性反応全体を維持するうえで，特に TNF-α が重要と考えられている．

現在のところ，急性炎症がなぜ慢性化するのか，すべての慢性炎症性疾患について統一的に説明することはできない．大きくは2つの考え方がある．1つは，急性炎

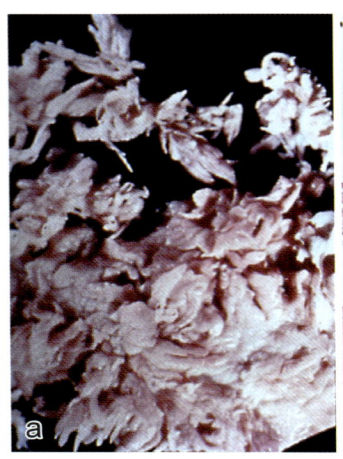

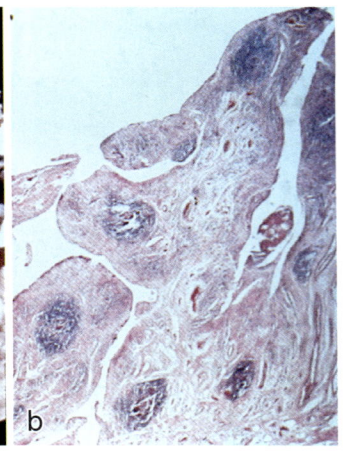

図 8-5 関節リウマチ滑膜の肉芽組織
a. 肉眼像, b. 組織像 (HE 染色)

症反応によっても傷害因子が除去できずに，組織傷害とそれに対する炎症反応とが持続している状態だとするものである．ほかの1つは，急性炎症の過程でなんらかの機序で自己分子を抗原とする免疫応答が引き起こされ，初期の急性炎症とは機序の異なる自己免疫疾患に変化して，組織破壊と炎症反応とが持続する状態になってしまったというものである．

かつては後者の考え方が主流であったが，B型およびC型慢性肝炎のⅠ型インターフェロン（IFα/β）療法の結果，少なくともこれらの慢性肝炎および肝硬変症では，前者の機構により炎症が慢性化していることが明らかとなった．つまり，慢性肝炎や肝硬変症例のうちインターフェロン療法著効例においては，肝細胞からのウイルスの消失と相前後して，臨床上の炎症所見や病理組織上の炎症所見が消失して治癒したのである．今後，このような慢性炎症が増えていくことが期待される．

慢性炎症の運命

慢性炎症が持続する中で実質細胞の再生速度よりも傷害を受けて壊死に陥る速度のほうが速かった場合，形態学的には実質細胞が減少し続けていくことになる．その場合，減少部位は線維芽細胞とⅠ型膠原線維によって埋められる．したがって，慢性炎症が進行していけば実質細胞は線維に置き換わり，最終的には傷害の対象がなくなって炎症は終焉する理屈になるが，臓器としてみた場合，その状態は線維症（肺 lung fibrosis），硬化症（腎 renal sclerosis）あるいは硬変症（肝 liver cirrhosis）で，臓器は機能不全 organ failure に陥る．

近年，慢性炎症状態が発癌を促進するという見解が強まっている．特に，発癌の二段階説であるイニシエイション（初発）initiation とプロモーション（促進）promotion における後者のプロモーション因子としての慢性炎症状態に関心がもたれている．持続する実質細胞の再生における DNA 複製のくり返しと DNA に傷害を与える活性酸素種などの白血球による産生とが，慢性炎症巣において長期にわたり共存することが，遺伝子の変異や染色体の異常をもたらす機序になっているという考え方である．

膠原病 collagen disease

特異な炎症に膠原病あるいは結合織病 connective tissue disease と呼ばれる一群の疾患がある．古典的には，関節リウマチ rheumatoid arthritis（RA），全身性エリテマトーデス systemic lupus erythematosus（SLE），全身性強皮症（進行性全身性硬化症 progressive systemic sclerosis；PSS），皮膚筋炎 dermatomyositis，リウマチ熱 rheumatic fever（RF）および結節性多発動脈炎 polyarteritis nodosa（PN）である．

これら炎症の特徴は，間質の成分が傷害の対象となることである．そして反応の場は，臓器炎の場合と同様に，間質である．この場合，間質は臓器を越えて共通しているので，炎症は多臓器に及ぶ場合が多い．発生期の間質は間充織（間葉組織）と呼ばれ，軟骨，骨，脂肪および筋肉の発生母体でもある．膠原病において，間質に加えて骨や軟骨からなる関節や，筋組織が傷害の対象となりやすい．これらの臓器・組織は同じ起源のために分化後も残存しているなんらかの共通の性状をもつことがその理由かもしれない．また，間質も関節も筋組織も外界とは接していないので，膠原病の発症は臓器炎ほど多くない．しかしその反面，発症すると慢性化する傾向がある．

このように膠原病は全身性，多発性の慢性炎症性疾患であるが，臓器としては，脾，腎，肺に特に障害が生じやすい．その理由はよくわかってはいないが，脾洞および腎糸球体の血管系は濾過性なので抗原抗体複合体が沈着しやすい．慢性炎症においては，臓器炎の場合も同様であるが，なんらかの自己免疫反応が起こることが多い．このことが腎や脾に二次的な免疫複合体性の炎症を引き起こしている可能性がある．関節滑膜の血管も，無血管野である関節軟骨の代謝を支えている関節液を形成するために有窓型で同様の性質をもっているので，膠原病において滑膜炎を中心とした関節炎が出やすい原因の一つかもしれない．肺の場合はその構造上，実質細胞の割合に比べて間質のそれが非常に大きいことが傷害を受けやすい理由であろう．

　慢性炎症性疾患であることから，膠原病における炎症巣の多くも肉芽性の形態をとる（**図 8-5**）．関節リウマチにおける肉芽はパンヌス pannus と呼ばれ，それ自身が組織侵襲性をもち，関節の軟骨や骨端部を破壊する悪性の肉芽であると考えられていた．しかしながら，近年の画像診断を利用した臨床研究の結果，罹患早期から関節軟骨の微小びらんや骨頭部の骨髄浮腫が存在することが明らかとなってきた．したがって関節リウマチの場合にも，肉芽は傷害因子や被傷害組織の除去のために形成されてくるものであって，破壊性の性質をもった特殊なものと考える必要はないのかもしれない．

◆参考文献

1) Frangogiannis NG：The immune system and cardiac repair. Pharmacol. Res. 58：88-111, 2008.
2) Kominsky DJ, Cambell EL, Colgan SP：Metabolic shift in immunity and inflammation. J. Immunol. 184, p. 4062～4068, 2010.
3) Niggli V：Signaling to migration in neutrophils：importance of localized pathways. Int. J. Biochem. Cell Biol. 35, p. 1619～1638, 2003.
4) Feger F, Varadaradjalou S, Gao Z, Abraham SN, Arock M：The role of mast cells in host defense and their subversion by bacterial pathogens. Trends Immunol. 23, p. 151～158, 2002.
5) Guy A. Zimmerman and Andrew S. Weyrich：Signal-dependent protein synthesis by activated platelets. New pathways to altered phenotype and function. Arterioscler. Thromb. Vasc. Biol. 28, s17～24, 2008.
6) Katoh N：Platelets as versatile regulators of cutaneous inflammation. J. Dermatolog. Sci. 53, p. 89～95, 2009.
7) Petri B, Phillipson M, Kubes P：The physiology of leukocyte recruitment：An in vivo perspective. J. Immunol. 180, p. 6439～6446, 2008.
8) Juge-Aubry CE, Henrichot E, Meier CA：Adipose tissue. a regulator of inflammation. Best Pract. Research Clin. Endocrinol. Metabol. 19, p. 547～566, 2005.
9) Ioannou A, Lucca JD, Tsokos GC：Immunopathogenesis of ischemia/reperfusion-associated tissue damage. Clin. Immunol. 141, p. 3～14, 2011.
10) Serhan CN, Savill J：Resolution of inflammation. the beginning programs the end. Nat. Immunol. 6, p. 1191～1197, 2005.
11) Arroyo AG, Iruela-Arispe ML：Extracellular matrix, inflammation, and the angiogenic response. Cardiovasc. Res. 86, p. 226～235, 2010.
12) Hodgson RJ, O'Connor P, Moots R：MRI of rheumatoid arthritis-image quantitation for the assessment of disease activity, progression and response to therapy. Rheumatology. 47, p. 13～21, 2008.

第9章
感染症

A 感染症とは

感染症 infectious disease は，病原体 pathogen が生体の細胞・組織・臓器を傷害することによって生じる疾患の総称である．

感染症総論
病原体の種類
ヒトに感染症をもたらす病原体は，次のように分類される．①〜④は，病原微生物 pathogenic microbe に属する．

① 細菌（スピロヘータ，クラミジア，リケッチアを含む）
② ウイルス
③ 真菌
④ 原虫
⑤ 蠕虫＝いわゆる寄生虫（吸虫，条虫，線虫）
⑥ その他：植物（藻類），節足動物

定着と発症
消化管，口腔，腟や皮膚には，常在細菌叢 normal flora が分布し，病原微生物の繁殖を防いでいる（表9-1）．微生物の存在そのものと感染症の発症は必ずしも関係ない．正常細菌叢と宿主の関係は共生 symbiosis といえる．図9-1に成人女性の腟内に常在する Döderlein 桿菌（乳酸桿菌）を示す．病原性微生物が不顕性感染 inapparent infection を示すことも珍しくない．すなわち，病原体の定着 colonization と発症 manifestation は明確に区別しなければならない．

ヒトからヒトへ伝染しうる感染状態が持続する場合は保菌者（保因者 carrier），症状や異常所見がみられない場合は健康保菌者（健康保因者 healthy carrier）と呼ばれる．例えば，メチシリン耐性黄色ブドウ球菌 methicillin-resistant *Staphylococcus aureus*（MRSA）が咽頭粘膜や喀痰に検出されても，感染症を示唆する臨床症状（発熱，咳嗽，喀痰など）のない場合は菌の定着状態を反映しており，抗菌薬治療の対象でない．

菌交代現象 microbial substitution
常在細菌叢が抗菌薬の服用で消失すると，それに代わって病原菌あるいは耐性菌が繁殖し，感染症が成立する．これを菌交代現象と呼ぶ．菌交代現象の例として，気道・創傷（特に熱傷）における緑膿菌感染症，リンコマイシン経口投与に続発する偽膜性腸炎（ディフィシル菌 *Clostridium difficile* の感染症）があげられる．

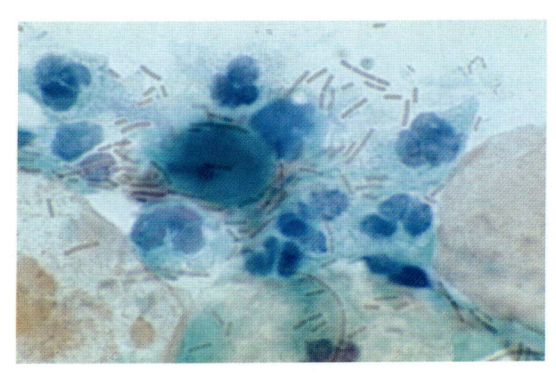

図 9-1 腟腔の常在菌，Döderlein 桿菌
（Papanicolaou 染色）
大型桿菌が重層扁平上皮および好中球の間に集簇している．嫌気性のグラム陰性桿菌で，乳酸を産生して腟粘膜の pH を酸性に保つ．

表 9-1 代表的な常在細菌叢

大腸腔	大腸菌，ビフィズス菌，嫌気性菌
腟 腔	乳酸桿菌（デーデルライン桿菌），B 群レンサ球菌，*Candida glabrata*
口腔・咽頭	緑色レンサ球菌，コリネバクテリウム，パラインフルエンザ菌
皮 膚	表皮ブドウ球菌，プロピオニバクテリウム・アクネス

表 9-2 細菌の世代時間（至適条件下）

腸炎ビブリオ・ガス壊疽菌（ウェルシュ菌）	7.5～8 分
コレラ菌・大腸菌	20～30 分
赤痢菌・サルモネラ・緑膿菌	30～40 分
メチシリン感受性黄色ブドウ球菌（MSSA）	50～60 分
メチシリン耐性黄色ブドウ球菌（MRSA）	90～120 分
結核菌	11～12 時間

表 9-3 細菌毒素：外毒素と内毒素

	外毒素（エキソトキシン）	内毒素（エンドトキシン）
存在部位	菌体外に分泌	グラム陰性菌の菌体外膜
毒素の本態	蛋白質あるいはペプチド	リポ多糖（活性はリピド A）
加熱安定性	不安定（失活）	安定
抗原性	抗体誘導容易	抗体誘導困難
トキソイド化	可能（ワクチン可能）	不可能
毒性	それぞれ特異的作用をもつ	いずれの内毒素も生物作用は同じ

　手術操作や阻血状態などで粘膜バリアが破綻すると，常在細菌叢が体内へと侵入しうる．腸管虚血（機械的イレウス，腸捻転）では，門脈や腸間膜リンパ節から腸内細菌が分離される．この現象 bacterial translocation は，術後感染や敗血症の原因となる．

病原体の病原性

　感染症の重症度や慢性化を決定する．一般に，古くから人類と接触していた微生物（腸内細菌や三日熱マラリア）ほど病原性 virulence は低く，ヒトとの出会いの歴史の浅い微生物（熱帯熱マラリア，AIDS ウイルスやエボラ出血熱ウイルス）ほど病原性が高い．宿主の免疫状態が減弱すると初めて感染が成立する日和見感染の多くは弱毒病原体の感染による．
　病原性を決定する主な要因は以下のとおりである．
1．**病原体の増殖速度（表 9-2）**：増殖速度（世代時間）は細菌ごとに異なる．至適条件下で最も増殖速度が速いのは腸炎ビブリオとガス壊疽菌である．結核菌の増殖速度は著しく遅い．通常の黄色ブドウ球菌（＝メチシリン感受性黄色ブドウ球菌；MSSA）に対して，MRSA の増殖速度は遅いため，抗菌薬を使わない場合，皮膚に付着した MRSA は自然と MSSA に置換されていく．
2．**病原体量**：発症に要する菌量は感染症ごとに大きく異なる．腸管出血性大腸菌感染症や結核では少数の菌（10^1～10^3）で発症するのに対して，食中毒をきたすのに必要なサルモネラ菌や腸炎ビブリオは桁違いに多い（10^5～10^8）．
3．**組織侵襲性**：細胞・組織内部へ侵入する性格であり，コラゲナーゼやヒアルロニダーゼといった酵素活性で細胞・組織を破壊する．
4．**組織傷害性**：サルモネラでは，病原性因子輸送装置としてのニードル構造体（毒針 needle complexes）が認められる．ニードル構造は付着した腸管細胞の中に毒素を注入する装置である．Vi 抗原は，チフス菌およびパラチフス菌 C の組織侵入性を決定する熱感受性酸性糖鎖莢膜抗原である．Vi 抗原を失ったチフス菌に病原性はない．
5．**組織向性** tissue tropism：細菌の鞭毛 flagella は，標的細胞表面の特定のレセプターに結合する．多くの病原体には標的細胞があり，標的細胞表面のレセプターと特異的に結合する物質が産生される．髄膜炎菌 B 血清群莢膜や大腸菌 K1 莢膜多糖はポリシアル酸を有する．ポリシアル酸は homophilic な結合性を示すヒト NCAM（neural cell adhesion molecule＝CD56）に独特の糖鎖構造である．このことは，これら細菌の髄膜指向性をよく説明する．
6．**莢膜産生**：莢膜形成性（K 抗原）は病原性（病型）を規定する．肺炎球菌，インフルエンザ菌，髄膜炎菌では莢膜 capsule を産生する菌種が病原性を発揮する．莢膜は好中球による貪食を防ぎ，抗体や補体の作用をブロックする．分厚い粘液状の莢膜を産生するムコイド型緑膿菌は，難治性気道感染症の原因となる．
7．**中和物質産生**：インフルエンザ菌は分泌型 IgA を分解する IgA プロテアーゼを分泌する．黄色ブドウ球菌や β 溶連菌は IgG 分子の Fc 部分に結合する protein A や protein G を産生し，IgG 分子の抗原結合能をブロックする．Peptostreptococcus magnus はすべての免疫グロブリンクラスに反応する protein L を産生する．
8．**毒素産生**：微生物による内毒素 endotoxin ないし外毒素 exotoxin の産生はさまざまな病変を引き起こす（**表

9-3).内毒素はグラム陰性菌外膜に存在するリポ多糖 lipopolysaccharide（LPS）＝O抗原であり,グラム陰性桿菌敗血症の際にエンドトキシンショックをもたらす.一方,外毒素には明確な標的細胞がある.代表的な外毒素産生菌として,ジフテリア菌（心臓毒）,ガス壊疽菌（溶血毒）,ボツリヌス菌・破傷風菌（神経毒）,百日咳菌（気道毒）,コレラ菌・赤痢菌・腸管出血性大腸菌O-157（腸管毒）,黄色ブドウ球菌（表皮毒）などがあげられる.

9．スーパー抗原産生：スーパー抗原 superantigen は,抗原提示細胞表面の主要組織適合性複合体（MHC）クラスⅡ分子に直接結合する.多数のT細胞をポリクローナルに一気に活性化して,サイトカイン（IL-2, IL-6など）が過剰産生される.スーパー抗原・MHCクラスⅡ分子複合体は,T細胞レセプターのVβ領域（β鎖可変部）を介してT細胞に作用する.代表例として,黄色ブドウ球菌の産生する外毒素 TSST-1 によるトキシックショック様症候群 toxic shock syndrome（TSS）がある.高熱,咽頭炎,びまん性斑状紅斑（皮疹）,ショック,DIC,多臓器傷害（水溶性下痢,筋痛,腎障害,肝障害など）を呈し,血球貪食症候群を併発する.急激な四肢壊疽を示す劇症型A群β溶連菌感染症でも,streptococcal pyrogenic exotoxin（Spe）A, B, C, Fや streptococcal superantigen（SSA）などのスーパー抗原が関与する.発疹性ウイルス性疾患でも,ウイルス性スーパー抗原が作用する.

10．マイクロRNA産生：マイクロRNAは,蛋白質に翻訳されずに細胞内で遺伝子発現を調節する長さ20～25塩基のRNAを指す.ヘルペスウイルスや肝炎ウイルスなど多くのウイルスはマイクロRNAを産生し,感染した宿主細胞の遺伝子発現を制御することによって潜伏感染する.

病原体側の適応

1．耐性菌：抗菌薬に耐性を示す薬剤耐性菌の出現は,感染症治療における大きな問題点である.薬剤耐性はプラスミドを介する場合と,細菌の染色体DNAの変異による場合がある.緑膿菌やセパシア菌のように,消毒薬（クロロヘキシジン）耐性を示す菌もある.クロロキン耐性マラリアの出現も治療上の問題である.

2．抗原性の変化：宿主の免疫監視機構から免れるために,微生物はその表面抗原を変える.サルモネラはH抗原やO抗原を変える.インフルエンザウイルスはウイルス粒子表面のHA（赤血球凝集素）抗原とNA（ノイラミニダーゼ）抗原を変化させる.トリパノソーマやマラリア原虫のような血中生息性原虫も,頻繁に抗原型を変換する.

3．VNC（viable but nonculturable）：VNCは生きてはいるが培養できない休眠状態の細菌を指す（主にグラム陰性桿菌）.感染症を引き起こす病原菌は,実験室の培養条件と異なり,低温で栄養の少ない自然環境に生息する.グラム陰性菌を海水や河川水のような低栄養液に入れて低温放置すると,時間とともにコロニーをつくらなくなる.染色すると菌数は一定に保たれている.ATP濃度や酵素活性,呼吸活性は保たれ,菌形態は桿菌状から球菌状 coccoid form へと変化する.VNC型コレラ菌は塩化アンモニウム存在下で熱ショック（45℃,1分）を加えると培養可能状態に復帰する.ピロリ菌では,coccoid form（VNC菌）が糞便や環境中に存在し,経口感染の原因という仮説が提唱されている.

エバルトの仮説（表9-4）

ヒトからヒトへとうつりやすい条件だと,感染者の体内で最も増殖能の高い病原体が選択される.この変異株は体内で多量に増殖し,症状が重い.一方,うつりにくい環境で強毒株に感染した個体が重症化すると,個体の死とともに病原体も途絶えてしまう.弱毒変異株に感染した場合は,症状が軽く,患者自身が動いて感染しやすくなる.

赤痢菌には病原性の異なる4つの亜種（志賀型,フレクスナー flexneri 型,ボイド boydii 型,ソンネ sonnei 型）があり,この順に症状が軽くなる.上下水道の未発達な発展途上国の赤痢には志賀型が多いのに対して,先進国の赤痢はソンネ型が圧倒的に多い.

AIDSウイルス（HIV-1）には亜型がある.欧米に多く,肛門性交で伝播しやすい亜型Bは病原性が最も高い.男性同性愛者の特徴は,同一人が性交の能動的・受動的役割を示し,性交相手が極端に多い点にある.腟性交で伝播しやすく男女比が1:1に近い亜型A, C, Eはアジア・アフリカに多く,病原性は比較的低い（わが国のHIVの多くは亜型E）.

ワクチン接種率が100％でなくても,一定の接種率が維持されれば伝染病の流行は抑えられる.ワクチン接種によって集団内で病原体がうつりにくい状況にあるため,野生株は弱毒化する.江戸時代の麻疹は致死率の高い成人の伝染病だったが,現代日本の麻疹は小児にみられる比較的軽症の発疹性疾患である.

表9-4 P. Ewaldの仮説

1. うつりやすい条件では感染症は重症化する.
（歩けない重症患者からもうつる状態なら病原体は強毒化する）
2. うつりにくい条件では感染症は軽症化する.
（弱毒化した病原体を保有する軽症患者は歩いてうつす）

（1994：ヒト→ヒト型伝播の場合）

表 9-5 感染経路別にみた病原体

接触感染	性感染症病原体，黄色ブドウ球菌（伝染性膿痂疹：とびひ，MRSA），疥癬，腸管出血性大腸菌 O-157，出血熱ウイルス
飛沫感染	髄膜炎菌，インフルエンザ菌，百日咳菌，マイコプラズマ，インフルエンザウイルス，風疹ウイルス，ムンプスウイルス
空気感染	結核菌，水痘ウイルス，麻疹ウイルス
一般媒介物感染	食中毒菌，病原性大腸菌，コレラ菌，ポリオウイルス，A 型肝炎ウイルス，赤痢アメーバ，腸管寄生虫
節足動物媒介感染	日本脳炎ウイルス，黄熱ウイルス，リケッチア，野兎病菌，マラリア，フィラリア，リーシュマニア，トリパノソーマ
経皮感染	鉤虫，糞線虫，住血吸虫，野兎病菌
血中ウイルス感染	B 型・C 型肝炎ウイルス，エイズウイルス
母子感染	成人 T 細胞白血病ウイルス，B 型肝炎ウイルス，エイズウイルス，風疹ウイルス，パルボウイルス B19，梅毒スピロヘータ，トキソプラズマ

感染症の成立要因

感染症の成立には，① 病原体の存在，② 感染経路，③ 宿主の感受性の 3 要因が必要である．逆に，このうち 1 つでも阻止できれば，感染症を予防することができる．感染予防対策の視点から，感染経路の遮断およびワクチン接種による宿主抵抗力増強が最も容易で効率的である．一方，病原体の存在を絶つのは容易でない．従来，天然痘ウイルスが撲滅されたにすぎない（WHO の次の撲滅対象疾患は，大型線虫症であるメジナ虫症と経口ウイルス感染症であるポリオである）．

感染経路

同一集団内の病原体伝播は，水平伝播 horizontal transmission と称される．一方，母子感染は経胎盤，経産道，経母乳の経路で母体から胎児・新生児へと伝播する垂直伝播 vertical transmission である．

疫学的に，伝染性感染症は，散発例 sporadic，地域内での小流行 endemic と世界的大流行 pandemic に分けられる．

感染症予防対策の最重要ポイントは感染経路別対策 transmission-based precautions である．感染経路の遮断が最も有効な感染予防対策となる．感染防止の視点から，病原体の伝播経路は以下の 5 種に分類される．

1. **接触感染** contact transmission：直接あるいは器具などを介して間接的に微生物が移動する．
2. **飛沫感染** droplet transmission：咳，くしゃみ，会話などで飛び散る径 5 μm 以上の飛沫を介する感染．飛沫は 1 m 以内に落下し，空中に浮遊し続けることはない．机などに落下した飛沫を介する接触感染も生じる．
3. **空気感染** airborne transmission：径 5 μm 以下の飛沫核 droplet nucleus による感染．空気の流れによって広くまき散らされる．乾燥に強く，少数の吸引で感染が成立することが条件となる．
4. **一般媒介物感染** common vehicle transmission：汚染された食物，水，薬剤，器材などによって伝播される．
5. **節足動物媒介感染** vector-borne transmission：蚊，ハエ，ダニ，ノミなどによって媒介される．

そのほかの感染経路として，以下の経路が知られている．

6. **経皮感染**：病原体が正常皮膚を通過して感染する．
7. **血中ウイルス感染**：輸血や血液・体液で汚染された医療器具の切創事故（針刺し事故を含む）により感染が成立する．
8. **母子感染**：病原体が経胎盤性，経産道的あるいは経母乳性に胎児・新生児に感染する．

表 9-5 に，感染経路別にみた病原体を示す．

感染症の経過

1. **潜伏期間** latent period：病原体が感染してから感染症として発症するまでの期間を潜伏期間と呼ぶ．病原体が個体の環境に適応して増殖し，発症に必要な数量に到達するまでの期間である．ウイルスの潜伏期間は 2 週間前後が多い．病原体量，侵入経路，個体の状態にも依存する．潜伏期間（発症前）に病原体が体外に排出される場合は，感染防止対策上問題となる．
2. **不顕性感染** inapparent infection：個体の防御反応が病原体の病原性を上回ると，症状は鎮静化し治癒に向かう．個体の防御機能が著しく上回る場合は不顕性感染となる．不顕性感染を呈する代表例に，ポリオウイルス，日本脳炎ウイルス，A 型肝炎ウイルス，ポリオーマウイルス，サイトメガロウイルス，EB ウイルス，トキソプラズマがあげられる．一方，麻疹，水痘および狂犬病では，感染と発症がほぼ一致する．
3. **宿主免疫反応の過剰**：免疫反応の過剰が宿主に不利

な病態を引き起こす場合がある．ウイルス性劇症肝炎では感染肝細胞が宿主の免疫反応により一気に消失する．A群溶連菌感染性扁桃炎に引き続く急性糸球体腎炎（腎糸球体への免疫複合体沈着）やリウマチ熱性心内膜炎（自己組織に対する交叉免疫反応）も代表例である．

4. **再燃・再感染**：鎮静化に向かっていた症状が再び悪化する場合は再燃 relapse，一度治癒したあとに再び同一の病原体に感染する場合を再感染 reinfection と呼ぶ．中和抗体を誘導するワクチンのある病原体は「二度なし」が特徴であり，血中中和抗体の持続が再感染を防止する．

5. **後遺症・合併症** sequelae・complications：後遺症（臓器・組織の機能障害）を残す場合（中枢神経障害，関節拘縮，線維性瘉着など）や，経過中にほかの疾患（合併症）が誘発される場合もある（化膿菌や真菌の二次感染，菌交代現象など）．

急性感染症，慢性感染症と持続感染症

1. **急性感染症** acute infection：液性抗体（中和抗体）反応が主体である急性感染症では，血清抗体価の上昇と治癒（病原体の消失）が一致する．急性発疹性ウイルス（麻疹，水痘，風疹，ムンプス，突発性発疹，伝染性紅斑），A型・B型肝炎ウイルスや毒素産生性細菌（百日咳，ジフテリア，破傷風，腸管出血性大腸菌感染症）が代表例である．これらの多くは，有効なワクチンが存在する．

粘膜免疫や貪食細胞反応が感染防御の主役である食中毒や市中肺炎といった急性感染症では，血清IgG抗体価の上昇と治癒が必ずしも相関しない．風邪症候群，インフルエンザや食中毒では，その多くが自然治癒 spontaneous healing する．

一方，細菌性急性感染症の治癒は治療に依存する場合が少なくない．無治療で経過した淋疾は遷延し（遷延感染 prolonged infection），卵管炎から腹膜炎を併発することがある．中耳炎や副鼻腔炎を放置すると化膿性髄膜炎の随伴頻度が低くない．手術療法導入以前の急性虫垂炎は，化膿性腹膜炎から死にいたる重症疾患であった．細菌性肺炎・髄膜炎や敗血症では，抗菌薬の点滴が最重要である．

2. **慢性感染症・持続感染症・潜伏感染** chronic infection・persistent infection・latent infection：持続感染には，慢性炎症が持続する慢性感染症の場合（結核，Hansen病，梅毒，深在性真菌症）と，炎症反応を欠く潜伏感染の場合がある．

血中抗体価の上昇が病原体の存在を意味する持続感染症がある（つまり，中和抗体が産生されない感染症）．AIDSウイルス（HIV），成人T細胞白血病ウイルス（HTLV-1），C型肝炎ウイルス，Epstein-Barr（EB）ウイルス，ピロリ菌の感染が代表である．

B型肝炎ウイルス感染症では，血中の抗HBs抗体が治癒あるいは感染防御状態を意味するのに対して，C型肝炎ウイルス感染症では血中HCV抗体の存在がウイルスの感染持続状態を反映する．ヘルペス属ウイルス（単純ヘルペスウイルス，水痘帯状疱疹ウイルス，サイトメガロウイルス，EBウイルス）は，潜伏感染が普遍的である（血中IgGは細胞内に潜伏するウイルスに反応しない）．宿主の免疫状態が低下すると再活性化（再燃）によってウイルスが再増殖する．

持続感染に対する生体反応は多様である．C型肝炎ウイルスやピロリ菌感染症では，活動性炎症反応を伴う場合（慢性活動性肝炎，慢性活動性胃炎）と炎症反応が軽度（非活動性）の場合がある．血中抗体価と炎症の程度の関連性をみると，ピロリ菌感染症では両者が相関するのに対して，C型肝炎感染症では抗HCV抗体価と炎症の程度に相関性が乏しい（血中HCV抗体価が低い患者では，RT-PCR法で血中ウイルスゲノムが証明されないことがあり，この場合はHCV感染の既往を示している）．

3. **持続感染と癌化**：HTLV-1ウイルス（成人T細胞白血病），EBウイルス（上咽頭癌，Burkittリンパ腫，Hodgkinリンパ腫，NK/T細胞性鼻腔リンパ腫，日和見リンパ腫，リンパ球浸潤性胃癌），ヒトヘルペスウイルス8（Kaposi肉腫，体腔リンパ腫），ヒトパピローマウイルス（子宮頸癌），B型・C型肝炎ウイルス（肝細胞癌），Merkel細胞ポリオーマウイルス（皮膚のMerkel細胞癌）では，持続感染が感染細胞の癌化につながる点が注目される（p.175参照）．ウイルス以外では，ピロリ菌感染による胃癌，ビルハルツ住血吸虫寄生による膀胱癌（扁平上皮癌），タイ肝吸虫寄生による胆管癌が知られている．

内因性感染症と外因性感染症

消化管や皮膚に常在する微生物による感染症は内因性感染症 endogenous infection といわれる．抗菌薬使用による菌交代現象や宿主の免疫不全状態による腸内細菌感染症・糞線虫症の増悪があげられる（日和見感染 opportunistic infection）．院内感染に属するMRSA感染症の多くは医療者の手指を介した接触感染であり，外因性感染症 exogenenous infection の代表である．

感染対策上，外因性感染はマスク着用，手洗い，消毒などで防げるが，日和見感染である内因性感染症に対して，こうした対策は無効である点が強調される．

院内感染・業務感染・実験室感染

1. **院内感染（病院感染とその対策）** nosocomial infection, hospital-acquired infection：院内感染とは，「病院

における入院患者が，原疾患とは異なる新たな感染症に罹患すること，および医療従事者が院内において感染症に罹患すること」を指す．後者は，業務感染（職務感染）occupation-related infection とも称される．最近では，「医療関連感染」の用語が提案されている．

医療機関では，患者のみならず医療従事者も，既知または未知の病原体への感染の脅威に曝されている．そこで，患者と医療従事者の双方の健康が守られるための院内感染対策の充実が求められる．すべての医療従事者は自らの健康と患者の安全のために，病院が「感染症の巣」とみなすべき汚染された職場であるという認識をもつべきである．

院内感染防止対策の基本は，ユニバーサル・プレコーション universal precautions あるいはスタンダード・プレコーション standard precautions, すなわち，「すべての患者の体液（血液・便・尿），創，滲出液を感染源となる可能性があるとみなす」考え方である．感染源になりうる病原体の有無にかかわらず，すべての患者に対して適応すべき患者ケアの原則である．手洗い・手指消毒，マスク着用，ガウンテクニック（プラスチックエプロンの着用），切創事故（針刺し事故）対策などが実践される．また，感染経路別予防策 transmission-based precautions（空気感染予防策，飛沫感染予防策，接触感染予防策の3種）との併用が求められる．これらを着実に実施することで，医療従事者をすべての感染症から保護し，医療従事者を介した交差感染から患者を守ることができる．差別のない患者ケアにつながる考え方でもある．

院内感染が問題となる病原体として，MRSA，緑膿菌，アシネトバクター，ディフィシル菌，結核菌，B型・C型肝炎ウイルス，HIV，インフルエンザウイルス，ノロウイルス，疥癬虫などがあげられる．

2．業務感染とその対策：業務感染（職務感染）は，医療者が職務に伴って被る感染症であり，空気感染による肺結核症と切創・針刺し事故によるB型・C型肝炎が重要である．梅毒，成人T細胞白血病，AIDS（後天性免疫不全症候群），Creutzfeldt-Jakob病（CJD）も注意を要する．インフルエンザや疥癬も業務感染の頻度の高い感染症である．

結核菌は乾燥に強く，少ない菌量で発病する高リスク病原体で，最近では多剤耐性結核菌の出現が問題視されている．結核症は，わが国の病理医，病理検査技師，細菌検査技師の間に多発する由々しき職業病である．病理解剖，術中迅速診断，結核菌培養検査や気管支鏡検査は高リスクな職務である．肺結核症の臨床的正診率の低さ，業務感染対策の不十分さ，医師・技師の業務感染に対する問題意識の低さが無防備状態の要因である．結核菌の空気感染防止には，医療者のN95微粒子用マスク

表 9-6 バイオテロリスト（エアロゾルを介して実験室内感染を生じうる病原体）

Francisella tularensis	野兎病
Brucella spp.	ブルセラ
Yersinia pestis	ペスト
Bacillus anthracis	炭疽
Burkholderia mallei	馬鼻疽
Burkholderia pseudomallei	類鼻疽
Coxiella burnetii	Q熱
spotted fever group *Rickettsia*	日本紅斑熱

着用が必須である．

切創・針刺し事故に際しては，①事故直後のしかるべき部署への報告，②患者の感染症保有の有無の確認，③直ちに採血（受傷者がキャリアか否か，肝障害がないかを確認），④その後の定期的フォローアップが実施される．

医療者のB型肝炎ワクチン接種は義務とみなすべきである．HBs抗体陰性者がB型肝炎ウイルスキャリアから受傷した場合は，直ちにHBグロブリン筋注を行う．C型肝炎ウイルスキャリアからの受傷では，定期的な肝機能検査でALT値上昇時にインターフェロン注射を行う（γグロブリン接種は無効）．HIVキャリアからの受傷の場合は，抗HIV薬の予防内服が行われる．幸い，C型肝炎やAIDS発症の確率は高くない（HBe抗原陽性のB型肝炎30％，C型肝炎3％，AIDS 0.3％）．

3．実験室感染とその対策 laboratory-acquired infection：実験室で病原体を取り扱う場合のバイオハザード biohazard は，以下の要因に依存する．

① 病原体の示す病原性
② 感染に対する予防法・治療法の有無
③ 感染経路
④ 地域社会における病原体の疫学的状況
⑤ 取り扱う病原体の量

バイオセイフティーレベルは次の4つのレベルに区分される．

レベル1：個体および地域社会に対する低危険度
レベル2：個体に対する中等度危険度，地域社会に対する軽微な危険度
レベル3：個体に対する高い危険度，地域社会に対する低危険度
レベル4：個体および地域社会に対する高い危険度

B型・C型肝炎ウイルス，HTLV-1，MRSAやレジオネラはレベル2に，AIDSウイルスおよび結核菌はレベル3に分類される．レベル4には，天然痘ウイルス，エボラウイルス，黄熱病ウイルスなどが属する．

表9-6に，実験室感染のリスクの高い病原体，すなわ

表 9-7 新興感染症の病原体

ウイルス	ロタウイルス，エボラウイルス，ハンタウイルス（肺症候群），T細胞白血病ウイルス，AIDSウイルス，C型肝炎ウイルス，ヒトヘルペスウイルス6～8型，ニパウイルス（脳炎），エンテロウイルス71（脳炎），SARSウイルス，豚インフルエンザウイルス（H1N1），強毒性鳥インフルエンザウイルス（H5N1）など
細　菌	ライム病ボレリア，肺出血性レプトスピラ，レジオネラ，カンピロバクター，ピロリ菌，病原性大腸菌O-157，ベンガル型コレラ菌O-139，日本紅斑熱リケッチア，エーリキア，バルトネラ，肺炎クラミジア
原　虫	クリプトスポリジウム，サイクロスポーラ，ミクロスポリジウム

表 9-8 再興感染症の病原体

ウイルス	デング熱ウイルス，黄熱病ウイルス，狂犬病ウイルス
細　菌	ペスト菌，ジフテリア菌，コレラ菌，劇症型A群溶連菌感染症，百日咳菌，サルモネラ，炭疽菌，結核菌，耐性菌感染症（MRSA，耐性肺炎球菌，バンコマイシン耐性腸球菌，多剤耐性アシネトバクター，多剤耐性結核菌など）
原虫・蠕虫	クロロキン耐性マラリア，リーシュマニア，エキノコッカス

表 9-9 人畜共通感染症

細菌感染症	サルモネラ症，エルシニア症，ペスト，炭疽，ブルセラ症，野兎病，リステリア症，結核，カンピロバクター感染症，腸管出血性大腸菌O-157感染症，赤痢，レプトスピラ症，回帰熱，オウム病，ネコひっかき病，ツツガムシ病，発疹熱，Q熱
ウイルス感染症	狂犬病，日本脳炎，黄熱，腎症候性出血熱，ラッサ熱
プリオン病	異型Creutzfeldt-Jakob病（狂牛病）
真菌感染症	コクシジオイデス症，ヒストプラズマ症，クリプトコッカス症，アスペルギルス症，ニューモシスチス症，糸状菌感染症の一部
原虫感染症	アメーバ赤痢，リーシュマニア症，トリパノソーマ症，トキソプラズマ症，ランブル鞭毛虫症，クリプトスポリジウム症
線虫症	旋毛虫症，イヌ・ネコ・ブタ回虫症，東洋毛様線虫症，イヌ糸状虫症，アニサキス症，広東住血線虫症，顎口虫症
吸虫症	住血吸虫症，肺吸虫症，肝吸虫症，肝蛭症，横川吸虫症，トリ住血吸虫症
条虫症	広節裂頭条虫症，日本海裂頭条虫症，マンソン孤虫症，エキノコッカス症

ちバイオテロリスト bioterrorist を一覧する．野兎病菌やブルセラのように健常皮膚から感染する菌は特に厄介である．

途上国における感染症

感染症は途上国を中心に猛威を振るっており，世界中で多くの小児が命を落としている．日本ではまれなので重要でないと考えるべきではない．死因となる感染症は，感染性下痢症，肺炎，マラリア，AIDS，結核が代表である．麻疹，百日咳，新生児破傷風も無視できない．WHOは重点的に対策すべき熱帯病として，マラリア，住血吸虫症，フィラリア，トリパノソーマ症，リーシュマニア症，Hansen病の6疾患をあげている．途上国における感染症は，栄養失調状態と切り離して論じることができない．栄養状態の改善のほか，安全な水の確保（衛生状態の改善），衛生教育，ワクチン接種の普及が望まれる．

輸入感染症と新興・再興感染症

1. **輸入感染症** afferent infectious disease：経済活動の活発化や交通網の発達に伴う人的・物的往来の増加により，本来わが国にみられない感染症が輸入される．腸チフス，細菌性赤痢，ジフテリアなどの細菌感染症，ヒストプラズマ症，コクシジオイデス症，ペニシリウム症といった真菌感染症，黄熱，デング熱，エボラ出血熱などのウイルス感染症，マラリア，リーシュマニア症，アメーバ赤痢などの原虫症，顎口虫症，オンコセルカ症や住血吸虫症といった蠕虫症など，多様な感染症が輸入されている．

2. **新興・再興感染症** emerging・re-emerging infectious disease：新興感染症は，「1970年以降に出現し，公衆衛生上問題となる新たな感染症」である（**表9-7**）．再興感染症は「かつて存在した感染症で，公衆衛生上問題にならない状態となっていたが，近年再び増加してきた，あるいはその可能性の高い感染症」を指す（**表9-8**）．

人畜共通感染症 zoonosis

人畜共通感染症とは，ヒトと動物が共通に罹患する感染症の総称である（**表9-9**）．ヒトに対する感染対策のみでは不十分であり，ペットをはじめとする動物に対する感染管理が求められる．WHOは122疾患をあげている．日本には約50疾患が分布する．

B 感染防御

感染防御機構

病原体に対する宿主反応には，非特異的感染防御機構および特異的感染防御機構が存在する．両者が協働して有効な感染防御が成立する．

非特異的感染防御機構

1. **物理的障壁**：皮膚・粘膜などを覆う上皮細胞や表層粘液層は病原体侵入に対する物理的障壁となる．気管支や鼻腔の多列線毛上皮は，線毛運動によって病原体を排出する．
2. **抗菌性蛋白質**：諸種の分泌液中に含まれる（分泌腺が産生する）抗菌性蛋白質は，リゾチーム lysozyme とラクトフェリン lactoferrin が代表である．リゾチームはムラミダーゼ muramidase とも称され，グラム陽性菌細胞壁のペプチドグリカン網のN-アセチルグルコサミンとN-アセチルムラミン酸の結合部を特異的に切断して，殺菌（溶菌）的に作動する．小腸粘膜では，パネート細胞 Paneth cell がリゾチームを産生・分泌する．パネート細胞はさらに，ディフェンシン defensin と呼ばれる強力なリン脂質結合性の抗菌蛋白質を分泌する．ラクトフェリンは，細菌や真菌の増殖に必須な3価鉄イオンとの結合・競合によって静菌的作用を示す．
3. **食細胞とNK細胞**：好中球，マクロファージなどの食細胞は，貪食作用により非特異的に病原体を殺菌する．貪食空胞（一次顆粒）の殺菌性酵素には，ペルオキシダーゼおよびリゾチームがある．好中球はさらに二次（特殊）顆粒内にラクトフェリンを保有する．リンパ球では，CD56陽性のNK（natural killer）細胞が非特異的キラー活性を示す．NK細胞の殺菌（殺細胞）的機能分子には，パーフォリン perforin やグランザイム B granzyme B がある．これらの細胞群は，特異的な免疫反応（液性免疫や細胞性免疫）が成立するまでの感染後2週間ほどの期間における生体防御の主役となる．
4. **自然免疫とToll様レセプター** Toll-like receptor（TLR）：ウイルスの急性感染症は，通常，1週間程度で鎮静化する．細胞内に感染するウイルスの排除に作用する強力な抗ウイルスメディエータは，I型インターフェロン（IFN-α/β）である．このIFN産生は，表皮・粘膜のケラチノサイト，気道上皮，腸上皮，およびこれらの間に分布する樹状細胞 dendritic cell（ランゲルハンス Langerhans 細胞）が発現する Toll 様レセプターによる微生物成分（リポ蛋白質，LPS，二本鎖RNA，flagellinなど）の特異的認識によって誘導される．ヒトには10種類のTLRがある．この自然免疫 innate immunity は，NK細胞による防御と合わせて，ヒトを含む哺乳動物に，本来備わった微生物排除機構である．

特異的感染防御機構

病原体壁や毒素に対する特異的な獲得免疫応答が成立するには一定の期間（2週間〜1か月）を要する．一般に，非特異的防御機構に比べてはるかに効果的に作動する．B細胞の産生する特異抗体と補体の協同作用による液性免疫 humoral immunity，ならびにT細胞（特にキラーT細胞）と活性化マクロファージの協同による細胞性免疫 cell-mediated immunity に分けられる．

感染防御の視点から，特異的免疫機構を以下の2つに分けて考えることが重要である．①体内に侵入した病原体に対するIgG型液性抗体反応と胸腺を経たCD8$^+$キラーT細胞による細胞性免疫であるということと，②同等に重要なのは，病原体の侵入を水際で防ぐ「粘膜免疫」で，その主役は分泌型IgAと胸腺外分化T細胞だということである．粘膜表面では細菌叢との共生が重要であり，①で血中（体内）に生じる菌の"殲滅作戦"は機能しない．

粘膜免疫（局所免疫）

1. **分泌型IgA**：消化管，胆道，気道，尿路，結膜，口腔，腟といった粘膜表面や皮膚汗腺からは分泌型IgA（secretory IgA）が大量に分泌され，病原体の体内への侵入を防ぐ第一線的役割，すなわち粘膜免疫（局所免疫 mucosal immunity）の主役となる（**図9-2**）．分泌液には分泌型IgMも含まれるが，IgGは粘膜面に分泌されない．体内に侵入した病原体を殲滅する血中IgG型中和抗体と異なり，分泌型IgAは常在菌と病原菌の間の調整役とみなされる．粘膜固有層にはIgA産生性形質細胞が多数分布しており，その総数はリンパ節，脾などに分布するIgG産生形質細胞よりも多い．

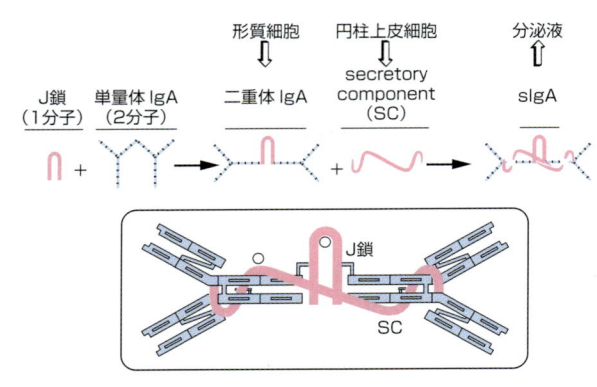

図 9-2 ヒト分泌型 IgA の構造
粘膜表面に分泌される分泌型 IgA は、J 鎖で結合された二量体 IgA（粘膜固有層の形質細胞が産生）に円柱上皮細胞の産生する secretory component（SC）が結合した複合体である。蛋白質分解酵素抵抗性を示す。

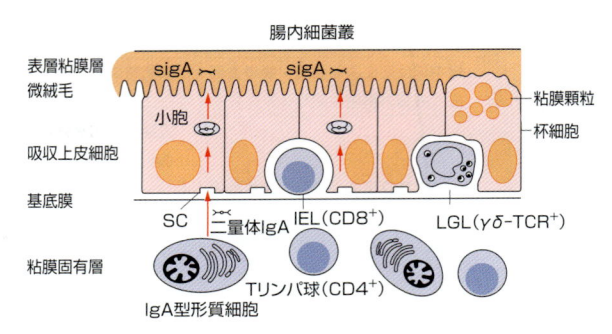

図 9-3 腸管粘膜における免疫機構
粘膜固有層には、IgA 型形質細胞と $CD4^+$ ヘルパー T 細胞が分布し、分泌型 IgA が上皮細胞を通して能動輸送される。secretory component（SC）は二量体 IgA のレセプターとして機能する。円柱上皮細胞間には、$CD8^+$ でしばしば $\gamma\delta$ 型 T 細胞レセプターを発現する上皮細胞間リンパ球（IEL）が分布する。IEL は大型顆粒リンパ球の形態をとり、粘膜最表層における上皮細胞のアポトーシスにも関与する。

分泌型 IgA は、腸上皮や腺上皮（円柱上皮細胞）が産生する secretory component（SC）と二量体 IgA の複合体であり、蛋白質分解酵素に抵抗性を示す。SC は上皮細胞の血管側細胞膜で IgA 分子のレセプターとして機能するとともに、円柱上皮細胞を介する IgA 輸送の主役となる（図 9-3）。門脈血中に含まれる二量体 IgA は胆管上皮にトラップされ、胆汁中へと分泌される（IgA の腸肝循環）。

2. **粘膜関連リンパ装置** mucosa-associated lymphoid tissue（MALT）：腸粘膜にはリンパ濾胞の集簇、すなわち孤立リンパ小節が分布し、回腸末端部には大型リンパ装置であるパイエル板 Peyer patch が観察される。これら粘膜関連リンパ装置は、腸内抗原に対する免疫反応とリンパ球のホーミング homing に中心的役割を果たす。気道粘膜にも MALT を認める。MALT 表面には、M 細胞と称される貪食性上皮細胞が分布する。

3. **胸腺外分化 T 細胞** extrathymic T-lymphocyte：粘膜には、発生学的に古い T 細胞が特異的に分布する。これら胸腺外分化 T 細胞は、胸腺でのクローン選択を受けず、粘膜局所で成熟・分化する。主として腸管粘膜、肝類洞、表皮および子宮脱落膜に分布する。腸管粘膜固有層では、cryptpatch と称される部位で胸腺外分化 T 細胞が再生される。胸腺外分化 T 細胞は自己反応性を示し、正常粘膜上皮細胞のアポトーシス、分娩後の脱落膜の剥離や諸種の自己免疫疾患に関与する。消化管粘膜の胸腺外分化 T 細胞は上皮細胞間に分布する（上皮細胞間リンパ球 intraepithelial lymphocyte）。$CD8^+$ で、しばしば $\gamma\delta$ 型 T 細胞レセプターを発現する（図 9-4）。骨髄に胸腺外分化 T 細胞が乏しいことと移植片対宿主病（GVHD）の標的臓器が胸腺外分化 T 細胞の分布に一致

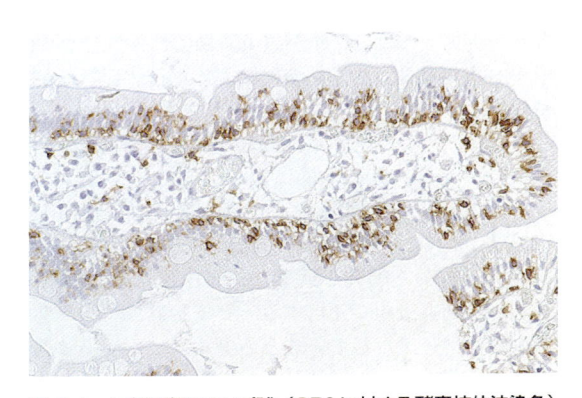

図 9-4 上皮細胞間リンパ球（CD8 に対する酵素抗体法染色）
$CD8^+$ のキラー T 細胞に属する小リンパ球が、十二指腸絨毛上皮細胞の間に多数分布する。粘膜固有層には少ない。この例では、ランブル鞭毛虫の感染で上皮細胞間リンパ球の数が著しく増している。

することは関連がある。消化管粘膜局所の感染防御における胸腺外分化 T 細胞の役割は、今後の重要な研究課題である。

4. **粘膜免疫とワクチン**：粘膜免疫を利用したワクチンは、ポリオの経口生ワクチン（セイビンワクチン）が唯一である。インフルエンザ、コレラや AIDS といった粘膜から感染する感染症に対して、経口・点鼻・経腟などの経粘膜ワクチンの研究開発が行われている。

新生児・乳児期における感染防御

無菌状態が保たれる胎児の免疫機能は未発達である。胎児血中にみられる抗体の大部分は、母体から移行した胎盤通過性 IgG である。生後、常在細菌叢が定着すると、抗体産生が徐々に刺激される。母体由来の抗体が存

表 9-10　感染症と宿主反応

好中球反応による膿瘍・蜂巣炎形成（細胞外寄生性病原体）	化膿菌感染症，腸内細菌感染症，嫌気性菌感染症，放線菌症，カンジダ症，アスペルギルス症
細胞性免疫反応（細胞内寄生性病原体）	・肉芽腫形成（細胞内感染型でマクロファージ反応が主体）：結核，Hansen 病，梅毒（第 3 期），腸チフス，クリプトコッカス症，ヒストプラズマ症，トキソプラズマ症，リーシュマニア症 ・非肉芽腫性 T リンパ球浸潤：多くのウイルス感染症（一部，封入体形成あり），梅毒（第 1～2 期），リケッチア症 ・マクロファージの浸潤：黄色肉芽腫（大腸菌などの腸内細菌），レジオネラ肺炎
その他の組織反応	・化膿性肉芽腫形成：ネコひっかき病，鼠径リンパ肉芽腫症，リステリア症，エルシニア症，類鼻疽，野兎病，ブルセラ症，スポロトリコーシス，クロモミコーシス ・好酸球反応による膿瘍・蜂巣炎：線虫感染症，吸虫感染症 ・好酸球性肉芽腫形成：アレルギー性気管支肺アスペルギルス症 ・異物肉芽腫形成：住血吸虫症（虫卵結節），アニサキス症（初感染の場合）

在する生後 6 か月までは，IgG が中和抗体として働く麻疹，水痘，ポリオといったウイルス感染症に罹患しない．一方，新生児期には，IgG が感染防御的に作動しない大腸菌や B 群溶連菌（腟常在菌）による化膿性髄膜炎が生じやすい．

　ちなみに，ウシやブタでは IgG が胎盤を通過しない．新生仔の小腸は初乳に多量に含まれる IgG をそのまま血中へと吸収する．新生仔十二指腸粘膜の選択的 IgG 吸収能は，生後 24～36 時間で消失する（この現象を gut closure と呼ぶ）．初乳を飲まない新生仔は血中 IgG が欠落し，早晩感染症で死亡する．ヒト胎盤はウシやブタの小腸の役割を果たしているといえる（ヒト小腸は選択的 IgG 吸収能を欠く）．ヒトでも，人工栄養児は母乳栄養に比べて新生児壊死性腸炎（クロストリジウム感染症）の頻度が高いが，これは分泌型 IgA の働きによる．

組織反応の種類

　病原体に対する宿主反応は，病原体の種類と感染様式（細胞外か細胞内か）によって，以下の 3 つに分けて考えたい（表 9-10）．

1．**細胞外寄生性病原体に対する好中球による防御**：一般に，細胞外に感染する化膿性細菌や一部の真菌（カンジダやアスペルギルス）は，好中球の貪食によって防御される．組織学的に，膿瘍 abscess や蜂巣炎 phlegmone が形成される．この場合，液性抗体および補体が存在すると食菌効果が高まる（免疫食菌，オプソニン作用）．

2．**細胞内寄生性病原体に対する細胞性免疫反応**：細胞内寄生性病原体に対しては，好中球や抗体は無力である．細胞性免疫による感染細胞の排除が主たる防御反応である．組織学的に，リンパ球浸潤あるいは肉芽腫形成が観察される．ウイルス感染症では，感染細胞が細胞性免疫反応で除去されることが病態を形成する場合がある（肝炎，脳炎など）．宿主の免疫反応による感染細胞の除去が，実質細胞の欠落と機能障害につながる．

3．**中和抗体による液性免疫反応**：中和抗体の産生される急性ウイルス感染症や毒素・莢膜産生性細菌感染症では，終生免疫が獲得される．これらにはワクチン接種が有効である．

　そのほかの特殊な免疫反応として，次の病態がある．本来，細胞外寄生性病原体である大腸菌などの弱毒性腸内細菌感染が，腎・膀胱，精巣上体，大腸，胆嚢などに黄色肉芽腫性炎症反応であるマラコプラキア malakoplakia をきたす場合がある．さらに，膿瘍と肉芽腫の中間の組織像を示す化膿性肉芽腫 suppurative granuloma を誘発する病原体もある（ネコひっかき病バルトネラ，野兎病菌や一部の真菌）．

　寄生虫（特に線虫，吸虫）の感染に際しては，好酸球浸潤と IgE 免疫反応が誘導される点が特徴である．

日和見感染症 opportunistic infection

1．**易感染宿主の考え方**：抗癌剤療法，免疫抑制療法，放射線療法，再生不良性貧血あるいは AIDS によって免疫状態が低下した易感染性宿主 immunocompromised host では，健常者では感染が成立しない弱毒病原体に感染しやすい．この日和見感染症の場合も，上述した病原体に対する細胞反応のパターンに基づいて，感染しやすい病原体が限定される．

　抗癌剤などの薬剤の副作用によって高度の骨髄抑制が生じると，主に好中球が減少するため，好中球が防御反応の主役を演じる細胞外寄生性病原体，すなわち，化膿菌，腸内細菌，カンジダ，アスペルギルスに対する感染リスクが高まる．糖尿病における易感染性も好中球の機

表 9-11　AIDS における日和見感染症（診断上の指標疾患）

1. サイトメガロウイルス感染症
2. 単純ヘルペス（1 か月以上持続する慢性潰瘍，または気管支炎，肺炎，食道炎）
3. 進行性多巣性白質脳症（JC ウイルス感染症）
4. 非結核性抗酸菌症
5. 結核症（肺結核あるいは肺以外の臓器）
6. 反復性肺炎
7. サルモネラ菌血症（反復性）
8. カンジダ症（気管・気管支，肺，食道）
9. コクシジオイデス症（播種性または肺以外）
10. クリプトコッカス症（肺以外）
11. ヒストプラズマ症（播種性または肺以外）
12. ニューモシスチス肺炎
13. クリプトスポリジウム症（1 か月以上持続する慢性下痢）
14. イソスポーラ症（1 か月以上続く慢性下痢）
15. トキソプラズマ症
16. Kaposi 肉腫（ヒトヘルペスウイルス 8 型感染症）
17. 日和見悪性リンパ腫（EB ウイルス感染症，脳原発性が多い）
18. 浸潤性子宮頸癌（ヒトパピローマウイルス感染症）

能異常に基づく．

　ステロイド療法や AIDS によってリンパ球が減少すると，ウイルス，結核菌，クリプトコッカス，原虫類など，T リンパ球およびマクロファージによる細胞性免疫が感染防御の主体となる細胞内寄生性病原体が感染しやすい（**表 9-11**）．逆に，好中球機能が正常な AIDS やステロイド投与による細胞性免疫抑制状態では，化膿性細菌による感染症は少ない．

　補体欠損症では，中和抗体の機能が損なわれるために，莢膜産生菌感染による髄膜炎のリスクが高まる．

2．慢性肉芽腫症 chronic granulomatous disease：好中球貪食機能不全を示す慢性肉芽腫症では，化膿性細菌の感染に対して肉芽腫反応が観察される．主に X 染色体連鎖劣性の遺伝形式をとる慢性肉芽腫症では，出生直後から肛門周囲膿瘍，リンパ節炎や肺炎を反復し，食作用の最終段階である酸素依存性殺菌能が障害される（過酸化水素産生系であるファゴソーム酵素，NADPH oxidase 複合体が欠損）．ブドウ球菌，腸内細菌，結核菌，真菌などのカタラーゼ（過酸化水素分解酵素）を産生する微生物の感染が肉芽腫を誘発する．カタラーゼ非産生菌（レンサ球菌，腸球菌，乳酸桿菌など）は正常に殺菌される．

3．無反応性・乏反応性炎症：好中球減少症ないし細胞性免疫不全状態に生じる感染症では，健常状態で認められる生体反応が生じない．出血，壊死，フィブリン析出といった非特異的反応を伴い，同部位に病原体が異常増殖する．例えば，細胞性免疫不全における結核菌感染では，肉芽腫反応が不完全な「滲出性結核」の形をとり，

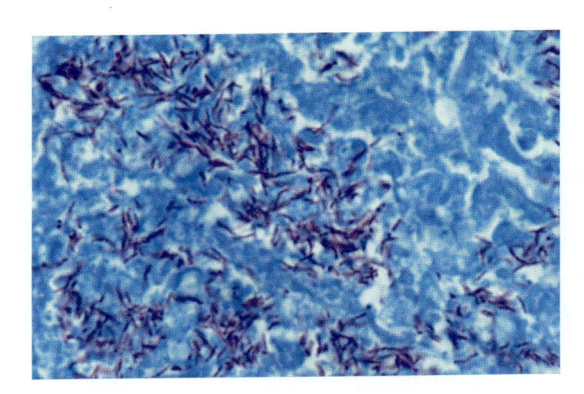

図 9-5　ステロイド療法後に増悪した滲出性肺結核
（剖検時の Ziehl-Neelsen 染色）

肉芽腫反応に乏しい壊死性病変に，赤色に染まる桿菌（抗酸菌）が無数に観察される．結核の臨床診断がついていなかった本例では，病理解剖に際して高いバイオハザードが予想される．

結核菌が無数に証明される（**図 9-5**）．嫌気性菌の感染巣では，組織自体が嫌気的環境にあるため，組織の壊疽 gangrene が目立ち，好中球反応に乏しい（好中球は生存できない）．

4．局所的異常による日和見感染：全身の免疫状態に異常がなくても，局所的な異常，特に常在細菌叢の乱れが生じると日和見感染がもたらされる．抗菌薬の長期内服で菌交代現象によって，嫌気性菌，耐性菌やカンジダの腸管粘膜への内因性感染が生じる．皮膚へステロイドを外用すると，糸状菌（水虫）やカンジダの感染が助長される．

このほか，水痘帯状疱疹ウイルス感染症，アデノウイルス感染症，BK ウイルス感染症（出血性膀胱炎），伝染性軟属腫，ノカルジア症，マルネフェイ型ペニシリウム症（タイ），アメーバ赤痢，アカントアメーバ脳炎，ランブル鞭毛虫症，ミクロスポリジウム症，糞線虫症，疥癬などの日和見感染を認める．

感染症の病理診断

感染症の病理診断は，病原体に対する組織反応の認識が基本となる．病変に浸潤する炎症細胞が好中球なのか，リンパ球なのか，肉芽腫を形成しているのかがポイントである．診断確定には，病変内に存在する病原体自体の証明が最も重要である．感染症の適切な病理診断には，臨床情報や培養，血中抗体価などの検査成績の的確な把握は不可欠である．

感染症の病理診断の重要性は，次の2点に集約される．
① 正しい診断が患者の治療に直結する．
② 診断結果に「社会性」がある．新興感染症，レジオネラ肺炎，MRSA 感染症，性感染症や伝染性疾患では，迅速な最終診断が社会秩序保持に一役買う．梅毒やクラミジア症では迅速な病理診断が，本人の利益のみならず，社会的に性感染症蔓延防止に役立つ．

1．組織・細胞内における病原体の証明：感染症の病理診断では，肉眼像，HE 染色による組織反応様式の認識，Papanicolaou 染色や Giemsa 染色による細胞像の把握が基本である．そのうえで，Gram 染色，PAS 染色，Grocott 染色，Ziehl-Neelsen（抗酸菌）染色などの特殊染色が利用される（**表9-12**）．電子顕微鏡検索による病原体粒子の証明も併用される．

特異抗体を利用する免疫組織化学染色（酵素抗体法）や特異的核酸プローブないしプライマーを利用する in situ hybridization（ISH）法や polymerase chain reaction（PCR）法は，感染症の病理診断に有用である．酵素抗体法と ISH 法では，組織切片上で病原体の存在が確認できる．PCR 法では組織内の局在性は不明だが，病原体ゲノムの高感度証明が可能である．病原体抗原・ゲノムはヒト正常組織には存在しない異種核酸であり，感染病巣では病原体数に比例して抗原密度やゲノムコピー数が増加する．病原体の抗原やゲノムの構造はよく研究されており，特異的モノクローナル抗体の作製や特異的塩基配列を選択した標識プローブのデザインが可能である．

2．Gram 染色の重要性：最低2日を要する培養検査に比べて圧倒的に迅速な（所要時間10分程度）Gram 染色のもつ情報量は非常に大きい．市中肺炎の原因菌は，インフルエンザ菌，肺炎球菌，黄色ブドウ球菌が多く，これらは塗抹標本に対する Gram 染色で容易に推測できる．結核菌，肺炎マイコプラズマ，肺炎クラミジア，レジオネラ，Q 熱コクシエラも肺炎起因菌として重要だが，Gram 染色では証明できない．

慢性気道感染症の急性増悪起因菌としては，インフルエンザ菌，肺炎球菌，*Moraxella*（*Branhamella*）*catarrhalis* が重要である．ムコイド型緑膿菌は持続感染菌として悪名高い．院内肺炎（日和見肺炎）の原因菌として，大腸菌，肺炎桿菌，緑膿菌，黄色ブドウ球菌（特に MRSA）が重要である．誤嚥性肺炎の原因菌としては，口腔内常在菌が重要である．

表9-13に，起炎菌推定に重要な Gram 染色所見を示す．好中球に貪食された細菌，好中球の周囲にみられる多量の細菌（特に単一菌の場合）は起炎菌を示唆する．

肺炎球菌は，莢膜（菌体周囲が明るく抜けるハロー）を有するグラム陽性双球菌の形態と好中球貪食を免れる所見（有莢膜菌は食細胞に貪食されにくい）から Gram 染色で推測できる（**図9-6**）．MRSA 肺炎では，グラム陽性球菌が好中球の内外に群がり，連鎖傾向や莢膜形成を欠く（**図9-7**）．グラム陰性双球菌が食細胞に貪食されていれば，*M. catarrhalis* 感染症が推測される．インフルエンザ菌感染では，球菌類似の小型グラム陰性桿菌が好中球内外に観察される．ムコイド型緑膿菌の持続感

表 9-12 感染症の病理診断に役立つ特殊染色・技術

特殊染色・技術	陽性病原体/陽性反応
Gram 染色	グラム陽性菌，真菌
PAS（periodic acid-Schiff）染色	真菌，放線菌，赤痢アメーバ，トキソプラズマ
Grocott（メテナミン銀）染色	真菌，放線菌，ノカルジア，ニューモシスチス・イロヴェチ
Ziehl-Neelsen（抗酸菌）染色	抗酸菌，ノカルジア（弱陽性），クリプトスポリジウム，日本住血吸虫卵
酵素抗体法	特異抗体により病原体抗原を特異的に同定
in situ hybridization 法	特異プローブにより病原体ゲノムを特異的に同定
	（特に，カプシド抗原を欠く腫瘍ウイルスの証明に有効：ヒトパピローマウイルス，EB ウイルスなど）
PCR 法	特異プライマーにより病原体ゲノムを液層で高感度に同定（局在性は不明）
電子顕微鏡	病原体粒子の超微形態観察

表 9-13 喀痰塗抹標本の Gram 染色所見

細菌	Gram 染色所見
肺炎球菌	グラム陽性双球菌，莢膜形成あり．好中球貪食なし
黄色ブドウ球菌	グラム陽性球菌（不規則な集簇），好中球に貪食される
M. catarrhalis	グラム陰性双球菌，好中球に貪食される
緑膿菌（ムコイド型）	グラム陰性桿菌がムコイドに包まれて存在，好中球貪食なし
緑膿菌（非ムコイド型）	グラム陰性桿菌，好中球に貪食される（大腸菌との識別困難）
肺炎桿菌	大型グラム陰性桿菌，莢膜形成あり，好中球貪食なし
インフルエンザ菌	小型グラム陰性球桿菌，莢膜形成あり，好中球貪食なし

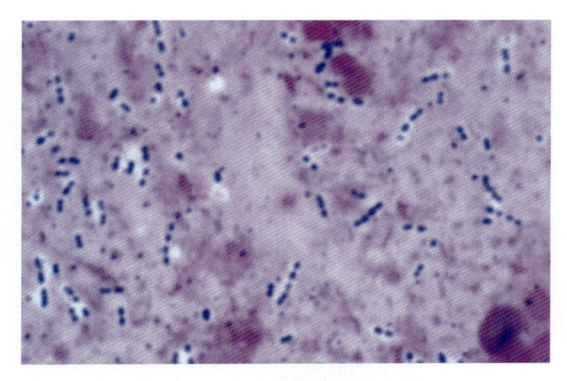

図 9-6 肺炎球菌性肺炎（喀痰の Gram 染色）
グラム陽性双球菌（短い連鎖を呈する）のまわりに，白く抜けるハロー（莢膜）の形成が観察される．好中球に貪食されない．

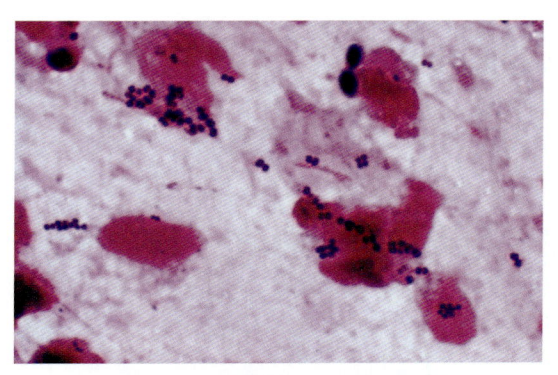

図 9-7 黄色ブドウ球菌性肺炎（喀痰の Gram 染色）
不規則に集簇するグラム陽性球菌が好中球に活発に貪食されている．MRSA と MSSA は形態的に区別できない．

症では，グラム陰性桿菌がムコイド物質（バイオフィルム）中に浮く．莢膜を有する大型グラム陰性桿菌は肺炎桿菌に相当する．

3．**感染症と病理解剖**：病理解剖は病変と病因の因果関係を明らかにできる最も直接的で，かつ最後の手段である．ここでは，病理解剖における業務感染リスク（バイオハザード）に対して留意しなければならない．特に空気感染する結核菌は，病理解剖で最もリスクの高い病原体である．B 型・C 型肝炎ウイルスやプリオン（CJD 病）に対する切創事故にも十分な配慮が求められる．

病理解剖でえられる情報は院内感染防止対策に活用できる．MRSA 感染症（肺炎，腸炎，敗血症）では，グラム陽性球菌感染を伴う膿瘍形成が観察される．剖検時に心臓血および肺組織からの細菌培養を積極的に行いたい．

C 感染症と病理学

代表的な感染症の病理

代表的な感染症を病理学的に記述する．個々の病原体の生物学的，疫学的，臨床的特徴については，本書の各論および微生物学，医動物学，臨床医学の教科書を参照されたい．

敗血症 sepsis/septicemia

◆**定　義**：敗血症は，組織や臓器に生じた細菌感染巣から，持続的あるいは間欠的に細菌ないし真菌が血液中に流れ出し，菌血症 bacteremia を示す重症全身性感染症である．血液培養で細菌や真菌が証明され，発熱，悪寒，頻脈，低血圧（敗血症性ショック septic shock）といった臨床症状および好中球増多症を伴う．

◆**原因菌**：敗血症の起炎菌が大腸菌などのグラム陰性桿菌の時，菌の産生する内毒素（エンドトキシン）によってエンドトキシンショックが引き起こされる（**表 9-14**）．致死率は 25％ に達する．結果として，代謝性アシドーシスと呼吸性アルカローシスの混合性酸塩基平衡異常をきたす．

表 9-14　Gram 陰性桿菌敗血症におけるエンドトキシンショックの病態

1. 大量の lipopolysaccharide（LPS，内毒素）が血中に放出される．
2. マクロファージが活性化され，tumor necrosis factor-α（TNF-α）を産生する．
3. 好中球が活性化され，血管内皮細胞に接着する．
4. 血管内皮細胞が活性化され，一酸化窒素（NO）放出を介して血管が拡張する．
5. LPS によって凝固第XII因子が活性化されるとともに，凝固・線溶系，キニン系，補体系が同時に活性化され，播種性血管内凝固症候群（DIC）を呈する．
6. 一連の反応の結果，血圧低下，呼吸困難，全身性アシドーシスがもたらされ，成人呼吸窮迫症候群から多臓器不全にいたる．この全身性の炎症メディエーター活性化の病態は，全身性炎症反応症候群（SIRS）と呼ばれる．

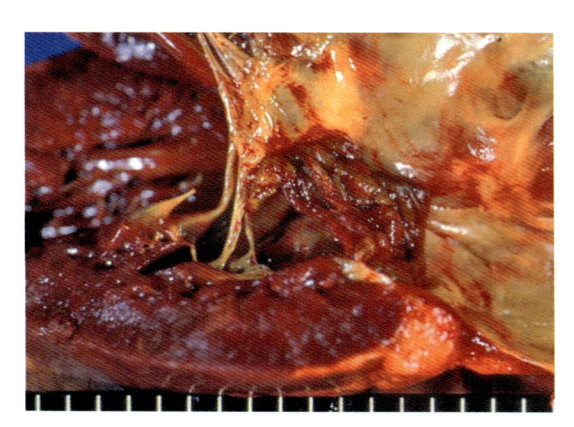

図 9-8　感染性心内膜炎（剖検時の肉眼所見）
僧帽弁が潰瘍化し，疣贅が付着している．組織学的に，同部にグラム陽性球菌の感染が証明される．

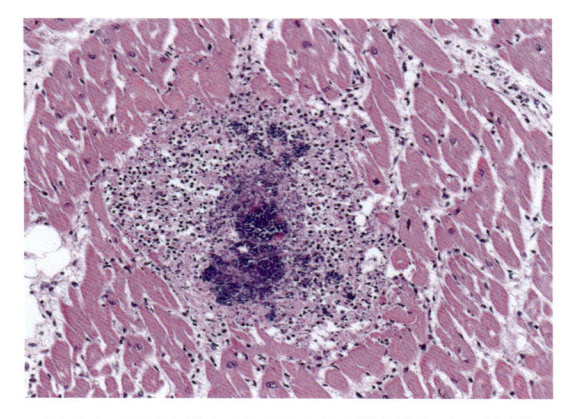

図 9-9　MRSA 敗血症に伴う心筋内微小膿瘍（HE 染色）
グラム陽性球菌を中心として好中球浸潤が観察され，径 1〜2 mm 大の微小な膿瘍を形成している．

敗血症の原因がグラム陽性球菌（溶連菌・黄色ブドウ球菌・肺炎球菌）の場合，細菌のつくる外毒素によるトキシックショック様症候群 toxic shock-like syndrome を呈する．本病態におけるスーパー抗原の関与については，前述した（p.133 参照）．

◆原因病巣：肺炎，胆管炎や腹膜炎などの重症細菌感染症が多い．髄膜炎にもしばしば敗血症を伴う．左心系心弁膜にリウマチ熱による変形（弁膜症）があると，虫歯の治療，留置器具（静脈および心臓カテーテル，尿道カテーテル）による一過性の菌血症が弁膜に感染（感染性心内膜炎）をもたらす．悪性腫瘍に対する化学療法などによって，好中球が減少した場合は，腸内細菌や緑膿菌の日和見感染を生じやすい．

1. **全身性炎症反応症候群** systemic inflammatory response syndrome（SIRS）：敗血症に伴う高サイトカイン血症 hypercytokinemia の結果もたらされる病態は，全身性炎症反応症候群と称される．臨床的に，悪寒，発熱，倦怠感，認識力低下，血圧低下を伴い，進行期には意識障害をきたす．しばしば，播種性血管内凝固症候群 disseminated intravascular coagulation（DIC）を合併し，微小血栓形成やショックによって多臓器不全 multiorgan failure（MOF）がもたらされる．

2. **感染性心内膜炎** infective endocarditis：感染性心内膜炎は，リウマチ性弁膜症（僧帽弁，大動脈弁）がある場合に多いが，動脈硬化性大動脈弁膜症でもリスクが高まる．感染に伴い，弁輪が潰瘍化する（図 9-8）．敗血症は必発である．古典的には，臨床経過によって，亜急性細菌性心内膜炎 subacute bacterial endocarditis と急性細菌性心内膜炎 acute bacterial endocarditis の 2 つに分類された．前者は，低病原性の口腔内常在菌，緑色レンサ球菌 Streptococcus viridans が原因菌であり，後者は高病原性の黄色ブドウ球菌 Staphylococcus aureus が原因菌となる．後者はより重症である．

◆病理所見：敗血症では，以下のような病理所見が観察される．

① 感染性心内膜炎（必発でない）
② 全身性微小膿瘍（心筋，腎，肺，脳に生じやすい，図 9-9）
③ 好中球増多と左方移動（骨髄過形成と幼若顆粒球の増加）
④ 急性脾炎 acute splenitis（赤脾髄への好中球浸潤）
⑤ 播種性血管内凝固に伴う微小フィブリン血栓形成

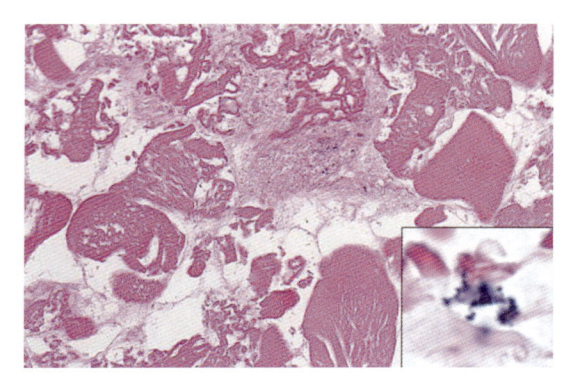

図 9-10　劇症型溶連菌感染症（HE 染色，挿入図：Gram 染色）
壊疽に陥った下肢の横紋筋は高度の壊死を示すが，好中球反応に乏しい．病変内にグラム陽性球菌が証明される．

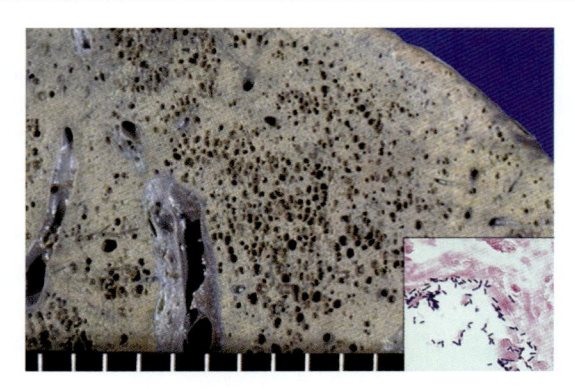

図 9-11　ガス壊疽（肝割面，ホルマリン固定後，挿入図：Gram 染色）
ガス壊疽菌（大型のグラム陽性桿菌）のガス産生により気泡が多数形成され，肝は肉眼的にスポンジ状を呈する．

（腎糸球体，赤脾髄，肺胞壁に多い）
⑥ショックに伴う病変（びまん性肺胞傷害，急性尿細管壊死，小葉中心性肝細胞壊死，リンパ装置萎縮など）

3．**劇症型 Gram 陽性球菌感染症**：急激な四肢壊疽をきたして致死的経過をたどる A 群 β 溶連菌の敗血症は劇症型溶連菌感染症と呼ばれる．菌自体は抗菌薬高感受性だが，壊疽に陥った組織に血液循環がないため，抗菌薬が菌と接触できない．救命には外科的処置が必要である．この通称"人喰いバクテリア症"は，streptococcal toxic shock-like syndrome（streptococcal myonecrosis）とも称され，局所で菌の増殖が目立つ（**図9-10**）．高サイトカイン血症（サイトカインストーム）で特徴づけられる本病態には，スーパー抗原が関与する．全身にマクロファージによる血球貪食像が目立つ．

一方，劇症型肺炎球菌感染症は脾摘患者にみられやすい致死的病態で，overwhelming post-splenectomy infection（OPSI）とも称される．高サイトカイン血症が顕著である．脾摘患者における肺炎球菌ワクチン接種の重要性が強調される．同様の劇症病態は，MRSA 感染症でも経験される．通常，四肢の壊疽や肺炎の合併はない．

四肢壊疽を伴う劇症型敗血症は *Vibrio vulnificus* も原因菌となる（*Vibrio* 属細菌は海水を好む好塩菌）．肝硬変患者が海産物（近海魚，生カキ）から感染し，致死的敗血症を生じる．血清鉄が高くなる肝硬変の症例に限って劇症化をきたす．冷蔵されなかった生カキが特に危険である．感染経路には，経腸管性感染と創傷感染がある．

化膿菌感染症

好中球浸潤を誘発する化膿菌 pyogenic bacteria は，比較的強毒のグラム陽性球菌，特に黄色ブドウ球菌 *Staphylococcus aureus* と β 溶血性レンサ球菌 *Streptococcus pyogenes* に代表される．このほか，肺炎球菌 *Streptococcus pneumoniae*，髄膜炎菌 *Neisseria meningitidis*，淋菌 *Neisseria gonorrhoeae*，放線菌 *Actinomyces israeli* や大腸菌 *Escherichia coli*，肺炎桿菌 *Klebsiella pneumoniae*，緑膿菌 *Pseudomonas aeruginosa* といったグラム陰性桿菌も化膿性炎を引き起こす．組織学的に，膿瘍 abscess，蜂巣炎 phlegmone，cellulitis ないし膿性カタル suppurative catarrh を示す．

黄色ブドウ球菌感染は毛包炎（おでき）や小児の伝染性膿痂疹（とびひ）といった皮膚感染症が一般的だが，空洞形成性肺炎（肺膿瘍），感染性心内膜炎や敗血症をもたらす MRSA 院内感染が臨床的に最重要である．A 群 β 溶連菌は皮膚の蜂巣炎である丹毒 erysipelas を引き起こす．また，扁桃炎の原因菌ともなる．劇症型 β 溶連菌感染症については先に述べた．

レンサ球菌はエネルギー産生に酸素を利用しないため，咽頭（扁桃腺窩）や腟といった嫌気的環境を好む．一方，黄色ブドウ球菌は酸素を利用したエネルギー産生が可能であり，皮膚表面の感染症が多い（ただし，嫌気的条件でも生存可能）．

壊疽性感染症 gangrenous infection

壊疽性感染症は高度の壊死を伴う感染症で，主として嫌気性菌の感染による．空洞形成性肺炎は肺化膿症と総称される．腐敗臭を伴う嫌気性菌感染症の場合は肺壊疽 lung gangrene，黄色ブドウ球菌や肺炎桿菌が原因の肺化膿症は肺膿瘍 lung abscess と区別されることがある．

ガス壊疽 gas gangrene は偏性嫌気性芽胞形成性グラム陽性大型桿菌であるウェルシュ菌（ガス壊疽菌 *Clostridium perfringens*）による創傷感染症である．溶

血毒（レシチナーゼC）と多量のガス（水素）産生が特徴で，予後不良である（図9-11）．強い悪臭を伴う．嫌気性菌の増殖に適した病変局所は，酸素欠乏状態にあるため，組織構成細胞や好中球は生存しえない．血流がないため，抗菌薬投与は原則無効である．ガス壊疽菌はしばしば腸内に常在する．

ガス壊疽菌以外でも大腸菌やβ溶連菌がガス産生性壊疽の原因となる．*Aeromonas hydrophila* や *Vibrio vulnificus* は，それぞれ免疫抑制患者や肝硬変症患者に致死的な壊疽性蜂巣炎をきたす．上記した劇症型β溶連菌感染症では，健常者に四肢壊疽が突然生じる．

腸管感染症

1．急性腸管感染症：

1）食中毒 food poisoning と食水媒介性腸管感染症　食中毒は，飲食物に混入した原因物質を摂取して急性胃腸炎症状（腹痛，下痢，嘔吐）を生じる病態で，食品衛生法で定義される．一方，発症に要する菌数が比較的少なく，ヒトからヒトへの伝染が主体で重症化する腸管感染症（腸チフス，パラチフス，コレラ，細菌性赤痢と腸管出血性大腸菌感染症：いずれも三類感染症），ならびに食品衛生法に定義されていない腸管感染症，アメーバ赤痢，クリプトスポリジウム症，ランブル鞭毛虫症，ウイルス性胃腸炎（いずれも五類感染症）は感染症法（2003年改訂）に規定される．欧米では，腸管系伝染病と食中毒の両者を合わせて「食水媒介性腸管感染症」として一括される．

細菌性食中毒は毒素型と感染型に大別され，感染型はさらに感染毒素型と感染侵入型に分けられる．潜伏期間の短い感染毒素型には黄色ブドウ球菌，ボツリヌス菌，毒素原性大腸菌とセレウス菌（嘔吐型），感染侵入型にはサルモネラ，カンピロバクターおよび腸管侵入性大腸菌がある．腸管出血性大腸菌，腸炎ビブリオ，腸炎エルシニアとセレウス菌（下痢型）は感染毒素型の範疇に入る．サルモネラと腸炎ビブリオによる食中毒の頻度が高い．

神経麻痺症状を呈し，便秘を伴うボツリヌス菌中毒を除いて，症状は嘔吐と下痢である（毒素型は嘔吐が主体）．感染型では発熱を伴う．サルモネラ，腸炎ビブリオ，カンピロバクター，腸管侵入性大腸菌では粘血便を認める．腸管出血性大腸菌では，鮮下血に近い性状の血便を呈するとともに，Vero 毒素が血管内皮細胞や近位尿細管上皮を傷害して，溶血性尿毒症症候群 hemolytic uremic syndrome や脳症をきたす．

2）腸チフス・パラチフス　サルモネラ属のチフス菌 *Salmonella typhi* およびパラチフス菌 *S. paratyphi* A，B はヒトに敗血症性全身感染症である腸チフスとパラチフスを引き起こすが，動物には不顕性感染を示す．齧歯類

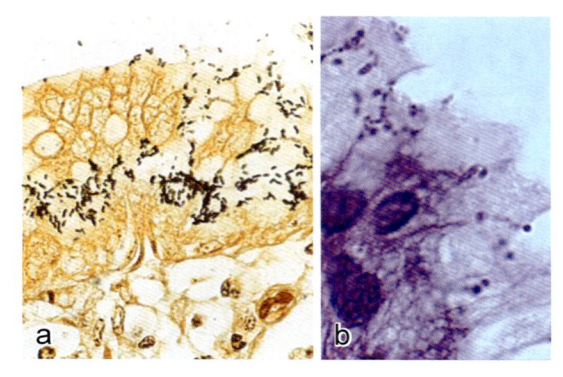

図 9-12 ピロリ菌感染症（胃生検）
胃粘膜上皮表面に鍍銀で黒く染まるらせん菌が多数付着している．右の HE 染色では，粘液円柱上皮表面に付着するピロリ菌は球菌状 coccoid form を呈している．
a．Warthin-Starry 鍍銀染色，b．HE 染色

にチフス様感染をもたらす腸炎菌 *S. enteritidis* やネズミチフス菌 *S. typhimurium* はヒトの代表的食中毒菌である．経口的に感染したチフス菌は，回腸の Peyer 板から血中に侵入して，同部に潰瘍をもたらすとともに，全身リンパ系組織にチフス結節と呼ばれる小肉芽腫を形成する．

3）細菌性赤痢 bacillary dysentery とコレラ cholera　細菌性赤痢とコレラは衛生状態の不良な熱帯・亜熱帯地方を中心に流行をくり返す消化管伝染病である．Vero 毒素を産生する赤痢は大腸にびらんを形成し，発熱，粘血便を示す．小腸絨毛の萎縮をきたすコレラは発熱や血便を欠き，米のとぎ汁様の水様性下痢を伴う．赤痢菌（A 群：*Shigella dysenteriae*，B 群：*S. flexneri*，C 群：*S. boydii*，D 群：*S. sonnei*）は，ほかの腸内細菌と異なって鞭毛を欠き，ガス産生がない．コレラ菌 *Vibrio cholerae* は海水を好む好塩菌であり，海岸線地域に流行する．

4）偽膜性腸炎 pseudomembranous colitis　偽膜性腸炎では，リンコマイシンなどの抗菌薬内服に引き続く菌交代現象によって生じる enterotoxin 産生性嫌気性菌，ディフィシル菌 *Clostridium difficile* の大腸感染症である．高度の下痢をきたすが，下血はない．内視鏡上，大腸粘膜に白苔が多数観察される．組織学的に，粘液，フィブリン，好中球を混じる壊死物質が大腸粘膜表面に付着する．診断には，便中の CD toxin の証明と便培養が併用される．芽胞産生菌であり，検査室や病室の環境汚染は院内感染のリスクとなることに留意したい．

2．ピロリ菌感染症：

ピロリ菌 *Helicobacter pylori* は，複数の鞭毛を有する大型らせん状グラム陰性桿菌で，細胞内侵入性はなく，胃粘膜表面の粘液層内に生育する（図 9-12）．微好気性細菌で炭酸ガス培養を要する．ピロリ

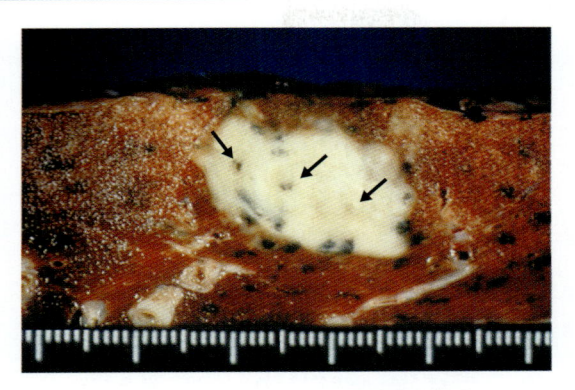

図 9-13　肺結核（ホルマリン固定後の割面）
胸膜下に，帯黄白色の乾酪性病変がみられ，乾いたチーズ様の所見を呈する．病巣内に炭粉沈着を示す気管支構造が残存する（⬅）．乾酪壊死は凝固壊死の一型である．

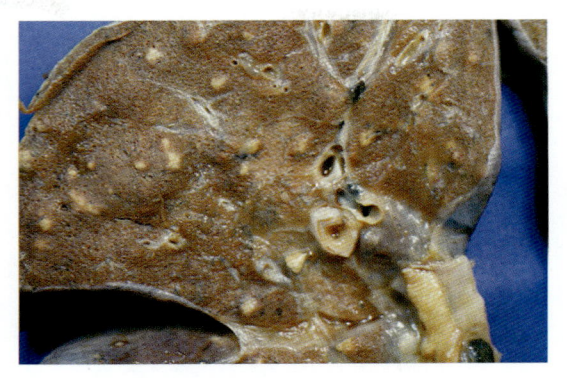

図 9-14　粟粒結核（肺の肉眼所見，ホルマリン固定後）
結核菌の血行性撒布による全身播種性病変で，粟粒大（1～3 mm 大）の白色小結節を多数認める．顕微鏡的には，乾酪壊死巣の周囲を類上皮細胞が取り囲む．

菌は強いウレアーゼ活性を示し，胃液中の尿素を分解してアンモニアを産生して胃液を中和する．アンモニアは上皮細胞を傷害する．細胞空胞化毒素やカタラーゼも病原因子となる．生育条件が悪いと，球菌状形態 coccoid form を呈する．

ピロリ菌感染は，慢性活動性胃炎，消化性潰瘍，急性胃粘膜病変 acute gastric mucosal lesion（AGML）の成因となり，胃 MALT リンパ腫（低悪性度 B 細胞性リンパ腫）や胃癌との因果関係も証明されている．AGML はピロリ菌の急性感染症である．慢性持続感染を示す慢性胃炎粘膜では，除菌（抗菌薬内服）により炎症が軽減する．消化性潰瘍の再発率は除菌治療で大幅に低下する．MALT リンパ腫治療にもピロリ菌除菌が行われる．

ピロリ菌は感染頻度が高く，胃生検標本の多くにらせん菌が観察される．40 歳以上の日本人の 80％が血清抗体陽性を示す．一部の感染者のみに潰瘍が発生する機序は不明である．

肉芽腫形成性細菌感染症

慢性肉芽腫性炎症 chronic granulomatous inflammation をきたす 3 大感染症は，結核症 tuberculosis, Hansen 病（らい leprosy），梅毒 syphilis である．

1．結核症：結核症は人類の死因の上位に位置し続けている．途上国における AIDS の死因として最重要である．また，欧米における多剤耐性結核菌の出現と AIDS 患者への感染拡大が大きな課題となっている．ステロイド投与中の患者にも結核菌は高いバイオハザードを示す．結核症は，病理関係者の職業病（業務感染）としても悪名高い．

飛沫核として空気感染（飛沫核感染）した結核菌 Mycobacterium tuberculosis は，肺尖部や下葉 S6 といっ た呼気の排出効率の悪い胸膜下肺実質に定着・感染し，続いて所属肺門リンパ節に病変を生じる．この両者を併せて，初期変化群 primary complex と呼ぶ．

結核菌は石炭酸フクシン（Ziehl-Neelsen 液）で赤く染色され，塩酸アルコールで脱色されない（抗酸性を示す）．凝固壊死の一種である乾酪壊死 caseous necrosis が特徴で，肉眼的に乾いたチーズ様を呈する（図 9-13）．組織学的には，Langhans 型巨細胞を伴う類上皮細胞肉芽腫 epithelioid granuloma が観察される．陳旧化した病巣では，乾酪壊死部の水分が吸収され，線維化が進んだ硬化性病変となる．胸膜は線維性に癒着し，乾酪壊死部には異栄養性石灰化が生じる．

まれに，小児期の結核初感染巣から一気に進展して，血行性散布による粟粒結核症 miliary tuberculosis や結核性髄膜炎を呈することがある．慢性結核性病巣が宿主の抵抗性低下により活性化されると，二次結核症となる（成人の活動性結核症の多くがこの形）．経気道的播種による細葉融合性病変（乾酪性肺炎），肺外臓器結核（頸部リンパ節，骨，腎，腸，皮膚，脳，髄膜，卵管，精巣上体など）や粟粒結核症（晩期播種）が生じる（図 9-14）．

2．非結核性抗酸菌症：Mycobacterium avium-intracellulare（M. avium complex：MAC），M. kansasii など，結核菌・らい菌以外の抗酸菌による感染症は，非結核性抗酸菌症 non-tuberculous mycobacteriosis と称される．組織像は結核に似る．AIDS における日和見感染（肺，腸管，全身）が特に問題となる．ヒトからヒトへの感染は生じない．

3．Hansen 病 leprosy：らい菌 Mycobacterium leprae に対する生体抵抗性が最弱のらい腫らい lepromatous leprosy と最強の類結核らい tuberculoid leprosy を両極とする 5 つの臨床病型がある．らい腫らいではらい腫

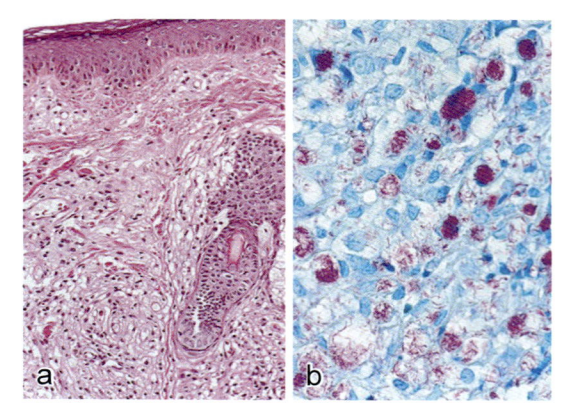

図 9-15　多菌型らい病変
らい腫らいでは、真皮中層〜下層に泡沫状・空胞状マクロファージが集簇する。抗酸菌染色で、泡沫細胞の細胞質内に充満するらい菌（らい球）が証明される。
a．HE 染色，b．Ziehl-Neelsen 染色

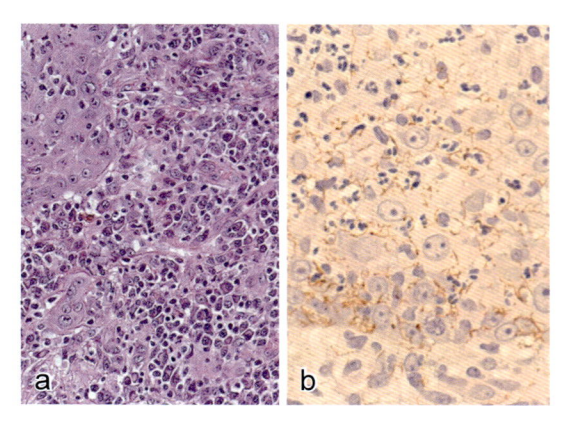

図 9-16　梅毒性皮疹
第 2 期梅毒の皮膚病変（肛門周囲の扁平コンジローマ）で、真皮に多数の形質細胞が浸潤し、内皮細胞が腫大している。表皮内のケラチノサイト間に、スピロヘータ（褐色に染色）が多数集簇している。
a．HE 染色，b．酵素抗体法染色）

leproma が全身皮膚に形成され，しばしば鼻粘膜，喉頭粘膜，ぶどう膜や精巣が侵される．真皮内に泡沫状マクロファージが浸潤し，細胞質に無数の抗酸菌が証明される（多菌型，図 9-15）．類結核らいでは，組織学的にサルコイドーシスと区別できない非乾酪性類上皮細胞肉芽腫が真皮にみられ，抗酸菌染色は陰性である（少菌型）．末梢神経病変で神経線維が肥大し，知覚麻痺が目立つ．両者の中間の病型が境界型らい borderline leprosy である．感染初期には中間型らい intermediate leprosy の病型をとる．らい反応 reactional leprosy は特殊病型である．

　Hansen 病は，インド，ブラジルを中心に，アフリカ，東南アジア，中南米に蔓延している．らい菌の感染経路として空気感染が示唆されている．らい菌は培養できない．わが国の Hansen 病は，奄美大島，沖縄地方に少数分布するにすぎないが南米二世が持ち込む「輸入感染症」に遭遇することがある．

4．**梅毒** syphilis：ヒトからヒトへと感染する梅毒は梅毒スピロヘータ *Treponema pallidum* による性感染症であり，臨床的に 3 期に分けられる．

　第 1 期は，感染後約 3 週間で外陰部に生じる無痛性潰瘍（硬性下疳 hard chancre）と無痛性鼠径リンパ節腫脹（無痛性横痃 bubo indolenta）が特徴である．これらは数週間で自然治癒する．

　第 2 期には，感染後約 3 か月で全身の皮膚粘膜に発疹（梅毒疹 syphilid）を生じる．手掌の膿疱，体幹のバラ疹，口腔粘膜疹，外陰部の扁平コンジローマが観察され，数週間で自然消退する．組織学的に，第 1，2 期には形質細胞を混じる炎症細胞浸潤と血管内皮の腫大を認めるが，肉芽腫は形成されない．病変内に無数のスピロヘータが証明される（図 9-16）．その後，3 年以上の潜伏期（無症状期）を経て，第 3 期へと移行する．大動脈病変（上行大動脈瘤），中枢神経病変（進行麻痺，脊髄癆）および諸臓器における壊死性肉芽腫（ゴム腫 gumma）の形成が特徴である．

　妊娠後期の経胎盤性感染では，胎児の全身諸臓器に壊死性炎症が生じる（先天梅毒 congenital syphilis）．病変は肝，脾，肺，骨・軟骨，皮膚および脳に好発する．

化膿性肉芽腫 suppurative granuloma

　類上皮細胞肉芽腫の中央部に膿瘍形成を伴う化膿性肉芽腫は，ネコひっかき病（バルトネラ症），野兎病，エルシニア症，鼠径リンパ肉芽腫，リステリア症，類鼻疽，ブルセラ症で観察される（図 9-17）．前二者ではしばしば頸部・腋窩リンパ節が腫脹する．エルシニア症では右半大腸粘膜と腸間膜リンパ節に病変が分布する．クラミジア感染による鼠径リンパ肉芽腫では鼠径リンパ節が腫大する．後三者は肝，脾などの内臓病変が主体である．

　ネコひっかき病 cat scratch disease は，仔ネコにひっかかれ，あるいは噛まれた部位が 5 日〜2 週間後に紅斑，丘疹，硬結をきたすと同時に，微熱，倦怠感と腋窩ないし頸部のリンパ節腫大を認める．リケッチア目の原因病原体 *Bartonella henselae* は，ネコノミによって媒介される．

　野兎病 tularemia は，野兎病菌 *Francisella tularensis* の感染症で，ウサギ，リス，ラットなどのげっ歯類との接触の 3〜5 日後に，手指皮膚に潰瘍性病変を生じ，その後，腋窩ないし鎖骨窩リンパ節が腫大する．腫大したり

C. 感染症と病理学

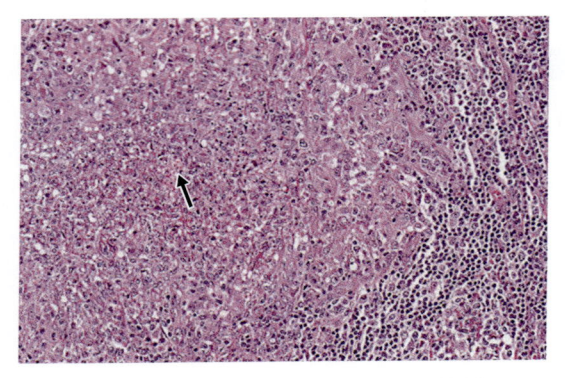

図 9-17 ネコひっかき病リンパ節炎（HE染色）
中央に膿瘍形成（好中球浸潤を伴う壊死＝⬅）を伴う類上皮細胞肉芽腫が観察される．この組織反応は化膿性肉芽腫と呼ばれる．

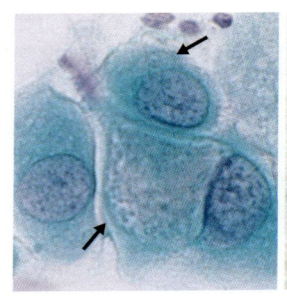

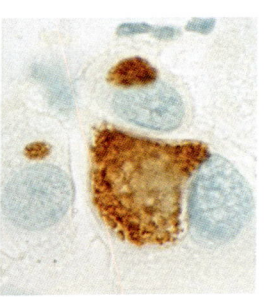

図 9-18 クラミジア性子宮頸管炎
扁平上皮化生細胞の細胞質内に淡い封入体が形成されている（⬅）．この封入体はクラミジア抗原陽性（褐色を呈する）である．
a．Papanicolaou染色，b．酵素抗体法染色，脱色後に再染色

ンパ節が自壊して，潰瘍化する．敗血症として，全身にチフス様病変が撒布される場合がある．組織学的に，中央部の壊死・膿瘍病変が大型・融合性で，周囲の類上皮細胞が柵状・放射状に配列する．

エルシニア症では，腸炎エルシニア Yersinia enterocolitica および仮性結核菌 Y. pseudotuberculosis が回盲部リンパ節炎や右半結腸粘膜にリンパ装置の増生を伴う大腸炎をもたらす．糖尿病，肝硬変，鉄過剰状態の患者では敗血症となる．

皮膚の深在性真菌症でも化膿性肉芽腫が形成される．

クラミジア感染症

ヒトに病原性を示すクラミジアは，Chlamydia trachomatis, C. psittaci, C. pneumoniae の3種である．クラミジアは偏性細胞内寄生性球状病原体で，感染細胞の細胞質内で，増殖型の網様体 reticulate body から感染型の基本小体 elementary body へと成長する．グラム陰性菌に似た細胞壁構造をもち，DNA・RNAの双方を有し，二分裂で増殖し，抗菌薬感受性を示す．C. trachomatis は15の血清学的亜型に分けられる．A, B, Ba, C型は結膜感染（トラコーマ）を，D～K型は性器クラミジア症を，L1～L3型は鼠径リンパ肉芽腫（第4性病）をもたらす．

性器クラミジア症では，男性に非淋菌性尿道炎と精巣上体炎が，女性に卵管炎（不妊症）と無症候性咽頭炎（オーラルセックスによる）がみられる．組織学的に，密なリンパ球浸潤が特徴で，一部の上皮細胞に大型の細胞質内封入体が観察される．細胞標本でも診断可能である（図9-18）．C. psittaci は愛禽家にオウム病肺炎を生じる（人畜共通感染症）が，ヒトからヒトへの感染は少ない．C. pneumoniae は，ヒトからヒトへの感染を示す異型肺炎の起因菌として重要である．

リケッチア感染症

リケッチアは偏性細胞寄生性のグラム陰性小型細菌で，人工培地では増殖しない．感染は節足動物（ダニ，シラミ，ノミ）に媒介される．リケッチア症の発生地はベクターとなる節足動物の生息地に対応する．ミノマイシン治療が有効である．リケッチア目には狭義のリケッチア Rickettsia 属のほか，オリエンチア Orientia，コクシエラ Coxiella，エーリキア Ehrlichia，アナプラズマ Anaplasma，バルトネラ Bartonella が含まれる．野兎病菌もリケッチアに近い性格を示す．

狭義のリケッチア属が引き起こす疾患は，発疹チフス群（発疹チフス，発疹熱：シラミ，ノミが媒介），紅斑熱群（ロッキー山紅斑熱，シベリアマダニチフス，日本紅斑熱など：マダニ tick が媒介），およびツツガムシ病群（小型ダニ：mite が媒介）に分類される．ツツガムシ病の病原体は Orientia tsutsugamushi と称される．病原体は全身の毛細血管内皮細胞に感染し，内皮細胞腫大，血管周囲のリンパ球・マクロファージ浸潤を伴う．発疹チフス，ロッキー山紅斑熱，日本紅斑熱は重症で，血管壊死や小血栓を伴う．不明熱の鑑別診断上，生活歴聴取と刺し口の発見が重要である（表9-15）．

真菌症

真菌症は，糸状菌 mold，fungi あるいは酵母 yeast による感染症である．罹患部位により，表在性真菌症 superficial mycosis と深在性真菌症 deep mycosis に大別される（表9-16）．深在性真菌症は，治療に続発する二次性免疫不全状態に合併する日和見感染症が多い．汎発性真菌症は予後不良である．図9-19に，代表的な真菌の形態の模式図を示す．

以前，深在性真菌症に分類されていた放線菌症 acti-

表 9-15　代表的なリケッチア感染症

疾患名	分布	病原体	媒介	臨床所見
発疹チフス	全世界	R. prowazekii	シラミ	出血性皮疹, 発熱, DIC
発疹熱	全世界	R. typhi	ネズミノミ	皮疹, 発熱（軽症）
ロッキー山紅斑熱	北米, 南米	R. rickettsii	マダニ	出血性皮疹, 発熱, DIC
日本紅斑熱	日本	R. japonica	マダニ	出血性皮疹, 発熱, 刺し口, DIC
ツツガムシ病	東アジア	O. tsutsugamushi	アカムシ	皮疹, 発熱, 刺し口
Q熱	全世界	C. burnetii	マダニ*	異型肺炎, 肝炎, 骨髄炎
エーリキア症	北米	E. chaffeensis	マダニ	発熱, 非特異的全身症状

*飛沫感染（吸入）, 経口感染が主体であり, マダニ咬症による場合は少ない.

表 9-16　主な真菌症とその特徴

	真菌症	主な真菌種	病変部位	分布	病原性
内因性真菌症	カンジダ症	C. albicans	表在（口腔, 消化管）	全世界	弱病原性真菌*
			深在（全身）		
外因性真菌症	アスペルギルス症	A. fumigatus	表在（外耳道, 副鼻腔）		
			深在（肺：真菌球, 全身）		
	ムコール症	Mucorales 属	副鼻腔, 肺, 全身		
	クリプトコッカス症	C. neoformans	肺, 髄膜, 全身		
	スポロトリクス症	S. schenkii	皮膚		
	クロモミコーシス	F. pedrosoi	皮膚		
	ヒストプラズマ症	H. capsulatum	肺, 全身	輸入（地域流行）	病原性真菌
	コクシジオイデス症	C. immitis	肺, 全身		
	ブラストミセス症	B. dermatitidis	肺, 皮膚, 全身		
	パラコクシジオイデス症	P. brasiliensis	消化管, 皮膚, 肺, 全身		
	マルネフェイ型ペニシリウム症	P. marneffei	皮膚, 口腔, 全身*		

*AIDS に日和見感染をもたらす.

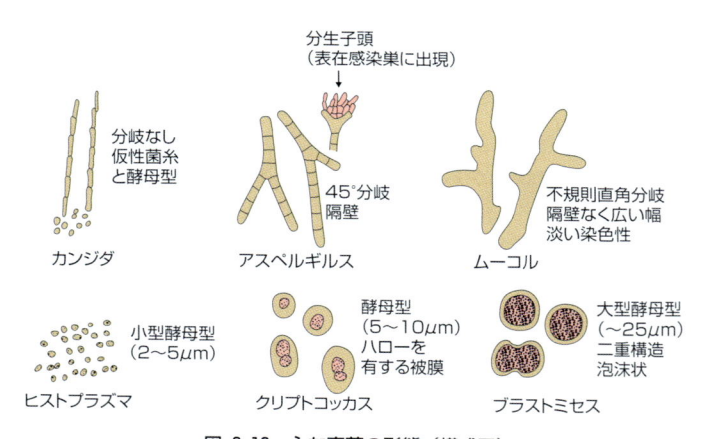

図 9-19　主な真菌の形態（模式図）
真菌は, 菌糸をつくる種類と酵母型を示す種類に大別される. カンジダ, アスペルギルス, ムコールの3者, およびヒストプラズマ, クリプトコッカス, ブラストミセスの3者は互いに形態学的に識別される.

nomycosis は細菌感染症である一方, 免疫不全患者のびまん性間質性肺炎の原因となるニューモシスチス・イロヴェチ Pneumocystis jirovecii は原虫ではなく, 真菌に再分類された.

1. **皮膚真菌症**：表在性真菌症の多くは皮膚糸状菌（白癬菌 Trichophyton, 小胞子菌 Microsporum, 表皮菌 Epidermophyton）の感染である. 皮膚の深在性真菌症の代表が, スポロトリクス症（スポロトリコーシス）と

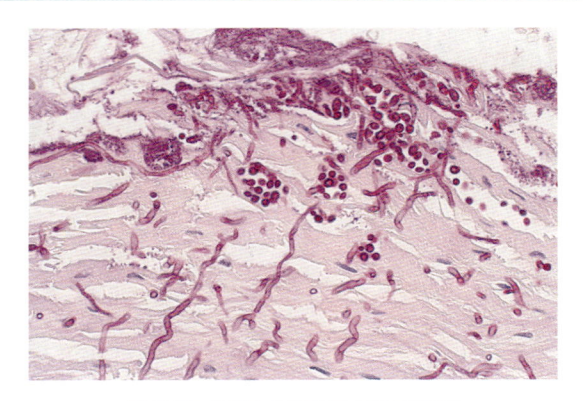

図 9-20　粘膜カンジダ症（PAS 染色）
口腔粘膜表面に感染するカンジダは，菌糸状・酵母状形態の両者を示している．真菌菌体は，PAS 染色で赤紫色に染色される．

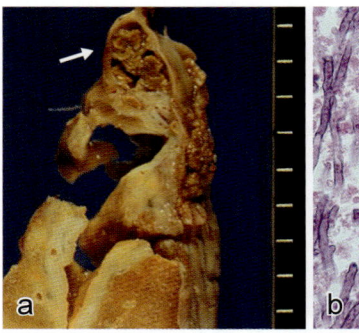

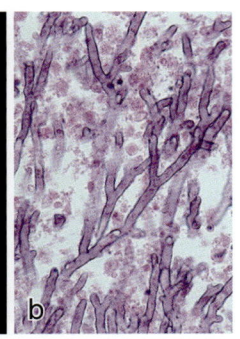

図 9-21　肺アスペルギルス症）
陳旧性肺結核による空洞内に，真菌球 fungus ball が形成されている（⇦）．真菌球は組織学的に，Y 字型を呈する菌糸の塊である．
a．肉眼所見，ホルマリン固定後の割面．b．HE 染色

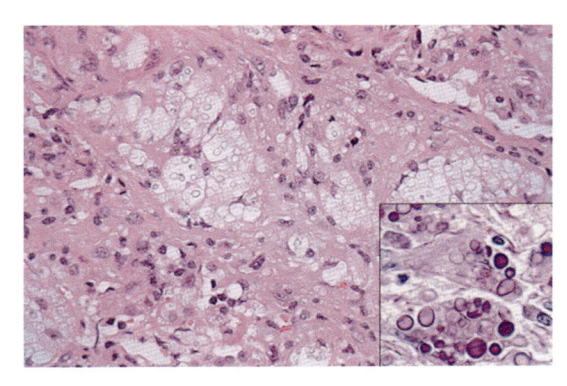

図 9-22　肺クリプトコッカス肉芽腫（HE 染色，挿入図：PAS 染色）
肉芽腫をつくる多核巨細胞に，白く抜けてみえる酵母型真菌が多数貪食されている．円形の真菌細胞は，PAS 染色で赤紫色を呈する．

クロモミコーシス（黒色真菌症）である．ともに，外傷に続発して難治性皮膚病変が形成され，組織学的に膿瘍形成を伴う化膿性肉芽腫が観察される．PAS 染色ないし Grocott 染色で酵母型真菌がみいだせる．クロモミコーシスの原因菌 *Fonsecaea pedrosoi* は黒褐色色素（メラニン）を含有し，褐色を呈する．

2．全身性真菌症：全身性深在性真菌症の原因菌として，カンジダ *Candida*，アスペルギルス *Aspergillus*，ムーコル *Mucor* およびクリプトコッカス *Cryptococcus* の 4 種があげられる．体内に侵入した真菌に対する細胞反応の主役が好中球である前三者（糸状菌）は，好中球減少症を示す患者において血管浸潤を伴う全身感染をもたらす．一方，クリプトコッカス（酵母菌）に対する生体防御は細胞性免疫（肉芽腫形成）が主体であり，細胞性免疫不全で髄膜への感染リスクが高まる．

カンジダは，免疫不全患者の口腔粘膜や消化管粘膜にしばしば表在感染する．外界から感染するほかの真菌症と異なり，カンジダ症は内因性真菌症に属する．口腔カンジダ症は AIDS の初発症状となることが多い．酵母型菌と同時に偽菌糸を形成する（図 9-20）．

アスペルギルスは外耳道や副鼻腔に表在性感染を生じ，また，結核性空洞に二次感染して真菌球 fungus ball を形成する（図 9-21）．好中球減少状態において，全身播種をきたす．ムーコル属真菌は，好中球減少症や重症糖尿病において，血管浸潤の目立つ壊死性病変をつくる．時に，副鼻腔感染から致死的な髄膜浸潤にいたる．

クリプトコッカスは，健常者の肺にクリプトコッカス肉芽腫を生じ，臨床的に肺癌と紛らわしい銭型病変 coin lesion を呈する（図 9-22）．AIDS やステロイド投与後などの免疫不全状態の患者に，クリプトコッカス髄膜炎を併発する．

3．輸入真菌症 imported mycosis：輸入真菌症は，ヒストプラズマ症（全世界，特に北米），コクシジオイデス症（北米），ブラストミセス症（北米，アフリカ），パラコクシジオイデス症（南米）が代表例である（表 9-11）．肺病変が多い．マルネフェイ型ペニシリウム症は，タイにおいて AIDS 患者に全身性日和見感染を生じる．

4．ニューモシスチス肺炎：AIDS などの細胞性免疫不全患者にびまん性間質性肺炎をきたすニューモシスチス・イロヴェチ *Pneumocystis jirovecii* は，感染肺組織の肺胞内に感染する囊子（径 5〜8 μm 大で，円形ないしお椀形）に 8 個の栄養体が形成される．栄養体は二分裂で増殖する．ニューモシスチス肺炎病変部の肺胞内に充満する泡沫状滲出物には，Grocott 染色陽性の囊子壁が確認できる（図 9-23）．宿主の炎症反応は乏しい．

ウイルス感染症

ウイルスは宿主の細胞の中でその代謝系を利用して増

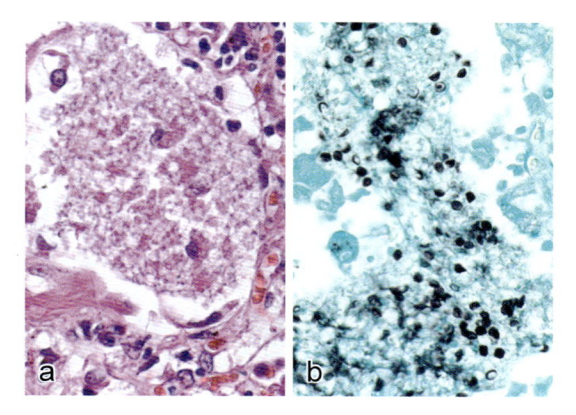

図 9-23 ニューモシスチス肺炎
肺胞内に泡沫状滲出物を伴う間質性肺炎の所見を認める．泡沫物質には，Grocott 染色陽性の *Pneumocystis jirovecii* の嚢子壁（黒色）が確認される．
a．HE 染色，b．Grocott 染色

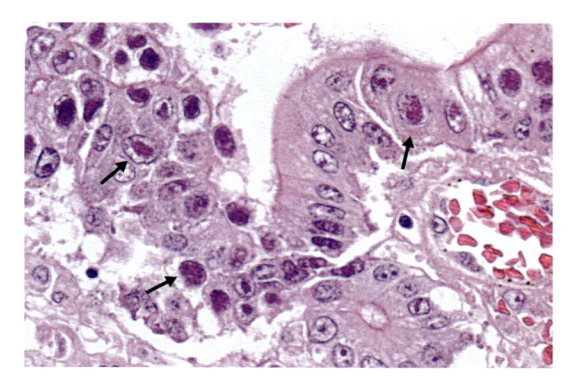

図 9-24 アデノウイルス腸炎（剖検時の HE 染色）
小腸上皮細胞の核内に好塩基性封入体が形成されている（←）．DNA ウイルスは，核内に封入体をつくりやすい．骨髄移植後に合併した致死的日和見感染症である（高度の下血により死亡した）．

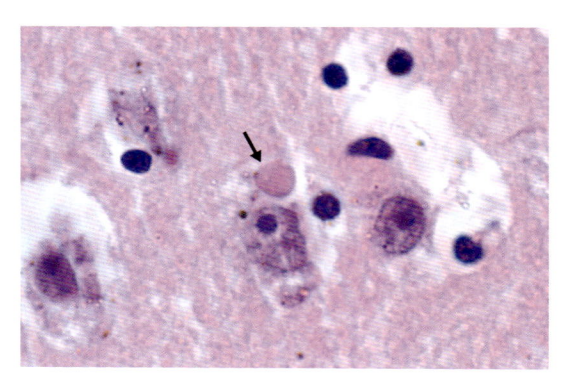

図 9-25 狂犬病（HE 染色）
神経細胞の細胞質内に類円形の好酸性封入体，すなわち Negri 小体（←）が観察される．RNA ウイルスの一部は細胞質に封入体を形成する．

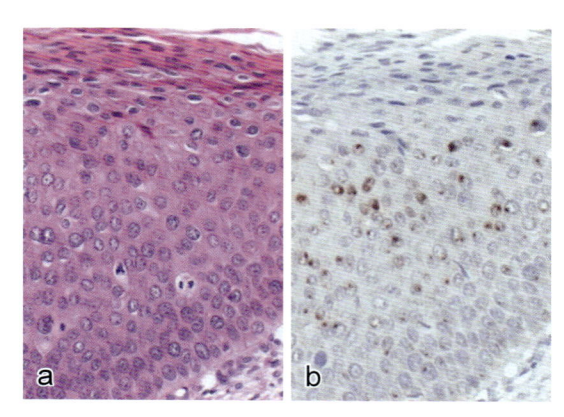

図 9-26 子宮頸部，中等度異形成の生検標本におけるヒトパピローマウイルス 16 型 DNA の局在
多くの異型扁平上皮細胞の核に一致して，腫瘍原性ウイルスゲノムがドット状に陽性を示す．
a．HE 染色，b．*in situ* hybridization 法

殖する．細胞選択性・親和性が高い．標的細胞が発現するウイルスレセプター分子には，HIV に対する CD4，EB ウイルスに対する CD21，麻疹ウイルスに対する CD46，ロタウイルスに対するアセチル化シアル酸，A 型インフルエンザウイルスに対するシアル酸分子などがある．ウイルスは，核酸の種類により DNA ウイルスと RNA ウイルスに大別される．核酸は蛋白質の殻 capsid に取り囲まれる．その外側に脂質を含むエンベロープ envelope を有する場合もある．

ウイルスの増殖は，宿主細胞に細胞傷害 cytopathic effect あるいは細胞増殖・癌化をもたらす．感染の結果，細胞質の腫大（風船様変化 ballooning），クロマチンの融解および封入体 inclusion body が形成される．ヘルペスウイルスやパラミクソウイルスのように細胞融合の結果，多核細胞が出現する場合もある．

原則として，DNA ウイルスは核内封入体（**図9-24**）を，RNA ウイルスは細胞質内封入体を形成する（**図9-25**）．例外はポックスウイルス，B 型肝炎ウイルス（DNA ウイルス）にみられる細胞質内封入体と麻疹ウイルス（RNA ウイルス）にみられる核内封入体である．サイトメガロウイルスでは，核内封入体とともに細胞質内封入体が形成される．EB ウイルス感染では感染細胞に封入体はみられず，末梢血中への異型リンパ球（NK 細胞由来の大型顆粒リンパ球）の出現が特徴である．

ウイルス感染における炎症細胞反応は T リンパ球が主体であり，広範な壊死や化膿菌の二次感染を伴わない限り，好中球浸潤を欠く．肉芽腫形成はみられない．

感染細胞が増殖性変化を示すウイルスは，腫瘍原性ウ

表 9-17 ウイルスと標的細胞

標的細胞	DNA ウイルス	RNA ウイルス
結膜・角膜	アデノウイルス 8	エンテロウイルス 70
咽頭上皮	EB ウイルス	
気道上皮	アデノウイルス 3, 7	RS ウイルス, インフルエンザウイルス,
	サイトメガロウイルス	SARS ウイルス, パラインフルエンザウイルス,
		ライノウイルス, コロナウイルス
		エンテロウイルス, 麻疹ウイルス
		ハンタウイルス（肺症候群）
唾液腺上皮	サイトメガロウイルス	ムンプスウイルス
小腸上皮	アデノウイルス 40, 41	ロタウイルス, ノロウイルス
肝細胞	B 型肝炎ウイルス	C 型肝炎ウイルス, G 型肝炎ウイルス
		A 型肝炎ウイルス（エンテロウイルス 72）
		黄熱ウイルス
重層扁平上皮	単純ヘルペスウイルス	コクサッキーウイルス A16（手足口病）
	水痘帯状疱疹ウイルス	麻疹ウイルス（Koplik 斑）
	ヒトパピローマウイルス	
	伝染性軟属腫ウイルス	
膀胱尿路上皮	アデノウイルス 11	
	BK ウイルス, JC ウイルス	
胎盤細胞	サイトメガロウイルス	風疹ウイルス
血管内皮細胞	サイトメガロウイルス	ハンタウイルス, 麻疹ウイルス
	水痘帯状疱疹ウイルス	
	ヒトヘルペスウイルス 8	
赤芽球	パルボウイルス B19	
B リンパ球	EB ウイルス	
T リンパ球	EB ウイルス	成人 T 細胞白血病ウイルス
	ヒトヘルペスウイルス 6, 7	ヒト免疫不全ウイルス
マクロファージ		ヒト免疫不全ウイルス
神経細胞	単純ヘルペスウイルス	日本脳炎ウイルスなどのフラビウイルス
	水痘帯状疱疹ウイルス	狂犬病ウイルス, 麻疹ウイルス
	JC ウイルス	ポリオウイルス, エンテロウイルス 71
心筋細胞	サイトメガロウイルス	コクサッキーウイルス B4
全身感染	サイトメガロウイルス	エボラウイルスなどの出血熱ウイルス
		デング熱ウイルス, 麻疹ウイルス

イルス oncogenic virus と称される．ヒトパピローマウイルス，EB ウイルスが代表である．腫瘍原性ウイルスではウイルスゲノムの一部が宿主細胞の DNA に組み込まれ，癌遺伝子を活性化する．この場合，ウイルス粒子を形成しないため，腫瘍細胞ではウイルス性封入体はみられない．例えば，腫瘍原性 16 型ヒトパピローマウイルス感染による子宮頸部異形成では，カプシド抗原に対する抗体（酵素抗体法）に反応せず，DNA プローブを用いる in situ hybridization (ISH) 法で 16 型ウイルスゲノムが陽性となる（図 9-26）．

臓器・細胞親和性からみたウイルス感染症を表 9-17 にまとめた．

プリオン病

Creutzfeldt-Jakob 病（CJD）は，感染性蛋白質，プリオン prion によって進行性脳病変をきたす感染性脳疾患（プリオン病）である．認知症状の早い進行，ミオクローヌス，特徴的な脳波異常（周期性同期性異常波）から臨床診断される．組織学的に，高度のグリオーシス，神経細胞脱落を伴う脳灰白質の海綿状態が特徴である（図 9-27）．狂牛病（ウシ海綿状脳症 bovine spongiform encephalopathy）は，ヒツジのスクレイピープリオンがウシに感染した病態であり，ヒト異型 CJD の病因となる（人畜共通感染症）．異型 CJD では，海綿状態の代わりに，アミロイド斑（クールー斑）の沈着が多数観察される．遺伝性 CJD では，プリオン蛋白質遺伝子に突然

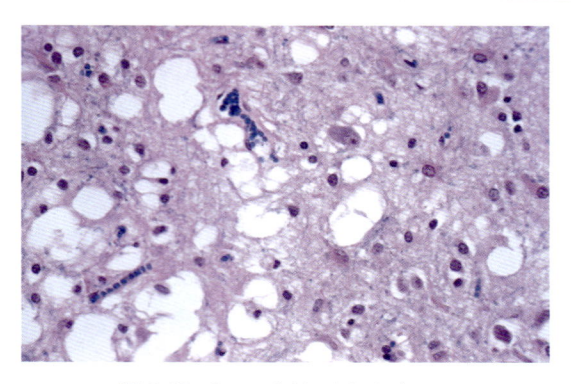

図 9-27　Creutzfeldt-Jakob 病
（Luxol fast blue-HE 染色）
本プリオン病では，大脳皮質の海綿状変化が特徴的である．神経細胞は萎縮し，グリア細胞の増生（グリオーシス）を伴う．赤血球と髄鞘が青く染色されている．

変異を認める（p.749 参照）．

CJD の診療や剖検に際して，バイオハザード対策が求められる．プリオンの感染性は煮沸やホルマリン固定では消失しない．CJD プリオンの最も確実な不活化法は焼却である．推奨される不活化法は，①3% sodium dodecyl sulfate (SDS)，100℃ 5 分，②高圧蒸気滅菌，132℃ 1 時間，③1 N 水酸化ナトリウム，室温 1 時間，④1～5％次亜塩素酸ナトリウム，室温 2 時間，⑤96％ギ酸，室温 1 時間である．

原虫症　protozoal infections

原虫 *Protozoa* は原生動物とも称される単細胞生物であり，運動に関する小器官の構造や配列によって分類される（**表 9-18**）．

アメーバを代表とする偽足を有する原虫は根足虫類に属する．鞭毛 flagella を有する仲間は鞭毛虫類である．根足虫類と鞭毛虫類は合わせて肉様鞭毛虫類に分類され

表 9-18　原虫類の分類

分　類	ヒトに感染する原虫
肉様鞭毛虫類 *Sarcomastigophora*	
1）肉様虫類 *Sarcodina*	
a）根足虫類 *Rhizopoda*	赤痢アメーバ，大腸アメーバ，歯肉アメーバ，ネグレリア，アカントアメーバ
2）鞭毛虫類 *Mastigophora*	ランブル鞭毛虫，腟トリコモナス，トリパノソーマ，リーシュマニア
繊毛虫類 *Ciliophora*	大腸バランチジウム
アピコンプレックス類 *Apicomplexa*	
1）胞子虫類 *Sporozoea*	
a）球子虫類 *Coccidia*	
ⅰ）アイメリア類 *Eimeria*	トキソプラズマ，クリプトスポリジウム，戦争イソスポーラ，サイクロスポーラ，肉胞子虫
ⅱ）血虫類 *Haemosporina*	マラリア（熱帯熱，三日熱，四日熱，卵形）
b）ピロプラズマ *Piroplasma*	バベシア
微胞子虫 *Microspora*	エンテロサイトゾーン，エンセファリトゾーン

表 9-19　原虫症の臓器分布

臓　器	原　虫
中枢神経	トキソプラズマ*，アカントアメーバ*，ネグレリア，ミクロスポリジウム*，マラリア，アフリカトリパノソーマ，アメリカトリパノソーマ*
角　膜	アカントアメーバ，ミクロスポリジウム*
リンパ節	トキソプラズマ，ドノバン・リーシュマニア
血　液	アフリカトリパノソーマ，マラリア，バベシア
心　臓	アメリカトリパノソーマ（Chagas 病），肉胞子虫
肝　臓	赤痢アメーバ，マラリア，ドノバン・リーシュマニア
胆　嚢	ランブル鞭毛虫
小　腸	ランブル鞭毛虫，メニール鞭毛虫，クリプトスポリジウム，イソスポーラ，サイクロスポーラ
大　腸	赤痢アメーバ，大腸アメーバ，大腸バランチジウム，アメリカトリパノソーマ（筋間神経叢）
陰　部	腟トリコモナス
皮　膚	皮膚リーシュマニア

*日和見感染症として発症する．

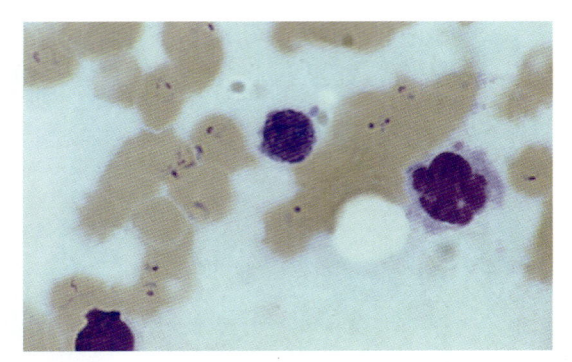

図 9-28 熱帯熱マラリア（末梢血, Giemsa 染色）
赤血球に輪状体 ring form が多数観察され，しばしば1つの血球に複数の輪状体を認める．このような濃厚感染は熱帯熱マラリアに特徴的である．

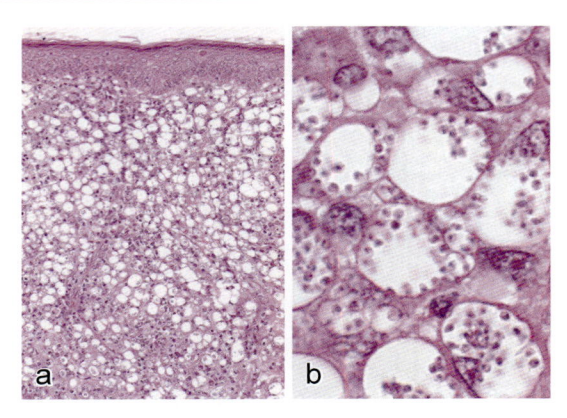

図 9-29 皮膚リーシュマニア症（HE 染色）
真皮内に密に浸潤するマクロファージの細胞質に，顆粒状の病原体が充満している．球状を呈する病原体には核が観察される．
a. 中倍率．b. 高倍率．

る．繊毛 cilia を有する原虫は繊毛虫類と称される．細胞の一端に小器官が集簇するアピコンプレックス類のうち，胞子虫類は運動のための特別な小器官をもたない種類の総称である．胞子虫は球子虫とピロプラズマに分けられる．球子虫は，アイメリア類（トキソプラズマ，クリプトスポリジウム，イソスポーラなど）と血虫類（マラリア原虫）に細分される．微胞子虫（ミクロスポリジウム）は独立した門を形成している．腸腔に寄生する根足虫類，鞭毛虫類や微胞子虫類にはミトコンドリアを欠く．

寄生部位からは，管腔内寄生性，流血・組織寄生性，細胞内寄生性に分類される（表 9-19）．原虫の多くは，ヒトのみならずほかの哺乳類にも寄生する（人畜共通感染症）．マラリア原虫，戦争イソスポーラや腟トリコモナスはヒトのみを終宿主とする．マラリア，バベシア，トリパノソーマ，リーシュマニアは媒介昆虫を介する独特の生活史を営む．

1. 健常者を襲う原虫類：

1）マラリア malaria　マラリアは，ハマダラカ Anopheles により媒介される熱帯・亜熱帯性疾患であり，発作性高熱，貧血，脾腫を三徴とする．マラリア患者は毎年世界で3億人を数え，死者は200万人を超える．患者の半数と死者の多くは5歳未満の幼児である．熱帯熱マラリア，三日熱マラリア，四日熱マラリアおよび卵形マラリアの病因はそれぞれ Plasmodium falciparum, P. vivax, P. malariae および P. ovale である．潜伏期間は2週間前後である．最近，クロロキン耐性熱帯熱マラリアが問題となっている．

死亡例の多くは，熱帯熱マラリア原虫による脳（悪性）マラリアである．脳マラリアでは，感染赤血球の膜表面に細胞接着分子が発現する knob が形成され，血管内皮細胞膜上のレセプターと接着して毛細血管を閉塞する．アフリカでは熱帯熱マラリアが主体だが，東南アジアには三日熱マラリアが多い．現在，日本で経験されるマラリア症例はすべて輸入マラリアである（年間約100例）．

発熱中のマラリア患者では，末梢血薄層標本で赤血球内にマラリア原虫が検出される（図 9-28）．マラリア流行地域では，診断に厚層塗抹（濃塗）標本が頻用される．肝脾腫は必発であり，感染赤血球内にマラリア色素が沈着するため，諸臓器は黒色化する．

2）リーシュマニア症 leishmaniasis　リーシュマニアは哺乳類の細胞内に寄生する鞭毛虫類で，ヒトに3種の疾患をもたらす．内臓リーシュマニア症（カラアザール kala azar），皮膚粘膜リーシュマニア症および皮膚リーシュマニア症である．いずれもサシチョウバエ（体長2～3mm）により媒介される．

① 内臓リーシュマニア症は，熱帯～亜熱帯に広く分布する Leishmania donovani complex による予後不良の全身疾患である．発熱，肝脾腫，リンパ節腫大，皮膚の色素沈着と汎血球減少症（脾機能亢進症）を伴う．

② 皮膚粘膜リーシュマニア症は，中南米のジャングル地帯にみられる L. brasiliensis 感染症である．有効な治療法はない．サシチョウバエに刺されて1～4週後に皮膚が潰瘍化する．数週～数年して，痛みを伴う破壊性転移性病巣が口腔または鼻腔粘膜に現れる．二次病巣は拡大し，鼻中隔，口唇，口蓋，咽頭などに進行性組織欠損をきたす．

③ 皮膚リーシュマニア症は，手足，顔面の皮膚に限局した病変を形成する良性型リーシュマニア症で，サシチョウバエに刺されて1～2週間後に丘疹が現れる．数

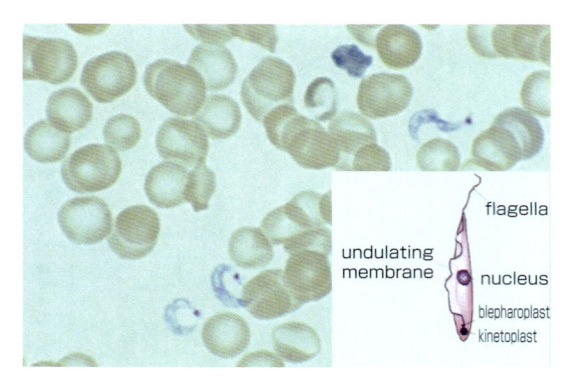

図9-30 トリパノソーマ感染症（末梢血，Giemsa染色，挿入図：トリパノソーマ模式図）
鞭毛を有し波型・C字型を呈するTrypanosoma cruzi虫体が末梢血中に出現している．虫体先端部にはキネトプラストが確認できる．

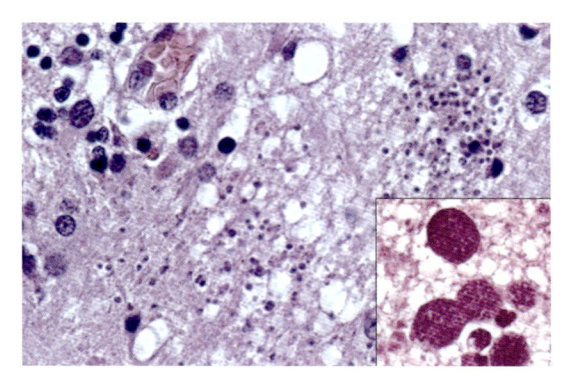

図9-31 脳トキソプラズマ症（HE染色，挿入図：PAS染色）
エイズに合併した日和見感染症で，壊死性病変に接して，浮腫性脳実質内に好塩基性小粒子が散布している．PAS染色では原虫粒子が充満する嚢子が観察される．

か月たつと病変周囲が盛りあがり，中心部は痛みのない潰瘍となる．自然治癒傾向を示す．組織学的に，マクロファージ内で増殖する径2～4μm大の類円形病原体を認める（図9-29）．

3）トリパノソーマ症 trypanosomiasis　トリパノソーマ症は，アフリカトリパノソーマ症（睡眠病 sleeping sickness）とアメリカトリパノソーマ症（Chagas病）に大別される．ともに重症の全身性疾患であり，血液中に鞭毛を有するC字形ないし波形の虫体が検出される（図9-30）．人畜共通感染症である．慢性期に対する着実な治療法はない．

アフリカ睡眠病はツェツェバエに媒介され，病原体にはTrypanosoma gambienseおよびT. rhodesienseの2種がある．急性期には発熱，リンパ節腫脹，肝脾腫，皮疹がみられ，慢性期に髄膜脳炎による嗜眠状態に陥る．T. rhodesiense感染はより重症で死亡率が高い．

Chagas病はサシガメに媒介されるT. cruzi感染症で，中南米の熱帯地方に分布する．急性期に幼児に心筋炎，髄膜脳炎をきたすが，通常，良性の経過をたどる．慢性期には心筋細胞への感染が特徴で，慢性間質性心筋炎および伝導障害による心不全を呈する．肝脾腫を伴う．心筋細胞内に円形化した鞭毛を欠く虫体（形態学的にリーシュマニアに類似）を認める．南米では，筋間神経叢への原虫感染に続発する巨大結腸症や食道拡張症を随伴する．Chagas病では，無症状期間が10～30年に及ぶ点が感染対策上の障壁となる．

2．日和見感染症としての原虫症：

1）トキソプラズマ症 toxoplasmosis　トキソプラズマ症は，先天性（経胎盤性）感染と後天性感染に分けられる．細胞性免疫抑制者へのToxoplasma gondiiの日和見感染（不顕性感染の再燃）が特に問題である．AIDSでは，脳トキソプラズマ症（壊死性脳炎）を認める（図9-31）．

2）クリプトスポリジウム症 cryptosporidiosis　クリプトスポリジウム症は，小腸粘膜表層部寄生性の小型原虫Cryptosporidium parvumが原因である．少数の原虫摂取で下痢を発症する．1993年，米国ミルウォーキー市で40万人が感染する水汚染事故が発生し，AIDS患者69人が死亡した．有効な治療薬はないが，健常者は自然治癒する．細胞性免疫不全状態，特に熱帯地方のAIDSでは，クリプトスポリジウム症は致命的なコレラ様下痢症となる．

3）gay bowel syndrome　戦争イソスポーラIsospora belliやランブル鞭毛虫Giardia lambliaの小腸感染症はAIDSに合併しやすい．一方，先進国の赤痢アメーバ症患者の半数以上は同性愛者である．AIDS患者やHIV抗体陽性者にはEntamoeba histolyticaの感染者や発症者が多い（図9-32）．男性同性愛者，特にAIDS患者では，赤痢アメーバのほか，クリプトスポリジウム，戦争イソスポーラ，ランブル鞭毛虫などの原虫感染による腸症状がみられ，"The gay bowel syndrome"と称される．

4）ミクロスポリジウム症 microsporidiosis　ミクロスポリジウム症（微胞子虫症）は，AIDS患者にみられる新興原虫感染症である．組織学的に，T. gondiiの半分ほどの小型好塩基性原虫が感染細胞の細胞質に観察される．Enterocytozoon bieneusiは小腸上皮に感染する．Encephalitozoon hellem, E. cuniculi, E. intestinalisは全身に播種性感染を生じ，脳，角結膜，骨格筋，気道，腎，心，肝，脾，骨髄，リンパ節などに壊死性病変をつくる．

蠕虫症 helminthic infections

多細胞性で大型の寄生虫parasiteは蠕虫Helminthと

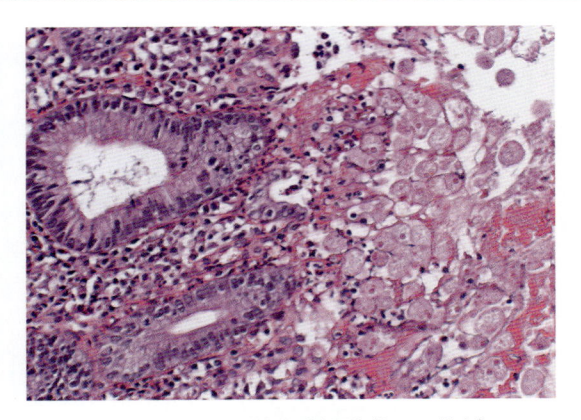

図 9-32 アメーバ赤痢（大腸生検，HE 染色）
HIV 陽性者（ホモセクシャルの男性）の大腸粘膜表面のびらん面に赤血球を貪食するアメーバ栄養体が集簇している（右側）．陰窩上皮（左側）は再生性である．

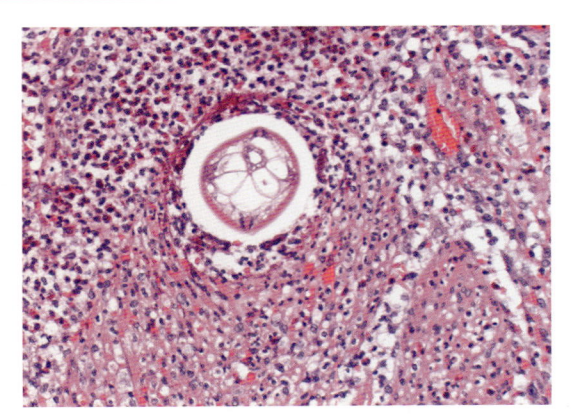

図 9-33 旋尾線虫幼虫に対する好酸球反応（HE 染色）
ホタルイカ生食後に生じた腸閉塞（イレウス）で，小腸壁に小型線虫（旋尾線虫幼虫）が体内移行している．周囲には著しい好酸球浸潤を認める（好酸球性蜂巣炎）．

表 9-20 蠕虫症の臓器分布

臓 器	蠕 虫
中枢神経	ウェステルマン肺吸虫，有鉤嚢虫*，単包虫*，広東住血線虫*
眼 球	オンコセルカ*，ロア糸状虫，イヌ回虫*，マンソン孤虫*，東洋眼虫
肺	ウェステルマン肺吸虫，単包虫*，回虫*，鉤虫*，糞線虫*，バンクロフト糸状虫*，イヌ糸状虫*
胸 膜	宮崎肺吸虫
リンパ節	バンクロフト糸状虫
心 臓	旋毛虫*
肝 臓	肝吸虫，肝蛭（かんてつ），日本住血吸虫，マンソン住血吸虫，単包虫*，多包虫*
膵 臓	膵蛭（すいてつ）
胃	アニサキス*
小 腸	回虫，鉤虫，東洋毛様線虫，糞線虫，横川吸虫，無鉤条虫，有鉤条虫，裂頭条虫，アニサキス*，旋尾線虫*
大 腸	蟯虫，鞭虫，日本住血吸虫，ビルハルツ住血吸虫
腎 臓	腎虫
膀 胱	ビルハルツ住血吸虫
骨格筋	旋毛虫*，有鉤嚢虫*
皮 膚	オンコセルカ*，ロア糸状虫*，顎口虫*，旋尾線虫*，イヌ回虫*，マンソン孤虫*，有鉤嚢虫*，トリ住血吸虫*，メジナ虫

*は幼虫寄生

称され，線虫類 *Nematode*，吸虫類 *Trematode*，および条虫類 *Cestode* に大別される．蠕虫には，それぞれの宿主特異性と臓器特異性が認められる．

蠕虫の宿主に対する傷害は，次の3点にまとめられる．
① 寄生虫の存在による物理的作用（圧迫，穿孔，腸閉塞など）
② 分泌物・排泄物による化学的作用
③ 寄生虫に対する炎症・免疫反応による作用

一般に，共生を宿命とする成虫の寄生よりも，幼虫の迷入・体内移行による臓器傷害が臨床的に問題となる．寄生虫に対する生体反応は，好酸球浸潤が特徴的である（図 9-33）．末梢血の好酸球も増加する．好酸球反応は線虫および吸虫の場合に強く，条虫や原虫では乏しいことが多い．虫卵や死亡した虫体に対する異物肉芽反応を認める場合もある．被膜に包まれた幼虫（嚢虫，旋毛虫など）は，生存している限り，宿主反応をほとんど惹起しない．表 9-20 に，蠕虫症の分布を臓器別にまとめた．

1. 線虫症 nematodosis：線虫類は雌雄異体で，雄虫は雌虫より小さい．一般に卵生だが，旋毛虫，糸状虫，メジナ虫では幼虫を産出する．幼虫は，フィラリア型（食

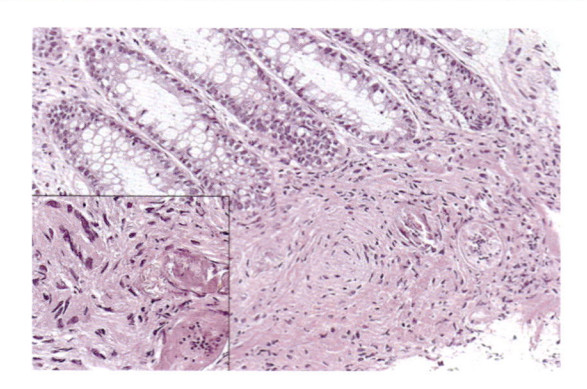

図 9-34 ビルハルツ住血吸虫症
（大腸生検，HE 染色，挿入図：高倍率）
アフリカ大陸で感染した日本人症例（血尿で来院）で，S 状結腸粘膜下に虫卵を中心とした異物肉芽腫反応が観察される．異物巨細胞反応を伴う．雌雄の成虫は骨盤静脈叢に寄生する．

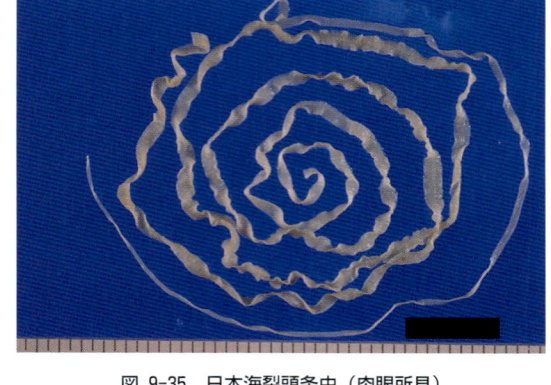

図 9-35 日本海裂頭条虫（肉眼所見）
女児から排出された長大なサナダムシで，無数の体節が連結している．左端に細い頭部が確認される．

道が長円筒型）とラブディティス型（食道に短いくびれあり）に区別される．体壁は，角皮，角皮下層および筋肉層から構成される．線虫は，発育様式から，以下の3群に大別される．

1）回虫，鞭虫，蟯虫　終始，寄生生活で終わる．外界で過ごす卵の期間が長く，卵殻が厚い．虫卵内に形成された幼虫は宿主への感染を待つ．蟯虫は卵成熟までの時間が短い．

2）鉤虫，糞線虫，東洋毛様線虫　産卵後あるいは外界に排出後速やかに孵化してラブディティス型幼虫となる．脱皮後にフィラリア型の感染幼虫となる．卵殻は薄い．この群のフィラリア型幼虫は経皮感染をきたす．経口感染（糞線虫では自家感染）もみられる．糞線虫のラブディティス型幼虫は，良好な外界の環境で自由世代へ移行して成虫となる．

3）旋毛虫，糸状虫，メジナ虫，顎口虫　発育に中間宿主を必要とする．外界へ出ず，直接幼虫を産生する前三者と，2つの中間宿主を要す後者がある．旋毛虫で家畜，糸状虫でイエカ，メジナ虫でケンミジンコ，顎口虫でケンミジンコと淡水魚が中間宿主となる．

2. 吸虫症 trematodiasis：人体に寄生する吸虫 fluke は2個の吸盤を有するため，吸虫症は以前ジストマ症と称された．前端の口吸盤は消化管の入口部で，体腹部には生殖器の出口である腹吸盤がある．消化管は盲端に終わる．住血吸虫類を除く吸虫類は雌雄同体である．体肉内に，精巣，虫卵をいれる子宮・卵巣が散在する．虫卵には，住血吸虫類を除いて，小蓋がある．終宿主は哺乳動物で，種特異性は低い．中間宿主は巻き貝である．多くの場合，第二中間宿主（節足動物，下等脊椎動物）を必要とする．

1）**感染様式**　線毛を有するミラシジウムは水中を遊泳して，第一中間宿主に寄生する．その体内でスポロシスト（無性的増殖型の嚢状体）が，レディア（あるいは娘スポロシスト）を経てセルカリアへと変態する．ミラシジウム1匹から数百ないし数千のセルカリアが形成される．住血吸虫類では，中間宿主から遊出したセルカリアは終宿主へ経皮感染する．そのほかの種類では，第二中間宿主の体内あるいは水生植物の表面で被嚢幼虫（メタセルカリア）となり，終宿主への経口感染を待つ．

2）**住血吸虫症** schistosomiasis　住血吸虫症（日本，マンソン，ビルハルツ）では，組織内に散布された虫卵に対する異物反応が認められ（**図9-34**），時間とともに線維瘢痕化（前二者では肝硬変，後者では膀胱壁の潰瘍化）をきたす．成虫の寿命が10年以上に及ぶため，ビルハルツ住血吸虫症では膀胱扁平上皮癌が，タイ肝吸虫では胆管腺癌の発症が問題となる．

3. 条虫症 teniasis：条虫 tapeworm は，通常，1〜2の中間宿主を必要とする．卵は発育して6本の小鉤を有す六鉤幼虫となり，卵殻内部に幼虫被殻が形成される（幼虫被殻に線毛がある場合はコラシジウムと呼ぶ）．裂頭条虫類は水棲動物を，それ以外の条虫は陸棲動物を中間宿主とする．吸虫の場合のような中間宿主での無性増殖はない．

裂頭条虫類の第一中間宿主（ケンミジンコ）内の幼虫は前擬尾虫，第二中間宿主内の幼虫は擬充尾虫と呼ばれる．擬充尾虫を有する小型の中間宿主（小魚やカエル：待機宿主）が大型の中間宿主（マスやヒト）に捕食されると，擬充尾虫は後者に移行する．陸棲中間宿主体内では幼虫は嚢虫（嚢尾虫，包虫）の形をとる．

条虫類の成虫は，宿主腸壁に吸着する頭節とそれに続

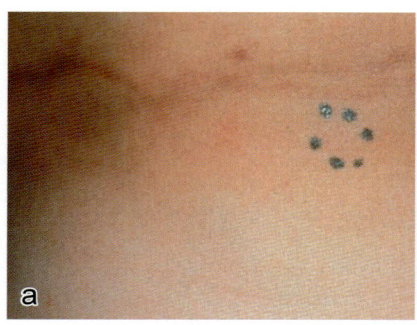

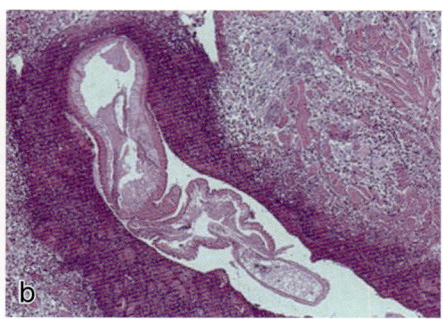

図 9-36 顎口虫による皮膚爬行症
顎口虫の幼虫が腹部皮膚を爬行したあとが赤色化している．丸の部を生検すると，好酸球性炎症巣の中に，消化管を有し，性腺を欠く幼線虫の感染が確認された．輸入ドジョウの生食が原因だった．
a．肉眼所見，b．HE 染色

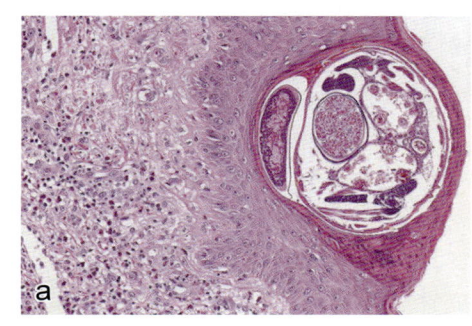

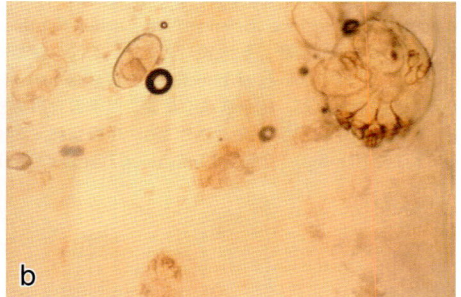

図 9-37 疥癬
メスの疥癬虫は表皮角質層にトンネルを掘って寄生する．真皮に慢性炎症を伴う．疥癬虫（メス）は小型ダニ mite で，4 対の脚を有する．活発に産卵し，仔虫（右端）が孵化する．
a．HE 染色，b．病変擦過物にみられた成虫・仔虫，虫卵，無染色像

く体節よりなる（図 9-35）．体節数は 3 個から数千個に及ぶ．消化管はなく，角皮表面の絨毛が吸収能を有する．体肉内には石灰小体が散在している．雌雄同体である．幼虫では生殖器は未発達である．

4．幼虫移行症：動物を固有宿主とする寄生虫が幼虫形態のまま成熟せずに人体に寄生し，体内を移動する結果生じる人畜共通寄生虫症が幼虫移行症である．回虫，蟯虫，鉤虫，鞭虫，バンクロフト糸状虫やオンコセルカ（回旋糸状虫）など，ヒトのみを終宿主とする線虫症は幼虫移行を示さない．

内臓幼虫移行症 visceral larva migrans をきたす寄生虫として，アニサキス，広東住血線虫，旋毛虫，イヌ回虫，イヌ糸状虫，有鉤嚢虫（有鉤条虫の幼虫），包虫（エキノコッカス），宮崎肺吸虫があげられる．

幼虫移行によって皮膚に遊走性の腫脹をきたす病態（皮膚幼虫移行症）は，皮膚爬行症 creeping disease と呼ばれる（図 9-36）．顎口虫，旋尾線虫幼虫，マンソン孤虫が代表例で，時にイヌ糸状虫，肺吸虫，有鉤嚢虫による皮膚爬行症もみられる．

疥癬 scabies

疥癬は，ヒゼンダニ Sarcoptes scabiei hominis の表皮角層内寄生による伝染性皮膚疾患である．体長 0.3～0.45 mm で 4 対の脚を有するメス成虫が，指間，腋窩，鼠径部，陰部などの軟らかい表皮に疥癬トンネル mite burrow を掘って産卵する（図 9-37）．オスは交尾後死亡する．卵は 2～3 日で孵化し幼虫となる．幼虫は 2 週間ほどで成虫になる．

ダニは角質細胞を栄養源とする．夜間に強い瘙痒感のある粟粒大の紅斑性・漿液性丘疹が多発し，小水疱や小膿疱を混じる．皮膚の接触や衣類・寝具を介して接触感染する．老人施設や障害者施設での疥癬の院内感染が問題となる．家族内感染や性感染症としての側面もある．リネン類の適正管理（洗濯・熱湯消毒）が求められる．

細胞性免疫不全状態の患者では，ノルウェー疥癬と呼ばれる重症感染が生じ，院内感染の元凶となる．蠣殻状に重積・固着した汚灰白色の角質が全身皮膚にみられ，角質中に多数の成虫，幼虫，虫卵と糞塊が確認できる．

◆参考文献

1) Farrar WE, Wood MJ, Innes JA, Tubbs H (eds)：Infectious Diseases. Text and Color Atlas (2nd Ed), Gower Medical Publishing, London, 1992.
2) Connor DH, Chandler FW, Schwartz DA, Manz HJ, Lack EE (eds)：Pathology of Infectious Diseases (vols I & II), Appleton & Lange, Stamford, 1997.
3) Horsburgh CR, Jr, Nelson AM (eds)：Pathology of Emerging Infections (vol. I & II), American Society of Microbiology, Washington DC, 1997, 1998.
4) Collier L, Balows A, Sussman M (eds)：Topley & Wilson's Microbiology and Microbial Infections, vols. 1-6 (9th Ed). Arnold, London, 1998.
5) 「医療の安全に関する研究会」安全教育分科会編：ユニバーサルプレコーション実践マニュアル．新しい感染予防対策，南江堂，1998.
6) 小早川隆敏（編）：改訂・感染症マニュアル．マイガイア，1999.
7) 島田 馨（編）：領域別症候群シリーズ23〜25．感染症症候群（I〜III）．症候群から感染性単一疾患までを含めて．別冊日本臨床，日本臨床社，1999.
8) Fernando RL, Fernando SSE, Leong AS-Y：Tropical Infectious Diseases. Epidemiology, Investigation, Diagnosis and Management. Blackwell Science Asia, Carlton South, 2000.
9) 堤 寛：感染症病理アトラス．文光堂，2000（復刻版あり）．
10) Tsutsumi Y：Pathology of Infectious Diseases. http://info.fujita-hu.ac.jp/〜tsutsumi/, 2003.
11) 堤 寛：画像詳解．完全病理学総論．医学教育出版社，2005.
12) 堤 寛：完全病理学各論（全12巻）．学際企画，2007.
13) Schlossberg D (ed)：Clinical Infectious Disease. Cambridge University Press, New York, 2008.

第10章 腫瘍

腫瘍，癌はヒト疾患の中で，最も重要なものといえる．わが国を含め多くの国々で死亡率第1位を占める．近年の癌研究の進歩は著しく，癌の病態の理解は相当部分進んだ．

A 腫瘍の概念

腫瘍 tumor, neoplasm とは何か？ Ewing は"A tumor is an autonomous new growth of tissue（自律的な組織の成長）"としている．すなわち腫瘍とは正常組織に由来する細胞の増殖の異常であり，自律性増殖，過剰の細胞増殖である．そこでは正常細胞になんらかの分子レベルの異常が起き，正常細胞とは異なり，増殖のコントロールの失調を示すのが腫瘍である．このような腫瘍の概念は，次の2点に分けて理解されうる．

1. 脱統御性

正常の細胞組織は，たとえなんらかの原因による炎症や壊死で実質部分が一部欠損しても細胞組織が有する修復機構により，細胞が適切なところまで増殖，分化し，もとの組織構築を行いうる．ここには細胞の増殖，分化，組織復元の厳重な分子機構が働いている．つまり適切にコントロールされている．腫瘍はこれらの分子機構のさまざまなレベルでの破綻といえる．その結果，細胞の脱統御性の増殖をきたし，腫瘍を形成する．通常，宿主が生き続ける限り増殖を続け，正常組織の圧排，破壊ばかりでなく近接他臓器の圧排，破壊なども起こりうる．

2. 脱分化性

正常組織でも多くの臓器で細胞の分裂，増殖はなされている．しかし，これらは適切に分化し，正常組織構築や機能維持に関与している．腫瘍細胞ではこのような分化がなされず，細胞の機能の低下，不全をきたし，形態的にも母細胞のそれとは異なるものになり，組織構築も正常とはさまざまな程度に異なる形を呈する．このような病理組織学的な腫瘍形質の特徴が，正常組織と腫瘍組織を区別しうる最も普遍的な形質といえる．近年の癌研究の進展は分子レベルでこれらの癌の形態学的特徴を説明しつつある．

腫瘍は通常，良性腫瘍 benign tumor と悪性腫瘍 malignant tumor に分けている．表10-1 に特徴を示すように，良性腫瘍は局所にとどまり増殖が極めて緩徐か停止しているもので転移はない．悪性腫瘍は浸潤，転移などにより臓器不全をきたし宿主を死にいたらしめる．

癌 cancer と悪性腫瘍は同義語として使われる．ただし，臨床的，病理学的に狭義には2つに区別する．すなわち癌腫 carcinoma と肉腫 sarcoma である．前者は消化管，呼吸器，泌尿生殖器など上皮性の腫瘍を意味し，後者は筋肉，骨などの非上皮性腫瘍を示す．また，厚生労働省の悪性腫瘍に関する種々の統計では一般市民にもよりわかりやすく，「がん」と記すようになってきている．

表 10-1 良性腫瘍と悪性腫瘍の特徴

特 徴	良性腫瘍	悪性腫瘍
分化度，退形成	高分化	分化欠如，低分化，退形成
異型性	低い異型性	明らかな異型性
増殖速度	遅い，分裂像まれ	速い，分裂像多
局所浸潤，破壊	なし	あり
転移	なし	頻発

B 腫瘍の疫学

腫瘍ではポピュレーションレベルの疫学的データや研究も重要である．なぜなら腫瘍では民族的，地理的要因

が大きく影響している場合があり，腫瘍発生の分子機序の解明や腫瘍予防と行政対策などと著しくかかわっていることが少なくないからである．近年では地球環境的な側面も加わり，重要性を増している．

1．癌死亡率

わが国における癌死亡率はいまだ増加傾向を示している．総死亡数は2000年で295,484人，2004年で320,334人とされている．1980年代に死因別死亡率の第1位になり，第2位に心疾患，第3位は脳血管疾患が今日まで続いている．欧米では死亡率1位は心疾患で，癌は第2位を占める国が多い．

2．臓器別癌死亡率

大島らがまとめたわが国の癌死亡率の経緯と2020年までの死亡率予測をみると，男性では1980，1990年代は胃癌が死亡率第1位であったが，減少傾向を示し，今日，肺癌に置き換わった．これに続き肝癌，胃癌あるいは結腸癌が第2，3位を占め，将来的にはこれらの癌に加え，前立腺癌や膵癌が死亡率上位の癌となると予測されている．女性では胃癌，肺癌，乳癌，結腸癌が上位を占めているが，男性同様，胃癌は減少傾向を示している．将来的には肝癌，膵癌も増えてくると予測されている．

C 腫瘍の生物学的特徴

腫瘍はいくつかの段階を経てその悪性という生物学的特徴を示す．それらはトランスフォーメーションといわれる細胞の悪性形質転換，増殖，浸潤そして他臓器転移である．分子レベルでこれらの各段階のメカニズムがかなり解明されてきているが，これらの形質は病理組織学的所見により最もよく理解される．

1．分化と退形成

細胞は分化 differentiation することにより組織形成し，正常機能を発揮する．腫瘍はさまざまな程度の低い分化度，異型性 atypia を示す．同じ腫瘍組織内でも異なる分化と異型度をみることが少なくない．母細胞が何であるか同定できなくなることもしばしばである．このような腫瘍細胞の形質を退形成 anaplasia という．これら分化，退形成は下記の形態学的特徴によりとらえることができる．

1．多形性 pleomorphism：個々の細胞や核の大きさ，形の多様な特徴を示す．

2．核異型 nuclear atypia：腫瘍では核の異型がとりわけ著しいことが多い．

3．細胞分裂 mitoses：細胞分裂は悪性腫瘍の特徴として腫瘍の多くで認められる．

4．極性 polarity 消失：正常細胞のもつ極性，すなわち核の配置や，細胞の方向性などが腫瘍では乱れを示す．

5．異形成 dysplasia：上皮性組織は規則的な組織構築を示すが，これらの乱された増殖性変化を異形成という．すなわち個々の細胞の均一性の消失と組織構築の不規則性，不定形性を意味する．高度になれば上皮内癌 carcinoma *in situ* であり，進展すると浸潤癌 invasive carcinoma となる．

図10-1a〜f には正常胃粘膜，胃腺腫，高分化胃腺癌，中分化胃腺癌，低分化胃腺癌，そして未分化胃癌を示す．上記にあげた各特徴が正常〜未分化癌になるに従って著しく増しているのがわかる．

2．増殖速度

1個の腫瘍細胞が1gの重量になるには10^9，つまり30回の分裂を経る．1kg（10^{12}個）になるにはさらに10回の分裂が必要である．一般的に腫瘍細胞の増殖速度は分化度と関係し，悪性腫瘍では正常組織，良性腫瘍より速いと考えられている．これは，細胞が2倍に分裂する時間（ダブリング時間），分裂期にある細胞数，腫瘍に出入りする細胞の割合などに依存する．腫瘍細胞は正常細胞に比べG_1-S-G_2-M という細胞周期でG_1期が短いが，一度細胞周期が回り始めると細胞周期終了に要する時間は正常細胞に比べ必ずしも短いとは限らない．むしろ増殖期にある細胞の割合が明らかに多いと考えられる．腫瘍では増殖過程でアポトーシスを示す細胞もあるが，むしろアポトーシス抵抗性を付与されている細胞が多いと考えられている．すなわち結果として細胞数の増加が上回り，腫瘍というマス形成をきたすと思われる．

3．腫瘍の *in vitro* での特徴

腫瘍細胞は細胞レベルでも正常細胞と比較し，大きな特徴を示す．光顕的，電顕的には，通常，著明な細胞異型，核輪郭の不整，核小体の増大，核細胞質比の増加，細胞質小器官の著明な減少，遊離リボソームの増加，細

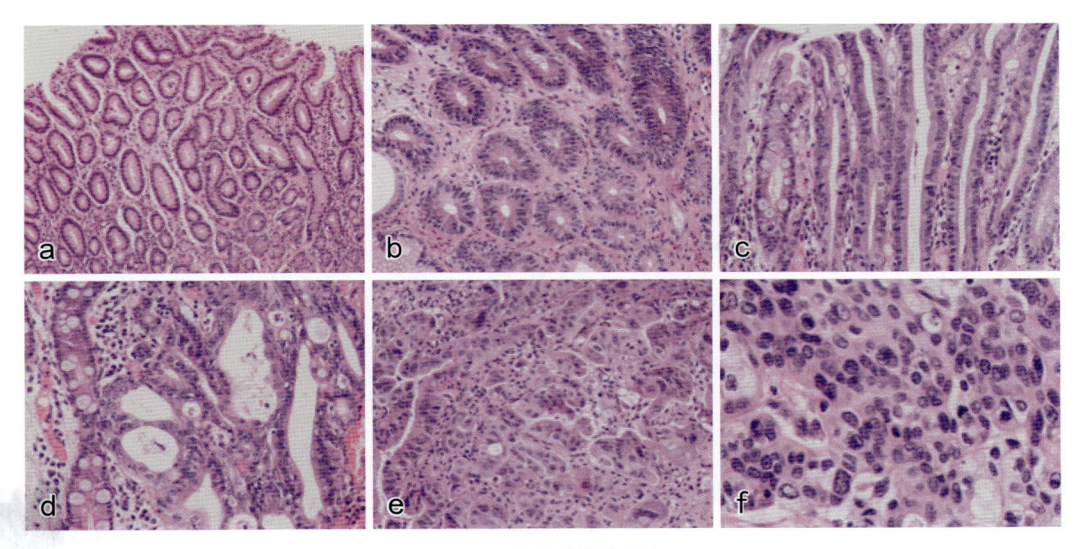

図 10-1　正常胃粘膜と胃癌
a．正常胃粘膜，b．胃腺腫，c．高分化胃腺癌，d．中分化胃腺癌，e．低分化胃腺癌，f．未分化胃癌

胞極性の消失などがみられる．これらの特徴は細胞の増殖スピードが速ければ速いほど顕著になる．

　in vitro での増殖形質も腫瘍細胞と正常細胞とでは大きな差をみせる．これは活性型癌遺伝子などが NIH3T3 細胞などをトランスフォーム（形質転換）させると明瞭に観察される．トランスフォームした細胞にみる特徴を以下に列記する．

① 接触阻止 contact inhibition からの解除，piling up 能の獲得
② 軟寒天培地でのコロニー形成能，足場非依存性増殖能 anchorage independent growth の獲得
③ ヌードマウス，SCID マウスでの増殖能の獲得
④ 培養単位面積当たりの細胞数 saturation density の増加
⑤ 血清要求性の低下

細胞が完全に腫瘍化したか否かは，一般的に①〜③の形質を獲得したかでほぼ判別可能である．ただし，特定の細胞，例えば NIH3T3 などは長期間培養を続けていた場合，接触阻止が一見解除されたようにみえる．他方，足場非依存性増殖とヌードマウスでの造腫瘍性はよく一致し，足場非依存性増殖は細胞の腫瘍化のすぐれた指標として使用されている．ヌードマウスは NK 活性が高く，腫瘍化した細胞が高い NK 感受性をもつ場合などは，ヌードマウスで造腫瘍性をみせない場合もあるが，これらはむしろ例外的である．

　注意しなければならないのは，これらの細胞腫瘍化のメルクマールはあくまで相対的なものであることである．ヒトの腫瘍組織からとられた腫瘍細胞は実験腫瘍同様な増殖スピードを示すものもあるが，これらは例外的であり増殖スピードも遅く，足場非依存性増殖もみせない場合もある．ヌードマウスでの造腫瘍性も低く，発育に3〜4か月と長期間を有することもある．ヒトの患者の実際の腫瘍もこのような増殖スピードを示す程度のものが多い．すなわち，腫瘍化といってもその形質のスペクトルは幅広いものであり，腫瘍としての形質の発現程度は all or none ではないと理解すべきである．

4．癌幹細胞と分化，増殖

　腫瘍は通常，分化度や異型度が一見して異なるさまざまな細胞より構成され，いわゆる多様性，多種性 heterogeneity を特徴としてもつ．最近では，腫瘍には癌幹細胞 cancer stem cells が存在し，これがマスとしての腫瘍を構成する基本的細胞となっていると考えられている．その特徴としては，次の①〜④があげられる（図 10-2）．

① 腫瘍性増殖能 cancer initiating ability
② 自己新生能 self-renewal ability
③ 多分化能 multilineage differentiation capacity
④ 非対称性増殖能 asymmetrical proliferation

今日まで同定された癌幹細胞は放射線や化学療法薬に強い抵抗性をもつこと，また表面マーカーとして CD133 や CD44 が陽性のものが多いこともその特徴として知られている．したがって特に癌治療の側面から癌幹細胞を標的とすることは合理的であり，種々の腫瘍で実体の解明がなされるべきである．

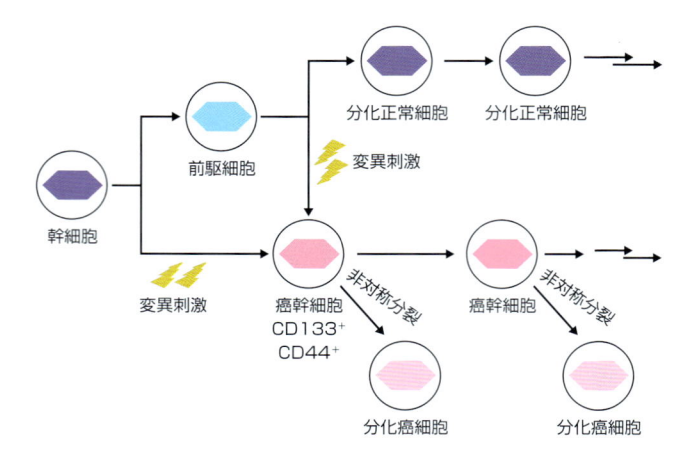

図 10-2　癌幹細胞と分化，増殖

5．腫瘍浸潤

浸潤 invasion は悪性腫瘍の最大の特徴の一つであり，良性腫瘍と最も大きな対比をなすものである．すなわち，隣り合う細胞，組織への無秩序，不規則な進展と増殖であり，多くは組織破壊を伴う．被膜のあるものは被膜そのものの破壊，被膜を越えた浸潤，増殖をみる．組織中には血管，リンパ管があり，腫瘍性の破壊は，同時にこれらの脈管を通した遠隔部位への浸潤，すなわち転移となる．

6．転　移

転移 metastasis も良性腫瘍と大きな対比をなし，悪性腫瘍の特徴といえる．浸潤性の増殖を示す腫瘍は，基本的には転移能をもつと考えるべきである．

1．**体腔部分への播種**：胸腔，腹腔などの体腔に腫瘍は浸潤，転移を示しうる．特に卵巣腫瘍はこの頻度が高いことが知られている．

2．**リンパ管性転移**：リンパ管に入った腫瘍は解剖学的ルートに乗り近傍リンパ節への転移を示す．最初に転移を示すリンパ節としてセンチネルリンパ節が知られ，外科的治療に同定と切除などの対応がなされてきている．

3．**血行性転移**：血管，特に毛細管に入った腫瘍細胞が血流にのり，遠隔転移をきたす．

D 腫瘍の進行度—TNM 分類

腫瘍はその持続的増殖，浸潤，転移能により個体，宿主では局所，臓器レベルでさまざまな進展の程度をみる．わが国では病理学会が主体となり，各臓器の腫瘍で各々取扱い規約があり，日常的な病理学的検索の表記に用いられている．

世界的には TNM 分類がある．この基本的な法則は，T は tumor（腫瘍）であり，原発巣についての表記である．N は lymph node（リンパ節）であり，数字が大きいほどリンパ節転移の広がりが大きいことを示す．M は metastasis（転移）であり，特に遠隔転移を示す．例として乳癌の TNM 分類を示すと，T0＝腫瘍なし，T1＝2 cm 以下の腫瘍，T2＝2〜5 cm の腫瘍，T3＝皮膚あるいは胸壁に浸潤する腫瘍，N0＝腋窩リンパ節転移なし，N1＝可動性のリンパ節転移，N2＝固定されたリンパ節転移，M0＝遠隔転移なし，M1＝遠隔転移あり，Mx＝遠隔転移不明で表記している．

E 癌の分子メカニズム

1. 腫瘍化の基本的メカニズム

腫瘍は明らかに遺伝子の病気ととらえることができる．しかも単一の遺伝子の変化では十分でなく，複数の遺伝子の異常によりはじめて腫瘍のさまざまな形質を説明できる．最近ではゲノム上の多数の遺伝子を選択的に活性化あるいは不活性化するエピジェネティックな機構も腫瘍化に強く関係することが示されている．すなわち腫瘍では，以下のような基本的メカニズムが関与している．

① 増殖シグナルの活性化（癌遺伝子）
② 増殖抑制シグナルの不活性化（癌抑制遺伝子）
③ アポトーシスの抑制
④ DNA修復不調
⑤ 永続的複製能獲得
⑥ 血管新生
⑦ 浸潤・転移能獲得

これらを腫瘍の進展との関係でとらえると図10-3のように簡略化される．

2. 細胞周期

通常，分裂を止めた細胞は細胞周期 G_0 期にある．細胞が分裂する際には G_1-S-G_2-M のいわゆる細胞周期の各相にのって分裂を遂行する．分裂が促進されている腫瘍では当然，細胞周期が亢進し，これを制御する種々の分子の発現に異常がある．図10-4に示すように正常の細胞周期では cyclin と cyclin-dependent kinase（cdk）が関係し，G_1-S-G_2-M 各相に主に cyclin D/cdk4, cyclin E/cdk2, cyclin A/cdk2, cyclin B/cdk1 が各々働き，特に各 cyclin は発現レベルを大きく低下させ各相を終える．

1) **cyclin D/cdk4 と網膜芽細胞腫蛋白質 Rb のリン酸化**：cyclin D と Rb のリン酸化は細胞周期をおし進める際のキーの分子といえる．G_0 では cyclin はいずれもプロテアソーム・ユビキチン系により分解され発現はみられないが，図10-4, 5に示すように G_1 期で cyclin D は発現増量し，cdk4 に結合，この cyclin D/cdk4 複合体が Rb をリン酸化する．このことは細胞周期のスイッチオンともいえるもので，Rb のリン酸化は E2F の解離をもたらし，その転写活性を発現させる．すなわち Rb リン酸化は細胞周期の抑制を解除し，細胞分裂を亢進させる最も重要なステップといえる．

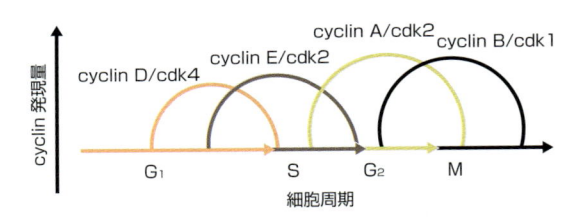

図 10-4　cyclin/cdk と細胞周期調節

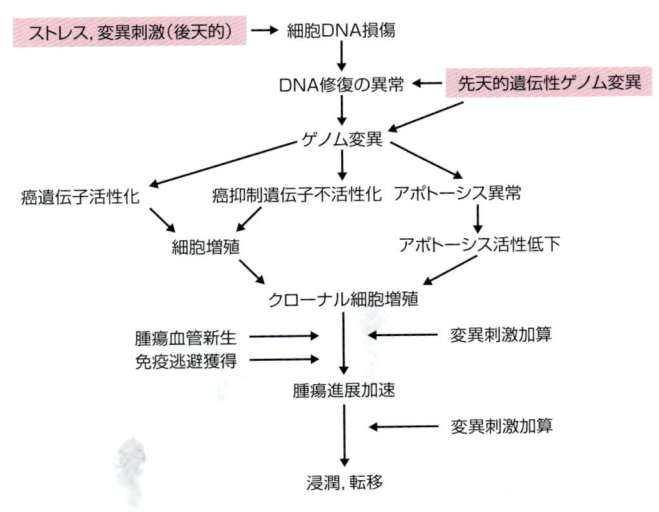

図 10-3　腫瘍化とその進展の概略

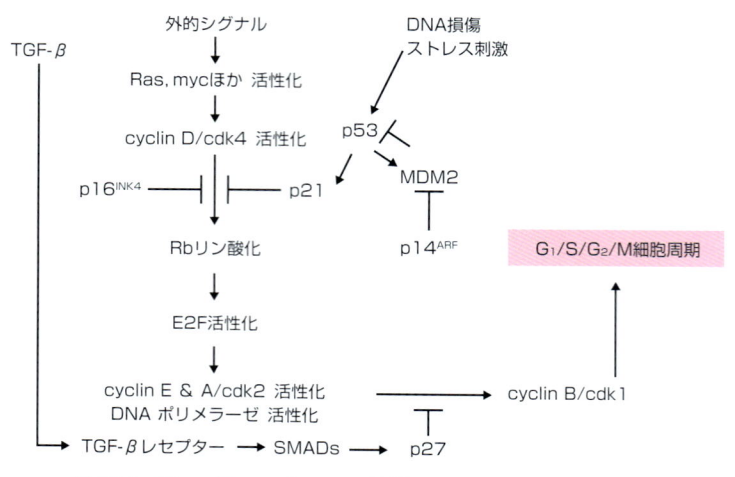

図 10-5　Rb, p53, cyclin, cdk 抑制因子，TGF-β と細胞周期制御

　G_1 期以降，すなわち S 期，G_2/M 期への進行はまず cyclin E/cdk2 が重要な役割を果たす．活性型 E2F は cyclin E や種々ポリメラーゼの転写を促進，さらに cyclin A や cyclin B の転写も亢進させ，細胞分裂にいたらしめる．

　一方，cyclin/cdk 複合体は cdk インヒビターといわれるいくつかの分子により負に制御されている．主な cdk インヒビターは p21^{Cip}/p27^{Kip} および p16^{INK4}/p14^{ARF} といわれるものである．これらは腫瘍抑制分子として機能し，多くの腫瘍で遺伝子異常がある．p21 の発現は p53 によって誘導される．

2．細胞周期チェックポイント：細胞周期は G_1/S, G_2/M 期の 2 か所に DNA の損傷のチェックポイントを有する．もし損傷があれば細胞周期を止め修復分子により DNA の修復を行う．もし過度の損傷があればアポトーシスに向かわせる実に巧妙な機構が存在し，腫瘍化を防いでいる．DNA 損傷を認識する分子として RAD 蛋白質ファミリーや ATM（ataxia telangiectasia mutated）などが知られ，p53 を誘導し，これが p21 を介して細胞周期を停止，あるいはアポトーシスにいたらしめる．

3．増殖シグナルと癌遺伝子

　腫瘍ではその自律的増殖に必要な癌遺伝子といわれる多くの遺伝子の活性化，発現がみられる．**表 10-2** に示すように，これらは通常，成長因子あるいはそのレセプターであり，成長シグナルの伝達にかかわる．すなわち細胞表面に発現するレセプターへの成長因子結合，細胞内そして核へのシグナル伝達，転写因子の活性化，細胞周期と細胞分裂の誘導という各段階をおし進めている．

癌遺伝子：RNA 腫瘍ウイルスの一つ Rous sarcoma virus のウイルス癌遺伝子 v-onc である v-src と相同性のある遺伝子 v-src が宿主正常細胞ゲノムにあることが発見され，この正常ゲノムにあり v-onc と相同性を示す遺伝子は癌遺伝子 oncogene，あるいは癌原遺伝子 proto-oncogene と命名された．以来，種々の癌遺伝子が単離された．**表 10-2** にそれらの特徴を示すが，機能的に成長因子そのもの，成長因子レセプター，細胞内シグナル伝達分子，核内転写調節因子あるいは細胞周期制御性因子である．

　それらの中で最も重要な分子の一つは RAS 癌遺伝子といえる．ヒト癌で高率にその活性化が認められる．相同性の高い c-Ha-RAS, c-K-RAS, c-N-RAS があるが，これらは 21 kd の RAS 蛋白質を遺伝子産物とする．この蛋白分子は，GTP の加水分解能をもつ GTP/GDP 結合蛋白質である．GTP 結合型が活性型 RAS であり，細胞膜から核へのシグナル伝達を司る．増殖因子刺激がなくなると GDP 結合型の不活性型 RAS に戻る（**図 10-6**）．癌細胞にみる RAS 癌遺伝子は，第 12，61 番目アミノ酸が突然変異により置換を起こし，その結果これら変異型 RAS は，GTP 結合型すなわち活性型 RAS として増殖シグナルを発し続けることになる．具体的にシグナルはキナーゼカスケードにより次々と伝達される．GTP 結合型 Ras はセリン/スレオニンキナーゼ Raf-1 を，Raf-1 はキナーゼ MEK1/MEK2 を，MEK1/MEK2 はキナーゼ Erk1/Erk2 を活性化し，最終的に Erk1/Erk2 を細胞質から核内に移行させ，シグナル伝達を遂行している．核内では転写因子をリン酸化し，その活性を発現させる（**図 10-6**）．

E. 癌の分子メカニズム

表 10-2 主な癌遺伝子と作用機序，関連ヒト腫瘍

種類，カテゴリー	癌原遺伝子	作用機序	関連ヒト腫瘍
1．成長因子			
FGF	HST1	過剰発現	胃癌
	INT2	増幅	膀胱癌，乳癌，悪性黒色腫
HGF	HGF	過剰発現	甲状腺癌
PDGF-β	SIS	過剰発現	骨肉腫
			星状細胞腫
TGF-α	TGFA	過剰発現	肝癌，星状細胞腫
2．成長因子レセプター			
CSF-1 レセプター	CSF1R（FMS）	点突然変異	白血病
EGF レセプター	ERBB1/ERBB2	過剰発現	肺扁平上皮癌
		増幅	乳癌，卵巣癌
PDGF レセプター	PDGFR	過剰発現	神経膠腫
幹細胞因子レセプター	KIT	点突然変異	GIST（胃，軟部組織）
3．細胞内シグナル伝達分子			
GTP 結合	KRAS	突然変異	大腸癌，肺癌，膵癌
	HRAS	突然変異	膀胱癌，腎癌
	NRAS	突然変異	悪性黒色腫，血液腫瘍
非レセプターチロシンキナーゼ	ABL	転座	慢性骨髄性白血病
			急性リンパ性白血病
RAS シグナル伝達	BRAF	点突然変異	悪性黒色腫
WNT シグナル伝達	β-catenin	点突然変異	肝細胞芽腫，肝癌
		過剰発現	
4．核内転写調節因子			
転写因子	MYC	転座	Burkitt リンパ腫
	MYCN	増幅	神経芽腫，肺小細胞癌
	MYCL1	増幅	肺小細胞癌
5．細胞周期制御性因子			
cyclin	cyclin D	転座	マントルリンパ腫
		増幅	乳癌，食道癌
	cyclin E	過剰発現	乳癌
CDK（cyclin-dependent kinase）	CDK4	増幅，点突然変異	神経膠芽腫，肉腫
			悪性黒色腫

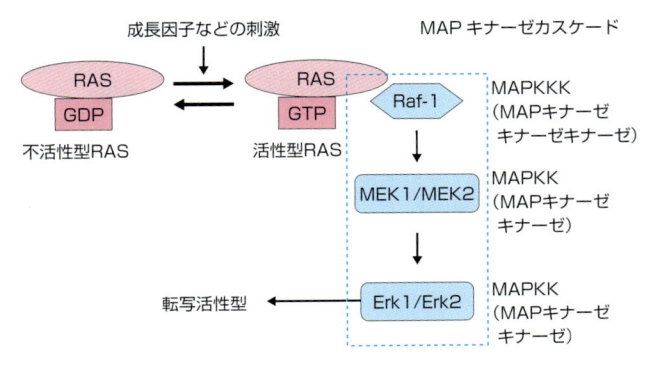

図 10-6 RAS シグナル経路と MAP キナーゼカスケード

4. 増殖抑制シグナルの不活性化と癌抑制遺伝子

　細胞の増殖，成長はいくつもの外からのシグナルを制御することによりなされている．これらの不調は腫瘍化の一つの大きな原因となる．細胞の増殖においてこのような負の制御を行っている遺伝子が癌抑制遺伝子 tumor suppressor genes である．これらの遺伝子の欠損は直接増殖異常を引き起こすということで gatekeeper 型癌抑制遺伝子ともいわれる．これらの遺伝子の機能欠如 loss of function がヒト癌でも証明されている．代表的な例を**表 10-3** にまとめる．

1．癌抑制遺伝子：*Rb*，*TP53*（*p53*），*APC* の各遺伝子が代表的癌抑制遺伝子である．

　1）腫瘍化の two-hit 説と**網膜芽細胞腫蛋白質（Rb）**　眼科医 Knudson は癌細胞と正常細胞を融合すると正常細胞の形質を示すことから，網膜芽細胞腫の発症には感受性対立遺伝子の相同部位が2度変異をきたすことが必要であるという two-hit 説を唱えた（**図 10-7**）．この説は腫瘍発症にかかわる遺伝子が Rb 遺伝子として同定されることにより証明された．家族性の場合，ヒト染色体 13q14 に存在する Rb 対立遺伝子のいずれかにすでに変異があり，常染色体優性の遺伝形式をとり，homozygous になるか，健常な対立遺伝子の変異により発症する．散発性の場合では対立遺伝子の相方の変異が重なった際に腫瘍の発症となる．家族性の場合は患者は網膜芽細胞腫に加え，骨肉腫やほかの軟部腫瘍を高頻度で発症する．そればかりか Rb 遺伝子の不活化は上皮性の腫瘍，例えば乳癌，肺小細胞癌，膀胱癌などでもみられる．このことは細胞周期制御分子としての Rb 蛋白質の重要な機能（**図 10-5**）からするとよく理解できる．Rb 蛋白質のリン酸化を制御する INK4 や cyclin D/cdk4 などを含めると多くの腫瘍でいわゆる Rb pathway の異常が検出される．すなわち，正常の細胞周期の制御の欠如が，腫瘍化の一つの中心的な機構と考えることができ，その意味でも最初の癌抑制遺伝子として分離された Rb の重要性は高い．

　2）**p53 とゲノムの門番 guardian of the genome**　p53 はヒト染色体 17p13 に存在し，393 のアミノ酸よりなる分子量 53 kd の蛋白質である．p53 の基本的機能は転写調節因子である．p53 は正常な細胞では極めて微量しか発現されていないが，種々の発癌ストレス，例えば紫外線，放射線照射などにより発現増量をきたす．このようにゲノム DNA の損傷に応答し，下流の標的分子を制御し，細胞のホメオスタシスを保つという意味でゲノムの門番とも称される．**図 10-8** に示すように DNA 損傷は ATM キナーゼを活性化，これが p53 をリン酸化する．このことにより p53 の蛋白質分解を促進する MDM2 と p53 の解離が起き，p53 の発現レベルが上昇する．p53 はここで転写因子として働き，標的分子の発現誘導を行う．これらには p21，GADD45，BAX などがある．p21 は Rb リン酸化に働く cdk2 のキナーゼ活性

表 10-3 主な癌抑制遺伝子と関連ヒト腫瘍

細胞局在	遺伝子	機能	体細胞変異による腫瘍	遺伝性変異による腫瘍
細胞表面	TGF-β 受容体	増殖抑制	大腸癌	不明
	β-catenin	細胞接着	胃癌	家族性胃癌
細胞膜抑制	NF1	RAS シグナル抑制 p21 細胞周期抑制	神経芽腫	神経線維腫症1型および肉腫
細胞骨格	NF2	細胞骨格安定性	シュワノーマ，髄膜腫	神経線維腫症2型，聴神経腫，髄膜腫
細胞質	APC/β-catenin	シグナル伝達抑制	胃癌，膵癌，大腸癌，悪性黒色腫	家族性ポリポーシス 大腸癌
	PTEN	PI-3 シグナル伝達	内膜癌，前立腺癌	Cowden 病？
	SMAD2/SMAD4	TGF-β シグナル伝達	大腸癌，膵癌	不明
核	Rb1	細胞周期制御	網膜芽細胞腫 骨肉腫，乳癌 大腸癌，肺癌	網膜芽細胞腫 骨肉腫
	TP53（p53）	細胞周期制御 アポトーシス制御	種々腫瘍	Li-Fraumeni 症候群
	WT1	転写調節	Wilms 腫瘍	Wilms 腫瘍
	CDKN2A [P16（INK4a），P14（ARF）]	細胞周期抑制	膵癌，乳癌，食道癌	悪性黒色腫
	BRCA1/BRCA2	DNA 修復	不明	乳癌，卵巣癌
	KLF6	転写因子	前立腺癌	不明

図 10-7 癌抑制遺伝子の概念

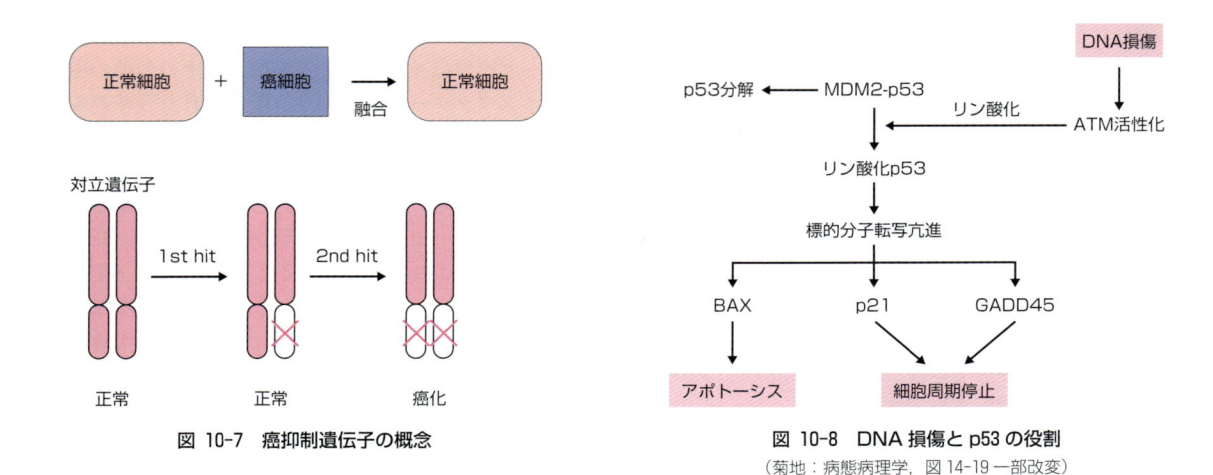

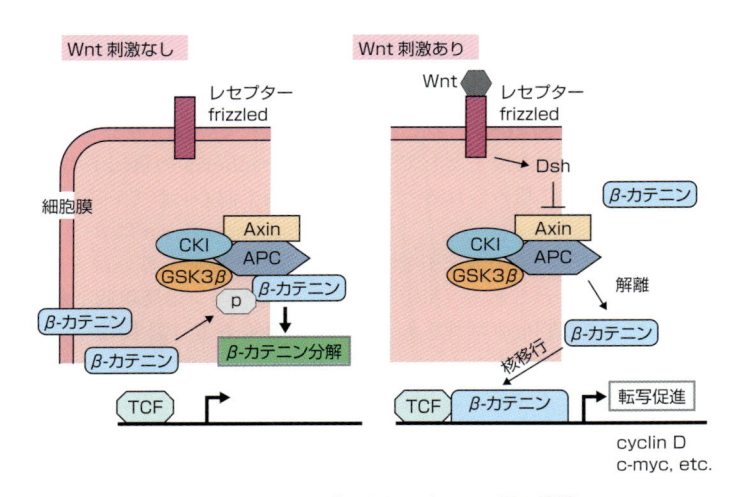

図 10-8 DNA 損傷と p53 の役割
(菊地：病態病理学，図 14-19 一部改変)

図 10-9 Wnt シグナルと β-カテニン系の機構

阻止に働き，不活化 Rb とすることにより G_1 期に細胞周期を停止する．GADD45 も同様に G_1 期停止にかかわり，DNA 修復を可能としている．DNA の損傷が著しい時は，p53 の特定部位のリン酸化が惹起され，BAX などのアポトーシス促進遺伝子を誘導し，これらの細胞を排除する．p53 の異常あるいは欠損細胞では，このような p53 の種々の生理的機能が発揮されないため変異が蓄積し，腫瘍化が進むと理解される．

p53 はヒト癌の 50% くらいに変異をみる．遺伝子では Li-Fraumeni 症候群と呼ばれる癌多発家系と p53 変異が関係づけられている．これは p53 遺伝子片側アレルの生殖細胞での変異で，さまざまな腫瘍を発生する．

p53 は Rb など，ほかの癌抑制遺伝子とは異なり，片側アレルだけの変異で腫瘍化を促進しうる．これは p53 が四量体を形成して機能する転写因子であり，正常 p53 と変異 p53 が混在した状態では正常に機能しえない四量体が形成されるためである．

3）APC/β-カテニン　家族性大腸ポリポーシス familial adenomatous polyposis coli より発見されたヒト染色体 5q21 に存在する 2,843 個のアミノ酸よりなる蛋白質をコードする癌抑制遺伝子である．APC の変異は通常の非遺伝性の腺腫や大腸癌，胃癌などでも高率に認められる．

機能的には APC が上皮細胞の増殖，分化にかかわる Wnt シグナル伝達の抑制性分子であり，β-カテニンが転写因子として機能するにあたり，その制御因子として働くことが明らかにされた．すなわち，図 10-9 に示すように生理的には APC は胞体内で Axin, CK1, GSK3β などと呼ばれる分子と会合し，特に GSK3β により β-カテニンがリン酸化され，β-カテニンのプロテアソームによ

る分解に寄与している．一方，Wnt は細胞表面のレセプター frizzled に結合することにより，GSK3β による β-カテニンの捕捉が進まず，β-カテニンの細胞内発現を許し，結果として核内移行をきたし TCF などと協同し，β-カテニンの転写因子としての機能を発揮させる．APC の変異はこの後者のシグナル伝達の持続を許すことになるわけであり，これが腫瘍化につながると考えられている．

2．他の癌抑制遺伝子：Rb, p53, APC 以外にも多くの癌抑制遺伝子の存在が推測されており，事実さまざまな抑制遺伝子が単離されている．ここでは機能的にも明らかにされた癌抑制遺伝子を記す．

1) *CDKN2A*　この遺伝子産物は cyclin D/cdk4 のキナーゼ活性を抑制し，Rb リン酸化を阻止することにより細胞周期を停止する．$p16^{INK4a}$, $p14^{ARF}$ の変異は多くの腫瘍で認められている．

2) *TGF-β*　TGF-β レセプターを介し p15 や p27 など cyclin/cdk 抑制分子を誘導し，Rb リン酸化を阻止し，細胞増殖に負のシグナルを付与する（図 10-5）．特に TGF-β 抑制性シグナルを伝える際に細胞内因子として働く SMAD4 の変異は膵癌の 50% 以上に認められるという．

3) *NF1*　多発性神経線維腫タイプ 1 の原因遺伝子である．視神経のグリオーマを発症することもある．NF1 の遺伝子産物は neurofibromin であり GTPase 活性をもつ．すなわち RAS シグナルの活性型 RAS-GTP を不活性型 RAS-GDP に変換するが，本遺伝子異常ではこの変換に不調をきたしている．

4) *NF2*　多発性神経線維腫タイプ 2 の原因遺伝子である．聴神経のシュワノーマや髄膜腫を発症する．遺伝子産物 merlin はアクチンや膜局在蛋白質 CD44 に結合し，細胞内接着に関係するといわれている．

5) *VHL*　von Hippel-Lindau 病の原因遺伝子として同定されたものである．腎癌や褐色細胞腫，網膜血管腫などの原因遺伝子と考えられている．VHL 遺伝子産物はユビキチンリガーゼとしての機能を有する．主たる基質は転写調節因子 HIF-1（hypoxia-inducible transcription factor）であり，HIF-1 は血管新生に必要な血管内皮細胞由来増殖因子 vascular endothelial growth factor（VEGF）や血小板由来増殖因子 platelet-derived growth factor（PDGF）などの発現調節を行っている．VHL の欠損は HIF-1 のユビキチン化と分解を低下させ，血管新生の亢進に結びつく．

6) *PTEN*　phosphatase and tensin homologue, deleted on chromosome 10 より命名された．遺伝性腫瘍性病変をきたす Cowden 病（multiple hamartoma syndrome）の原因遺伝子である．この遺伝子の変異は乳癌，大腸癌など多くの腫瘍でもみるが，内膜癌やグリオブラストーマに特に多くみる．機能的にはその名前の由来にあるホスファターゼとしてリン酸化された残基の脱リン酸化にあたる．PI3 キナーゼによりつくられるホスファチジルイノシトール 3, 4, 5 トリリン酸 PI(3,4,5)p3 を脱リン酸化する．アポトーシスとの関係も指摘されている．PI3 キナーゼが Akt を活性化しアポトーシスに働く．*PTEN* はこの下流の反応を抑える．*PTEN* は $p27^{Kip}/p21^{Cip}$ cdk キナーゼ抑制分子の発現を増加させ細胞周期も制御する．したがって，*PTEN* の変異により細胞周期の亢進状態が続くわけである．

7) *WT1*　Wilms 腫瘍の原因遺伝子として同定された．遺伝子産物は転写活性化因子としての特徴をもつ．胎児腎組織において間葉系から上皮系への分化移行を促進する．

8) *cadherin*　上皮細胞間の接着に関与する．したがって，本遺伝子の変異は上皮性組織構築の不整をきたし悪性腫瘍としての特徴，つまり浸潤や転移と関係すると考えられている．分子ファミリーを形成しているが，特に E-cadherin の遺伝子異常や発現低下が上皮性の多くの腫瘍で認められている．

一方，E-cadherin は β-カテニンと会合しているが，APC などの変異あるいは β-カテニンそのものの変異による β-カテニンの発現低下が E-cadherin の発現低下を招く場合もある（図 10-9）．

9) *KLF6*　前立腺癌での変異を多くみる．転写因子であり IGF-B やそのレセプターなどを標的遺伝子としていることに加え，p53 とは独立して，cdk 抑制因子 $p21^{Cip}$, $p27^{Kip}$ の転写亢進も行うとされている．

10) Patched（PTCH）　nevoid basal cell carcinoma 症候群として知られる Gorlin 症候群の原因遺伝子である．通常の基底細胞腫の約半分に本遺伝子異常をみる．Hedgehog ファミリー蛋白質のレセプターであり，PDGFR などの発現調節を行っているとされる．

5．アポトーシスの異常

1．アポトーシス促進：アポトーシスは個体の発生，分化過程にも極めて重要な意義を有するが，この異常，つまり細胞死の異常は腫瘍化の根本的原因の一つとなりえている．そこにはさまざまな分子メカニズムの異常が存在する．p53 は図 10-8 に示すように生理的に細胞の DNA の損傷が軽度の時は $p21^{Cip}$ などの cdk キナーゼ抑制分子を誘導して細胞周期をストップさせ，損傷 DNA の修復にあたる．しかし，損傷が著しい時は BAX，NOXA，PUMA，p53AIP1 など，一連のアポトーシス促進分子の発現誘導を行い，そのような細胞を排除する．

p53 の変異はこのような積極的な排除ができず腫瘍化をきたす.

2. アポトーシス抑制の異常: 癌抑制遺伝子 *PTEN* は cdk キナーゼ抑制因子誘導の働きもあるが, PI3 キナーゼ活性化を介するアポトーシス抵抗性増強の働きも知られている.

一方, 抗アポトーシス分子の過剰発現も腫瘍では認められる. ミトコンドリア局在分子 Bcl-2 は B 細胞白血病において染色体転座の結果, 発現が亢進しアポトーシス抵抗性に寄与しているものである. さまざまな腫瘍で発現上昇がみられるアポトーシス抑制蛋白質として IAP (inhibitor of apoptosis proteins) がある. これらにはサバイビン survivin やリビン livin, ILP-2 が属するが, 特にサバイビンはアポトーシス抵抗性のキーの分子である. サバイビンはカスパーゼ caspase 3, 7, 9 などに結合し, アポトーシスを抑制している. サバイビンは正常では発現がなく, 多くの腫瘍で発現の著しい増加をみるため免疫系のターゲット, すなわち腫瘍抗原としても注目されてきている.

6. DNA 修復とゲノム不安定性

ゲノム DNA はさまざまなストレス刺激により損傷を受ける. すなわちゲノム不安定性や遺伝子突然変異の増大が腫瘍化を直接的, 間接的に促進する. 細胞にはこれらのゲノム不安定性や変異を修復する遺伝子があり, 機能性に癌抑制遺伝子として働いている. これらを gatekeeper 型に対し caretaker 型癌抑制遺伝子といっている.

1. 遺伝性大腸癌と *hMSH1*, *hMSH2*: ポリポーシスを伴わない HNPCC (hereditary non-polyposis colorectal cancer), 遺伝性大腸癌の原因遺伝子として DNA 修復酵素遺伝子 *hMSH2*, *hMLH1* が同定された. DNA 複製にあたり, DNA ポリメラーゼは 10^{-3}〜10^{-4} の頻度でミスマッチを引き起こす. これは通常 DNA ポリメラーゼの修復機構により修復されるが, 一部はこれらの修復酵素により修正される. したがってこれらの遺伝子に変異が起きるとマイクロサテライト不安定性, 点突然変異の高頻化が引き起こされ, ひいては腫瘍化につながる. *hMSH6*, *hPMS1*, *hPMS2* なども同様な DNA 修復酵素遺伝子である.

2. 色素性乾皮症 xeroderma pigmentosum (XP): 皮膚の乾燥と皮膚癌発生の特徴をもつ疾患であり, その原因遺伝子として単離された. 機能的にはエンドヌクレアーゼ活性と DNA 除去修復活性を有する. 現在, XPA〜XPG の 7 群が知られている.

3. ATM, Fanconi 貧血遺伝子, *BRCA1/BRCA2*:

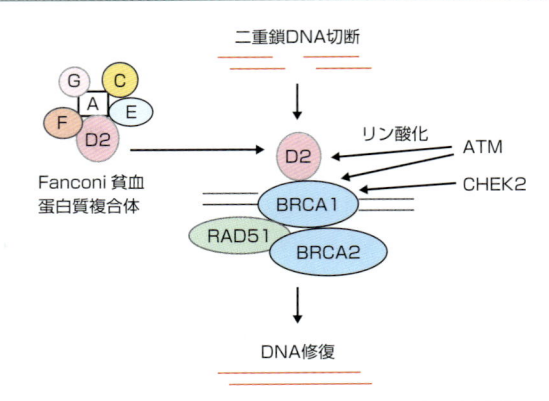

図 10-10 ATM-BRCA-1/-2, Fanconi 貧血蛋白質系による二重鎖 DNA 損傷修復

(Robbins, 図 7-39 一部改変)

これらの遺伝子産物はお互いに協調して二本鎖 DNA 切断時, DNA 相同組み換え時の DNA 修復制御性分子として働いている.

常染色体性劣性遺伝の形式をとる末梢血管拡張性運動失調症 ataxia-telangiectasia (A-T), Fanconi 貧血はそれぞれ神経症状や貧血などに加え, 放射線など DNA 損傷に高い感受性を示すが, 同時にさまざまな腫瘍の発症をきたすことが知られている. *BRCA1/BRCA2* は家族性乳癌 familial breast cancer の原因遺伝子として単離された.

これらの遺伝子産物は実際に**図 10-10** のような機序で DNA 修復を行っているとされる. すなわち, 放射線などによる二本鎖 DNA 切断を *ATM* が感知し, *ATM* は *CHEK2* キナーゼなどと *BRCA1* をリン酸化し, 切断部位に *BRCA1* を近接させる. Fanconi 貧血蛋白質複合体は A, C, E, F, G のサブユニットからなるが, これらが D2 サブユニットのユビキチン化と *BRCA1* の局在を誘導する. さらに *BRCA2* は二本鎖 DNA 切断時の修復酵素 RAD51 を同一部位に局在させ, これら *BRCA1/BRCA2/RAD51* 複合体が DNA 切断修復を遂行する. したがってこれらの遺伝子のいずれかに変異があれば適切な DNA 修復がなされなくなり, 高い腫瘍の発生率をきたすと考えられる.

7. 細胞の不死化とテロメア

哺乳類動物ゲノム DNA は環状でなく線状にあり, ゲノム複製の際に末端部分に特別な機構が存在する. なぜなら線状 DNA 複製の際, その合成にプライマーが必要であるが, DNA ポリメラーゼは 5′ 末端を合成することができないからである. その結果, 1 回の複製ごとに

100〜200 bp の短縮が生じるのである．この部分にはあらかじめヒトでは 6 塩基を一単位とする，計 5,000〜6,000 bp のくり返し配列が存在し，短縮に備えている．この構造をテロメアといい，短縮からゲノム情報を保護している．ヒトの正常細胞では 50〜70 回の分裂でテロメアの短縮が進み，細胞分裂は停止する．さらに短縮が進むとアポトーシスを起こすとされている．逆にテロメアの短縮がない場合，細胞不死化の特徴を示すようになり，無限の分裂が可能となると考えられる．実際，このテロメアの延長が腫瘍で高頻度にみるが，これはテロメラーゼという RNA 依存性 DNA ポリメラーゼによりなされる．腫瘍ではこの活性が亢進している．癌遺伝子である *MYC* はテロメラーゼの発現を増強させることが知られている．

8．血管新生

　個体内での腫瘍の増殖，浸潤には腫瘍血管ともいうべき血管新生が腫瘍局所で必要である．これらを可能にしているのは血管の新生，造成に必要な成長因子，特に血管内皮細胞由来増殖因子（VEGF）や線維芽細胞増殖因子（FGF，特に β-FGF）の上昇，あるいは抗血管新生作用のあるトロンボスポンジン-1 thrombospondin-1 の発現低下などである．癌抑制遺伝子 *VHL* は正常では HIF に結合し，その分解を促すことにより VEGF の発現を抑制しているが，変異 *VHL* ではこの調節が不調であり，VEGF の発現亢進をきたしている．また，RAS のシグナルにより *VEGF* の発現上昇もある．他方，*p53* 不活化はトロンボスポンジン-1 の発現低下を招いている．

9．浸潤と転移

　浸潤と転移は腫瘍の組織内，個体臓器での最大の特徴といってよい．悪性形質はイコール浸潤，転移と理解すべきである．しかし，この生物学的現象は実に複雑な反応よりなる．インテグリンファミリーやケモカイン，ケモカインレセプターなど無数ともいえる分子がかかわり，癌研究の難題であり研究中である．
　上皮性腫瘍の場合，浸潤はまず E-cadherin 発現低下などで細胞間接着の低下に始まり，ラミニンなどを介して基底膜 basement membrane に接合，腫瘍細胞などからのⅣ型コラゲナーゼやプラスミノーゲン活性因子あるいは matrix metalloproteinases（MMPs）により細胞外基質 extracellular matrix（ECM）や基底膜が破壊され，腫瘍細胞の移動が可能となる．さらにフィブロネクチンなどを介して浸潤が進展すると考えられる．
　転移は形質転換し，浸潤能を有した腫瘍細胞が ECM を通過し，近傍の血管やリンパ管など脈管に浸潤し，内腔に入ることから始まる（脈管内移行 intravasation）．多くは数か所以上の腫瘍の小集塊，すなわち腫瘍塞栓を形成し脈管基底膜を再度破壊し脈管外移行（extravasation）を果たす．ここで転移先の実質組織で新たな腫瘍増殖巣を形成し，腫瘍血管新生を誘導しつつ微小転移巣 micrometastasis を完成し，臨床的に明らかな転移巣へと進展する．一度このような転移能を獲得した腫瘍細胞はその高転移能を持続すると考えられ，次々と多発性，多臓器性転移を示すことが多い．

10．癌関連遺伝子の活性化

　腫瘍は遺伝子の病気であり，その発生に直接関与する遺伝子の異常に加え，それらを制御する遺伝子の発現調節も腫瘍化に関係する．
　1．点突然変 point mutation：RAS は点突然変異により活性化する．他方，*p53* は不活化される．
　2．遺伝子欠損 gene deletion：Rb の欠損による網膜芽細胞腫発症が典型的な例といえる．ヘテロ接合性消失 loss of heterozygosity（LOH）はこうした正常対立遺伝子欠失の指標として用いられている．
　3．遺伝子増幅 gene amplification：染色体上で癌遺伝子のコピー数が増加する現象である．*MYCN* 癌遺伝子の増幅が小児神経芽細胞腫などでみられる．
　4．染色体転座 translocation：染色体転座により癌遺伝子を含む種々の遺伝子の活性化が知られている．特に白血病，リンパ腫，骨軟部腫瘍で多くみられる（表 10-4）．
　5．プロモーター挿入 promotor insertion：遺伝子プロモーター領域に主にウイルス由来の LTR（long terminal repeat）が挿入され，プロモーター，エンハンサー活性を上昇させる．*MYC* などの癌遺伝子でみられる場合がある．

11．エピジェネティックな変化，後天的遺伝子発現の変化

　腫瘍は基本的にはゲノム塩基配列の変化に基づく遺伝子の病気といえる．しかし，遺伝子の発現をエピジェネティックに，すなわち後天的に調節する機序が存在し，遺伝子の選択的活性化あるいは不活性化を行っている．これらの機構はいわゆるゲノムインプリティングの主たるものであり，雌性染色体の不活性化などを行っている．単性生殖で全染色体が卵由来の場合は卵巣奇形腫を，全染色体が雄性由来の時，胞状奇胎を発症する機構にもエピジェネティックな変化 epigenetic change が関係して

E. 癌の分子メカニズム　173

表 10-4　染色体転座と癌遺伝子活性化の例

腫　瘍	転　座	融合遺伝子
慢性骨髄性白血病	t（9；22）（q34；q11）	Ab1-Bcr
急性骨髄性白血病，リンパ性白血病	t（4；11）（q21；q23）	AF4-MLL
	t（6；11）（q27；q23）	AF6-MLL
Burkittリンパ腫	t（8；14）（q24；q32）	c-myc-IgH
マントルリンパ腫	t（11；14）（q13；q32）	cyclin D-IgH
濾胞性リンパ腫	t（14；18）（q32；q21）	IgH-Bcl-2
T細胞性急性リンパ芽球性白血病	t（8；14）（q24；q11）	c-myc-TCRα
	t（10；14）（q24；q11）	Hox11-TCRα
Ewing肉腫	t（11；22）（q24；q12）	Fli1-Ews
	t（21；22）（q22；q12）	Erg-Ews
滑膜肉腫	t（X；18）（p11.2；q11.2）	Ssx1-Syt
		Ssx2-Syt
横紋筋肉腫	t（2；13）（q35；q18）	Fkhr-Pax3
脂肪肉腫（粘液型）	t（12；16）（q13；q11）	Chop-Tls
明細胞肉腫	t（12；22）（q13；q12）	Atf1-Ews
皮膚線維肉腫	t（17；22）（q22；q13）	PDGFβ-Col1A1

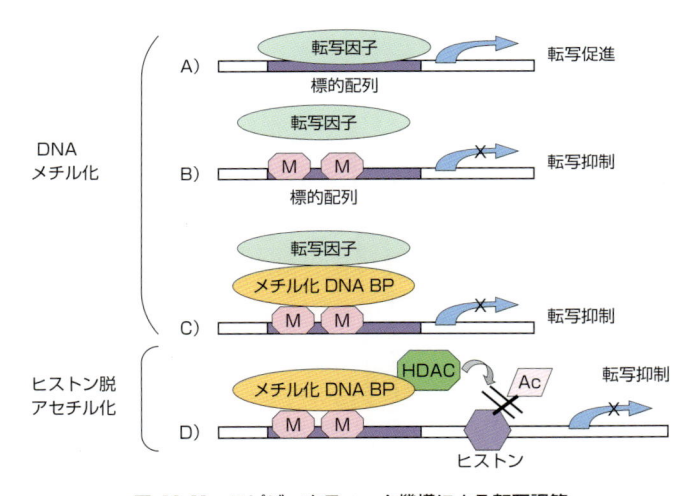

図 10-11　エピジェネティック機構による転写調節
HDAC：ヒストン脱アセチル化酵素 histone deacetylase

いる．当然のことながら腫瘍化，腫瘍の進展でも大変重要であることが判明してきている．
　エピジェネティックな変化をもたらす分子機構のうち，特に重要なものがDNAのメチル化，ヒストンの脱アセチル化である．後者についてはさらにヒストンメチル化，ヒストンリン酸化，ポリADP-リボース化，ユビキチン化，SUMO化などが調節機構として注目されてきている．図10-11にDNAメチル化により転写が抑制される機序を示す．メチル化はDNA上のCpGアイランドと呼ばれる部位になされるが，メチル化されていない遺伝子に転写されるが，メチル化された異常アレルの場合，点突然変異や染色体欠失などと同様，転写不能となる．癌では特に種々の癌抑制遺伝子にDNAメチル化，転写抑制がみられている．
　DNAメチル化およびヒストン脱アセチル化については各々阻害薬の開発も進められ，前者については5-azacytidineおよびその誘導体が骨髄異形成症候群，成人骨髄性白血病などに有効と認められ，また後者についても製薬化が進んでいる．

F 多段階発癌と分子機序

　腫瘍はその発生から浸潤，転移にいたるまで実にさまざまな特徴を示す．病理形態学的にもさまざまな異型度，分化度を呈する．これらは腫瘍の多段階発癌という特徴で説明されるが，いくつかの腫瘍では分子レベルでこのような多段階発癌にいくつもの遺伝子異常がみられ腫瘍進展が説明されてきている．

　すなわち図に示すように，例えば大腸ではAPC失活/K-ras変異で腺腫，p53異常が加わり大腸癌，そして14q/18q/22q欠失で転移能を獲得するという多段階発癌過程が提唱されている（図10-12，13）．

網羅的遺伝子解析：ヒト，マウス，ラットなど種々の生物のゲノム解析が終了し，これらを利用して癌でも網羅的遺伝子発現解析が可能となってきている．一度に数千〜数万の遺伝子発現を検出できるDNAチップが提供され，例えば転移と正ないしは負に相関する分子のスクリーニングができるわけである．

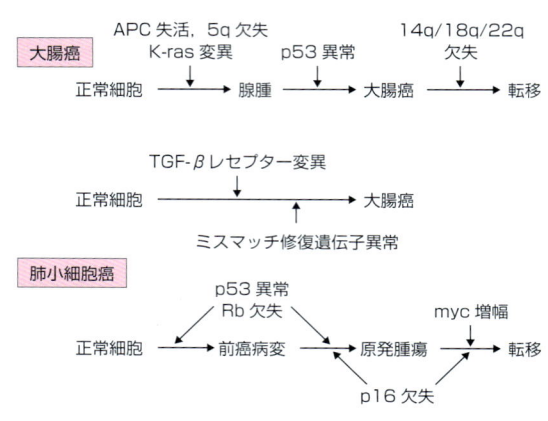

図 10-13　癌の多階段発癌，進展モデル

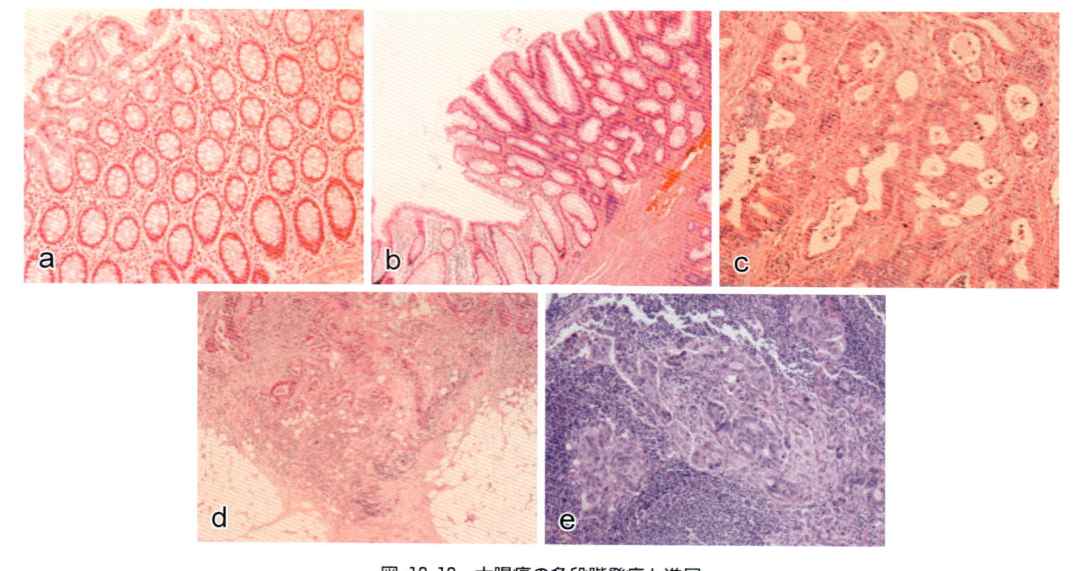

図 10-12　大腸癌の多段階発癌と進展
a．大腸正常粘膜，b．腺腫，c．癌，d．癌漿膜浸潤，e．大腸癌リンパ節転移

G 発癌の要因

　癌に関係する遺伝子の異常は卵子，精子の胚細胞レベルの遺伝的内的異常に加え，さまざまな外的要因によりもたらされる．すなわち化学発癌物質などの化学的要因，放射線などの物理的要因，そして腫瘍ウイルスなどの生物学的要因がある．

1．化学的要因

　化学発癌の歴史は古く，発癌のイニシエーター initiator（最初に与えた発癌物質），プロモーター promoter（のちに作用させた発癌促進物質）の概念は今日，分子レベルで説明されつつある多段階発癌をよく説明する．また発癌の加算説という概念もある．これは発癌の原因因子の総和が発癌に必要なある一定段階に達した際に発症するというものである．これは今日的にいえば，これら発癌認知が遺伝子の損傷の総和と比例する可能性を考えれば理解できる．

　今日までに発癌に関与する物質と同定されているのは，大きく分けて2つになる．1つは物質そのままの形で効力をもつもの，もう1つは生体内に取り込まれ生体内で活性化され効力を表すものである．発癌物質の多くはDNAの損傷を引き起こす．例えばベンツピレンはグアニンに結合し，CGの塩基が新たに添加されるといわれている．DNAの組み換えを起こすものもある．ジメチルアミノアゾベンゼン（DAB）は肝でRNAと結合し，肝癌を起こす．

2．物理的要因

　主として放射線と紫外線であり，その作用は主にDNAへの損傷と考えられるが，酸化誘導ストレス応答，アポトーシス誘導など複雑である．

　放射線は電磁陽性のX線，γ線，粒子性のα粒子，β粒子，プロトン，ニュートロンすべてが発癌性である．紫外線では波長280〜320 nmのUVBといわれるものが発癌性があるといわれている．ヒトでは被爆患者に白血病や皮膚癌，乳癌などが多く，発癌との関係を疑う余地はないが，実際これら物理的要因は，DNA損傷，切断，点突然変異などをきたす．皮膚癌が色素性乾皮症 xeroderma pigmentosum で多いが，これはDNA修復機能をもつ XP 遺伝子の変異による．家族性乳癌でもDNA修復能をもつ BRCA1，BRCA2 遺伝子の変異が多く認められている．

3．生物学的要因

　ヒトにも造腫瘍性をもつ腫瘍ウイルスの存在が古くから知られていたが，腫瘍ウイルスの研究から実にさまざまな発癌の基盤的機構が明らかにされた．すなわちDNA腫瘍ウイルス研究からは，Rb や p53 の機能の発見がもたらされ，RNA腫瘍ウイルス研究は RAS 癌遺伝子などの大発見につながった．また最近では慢性炎症と癌発生の分子レベルの関係も明らかにされてきている．

1．DNA腫瘍ウイルス：パピローマウイルス，ポリオーマウイルス，SV40，アデノウイルス，EBウイルスなどが造腫瘍性DNAウイルスとして知られている．

　このうちヒトパピローマウイルス（HPV）とEBウイルスはヒトへの造腫瘍性が証明されている．発癌機序の分子メカニズムも明らかにされている．すなわちHPV-16型やHPV-18型のE6，E7蛋白質はp53分解を促進し，その結果アポトーシス能低下，$p21^{cdk}$キナーゼ抑制因子の誘導低下をきたす．E7もp21およびRbにも結合し，p21，Rbの機能低下を増強する．すなわち，E6，E7はアポトーシスを阻止，かつ細胞周期の負の制御分子の機能を阻止し，発癌を可能にしている．EBウイルスによるBurkittリンパ腫では癌遺伝子 c-myc が異常に活性化されている．

　ほかのDNA腫瘍ウイルスも類似の働きを行っている．アデノウイルス E1A は Rb と，E1B は p53 と分子会合し，それらの機能抑制を行っている．

2．RNA腫瘍ウイルス：このウイルスの多くは今日ウイルス癌遺伝子としてその活性が細胞の活性化癌遺伝子として理解される．

　Rous肉腫ウイルス Rous sarcoma virus はトリ線維芽細胞をトランスフォームする．発癌性をもつこの遺伝子は v-src と呼ばれる．一方，相同なものが細胞にあり，c-src と呼ぶ．この c-src そのものは発癌性はない．なぜなら c-src は C 末端の18アミノ酸を有している．しかし v-src はこの部分が欠損しているため恒常的活性化型キナーゼとなっている．

　ヒトに造腫瘍性をもつRNA腫瘍ウイルスは，ヒトT細胞白血病ウイルス human T cell leukemia virus-1（HTLV-1）である．いわゆる成人性T細胞白血病 adult T cell leukemia（ATL）の原因と考えられている．HTLV-1は自身の複製に必要な gap，pol，env 遺伝子のほかにpXという特別な領域をもつ．この産物p40TaxがIL-2レセプターやNF-κBなどを含む種々の転写因子を活性化させる機能をもつ．さらにp40Taxは癌抑制遺伝子 $p16^{cdk}$ インヒビターの活性抑制も行うことにより腫瘍発生に働いているとされる．

3．慢性感染症，慢性炎症と発癌：感染症やそれによる慢性炎症では活性酸素などDNA損傷性の物質に細胞は曝露される．化学物質などいわゆる発癌剤といわれているものよりは明瞭な相関関係に欠けるが，Helicobactor pylori（HP）感染と胃癌発生には分子癌学的な平行関係がいわれていた．近年，その胃癌発生にかかわるメカニズムについての知見がえられた．すなわちHP由来のCag Aという産物が胃粘膜細胞で細胞増殖や運動制御にかかわるチロシンホスファターゼSHP-2と結合し，SHP-2の異常活性化に働き，発癌に関与していることが

判明した．

他方，炎症部位では種々の活性酸素も出されるわけであり，これらによるDNA損傷とその修復異常による腫瘍化もあると考えられる．

H 腫瘍と免疫

　腫瘍は持続的増殖，浸潤，転移を特徴として，宿主を死にいたらしめるが，このような宿主であっても，大部分の患者から自己の癌細胞に特異的な$CD4^+$あるいは$CD8^+$T細胞の反応をとらえることができる．すなわち図10-14に示すようなT細胞応答が働いている．加えて，腫瘍に傷害性のNK細胞あるいはNKT細胞の反応も患者によっては高い活性を示す．このことは癌患者が腫瘍に選択的に発現する蛋白質抗原などの腫瘍抗原に対して明らかに免疫応答を行っていることを示している．

　これら腫瘍抗原は1つはB細胞（Bリンパ球）が産生する抗体により認識される．多くは細胞表面上の癌抗原を認識する．乳癌を中心に一つの治療法として確立しつつある抗HER2抗体，抗ErbB2抗体などいわゆるハーセプチンなどはここに属する．生体の種々の可溶性抗原に対する抗体応答もみられる．最近，癌の分子標的治療薬として注目されているVEGFに対する抗体ベバシズマブなどもこれに入る．また，腫瘍が壊死などで細胞のさまざまな分子が細胞外に放出され，これに対する抗体応答も起きる．同時に樹状細胞などの抗原提示細胞に捕捉され，エンドソーム・リソソーム系で限定分解される．蛋白質の場合，13〜18個程度のアミノ酸よりなるペプチドはHLA-クラスIIに提示され$CD4^+$T細胞を活性化し，抗体産生の促進にも寄与する．

　癌免疫，すなわち癌の拒絶，退縮にとり最も重要なのは図10-14で左上部分に示すように$CD8^+$T細胞，cytotoxic T lymphocytes（CTL）が認識する癌抗原である．これら癌抗原は以下のような形式でCTLに提示される．すなわち，腫瘍細胞内で産生されるほとんどの蛋白質抗原は細胞内の蛋白質分解ユニットであるユビキチン-プロテアソームを介してさまざまな大きさのアミノ酸のつながった分子，すなわちペプチドに分断され，そのうち大体9個前後のペプチドがヒト白血球抗原（HLA）分子と小胞体内で会合，これらが複合体を形成しゴルジ体を通過し，β_2ミクログロビンとともに腫瘍細胞表面に発現する．その結果はじめてCTLのT細胞レセプターにより認識されるわけである．

　すなわち，この9個前後のペプチドがCTLの免疫応答の標的最小分子であり，癌免疫の場合，癌ワクチンともいえるものである．理論的にはこれらCTLにより認識されるHLA提示抗原ペプチドは細胞内のあらゆる内在性蛋白質より由来可能である．したがってB細胞応答，すなわち抗体は，標的となる細胞表面抗原や癌細胞や癌組織から放出される可溶性分子など，ある程度数的に限定された抗原分子への応答と推測されるのに比し，CTLの標的とする分子は理論的にはすべての細胞内蛋白由来のペプチドであり，多くの腫瘍での応用が可能である．

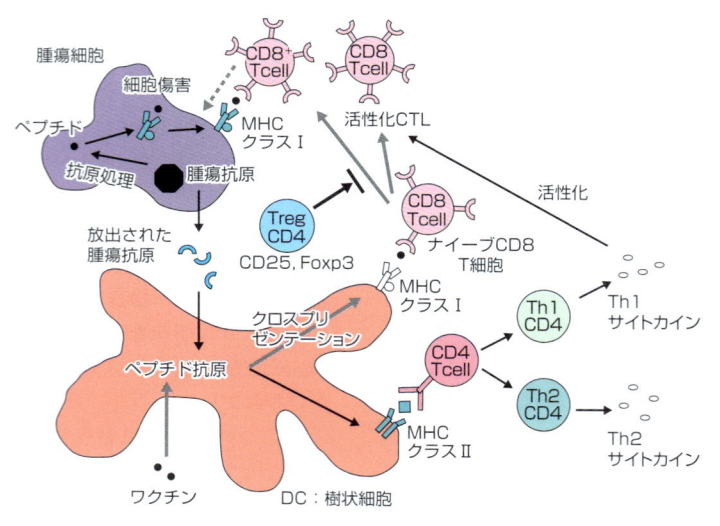

図 10-14　癌特異的免疫機構の概略図

1. ヒト腫瘍抗原

ヒト腫瘍抗原の同定は，癌免疫の治療や予防法確立の基本である．基礎免疫学や分子生物学の発展により，1990年代はじめにヒト癌患者CTLが認識するメラノーマ抗原がはじめて分子クローニングされた．

分　類

表 10-5 には今日まで同定されたメラノーマ抗原蛋白質分子と抗原ペプチド，提示HLAを示す．発現の特徴から，① cancer-testis 癌-精巣抗原（癌と正常組織では精巣のみ発現する），② メラノーマ分化抗原 melanoma differentiation（メラノーマと皮膚色素細胞に発現する分化関連抗原），③ 遺伝子に点突然変異を認める抗原，そして ④ 癌で発現が亢進する抗原（overexpression），⑤ 腫瘍ウイルス（HPVなど）産物などである．これらの抗原は同定後間もなく当然のことながら，ヒトでペプチド抗原臨床試験が行われた．その結果，一部の患者でペプチド特異的なCTL応答や臨床効果もみられた．しかし，Rosenbergらによって示されたように臨床的な有効性はまだ高くない．いかに高めるかの工夫が種々なされている．

非メラノーマでの癌抗原については表 10-6 のような分子が同定された．特に癌でoverexpressionの特徴を示すサバイビン蛋白質抗原由来のペプチドを用いた癌ワクチン開発臨床試験なども行われている．

2. 癌免疫応答と免疫逃避

1. **CTL制御**：メラノーマばかりでなく免疫原性も弱いとされていた上皮性腫瘍でも癌患者にCTL応答が確認され，それらが認識する癌抗原が同定されてきた．にもかかわらず，多くの癌患者で癌は持続的に増殖，浸潤，転移を示す．また臨床試験で明らかにされつつあるように，癌ペプチドワクチンにまったく無反応の患者も少なくない．これらを免疫学的側面から解析すると，癌に対する生体の免疫応答を負に制御する機構の存在が推測される．

古くは免疫制御性因子といわれ，今日ではTNF-βとされる分子があり，IL-10なども負の制御性サイトカイ

表 10-5　自家腫瘍傷害性T細胞を用いたcDNAライブラリー発現クローニングにより同定されたメラノーマ抗原

抗原遺伝子	提示HLA	抗原ペプチド
癌-精巣抗原		
BAGE	Cw16	AARAVFLAL
GAGE	Cw6	YRPRPRRY
MAGE-1	A1	EADPTGHSY
MAGE-3	A1	EVDPIGHLY
CAG-3（NY-ESO-1）	A31	ASGPGGGAPR
メラノーマ-メラノサイト分化抗原		
MART-1/Melan-A	A2	AAGIGILTV
gp100（pmel-17）	A2	LLDGTATLRL
Tyrosinase	A1	SSDYVIPGTY
TRP-1（gp75）	A31	MSLQRQFLR
TRP-2	A31	LLPGGRPYR
点突然変異ユニーク抗原		
β-catenin	A24	SYLDSGIHF
MUM-1	B44	EEKLIVVLF
MUM-2	B44	SELFRSGLDSY
	C6	FRSGLDSYV
MUM-3	A28	EAFIQPITR
CDK-4	A2	ACDPHSGHFV
MART-2	A1	FLGGNEVGKTY
CDC27	DR4	FSWAMDLDPKGA
TPI	DR1	GELIGILNAAKVPAD
LDLR-FUT	DR1	WRRAAPAPGA
高発現抗原		
PRAME	A24	LYVDSLFFL
p15	A24	AYGLDFYIL

表 10-6 cDNA ライブラリー発現クローニングにより同定された CTL 認識非メラノーマ性の主な腫瘍抗原

抗原遺伝子	HLA	抗原ペプチド	腫　瘍
点突然変異ユニーク抗原			
caspase-8	B35	FPSDSWCYF	頭頸部扁平上皮癌
HLA-A1 R170I	A2	(−)	腎細胞癌
KIAA0205	B44	AEPINIQTW	腎細胞癌
α-actinin-4	A2	FIASNGVKLV	肺癌
高発現抗原			
RAGE1	B7	SPSSNRIRNT	腎細胞癌
SART-1	A26	KGSGKMKTE	食道扁平上皮癌
RU2AS	B7	LPRWPPPQL	腎細胞癌
FGF-5	A3	NTYASPRFK	腎細胞癌
c98	A31	YSWMDISCWI	胃癌, 肝癌
PBF	B55	CTACRWKKACQR	骨肉腫, Ewing 肉腫, 肺癌, 大腸癌
Survivin	A24	AYACNTSTL	大腸癌, 乳癌, 肺癌, 膀胱癌, 口腔癌, リンパ腫
Livin	A24	KWFPSCQFLL	肺癌, 腎癌

ンである．また最近ではいわゆる CD4$^+$CD25$^+$Foxp3$^+$ の抑制性 T 細胞（Treg）そのものが癌免疫局所で負の制御性の強力な働きをしていることが示されている（**図10-14**）．Treg を特異的に除去することにより癌ワクチンの臨床効果が飛躍的に高まるという．

2．MHC 制御：癌細胞と特異的 CTL との反応で CTL が標的とするのは，癌細胞表面に発現する提示分子 HLA-クラス I 分子と抗原ペプチドの複合体である．したがってこれらの複合体の発現，特に表面発現がさまざまの機序で低下，消失すれば CTL そのものが癌細胞を認識することができないわけであり，強力な免疫逃避現象となることは容易に想像される．癌ではこのようなことが起こりえることが推測されているが，**表10-7** には HLA-クラス I 分子低下の原因となる分子機序をまとめた．

そもそも標的として最も基本となる癌抗原提示分子 HLA-クラス I は，癌局所で実際に発現低下しているのであろうか．通常の病理パラフィン切片で染色可能な抗 HLA-クラス I 単クローン抗体を開発し調べてみると，多くの腫瘍で発現低下がみられた．特に乳癌，前立腺癌で HLA-クラス I の発現低下が著しく，80％以上のヒト患者腫瘍で発現低下していた．HLA-クラス I は予後にも大きく関係する．すなわち，HLA-クラス I の強発現患者は良好な生存率を示し，陰性患者は極めて不良な生存率となっている．このことは担癌宿主内で確実に腫瘍免疫応答が働いていることを示している．

表 10-7 腫瘍における HLA-クラス I 発現低下の分子機序

機　序	責任分子と異常
$β_2$M 遺伝子変異/欠失	点突然変異, 遺伝子欠失, 15q LOH
$β_2$M 発現障害	ヒストン脱アセチル化, 遺伝子メチル化
heavy chain 遺伝子変異/欠失	点突然変異, 6q LOH
抗原処理輸送障害	TAP1, LMP2, LMP7, tapasin
IFN シグナル伝達障害	IFN レセプター, STAT, IRF
遺伝子転写調節因子障害	C II TA, 遺伝子メチル化

3．ヒト癌への応用

腫瘍免疫治療は古くて新しい癌のテーマであるが，免疫学，分子生物学の発展で一つの治療法としてその確立が期待されている．現在，期待されているのは，① Treg などの抑制性 T 細胞の制御，② 抗原特異的メモリー T 細胞誘導，③ MHC（HLA）の発現制御，④ 自然免疫機構の応用などであり，これらを合理的に組み合わせた新しい治療法の開拓が待たれる．

いずれにしてもほとんどすべての癌患者で自己の癌に対して免疫応答は存在している．しかし，その程度や内容は個々の患者で同一ではない．免疫学のさらなる進展に加え，これら個々の癌患者の免疫応答に応じた癌免疫応答の増幅，免疫逃避の除去を行うことが重要といえる．

◆参考文献

1) 菊地浩吉監修：吉木　敬, 佐藤昇志, 石倉浩編集. 病態病理学. 改訂 17 版. 南山堂. 2004.
2) Vinaykumar, et al：Robbins & Cotran Pathologic Basis of Diseases 8th ed. Elsevier-Saunders, 2010.
3) Brown TA：Genomes 2nd ed. BIOS Scientific Publishers Limited, 2002.

各 論

第 1 章　循環器
第 2 章　血液・造血臓器
第 3 章　頭頸部
第 4 章　口　腔
第 5 章　呼吸器
第 6 章　消化管
第 7 章　肝・胆嚢および胆道・膵
第 8 章　泌尿器
第 9 章　内分泌
第10章　乳　腺
第11章　皮　膚
第12章　女性生殖器
第13章　男性生殖器
第14章　神　経
第15章　運動器
第16章　軟部組織
第17章　小児疾患
第18章　主要な全身性疾患
第19章　主要な統合病態

第1章
循環器

A 心

1. 心の発生

心血管系は中胚葉由来である．胎生2週にその形を取り始め，機能的には胎生4週に完成され，8週の終わりには出生時とほぼ同じ状態にまで完成される．

心の発生，特に房・室，心中隔，大血管の発生過程を知ることは，先天性心奇形の成立を理解するのに役立つ．逆に先天性心奇形の症例における遺伝子検索から，心発生に関与する遺伝子が明らかにされつつある．

心筒の形成

胎生3週中期までに胎児が必要とする栄養と酸素を供給するために心血管系が発生する．およそ胎生22日ころまでに間葉系細胞 mesenchymal cell の増殖により1つの心内膜筒 endocardial tube が形成される．この心筒が伸びていくことにより，将来の動脈幹，心球，原始心室，原始心房，静脈洞からなる原始心腔となる．

心房，心室の形成

その後も心筒は成長を続けることにより折れ曲がらざるをえなくなり，U字型のループを形成する．このループ形成により，将来的に心房と静脈洞が動脈幹，心球，心室の上方・背側に位置することになる．

心中隔の形成

胎生4週から6週にかけて房室管分離と心房・心室における中隔形成が同時に進行する．心房と心室の境界となる房室管 A-V canal ができる．心内膜組織が発達して心内膜床 endocardial cushion がつくられ，のちの房室弁形成の基礎となる．心房中隔は，共通心房の上方からの突起として始まり，心房内腔を下に向かって伸びていくことにより一次中隔がつくられ，一次中隔の後上方に二次中隔がつくられる．胎生5週には一次中隔の右側に二次中隔が形成され，これに円形の間隙（卵円孔 foramen ovale）を残す．これは第二次卵円孔の位置と一致せず，後下方にある．そのため卵円孔の表面は一次中隔で覆われた形となり，一次中隔の薄い膜が右房から左房へ血液が流れる弁のように作用する．心房で一次中隔が形成されるのと同時に心室中隔も形成され始め，心尖に相当する部から筋性の中隔が房室口の方向に発育する．心室中隔は心内膜床に達する前に発育が停止し，室間孔 interventricular foramen を残す．この部は周囲から生じた結合組織により閉鎖され，心室中隔膜性部 pars membranacea septi となる（図1-1）．

大動脈，肺動脈，各弁の形成

総動脈幹 Truncus arteriosus から大動脈，肺動脈の原基が起こる．胎生3週には，6対の鰓弓動脈の形成が始まる．大動脈弓は，第4鰓弓動脈の左枝から形成され，右枝は右鎖骨下動脈となる．左第6鰓弓動脈と大動脈の連絡は動脈管 ductus arteriosus として残る．動脈幹は胎生6週ころから大動脈肺動脈中隔 septum aorticopulmonalis が生じて腹側の肺動脈 arteria pulmonalis と円錐部 conus と背側の大動脈に分割され始める．中隔の背側にある大動脈は左室に，腹側にある肺動脈は右室に連絡する．大動脈弁と肺動脈弁は動脈幹が中隔より大動脈と肺動脈に分かれる時期に，動脈幹と心室流出腔の間のレベルで，心内膜床組織から間葉組織が発育してできる．房室弁も心内膜床が前後左右から発達して中央部で融合して形成される（図1-2）．

胎生期血液循環

胎盤でガス代謝を行い，栄養物をとり，分解産物を母血液に送って清浄化された血液は臍静脈 vena umbilicalis に集まり，臍帯を経て胎児腹腔に入る（図1-3）．一部は門脈血と合して肝に入り，一部は Arantius 静脈管 ductus venosus Arantii を経て，下大静脈から右心房に入る．右心房から卵円孔を経て左心房に流れ大循環をめぐるものと，右心室から肺動脈に入るものとに分かれる．肺動脈に入った血液の大部分は Botallo 管 ductus arte-

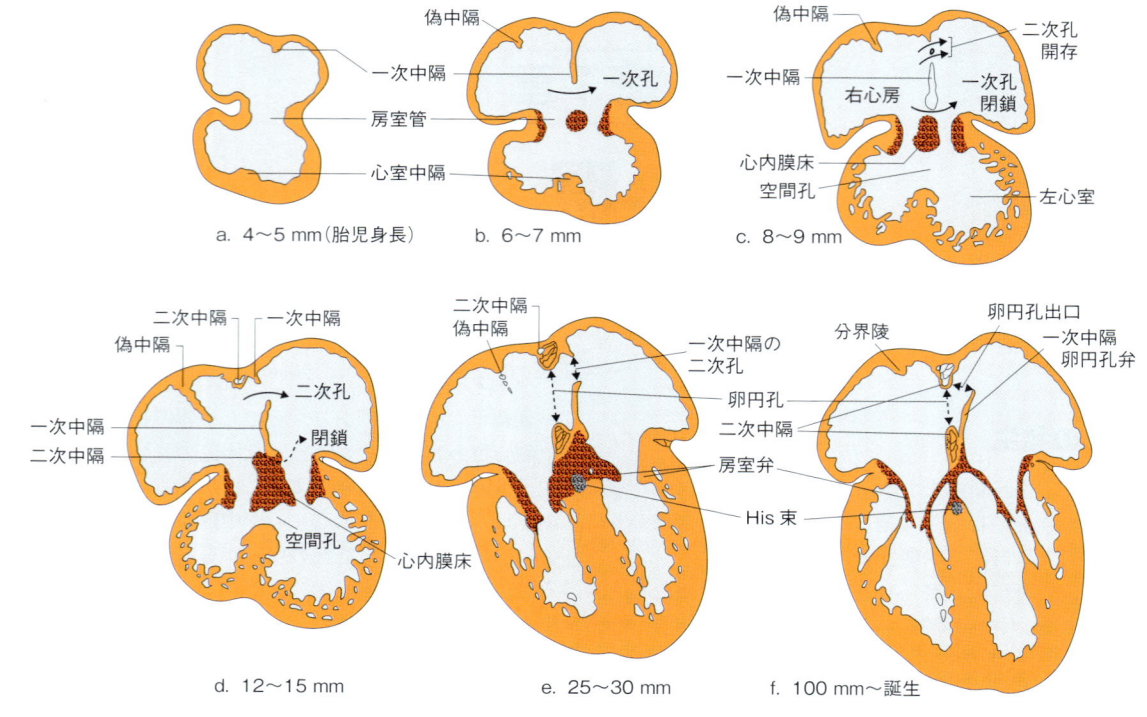

図 1-1 胎生期心房，心室およびそれぞれの中隔，弁の形成

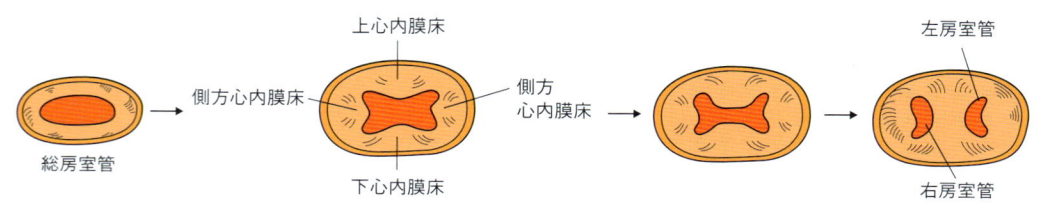

図 1-2 心内膜床からの中隔，弁形成

riosus Botalli を経て大動脈に合流する．大動脈を流れる血液は胎児各部を栄養し，左右の内腸骨動脈から臍動脈を通って胎盤に達し，絨毛部で清浄化され，臍静脈に集まって胎児を循環する．

出生後，呼吸開始とともに，胎生期の胎盤循環は停止し，肺循環による酸素の摂取が始まる．卵円孔と動脈管が胎生期を通じて血液循環のバランスをとるように働いていたが，後者は急速に，前者は徐々に閉鎖する．動脈管の内膜が肥厚して器質的に閉鎖されるのは生後6～8週とされている．しかし，動脈管壁の平滑筋の収縮により機能的には生後10数時間で閉鎖するという．その結果，下行大動脈にいく血液はすべて大動脈弓部を通ることになり，胎児期の大動脈峡部が次第に拡張し，生後3～4か月で完全に消失する．

卵円孔は，出生後肺循環の開始とともに肺より左房へ戻る血液量が著しく増加し，左房圧が上昇するとともに一応機能的には閉鎖される．その後，結合組織が増加して可動弁が固定されるのは，3か月以内ではまれであり，8か月以内のことも少なくなく，成人でも器質的閉鎖が起こらないものがある．しかし，機能的には閉鎖していて，循環動態に対する影響はまったくない．臍静脈，臍動脈，Arantius 静脈管は内膜の肥厚，器質化により閉鎖される．

2．心の奇形，先天性心血管疾患

◆疫　学：1986年厚生省（現 厚生労働省）調査により，先天性心血管疾患児は1000人に10.6人，約1％の頻度

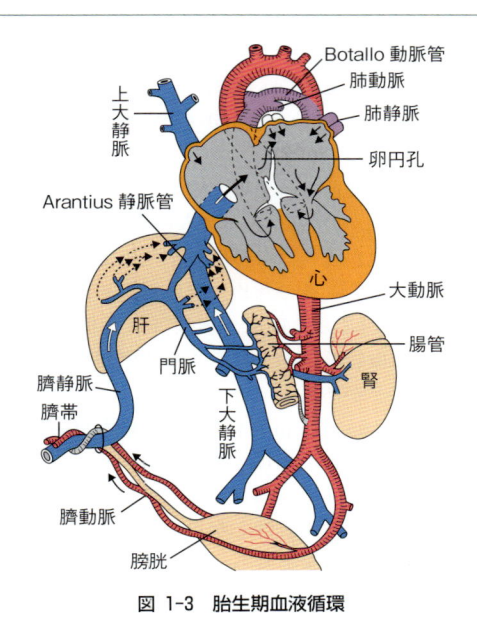

と報告されている．心室中隔欠損，Fallot四徴，心房中隔欠損の順で多く，この3疾患で全体の54.1%を占める．

◆**病　因**：遺伝子病，染色体異常，多因子遺伝などの遺伝要因によるもの，風疹などの母体感染，糖尿病などの母体疾患や薬剤・化学物質の曝露によるものがある．その多くは，多因子遺伝によると考えられている．

　遺伝子異常は，さまざまな方法で同定されつつあり，これらの知見により，心発生の分子機構が次第に明らかにされつつある．**表1-1**に現在知られている遺伝子異常と心奇形の一覧を示す．類似した遺伝子異常が多様な心奇形に認められることから，心発生に関与する遺伝子の働きには共通で補完的な作用機構が存在することが示唆される．特に重要な遺伝子群として，上皮成長因子レセプター epidermal growth factor receptor とその関連遺伝子，ras 活性化へとつながる UDP-glucose dehydrogenase 遺伝子があげられる．さらにこれらの遺伝子群と相互作用する遺伝子として Nodal, Wnt, Notch, ECF

図1-3　胎生期血液循環

表1-1　先天性心血管疾患の病因遺伝子

遺伝子	染色体配列	心疾患
ALK2	2q23-q24	Primum type ASD, MVP
BMPR2	2q33	AVSD, ASD, PDA, PAPVR+PAH
CFC1/CRYPTIC	2q21.1	Heterotaxia, TGA, DORV, common AV canal, AA hypoplasia, pulmonary artresia, DIRV
Cited2	6q23.3	TOF, VSD, ASD, anomalous pulmonary venous retum, RVOT obstruction
CRELD1	22p13	AVSD, cleft mitral valve, ASD typeⅠ, heterotaxy
ELN（Elastin）	7q11.2	Supravalvular AoS
FOG2	8q23	TOF
GATA 4	8p23.1-p22	ASD, AVSD, pulmonary valve thickening, insufficiency of cardiac valves
JAG1	20p12	TOF, VSD with aortic dextroposition, PPS
KRAS	12p12.1	ASD, VSD, valvular PS, HCM, HOCM, MVP, TVP, LVH
MYH6	14q12	Secundum ASD
NKX2.5	5q34	ASD, VSD, TOF, AoS, VH, Pulmonary atresia, Mitral valve anomalies, conduction disturbances
NKX2.6	8p21	TA
NOTCH1	9q34.3	Bicuspid aortic valve, mitral valve stenosis, TOF, VSD
PROSIT240	12q24	TGA
TBX1	22q11.2	Interrupted aortic arch, TA, other aortic arch anomalies
TBX5	12q24.1	ASD, AVSD
ZIC3	Xq26.2	TGA, DORV, ASD, AVSD

AA：aortic arch, AoS：aortic stenosis, ASD：atrial septal defect, AV：atrioventricular, AVSD：atrioventricular septal defect, DIRV：double inlet right ventricle, DORV：double outlet right ventricle, HCM：hypertrophic cardiomyopathy, HOCM：hyertrophic obstructive cardiomyopathy, MVP：mitral valve prolapse, PAH：pulmonary arterial hypertension, PAPVR：partial anomalous venous return, PDA：patent ductus arteriosus, PPS：peripheral pulmonary stenosis, PS：pulmonary stenosis, RVO：right ventricle outflow tract, TA：truncus arteriosus, TGA：transposition of great arteries, TOF：tetralogy of Fallot, TVP：tricuspid valve prolapse, VSD：ventricular septal defect, VH：ventricular hypertrophy

(Joziasse IC, et al.：Basic Res Cardiol. 103：216-227, 2008)

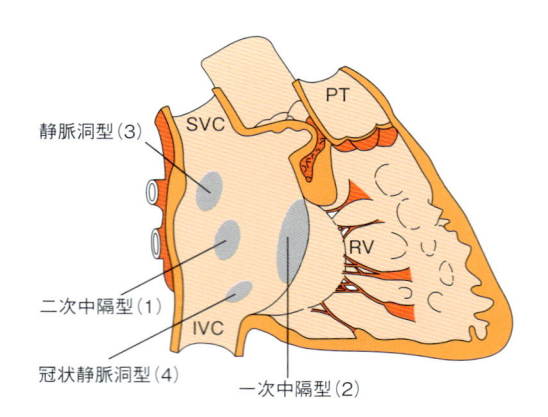

図 1-4 心房中隔欠損の分類
(大関武彦, 近藤直実 総編集:小児科学 第3版, 1063頁, 医学書院, 東京, 2008)

などの遺伝子の関与が観察される．これらの遺伝子の作用機構の解明は，心の発生メカニズムを理解することに通じ，心奇形形成の分子機構を明らかにすることは，将来的な診断や治療に有用と考えられる．

先天性心疾患は，①左右短絡を主とする奇形，②円錐動脈管の発生異常による奇形，③心房，心室などの錯位，④弁の異常，⑤血管の異常，⑥その他に分けられる．

心房中隔欠損症 artrial septal defect (ASD)
◆定　義：ASD は，心房中隔の欠損を有する疾患である．
◆疫　学：先天性心血管疾患の約10%を占め，女性に多い（男女比＝1：2）．比較的予後良好の疾患である．
◆分　類：欠損孔の場所により一次・二次中隔型，静脈洞型，冠状静脈洞型に分類される（図1-4）．二次中隔欠損症が最も多い．房室ブロックを伴う ASD の家系は古くからその存在が知られており，心筋原基に関連する 5q34 に存在する NKX2.5（Csx）遺伝子が原因の一つであることが判明した（表1-1参照）．
◆臨床的事項：部分肺静脈還流異常が合併することが多い．特に静脈洞型では右上肺静脈，冠状静脈洞型では右下肺静脈の部分肺静脈還流異常を合併する．

心内膜床欠損 endocardial cushion defect
◆定　義：胎生5～6週に心内膜床の発育異常により起こる．近年では解剖学的所見から房室中隔欠損 atrioventricular septal defect（AVSD）と呼ばれることがある．
◆疫　学：先天性心血管疾患の約2％を占め，性差は明らかではない．完全型（後述）は肺高血圧を合併しやすく，早期の手術が必要といわれる．特に Down 症候群を合併した場合は，より早期の手術が必要である．
◆形　態：心房中隔下部の一次孔欠損のみで房室弁や心室中隔に欠損のないもの，一次孔開存兼僧帽弁または三尖弁閉鎖不全，最も高度な共通房室弁口開存 persistent common atrioventricular canal まで，各種の移行型がある．
◆合併症：前述の前二者を不完全型，後者を完全型といい，ともに心房，心室の欠損部で左→右の短絡が起こり，両房室弁に変化が及べばその閉鎖不全の像を示し，多くは肺高血圧となる．そのため，ほかの因子が加わると右→左の短絡が起こる．Down 症候群に合併した本症では，早期に肺血管抵抗の上昇をきたす例が多く，右→左短絡を示すことがある．

1. 単心房 single atrium：本症は，心房中隔の完全欠損で，二心室三腔心 cor triloculare biventriculare ともいう．Ellis-van Creveld 症候群（軟骨内化骨障害，多胚葉形成不全，多指症，先天性心疾患）に伴うことが多い．重篤なうっ血性心不全となる．

2. Lutembacher 複合：本症は，心房中隔欠損に僧帽弁狭窄を合併したもので，左から右短絡へは血流が多量となり，右房は著しく拡大するが，左房は僧帽弁狭窄があるにもかかわらず拡大しない．僧帽弁狭窄の原因は先天性のこともあるが，後天性の器質的変化と考えられる場合が多い．症状は，単純な単心房より重症である．

卵円孔早期閉鎖が起こると左心系の発育障害が起こり，早期に右心不全で死亡する．大きな動脈管開存を伴うことが多い．

心室中隔欠損 ventricular septal defect（VSD）
◆定　義：左右の心室間に欠損孔を有する疾患である．その1/3に肺動脈狭窄，心房中隔欠損あるいは動脈管開存を合併する．VSD には複数の遺伝子が関与するとされている（表1-1参照）．
◆疫　学：VSD は先天性心疾患のうちで最も発生頻度が高い．小児心血管疾患の約30％を占める．
◆形　態：いくつかの分類が提唱されているが Kirklin らの分類が臨床的に最も一般的である（図1-5）．I 型は室上稜の上部で前中隔前部欠損である．II 型は室上稜の下部で前中隔後部欠損が最も多い．III 型は三尖弁中隔弁の直下で後中隔欠損である．IV 型は筋性中隔欠損である．欠損口の大きさは径 0.5 cm 以下から 3 cm に及ぶ欠損まで種々あり，症状の軽重は欠損口の大きさに依存する．欠損が小さい時は，心の形状に変化はないか，軽度の右室拡大をみるにすぎない．大きな欠損では左心の肥大・拡張がある．筋性中隔欠損と，筋性中隔完成後に形成される膜性中隔欠損があり，膜性中隔欠損が多い．膜性部の前方の欠損で，欠損部の上に中隔部分がなく，ただちに大動脈あるいは心房中隔になっているものを高位心室中隔欠損 high septal defect という．

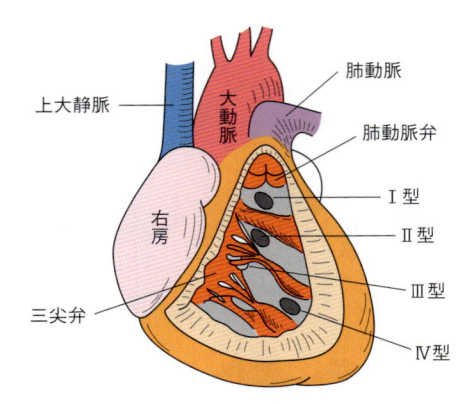

図 1-5　心室中隔欠損の分類（Kirklin 分類）

◆臨床的事項：
1．**肺高血圧**：主肺動脈が 25 mmHg 以上を肺高血圧とする．肺高血圧を伴うと右室の肥大・拡張も著明となる．短絡は左→右に起こるが，肺高血圧を伴ってくると左→右は減少し，右→左の短絡が起こってくる．心室中隔下部（筋性部）に小さな欠損があり定型的な雑音（Roger 雑音 Roger murmur）を呈する以外に症状のないものを Roger 病といい，予後は良好である．肺高血圧が長期間続いたことにより肺小動脈内膜および中膜肥厚が起こり，肺動脈圧が上昇して，右→左短絡にいたった状態を Eisenmenger 複合といい，手術適応がなくなる．
2．**大動脈弓奇形**：大動脈縮窄や大動脈弓離断などの奇形を伴う VSD は，円錐中隔の後方偏位や大動脈弁または大動脈弁下狭窄を伴うことが多く，注意が必要である．
3．**大動脈弁逆流**：流出路欠損では右冠尖逸脱により大動脈弁逆流を合併することがある．
4．**感染性心内膜炎**：VSD の年長児で最も注意すべき合併症であり，感染源としてう歯が多い．臨床的にう歯の予防などが大切である．

　単心室 single ventricle は，両心房がそれぞれの房室弁口または共通の房室弁口を通じて一つの心室に開いている場合をいい，二心房三腔心 cor triloculare biatriatum ともいう．約 3/4 に痕跡的な心室（outlet chamber）が存在し，ここから大動脈または肺動脈，時に両者が出ることがある．房室両中隔が完全に欠損すると二腔心 cor biloculare となる．極めてまれで，大部分が脾の欠損，ほかの心血管異常を伴い，生存しえない．

　VSD は，ほかの心奇形を伴うことが多い．大動脈縮窄，肺動脈狭窄，大動脈右方転位を伴って Fallot 四徴，あるいは五徴となったり，大動脈弁閉鎖不全を伴ったり，動脈管開存を伴ったりする（図 1-6）．

動脈管開存／Botallo 管開存
patent ductus arteriosus（PDA）

◆**定　義**：胎生期に肺動脈と大動脈をつないでいる動脈管（Botallo 管）は，生後 2 日以内に閉鎖する．生後も閉鎖せずに残存するものを動脈管開存と呼ぶ．肺動脈は右室からと大動脈からの短絡血液が流入するため拡張し，拍動が著明となる．大動脈から肺動脈への短絡は，収縮期，拡張期を通じて行われるため，左室の負荷は増し，左心室の拡大と肥大，大動脈弓も拡大する．

◆**疫　学**：先天性心血管疾患の約 3％を占める．女性に多い傾向にある．生後半年を過ぎると自然閉鎖はまれであり，肺高血圧合併例，易感染性，発育不全を認める例では手術がすすめられる．感染性心内膜炎の危険性が高まる学童期までに手術がすすめられる．近年カテーテル治療の有効性が確認されている．

◆**臨床的事項**：動脈管の開存が続くと，肺動脈高血圧をきたし，左右両心室の拡大と肥大となる．卵円孔開存を伴うことが多い．肺動脈高血圧が高度になるとチアノーゼを起こす．

大動脈中隔欠損 aortic septal defect

　まれにみられる奇形であるが，大動脈と肺動脈の間に交通する窓，大動脈肺動脈窓 aorto-pulmonary window ができる．胎生期に動脈管にらせん状に大動脈と肺動脈を分かつ中隔ができるが，この発育不全によるものである（図 1-7）．この中隔がまったく発育しないのが総動脈幹遺残である．動脈管開存と同様の症状を呈し，多くは肺高血圧を伴う．

Fallot 四徴 tetralogy of Fallot

◆**定　義**：肺動脈狭窄（主に漏斗部）と高位心室中隔欠損，大動脈右方転位 dextroposition（大動脈騎乗 overriding of the aorta）および右心室肥大の合併する奇形をいう．1888 年 Fallot が剖検心で見いだした．肺動脈狭窄のため肺血流量は減少し，右心は肥大して内圧が高まり，高位中隔欠損部を通って右→左短絡が起こる．

◆**疫　学**：チアノーゼを呈する先天性心血管疾患で最も多い．欧米での統計では約 10％，わが国の調査でも約 10％と報告されている．1 歳までの自然生存率は 75％，3 歳までが 60％，10 歳までが 30％とされているが，現在は，ほぼ全例で手術が行われ，予後は修復手術の合併症，後遺症に左右される．心内修復術が，最近早期に行われる傾向にある．心室中隔欠損の閉鎖と，漏斗部を含めた肺動脈狭窄の解除を行う．

◆**臨床的事項**：漏斗部狭窄を主体とした右室流出路狭窄は，頻繁に肺動脈弁狭窄や左右肺動脈の低形成や狭窄を

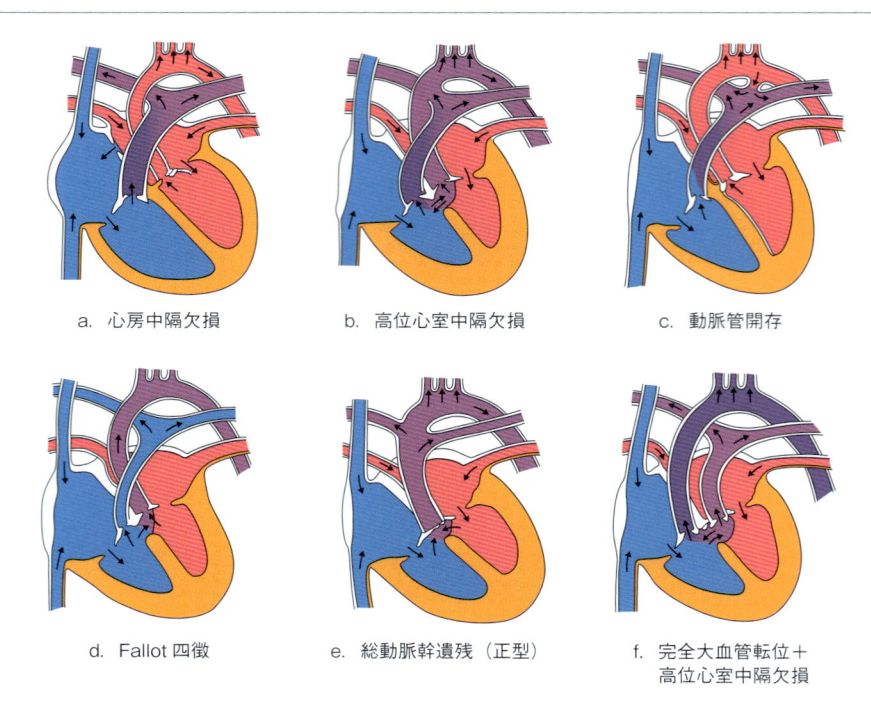

a. 心房中隔欠損　　　　b. 高位心室中隔欠損　　　　c. 動脈管開存

d. Fallot 四徴　　　　e. 総動脈幹遺残（正型）　　　　f. 完全大血管転位＋高位心室中隔欠損

図 1-6　心奇形の模式図

最も多い型で窓状の欠損

隔壁のほとんどが欠損

大動脈，肺動脈弁の融合の窓型に一致する

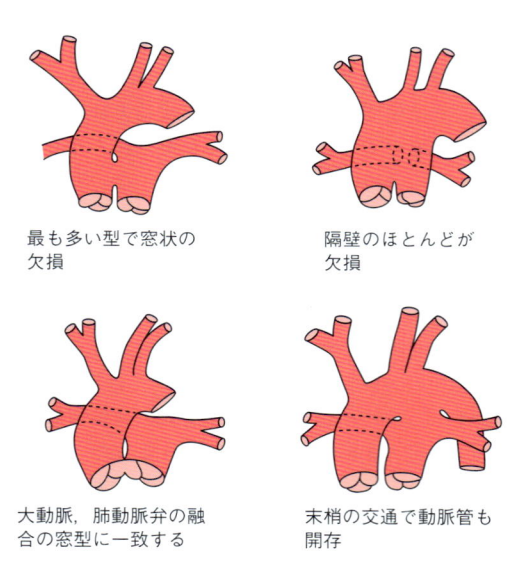

末梢の交通で動脈管も開存

図 1-7　大動脈欠損の型

伴う．肺動脈弁は二尖弁であることが多く，弁輪の狭窄も多い．チアノーゼの程度は肺動脈狭窄および大動脈騎乗の程度に依存する．卵円孔開存は半数以上に認められ，しばしば右側大動脈弓が存在する．チアノーゼの高度なものでは肺の細動脈肥厚，血栓形成がすでに存在し，予後に関係する．

合併する奇形として重篤なものは，複数の心室中隔欠損，Down 症候群での心内膜床欠損症，肺の低形成や一側肺動脈欠損症，冠動脈異常などがあげられる．重症例では，低酸素血症，脳血管障害，脳膿瘍，心内膜炎，肺出血，腎不全，心不全などにより死亡する．Blalock-Taussig の吻合術（鎖骨下動脈と肺動脈），Potts の吻合術（大動脈と肺動脈）によりかなり良好な成績があげられている．

1．**Fallot 三徴** triology of Fallot：肺動脈狭窄と右室肥大および心房中隔欠損が合併したものをいう．右房圧が亢進し，右→左短絡が生じる．

2．**Fallot 四徴極型** extreme tetralogy of Fallot：Fallot四徴において肺動脈が閉鎖した奇形をいう．拡張した気管支動脈や動脈管開存を経て大動脈から肺に血液が送られて代償される．この動脈管あるいは大動脈からの側副血流路は，主要体肺側副動脈 major aortopulmonary collateral artery（MAPCA）と呼ばれ，太い MAPCA が発達していると心不全を呈する．仮性総動脈幹 pseudo-truncus arteriosus とも呼ばれる．

3．**肺動脈縮窄** coarctation of pulmonary artery：肺動脈弁より末梢部に狭窄が起こるもので，肺動脈枝の両側に起こることが多いが，一側性のこともある．肺動脈弁狭窄，心房中隔欠損などを伴うことがある．二次的に起こることもある．

4．先天性片側肺動脈枝欠損 congenital unilateral absence of the pulmonary artery：しばしば Fallot 四徴を伴う．その際は，左側肺動脈枝欠損を示す．側副血行路により肺血流量が保たれている．

総動脈幹遺残 persistent truncus arteriosus

◆定　義：胎生期に動脈幹を分割する大動脈中隔が形成されなかったため，大動脈と肺動脈が分離しないで動脈幹として残っているものをいう．心室中隔欠損を伴い，多くは総動脈幹が中隔欠損上に騎乗するが，左右いずれかの心室のみから出ていることもある．総動脈幹により冠血流，体血流が供給され，また肺動脈が出ているものを正型という．総動脈幹の弁は 2～4 弁である．肺動脈が閉鎖，または主幹部が欠如して，肺へは動脈管，気管支動脈などから血液が流入するものを偽型 pseudotruncus という．

◆臨床的事項：Collett と Edwards は総動脈幹遺残を 4 型に分類した（図 1-8）．Ⅰ型は，主肺動脈が総動脈幹弁の末梢前側方より出る型で肺血流量は多く，血行動態は大動脈中隔欠損に似る．Ⅱ型は左右肺動脈が別個に相接近して総動脈幹より出る．Ⅲ型は左右肺動脈が別個に無関係に総動脈幹より出る．Ⅳ型は肺動脈および動脈管を欠如し，気管支動脈によって肺血流がまかなわれる．Ⅳ型と偽型はともに第 6 鰓弓動脈の発生阻害に基づくもので本質的には同一と考えられ，解剖学的に肺動脈の痕跡を認めるものを偽型としているにすぎない．血行動態は区別がつかず，ともに肺血流が少なく，肺動脈閉鎖を伴った Fallot 四徴に一致する．ただし肺動脈閉鎖を伴った Fallot 四徴の肺血流は動脈管によって保たれており，Ⅳ型，偽型とは発生学的に区別されうる．

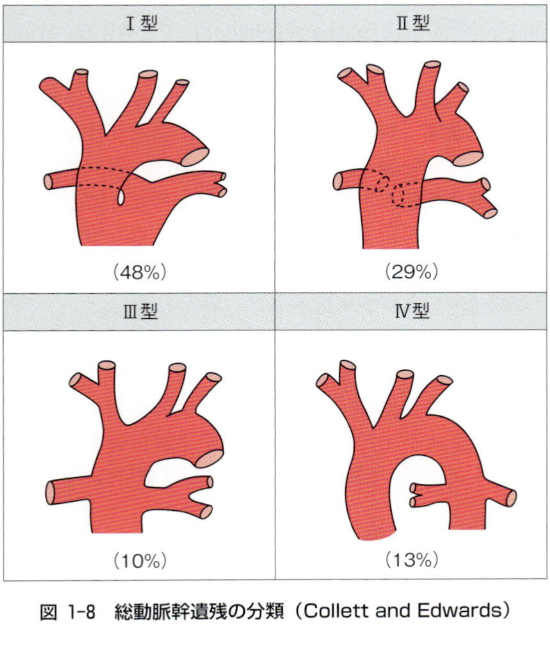

大血管転位 transposition of the great arteries（TGA）

◆定　義：心発生途上，胎生 5～7 週に総動脈幹のらせん型の分割異常により起こる．肺動脈と大動脈が完全に転位したものを完全大血管転位 complete transposition，不完全なものを部分的大血管転位 partial transposition という．多くの場合，心房位は正常で，大動脈が右前方，肺動脈が左後方に位置する．また大血管転位はあるが，心房と心室の関係にも転位があり，結果的には静脈血が肺動脈に，動脈血が大動脈に流入するものを修正大血管転位 corrected transposition という．

大動脈が前方に，肺動脈が後方に位置し，大動脈が右室から，肺動脈が左室から出る．体循環と肺循環の交通で最も多いのは心室中隔欠損で，そのほか心房中隔欠損，動脈管開存がある．肺動脈弁狭窄，三尖弁狭窄，僧帽弁狭窄などを伴うこともある．右室は肥大し，冠動脈の異常を伴う（図 1-9）．

◆疫　学：先天性心血管疾患のうち 4～5％ を占める．やや男児に多い（64％）．早産や低出生体重とは関連が少ないといわれる．

◆臨床的事項：完全大血管転位では，肺静脈血は左房→左室→肺動脈→肺静脈→左房，体静脈血は右房→右室→大動脈→全身→大静脈→右房と流れる．すなわち肺循環と体循環が独立しているため，肺循環と体循環の混合がなければ生存できない．臨床的には，心室中隔欠損（VSD）と肺動脈狭窄（PS）の有無により次の 3 型に分けている．すなわち，Ⅰ型：VSD（−），PS（−），Ⅱ型：VSD（＋），PS（−），Ⅲ型：VSD（＋），PS（＋）．Ⅰ型が 50％ 以上を占める．

◆分　類：完全大血管転位，部分的大血管転位，修正大血管転位に分類される．

1．部分的大血管転位：大動脈，肺動脈のいずれかが，本来属すべきでない心室に転位し，ほかの 1 つは正常の位置関係を保つか，高位中隔欠損に騎乗して両心室から血液を受ける．このうち両大血管右室起始 double outlet of the right ventricle はほとんど常に心室中隔欠損を伴うが，肺動脈狭窄を伴うものと伴わないものがあり，前者は Fallot 四徴に似た血行動態を示す．

Taussig-Bing 複合は，大動脈が完全に右心室から出て，肺動脈は心室中隔欠損に騎乗するものをいう．この際，大動脈が後方に，肺動脈が前方に位置するものとその逆（Beuren 型）があるが，ともに Taussig-Bing 複合に含める．

図 1-8　総動脈幹遺残の分類（Collett and Edwards）

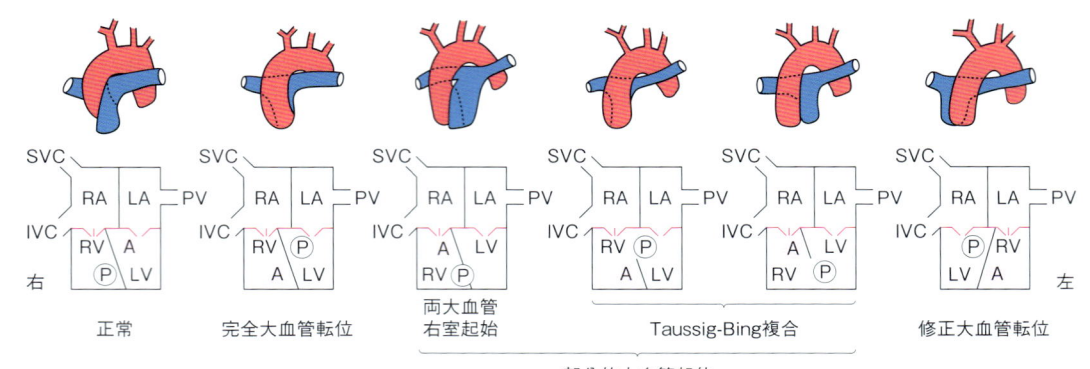

図 1-9 大血管転位

SVC：上大静脈，IVC：下大静脈，PV：肺静脈，Ⓟ：肺動脈弁口，Ⓐ：大動脈弁口
RA：右心房，RV：右心室，LA：左心房，LV：左心室，僧帽弁，三尖弁

2．**修正大血管転位**：発生学的に，総動脈幹と心球室ループの発生異常によると考えられる．したがって右胸心に属するものが多い．大動脈，肺動脈の前後関係が逆になって大動脈が肺動脈の前に位置するにもかかわらず，機能的には大動脈は動脈血を受ける構造になっており，合併心奇形がなければ予後がよい．最も多い型は大動脈が左側の心室から出て左房の血液を受け，肺動脈はその後方に位置し，右側の心室から出て右房の血液を受ける型である．

　先天性心血管疾患の約 0.4〜1％を占める．

　右側に位置する僧帽弁は肺動脈弁と線維性に連続し，左側に位置する三尖弁と大動脈弁の間に筋性漏斗部がある．約 60％に心室中隔欠損が合併し，その 2/3 が膜性部心室中隔欠損である．約 50％に肺動脈流出路狭窄を解剖学的左室の流出路に伴う．また，房室伝導に異常がある刺激伝導系異常を伴うことがある．

右胸心 dextrocardia
◆**定　義**：心が主として右側胸部に存在し，心尖が右方に向くものをいう．
◆**臨床的事項**：その型によって頻度は異なるが，しばしばほかの心奇形を合併する．無脾症を伴うことがまれでなく，その際はほかの重篤な心奇形を伴うことが多い．逆に無脾症の約半数は右胸心を伴う．

左心症 levocardia with abdominal situs inversus
◆**定　義**：心が主として左側胸部に存在し，心尖が左方に向かうものを左胸心 levocardia といい，腹部臓器錯位を伴う時は重篤な心奇形を合併するため左心症と呼んで区別する．

◆**臨床的事項**：心房の錯位のあるものでは左側大静脈，右大動脈弓，大血管転位，中隔欠損，肺動脈狭窄などを伴うことが多い．本症は無脾症の合併が多い．Xq24-q27.1 の間に原因遺伝子のある家系が報告されている．

無脾症/多脾症 asplenia/polysplenia
◆**定　義**：内臓錯位症候群 visceral heterotaxy の代表的な疾患である．先天性脾欠損に種々の心奇形を合併するものを無脾症，ぶどう状に分割した脾奇形を有し心奇形を合併するものを多脾症と呼ぶ．脾は胎生 5 週ごろに背側胃間膜間に発生することから，無脾症はその時期の発生異常と考えられる．一部の家族性内臓錯位症候群で zinc finger protein of the cerebellum（*ZIC3*），activin A receptor ⅡB（*ACVR2B*），left-right determination factor A（*LEFTYA*）などの遺伝子異常が報告された．
◆**臨床的事項**：無脾症では，臓器は両側右側性を示す．対称肝，腸回転異常，腹部臓器部分逆位，両側高位気管支，両側三葉肺などがみられる．心奇形として，心房右側相同，共通房室弁口，両側上大静脈，単心室，肺動脈狭窄，肺動脈閉鎖，総肺静脈還流異常などを伴う．Howell-Jolly 小体が末梢赤血球にみられる．

　多脾症では，臓器は両側左側性を示す．腹部臓器逆位，時に胆道閉鎖，両側低位気管支，両側二葉肺，心房左側相同，下大静脈欠損，心内奇形，洞結節機能不全がみられる．脾形成不全では種々の細菌感染症（肺炎球菌，インフルエンザ菌，髄膜炎菌）が重篤化しやすい．

肺動脈狭窄，閉鎖 pulmonary stenosis and atresia
◆**定　義**：狭窄は先天的な弁膜異常の中で最も多い．そのうち肺動脈弁に狭窄が起こるものを弁性狭窄 valvular

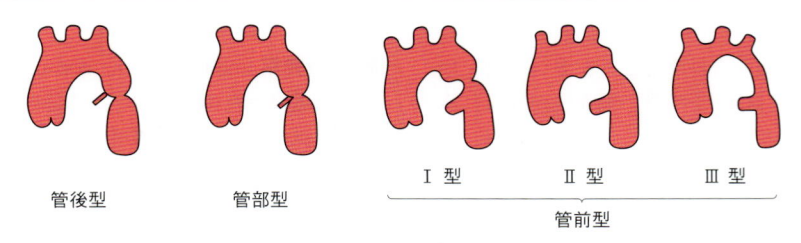

図 1-10 大動脈縮窄の分類

stenosis, 右心室漏斗部に起こるのものを漏斗部狭窄 infundibular stenosis という．弁性狭窄が多いが，漏斗部狭窄と合併した例もある．

◆疫　学：弁狭窄は多く，先天性心血管奇形の 5〜10% とされ，剖検例では約 20% が二尖弁である．同胞での再出現率は約 4% とされる．

◆臨床的事項：弁性狭窄では肺動脈主幹部が拡張し，狭窄後部拡張 poststenotic dilatation がみられ，右心室の肥大拡張を認める．ほかの心奇形を伴うことが多い．心室中隔のない肺動脈閉鎖は予後が悪く，一つの疾患単位とみなされる．右室は低形成またはほぼ正常で，しばしば三尖弁異常を伴う．通常，卵円孔開存，動脈管開存を合併する．

　肺動脈弁の形成不全はほかの心奇形を伴うことが多く，欠損，2 弁，4 弁などがあり，時に閉鎖不全を示す．原因として，胎児期感染症（心内膜炎），遺伝因子の関与が考えられている．まったく交連のない例（fish-mouse valve）から交連が融合した形態まで多様に認められる．弁は収縮期にドーム状となることがあり，圧負荷が強い場合は右室肥大が起こる．Noonan 症候群や先天性風疹症候群での合併が知られている．

三尖弁閉鎖 tricuspid atresia

◆定　義：三尖弁の閉鎖のほかに心房中隔欠損，右心室の発育不全を伴う．心室中隔欠損あるいは動脈管開存ないし大血管異常によって肺へ血流が流れる必要がある．先天性の三尖弁狭窄は極めてまれである．

　Ebstein 奇形は，三尖弁の前尖は正常位置に近いが後尖が右室壁に付着し，中隔尖も発育不良なものをいう．偏位部位の右室心筋形成異常，右室狭小化，三尖弁閉鎖不全，心房間左右短絡，左室心筋異常を伴う．右室機能，三尖弁閉鎖不全，心房間短絡，WPW 症候群の合併が血行動態と重篤度に影響する．先天性心血管疾患の約 0.5% に発生し，男女差はない．

大動脈弁狭窄 aortic stenosis

◆定　義：先天性に起こることは，はなはだまれである．強い左室肥大があり，中隔欠損を伴う．弁狭窄が最も多く，弁は肥厚，融合する．上行大動脈は狭窄後拡張を示す．大動脈弁が 2 弁である場合がある．窓形成 fenestration は高度の時のみ閉鎖不全を起こす．大動脈弁上部狭窄症 supravalvular aortic stenosis（SVAS）と呼ばれる奇形は常染色体性優性遺伝を示し，7q11.23 に位置するエラスチン遺伝子に異常があることがわかった．Williams 症候群は SVAS のほかに特異顔貌，末梢肺動脈狭窄，精神発達遅延があり，心以外の組織の弾性線維の異常を伴ったものとみられる．

僧帽弁狭窄/閉鎖および閉鎖不全
mitral stenosis, atresia and insufficiency

◆定　義：先天性狭窄はまれである．僧帽弁は融合し隔膜状または漏斗状を呈する．単独にも存在する．心奇形を合併する場合は動脈管開存，大動脈狭窄，大動脈縮窄などである．しばしば内膜弾性線維症を伴う．僧帽弁閉鎖不全はまれである．

大動脈縮窄 coarctation of the aorta

◆定　義：大動脈弓あるいはそれより末梢が狭くなった状態である．大動脈峡部 isthmus aortae に多い（図 1-10）．左室に対する後負荷のみの単純型大動脈縮窄症と心室中隔欠損，動脈管開存を合併する大動脈縮窄複合とがある．発生原因として，動脈管と同様の収縮組織が収縮するためとする Skoda 説と，胎生期血行で発育しにくいと考えられる大動脈峡部への血流障害による低形成が原因とする血流説がある．

◆分　類：管前型 pre-ductal type は，縮窄部位が動脈管合流部より中枢にあり，大動脈胸部が全体に狭いものが多い．通常，動脈管は開存し，下行大動脈への血流は主としてこれによる．幼児型 infantile type ともいう．管後型 post-ductal type は縮窄部位が動脈管合流部あるいはそのすぐ末梢にあり，動脈管は，通常，閉鎖している．下行動脈への血流は側副血行による．成人型 adult type ともいう．異型 atypical type は縮窄部位が胸部大動脈，腹部大動脈などの動脈管合流部付近以外の部位にあるものである．

　幼児型は左第 4 鰓弓動脈の形成不全によるものと考え

られている．単独奇形はまれで，ほとんど動脈管開存を伴い，また心室中隔欠損を合併することが多い．幼児型，成人型とも上半身の高血圧，下半身の低血圧がみられる．

大動脈弓離断症 interruption of aortic arch

◆定　義：大動脈弓と下行大動脈の連続が離断されたものをいう．大動脈縮窄複合と類似した血行動態を示す．下半身と上半身は大動脈縮窄複合と同じように別の大血管から血行を受けるが，本症では上半身と下半身どちらにも動脈血が供給されるために，心房，心室，大血管のいずれかに左→右短絡が必要である．そのため，心房中隔欠損，卵円孔開存，心室中隔欠損，大動脈肺動脈窓，総動脈幹遺残，心内膜床欠損，三尖弁閉鎖，両大血管右室起始などが合併している場合にのみ生存可能である．
◆分　類：離断の部位に基づいてA，B，C型に分類される．Celoria-Pattonの分類が多く用いられており，B型には22q11.2欠失症候群と関連するものが多い．C型はまれである．

その他の大動脈弓異常

右大動脈弓異常は，ほかの心奇形を合併したり，食道や気管を圧迫して嚥下困難や呼吸困難を起こしたり，反回神経圧迫で嗄声を起こしたりすることがある．

複大動脈弓 double aortic arch は大動脈が2本となって，この間に気管や食道をはさみ圧迫症状を起こすもので血管輪 vascular ring ともいう．

肺静脈還流異常
anomalous pulmonary venous drainage

◆定　義：部分的肺静脈還流異常は肺静脈の一部が上大静脈，右房，静脈洞などの左房以外の静脈に直結する．正常のように左房に開く肺静脈もある．通常，1肺葉から肺静脈に起こり，右上葉の肺静脈が上大静脈あるいは右房に開く場合が多い．心房中隔欠損を伴うことが多い．
◆疫　学：先天性心血管疾患の約1％を占める．

その他の先天性肺血管異常

末梢肺動脈狭窄 peripheral pulmonary stenosis では肺動脈幹の分岐部，あるいはそれより末梢部で単発性あるいは多発性に狭窄が生じる．肺高血圧，右室肥大が種々の程度に生じる．

片側性肺動脈枝欠損はFallot四徴に合併するが，単独にも存在する．大循環系によって代償されることから，肺血流が特に多い場合は拡大などの障害が生じる．

肺動静脈瘻は肺動脈と肺静脈の短絡による動静脈瘻で，孤立性とびまん性の場合がある．チアノーゼはほとんど常に存在する．

冠動脈異常 anomaly of the coronary artery

冠動脈瘻は冠動脈が右心系の心腔に注ぐ奇形であり，右冠動脈が右室または右房に入る場合が多い．左から右シャントとなり，心筋虚血が生じ，高度になると心不全にいたる．

冠動脈起始部異常では左冠動脈が主肺動脈より起始する．比較的まれなBland-White-Garland（BWG）症候群が知られている．この際，右冠動脈から側副血行路を介した左冠動脈は肺動脈に流入するため，左室前壁と側壁の虚血を生じる．

バルサルバ洞動脈瘤破裂
rupture of the aneurysm of the sinus of Valsalva

◆定　義：Valsalva洞とは，大動脈弁とこれに対応した大動脈壁との空間をいう．このValsalva洞のいずれかが動脈瘤様に膨隆し，右室，右房，左室などが破裂して交通したものをValsalva洞動脈瘤破裂という．先天性のものもあるが，後天性に動脈硬化，梅毒，細菌性心内膜炎などによることもある．先天性の場合は破裂が起こるまでは無症状で，破裂すると動脈管開存と類似の症状を呈する．動脈瘤が右大動脈洞であれば右室に破れ，後大動脈洞であれば右房に破れやすい．

大静脈の異常 anomaly of vena cava

左上大静脈遺残 persistent left superior vena cava は胎生期の左上大静脈が閉鎖せずに遺残するもので，単独に存在することはまれである．心房中隔欠損とFallot四徴に合併することが多い．通常，冠静脈洞を経て右房につながるが，まれには左房に流入することがある．

下大静脈欠損 absence of inferior vena cava は右胸心，左心症に伴うことがあり，下肢からの静脈血は奇静脈または半奇静脈を通って上大静脈または左上大静脈に還流することがある．無脾症その他，複雑な心奇形に合併することが多い．

その他の心奇形

心の欠如を無心症 acardia という．発育不全心 hypoplasia cordis は大動脈系の発育不全と合併する．また心の異常下垂 cardioptosis，局所の固定不全による遊走心 cor mobile, wandering heart をみることもある．心脱 ectopia cordis は先天性に胸骨や胸壁が欠損，破裂していて心が体外に露出する．腹内心脱 ectopia cordis abdominalis は先天性に横隔膜破裂があり，心がその裂孔を通って腹腔内に脱出したものである．先天性完全房室ブロックがほかの先天性心血管疾患に合併して現れるか，単独にくる場合がある．

先天性心疾患を伴う症候群

　Marfan 症候群は microfibril の主要構成分である fibrillin-1 の異常で，これを支配する *FBN1* 遺伝子の異常に基づく．症状は，骨格系，視覚系，心血管系に現れる．心血管系では大動脈瘤，大動脈解離，大動脈弁閉鎖不全，僧帽弁逸脱症などがある．Down 症候群は高率に中隔欠損などの心奇形を伴い，生命予後を決定する重要な因子となっている．21 番染色体のトリソミー trisomy はあまりにも有名であり，遺伝子疾患および染色体異常の中で最も多い疾患である．

　そのほかのトリソミーおよびモノソミーでは，トリソミー 18，19-20，13-15，モノソミー X（XO-Turner 症候群）などで心奇形がみられる．トリソミー 18 では心室中隔欠損，トリソミー 19-20 では心房中隔欠損，トリソミー 13-15 では肺動脈狭窄，動脈管開存，モノソミーでは大動脈縮窄がある．Hurler 症候群はガルゴイリズム gargoylism ともいわれ，心に病変を合併するのは 85% といわれ，心肥大，弁膜の変形，心内膜肥厚，冠動脈病変，心外膜肥厚などがある．間質の増加，硝子様変性，粘液変性が心病変をきたすと考えられている．リソソーム酵素である α-L-iduronidase の欠損による．

先天性心血管疾患の分子病理学：心を形成する間葉系細胞には primary heart field と secondary heart field に由来する 2 種類の細胞系譜があることが明らかとなり，心の発生を考えるうえで極めて重要な進歩があった．加えて先天性心血管疾患の好発家系の詳細な解析やその結果を検証するノックアウトマウスを用いた解析により，複雑な心発生の分子機構とその異常としての先天性心血管疾患の分子レベルでの成り立ちが次第に明らかとなってきた（表 1-1，p.181 参照）．ここでは中隔欠損，動脈管および動脈弓の異常，肺動脈および大動脈流出路異常，左右異常の 4 つの観点から心奇形の原因にかかわる遺伝子変化を述べる．

中隔欠損 cardiac septation defects

　中隔欠損症は先天性心血管疾患のうち最も頻度の高いものである．以前から 21 番染色体のトリソミーが重要な要因としてあげられていたが詳細は不明であった．遺伝子連鎖の解析から転写因子 T-box transcription factor 5（*TBX5*）が Holt-Oram 症候群において変異していることが明らかになった．本症候群は心房または心室中隔欠損と上肢異常を示す．*TBX5* は心房および心室中隔に高発現している．ノックアウトマウスを用いた検討でホモ接合体は胎生致死であるが，ヘテロ接合体ではヒトにみられる異常を示した．

　しかし，Holt-Oram 症候群はいわゆる症候群性の先天性心血管疾患の一つであり，ヒトではほかの異常を伴わない non-syndromic な心奇形がほとんどである．non-syndromic な心奇形で最初に変異が見いだされたのは，NKX2.5 と呼ばれる転写因子であった．本転写因子の変異は，心奇形と刺激伝導系異常を常染色体性優性遺伝で示す家系の解析から明らかにされた．本遺伝子の変異では Fallot 四徴，三尖弁異常を発症する．マウスを用いた検討で心房中隔欠損と房室結節の消失が認められ，ヒトと同様の異常が確認された．NKX2.5 は GATA4 と呼ばれる異なる転写因子に結合することが知られており，GATA4 の心奇形に関する検討が行われた．刺激伝導系の異常のない心房または心室中隔欠損の家系の検討から GATA4 の発現の低下がみられ，マウスの検討でも人為的に GATA4 発現を低下させることにより心房心室中隔欠損を含む心奇形が観察された．さらに驚くことに TBX5，NKX2.5，GATA4 はいずれも相互に連関する転写因子であることが明らかとなり，心房心室中隔欠損の原因としてこれらの遺伝子が織りなす遺伝子情報異常が中隔欠損症に重要な要因であることが明らかとなった．最近，myosin heavy chain 6（*MYH6*）の変異も中隔欠損を起こすことが判明したが，本遺伝子は GATA4-TBX5 転写調節機構の下流遺伝子であることが報告された．

動脈管および大動脈弓異常
conotruncal and aortic artery defects

　心流出路異常および大動脈弓異常は先天性心奇形の 20〜30% を占める．DiGeorge 症候群，口蓋心顔症候群 velo cardio facial syndrome（Shprintzen syndrome）円錐動脈幹異常顔貌症候群 conotruncal anomaly face syndrome では染色体 22q11.2.2 の欠損が伴うことが知られていた．22q11.2 欠損はヒトの心奇形で 21 番染色体トリソミーに次いで高頻度にみられる変化である．欠損部の解析から TBX1 転写因子の欠失が明らかになった．本転写因子欠損マウスでは大動脈弓異常，異常鎖骨下動脈分岐に加え，口蓋裂，胸腺低形成，耳異常と心の種々の奇形が認められた．これらの結果は TBX1 発現低下が種々の心奇形を伴う奇形の原因の一つであることを示している．

　また，動脈管開存を伴う Char 症候群家系の解析から TFAP2β という転写因子の異常が発見され，本因子に結合するほかの転写因子 CITED2 の変異も小児の心奇形で検出された．

肺動脈および大動脈流出路障害
obstructive defects of the pulmonary artery and aorta

　Williams 症候群は弁上性の大動脈縮窄と末梢性の肺動脈狭窄を示す．本症候群はほかに elfin-like face（妖

精様顔貌），精神遅滞，胎児性高カルシウム血症，社会不適応（度を過ぎたおしゃべりと社交性）と心奇形を示す．染色体7q11から単離された原因遺伝子はelastin（ELN）であり，心奇形の原因となることが判明した．その後の検討でnon-syndromicな弁上性大動脈縮窄患児にも同変異が見いだされた．

　Noonan症候群の解析から機能獲得型の変異がチロシン脱リン酸化酵素PTPN11に見いだされた．本症候群では二尖弁による肺動脈狭窄が特徴である．PTPN11は癌遺伝子の一種であるrasの下流に存在し，EGFレセプターの情報伝達などに関与する．ras情報伝達系の異常が心奇形を起こすことを示唆している．

　NF1はras情報伝達系路に存在する分子であり，neurofibromatosis 1型の原因遺伝子である．NF1発現低下はrasの活性を向進させ，肺動脈弁の肥厚を起こす．

　Alagille症候群は胆道低形成と右心症を呈し，時に肺動脈狭窄やFallot四徴を示す．本症候群の患者ではJAGGED1（JAG1）の異常が見いだされた．JAGGED1は膜結合型分子であり，Notchレセプターのリガンドである．Notchシグナル系は，発生において極めて主要な役割を果たしている．近年，NOTCH1の遺伝子変異が家族性の大動脈弁形成異常の家系に見いだされた．遺伝子連鎖解析により染色体9q34にマップされた本家系の原因遺伝子がNOTCH1であった．大動脈弁二尖弁は家族性大動脈弁形成異常症で認められる最も頻度の高い先天性心奇形である．二尖弁により早期の石灰化が起こり，弁機能障害を起こす．これらの所見は弁石灰化におけるNOTCH1シグナル系の重要なかかわりを示している．さらにNKX2.5変異などとの連関も示唆されている．

左右異常

　left-right abnormalities（heterotaxy syndrome）

　動脈幹のループ形成異常は種々の先天性心血管疾患の要因となる．このプロセスの異常は左-右パターン形成によって制御されている．鶏胎児を用いた研究で，右左の非対称性はsonic hedgehog（Shh）の非対称発現によりTGF-βのメンバーであるNodalとLeftyが制御することが報告された．Nodalの左方発現によりループは右巻きとなる．heterotaxyを示す患者では心，肺，消化器系がランダムに配置される．マウスにおいて左右制御遺伝子の機能破壊により動脈幹および心の位置がランダム化され，右偏位では無脾症，左偏位では多脾症が発生する．ヒトではいくつかの遺伝子変異が左-右パターンの形成にかかわることが報告されている．それらはZIC3，ACVR2B，cofactor of nodal（CRYPTIC）などである．

　このように，多数の先天性心血管疾患の遺伝子異常が報告されている．しかし，最も頻繁にみられる孤発例の原因はまだ不明な点が多い．複数の遺伝子変異の集積がかかわっていることが予想され，遺伝子解析はますます重要になる．分子レベルの機構がより明らかになれば，より適切な遺伝子カウンセリングや治療が可能になることが期待される．

3．心の物理的損傷

心の外傷

◆**分　類**：心の外傷は穿通性と非穿通性に分けられ，通常，心嚢の損傷を伴う．

◆**臨床的事項**：穿通性心外傷は刺創，銃創が主であるが，まれに飲み込んだり体内を血流その他により移動した鋭利な物質が心に達して起こる．穿通性心外傷の最も重大な影響は心タンポナーデで，次に血胸がある．そのほか冠動脈に障害が起これば心筋梗塞，乳頭筋や弁を切断すれば弁障害が現れる．刺激伝導系障害は軽重あるが，もし心室細動が起こればただちに死にいたる．

　非穿通性心外傷は胸壁の強衝撃によって起こる．例えば自動車事故で胸部をハンドルで強打するsteering wheel accidentのような場合に起こる．その程度は外力，部位によって種々である．心挫傷は軽度の場合はそのまま治癒するが，損傷部位が変性あるいは壊死するとのちに心破裂に導かれることがある．心破裂は心室，心房ともに生じ，ほとんどの症例が早期に死亡する．そのほか種々の程度の心中隔の損傷，弁膜の損傷がある．後者は乳頭筋，腱索の断裂によるものが多い．冠動脈循環障害も起こりうるが冠動脈血栓は直接心外傷には関係がないという．不整脈は非穿通性心外傷の重要な合併症である．心タンポナーデを併発すれば急速に死にいたる．

放射線性心障害

◆**臨床的事項**：心筋は放射線の感受性の低い組織であって，かなり大量の放射線の曝露に耐えるが，長期にわたる縦隔照射で心および心嚢が障害されたという報告がある．すなわち心嚢の癒着，線維症，心嚢滲出液，びまん性の心筋の線維症，巣状の心内膜弾性線維症などがみられる．大量の曝露，例えば広島，長崎の原爆による影響として心各層の出血，特に心外膜の出血が記載されている．心筋自体の変化はまれである．

4．心の萎縮，肥大，拡張

心の萎縮　atrophy of heart

◆**分　類**：単純萎縮 simple atrophy と褐色萎縮 brown

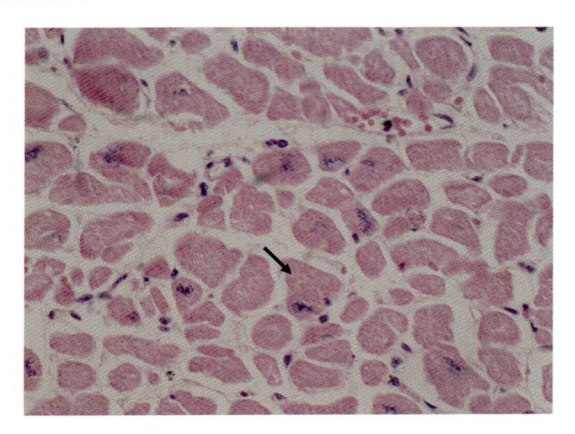

図 1-11　心筋褐色萎縮にみられるリポフスチン顆粒
黄褐色顆粒状物質がみられる（←）.

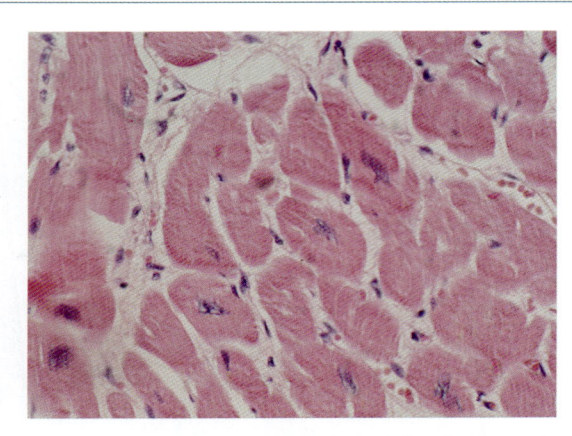

図 1-12　心の肥大による心筋細胞の核の不整，原形質の肥大

atrophy に分けられる．心は，大きさは個体の手拳大であり，成人男子では 300 g，女子では 250 g 前後が正常の目安である．

単純萎縮は，消耗性疾患，飢餓に現れる．心全体が小さくなり成人心重量の 1/2 以下となることもある．心外膜の脂肪も減少し，冠動脈は著しく蛇行する．筋線維，核の萎縮がみられる．

褐色萎縮は，消耗色素 lipofuscin（図 1-11）が萎縮に際して心筋の核の両端部に微細顆粒状に現れ，心筋は強く褐色調を呈する．この色素は類脂質反応陽性，鉄反応陰性である．老人性萎縮や癌死に多くみられる．

心の肥大 hypertrophy of heart

◆臨床的事項：生理的に心の過度の働きが必要となるような場合，例えば激しい運動が反復して行われる場合には，正常の形態と似た形のまま肥大が起こり，心室腔が拡張する．スポーツ心がこれにあたる．これを単純性肥大 simple hypertrophy という．

高血圧，大動脈弁口狭窄，大動脈峡部狭窄など左心室末梢側に慢性の流出障害が働くと求心性肥大 concentric hypertrophy が起こり，心室壁は肥厚し，内腔はむしろ狭小となる．

弁膜の閉鎖不全，例えば大動脈弁閉鎖不全，僧帽弁閉鎖不全では左心室に血液が生理的以上に多くなり，左心室の拡張性肥大 excentric hypertrophy となる．

肺循環系の血行障害によって肺動脈高血圧が長く続くと右心室の肥大拡張が起こる．このような状態を肺性心 cor pulmonale といい，気管支拡張症，肺線維症，塵肺症，気管支喘息に肺気腫を伴うと起こる．組織学的に肥大した心筋細胞は核も細胞質も大きくなり，筋原線維は増加する（図 1-12）．

心の拡張 dilatation of heart

◆臨床的事項：心の拡張は，多くは肥大に伴い，心室内に血液量が増加した場合に起こる．肥大を伴わずに内腔が拡大し，心壁が薄くなることもある．後者は心筋の変性によることが多く，内圧亢進が著しい場合には乳頭筋，肉柱は圧平される．拡張は，心の全体にわたることも各房や各室に限られることもある．最も早く拡張が現れるのは左心房で，右心房がこれにつぐ．

僧帽弁閉鎖不全，大動脈弁閉鎖不全で左心室の拡張が起きるが，その前に左心房および右心室が拡張することがある．肺動脈弁狭窄あるいは閉鎖不全では右心房および右心室が拡張する．

心筋の軟化または大きな瘢痕ではその部位が局所的に拡張する．この限局性拡張を心動脈瘤 aneurysm of heart という．

小循環系の急激な循環障害（肺の滲出炎，肺水腫，胸膜滲出など）は心拡張を起こす．心壁は薄くなり，乳頭筋および肉柱は扁平となる．肺気腫 pulmonary emphysema では主に右心ことに肺動脈円錐部 conus arteriosus が拡張する．

滴状心 droplet heart は無力性体質の人にみられ，横隔膜が弯隆を失って扁平となり，心が大血管から垂れ下がったような概観となるが，一般に心は小さい．

右心室の肥大拡張は巾着心 Geldbeutelherz となる．ビール心，ワイン心と呼ばれる心の著明な肥大拡張は全心瘤 aneurysma totalis cordis となり，正常の数倍となる．これを牛心 ox heart という．

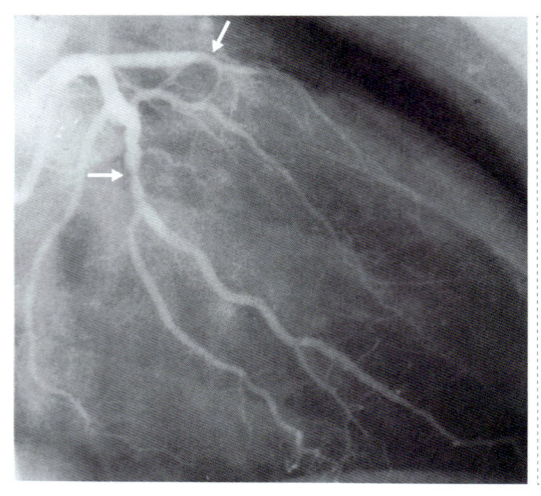

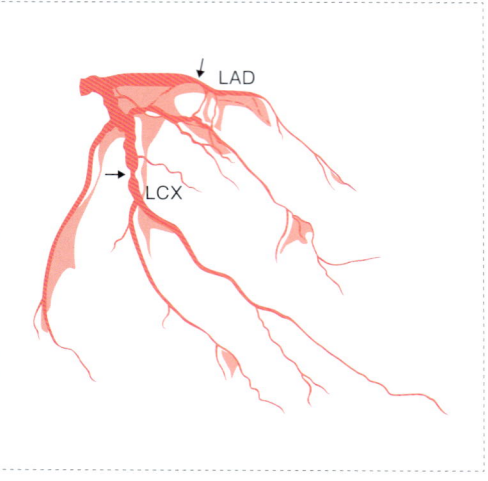

図 1-13 冠動脈狭窄の造影像（左冠動脈造影）

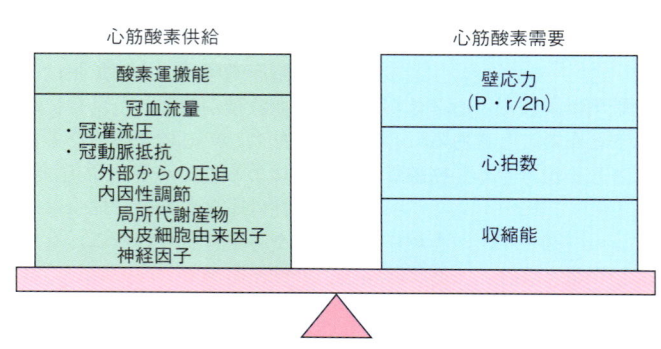

図 1-14 心筋の酸素供給と需要を決定する主な因子
P：収縮期心室圧，r：心室内腔径，h：心室壁厚

5．心の循環障害

　全身貧血の部分現象として貧血が心全体に起こる．失血死による急性貧血の時には心筋は蒼白淡紅色となり，硬度は増すが混濁は示さない．慢性の貧血では混濁，脂肪変性を招き，しばしば褐色萎縮となる．また各種の疾患で心に出血をみる．

　問題となるのは冠動脈の病変で，最も頻度が高く重要なのが冠動脈硬化症 coronary arteriosclerosis である．冠循環は心筋機能と密接に関連しているため，冠動脈病変は大なり小なり心筋障害，ひいては心機能障害を招来することになる．これを冠動脈性心疾患 coronary heart disease あるいは虚血性心疾患 ischemic heart disease と呼ぶ．冠動脈の一部に完全な閉塞が起こり，それより末梢に血行が途絶える絶対的循環障害と冠動脈による血液供給が心筋の需要を満たしえない相対的循環障害があり，前者が心筋梗塞，後者が狭心症に相当する（図1-13）．

心筋の酸素需給

　心筋への酸素供給は血液の酸素運搬能と冠血流量に依存している．虚血性心疾患はこのアンバランスが原因となる．図1-14に心筋の酸素供給と需要を決定する主な因子を示す．冠血流量（Q）は灌流圧（P）に正比例し，血管抵抗（R）に反比例する．つまり $Q \propto P/R$ となる．通常の動脈では血流が最大になるのは収縮期であるのに対し，冠血流は拡張期に最大となる．これは，収縮期には収縮する心筋により冠動脈が押しつぶされ，血流量が減少することによる．

　冠血管は心筋の収縮時に心筋により圧迫され，その圧は収縮期に最大となる．さらに心筋が収縮する時に心内膜下組織は高い心室内圧にさらされ，心内膜下組織が最も虚血になりやすくなる．

　心は通常の状態でほぼ最大限の酸素を血流から取り入れていることから，需要に見合う酸素を増やすことがで

表 1-2 虚血性心疾患の原因

1. 動脈硬化症	4. 炎 症
a. 進行性の内腔狭窄	a. リウマチ性動脈炎
b. 血栓形成	b. 結節性多発性動脈炎
c. アテローム病巣よりの出血	c. 閉塞性血栓性動脈炎
d. アテローム病巣の破裂	d. 川崎病（MCLS）
2. 冠動脈入口の狭窄，閉塞	e. 結核性動脈炎
a. 梅毒性大動脈炎	5. 塞栓症
b. 大動脈硬化症	6. 血栓症
c. 剥離性大動脈瘤	7. 腫 瘍
3. 動脈の機能的攣縮	8. 外 傷
	9. 動脈瘤
	10. 先天異常
	11. その他

きない．この点はほかのほとんどの臓器と大きく異なる点である．このため，酸素需要の増加は必ず血流の増加によって補われる必要がある．これを調節するのが冠血管抵抗の自動調節機能である．冠血管抵抗の調節には，局所代謝産物，内皮細胞由来因子，神経因子があたっている．

1. **局所代謝産物**：低酸素状態の時はミトコンドリアの好気性代謝と酸化的リン酸化が阻害され，結果としてアデノシン一リン酸とアデノシン二リン酸が蓄積し，アデノシンに分解される．アデノシンは強力な血管拡張作用を有し，血流量を増加させる．

2. **内皮細胞由来因子**：動脈壁内皮細胞は種々の血管作働因子 vasoactive substance を産生して血管のトーヌスを調節する．特に一酸化窒素（NO）やプロスタサイクリンが血管拡張に，エンドセリン-1 が血管収縮に働くことが知られている．このうち NO は細胞内のサイクリック GMP（cGMP）を介したメカニズムにより強力な血管拡張作用を発揮する．狭心症の治療薬であるニトロプルシドやニトログリセリンは，外部から直接血管平滑筋に NO を与えることによりグアニル酸シクラーゼを活性化し cGMP を生成することにより冠動脈を拡張させる．

3. **神経因子**：冠血管は α アドレナリンレセプターと β_2 アドレナリンレセプターの両方を有し，このうち α アドレナリンレセプターは収縮に β_2 アドレナリンレセプターは拡張に働く．

虚血性心疾患の原因

冠動脈性心疾患の危険因子，すなわち冠危険因子 coronary risk factor として脂質異常症（低 HDL 血症，高 VLDL 血症），高血圧，喫煙，糖尿病，肥満，家族歴，高尿酸血症，ストレスなどがあげられている（表 1-2）．な

かでも重要な危険因子は動脈硬化症である．

1. **虚血後の可逆的な心筋の変化**：虚血によって起こる心筋障害は，不可逆的な心筋壊死すなわち心筋梗塞か，急激で完全な回復すなわち一過性の狭心症発作のどちらかにいたると以前は考えられていた．しかし，現在では壊死を起こさず収縮障害が続き正常に回復する段階もあることが明らかとなってきた．気絶心筋 stunned myocardium は，壊死は起こらないが比較的高度の虚血ののち血流が回復しても収縮障害が残る状態をいう．虚血に続いて起こる異常は可逆的であり徐々に回復する．stunning は不可逆的壊死に陥る直前の状態を反映していると考えられる．一方，冬眠心筋 hibernating myocardium は長期間血流が低下して起こる収縮力の低下した心筋を指す．冠動脈多枝が侵されている時にみられる現象であり，不可逆的な障害は起きておらずバイパス手術によって血流が回復すれば収縮力も再現することが期待できる．気絶心筋や冬眠心筋は血行再建により改善するため，血行再建により改善が見込めない真の梗塞との鑑別が臨床的に重要である．

2. **虚血後の病理変化**：急性冠症候群 acute coronary syndrome は，不安定狭心症，急性心筋梗塞，心臓性急死を含めた虚血性心疾患の総称として広く普及している．急性冠症候群は冠動脈硬化巣の破綻を引き金に血管攣縮，冠血栓が関与して起こる．その際，冠動脈が完全に閉塞される場合は急性心筋梗塞となり，早期再開通と閉塞をくり返す場合は不安定狭心症となる．この際，血栓形成部の動脈硬化巣にしばしば内膜水腫，膨化や出血が認められる．動脈硬化巣内には種々の条件により，このような急激な循環障害が起こり，内腔の狭窄がいっそう強くなり，血栓が付着しやすくなるためである．しかし血栓は心筋梗塞の心に常に発見されるとは限らない．発作後短時間で死亡したものでは少なく，生存期間の長引いたものには多くなる傾向があり，血栓の一部は心筋梗塞後に形成されたものと考えられる．このような場合には冠攣縮が関与していると考えられる．すなわち冠攣縮は冠動脈硬化病変に伴う血管内皮細胞の機能不全に基づく血管平滑筋の過収縮と考えられる．

大動脈起始部の硬化巣や梅毒性大動脈中膜炎が高度で，冠動脈の入り口が器質的に狭窄することも原因になりうる．時に解離性大動脈瘤が冠動脈起始部に及び，冠血流を障害することがある．

冠動脈の炎症としてはリウマチ性炎症があげられている．主として心筋内の末梢冠動脈の病変であるが，まれにリウマチ熱の際に冠動脈本幹が侵される．時に結節性多発動脈炎が冠動脈に及んで心筋梗塞を起こす．

最近話題になっているのは川崎病すなわち小児急性熱性皮膚粘膜リンパ節症候群 mucocutaneous lymph node

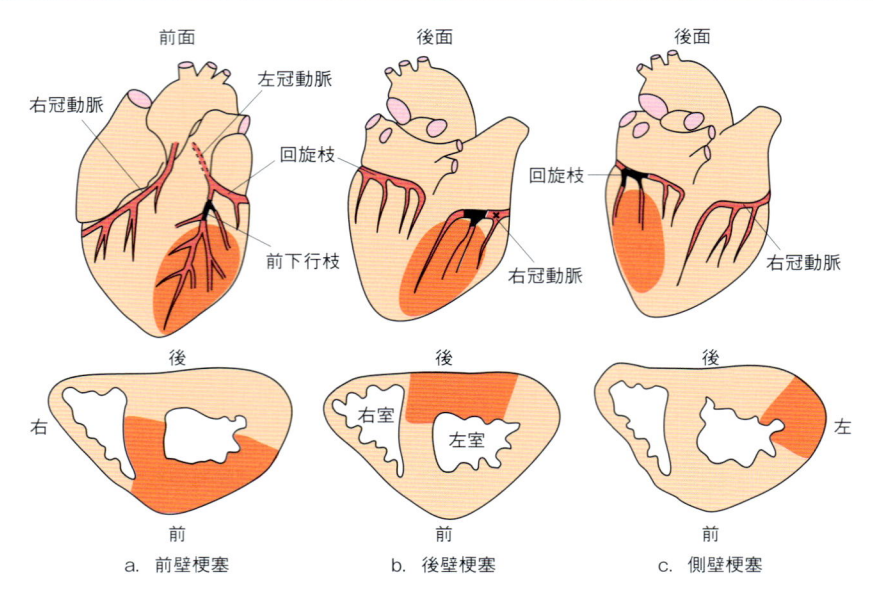

図 1-15 冠動脈閉塞部位と心筋梗塞部位
■：冠動脈閉塞部位

a. 前壁梗塞　　b. 後壁梗塞　　c. 側壁梗塞

syndrome（MCLS）で，系統的血管炎の一部分として冠動脈炎を生じ，血栓性閉塞性冠動脈瘤によって0.3～0.5%の致命率を示す．組織学的には壊死性汎動脈炎で，フィブリノイド壊死は少なく，結節性多発動脈炎と区別される．

冠動脈不全および狭心症
coronary insufficiency/angina pectoris

　冠動脈による血液供給が心筋の需要を満たしえない相対的循環障害の状態を冠動脈不全といい，冠動脈不全の結果生じる心筋の病変および臨床症状を狭心症という．臨床症状は胸部ならびにその近接部の特有な狭心痛（絞扼感，圧迫感，灼熱感）であるが，自覚症状を伴わない無症候（無痛）性心筋虚血発作もある．狭心症は心筋の酸素需要が冠動脈の血液供給による酸素供給を超えれば起こるが，心筋の働きが増大した場合（例えば高血圧，心肥大，甲状腺機能亢進症）には冠動脈病変がなくても起こりうる．しかし，多くは冠動脈の病変のために血液供給が制約される場合に起こる．前述のように冠動脈の機能的攣縮による場合もなんらかの冠動脈の形態的異常を伴っている．

　このような冠動脈の狭窄部の支配領域の心筋は組織学的に巣状の小壊死巣が多発し，心筋細胞の水腫，空胞変性，凝固壊死，融解，好中球浸潤が起こり，肉芽組織の形成を経て小瘢痕となる．

　好発部位は左心室の乳頭筋および左室内膜下組織である．すなわち最も機能が活発で酸素需要が多く，しかも冠動脈の末梢に位置する部位が選択的に侵されることになる．

　心筋梗塞の大壊死は間質もともに壊死に陥るが，冠動脈不全による小壊死は心筋のみに限られ，間質の線維細胞や血管などは壊死を免れるので実質壊死といわれている．

心筋梗塞 myocardial infarction

◆定　義：冠動脈の一部に内腔の閉塞が起こり，支配領域への血液供給が途絶えることによって発生する．絶対的な血液循環障害の結果として起こる急激な貧血性壊死を意味する．冠動脈閉塞は中年以降の成人，ことに男性に多く，食事，生活環境，職業，遺伝的素因などと関係がある．欧米では死因は心疾患死が最も多く，その中でも冠動脈閉塞が主要な死因となっている．

　心筋梗塞の発生部位と程度は，どの冠動脈枝が侵されるか，閉塞部位がどのくらい根元に近いかによって異なる．再灌流が起これば活性酸素が産生され，これにより出血，心筋障害が起こる（再灌流障害）．

　狭窄，閉塞が最も多くみられるのは，左冠動脈前下行枝で，左室前壁の心尖側に広がる前壁梗塞を生じ，通常，室中隔の前2/3も障害する．次いで右冠動脈の閉塞による室中隔の後ろ1/3および左室後壁梗塞が多い．左冠動脈回旋枝の閉塞は左室側壁梗塞を起こす．右室には梗塞は比較的少ない（図1-15）．これは酸素要求が左室に比べて低く，かつ右室壁は薄いため血液流入は比較的容易なことであろう．心房の梗塞は一般に心室梗塞に伴って

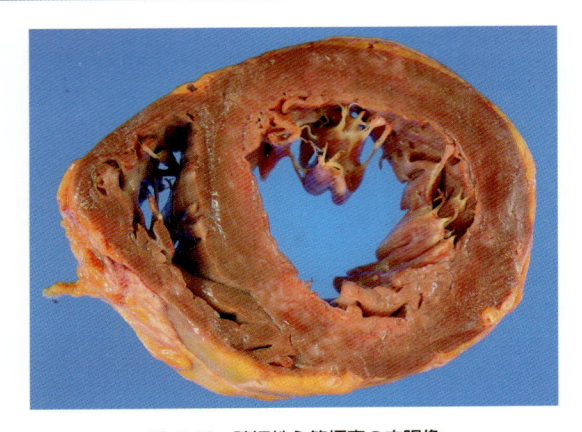

図 1-16　陳旧性心筋梗塞の肉眼像
中隔から左室前後壁にかけて白色瘢痕組織がみられる．

表 1-3　心筋梗塞の時間経過と肉眼所見

時　間	肉眼所見
15 時間	蒼白，水腫状
36 時間	梗塞中心部混濁やや黄色
	境界部出血性
3～4 日	中心部ゴム状，灰黄色
	周辺部出血帯明瞭
1 週	中心部ゴム状，やや収縮
3 週	梗塞部菲薄化
6～8 週	褐色調を帯びたのち，瘢痕線維化
3 か月	白色，硬い瘢痕巣
これ以降	白色瘢痕として長く遺残する

（Lodge-Patch による分類）

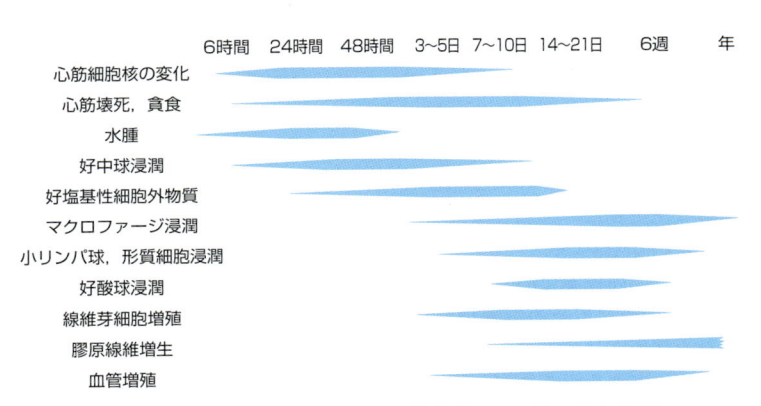

図 1-17　心筋梗塞における組織像の推移（Lodge-Patch による）

みられるが，肉眼的に認めることは困難である．梗塞病巣が心内膜下から壁の内層にだけ起こるものを内膜下梗塞 subendocardial infarction という．

◆形　態：梗塞発生後，短時間で死亡したものでは肉眼的に病巣の識別は困難である．肉眼的に病巣が確認できるようになるのは梗塞発生後 10 数時間たってからである（図 1-16）．心筋梗塞の肉眼所見と経過時間の関係は表 1-3 を参照するのが便利である．

　組織学的には梗塞発生後 4～5 時間で識別できる変化を認め始める．まず心筋の凝固・壊死があり，横紋の消失，核の腫大，濃縮，消失があり，細胞質は硝子様となりエオジンに濃染する．白血球浸潤は特に梗塞周辺部に多く，時間とともに好中球，マクロファージ，小リンパ球の順に出現する．病巣は次第に肉芽組織で置換され，結合組織が形成され，瘢痕組織に置き換えられる．病巣の大きさによるが，瘢痕の形成から完成までには 6～8 週間から 3 か月を要する（図 1-17）．

◆臨床的事項：

1．**くり返す虚血** recurrent ischemia：冠動脈の血流が不十分であると梗塞後に 20～30％の割合で狭心痛を呈する．再梗塞のリスクが高いことを示し，機械的に（経皮的冠動脈インターベンション［PCI］または冠動脈バイパス手術［CABG］）血行を再建する必要がある．

2．**不整脈** arrhythmia：心筋梗塞は刺激伝導系の障害を伴うことが多い．房室結節および左脚後枝は右冠動脈下行枝の血液供給を受けており，右脚，左脚の前枝は左冠動脈前下行枝由来の中隔枝に灌流されているから，これらに障害が及べば，その程度，部位に応じて刺激伝導障害を生じる．さらに局所代謝産物蓄積によるアシドーシス，自律神経刺激，催不整脈作用のある治療薬物も不整脈の発生にかかわっている．急性心筋梗塞後に起きる不整脈を表 1-4 にあげた．このうち心室細動は急性心筋梗塞による死亡の大きな原因である．

3．**心不全** cardiac failure：急性の虚血により収縮拡張障害を起こし，心不全を呈する．また，梗塞により心原

表 1-4　急性心筋梗塞における不整脈の種類と原因

種　類	原　因
洞性徐脈	迷走神経刺激
	洞房結節への血流低下
洞性頻脈	痛みと不安
	うっ血性心不全
	循環血液量減少
	心膜炎
	陽性変時作用を有する薬物投与（ドパミンなど）
上室性期外収縮，心房細動	うっ血性心不全
	心房虚血
心室性不整脈，心室頻拍，心室細動	心室虚血
	うっ血性心不全
房室ブロック（Ⅰ度，Ⅱ度，Ⅲ度）	下壁梗塞：迷走神経刺激，房室結節血流低下
	前壁梗塞：伝導系の広範な障害

性ショックに陥る．心原性ショックは，40％以上の心室筋が梗塞に陥いると起こり，心拍出量が著しく低下し，収縮期圧が 90 mmHg 以下となり，末梢への循環が悪化する．低血圧により冠灌流圧が低下し，さらに心筋虚血が悪化．心拍出量が低下して左室容量が増加し酸素需要量が増加するという悪循環に陥りやすい．

4．壁血栓 mural thrombosis：心筋梗塞で心内膜下の心筋に広範な壊死が起こると，心内膜にもその影響が及び，内膜は障害を受ける．また心筋梗塞に伴って左心不全が起こり，心室腔内の血液の流れが変化するので，梗塞巣に接する心室壁に血栓が形成されやすい．心室壁の血栓は小血管の血栓と異なり，器質化が起こりにくい．梗塞が瘢痕化してもしばらく残っている．蛋白質融解酵素の作用によって液化すると考えられる．この時期に壁血栓の一部が剝離して流血中に入り，大循環系の諸臓器に塞栓が起こることがあり，脳塞栓は致死的となる．またまれに冠動脈に塞栓が起こり，心筋梗塞が再び起こる可能性もある．

5．機械的合併症 mechanical complication：心筋梗塞後の組織の虚血と壊死により起こる．

　心破裂 rupture of heart，心タンポナーデ cardiac tamponade は，心筋梗塞が心筋層の全層に及び，壊死巣が好中球浸潤によって融解するが，まだ肉芽組織の形成されていない時期，すなわち心筋梗塞発生後 1～2 週間に起こりやすい．高血圧が続くと正常血圧の約 3 倍の危険性があるといわれている．心破裂は，左室の壊死部分が裂けることによって起こる．心室自由壁破裂と称する予後不良の状態である．

　心動脈瘤 cardiac aneurysm では，古くなった心筋梗塞が結合組織からなる瘢痕で置き換えられるが，瘢痕は弾力性がないので心室内圧によって押し広げられ，円い囊状に膨隆したものが形成される．左心室壁，特に心尖部に近いところに多い．心動脈瘤内腔には壁血栓が生じやすい．

　乳頭筋断裂 rupture of papillary muscle は，梗塞による乳頭筋の破裂や腱索の断裂によって起こる．

　心室中隔破裂 rupture of ventricular septum は，心室中隔を破って左室から右室へ血液が流れる．これにより肺血管の容量負荷が増加し，うっ血性心不全となることが多い．

6．心膜炎 pericarditis：梗塞が大きく，壊死巣が外膜に接していると，梗塞病巣を中心とした非細菌性線維素性心外膜炎が起き，これが広がると絨毛心 villous heart となり，古くなると心外膜の線維性癒着が起こる．

　Dressler 症候群（後心筋梗塞症候群）は，心筋梗塞後 2～4 週で，発熱，心外膜炎，胸膜炎や出血性肺炎を起こすことがあるまれな心膜炎の一種である．原因は明らかではないが，自己免疫機序が考えられている．

6．心内膜疾患

　心内膜炎 endocarditis は心内膜のどの部位から発生するかによって，弁膜心内膜炎 endocarditis valvularis（僧帽弁 60％，大動脈弁 10％，両弁に病変がみられるものが 20～30％で，三尖弁，肺動脈弁はまれである），室壁心内膜炎 endocarditis parietalis，腱索心内膜炎 endocarditis chordalis，乳頭心内膜炎 endocarditis papillaris，肉柱心内膜炎 endocarditis trabecularis などに分けられる．

リウマチ熱 rheumatic fever
◆定　義：リウマチ熱は結合組織の炎症を特徴とする全身性の非化膿性の疾患である．A 群 β 型溶連菌感染後

1〜3週で生じることが多い．青少年，特に5〜15歳に多く，45歳以上では減少する．主として関節，皮膚，心，神経系を侵すが永続的変化は心に現れる．すなわちリウマチ熱の経過中に心内膜炎，心筋炎，心外膜炎を伴って汎心炎pancarditisとなることが少なくない．時に電撃的に死にいたるが，一般に亜急性，慢性に経過し，あるいは再燃をくり返す．慢性に経過すれば特に心弁膜，心筋は瘢痕性の病変に進展し，心機能に重大な障害を与えるためリウマチ性心疾患rheumatic heart disease (RHD) として一括される．関節リウマチや悪性関節リウマチとは異なる別の疾患である．

リウマチ性心内膜炎の好発部位は僧帽弁の心房側，大動脈弁の心室側で，後天性弁膜症の重要な原因となる．弁膜に血栓が生じ，それが器質化し，弁膜に小さな隆起が生じるが，米粒大ないし小豆大になることがあり，いぼ（疣贅）に似ているので疣贅性心内膜炎endocarditis verrucosaともいわれる．

◆発生機序：本症の原因としては，A群β型溶連菌による上気道感染が重要である．同菌または菌体に対する過敏状態hypersensitivityに基づくアレルギー病変が重要な役割を果たしている．A群β型溶連菌感染症状が消失後，1〜数週間は症状がなく，この潜伏期ののちにリウマチ熱の症状が現れてくる．発熱など一般症状を伴って，関節炎，心炎，皮膚紅斑などが出現する．リウマチ熱の頻度は溶連菌感染例の2〜3％にすぎず，発症には宿主因子が大きな意義をもつ．特に問題になるのは自己免疫機序である．多くの研究者はA群溶連菌の細胞壁M蛋白質類似物質とヒト心筋との交叉抗原性を認めている．したがって溶連菌細胞壁成分に対する抗体は同時に心筋をも傷害する危険性がある．さらに心臓弁の糖蛋白質と溶連菌細胞壁の多糖体との間に共通抗原性が見いだされ，またリウマチ性心弁膜症患者血中に，この多糖体に対する抗体が証明されている．

以上の交叉抗原説のほかに溶連菌感染が自己抗原を修飾することによって自己免疫現象が起こるとする考えもある．いずれにせよRHD患者血中に抗心筋抗体が存在することや，RHDでは心筋，心内膜にIgGの局在が認められることなどは，RHDの自己免疫機序を支持している．

◆臨床的事項：リウマチ熱の急性期は心筋収縮能の低下がみられたり，僧帽弁や大動脈弁の閉鎖不全がみられる．心不全や心外膜炎を引き起こすこともある．急性リウマチ熱の発症から10〜30年遅れて弁膜症が出現することが多い．急性リウマチ熱の再燃は約10％程度にみられることが報告されており，心不全を合併するため，若年者には低容量ペニシリンの持続投与がすすめられる．慢性期になると，約40％の患者に僧帽弁狭窄，25％の患者に大動脈弁の閉鎖不全か狭窄を合併する．三尖弁に病変を生じることはまれである．

抗菌薬（ペニシリン）の開発により，西欧圏を中心とした温帯圏に多かった本症も著明に減少した．しかし抗菌薬による感染予防のできない国々では依然として頻発する疾患である．

◆形 態：局所の結合組織の膨化と血管結合組織の細胞増生が内腔に向かって起こり，やがてフィブリノイド変性（壊死）が起こり，血小板の顆粒状凝集による血小板血栓が弁膜にできる．初期には，この血栓は緩やかに付着しているので，血流に遊離して，他臓器，特に脳，腎，脾などに運ばれ，塞栓症の原因となることがある．時間が経つと血栓の器質化が起こり，硝子化して灰白色の硬い結節をつくるなど弁膜の肉芽の瘢痕化が進み，増殖した結合組織によって弁膜の変形や短縮や石灰沈着が起こる．このため弁膜の閉鎖が不完全となり弁膜閉鎖不全を生じる．線維の増加が弁膜全体に起きると弁膜全体の硬化となり，弁膜の柔軟性が失われて弁膜狭窄になる．

リウマチ熱に特徴的な病変はAschoff結節である．心筋間質内に散在し，特に心室中隔基部や左心房の心内膜下に多い．心筋間質にはじめ粘液様浮腫が起こり，結合組織線維は腫大し，好酸性に染まって類線維素変性となる．この周囲に白血球，リンパ球様細胞浸潤が起こり，次第にAschoff細胞が現れる．この細胞は細胞質が大型で好塩基性が強く，核には大型核小体（target nucleus）をもつため，フクロウの眼のような核をもつ細胞owl-eyed cellと呼ばれる．しばしば数個の核を有する多角巨細胞の型をとる．このほか線維細胞様fibroid，あるいは毛虫のような核caterpillar nucleusをもった細胞が現れてAschoff結節を形成する．

細菌性心内膜炎 bacterial endocarditis

◆発生機序：細菌感染が心内膜ことに弁膜に生じ，炎症病変が形成されて起こる．その発症には，内膜表面の障害，血栓形成，血流への細菌の侵入，内膜障害部位への菌付着など環境と起因菌の相互作用が必要である．内膜障害の原因として弁膜症などの血流の乱流が重要である．これら複数の要因が障害された内膜に疣贅を形成し，細菌性心内膜炎の基盤を形成する．疣贅の構造，発生メカニズムとその進展は細菌性心内膜炎の病態の理解と治療に重要である（図1-18）．細菌性心内膜炎患者の多くは基礎に血行異常や弁膜症を有する．人工弁やカテーテルも内膜障害の原因となることがある．内膜表面の障害部分では血小板が付着し，フィブリンが沈着する．これは，非細菌性血栓性心内膜炎non-bacterial thrombotic endocarditisと呼ばれ，病原菌が内膜に付着増殖する温床となる（図1-19）．

図 1-18　心内膜に形成される疣贅の構造
フィブリン，血小板，膠原線維によって形成された疣贅に細菌は取り込まれ，抗菌薬や白血球の貪食から免れる．
（P.S. Macfarlane, R. Callander, Robbin Reid：イラスト病理学第3版，p.295，文光堂，2000）

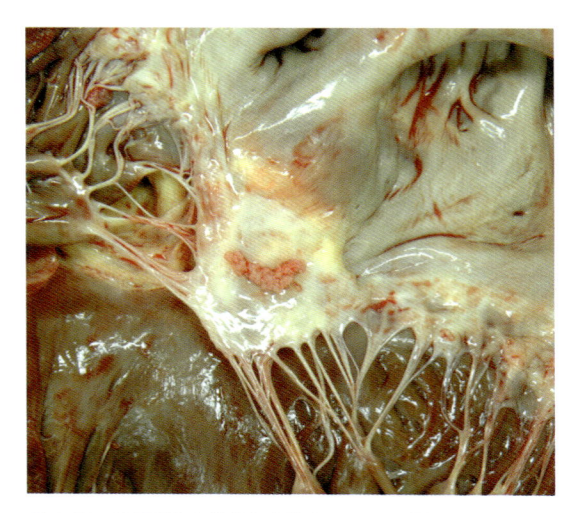

図 1-19　非細菌性血栓性心内膜炎において僧帽弁後尖に認められた疣贅

表 1-5　感染性心内膜炎の起因菌

起因菌	頻度（％）
レンサ球菌	70
緑色レンサ球菌	35
腸球菌	10
ほかのレンサ球菌	25
ブドウ球菌	20
溶血性黄色ブドウ球菌	18
コアグラーゼ陰性ブドウ球菌	2
ほかの微生物（グラム陰性菌，ヘモフィルス，真菌など）	10

非細菌性血栓性心内膜炎に引き続いて細菌の侵入が起こるが，細菌性心内膜炎の発生は細菌の侵入経路，循環血中での菌の増殖能，細菌の内膜への付着性に依存する．すべての細菌が感染性心内膜炎を起こすわけではない．感染性心内膜炎の90％を占めるグラム陰性菌は補体による破壊を受けにくい性質などを反映して起因菌となる．また，レンサ球菌の一部では細菌壁のデキストランが血栓に付着する性質を利用して血栓内で増殖するといわれている．いったん病原菌が血管内皮の障害された部分に侵入するとフィブリンに覆われるため，白血球の貪食を免れることにより疣贅の形成が促進され，菌血症を増悪させる．感染により弁の変形が起こると逆流が起こり心不全を増悪させたり，疣贅の一部が飛ぶと脳，腎，脾に塞栓症を生じさせ，時に致死的となる．また，免疫複合体が形成され糸球体腎炎，関節炎，血管炎を生じさせることもある．

◆**起因菌**：抗菌薬耐性菌の出現などにより起因菌が変わりつつある．特にブドウ球菌などが増加する傾向にある（**表 1-5**）．

◆**臨床的事項**：急性細菌性心内膜炎 acute bacterial endocarditis は急速に進行し，悪寒発熱を伴う．亜急性のものは重症感は乏しい．心内膜炎に特異的な症状はなく，上気道感染症などに似ており，診断にはこの病態を念頭に置くことが重要である．心弁膜症の病歴，薬物，最近の歯科治療，菌血症の可能性などが重要な背景である．随伴病態として菌の塞栓による臓器障害や免疫複合体による臓器障害が起こり，これらにも注意が必要である．感染性心内膜炎の約30％に中枢神経系の塞栓が生ずるといわれ，神経学的異常に注意が必要である．Duke の診断基準を**表 1-6**に示す．

◆**形　態**：疣贅や潰瘍を種々の程度形成して病態を形成する．抗菌薬の効力の観点から疣贅の構造は重要である．すなわちフィブリン，血小板，膠原線維により形成された疣贅中に起因菌が取り込まれ細菌集落を形成すると，抗生物質の効果が大きく低下し，長期大量の抗生物質が必要となる（**図 1-18**）．

1．急性細菌性心内膜炎：弁膜病変が極めて強く，化膿性の壊死が起こって深い潰瘍が形成され，潰瘍性心内膜炎 endocarditis ulcerosa となる．潰瘍面は黄緑色の汚ない血栓性疣贅をつくり，多数の細菌を含んで，血栓性潰瘍性心内膜炎 thromboulcerative endocarditis，あるいは悪性心内膜炎 endocarditis maligna となる（**図 1-20**）．細菌を含んだ血栓の剝離したものは血行性に他臓器に運ばれて塞栓が起こり，炎症病巣が新たに形成される原因となる（**図 1-21**）．弁膜の急性不全や弁膜周辺に動脈瘤

表 1-6 細菌性心内膜炎の Duke 診断基準

大基準	小基準
A. 血液培養陽性：次のいずれかに当てはまる時 ・2つの異なる検体から感染性心内膜炎に典型的な菌を同定 　緑色レンサ球菌，S. bovis, HACEK 群[a]，または原疾患不明の黄色ブドウ球菌や腸球菌 　　　または ・感染性心内膜炎の起因菌と考えられる菌が培養で続けて陽性となる 　・12 時間以上おいて採取した検体，または 　・少なくとも 1 時間おいて採取した 4 本の検体のうち 3 本以上 B. 心内膜の炎症所見 ・心エコー所見で陽性 　・心内の動揺する物質の存在，または 　・心筋膿瘍，または 　・新たに出現した人工弁の部分的解離 　　　または ・新たに出現した弁逆流	A. 心内膜炎になりやすい心疾患の存在や薬物の静脈内投与 B. 38℃以上の発熱 C. 血管病変（動脈または肺の菌塞栓，菌性動脈瘤，脳出血，結膜出血，Janeway 発疹） D. 免疫複合体（糸球体腎炎，Osler 結節，Roth 斑，リウマトイド因子陽性） E. 大基準には当てはまらない血液培養陽性，または感染性心内膜炎に見合う細菌感染による血清炎症反応 F. 大基準に当てはまらないが，心内膜炎に相当する心エコー所見

心内膜炎の確定診断には大基準 2 つ，または大基準 1 つと小基準 3 つ，あるいは小基準 5 つが当てはまる必要がある．

a) HACEK 群の細菌：*Haemophilus* 属，*Actinobacillus actinomycetemcomitans*，*Cardiobacterium hominis*，*Eikenella* 属，*Kingella kingae*．

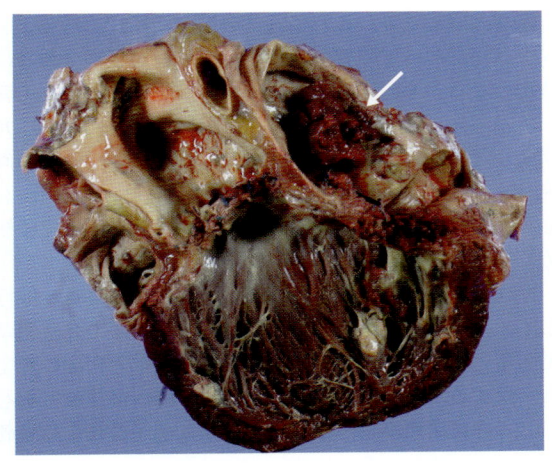

図 1-20 急性細菌性心内膜炎の肉眼像
左房に壁在血栓がみられる（⇦）．

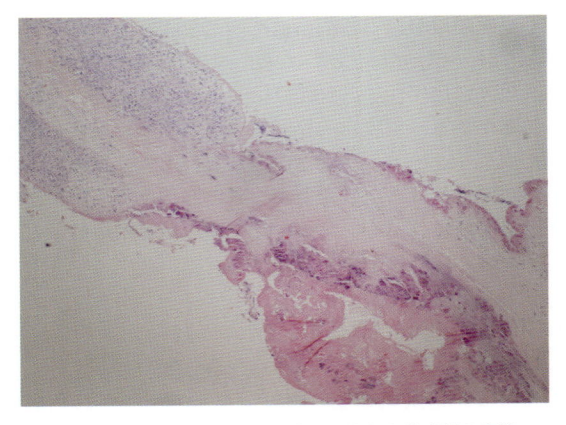

図 1-21 急性細菌性心内膜炎にみられた弁尖部の疣贅
上部が弁基部であり，下方に向かって細菌塊を含む疣贅が認められる．

が形成され，動脈瘤が破れ，心への穿孔を起こすことがある．50～55 歳の男性に多く，抗菌薬で治療しないと 2～3 週から 1～2 か月で死亡する．起因菌としては，黄色ブドウ球菌ことに抗菌薬に対して耐性となった溶血性・コアグラーゼ陰性の黄色ブドウ球菌，白色ブドウ球菌，肺炎双球菌，溶連菌，髄膜炎菌，大腸菌，緑膿菌，ブルセラ菌，淋菌などがあげられている（表 1-5 参照）．

2. **亜急性細菌性心内膜炎** subacute endocarditis：遷延性潰瘍性心内膜炎 endocarditis ulcerosa lenta，あるいは息肉状（ポリープ状）潰瘍性血栓性心内膜炎 thromboendocarditis ulcerosa polyposa ともいわれる．弁膜の壊死が広範に，また種々の深さで起こり，潰瘍が形成され，黄灰色または黄緑色の血小板，線維素，細菌，白血球，赤血球よりなる血栓が形成される．血栓はポリープ状をなし，大動脈では左心室の出口の方向に，僧帽弁では左心房に向かって延びる．亜急性期になると毛細血管の多い肉芽組織が形成され，血栓の硝子化や器質化が起こる．さらに時間が経つと結合組織性瘢痕が形成され，時に石灰沈着がみられ，弁膜の閉鎖不全や狭窄が生じる．瘢痕化した弁膜に再び壊死，潰瘍，血栓形成がくり返し起こり，弁膜の変形，動脈瘤の形成，腱索の断裂や穿孔などが起こる．本症の原因菌としては緑色レンサ球菌

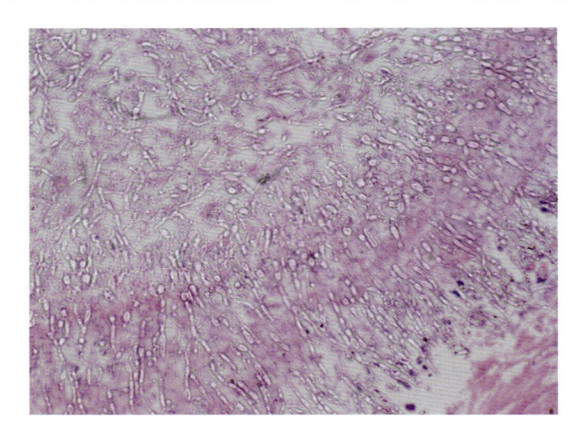

図 1-22　真菌性心内膜炎にみられた疣贅内のアスペルギルス

Streptococcus viridans が多く，腸球菌 *Enterococcus*，髄膜炎菌，大腸菌などがあげられ，これに基づく敗血症が一次性疾患となる．経過は数か月から1年以上で，腎では約半数に Löhlein の塞栓性腎炎（Löhlein nephritis）が発症し，脳では感染性動脈瘤ができ，その結果，脳の梗塞や動脈瘤破裂による脳出血を起こすことがある．脾腫がみられ，手指足趾に小さな皮下結節（Osler 結節）や手掌，足底に無痛性・出血性の結節（Janeway 発疹）を伴うことがある．網膜に塞栓が生じると周囲を出血で囲まれた白斑（Roth 斑）が生じる．病変の形成には菌による個体の感作程度と菌の毒力が複雑に関係する．感染が広がることにより，心血流の変化や刺激伝導系への障害など種々の心機能に障害が波及する．

リブマン・サックス型心内膜炎
Libman-Sacks endocarditis

当初は非定型疣贅性心内膜炎として記載された病変で，全身性エリテマトーデス systemic lupus erythematosus の心にしばしば認められる．疣贅は比較的小さい（1〜4 mm）無菌性の乾いた感じの黄褐色ないしは帯赤色の結節で，単発ないし数個が融合した形をとる．必ずしも弁膜辺縁に限らず，さまざまな部位に生じるが，僧帽弁，三尖弁の室側付着部（弁ポケット部）に発生することが多い．この部位は見逃されやすいので注意を要する．この疣贅は弁膜内皮細胞下の類線維素変性，ヘマトキシリン体，肉芽腫性変化など特徴的な変化を示し，白色血栓を形成する．剖検例では，病巣は古くなって線維器質化して，弁膜の線維性肥厚のみを呈していることが多い．

真菌性心内膜炎 mycotic endocarditis

しばしば真菌が原因で真菌性心内膜炎となり，僧帽弁，大動脈弁に炎症病巣が形成される（図 1-22）．

その他の心内膜炎

先天性梅毒の心内膜にびまん性肥厚ができることがあり，またゴム腫がつくられる．後天性梅毒では，大動脈中膜炎が大動脈弁に波及して，高度の弁膜肥厚，狭窄や閉鎖不全をきたすことがある（梅毒性心内膜炎 endocarditis syphilitica）．

結核ではまれに，結核性心内膜炎 endocarditis tuberculosa をきたす．乾酪変性を伴った疣贅性心内膜炎の形をとり，潰瘍をつくって潰瘍性心内膜炎に近い像を示す．ここから結核菌が血行性に散布することがある．

心弁膜症 valvular heart disease

◆定　義：心内膜炎あるいは心内膜の動脈硬化に基づいて弁膜が肥厚・硬化すると弁膜障害となることがある．また先天性心血管疾患としての弁膜障害によることもある．心の肥大，拡張，収縮不全を起こし，慢性心臓症 cardiopathia chronica ともいわれる．

弁膜の変化としては肥厚，短縮，疣贅，孔形成，癒着，潰瘍などが起こり，これに腱索の短縮，延長，断裂，肥厚などが加わって障害が増強し，弁膜の閉鎖不全および狭窄となる．心内膜炎による弁膜症はリウマチ性心内膜炎に基づくことが最も多い．この場合，僧帽弁のみに弁膜症が起こることが多く，次いで大動脈弁と僧帽弁の両弁，大動脈弁のみの順で病変がみられることが多い．右心弁膜に単独に病変をみることは，先天性を除いては極めてまれである．

弁膜硬化症 valvular sclerosis は大動脈硬化症と併行して，大動脈弁，僧帽弁などに現れる限局性の弁膜肥厚である．黄白色を呈し，組織学的には動脈硬化症の変化と一致する．変化が高度になれば，弁膜の機能障害を起こし，弁膜閉鎖不全，弁膜狭窄を起こす．これを動脈硬化性心弁膜症という．

僧帽弁疾患 mitral valve disease

1. **僧帽弁狭窄症** mitral stenosis（MS）：最も頻度の高い原因はリウマチ熱である．成人の僧帽弁狭窄症では病理学的に典型的なリウマチ性の変化がみられることが多い．僧帽弁の狭窄により肺動脈圧，右心系圧の上昇が起こり病態を形成する．拡張期には血液の左心室流入が妨げられ，左房は拡張・肥大し，慢性の肺うっ血となり，右室も肥大・拡張する．左心室はむしろ萎縮する．狭い弁口を血液が流れる時に拡張期雑音を生じる．左心房は拡張し，特に左心耳内に血栓が形成されやすい．弁膜の狭窄とともに多少とも閉鎖不全を伴うことが多い．正常の弁口面積は4〜6 cm^{2}であるが，弁口面積が2 cm^{2}以下

になると血行動態に影響が出てくる．左心室圧は通常は正常であるが，狭窄した僧帽弁の抵抗により左室に充満する血液の量は減少し心拍出量が減少する．

僧帽弁狭窄による肺高血圧は，受動的メカニズムと反応性メカニズムが関連しあって形成される．受動的メカニズムとしてほとんどの患者に認められる上昇した左房圧，肺静脈圧の前方への血流障害により肺動脈圧は上昇する．また反応性の肺高血圧には肺小動脈中膜肥厚，内膜の線維化がみられ，肺高血圧を一層助長する．反応性肺高血圧は動脈抵抗を増加させることにより肺うっ血を生じないように保護する作用と考えられる．その代償として肺血管系の血流は減少し，右心系の圧の上昇，慢性的右心圧の上昇から右室肥大，右心不全となる．慢性的な左房圧負荷により左房が拡大し，左房の刺激伝導系が伸長され，心房細動などの頻脈性不整脈を生じる．心房細動により左房内の血流うっ滞が起こり，心房内血栓を生じやすくなる．末梢に血栓が飛ぶと脳梗塞などを起こす．

2．**僧帽弁閉鎖不全** mitral regurgitation（MR）：左心室の収縮の際に血液が左房に逆流するので，収縮期雑音を生じ，次いで肥大する．肺うっ血が起こると右心室の拡張・肥大が起こるが，僧帽弁狭窄の時に比べると軽度であることが多い．僧帽弁閉鎖不全では，初期に左房拡大，左房圧上昇，大動脈への拍出量減少，拡張期肺静脈還流に伴う左房への逆流血液が左室へ戻るため左室用量負荷が生じる．その結果，循環にうっ滞を生じることなく左室駆出量は増大する（Frank-Starlingの法則）．

僧帽弁が閉鎖するには弁に関連する各種の構造が協調することが必要である．弁輪，弁尖，腱索および乳頭筋のいずれの異常でも，この協調運動が阻害されれば閉鎖不全を起こす可能性がある．また弁に粘液腫様変性が生じると弁尖面積が拡大し，左房内に突出，前尖後尖の接合が障害される．この状態を僧帽弁逸脱症候群という（後述）．虚血性心疾患による乳頭筋壊死や可逆性機能不全でも僧帽弁逆流が起こる．また感染性心内膜炎による弁尖の穿孔，腱索の断裂でも僧帽弁逆流は起こる．突発性の腱索断裂では急性重症性僧帽弁逆流を生じ，臨床上重要である．肥大型心筋症の約半数に収縮期僧帽弁の前尖の異常により僧帽弁逆流が生じる．加齢による動脈硬化からの弁輪の石灰化，高血圧，大動脈弁狭窄による石灰化が顕著な場合も弁の接合が不全となり，僧帽弁基部の可動性が制限され，逆流が起こりうる．

3．**僧帽弁逸脱症候群** mitral valve prolapse syndrome：僧帽弁の粘液腫様変性のため，弁帆部が収縮期に正常域を超えて膨隆し，左房側に逸脱し，僧帽弁閉鎖不全をきたす．高頻度に存在し，女性に多い．臨床症状は無症状から脳虚血，急死まで幅広いが，通常，予後は良好である．僧帽弁逸脱症候群はMarfan症候群，Ehlers-Danlos症候群に伴うこともある．また一部に常染色体性優性遺伝するものもある．米国の調査ではやせ型の女性に多いとされ，全人口の2～4％に存在するとの報告もある．確定診断は心エコーによる．慢性の僧帽弁狭窄を合併していても左心系が拡大しないと心電図，胸部X線写真に異常が現れない．

大動脈弁疾患

1．**大動脈弁狭窄** aortic stenosis（AS）：加齢に伴う大動脈弁の石灰化がほとんどであり，以前は加齢性大動脈弁狭窄 senile AS とも呼ばれた．65歳以上の大動脈弁狭窄はほとんどが加齢によるものである．一方，若年者では先天性二尖弁が原因である．

病理所見は，原因によって異なる．すなわち加齢性の石灰化では，正常な三尖弁が磨耗することにより内皮や線維組織に損傷が生じ，石灰化する．先天性大動脈二尖弁では，乱流が内皮やコラーゲンからなる間質の破壊を起こし，徐々に石灰化が進む．この過程は加齢による石灰化より数十年早く起こる．しかし，病因は違っていても最終的には弁尖深部の石灰化が表層に波及し，大動脈基部のValsalva洞に広がる．大動脈弁口径が正常の50％以下になると左室圧が上昇し，大動脈弁での圧較差が100 mmHgを超えることもまれではない．

大動脈弁狭窄症は徐々に進むため，左室圧上昇に代償して左室は求心性に肥大する．左室コンプライアンスが低下し，左室拡張期圧の上昇により硬くなった左室のために左房が肥大する．正常状態では左室機能は左房に影響されることは少ないが，大動脈弁狭窄症の時には左房は心拍出量の25％程度に貢献する．このため心房細動などにより病態が急変することがある．収縮期の血液を大動脈に送ることが困難となり，抵抗に打ち克つために左心室の肥大，特に肉柱，乳頭筋の肥大と，心室腔の拡張が起こり心尖は延長する．大動脈弁狭窄症の3大症状は狭心症，失神，心不全である．酸素需要の増加は，心筋肥大による心筋量の増加と左室圧上昇による壁応力の上昇が互いに関連しあい，冠灌流圧が低下し冠血流量が低下する．失神と心不全は狭窄の進行による左室負荷の上昇により起こる．

2．**大動脈弁閉鎖不全** aortic regurgitation（AR）：大動脈弁尖異常や大動脈基部の拡張をきたす疾患によって起こる．弁尖の異常の原因としては，リウマチ性あるいは感染性心内膜炎，二尖弁，大動脈基部の拡張の原因としては大動脈瘤，大動脈解離，大動脈弁輪拡張，Marfan症候群，梅毒などがある．

大動脈弁閉鎖不全では，拡張期に血液が左心室に逆流し拡張期雑音を生じ，左心室の拡張に次いで肥大が起こる．左心室の強い拡張があると僧帽弁口が拡大して機能

的な僧帽弁閉鎖不全になる．さらに左心室の機能不全が加われば，左心房の拡張肥大や肺循環障害となり，右心室の拡張肥大をきたす．

臨床症状として運動時の息切れ，易疲労感，運動耐容能の低下，強い心拍動による不快・不安などがみられる．脈圧の大きいことが特徴で，強い心拍動，拡張早期に頬骨左縁に風が吹き抜けるような心雑音 blowing murmur が特徴的である．

連合弁膜症 combined valvular disease

ほとんどがリウマチ性で種々の弁障害の組み合わせで起こる．① 大動脈弁狭窄＋僧帽弁狭窄（AS＋MS）の純粋なものはまれで，通常は閉鎖不全を伴う．② 大動脈弁閉鎖不全＋僧帽弁狭窄（AI＋MS）は両者とも重症なものはまれで，大半は MS に軽度の AI を伴うものである．③ 大動脈弁閉鎖不全＋僧帽弁閉鎖不全（AI＋MI）は左心機能不全が促進される．弁ムコイド変性によっても起こる．

比較的閉鎖不全 relative insufficiency

心の異常拡張によって弁膜が閉鎖することができなくなって起こる．心筋の病変のために収縮が不十分となって閉鎖不全を起こすと筋性閉鎖不全 muscular insufficiency となる．弁膜症の結果，肥大・拡張により機能が代償されるが，代償しえなくなると心機能不全 cardiac insufficiency，心機能代償不全 decompensation となる．

三尖弁疾患 tricuspid valve disease

単独で起こることはまれで，ほかの弁膜症に合併して起こるが，狭窄があれば右心房の肥大・拡張と大静脈系のうっ血が起こり，うっ血肝，うっ血脾，腹水を伴ってくる．閉鎖不全ではさらに右心室の肥大が加わる．

肺動脈弁狭窄 pulmonary stenosis

先天奇形としてみられるのがほとんどで，右心室の肥大が起こる．閉鎖不全は肺動脈硬化，肺高血圧に伴う肺動脈弁口の拡大によって起こり，右心室は肥大する．高度の肺高血圧において，大動脈弁輪の拡大から肺動脈弁逆流が生じうる．

心内膜線維症/心内膜線維弾性症
endocardial fibrosis/endocardial fibroelastosis

◆形　態：心内膜線維症は限局性，巣状の心内膜の線維性肥厚で炎症，梗塞その他の疾患にみられるが，びまん性に起こることもある．

心内膜線維弾性症は心内膜にびまん性の膠原線維と弾性線維の増殖・肥厚をきたすのが特徴である．新生児あるいは乳幼児にみられる．心は肥大・拡張して球形となり，特に左心室に強い肥厚をきたす．肥厚の本体はコラーゲンとエラスチンの著明な産生亢進と沈着である．約50％に僧帽弁や大動脈弁の変形，逆流，狭窄が起こる．70％の症例に炎症細胞浸潤がみられ，心内膜下には心筋変性，壊死，筋線維の空胞化などが観察される．ほかの心奇形がないものと，先天性心奇形を伴って起きるものがある．後者は，先天性心内膜線維弾性症 congenital endocardial fibroelastosis といわれ，形成異常，胎生期の感染，酸素不足，機械的因子などが原因として論じられている．

1970年代まで米国では小児の拡張型心筋症様病態として女児に多い疾患であった．しかし最近は著しく減少している．約90％の患児からムンプスウイルスのゲノムが検出され，ワクチンの普及とともに減少してきたと考えられる．そのほか，コクサッキー B ウイルス，エコーウイルス，パラミクソウイルス感染に伴って流行したことも報告されている．

◆臨床的事項：3～6か月の乳幼児にうっ血性心不全で発症することが多い．大動脈弁狭窄を合併した場合は生後1か月以内に重症化する．鑑別すべき疾患として Bland-White-Garland 症候群（左冠動脈肺動脈起始），Pompe 病，拡張型心筋症，心筋炎がある．本症は胎児心筋炎，心内膜硬化症と呼ばれることもある．

7．心筋疾患

心筋の変性

混濁腫脹 cloudy swelling は心筋の肉眼所見で，心筋が腫脹し不透明となり灰褐色調を呈し軟らかくなった状態で，筋線維は出現した小蛋白質粒子で硝子様となる．伝染性疾患，代謝病，アレルギー性疾患などにみられるが，回復しうる．蝋様変性 waxy degeneration といわれるものは変性でなく，心筋の凝固壊死である．

1．好塩基性変性 basophilic clegeneration：心筋内にヘマトキシリンで染まる好塩基性物質が蓄積されたもので，粘液多糖類変性ともいわれ，多糖類染色が陽性である．粘液水腫や放射線に被曝した心などにみられ，糖代謝異常に基づくと考えられている．

2．心筋断裂 fragmentation of heart muscle：剖検で，はなはだ軟らかい心には，組織学的に筋線維が1か所または数か所で横断されているのをみることがある．このような心筋の断裂の条件は老人，慢性敗血症，循環障害，縊死，溺死などである．心の拡張がみられるが，臨床的意義は明らかではない．死戦期において起こるものというが，標本作製の人工産物ともいわれる．

3．心筋石灰沈着 myocardial calcification：まれである

が，炎症巣，梗塞などにみられることがある．高カルシウム血症の際の石灰転移は，心筋に比較的好発する．

4．脂肪変性 fatty degeneration：心筋は斑紋状あるいはびまん性に黄色に混濁する．病変は外膜下にあるいは内膜下の心筋に強い．筋線維の間に脂肪点が出現し，程度が強いと大小不同，不規則に並んでいる．貧血，伝染病，中毒，心不全，代謝障害などにみられる．虎斑心 tigroid heart，Tigerherz は肉眼的に脂肪変性部と正常部が虎の皮のような斑紋状に現れた状態をいう．肉柱，乳頭部に強い．

脂肪心 fatty heart, adipositas cordis

心外膜下脂肪組織の増加した状態で，時には脂肪層の厚さが1cm以上となる．さらに心筋間の結合組織に脂肪浸潤し，右室のように心筋層の薄いところでは内膜下にまで達する．脂肪変性と異なり，全身脂肪過多症（肥満症）の一部分現象であるが，高度の時は心筋の萎縮が起こり機能障害をきたす．また，萎縮高度の時には代償性に脂肪心をきたすことがある．

心アミロイドーシス amyloidosis

アミロイドーシスは全身性，局所性，原発性，続発性に区別されるが，心のアミロイド沈着は全身性原発性および続発性に起こり，心筋間質結合組織，血管壁，心内膜，心外膜，弁膜にびまん性あるいは多発巣状に起こる（図1-23）．アミロイドの沈着が強いと心筋は萎縮する．冠動脈壁に沈着することもある（図1-24）．

糖原病 glycogen storage disease（GSD）

糖原病は先天性代謝異常疾患で，異常なグリコーゲン蓄積をみる．グリコーゲンを合成または分解する酵素異常によって起こる．心筋は正常でもグリコーゲンに富み，特に刺激伝導系に多い．12型に分類されるが，心グリコーゲンが最も顕著に蓄積するのは，Ⅱ型 Pompe 病である．これはリソソームの acid α-glucosidase（acid maltase）の欠損症で常染色体性劣性遺伝を示す．著明な両室肥大があり，色調は白っぽく均質である．心筋細胞は腫大して網目状となり，この中にグリコーゲンが詰まっている．主として乳児にみられ，本症の死因の第一は心不全である．

心ファブリー病 cardiac variant of Fabry disease

心筋障害や心肥大などの心症状で発症し，心筋に限局して糖脂質 ceramide trihexoside（CTH）または globotriaosylceramide（Gb3，GL-3）蓄積のみられる Fabry

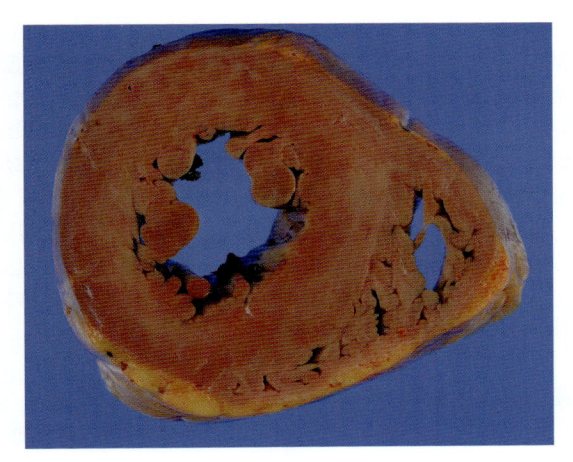

図 1-23　心アミロイドーシスの肉眼像
光沢をもった心筋断面が特徴的である．

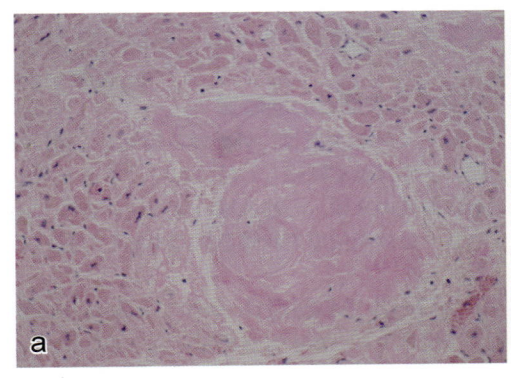

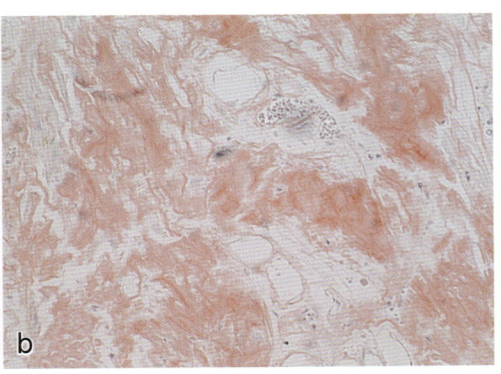

図 1-24　心アミロイドーシス
a．HE 像：不定形 amorphous な好酸性物質の沈着が著明である．
b．コンゴーレッド染色：アミロイド沈着部に一致してオレンジ色のコンゴーレッド染色がみられる．

病の亜型をいう．リソソーム水解酵素 α-galactosidase A（α-Gal A）活性低下により心筋内に CTH が異常蓄積するリソソーム病であり，伴性劣性遺伝の形式をとる．定型的 Fabry 病とは異なり，α-Gal A 完全欠如ではないため，他臓器には病変が現れない．α-Gal A をコードする遺伝子は Xq22 の領域に存在し，その変異によって起こる．これまで原因不明の左室肥大とされた症例の 10％前後が心 Fabry 病であり，また肥大型心筋症に含められている例もあるので，従来考えられたほどまれな疾患ではない．

ヘモクロマトーシス hemochromatosis
ヘモクロマトーシスは全身的鉄代謝障害で，リンパ網内系のみならず上皮細胞や平滑筋にヘモジデリンや褐色色素が沈着するが，心筋や刺激伝導系にも沈着を起こして心筋の変性，伝導障害を起こし，心不全となることがある．

電解質代謝異常と心筋障害
ナトリウム（Na），カリウム（K），カルシウム（Ca）などは心機能に重要な関連をもつので，これら電解質の代謝障害の影響は大きい．病理学的に最も著明な影響を示すのはカリウムである．低カリウム血症では心筋細胞の空胞化，融解壊死，横紋の消失を認め，細胞反応を伴う．慢性に経過すると線維化がみられることがある．電顕的に細胞質の変化が著明で細胞質基質に水腫性の変化があり，膜の透過性の異常を思わせる．高度の低カリウム血症では PR 間隔の延長，低電位で幅広い QRS 波が生じ，危険な心室性不整脈のリスクを高める．特に心筋虚血または左室肥大患者においてそのリスクが高い．

高カリウム血症の場合の障害は，主として刺激伝導系であるが，形態学的な異常は明らかでない．

内分泌機能異常と心筋障害
甲状腺機能亢進症と心機能障害は臨床的に密接な関連が認められているが，形態学的には特異的な変化は一定していない．筋層の巣状の脂肪変性，線維症やリンパ球浸潤が記載されている．

甲状腺機能低下症
粘液水腫で間質の水腫，横紋の消失，水腫変性，心筋の好塩基性変性があげられているが，特異的病変とはいいがたい．

末端肥大症
心の肥大，特に左室肥大が生じる．1,000 g を超えることがあり，時に心不全で死亡する．この肥大は，末端肥大症に伴う高血圧に基づくものではなく，全身の異常成長に対する心負荷の増大または成長ホルモンの影響とみられる．器質的な変化には特異性はない．

副腎髄質機能すなわちカテコールアミンの上昇は心筋に巣状の水腫，出血を伴う変性壊死を招き，白血球浸潤，線維症を起こす．このような変化は治療に用いるノルアドレナリンによっても起こり，norepinephrine myocarditis の名がある．同様の所見は褐色細胞腫患者にも認められている．

神経，筋疾患に伴う心筋疾患
進行性筋ジストロフィーでは，特に Duchenne 型，筋緊張性ジストロフィーに拡張型心筋症様変化をみる．Duchenne 型ではジストロフィン dystrophin 蛋白質の変異が心筋細胞死をもたらす．右胸部誘導の巨大な R 波を認め，R/S 比が 1.0 を超える特徴的な心電図所見を呈する．これらの心電図所見は左室基部と近傍の乳頭筋壊死によると考えられている．心電図異常のみで良好な経過を示していた患者が突然うっ血性心不全に陥ることがある．筋緊張性ジストロフィーでは多彩な心電図異常を示し，拡張型心筋症様変化を起こす．

Friedreich 運動失調症は半数の患者に心症状が現れる．高頻度に肥大型閉塞性心筋症様病変を合併する．しかし，肥大型心筋症に特徴的といわれる細胞の錯綜配列は認められない．

産褥心，周産期心筋症
それまで心疾患の既往のない妊産婦が妊娠最終 3 半期から出産 6 か月後ぐらいの間に原因不明の心拡大と急性心不全症状で発症し，心筋症と同様の臨床，病理所見を呈するものをいう．特発性拡張型心筋症に類似した臨床像を呈する．多くは出産月と出産直後にみられる．剖検で心拡大，壁在血栓が認められる．心筋に非特異的な炎症所見，線維化がみられる．

ビタミン欠乏と心筋障害
ビタミン B_1 欠乏は，いわゆる脚気心 beriberi heart を招く．心は強く拡張し，特に右室に著明である．組織学的に間質の水腫，心筋線維の水腫変性をみる．心内膜下あるいは刺激伝導系特殊心筋の線維化を認める．

アルコール性心筋症 alcoholic cardiomyopathy
慢性アルコール中毒症にみられる心障害は，同時に存在する栄養障害，例えば脚気によると考えられていたが，アルコールによる直接的な心筋障害が起こりうることが報告されている．すなわち心筋間質の線維症と代償性の

心筋線維肥大による左心肥大がある．多年にわたる多量の飲酒は特発性拡張型心筋症に類似した変化を起こす．欧米では二次性心筋症の中で重要な位置を占めることが知られている．心不全にいたる前に断酒すれば心筋症の進行が止まることが多い．心不全をもつアルコール依存症患者の予後は不良である．アルコールによる障害として，明らかな心不全のない患者にみられる心室性頻脈性不整脈がある．暴飲のあとにみられることがある不整脈で holiday heart 症候群と呼ばれる．心房細動，心房粗動，心室性期外収縮を呈する．ほかに高血圧を背景とした心室肥大がみられることもある．いわゆる beer-drinker myocardosis ではしばしば心囊水を伴い，心筋間質の水腫，心筋線維の水腫変性，脂肪変性，肥大などがあり，アルコール性心筋症の一型とみられる．電顕的にはミトコンドリアの腫大・減少，myofibril の減少，断裂をみる．

薬物と心筋障害

種々の薬物が急性または慢性の心筋障害を起こすことが知られている．程度も心電図異常のみから重症型心不全，致死性のものまでさまざまである．ドキソルビシン（アドリアマイシン）は抗悪性腫瘍薬であり，高用量では心不全を招くことがある．高用量のシクロホスファミドは，投与直後から2週間以内にうっ血性心不全をきたすことがある．組織学的には心筋浮腫と出血性壊死をみる．コカイン cocaine 常用は心筋炎，拡張型心筋症，急性心筋梗塞，突然死を招くことがある．

心筋炎

心筋炎 myocarditis は，心の炎症であり感染症によって起こることが多いが，薬物過敏症，化学物質，放射線照射などの物理的要因によっても起こることがある．

リウマチ性心筋炎 myocarditis rheumatica

リウマチ性心疾患で心筋の病変は最も重要な所見の一つで，心筋間質に特異的炎症病巣すなわち Aschoff 結節が形成される．リウマチ性心筋炎では心筋線維の変性消失は重要な所見の一つであり，心筋の変性と空胞変性，脂肪変性，硝子様変性などがみられる．巣状の心筋線維の融解が起こり，その部に筋原性の巨細胞や再生性筋細胞をみることはまれでない．心筋の変性消失は間質のリウマチ性病変すなわち毛細血管の障害，結合組織のフィブリノイド変性，肉芽腫形成，線維化などの病変に伴って二次的に現れると考えられる．このような心筋障害が急性期リウマチ熱の心機能不全の原因となっている．

化膿性心筋炎 myocarditis purulenta

敗血症の部分症状として，あるいは潰瘍性心内膜炎から続発して心筋内に多発性の化膿巣を形成する．初期には白血球浸潤，筋壊死が起こり，次いで粟粒膿瘍 miliary abscess をつくる．次第に膿瘍が大となると心外膜，心内膜を越えて，化膿性心外膜炎，心内膜炎を起こし，急性心動脈瘤や心破裂を起こすことがある．病巣は乳頭筋，左室前後壁，心尖部に多い．膿瘍が小さい時は，病巣は結合組織増生で置き換わって瘢痕治癒し，心筋胼胝 myocardial callosity, cicatrix myocardii を形成する．病原菌としては黄色ブドウ球菌，溶連菌，肺炎双球菌などが多い．

ジフテリア性心筋炎 myocarditis diphterica

ジフテリア毒素によって起こる．発病後，第2〜4病日で心筋の混濁腫脹，脂肪変性がみられ，7〜13病日で筋融解，蝋様変性をきたし病変は最も強くなる．この時期に身体的負荷が加わると急性心不全を起こして急死することがある．このような変性壊死に対する反応として，好中球，好酸球，組織球などの浸潤が起こり，間質性心筋炎を伴ってくる．

実質性心筋炎 myocarditis parenchymatosa はジフテリア毒素によって心筋が直接，変性壊死に陥り，二次的に間質の炎症反応を認めるような病変をいう．ジフテリアの10〜20%にみられ，心筋壊死が起これば，そのあとに肉芽組織の増生で置き換えられ，後に小さな瘢痕を多数形成して粟粒線維症 miliary fibrosis となる．ジフテリアのほか，腸チフス，肺炎などの感染症やリン（燐），ヒ素などの中毒，癌，結核の末期などに起こる．

ウイルス性心筋炎 viral myocarditis

コクサッキーB群ウイルスによる心筋炎がよく知られている．次いでコクサッキーA群，ポリオ，エコー，インフルエンザA，B，麻疹，風疹，帯状疱疹，サイトメガロ，アデノ，ムンプス，肝炎などの各ウイルスによる心筋炎の報告がある（図1-25, 26）．

1. コクサッキーウイルス性心筋炎：小児ウイルス性心筋炎の大部分を占め，成人例では心囊炎の合併が多い．心筋細胞の壊死はごく早期から出現し，心筋線維の崩壊がみられるようになる．その周囲や，間質内にはリンパ球，形質細胞，組織球が浸潤する．次いで線維芽細胞が増生し，肉芽組織が形成される．本症の中にはびまん性に間質に線維化をきたす例があり，続発性心筋症に移行するものがあると考えられている．これらの病変は修飾された感染細胞抗原に対する免疫反応が加わって起こるという考えもある．

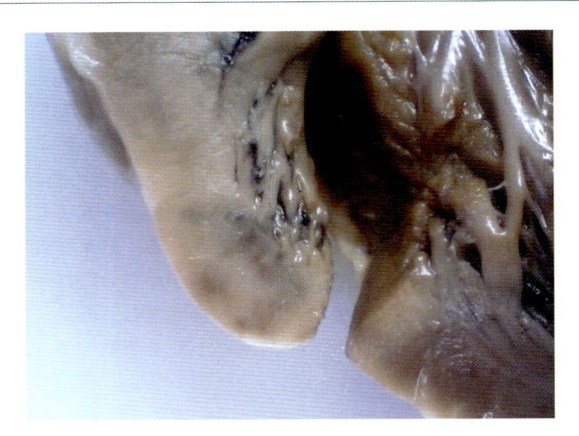

図 1-25 ウイルス性心筋炎の肉眼像
心室壁断面の混濁腫脹がみられる．

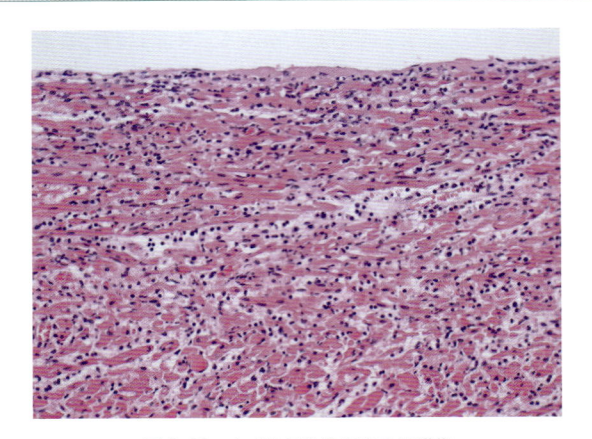

図 1-26 ウイルス性心筋炎の組織像
著明なリンパ球浸潤が心筋間，心外膜直下にみられる．免疫染色によりこれらのほとんどはT細胞であることが判明した．

2．HIV心筋炎 cardiomyopathy by human immunodeficiency virus：HIV感染者の剖検例の25〜75%に心病変を認めるといわれている．臨床的に問題となることは少ないが，HIV関連心筋症 HIV-associated cardiomyopathy と呼ばれる状態は重要である．うっ血性心不全と拡張型心筋症を呈し，HIV感染の末期の合併症として現れる．組織学的には非特異的な心筋炎の像を示す．Kaposi肉腫，クリプトコッカス症は心筋に及ぶことがあり心筋炎を起こす．

3．その他のウイルス性心筋炎：コクサッキーウイルス心筋炎の病理所見に類似している．インフルエンザでは心筋線維の変性，リンパ球，形質細胞，好中球，好酸球などの浸潤を認めることがある．急性脊髄前核炎 poliomyolitis anterior acuta で心筋炎は30〜40%に認められ，心筋線維の変性壊死，好中球，リンパ球，単核細胞浸潤があり，心筋障害の原因となることがある．

孤立性心筋炎 isolated myocarditis

心に原発する原因不明の間質性心筋炎でFiedler心筋炎，原発性心筋炎，特発性心筋炎など種々の名で呼ばれているが単一の病変であるかどうかは疑問である．2型に分類される．

1．非特異的びまん型 non-specific diffuse type：Fiedler心筋炎はこの型で，心筋間質にリンパ球，形質細胞，単核細胞，時に好中球，好酸球の浸潤があり，心筋の壊死消失がある．進行性の心機能不全を主症状として，急死後初めて病巣が見いだされることもある．

2．肉芽腫巨細胞型 granulomatous giant cell type：この型は巨細胞心筋炎 giant cell myocarditis とか肉芽腫型心筋炎 granulomatous myocarditis といわれ，Langhans型に類似した巨細胞や異物型の巨細胞の出現がみられ，

肉芽組織が形成される．心拡大，心室内血栓，蛇行した心筋壊死と広範な炎症細胞浸潤中に巨細胞がみられる．全身性エリテマトーデス，甲状腺中毒症などに併発することが知られている．心筋のサルコイドーシス，ブルセラ症，結核との鑑別が問題となる．

真菌性心筋炎

抗菌薬の発達によって細菌感染症は少なくなったが，菌交代現象によって従来みられなかった真菌感染症がしばしばみられるようになった．その主なものはアスペルギルス症 aspergillosis，カンジダ症 candidiasis（moniliasis）で，時に分芽菌症 blastomycosis，ヒストプラズマ症 histoplasmosis，クリプトコッカス症 cryptococcosis，コクシジオイデス症 coccidioidomycosis などが報告されている．

心サルコイドーシス myocardial sarcoidosis

サルコイドーシスでは高頻度に心にサルコイド結節が形成される．通常，左室および室中隔の心筋内に形成される．室中隔病変による刺激伝導障害が多い．

ライム心筋炎 Lyme myocarditis

ダニによって媒介されるスピロヘータによって起こるLyme病の約10%の患者に心病変がみられる．房室結節の伝達障害による失神が特徴的である．心筋炎を比較的高頻度に合併するが，抗生物質の適切な投与により慢性化することはない．

その他の心筋炎

結核の病巣を心筋にみることがあり，全身粟粒結核症の約半数に心間質粟粒結節として認められることがあ

る．結核腫型あるいはびまん性滲出型の病変は極めてまれである．

梅毒ではびまん性間質炎や，ゴム腫 gumma の形成をみることがあるが，現在では極めてまれである．

リケッチア症ではしばしば心筋炎を伴う．特に発疹チフスやロッキー山紅斑熱では50％に合併する．間質浮腫と斑状の単核細胞浸潤をみる．

原虫性の心筋炎として Chagas 病やトキソプラズマ症がある．トキソプラズマ原虫は心筋細胞で増殖し，偽囊胞をつくる．心筋細胞を破壊し，リンパ球，マクロファージの浸潤を伴う間質性心筋炎となる．マラリア，エキノコッカス症でも心筋寄生がある．

Löffler 心筋炎は心室の内膜の線維性肥厚と，内膜，心筋に好酸球浸潤が起こる疾患で，線維増生性壁性心内膜炎 endocarditis parietalis fibroplastica といわれ，心不全，多発塞栓症を呈する．感染あるいはアレルギーが原因として論じられている．

心筋症

心筋の構造異常による心機能低下と心不全を示す一群の疾患の総称である．原因が明らかなものが一部にあるが，多くは原因不明である．高血圧，虚血，代謝異常などの明らかな二次性心筋症と明らかな基礎疾患がなく発症する特発性心筋症がある．心筋症 cardiomyopathy は 1995年の WHO 分類により5系に分類された．すなわち，

① 肥大型心筋症 hypertrophic cardiomyopathy (HCM)：心室の肥大と心筋コンプライアンスの低下を主徴とする．

② 拡張型心筋症 dilated cardiomyopathy (DCM)：心室の拡張と心筋収縮不全を主徴とする．

③ 拘束型心筋症 restrictive cardiomyopathy (RCM)：心房の拡張と心室の拡張障害を主徴とする．

④ 不整脈源性右室心筋症 arrhythmogenic right ventricular cardiomyopathy (ARVC)：右室の脂肪変性と不整脈を主徴とする．

および，⑤ 分類不能 unclassified cardiomyopathy である．

各々の疾患は成因，病態が異なる．HCM が最も多く（54％），次いで DCM（45％），ほかはまれである．これらの心筋症では家系内発症のあるものがあり，分子遺伝学的解析により一部は原因遺伝子が明らかにされつつある．その多くに筋サルコメア構成蛋白質成分の変異が同定されている．比較的若年層の20〜40代に発生し，いずれも突然死や心不全の原因となるため，心臓移植適応の最優先疾患の一つとなっている．

肥大型心筋症 hypertrophic cardiomyopathy (HCM)

◆疫学と発生機序：本症の特徴は心筋の肥大と拡張障害である．家族性発症を認め，約35％が常染色体性優性遺伝である．突然死をきたしやすい．遺伝形式は常染色体性優性遺伝であるが家族内浸透率はさまざまである．現在までの研究で10以上の異なった遺伝子変異が指摘されている．第14染色体長腕上の心筋βミオシン重鎖（cβMYH），心筋トロポニン T（cTnT），心筋ミオシン結合蛋白質 C（cMyBPC）遺伝子など，心筋サルコメア遺伝子に変異が発見されている．ただしこれらを全部合わせても患者の約50％にすぎず，まだ未知の原因遺伝子が残っている．発生頻度は黒人または男性が白人または女性より2倍高い．

HCM は人口1/500人の割合でみられるといわれ，心室中隔や左室に著明な心筋肥大を生じる．激しい運動中に突然死した運動選手にしばしば認められる．本症の自然史と変異の関係がより明らかになることにより，リスクの層別化が可能となり，治療方針の重要な判断根拠となることが期待される．

◆臨床的事項：症状はまったく無症状のものから高度の活動制限の必要例までさまざまである．最も頻繁にみられる症状は呼吸困難であり，診断時の平均年齢は20代半ばとされる．狭心症は流出路障害がなくても生じ，頻度の高い症状である．失神，立ちくらみもよく認められ，これらは心筋異常に起因する心室性不整脈と心筋肥大が互いに影響しあって起こると考えられている．失神発作や家族内突然死の既往，左室壁厚が30 mm 以上のものは突然死の危険因子とされる．左室流路狭窄があると多くは僧帽弁逆流を合併し，呼吸困難，運動時の失神の原因となる．肥大した左室壁と左室流路障害は心筋酸素消費量を増やし，狭心症を起こす原因となる（図1-27）．

◆形　態：心室中隔の厚さ/左室後壁の厚さ≧1.3を満足する非対称性中隔肥大が本症の特徴（図1-28）であるとされ，このような例では強い家族性がみられる．左室流出路に特に肥厚が著しく，心室の収縮に際して駆出障害を起こすものを肥大型閉塞性心筋症 hypertrophic obstructive cardiomyopathy (HOCM) といい，流出路の障害のないものを肥大型非閉塞性心筋症 hypertrophic non-obstructive cadiomyopathy (HNCM) という．前者のうち大動脈弁下部に肥大が起こるものは特発性大動脈弁下狭窄 idiopathic hypertrophic subaortic stenosis (IHSS) とも呼ばれる．サルコメア変異をもつ筋組織には張力低下があり，本症の心肥大はその代償性肥大とみられるが，本症に特徴的とされる心筋の錯綜配列にその原因を求める考えもある．

◆組織像：組織学的には心筋の変性・肥大に，びまん性

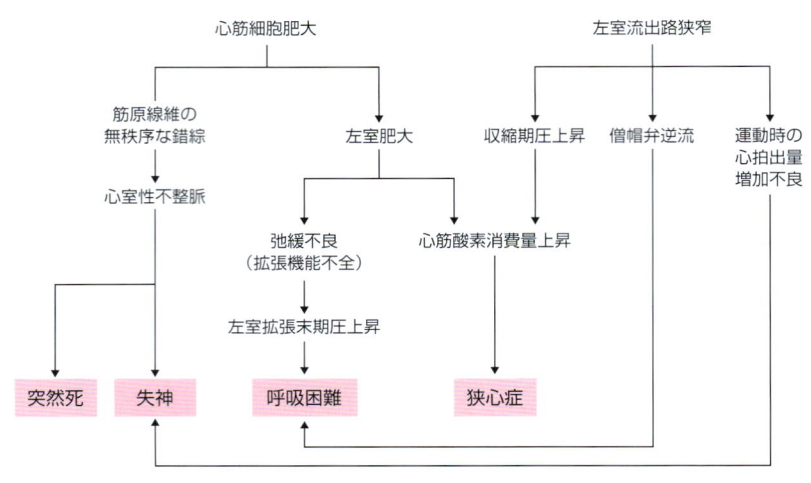

図 1-27 肥大型心筋症の病態

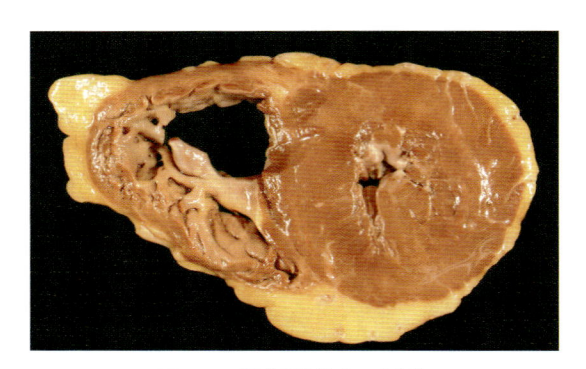

図 1-28 肥大型心筋症の肉眼像
非対称性中隔肥大が明らかである．

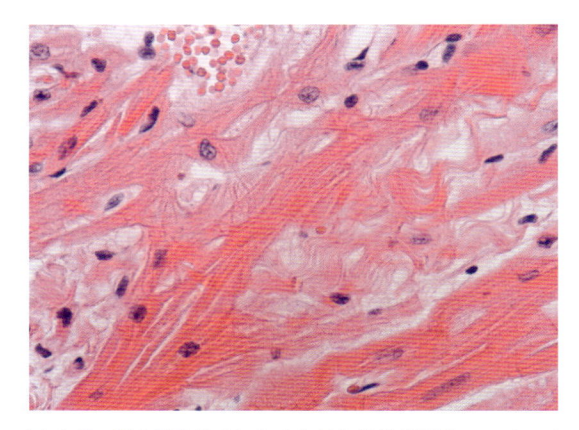

図 1-29 肥大型心筋症にみられる心筋錯綜配列 myofibril disarray
心筋が直行したり重なり合う走行を示す．

の線維症を伴う肥大した異常な形態の心筋細胞が種々の方向に錯綜した配列を示す（筋錯綜配列：myofibril disarray）（図1-29）．この筋配列は本症に特徴的であるが，ほかの病変でも現れることがある．またこの変化が原因であるのか結果であるのか明らかではない．

本症は，極めて多様な臨床像と血流動態異常を伴う心疾患であるが，基本的に遺伝病という理解が広がりつつある．遺伝子変異は心筋の収縮装置 contractile apparatus に分布する蛋白質に集積している．変異が報告されている分子は大きく分けて"太いフィラメント"を構築する分子として MYH7, MYL2, MYL3, MYH6, MYLK2 がある．一方"細いフィラメント"を形成する分子として TNNT2, TNNI3, TPM1, TNN がある．ほかの変異分子として Z バンドに分布する CSRP3, LDB3, TCAP, VCL, MYOZ2, JPH2 が報告されている．また中間径フィラメントの ACTC1, ACTC2, TNT の変異も報告されている．これらは心の運動シグナルを伝播するために重要な分子であり，それゆえ本症は force transmitting system の疾患であるといわれている．

拡張型心筋症 dilated cardiomyopahty（DCM）

◆疫学と発生機序：本症の特徴は左室の拡張と収縮不全である．病態の本体は心室の拡張である．発生頻度は黒人または男性が白人または女性より3倍多い．原因は多彩で遺伝，中毒，代謝，感染などがあげられている（表1-7）．多くは原因不明であり特発性と呼ばれている．家族性拡張型心筋症の遺伝子解析から，特発性と呼ばれたものの約30％は遺伝的素因と考えられるようになった．遺伝形式は多様で，常染色体性優性，常染色体性劣性，X染色体伴性，ミトコンドリアによる遺伝が報告されている．トロポニン T，ミオシン，アクチン，ジストロフィ

表 1-7 拡張型心筋症の原因

特発性
家族性（遺伝性）
炎症性
1．感染症（特にウイルス）
2．非感染
1）結合組織の異常
2）妊娠心筋症
3）サルコイドーシス
中毒性
1．慢性アルコール多飲
2．抗癌剤（ドキソルビシンなど）
代謝性
1．甲状腺機能亢進症
2．慢性の高カルシウム血症，低リン血症
神経・筋
1．筋ジストロフィー
2．筋強直性ジストロフィー

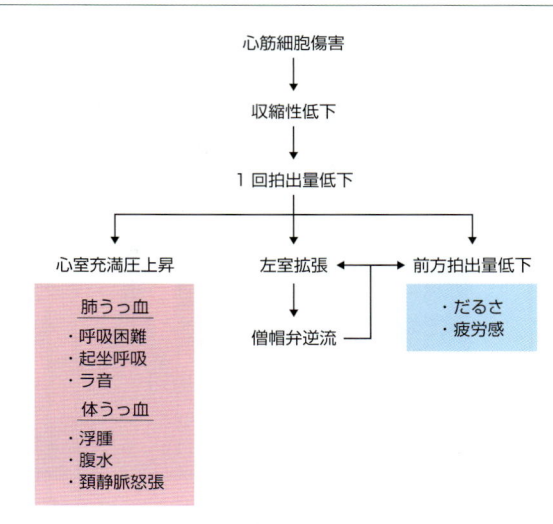

図 1-30 拡張型心筋症の病態

ンをコードする遺伝子に異常が見いだされている．X染色体伴性のDCMはジストロフィン遺伝子の変異を伴うが，Duchenne 型筋ジストロフィー Duchenne type muscular dystrophy（DMD）とは異なる部位に遺伝子変異がみられており，DMDの部分症状としてのDCMではない例もあると考えられる．一方，DMDやミトコンドリア脳筋症の部分症状としてDCM様病態をとることも知られている．一部の家系では聴覚障害，骨格筋異常，心筋伝導障害を伴う型もある．DCMの大半は，多因子性疾患であり，遺伝子多型がリスクファクターとして疾患発症に働くと考えられる．先行するウイルス感染やサイトカイン産生亢進などもリスクファクターとしてあげられている．ウイルス感染により修飾された心筋細胞抗原に対する免疫反応が関与するという考えもある．

◆臨床的事項：多くは両心室が侵され，著明な拡張と収縮力の低下をみる．心拍出量が低下し，代償性に交感神経活性化と心収縮能の上昇が起こり，心筋細胞変性が進行することになる．心拍出量の低下による心不全が主症状である．すなわち労作時呼吸困難，易疲労感などのほか，肺うっ血が生じると息苦しさ，起坐呼吸，発作性夜間呼吸困難，腹水，指趾の浮腫を生じる．1回拍出量の低下は前方拍出量の減少とともに心室充満圧の上昇をきたし，肺うっ血，循環血うっ血，易疲労感などの病態を形成する（図1-30）．

◆形　態：四腔の著明な拡張が特徴的である（図1-31）．左心系または右心系に限局することもある．心筋細胞の変性，筋原線維の不揃いな肥大および萎縮が同時に起こる．線維化が血管周囲と間質の広範な部位にみられる．心筋は変性し，びまん性の線維化を示す．残存する筋細胞は肥大する．

本症の20〜50％には家族内集積傾向がみられる．遺伝性のDCMにおいて遺伝形式は常染色体性が90％，X染色体が5〜10％である．変異はサルコメア，Zバンド，核膜，介在板蛋白質などにみられる．これらの遺伝子変異は，心の力を生み出す force generation system（sarcomeric mutations）にかかわっている．上述のように，HCMでみられる遺伝子変異は力を伝播する分子 force transmitting system に認められる．このような差異はHCMとDCMの病態形成の理解に重要な視点を与えている．

拘束型心筋症 restrictive cardiomyopathy（RCM）

◆疫学と発生機序：本症の特徴は炎症と線維化による心筋の硬さの増加による拡張障害であり，収縮能は保存される．HCM，DCMに比較するとその頻度は低い．心筋は肥厚しておらず，心筋が硬いことにより拡張障害を起こす．拡張期圧上昇，心室充満低下から，それぞれうっ血，心拍出量の低下をきたし病態が形成される（図1-32）．

◆形　態：心筋内へのアミロイド沈着や心内膜の線維化，瘢痕化がみられる．RCMの原因は複数あると考えられ（表1-8），病理所見は原因によって異なる．心内膜心筋線維症 endomyocardial fibrosis，成人型心内膜線維弾性症 endocardial fibroelastosis，Löffler心筋炎などの原因不明の各種疾患を含んでいる．わが国ではまれである．基礎疾患の治癒がないかぎり予後不良である．

不整脈源性右室心筋症 arrhythmogenic right ventricular cardiomyopathy（ARVC）

◆疫学と発生機序：本症は若年者や運動選手に心室性頻

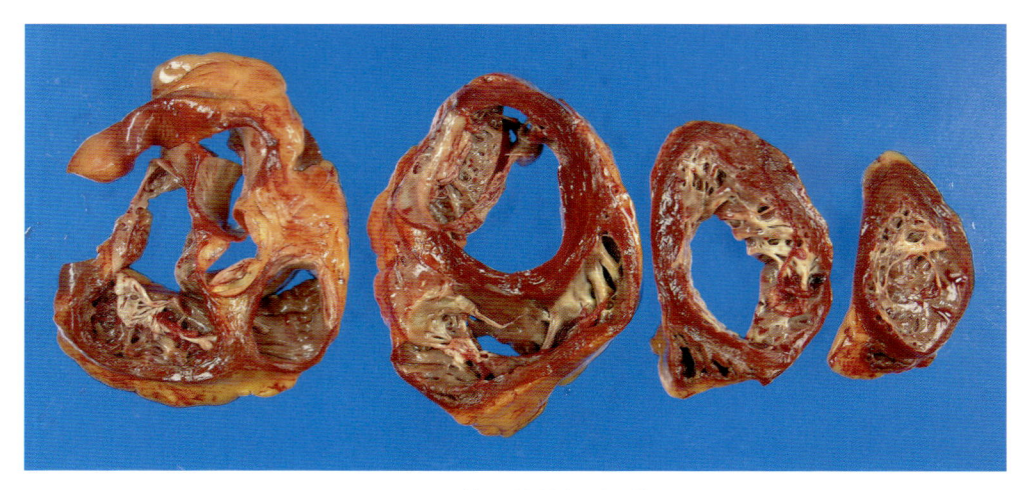

図 1-31　拡張型心筋症の肉眼像
四腔の著明な拡張が特徴的である．

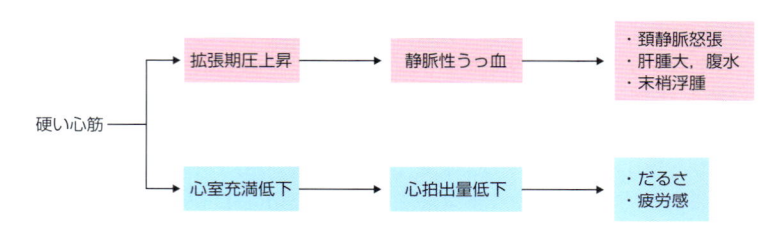

図 1-32　拘束型心筋症の病態

拍と突然死をもたらす疾患である．右室の萎縮により右室（時に左室にも及ぶ）の機能不全と心室性頻拍をきたす．特徴的な心電図所見として左脚ブロックを伴った心室性頻拍を呈する．遺伝子異常を伴うものでは多くが常染色体性優性遺伝を示す．遺伝子の変異はデスモソーム蛋白質に認められることが最も多く，ARVCはデスモソームの病であるともいわれる．デスモソームは細胞間接着装置の一種であり，上皮や心において細胞接着の強さや安定性に寄与している．デスモソーム蛋白質のうちでPlakophillin-2（PKP-2）がARVCの病態形成の中心的役割を果たすと考えられている．特に心筋の形態学的変化と構造構築において重要である．

◆形　態：萎縮を示す右室には心筋細胞が脂肪組織や線維性組織に置き換わる像が特徴的に認められる．心筋細胞の減少による右室の構造変化が右室機能不全の直接的原因とされる．

移植心

1967年にBernardによって人体で最初の心臓移植が行われた．当初移植成績は悪かったが，Stanford大学のShamwayらによって継続され，次第に移植成績は向上

表 1-8　拘束型心筋症の病因

心筋の変化	心内膜の変化
非浸潤性	心内膜線維化
特発性	好酸球増加
強皮症	転移性癌
浸潤性	放射線治療
アミロイドーシス	
サルコイドーシス	
沈着性	
ヘモクロマトーシス	
糖原病	

した．1980年にシクロスポリンAが免疫抑制薬として用いられるようになり，心移植の1年生存率は80％を超え，心臓移植はひとつの治療手段として確立された．特発性心筋症，閉塞性冠動脈疾患，高度複雑心奇形などの基礎疾患があり，ほかのいかなる治療手段をもってしても余命1年未満と予測される難治性心不全患者が心臓移植の適応となる．同所性心移植が大多数の症例で行われている．急性拒絶反応の診断には，右室心内膜心筋生検がほとんど唯一の信頼できる手段とされる．通常，手術

後7日目から4週間は毎週，術後2～3か月は隔週に心内膜生検が行われる．間質または血管周囲の細胞反応や，筋細胞の壊死の程度，浮腫，出血，血管炎などの存在により，拒絶反応の強さが判定される．慢性拒絶はしばしば移植心の冠動脈硬化症の急速な進展によって起こる．多くは求心性の線維性内膜肥厚であり，心筋内小血管に及ぶこともある．

8．不整脈

心の自動性autonomyは主に心房，心室の壁にある神経要素を含んだ特殊な筋線維を伝わる興奮刺激により保持されている．これを刺激伝導系impulse-conducting systemという（図1-33）．刺激伝導系の筋線維には一般の心筋線維と比べて筋形質が多く，またグリコーゲンが多い．

自動興奮はまず右房壁内膜下で上大静脈開口部に近い洞房結節sinoatrial node（Keith-Flack結節）に始まり，心房壁に広がって心房の収縮が起こる．房室境界の中隔に近い右房壁にある房室結節atrioventricular node（田原結節）に達した刺激は，これにつながる房室束atrioventricular bundle（His束）を経て心室中隔で左右の両脚に分かれ，両心室壁に及んで心室の収縮が開始される．したがって心房と心室の収縮には，興奮が房室結節を通過する間だけの時間的ずれ（0.05～0.1秒）がある．このような刺激の伝導および心筋の収縮の状態は，その電位を記録することにより明らかにすることができる（electrocardiogram；ECG）．またHis束心電図His-bundle electrogram（HBE）は，房室ブロックの部位など不整脈の解析に役立っている．

刺激伝導系に種々の機能障害が起こると，心収縮の変化によって脈拍の異常が起こり，頻脈tachycardia，徐脈bradycardia，不整脈arrhythmia，伝導の途絶blockとなり，それがもとで心不全を起こすことがある．刺激伝導系を障害する基礎的疾患として，小児ではリウマチ熱，ジフテリア，猩紅熱，まれに先天性疾患，成人ではリウマチ熱，冠動脈疾患，高血圧，腎炎，梅毒などがあげられる．そのほかジギタリス，キニジン中毒などの薬物中毒，手術による障害がある．これらの原因が及ぶ部位と程度によって種々の症状が起こる．洞不全症候群は洞および洞房連結部の障害によって起こる．房室伝導系の障害で上房室ブロック，脚ブロックなどが起こり，房室副伝導路の障害でもそれぞれ特徴ある心電図所見を呈する．またPurkinje線維の異常ではQTの延長をみることがある．

組織学的には，洞房結節，房室結節あるいはそのほかの刺激伝導系線維束において，リンパ球浸潤，線維化，

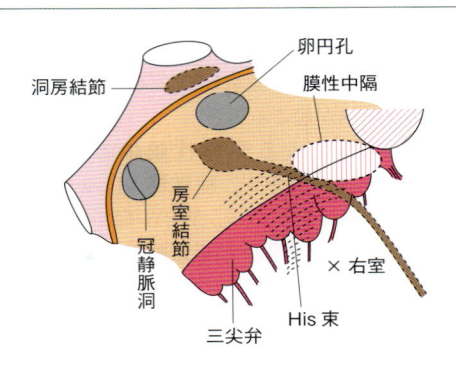

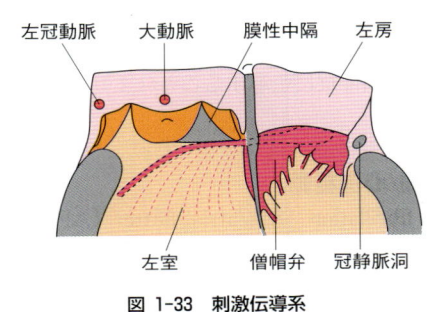

図1-33　刺激伝導系

出血，刺激伝導系細胞の変性消失などが証明されることがある．不整脈患者には，炎症あるいは支配血管の異常などが認められることもあるが，不整脈の原因となる器質的病変を見いだせないことが多い．

期外収縮 extrasystole，premature beat

本来の心拍のリズムより早期に発現する異所性心拍をいう．通常は異所性心拍が3拍以上続かないものを期外収縮といい，それ以上連続するものを頻拍といっている．期外収縮は日常ありふれた不整脈で，健常人でもしばしばみられるが，急性心筋梗塞などの重症心疾患やジギタリス中毒などでもみられるので，その鑑別は治療上重要である．その起源によって，心房性，房室結合部性，心室性に分けられる．

発作性頻拍 paroxysmal tachycardia

突然に始まり突然に終わる頻拍発作．上室性supraventricularと心室性ventricularがある．

上室性頻拍は心房または房室接合部より発する速い（毎分100以上）異所性心拍が3拍以上連続するもので，虚血性心疾患，特に急性心筋梗塞，弁膜症，高血圧性心疾患などにみられる．心室性頻拍は心室内に生じる毎分100以上の速い頻拍が3拍以上連続するもので，やはり虚血性心疾患など器質的心疾患に多く現れる．ショック，電解質異常でも起こる．遺伝性QT延長症候群ではナトリウムあるいはカリウムチャネルをコードする遺伝

子（SCN5A, KVLQT1）の変異により再分極するとともに，自律神経の修飾も加味して，失神や突然死をきたす特有の心室頻拍が起こる．

副刺激伝導路による発作性頻拍として Wolff-Parkinson-White（WPW）症候群，Lown-Ganong-Levine（LGL）症候群がある．WPW 症候群は発作性の上室性頻拍で，房室結節以下の正常刺激伝導路を順行し，副刺激伝導路を逆行する刺激の回旋によって生じると考えられている．副刺激伝導路としては，Kent 束，James 束，Mahaim 束などがあげられている（図 1-34）．どの副刺激伝導路が関与するかにより心電図所見は異なる．LGL 症候群は James 束によって，刺激が房室結節をバイパスして His 束に伝導することにより起こるとされている．

心房細動／心房粗動
atrial fibrillation（Af）／atrial flutter（AF）

心房細動は脈拍のリズムが不整で，かつ大きさが大小不揃いである．器質的疾患のない精神的ストレス，甲状腺機能亢進症によるもの，原因不明のものもあるが，大部分はリウマチ性心疾患（特に僧帽弁疾患），高血圧症，虚血性心疾患に伴って起こる．心房粗動は細動よりはるかにまれで，脈拍は整だが P 波を欠如した頻脈となる．

心室細動／心室粗動 ventricular fibrillation（Vf）／ventricular fluttering（VF）

致死的不整脈で，しばしば心筋梗塞などの重症心疾患に伴い，重篤である．振れの大きなものを心室粗動，細かいものを心室細動としている．

洞不全症候群 sick sinus syndrome（SSS）

洞房結節およびその周辺の病変による一連の不整脈をいう．洞房伝導障害によるものも含めることが多い．洞停止，洞性徐脈，心房細動など広い症状を呈する．冠動脈疾患，心筋疾患などに基づくが，原因不明も多い．

房室ブロック atrioventricular（A-V）block

恒久的ブロックは房室伝導路の細胞の変性壊死，線維化などにより起こる．虚血性心疾患，心筋疾患，高血圧性心疾患，先天性心疾患，ジギタリス中毒などによるが，原因をつかめないことも少なくない．房室伝導障害が起こると，その部位より下位の伝導組織（His 束，Purkinje 線維）あるいは心室筋の自動能が作働し始める．His 束の自動能はブロックが起こり始めてから比較的早期に作働し始め，40～50／分程度の拍動を示す．これに対し，心室の自動能は，ブロックが起こってから作働するまでに時間がかかることが多い．心室停止時間が長くなると，一過性の脳虚血による失神発作（Adams-Stokes 症候群）が起こる．心室の自動能が作働しても拍動はだいたい 25～40／分程度のことが多いため，息切れ，めまいなどの症状を呈する．

脚ブロック bundle branch block

右脚ブロック，左脚ブロック，左脚分枝ブロックがある．これらの合併もある．完全ブロック，不完全ブロックがある．虚血性心疾患，高血圧性心疾患，心筋症などで起こるが，健常人にも認められる．

9．心不全と心臓性急死
心不全

心は適応性の強い臓器であって，心に形態的，機能的な欠陥があったり，ほかの臓器の欠陥などで負担が増大してもある程度までこれに耐えうる．例えば前述の肥大または拡張によってこれを代償 compensation するわけである．しかしこれにも限度があり，ついには代償不全 decompensation に陥る．このように心の働きが破綻して，身体の需要を満たす血液循環量を維持することができなくなった状態を心不全という．あらゆる心疾患も終局的には心不全を共通の症状とする．急性に起こり進行の早いものを急性心不全，慢性に起こり経過の長いものを慢性心不全という．症状の理解のためには左心不全，右心不全，両心不全の分類がわかりやすい（表 1-9）．

左心不全は左室系に機能障害があり究極的には左心室機能不全のため小循環系の肺うっ血を主徴とする．右心不全は右心系に機能障害があり，究極的には右心機能不全のため大循環系すなわち体うっ血を主徴とする．両心不全は，一般に左心不全状態が長期持続して肺うっ血が起こり，右心負荷に及び，右心不全が加わる．心送血量

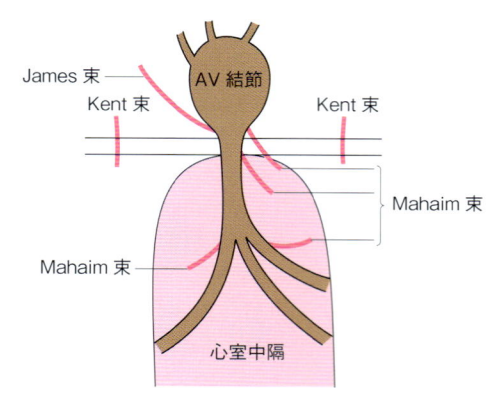

図 1-34　WPW 症候群における副刺激伝導路
（Durrer による）

表 1-9　心不全の成因と分類

```
1. 左心不全  急性〔高血圧症, 虚血性心疾患, 弁膜症, 先天性心疾患〕
            慢性〔心筋疾患, 心筋炎〕                              ┐
2. 右心不全  急性（急性肺性心）                                    │ 収縮不全  ┐
            慢性（先天性心疾患, 慢性肺性心）                       ┘          │
3. 両心不全                                                                   │ 低拍出性心不全
4. a. 拡張制限型（緊迫性心膜炎, 滲出性心膜炎, 心内膜線維弾性症）  ┐          │
   b. 拡張期短縮型（持続性頻迫症）                              ┘ 拡張不全  ┘
5. 還流血液量増加に基づく心不全 ……………………………………… 高拍出性心不全
   （貧血, 甲状腺機能亢進症, 脚気, 肺気腫, 動静脈瘻, Paget病）
```

の多寡によって低拍出性心不全，高拍出性心不全に分けることができる．前者は一般にみられる型であるが，後者は還流血液量増加に基づく．このほか，心不全症状の出現，消退の緩急により急性心不全，慢性心不全に分類する．

急性心不全 acute heart failure

◆発生機序：心自体の疾患，例えば急性の心筋梗塞，心筋炎，心嚢炎，心嚢水腫や刺激伝導路障害，心房心室細動や粗動，ブロックなどにより起こるばかりでなく，末梢循環不全，例えばショック，出血，脱水，急性伝染病や中毒，気胸などが関与して起こる．

◆臨床的事項：血圧は低下し，脈は細小となり，顔面蒼白，冷汗，しばしば意識消失，ショック状態となる．左心室の機能が急速に低下すると急性左心不全となり，小循環系の血液のうっ滞が起こり，肺うっ血，肺水腫となる．肺の含気量は減少し，呼吸困難，心性喘息 asthma cardiale となり，時には急性右心不全が合併する．急性右心不全は急性右心室不全やジフテリアのような急性の右室障害によって生じ，肝の強いうっ血や肝小葉中心部の壊死が起こり，肺への循環血液量は減少する．

慢性心不全 chronic heart failure

◆発生機序：高血圧末期，弁膜症，心筋の障害などにより起こる．

◆臨床的事項：慢性左心不全では慢性の肺うっ血が起こる．肺胞内に出血がくり返されて生じるヘモジデリンを貪食した肺胞マクロファージ（心不全細胞 heart failure cell）が痰の中に出現し，肺胞隔の線維化が起こる．慢性左心不全の経過中に，さらに急性の機能不全が加わると心性喘息となり，末期には頻発する．慢性の静脈うっ血性肝脾腫大，消化器障害をきたし，うっ血性肝硬変を起こすことがある．一般に心不全というと，慢性うっ血性心不全を指すことが多く，心拡大，呼吸困難，肺水腫が主症状となる．

乳児突然死症候群 sudden infant death syndrome (SIDS), crib death, cot death

◆発生機序：小児の突然で予期されなかった病死で，剖検でも明らかな病変の認められない例がある．この中には不安定な心拍数，不整脈が先行するものがあり，心の刺激伝導系の異常が原因とみられている．しかし多くは不明の原因で起こり，ウイルス感染説，牛乳アレルギー説，上気道構造不全による窒息死など多数の仮説がある．

◆臨床的事項：SIDS の診断は除外診断である．医学的な原因を特定できない場合にのみ適応される．SIDS 様の経過をとり，生存期間中に診断がなされなかった疾患として，ボツリヌス菌感染症，medium-chain acyl-coenzyme A dehydrogenase (MCAD) deficiency, QT 延長症候群，乳児ヘリコバクター・ピロリ感染症，shaken baby syndrome あるいは battered baby syndrome（乳児を前後に揺り動かすことによって生じる加速減速で起こる脳外傷；乳幼児揺さぶられっ子症候群）などがあり，鑑別診断として重要である．

いわゆるポックリ病

◆発生機序：生来健康であった若年男性が夜間突然うめき声を発して急死し，剖検によっても死因を説明するに足る所見がないものである．原因は不明だが，冠動脈分布の不均衡，刺激伝導系の支配血管の異常，症状の出ていなかった遺伝性不整脈，心筋症などの可能性があげられている．

◆臨床的事項：Burgada 症候群は 1992 年 Burgada 兄弟によって報告された失神と突然死を起こす症候群である．sudden unexpected death syndrome とも呼ばれる．突然死は心室細動による．構造的に正常の心を有し，心電図で V_1, V_3 誘導にて ST 上昇を伴う特徴的な右脚ブロックを示す．本症の原因遺伝子として心ナトリウムチャネル（SCN5A）が同定された．現在までに 160 種類を超える変異がこの遺伝子には認められており，本症の

多様性を規定する因子と考えられている．また最近 glycerol-3-phosphate dehydrogenase-1 like gene（GPDL1）も本症の原因遺伝子であることが判明した．さらに L-type calcium channel（CACNA1C，CACNB2）の変異も特徴的な ST 上昇などを示す遺伝子変異であることがわかった．特に L-type calcium channel 変異はアジア人に多くみられ常染色体性遺伝を示し，タイ，ラオスでは突然死 10 人のうち 4 人が本症であると報告されている．同地域の若年者の突然死の 50%を占めるともいわれる．

10．心の腫瘍

心の原発性腫瘍はまれである．

良性腫瘍

粘液腫 myxoma

心原発で最も多い良性腫瘍で，左心房中隔に生じやすい．膠様ないし粘液状を示す．真性の腫瘍か器質化血栓か問題となっているが，腫瘍説が強い．腫瘍の大きさ，位置により慢性の僧帽弁狭窄類似の症状を呈し，時に急性の僧帽弁口閉塞を起こす．

横紋筋腫 rhabdomyoma

グリコーゲンを多量に含む横紋筋細胞からなり，結節性増殖を示す場合と，びまん性に発育することがある．グリコーゲンを多量に含む細胞からなり，刺激伝導系由来とされたことがある．結節性硬化症に合併することが多く，先天性過誤腫的腫瘍とされている．

そのほか，線維腫，血管腫，脂肪腫，奇形腫などがある．

悪性腫瘍

心原性の悪性腫瘍すなわち肉腫としては，横紋筋肉腫，血管肉腫，線維肉腫，脂肪肉腫などがあり，大半は右心に生じ，上大静脈の閉塞をきたすことがある．この際しばしば心囊血腫がみられ，悪性の徴候の一つとなっている．

中皮腫 mesothelioma は心外膜漿膜細胞より生じる．本細胞は中胚葉に由来し，上皮すなわち中皮 mesothelium であって上皮性性格とともに間葉性細胞としての性状を兼ね備えるものとされている．そのため中皮腫の組織像は多彩で上皮性管腔形成と肉腫様部とからなり，悪性度は高い．心囊は腫瘍で満たされ，死亡する．

転移性腫瘍はそれほどまれではなく，癌としては肺癌が比較的多く，乳癌，胃癌，子宮癌，腎癌などにみられる．悪性リンパ腫や白血病ではかなり高率に心に転移巣の形成がみられる．肺癌や食道癌では原発巣から連続的に心に浸潤増殖が及ぶことがまれでない．出血性となり，出血性癌性心外膜炎 peritonitis hemorrhagica carcinomatosa の形をとることがある．リンパ節原発の悪性リンパ腫が心囊に浸潤し，これを板状に肥厚させることがある．

11．心外膜（心囊）疾患

心囊 pericardial sac（心膜腔 pericardial cavity）は壁の薄い線維性，弾力性の袋をなして，心を覆う臓側板（心外膜 epicardium）と壁側板 pericardium で囲まれる．漿液性心膜から分泌される心囊液によって心の動きは摩擦なく円滑に行われる．

心囊の奇形

心囊の欠損：全欠損は胸骨裂 fissula sterni および先天性心脱出 ectopia cordis pectoralis に伴って起き，一部欠損は左側にみることが多い．憩室 diverticulum は極めてまれである．

心囊の循環障害および内容の異常

1．**出 血**：心外膜下の点状出血は窒息，中毒，伝染病，白血病，子癇，出血素因，血友病などに現れる．血管の走行に沿って起き，ことに後冠状溝 sulcus coronaris posterior に多い．これは新生児の窒息死の一つの特徴的所見である．

2．**心囊血腫** hemopericardium：出血によって心囊内に多量の血液を満たした状態で，多い時には 500～800 mL を超えることがある．急激に起きると急死の原因となり急性心タンポナーデ acute cardiac tamponade という．

3．**心囊水腫** hydropericardium：心囊内に通常 5～20 mL の漿液すなわち心囊液があるが，死戦期が長期間に及ぶと，80～100 mL に増量することがある．これが著しく増量して 200～1,500 mL に達する状態を心囊水腫という．薄い淡黄な漏出液で線維素をわずかに混じることがある．全身水腫の部分現象として現れるが，まれに心囊水腫のみが単独に特発することがある．心の萎縮に伴って心囊水腫が起きるが，これを補腔水腫 hydrops ex vacuo という．高度の心囊水腫があると心囊は著しく薄くなり，心は圧迫されて機能も障害され，全身循環障害の原因となる．左肺は圧迫によって位置が変わってくる．

4．**心囊気腫** pneumopericardium：心囊内に空気やガスが溜まった状態で，心囊の外傷によって外から空気が侵入した時や，胃，食道，肺など近くの含気性臓器との間に疾病や外傷によって交通路がつくられた時に起こる．炎症性滲出物や出血がガス発生菌の作用によって腐敗分解を起こすとガス発生により気腫となる．心はこの

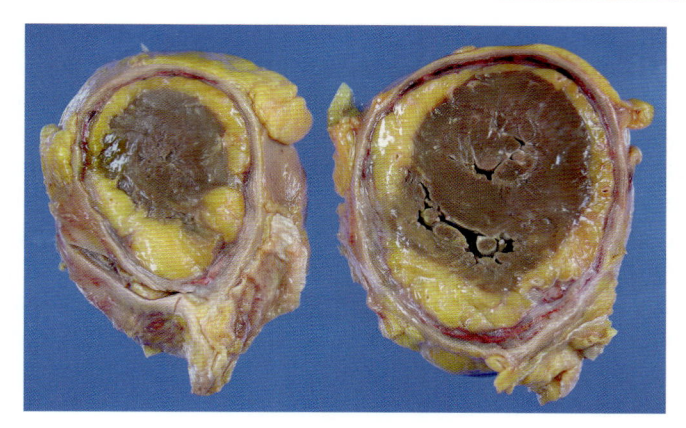

図 1-35　癒着性心外膜炎の肉眼像
心腔はほとんど認められない．

ため圧迫されて心機能障害が起こる．

心嚢の代謝障害

膠様萎縮 gelatinous atrophy は心外膜下の脂肪組織が消耗して萎縮し水腫状となり，帯赤褐色，膠様透徹状となったものをいう．癌や結核などで悪液質に陥ったり，栄養状態の悪い老人などにみられる．組織学的には脂肪細胞は萎縮し，しばしば紡錘形となり小脂肪滴および褐色色素を含み間質は水腫状となっている．

心外膜炎（心嚢炎）pericarditis

心外膜炎は，普通，心嚢の臓側板 epicardium の炎症であるが，epicarditis という用語は用いない．心嚢の壁側板，臓側板の炎症両方を合わせて pericarditis という．単独で病変を起こすことは少なく，ほとんど心内膜，心筋の病変と合併あるいは周囲臓器の病変が波及して起こる．

1．漿液性線維素性および線維素性心外膜炎 serofibrinous and fibrinous pericarditis：心嚢内に滲出液が貯留するもので漿液性のものは少なく，多くは線維素を含み心外膜は線維素性滲出物で囲まれてくる．線維素の析出が少ない時は，心外膜は線維素の付着で生理的平滑さを失ってビロードのようになってくる．線維素が多い時は厚い灰白黄色の層を形成し，心の動きに伴って臓側板と壁側板が互いに接着したり分離するために絨毛状を呈してくる．これを絨毛心 villous heart, shaggy heart, cor villosum という．滲出液に漿液が少なく線維素が多量に析出される型のものは線維素性心外膜炎で，乾性心外膜炎 pericarditis sicca ともいわれる．

組織学的には心膜の中皮細胞は膨化し変性に陥って脱落し，線維素は限界膜に接して蓄積してくるが深部に及ぶことはない．リンパ球，形質細胞，組織球，好中球などの浸潤を伴っている．滲出液の性状は無菌的で，リウマチ熱，全身性紅斑性狼瘡，尿毒症，心の悪性腫瘍，周辺の炎症の波及などによって起こる．

2．癒着性心外膜炎 adhesive pericarditis：線維素性滲出物は肉芽組織の増生によって置き換えられ，器質化され，心外膜両側板は癒着する．のちに結合組織の硬い瘢痕が形成され，心外膜腔は完全に閉塞される（図 1-35）．器質化とともに石灰沈着を伴うことがあり，これが強く起こると装甲心 armored heart となる．

3．腱斑 milk spot, Soldier plaque：心外膜の臓側板に限局性に結合組織が増加して白色斑状をなして腱のようにみえることがある．機械的刺激，圧迫，摩擦などによって生じる単純性腱斑と，心外膜炎，心筋梗塞のあとに生じる炎症性腱斑とがあるが，臨床的にはほとんど症状を示さない．

4．ピック病および慢性絞扼性心外膜炎 Pick disease and chronic constrictive pericarditis：癒着性心外膜炎があって心が強い結合組織で包まれると，心の拡張は制約され心機能は低下し，下大静脈が心外膜を通る部で強い狭窄が起こる．下大静脈のうっ血，特に肝に強いうっ血が生じ，うっ血性肝硬変となる．これを Pick 病という．認知症の一つの Pick 病とはまったく異なる．

5．コンカト病，多発性漿膜炎 Concato disease polyserositis：心外膜のみならず，胸膜，腹膜，肝，脾などの皮膜も厚く肥厚しているものを Concato 病という．心外膜，胸膜，腹膜などの漿膜腔に大量の滲出液があるものを多発性漿膜炎といい，これが続くと Concato 病となる．原因不明であるが，結核性漿膜炎が疑われることがある．

6．リウマチ性心外膜炎 rheumatic pericarditis：リウマチ熱に伴って，リウマチ性心内膜炎，心筋炎とともにリウマチ性汎心炎 pancarditis の一部としてみることが多い．漿液線維素性ないし線維素性心外膜炎の型を呈し，

漿膜下に Aschoff 結節がしばしばみられる．滲出液の多い時は心外膜の癒着なしに治癒するが，大量の線維素が析出すると，一般に癒着性心外膜炎となる．

7．**尿毒症性心外膜炎** uremic pericarditis：尿毒症で死亡する患者の約 1/5 は線維素性心外膜炎を伴っているが，滲出量は多くない．滲出液は無菌的である．

8．**化膿性心外膜炎** purulent pericarditis：心外膜は黄色またはねばねばした灰色の膜で囲まれ，線維素が多いと膜は厚くなり，心外膜壁に多数の好中球の浸潤がある．黄色ブドウ球菌，レンサ球菌，肺炎レンサ球菌あるいは大腸菌によるが，抗菌薬の使用により近年その発生は少ない．

9．**結核性心外膜炎** tuberculous pericarditis：粟粒結核の部分現象として血行性に心外膜に粟粒大結節を形成することがあるが，滲出液は少ない．乾酪化リンパ節からリンパ行性に，また付近病巣から連続性に進展すると漿液線維素性炎が起こり，時に線維素性出血炎となる．多量の滲出液と線維素形成がみられる．結核菌に対するアレルギー性炎症性滲出が起こるためである．近年は抗結核治療によりその発生は少ない．

10．**ウイルス性心外膜炎** viral pericarditis：インフルエンザ・脊髄前角炎・コクサッキーウイルスなどの感染で，漿液線維素性または線維素性心外膜炎を起こす．

11．**心筋梗塞に伴う心外膜炎**：心筋梗塞の病巣が心外膜近くに起きて，壊死巣が心外膜に接していると，病巣を中心とした心外膜に線維素性心外膜炎が起こる．

12．**急性非特異性心外膜炎，特発性心外膜炎および急性良性心外膜炎** acute non-specific pericarditis, idiopathic pericarditis and acute benign pericarditis：原因不明で急激に起こり，大部分は完全に治癒する．漿液線維素性あるいは線維素性心外膜炎で，発熱，胸痛などの症状を呈する．

13．**放線菌症** actinomycosis of pericardium：肺の放線菌の感染巣から心外膜に病変が波及して，放線菌肉芽組織によって心外膜が肥厚することがある．

心嚢の腫瘍

原発性腫瘍はまれであるが，脂肪腫，線維腫，血管腫，肉腫，中皮腫などが報告されている．

B 血管，リンパ管

胎生期には，中胚葉から分化した原始血管内皮細胞が管腔を形成し，血管を形成していく．動脈も静脈もともに毛細血管から形成され，それぞれへの分化が始まる時期には，動静脈間には無数の交通が存在する．発生とともにその交通路は遮断されるが，動静脈の交通路が開いたまま遺残すると，**先天性動静脈瘻** congenital arteriovenous fistula（**先天性動静脈奇形** congenital arteriovenous malformation）となる．先天性動静脈瘻は脳，肺，肝など種々の臓器や骨・軟部組織にみられ，拍動性の腫瘤を形成する．

生後の血管新生は，多くの場合，既存の血管の内皮細胞が管腔をつくりながら遊走・増殖し，その周囲に基質を形成していくことで完成されるが，血液中にも骨髄由来の血管内皮細胞前駆細胞が存在し，血管新生に寄与することが明らかになっている．

1．動脈硬化症

動脈壁が肥厚し，硬化して弾力性を失った状態を動脈硬化といい，動脈硬化により循環障害をきたした病態を**動脈硬化症** arteriosclerosis という．動脈硬化症は，障害される血管の太さにより病状が異なり，大型あるいは中型の動脈に**粥腫**（アテローム atheroma）を形成する**粥状硬化症** atherosclerosis と，小動脈および細動脈の内膜に硝子様物質の沈着をきたす**細動脈硬化症** arteriolosclerosis に大別される．そのほか，特殊型として，中型筋性動脈の中膜に石灰化をきたす Mönckeberg 中膜硬化症も存在する．動脈硬化症は，脳梗塞や心筋梗塞，狭心症の危険因子である．近年，動脈硬化症の原因として，メタボリック症候群（内臓脂肪症候群）が注目されている．メタボリック症候群は，内臓脂肪型肥満に加えて，高血糖，高血圧，脂質異常のうちいずれか 2 つ以上を合わせもった状態を指す．

粥状硬化症 atherosclerosis
◆**定　義**：大型の弾性動脈や中型の筋性動脈の内膜に，粥腫の形成を認める動脈硬化症である．
◆**発生機序**：遺伝的要因に加えて，解剖学的要因，高血糖，高血圧，脂質異常などの要因が関与している．
◆**形　態**：動脈壁は肥厚し，蛇行する．内膜は，特に血管の分岐部周囲に粥腫の形成による不整な隆起を示す（図 1-36a）．粥腫内には，析出したコレステリンが標本作製過程で溶出した裂隙（コレステリンクレフト cholesterin cleft）を認めるほか，脂質を貪食する泡沫細胞の集族を認める（図 1-36b）．弾性動脈では，内膜の病変が高度になると，次第に中膜の弾性線維は侵食され，やが

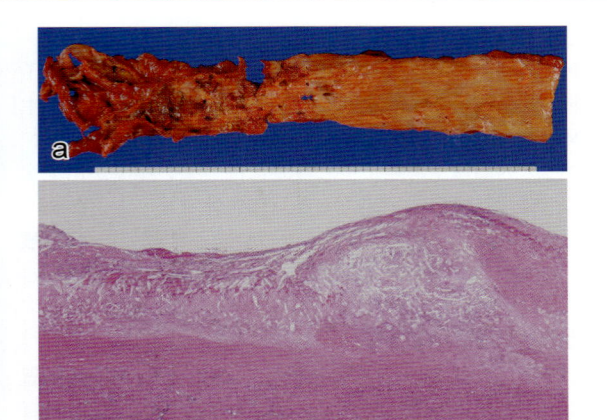

図 1-36 大動脈粥状硬化症
a. 内膜には，血管の分岐部を主体として，粥腫の形成による不整な隆起を認める．
b. 内膜は粥腫の形成を伴って肥厚している．粥腫内にはコレステリンクレフトのほか，脂質を貪食する泡沫細胞の集簇を認める．

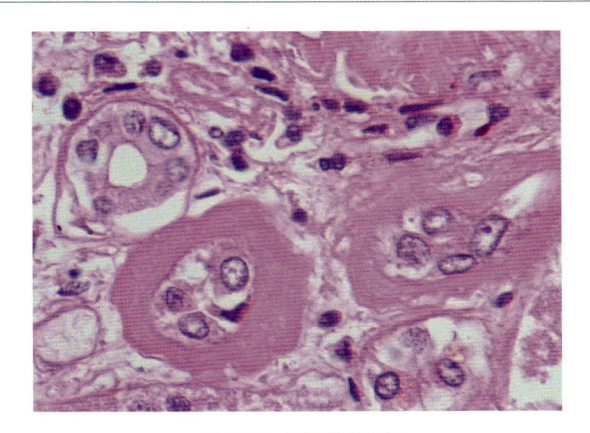

図 1-37 細動脈硬化症
腎の細動脈．内膜に線維性組織が増加し，硝子化を伴っている．

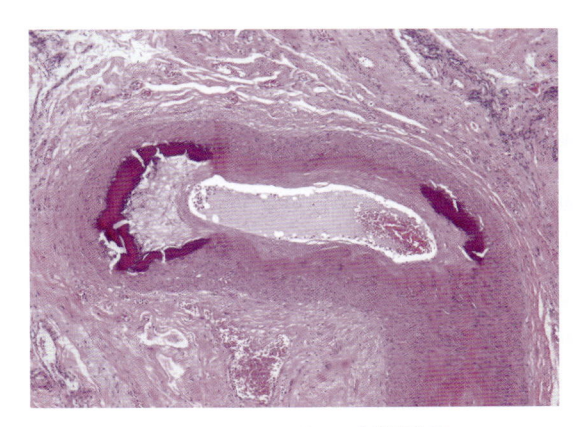

図 1-38 Mönckeberg 中膜硬化症
筋性動脈の中膜に輪状の石灰化を認める．

て非薄化する．一方，外膜は線維化し，時にリンパ球主体の炎症細胞浸潤を散在性に認める．進行した病態では，粥腫は石灰化し，内膜が剥離して潰瘍を形成する．また，血栓形成や動脈瘤形成などの二次的変化をきたす．
◆臨床的事項：粥状硬化自体が臨床症状を呈することは少ない．しかし，粥状硬化が高度となり，動脈瘤が形成され，その破綻により大出血をきたすことや，硬化巣に形成された血栓や粥腫が剥離し，脳，心，腎，腸管，四肢などに塞栓症を起こすことがある．

細動脈硬化症 arteriolosclerosis
◆定　義：小動脈および細動脈の内膜に硝子様物質の沈着をきたす動脈硬化症である．
◆発生機序：高血圧との関連が深く，原因とも結果とも考えられている．
◆形　態：腎，心，脾，子宮，卵巣などにみられ，特に腎で顕著である．内膜に線維性組織が増加し，硝子化を伴う（図 1-37）．その結果，動脈内腔が狭小化する．
◆臨床的事項：悪性腎硬化症のように急速な経過で死にいたる症例では，内膜のフィブリノイド変性や内弾性板の断裂がみられる場合がある．

Mönckeberg 中膜硬化症
◆定　義：中型筋性動脈の中膜に石灰化をきたすものをいう．

◆形　態：筋性動脈の中膜に輪状または板状の石灰化を認める（図 1-38）．
◆臨床的事項：内腔閉塞は起こさない．臨床的意義は乏しい．

2．動脈瘤

　限局性に動脈が拡張して瘤状を呈したものを動脈瘤 aneurysm という．動脈壁が3層構造を保って拡張したものを真性動脈瘤，動脈壁が破綻し血腫が形成され，血腫と動脈腔とが交通したものを仮性動脈瘤という（図1-39）．また，動脈内で血管壁が裂け，真腔と偽腔が生じた状態を解離性動脈瘤という．そのほか，動脈の先天的形成異常による動脈瘤もある．

真性動脈瘤 true aneurysm
◆定　義：動脈壁が3層構造を保って拡張した動脈瘤を

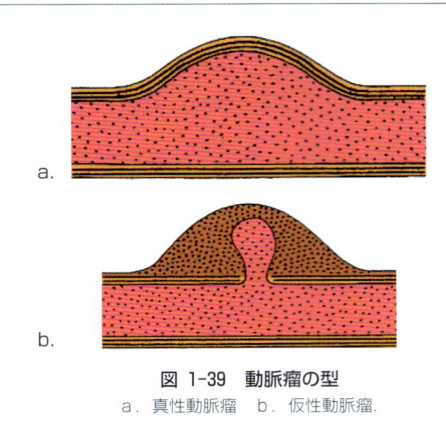

図 1-39 動脈瘤の型
a．真性動脈瘤　b．仮性動脈瘤．

いう．胸・腹部の大動脈にみられる場合が多い．
◆発生機序：胸部大動脈瘤は，かつては梅毒によるものもみられたが，現在は梅毒性のものは少なく，粥状硬化によるものがほとんどである．腹部大動脈瘤も粥状硬化による．
◆形　態：基本的に動脈壁の3層構造を残すが，中膜の弾性線維はまばらになり，消失する場合もある．
◆臨床的事項：大動脈瘤の破裂は多くの場合，致命的である．

仮性動脈瘤 false aneurysm
◆定　義：動脈壁が破綻して血腫が形成され，血腫と動脈腔とが交通したものをいう．
◆発生機序：動脈壁が破綻する原因として，外傷によるものや感染によるものなどがある．
◆形　態：瘤壁は血管壁を含まない結合組織である．
◆臨床的事項：Behçet 病の血管病変でみられる場合がある．

解離性動脈瘤 dissecting aneurysm
◆定　義：動脈内で血管壁が裂け，真腔と偽腔が生じた状態をいう．解離性動脈瘤のほとんどは大動脈に起こる．解離の広がりにより，上行大動脈から下行大動脈に解離が及ぶ DeBakey I 型，上行大動脈のみ解離する DeBakey II 型，下行大動脈のみ解離する DeBakey III 型に分類される．
◆発生機序：高血圧や粥状硬化によるもののほか，Marfan 症候群などの結合組織異常症で生じる囊胞性中膜壊死 cystic medial necrosis によるものがある．Marfan 症候群は，15q21.1 に存在するフィブリリン遺伝子の異常に基づく常染色体性優性遺伝病であり，長身，細くて長い四肢，クモ状指趾，水晶体脱臼，心血管奇形などを特徴とする．フィブリリンは弾性線維の成分蛋白質であり，Marfan 症候群では，弾性線維の異常から囊胞性中膜壊死をきたす．
◆形　態：囊胞性中膜壊死では，大動脈の中膜にムコイド物質が沈着し，囊胞性となる．解離は多くの場合，中膜の外側 1/3 に生じる．
◆臨床的事項：解離が生じる時には，強い疼痛が出現する．血管外に破裂が起こると，出血性ショック，血胸，心タンポナーデをきたし，死亡の原因となる．また，解離が大動脈の分岐血管に及ぶと，臓器の循環障害が生じる．

その他の動脈瘤
脳底部の動脈や脳内の小動脈に形成される脳動脈瘤は，動脈の先天的形成異常によるものが多い．脳動脈瘤が破裂すると，脳出血やクモ膜下出血となる．

3．動脈の感染症

主として大動脈に，細菌や真菌，ウイルスなどの病原微生物が感染することにより発症する．かつては，梅毒トレポネーマの感染による梅毒性動脈炎 syphilitic arteritis が胸部大動脈にみられたが，近年はまれとなった．細菌や真菌による動脈炎は，通常，血行性に散布された敗血症性塞栓が血管壁に付着することにより生じるが，周囲の感染巣からの直接波及によることもある．

4．動脈の炎症性病変

主として動脈をはじめとする血管が炎症性に侵される疾患群を血管炎症候群 vasculitis syndrome と総称する．この中には一次的に血管が炎症の標的となる原発性血管炎と，原発性血管炎に類似した病態を呈する血管炎類縁疾患，他疾患に血管炎を伴う続発性血管炎がある．続発性血管炎以外の血管炎の多くは原因不明である．原発性血管炎の分類は，罹患血管のサイズにより，大型血管炎，中型血管炎，小型血管炎に分類する Chapel Hill Consensus Conference（CHCC）分類が用いられている．2012 年の改訂 CHCC 分類では，大型血管炎には，高安動脈炎と側頭動脈炎（巨細胞性動脈炎）が含まれており，中型血管炎には，結節性多発動脈炎と川崎病が含まれている．小型血管炎は，抗好中球細胞質抗体 anti-neutrophil cytoplasmic antibody（ANCA）関連血管炎と免疫複合体性血管炎に細分類され，前者には，顕微鏡的多発血管炎，Wegener 肉芽腫症，アレルギー性肉芽腫性血管炎が含まれており，後者には，Goodpasture 症候群，クリオグロブリン血症性血管炎，Henoch-Schönlein 紫斑病，低補体性蕁麻疹様血管炎が含まれている．ただし，顕微鏡的多発血管炎，Wegener 肉芽腫症，アレルギー性肉芽腫性血管炎の ANCA 関連血管炎では中型動脈が侵され

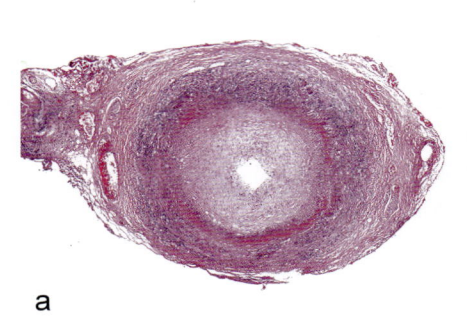

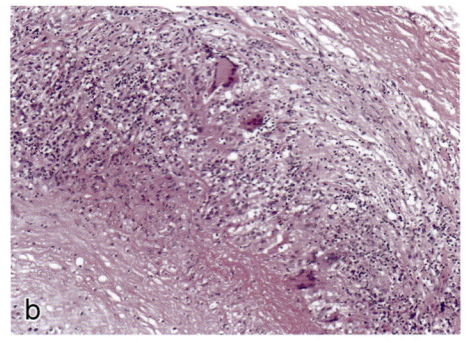

図 1-40 側頭動脈炎（巨細胞性動脈炎）
a．側頭動脈の肉芽腫性炎．動脈壁は肥厚し，内腔の狭窄を伴っている．
b．リンパ球浸潤に加え，Langhans 型や異物型の巨細胞の浸潤が認められる．

る場合もあり，注意が必要である．また，種々のサイズの血管が障害される血管炎として，Behçet 病と Cogan 症候群が分類されている．

高安動脈炎 Takayasu arteritis
◆定　義：1908 年，高安右人によって報告された症候群である．脈なし病，大動脈弓症候群，大動脈炎症候群などと呼ばれていたが，最近では統一的に高安動脈炎と呼ばれる．大動脈およびその主要分枝血管，肺動脈などに，狭窄，閉塞あるいは拡張性病変をきたす大型血管炎である．
◆発生機序：発症機序は不明であるが，アジアおよびわが国に多く，欧米に少ない．HLA-B*5201, B*3902 など特定の HLA アレルとの相関が知られており，背景には遺伝的に規定される免疫応答機構の関与が示唆される．
◆形　態：初期には脈管栄養血管 vasa vasorum への細胞浸潤を伴う外膜の単核球浸潤を認め，次第に肉芽腫性全層性動脈炎に移行する．中膜の外膜側では，弾性線維の虫食い像がみられる．中膜に断片化した弾性線維を貪食する Langhans 巨細胞の出現を認める場合もある．最終的には，中・外膜の広範な線維化と内膜の著明な無細胞性の線維性肥厚を呈し，大動脈は鉛管状となる．線維化した外膜の中には，肥厚した脈管栄養血管をみる．
◆臨床的事項：若年女性に好発し，男女比は 1：9 である．臨床症状のうち，高頻度に認められるのは，上肢の血圧左右差や脈なしなどの上肢乏血症状，ならびに，めまいや頭痛などの頭部乏血症状である．本症の約 1/3 に大動脈弁閉鎖不全症の合併を認め，予後に大きな影響を与える．

側頭動脈炎/巨細胞性動脈炎
temporal arteritis/giant cell arteritis
◆定　義：頸動脈とその分枝，特に側頭動脈を主病変とする血管炎であるが，大動脈や鎖骨下動脈，大腿動脈などの大型弾性動脈が侵される場合も少なくない．組織学的にしばしば多核巨細胞を認め，巨細胞性動脈炎とも呼ばれる．
◆発生機序：高齢者の動脈の内弾性板ならびにその周囲の中膜を主体に炎症が生じることから，弾性線維の加齢による変化がその原因となっている可能性が示唆されているが，詳細は不明である．
◆形　態：病変部の動脈壁は肥厚し，内腔の狭窄を伴っていることが多い．炎症は肉芽腫性炎であり，組織球やリンパ球，形質細胞，マクロファージの浸潤がみられる（図 1-40a）．また，Langhans 型および異物型巨細胞が認められることが特徴である（図 1-40b）．多核巨細胞は，断裂・消失した内弾性板の近傍に出現する傾向があり，弾性板の貪食像を認めることもある．フィブリノイド壊死や好中球の浸潤はほとんど認められない．内膜は非特異的な線維性肥厚を示し，狭窄の原因となるが，これは中膜の炎症に伴う二次的な変化と考えられる．外膜にも非特異的炎症がみられるが，中膜ほど強いものではない．
◆臨床的事項：欧米とわが国とでは発症頻度が著しく異なる．北米や西ヨーロッパでは最も高頻度にみられる血管炎であるが，わが国では少ない．男女比は 1：1.6 で女性にやや多く，好発年齢は 60〜70 代前半である．最も多い症状は頭痛と病変局所の圧痛である．警戒すべきは視力障害や視野障害などの眼症状であるが，適切な治療により，失明は著しく低頻度となった．

結節性多発動脈炎 polyarteritis nodosa
◆定　義：中・小型の筋性動脈が侵される壊死性血管炎である．剖検時に小動脈に沿って粟粒大からエンドウ豆大の小結節が多発して認められる場合があり，Kussmaul と Maier により結節性動脈周囲炎として

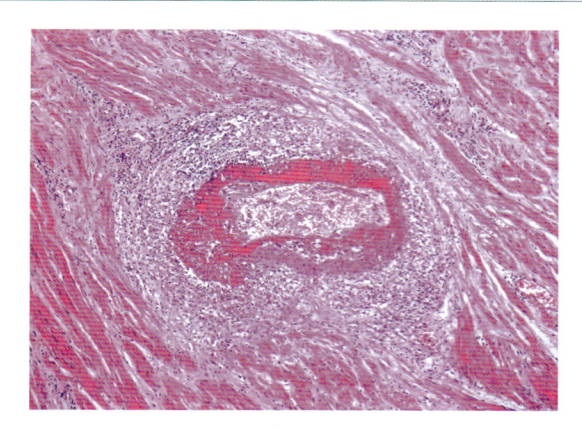

図 1-41　結節性多発動脈炎
炎症期．中型動脈の中・外膜に炎症細胞浸潤を認め，フィブリノイド壊死は血管全層に及ぶ．

1866 年に提唱された．現在では，結節性多発動脈炎の呼称が一般的に用いられている．
◆形　態：本症の壊死性動脈炎は，肝，胆囊，脾，消化管，腸間膜，腎泌尿生殖器，皮膚，骨格筋，中枢神経系，心，肺など全身に認められ，特に血管の分岐部が侵されやすい．肺では気管支動脈に病変を認め，肺動脈が侵されることはまれである．原則として腎糸球体は侵されない．本症の組織学的病期は Arkin により，Ⅰ期：変性期，Ⅱ期：炎症期，Ⅲ期：肉芽期，Ⅳ期：瘢痕期に分類されている（Arkin 分類）．変性期には中・内膜の浮腫とフィブリノイド変性が認められる．炎症期には中・外膜に好中球，時に好酸球，リンパ球，形質細胞が浸潤し，フィブリノイド壊死は血管全層に及ぶ（図 1-41）．その結果，内弾性板は断裂・破壊・消失する．炎症期が過ぎると，組織球や線維芽細胞が外膜より侵入し，肉芽期に入る．肉芽期には内膜増殖が起こり，血管内腔が閉塞するほど高度になることがある．瘢痕期では，炎症細胞浸潤はほとんどみられず，血管壁は線維性組織に置換される．このような場合でも，弾性線維染色を行うと内弾性板の断裂が認められ，診断に有用である．また，これら各期の病変が同一症例内に同時期に混在して認められることも特徴である．
◆臨床的事項：50～60 歳に好発し，男女比では男性にやや多い．急速進行性腎障害，高血圧，中枢神経症状，消化器症状，紫斑・皮膚潰瘍，末梢神経障害などの多彩な症状を呈する．紫斑や筋痛が存在する場合には，紫斑部位や筋痛部の筋肉を深く生検することが重要である．また，運動神経や知覚神経の障害を認める場合には，その中枢側の動脈を生検する．皮膚潰瘍の場合も皮膚潰瘍より中枢側の動脈を生検する．

川崎病 Kawasaki disease
◆定　義：1967 年，川崎富作により報告された症候群である．主として 4 歳以下の乳幼児に好発する原因不明の全身性血管炎であり，その本体は中・小型動脈の系統的血管炎である．
◆形　態：初期変化は，動脈の中膜平滑筋の外側寄りに生じるすだれ状の水腫性変化である．初期には好中球浸潤をみるが，急速にリンパ球・形質細胞が出現し，線維芽細胞ないし組織球様の細胞に置き換えられていく．炎症とともに内弾性板の破綻が生じ，脆弱な部分を補強するように内膜肥厚が起こる．病変は次第に動脈全層炎に進展し，冠動脈などに瘤が形成される．その後，肉芽形成から線維化に向かい，陳旧化して瘢痕として残存する．全経過はほぼ 7～8 週間と考えられる．本症の動脈炎でフィブリノイド壊死をみることはまれである．急性期には動脈瘤内に血栓形成をみるのが一般的である．血栓は時間とともに器質化し，瘢痕化した病変ではしばしば再疎通像が観察される．
◆臨床的事項：① 5 日以上続く発熱，② 両側眼球結膜の充血，③ 口唇・口腔所見：口唇の紅潮やイチゴ舌，口腔咽頭粘膜のびまん性発赤，④ 不定形発疹，⑤ 四肢末端の変化：手足の硬性浮腫（急性期）や指先からの膜様落屑（回復期），⑥ 非化膿性頸部リンパ節腫脹が主要症状である．少数の例外を除き冠動脈になんらかの病変がみられるが，なかでも冠動脈瘤の存在が特徴的である．その多くは円形や楕円形を呈し，大きさは直径 3～4 cm に達するものまである．また，片側性であることが多いが，両側性に多発する場合もある．急性期に動脈瘤破裂による心タンポナーデで死亡する例もある．

顕微鏡的多発血管炎 microscopic polyangiitis
◆定　義：結節性多発動脈炎から分離，独立した疾患単位である．結節性多発動脈炎との違いは，抗好中球細胞質抗体（ANCA）が陽性となり，糸球体腎炎を発症することである．壊死性小型動脈炎のみならず，毛細血管炎や小静脈炎も起こす．
◆発生機序：抗好中球細胞質抗体（ANCA）のうち，蛍光抗体法で核周囲に濃く染まる perinuclear ANCA（P-ANCA）が陽性となる．P-ANCA の大部分はミエロペルオキシダーゼ myeloperoxidase（MPO）に対する抗体である．実験的には，MPO 欠損マウスに MPO を免疫して得られる MPO-ANCA もしくは脾細胞を免疫不全マウスや野生型マウスに移入することにより血管炎や糸球体腎炎を誘導できることから，MPO-ANCA そのものの病原性が確認されている．
◆形　態：腎糸球体には，係蹄の壊死性破壊と半月体形

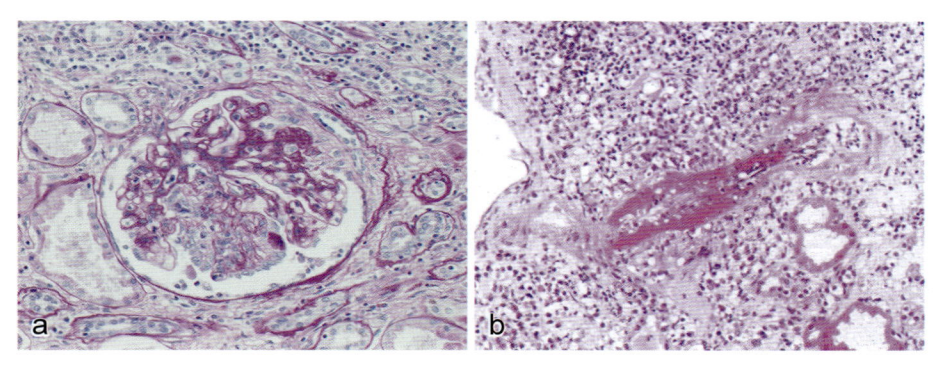

図 1-42 顕微鏡的多発血管炎
a．分節性の壊死性半月体形成性糸球体腎炎（PAS染色）．
b．小動脈に壊死性血管炎を認める．

成がほぼ必発し，壊死性半月体形成性糸球体腎炎の像を呈する（図 1-42a）．糸球体には免疫沈着物は観察されず，乏免疫 pauci-immune 型である．腎では糸球体腎炎以外にも間質の小動脈に壊死性動脈炎をみることがある（図 1-42b）．間質にはリンパ球と形質細胞からなる炎症細胞の浸潤を認め，急性期には好中球や好酸球浸潤も目立つ．傍尿細管毛細血管基底膜に沿った限局性の好中球浸潤を認める場合があり，peritubular capillaritis と推定される．腎以外では，皮膚白血球破砕性血管炎や肺胞毛細血管炎，消化管粘膜下や副腎周囲の小動脈に壊死性動脈炎を認めることがある．

◆臨床的事項：50〜60代に好発する．発熱，体重減少，易疲労などの全身症状とともに組織の虚血・梗塞や出血による徴候が出現する．急速進行性腎障害のほか，紫斑や潰瘍などの皮疹，多発性単神経炎，関節痛などがみられる．

ウェゲナー肉芽腫症 Wegener granulomatosis

◆定　義：① 鼻，眼，耳，上気道および肺の壊死性肉芽腫性病変，② 全身の中・小型動脈の壊死性血管炎，③ 壊死性半月体形成性糸球体腎炎の3つを臨床病理学的な特徴とする血管炎で，1939年に Wegener により報告された疾患である．改訂 CHCC 分類では，多発血管炎性肉芽腫症 granulomatosis with polyangiitis の新名称が用いられている．

◆発生機序：抗好中球細胞質抗体（ANCA）のうち，蛍光抗体法で細胞質がびまん性に染まる cytoplasmic ANCA（C-ANCA）が高率に陽性となる．C-ANCA の対応抗原は好中球の細胞質顆粒に含まれる proteinase-3（PR-3）である．C-ANCA（PR-3 ANCA）は疾患標識抗体となると同時に，その抗体価は疾患活動性の指標となる．C-ANCA（PR-3 ANCA）の病原性に関しては，ANCA と TNF-α などの炎症性サイトカインが好中球に作用して，PR-3 をはじめとするプロテアーゼの放出を誘導し，プロテアーゼによる蛋白質分解により，壊死性血管炎や壊死性半月体形成性糸球体腎炎を呈するとする，ANCA-cytokine sequence 説が有力である．

◆形　態：上気道や肺では，実質の壊死像や肉芽腫性炎症所見が認められる．腎をはじめ全身の中・小型の動静脈および毛細血管に壊死性血管炎を認める（図 1-43a）．腎糸球体には，巣状分節性に壊死性半月体形成性糸球体腎炎をみる（図 1-43b）．免疫グロブリンや補体の有意な沈着は認めない乏免疫 pauci-immune 型の糸球体腎炎である．

◆臨床的事項：初発症状は鼻出血，膿性鼻汁，鼻中隔穿孔，鞍鼻変形などの上気道症状（E）が多く，次に，咳嗽，血痰，胸痛，呼吸困難などの肺症状（L）が多い．胸部X線上は，小結節影，浸潤影，空洞像などが認められる．初発症状として，蛋白尿・血尿の腎症状（K）を示す場合もある．しばしば急速進行性腎障害の経過をとり，早期に強力な免疫抑制療法を施行しないと不可逆性腎不全にいたる．臨床経過は一般的に E のみ，L のみ，あるいは EL の時期が続き，遅れて EK，LK，ELK が起こる二相性のパターンをとることが多い．

アレルギー性肉芽腫性血管炎
allergic granulomatous angiitis（AGA）

◆定　義：臨床的に気管支喘息が先行し，末梢血の好酸球数増加を背景として，好酸球浸潤を伴う壊死性血管炎，血管外肉芽腫を発症する血管炎で，1951年に Churg と Strauss により結節性多発動脈炎から独立した疾患概念として報告された．国際的には Churg-Strauss 症候群（CSS）と呼称されてきたが，改訂 CHCC 分類では，好酸球性多発血管炎性肉芽腫症 eosinophilic granulomatosis with polyangiitis の新名称が用いられている．

◆発生機序：病因は不明である．本症の約半数で MPO-

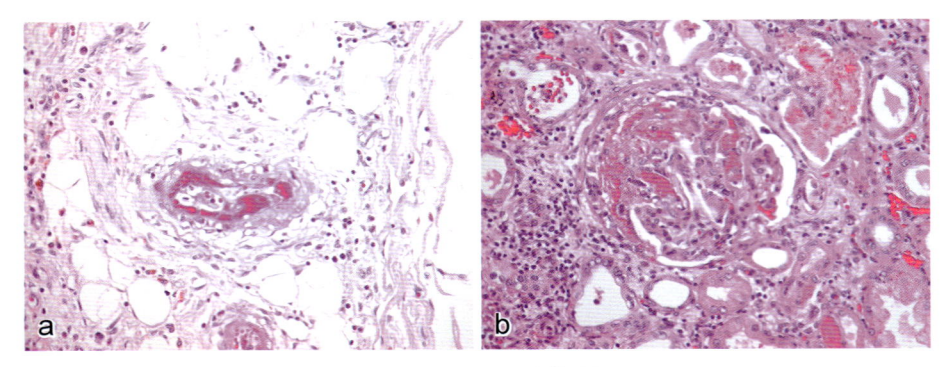

図 1-43　Wegener 肉芽腫症
a．小動脈に壊死性血管炎を認める．
b．分節性の壊死性半月体形成性糸球体腎炎．

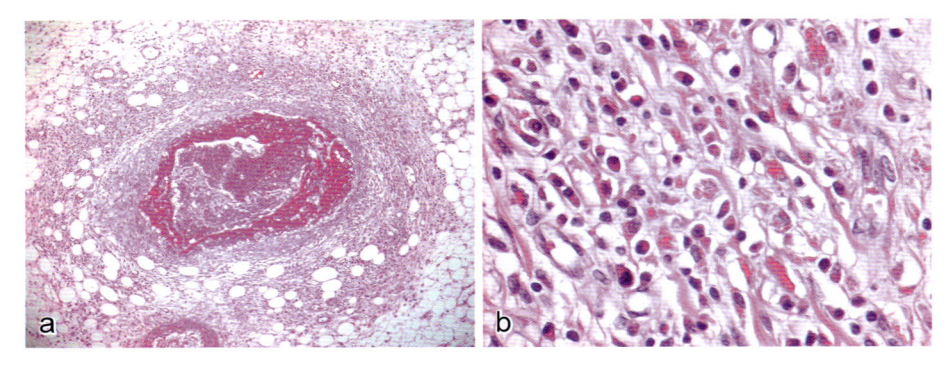

図 1-44　アレルギー性肉芽腫性血管炎（CSS）
中型動脈の壊死性血管炎．浸潤細胞は好酸球が主体である（b は強拡大）．

ANCA が陽性となり，発症には自己免疫機序が関与すると考えられている．本症で MPO-ANCA が陽性となる機序は明らかではないが，好酸球ペルオキシダーゼ eosinophil peroxidase（EPO）は MPO とはアミノ酸配列で 50～60％の相同性を有しており，過剰に分泌された EPO に対して MPO と交叉反応性をもつ抗 EPO 抗体が産生され，ANCA 関連血管炎の発症に関与する可能性が考えられている．

◆形　態：中・小型の筋性動脈を中心に，細動脈，毛細血管，細静脈レベルの血管に壊死性血管炎が認められる．血管炎は全身臓器に起こりうるが，心，肺，肝，消化管，腎，皮膚などが比較的好発部位である．障害血管壁は好酸性壊死を伴い，しばしば好酸球浸潤と好酸球顆粒成分の沈着が認められる（図 1-44）．また，多核巨細胞の出現を認める場合もある．全身の結合組織間質，特に皮膚や心に認められる好酸球浸潤を伴う血管外肉芽腫が本症に特徴的な所見であるが，その出現頻度は必ずしも高くない．

◆臨床的事項：発症過程には，① アレルギー性鼻炎・気管支喘息（第 1 相），② 好酸球増多症（第 2 相），③ 全身性血管炎（第 3 相）の状態が存在する．

グッドパスチャー症候群 Goodpasture syndrome

◆定　義：Goodpasture が 1919 年に報告した症候群である．抗基底膜抗体（anti-GBM antibody）が陽性であり，肺出血と急速進行性腎障害を呈する．なお，改訂 CHCC 分類では，抗 GBM 病 anti-GBM disease の新名称が用いられている．

◆発生機序：抗基底膜抗体は，腎糸球体や肺胞の基底膜を構成する IV 型コラーゲンに対する自己抗体である．抗基底膜抗体が認識するエピトープは正常では表出していないが，感染や toxic agent などによる基底膜の傷害が引き金となり，エピトープが露出して自己抗体が産生される．産生された抗基底膜抗体が in situ で免疫複合体を形成し，補体の活性化を介して組織を傷害する II 型アレルギー機序により発症する．

◆形　態：糸球体は分節状の壊死とフィブリンの滲出を示し，びまん性に半月体を形成する（図 1-45）．ほぼす

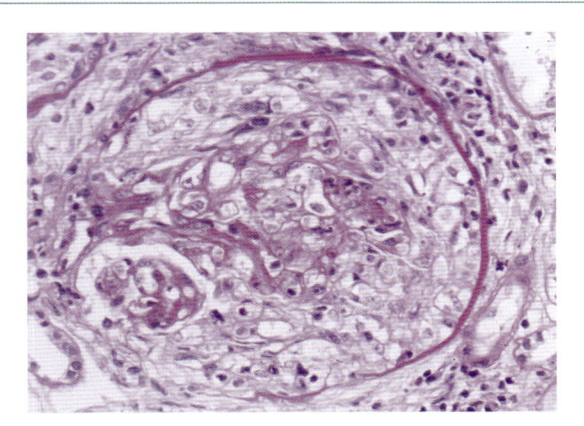

図 1-45 Goodpasture 症候群
壊死性半月体形成性糸球体腎炎.

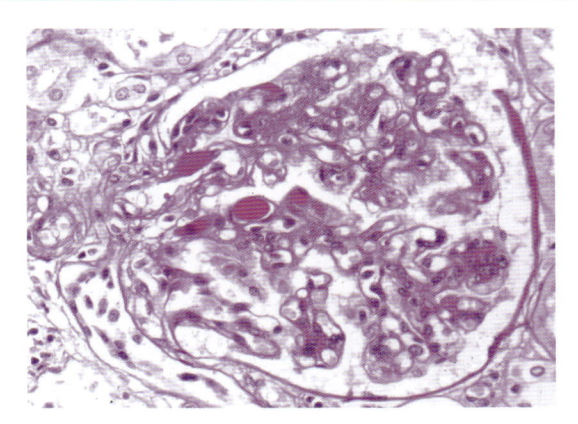

図 1-46 クリオグロブリン血症性血管炎
糸球体係蹄内に硝子様物質の沈着を認める.

べての糸球体に同時性の病変を形成し，急速進行性腎障害の臨床経過を示す．蛍光抗体法では，IgG が糸球体基底膜に沿って線状に染まる．ボーマン嚢基底膜や尿細管基底膜は染まらない．また，約 2/3 の症例では C3 が IgG と同様に線状に染まる．
◆**臨床的事項**：発症には有意な男女差はなく，30 代と 50〜70 代の 2 つのピークがある．HLA-DR2, DR15, DR4 をもつ場合に高頻度である．ANCA 関連血管炎を合併する場合がある．

クリオグロブリン血症性血管炎
cryoglobulinemic vasculitis

◆**定　義**：クリオグロブリンは 4℃でゲル化し，37℃で再融解する性質を示す異常免疫グロブリンである．血中にクリオグロブリンが出現する状態をクリオグロブリン血症 cryoglobulinemia という．また，クリオグロブリン血症が原因で起こる血管炎をクリオグロブリン血症性血管炎という．
◆**発生機序**：クリオグロブリン血症性血管炎は免疫複合体性血管炎に属する．
◆**形　態**：クリオグロブリン血症性血管炎では約 50〜60％の頻度で腎が侵される．糸球体は膜性増殖性糸球体腎炎に近い組織像を示し，メサンギウム細胞と基質が増加し，係蹄は分葉化傾向を示す．係蹄基底膜は分節状に二重化し，管内では単核球が目立つ．また，輸入動脈内皮下あるいは糸球体毛細血管内には PAS 強陽性のクリオグロブリンの沈着を認める（**図 1-46**）．クリオグロブリンの沈着は腎間質の小動脈や細動脈にも広く認められ，血管炎の原因となる．沈着したクリオグロブリンは，電子顕微鏡的には中空のやや弯曲したシリンダー様の構造を示し，輪切りでは車輪状の構造を示す．蛍光抗体法では糸球体基底膜あるいは内皮下に IgM, IgG, C3 の顆粒状沈着を認めるが，IgM の沈着が最も強い．血管炎は全身の小動脈から毛細血管，さらには静脈叢までの血管に広く認められる．腎のほかには，下肢，消化管，肝などが好発部位である．
◆**臨床的事項**：クリオグロブリン血症は 3 型に分類される．Ⅰ型はモノクローナルな免疫グロブリンからなり，単一型と呼ばれる．多発性骨髄腫や原発性マクログロブリン血症などで認められる．Ⅱ型は単クローン性混合型クリオグロブリン血症であり，ポリクローナルな IgG とそれに対して抗体活性をもつモノクローナル IgM リウマチ因子の組み合わせが多い．C 型肝炎ウイルスの慢性感染を伴う症例に多く認められる．Ⅲ型は多クローン性混合型クリオグロブリン血症であり，ポリクローナルな IgG とそれに対して抗体活性をもつポリクローナル IgM リウマチ因子の組み合わせが多い．自己免疫疾患やリンパ増殖性疾患，C 型肝炎に伴うことが多い．

ヘノッホ・シェーンライン紫斑病
Henoch-Schönlein purpura (HSP)

◆**定　義**：本症の同義語として，アナフィラクトイド紫斑病，アレルギー性紫斑病がある．臨床的に皮膚症状（紫斑），関節症状（腫脹・疼痛），腹部症状（腹痛・下血），糸球体腎炎を特徴とする症候群で，その本体は小動脈から細動脈，毛細血管，細静脈レベルの壊死性血管炎である．改訂 CHCC 分類では，IgA 血管炎 IgA vasculitis の新名称が用いられている．
◆**発生機序**：病因として，なんらかの上気道の先行感染との関連を示唆する報告が多い．病原微生物の候補として，A 群 β 型溶連菌などの細菌や，EB ウイルス，アデノウイルス，パルボウイルスなどのウイルスのほか，マイコプラズマなどがあげられているが，明確な病因は同定されていない．そのほか，ワクチンや抗菌薬などの薬剤，

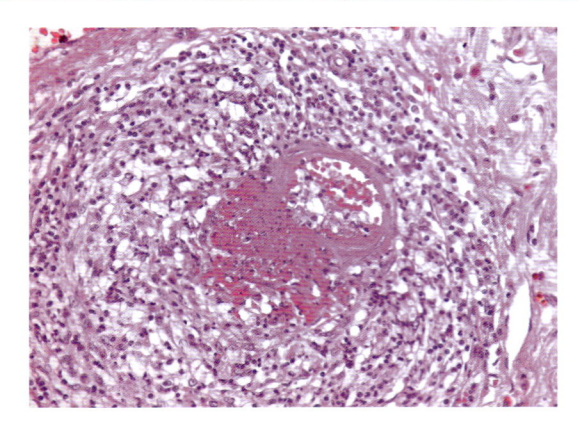

図 1-47 Henoch-Schönlein 紫斑病
小動脈の壊死性血管炎.

食物に対するアレルギーが発症に関与したと考えられる例も報告されている．
◆形　態：紫斑部の皮膚では，真皮上層の小血管を中心に核崩壊を伴う炎症細胞浸潤がみられ，白血球破砕性血管炎の像を呈する．小血管周囲組織のフィブリノイド変性や同部への赤血球の遊出も観察される．消化管では，胃や下部消化管に多発性出血性潰瘍が認められる．潰瘍部では，粘膜下組織を中心とした小動脈から細動脈，毛細血管，細静脈レベルの小血管に壊死性血管炎が認められる（図 1-47）．腎糸球体には，メサンギウム細胞や内皮細胞の巣状分節性の増殖性変化が認められる．病変が進行すると，びまん性の細胞増殖，半月体形成，糸球体硬化が認められる．蛍光抗体法では，主としてメサンギウム細胞に IgA と軽度の IgG や C3 以下の補体成分の沈着が認められる．進行例では，糸球体外の小血管壁にも IgA や C3 の沈着が認められる．
◆臨床的事項：男女差はほとんどなく，6〜9 歳の学童期に多くみられる傾向にあるが，近年では成人や高齢者の発症例も注目されている．

低補体血症性蕁麻疹様血管炎
hypocomplementemic urticarial vasculitis
◆定　義：補体低下，特に C1q の低下と，紫斑を伴う蕁麻疹様発疹をきたす小型血管炎である．抗 C1q 血管炎 anti-C1q vasculitis ともいう．
◆発生機序：血中免疫複合体が陽性となり，血管壁に一致して補体（C1q, C3）の沈着が認められることから，III 型アレルギー機序が考えられている．
◆形　態：白血球破砕性血管炎の像を呈する．
◆臨床的事項：30〜40 代の女性に好発する．

ベーチェット病 Behçet disease
◆定　義：口腔内アフタ性潰瘍，針反応などの特徴的な皮膚症状，ぶどう膜炎，外陰部潰瘍を主症状とし，炎症発作を繰り返す難治性疾患である．その多彩な症状の病理学的根拠の主体は血管障害である．なかでも系統的血管障害を主体とする病型を血管型 Behçet 病と呼ぶ．
◆発生機序：原因は不明であるが，HLA-B51 との相関が知られており，遺伝的に規定される免疫応答機構の関与が示唆される．特に，眼症状のある男性例では HLA-B51 の陽性率が高い．
◆形　態：すべての大きさの動静脈が侵される．動脈では，大動脈とその主要分岐，上腕動脈，尺骨動脈，冠動脈などに好中球やリンパ球の浸潤を伴う血管炎を認める．小型血管の病変は壊死性血管炎の像を呈する．仮性動脈瘤を形成する場合もある．静脈が侵されると，血栓性静脈炎や閉塞性静脈疾患などを起こす．
◆臨床的事項：炎症に基づく症状と，血管の狭窄や閉塞に基づく症状がある．炎症に基づく症状としては，発熱，全身倦怠感，体重減少などがある．血管の狭窄や閉塞に基づく症状としては，鎖骨下動脈の閉塞による subclavian steal syndrome や深部静脈血栓症による下肢の浮腫・疼痛，上大静脈の閉塞による上大静脈症候群などがある．

コーガン症候群 Cogan syndrome
◆定　義：間質性角膜炎やぶどう膜炎などの眼科的症状，感音性難聴や耳鳴り，回転性めまいなどの耳鼻科的症状を伴う血管炎である．
◆発生機序：自己免疫機序が想定されるが，不明．
◆形　態：血管炎は動脈炎であり，大動脈から中型血管，小型血管まで種々のサイズの動脈が障害される．大動脈瘤の形成が認められる場合や，大動脈弁や僧帽弁が炎症性に侵される場合もある．
◆臨床的事項：10〜40 代に発病することが多く，明らかな性差はない．上気道炎などなんらかの感染症が発病の契機となることがある．

血管炎類縁疾患
バージャー病 Buerger disease
◆定　義：四肢の中・小型動脈を侵す非動脈硬化性分節性閉塞性の疾患である．閉塞性血栓性血管炎 thromboangiitis obliterans（TAO）とも呼ばれる．
◆発生機序：日本，イスラエル，インドに多く，遺伝的には HLA-A9 や HLA-B5 との関連が報告されている．喫煙と強い因果関係がある．近年，歯周病菌との関連も注目されている．

◆形　態：急性期には動静脈に微小膿瘍や肉芽腫を伴う炎症性の血栓を認める．外科材料として提出される血管の多くは，器質化した血栓を有し，内腔は閉塞され，再疎通像がみられる．
◆臨床的事項：40歳以下の成人に好発し，男女比は9：1である．下肢や上肢の虚血の徴候が遠位部に始まり，しばしばRaynaud現象や遊走性血栓性静脈炎を伴う．血管造影では，動脈の血栓性閉塞，側副血行路の形成など特徴的な所見を示す．

炎症性腹部大動脈瘤
inflammatory abdominal aortic aneurysm

◆定　義：著しい瘤壁の肥厚と周囲組織への炎症の波及を特徴とする腹部大動脈瘤である．
◆発生機序：リンパ濾胞の形成や形質細胞の浸潤があることから，なんらかの免疫学的機序が関与している可能性が示唆されているが，病因はいまだ解明されていない．本症の一部にIgG4関連疾患が含まれている．病因として，サイトメガロウイルスが関与しているという報告もある．
◆形　態：内膜は著明な潰瘍を伴う粥腫性変化を呈する．内・外弾性板や中膜弾性線維，平滑筋層はほとんど失われ，中膜は菲薄化する．外膜は膠原線維の増生によって著明に肥厚し，本症に特徴的なリンパ濾胞形成や形質細胞浸潤が認められる．
◆臨床的事項：腹部大動脈瘤の10〜20％に認められる．腹痛，腰痛を契機に発見されることが多く，高頻度に尿管の巻き込みによる水腎症を呈する．造影CT上，mantle signという特徴的な所見を認める．

血栓性血小板減少性紫斑病
thrombotic thrombocytopenic purpura（TTP）

◆定　義：発熱，腎障害，精神症状，血小板減少症，微小血管障害性溶血性貧血を古典的5徴候とする疾患である．
◆発生機序：血栓形成に対して抑性的に働くvon Willebrand因子特異的切断酵素（von Willebrand factor cleaving protease：vWFCPase，ADAMTS13）の機能障害が原因である．ADAMTS13の機能障害には，先天的な遺伝子異常によるものと，阻害抗体の出現によるものとがあり，後者は膠原病，悪性腫瘍，薬剤投与，骨髄移植，感染症などに続発することが知られている．
◆形　態：心，中枢神経，腎をはじめ全身諸臓器の細小動脈に血栓を認める（図1-48）．糸球体では，輸入細動脈内や糸球体係蹄の毛細血管内に血栓を認める．TTPにおける血栓は血小板血栓であり，PTAH染色に陰性で，免疫染色ではFactor Ⅷに陽性を示す．

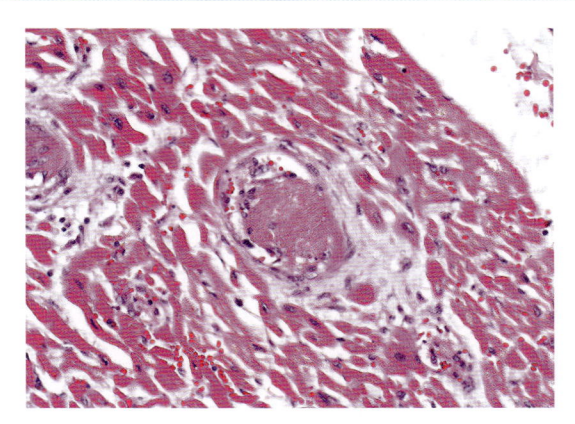

図1-48　血栓性血小板減少性紫斑病
心筋内の細動脈における血栓．

◆臨床的事項：末梢血では，中程度の正球性正色素性貧血，血小板減少，網赤血球増加を認め，末梢血塗抹標本においては破砕赤血球の増加が観察される．血小板の減少は必発である．血清・生化学検査では，直接・間接型Coombs試験陰性の溶血性貧血を認める．初期の溶血性貧血を診断するためには，ハプトグロビンの測定が有効とされている．

抗リン脂質抗体症候群 anti-phospholipid syndrome

◆定　義：抗カルジオリピン抗体やループスアンチコアグラントなどの抗リン脂質抗体が陽性で，動静脈血栓症，血小板減少症，習慣性流産などをきたす症候群である．梅毒反応は偽陽性を示す．
◆発生機序：基礎疾患を伴わない原発性のものと，全身性エリテマトーデス systemic lupus erythematosus（SLE）などの膠原病や自己免疫疾患に合併する二次性のものがある．
◆形　態：動静脈内の血栓形成を基本とする．血栓症は全身のさまざまな臓器に起こるが，中枢神経，胎盤などが好発部位である．動脈壁のフィブリノイド変性や動脈周囲の線維化を伴うこともある．静脈血栓症は下肢深部および表層静脈の血栓症が多く，しばしば肺梗塞を合併する．
◆臨床的事項：平均発症年齢は40歳前後で，男女比は1：1.6と女性にやや多い．習慣性流産，自然流産，子宮内胎児死亡の頻度が高く，特に習慣性流産の既往をもつ症例の7〜20％に抗リン脂質抗体が陽性であるとされる．

分節性動脈中膜融解
segmental arterial mediolysis（SAM）

◆定　義：主として内臓の中・小型動脈に，分節状の中

膜融解性病変をきたし，出血や解離をみる非炎症性疾患である．
◆形　態：病変は中膜の平滑筋細胞の細胞質内空胞変性から始まり，これらの空胞が癒合し，中膜の融解をきたす．病変が貫壁性になると，動脈壁に分節状の断裂が形成され，解離や破裂による大出血をきたす．
◆臨床的事項：中・高年に発症し，性差はない．動脈破裂に続く腹腔内または後腹膜の大量出血に伴う急性腹症，ショックで発見されることがほとんどである．

線維筋性異形成 fibromuscular dysplasia（FMD）
◆定　義：大・中型血管に狭窄性病変を生じる血管形成異常症である．
◆発生機序：遺伝的素因，性ホルモン，喫煙などが関与しているとの説があるが，詳細は不明である．
◆形　態：線維筋性の過形成が内膜，中膜，外膜のいずれにも認められるが，中膜主体のものが最も多い．
◆臨床的事項：若年から中年層の女性に多く（男女比1：3），血管造影にて連珠様狭窄像 string-of-beads sign を認めるのが特徴である．腎血管性高血圧の原因となることがある．

モヤモヤ病 moyamoya disease
◆定　義：内頚動脈終末部や前・中大脳動脈が狭窄・閉塞し，二次的に異常な側副血行路を生じる疾患である．側副血行路の放射線学的表現からモヤモヤ病と命名された．Willis動脈輪閉塞症とも呼ばれる．
◆形　態：内頚動脈終末部を中心に，内膜への筋線維芽細胞増生による内腔の高度狭窄と内弾性板の著明な屈曲蛇行がみられる．多くの症例で狭窄部の肥厚内膜に壁在血栓が付着していることから，血栓の関与が示唆されている．
◆臨床的事項：男女比は1：1.7～1.8と女性に多く，約10％に家族内発症が認められている．発症年齢は，5～10歳以下の小児と40歳前後の成人の二峰性の分布をとることが知られている．

続発性血管炎
続発性に血管炎あるいは血管障害をきたす疾患としては，全身性エリテマトーデス systemic lupus erythematosus（SLE）や関節リウマチ rheumatoid arthritis（RA），全身性硬化症 systemic progressive sclerosis（PSS），混合性結合組織病 mixed connective tissue disease（MCTD）などの膠原病，サルコイドーシス sarcoidosis，von Recklinghausen病などがある．

5．静脈瘤
静脈が限局性に拡張したものを静脈瘤 varix という．主な原因は，静脈血の還流障害による静脈圧の亢進，うっ血，炎症，先天異常である．肝硬変で門脈圧が亢進すると，側副血行路として食道静脈瘤が形成される．食道静脈瘤の破裂による吐血は，肝硬変患者の死因となる．門脈圧亢進時には，腹壁静脈や直腸静脈の拡張もきたし，前者はメドゥーサの頭 caput medusae と呼ばれる所見を呈し，後者は痔核となる．痔核は常習便秘の結果としても生じる．下腿静脈瘤は，妊娠を契機として，もしくは長時間立位で仕事をする人などに伏在静脈の拡張をきたしたものである．重症になると，下腿潰瘍を形成することがある．

6．静脈血栓症および血栓性静脈炎
静脈内の血栓形成には，うっ血あるいは血液凝固能の亢進が要因となり血栓が形成されるもの（静脈血栓症 phlebothrombosis）と，静脈壁に炎症性変化が先行して血栓が形成されるもの（血栓性静脈炎 thrombophlebitis）があるが，静脈血栓症でも二次的に炎症が生じる場合があり，両者の鑑別は必ずしも容易ではない．静脈血栓症は，悪性腫瘍，外科手術，妊娠・分娩，長期臥床，感染症に基づく血液性状の変化，血流異常などの時に起こりやすい．形成された血栓は，剝離して肺動脈塞栓となり，突然死の原因となることがある．肝静脈の血栓によって，肝うっ血と門脈圧亢進症をきたす病態を肝静脈血栓症 Budd-Chiari 症候群と呼ぶ．感染症，炎症，中毒，先天異常などがその原因と考えられている．

7．血管腫瘍/脈管腫瘍

血管腫 hemangioma
◆定　義：血管の良性腫瘍である．
◆形　態：拡張した血管腔が多数集簇した像を呈する海綿状血管腫 cavernous hemangioma や，毛細血管が集簇した像を呈する毛細血管性血管腫 capillary hemangioma などがある．
◆臨床的事項：一般に予後は良好であるが，コスメティックな点で治療対象となる場合がある．

グロームス腫瘍 glomus tumor
◆定　義：手指の爪甲の下に好発する血管の良性腫瘍で，疼痛を伴うことが多い．
◆形　態：毛細管状の管腔と，それを囲む円形類上皮細

胞のシート状配列からなる．
◆臨床的事項：まれに胃壁など手指以外の部位に発生することもある．

血管肉腫 angiosarcoma
◆定　義：血管内皮細胞の悪性増殖を示す腫瘍である．
◆発生機序：不明．
◆形　態：血管内皮細胞様細胞の海綿状増殖あるいは充実性増殖を示す．
◆臨床的事項：軟部組織に発生するほか，肝，脾，腎などの臓器に発生することもある．

カポジ肉腫 Kaposi sarcoma
◆定　義：皮膚に発生する血管肉腫様の病変である．
◆発生機序：ヒトヘルペスウイルス8型（HHV-8）の関与が示唆されているが，詳細は不明である．組織発生についても不明確である．
◆形　態：著しい毛細血管の増殖と，周囲結合組織の増生，反応性の細胞浸潤をみる．
◆臨床的事項：エイズ患者や免疫抑制薬を使用している移植患者での発症が知られている．

8．リンパ管炎およびリンパ管拡張症

感染巣から，細菌，真菌，寄生虫などの病原体がリンパ管内に侵入すると，急性リンパ管炎となる．急性リンパ管炎が遷延すると，慢性リンパ管炎となり，リンパ管腔の閉塞をきたし，リンパのうっ滞をきたす．うっ滞したリンパ管は拡張し，時間が経過すると周囲の結合組織にも増生を生じる．

9．腫瘍のリンパ行性進展および癌性リンパ管症

悪性腫瘍，特に癌の進展経路のひとつにリンパ管がある．腫瘍細胞が，リンパ流によりリンパ節へ運ばれて生着すると，リンパ節転移となる．腫瘍細胞がリンパ管内に索状に増殖する場合があり，癌性リンパ管症という．癌性リンパ管症は臓器障害の原因となる．

10．リンパ管腫瘍

良性のリンパ管腫には，単純性のものや海綿状，嚢状のものなどがある．嚢状リンパ管腫はヒグローマ hygroma といい，新生児の頬部から頸部にかけ，また，腋窩や鼠径部などにみられる．悪性のリンパ管腫瘍はまれである．

◆参考文献
 1) Ackerman MJ：The long QT syndrome：Ion channel disease of the heart. Mayo Clinic Proc, 73：250, 1998.
 2) Antzelevitch C：Burgada syndrome. Pacing Clin Electrophysiol, 29：1130, 2006.
 3) Barninaga M：Tracking down mutations that can stop the heart. Science, 281：32, AAAS 1998.
 4) Bloor CM：Cardiac Pathology. Lippincott Williams & Wilkins, 1978.
 5) McManus BM, Braunwald E：Atlas of Cardiovascular Pathology for the Clinician. 2nd ed, Springer, 2008.
 6) Silver M, Gotieb AI, Schoen FR：Cardiovascular Pathology. 3rd edition, Churchill Livingstone, 2001.
 7) Goor DA, Lillehei CW：Congenital Malformations of the Heart. Grune and Stratton, 1975.
 8) Gould SS：Pathology of the Heart and Blood vessels. Charles C Thomas, 1968.
 9) Hudson REB：Cardiovascular Pathology. Vol. Ⅰ and Ⅱ. Edward Arnold, 1970.
10) 飯島宗一 他編：現代病理学大系 11 A，B 心臓・脈管Ⅰ，Ⅱ．中山書店，1990，1986．
11) 木村彰方：心筋症．循環科学，18：524, 1998．
12) Lodge-Patch L：The aging of cardiac infarcts and its influence on cardiac rupture. Brit. Heart J, 13：37, 1951.
13) 中村裕輔，辻 省次編：疾患遺伝子解明の最前線．実験医学増刊，Vol. 12，羊土社，1994．
14) Sherman FE：An Atlas of Congenital Heart Disease. Lea and Febiger, 1963.
15) 多田直樹，中村隆雄編：心臓の細胞生物学．蛋白質・核酸・酵素，35（臨時増刊）1990．
16) 油谷親夫：心・血管．石川栄世，遠城寺宗知編：外科病理学 第3版，1273，文光堂，1999．
17) 福井次矢，黒川 清監修：ハリソン内科学 原著第15版 Part 8, 1303，メディカル・サイエンス・インターナショナル，2003．
18) 大関武彦，近藤直実総編集：小児科学 第3版，1029，医学書院，2008．
19) Lilly LS：Pathophysiology of Heart Disease：A Collaborative Project of Medical Students and Faculty. 3rd ed, Lippincott Williams & Wilkins, 2003.
20) 菊地浩吉，吉木 敬編：新病理学総論．各論，南山堂，2000．
21) 菊地浩吉監修：病態病理学，南山堂，2004．
22) 細田泰弘監訳：イラスト病理学 第3版，文光堂，1997．
23) 松岡瑠美子，森 克彦，安藤正彦：先天性心血管疾患の疫学調査—1990年4月～1999年7月，2,654家系の報告—，日本小児循環器学会雑誌，19（6）：66, 2003．

24) Garg V：Insight into the genetic basis of congenital heart disease. Cell. Mol. Life Sci, 63：1141, Elsevier, 2006.
25) Joziasse IC, van de Smagt JJ, Smith K, Bakkers J, Sieswerda G-J, Mulder BJ, Doevendans PA：Gene in congenital heart disease. atrioventricular valve formation. Basic Res Cardil, 103：216, Springer, 2008.
26) Paul M, Zumhagen S, Stallmeye B, Koopmann M, Spieker T, Schulze-Bahr E：Genes causing inherited forms of cardiomyopathies. Herz, 34：98, 2009.
27) Underwood JCE：General and Systematic Pathology. Churchill Livingstone, 2004.
28) 坂 行雄, 佐竹立成：急性死の症例100—臨床と病理, 名古屋大学出版会, 1998.
29) 油谷親夫：心臓病アトラス, 文光堂, 1991.
30) Asahara T, Murohara T, Sullivan A, Silver M, van der Zee R, Li T, Witzenbichler B, Schatteman G, Isner JM：Isolation of putative progenitor endothelial cells for angiogenesis. Science, 275：964-967, AAAS 1997.
31) Jennette JC et al.：2012 Revised International Chapel Hill Consensus Conference Nomenclature of Vasculitides. Arthritis & Rheumatism, 65：1-11, American College of Rheumatology, 2013.
32) 高安右人：奇異ナル網膜中心血管ノ変化ノ一例. 日本眼科学会雑誌, 12：554-555, 1908.
33) 川崎富作：指趾の特異的落屑を伴う小児の急性熱性皮膚粘膜淋巴腺症候群, 自験例50例の臨床的観察. アレルギー, 16：178-222, 日本アレルギー学会, 1967.
34) Xiao H, Heeringa P, Hu P, Liu Z, Zhao M, Aratani Y, Maeda N, Falk RJ, Jennette JC：Antineutrophil cytoplasmic autoantibodies specific for myeloperoxidase cause glomerulonephritis and vasculitis in mice. J Clin Invest, 110：955-963, 2002.
35) Iwai T, Inoue Y, Umeda M, Huang Y, Kurihara N, Koike M, Ishikawa I：Oral bacteria in the occluded arteries of patients with Buerger disease. J Vasc Surg, 42：107-115, Elsevier, 2005.
36) Kasashima S, Zen Y, Kawashima A, Endo M, Matsumoto Y, Kasashima F：A new clinicopathological entity of IgG4-related inflammatory abdominal aortic aneurysm. J Vasc Surg, 49：1264-1271, Elsevier, 2009.
37) Matthias P et al.：Herz, 34：98-109, 2009.

第2章
血液・造血器

A 非腫瘍性病変

1. 血球の発生と分化

哺乳類の造血幹細胞は，傍大動脈臓側中胚葉 para-aortic splanchnopleural mesoderm（PAS）や大動脈-生殖隆起-中腎 aorta-gonad-mesonephros（AGM）領域に起源をもつ．すなわち，図 2-1 に示すように PAS，AGM に由来した造血幹細胞は胎児肝に移行し，ここで骨髄球およびリンパ球系の分化能をもった幹細胞へと分化する（骨髄球・リンパ球系幹細胞）．さらに前者は脾，骨髄で，後者は胸腺でさらなる分化を遂げ，各系列の血液細胞へと成熟する．

血液細胞の分化・増殖機序の研究は，比較的古くから in vitro の培養で行われた．軟寒天やメチルセルロースを培地とする semisolid culture で，骨髄細胞はコロニー colony と呼ばれる細胞集団を形成する．コロニーを形成する細胞の種類は，この培養液中に加える因子 factor によって左右される．この因子をコロニー刺激因子 colony stimulating factor（CSF）と呼ぶ．こうして好中球と単球・マクロファージに共通の前駆細胞に主として作用する顆粒球マクロファージコロニー刺激因子 granulocyte-macrophage CSF（GM-CSF），好中球の前駆細胞に作用する顆粒球コロニー刺激因子 granulocyte CSF（G-CSF），単球・マクロファージの前駆細胞に作用するマクロファージコロニー刺激因子 macrophage CSF（M-CSF）など，血球の分化・増殖に影響を及ぼす多くの因子が明らかにされた．

近年，骨髄細胞中には造血幹細胞のみならず，肝細胞や消化管上皮に分化することができ，各臓器に存在する幹細胞（体性幹細胞）に比べ，より広範な細胞系列への分化能をもった多能性成体前駆細胞 multipotent adult progenitor cells（MAPCs）の存在が明らかとなり，注目を集めている．

造血幹細胞とその分化

骨髄には全能性幹細胞 totipotential stem cell が存在

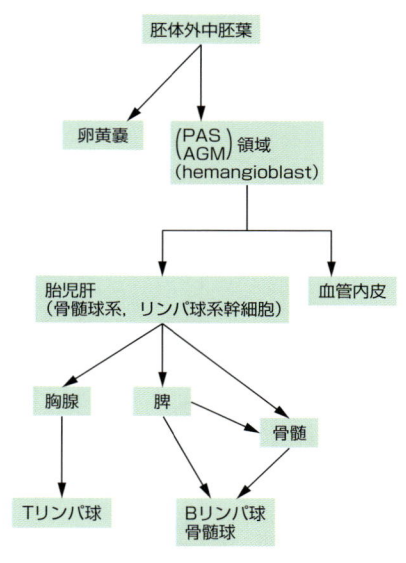

図 2-1 造血幹細胞の起源と分化

し，骨髄球系幹細胞とリンパ球系幹細胞へ分化する．前者からは赤血球系，好中球-マクロファージ系，好酸球系，好塩基球系ならびに骨髄巨核球-血小板系の幹細胞が分化する．リンパ球系幹細胞からは T 細胞系，B 細胞系が分化する（図 2-2）．

全能性幹細胞は当初は放射線大量照射マウスに同種の骨髄細胞を移植し，レシピエントマウスの脾に形成されたコロニーを解析して測定したので脾内コロニー形成幹細胞 colony forming unit in spleen（CFU-S）と呼ばれる．この幹細胞は成熟血球へ分化・増殖する一方で，自己を複製する．この過程は骨髄ストローマ細胞がつくる造血微小環境（ニッチ niche）中で進行する．骨髄ストローマ細胞とは線維芽細胞，血管内皮細胞，前駆脂肪細胞，脂肪細胞，マクロファージなどからなる造血支持細胞群をいう．全能性幹細胞の自己複製には幹細胞表面に表出しているレセプター c-kit と，ストローマ細胞に発現するそのリガンドの幹細胞因子 stem cell factor（SCF）との

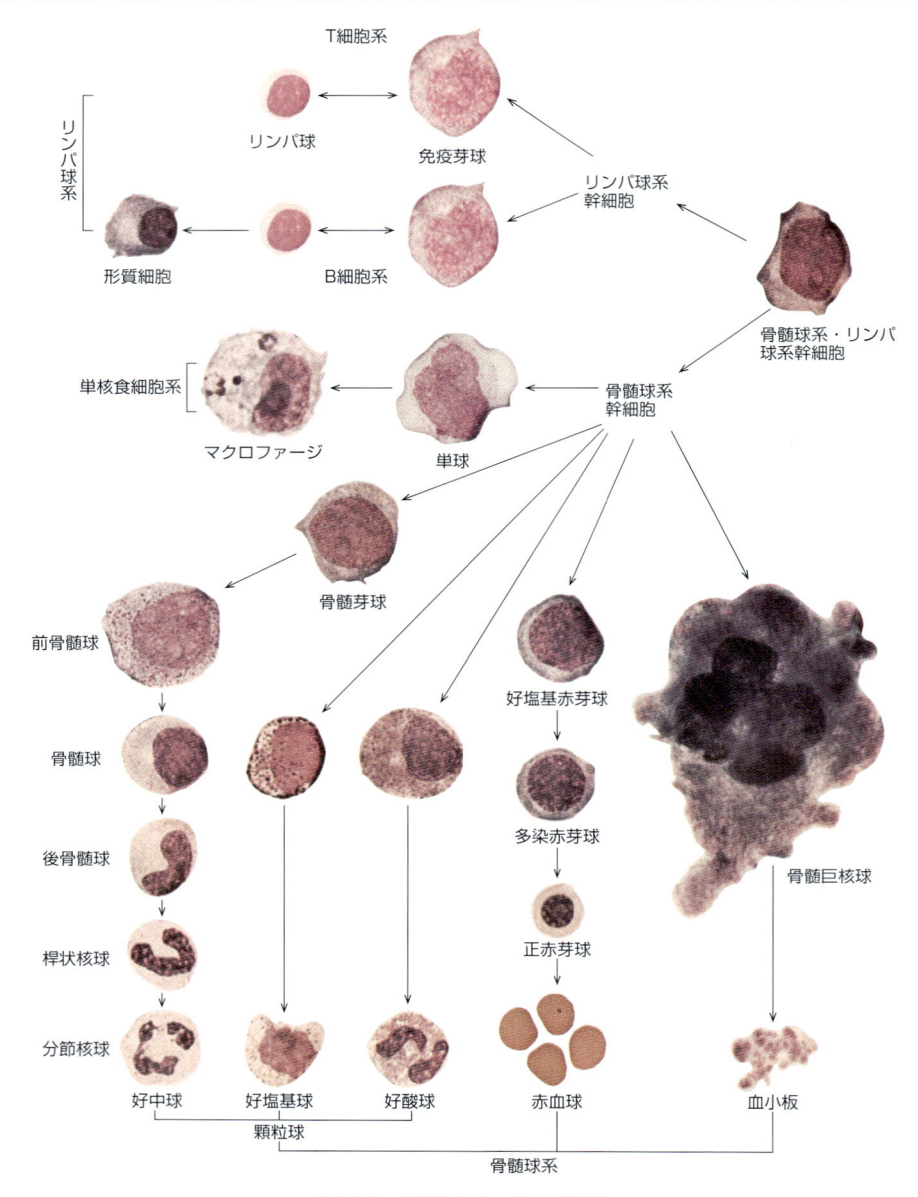

図 2-2 血球の発生，分化と形態

反応が最も重要である．SCF は分子量約 30 kDa の膜結合型因子で，steel factor（SLF），kit ligand（KL），mast cell growth factor（MGF）とも呼ばれている．

赤血球系の分化（図 2-2, 3）

骨髄細胞を大量のエリスロポエチン（EPO）とともに長期間培養すると，多数の赤芽球からなる大型のコロニーが形成される．このようなコロニーを形成する前駆細胞を赤芽球バースト形成細胞 burst forming unit-erythroid（BFU-E）と呼ぶ．骨髄細胞をプラズマクロット上で EPO を加えて培養すると赤芽球のコロニーができる．1つのコロニーは1個の前駆細胞に由来することが確かめられており，CFU-E と名づけられている．

前赤芽球 proerythroblast は骨髄芽球に似ているが細胞質の好塩基性が強く，次第に小型になるとともに細胞質の染色性が多染性 polychromatic を経て正染性 orthochromatic の正赤芽球 normoblast となり，最後に細胞から核が脱出（脱核）して赤血球になる．

赤血球 erythrocyte, red blood cell は正常血液中に，男性で 500 万個/μL，女性では 450 万個/μL 含まれてい

A．非腫瘍性病変　233

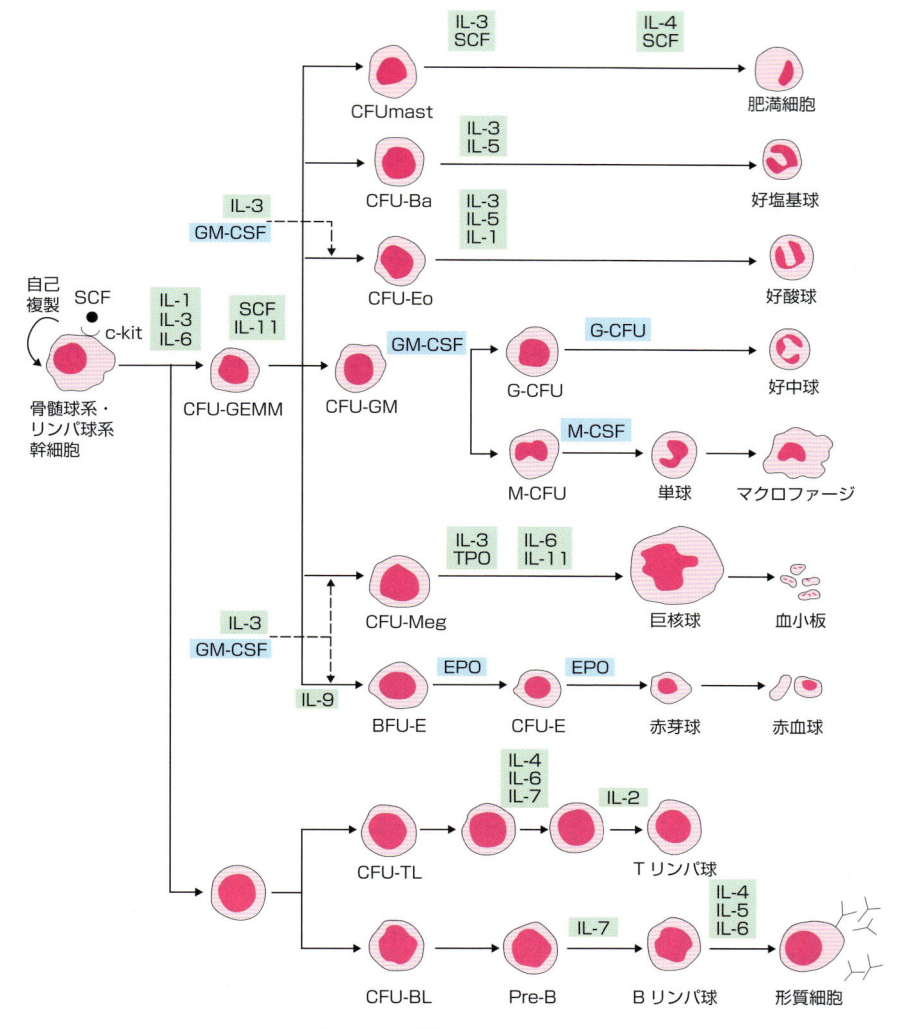

図 2-3　血球分化とサイトカイン

BFU : burst forming unit
CFU : colony forming unit
GM : granulocyte-macrophage
G : granulocyte
E : erythroid
BL : B lymphocyte
TL : T lymphocyte

Meg : megakaryocyte
Eo : eosinophil
Ba : basophil
mast : mast cell
SCF : stem cell factor
CSF : colony stimulating factor
IL : interleukin

EPO : erythropoietin
TPO : thrombopoietin

る．直径は塗抹標本では約 7.5 μm，中央部は陥凹して円盤状を呈し，無核である．

赤血球の細胞質内には多量の血色素 hemoglobin（Hb）が含まれる．血色素はヘムとグロビンからなる複合蛋白質で，健常人のグロビンはそれぞれ 2 本の α 鎖と β 鎖からなる．胎児の血色素は 2 本の α 鎖と 2 本の γ 鎖からなり，成人血色素（HbA）とは異なるので胎児血色素（HbF）と呼ばれる．

赤血球が肺胞隔毛細血管を通過する際に血色素が酸素と結合して酸化ヘモグロビンとなり，体組織に運ばれて酸素を遊離することによって組織呼吸にあずかる．赤血球の寿命は約 120 日で，脾で破壊される．

好中球—マクロファージ系への分化

軟寒天中で骨髄細胞を培養すると好中球あるいはマクロファージからなるコロニーが形成される．このコロニーをつくる前駆細胞を CFU-GM（granulocyte macrophage）といい，好中球およびマクロファージに共通

の前駆細胞と考えられている．CFU-GM が分化するためには GM-CSF が必要である．好中球の分化・増殖には G-CSF が，単球・マクロファージ系細胞の分化・成熟には M-CSF が働く．

骨髄芽球 myeloblast は前骨髄球 promyelocyte，骨髄球 myelocyte，後骨髄球 metamyelocyte，桿状核球 stab neutrophil を経て分節核球 segmented neutrophil（好中球）になる．

好中球の直径は約 10～20 μm で，正常血液中では白血球の約 60%（約 3,500 個/μL）を占めている．血管を出て炎症巣へと遊走し，細菌の貪食と消化を行う．このため，胞体にはリソソーム酵素や中性プロテアーゼを含む一次（アズール azur）顆粒とリゾチームやアルカリホスファターゼを含む二次顆粒をもっている．また，炎症刺激により種々のアラキドン酸代謝産物や血小板活性化因子，IL-1 などを産生し，炎症反応を増強する．

血管内を流れる単球は炎症部位など血管外に滲出してマクロファージへと分化し，異物や細菌などを貪食する．van Furth らはすべてのマクロファージが血中単球 monocyte に由来することを提唱し（表 2-1），この細胞系列を単球食細胞系 mononuclear phagocyte system（MPS）と呼んだ．他方，WHO は組織球，細網細胞，マクロファージおよび樹状細胞（dendritic cell）の関係を図 2-4 のように分類し，CD34$^+$ の骨髄細胞にこれらの細胞の起源を求めた．

好酸球，好塩基球，肥満細胞への分化

好中球とともに顆粒球 granulocyte と総称される好酸球，好塩基球はおのおのの前駆細胞 CFU-Eo，CFU-Ba から分化して，末梢の好酸球 eosinophil，好塩基球 basophil となる（図 2-3 参照）．肥満細胞は CFUmast から分化するが，SCF がその成熟と増殖に働く．

好酸球 eosinophilic leukocyte は正常末梢血白血球の約 3% を占める．核は 2 分節のものが多く，細胞質にはエオジンで橙色に染まる 0.5～1.0 μm の顆粒（crystaloid granule）を多数もつ．この顆粒には major basic protein（MBP），eosinophilic cationic protein（ECP），eosinophilic peroxidase（EPO），eosinophil-derived neurotoxin（EDN）が含まれる．これら陽イオン蛋白質に加え，ホスホリパーゼ D，酸ホスファターゼ，ヒスタミナーゼ，アリルスルファターゼなどが含まれている．好酸球は I 型アレルギーや寄生虫感染症に多く出現する．

好塩基球 basophilic leukocyte は正常な末梢血白血球の 1% 以下にみられる．細胞質内にはトルイジン青で異染性 metachromasia を示し，紫色に染まる大型の顆粒を多数もつ．顆粒はヘパリンとヒスタミンのほか，いろいろな酵素を含む．

肥満細胞 mast cell には結合組織型，粘膜型の 2 種類

表 2-1　単核食細胞系

細胞	存在臓器組織
幹細胞	骨髄
↓	
単芽球	骨髄
↓	
単球	骨髄，血液
↓	
マクロファージ	組織
	結合組織（組織球）
	肝（Kupffer 星細胞）
	肺（肺胞マクロファージ）
	リンパ節（遊離および固着マクロファージ）
	骨髄（マクロファージ）
	漿膜腔（マクロファージ）
	神経系（ミクログリア細胞）
	骨（破骨細胞）

(van Furth, 1972)

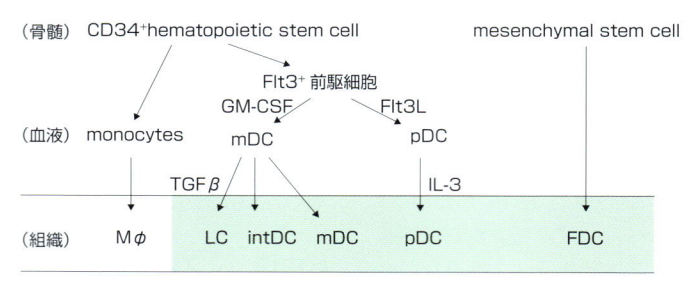

図 2-4　組織球の発生と分化

Flt3：fms-like tyrosine kinase 3，Flt3L：Flt3 のリガンド，mDC：myeloid dendritic cell，pDC：plasmacytoid dendritic cell，MΦ：macrophage，LC：Langerhans cell，intDC：interstitial dendritic cell または dermal DC，FDC：follicular dendritic cell

A. 非腫瘍性病変

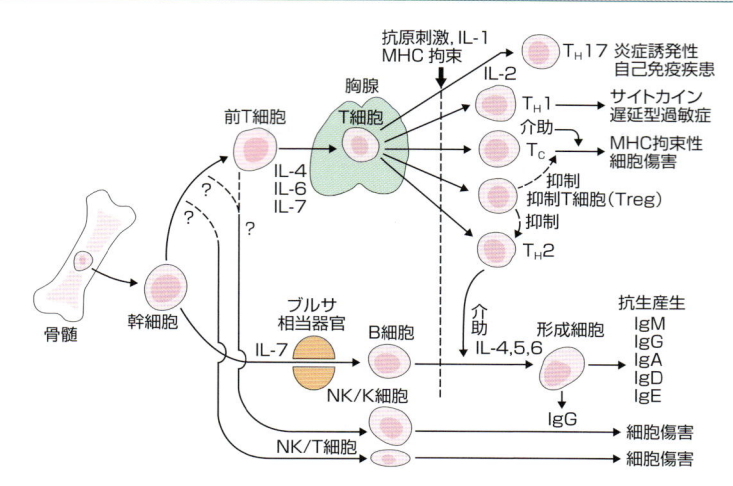

図 2-5 リンパ球系細胞の分化と機能

があり，未分化な前駆細胞が骨髄を出て血行性に組織に達して成熟すると考えられている．細胞質には大型（約 0.5 μm）の塩基好性顆粒があり，ヒスタミン，ヘパリン，セロトニンを含み，Ⅰ型アレルギーに働く．

血小板への分化

骨髄細胞を培養して得た骨髄巨核球のコロニーは CFU-Meg と呼ばれ，血小板 platelet（栓球 thrombocyte）系の前駆細胞である．その分化にはトロンボポエチン thrombopoietin（TPO）が重要である．TPO は 35 kDa の蛋白質で，N 末 153 残基のアミノ酸配列は EPO と相同性がある．

血小板は正常血液中に約 30 万個/μL 含まれている．直径は約 2～4 μm で不規則な形を呈し，凝集しやすい．無核で径 200～300 nm のアズール顆粒を多数もつ．血小板は血液凝固の際に自ら粘着して凝集塊をつくるとともに，トロンボプラスチンを放出して血漿中のプロトロンビンをトロンビンに変化させる．トロンビンはフィブリノーゲンをフィブリンに変えて凝固を起こす．

リンパ球系

T 細胞，B 細胞両系に共通の幹細胞があり，それが骨髄にあることは，X 線照射動物や種々の疾患をもつ患者に対する骨髄細胞の移植結果から明らかである．したがってリンパ球系幹細胞は，まだ T 細胞レセプター T-cell receptor（TCR），Ig 遺伝子の再構成が起きていない pro-T 細胞，pro-B 細胞に分かれる．

1．T 細胞系：T 細胞系には TCR の γ と δ をもつ細胞（$\gamma\delta$ T 細胞）と，α および β をもつ細胞（$\alpha\beta$ T 細胞）の 2 種類が存在する．血液やリンパ節中の T 細胞はほとんどが胸腺を経て分化・成熟した $\alpha\beta$ T 細胞で，腸管上皮内，皮膚，子宮，腟上皮内，肝類洞内に偏って分布する $\gamma\delta$ T 細胞は胸腺外分化を遂げる細胞群と考えられている．両者が共通の前駆細胞に由来するかどうかは不明である（図 2-5）．

TCR 遺伝子の再構成が始まって CD3 は発現するが，まだ TCR を表出していない段階を pre-T 細胞という．CD34，CD44 を表出する pre-T 細胞は胸腺被膜下に移住するが，CD4 や CD8 分子はまだ発現していない（double negative：DN）．胸腺皮質内では TCR α，β 鎖の再構成が進行し，CD4，CD8 の両方が表出される（double positive：DP）．この時期に胸腺ストローマ細胞（樹状細胞，上皮細胞，ナース細胞）などと接触し，クローン選択が行われる．自己抗原とは反応せずに（自己寛容）MHC 拘束性に外来抗原と反応する能力を獲得した胸腺細胞は $CD4^+$ または $CD8^+$ の single positive（SP）T 細胞となって胸腺髄質を通って胸腺を離れる．これは未熟 T 細胞として胸腺に入った細胞のわずか 1% にすぎない．

胸腺内分化を終えた T 細胞は末梢リンパ装置に移行し，多彩な機能を分担する．今日ではキラー T 細胞（Tc），ヘルパー T 細胞（T_H1，T_H2），調節性 T 細胞（Treg），IL-17 産生 T 細胞（T_H-17）の存在が受け入れられている．$CD4^+$ T 細胞である T_H1，T_H2，Treg，T_H-17 細胞は，相互に影響して分化する．

2．B 細胞系：B 細胞は CD5 分子を表出し限られた V 領域レパートアを示す B-1 細胞と，正常組織の大多数の B 細胞を占める B-2 細胞とに分けられる．しかし，両者が共通の前駆細胞に由来するのかあるいは抗原による反応の差なのかは議論が残る．B-1 細胞は慢性リンパ性白血病/小リンパ球性リンパ腫（CLL/SLL）の発生母地と考えられている．

哺乳類では，通常は B-2 細胞（以下，単に B 細胞）が骨髄で分化・成熟し，抗体を産生する形質細胞になる．最も未熟な B 細胞は pro-B 細胞と呼ばれ，Ig 遺伝子の再構成はまだ起きていない．pre-B 細胞に分化すると細胞質内に Igμ 鎖が産生される．その後，軽鎖遺伝子が再構成し，成熟型 B 細胞の膜表面には IgM が表出され，次いで IgD が共発現する．成熟 B 細胞は抗原刺激を受け，T_H2 が産生する IL-4，IL-5，IL-6 などの介助で分化・成熟して抗体の産生・分泌を専門とする形質細胞になる．

形質細胞 plasma cell は偏在した核をもち，クロマチンが増加して車軸状の配列をとる特徴的な形態を示す．細胞質は豊富で Golgi 装置がよく発達し，高度の発達した粗面小胞体の層状配列が特徴的であり，細胞質の好塩基性はこれに基づく．小胞体内部には蛋白質様物質をいれている．これは Ig と考えられ，その増量したものが Russell 小体である．

3．NK/K 細胞への分化：natural killer（NK）細胞は T 細胞と共通の前駆細胞を経て，NK 前駆細胞に分化すると考えられている．一方，ヌードマウスでも NK 細胞の正常な分化がみられ，NK 細胞の分化には胸腺は関与しないと考えられてきた．しかし，今日では胸腺を含むさまざまな臓器ごとに多様な特徴をもった NK 細胞のサブセットが検出され，NK 細胞がどこで分化するのかが再考されている．

NK 細胞は細胞質内にアズール顆粒をもち，粗大顆粒リンパ球 large granular lymphocyte（LGL）と呼ばれる．免疫感作なしに腫瘍細胞，ある種のウイルス感染細胞などの変異細胞を破壊する．NK 細胞は変異自己細胞に発現される MICA，MICB，ULBP を認識する活性化レセプター NKG2D と，MHC クラス I 分子を認識する KIR，LILR，NKG2A ならびにカドヘリンを認識する KLRG1 などの抑制性レセプターとのバランスで活性化されるか否かが決まると考えられている．

一方，Fc レセプターを介して標的細胞を破壊する抗体依存性細胞傷害 antibody-dependent cell-mediated cytotoxicity（ADCC）の作用細胞を K（killer）細胞というが，NK 細胞と K 細胞は同一と考えられている．

4．NKT 細胞：natural killer T（NKT）細胞は NK 細胞レセプターと TCR を同時に発現した成熟リンパ球集団で，独立した細胞系列と考えられている．ヒトでは Vα24Jα18：Vβ11 よりなるインバリアント TCR を表出している．ヒト，マウスとも CD1d 上の糖脂質（試験管内では海綿由来の αGalCer）に反応し，活性化する．マウスの Vα14$^+$NKT 細胞は T，B，NK 細胞よりもはるかに早く，ほかの造血系細胞と胎生初期のほぼ同時期に出現するが，胸腺内には未熟な一定数の Vα14$^+$DNT 細胞集団が存在する．

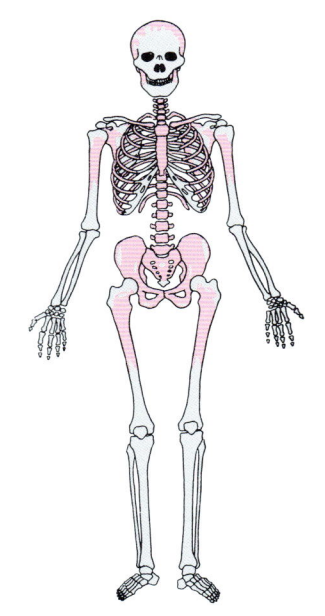

図 2-6　正常成人例の全身骨格　骨髄における造血部の広がり
■は造血部を示す．

骨　髄 bone marrow

造血のさかんな骨髄は赤色を呈するため赤色髄 red marrow と呼ばれ，造血をほとんど営んでいない骨髄は，脂肪細胞で置換され黄色を呈するため黄色髄 yellow marrow あるいは脂肪髄 fat marrow と呼ばれる．胎児や生後間もない時は赤色髄のみからなっているが，成長するとともに長管骨の末梢側から徐々に脂肪髄化する．成人では赤色髄は体重の約 2％，1,200 g を占め，脳や肝の重さに匹敵する．わが国の成人では図 2-6 に示すように，四肢骨で造血をしているのは大腿骨と上腕骨のみで，これより遠位の骨に造血は認められない．骨髄は静脈洞とその間を埋める細網細胞，線維芽細胞，脂肪芽細胞，脂肪細胞などのストローマ細胞よりなるが，赤色髄では血球以外は認めがたく，脂肪髄では脂肪細胞ばかりとなる．

骨髄の造血状態は骨髄穿刺により，経時的に観察できる．通常は胸骨を穿刺する（胸骨穿刺 sternal puncture）が，腸骨でも行われる．吸引採取された骨髄の塗抹標本は Giemsa あるいは May-Grünwald Giemsa 染色を施され，各血球の百分率がとられる．これを骨髄像 myelogram といい，赤血球系は約 18％，骨髄球系は 60％，リンパ球 19％，単球 4％，形質細胞 1％程度である．近年は骨髄細胞浮遊液を調整し，flow cytometry によって瞬時に計測することができる．

表 2-2 貧血の成因別分類

出　血	赤血球産生障害
1．急性：吐血，喀血，外傷など 2．慢性：消化性潰瘍，痔など	1．造血因子の欠乏 　① 鉄欠乏 　　(a) 鉄摂取不足：食事性，吸収障害 　　(b) 鉄需要増大：成長期，妊娠 　　(c) 出血：消化管出血，生理，喀血など 　② ビタミン B_{12} 欠乏 　　(a) ビタミン B_{12} 摂取不足：食事性 　　(b) 吸収障害：限局性腸炎，盲係蹄 (blind loop) 症候群，スプルー 　　(c) 内因子欠乏：萎縮性胃炎，悪性貧血 　③ 葉酸欠乏 　　(a) 葉酸摂取不足：食事性 　　(b) 吸収障害：スプルー，盲係蹄症候群，小腸切除 　　(c) 葉酸需要増大：妊娠，悪性腫瘍，溶血性貧血 　④ その他：ビタミン B_6 異常，ビタミン C 欠乏，蛋白質欠乏（kwashiorkor），銅欠乏など
溶　血	
1．先天性溶血性貧血 　① 赤血球膜異常 　　遺伝性球状赤血球症，遺伝性楕円赤血球症，遺伝性有口赤血球症，遺伝性有棘赤血球症 　② 赤血球酵素異常 　　(a) G6PD 異常症 　　(b) PK 異常症 　③ ヘモグロビン異常 　　(a) 異常ヘモグロビン症：不安定ヘモグロビン症，鎌状赤血球症，HbM 症，HbC 症 　　(b) サラセミア 　　(c) ポルフィリン症 2．後天性溶血性貧血 　① 免疫反応による貧血 　　(a) 自己抗体：自己免疫性溶血性貧血，寒冷凝集素症，発作性寒冷血色素尿症 　　(b) 同種抗体：不適合輸血，新生児溶血性黄疸 　② 膜異常によるもの 　　発作性夜間血色素尿症 　③ 機械的障害 　　(a) DIC，TTP，溶血性尿毒症症候群 　　(b) 弁置換，人工心肺 　　(c) 行軍血色素尿症 　④ その他 　　(a) 感染症（マラリア，トキソプラズマ） 　　(b) 物理的障害（火傷，放射線障害） 　　(c) 化学的障害（ベンゼン，蛇毒） 　　(d) 薬剤（ペニシリン，α-メチルドーパ）	2．造血幹細胞の異常 　① 再生不良性貧血，赤芽球癆 　② 急性白血病，慢性白血病，MDS，多発性骨髄腫，悪性リンパ腫，骨髄線維症 　③ 癌の骨髄転移 3．二次性貧血 　① 感染症，炎症，膠原病 　② 悪性腫瘍 　③ 肝疾患 　④ 腎性貧血 　⑤ 内分泌疾患：甲状腺，下垂体，副腎 　⑥ 中毒（抗癌剤，ヒ（砒）素，金，鉛，ベンゾール） 4．その他 　先天性オロトン酸尿症，Lesch-Nyhan 症候群

2．赤血球系病変

貧　血 anemia

◆定　義：一定量の血液中に含まれる赤血球あるいは血色素量の減少をいう．赤血球数と血色素量とは必ずしも平行しない．1個の赤血球に含まれる血色素量が正常以下であれば赤血球数は正常でも貧血になる．

◆発生機序：正常状態では赤血球の生成率と破壊率とが等しいために赤血球数は一定値を維持している．したがって貧血は，その成因に基づいて，① 赤血球の消失（出血），② 赤血球の破壊の増加（溶血），③ 赤血球の生成の減少（赤血球産生障害）に大別できる（**表 2-2**）．

◆形　態：貧血は赤血球の大きさ（平均赤血球容積 mean corpuscular volume：MCV）から，大球性，正球性，小球性に分けられる．これに1個当たりの赤血球内に含まれる血色素量（平均赤血球血色素濃度 mean corpuscular hemoglobin concentration：MCHC）を組み合わせ，貧血は形態学的に**表 2-3**のように分類される．貧血の際の赤血球には大小不同症 anisocytosis，変形症 poikilocytosis など種々の形態異常がみられ，網状赤血球 reticulocyte，多染性 polychromasia あるいは好塩基性斑点 basophilic stippling を有する赤血球が増加する．これらは赤血球の未熟性を示すもので，骨髄における旺盛な造血の印である．

◆臨床的事項：貧血に伴う全身所見としては，心拍数および心拍出量の増加とその結果生じる左心肥大，時に心不全がある．低酸素血症のため，心筋細胞の脂肪変性，肝細胞の空胞および脂肪変性，小脳 Purkinje 細胞あるいはアンモン角の神経細胞などの変性がみられる．骨髄は出血，溶血による貧血では過形成を示し，赤芽球の増殖がある．造血機構の異常による貧血でも一般に骨髄は増殖性であるが，無効造血 ineffective hematopoiesis が

表 2-3 貧血の分類

大赤血球性貧血 MCV>100 μm³ MCHC 正常	正赤血球性貧血 MCV 正常 MCHC 正常	低色素性小赤血球性貧血 MCV<80 μm³ MCHC<30%
1．巨赤芽球性貧血 　a．ビタミン B_{12} 欠乏 　　1）悪性貧血 　　2）無胃性悪性貧血 　　3）広節裂頭条虫 　b．葉酸欠乏 　　1）栄養障害 　　2）妊娠 　　3）抗痙攣剤 　　4）アルコール性肝障害 2．大球性非赤芽球性貧血 　a．網状赤血球減少 　　1）肝疾患 　　2）粘液水腫 　　3）再生不良性貧血 　b．網状赤血球増加 　　1）溶血性貧血 　　2）急性貧血	1．急性出血性貧血 2．溶血性貧血 　a．先天性 　　1）赤血球膜異常（球状，楕円状） 　　2）血色素異常（HbS，HbM） 　　3）赤血球酵素異常 　b．後天性 　　1）免疫原性貧血 　　　不適合輸血，新生児溶血性貧血 　　　自己免疫性溶血性貧血 　　2）機械的溶血 　　3）赤血球膜異常 　　　薬物，感染，肝疾患，放射線 　　4）発作性夜間血色素尿症 3．骨髄低形成 　a．再生不良性貧血 　　1）本態性 　　2）後天性 　b．続発性貧血 　　悪性腫瘍，腎疾患，肝疾患，慢性 　　感染症，内分泌障害など	1．ヘモグロビン合成障害 　a．鉄欠乏性貧血 　　1）鉄欠乏食 　　2）鉄吸収不良 　　3）慢性出血，赤血球破壊 　　4）鉄需要増（妊娠，幼児） 2．ヘム合成障害 　a．鉄芽球性貧血 　　1）ALA 合成障害 　　2）ビタミン B_6 欠乏 　　3）中毒性 　　　鉛，INAH，エタノールなど 3．ポルフィリン合成障害 4．グロビン合成障害 　a．サラセミア症候群 5．トランスフェリン先天的欠損

MCV：平均赤血球容積，MCHC：平均赤血球血色素濃度

あるので正常な機能分化は期待できない．再生不良性貧血では骨髄の萎縮が強い．赤芽球の再生が強い貧血では脾に髄外造血を認め，溶血性貧血では赤血球処理のため脾腫をきたすことがある．

再生不良性貧血，悪性貧血，鉄芽球性貧血では網内系を中心に血鉄症 hemosiderosis がみられる．溶血性貧血では腎尿細管主部の血鉄症が特徴的である．再生のさかんな貧血では血鉄症は少ない．

1．赤血球喪失（出血）による貧血：

1）**急性出血** acute blood loss　大量の外出血あるいは内出血によるものをいうが，貧血よりもむしろ循環血液量の減少によるショックあるいは失血死が主になる．

2）**慢性出血** chronic blood loss　出血が長期間続く場合には単なる血液喪失によるだけでなく，体内の貯蔵鉄の減少のために鉄欠乏性貧血 iron deficiency anemia となる．骨髄は過形成性で赤芽球の著明な増殖がみられるが，赤血球は小球性である．

この型の貧血は最も多くみられ，胃・十二指腸潰瘍，消化管の潰瘍性腫瘍などが原因になる．女性では性器出血が主な原因である．

2．赤血球の破壊の増加による貧血/溶血性貧血 anemias due to increased blood destruction/hemolytic

anemia：赤血球の生存期間の短縮を主因とする貧血である．

溶血の原因が赤血球内の異常によるものと，赤血球外の異常によるものとに分類される．赤血球内異常の主なものは，赤血球の膜あるいはストローマの合成，血色素生成あるいは細胞内代謝の先天性欠陥によるもので，遺伝性である．赤血球外性のものは獲得性のものが多く，免疫反応，機械的破壊，薬物などが原因となる．

鎌状赤血球症にみられる鎌状赤血球 sickle cell やサラセミアの標的赤血球 target cell が赤血球の形態異常として有名だが，そのほか，播種性血管内凝固症候群（DIC）や血栓性血小板減少性紫斑病（TTP）の有棘赤血球 acanthocyte あるいは分裂赤血球 schizocyte，自己免疫性溶血性貧血（AIHA）などの溶血性貧血の球状赤血球 spherocyte，アルコール中毒の有口赤血球 stomatocyte など多くの異常が知られている．また，溶血性貧血の Howel-Jolly 小体，マラリア原虫など，赤血球内の異常も認められる．

溶血性貧血は赤血球の過剰な破壊が共通の現象なので，その原因のいかんにかかわらず臨床的および病理学的変化はよく似ている．溶血の結果として血色素尿 hemoglobinuria，黄疸，ビリルビン胆石，ヘモシデローシ

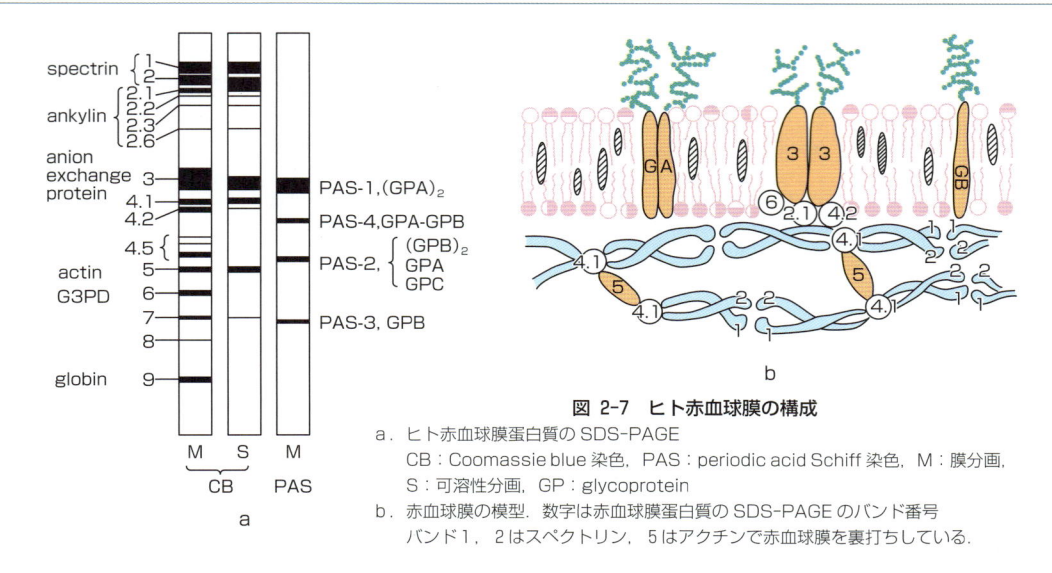

図 2-7 ヒト赤血球膜の構成
a. ヒト赤血球膜蛋白質の SDS-PAGE
CB：Coomassie blue 染色，PAS：periodic acid Schiff 染色，M：膜分画，S：可溶性分画，GP：glycoprotein
b. 赤血球膜の模型．数字は赤血球膜蛋白質の SDS-PAGE のバンド番号
バンド1，2はスペクトリン，5はアクチンで赤血球膜を裏打ちしている．

表 2-4　主なヒト赤血球膜蛋白質の遺伝子異常

バンド	蛋白質	細胞骨格蛋白質	責任遺伝子	遺伝子座	溶血性貧血
1	α-スペクトリン	細胞骨格蛋白質	SPTA1	1q22-q23	HS, HE
2	β-スペクトリン	細胞骨格蛋白質	SPTB	14q23-q24.2	HS, HE
2.1	アンキリン	アンカー蛋白質	ANK1	8p11.2	HS
3	アニオン・エクスチェンジャー1	構造蛋白質	EPB3	17q21-qter	HS
4.1	バンド 4.1	細胞骨格蛋白質	EL1	1q33-p34.2	HE
4.2	バンド 4.2	アンカー蛋白質	EPB42	15q15-q21	

スなどがみられる．赤血球破壊の主座は脾のため，巨脾をきたすこともある．また造血は著明に亢進し，骨髄は過形成で髄外にも赤芽球増殖をきたす．

3．遺伝性（先天性）溶血性貧血：赤血球膜異常は，次の①〜⑪に示す．

①遺伝性球状赤血球症 hereditary spherocytosis（HS）
赤血球膜骨格を構成するスペクトリン，アンキリンなどの減少や機能異常が原因と考えられている（**図 2-7，表 2-4**）．そのため血球の変形能が減少し，脾髄索の狭い内皮細胞間隙を通り抜ける際にここで停滞する．すると赤血球のグルコース濃度の低下，乳酸の増加，pH の低下が起こり，解糖による ATP 産生は低下する．赤血球はATP 減少に伴って細胞膜を切り離して小球化し，より変形能を失ってマクロファージに捕捉されやすくなる．

家族性溶血性黄疸 familial hemolytic jaundice とも呼ばれたもので，特徴は赤血球が球形となることで，したがって小球性である．溶血の結果，貧血，黄疸を生じ，1,000 g 以上もの巨脾をきたす．摘脾により溶血は改善される．特異的検査に浸透圧脆弱性試験 osmotic fragility test がある．

多くは常染色体性優性遺伝を示すが，劣性遺伝形式のものや遺伝的背景をもたない孤発例も報告されている．

白人ことに北欧白人に多く，日本人では比較的まれである．

②遺伝性楕円赤血球症 hereditary elliptocytosis（HE）
スペクトリンなどの膜構造蛋白質の異常が原因である（**表 2-4**）．そのため毛細血管を通過する際に受けるずれ刺激（shear stress）により，楕円形になった赤血球が元に戻らなくなったものと考えられる．

先天性溶血性貧血の中では HS に次いで多い．欧米では α-スペクトリンの異常が多いが，わが国ではバンド4.1 の異常が多い．常染色体性優性遺伝形式（古典的 HE）をとるが，一部の重症型は常染色体性劣性遺伝形式を示す．

多くは貧血などがみられずに無症状で，見逃されている場合が多い．溶血を示す例では貧血，黄疸，脾腫がみられる．卵円形あるいは桿状の赤血球が半数以上を占めている．

③遺伝性有口赤血球症 hereditary stomatocytosis（HSt）　陽イオンの赤血球膜透過性の異常に基づくもの，赤血球膜脂質異常を有するもの，ほかの赤血球異常症に合併したものがある．

赤血球中央淡明部が唇を横に開いた口唇状にみえることを共通の異常所見とする，病因の異なる疾患群である．

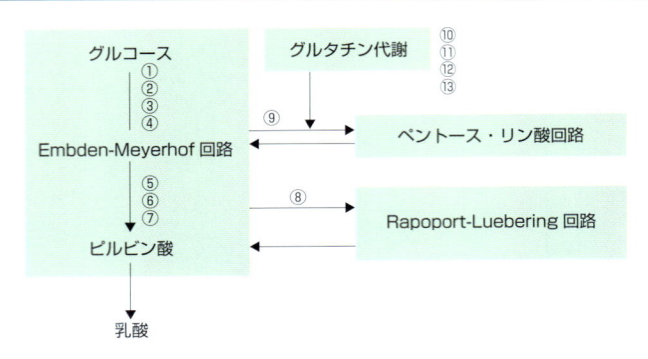

図 2-8 ヒト赤血球の代謝系
図中の番号は，表 2-5 に示す番号に対応している．

中等度から高度の溶血性貧血を呈し，浸透圧脆弱性の亢進がある．摘脾は HS ほど有効でない．

　④**神経有棘赤血球症** neuroacanthocytosis　先天的に血漿中の β リポ蛋白質の著しい低下があり，赤血球が有棘あるいは円鋸歯状の変形を示す疾患である．貧血以外に神経症状が出現し，Bassen-Kornzweig 症候群とも呼ばれる．

　⑤**赤血球酵素異常** erythroenzymopathy　グルコース-6-リン酸脱水素酵素 glucose-6-phosphatase dehydrogenase（G6PD）欠乏による溶血性貧血が最初にみつかったが，現在まで解糖系（Embden-Meyerhof 回路），五単糖リン酸回路（ペントース・リン酸回路），Rapoport-Luebering 回路，ヌクレオチド代謝回路など，多くの酵素異常による疾患が発見されている（**図 2-8，表 2-5**）．

　赤血球の形態に著明な変化はなく，従来は先天性非球状赤血球性溶血性貧血と呼ばれていたものの中に含まれる．

　⑥**ヘモグロビン異常** hemoglobinopathy　健常人赤血球のヘモグロビン（Hb）の約 96% のグロビンは α 鎖と β 鎖の 2 種のらせん状ポリペプチド鎖からなり，α，β 鎖はそれぞれ 2 個が立体的に対をなして Hb を形成している．これを HbA_1 といい，$α_2β_2$ と表現する．残り数%は δ 鎖をもつ HbA_2 で $α_2δ_2$ である．胎生期は，前出のように $α_2γ_2$ からなっている．

　本症はグロビンをコードする遺伝子の異常により起こる，常染色体性優性遺伝の先天性疾患である（**図 2-9**）．ただし，血色素異常がすべて溶血性貧血を起こすとは限らず，現在までに報告されている約 700 種の異常の多くは無症状である．

　⑦**鎌状赤血球症** sickle cell anemia（HbS 症）　ヘモグロビン β 鎖の 6 番目のグルタミン酸がバリンに置換された（$α_2β_2^{6val}$）異常 HbS による．

　低酸素になると HbS が線維束状のポリマーを形成し，赤血球は鎌状に変形する．鎌状化した赤血球は変形能の

表 2-5　主なヒト赤血球酵素異常症

Embden-Meyerhof 回路	
① ヘキソキナーゼ	常染色体性劣性
② グルコースリン酸イソメラーゼ	〃
③ ホスホフルクトキナーゼ	〃
④ アルドラーゼ	〃
⑤ トリオースリン酸イソメラーゼ	〃
⑥ ホスホグリセリン酸キナーゼ	伴性
⑦ ピルビン酸キナーゼ	常染色体性劣性
Rapoport-Luebering 回路	
⑧ ジホスホグリセロリン酸ムターゼ	常染色体性劣性
ペントース・リン酸回路，グルタチン代謝	
⑨ グルコース-6-リン酸脱水素酵素	伴性
⑩ グルタチンレダクターゼ	常染色体性劣性
⑪ グルタチンペルオキシダーゼ	〃
⑫ グルタチンシンテターゼ	〃
⑬ γ-グルタミルシステインシンテターゼ	〃
ヌクレオチド代謝系	
⑭ アデニル酸キナーゼ	常染色体性劣性
⑮ アデノシンデアミナーゼ	常染色体性優性
⑯ ピリミジン-5′-ヌクレオチターゼ	常染色体性劣性

表中の番号は，**図 2-8** の中の番号に対応

低下あるいは粘着性の亢進をきたし，毛細血管に詰まりやすくなる．

　HbS の遺伝子が homozygote の場合は重篤な貧血になるが，heterozygote の場合は HbS を 50% しかもたないので症状が出ない．アフリカ黒人の代表的な常染色体性劣性遺伝疾患で，ヘテロ接合体はマラリア感染に対して多少とも抵抗性を示し，マラリア多発地では生存に有利な選択が起こったものと考えられている．

　症状の多くは血管壁に粘着した赤血球（血栓形成）が引き起こす溶血に由来し，貧血，黄疸，ヘモシデローシスをきたす．骨髄梗塞，脾梗塞などの疼痛，心，肺，腎，肝，筋肉など種々の臓器に障害がみられる．

　⑧**遺伝性黒血症** negremia hereditaria（HbM 症）

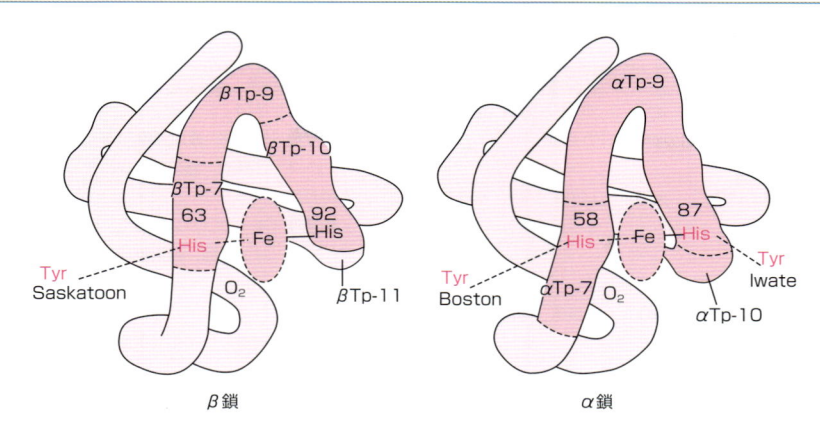

図 2-9　異常血色素の立体構造模型図
α鎖およびβ鎖の立体構造模型図．Feはhemeを表す．α鎖のHis（58）→TyrおよびHis（87）→TyrがHbM-BostonおよびHbM-Iwateを生じ，β鎖のHis（63）→TyrがHbM-Saskatoonをつくることがよくわかる．

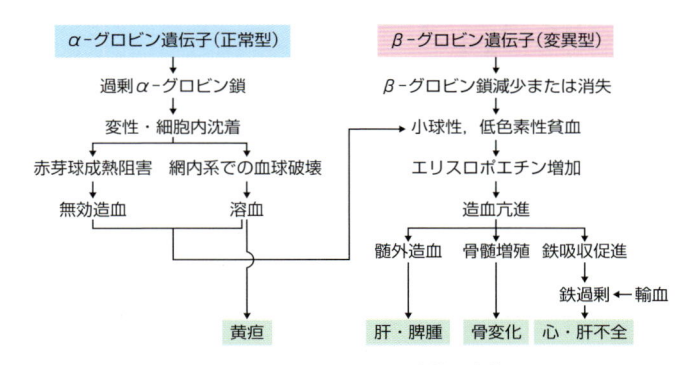

図 2-10　βサラセミアの病態と症状

Hbα鎖の58番目ヒスチジンがチロシンに変わったHbM-Boston，87番目ヒスチジンがチロシンに置き換わったHbM-Iwateなどがあり，わが国で最初に発見された．ヘム鉄が酸化されメトヘモグロビンになっているため，酸素を運搬できない．

Hbは茶色がかった青色を呈しチアノーゼと判定されるが，PaO₂は正常値を示す．常染色体性優性遺伝で，heterozygoteだけが生き残る．

⑨**不安定血色素症** unstable hemoglobinopathy　Hbのアミノ酸置換により，高次立体構造が不安定になる．その結果，ヘムの酸化亢進，ヘムの解離が起こりやすくなる．グロビンは解離しやすく，不溶性となって沈殿し，Heinz小体として認められる．

常染色体性優性遺伝の疾患で，Heinz小体の形成と溶血性貧血をきたす．サルファ剤などの薬物服用が発症の引き金となることがあり，いわゆる薬剤過敏症の一つの形として認識されている．

貧血，黄疸，脾腫の強い重篤なものから，ほとんど症状のないものまでさまざまである．

⑩**サラセミア** thalassemia（地中海貧血，Cooley貧血）
16番染色体上のα鎖あるいは11番染色体上の非α鎖（β, γ, δ）の遺伝子異常により，Hbを構成する2つの鎖のバランスが不均衡になった疾患である．遺伝子異常の多くは，グロビン遺伝子の転写調節に関与すると考えられるプロモーター配列部分にある．その1つはTATA（Hogness）boxと呼ばれているATAAA配列であり，他の1つはTATA boxより50 bp上流のCCAAT配列である．これらの部分の突然変異が病因となるが，欠失，スプライシングの異常なども病因となる．

サラセミアの病態の基本はα鎖とβ鎖の合成比の不均衡である（**図2-10**）．一般にサラセミア遺伝子のホモ接合型では重篤な臨床症状を呈し重症型サラセミア thalassemia majorと呼ばれ，ヘテロ接合型は軽症型サラセミア thalassemia minorという．わが国に比較的多いβサラセミアでは，相対的に過剰となったα鎖が赤芽球内で凝集・沈着する．このため細胞内代謝が変化し，細胞膜が傷害され，赤血球の成熟阻害や網内系による破壊が亢進する．赤血球は大小不同となり，慢性の小球性低色

表 2-6 自己免疫性溶血性貧血の種類

自己抗体		抗原	病型	基礎疾患など
温式抗体	IgG (IgM)	不明/ Rh ほか	自己免疫性溶血性貧血 (AIHA)	特発性が多い 続発性（膠原病，造血腫瘍，MDS，悪性貧血，感染症ほか）
冷式抗体	IgM	I 抗原	寒冷凝集素症 (CAD)	特発性 続発性（マイコプラズマ肺炎，CLL，リンパ腫，伝染性単核球症ほか）
	IgG	P 抗原	発作性寒冷血色素尿症 (PCH)	特発性 続発性（梅毒，ウイルス感染症）

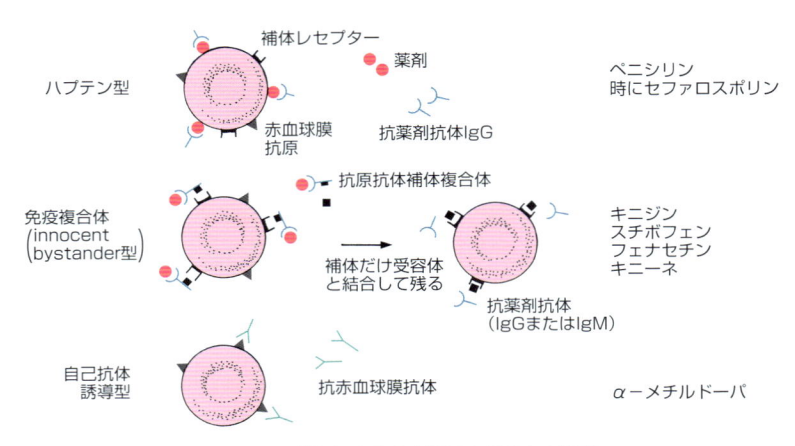

図 2-11 薬剤による免疫性溶血性貧血の機序

素性貧血，溶血による黄疸，髄外造血による肝・脾腫などが起こる．

⑪ポルフィリン症 porphyria　ポルフィリン代謝過程における種々の酵素の先天的欠損，後天的障害により，種々の型のものが発症する．

尿中に多量の porphobilinogen（PBG）などポルフィリン中間代謝産物が排泄され，尿はポートワイン色を呈する．病型によっては光線皮膚病，溶血性貧血，脾腫をきたす．

4．後天性溶血性貧血：次のような原因で起きる貧血がある．

1）免疫反応による貧血

①胎児性赤芽球症 fetal erythroblastosis　胎児に発現している血液型物質に対して母体が抗体を産生し，この抗体が胎盤を経て胎児に免疫反応を起こし，溶血性貧血をきたす．典型的には Rh（D）陰性の母親が Rh（D）陽性の胎児を有する場合である．Rh（D）陰性は白人では約 15％にみられるが，日本人では 0.4〜1.4％にすぎない．したがって，わが国では本症は全出生の 0.1〜0.05％と少なく，しかもその多くは ABO 式血液型不適合によるものと考えられる．特に母親が O 型で胎児が A 型または B 型の場合に多い．

通常第 1 子は正常分娩だが，第 2 子以後本症を起こす．重篤な場合は貧血による心不全で胎児水腫症を起こす．重症黄疸は生理的な新生児黄疸より早期に現れ，しばしば核黄疸を伴う．これは未熟な脳血管関門を通過した間接型ビリルビンにより，大脳基底核，脳幹部神経核，小脳歯状核などが障害されるものである．時に脳性小児麻痺，錐体外路障害が現れる．骨髄の赤芽球過形成，髄外造血による肝・脾腫がみられる．

②自己免疫性溶血性貧血 autoimmune hemolytic anemia（AIHA）　赤血球膜上の抗原に対して自己抗体がつくられ，それが溶血を起こして生じる貧血である．抗体が赤血球に結合する至適温度によって温式と冷式に，また基礎疾患のない特発性と，ほかの疾患に随伴した続発性に分類される（**表 2-6**）．

重症度に応じた貧血，黄疸，脾腫がみられる．骨髄は赤芽球系の過形成を示す．赤血球膜上に結合した自己抗体は抗ヒト Ig 抗体を加えて赤血球を凝集させる，直接抗グロブリン（Coombs）試験で検出する．患者血清を標準赤血球に反応させ，抗ヒト Ig 抗体を加えて赤血球に結合した抗体を検出する方法は間接 Coombs 試験と

表 2-7 PNH で欠損がみられる GPI アンカー型蛋白質

蛋白質	分布
補体制御因子	
CD55（decay accelerating factor, DAF）	全血球
CD59（homologous replacing factor 20, HRF-20）	全血球
酵素	
acetylcholinesterase（AchE）	赤血球
CD73（ecto-5'-nucleotidase）	B および T 細胞の一部
neutrophil alkaline phosphatase（NAP）	好中球
接着因子	
CD48	リンパ球
CD58（LFA-3）	全血球
CD66	好中球，好酸球
CD67	好中球，好酸球
受容体ほか	
CD14	単球，MΦ，顆粒球
CD16（FcγRⅢ）	好中球，NK 細胞ほか
CD24（heat stable antigen）	B 細胞，好中球ほか
CD52（CAMPATH-1 antigen）	全血球
CD87（urokinase-type plasminogen activator receptor）	単球，顆粒球

呼ばれる．

③**薬剤による免疫性溶血性貧血**　薬剤により溶血の機序が異なる（**図 2-11**）．ハプテン型は赤血球膜上に共役結合した薬剤に抗体が反応し，直接 Coombs 試験陽性の免疫性溶血性貧血が起こる．免疫複合体型は薬剤と薬剤に対する抗体（IgG または IgM）に補体が反応し，この免疫複合体が赤血球の補体レセプターに結合する．血中から薬剤が消失しても補体だけがレセプターに残り，Coombs 試験は non-γ 型を示す．したがって溶血は急性一過性で軽度のことが多い．自己抗体誘導型は α-メチルドーパ服用時にみられ，その数％が Coombs 試験陽性となる．陽性患者の多くは HLA-B7 抗原を有している．

2）**赤血球膜異常による貧血**　発作性夜間血色素尿症 paroxysmal nocturnal hemoglobinuria（PNH）glycosyl-phosphatidylinositol（GPI）アンカーの合成障害で，現在までに報告された PNH 144 例全例で，phosphatidylinositol glycan-class A gene（PIG-A）に 178 の変異が同定されている．このため補体制御因子である CD55，CD59 などの部分あるいは完全欠損をきたし，溶血が生じる．PNH では GPI アンカー型蛋白質の多くが欠失しており（**表2-7**），溶血以外にもさまざまな異常がみられる．最近，PNH クローン拡大の責任遺伝子として，脂肪腫や子宮筋腫の原因遺伝子である *HMGA2* が注目されている．

夜間睡眠時には，CO_2 や乳酸の蓄積のため血液は酸性に傾き，pH7 近くの酸性血漿中では補体の活性化が起こる．PNH 患者では C3 convertase を抑制する CD55 や CD59 が欠損あるいは減少しているため夜間に溶血が起こり，朝の起床時に黒褐色のヘモグロビン尿を認めることになる．また白血球機能低下による易感染性など，多彩な症状がみられることがある．Ham 試験（酸性化血清試験），砂糖水試験 sugar-water test などで易溶血性を測定する．

3）**機械的破壊による貧血**　断片性溶血性貧血 fragmentary hemolytic anemia ともいわれ，機械的刺激により赤血球が断片化し，溶血，血色素尿症をきたす．種々の要因がある．

微小血管障害性溶血性貧血 microangiopathic hemolytic anemia

血栓形成などにより内腔の狭くなった微小血管内を赤血球が通過する際の機械的障害によって生じる溶血性貧血をいう．種々の形態異常を示す赤血球がみられるのが特徴である．基礎疾患として播種性血管内凝固症候群（DIC），血栓性血小板減少性紫斑病（TTP），尿毒症，癌の広範な転移，妊娠異常などがある．

そのほか人工心臓，人工心臓弁などによるもの，行軍，マラソンなど足底部，手指部の機械的圧迫のくり返しによるいわゆる行軍血色素尿症 march hemoglobinuria がある．

4）**その他の原因による溶血性貧血**　化学的原因として鉛，サポニン，フェニルヒドラジン，アセトアニリド，フェナセチン，サルファ剤などの作用による赤血球破壊がある．特に酵素異常，血色素異常などが基礎にある時に起こりやすい．

物理的原因としては重症の火傷では血管内溶血が起こる．

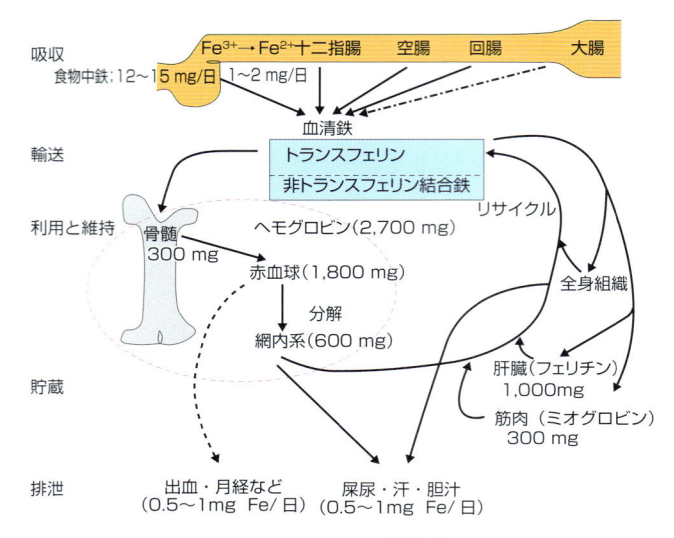

図 2-12 ヒトの鉄代謝

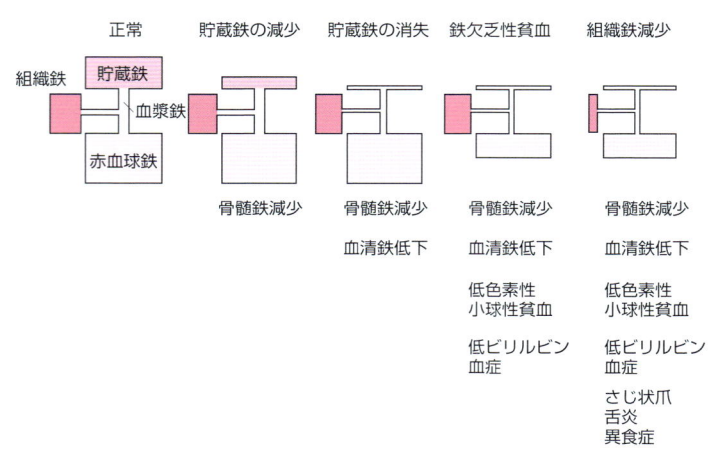

図 2-13 鉄欠乏の進行と鉄体内分布ならびにこれに伴う貧血の症状
(Coleman による)

感染症による溶血性貧血としてはマラリアが典型的である.

1. 赤血球形成障害による貧血 anemia due to decreased red cell production

正常では毎日約1％に近い数の赤血球が老廃して破壊される．したがって骨髄における造血が減少すると貧血になる．赤血球生成の減少は，鉄，ビタミン B_{12}，葉酸の欠乏，骨髄の機能不全の場合に生じる．

1）鉄欠乏性貧血 iron deficiency anemia (IDA) 鉄の欠乏により Hb の合成障害が起こり，赤芽球は赤血球になれずに崩壊する（無効造血）．

成人男子の体内には約4gの鉄があり，2.7gがヘモグロビン鉄，1gが貯蔵鉄，そのほか微量がミオグロビン，チトクローム C，トランスフェリン鉄として存在する．Hb の鉄は赤血球の崩壊後ヘムの合成に再利用されるため，尿尿や汗などで体外に喪失する鉄1mg/日が小腸から吸収されて鉄の収支はバランスがとれている（図 2-12）．したがって鉄欠乏状態は，① 食事からの鉄不足，② 鉄吸収障害，③ 鉄喪失（主に慢性出血），④ 需要の増大（成長期，妊娠時）によって起こる．

鉄欠乏は図 2-13 のように進行し，不顕性鉄欠乏状態を経て貧血症状を呈することになる．

萎黄病 chlorosis は思春期女子にみられる重症の鉄欠乏性貧血であるが，この時期の急速な身体発育と月経開始のためである．鉄欠乏が高度で長期になると含鉄蛋白質の減少のため，皮膚粘膜の症状が出現する．疼痛を

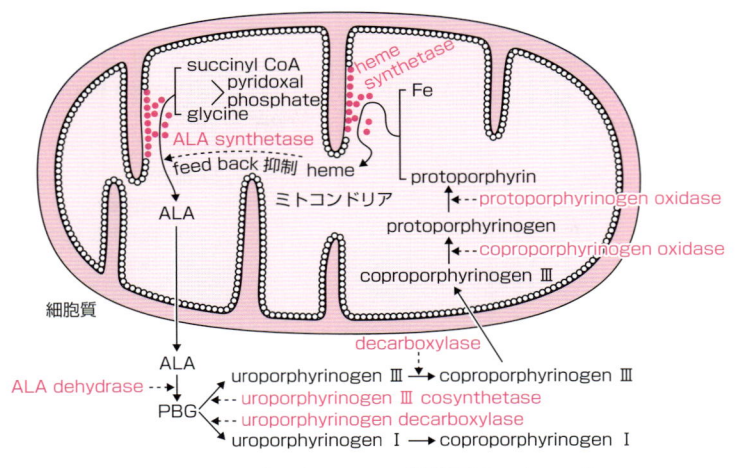

図 2-14 ヘム合成，ポルフィリン代謝経路とミトコンドリア
ALA : δ-aminolevulinic acid
PBG : porphobilinogen

伴った舌炎や口角炎，爪の変形（さじ状爪など）である．舌炎，口痛，嚥下障害を伴うものを Plummer-Vinson 症候群という．胃にはしばしば萎縮性胃炎があり胃無酸症を伴うが，これが鉄吸収を妨げて貧血になったのかあるいは貧血の結果の胃炎なのかはわかっていない．胃全摘後の無胃性低色素貧血 agastric hypochromic anemia は摂取不足と吸収不全による鉄欠乏性貧血である．

骨髄は赤芽球が増加するが，鉄染色すると鉄芽球，ヘモジデリン貪食マクロファージの高度減少ないし消失を認める．

2）鉄芽球性貧血 sideroblastic anemia　ヘムの合成障害によって Hb 合成が妨げられ，種々の形の貧血が起こり，広く鉄芽球性貧血と呼ばれている．原発性と続発性がある．

ヘムの合成は succinyl CoA とグリシンが pyridoxal phosphate を補酵素として縮合し，δアミノレブリン酸 δ-aminolevulinic acid（ALA）を生じることから始まる．この反応を触媒するのが ALA synthetase で，有核赤血球，網赤血球のミトコンドリアに存在する．次いで複雑なポルフィリン代謝を経て Fe^{2+} が結合してヘムとなる．この過程はそれぞれ特異的な酵素が媒介しており，その欠乏によりヘム合成が障害される（図2-14）．

原発性鉄芽球性貧血は ALA synthetase の障害によるものが多い．このため取り込まれた過剰の鉄がヘムに利用されず，ミトコンドリアに顆粒状の鉄を蓄積した赤芽球（鉄芽細胞 sideroblast）が骨髄に増える．鉄顆粒が核周囲を取り巻く形のものを輪状鉄芽球 ringed sideroblast という．ヘモクロマトーシスが強く，肝では線維症を伴う．先天性のものは種々の遺伝形式がある．ビタミン B_6（VB_6）が効くものは，succinyl CoA とグリシン

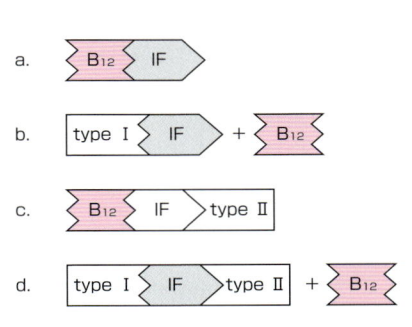

図 2-15　内因子抗体（I，II型）による B_{12}-内因子複合体形成の阻害
a．内因子（IF）-B_{12}複合体
b．I 型抗体は B_{12} の内因子への複合を阻止する．
c．II 型抗体は B_{12} 内因子複合体を阻害する．
d．I, II 型抗体が B_{12} の内因子への複合を阻止する．

の縮合の際の補酵素に関連したものと考えられる．

続発性には VB_6 欠乏，INAH 服用，鉛中毒などによるものがある．INAH は VB_6 の拮抗薬であり，鉛は ALA dehydrase を抑制することによる．そのほか種々の薬物，感染症が，特に ALA 合成，Fe^{2+} と protoporphyrin の結合過程を障害することにより続発性鉄芽球症が起こる．

3）巨赤芽球性貧血 megaloblastic anemia　ビタミン B_{12}（VB_{12}）または葉酸の欠乏によって起こり，骨髄に巨赤芽球が増生する．VB_{12} および葉酸は核酸代謝に働き，その欠乏は DNA 合成を阻害するため無効造血となる．

4）悪性貧血 pernicious anemia　内因子抗体 intrinsic factor antibody（IFA）あるいは胃壁細胞抗体 parietal cell antibody（PCA）などの自己抗体により，VB_{12} の吸収が阻害されて貧血となる自己免疫疾患である．IFA

表 2-8 再生不良性貧血の成因による分類
Ⅰ. 先天性
　　Fanconi 貧血
Ⅱ. 後天性
　1. 特発性
　2. 続発性
　　　薬剤・化学物質
　　　ウイルス
　　　放射線
　3. 特殊型
　　　肝炎後再生不良性貧血
　　　再生不良性貧血—PNH 症候群

表 2-9 赤芽球癆の分類
Ⅰ. 先天性
　　Diamond-Blackfan syndrome
Ⅱ. 後天性
　1) 特発性
　2) 続発性
　　a. 胸腺腫
　　b. 血液疾患（リンパ腫，白血病）
　　c. 各種の癌
　　d. 感染症（B19 パルボウイルスほか）
　　e. 薬剤・化学物質
　　f. 自己免疫疾患
　　g. その他（妊娠，ビタミン欠乏ほか）

には内因子 intrinsic factor（IF）と VB_{12} の結合を阻止する I 型抗体（B_{12} 阻止抗体）と，IF-B_{12} 複合体に作用する Ⅱ 型抗体（IF-B_{12} 結合抗体）の 2 種類がある（**図 2-15**）．

巨赤血球形成 megalopoiesis を伴う貧血を主徴とし，慢性萎縮性胃炎，亜急性連合脊髄変性症（脊髄後索および側索の脱髄性病変が生じ，運動失調，歩行障害，位置覚および振動覚の減弱），Hunter 舌炎などを伴う疾患である．以前は ^{57}Co 標識 VB_{12} を用いた Schilling 試験が行われたが，今日では血清 VB_{12} を直接定量できる．

血液像は高度の貧血で，赤血球は大きく macrocytic，高色素性 hyperchromic である．有核赤血球もみられる．骨髄における巨赤芽球 megaloblast の著しい増殖が特徴で，これに由来する赤血球は成熟中に大きさが減少せず，巨赤血球 megalocyte になる．同様の貧血は，胃切除後にも起こる．

5）葉酸欠乏による巨赤芽球性貧血　葉酸の欠乏は摂取不足，吸収障害，需要増大などで現れ，偏食，大酒家，肝障害，長期人工透析，薬物中毒，小腸の切除や吻合，スプルーなどの際にみられる．血液像は悪性貧血と同様だが，神経症状は現れない．

6）再生不良性貧血 aplastic anemia　多能性造血幹細胞の障害による疾患群で，汎血球減少症と骨髄低形成が認められ，ほかの汎血球減少症をきたす疾患を除外して初めて診断される．幹細胞障害の原因は造血幹細胞自体の異常，造血微小環境の異常，免疫学的機序による造血幹細胞の障害が推定されている．先天性と後天性に分けられ，後天性には特発性のものと続発性のものがある（**表 2-8**）．

7）先天性再生不良性貧血（Fanconi 貧血）　小児期に再生不良性貧血を発症する常染色体性劣性遺伝疾患で，骨髄異形成症候群や白血病に高率に移行する．遺伝的に 8 群に分類され，貧血のほかに染色体異常，皮膚の色素沈着，脳・生殖器・骨などの奇形を伴う．

8）特発性再生不良性貧血（後天性再生不良性貧血）

後天性再生不良性貧血のほとんどを占め，免疫抑制療法が効くものが多く，幹細胞に対する免疫学的機序が想定されている．一方，骨髄移植が一時的に成功しても再発する例があることは造血微小環境の障害を示唆する．

高度の貧血を示し，一般に正色素性，正球性だが，再生能力の欠如のため赤芽球，網赤血球などがほとんど認められないのが特徴である．また血小板減少，顆粒球減少があり，口腔や消化管の壊疽性炎，肺炎，敗血症，真菌症などの併発をきたすことが多い．骨髄は低形成で脂肪髄化する．髄外造血はまったく認められない．

①赤芽球癆 pure red cell anemia（PRCA）　赤血球産生のみが障害された疾患である．

赤血球系前駆細胞に対する抗体，細胞性免疫反応によるものと，前駆細胞自体の異常が考えられている（**表 2-9**）．

末梢血では高度の貧血がみられるが，白血球数，血小板数は正常である．網赤血球は著明に減少する．急性型と慢性型に分けられ，急性型は感染症（特にウイルス），薬剤が原因であることが多い．

②続発性再生不良性貧血　放射線，抗癌剤（特に抗白血病薬），各種薬物（ベンゾール，クロラムフェニコール，コルヒチン，サルファ剤，ヒ素剤など）によって本症が発生する．ウイルス性疾患，結核，肝炎，妊娠などが原因として疑われる例がある．肝炎後再生不良性貧血の原因は既知の肝炎ウイルスのいずれでもなく，重症になる傾向が強い．癌の骨髄転移，骨髄線維症，骨大理石病なども骨髄不全をきたす．

③血球貪食症候群 hemophagocytic syndrome（HPS）　HPS は複数の疾患に合併する症候群であるが，血液像に変化がみられ，血液疾患との鑑別が必要なためここに述べる．国際組織球協会は血球貪食組織球症 hemophagocytic lymphohistiocytosis（HLH）と命名しているが，ここでは使用頻度の高い HPS を用いる．

なんらかの原因でマクロファージ活性化因子 macro-

表 2-10　血球貪食症候群の分類

- Ⅰ．遺伝性
  1．家族性（Farquhar 病）
  2．免疫不全症候群合併
      Chédiak-Higashi 症候群
      Griscelli 症候群
      X 連鎖リンパ増殖症候群
- Ⅱ．後天性
  1．腫瘍関連
      lymphoma-associated（LAHS）
  2．感染関連
      virus-associated（VAHS）
  3．自己免疫関連；RA，SLE
  4．その他；薬剤，組織傷害など

表 2-11　赤血球増加症の分類

- Ⅰ．真性赤血球増加症（真性多血症）
- Ⅱ．エリスロポエチン産生増加
  1．低酸素状態；心疾患，高地滞在，喫煙，異常 Hb 症
  2．産生亢進
    1）産生腫瘍；腎癌，肝癌
    2）腎虚血；水腎症，囊胞腎，腎血管狭窄
    3）家族性赤血球増加症（伴性劣性遺伝）
- Ⅲ．エリスロポエチン受容体の感受性亢進
    家族性赤血球増加症（常染色体性優性遺伝）

phage activating factor（MAF）などのサイトカインが多量に産生され（高サイトカイン血症），その影響で組織球が異常に増殖・活性化して活発な血球貪食像を示すものである．

骨髄，リンパ節，脾などに，赤血球，血小板，リンパ球などの血球を貪食した細胞（hemophagocyte）が増加する．

HPS には乳幼児期に発症する遺伝性のものとそのほかの後天性のものがあるが，後天性 HPS が圧倒的に多い（表 2-10）．中でもリンパ腫に合併した LAHS の頻度が高く，発熱，肝・脾腫，リンパ節腫脹がみられる．検査所見では（二系列以上のまたは汎）血球減少，血清フェリチンの著増，LDH 高値，ALT 高値が特徴的である．重症化すると DIC や多臓器不全をきたし予後不良となるので，迅速な診断，治療が必要である．

赤血球増加症 erythrocytosis

血液中の赤血球数が正常値よりも増加するものをいう．循環血漿量の減少による，みかけ上の赤血球増加を除外すると，赤血球増加症は増殖性疾患である真性多血症，低酸素刺激あるいは腫瘍による EPO 産生亢進，EPO レセプターの感受性亢進により引き起こされる（表 2-11）．循環赤血球の増加は血液粘度増加，循環障害をきたし，頭痛，耳鳴り，めまい，倦怠感，呼吸困難などの症状が出現する．

1．真性赤血球増加症/（真性多血症）polycythemia vera：G6PD を利用した解析により血液幹細胞のクローナルな増殖であることが示され，慢性白血病に対応する赤血球系の良性腫瘍と位置づけられる．

血液粘度の増加による症状に加え，汎血球増加，脾腫，血栓症の合併，出血傾向がみられる．進行すると骨髄線維化に移行し，致死的である．

2．二次性赤血球増加症：EPO の増加により起こるため，脾腫，汎血球増加はなく赤血球の増加のみがみられる．

EPO の増加の 1 つは低酸素症で起こり，高地滞在，慢性閉塞性肺疾患などの肺胞換気障害，チアノーゼ性心疾患，ヘモグロビン異常症などでみられる．もう 1 つは EPO 産生の異常亢進によるもので，水腎症，囊胞腎症による腎での産生亢進と，EPO 産生腫瘍（腎癌，肝癌，小脳血管芽細胞腫など）があげられる．

3．家族性多血症：常染色体性優性遺伝形式を示す疾患で，患者は赤血球の増加以外に異常はなく EPO は増加していない．本症では EPO 受容体の EPO に対する感受性が亢進している．

3．白血球系病変

白血球減少症 leukopenia

◆**定　義**：血液中の白血球数が低基準値（4,000/μL）以下のものをいう．

◆**発生機序**：白血球の 2/3 は好中球であることから，実際には好中球減少症 neutropenia である．ほとんどが生成障害によるもので，① 重篤な感染症，② 化学物質（特にある種の薬物，抗癌剤など），③ 放射線照射，④ 自己免疫，⑤ 一部の急性白血病で認められる．サルファ剤，フェノチアジン系薬剤，アミノピリンなどでは，薬剤をハプテンとする抗体や抗顆粒球抗体が検出されることがある．

◆**臨床的事項**：顆粒球が著減する無顆粒球症 agranulocytosis では二次感染により，口腔・咽頭粘膜の壊疽性炎，高熱を伴う．

白血球増加症 leukocytosis

◆**定　義**：血液中の白血球数が基準値の上限を超えて増加したものをいう．増加した細胞の種類によって好中球増加症 neutrophilia，好酸球増加症 eosinophilia，リンパ球増加症 lymphocytosis，単球増加症 monocytosis などと呼ぶ．

◆**発生機序**：好中球増加症は急性感染症，特に球菌感染，

虫垂炎あるいは非感染性でも心筋梗塞，ある種の癌でみられる．癌の場合は，癌細胞がG-CSFを産生していることが多い．好酸球増加症は寄生虫疾患，アレルギー性疾患，皮膚疾患，Hodgkinリンパ腫などでみられる．リンパ球増加症は感染症の治癒期，百日咳，ウイルス感染症の際にみられる．

◆形　態：好中球増加症が高度の場合には成熟した分節核球が減少し，桿状核球の増加や後骨髄球，骨髄球などの未熟型細胞が血中に出現することがあり，核の左方移動という．思春期にEBVに初感染すると，異型リンパ球が血中に増加して伝染性単核球症 infectious mononucleosis の像を示す．この際，初期にはウイルスに感染したBリンパ球が増加し，次いでこの感染細胞を攻撃するCD8$^+$キラーT細胞が増加する．程度の差はあるが，肝炎，麻疹，風疹，サイトメガロウイルスなどのウイルス感染の際にも同じような現象がある．

類白血病反応 leukemoid reaction

◆定　義：白血病ではないのに白血球が5万/μL以上か，幼若白血球が血液中に出現した場合をいう．

◆発生機序：腫瘍の広範な骨髄転移，骨髄の粟粒結核症の際にみられることが多い．

◆臨床的事項：末梢血には未熟な骨髄球系細胞が，時には赤芽球も出現する．

脾，肝に髄外造血を伴うことがある．

原発性食細胞機能不全症

◆発生機序：好中球，マクロファージの異物処理には，走化能，異物との接着，取り込み，細胞内での殺菌，消化などの段階があり（図2-16），その各段階で障害が起こる（p.114 参照）．

◆臨床的事項：食細胞機能に先天的な欠陥があると，生後間もなくから重篤な細菌感染を反復し，創傷治癒も遷延する．食細胞機能不全症の約80%は慢性肉芽腫症であり，好中球接着不全症，Chédiak-Higashi症候群は極めてまれである．

1. **慢性肉芽腫症** chronic granulomatous disease（CGD）：殺菌作用の主体である活性酸素の産生に欠陥を有することにより，細胞内殺菌機構に障害をきたす疾患である．

主な殺菌機構である活性酸素の産生障害による．その要となるO_2^-は食胞内で基質のNADPH oxidaseにより産生される．NADPH oxidaseは膜分画のチトクロームb558を構成する91 kDaのphosphocyte oxidase gp91-phox, p22-phox, p67phox, p47-phoxおよびrac1またはrac2との複合体から構成される．伴性劣性遺伝を示すCGDはX染色体短腕（Xp21.1）と連鎖し，そこにはgp91-phoxがある．同様に，p22-phox（16q24），p47-phox（7q11.23），p67-phox（1q25）の異常が疾患の発症に関連している．

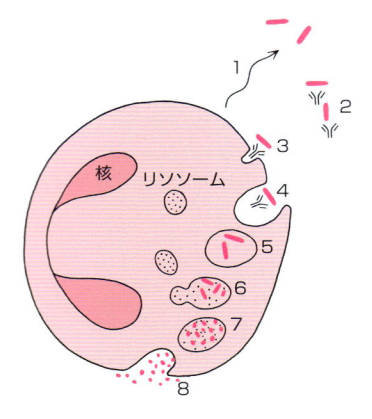

図 2-16　白血球の異物貪食処理過程
1. 白血球遊走 chemotaxis
2. オプソニン化 opsonization
3. 付着 attachment
4. 貪食 engulfment or ingestion
5. 貪食空胞 phagosome 形成
6. phagolysosome 形成
7. 殺菌，消化 killing and digestion
8. 排出 egestion

患者は生後間もなく始まる反復性，難治性の感染症に罹患する．初発は肛門周囲膿瘍，リンパ節炎，肺炎が多く，腸炎，敗血症，肝膿瘍，脾膿瘍も好発する．原因菌としては，黄色ブドウ球菌が最も多く，セラチア，緑膿菌，大腸菌，クレブシエラなどのグラム陰性菌，そしてカンジダ，アスペルギルスなどの真菌，結核菌が多い．食胞内に生存する細菌により炎症が持続し，肉芽腫が形成される．

2. **白血球粘着不全症**：接着分子LFA-1，Mac-1，p150/95に共通のβ鎖であるCD18の先天性欠損による．細菌性皮膚感染，中耳炎，副鼻腔炎，歯肉炎，肺炎，創傷治癒の遷延が多い．

3. **Chédiak-Higashi 症候群**：cAMP生成不全による微小管の集合障害によるとされている．メラノソームの成熟障害による白子症がみられ，白血球には巨大なリソソーム顆粒が出現して好中球，NK細胞の機能低下がみられる．

4. **ミエロペルオキシダーゼ欠損症**：好中球にミエロペルオキシダーゼが欠損し，細胞内殺菌の障害により全身性カンジダ症などをきたす．常染色体劣性遺伝である．

5. **グルコース-6-リン酸脱水素酵素欠損症**：好中球のG6PDが欠損するためNADPHの濃度が低下し，殺菌が障害される．

6. **Kartagener 症候群（immotile cilia 症候群）**：微小管の重合に必要な蛋白質であるダイニンが線毛に欠損す

表 2-12 先天性血小板機能異常症の分類

分類	遺伝形式	原因分子
Ⅰ．粘着障害		
Bernard-Soulier 症候群	常染色体性劣性	GP Ⅰbαβ, GP Ⅴ, GP Ⅸ
血小板型 pseudo-von Willebrand 病	常染色体性劣性	GP Ⅰb
コラーゲン不応症	常染色体性劣性	GP Ⅰa/Ⅱa, GP Ⅵ, GP Ⅳ
CD36 欠損症	常染色体性劣性	GP Ⅳ
Ⅱ．凝集障害		
血小板無力症（Glanzmann 病）	常染色体性劣性	GP Ⅱb, GP Ⅲa
Ⅲ．放出障害		
1．storage pool 病		
1）α-storage pool 病（α-SPD）		
gray platelet 症候群	常染色体性？	
2）δ-storage pool 病（δ-SPD）		
Hermansky-Pudlak 症候群	常染色体性劣性	?
Wiscott-Aldrich 症候群	伴性劣性	WASP
Chédiak-Higashi 症候群	常染色体性劣性	?
3）α, δ-storage pool 病		
2．放出機構異常		
1）アラキドン酸代謝異常		
血小板シクロオキシゲナーゼ欠損症	常染色体性劣性	COX-1
トロンボキサン A$_2$ 合成酵素欠損症	?	TX A$_2$ シンターゼ
ホスホリパーゼ A$_2$ 欠損症		
2）血小板 TXA$_2$ 受容体異常症	常染色体性劣性	TXA$_2$ 受容体
3）カルシウム移動・利用障害		
3．ヌクレオチド代謝異常		
Ⅰ型糖原病（von Gierke 病）		
フルクトース-1,6-ジホスフェート欠損症		
Ⅳ．血小板凝固活性障害		
Scott 症候群	?	第Ⅴ因子結合部位
血小板第Ⅴ因子異常症		

※？：未確定

るために起こる．線毛による異物排除機構の障害，白血球の遊走能・ランダム運動能低下が起こる．内臓逆位，慢性副鼻腔炎，中耳炎，気管支拡張症を主徴とする．

4．出血素因

何もしないのに自然に出血するものあるいは外傷などによって高度の出血をきたして容易に止血しないものを合わせて出血性素因 hemorrhagic diathesis という．
①血管障害，②血小板障害，③凝固線溶系異常，によるものがある（p.79 参照）．

血管障害によるもの

炎症や栄養障害，血管壁の形成不全，ステロイド投与などによる異化亢進では，小血管の透過性が亢進して出血する．
血管壁の障害による出血は皮膚や粘膜の点状出血となることが多く，大出血をきたすことはまれである．免疫複合体の沈着による Schönlein-Henoch 紫斑病，薬物アレルギーや壊血病，感染症の際の血管透過性亢進による出血があげられる．

血小板の異常によるもの

①先天性血小板機能異常症，②血小板減少症があげられ，さらに後者の原因として血小板産生機構の異常，破壊の亢進，分布の異常などがある．
産生機構の異常としては再生不良性貧血，Fanconi 貧血などの骨髄の低形成，骨髄が癌の転移や白血病，線維症で占拠される場合，放射線照射，抗癌剤，免疫抑制剤，ベンゼン，サルファ剤などの薬物により造血機能が抑制される場合，TPO の欠損などがあげられる．

先天性血小板機能異常症

血小板減少は強くないが，血小板の機能に異常をみる疾患が明らかになっている．それらは膜異常，トロンボキサン合成異常，顆粒の異常に分けることができる（**表**

本態性血小板減少性紫斑病
idiopathic thrombocytopenic purpura（ITP）
◆定　義：血小板減少をきたす基礎疾患や薬物との接触がなく，骨髄低形成のない場合をいう．
◆発生機序：大部分は血小板蛋白質Ⅱb/ⅢaやⅠb/Ⅸに対する自己抗体産生による．
◆臨床的事項：ウイルス感染などが先行して発症する急性型は小児に多く，予後は良好である．慢性型は妊娠可能年齢の女性に多く，長期にわたって増悪，軽快をくり返す．AIHAに合併したITPをEvans症候群という．

血栓性血小板減少性紫斑病
thrombotic thrombocytopenic purpura（TTP）
◆定　義：細小血管に広範に血栓が形成され，その結果血小板減少をきたしたものをいう．
◆発生機序：血管内皮の障害による内皮の抗血栓性の消失が考えられている．
◆形　態：血液が血栓で狭小化した血管を通るために赤血球が機械的に傷害を受け，有棘赤血球や分裂赤血球，溶血性貧血を生じる．
◆臨床的事項：血栓により腎，脳などに乏血性病変を生じる．多彩な精神神経症状（多くは昏睡）を呈することがある．

薬物による血小板減少症
◆発生機序：薬物性造血障害による血小板減少のほか，薬物をハプテンとして抗体が産生され，この抗原抗体複合体が血小板に付着して補体系が活性化する機序が考えられる．

同種抗体による血小板減少症
　血小板には赤血球型抗原やHLAクラスⅠ抗原，血小板特異抗原 human platelet antigen（HPA）が存在する．したがって不適合輸血や妊娠で感作された患者に対する血小板輸血の際や，母体の抗体を受け取った胎児に血小板減少症が生じる可能性がある．

抗リン脂質抗体症候群
antiphospholipid syndrome（APS）
◆定　義：抗リン脂質抗体，血栓症，血小板減少症あるいは習慣性流産を呈する患者の総称．
◆発生機序：血管内皮や血小板の表面がなんらかの障害を受けることで，細胞膜内側に存在する陰性荷電リン脂質が表面に現れる．通常では β_2-glycoprotein 1（β_2-GP1）がこれと結合して凝固反応を阻止するが，APSで

表 2-13　血液凝固因子

	慣用または一般名	機能
Ⅰ	fibrinogen	基質
Ⅱ	prothrombin	プロテアーゼ
Ⅲ	tissue thromboplastin (tissue factor)	補助因子
Ⅳ	calcium ion（Ca^{2+}）	補助因子
Ⅴ	labile factor	補助因子
Ⅶ	stable factor	プロテアーゼ
Ⅷ	antihemophilic globulin (antihemophilic factor)	補助因子
Ⅸ	hemophilia B factor (Christmas factor)	プロテアーゼ
Ⅹ	antiprothrombin C (Stuart-Prower factor)	プロテアーゼ
Ⅺ	plasma thromboplastin antecedent (PTA), antihemophilic factor C	プロテアーゼ
Ⅻ	Hageman factor	プロテアーゼ
ⅩⅢ	fibrin stabilizing factor prekallikrein（Fletcher factor） high molecular weight kininogen（Fitzgerald factor）	トランスアミダーゼ プロテアーゼ 補助因子

は抗リン脂質抗体が反応するためその反応が障害され，血栓を形成したり血小板が破壊されると考えられている．

凝固系の異常によるもの
　血液の凝固とは線維素 fibrin 形成であり，つくられた線維素は線溶 fibrinolysis により分解される．生体内ではこの2つの相反する反応が，互いに連続しあるいは同時に起こることが多い．
　凝固系は次の3相に分けられ，それぞれの相には多数の因子（表2-13）が反応し，その種々の異常によって出血性素因をきたす．
　第1相：血液あるいは障害された組織から活性トロンボプラスチンがつくられる．
　第2相：活性トロンボプラスチンが血漿中のプロトロンビンに作用してトロンビンに変える．
　第3相：トロンビンがフィブリノーゲンを分解する．フィブリンモノマーは重合して不溶性の線維性蛋白質であるフィブリンをつくる．
　先天性の血液凝固異常の90％は血友病で，残る10％がほかの血液凝固因子の異常である．これらはすべて常染色体性遺伝である．

血友病 hemophilia
◆発生機序：血友病の過半数は第Ⅷ因子 antihemophilic globulin（AHG）を欠如する血友病Aである．伴性劣性

```
                    plasminogen activators
                    ( tissue type PA    )
                    ( urokinase type PA )
                              |          ～～～ plasminogen activator inhibitor
                              ↓
        plasminogen ――――→ plasmin
                              ↑       ～～～ α₂ plasmin inhibitor(α₂ antiplasmin)
                              |            α₂ macroglobulin
        fibrin     ―――――→ fibrin degradation product
```

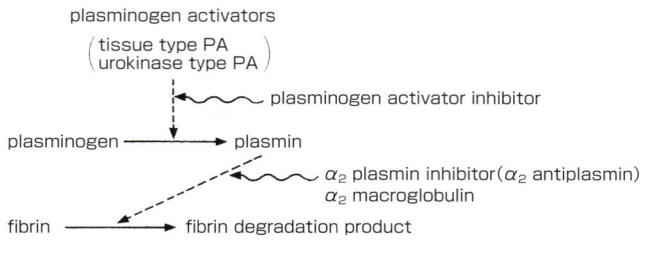

図 2-17 線維素溶解機序

遺伝を示し，通常は男性にしか発症せず，女性は保因者となる．第Ⅷ因子の遺伝子異常は逆位が最も頻度が高く，重症患者の 40～50％にみられる．血友病 B は第Ⅸ因子 plasma thromboplastin component（PTC）の欠如によるもので，Christmas 病とも呼ばれる．血友病 A 同様に伴性劣性遺伝をし，一般に，血友病 A より軽症である．

◆**臨床的事項**：血友病は先天性凝固障害症の中では最も発生頻度が高く，2006 年度の生存患者数調査では血友病 A が 4,100 人，血友病 B は 900 人であった．臨床上，血友病 A，B の区別はつかない．ともに体表の出血は少なく，関節内出血が多い．口腔内出血，鼻出血，筋肉出血などもある．

von Willebrand 病（vWD）

◆**発生機序**：von Willebrand 因子（vWF）は血管内皮細胞および骨髄巨核球が産生する 270 kDa の糖蛋白質で，GPⅠb，GPⅡb/Ⅲa，コラーゲン，ヘパリン，第Ⅷ因子が結合する機能ドメインをもっている．血漿中では分子量 500～約 2 万 kDa の不連続マルチマーとして存在する．vWF の量的減少，質的異常などから 3 型に分類されている．各病型と vWF 遺伝子の異常の関係が，次第に明らかになってきた．

◆**臨床的事項**：病型により出血症状が異なり，1 型は軽度だが，2 型ならびに 3 型 vWD は重症の出血をきたしやすい．粘膜出血を特徴とし，鼻出血，口腔内出血，皮下出血，抜歯後などの止血困難，血尿などを呈する．

フィブリノーゲンの異常

フィブリノーゲンは Aα，Bβ，γ 鎖という 3 つのポリペプチドが Aα₂，Bβ₂，γ₂ と 6 つ集まった糖蛋白質である．

◆**発生機序**：先天性無・低フィブリノーゲン血症は肝細胞での合成低下が考えられているが，遺伝子異常の本体は明らかではない．先天性異常フィブリノーゲン血症は分子異常のため凝固異常をきたすもので，多様な異常がある．

後天性凝固異常

肝疾患では肝細胞での凝固因子産生が低下する．DIC では凝固因子の消費によって出血傾向となる．そのほか免疫異常疾患，ウイルス感染などに伴って抗血液凝固因子抗体が産生されることがある．

線溶系の異常

線溶系は血液凝固機転により血管内に生じた止血栓を適切に溶解し，病的な血栓の生成を防ぐ．線溶系はプラスミノーゲンが活性化されてプラスミンとなり，止血栓のフィブリンを溶解しフィブリン分解産物 fibrin degradation product（FDP）をつくるのが大筋である（**図 2-17**）．フィブリンに結合したプラスミノーゲンは血管内皮が産生する組織プラスミノーゲン活性化酵素 tissue type plasminogen activator（t-PA），ウロキナーゼ型プラスミノーゲン活性酵素 urokinase type PA（uPA）によってプラスミンとなる．プラスミンは α_2 plasmin inhibitor（α_2PI）や α_2 macroglobulin（α_2M）によって作用を阻止され，線溶に歯止めがかかる．

播種性血管内凝固症候群

disseminated intravascular coagulation（DIC）

◆**定　義**：種々の基礎疾患や病態のもと，全身の細小血管内に血栓が形成され，その結果，凝固因子，血小板の消費性減少と線溶系の二次的な活性化が生じ，出血傾向を示すものである．

◆**発生機序**：基本的には組織因子（TF）が増加して血栓を形成することであるが，胎盤剥離や壊死組織などから大量の TF が血中に流れ込む場合と，エンドトキシン血症のように血管内皮細胞における TF の産生亢進と凝固抑制系のトロンボモジュリンの産生抑制が生じる場合の 2 通りがある．前者では羊水塞栓や前置胎盤早期剥離，外傷や手術，腫瘍細胞の壊死などにより，血中に大量の TF が流入して外因系凝固反応を活性化する．後者はグラム陰性桿菌による敗血症などの際に，エンドトキシンが，直接，血管内皮細胞に働くことで発生する．

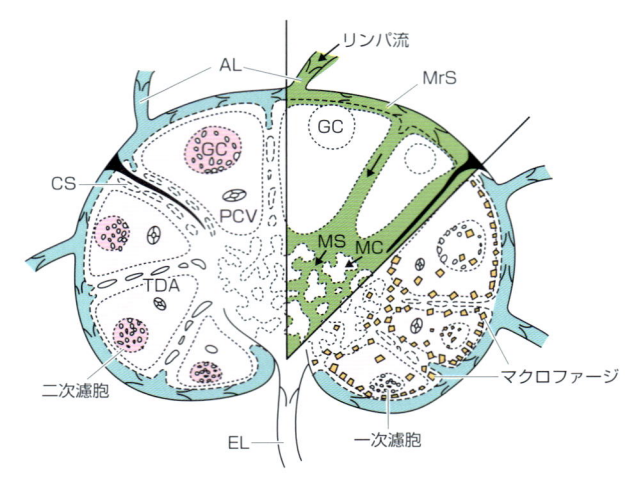

図 2-18　リンパ節の構造
AL：輸入リンパ管，MrS：辺縁洞，CS：皮質洞，TDA：胸腺依存域，PCV：後毛細管静脈，MS：髄質洞，MC：髄索，EL：輸出リンパ管，GC：胚中心

◆形　態：腎糸球体などの細小血管内に，フィブリン血栓が多発する．
◆臨床的事項：原則的に種々の臓器に血栓形成による虚血症状がみられる．組織の損傷は血管壁や組織からのt-PA 遊離を促進し，プラスミノーゲンが活性化（プラスミンの生成）されて析出フィブリンの溶解が起こり，FDP が血中に増加する．これを二次線維素溶解現象（二次線溶）と呼ぶ．また，血小板減少とフィブリノーゲン低下により，粘膜の点状出血，小紫斑，出血などの出血傾向がさまざまな程度に観察される．

一次線溶 primary fibrinolysis

なんらかの原因でプラスミノーゲンの活性化が起こって，フィブリノーゲンを分解することで出血傾向が生じる．これを血管内凝固の結果二次的に起こる線溶と区別して一次線溶という．組織中の t-PA が大量に血中に遊離した結果，線溶が亢進して出血する場合と，α_2PI が欠損した結果，止血栓中のフィブリンが溶解されて出血する場合とがある．前者は t-PA の豊富な子宮，前立腺，肺などの外傷や手術などで発生する．後者は，まれであるが α_2PI の先天的欠損でみられる．

多くの場合，一次線溶が単独で現れることはまれで，血管内凝固と同時に起こる．例えば熱傷による広範な血管内皮障害，前立腺癌，羊水塞栓，劇症肝炎などでみられる．

5．リンパ節

リンパ節 lymph node は皮質 cortex と髄質 medulla に分けられる．皮質はリンパ濾胞と濾胞間皮質 interfollicular cortex，皮質深部の傍皮質領域 paracortical area に分けられ，髄質は髄索 medullary cord と髄洞 medullary sinus よりなる．

リンパ液は輸入リンパ管 afferent lymphatic より辺縁洞 marginal sinus に入り，皮質洞，髄質洞を流れて輸出管 efferent lymphatic より出る．リンパ洞内面は連続した内皮細胞ではなく，細網細胞と細網線維，マクロファージなどが存在する．したがってリンパ液はリンパ組織の実質にも流れ込み，pack された細胞間で濾過される．リンパ球は流れに乗って移動し，その途中に突き出た細胞にパチンコ台の玉のように弾かれながら流れていくといわれている（図 2-18）．

中心部に胚中心 germinal center をもつリンパ濾胞を二次リンパ濾胞という．リンパ濾胞を構成する細胞の大部分は B 細胞であり，胚中心を取り巻く領域を mantle zone といい，膜 IgM と IgD をもつ小型リンパ球からなる．胚中心には抗原刺激を受けて分裂・増殖した大型細胞 centroblast（CB）と Ig 遺伝子のクラススイッチが起きた中型の細胞 centrocyte（CC）が分布し，CB→CC の順に分化する．胚中心にはそのほかに tingible body macrophage，濾胞樹状細胞 follicular dendritic cell および少数の T 細胞が存在する．これらは抗原の保持と提示，B 細胞分化・成熟の介助，アポトーシス細胞の処理などを行っている．

傍皮質域は T 細胞が充満しているため，胸腺依存領

A. 非腫瘍性病変　253

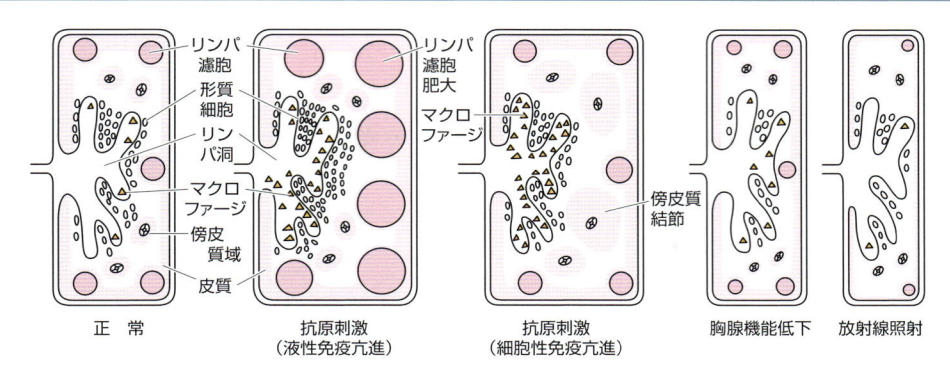

図 2-19　リンパ節の増生，萎縮の構造

液性抗体産生を起こす抗原刺激ではリンパ濾胞の肥大，髄索の形質細胞の増加があり，洞マクロファージが増える（洞カタル）．傍皮質域のリンパ球増生はない．逆に遅延型アレルギーなど細胞性免疫が誘導される抗原刺激では，傍皮質域のT細胞は増え洞カタルがあるが，リンパ濾胞の肥大はない．胸腺機能低下ではリンパ節の萎縮は目立たないが，傍皮質域のT細胞は著しく減少する．放射線照射や重症複合免疫不全症では，全体に強い萎縮をみる．

域 thymus dependent area（TDA）と呼ばれる．ここには後毛細管静脈 post capillary venule（PCV）と呼ばれる丈の長い立方内皮細胞からなる内腔の狭い細静脈があり，T細胞はPCVを通ってこの部に出てくる．細胞性免疫を刺激する抗原が加わるとPCVの周囲にT細胞が結節状に集簇する．これを傍皮質結節 paracortical nodule という（図2-19）．TDAにはT細胞に抗原を提示する，指状嵌入樹状細胞 interdigitating dendritic cell（IDC）が分布する．

髄質は髄索と髄洞からなる．髄索は細網細胞からなる網目状の構造で，その中はリンパ球と形質細胞で満たされている．抗原刺激が加わると，この部の形質細胞が増加する．髄洞には多数のマクロファージが存在し，異物を貪食する．

リンパ節の退行性病変

リンパ節の痕には，結合組織あるいは脂肪組織が残る．
変性としては全身性アミロイドーシスの際に，血管壁あるいは細網組織にアミロイドの沈着が認められる．

リンパ節の腫大

単純なリンパ節炎

1. **急性リンパ節炎** acute lymphadenitis：病原菌，異物あるいは抗原物質などがリンパ節に流入して生じ，多くは領域下の炎症に続発する．

組織学的には充血，リンパ組織の増生，濾胞胚中心の腫大が認められ，リンパ洞には細胞破片や赤血球を貪食した組織球の腫大（洞カタル sinus catarrh）や増加（洞組織球症 sinus histiocytosis）をみる．原因菌によっては線維素炎あるいは増生細胞の壊死をきたすことがあり，出血を伴うこともある．このような強い病変は腸チフス，ペストなどの伝染病の際にみられる．

2. **化膿性リンパ節炎** suppurative lymphadenitis：化膿菌の感染による．好中球滲出が強く，膿瘍を形成する．炎症が進行して被膜を越えると，リンパ節周囲炎 periadenitis となる．通常の化膿炎と同じく次第に吸収されるか，瘢痕を形成するか，石灰沈着をきたすことがある．外に穿孔することもある．

3. **慢性リンパ節炎** chronic lymphadenitis：急性リンパ節炎の慢性化あるいは弱い刺激の持続で生じる．

原因により，①二次リンパ濾胞の腫大および増生型，②免疫芽球 immunoblast 増加型，③組織球や類上皮細胞の増加型，④T細胞領域の細胞増加型，⑤sinus histiocytosis 型，⑥珪肺症のように線維化が主な型，と多彩な組織像を示す．

4. **皮膚病性リンパ節症** dermatopathic lymphadenopathy：比較的広範な皮膚疾患（紅皮症，湿疹，皮膚炎，天疱瘡など）によって生じる抗原物質に対するリンパ節の非特異的反応である．

リンパ節の割面は独特な帯黄色，石板色を呈する．濾胞間皮質から傍皮質領域が拡大し，S-100蛋白陽性のLangerhans細胞，IDCの増生，メラニン色素の沈着を特徴とする．

5. **亜急性壊死性リンパ節炎** subacute necrotizing lymphadenitis

組織球性壊死性リンパ節炎 histiocytic necrotizing lymphadenitis（菊池・藤本病）ともいう．

原因は不明であるが，若年女性の頚部に好発し，発熱を伴って発症する．

リンパ球の壊死巣が散在，融合してみられる．時間が経つと組織球，次いでT免疫芽球が壊死巣を置換し，リンパ芽球の多い時期から生検されると悪性リンパ腫と誤

られる．リンパ濾胞は少ないか，みられない．

肉芽腫性リンパ節炎 granulomatous lymphadenitis

1．結核性リンパ節炎 tuberculous lymphadenitis：リンパ節は結核の好発臓器で，特に頸，傍気管，腸間膜によくみられる．結核菌は支配領域の結核病巣からリンパ行性あるいは血行性にリンパ節に達する．時にはリンパ節周囲炎を併発し，リンパ節同士が融合していわゆる馬鈴薯腺 kartoffeldruse（相互癒着性塊状結節 conglomerated tubercles）となる．

形態は典型的な組織像は結核結節の形成で，乾酪壊死のまわりを類上皮細胞が取り囲み，Langerhans 細胞が混在する．一般の結核と同様に，乾酪壊死部は被包化あるいは軟化して空洞をつくり，石灰化または瘢痕化を示す．Langerhans 細胞を欠き，乾酪壊死がなくて線維性に硬化するものもある（腺病性リンパ節炎 lymphadenitis scrofulosa）．

2．リンパ節の梅毒 lymphadenitis syphilitica：初期硬結に続発する無痛性横痃 indolent bubo および第 2 期にみられる全身リンパ節の腫脹では増殖炎が認められる．tingible-body macrophage が目立つ二次リンパ濾胞の腫大，髄索の形質細胞増加，少数の巨細胞出現などがみられ，しばしば小動脈の増殖性内膜炎を伴う．第 2 期では被膜の線維性肥厚が加わる．

ゴム腫 gumma は第 3 期にみられるものでクルミ大に達する腫脹をみ，乾酪変性を示す．軟化することは少なく，線維化傾向が強い．

3．Hansen 病/癩 lepra, leprosy：癩菌 *Mycobacterium leprae* による感染症である．類結核型癩 tuberculoid leprosy と癩腫型癩 lepromatous leprosy の病型を示すが，前者では遅延型細胞性免疫の成立が，後者には T 細胞の抗原特異的無反応性が認められる．

類結核型癩ではリンパ節腫脹は軽度で，サルコイドーシス類似の類上皮細胞性肉芽腫が散見される．癩菌はほとんど検出されない．

癩腫型癩では中等度のリンパ節腫大がみられる．胞体内に癩菌を有するマクロファージが傍皮質域を中心に増加し，明るい領域をつくる．好酸菌染色で胞体内に多数の菌が染色される．リンパ球は減少し，濾胞はみられなくなる．

4．野兎病 tularemia：野兎の保有する *Francisella tularensis* がダニに媒介されて感染する．

形態は化膿性肉芽腫性炎で，壊死性膿瘍を類上皮細胞，Langhans 巨細胞，リンパ球を伴う線維性肉芽が取り囲む．化膿炎と結核結節との中間的な所見である．

5．サルコイドーシス sarcoidosis：結核結節に似た類上皮細胞結節をつくるが,結節は小型でほぼ同大であり，

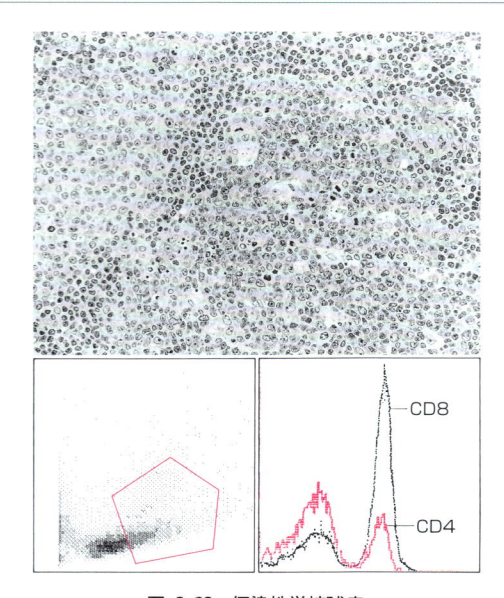

図 2-20 伝染性単核球症
リンパ節には大型好塩基性細胞の増殖（中央下方）と単球様 B 細胞の増殖（左）がみられた．下段は患者末梢血リンパ球の構成であり，大型リンパ球増加（左，の枠部），CD8⁺T 細胞の増加がみられる（右）．

壊死をほとんど伴わない．巨細胞内にしばしば好塩基性の求心性層状小体 Schaumann 小体あるいは好酸性の星芒体 asteroid body をみるが，本症に特異的ではない．結核結節との鑑別は時に困難である．若年男女にみられ，家族集積性がある．北欧に多く，わが国では北に多い．両側肺門リンパ節腫大 bilateral hilar lymph node enlargement（BHL）が特徴的だが，ほかのリンパ節や，肺，皮膚，心，眼のぶどう膜，骨髄なども侵す．ツベルクリン反応が陰性になり，Kveim 反応が陽性でアンジオテンシン変換酵素 angiotensin-converting enzyme（ACE）が上昇する．

ウイルス性およびクラミジア性リンパ節炎
viral and chlamydial lymphadenitis

1．伝染性単核球症 infectious mononucleosis（IM）：EBV 感染の 90％ 以上は幼児期に発熱性疾患で終わるが，思春期に初感染を受けると IM を発症する．

初期は EBV 感染 B 細胞が，次いでこれと反応する T 細胞が増殖し，全身リンパ節腫大，肝・脾腫大を示す．リンパ装置には大型の centroblast からなる胚中心の肥大と傍皮質の拡大，形質細胞の増加がみられる．末梢血に増殖した異型リンパ球は芽球化した CD8⁺T 細胞が主体である（図 2-20）．

EBV に対する血清抗体価の上昇がある．予後は良好．Paul-Bunnell 反応が陽性となる（患者血清中にヒツジ赤

血球を凝集する異好性抗体 heterophile antibody が上昇する）．

2．HIV によるリンパ節病変：ヒト免疫不全ウイルス human immunodeficiency virus（HIV）に感染したリンパ節には多彩な変化がみられる．無症候性キャリアから持続性全身性リンパ節腫大 persistent generalized lymphadenopathy（PGL）期では，巨大かつふぞろいな胚中心のリンパ濾胞増加がみられる．次いで AIDS 関連症候期にかけてリンパ節全体の萎縮が生じる．これは HIV 感染胚中心樹状細胞が破壊されるためであり，濾胞融解 follicle lysis と呼ばれる．さらに病変が進むと濾胞は消失し，リンパ球も減少してリンパ節は萎縮する．

3．麻疹性リンパ節炎 measles lymphadenitis：全身リンパ節，扁桃が腫大する．単純性濾胞過形成を示すが，胚中心に Warthin-Finkeldey 型多核巨細胞が出現するのが特徴的である．

4．水痘・帯状疱疹ウイルスによるリンパ節炎：varicella-zoster virus は小児期に水痘を発症後，体内に潜伏しているが，成人で回帰発症して帯状疱疹を発症する．リンパ節は被膜炎を伴い，傍皮質拡大が主な所見である．これは主に皮膚病変による変化で，封入体をもつ細胞はごくまれである．

5．その他のウイルス感染によるリンパ節炎：種痘後リンパ節炎 postvaccinial lymphadenitis，サイトメガロウイルス cytomegalovirus（CMV）やヘルペスウイルス 6 型 human herpes virus type 6（HHV6）の感染によるものがあるが，特異的所見に乏しい．CMV 感染では壊死巣周辺に大きな核内封入体がみられる．

6．鼠径リンパ肉芽腫 lymphogranuloma inguinale, venereal lymphogranuloma

Chlamydia tracomatis 感染の 4〜5 週後（第 2 期）に鼠径リンパ節の腫脹を生じる．第四性病と呼ばれる．組織学的には膿瘍を類上皮細胞が柵状に囲み，巨細胞が混在する．周囲に多数の形質細胞浸潤を伴う肉芽組織がある．病変は常にリンパ節周囲に波及し，線維化，硝子化傾向が強い．鼠径部のみに病変がとどまること，Frei 反応陽性であることがほかの肉芽腫炎との鑑別になる．

その他の病原体によるリンパ節炎

1．ネコひっかき病 cat scratch disease：ネコなどの小哺乳動物にひっかかれたりすると発病する．グラム陰性の小桿菌 Bartonella henselae が主要な原因菌である（Warthin-Starry 鍍銀染色が陽性）．

リンパ濾胞の増生，類上皮細胞肉芽腫を経て，特徴的な膿瘍形成性肉芽腫となる．

2．エルシニアリンパ節炎 yersinial lymphadenitis：グラム陰性小桿菌のエルシニア菌感染による．膿瘍化を伴う大小の肉芽腫性病変を生じるものと，主に洞組織球症を示すものがある．

3．Lyme 病：米国コネティカット州 Lyme で発見された疾患で，スピロヘータの一種 Borrelia burgdorferi をもつマダニの咬創から感染する．咬創部皮膚に pseudolymphoma 類似の病変が生じ，その後リンパ節腫大をきたす．リンパ濾胞の過形成，芽球化細胞および形質細胞の増生がみられる．

4．ツツガムシ（恙虫）病 tsutsugamushi disease：ネズミに寄生するダニの幼虫の刺傷から Orientia（旧名 Rickettsia）tsutsugamushi が感染して発症する．新潟・山形・秋田地方に限局して発生する古典的ツツガムシ病は赤ツツガ虫が，新型ツツガムシ病は全国で発生しフトゲツツガムシまたはタテツツガムシがそれぞれ媒介する．腫大したリンパ節には大型免疫芽球様細胞や形質細胞が増生し，しばしば好中球を伴う壊死や出血が加わる．

4 類感染症で診断した場合はただちに届け出る．発熱，発疹，刺口が主要症状だが，DIC や肝障害，中枢神経症状を合併する重症例もある．

5．トキソプラズマ症 toxoplasmosis：原虫の一種 Toxoplasma gondii による，人畜共通感染症である．

2〜6 個の類上皮細胞の集簇，洞内の単球様 B 細胞増殖，濾胞ならびに傍皮質の過形成がみられる．虫体を認めることはごくまれで，血清抗体価の上昇が診断に必要である．先天性感染は胎児，新生児にみられ，リンパ節炎はない．後天性感染の多くは頚部リンパ節の腫大をきたす．

その他，自己免疫疾患（関節リウマチ，全身性エリテマトーデス）にリンパ節腫大をみることがある．

木村病は二次リンパ濾胞過形成と好酸球の混在したリンパ球，形質細胞の増加を示す軟部組織の病変であるが，リンパ節にもみられる（好酸球性リンパ節炎 eosinophilic lymphadenitis）．

薬剤性リンパ節症は，ヒダントインなどの抗痙攣剤や化学療法剤の使用後 1〜2 週間にみられる全身のリンパ節腫大である．組織像は多彩であるが血管増生と免疫芽球増加が強い例では，血管免疫芽球 T 細胞リンパ腫との鑑別が問題となることもある．

6．脾

脾 spleen は胸腺より遅く，胎齢第 5 週に背側胃間膜から原始血管として発生を始め，4 か月ころから動脈周囲にリンパ球が集まる．胎児期の一時期に造血を行うとされていたが，近年の免疫組織学的検討では脾の造血器官としての意義は否定的である．生後は血液の濾過，血液中の抗原物質の走査，古くなった血小板や赤血球の除

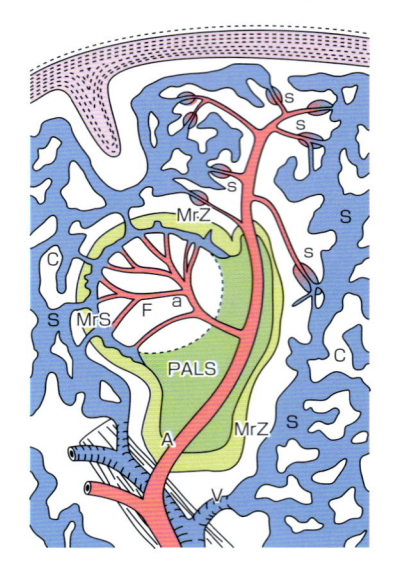

図 2-21 脾の構造
中心動脈（A）は筆毛動脈（a）へと分岐し，莢部（s）を経て静脈洞（S）に開放する．濾胞（F）を通った細動脈枝は辺縁洞（MrS）を経て静脈洞に連絡する．MrZ：辺縁帯，PALS：動脈周囲リンパ組織鞘，C：髄索

去と鉄分の回収に関与する．脾の実質は赤脾髄 red pulp と白脾髄 white pulp からなる．両者の間は辺縁帯 marginal zone により境されている．重量は 30 歳ころが最も重く 100〜120 g に達する．

　動脈は脾柱内を通って脾髄に入り中心動脈となる．動脈周囲には T 細胞が集簇し，動脈周囲リンパ組織鞘 periarteriolar lymphoid sheaths（PALS）を形成する．抗原刺激を受けると中心動脈から枝分かれした筆毛動脈を囲んでリンパ濾胞が形成される．この濾胞と PALS を合わせて白脾髄と呼ぶ．白脾髄の外側には中細胞型の B 細胞 marginal zone B-cell や辺縁帯マクロファージが分布する辺縁帯がある．濾胞部には辺縁洞が辺縁帯との間にあり，静脈洞に連結している（**図 2-21**）．

　赤脾髄は髄索 medullary cord と静脈洞 sinus からなり，循環障害の際に著明な変化を示すことが多い．静脈洞壁は内皮細胞とその外側を髄索の細網細胞につながる桿状細胞とが格子構造（長径 1〜4 μm）を形成し，血液のヘマトクリットは上昇し，グルコース濃度，酸素分圧，pH は低下している．ここでは老化した赤血球や病的赤血球が捕捉・破壊されマクロファージにより貪食される．髄索では形質細胞増生や髄外造血もみられる．

奇形および位置異常

1．**無脾症** asplenia, congenital aplasia：ほかの先天奇形に伴うことがある．しばしば末梢血に Howell-Jolly 小体が出現する．
2．**分葉脾** abnormal lobe：胎生期の脾は分葉しているが正常では出生前に消失する．この切れ込みが高度に残り，分葉状をなすものをいう．
3．**副脾** accessory spleen：先天性のものは背側胃間膜内に見ることが多い．手術や外傷などによる散布性のもの（autotransplantation）は任意の位置にみられる．主脾と同じ構造，機能をもつ．
4．**遊走脾** lien mobilis：脾は胃脾靱帯および横隔膜靱帯が延長すると移動性となり，著しい時には腸骨窩にまで下垂する．普通は脾腫の場合にみるが，ことに女性の場合，通常の脾にもみられることがある．
5．**移上および脱出** ectopia：腹水，腹腔内腫瘍および妊娠によって起こる．また，横隔膜に欠損のある時には胸腔内に脱出し，ヘルニアがあるとその嚢内に脱出することがある．

脾の損傷および破裂

　後述する脾腫の際に，打撲によって脾の実質が挫滅するばかりでなく，被膜も破裂する．急性の脾腫では外力によらずとも特発性に破裂することがある．脾の破裂は多量の出血を招来し多くは死の転帰をとるが，時には瘢痕治癒することもある．まれに内容が散布されて副脾を形成する．

脾の退行性病変

1．**萎縮**：老人および高度の消耗性疾患，ことに悪性腫瘍の際にみられる．皺襞の著しい外表を呈し，割面は血液に乏しく色が淡く，赤脾髄および白脾髄は萎縮して脾柱が増加してみえる．
2．**変性**：
　1）硝子変性 hyaline degeneration　中心動脈壁の主に内膜および中膜にしばしば認められる．腎，脳などの小動脈壁の硝子変性と異なり，必ずしも高血圧と関係がない．
　2）アミロイドーシス amyloidosis　全身性アミロイドーシスの部分現象として出現するものであるが，アミロイドの沈着部位により次の 2 型に分けられる．
　①リンパ濾胞型：リンパ濾胞に沈着すると外観が煮沸したサゴ米によく似た透明な結節として脾の割面にみられるのでサゴ脾 sago spleen, Sagomilz という．
　②脾髄型：軽度の場合は小動脈および静脈洞の内皮細胞直下に沈着するが，高度の場合はしばしば結節状を呈

し脾構造が消失する．一般に脾腫を生じる．割面の外観は血液の少ない時は豚脂様，血液の多い時はハムに似ているので，豚脂様脾 lardaceous spleen, Speckmilz, ハム脾 ham-like spleen, Schinkenmilz と呼ばれる．

アミロイドーシスはわが国では少なくかつ軽度で，ほとんどはリンパ濾胞型である．一般に結核症，慢性化膿症に続発する．

2）**多発性壊死** multiple necrosis　一般に尿毒症の末期に起こり，動脈攣縮あるいは動脈壁壊死に次いで起こる．血栓によるものでは種々の大きさの不規則な形状をした多数の黄白色壊死巣が出現する．斑状脾 Fleckmilz と呼ばれる．

3）**色素沈着** pigmentation　最も多いのは血清鉄沈着で少量の沈着は生理的にみられるが，溶血性病変が進行すると高度になる．そのほかにマラリア色素の沈着がある．これらの色素は一般に脾髄の網内系細胞の胞体内にみられる．

脾　腫

原因のいかんを問わず，脾の腫大を脾腫 splenomegaly, Milztumor と呼ぶ．重要な脾疾患では多かれ少なかれ脾腫を呈する．

1．**中心性うっ血**：心不全によるもので，脾重量が 300 g を超えることはまれである．
2．**門脈圧亢進症** portal hypertension：門脈系の循環障害によるうっ血（門脈性および肝性）により生じ，1,000 g を超える巨脾をきたすことも珍しくない．門脈性循環障害の原因には門脈血栓あるいは腫瘍による門脈の圧迫があり，肝性循環障害は肝硬変症，肝線維症，Budd-Chiari 症候群などでみられる．これら門脈性，肝性循環障害を総称して門脈圧亢進症という．

急性うっ血では血液が充満して拡張した静脈洞と髄索中への血液の氾濫があり，慢性うっ血では髄索に線維が増加するので硬くなる（うっ血硬化）．時に脾柱の血管から出血して，ヘモジデリン，石灰沈着をきたすことがある（Gamna-Gandy 結節）．

3．**Banti 症候群** Banti syndrome：原因不明の門脈圧亢進症で，脾機能亢進症（貧血，白血球および血小板減少症），腹水，肝硬変（線維）症，食道静脈瘤など一連の症状を伴う巨大な脾腫を示す症候群である．

原因は不明で特発性門脈圧亢進症と呼ばれる．すなわちうっ血により髄索は分断され静脈洞化し，その結果，門脈圧は減少して脾動脈系の血流量が増加する．これに伴って末端の動脈枝は伸長・増生し髄索が新生される．門脈圧亢進の続くかぎりこの適応過程がくり返され，静脈洞増生が促進する．

最も特徴的なのは静脈洞増生 sinus hyperplasia（髄索の線維増加と静脈洞の拡張および内皮細胞腫大により Fibroadenie と呼ばれる）で，中心動脈周囲の線維化，Gamna-Gandy 結節がみられる．

4．**出　血**：急性感染症の際にしばしばみられ，小斑点状を呈する．脾は血管が開放性で生理的に赤血球が組織中に存在するので，血管壁あるいは組織の破壊を伴い血腫を形成するもののみをいう．

5．**梗　塞**：脾は腎とともに貧血性梗塞を起こしやすい臓器で，脾動脈枝の血栓（炎症，白血病，リンパ腫）あるいは塞栓（心疾患）による．

肉眼的には境界明瞭なクサビ形灰白色壊死巣で，周囲は出血性，のちに瘢痕化する．細菌性心内膜炎の際にみられる敗血症性梗塞 septic infarction では梗塞巣は膿瘍化する．

6．**急性脾炎** acute splenitis

種々の感染症の際にみられ，感染脾と呼ばれる．

脾腫は中等度で軟らかい．割面は暗赤色で膨隆し，脾粥は刀背に多量に付着する．髄索，白脾髄は一般に不明瞭である．組織学的には変性壊死（最急性期），漿液滲出，好中球滲出（急性期）が主で，次いで単核細胞浸潤がみられる．血液のうっ滞は濾胞周囲，静脈洞および髄索にみられる．漿液滲出は髄索細網組織の疎化によって示される．炎症が動脈壁に波及して血栓を形成し，梗塞を生じることもある．また感染脾では一般に脾外膜炎 perisplenitis を伴う．

組織像は病因で異なり，ブドウ球菌およびレンサ球菌では好中球滲出が強く粟粒膿瘍をつくることもある．腸チフスでは脾腫が著明で髄索にチフス細胞 typhoid cell（赤血球，核片を貪食したマクロファージ）が多数出現する．また小壊死巣，静脈内膜炎 endophlebitis を認め，貧血性梗塞もまれではない．発疹チフス，発疹熱の脾病変も腸チフスに似ている．ジフテリアでは濾胞胚中心の肥大，類上皮細胞化が特徴的である．

7．**化膿性脾炎** suppurative splenitis：化膿菌が血行性に脾に達して起こるが，胃潰瘍や胃癌に伴う化膿などの波及，外傷によるものもある．

小さな膿瘍は瘢痕治癒するが，大きいものは時には被膜を破って腹膜炎を起こし，あるいは胃，腸，胸腔，肺などの臓器を破る．また脾静脈に血栓性静脈炎 thrombophlebitis を起こし，次いで肝膿瘍を続発することがある．

8．**慢性脾炎** chronic splenitis：急性脾炎の継続する場合（例えば遷延性心内膜炎）にみられるが，一般的には原虫疾患によって起こる．脾腫は高度で，しばしば梗塞を起こす．典型は慢性マラリア chronic malaria で 1,000 g を超える巨脾をきたし，脾は硬くマラリア色素のため黒色を呈する．組織学的には髄索の線維増生，マ

ラリア色素貪食マクロファージ増加がみられる．カラ・アザール kala-azar は *Leishmania donovani* の感染によるもので，脾腫は進行性で著しく巨大になる（熱帯性巨脾症 tropical splenomegaly）．網内系細胞が増生し，その胞体内に原虫が認められる．結合組織も増生する．そのほか，histoplasmosis でも脾腫をきたすことがある．

9．**脾外膜炎** perisplenitis：脾被膜の炎症は一般的に腹膜炎の部分現象としてみられるが，脾の病変に続発することも多い．

組織学的には線維素炎あるいは化膿炎などでその原因によって異なる．また，脾被膜の慢性線維素炎では被膜が不均等に肥厚してしばしば扁平隆起をつくり（sugar-icing），周囲組織と癒着することがある．

10．**慢性肉芽腫性炎** chronic granulomatous splenitis：結核症では軽〜中等度の脾腫がみられる．全身粟粒結核の部分現象として粟粒結核が，慢性結核の経過中には融合性結核がみられる．また被膜に包まれた硝子化あるいは石灰化した結節をみることがある．先天性梅毒でしばしば著しい脾腫をきたす．慢性脾炎の像を呈し，スピロヘータも多数認められる．まれに粟粒ゴム腫形成をみる．そのほか，サルコイドーシス，Hansen 病，ブルセラ菌感染症などの際に肉芽腫を認めることがある．

11．**類脂質沈着症** lipidosis：脂質代謝障害の際に多量の類脂質が脾に沈着する．糖尿病で脂肪血症 lipemia を伴う場合にも脂肪の沈着がみられ，高度になると脂肪を貪食して腫大した網内系細胞の増生がみられる．同様の所見は総胆管の慢性閉塞，腎疾患などで脂質異常症を伴う際にもみられる．

蓄積性代謝障害はリピドーシスのほかに，酸性ムコ多糖あるいは糖原代謝異常などの際にみられる．類脂肪摂取性細網内皮症とみなすべき特殊な疾患として下記の2疾患がある．まれなものだが，脂質代謝の面から重要な疾患である．

12．**Gaucher 病**：糖脂質を分解するリソソーム酵素の glucocerebrosidase が先天性に少なく，貪食された赤血球由来の glucocerebroside が分解されずに細胞質内に蓄積する．

脾，肝，骨髄など全身の組織球系細胞に glucocerebroside が蓄積し，8,000 g に達する巨脾を生じる．胞体内に脂質をためた大型細胞は Gaucher 細胞と呼ばれ，淡明な原形質には線状の縞模様がみられる．

13．**Niemann-Pick 病**：先天性に糖脂質を分解する酵素の sphingomyelinase やその運搬に関与する蛋白質が欠損するため，組織球および中枢神経系細胞に sphingomyelin が蓄積する．脾腫は Gaucher 病ほどではないが，肝腫大，リンパ節腫大を伴うものも多い．組織学的には泡沫状の細胞質を有する腫大した組織球を認める．

14．**血液疾患による脾腫**

1）溶血性貧血　特に遺伝性球状赤血球症，胎児赤芽球症など．
2）真性赤血球増加症　特に Vaquez 型では高度の脾腫をきたす．
3）類白血病反応
4）白血病　特に慢性骨髄性白血病．
5）骨髄線維症
6）悪性リンパ腫

15．**脾機能亢進症** hypersplenism：脾は異物や古くなった血球の除去，血液中の抗原物質の監視と抗原に対する免疫反応の場と理解されるが，その機能は直接観察では容易に認めがたい．

ある種の貧血，白血球減少症，血小板減少症は摘脾によって改善されることがある．このような場合，血球破壊機能の亢進あるいは骨髄における造血の抑制機能の亢進があると考え，脾機能亢進症という名称が用いられている．

しかし，この際の脾の形態学的変化は種々で脾機能亢進症に特徴的な像は認められない．したがってこれは病理学的に独立性を有する疾患とは認めがたく，臨床的な概念であり，摘脾によって改善される血球減少を示す疾患群を指すものである．

脾機能亢進症には，脾性好中球減少症 splenic neutropenia，脾性汎血球減少症 splenic pancytopenia，先天性溶血性貧血，血小板減少性紫斑病のように原発性のものと，Banti 症候群，溶血性貧血，Gaucher 病，サルコイドーシスなどの疾患の経過中に認められる続発性のものとが知られている．

ほかの臓器と同様に，原則的にはあらゆる良性および悪性腫瘍が報告されているが，極めてまれである．癌の転移は多くない．

炎症性偽リンパ腫 inflammatory pseudolymphoma や hamartoma が，悪性と診断してはならない疾患としてあげられる．

7．胸　腺

胸腺は被膜に囲まれた臓器で，結合組織からなる隔壁によって小葉構造をとる．各小葉は皮質と髄質からなる．皮質はさらに外側の被膜下領域と深部領域に区別される．髄質は Hassall 小体を含む．胸腺は内胚葉（一部は外胚葉）由来の上皮細胞が網目状に配置され，ここで骨髄由来の T リンパ球および一部の NKT リンパ球が分化する中枢性免疫臓器である．胸腺上皮細胞は複数のサブセットからなり機能的に分布している（**表 2-14**）．ほかに B 細胞が髄質と血管周囲に，筋組織様細胞が髄質

表 2-14 胸腺上皮細胞の免疫染色パターン

	CK7	CK8	CK10	CK13	CK14	CK18	CK19	CK20	p73	p63
被膜直下胸腺上皮細胞	(+) *+89%	(−) *+11%	−	−	+	(−)	+	−	(+)	+
皮質胸腺上皮細胞	(−) *+22%	+	+	+	+	(−) *+11%	(+) *+89%	−	(+) **	+
髄質胸腺上皮細胞	(+) *+78%	(+) *+56%	−	(+) *+33%	+	(+) *+66%	+	−	+	+
Hassall 小体関連型胸腺上皮細胞	(+) *+89%	(+) *+89%	(+) *+89%	+	(+) *+44%	−	−	−	+	+

CK：サイトケラチン．*は陽性率．サイトケラチンの発現 Histopathology 36：403, 2000 より．p73 の発現は J Histochem Cytochem 50：455, 2002 より．p63 の発現は Am J Clin Pathol 127：415, 2007 より．なお p63 と p73 の発現において＋は 100％陽性を意味するものではない．特に**は陽性率が未定である．

の Hassall 小体付近に，樹状細胞が皮髄境界領域の髄質に多く，Langerhans 細胞が髄質に，肥満細胞，好酸球，形質細胞が隔壁に，間質の細胞も存在する．

異所性胸腺 ectopic thymus

正常の組織学的構造を有する胸腺が頸部や胸膜表面に出現する．甲状腺周囲で上皮小体と結合するものが多い．正常の胸腺は胎生期に第 3（一部は第 4）鰓弓より起こり，胸腔へ向かい降下する．異所性胸腺は発生時の降下異常による．

branchio-oculo-facial syndrome は皮膚に異所性胸腺を伴うことがある．

胸腺内異所性組織
ectopic tissues in a normally located thymus

正常の胸腺内に副甲状腺，脂腺，母斑細胞を認めることがある．

先天性胸腺囊胞 congenital thymic cysts

先天性胸腺囊胞は胸腺咽頭管の閉鎖不全に由来する．発生時の胸腺原基の降下線上に出現し，頸部に多いという報告がある．囊胞壁は 1 層の立方体あるいは円柱状の上皮，または線毛上皮や重層扁平上皮または円柱上皮に覆われ炎症反応を欠き，多くは単房性で漿液性内容物をいれる．囊胞壁には胸腺組織が存在する．

胸腺無形成 thymic agenesis

DiGeorge 症候群：胸腺無形成による先天性細胞性免疫不全症に，上皮小体欠損（副甲状腺機能欠損），心奇形（Fallot 四徴），顔面形成異常（眼球解離・耳介低位・小顎症）を伴う．染色体 22q11.2 の 1.5～3.0-Mb の半接合性欠失による．特に *TBX1* 遺伝子の欠損が多くの表現型の障害のもととなる．

胸腺異形成 thymic dysplasia

さまざまな原因により生じた胸腺の発生障害で，胸腺は小さく 5 g 以下で，T リンパ球の成熟が障害されるのみならず，皮質と髄質の分化も障害されるものが多い．リンパ球と Hassall 小体を欠いた胎生期胸腺像を呈するものもある．免疫不全症を呈し，確定は遺伝子診断によるものが多い．重症複合型免疫不全症（Omenn 症候群など），Nezelof 症候群，不全 DiGeorge 症候群などがある．毛細血管拡張性運動失調症 ataxia telangiectasia では ataxia telangiectasia mutated（ATM）蛋白による T 細胞レセプターの遺伝子再構成障害により，T リンパ球の分化が損なわれる．

免疫不全症を呈しても胸腺形成に異常を認めない疾患には，先天性無γグロブリン血症，アデノシンデアミナーゼ欠損症などがある．

急性胸腺退縮 acute thymic involution

正常胸腺は生下時に平均 20 g で，思春期に平均 35 g と最も重くなる．以後は次第に減少していき，この生理的な現象を退縮と呼ぶ．胸腺は完全消失するわけではなく，脂肪組織の中に萎縮した正常構造を遺残する場合のほか，リンパ球の集簇や，胸腺上皮細胞の索状あるいはロゼット形成性集簇をみることがある．これに対して病的な退縮を急性退縮と呼ぶ．病因にはストレス，ステロイド投与，放射線照射，HIV 感染症などがある．胸腺リンパ球はアポトーシスにより減少し，皮髄境界の不明瞭化をきたし，線維化に転帰する．小葉構造と Hassall 小体は残存する．

後天性胸腺囊胞

1．**多房性胸腺囊胞** multilocular thymic cyst：Hassall 小体を含む髄質の管状構造の囊胞化から発生すると思わ

れているもので，多房性の嚢胞が，3〜17 cm の大きさとなる．嚢胞内腔は扁平上皮，円柱上皮，立方上皮に覆われ，壁にみられる胸腺組織と連続している．嚢胞内には血性滲出液を含み，嚢胞壁には出血と線維化をみる．急性から慢性の炎症反応，出血，壊死巣，肉芽腫，線維化，リンパ組織の過形成を伴う．先天性梅毒に伴う Dubois の胸腺膿瘍や HIV 感染の背景をもつものも含む．

2．**腫瘍に伴う嚢胞**：嚢胞形成性の胸腺の腫瘍が多数ある．各腫瘍の項を参照されたい．

過形成

1. **胸腺過形成** thymic hyperplasia：胸腺過形成とは古典的な肉眼的診断により大きさと重量は増加するが組織学的異常を伴わないものとされている．これに対し，組織学的に明瞭な過形成性胸腺上皮も存在する．現時点で正常胸腺の大きさや重量は確定されていないが，超音波検査などによる知見が報告されている．

2. **リンパ濾胞過形成** thymic follicular hyperplasia：組織学的に胚中心を伴うリンパ濾胞の過形成がみられるものをいう．胸腺の重量や大きさは基準としない．ただしリンパ濾胞は正常胸腺に，特に幼小児期には存在する．リンパ濾胞は IgM や IgD 陽性の B リンパ球を主体とし，皮髄境界の血管周囲腔にみられる．重症筋無力症，Addison 病，SLE，アレルギー性血管炎，甲状腺機能亢進症などを伴う．また，HIV 感染による胸腺の病変の初期や，化学療法後の反応として現れる．

その他の胸腺に炎症をきたす疾患

アレルギー性肉芽腫性血管炎（Churg-Strauss 症候群）や Castleman 病などがある．

異所性過誤腫性胸腺腫

ectopic hamartomatous thymoma

下部頸部，鎖骨上窩から胸骨上に生じる境界明瞭な過誤腫であるが成長が遅く，多くは成人男性において診断される．紡錘細胞，上皮細胞と脂肪細胞からなり，脂腺を含むこともある．通常は良性の経過をとるが，少数例において腺癌が続発したと報告されている．過誤腫であるが良性腫瘍の性格を示す組織病変も存在する．細胞異型や核分裂像などの悪性所見はない．紡錘細胞はサイトケラチン陽性で，電顕でトノフィラメントとデスモソームが明瞭な上皮性性格を有する．上皮細胞は，網目状の配列，扁平上皮細胞の充実性胞巣，腺管構造，淡明細胞索などの構造を示す．この病変は cervical sinus of His および関連する cervical vesicles の遺残から発生すると考えられている．免疫染色により筋上皮成分の混在を証明して，鰓原基混合腫瘍 branchial anlage mixed tumor ととらえるべきであるという指摘もある．

B 腫瘍性病変

1．造血器腫瘍 総論

造血器腫瘍の代表に白血病と悪性リンパ腫 malignant lymphoma がある．白血病は造血系細胞が骨髄の中で腫瘍化した状態で，骨髄が白血病細胞で占められ正常造血が抑制されることで，易感染性，出血傾向，貧血などの症状が出る．必ずしも，流血中に白血病細胞が出現せず骨髄中のみにみられることもある．また悪性リンパ腫はリンパ球系の腫瘍で，多くの場合，腫瘤を形成するが，白血化するものもみられる．ここでは，白血病と悪性リンパ腫を中心に，成因，分類，病態，診断について解説を行う．

血液は血球と血漿成分からなり，また，血球は，赤血球，白血球，血小板からなる．赤血球は血液 1 mm^3 に 500 万個含まれ，ヘモグロビンを介し，酸素の運搬を行う．白血球は，血液 1 mm^3 に約 5,000 個前後含まれ，主として炎症や免疫反応の主体を担い，特に感染などに対し生体防御を行う細胞で，これらは，顆粒球，単球，リンパ球に大別され，顆粒球には，好中球，好酸球，好塩基球がある．血小板は血液 1 mm^3 に約 20 万個前後含まれ，主として血液凝固に関与する．

骨髄は，上記の血球が産生される場であり，全身の骨に分布し，骨髄腔を満たす組織である．造血細胞としては，骨髄系細胞としての好中球（骨髄芽球，前骨髄球，骨髄球，後骨髄球，桿状核球，分葉核球），好酸球，好塩基球，リンパ球系細胞，赤芽球系細胞，骨髄巨核球がみられる．また骨髄は間質細胞と血液前駆細胞が複雑に関係しあい微小環境を構成していて，すべての血液細胞（リンパ球，赤芽球，顆粒球，マクロファージ，血小板）は骨髄の幹細胞に由来する．幹細胞は微小環境に依存性に存在し，自己再生能，多分化能をもつ．また幹細胞が分化していくと，その機能により，形態像および抗原性が異なってくる．例えば，多分化能をもつ幹細胞は，CD34$^+$ で CD38$^-$，HLA$^-$DR$^-$ だが，制限された分化能しかもたない幹細胞に分化すると CD34$^+$，CD38$^+$，HLA$^-$DR$^+$ となる．骨髄微小環境は間質細胞，血管，間質マトリックスで構成され，血液細胞や間質細胞を多様にするサイト

カインを調整している．この調節の過程は，場所や，細胞と細胞の関連，細胞とマトリックス，細胞とサイトカインの関係により，複雑に成り立っている（図2-3，p. 233参照）．このことを理解することが，骨髄の細胞の多様性，病変を理解するうえで重要である．

　造血器腫瘍の代表に白血病と悪性リンパ腫がある．腫瘍化は造血幹細胞レベルで起こり，分化・成熟のある一定の段階で分化が停止し，それより分化の低い細胞のみで腫瘍が構成されている場合と生体の調節能を逸脱し自律性増殖を示すものの，分化・成熟能を保持している場合があり，前者は急性白血病 acute leukemia で，後者は慢性白血病，慢性骨髄増殖性疾患，骨髄異形成症候群である．特に急性骨髄芽球性白血病 myelodysplastic syndrome（MDS）で病的芽球が末梢血に出現し，少数の成熟顆粒球をみるのみで中間成熟段階がみられないことを白血病裂孔 hiatus leukcemicus と呼ぶ（図2-22）．

白血病，悪性リンパ腫の成因

　癌はDNAの変異に起因する細胞遺伝子疾患であり，一般的にはDNAを合成し増殖可能な細胞に発生する．造血組織では，造血幹細胞・前駆細胞および幼若化するリンパ球が標的細胞となり造血器腫瘍が発生する．

　癌の原因となる放射線や紫外線などの物理的要因，薬物，化学物質などの発癌物質は，すべてDNAに変異を起こす性質，すなわち変異原性を有する．最近，癌遺伝子が各種発癌要因による腫瘍性増殖の共通因子として判明してきている．つまり，発癌要因はDNAに作用してプロト癌遺伝子に変異を生じ，これを活性化することで，細胞を癌化に導く．

　物理的・化学的要因に加えて，いくつかのDNAおよびRNAウイルスも癌の要因となる．また最近は細菌感染も報告されている．特に癌遺伝子をもつRNAウイルス（レトロウイルス）は，実験的に動物で急速に腫瘍を発生させることが知られている．ヒトにおいてはこのような，強力な発癌ウイルスはまだみつかっていないが，レトロウイルスである human T-cell leukemia virus type-I（HTLV-I）やヘルペス型DNAウイルスであるEBウイルス（EBV）の持続感染が，それぞれ成人T細胞性白血病やアフリカ型Burkittリンパ腫の発生要因になっていることがわかってきている．また物理的要因，化学要因，ウイルス以外に，胚細胞を通じて伝達される遺伝的要因（癌抑制遺伝子の欠失，変異など），分化・増殖など細胞固有の機能そのものの発現に際して生じる内因性要因の関与もある．例えばリンパ腫において，リンパ球が抗原特異性獲得のため，分化の初期に起こる抗原レセプター遺伝子再構成に際して，間違って染色体転座が発生し，それによって癌遺伝子が活性化し，腫瘍化

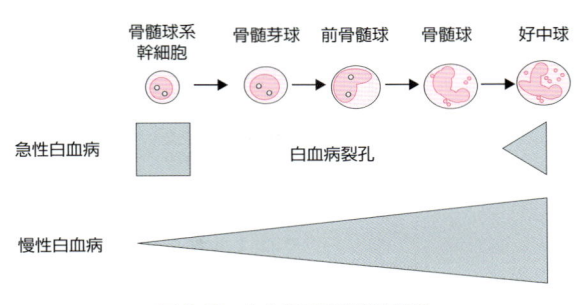

図 2-22 白血病の形態学的特徴

することが知られている．

　癌細胞は1個の細胞に由来することが知られている（クローナルな増殖）．また癌は，一般的にはひとつの癌原性変異によって発生することはなく，変異の積み重ねにより腫瘍化すると考えられている（多段階発癌）．

1．放射線
放射線がヒト，動物で白血病を発生させることはよく知られている．原爆被爆者や放射線取り扱い者，放射線治療を受けた患者などで白血病の発生率が高い．広島，長崎の被爆調査では，白血病の発生リスクは骨髄の被曝量と直線的な相関があり，線量に対する発生リスクは慢性骨髄性白血病と急性リンパ性白血病で顕著で，急性骨髄性白血病がこれに次ぐ．また被爆者急性白血病では，爆心地に近く被爆線量が多い症例ほど染色体異常，特に5番染色体，7番染色体を含む複雑な異常の頻度が高く，臨床的にも，汎血球減少を特徴とする前白血病状態を経て発生するものが多い．

2．化学物質
骨髄を障害する多くの化学物質，薬剤が白血病，特にAMLを誘発することが知られている．化学物質ではベンゼンやその類似体であるトルエンがよく知られている．薬物では以前クロラムフェニコールやフェニルブタゾンの白血病原性が指摘されていたが，現在重要なのはアルキル化剤と epipodophyllotoxin で，これらの薬剤で治療された患者に発生するのは，二次性白血病と呼ばれ，AMLがほとんどである．

1）アルキル化剤　アルキル化剤は単独あるいは放射線照射との併用により，悪性リンパ腫，卵巣癌，骨髄腫，肺小細胞癌などの腫瘍に効果があるが，長期生存者の一部に二次性白血病が発生する．その頻度は10〜15%で，アルキル化剤の投与量との関連が指摘されている．

2）epipodophyllotoxin　エトポシド etoposide あるいはテニポシド teniposide を含む治療を受けた患者に発生し，その多くはFAB分類のM4あるいはM5の単球系白血病である．

アルキル化剤と異なり，前白血病状態はない．染色体異常として11q23を含む異常の頻度が高い．

3．ウイルス/細菌
HTLV-I：レトロウイルスである

表 2-15 主な EBV 関連悪性リンパ腫

Hodgkin リンパ腫（Hodgkin 病）*
　1）混合細胞型
　2）リンパ球減少型
B 細胞リンパ増殖症
　1）Burkitt リンパ腫*
　2）リンパ腫様肉芽腫*
　3）EBV 関連びまん性 B 大細胞型リンパ腫
　　・膿胸関連リンパ腫*
　　・老人性 EBV 関連 B 細胞リンパ増殖病変*
　　・形質芽細胞リンパ腫*
　4）免疫不全関連リンパ増殖病変*
　　・先天性免疫不全 primary immune disorder
　　・human immunodeficiency virus（HIV）感染
　　・医原性 iatrogenic
　　　　臓器移植後
　　　　免疫抑制剤（関節リウマチ患者におけるメトトレキサート投与など）
T および NK 細胞性リンパ増殖症
　1）鼻型節外性 NK/T 細胞リンパ腫
　2）劇症型 NK 細胞性白血病
　3）EBV 関連細胞傷害性 T 細胞リンパ腫*
　4）慢性活動性 EBV 感染症に伴う T/NK 細胞リンパ増殖症
　5）その他
　　・血管免疫芽球型 T 細胞リンパ腫
　　　（一部の非腫瘍性 B 細胞に EBV をみるが，病因的意義は明らかではない）

＊：免疫不全患者でみることがあるリンパ腫．

HTLV-Ⅰの感染によって起こる CD4$^+$T リンパ球の腫瘍である．HTLV-Ⅰの感染は母乳，性交，輸血などを介して起こり，生きた感染リンパ球によることが知られているが，ATL 発症の原因となるのは，主として母乳感染とされる．HTLV-Ⅰは，その遺伝子としてレトロウイルスが自己増殖のため必要とする *gag*, *pol*, *env* のほか，特徴的な遺伝子領域 pX をもっている．この pX に対応する配列は正常細胞ゲノム中にはなく，癌遺伝子ではない．pX 領域には，*tax*, *rex*, *p21* の 3 つの遺伝子があり，*tax* と *rex* はウイルス増殖の自己制御を行う．さらに *tax* は *IL2*，*IL2* レセプター，そのほかの細胞遺伝子に転写活性的に作用し，ATL 発症にかかわると考えられている．

1）EB ウイルス（EBV）　ほとんどのアフリカ型 Burkitt リンパ腫の細胞には EBV ゲノムが検出され，この腫瘍発生には EBV が関与していると考えられている．EBV はもともと Burkitt 培養株から分離されたヘルペス属ウイルスであり，補体成分 C3d レセプター（CD21）を介して B 細胞に感染する．感染 B 細胞は多クローン性に活性化され，一部の細胞は不死化する．これらの細胞はヌードマウスへ移植しても腫瘍形成はみられず，まだ悪性化の形質転換は起こっていないと考えられている．Burkitt リンパ腫では t（8；14），t（2；8），t（8；22）などの染色体異常がみられるが，不死化した B 細胞にこのような染色体転座が生じ，8 番染色体上のプロト癌遺伝子 *MYC* が IgH（14 番染色体），Igκ（2 番染色体），Igλ（22 番染色体）のいずれかと近接して活性化され Burkitt リンパ腫の発生にいたると考えられる．

また最近，後天性免疫不全症候群（AIDS）や免疫抑制剤の投与を受けた患者に B リンパ腫が多発し，EBV との関連が考えられている．また表に示すように，多数のリンパ増殖性疾患と EBV の関与が考えられている（表 2-15）．

2）*Helicobacter pylori*（HP）　HP は鞭毛を有するグラム陰性のらせん菌で，保菌者はわが国人口の約 50％にもなる．HP は胃炎，消化性潰瘍，胃癌などとともに胃悪性リンパ腫の発生に関与している．胃の粘膜関連リンパ組織 mucosa-associated lymphoid tissue（MALT）リンパ腫は除菌することにより，病変が消失，改善することが報告され，HP と胃 MALT リンパ腫の関連が推察されている．MALT リンパ腫の増殖には病変に浸潤している T 細胞の存在が必須であり，病変形成時に B 細胞の Ig 遺伝子再構成に先立ち T 細胞レセプター遺伝子再構成が認められた症例の報告があり，HP に対する T 細胞の免疫学的機序が MALT リンパ腫の発生に重要と考えられている．しかしながら HP 陰性の胃 MALT リ

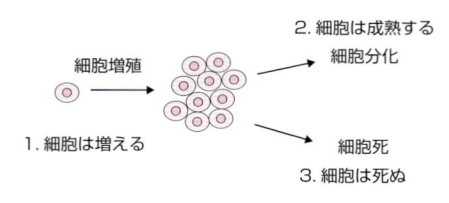

図 2-23 腫瘍化に関する 3 要因

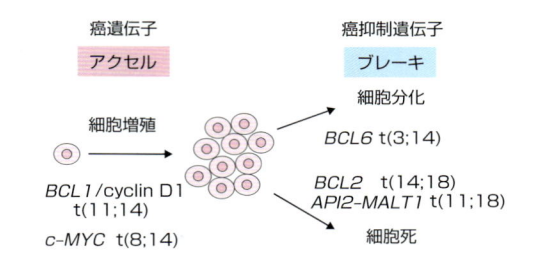

図 2-24 染色体転座
各種細胞内シグナル伝達応答の破綻をきたす.

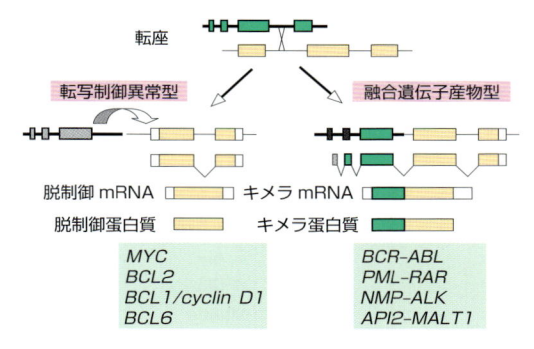

図 2-25 染色体転座による腫瘍化機構

ンパ腫もあり，必ずしも HP 特異的ではない．

3）**免疫異常** リンパ腫と免疫不全との関連は以前から検討されており，原発性免疫不全症候群に発生した悪性腫瘍が報告されており，多くの症例は悪性リンパ腫である．最近，AIDS や免疫抑制剤の投与を受けた患者に B リンパ腫が多発し，EBV との関連が考えられているが，EBV との関連がないものもある．さらに自己免疫疾患，関節リウマチ，全身性エリテマトーデス（SLE）患者では，悪性リンパ腫の発生頻度は対照に比較して 2 倍とされている．

造血器腫瘍の分子病態

造血幹細胞は極めて精緻な機構のもとに制御され，造血細胞の分化と増殖が調整されている．造血器腫瘍の分子病態は細胞内シグナル伝達応答の破綻ととらえることもできる（図 2-23）．細胞内シグナル伝達応答の破綻は造血幹細胞の分化・増殖制御という見地から，① 分化シグナルの異常（分化促進シグナルの破綻・分化抑制シグナルの亢進），② 増殖シグナルの異常（増殖促進シグナルの亢進・増殖抑制シグナルの破綻），③ 細胞死シグナルの異常（細胞死促進シグナルの破綻・細胞死抑制シグナルの亢進）に分けて考えることができる（図 2-24）．

また染色体転座による腫瘍化機構には大きく分けて，図に示すように，① 転写制御異常型，② 融合遺伝子産物型に分けることができる（図 2-25）．造血器腫瘍に関与する遺伝子を表 2-16 にまとめる．

白血病の分子病態

1. **受容体とチロシンキナーゼ（増殖促進シグナルの亢進）**：造血因子はその受容体に結合することで細胞内シグナルの伝達応答を引き起こし，造血幹細胞の分化・増殖を促す．造血因子レセプターには細胞内領域にチロシンキナーゼドメインをもつものともたないものがある．通常，チロシンキナーゼ型レセプターはそのリガンドが結合した場合に多量体を形成して活性化し，シグナルを伝達したのちに不活化される．しかし，多量体形成に関与する領域に遺伝子変異が生じた場合には恒常的に活性化される場合があり，その結果，白血病発症に関与する．FLT3 や KIT の変異にはこのような機構により白血病に関与するものがある．

非チロシンキナーゼ型レセプターは非レセプター型チロシンキナーゼと相互作用して細胞内にシグナルを伝達する．この非チロシンキナーゼ型レセプターが恒常的に活性化される典型的な例が BCR/ABL による白血病発生のメカニズムであり，増殖促進シグナルの亢進による白血病化と理解される．慢性骨髄性白血病 CML では 90%以上の症例に相互転座 t（9；22）によるフィラデルフィア染色体（Ph[1]）が認められる．*ABL* 遺伝子は 9 番染色体上に位置するが，t（9；22）をもつ CML では相互転座により 22 番染色体上の *BCR* 遺伝子との組み換えが起こり，*BCR/ABL* キメラ遺伝子が形成される．ABL1 蛋白質にはチロシンキナーゼ活性はほとんど認められないが，BCL/ABL キメラ蛋白質は正常細胞の *ABL* 遺伝子産物と異なり，高いチロシンキナーゼ活性を有している．この高いチロシンキナーゼ活性により下流の *RAS* 遺伝子シグナル伝達系が恒常的に活性化され，白血病化が生じると考えられている．

2. **細胞内シグナル伝達**：細胞内シグナル伝達機構には，JAK/STAT 経路，RAS/MAPK 経路，ステロイドレセプター経路などが知られている．

1）**RAS/MAPK 経路（増殖促進シグナルの亢進）**
RAS 遺伝子はその 12，13，61 番目のアミノ酸コドンの点突然変異によって活性化され，GTPase 活性化が低下

表 2-16 造血器腫瘍に関与する主な染色体転座

細胞起源	病型	染色体転座	関与遺伝子	
Myeloid	AML (M2)	t (8 ; 21) (q22 ; q22)	AML1	MTG8/ETO
	AML (M2, M4)	t (6 ; 9) (p23 ; q34)	DEK	CAN
	AML (M2, M4)	t (7 ; 11) (p15 ; p15)	NUP98	HOXA9
	AML (M3)	t (15 ; 17) (q22 ; q21)	PML	RARA
	AML (M3)	t (11 ; 17) (q23 ; q21)	PLZF	RARA
	AML (M4Eo)	inv (16) (p13 ; p22)	PEBP2B	MYH11
	AML (M7)	t (3 ; 3) (q21 ; q26)	EVI1	?
		inv (3) (q21q26)	EVI1	?
	AML	t (11 ; 19) (q23 ; p13.1)	HRX/MLL/ALL1	HEN
	AML	t (16 ; 21) (q11 ; q22)	FUS	ERG
	AML/MDS	t (12 ; 22) (p13 ; q11)	MN1	TEL
	AML/MDS	t (3 ; 5) (q25.1 ; q34)	NPM	MLF1
	CML	t (9 ; 22) (q34 ; q11)	BCR	ABL
	CML-BC/M7	t (3 ; 21) (q26 ; q22)	AML1	EVI1
	CMMoL	t (5 ; 12) (q33 ; p13)	EDGFRB	TEL
B-cell	Pre-B-ALL	t (1 ; 19) (q23 ; p13)	PBX1	E2A
	Pre-B-ALL	t (17 ; 19) (q22 ; p13)	HLF	E2A
	B-ALL	t (4 ; 11) (q21 ; q23)	HRX/ALL1	AF4
	B-CLL	t (14 ; 19) (q32 ; q13)	BCL3	IgH
	Mantle	t (11 ; 14) (q13 ; q32)	BCL1	IgH
	Follicular	t (14 ; 18) (q32 ; q21)	BCL2	IgH
	Burkitt	t (8 ; 14) (q24 ; q32)	MYC	IgH
	Burkitt	t (2 ; 8) (p12 ; q24)	MYC	IgL
	Burkitt	t (8 ; 22) (q24 ; q11)	MYC	IgL
	MALT	t (1 ; 14) (p22 ; q32)	BCL10	IgH
T-cell	T-ALL	t (8 ; 14) (q24 ; q11)	MYC	TCRA
	T-ALL	t (11 ; 14) (q15 ; q11)	RHOM1/TTG1	TCRA
	T-ALL	t (11 ; 14) (p13 ; q11)	RHOM2/TTG2	TCRA
	T-ALL	t (10 ; 14) (q24 ; q11)	HOX11	TCRA
	T-ALL	t (1 ; 14) (p32 ; q11)	TAL1	TCRA
	T-ALL	t (7 ; 9) (q35 ; q34)	TAL2	TCRB
	T-ALL	t (7 ; 19) (q34 ; p13)	LYN1	TCRB
	Anaplastic large	t (2 ; 5) (p23 ; q35)	ALK	NPM

(平井久丸編：白血病とリンパ腫の分子生物学．中外医学社，1995．より改変)

することによって細胞が癌化すると考えられている．白血病では20〜30%程度に，MDSでは10〜20%程度にRAS遺伝子の変異が見いだされ，MDSから白血病への進展に関与すると考えられている．

2) ステロイドレセプター経路（分化促進シグナルの破綻） ステロイドレセプターはステロイドが結合すると活性化され，転写エンハンサーとして働く特異的DNA塩基配列に結合して遺伝子の転写レベルが高まる．このようなものとして急性前骨髄球性白血病 acute promyelocytic leukemia (APL) に認められる t (15 ; 17) 転座がある．15番目染色体上の PML 遺伝子と17番目染色体上のレチノイン酸レセプターα鎖（RARα）遺伝子との間で組み換えが起こり，PML/RARα キメラ遺伝子ができる．RARα はステロイドホルモンレセプターファミリーに属するレセプター型転写因子で，レチノイン酸と結合することにより各種の遺伝子のプロモーター・エンハンサーに存在する特異的な塩基配列（RARE）に結合して骨髄球系細胞の分化に関与する．しかし PML/RARα キメラ蛋白質は活性のないホモダイマーあるいはヘテロダイマーを形成しており，レチノイン酸非存在下では dominant negative に作用してRARαによる骨髄球系の分化を抑制する．ところがレチノイン酸が結合すると異常なダイマー形成が解除され，再び転写活性が獲得され，分化誘導作用によりAPLは完全寛解に入る．治療における all-trans retinoic acid の作用は，キメラ蛋白質の dominant negative な作用を解除するためと考えられる．

3．転写因子（分化促進シグナルの破綻）：細胞内シグ

ナルは最終的に核内に伝達され，転写因子を介して遺伝子発現を制御する．造血器腫瘍には，染色体転座によって転写因子の質的・量的異常をきたし，腫瘍化するものが多く知られている．

代表的なものとして AML1 遺伝子による AML があげられる．t(8;21)(q22;q22) 転座は FAB 分類 M2 に出現する染色体異常で，t(8;21) の 21 番染色体の切断点上には AML1 遺伝子が存在し，8 番染色体上の ETO (MTG8) 遺伝子と融合遺伝子が形成される．AML1/MTG8 キメラ蛋白質は AML1 の runt 領域の zinc finger 型 DNA 結合領域を含むほぼ全長よりなり，AML1 蛋白質の転写活性に対して dominant negative に作用して血球分化を抑制するため白血病化が起こる．

M7 などにみられる t(3;21)(q26;q22) 型白血病では AML1/EVI-1 が，小児の pre-B ALL にみられる t(12;21)(p13;q22) 型白血病では TEL/AML1 が形成され，AML1 遺伝子は白血病に広く関与している．

4．細胞周期：細胞周期はサイクリン依存性キナーゼ cyclin-dependent kinase（CDK）によって制御されている．このキナーゼが順次活性化されることによって基質をリン酸化し，細胞周期を制御している．CDK4 とサイクリン D の複合体は，RB 蛋白質をリン酸化することによって E2F を RB から解放して細胞増殖刺激に重要な働きをする遺伝子の転写を促進させ，細胞を G1 期から S 期に進める．p16（p16INK4A/CDKN2）は CDK4 に結合して CDK とサイクリン D による増殖刺激を抑制する作用があり，CDK4 抑制因子と呼ばれる．p16 遺伝子は癌抑制遺伝子と呼ばれて染色体 9p21 に存在し，メラノーマ，グリオーマ，肺癌，消化器癌など，この領域に欠失のある癌では高頻度に p16 遺伝子の両方のアレルでの欠失や不活化があることが示されている．造血器腫瘍ではリンパ系腫瘍で homozygous な欠失を認める頻度が高く，ALL では約 30% に homozygous な欠失を認めるが，AML では p16 遺伝子の遺伝子異常はまれである．

p53 蛋白質は CDK 抑制因子である $p21^{Cip1}$ 遺伝子の発現を調節することによって細胞周期を通じて細胞増殖を制御している．p53 は癌抑制遺伝子と考えられており，両方のアレルで欠失，変異，挿入などの不活化により，癌化が生じる．造血器腫瘍では p53 遺伝子の変異が CML の急性転化の時に高頻度にみられる．p53 遺伝子や p16 遺伝子の不活化による白血病発生は増殖抑制シグナルの破綻と考えられる．

5．分化抑制シグナル：造血幹細胞が自己複製して自己と同じ未熟さを保つ造血幹細胞を維持するためには分化抑制シグナルの存在が必要と考えられている．

Notch 蛋白質は分化抑制シグナルを受け取るレセプターであり，4 つのメンバー Notch1〜4 が知られている．t(7;9)(q34;q34.4) 型の白血病では転座によってリガンド結合領域を欠失した活性型 Notch1 が T 細胞レセプター β 鎖のエンハンサー・プロモーター領域に移動するため，分化抑制シグナルが恒常的に活性化されて白血病化が起こると考えられている．

染色体転座と悪性リンパ腫
バーキットリンパ腫

MYC は細胞周期の G1〜S 期の移行を促進して細胞増殖に作用する．Burkitt リンパ腫の転座の 80% は t(8;14)(q24;q32) であり，15% は t(8;22)(q24;q11) で，残り 5% が t(2;8)(p11;q24) である．8 番染色体上には MYC 遺伝子が存在し，転座の相手である 14 番，22 番，2 番染色体の切断点にはそれぞれ IgH 遺伝子，Igλ 遺伝子，Igκ 遺伝子がある．t(8;14) 転座では IgH 遺伝子のさまざまな領域で切断を生じ，8 番染色体の MYC 遺伝子はその 5′ 側で切断され，14 番染色体長腕部末端に転座する．この切断の部位は endemic 症例と sporadic 症例では異なる．転座の結果，IgH 遺伝子と MYC 遺伝子との連結が起こり，IgH 遺伝子のエンハンサー作用によって MYC 遺伝子の発現が増加して腫瘍化が起こる．増殖促進シグナルの亢進と考えられる．

濾胞性リンパ腫

アポトーシスによる細胞死は不要なリンパ球の除去に重要であるが，アポトーシスが速やかに誘導されない場合には，遺伝子変異の確率が上昇して腫瘍化が起こることが知られている．t(14;18)(q32;q21) 転座は，濾胞性リンパ腫や，びまん性大細胞 B 細胞性リンパ腫の一部にみられる染色体転座で，この転座によって 14q32 に位置する IgH 遺伝子は，18q21 に存在する BCL2 遺伝子と組み換え結合が生じる．t(14;18) 転座は Burkitt リンパ腫の t(8;14) 転座と同様に Ig 遺伝子の VDJ 再構成の際の間違いにより生じると考えられている．BCL2 蛋白質はアポトーシスを抑制することが知られており，t(8;14) 転座の結果，BCL2 蛋白質の発現が亢進して細胞死の障害が起こり，細胞の寿命が延びる．そのことで第 2，第 3 の遺伝子変異の確率が高まり，腫瘍化が起こる．また濾胞性リンパ腫は p53，p16/CDKN2，MYC などの変異が加わることで，びまん性リンパ腫などの悪性度の高いリンパ腫にトランスフォームすることが知られている．細胞死抑制シグナルの亢進による腫瘍化と考えられる．

マントル細胞リンパ腫

t(11;14)(q13;q32) 転座の 11 番染色体上の切断点

は BCL1 領域で, 14 番染色体の切断点は *IgH* 遺伝子の joining 領域である. BCL1 は, 細胞周期の G1～S 移行期に作用する G1 サイクリンであるサイクリン D1 をコードすることがわかっている. マントル細胞リンパ腫では, ほとんどの症例でサイクリン D1 の過剰発現がみられる. サイクリン D1 は G1 期に CDK4 あるいは CDK6 と結合し, RB 蛋白質をリン酸化することで細胞周期を促進する. 増殖促進シグナルの亢進による腫瘍化と考えられる.

びまん性大細胞 B 細胞性リンパ腫 (DLBCL)

t (2；3) (p12；q27), t (3；22) (q27；q11), t (3；14) (q27；q32) では, 3q27 上に存在する *BCL6* 遺伝子の 5′ 非翻訳領域が, それぞれ *Igκ*, *Igλ* 遺伝子あるいは *IgH* 遺伝子と, head-to-head で結合し, *BCL6* 遺伝子の転写を活性化する. このような転座は DLBCL の 20～40%, 濾胞性リンパ腫の 10% 程度にみられる. BCL6 は胚中心 B 細胞に発現する転写因子と考えられており, B 細胞の分化に関与している. BCL6 は STAT3 発現を抑制することにより, STAT 依存性の Blimp-1 の発現を抑制し, その結果, MYC の発現を誘導することにより, B 細胞から形質細胞への分化が抑制される. このことより, BCL6 の発現異常は B 細胞の分化停止と増殖亢進を起こす. よって分化抑制シグナルの亢進による腫瘍化と考えられる.

anaplastic large cell lymphoma (ALCL)

ALCL の多くの症例では t (2；5) (p23；q35) 転座がみられる. この転座により, 5q35 に存在する核小体リン酸化蛋白質である *nucleophosmin* (*NPM*) 遺伝子と 2p23 に存在するインスリンレセプターファミリーに属する *anaplastic lymphoma kinase* (*ALK*) 遺伝子が 5 番染色体上で融合しキメラ遺伝子が形成される. *NPM* のプロモーター支配下に, 本来, リンパ系細胞で発現のみられない *ALK* 遺伝子が恒常的に発現し, かつ NPM の N 末端領域は多量体形成領域であるため ALK チロシンキナーゼが恒常的に活性化し, 本来 IL-2 の刺激によりリン酸化される基質が恒常的にリン酸化され, 腫瘍化が起こる. 増殖促進シグナルの亢進による腫瘍化と考えられている.

MALT リンパ腫

MALT リンパ腫の 30～40% に t (11；18) (q21；q21) がみられる. 11 番染色体上の API2 と 18 番染色体上の *MALT1* 遺伝子が融合して *API2/MALT1* キメラ遺伝子が形成される. API2 は IAP ファミリーに属し, caspase 活性に対して抑制的に作用する. 一方, MALT1

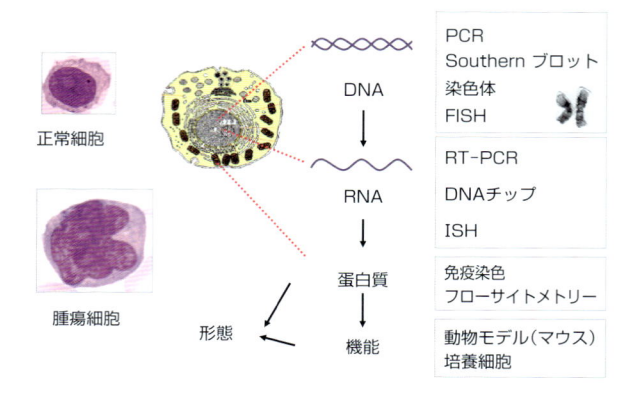

図 2-26 腫瘍細胞の診断方法
分子生物学の進歩により, DNA, RNA, 蛋白質, 機能解析レベルの検査法が飛躍的な進歩を遂げ, 腫瘍細胞に特異的な変異を検出できるようになった. PCR：polymerase chain reaction, FISH：fluorescence in situ hybridization, RT-PCR：reverse transcriptase polymerase chain reaction, ISH：in situ hybridization

は paracaspase をコードする. つまりは, API2/MLT1 キメラ蛋白質はアポトーシスを抑制し, 細胞の寿命が延びる. 細胞死抑制シグナルの亢進による腫瘍化が考えられる.

造血腫瘍の検査法
分子生物学的診断

これまで造血器腫瘍や固形腫瘍の診断には, 細胞や組織の形態が決定的な役割を果たしてきたが, 最近の分子生物学の進歩により, DNA, RNA, 蛋白質, 機能解析レベルの検査法が飛躍的な進歩を遂げ, 腫瘍細胞に特異的な変異を検出できるようになり, 現在, 古典的な病理形態診断に加えて, **図 2-26** のような多数の検査法が出現している. 診断にあたり, 数多くの検査項目から最も適した組み合わせを選び出し, 迅速に診断にたどり着かなければならなくなった. 血液腫瘍は, すべて遺伝子異常に原因があるといっても過言でなく, 腫瘍発生の原因となる遺伝子異常が生じるメカニズムは大きく 4 種類ある. その第一は染色体の相互転座, 第二は転座以外の原因による遺伝子変異 (重複, 欠失, 点突然変異などを含む), 第三はウイルス感染 (EBV, HHV8, HTLV-I など), 第四は転写後の遺伝子修飾 (過剰メチル化, 脱メチル化など) である. そのため, 分子生物学的診断の多くは遺伝子の検索となる. 以下に検索方法を述べる.

1. Southern ブロット法の原理：DNA を制限酵素で切断し, アガロースゲルで電気泳動し, DNA 断片サイズによって分離したのち, 1 本鎖 DNA としてナイロンメンブランに固定し, その後, 特定配列をもつプローブとハイブリダイゼーションすることで特定配列をもつ

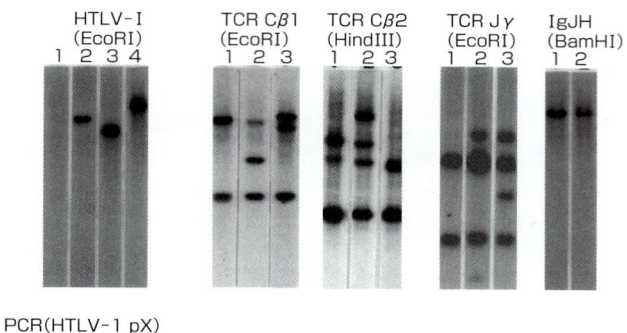

図 2-27 成人T細胞白血病/リンパ腫（ATLL）における遺伝子解析

EcoRI という制限酵素で切断すると，HTLV-I 内部には切断部位がないため，1本のバンドが検出されればクローナルな増殖であると判定できる．また，ATLL は T 細胞性腫瘍であるので，Southern ブロット法による TCR（Cβ, Jγ）遺伝子の検索では，再構成バンドがみられクローナリティの診断が可能である．一方，Ig（JH）遺伝子では，再構成バンドはみられない．PCR 法にて，HTLV-I pX 領域を検索すると，白血病，リンパ腫，キャリアなどの病期にかかわらずウイルス感染の有無が検索できる．
レーン1：陰性コントロール，レーン2〜4：ATLL

DNA 断片を検出する方法で，分子生物学の最も基本的なテクニックの一つである．

2. Southern ブロット法によるリンパ系腫瘍の診断：リンパ系腫瘍では，MYC, BCL2 などの癌遺伝子が染色体転座によって Ig 遺伝子や T 細胞レセプター T-cell receptors（TCR）遺伝子に隣接するようになる．これは，正常リンパ球の分化段階で生じるこれら免疫関連遺伝子の生理的再構成の際に，ほかの染色体に存在する類似の塩基配列を誤認し，結合したために生じたと考えられており，Ig 遺伝子や TCR 遺伝子のエンハンサーの影響を受けて，癌遺伝子が過剰発現し，過剰な蛋白質を産生する．そのため癌遺伝子の変異を検索することは非常に重要である．

　腫瘍細胞はすべて1つの細胞が起源となり増殖したもので，同一の再構成遺伝子を有することから，Southern ブロット法による TCR 遺伝子や，Ig 遺伝子の解析により，クローナリティの診断が可能である（**図2-27**）．

3. 成人T細胞白血病/リンパ腫 adult T-cell leukemia/lymphoma（ATLL）**の遺伝子診断**：HTLV-I は感染後，プロウイルスを宿主染色体にランダムに組み込ませるため，感染細胞ごとに組み込み部位が異なる．このため，Southern ブロット法により HTLV-I プロウイルスのモノクローナルな組み込みを証明すればクローナルな増殖を証明できることになる．

4. EBV の遺伝子診断：EBV は，Burkitt リンパ腫以外の B 細胞性リンパ腫，T リンパ腫，Hodgkin リンパ腫で検出され，特に，NK 細胞リンパ腫，膿胸関連リンパ腫 pyothorax-associated lymphoma（PAL）との関連が深いとされている．

　EBV は線状の2本鎖 DNA ウイルスで，潜在感染ではエピゾームと呼ばれる環状構造をとる．この際，くり返し配列をもつ TR（terminal repeat）の部位で結合が生じるため，エピゾームによりくり返しの個数が異なる．また，潜在感染細胞は通常1個か2個程度のエピゾームしかもたず，細胞の増殖と同時にこのエピゾームも複製される．そのため，Southern ブロット法により TR 領域を検出することができれば，感染細胞のクローナルな増殖を証明できる．

5. ポリメラーゼ連鎖反応 polymerase chain reaction（PCR）：PCR 法は，温度を上げると DNA の二重らせんが変性して単鎖となり，下げると再び会合して二重らせんとなる性質と，高温で作用する Taq ポリメラーゼの特徴を巧みに組み合わせ，特定の塩基配列を短時間のうちに数万倍以上に増幅する方法である．

　血液腫瘍では，PCR 法は，染色体転座，遺伝子の点突然変異，遺伝子再構成，ウイルス検出などに応用されている．また，RNA を増幅する方法として RT-PCR 法が開発され，キメラ RNA の検出や，RNA 発現量の検索に応用されている．

フローサイトメトリーによる診断

　フローサイトメトリー flow cytometry（FCM）は，細胞浮遊液を糸状の細流として噴射し，細胞が縦一列に並んだ状態をつくり，これに対してレーザー光線を当てる

ことで，散乱光を発生させ，これを解析する．主として，細胞の表面マーカーの検索に用いられる．**表 2-17** にリンパ球系の特徴的なマーカーを示す．**表 2-18** に AML の特徴的なマーカーを示す．

FCM によるマーカー解析では，測定対象の細胞集団は基本的に均一の細胞集団であるとの前提に基づき解析が行われる．腫瘍細胞と混入する赤血球，血小板を区別することは比較的容易であるが，正常リンパ球と区別することは容易でなく，このため FCM では，腫瘍細胞比率が重要で，一般的に 60％以上が必要となる．しかし臨床検体でこの条件を満たすのは容易でなく，これを克服するために CD45 ゲーティング法が開発された．**図 2-28** に具体的なデータを示す．

細胞学的診断（染色体）

染色体分析は分染法の導入により詳しい解析が可能になった．それにより，慢性白血病に特異的染色体異常であるフィラデルフィア染色体が t（9；22）(q34；q11) と同定された．その後，白血病を中心に多くの病型特異的染色体異常が発見され，造血器腫瘍の診断と疾患責任遺伝子が単離された．**表 2-16** に代表的な白血病と悪性リンパ腫の染色体転座と責任遺伝子を示す．

1. **慢性骨髄性白血病**（CML）：t（9；22）(q34；q11) が検出される．これらは *BCR/ABL* 遺伝子の融合をもたらすことが判明している．急性転化時には +8, i (17q), double Ph1 などが検出される．
2. **急性骨髄性白血病**（AML）：t（8；21）(q22；q22) が AML-M2 にみられ，この染色体異常がみられると比較的予後のよい部類になると考えられている．また，t (15；17)(q22；p21) は AML-M3 にみられ，全トランスレチノイン酸 all-trans retinoic acid（ATRA）治療を選択するのに必要な条件となる．
3. **骨髄異形成症候群**（MDS）：MDS では欠失型の異常が検出されることが多く，del (5q), -7/del (7) などがみられる．MDS から進展した AML や異形成を伴う AML でも転座型染色体異常より欠失型染色体異常を含む複雑型染色体異常がみられることが多い．
4. **前駆型 B リンパ芽球白血病・リンパ腫**（B-ALL/B-LBL）：前駆 B 細胞腫瘍で認められる染色体異常の多くは骨髄性白血病でも観察される．成人では t（9；22）(q34；q11)/BCR-ABL1 以外はいずれもまれで，t（4；11）(q21；q23) は乳児白血病での頻度が高く，11q23/MLL が関与し，予後不良である．

Ig 遺伝子と転座した場合はキメラ蛋白質は産生されず，染色体転座に関与しないアレルで再構成が正常に行われれば正常細胞と同様に分化を続けることができる．例えば 8q24/MYC の場合，MYC により細胞増殖能が高まり，Burkitt リンパ腫の病態をとる．

5. **成熟 B 細胞性腫瘍** mature B-cell neoplasm：B 細胞の主な分化段階で染色体変化の起こる時期としては，①骨髄で多能性幹細胞から B 細胞がつくられる前胚中心と，②抗原に対応する細胞となり増殖する胚中心，③胚中心を出てからの後胚中心の 3 段階と考えられる．
6. **前駆型 T リンパ芽球白血病/リンパ腫**（T-ALL/T-LBL）：多くは TCR と転座するがキメラ蛋白質は産生されない．TCR と転座後にもさらに分化して T 細胞リンパ腫とならない点が B 細胞リンパ腫と異なる．
7. **成熟 T 細胞性腫瘍** mature T-cell neoplasm：染色体異常の切断点は必ずしも TCR の位置する部位に集中していない．これは TCR との転座が T 細胞リンパ腫の発生機構の中心ではないことを示している．未分化大細胞型リンパ腫でみられる 2p23/ALK 転座を除いては，B 細胞リンパ腫と比較して組織型特有の染色体変化の報告は少なく，今後の検索が必要である．
8. **FISH 法**（fluorescence *in situ* hybridization）：目的の遺伝子を含む 10-1,000kbp 程度の長さの DNA 断片を標識したものをプローベとして使用する．染色体 DNA または間期核 DNA とハイブリダイズした FISH プローブは蛍光顕微鏡下で緑または赤の蛍光シグナルを発する．

FISH 法の検体には，末梢血液，骨髄液，リンパ節細胞などを直接固定または短時間培養したのちに固定したものを用いていたが，最近では，ホルマリン固定パラフィン包埋の通常の病理検体でも可能になった．

FISH 用のプローブは 3 種類に分類でき，① whole chromosome painting probe は，特定の染色体全体を蛍光で染色することができる．染色体の欠失，挿入，構造異常の検出や，マーカー染色体の起源を調べるのに有用である．② centromeric probe は染色体動原体を検出する．染色体の同定や monosomy や trisomy などの，染色体の数的異常を検出するのに有用である．③ locus-specific probe は特定遺伝子領域を検出する．*MYC* (8q24), *p53*（17p13），*RB*（13q14）などの癌遺伝子や癌抑制遺伝子の増幅や欠失を検出することができる．また dual color FISH 法（2 色標識 FISH 法）は赤と緑，別々の 2 色で標識されたプローブを組み合わせて使用することで，同時に 2 種類の遺伝子の異常を検出できる．この方法によりキメラ DNA（融合遺伝子）を容易に検出できる（**図 2-29**）．**表 2-16** のようなリンパ腫の転座異常を検出するのに役立つ．

白血病・悪性リンパ腫の分類

白血病の分類は FAB（French-American-British）分類（**表 2-19, 20**）が広く用いられ，骨髄中の芽球が 30％

表 2-17 WHO分類とCDマーカー

	CD2	CD3	CD4	CD5	CD7	CD8	CD10	CD11c	CD16	CD19	CD20	CD23	CD25	CD30	CD56
B細胞性リンパ腫															
Precursor B lymphoblastic leukemia/lymphoblastic lymphoma				−			+			+	+/−				
Chronic lymphocytic leukemia/small lymphocytic lymphoma				+			−	−		+	+	+			
B-cell prolymphocytic leukemia				−/+			−	−/+		+	+	+			
Lymphoplasmacytic lymphoma				−			−	−/+		+	+	−			
Splenic marginal zone B-cell lymphoma				−			−	+/−		+	+	−			
Hairy cell leukemia				−			−	+		+	+		+		
Plasma cell myeloma										−	−				+
Primary amyloidosis															
Heavy chain disease				−			+	−		+	+	−			
Extranodal marginal zone B-cell lymphoma of mucosa associated lymphoid tissue (MALT)-type				−			−	+/−		+	+	−			
Nodal marginal zone B-cell lymphoma				−			−	+/−		+	+				
Follicular lymphoma				−			+	−		+	+	−			
Mantle cell lymphoma				+			−	−		+	+	−			
Diffuse large B-cell lymphoma				−/+			−/+	−/+		+	+			+/−	
Mediastinal (thymic) large B-cell lymphoma				−			−	−/+		+	+				
Intravascular large B-cell lymphoma				+/−			−/+	−/+		+	+			+	
Primary effusion lymphoma				−/+			−/+	−/+		−/+	−/+				
Burkitt lymphoma/leukemia				−			+	−		+	+				
T/NK細胞性リンパ腫															
Lymphoblastic leukemia/lymphoma	+/−	+/−	+/−	+/−	+	+/−	+/−		+/−						−
T-cell prolymphocytic leukemia	+	+	+/−	+	+	+/−			−						
T-cell large granular lymphocytic leukemia	+	+	−	−	+	+			+						+/−
Aggressive NK cell leukemia	+	−			+	−/+			−/+						+
Adult T-cell leukemia/lymphoma	+	+	+	+	−/+	−/+							+	−/+	−
Mycosis fungoides	+	+	+	+	+/−	−							−	−	−
Sezary syndrome	+	+	+	+	+/−	−							−	−	−
Primary cutaneous anaplastic large cell lymphoma	+/−	+/−	+	+/−	+/−	−/+	−/+		−				+/−	+	−
Lymphomatoid papulosis	+/−	+/−	+	+/−	+/−								+/−	+/−	−
Extranodal NK/T cell lymphoma nasal type	+	−/+	−	−	+	−			−/+				+/−	−/+	+
Enteropathy-type intestinal T-cell lymphoma	+	+	−	−	+	+/−			−				−/+	−/+	−/+
Hepatosplenic T-cell lymphoma	+	+	−	+/−	+/−	+/−			−				−/+	−	+/−
Subcutaneous panniculitis-like T-cell lymphoma	+	+	−	+/−	+/−	+									−
Angioimmunoblastic T-cell lymphoma	+/−	+	+	+/−	+/−	−/+	+/−		−					−/+	−
Peripheral T-cell lymphoma, unspecified	+/−	+/−	+/−	+/−	+/−	−/+			−				+	−/+	−
Anaplastic large cell lymphoma	−	−	+/−	−	−/+	−/+			−				+	+	−
Blastic NK cell lymphoma	+/−	−	+/−	−	+/−	−			−/+				−	−	+

表 2-18　急性骨髄性白血病の FAB 分類での表面マーカー

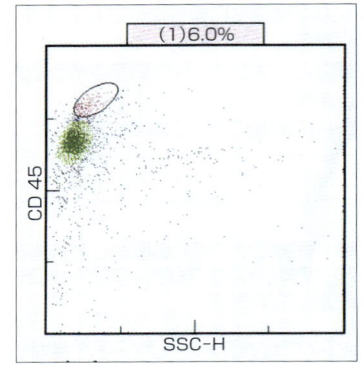

FAB type	表面マーカー										
	CD34 幹細胞	DR	CD7	CD13 顆粒球・単球	CD33 顆粒球・単球	CD15 顆粒球	CD14 単球	CD4 単球	Glycophorin 赤芽球	CD41 巨核球	CD61 巨核球
M0, M1	+	+	-/+	+	+						
M2	+	+		+	+	-/+					
M3	-/+	-		+	+	+/-					
M4, M5	-/+			+	+	+	+/-	+/-			
M6				+/-	+/-				+/-		
M7				+/-	+/-					+	+

図 2-28　anaplastic large cell lymphoma（ALCL）の CD45 ゲーティング
左図は CD45 と側方散乱によるゲーティングの楕円が ALCL の細胞集団で，反応性リンパ球から分離されていることを示す．右に示すように，この細胞集団は CD2，CD5，CD10，CD30 陽性であることがわかる．

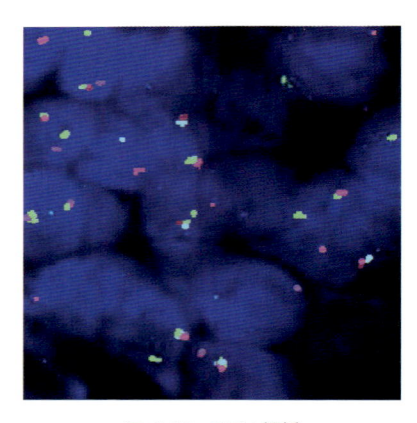

図 2-29　FISH 解析
dual color FISH 法（2 色標識 FISH 法）で赤と緑，別々の 2 色で標識されたプローブを組み合わせて使用することで，同時に 2 種類の遺伝子の異常を検出できる．濾胞性リンパ腫を使用し，BCL2（赤），IgH（緑）のプローブを使用し，組織上でキメラ DNA（融合遺伝子）を検出できる．

以上のものが急性白血病，30％未満が MDS とされている．この分類が現在までの分類の主流であったが，2001 年，新 WHO 分類（表 2-21, 22）が提唱され現在にいたっている．この新 WHO 分類でも，白血病化した細胞の起源が重要視されており，AML の FAB 分類に準じているが，ALL（急性リンパ性白血病 acute lymphoid leukemia）においては L1, L2, L3 をやめ，T 細胞性，B 細胞性由来が明確にされ，染色体異常が特徴的にみられる白血病が一つの疾患単位として取り扱われている．また骨髄中の芽球が 20％以上の場合，急性白血病とされているため，MDS の RAEB in transformation がなくなり，急性白血病として取り扱われている．悪性リンパ腫の領域では新 WHO 分類が使用されているが，白血病においては，新 WHO 分類は客観性が乏しく，一部を除き FAB 分類がしばらく併用されるものと思われる．

白血病の分類

白血病は赤血球，好中球，好酸球，好塩基球，単球，巨核球の幹細胞および幼弱細胞が腫瘍化する骨髄性白血病とリンパ球系細胞が腫瘍化するリンパ性白血病に分けられる．

表 2-19 急性白血病の分類

1. 急性白血病（FAB 分類対象定型例：正〜過形成髄，芽球 30%以上）
    A．FAB 分類
        急性骨髄性白血病 acute myeloid leukemia（AML）
            M0：MPO 陰性，CD13/33/EMMPO/抗 MPO 抗体のいずれか陽性，リンパ球系マーカー陰性
            M1：骨髄芽球 90%以上，芽球 MPO 陽性率 3%以上
            M2：顆粒球系への分化傾向，前骨髄球 10%以上
            M3：前骨髄球様異常細胞（M3V 光顕でアズール顆粒がみえない）
            M4：骨髄系と単球系の異常細胞の混在（M4Eo 異常な好酸球の増加）
            M5：単球系 80%以上，M5a 単球系，M5b 成熟単球主体
            M6：赤白血病，骨髄芽球（非赤芽球成分の 30%以上）と赤芽球（50%以上）の混在
            M7：巨核芽球（EMPPO 陽性/CD41 陽性）30%以上
        急性リンパ性白血病 acute lymphoblastic leukemia（ALL）
            L1：核小体に乏しい小型リンパ芽球が主体
            L2：核小体の明瞭な大型リンパ芽球が主体
            L3：大型，円形核と濃青色胞体に空胞を多数もつ．Burkitt 白血病
    B．*de novo* AML with trilineage dysplasia（AML-TLD）
        芽球成分以外の成熟 3 血球系に形態異常を認める
        FAB 分類の M4，M2，M6 に多い
    C．急性混合性白血病 acute mixed lineage leukemia
        混合表現型 biphenotypic type：同一芽球に骨髄系とリンパ球系のマーカーが出現
        二細胞型 bilineal type：骨髄系芽球とリンパ系芽球の 2 系列が出現
    D．myeloid/NK cell precursor acute leukemia
        FAB 分類では M0 となる．CD7/CD56/CD33 陽性．B 細胞マーカー陰性
2. 低形成白血病 hypoplastic leukemia
    骨髄低形成（細胞髄 40%未満）
3. early erythroblastic leukemia
    増殖芽球が前赤芽球レベル．まれ
4. 二次性（治療関連）白血病 secondary（therapy-related）leukemia
    AML が主体．アルキル化剤とトポイソメラーゼⅡ阻害薬の病型に分類

また，増殖速度により，急性と慢性に分けられる．慢性は急性より移行したものではなく，まったく独立した疾患である．無治療で経過を観察する場合，急性白血病は 2〜3 か月で死亡し，慢性白血病は年単位にわたり経過する．しかしながら治療方法の進歩により必ずしも現在は当てはまらないことがある．

白血病の典型的なものは，ある段階で成熟能力を失った幼弱芽球が自律的に無制限に増殖するので，腫瘍として理解しやすいが，成熟能力をもちながらも正常機能を発揮するほどには成熟できない，異形成 dysplasia も白血病に入っている．

1. FAB 分類：白血病の分類は FAB 分類（**表 2-19, 20**）が広く使用されている．診断のフローチャートを**図 2-30**に示す．芽球が 30%以上のものが急性白血病，30%未満が MDS とされている．急性白血病の場合には，芽球をペルオキシダーゼ染色し，芽球の 3%以上が陽性なら AML となる．ただし AML M0 はペルオキシダーゼ陽性芽球が 3%未満であるが，細胞表面形質や細胞質内形質は AML の特徴をもつ最も幼弱な幹細胞に近い AML であり，細胞表面マーカーなどの検索により診断可能となる．治療抵抗性で，寛解導入率は悪い．M1 はそれに次ぐ幼若な AML で，M2 は分化傾向を有し，染色体相互転座 t（8；21）をもつものが多い．t（8；21）をもつものは比較的治療に反応し，長期生存が得られやすい．M3 は急性前骨髄球性白血病 acute promyelocytic leukemia（APL）で相互転座型の異常染色体 t（15；17）（q22；q21）を認め，17 番染色体上にあるレチノイン酸レセプター（RAR）α 遺伝子と 15 番染色体にある *PML* 遺伝子が，*PML-RARα* 融合遺伝子を形成している．その遺伝子産物は APL の発生に深く関与している．白血病細胞は粗大なアズール顆粒を多数もち，核が異形成を呈する．レチノイン酸による分化誘導が著効するので，これらが第一選択薬とされる．M4 は急性単球性白血病で，顆粒球系と単球系がともに 20%以上を占める．染色性を含め異形性の好酸性顆粒をもった好酸球が認められる M4-Eo は，inv（16）をもつものが多く，これらの予後は良好である．M5 は AMoL で，単球系が 20%以上を占める．M6 は赤血球系細胞の腫瘍化による急性赤白血病

表 2-20 骨髄異形成症候群の FAB 分類

1. refractory anemia (RA)（不応性貧血）
   骨髄中の芽球＜5％，末梢血の芽球＜1％
2. refractory anemia with ringed sideroblast (RARS)
   （環状鉄芽球を伴う RA）
   骨髄中の ringed sideroblast＞15％，末梢血の芽球＜1％
3. refractory anemia with excess of blasts (RAEB)
   （芽球増加を伴う RA）
   骨髄中の芽球が，
   　赤芽球＜50％のとき，有核細胞の 5〜20％
   　赤芽球＞50％のとき，赤芽球以外の有核細胞の 5〜20％
   末梢血の芽球＜5％
4. RAEB in transformation (RAEBt)
   （白血病移行期 RAEB）
   ①骨髄中の芽球が，
   　赤芽球＜50％のとき，有核細胞の 20〜30％
   　赤芽球＞50％のとき，赤芽球以外の有核細胞の 20〜30％
   ②末梢血の芽球＞5％
   ③Auer 小体の存在するとき
5. chronic myelomonocytic leukemia (CMMoL)
   （慢性骨髄単球性白血病）
   末梢血の単球＞1000/μL
   骨髄中の芽球＜30％
   末梢血の芽球＜5％

表 2-22 急性リンパ性白血病の WHO 分類

1. precursor B-cell ALL
   （染色体；遺伝子による細分類）
   　t(9；22)(q34；q11); BCR/ABL
   　t(v；11q23); MLL 再構成
   　t(1；19)(q23；p13); E2A/PBX1
   　t(12；21)(p12；q22); ETV/CBF-α
2. precursor T-cell ALL
3. Burkitt-cell leukemia

表 2-21 骨髄系血液腫瘍の新 WHO 分類

1. 急性骨髄性白血病（AML）
   特異的染色体転座を伴う AML
   　t(8；21)(q22；q22) AML
   　　[AML1 (CBFα)/ETO]
   　急性前骨髄球性白血病
   　　t(15；17)(q22；q12) AML と亜型 [PML/RARα]
   　異常骨髄好酸球を伴う AML
   　　inv(16)(p13q22) or t(16；16)(p13；q22) [CBFβ/MYH11]
   　11q23 [MLL] AML
   多系統の異常を伴う AML
   　骨髄異形成症候群（MDS）由来 AML
   　MDS に由来しない AML
   治療関連 AML および治療関連 MDS
   　アルキル化薬関連
   　エピポドフィロトキシン関連
   　その他
   その他の分類できない AML
   　未分化 AML
   　成熟傾向のない AML
   　成熟傾向のある AML
   　急性骨髄単球性白血病
   　急性単球性白血病
   　急性赤白血病
   　急性巨核球性白血病
   　急性好塩基性白血病
   　骨髄線維症を伴う急性汎骨髄症
2. 急性混合性白血病
3. 骨髄増殖性疾患
   慢性骨髄性白血病，フィラデルフィア染色体陽性
   　t(9；22)(q34；q11), BCR/ABL
   慢性好中球性白血病
   慢性好酸球性白血病・好酸球増加症候群
   慢性特発性骨髄線維症
   真性赤血球増加症
   骨髄増殖性疾患 分類不能
4. 骨髄異形成・増殖性疾患群
   慢性骨髄単球性白血病
   非定型慢性骨髄性白血病
   若年性慢性骨髄性白血病
5. 骨髄異形成症候群（MDS）
   不応性貧血
   　環状鉄芽球を伴う
   　環状鉄芽球を伴わない
   多系統の異常を伴う不応性貧血
   過剰の芽球を伴う不応性貧血
   5q-症候群
   MDS 分類不能

で，有核細胞に占める赤芽球が 50％以上で赤芽球以外の芽球が 30％以上のものが急性赤白血病，30％未満が MDS とされる．赤芽球はしばしば PAS 染色陽性である．M7 は血小板産生細胞の腫瘍化による急性巨核芽球性白血病である．巨核球系細胞そのものの組織化学ペルオキシダーゼ反応は陰性であるが，巨核球系細胞以外の骨髄系細胞も白血病化しているため，芽球の 3％以上はペルオキシダーゼ反応陽性であることが普通である．巨核芽球の電顕による血小板ペルオキシダーゼ反応は陽性で，血小板糖蛋白質 Ⅱb/Ⅲa（CD41/CD42）が陽性である．

芽球のペルオキシダーゼ陽性率が 3％未満なら，ALL である．L1 の細胞は小型で均一で小児に多く予後良好であり，L2 の細胞は大型で不均一性で成人に多く予後不良である傾向を示す．L3 の細胞は大型で濃青色の細胞質と空胞をもつことが特徴であり，B 細胞形質と t(8；14) を有し，急性白血病というより Burkitt リンパ腫の

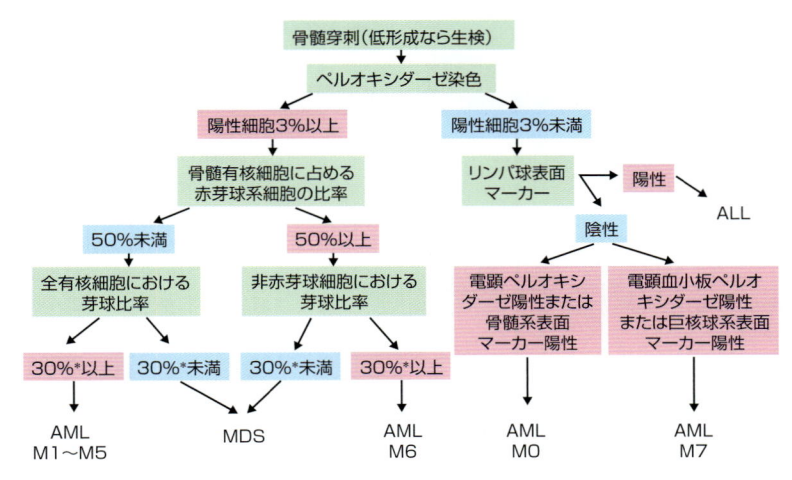

図 2-30 FAB 分類を基本とした MDS, AML (M1-M5), M0, M6, M7 鑑別のためのフローチャート
*WHO 新分類では, 20%が基準となる

表 2-23 B 細胞系 ALL の MIC 分類

MIC 分類	CD19	TdT	細胞マーカー				FAB 分類
			Ia	CD10	Cy Ig*	Sm Ig**	
early B-precursor ALL	+	+	+	−	−	−	L1, L2
early B-precursor ALL, t(4;11)							
early B-precursor ALL, t(9;22)							
common ALL	+	+	+	+	−	−	L1, L2
common ALL, 6q−							
common ALL, near haploid							
common ALL, t/del (12p)							
common ALL, t(9;22)							
pre-B ALL	+	+	+	+	+	−	L1
pre-B ALL, t(1;19)							
pre-B ALL, t(9;22)							
B-cell ALL	+	−	+	+/−	−/+	+	L3
B-cell ALL, t(8;14)							
B-cell ALL, t(2;8)							
B-cell ALL, t(8;22)							
B-cell ALL, 6q−							

+：10%以上陽性
*：細胞質内免疫グロブリン
**：細胞表面免疫グロブリン

白血化と考えられる.

FAB 分類は AML では染色体異常と相関が高く, 科学性も高いが, ALL では L1 と L2 にはそのような染色体異常との相関性は見いだされておらず, 亜分類の意義はそれほど高くない. そのため MIC 分類が提唱されている. これは FAB 分類の形態にモノクローナル抗体を主としたマーカー染色と染色体を加味した分類である (**表 2-23, 24**). MIC 分類では ALL は, B 細胞系と T 細胞系に分類され, マーカー染色によりさらに細分類が行われ, 特徴的な染色体異常をもつ症例はさらに分類される. L3 症例は, ほとんど B 細胞性 ALL であり, Pre-B の形質を発現することはほとんどない.

2. WHO 分類：WHO 分類が, 形態, 表面マーカー, 染色体解析をもとに進化した分類として提唱されている (**表 2-21, 22** 参照) がまだ十分ではない. しかしながら, FAB 分類と大きく異なるところは, 芽球が 20% 以上の

表 2-24 T細胞系 ALL の MIC 分類

MIC 分類	細胞マーカー:*			FAB 分類
	CD7	CD2**	TdT	
early T-precursor ALL	+	+	+	L1, L2
early T-precursor ALL, t/del (9p)				
T-cell ALL***	+	+	+	L1, L2
T-cell ALL, t (11;14)				
T-cell ALL, 6q-				

*: Ia, CD10 陽性の症例が, 少数存在する
**: E ロゼット陽性でもよい
***: CD1 陽性症例もある

表 2-25 mixed lineage leukemia 診断のためのスコアリングシステム

ポイント	B 細胞系	T 細胞系	骨髄系
2	CyCD22	CyCD3	MPO (光顕, 電顕, 免疫細胞化学*)
	Cyμ chain		
1	CD10	CD2	CD33
	CD19	CD5	CD13 Sm/Cy
	CD24	TCR 再構成	CD14 Sm/Cy
		(β か γ 鎖)	AML の形態と細胞化学**
0.5	TdT	TdT	CD11b
	IgH 再構成	CD7	CD11c
			CD15

2 系列のそれぞれにおいて 2 ポイト以上 (総計ポイント) のとき bi-phenotypic leukemia とする
*光顕 MPO 陰性でも骨髄系陽性の場合は, 電顕 MPO か免疫組織化学が必要
**フッ化ソーダ抑制エステラーゼ活性, ズダンブラック B, Auer 小体など
Cy : cytoplasmic, Sm : surface membrane
(Catovsky D, et al.: Ann Hematol 62, 16, 1991)

ものが急性白血病, 20% 未満が MDS としたところで, FAB 分類の MDS の白血病移行期 RAEBt (refractory anemia with excess of blasts in transformation) は白血病となる. この点は臨床的にも意義のあるものと考えられている.

1) 特異的染色体異常を有する AML　特異的染色体異常として t (8;21) (q22;q22) [AML1 (CBFα)/ETO], t (15;17) (q22;q12) [PML/RARα], inv (16) (p13q22), t (16;16) (p13;q22) [CBFβ/MYH11] を有する予後良好群と 11q23 [MLL] を含む予後不良群が含まれる. t (8;21) を伴う AML は FAB 分類ではほとんどが M2 に属し, t (15;17) は APL (M3) に属している. また 11q23 を伴うものは M5 に属し, 予後不良である.

2) 多系統の異常を伴う AML　芽球が 20% 以上で, かつ 2 系統以上の血球の 50% 以上に形態異常を認めるタイプの AML である. FAB 分類にはないタイプで, 染色体異常としては MDS に認められる異常が多い.

3) 治療関連 AML/MDS　化学療法あるいは放射線治療ののちに発症する MDS あるいは AML である. アルキル化剤で生じるものとトポイソメラーゼⅡ阻害薬で生じるタイプがあり, 予後不良である. FAB 分類には含まれていない.

4) その他の分類できない AML　ここには前 3 群に含まれない従来の FAB 分類の M0 から M7 が含まれ, さらに急性好塩基性白血病, 骨髄線維症を伴う急性汎骨髄症が加わっている.

5) 急性混合性白血病 acute biphenotypic leukemia　形態的, 組織化学的, 免疫染色でも芽球が骨髄系, リンパ球系 (T 細胞系, B 細胞系) とも決められないものや, 両者の性格を有するもの, 混在するものが含まれる. **表 2-25** に骨髄系, リンパ球系 (T 細胞系, B 細胞系) の両者の性格を有するときに用いられるスコアリングシステムを示す.

新 WHO 分類の悪性リンパ腫の分類

新 WHO 分類の悪性リンパ腫の分類を**表 2-26** に示す. 悪性リンパ腫の分類は疾患により悪性度が**表 2-27**のように非常に異なるため重要である. 悪性リンパ腫とは, リンパ球に由来する悪性腫瘍の総称である. 悪性リンパ腫は歴史的に, 非 Hodgkin リンパ腫と Hodgkin リンパ腫の 2 つに分けられてきた.

これまで悪性リンパ腫の分類としては, わが国においては, 形態分類を主体とし, 免疫機能を付加した LSG 分類が提唱され使用されてきた. また国際的には, Working Formulation 分類が使用され, ヨーロッパでは, 免疫学の進歩を反映し, Kiel 分類, その後 up-dated Kiel 分類が使用されて, 1994 年に, REAL 分類が提唱された. リンパ球は発生・機能の点から T 細胞, B 細胞, natural killer (NK) 細胞の 3 種類に大別されることを踏まえ, さらに REAL 分類を進展させたものとして, 新 WHO 分類が提唱された. この分類でもリンパ腫は, 従来どおり, 大きく, Hodgkin リンパ腫と非 Hodgkin リンパ腫に分かれる. さらに非 Hodgkin リンパ腫は, 発生分化により, 前駆型と分化型に分かれる. さらに免疫染色法により, 各々は, B 細胞型, T 細胞型 (分化型の場合は NK 細胞を含む) に分けられる.

分化型 B 細胞性のものは, 形態に加え, 臨床像, 免疫染色, 染色体, 遺伝子解析が加味され, 分子生物的観点から, 発生分化段階に準じて疾患単位が列挙されている.

分化型の T, NK 細胞リンパ腫は, 形態的にも小細胞, 大細胞, 未分化大細胞と多岐であり, 免疫表現型, 遺伝

表 2-26 WHO 分類 — 悪性リンパ腫

B 細胞腫瘍

- ●前駆 B リンパ芽球型白血病/リンパ腫 Precursor B-cell lymphoblastic leukemia/lymphoma

  成熟 B 細胞腫瘍 Mature B-cell neoplasms*

  - ●慢性リンパ性白血病/小リンパ球性リンパ腫 chronic lymphocytic leukemia/small lymphocytic lymphoma

    B 細胞前リンパ球性白血病 B-cell prolymphocytic leukemia

    リンパ形質細胞性リンパ腫 Lymphoplasmacytic lymphoma

    脾辺縁帯リンパ腫 Splenic marginal zone lymphoma

    有毛細胞白血病 Hairy cell leukemia

  - ●節外性粘膜関連リンパ組織型辺縁帯 B 細胞リンパ腫 Extranodal marginal zone B-cell lymphoma of mucosa-associated lymphoid tissue（MALT）type
  - ●マントル細胞リンパ腫 Mantle cell lymphoma
  - ●濾胞性リンパ腫 Follicular lymphoma

    皮膚濾胞中心リンパ腫 Cutaneous follicle center lymphoma

    節性辺縁帯 B 細胞リンパ腫 Nodal marginal zone B-cell lymphoma

  - ●びまん性 B 大細胞型リンパ腫 Diffuse large B-cell lymphoma
  - ●Burkitt リンパ腫 Burkitt lymphoma

    形質細胞腫 Plasmacytoma

  - ●形質細胞性骨髄腫 Plasma cell myeloma

T および NK 細胞腫瘍

- ●前駆 T リンパ芽球型白血病/リンパ腫 Precursor T-cell lymphoblastic leukemia/lymphoma

  成熟 T 細胞および NK 細胞腫瘍 Mature T-cell and natural killer cell neoplasms*

  白血病 Leukemic/disseminated

  　T 細胞前リンパ球性白血病 T-cell prolymphocytic leukemia

  　T 細胞大顆粒リンパ球性白血病 T-cell large granular lymphocytic leukemia

  　攻撃型 NK 細胞性白血病 Aggressive natural killer（NK）cell leukemia

  - ●成人 T 細胞白血病/リンパ腫 Adult T-cell lymphoma/leukemia（HTLV1+）#

  皮膚 Cutaneous

  - ●菌状息肉腫 Mycosis fungoides

    Sézary 症候群

    原発性皮膚 CD30+ T 細胞リンパ増殖異常症

    　原発性皮膚未分化大細胞型リンパ腫 Primary cutaneous anaplastic large cell lymphoma

    　リンパ腫様丘疹症 Lymphomatoid papulosis

    　境界病変

  その他の節外性 Other extranodal

  - ●節外性鼻型 NK/T 細胞リンパ腫 Extranodal NK/T cell lymphoma, nasal-type#

    腸管症型 T 細胞リンパ腫 Enteropathy-type T-cell lymphoma

    肝脾 γδ T 細胞リンパ腫 Hepatosplenic γδ T-cell lymphoma

    皮下脂肪組織炎様 T 細胞リンパ腫 Subcutaneous panniculitis-like T-cell lymphoma

  節性

  - ●血管免疫芽球型 T 細胞リンパ腫 Angioimmunoblastic T-cell lymphoma
  - ●末梢 T 細胞リンパ腫，非特定 Peripheral T-cell lymphoma（unspecified）
  - ●未分化大細胞型リンパ腫，原発性全身型 Anaplastic large cell lymphoma, primary systemic type

    細胞系譜と分化段階が未確定の腫瘍 neoplasm of uncertain lineage and stage of differentiation

    芽球性 NK 細胞リンパ腫 Blastic NK cell lymphoma

Hodgkin リンパ腫

結節性リンパ球優位型 Hodgkin リンパ腫

古典的 Hodgkin リンパ腫 Classical Hodgkin lymphoma

- ●結節硬化型 Nodular sclerosis（Grades I and II）

  リンパ球豊富型 Classical Hodgkin lymphoma, lymphocyte rich

- ●混合細胞型

  リンパ球減少型 lymphocyte depletion

●：比較的頻度の高い腫瘍である．
*：B ならびに T/NK 細胞腫瘍は主な臨床病態別に，すなわち白血病，節外性腫瘍および節性腫瘍の各グループごとに列記されている．
#：地理病理学的に発生頻度の差異が認められる腫瘍である．これらは欧米ではまれであるが，アジアでは時にしばしば認められる．

表 2-27 非 Hodgkin リンパ腫の悪性度による分類

	B 細胞性	T 細胞性（NK 細胞性を含む）
低悪性度 indolent	小リンパ球性・慢性リンパ性白血病 リンパ形質細胞性 ＊有毛細胞白血病 脾辺縁帯 B 細胞性（＋/－絨毛を有するリンパ球） MALT 型節外性辺縁帯 B 細胞性 節性辺縁帯 B 細胞性（＋/－単球様 B 細胞） 濾胞性（grade 1, 2, 3a）	＊大顆粒リンパ球性[1] 菌状息肉症[2] 慢性型 ATLL[1]
中～高悪性度 aggressive	形質細胞腫/骨髄腫 マントル細胞 濾胞性（grade 3b） びまん性大細胞型 　＊縦隔（胸腺）発生大細胞型 B 細胞型 　＊血管内大細胞型 B 細胞型 　＊原発性滲出性	前リンパ球性白血病[1] 末梢 T 細胞性，非特定[4] 血管免疫芽球型[4] 節外性鼻型[3] NK/T 細胞性 未分化大細胞型[4] ＊アグレッシブ NK 細胞白血病[1] ＊腸管症型 T 細胞型[3] ＊肝脾 T 細胞型[3] ＊皮下脂肪組織炎様 T 細胞型[2]
超高悪性度/急性 very aggressive	リンパ芽球型 Burkitt（非定型を含む） 形質細胞白血病	リンパ芽球[1,4] リンパ腫型・急性型 ATLL[1,4]

MALT：粘膜関連リンパ組織，ATLL：成人 T 細胞白血病・リンパ腫，＊希少例，1：白血病型，2：皮膚型，3：皮膚以外の節外型，4：節性

表 2-28 造血器腫瘍初期にみられる症候

	急性白血病		悪性リンパ腫		多発性骨髄腫
1	倦怠感・易疲労感	1	頸部リンパ節腫脹	1	腰痛，骨痛
2	微熱・感冒様症状	2	その他のリンパ節腫脹	2	倦怠感・易疲労感
3	口内炎・アフタ，歯肉炎，虫歯の悪化，歯根炎	3	扁桃腺腫瘤	3	病的骨折
4	歯肉腫脹	4	鼻閉（鼻腔腫瘤）		（骨粗鬆症） （punched-out lesion）
5	扁桃腺炎（抗菌薬に反応が悪い）	5	甲状腺，耳下腺腫瘤		
6	皮疹，皮膚腫瘤	6	発熱，盗汗	4	皮膚肥厚，舌腫大
7	眼球結膜，口腔粘膜，皮膚の出血傾向	7	体重減少		（アミロイドーシス）
8	鼻出血	8	皮疹，皮膚腫瘤	5	浮腫
9	静脈採血時の止血困難	9	腹部腫瘤		（腎障害）
10	抜歯時の止血困難	10	呼吸困難（縦隔腫瘤）	6	身長の短縮
11	リンパ節腫大，脾腫				（脊椎圧迫骨折）

子型においても疾患単位は多岐である．B リンパ腫とは異なり，発生分化段階に準じて疾患単位を分類整理することは困難であり，疾患単位というより症候群にとどまっている．むしろ発生部位が臨床態度をみるうえで重要との見方があり，現在のところ，白血病型，皮膚型，その他の節外性，節性の 4 つに分類され，さらに疾患単位が列記されている．

2．造血器腫瘍 各論

造血器腫瘍の臨床症状

　造血器腫瘍（白血病，悪性リンパ腫，多発性骨髄腫）の患者の比較的頻度の高い初期症候を**表 2-28** に示す．また一般的な血液検査異常を**表 2-29** に示す．重篤な急性白血病の 3 大症状は，白血病細胞の骨髄占拠による造血障害によることがほとんどで，① 易感染性，② 出血傾向，③ 貧血である．

　1．**易感染性**：白血球の減少による感染症があげられる．正常白血球数は，3,000～9,000/μL（うち，好中球

40〜70％，好酸球 1〜5％，好塩基球 0〜1％，単球 5〜10％，リンパ球 15〜40％）である．白血球数が減少しても，好中球が 1,000/μL の場合，感染の危険性はほとんどないが，500〜1,000/μL になると時に感染症がみられ，500/μL 以下になると感染の危険が増大し，200/μL 以下では，感染は重症化する．

2．**出血傾向**：血小板の減少によるもので，血小板数が 5,000/μL 以下で出血の危険性が増大する．

3．**貧　血**：赤血球の減少によるもので，減り方の速度で症状の出方が異なる．Hb 6〜7 g/dL 以下で症状がみられることが多い．

急性骨髄性白血病 acute myeloid leukemia（AML）

1．**急性骨髄性白血病，微小分化** acute myeloid leukemia, minimally differentiated（AML-M0）：形態学的に骨髄球系への分化を認めない最も未分化な AML で，ペルオキシダーゼは 3％未満で ALL を思わせるが，リンパ球系のマーカー陰性で CD13，CD33 などの骨髄系マーカーが陽性である．AML 全体の約 5％を占め，その大半が成人発症である．一般的にほかの AML より寛解率が低く早期に再発し，予後不良である．

2．**成熟傾向のない急性骨髄性白血病** acute myeloid leukemia without maturation（AML-M1）：成熟傾向を示さない骨髄芽球が骨髄有核細胞の 90％以上を占める典型的な白血病で，芽球の一部にアズール顆粒を有する．ペルオキシダーゼは 3％以上であるが，3〜100％と症例によりまちまちである．半数以上で骨髄芽球の一部に Auer 小体（AML 症例の半数以上で観察される赤色針状に染まる原形質内封入体で芽球の 0.1〜5％程度に出現）をみつけることができる（表 2-30，図 2-31）．AML の約 10％を占め，各年齢層にみられるが，成人が多い．

3．**成熟傾向を示す急性骨髄性白血病** acute myeloid leukemia with maturation（AML-M2）：骨髄あるいは末梢血中に 20％以上の芽球を認めるとともに，好中球へ

表 2-29　造血器腫瘍の血液一般検査異常

貧血	急性白血病の大部分，多発性骨髄腫の進行期
白血球増多	急性白血病の約 75％，慢性白血病の大部分，悪性リンパ腫の一部（ATLL など）
白血球減少	急性白血病の約 25％，多発性骨髄腫の進行期
血小板減少	急性白血病の 80％，多発性骨髄腫の進行期
汎血球減少	急性白血病の 25％，多発性骨髄腫の進行期
芽球の出現	急性白血病の大部分，慢性骨髄性白血病の大部分
異常細胞の出現	悪性リンパ腫の一部（ATLL）
赤血球連銭形成	多発性骨髄腫
血小板増加	一部の AML（AML-M7 の一部）

表 2-30　急性白血病の FAB 分類と形態学的・酵素学的指標の所見

	Auer 小体	MPO（myeloperoxidase）	リゾチーム	エステラーゼ	
				特異的*	非特異的**
AML M0	−	−	−	−	−
AML M1＜M2＜M3	＋	＋	−	＋	−
AML M4	＋	＋	＋	＋	＋
AML M5	−	−	＋	−	＋
AML M6, M7	−	−	−	−	−
ALL	−	−	−	−	−

*naphtol ASD chloroacetate esterase が使用される
**α naphthyl butyrate esterase が使用される

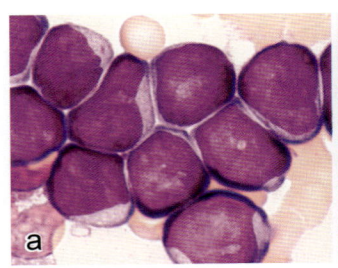

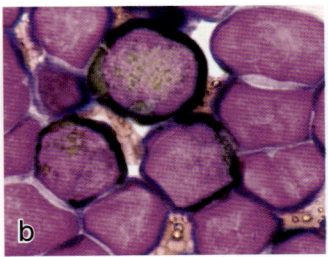

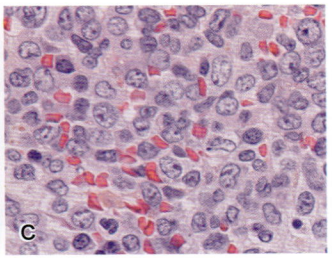

図 2-31　AML-M1

a．塗抹像．細胞径 15 μm 大で，核/細胞質比はやや高く，クロマチン繊細網状な骨髄芽球の増生がみられる．
b．塗抹像．peroxidase（PO）染色．顆粒球染色の PO 染色陽性（茶色）の芽球がみられる．
c．組織像．細胞充実で，白血病細胞が増殖している典型的な急性白血病の組織像．正常造血巣はみられない．骨髄芽球が増殖している．AML-M0 に比較して，細顆粒状の胞体が大きく，核小体が明瞭で，核も顆粒状である．

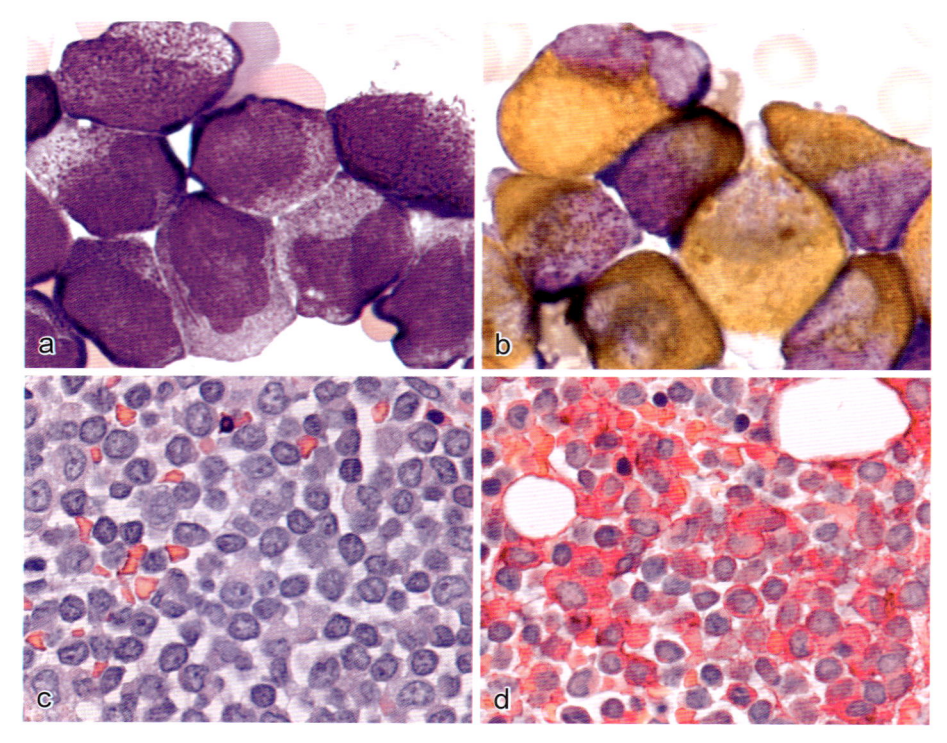

図 2-32 AML-M3

a．塗抹像：細胞径 20 μm 大で，顕著な核形不整で，胞体には核との境が不明になるほど豊富なアズール顆粒がみられ，中央には束状の Auer 小体もみられる．この形態像は正常型にはみられず病的なものと考えられており，この異常なアズール小体が DIC を起こすと考えられている．
b．塗抹像：peroxidase（PO）染色．病的な前骨髄球は PO 染色（茶色）が強陽性で，中には細胞質に隙間なく均一に染まるものもみられる．正常な前骨髄球では，このように均一に染色されることはない．
c．組織像：過形成髄で，白血病細胞が増殖している．正常造血は抑制されている．胞体の広い前骨髄球様細胞がみられ，核小体は明瞭で，核は顆粒状である．
d．組織像：myeloperoxidase（MPO）免疫染色で，白血病細胞は細胞質に MPO が強陽性である．

の分化傾向（前骨髄球から好中球までの成熟成分が 10% 以上）を示す．好中球は過分葉したり，偽 Pelger-Huët 核異常などの形態異常を呈する．Auer 小体を半数以上の症例で見つけることができる．単球は骨髄細胞中 20% を超えない．AML の 30〜45% を占め，あらゆる年齢層に発症するが，20% の患者は 25 歳以下で，40% は 60 歳以上で占められる．20〜40% が染色体異常 t(8;21) をもち，化学療法の成績は比較的良好である．t(8;21) 陰性例は陽性例より予後不良である．

4．急性前骨髄球性白血病 acute promyelocytic leukemia（AML-M3）：白血病細胞の 90% 以上を前骨髄球様の異常細胞が占め，その形態は，大型の細胞で，核に大きなくびれがみられる．アズール顆粒が豊富で，ペルオキシダーゼは 100% 強陽性で，Auer 小体が複数あるいは束状（faggot）になってみられることが多い（図 2-32）．ほぼ全例が播種性血管内凝固症候群 disseminated intravascular coagulation（DIC）を伴う．これは，粗大顆粒中に含まれる組織因子（腫瘍細胞内のトロンボプラスチン様物質など）が DIC を起こし，そのほかに APL 細胞中のアネキシン II，エラスターゼやプラスミノーゲン・アクチベーターにより線維素溶解現象が亢進するため，消耗性凝固障害を呈して，著明な出血症状を示す．脳出血などで死亡するリスクが高いが，いったん寛解すると長期生存が期待できる．90% 以上の症例で，相互転座型の異常染色体 t(15;17)(q22;q21) を認め，17 番染色体上にあるレチノイン酸レセプター（RAR）α 遺伝子と 15 番染色体にある *PML* 遺伝子が，*PML-RARα* 融合遺伝子を形成している．治療は，ビタミン A の誘導体である ATRA で，この内服により M3 の前骨髄球の成熟抑制が解除され，成熟好中球に分化誘導が起こり，白血病細胞は死滅し，正常造血が回復する．AML の 15% を占める．

5．骨髄単球白血病 acute myelomonocytic leukemia（AML-M4）：白血病細胞が好中球および単球の双方へ

分化傾向を示す白血病で，単球系細胞の割合が，赤血球系を除く分画で20%以上ないし80%以下とされている．単球系以外の成分は通常は顆粒球系である．顆粒球系と単球系は種々の比率で存在するが，エラスターゼ二重染色で両者が同時に判定できる（図2-33）．また，血中および尿中リゾチーム（単球由来）の上昇（正常の3倍以上）がみられる（表2-30）．AMLの25%程度を占める．すべての年齢層にみられるが，比較的高齢者に多い．比較的化学療法には反応良好である．異常な好酸球が同時に増殖するタイプはM4Eoと呼ばれ，inv（16）の染色体異常がみられる．

6．**単球白血病** acute monocytic leukemia（AML-M5）：純粋に単球系細胞が増殖するタイプで，骨髄中の単球系細胞が赤芽球を除く骨髄系細胞の中の80%以上と定義されている．未熟な単芽球が80%以上を占める場合をM5a，80%未満の場合をM5bとする．単芽球はMPO陰性のことが多く，M4と同様に血中，尿中リゾチームが正常の3倍以上に上昇する．M4とともに，皮膚，歯肉，中枢神経への組織球浸潤が強くみられる．AMLの5%程度を占める（図2-34，35）．

7．**赤白血病** erythroleukemia（AML-M6）：赤芽球系細胞が主たる白血病細胞を占める．しかしながら骨髄芽球も混在する．定義は，異常赤芽球が50%以上か異常赤芽球が30%以上で異常造血細胞が20%以上とされている．赤芽球は巨赤芽球様変化 megaloblastoid change などの形態異常がみられ，PAS陽性の物質が細胞質に沈着する所見がみられる場合がある．MDSからの移行の症例もみられる．AMLの3〜4%とまれで，難治性で予後不良である（図2-36）．

8．**急性骨髄巨核球性白血病** acute megakaryocytic leukemia（AML-M7）：M0と同様で，形態のみでは診断困難で，芽球はMPO陰性，クロマチン構造はやや粗く，細胞質から蕾状の突起がみられる．電子顕微鏡レベルで血小板ペルオキシダーゼ（PPO）を証明したり，免疫染色でCD41（血小板膜のGPⅡb/Ⅲa）やCD61（GPⅠb）を証明する必要がある．骨髄線維症をしばしば合併し，骨髄がドライタップになり骨髄穿刺が困難となる．AMLの1〜2%とまれで，難治性である（図2-37）．

急性リンパ性白血病
acute lymphocytic leukemia（ALL）

小児期に多い白血病で，4歳前後にピークがある．白血病の分類として，現在，塗抹標本による形態を主体とするFAB分類が一般的である．ALLはL1，L2，L3の3型に分けられる．

L1は円形の核を有し，核小体が不明瞭で，核/細胞質比の高い，赤血球よりやや大きい小型の芽球が70%以上を占める．小児ALLの70〜80%，成人ALLの20〜40%を占める．L2より予後がよいとされている．B細胞系の未分化のものが多いが，T細胞系もみられる（図2-38）．

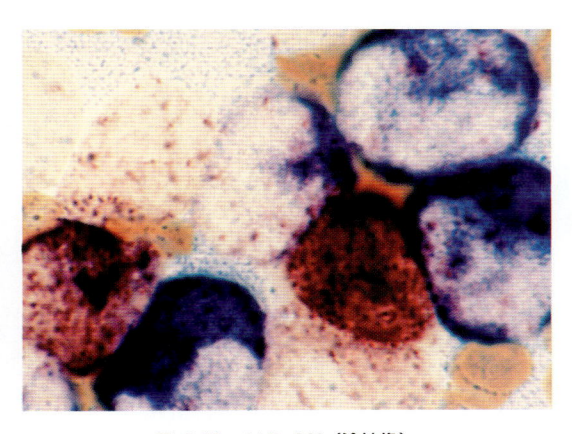

図2-33　AML-M4（塗抹像）
エステラーゼ esterase（EST）二重染色で，顆粒球系は青色に，単球系は茶褐色に染まる．

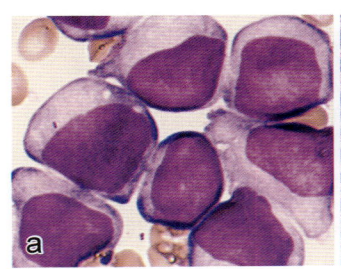

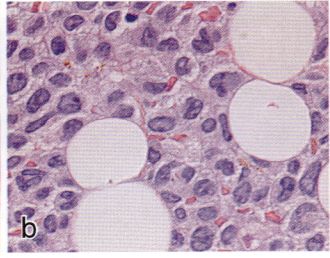

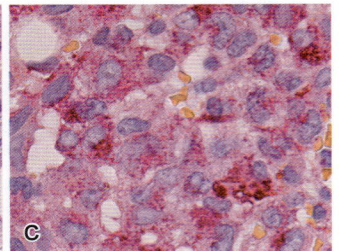

図2-34　AML-M5a
a．塗抹像：細胞径18μm大で，豊富な好塩基性の細胞質を有する大型細胞がみられ，アズール顆粒を有するものもあり，単芽球と考えられる．
b．組織像：過形成髄で，白血病細胞が増殖している．正常造血巣はみられない．泡沫状の広い細胞質をもち，細顆粒状の核をもつ未熟な単球様（組織球様）細胞の増生がみられる．
c．組織像：CD68免疫染色．白血病細胞は組織球のマーカーであるCD68に強陽性である．

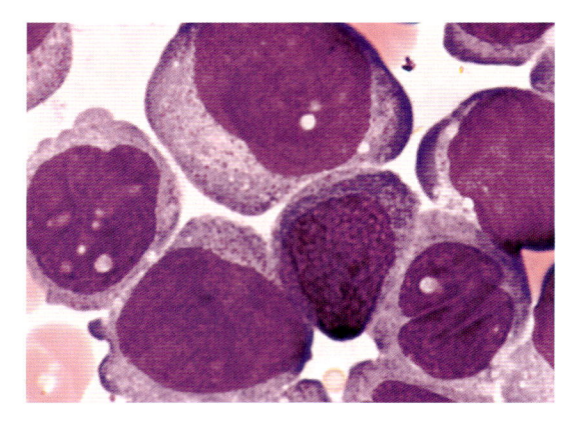

図 2-35　AML-M5b（塗抹像）
単芽球，前単球，単球がみられる．全般に単球独特のアズール顆粒を有するものが多く，単芽球と前単球の鑑別が問題になる．単芽球は核/細胞質比はやや高く，クロマチンは粗網状で，核形不整はあまりみられないのに対し，前単球は核/細胞質比は低く，クロマチンは繊細網状となり核内に切れ込みを有するものが多くなる．

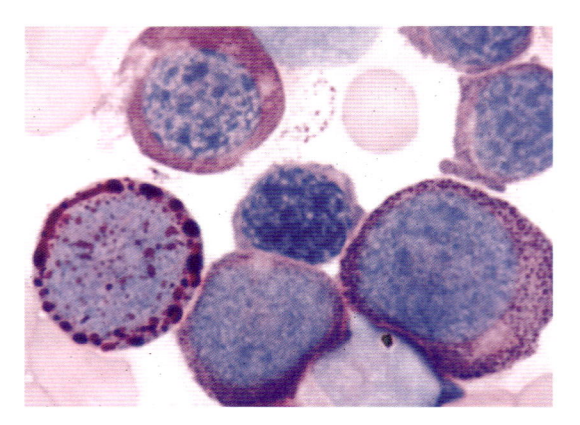

図 2-36　AML-M6（塗抹像）
PAS染色，幼若赤芽球はPAS染色に顆粒状陽性，成熟赤芽球はびまん性陽性であり，赤血球は，通常，PAS染色陰性であり，陽性像は腫瘍性を考える．

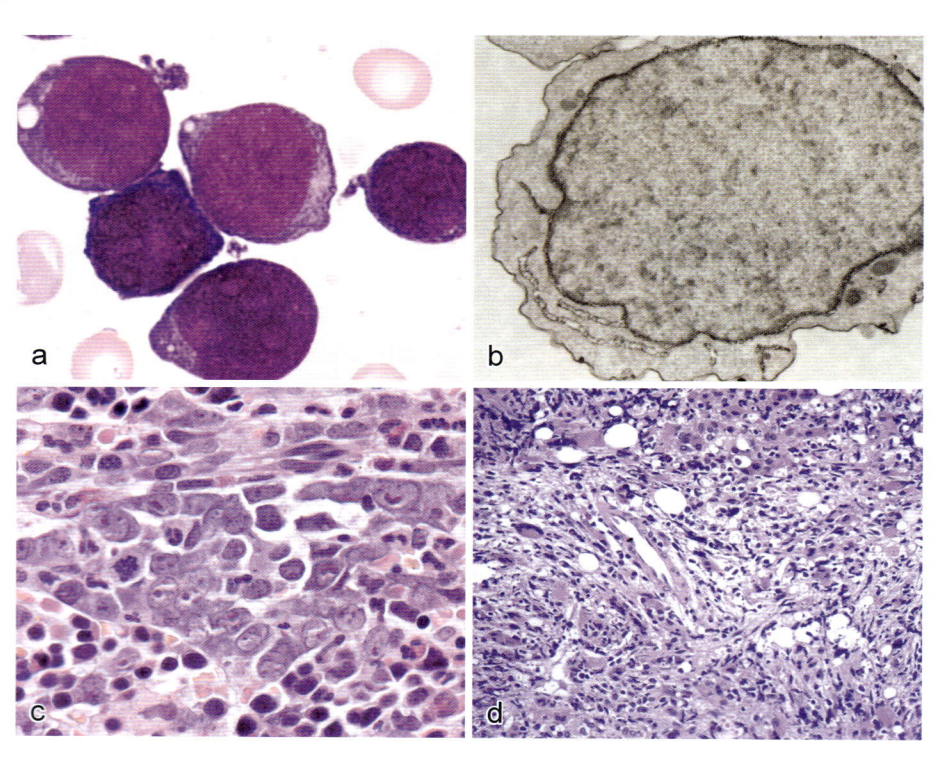

図 2-37　AML-M7
a．塗抹像：異常骨髄巨核芽球．細胞径は11〜18μmで，大小不同がみられ，淡染性，濃染性の芽球が混在し，一部に細胞質に蕾状の突起がみられる．
b．血小板ペルオキシダーゼ platelet peroxidase（PPO）免疫電顕染色，核膜と粗面小胞体が陽性である．
c．組織像：好塩基性の胞体をもち，核小体明瞭な異型の強い大細胞（異常骨髄巨核芽球）の集団がみられる．形態的には癌細胞の転移巣でもよいと思われる像である．
d．組織像：線維化の強いM7で，末梢血は汎血球減少を示す．異常骨髄巨核芽球も混在する．

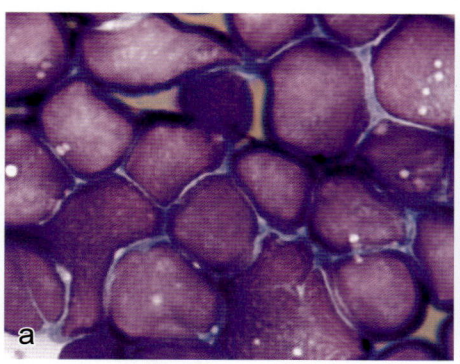

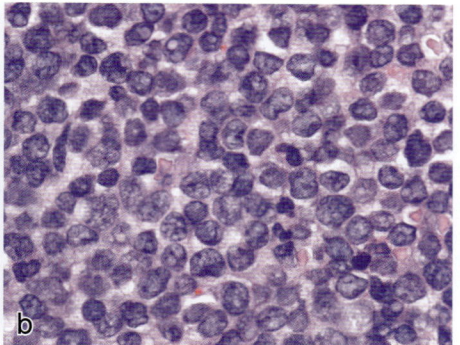

図 2-38 ALL-L1
a. 塗抹像：細胞径 15μm 大で，核/細胞質比やや大，クロマチン粗顆粒状で一部に核小体を有する小型のリンパ芽球がみられる．
b. 組織像：細胞髄で，核小体に乏しい小型のスリガラス状の核をもつ，円形，楕円形のリンパ芽球が増殖している．リンパ芽球は核が淡く骨髄芽球と異なるが，正確に区別することは組織像からは困難なことが多い．

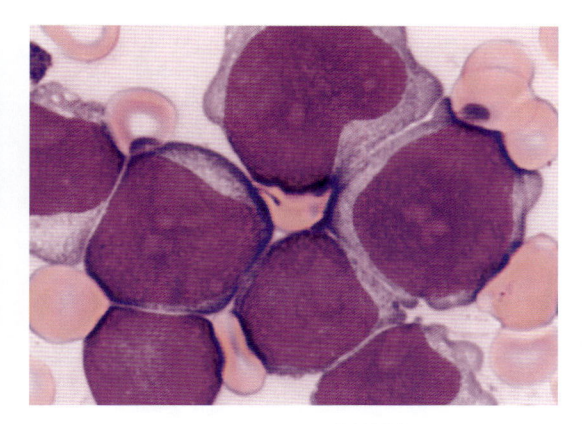

図 2-39 ALL-L2（塗抹像）
核/細胞質比の低いリンパ芽球がみられ，核型不整，核小体が著明である．

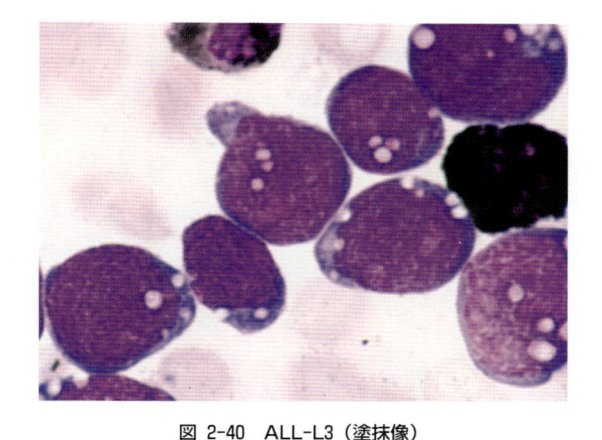

図 2-40 ALL-L3（塗抹像）
細胞径 16μm 大で，クロマチンは粗顆粒状で好塩基性の細胞質に空胞を有するリンパ芽球がみられる．染色体検査で t(8;14)(q21;q23) がみられた．

L2 は核小体明瞭で，核の切れ込みなどを有し，核/細胞質比の低い，赤血球の2倍相当の大型の芽球が50％以上を占める．小児 ALL では少なく 20～30％，成人 ALL では 60～80％を占める．B 細胞系の未分化のものが多いが，T 細胞系もみられる（図2-39）．

L3 は円形核を有する大型のリンパ芽球で胞体が広く，濃青色に染まり，特徴的な大きな空胞を多数もつ．Burkitt 型の悪性リンパ腫の白血病状態に相当する．B 細胞系で，全 ALL の 5％以下と少ない（図2-40）．

骨髄異形成症候群 myelodysplastic syndromes（MDS）

MDS は白血病と同様，多能性造血幹細胞の形質転換に起因するクローン性の造血障害である．異常クローンは無効造血（骨髄造血が亢進しているにもかかわらず，分化成熟に異常をきたして血球を末梢血に供給できない状態）と骨髄3系統の細胞の形態異常を特徴とし，末梢血では2血球もしくは汎血球減少を呈する．骨髄は正～過形成である．中高年に好発し，しばしば急性白血病に移行する．まれに小児にもみられる．骨髄での骨髄芽球は5％以上，30％未満で，30％以上になれば白血病とされる．表2-20 に MDS の FAB 分類を示す．RA，RARS，RAEB，RAEBt，CMMoL の5型に分類される．注意すべき点として，新 WHO 分類では，骨髄中の芽球が20％以上の場合，急性白血病とされているため，MDS の RAEBt がなくなり，急性白血病として取り扱われている．

臨床症状は，貧血による動悸，息切れ，出血傾向，好中球減少による易感染性による発熱などがみられる．MDS は前白血病状態とも考えられており，5q-の染色体異常を示す例があり，5q31 染色体上の IRF-1（interfer-

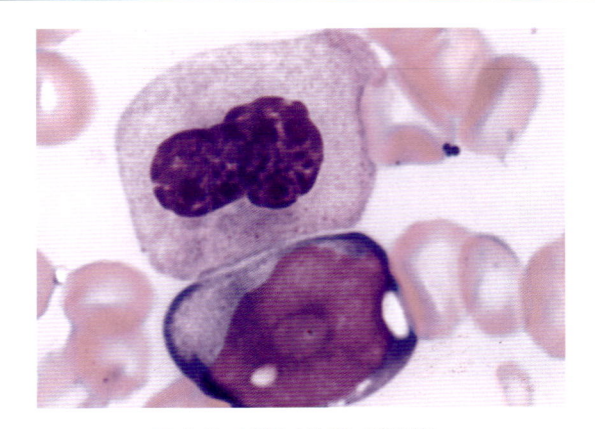

図 2-41　MDS-RAEB（塗抹像）
異常骨髄芽球とその下には顆粒の減少を伴う偽 Pelger-Huët 核異常を伴う細胞がみられる．芽球細胞は核/細胞質比は低く，著明な核小体や空胞を認め，質的異常を認める．

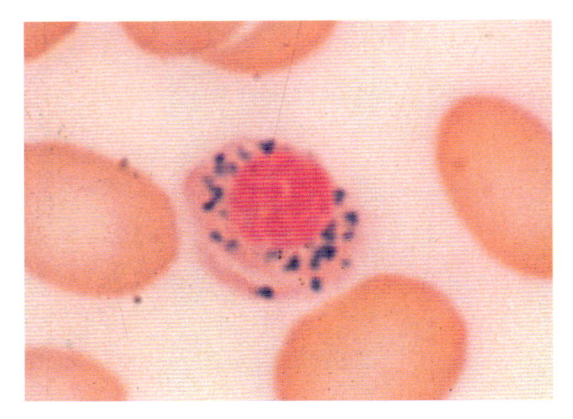

図 2-42　MDS-RARS 環状鉄芽球（塗抹像）
鉄（Fe）染色で核周囲に環状的陽性を示す環状鉄芽球がみられる．これは病的とされる．

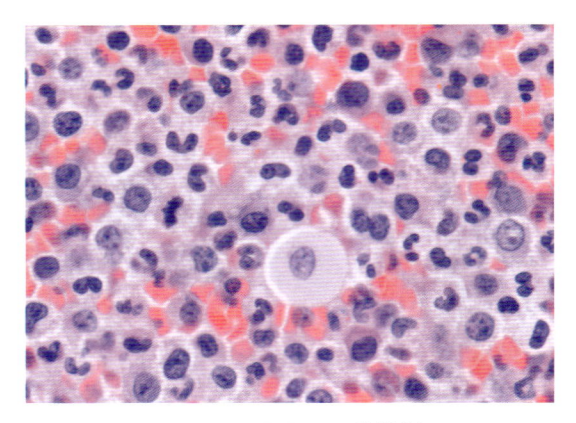

図 2-43　MDS-RAEB（組織像）
細胞髄で，芽球の増加が目立つ．核は細顆粒状で顆粒球系を思わせる芽球の増加（20%）と単核の小巨核球がみられる．

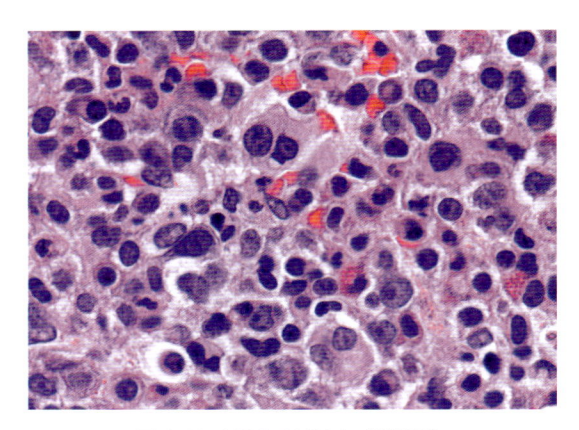

図 2-44　MDS-CMMoL（組織像）
細胞髄で，豊かな胞体をもつ成熟した単球が単調に増加している．未熟な単球も一部含まれる．

on regulating factor-1）が癌抑制因子として MDS に関与している可能性が示唆されている．また白血病への移行に関して ras, p53 などの癌遺伝子，癌抑制遺伝子の関与がいわれている．

　血球の形態異常として，MDS の診断に特異性の高いものに成熟好中球の偽 Pelger-Huët 核異常と小型巨核球 micromegakaryocyte がある（**図 2-41**）．組織化学では MPO 染色による MPO 欠損好中球，鉄染色による環状鉄芽球が重要である（**図 2-42**）．

1．不応性貧血 refractory anemia（RA）（without ringed sideroblast）：MDS の中の 30〜40% を占め，最も多く，高齢者に多い．末梢血で芽球はみられても 1% 未満で，骨髄でも芽球は骨髄有核細胞の 5% 未満である．生存期間中央値は 5 年程度で 6% が白血病に移行する．

2．環状含鉄芽球を伴う不応性貧血 refractory anemia with ringed sideroblasts（RARS）：末梢血，骨髄での芽球数は RA と同様であるが，環状鉄芽球が，骨髄有核細胞の 15% 以上と多数出現する．生存期間中央値は 6 年程度で 1% が白血病に移行する．

3．芽球増生を伴う不応性貧血 refractory anemia with excess of blasts（RAEB）：不応性貧血から急性白血病への移行期に位置する疾患群で，末梢血で芽球は 5% 未満で，骨髄で芽球は骨髄有核細胞の 5〜20% と定義されている（**図 2-43**）．MDS の 20〜30% を占め，30% のものが AML に移行する．芽球が多いものほど移行しやすく，生存期間中央値は 1 年程度しかない．

4．慢性骨髄単球性白血病 chronic myelomonocytic leukemia（CMMoL）：末梢血で単球数が，1,000/μL 以上に増加しており，末梢血で芽球は 5% 未満で，骨髄で芽球は 20% 未満と定義されている（**図 2-44**）．この疾患

図 2-45 CML
　a．塗抹像：骨髄の有核細胞数は著増し，全体像は多彩で，顆粒球系の各成熟段階にある細胞の増加が主体で，赤芽球の抑制がみられる．骨髄芽球，前骨髄球，骨髄球，後骨髄球，桿状・葉核球，好塩基球，好酸球と顆粒球系の各成熟段階と好塩基球，好酸球の増加がみられる．
　b．組織像：細胞髄で顆粒球系の増加が著明である．成熟した顆粒球系の増加が著明で芽球が5％程度である．また赤芽球は抑制されている．

群は骨髄増殖性疾患的な性格をもつものと，白血球が正常範囲で MDS 的な性格のものがあり，新 WHO 分類では骨髄異形成／骨髄増殖性疾患の中に位置づけられている．生存は1か月～100か月と広範だが，中央値は20～40か月との報告が多く，15～30％に急性転化が起こる．

5．芽球を伴う不応性貧血の急性転化 refractory anemia with excess of blasts in transformation（RAEBt）：REAB と AML の中間期もしくは移行期で，末梢血で芽球は5％以上もしくは，骨髄で芽球は20～30％と定義されている．生存中央値は6か月と予後不良である．

慢性骨髄性白血病

　　chronic myelogeous leukemia（CML）

　多能性血液幹細胞の1個が腫瘍化し，リンパ球系も含む全血球細胞がクローン性増殖を示す疾患で，増殖の主体は顆粒球系である．成人白血病の20～30％を占める．フィラデルフィア染色体異常 Ph^1 がほとんどの症例にみられる．Ph^1 は t（9；22）（q34；q11）で9番染色体上の *ABL* 遺伝子と22番染色体上の *BCR* 遺伝子が融合を起こし，チロシンキナーゼを活性化し細胞増殖を起こす．そのため BCR/ABL 融合蛋白質と特異的に結合するチロシンキナーゼ阻害薬（イマチニブ）が CML の治療に有効である．骨髄像は，細胞髄で著明な顆粒球の増生がみられる．各分化段階の顆粒球系細胞（骨髄芽球，前骨髄球，骨髄球，後骨髄球，桿状核球，分葉核球）をみるが，増生する細胞には核異常を伴うことが多い．また白血病裂孔はみられない．

◆**臨床的事項**：中年以降に発症することが多く，白血球の著明な増加がみられ，10万～50万/μL にも達し，各分化段階の顆粒球系細胞が増加する．また好酸球の増加も伴う．臨床経過は特徴的で，脾腫以外に比較的症状の乏しい慢性期を数年経たのち，急性転化と呼ばれる急性白血病と同様の芽球の増殖を示す病態となり死亡する（図2-46）．この急性転化は AML に多いが ALL にもある．CML の顆粒球系細胞は形態的には正常成熟過程を示しているが，さまざまな生化学的あるいは機能的異常がみられる．例えば，白血球アルカリホスファターゼ（NAP）活性は著明に低下し，これは診断上，非常に重要である．検査で LDH，尿酸，リゾチームが白血球の崩壊に伴い上昇し，血清ビタミン B_{12}（顆粒球内で産生されるため崩壊による上昇がみられる）も著明に上昇する．脾腫は巨大で，肝の腫大も伴う．

　特殊な CML として，①慢性好中球白血病 chronic neutrophilic leukemia，②慢性好酸球性白血病・好酸球増加症候群 chronic eosinophilic leukemia/hypereosinophilic syndrome，③慢性骨髄単球性白血病，分類不能 chronic myelomonocytic leukemia, unclassifiable（もともとは MDS の中に入れられていたが，CMMoL の中で

図 2-46 慢性骨髄性白血病の進展

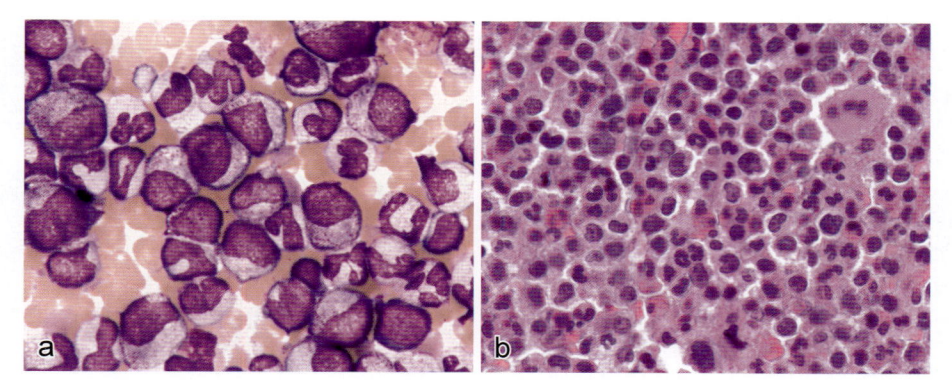

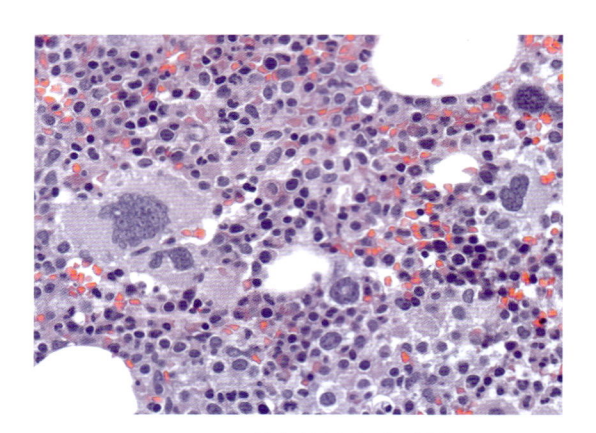

図 2-47 原発性血小板血症（組織像）
細胞髄で，巨大な異形の目立つ巨核球が増生している．組織学的に PV と ET は鑑別が困難である．巨核球は核濃染が強く，分葉も強い．顆粒球系，赤芽球系の増生もみられる．

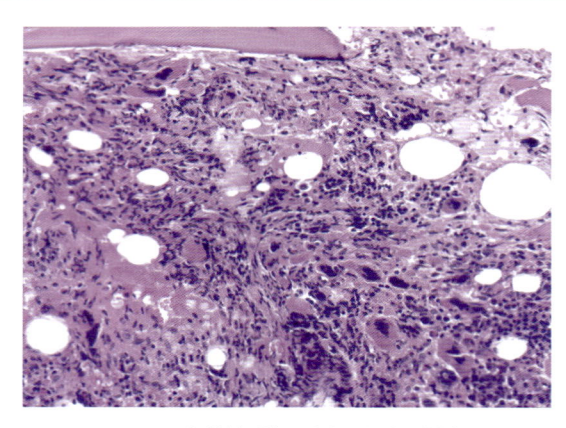

図 2-48 慢性特発性骨髄線維症（組織像）
過形成髄（80％）で，線維化と異型の強い巨核球の増加が著明である．

骨髄増殖性疾患的な性格をもつものがあり，CML の範疇に入れるとされるものもある），④若年性骨髄単球性白血病 juvenile myelomonocytic leukemia（JMML）がある．

慢性骨髄増殖性疾患

chronic myeloproliferative disorder（CMPD）

CML は顆粒球のみならず血小板増加を伴い，進行期には骨髄の線維化がしばしばみられる．真性多血症 polycythemia vera（PV）も血小板増加，顆粒球増加を伴うことが多く，15 年以上経過すると骨髄線維症をきたす例がみられる．Dameshek は 1951 年，CML，PV に原発性血小板血症 essential thrombocythemia（ET）と特発性骨髄線維症 idiopathic myelofibrosis（IM）を加えた 4 疾患を CMPD として提唱した．現在では，CML は他の 3 疾患と明確に区別されている．

1．真性赤血球増加症（真性多血症）
polycythemia vera（PV）：通常，血色素濃度は 18〜24 g/dL，赤血球数は 700 万/μL を超える．また顆粒球，血小板の増加もみられ，100 万/μL を超える症例もある．骨髄では，赤芽球増生，線維化（程度の差がある），異型骨髄巨核球増加がみられ，脾の腫大，線維化，梗塞，骨髄化生もみられる．長期の経過により，骨髄線維症となる．まれに，急性白血病に移行する．

2．原発性血小板血症
essential thrombocythemia（ET）：末梢血で血小板数は 100 万/μL 以上に増加しており，貧血は通常なく，白血球数は正常のことが多い．組織像では，巨核球が著明に増加しており，未熟なものから成熟したものまで，各段階が揃っており，非常に大型な異型骨髄巨核球増加もみられる（**図 2-47**）．まれに急性転化や骨髄線維症が起こる．

3．慢性特発性骨髄線維症
chronic idiopathic myelofibrosis（CIMF）：臨床症状として，骨髄の広範な線維化および骨硬化，髄外造血による著しい肝脾腫，leukoerythroblastic anemia と呼ばれる特異な末梢血像がみられる．血液所見では，白血球数は多くは増加するが，減少するものもまれではない．減少するものの多くはそのほかの血球成分も減少し，汎血球減少症をとることが多い．血球の形態変化として，白血球では各成熟段階の幼弱白血球がみられ，CML 様の像がみられる．赤血球では，大小不同，奇形，多染性，好塩基性斑点などがしばしばみられる．最も特徴的な赤血球の形態変化は，涙滴奇形 tear drop poikilocyte で，涙滴のような形をとる．形成機序は不明である．骨髄の組織所見は，著明な線維化がある．そのためドライタップであり骨髄生検が必要となる．また巨細胞の増生があり，この巨細胞は骨髄巨核球であるが，通常みられるものより，核は濃染しており，異型がみられる（**図 2-48**）．経過は多岐にわたり，予後は比較的不良である．

多発性骨髄腫 multiple myeloma

骨髄腫は形質細胞の単クローン性増殖を示し，腫瘍細胞は単クローン性の免疫グロブリン（M 蛋白質）を産生し，正常免疫グロブリンは低下する．中高年に発症し，臨床的には病的骨折や腰痛でみつかることが多く，X 線写真で骨融解像や骨打ち抜き像が認められることがある．ほかに免疫グロブリンは IgG 型が 50％ 以上を占めるが，IgA 型，Bence-Jones（BJ）型，IgD 型，IgE 型もこの順にみられる．免疫グロブリンの増加により，赤血球は凝集しやすくなり，連銭形成がみられることがある．

骨髄像としては，多くの症例で結節性増殖巣を認める．

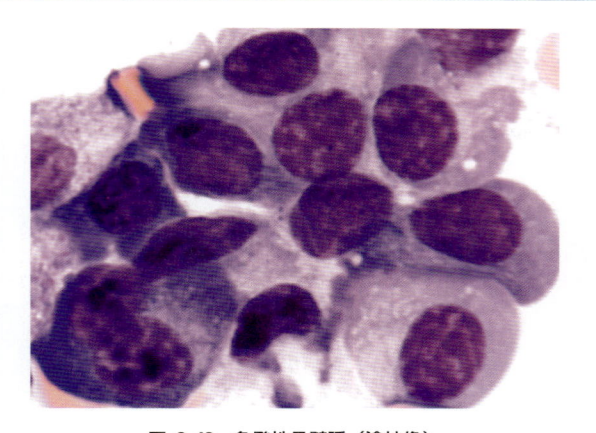

図 2-49　多発性骨髄腫（塗抹像）
核の偏在する細胞質が好塩基性で核周明庭を有する形質細胞がみられる．2核のものもみられる．

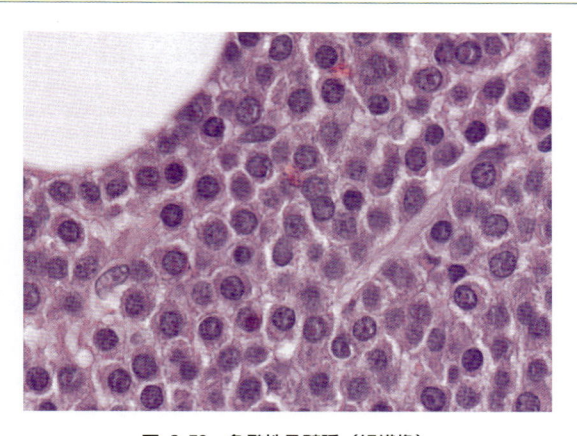

図 2-50　多発性骨髄腫（組織像）
過形成髄（70％）で単調な細胞の増加がみられる．正常造血巣はみられない．成熟した形質細胞の集塊状の増生がみられるが，ほかの造血細胞は抑制されている．

大小不同の好塩基性の細胞質の豊かな形質細胞の増殖がみられる（図 2-49, 50）．核は類円型で偏在する．一部の症例では免疫グロブリンの産生のため核辺縁の明庭がみられる．単クローン性の免疫グロブリンが産生されるため，免疫染色で免疫グロブリン軽鎖（κ鎖，λ鎖）の一方のみに反応がみられる．

臨床的には，60歳以上の高齢者に発症する．腰痛，息切れや骨疼痛，貧血症状などを主徴として来院することが多い．骨髄腫細胞はM蛋白質を大量につくるため，血清検査では電気泳動にてMピークを認め，尿中には免疫グロブリンのL鎖であるBence-Jones蛋白質（BJP）をしばしば検出する．

骨髄腫に腎障害が多く，一般に骨髄腫腎と呼ばれる腎病変がみられ，Bence-Jones蛋白尿の排泄増加による円柱形成性尿細管障害が中心である．そのほか，腎アミロイドーシス，尿酸腎症，高カルシウム血症性腎症がみられる．治療開始後は平均生存期間は約3年，10年以上の生存率は約3〜5％前後との報告多く，長期予後は不良である．

3．悪性リンパ腫

B細胞/T細胞腫瘍

前駆B細胞リンパ芽球型白血病（リンパ腫）および前駆T細胞リンパ芽球型白血病（リンパ腫） precursor B・T-cell lymphoblastic leukemia/lymphoma

◆**定　義**：各々，B細胞およびT細胞由来のリンパ芽球由来の腫瘍とされる．

◆**形　態**：核小体が目立たず，核縁の比較的薄い中型芽球細胞のびまん性増殖を特徴とする（図 2-51a）．時に腫瘍細胞間にマクロファージを混じ，星空像 starry sky を呈することもある．

◆**免疫組織学的事項**：各々，B（CD20 and/or CD79a），T細胞マーカー（CD3 epsilon）とともに terminal deoxynucleotidyl transferase（TdT）が陽性である（図 2-51b）．CD79aはT細胞性のものでも陽性となることがある．TdT陰性の場合，CD99が代理マーカーとなる．

◆**臨床的事項**：主に小児で白血病として発症するものが多い．まれに20〜30歳代にも発症することがある．T細胞性のものは10歳以上の男児に多く，しばしば縦隔（胸腺）病変を示す．一方，B細胞性のものは10歳以下が多く，男女差はなく，時に節外性に発生する．

成熟B細胞腫瘍 mature B-cell neoplasm

1．慢性リンパ性白血病/小リンパ球性リンパ腫 chronic lymphocytic leukemia/small lymphocytic lymphoma（CLL/SLL）

：小型リンパ球を主体とする白血病であり，$CD5^+$，$CD23^+$ を示す．SLLは同様の腫瘍で，白血化のない症例を指す．慢性リンパ性白血病の代表的疾患であり，通常は無症状である．肝脾腫やリンパ節腫脹を示すこともある．

リンパ節病変は，偽濾胞構造により置き換えられる．増殖中心とも呼ばれ，小型リンパ球を主体として，前リンパ球 prolymphocyte，核小体明瞭な傍免疫芽細胞 paraimmunoblast を混じている（図 2-52）．経過中，大細胞転化を示すことがあり，Richter症候群と呼ばれる．

免疫組織学的には，B細胞マーカー（CD19，CD20，CD22，CD79a）に加えて，CD5，CD23が陽性，CD43も一部症例陽性である．CD10陰性，cyclin D1陰性であり，ほかのリンパ腫との鑑別点となる．

染色体異常では trisomy 12 と 13q14 の欠失が知られ

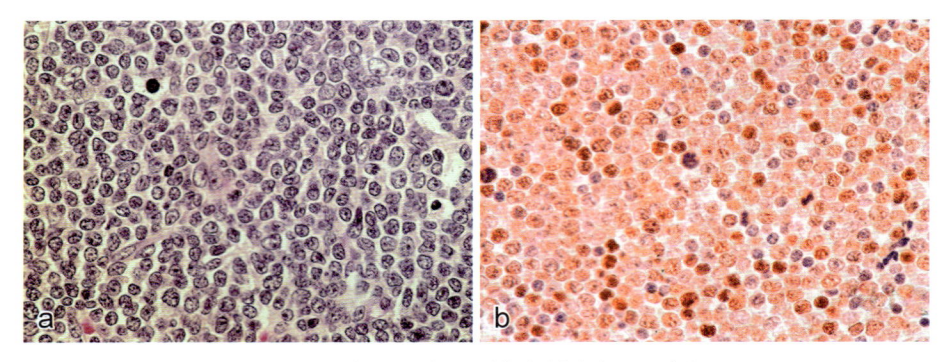

図 2-51 前駆 T 細胞リンパ芽球型白血病/リンパ腫
a. 腫瘍細胞の核縁は薄く, 核小体は目立たない. b. TdT 免疫染色. 腫瘍細胞の核に陽性である.

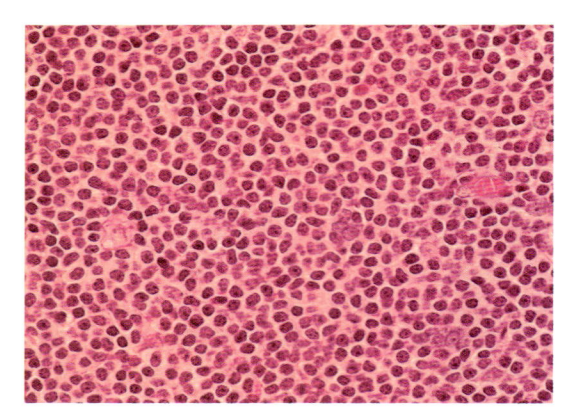

図 2-52 小リンパ球性リンパ腫
ほとんどは小リンパ球系様細胞で占められる.

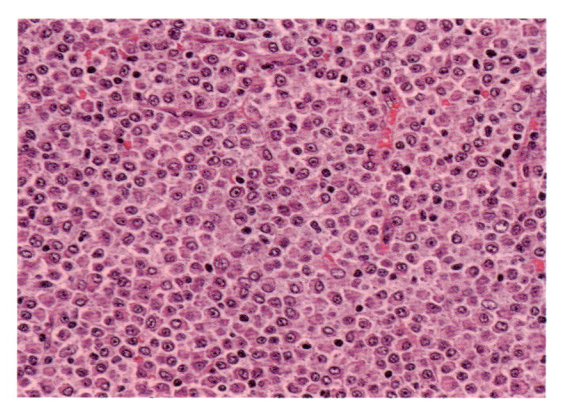

図 2-53 リンパ形質細胞性リンパ腫
形質細胞様細胞, リンパ球様細胞がみられる.

ており, 前者は予後不良, 後者は予後良好の指標とされる.

2. リンパ形質細胞性リンパ腫 lymphoplasmacytic lymphoma：小型リンパ球, 形質細胞様リンパ球, 形質細胞からなる腫瘍であり, 典型的には Waldenström のマクログロブリン血症を伴う. 基本的に除外診断の結果としてのものであり, 疾患単位とみなすかについては議論がある. 大多数例で Waldenström のマクログロブリン血症 monoclonal IgM serum paraprotein (>3 g/mL) とそれに伴う臨床徴候を示す. ただし, マクログロブリン血症は, MALT リンパ腫, CLL など, ほかの B 細胞腫瘍でも認めることがある. 骨髄, 肝, 脾への浸潤, リンパ節の中等度までの腫大がみられる.

リンパ腫細胞は異型性に乏しく, 成熟からやや大きいリンパ腫細胞が種々の程度に形質細胞性腫瘍細胞を混在して増生している (図 2-53). 核内空胞 Ducher body がみられることもある.

3. 脾辺縁帯リンパ腫 splenic marginal zone lymphoma：小型リンパ球系細胞からなり, 脾臓における白脾髄の濾胞辺縁帯を増殖の主座とする. 脾腫を示し, 血小板, 貧血を伴う. 通常, 骨髄浸潤を示すが, リンパ節腫脹やほかの臓器浸潤はまれである.

形態の典型例では, 白脾髄の濾胞辺縁帯の拡大を示す. 細胞質に富む小型〜中型リンパ球系細胞よりなる. 赤脾髄への浸潤を伴い, 芽球化細胞を混じることもある.

免疫組織学的には sIgM および sIgD$^+$, B 細胞マーカー (CD19, CD20, CD79a)$^+$, CD5$^-$, CD10$^-$, CD23$^-$, CD43$^-$ である.

4. 形質細胞腫 plasma cell neoplasm：形質細胞性腫瘍は形質細胞の腫瘍性増殖を特徴とし, 単クローン性免疫グロブリンや M 蛋白質を産生する. 形質細胞性骨髄腫をはじめ, 多彩な疾患群が含まれる.

形質細胞性骨髄腫 plasma cell myeloma　骨髄を増殖の場とする形質細胞性腫瘍である. 単クローン性免疫グロブリン血症と骨病変を特徴とする. 診断には, 骨髄中の形質細胞の割合, 生検所見に加え, 骨 X 線および M 蛋白質などの臨床所見が重要である.

定型的症例のほかに, 非分泌性骨髄腫 non-secretory

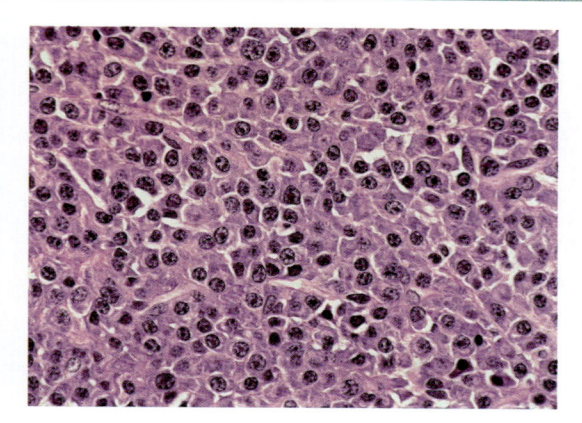

図 2-54　髄外性形質細胞腫
形質細胞への分化を示す細胞により占められる.

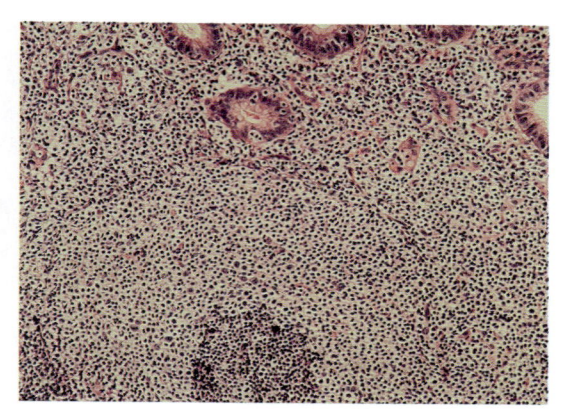

図 2-55　MALT リンパ腫, 胃生検
centrocyte-like 細胞が反応性濾胞の外側にびまん性に増殖している. また, 上部にリンパ上皮性病変も観察される.

myeloma, くすぶり型骨髄腫 smoldering myeloma, 無症候性骨髄腫 indolent myeloma, 形質細胞性白血病 plasma cell leukemia の 4 つの亜型がある. さらに前駆病変である monoclonal gammopathy of undetermined significance（MGUS）がある. 多くは形質細胞に類似し, 好塩基性の豊富な細胞質を有する（図 2-54）. しばしば核周囲明庭が観察され, 核は偏在性で車軸状に凝集したクロマチンをもつ. 時に大型芽球化細胞からなり, びまん性 B 大細胞型リンパ腫や癌腫との鑑別が問題となる.

細胞質に免疫グロブリン（IgG, IgA など）が証明される. B 細胞マーカー（CD19, CD20）は陰性だが, CD38, CD56, CD79a, CD138 は陽性である. また, 時に cyclin D1 の過剰発現が観察される.

ほかの病型として, 形質細胞腫 plasmacytoma は, 基本的に形質細胞性骨髄腫と同じであるが, 病変が単一の骨もしくは髄外で増殖するものをいう. ほかに, 免疫グロブリン沈着症 monoclonal immunoglobulin deposition disease, 骨硬化性骨髄腫 osteosclerotic myeloma（POEMS 症候群）, H 鎖病 heavy chain disease などがある.

5. 節外性粘膜関連リンパ組織型辺縁帯 B 細胞リンパ腫（MALT リンパ腫）

extranodal marginal zone B-cell lymphoma of mucosa-associated lymphoid tissue（MALT-lymphoma）: 正常リンパ濾胞マントル層のさらに外側に位置する辺縁帯細胞由来と考えられる節外性 B 細胞リンパ腫である. 主に成人に発生し, やや女性に多い. 消化管, 肺, 唾液腺, 甲状腺, 胸腺などの節外臓器から発生する. なんらかの先行性炎症を基盤として発症する場合が多く, 胃原発例については Helicobacter pylori（H. pylori）感染に伴う特異な免疫応答, また唾液腺や胸腺病変では Sjögren 症候群, 甲状腺では橋本病などの自己免疫疾患の関与が指摘されている. また, 比較的限局した臨床病期 Stage Ⅰ あるいは Ⅱ にとどまる場合が多い. 一般に予後は良好で 10 年生存率は約 80% といわれる. 約 30% の症例で再発を示し, その場合には節外臓器のみを系統的に浸潤する傾向がある. 抗腫瘍薬による化学療法への反応性はむしろ悪く, しばしば外科的治療や放射線療法などによる局所的対応のみで治癒する. 特に胃原発 MALT リンパ腫では, 1993 年に Wotherspoon らによって H. pylori 除菌によって消退するとの報告がなされた. 今日では, 除菌療法が胃 MALT リンパ腫の治療の第一選択として行われる.

形態学的には比較的多彩な小型〜中型細胞からなり, 典型例では胚中心細胞に似た細胞（centrocyte-like cell; CCL 細胞）や単球様 B 細胞 monocytoid B cell が反応性濾胞の辺縁帯領域, さらに濾胞間領域にびまん性に増殖する（図 2-55）. また, 形質細胞, 免疫芽球を散在性に混じる. 診断には, 腫瘍細胞が上皮内に浸潤して形成するリンパ上皮性病変 lymphoepithelial lesion（LEL）が重要な所見となる.

通常 sIg が陽性であり, IgM, 次いで IgA, IgG 型が多い. CD5$^-$, CD10$^-$, CD20$^+$, CD23$^-$, CD43$^{+/-}$, CD79a$^+$ の表現型を示す.

特徴的な染色体異常は, これまでに trisomy 3 と t(11;18)(q21;q21) が報告されている. t(11;18)(q21;q21) 染色体転座の責任遺伝子は, 染色体 11q22 に存在するアポトーシス抑制遺伝子の一つ API2（BIRC3）遺伝子と, 染色体 18q21 に存在する MALT1 遺伝子であることが明らかにされた. さらに, MALT1 遺伝子は caspase family に属する新たな分子, パラカスパーゼ paracaspase であることが判明した. t(11;18)(q21;q21) 染色体転座により API2-MALT1 キメラ産物が形

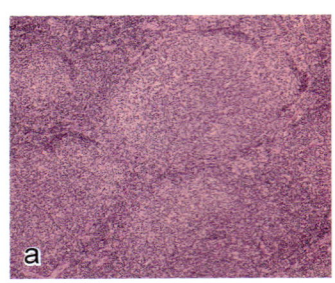

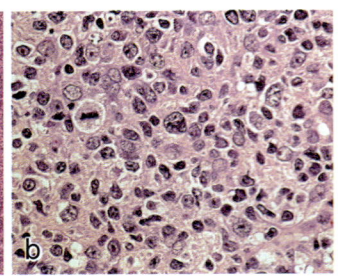

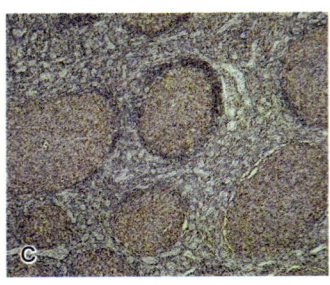

図 2-56　濾胞性リンパ腫
a．腫瘍性の濾胞結節の形成がみられる．b．腫瘍細胞は核にくびれの目立つくびれ細胞と水泡状核をもつ非くびれ細胞からなる．c．BCL2 免疫染色．腫瘍性濾胞に一致して陽性である．

成される．このキメラ蛋白質を介する形で転写制御因子 NFκB が高率に活性化されており，辺縁帯 B 細胞の分化・成熟に必要なものであることが明らかにされている．臨床とのかかわりでは，*API2-MALT1* キメラ陽性例は，*H. pylori* 除菌に対して不応性であることが明らかにされた．最近，MALT リンパ腫における t（14；18）染色体転座が見いだされ，免疫グロブリン重鎖遺伝子 *IgH* と *MALT1* 遺伝子が隣接した形の転座であることが明らかにされた．同転座の発見により，*MALT1* 遺伝子が MALT リンパ腫の原因遺伝子であることが証された．

6．節性辺縁帯 B 細胞リンパ腫 nodal marginal zone B-cell lymphoma：辺縁帯 B 細胞由来の節性腫瘍である．節外病変や脾病変は認められない．リンパ節腫脹を示す．通常，一般状態は良好である．リンパ濾胞間に分布する小型リンパ球系細胞あるいは単球様 B 細胞の集簇として観察される．時に反応性胚中心を取り囲む形で follicular colonization を示し，結節状パターンを示す．sIgM および sIgD$^+$，B 細胞マーカー（CD19，CD20，CD79a）$^+$，CD5$^-$，CD10$^-$，CD23$^-$，CD43$^-$である．

7．濾胞性リンパ腫 follicular lymphoma：二次リンパ濾胞を形成する胚中心構成細胞由来と考えられる腫瘍である．その最も明瞭な証拠である腫瘍性の濾胞結節が，腫瘍組織内に少なくとも 1 個は形成されているものを呼ぶ．主に成人に発生し，男女差がない．全身リンパ節の腫大として発症する症例が多く，高率に骨髄浸潤を示す．まれに白血化もある．時に消化管あるいは皮膚など，節外臓器から発生する症例も認められる．しばしば骨髄浸潤を示す．

リンパ節病変の大きさは，拇指頭大以上である．時に直径 5 cm 以上の大型腫瘤を呈する．割面は盛り上がり，1～2 mm 程度の多数の結節が認められ，肉眼で濾胞性リンパ腫の認識が可能である．腫瘍性の濾胞結節の形成が必須である（図 2-56a）．時に硝子化した膠原線維の増生による硬化像を伴う．腫瘍性濾胞の大きさや形は反応性濾胞に比べ比較的よくそろっており，ほぼ均等大であり，マントル層は保たれている．腫瘍細胞は核にくびれの目立つ中～大型のくびれ細胞／胚中心細胞と芽球化した水泡状核をもつ非くびれ細胞／胚中心芽細胞からなる（図 2-56b）．これらの細胞が種々の程度に混在を示し，その量的多寡により主に 3 型に細分類（Grade 1, 2, 3）される．

腫瘍細胞は，反応性胚中心細胞と同じく，CD10$^{+/-}$，CD5$^-$，CD20$^+$，CD22$^+$，CD23$^{-/+}$，CD43$^-$，CD11c$^-$，CD74（LN2）$^+$，CDw75（LN1）$^+$，CD79a$^+$，HLA-DR$^+$を示す．CD10 は約 60％に陽性である．多くで BCL2 が陽性であり（図 2-56c），反応性濾胞（BCL2 陰性）との鑑別に有用である．一方，BCL2 はほかの B 細胞リンパ腫でもしばしば陽性であり，鑑別とはならない点に留意が必要である．

発生機序は，t（14；18）（q32；q21）染色体転座およびこれに基づく *BCL2* 遺伝子の再構成，さらに BCL2 蛋白質の過剰発現が非常に重要である．18 番染色体上に位置する *BCL2* 遺伝子が免疫グロブリン重鎖遺伝子（14 番染色体）J 領域に隣接した形で転座し，結果的に同重鎖遺伝子のエンハンサー enhancer の影響を受けて強く発現する．B 細胞分化段階初期における免疫グロブリン再構成に付随して同遺伝子異常が起こると推定されている．BCL2 蛋白質の生理的機能はアポトーシスの抑制であり，抗原刺激を受け芽球化した正常胚中心細胞では本来その発現自体が休止している．しかし，t（14；18）転座を有する細胞は BCL2 蛋白質を異常発現するので免疫学的選択機構とされるアポトーシス（細胞死）に抵抗する．このような BCL2 蛋白質の制御逸脱による発現が，腫瘍発生に重要な働きをしていると考えられる．

8．マントル細胞リンパ腫 mantle cell lymphoma：マントル細胞リンパ腫は正常リンパ濾胞マントル層（暗殻）に存在する小～中型 B 細胞由来と考えられる腫瘍である．主に成人に発生し，男女比 2：1 と男性に多い．全身

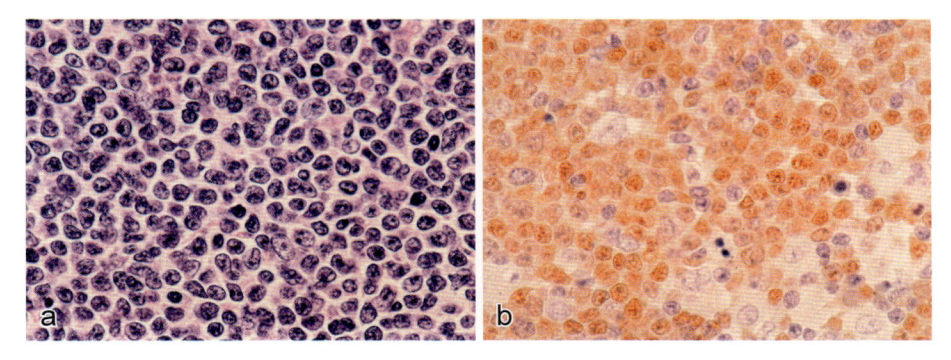

図 2-57 マントル細胞リンパ腫
a. 核にくびれのある中間型細胞の単調な増殖像がみられる．b. cyclin D1 (CCND1) 免疫染色．腫瘍細胞の核に陽性である．

リンパ節の腫大として発症する症例が多く，高率に骨髄浸潤を示す．しばしば脾腫と白血化を伴う．したがって進行病期 Stage Ⅲ/Ⅳ で見いだされる症例が多い．また，初発時あるいは経過中に約 70％ の症例で消化管，肺，Waldeyer 輪（リンパ咽頭輪），まれには眼窩などへの節外臓器浸潤を示す．治療抵抗性で予後不良であり，通常 5～7 年の経過で死の転帰をたどる．消化管全長にわたる病変を呈することもあり，初発時より全腸的に無数のポリープ状病変を形成する症例は多発性リンパ腫性ポリポーシス multiple lymphomatous polyposis と呼ばれる．

核にくびれのある，大きさが小型と中型の中間すなわち中間型細胞の極めて単調な増殖を特徴とする（図 2-57a）．増殖パターンはさまざまで，びまん性 diffuse，結節様 vague nodular，さらにしばしば萎縮状の胚中心を残して，その外側にびまん性ないし結節状に増殖する特徴的なマントルゾーンパターン mantle zone pattern を示す．腫瘍細胞は一般に細胞質に乏しく，時に核形態は多形性に富む．血管硬化像を伴い，壊死傾向は少ない．腫瘍細胞間にマクロファージの浸潤をみることもある．組織学的な亜型として，リンパ芽球様形態と多数の分裂像（>10/10HPF）を示す古典型 classic blastoid variant とくびれが強く多形性に富む多形型 pleomorphic blastoid variant がある．これらは特に予後不良といわれる．

通常 sIg が陽性であり，IgM⁺，IgD⁺ 型が多い．軽鎖は λ 型が κ 型よりも多い．CD5⁺，CD10⁻，CD20⁺，CD23⁻，CD43⁺，CD79a⁺ の表現型を示す．CD23 陰性は B 細胞性慢性リンパ性白血病（CD5⁺，CD10⁻，CD20⁺，CD23⁺）との鑑別の参考となる．本腫瘍の診断には，cyclin D1 の過剰発現の証明が必須である（図 2-57b）．

しばしば特徴的な染色体転座 t（11；14）（q13；q32）が認められる．同切断点の解析から 14 番染色体にある免疫グロブリン重鎖遺伝子によって活性化される 11 番染色体上に位置する癌遺伝子の存在が予想され，同仮想遺伝子は BCL1 と名づけられた．後年，BCL1 遺伝子の本態は cyclin D1 をコードする CCND1 遺伝子であることが明らかにされたが，これはすでに副甲状腺腫瘍で異常が報告されていた PRAD1 遺伝子であった．cyclin D1 はマントル細胞リンパ腫全例に過剰発現している．その生理的機能が細胞増殖周期における G1 期から S 期への進行に関与することから，その過剰発現はマントル細胞リンパ腫の発生に重要な働きをしていると考えられる．cyclin D1 過剰発現の検出にはモノクローナル抗体を用いたパラフィン切片での免疫染色が簡便で，マントル細胞リンパ腫の診断に広く用いられている．マントル細胞リンパ腫では特徴的な核での陽性所見を示し，診断の決め手となる．

9．びまん性 B 大細胞型リンパ腫 diffuse large B-cell lymphoma

大型 B リンパ球系細胞のびまん性増殖を示す腫瘍であり，腫瘍細胞核は正常マクロファージの核と同大以上あるいは正常リンパ球核の 2 倍以上とされる．わが国では非 Hodgkin リンパ腫の約 30～45％ を占める最大の病型であるが，単一の疾患単位ではないとされている．形態も極めて多様性に富む．注目すべきは，明確な疾患単位と考えられるいくつかの特殊型 subtype が列記されている点である．すなわち，後述する縦隔（胸腺）発生 B 大細胞リンパ腫，原発性滲出性リンパ腫，血管内 B 大細胞型リンパ腫，および膿胸後リンパ腫である．

主に成人に発症するが時に小児にも認められ，リンパ節を含め全身のいかなる臓器からも発生する．一般に節外性のものは節性のそれに比べ相対的に細胞質が豊富で好塩基性であり，免疫芽球型の形態をとる．硝子化した膠原線維の増生による硬化像を伴うこともある．びまん性 B 大細胞型リンパ腫の組織学的な分別は，必ずしも診断の再現性が十分ではなく，免疫学的所見，遺伝子異常

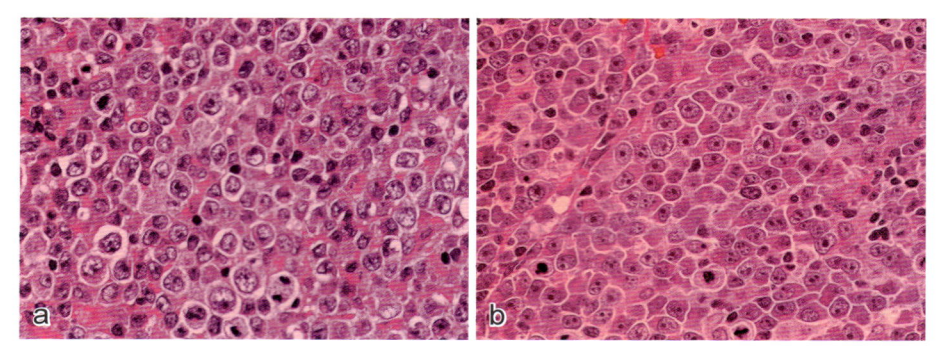

図 2-58　びまん性B大細胞型リンパ腫
a. centroblastic variant：大型水泡状核がみられる．b. immunoblastic variant：多数の免疫芽球がみられる．

との関連づけも成功していない．WHO 分類では，実際に診断に用いるか否かは個々の診断者に委ねられた形で，いくつかの組織学的亜型 variants（centroblastic，immunoblastic，T-cell/histiocyte rich，anaplastic）があげられている（図 2-58）．

腫瘍細胞は諸々の B 細胞マーカー（CD19，CD20，CD22，CD79a，PAX5）が陽性である．一方，免疫芽球型など形質細胞への分化が進んだ場合，汎用される CD20 や CD79a が陰性のこともあり，注意が必要である．免疫グロブリンは sIg あるいは cIg として検出され（50～70％），特に cIg は免疫芽球型など形質細胞への分化傾向を示す症例で証明される．CD5 や CD10 陽性例も時に認められる．最近，CD5 陽性大細胞型リンパ腫の予後不良性が示された．最近，gene expression profile を用いた解析が大きな注目を浴びている．同手法を用いてびまん性 B 大細胞型リンパ腫を胚中心 B 細胞 germinal-center B cell（GCB）と活性化 B 細胞 activated B cells 由来のものに二大別し，両者の間に明確な予後的差異が示された．この結果をもとに，CD10，BCL6，MUM1 の免疫染色により予後的に異なる GCB 型と non-GCB 型に分別される．

大抵の場合，免疫グロブリン遺伝子の再構成が証明される．多くの症例で，複雑な核型異常を示す．20～30％ の症例で t（14；18）染色体転座とそれに基づく BCL2 遺伝子の再構成が検出されており，30％以上の症例で 3q27 領域染色体転座に伴う BCL6 の再構成が報告されている．BCL6 再構成を有する症例は節外臓器浸潤を伴う傾向も指摘されているが，必ずしも統一的な見解ではない．一部の症例で t（8；14）染色体転座に基づく MYC 遺伝子の再構成も報告されている．また，びまん性 B 大細胞型リンパ腫における p53 遺伝子の突然変異の有無と予後との密接な相関が報告され，変異例の予後不良が指摘されている．時に EB ウイルス Epstein-Barr virus

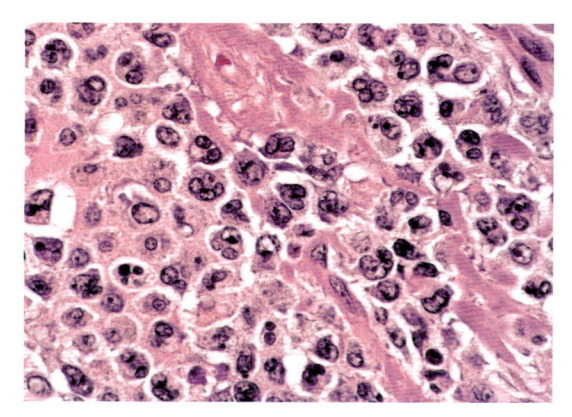

図 2-59　縦隔（胸腺）発生 B 大細胞型リンパ腫
硬化像とともに多分葉核を有する大型細胞がみられる．

（EBV）の認められる症例もあるが，その場合，必ず免疫不全の有無について考慮する必要がある．

1）縦隔発生 B 大細胞型リンパ腫（亜型）mediastinal large B-cell lymphoma　胸腺在住の特異な B 細胞由来と考えられる腫瘍である．20～30 代の比較的若年の女性の前縦隔に好発する．心膜，胸膜，肺，胸壁など周囲組織への浸潤を示し，しばしば上大静脈症候群を呈する．腎に再発する傾向が指摘される．

肉眼的には囊胞形成を特徴とする．組織学的には大型芽球化細胞からなり，時に多分葉核を示す場合もある．膠原線維の増生による硬化像を特徴とし（図 2-59），未分化な胸腺癌 thymic carcinoma との鑑別がしばしば問題となる．腫瘍細胞は B 細胞マーカー（CD19，CD20，CD22，CD79a）が陽性である．しばしば sIg は検出されず，また CD21⁻ で EBV は関与しない．

発生は，複雑な核型異常を有するが，75％以上の症例で 9 番染色体異常 extra chromosomal material が認められる．同じ染色体異常は，ほかのリンパ腫亜型の中で

Hodgkinリンパ腫（25％以上の症例）でのみ認められ興味がもたれる．ほかに*Janus kinase 2*（*JAK2*）遺伝子やX染色体の増幅が知られている．

2）血管内B大細胞型リンパ腫（亜型）intravascular large B-cell lymphoma　節外臓器の血管を好んで侵襲する．血管内腔の中で増殖する特異なリンパ腫である．比較的高齢者に多く，小血管腔の腫瘍細胞による閉塞に伴う臨床徴候を示す．結節性皮膚病変や神経症状（痴呆，巣症状，時にネフローゼ症候群，発熱，高血圧や呼吸器症状）を示す．しばしば自己抗体や自己免疫性溶血性貧血などの免疫異常を伴う．白血化は認められない．皮膚病変や神経症状を伴わず，病初期より汎血球減少症などいわゆる悪性組織球症様病態を示す症例が注目される．骨髄浸潤，肝脾腫を示し，特異な亜型を形成する．

　肺，骨髄，肝など諸臓器の血管内腔あるいは類洞内に大型腫瘍細胞が観察される（図2-60）．免疫染色による確認が必須である．

　B細胞マーカー（CD19，CD20，CD22，CD79a）が陽性である．時にCD5$^+$B細胞性のものが報告される．血管内皮への付着に関与するCD11aやCD18の欠損が報告されている．EBVの関与は認められない．

3）原発性滲出性リンパ腫（亜型）primary effusion lymphoma　原発性滲出性リンパ腫は，腫瘤の形成はなく，胸腹水などの漿液性滲出液中に大型腫瘍細胞が観察される．全例にhuman herpes virus 8（HHV8）が関与する．また，患者背景にAIDSなどの免疫不全症が認められる．

4）リンパ腫様肉芽腫症（亜型）lymphomatoid granulomatosis　血管中心性，血管破壊性細胞浸潤を特徴とする節外性病変である．豊富な反応性T細胞を背景としてEBウイルス陽性B細胞が観察される．肺が最も多く，そのほか脳，腎，肝，皮膚にもみられる．しばしば免疫機能不全を背景として発症する．組織学的に異型性に乏しく腫瘍性が不明瞭な段階から明らかな大細胞型リンパ腫にいたる疾患スペクトラムを形成し，これをGrade Ⅰ，Ⅱ，Ⅲの3段階に分けて表現することがある．

バーキットリンパ腫 Burkitt lymphoma

◆**定　義**：しばしば小児の節外臓器を侵す高悪性度リンパ腫である．中型細胞の単調，かつ高度の増殖像と*MYC*遺伝子の再構成を特徴とする．種々の程度にEBVが関与する．

◆**臨床的事項**：小児ではリンパ芽球型白血病／リンパ腫に続いて頻度が高い．時に成人例も認められる．節外臓器，特に消化管，後腹膜および扁桃が好発部位である．若年女性では卵巣，乳腺に発生する例が多い．

◆**形　態**：好塩基性細胞質と類円形核を有する中型腫瘍細胞の単調な増殖を示す（図2-61a）．典型例では散在するマクロファージにより"星空像 starry-sky"と呼ばれる特徴的な組織像を示す．核小体は明瞭で核縁は厚く，リンパ芽球型リンパ腫との鑑別に役立つ．捺印細胞

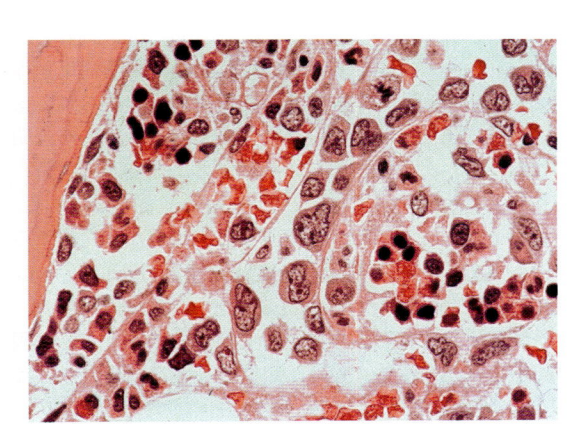

図2-60　血管内B大細胞型リンパ腫（骨髄生検）
類洞内に大型腫瘍細胞がみられる．

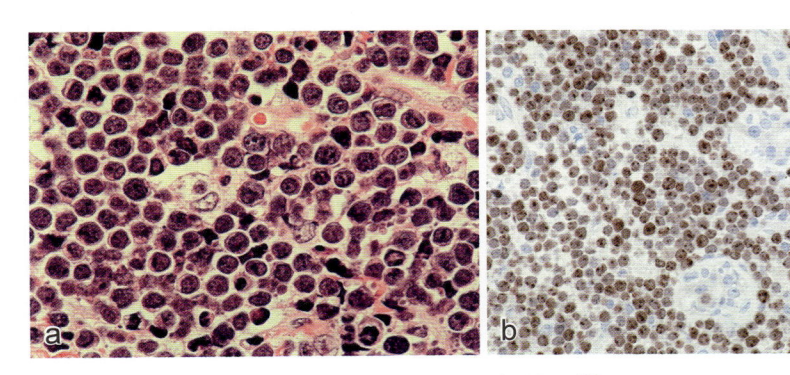

図2-61　Burkittリンパ腫
a．中型腫瘍細胞の単調な増殖を示す．リンパ芽球型リンパ腫のそれに比べ，核小体は明瞭で，核縁が厚い点に特徴がある．b．MIB1染色　ほとんどの腫瘍細胞の核に陽性である．

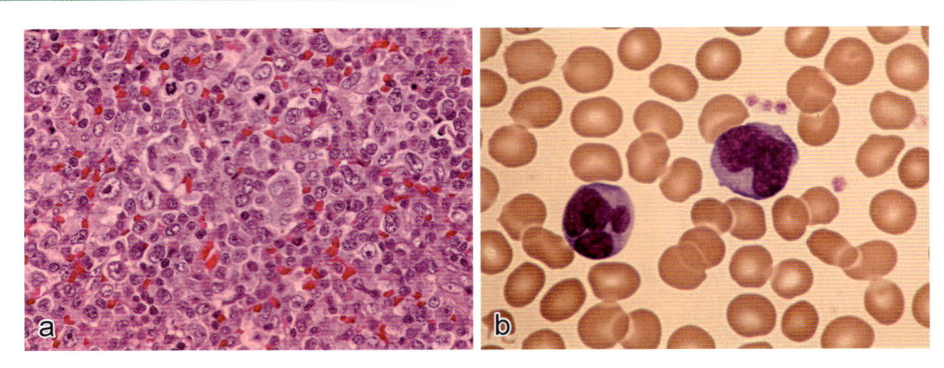

図 2-62 成人 T 細胞白血病/リンパ腫
a. 中型から大型まで種々の大きさの腫瘍細胞がみられ，核の変形がみられる．b. 末梢血．特徴的な花びら細胞がみられる．

像では細胞質内に脂肪空胞が観察される．
◆**免疫組織学的事項**：sIgM$^+$，B 細胞マーカー（CD19, CD20, CD22, CD79a）$^+$，CD5$^-$，CD10$^+$，TdT$^-$である．MIB1 はほぼ 100％に陽性となる（**図 2-61b**）．
◆**発生機序**：t（8；14）（q24；q32）が最も多く，続いて t（2；8）（q11；q32），t（8；22）（q32；q11）が報告されている．8 番染色体には *MYC* 遺伝子が存在し，それが免疫グロブリン重鎖（14 番染色体），免疫グロブリン κ 軽鎖（2 番染色体）および λ 軽鎖（22 番染色体）遺伝子近傍に転座し，*MYC* 遺伝子が活性化され腫瘍発生と関連すると考えられている．また，わが国の例では約 10％の症例で EBV が証明される．

T および NK 細胞腫瘍
成熟 T 細胞および NK 細胞腫瘍
mature T-cell and NK-cell neoplasm

1．成人 T 細胞白血病/リンパ腫 adult T-cell leukemia/lymphoma：多形性に富む末梢性 T 細胞腫瘍であり，human T-cell leukemia virus type 1（HTLV1）により引き起こされる．日本，特に九州地域に地理病理学的に偏在する．通常，血清学的に HTLV1 抗体陽性の成人に発症する．HTLV1 キャリアからの発症率は 2.5〜5％である．急性型，リンパ腫型，慢性型，くすぶり型の各臨床病型に分けられる．しばしば急速に不帰の転帰をたどる．また，高カルシウム血症を伴う．

形態の典型例では，核形不整あるいは芽球化の著しい中〜大型異型細胞の単調な増殖を示す（**図 2-62a**）．反応性要素に比較的乏しい．時に Reed-Sternberg（R-S）細胞を伴い，Hodgkin リンパ腫との鑑別が問題となる．末梢血中に花びら細胞 flower cells が観察される（**図 2-62b**）．

T 細胞マーカー（CD2, CD3, CD5）陽性であり，CD4$^+$が最も多い．まれに CD8$^+$である．ほぼ全例が CD25$^+$であり，時に CD30$^+$大型細胞が観察される．anaplastic lymphoma kinase（ALK），あるいは細胞傷害性分子の発現は認められない．

腫瘍細胞に HTLV1 の単クローン性組み込みが認められる．

2．節外性鼻型 NK/T 細胞リンパ腫 extranodal NK/T-cell lymphoma, nasal type：しばしば血管中心性増殖像を示し，CD56 陽性であり NK 細胞由来と考えられる節外性腫瘍である．本症はアジア人に多く，EBV が証明される．多くが鼻腔，副鼻腔，咽頭および喉頭（声帯）より発生し，nasal NK/T-cell lymphoma とも呼ばれる．同じ腫瘍が，時に当初より皮膚など鼻以外から発症するものも認められ"鼻型"nasal type NK/T-cell lymphoma の名称が提唱された．

腫瘍細胞の大きさは小型から大型までさまざまで（**図 2-63a**），壊死や潰瘍を伴う．組織球など反応性細胞に富み，構成細胞は多彩である．細胞質内にアズール顆粒が観察される．また，CD56 が陽性で T 細胞受容体遺伝子の再構成はなく，NK 細胞由来と考えられている．

免疫組織学的には，典型例では CD2$^+$，CD56$^+$，sCD3$^-$，cCD3$^+$であり，また細胞傷害性分子（TIA-1, granzyme B, perforin）の発現が観察される．ほかの T 細胞マーカー（CD4, CD5, CD8 など）は，通常，認められない．EBV の証明は必須である（**図 2-63b**）．

発生は，EBV の病因的関与が示唆されている．*in situ* hybridization 法で多数の腫瘍細胞に EBV が陽性となり，また EBV terminal repeats の解析によりクロナリティが証明される．

3．腸管症型 T 細胞リンパ腫 enteropathy-type T-cell lymphoma：腸管上皮内 T 細胞由来の腫瘍である．通常は大型の腫瘍細胞からなる腫瘤として発症する．Celiac 病との関連が指摘されている．通常，空腸または回腸に発生する．十二指腸，胃，大腸，消化管外での発生も報

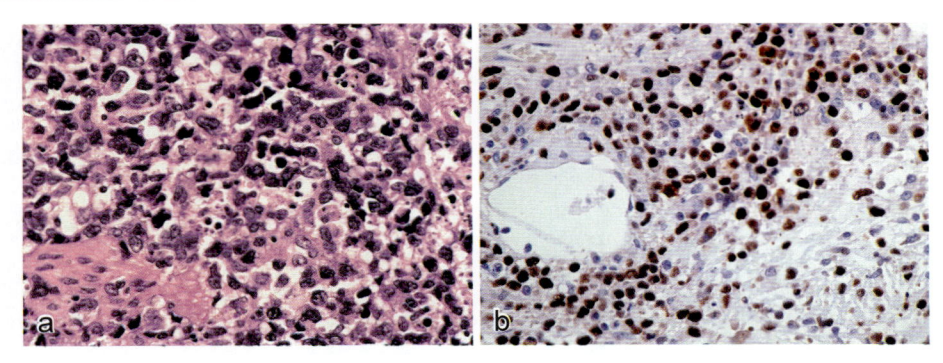

図 2-63 節外性鼻型 NK/T 細胞リンパ腫
a. 中型から大型細胞よりなり，核形不整がみられる．b. EBER *in situ* hybridization．腫瘍細胞の核に陽性シグナルがある．

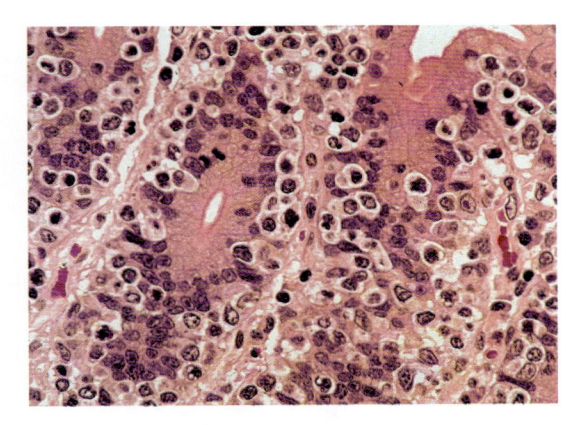

図 2-64 腸管症型 T 細胞リンパ腫
腺窩上皮細胞に沿い，腫瘍細胞の浸潤がみられる．

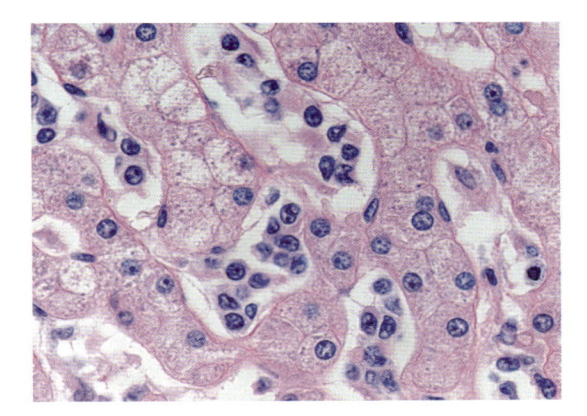

図 2-65 肝脾 γδT 細胞リンパ腫
肝臓の類洞内に腫瘍細胞の浸潤がみられる．

告されているが，まれである．
　腸管壁に浸潤し，潰瘍性病変を形成する．腫瘍細胞は中型から大型で，比較的豊富な細胞質を有する（**図2-64**）．核の多形性が目立つこともある．腫瘍細胞はCD3$^+$，CD5$^-$，CD7$^+$，CD8$^{+/-}$，CD4$^-$，CD103$^+$であり，細胞傷害性分子を発現している．
　ほとんどの患者がCeliac病に特徴的なDQA1*0501，DQB1*0201の*HLA*遺伝子型を示すとされる．

4．**肝脾 γδT 細胞リンパ腫** hepatosplenic γδT-cell lymphoma：細胞傷害性 T 細胞由来の節外性，全身性腫瘍である．通常は，γδ 型 T 細胞由来とされ，肝・脾，骨髄への著明な類洞内浸潤を示す．著明な肝脾腫，骨髄浸潤を示す．血小板減少，貧血や白血球増多をしばしば伴う．末期に白血化を示す．
　肝・脾ともに著明な類洞浸潤像が観察される（**図2-65**）．門脈域や白脾髄は保たれている．腫瘍細胞は，均一で中型，淡明な細胞質を有する．通常，CD3$^+$，CD4$^-$，CD5$^-$，CD8$^-$，T-cell receptor（TCR）γδ$^+$，TCRαβ$^-$である．NK 細胞マーカーとされる CD16/CD56 の発現を高率に認める．TIA-1 は陽性で，perforin は陰性である．

5．**皮下脂肪組織炎様 T 細胞リンパ腫** subcutaneous panniculitis-like T-cell lymphoma：皮下組織に浸潤する細胞傷害性 T 細胞リンパ腫である．γδ 型 T 細胞由来とされ，しばしば著明な腫瘍壊死と核崩壊を伴う．多発性皮下結節として発症する．通常，そのほかに病変はない．好発部位は四肢と体幹である．
　浸潤はびまん性に皮下組織全体に広がり，腫瘍細胞は多彩である．腫瘍細胞が個々の脂肪細胞を全周性に取り囲む特徴的な所見 rimming が観察される（**図2-66**）．TCRαβ$^+$，CD3$^+$，CD4$^-$，CD8$^+$である．細胞傷害性分子の発現が認められる．

6．**芽球性 NK 細胞リンパ腫** blastic NK cell lymphoma：NK 細胞への分化を示すリンパ芽球様細胞からなる腫瘍である．primary cutaneous CD4$^+$ CD56$^+$ hematolymphoid neoplasm，あるいは plasmacytoid dendritic cell precursor acute leukemia を含むと考えられる．皮膚，

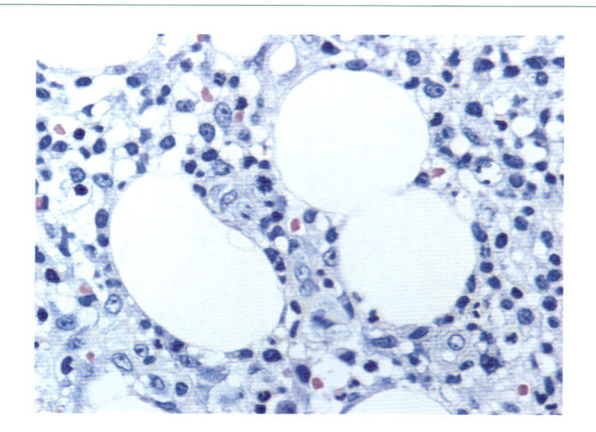

図 2-66　皮下脂肪組織炎様 T 細胞リンパ腫
腫瘍細胞が，脂肪細胞を取り囲んでいる．

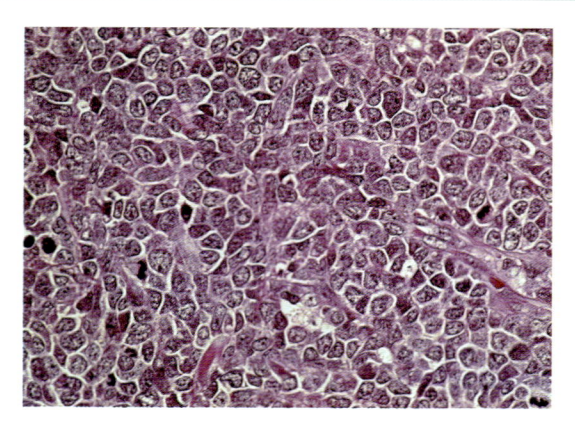

図 2-67　芽球性 NK 細胞リンパ腫
腫瘍は幼若細胞からなる．

軟部組織，リンパ節，骨髄，末梢血など多くの部位に浸潤する．ごくまれに鼻腔に原発する．
　リンパ芽球様細胞の単調な浸潤像を示す（図 2-67）．Giemsa 染色捺印標本において，アズール顆粒が観察されることがある．sCD3 陰性で，CD56，TdT 陽性である．また，しばしば CD4$^+$ である．細胞傷害性分子の発現や EBV の関与は認められない．真に NK 細胞由来か否かは不明である．CD68$^+$，CD123$^+$ の場合，plasmacytoid dendritic cell precursor acute leukemia が考慮される．

7．菌状息肉腫/Sézary 症候群 mycosis fungoides：菌状息肉腫は皮膚病変を主徴とする成熟 T 細胞腫瘍であり，表皮および真皮への小〜中型腫瘍細胞浸潤を特徴とする．Sézary 症候群は，紅皮症，リンパ節腫脹，白血化を示す全身性疾患である．伝統的に菌状息肉腫の亜型とされるが，はるかに予後不良である．典型例では，紅斑期，扁平浸潤期から，腫瘤期へと進展する．極めて病悩期間が長く，紅斑期から腫瘤期にいたる期間の中間値は 17 年といわれる．大多数は成人で，高年齢層で，男女比は 2：1 とされる．Sézary 症候群はまれである．
　皮膚病変は，腫瘍細胞の表皮向性により特徴づけられる．典型例では，Pautrier 微小膿瘍を形成する（図 2-68）．浸潤細胞は，小〜中型の多形性を示す細胞からなり，時に脳回様に不正形核を有する cerebriform cell が観察される．組織学的に成人 T 細胞白血病／リンパ腫の皮膚病変との鑑別は困難であり，HTLV1 検索結果が参考となる．
　免疫組織学的には，CD2$^+$，CD3$^+$，CD5$^+$，CD45RO$^+$ であり，大多数は CD4$^+$，CD8$^-$ である．通常，細胞傷害性分子の発現は認められない．
　特異な臨床病型として，毛囊向性菌状息肉症 folliculotropic mycosis fungoides（囊粘液症 follicular mucinosis を伴う菌状息肉症），Paget 様細網症 pagetoid reticulo-

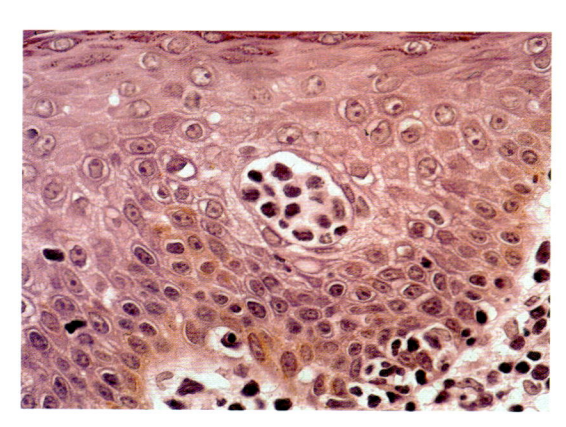

図 2-68　菌状息肉腫
表皮内に Pautrier 微小膿瘍がみられる．

sis，肉芽腫様弛緩皮膚 granulomatous slack skin がある．

8．原発性皮膚 CD30$^+$ T 細胞リンパ増殖異常症 primary cutaneous CD30 - positive T-cell lymphoproliferative disorders：原発性皮膚未分化大細胞型リンパ腫，リンパ腫様丘疹症，境界病変の 3 型に分けられる．これらは，同じ疾患線上にあるとされ，臨床病理学的に重複している．

1）原発性皮膚未分化大細胞型リンパ腫 primary cutaneous anaplastic large cell lymphoma　皮膚に限局する CD30$^+$ の大型腫瘍細胞よりなる腫瘍である．ALK$^-$ であり，後述する全身性未分化大細胞型リンパ腫（ALK$^+$）とは別個の疾患である．皮膚に限局し，孤立性腫瘤，結節，丘疹の形をとる．多発例は 20％ とされる．時に経過中に自然寛解をみる．しかし，再発も多い．
　大型腫瘍細胞がびまん性に増殖し，時に Hodgkin リンパ腫にみる R-S 様の巨細胞がみられる（図 2-69）．背景に炎症細胞浸潤をみることもあるが，リンパ腫様丘疹

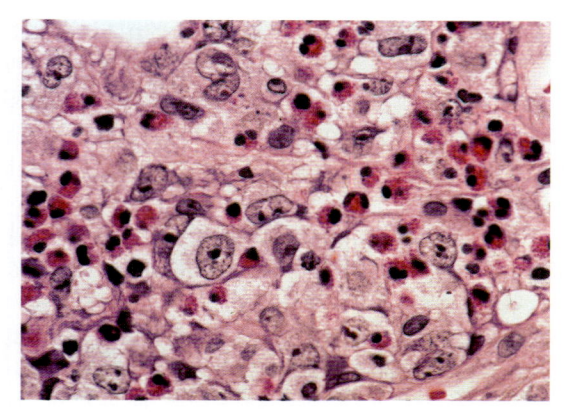

図 2-69　原発性皮膚未分化大細胞型リンパ腫
大型腫瘍細胞とともに，好酸球などの炎症細胞浸潤がみられる．

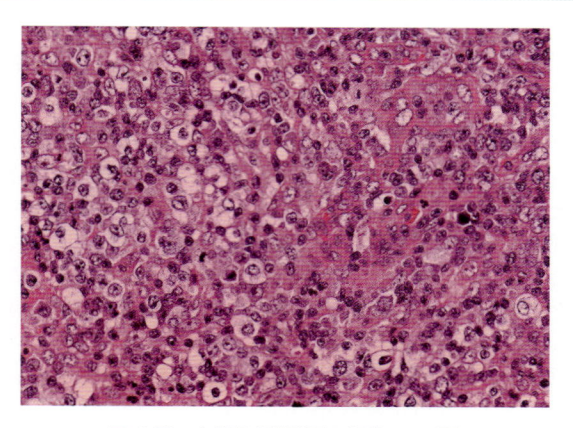

図 2-70　血管免疫芽球型 T 細胞リンパ腫
高内皮小静脈の増生とともに淡明細胞がみられる．

症でみられるほどではない．CD30$^+$ で，細胞障害性分子（granzyme B，perforin，TIA-1）も多くが陽性である．汎 T 細胞性抗原である CD2，CD3，あるいは CD5 の抗原性欠如をみることもある．ALK は陰性である．

2）**リンパ腫様丘疹症** lymphomatoid papulosis　自然寛解により特徴づけられる慢性再発性の皮膚疾患である．悪性リンパ腫よりも，むしろ異型リンパ増殖症に近いとされる．主として躯幹，四肢の皮膚にみられる．消長をくり返す丘疹あるいは結節性病変として観察される．3～12 週間で自然消退を示し，瘢痕化する．経過は良好であるが，一部の症例はリンパ腫に移行する．

浸潤細胞は多彩であり，好中球，好酸球，マクロファージなどの炎症細胞を混じている．R-S 様細胞に炎症細胞を伴う A 型と，菌状息肉腫における脳回状細胞が主体で炎症細胞に乏しい B 型に分けられる．

異型細胞は，A 型では CD30$^+$，B 型ではしばしば CD30$^-$ である．CD4$^+$CD8$^-$ とされるが，しばしば汎 T 細胞性抗原を欠く．多くが，細胞傷害性分子陽性とされる．ALK は陰性である．

3）**境界病変** border lesions　リンパ腫様丘疹症 C 型とも呼ばれる．原発性皮膚未分化大細胞型リンパ腫と診断され，臨床的に自然消退を示すなど，臨床病態と組織所見の間に乖離がある場合に用いられる．

9．**血管免疫芽球型 T 細胞リンパ腫** angioimmunoblastic T-cell lymphoma：リンパ節における高内皮小静脈と濾胞樹状細胞の増生により特徴づけられる末梢 T 細胞腫瘍であり，全身症状を伴う．成人および高齢者に発症し，しばしば高ガンマグロブリン血症や全身症状を伴う．皮膚病変に加え，胸腹水，浮腫，関節症状をみることもある．免疫複合体，溶血性貧血を伴う寒冷凝集素，リウマチ因子，自己抗体などが検出される．

形態像の典型例ではリンパ濾胞は退縮し，傍皮質の拡大を示す．腫瘍細胞は小～大型 T 細胞が主体である．淡明細胞や T 細胞性免疫芽球を含む（図 2-70）．好酸球や組織球（類上皮細胞）浸潤，濾胞樹状細胞や分枝状高内皮小静脈の著明な増生など反応性要素の有意な関与により，特徴的な病変を形成する．時に過形成性の胚中心を示すことがある．CD4$^+$ 細胞と CD8$^+$ 細胞が混在するが，前者が腫瘍細胞とされる．CD21 染色などにより濾胞樹状細胞の増生を証することが診断の助けとなる．

発生は，T 細胞レセプター遺伝子の再構成が 75％の症例でみられる．また，免疫グロブリン遺伝子の再構成を 10％の症例でみるとされる．染色体異常としては，trisomy 3，trisomy 5，X 染色体の付加的異常がよく知られている．散在性に EBV 陽性細胞が観察され，それらは主に B 細胞由来とされる．

10．**末梢 T 細胞リンパ腫，非特定型** peripheral T-cell lymphoma, unspecified：ほかの明確に定義された疾患単位に含められない，主にリンパ節性（また，しばしば節外性）の T 細胞リンパ腫をいう．ある程度は形態学的な類型化は可能であるが，診断的な再現性に乏しく臨床病態との対応の不足などの問題点が指摘されている．多くがリンパ節腫脹を示し，病期が進行すると，全身症状を伴うとされる．好酸球増多症や血球貪食症候群などをみることもある．

通常，リンパ節の正常構造は失われ，腫瘍細胞形態は極めて多様である．中型あるいは大型細胞を主体とするものから，淡明細胞あるいは R-S 様細胞，まれに小型異型細胞からなるものまで認められる（図 2-71）．高内皮小静脈の増生，好酸球，形質細胞，組織球（類上皮細胞）などの反応性要素により種々の程度に修飾される．比較的特徴的なものとして T 領域型 T-zone variant とリンパ類上皮細胞（Lennert リンパ腫）型 lymphoepithelioid（Lennert lymphoraa）variant がある．

免疫組織学的には，多数が CD4$^+$CD8$^-$ で，一部に CD4$^-$CD8$^+$ とされる．CD30 はしばしば大型細胞に陽性となり，未分化大細胞型リンパ腫との鑑別上，留意すべきである．ALK は陰性である．細胞傷害性分子（granzyme B, perforin, TIA-1）は，時に，特に節外例で陽性とされる．EBV は，通常，陰性であるが，時に細胞傷害性分子陽性リンパ腫で陽性となることがある．その場合，若年者では慢性活動性 EBV 感染症を背景とすることがある．また，EBV 陽性の R-S 様細胞として観察されることもある．

11. 未分化大細胞型リンパ腫 anaplastic large cell lymphoma，原発性全身型 primary systemic type：

細胞質に富み，しばしば馬蹄形核を有する CD30$^+$ 大型細胞からなる T 細胞性リンパ腫である．通常，細胞傷害性分子を発現し，ALK 陽性である．時に ALK 陰性例も認められるが，それらの本態については議論があり，陽性例とは別個の腫瘍と考えられる．30 歳以下の若年者に多く，発症年齢は中間値 21 歳である．男女差はない．頸部リンパ節に次いで鼠径部リンパ節が生検されることが多い．骨やまれに皮膚などの節外臓器からも発生する．初発臓器はリンパ節と節外臓器が 2：1 の割合である．臨床経過は遷延性で化学療法に対する反応性もよく，完治する症例が多い．時に治療に難渋する症例も認められる．

リンパ節では実質内にびまん性に分布し，しばしば特徴的な類洞浸潤像が観察される．腫瘍細胞は結合性あるいは粘着性に増殖し，未分化癌や悪性黒色腫の転移との鑑別が問題となる．腫瘍細胞形態は多様性に富み，大型で円形あるいは楕円形核に加え，馬蹄形，腎臓様あるいはドーナッツ様など，特異な核形を示す（**図 2-72a**）．時に巨核あるいは花冠状の多核細胞も認められる．あまり目立たない，不規則で複数個の核小体を有する例が多い．また，背景に好中球や形質細胞浸潤を伴うことがある．好酸球浸潤や類上皮細胞反応はまれである．CD30$^+$ で，本来は上皮性腫瘍のマーカーである epithelial membrane antigen（EMA）や糖鎖抗原である BNH9 が高率に陽性となり，診断の補助となる．ALK の検索は必須である（**図 2-72b**）．さらにリンパ球活性化に伴い発現される CD25 や CD71 が高率に検出される．BCL2，CD15，EBV は検出されない．さらに，約 70％の症例で granzyme B，TIA-1 あるいは perforin などの細胞傷害性分子の発現が観察され，細胞傷害性 T 細胞 cytotoxic T cell 由来を指摘されている．また，T 細胞レセプター遺伝子の再構成がしばしば証明される．一部の症例では CD56$^+$ であり，陰性例に比べ予後不良とされる．

発生機序は，t（2；5）（p23；q35）染色体転座が最も多い．2 番染色体上に位置する ALK と 5 番染色体上の nucleophosmin（NPM）からなるキメラ蛋白質 chimeric/fusion protein p80$^{NPM/ALK}$ が形成される．ALK はインスリンレセプターファミリーに属するレセプター型チロシンキナーゼであり，生理的には神経組織で高発現し，

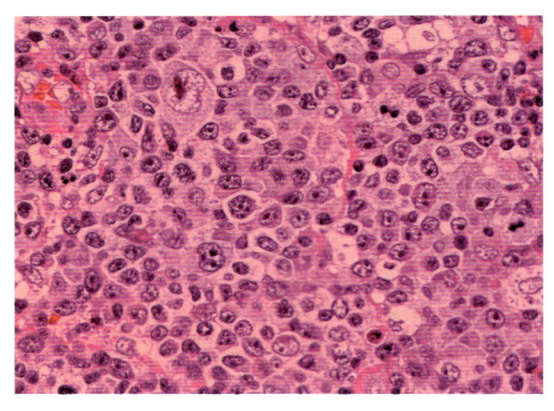

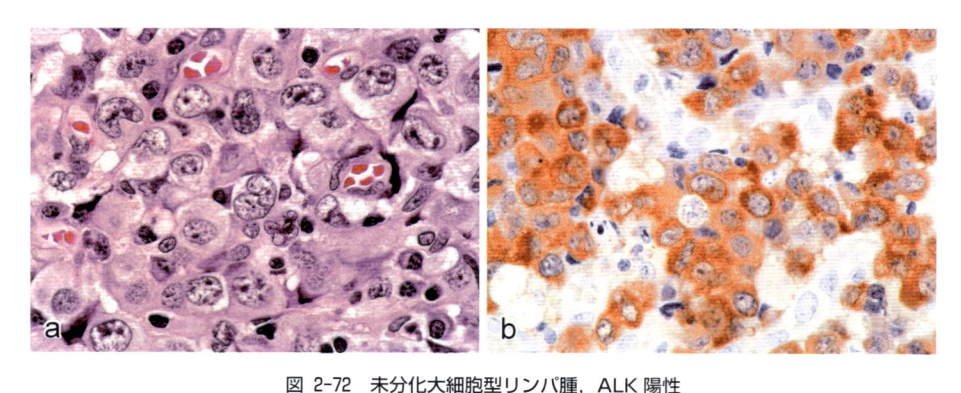

図 2-71 末梢 T 細胞リンパ腫，非特定型
中型から大型細胞までみられる．

図 2-72 未分化大細胞型リンパ腫，ALK 陽性
a．豊富な細胞質に加え，馬蹄形あるいは腎臓様の特徴的な核形態がみられる．b．ALK 免疫染色．核と細胞質に陽性である．

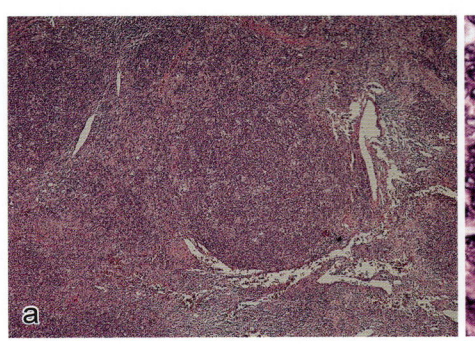

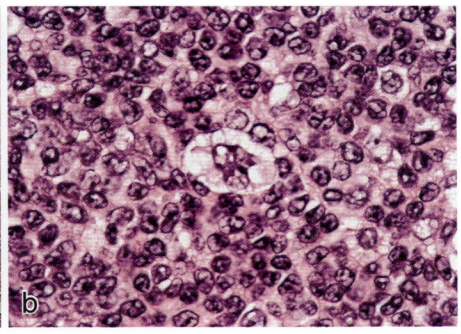

図 2-73　結節性リンパ球優位型 Hodgkin リンパ腫
a. 結節構造がみられる．b. 分葉状核を有するポップコーン（L & H）細胞がみられる．

リンパ組織での発現は認められない．一方，NPM は核小体内に存在する RNA 結合性リン酸化蛋白質で，ハウスキーピングジーンとして多くの組織で発現されている．染色体転座により *ALK* 遺伝子は *NPM* 遺伝子プロモーターの制御を受けるようになり，通常は ALK 発現のないリンパ細胞内で不完全な *ALK* 遺伝子が恒常的に活性化される．結果的に，この過剰発現したチロシンキナーゼが，増殖制御の異常を生じ，腫瘍化を招来すると考えられる．t（2；5）以外にも，時に t（1；2）(q25；p23)，inv（2）(p23；q35) など，いくつかの染色体転座が知られているが，いずれも ALK の過剰発現が本態である．

ホジキンリンパ腫

1990 年代まで Lukes-Butler 分類を簡略化した Rye 分類が広く使用された．WHO 分類では，明確に B 細胞性腫瘍と規定される結節性リンパ球優位型 Hodgkin リンパ腫とそれ以外の古典的 Hodgkin リンパ腫に分けられる．古典的 Hodgkin リンパ腫は，さらに背景の反応性要素と R-S 細胞の形態に着目して，4 種の亜型，すなわち結節硬化型，混合細胞型，リンパ球豊富型，およびリンパ球減少型に分類される．

リンパ節（通常，頚部）に発生し，若年成人に多い．少数の単核（Hodgkin 細胞）あるいは多核細胞（R-S 細胞）が，豊富な炎症細胞浸潤像を背景として観察される．これら大型細胞は，しばしば T リンパ球により花冠（ロゼット）状に取り囲まれる．

結節性リンパ球優位型ホジキンリンパ腫 nodular lymphocyte predominance Hodgkin lymphoma

◆定　義：結節状増殖を示す反応性細胞の中にポップコーン細胞あるいは lymphocytic and/or histiocytic（L & H）細胞として知られる散在性大型細胞により特徴づけられる B 細胞腫瘍である．

◆臨床的事項：Hodgkin リンパ腫の約 5％ を占め，年齢中間値は 35 歳と若い．一般に症状に乏しく，臨床病期 I 期例が 50％ 以上を占める．予後は良く，10 年生存率は 80～90％ とされる．時に経過中に，びまん性 B 大細胞型リンパ腫へ進展するとされる．

◆形　態：リンパ球ないし組織球が主な構成成分であり，壊死はなく，線維化も認められない．増殖パターンは結節状であり（図 2-73a），まれにびまん性パターンを示すとされる．結節の周囲に時に類上皮細胞反応をみることもあるが，形質細胞，好酸球，好中球はほとんどみられない．診断的な R-S 細胞は観察されず，ポップコーン細胞あるいは L & H 細胞が出現する（図 2-73b）．核は水疱状に腫大し，単核または多分葉状で，核小体も典型的な R-S 細胞よりやや小さい．

◆免疫組織学的事項：L&H 細胞は，明瞭に CD20 抗原をもつ．その証明は診断に必須である．CD30 や CD15 などは，通常，陰性である．さらに Oct2 と BOB.1 が陽性である．また，EBV は全く検出されない．背景には B リンパ球が多いものの，L&H 細胞は T リンパ球でリング状に囲まれている．

古典的ホジキンリンパ腫 classical Hodgkin lymphoma

反応性背景の中に R-S 細胞と目される大型細胞を認める腫瘍である．Hodgkin リンパ腫の約 95％ を占める．

1．結節硬化型 nodular sclerosis（NS）：少なくとも 1 つの結節を囲む結合組織の帯状増生と凹窩細胞 lacunar cell の存在により特徴づけられる．Hodgkin リンパ腫の 40～70％ を占める．性比はなく，典型例は若年女性（年齢中間値 28 歳）で，60～70％ の症例で前縦隔病変をみるとされる．EBV は 20％ 未満の症例で検出される．

リンパ節の被膜の肥厚が，結合組織の帯状増生に先行して観察され，まず着目されるべきである．典型的な R-S 細胞は少ない．凹窩細胞と呼ばれる R-S 細胞の特殊型が出現する．核は多分葉ないし複雑な切れ込みを有

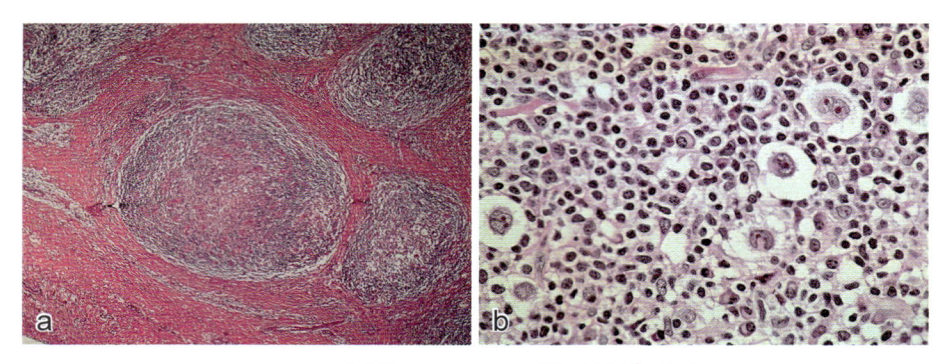

図 2-74 古典的 Hodgkin リンパ腫，結節性硬化型
a. 被膜の肥厚と結合組織の帯状増生がみられる．b. 凹窩細胞．淡明な細胞質をもち，核小体は目立たない．

し，核小体は著明ではない．結節内に好酸球性あるいは好中球性の膿瘍や壊死を形成し，反応性病変との鑑別が問題となる．R-S 細胞は時に集簇傾向を示し，シート状増殖を示す．進展例では未分化大細胞リンパ腫との鑑別が問題となる（図 2-74）．

2．混合細胞型 mixed cellularity（MC）：結節性硬化像のないびまん性の反応性背景の中に，核小体の目立つ定型的な R-S 細胞を示す（図 2-75）．従来，他型の除外診断の上でのゴミ箱的診断とみなされたが，WHO 分類で疾患としての独立性が明記された．Hodgkin リンパ腫の 20〜50% を占める．40 歳以上の男性に多く（男女比 3〜4：1，年齢中間値 37 歳）．EBV は 70〜80% の症例で検出される．

リンパ節のリンパ濾胞間にびまん性に分布し，典型的な核小体の目立つ R-S 細胞が観察される．変性によりミイラ化細胞 mummified cell と呼ばれる細胞が観察されることもある．組織球，好中球，好酸球，形質細胞，リンパ球などの浸潤を伴い，軽度の線維化をみることもある．被膜の肥厚は認められない．R-S 細胞は散在性であり，シート状の集簇はなく，また壊死巣はまれである．時に高度の類上皮細胞反応を伴い，サルコイドーシスとの鑑別が問題となる．また，高率（70〜80%）に EBV 陽性であり，R-S 細胞に CD20 の発現をみる場合，加齢性 EBV 関連 B 細胞増殖異常症との鑑別に留意すべきである．

3．リンパ球豊富型 lymphocyte-rich（LR）：小型リンパ球からなる結節性あるいはびまん性増殖を示す反応性背景の中に散在性に少数の R-S 細胞が観察される．背景に好酸球，好中球，線維化は観察されない．混合細胞型や結節硬化型など，古典的 Hodgkin リンパ腫の初期病変と考えられる．B 細胞性腫瘍と明記された結節性リンパ球優位型と区別するために設けられたものともいえる．

4．リンパ球減少型 lymphocyte depletion（LD）：R-S

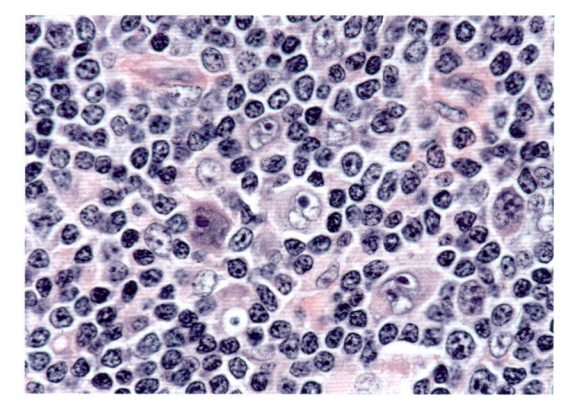

図 2-75 古典的 Hodgkin リンパ腫，混合細胞型
定型的な R-S 細胞がみられる．

細胞のびまん性増殖を示し，時に背景の非腫瘍性反応性要素の減少を伴う．診断基準が過去に変遷をくり返し，信頼しうる臨床データに乏しい．

R-S 細胞の免疫形質は，パラフィン切片では，CD30 が 70〜90% の例で陽性，CD15 が 50〜70% で陽性，CD45，EMA は陰性である．通常，B，T 関連抗原は陰性であるが，10〜20% の例で少数の細胞に CD20 が陽性となる．B 関連転写因子 BSAP（B-cell specific activator protein）が 90% の例で陽性である一方，免疫グロブリン転写にかかわる Oct2 や BOB.1 は陰性である．また，ALK は陰性である．

発生機序については，従来 R-S 細胞の起源については議論があったが，最近では多くは成熟 B 細胞（胚中心細胞）由来，まれに末梢 T 細胞あるいは樹状細胞由来とされる．特に single cell PCR 法を用いて免疫グロブリン重鎖（IgH）遺伝子を解析すると，40〜60% の例で再構成を認め，またまれに T 細胞レセプター遺伝子の再構成もあるとされる．最近，R-S 細胞で細胞傷害性分子（TIA-1，granzyme B，perforin）の発現がみられる場合，

有意に予後不良であることが報告された.

免疫不全関連リンパ増殖異常症

　免疫不全関連リンパ増殖異常症 immunodeficiency related-lymphoproliferative disorder は，WHO分類で悪性リンパ腫およびその他のリンパ増殖異常症の発生頻度の高まる免疫不全の原因として以下の4型，原発性免疫異常症，human immunodeficiency virus（HIV）感染，固形臓器移植後あるいは骨髄移植後および自己免疫疾患患者などへのメトトレキサート投与による医原性の免疫抑制が列記されている．消化管や中枢神経などの節外発生例が多く，極めて高率にEBVが関与する．

原発性免疫異常症に関連するリンパ増殖症

　lymphoproliferative disease associated with primary immune disorder

◆定　義：原発性免疫不全症あるいは原発性免疫制御異常症を背景に発生するリンパ増殖疾患であり，極めて多種多様な疾患が含まれる．主なものとして ataxia telangiectasia（AT），Wiskott-Aldrich syndrome（WAS），common variable immunodeficiency（CVID），severe combined immunodeficiency（SCID），Duncan syndrome を含む X-linked lymphoproliferative disorder（XLP），Nijmegen breakage syndrome（NBS），hyper-IgM syndrome，autoimmune lymphoprolifeartive syndrome（ALPS）があげられる．

◆発生機序：XLPにおける免疫監視機構の破綻，ATM遺伝子異常をもつATにおけるDNA修復異常あるいはFAS遺伝子異常によるALPSにおけるアポトーシス誘導能の欠損など，さまざまである．

◆臨床的事項：小児期，特に男児に多い．Duncan syndrome，XLP，SCID，hyper-IgM syndromeなど，背景疾患に伴性劣性遺伝のものが多いためと考えられる．大多数例が節外発生，特に消化管，中枢神経病変とされる．極めて高率にEBVが関与し，びまん性B大細胞型リンパ腫が最も多い．さらに，致死性伝染性単核球症 fatal infectious mononuleosis，リンパ腫様肉芽腫症 lymphomatoid granulomatosis，Burkittリンパ腫が発生する．また，ATやALPSなどではT細胞性腫瘍やHodgkinリンパ腫の発生が報告されている．

HIV関連リンパ腫

　lymphoma associated with infection by HIV

◆定　義：HIV陽性患者に発生するリンパ腫である．後天性免疫不全症候群 aquired immunodeficiency syndrome（AIDS）を背景とする．

◆発生機序：EBV以外にKaposi sarcoma human virus（KSHV，human herpes virus 8［HHV8］）の関与，遺伝子異常としてMYC，BCL6および癌抑制遺伝子の変異が知られている．また，サイトカインネットワークの破綻によるIL-6，IL-10の高値が特徴とされる．EBVは，HIV関連リンパ腫全体の60%に認められ，中枢神経原発例とHodgkinリンパ腫ではほぼ全例，免疫芽球型リンパ腫では80%，Burkittリンパ腫では30～50%に陽性とされる．

◆臨床的事項：Burkittリンパ腫，中枢神経原発びまん性B大細胞型リンパ腫，Hodgkinリンパ腫などがある．特に，原発性滲出性リンパ腫と形質芽細胞リンパ腫が特有なものとされる．これらの発生率は健常者に比して60～200倍と高く，Hodgkinリンパ腫で8倍，中枢神経原発リンパ腫とBurkittリンパ腫は約1,000倍に達する．

形質芽細胞リンパ腫 plasmablastic lymphoma：主にHIV患者の口腔内に発生するリンパ腫である．通常のびまん性B大細胞型リンパ腫と異なり，通常LCAあるいはCD20は陰性であり，形質細胞・免疫芽球への分化傾向を示す．

　形質細胞分化と関連するCD38，CD56の発現が認められ，約60%の症例でEBVの関与が証明される．また，細胞質内免疫グロブリンの軽鎖制限が証明される．

移植後リンパ増殖異常症 post-transplant lymphoproliferative disorder（PTLD）

◆定　義：固形臓器あるいは骨髄移植を受けたレシピエントにおける免疫抑制の結果として発生するリンパ増殖病変やリンパ腫をいう．

◆発生機序：固形臓器移植例の大多数ではレシピエントのリンパ球由来であるが，10%未満の症例ではドナー由来である．ただし，肝肺移植ではドナー由来が多く，しばしば移植臓器そのものを侵すといわれる．骨髄移植では大多数がドナーリンパ球に由来する．

◆形　態：反応性病変に近いものからリンパ腫までを含む．組織所見にかかわらず，基本的にモノクローナルな病変である．免疫抑制剤の減量により退縮を示すものからリンパ腫としての治療を必要とするものまである．通常，初期病変 early lesions（形質細胞性過形成 plasmacytic hyperplasia と伝染性単核球症様病変 infectious-mononucleosis-like PTLD），多彩浸潤型 polymorphic PTLD，単調増殖型 monomorphic PTLD，Hodgkinリンパ腫および類縁病変型 Hodgkin lymphoma and Hodgkin lymphoma-like PTLD の4つのカテゴリーに大別される．

◆免疫組織学的事項：約80%の症例でEBVの関与が認められ，多くがB細胞増殖異常であり，まれにT細胞性

のものも認められる．症例の 20% では EBV は検出されない．

◆**臨床的事項**：疾患の幅は広く，早期の伝染性単核球症に似た多彩な反応性病変から明らかなリンパ腫まで認められる．発生率は腎移植で 1% 未満，肝および心移植で 1〜2%，心肺あるいは肝腸移植で 5%，全体で 2% 未満とされる．通常の同種骨髄移植における発生率は 1% であるが，HLA 不適合あるいは T 細胞除去骨髄移植や GVHD の対する免疫抑制療法の場合には 20% に達する．主に節外臓器から発生し，移植臓器そのものからの発生は 25% の症例で認めるとされる．

メトトレキサート関連リンパ増殖異常症 methotrexate-associated lymphoproliferative disorder

◆**定　義**：自己免疫疾患（関節リウマチや皮膚筋炎など）に対するメトトレキサート投与による免疫抑制治療中に発生するリンパ増殖症あるいはリンパ腫をいう．

◆**臨床的事項**：報告の 40% が消化管，皮膚，肺，腎，軟部組織など節外例である．EBV は全体の 50% の症例で検出される．病型によりさまざまであり，びまん性 B 大細胞型リンパ腫では 50%，Hodgkin リンパ腫および Hodgkin 様病変の 70%，リンパ形質細胞性病変の 50%，濾胞性リンパ腫の 40% で EBV 陽性とされる．メトトレキサートの減量中止により 60% の症例で部分的にしろ退縮が認められ，その大多数が EBV 陽性症例であったとされる．メトトレキサートそれ自体がリンパ腫発生を高めるとの証拠はなく，関節リウマチ患者におけるリンパ腫発生は免疫抑制とは関係しないとの報告も認められる．

慢性結核性膿胸関連リンパ腫 pyothorax-related lymphoma

◆**定　義**：慢性結核性膿胸後に発生する胸膜の高悪性度リンパ腫であり，わが国からの報告が多い．慢性結核性膿胸による局所の免疫不全状態が本症発生の基盤と考えられる．

◆**形　態**：大型芽球化細胞のびまん性増殖を示す．核小体が目立つ水疱状大型核を有する．壊死を伴い，アポトーシスと呼ばれる腫瘍細胞の孤在性変性所見が目立つ．

◆**免疫組織学的事項**：B 細胞マーカー（CD20，CD79a）が陽性である．また，極めて高率に EBV の関与が認められ，腫瘍細胞核に EBNA2 の発現が観察される．

◆**臨床的事項**：高齢の男性に多い．結核性胸膜炎後 22〜55 年（平均 33 年）の経過で胸膜に発生する．発生に人工気胸術の既往との関連がある．胸痛，呼吸困難，胸壁腫瘍を訴える．腫瘍は胸腔内に限局する傾向を示す

が，予後不良である．

加齢性（老人性）EBV 関連 B 細胞リンパ増殖異常症 senile EBV-associated B-cell lymphoproliferative disorder

◆**定　義**：加齢に伴う免疫力の低下を背景要因とする EBV 陽性 B 細胞の増殖性（腫瘍性）病変である．

◆**発生機序**：疾患の全体像は免疫不全関連 B 細胞リンパ増殖異常症としての特徴を備える．高齢者に多いことを除き，明らかな免疫不全の明確な原因が特定されない．ゆえに，加齢そのものに伴う免疫能の低下に由来する EBV の再活性化に由来する可能性が指摘される．高度の高齢化社会に向かいつつあるわが国において遭遇する機会が多くなるものと思われる．

◆**形　態**：しばしば高度な地図状壊死巣，反応性要素に富む多彩な細胞構成，R-S 細胞様巨細胞，血管中心性増殖像が観察される（図 2-76a）．

◆**免疫組織学的事項**：CD20 あるいは CD79a$^+$ で，EBV が証明される．約 30% の症例で EBNA2 の発現が認められ，latency III 型の免疫不全を示す（図 2-76b）．

◆**臨床的事項**：60 歳以上の高齢者に多く，発症時年齢中央値は 78 歳である．リンパ節のほかに，皮膚，肺，口腔内などの節外臓器から発生する．時に EBV 抗体価の異常（VCA-IgG の異常高値など）も認められる．組織所見は反応性のものから明らかな悪性リンパ腫まで幅広い．大きく polymorphous subtype と large cell lymphoma subtype に分けられる．前者が比較的緩徐な経過を示すのに対し，後者はしばしば治療抵抗性で予後不良である．

リンパ腫境界病変
キャッスルマン病 Castleman disease

◆**定　義**：特徴的な胚中心と種々の程度の毛細管の増生を示すリンパ組織の過形成である．本症は，最初，縦隔部に見いだされたことから mediastinal lymph node hyperplasia resembling thymoma（Castleman）や giant lymph node hyperplasia（Keller）などの名前で呼ばれている．一般に過誤腫的要因による独特なリンパ組織の過形成と理解されている．硝子血管型，形質細胞型，多発型の 3 型に分けられる．硝子血管型は，臨床病態にかかわらず，組織学的に明確に定義された一つの疾患単位を形成する．一方，形質細胞型にみる組織所見は，多くの反応性，また時に腫瘍性リンパ増殖疾患でも経験され，本態的には IL-6 過剰産生症候群に伴うリンパ節病変を代表するものとされる．また，多発型は，形質細胞型の延長上にあり，臨床病態により規定されるものといえる．同病型には，内分泌症状や神経症状を伴う Crow-

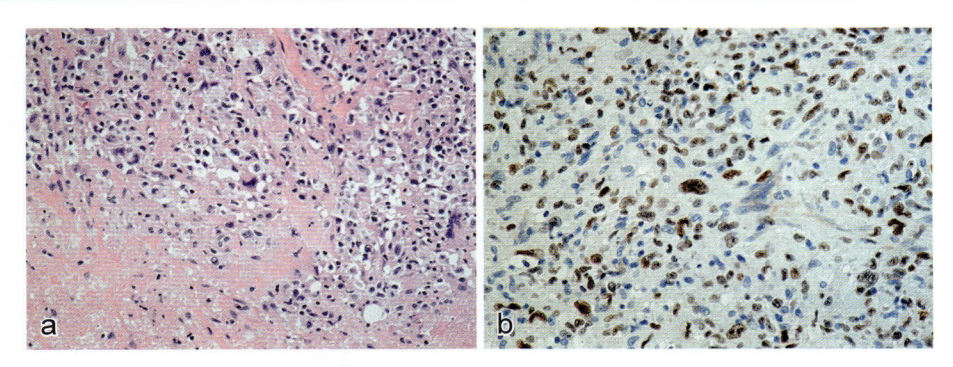

図 2-76 加齢性（老人性）EBV 関連 B 細胞リンパ増殖異常症
a．地図状壊死とともに，多彩な細胞浸潤がみられる．b．EBNA2 免疫染色．腫瘍細胞の核に陽性であり，latency Ⅲ型の免疫不全を示す．

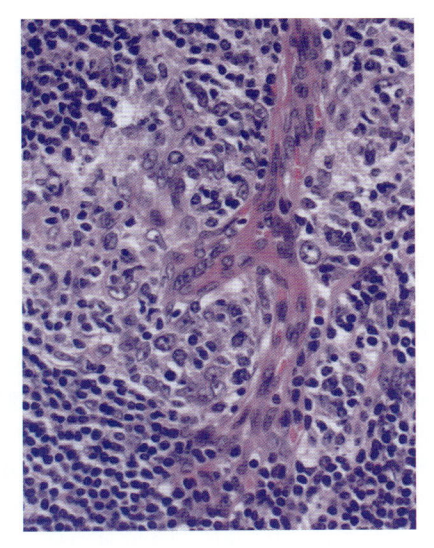

図 2-77 Castleman 病，硝子血管型
胚中心に特徴的な血管硬化像がみられる．

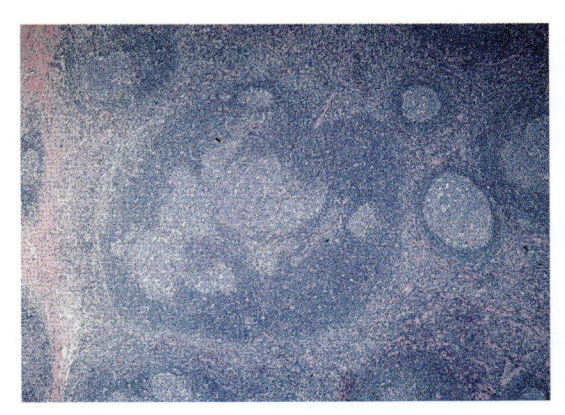

図 2-78 芽中心進展性異形成
大型結節内に不規則な形態を示す芽中心がみられる．

Fukase 症候群（高月の形質性細胞異常増殖症 plasma cell dyscrasia）が含まれる．多発型と森らの idiopathic plasmacytic lymphadenopathy with dysgammaglobulinemia は同一の病態と考えられていたが，後者の予後は良好であり，異なる疾患の可能性が指摘されている．

◆臨床的事項：胸腔内に見いだされることが最も多いとされる．時に頸部や鼠径部などにも発生する．この腫瘍が胸腔内に発生すると，しばしば巨大化し，周囲に対する圧迫性の障害やそれに伴う症状が出現する．リンパ濾胞の変化が特徴的である．硝子血管型では，濾胞内の細胞はむしろ消失し，同部には小血管が入り込み，その壁はしばしば硝子様化や線維化を呈している（図 2-77）．また，濾胞間組織にも同様に血管の増生が強く，血管内皮の反応性腫大と血管壁の硝子化が目立つ．リンパ球，免疫芽細胞や形質細胞などが実質内に浸潤している．形質細胞型では，濾胞は時に活動的で，芽中心を形成し，貪食を示す tingible body macrophage が出現することもある．実質内に形質細胞の浸潤がより高度であるのに対し，濾胞間の血管増生はむしろ軽度である．時に高グロブリン血症を伴うことがある．

芽中心進展性異形成 progressive transformation of germinal center（PTGC）

◆形　態：この病変の組織像はリンパ節内に観察される大型胚中心からなる反応性病変であり，輪郭不鮮明（vague）な結節性病変により特徴づけられる．結節内には不完全な芽中心が散在する（図 2-78）．結節間領域は狭く，結節周囲に類上皮細胞型組織球が目立つこともある．結節内には大型のやや異型的な細胞が散見されるが，明確な R-S 巨細胞や単核 Hodgkin 細胞は認められない．

◆臨床的事項：この病変は結節性リンパ球優位型

Hodgkinリンパ腫へ進展する可能性の高い前リンパ腫的な病変であるとの証拠が蓄積されつつある．30～40代に最も多くみられ，男性がより高頻度に侵される．濾胞のPTGC様所見自体は，Hodgkinリンパ腫あるいは節性濾胞辺縁帯B細胞リンパ腫に随伴することがある．

芽中心過形成を伴うT領域異形成
T-zone dysplasia with hyperplastic follicle

◆形　態：明瞭な大型の芽中心を含むB領域が広く存在し，T領域のリンパ球の多くが小型で異型性も少なく，良・悪性の鑑別が困難な病変である．数年後の再生検で明らかなT細胞性リンパ腫となるものや，その時点での遺伝子再構成検索でクローン性に増殖するT細胞集団が含まれることが証明される例が経験される．この病変は本態的には増殖のゆるやかなT細胞性リンパ腫の初期像と考えられる．

◆臨床的事項：リンパ節の病理診断に際して留意すべきものである．鑑別疾患として自己免疫性リンパ節症あるいは伝染性単核症などのウイルス性疾患があげられる．

組織球および樹状細胞腫瘍

　組織球および樹状細胞腫瘍は，まれである．マクロファージあるいはリンパ球系細胞への抗原提示にかかわる補助細胞accessory cell由来の腫瘍とされる．後者は，その細胞形態より樹状細胞dendritic cellとも呼ばれる．主なものに，組織球性肉腫，Langerhans細胞組織球症/肉腫，合指状細胞肉腫，濾胞樹状細胞肉腫などがある．

組織球性肉腫 histiocytic sarcoma

◆定　義：成熟組織球にみられる形質を示す腫瘍である．1つ以上の組織球系マーカーの発現を確認する必要がある．樹状細胞マーカーは認められず，また急性単球性白血病を除外する必要がある．

◆臨床的事項：まれである．リンパ節，皮膚およびほかの節外臓器（消化管など）に発生するとされる．孤在性病変を形成するが，しばしばB症状，肝脾腫，汎血球減少症などの全身症状を伴う．また，骨融解病変をみることもある．

◆形　態：大型腫瘍細胞のびまん性，非接着性増殖像を示す．時に類洞浸潤を伴う．腫瘍細胞の細胞質は豊富で好酸性を示し，泡沫状のこともある．また，しばしば血球貪食像を伴う．核は大型円形～類円形で，多核のものもみられる．

◆免疫組織学的事項：組織球マーカーであるCD68，lysozyme，CD11c，CD14が陽性となる．骨髄球系マーカー（CD33，myeloperoxidaseなど），樹状細胞マーカー

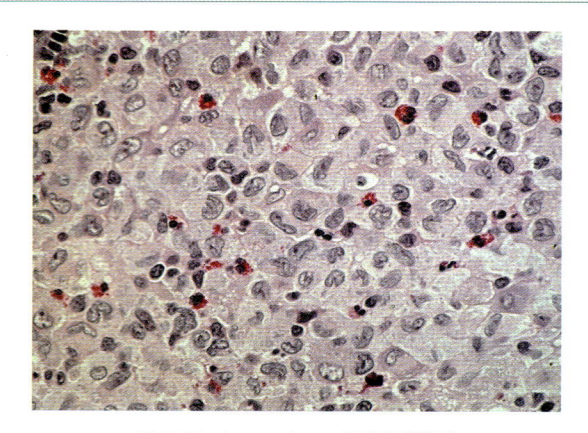

図2-79　Langerhans細胞組織球症
特徴的なコーヒー豆状あるいはラグビーボール様の核がみられる．

（CD1a，CD21，CD35など）陰性を確認する必要がある．CD45，CD45RO，HLA-DRが陽性で，S100陽性のこともある．

ランゲルハンス細胞組織球症
Langerhans cell histiocytosis

◆定　義：Langerhans細胞に由来する腫瘍である．免疫染色では，CD1a，S100陽性で，電顕でBirbeck顆粒がみられる．同義語として，過去に組織球症X histiocytosis Xとして記載された．臨床的に，Letterer-Siwe病，Hand-Schüller-Christian病および骨の好酸球性肉芽腫が含まれる．

◆臨床的事項：多くは子どもに発生する．500万人に1人の割合で発症し，男女比は3.7：1，白人に多いとされる．病変の分布により，3群（unifocal disease；multifocal, unisystem disease；multifocal, multisystem disease）に分けられる．発症年齢，病変数と分布が，病態と予後を予測するうえで重要である．骨破壊，尿崩症および眼球突出の三主徴が，よく知られている．

◆形　態：核の形態に特徴があり，独特の弯入や切れ込みを示す．コーヒー豆状，ラグビーボール様あるいは木の葉様と表現される（図2-79）．クロマチンは繊細で，核小体は目立たず，核膜は非常に薄い．細胞質は淡好酸性で豊富である．好中球，好酸球，組織球，リンパ球などの多くの反応性細胞がみられる．電子顕微鏡的に，細胞質内にBirbeck顆粒をもつ．

◆免疫組織学的事項：CD1a，S100，Langerin陽性である．また，vimentin，HLA-DR，胎盤アルカリホスファターゼ陽性で，CD45，CD68，lysozyme弱陽性である．T細胞，B細胞，骨髄球系，あるいは濾胞樹状細胞マーカーは陰性である．

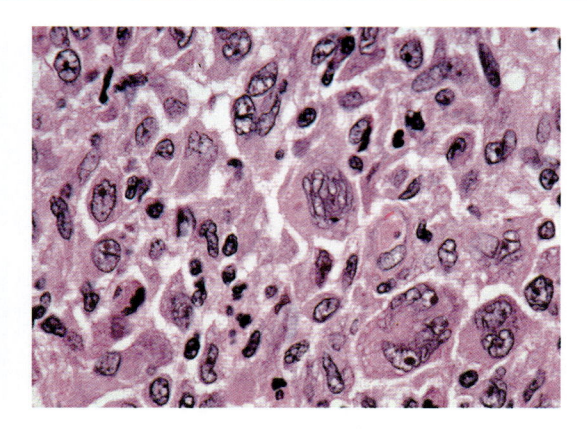

図 2-80 合指状細胞肉腫
複雑な核膜の切れ込みを示し，クルミ状ともいえる腫瘍細胞がみられる．

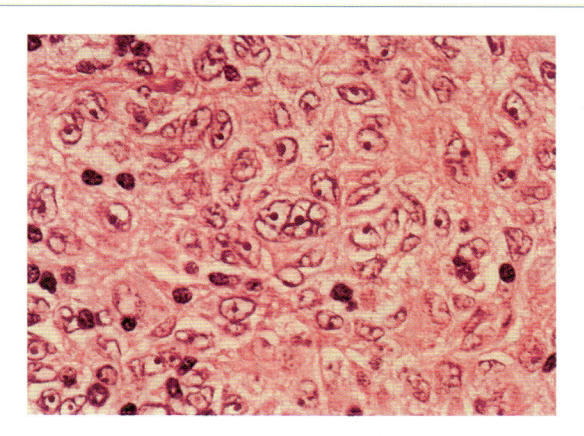

図 2-81 濾胞樹状細胞肉腫
細胞境界が不明瞭で，大型の腫瘍細胞からなる．

ランゲルハンス細胞肉腫 Langerhans cell sarcoma
◆定　義：Langerhans 細胞の腫瘍性増殖で，細胞形態学的に悪性と判じられるものをいう．
◆臨床的事項：非常にまれである．リンパ節，肝，脾，肺，骨など，多臓器に浸潤するとされる．
◆形　態：明らかな異型性を示す大型細胞よりなり，核小体や分裂像が目立つ．Langerhans 細胞に特徴的な核の弯入がみられる．リンパ節では，類洞浸潤が観察される．
◆免疫組織学的事項：Langerhans 細胞組織球症と同様であるが，しばしば CD56 の発現も認められる．

合指状細胞肉腫（腫瘍）/指状嵌入樹状細胞肉腫（腫瘍）interdigitating dendritic cell sarcoma（tumor）
◆定　義：リンパ節の傍皮質領域に存在する合指状細胞（指状嵌入細胞 interdigitating cell）由来とされる腫瘍である．
◆形　態：リンパ節の場合，濾胞を残し，傍皮質領域に広がる．渦巻き状あるいはシート状パターンをみる．腫瘍細胞は，淡好酸性〜嫌色素性の豊富な細胞質と紡錘〜卵円形核を有する（図 2-80）．時にクルミ状の複雑な核膜の切れ込みを示す．核膜が非常に薄く，核小体は目立たない．時に小型リンパ球や質細胞浸潤を伴う．電子顕微鏡的に，デスモソーム，Birbeck 顆粒はみられない．
◆免疫組織学的事項：S100, vimentin 陽性で，CD45，CD68 lysozyme 弱陽性，CD1a, Langerin は陰性である．濾胞樹状細胞のマーカーである CD21，CD35 には陰性である．T 細胞，B 細胞，骨髄球系のマーカーは陰性である．
◆臨床的事項：まれである．孤在性リンパ節病変が最も多く，皮膚，軟部組織，肝，脾などの節外例も認められる．B 症状などの全身症状を伴うことある．

濾胞樹状細胞肉腫（腫瘍）
follicular dendritic cell sarcoma（tumor）
◆定　義：リンパ節の濾胞胚中心領域に存在する濾胞樹状細胞 follicular dendritic cell 由来とされる腫瘍である．
◆形　態：紡錘〜類円形細胞からなる．渦巻き様，車軸様パターンを示す．腫瘍細胞は大きめで，好酸性の細胞質をもち，細胞境界が不明瞭である（図 2-81）．核は縦長で，繊細なクロマチン，また小型核小体を有する．
◆免疫組織学的事項：濾胞樹状細胞のマーカー（CD21, CD23, CD35, CNA.42）に陽性である．さらには desmoplakin, vimentin, fascin, HLA-DR が陽性で，しばしば EMA にも陽性である．CD68, S100 は，時に陽性とされる．また，CD45, CD20 が陽性のこともある．CD1a, lysozyme, myeloperoxidase, CD34, CD3, CD79a, CD30, HMB-45, cytokeratin は陰性である．
◆臨床的事項：まれである．成人例が多く，男女差はない．一部の症例では，Castleman 病（硝子血管型）を基盤として発生するといわれる．また，長期にわたる統合失調症の治療中での発生が知られている．リンパ節，特に頸部リンパ節が多く，扁桃，脾，口腔内，消化管，肝，軟部組織，皮膚，乳腺などの節外臓器発生例も報告されている．EBV 陽性炎症性偽腫瘍型濾胞樹状細胞性腫瘍が知られている．東アジアからの報告が多く，肝，脾などの腹腔内臓器に発生する．通常型に比べ，病態が異なり，また EBV 陽性とされる．

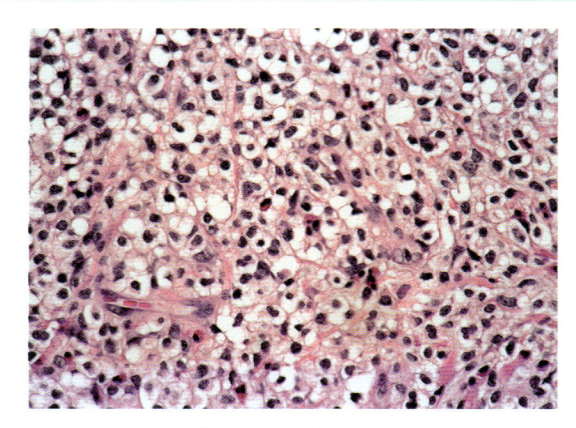

図 2-82 肥満細胞症
淡明で豊富な細胞質を有する腫瘍細胞からなる．

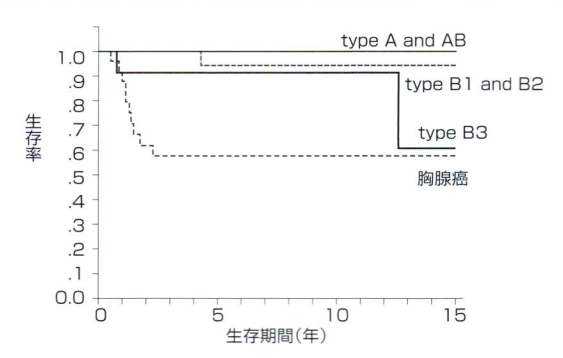

図 2-83 WHO 分類による胸腺腫の生存曲線
(Ann Thorac Surg, 77：1183, 2004 より)

表 2-31 胸腺腫の病期分類（正岡の分類）

病期	
I	肉眼的に，完全に被包されている．顕微鏡的に，被膜への浸潤を認めない
II	周囲の脂肪組織または縦隔胸膜への肉眼的浸潤；被膜への顕微鏡的浸潤
III	隣接臓器への肉眼的浸潤（心膜，肺，大血管）
IVa	胸膜播種または心膜播種
IVb	リンパ行性または血行性転移

被包型（非浸潤性）：
　非浸潤性胸腺腫（I 期）の場合，腫瘍は胸腺内に限局し，ほかの組織に広がっていない．
　すべての腫瘍細胞が，腫瘍を取り囲む線維性被膜の中に存在する．
浸潤型：
　局所浸潤性（II 期）では，腫瘍は被膜を破り，脂肪組織または胸膜へ浸潤．
　広範浸潤型（III 期および IVa 期）では，腫瘍が胸腺から連続的に胸部の他臓器へ浸潤．
　腹部臓器への広がりまたは血行性転移（IVb 期）を発見時に認めることはまれである．

樹状細胞肉腫，非特定

dendritic cell sarcoma, not otherwise specified

いずれのカテゴリーにも当てはまらない樹状細胞腫瘍をいう．まれであり，除外診断の結果としてのものである．

肥満細胞症

肥満細胞症 mastocytosis/mast cell disease とは，肥満細胞の異常な限局性あるいは全身性の増殖性疾患である．新 WHO 分類では 7 型に分類される．皮膚に限局し，自然消退する症例から，多臓器浸潤を示し，急激な経過をとる症例までその病態は極めて多様である．皮膚肥満細胞症が 90％を占め，ほかの病型はまれとされる．

皮膚のほかに骨髄，リンパ節，肝，脾などにみる．その形態的な特徴から悪性リンパ腫や非リンパ球性白血病との鑑別が時に問題となる．最も頻度の高い皮膚肥満細胞症は，小児，特に生後 6 か月以内に 80％の症例が発症するとされる．生下時にみられることもある．多くは思春期までに退縮する．性差はなく，3 つの病型（色素性蕁麻疹 urticaria pigmentosa，びまん性皮膚肥満細胞症 diffuse cutaneous mastocytosis，皮膚肥満細胞腫 mastocytoma of the skin）に分類される．

正常の肥満細胞に類似するものから，紡錘型，また腎型の核を有するものまである（図 2-82）．淡明で豊富な細胞質を有し，リンパ性増殖疾患，組織球増殖疾患あるいは骨髄単球性白血病との鑑別が問題となる．トルイジンブルー，Giemsa 染色，AS-D クロロアセテートエステラーゼによる肥満細胞の異染性顆粒（metachromasia）の証明が有用とされる．肥満細胞のマーカーである tryptase が最も有用であり，chymase が陽性の場合もある．また，CD68 陽性，ほかに CD45，CD33，CD11c，CD43，CD2，CD4 も陽性とされる．CD117 も陽性となるが，非特異的とされる．

発生機序は *KIT* 遺伝子の点突然変異がよく知られている．

4．胸腺の腫瘍

胸腺原発の腫瘍には胸腺腫，胸腺癌，悪性リンパ腫，胚細胞腫瘍，胸腺嚢腫，胸腺カルチノイド，胸腺脂肪腫，胸腺類基底細胞癌などがあるが，これら胸腺原発のものは全身の腫瘍の 1％未満と少なく，組織学的分類が WHO によって 1999 年に提出，2004 年に改訂され，これをもとに日本胸腺研究会が縦隔腫瘍取り扱い規約（2009）を出した．多くの施設が WHO の分類はよく予後と相関すると報告している（図 2-83）．病期分類は正岡の分類（表 2-31）が汎用されていて，予後がかなり正確に予測される（図 2-84）．正岡の分類と TNM 分類の

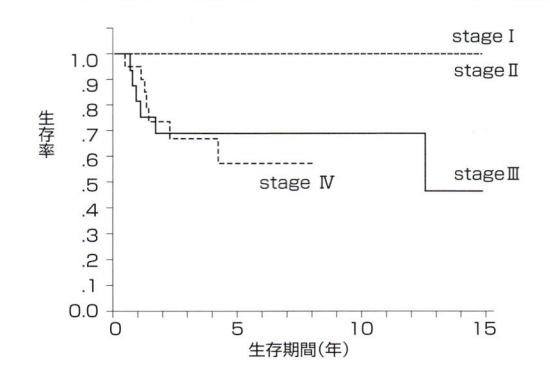

図 2-84 正岡分類による胸腺腫の生存曲線
(Ann Thorac Surg, 77 : 1183, 2004 より)

表 2-32 正岡の分類と TNM 分類の比較

正岡分類の病期	T	N	M
I	1	0	0
II	2	0	0
III	3	0	0
IVa	4	0	0
IVb	any T	≧1	≧1

表 2-33 胸腺腫に合併する自己免疫疾患

| 1．神経筋疾患 |
| 　　重症筋無力症 |
| 　　ミオトニー症候群*，rippling muscle 病*， |
| 　　多発筋炎/皮膚筋炎*，脳炎*，偽性腸閉塞* |
| 2．造血系自己免疫疾患 |
| 　　貧血：赤芽球癆，溶血性貧血，再生不良性貧血 |
| 　　ほかの単血球減少症：好酸球，好塩基球，好中球 |
| 　　免疫不全症：低γグロブリン血症，Good 症候群 |
| 3．皮膚疾患* |
| 　　天疱瘡 |
| 　　扁平苔癬 |
| 　　円形脱毛症 |
| 4．内分泌障害 |
| 　　Addison 病，Cushing 病，Basedow 病 |
| 5．腎臓・肝臓疾患 |
| 　　糸球体腎炎，自己免疫性肝炎 |
| 6．全身性自己免疫疾患 |
| 　　SLE，Sjögren 症候群，全身性強皮症，GVHD |

*は，まれな疾患．
(Pathology and Genetics of Tumours of the Lung, Pleura, Thymus and Heart. WHO, 2004 より)

関係を**表 2-32** に示す．今日まで胸腺原発腫瘍の病因論は明確ではないものが多い．臨床的には胸腺腫に随伴する重症筋無力症などの自己免疫疾患が問題とされることが多く，これまでに報告された胸腺腫随伴自己免疫疾患を**表 2-33** に示す．

胸腺の上皮性腫瘍

●胸腺腫●

　胸腺腫 thymoma とは組織学的に明らかな悪性所見のない胸腺上皮性腫瘍のことで，腫瘍性性格のないリンパ球をさまざまな程度に伴う．胸腺腫は胸腺の腫瘍で最も多い．タイプ別では AB 型胸腺腫と B2 型胸腺腫が多い．B3 型胸腺腫＞B2 型胸腺腫＞B1 型胸腺腫＞A 型胸腺腫・AB 型胸腺腫の順に悪性度が高い．

A 型胸腺腫 type A thymoma

◆形　態：被膜をもつ黄白色の腫瘤で，隔壁形成はまれである．嚢胞性変化や被膜の石灰化を伴うことがある．腫瘤の平均直径は 10.5 cm．紡錘形から卵円形の腫瘍細胞が充実性あるいは束状に増殖し，腫瘍内リンパ球数は少ない（**図 2-85**）．腫瘍細胞の核クロマチンは均質で核小体は目立たず，核分裂像はない．腫瘍細胞は AE1 とサイトケラチン（CK）19 が陽性で，AE3，CK20 と CD5 が陰性である．BCL-2，CD57，EMA，CD20 は陽性のこともある．個々の腫瘍細胞は抗ラミニン抗体や抗 type

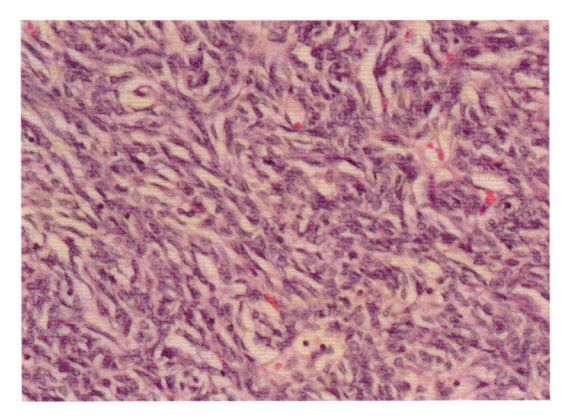

図 2-85 A 型胸腺腫
紡錘形の腫瘍細胞と少数のリンパ球がみられる．

IV コラーゲン抗体陽性のレチクリン線維によって囲まれる．随伴リンパ球は無〜少数で，その構成は成熟 T リンパ球（CD3 と $CD5^+$）が未熟 T リンパ球（CD1a と $CD99^+$）よりも圧倒的に多い．そのほか，しばしば大小の嚢胞を形成する．腫瘍内の線維性隔壁は，通常，認めない．血管周囲腔 perivascular space が少ない．

　まれな形態として，①花むしろ状，②腫瘍細胞がまばらに配列して非上皮性腫瘍に類似する，③分岐する拡張した血管を伴い血管周皮腫様構造を示す，④ロゼットや腺管形成を伴うことがある．

　報告された染色体変化：−6p

◆臨床的事項：平均発症年齢61歳で，ほかの型の胸腺腫よりも高齢で発症する．性差はない．胸腺腫の4〜19%を占める．前縦隔に発生することが多い．低γグロブリン血症（Good症候群）を伴う症例にはA型胸腺腫が多い．重症筋無力症を約24%に伴う．赤芽球癆はまれである．咳・呼吸困難・疼痛などを訴え，X線・CT・MRIイメージングによって検出される．正岡分類Ⅰ期が80%，Ⅱ期が17%で，Ⅲ期は3%とまれである．通常，外科的完全切除術後の再発はなく，10年生存率は100%である．ただし例外的な再発・転移・悪性転換の症例報告はある．

AB型胸腺腫 type AB thymoma

A型胸腺腫の領域に，未熟リンパ球の豊富な領域が混在している．後者はB型胸腺腫様領域あるいは単にB型胸腺腫領域と称される．2つの領域は隣接して移行している場合と，独立して併存する場合がある．

◆形　態：被膜をもち，腫瘍内に白色の隔壁を形成する褐色の腫瘍である．多少，浸潤傾向がみられる．腫瘍の平均直径は7.7 cm．

A型胸腺腫と形態学的に相似の領域が存在する．この領域の胸腺腫細胞はA型胸腺腫細胞と同じ形態と増殖様式を示すが，CD20の発現が強いなど違いがある．B型胸腺腫類似の領域における胸腺腫細胞は，ほかのB1，B2，B3型胸腺腫細胞とは異なる．腫瘍細胞は小型の多角上皮細胞で，小型の紡錘形〜楕円形で淡色の核と目立たない核小体をもつ．この細胞はCK14とCK19が陽性である．結節周囲を膠原線維が取り囲む．随伴リンパ球はCD3とCD5陽性のTリンパ球に，CD1aとCD99陽性の未熟Tリンパ球を混じるが，Bリンパ球はいない．この領域にまれにみられる所見には，①Hassall小体とCD5陽性Tリンパ球が欠如する髄質分化，②B2型胸腺腫にみられる上皮細胞の出現，③B1型胸腺腫と区別できない領域の出現，である．

A型胸腺腫とB型胸腺腫の混合する領域では，A型胸腺腫細胞が細長く線維芽細胞様紡錘状で，ビメンチンとEMA強陽性でサイトケラチン弱陽性，CD5陰性の細胞に変化し，時にこの細胞が索状に配列し隔壁様のことがある．

AB型胸腺腫の腫瘍細胞はp63$^+$，時にXIAP陽性である．

報告された染色体変化：−5q21-22，−6q，−12p，−16q

◆臨床的事項：平均発症年齢55歳．軽度に男性に多く発症する．胸腺腫の15〜43%を占める．前縦隔に発生することが多い．重症筋無力症を約14%に，また赤芽球癆も随伴する．咳・呼吸困難・疼痛などを訴えることもあり，画像診断によって検出される．10年生存率は80〜100%である．正岡分類Ⅰ期が72%，Ⅱ期が22%，Ⅲ期が5〜6%で，まれにⅣ期の症例報告がある．Ⅱ期やⅢ期でも根治手術可能である．再発や転移はまれである．

B1型胸腺腫 type B1 thymoma

正常の胸腺小葉の構造が欠如し，リンパ球の豊富な皮質様領域が優勢である．腫瘍細胞は正常胸腺上皮細胞に類似し，まばらに網目状に分布し，弱拡大で少数が認められる．腫瘍細胞の集簇はほとんどみられない．B1型胸腺腫には髄質分化領域が散在する．

◆形　態：被膜をもつ灰色の腫瘍である．嚢胞，小さな出血，壊死を伴うことがある．

小型の類円形〜多角の異型性に乏しい腫瘍細胞が低密度びまん性に増殖する．薄い線維性隔壁で分葉状になる傾向がある．腫瘍細胞は，やや大型円形で明るい（vesicular）核，小型であまり目立たない核小体をもつ．まれに核小体が顕著である．発現するCKのパターンは正常皮質上皮細胞と同様である．増殖能も低い．B1型胸腺腫の腫瘍細胞はp63陽性，時にXIAP陽性である．随伴リンパ球は豊富で幼若Tリンパ球の形質（TdT，CD1a，CD99が陽性）を示し，CDK6の発現が弱く，増殖活性が高い．一方，髄質分化領域は成熟Tリンパ球（TdT，CD1a，CD99が陰性）が主に存在する．

ほかの特徴的な所見として，①リンパ球がまばらで，特に未熟Tリンパ球の少ない正常胸腺の髄質に似た領域がよくみられる．これを髄質分化medullary differentiationと呼ぶ．まれにこの中にHassall小体をみる．②時にマクロファージが散在し，星空像starry-sky patternを呈する．③血管周囲腔はほかのB型胸腺腫ほど多くない．

◆臨床的事項：平均発症年齢は41〜47歳．性差なし．胸腺腫の6〜17%を占める．前上縦隔に発生することが多い．18〜56%に重症筋無力症を随伴するが，低γグロブリン血症や赤芽球癆はまれである．咳・呼吸困難・疼痛などを訴えることもある．画像診断によって検出される．B1胸腺腫は，91〜94%で外科的完全切除が可能で再発は10%未満であり，10年生存率は90%以上である．予後は性・年齢・随伴症状にではなく，病期に依存する．正岡分類Ⅰ期が53〜58%，Ⅱ期が24〜27%，で胸膜・心嚢・大血管などへの浸潤や転移はまれである．

B2型胸腺腫 type B2 thymoma

リンパ球が豊富であるが，B1型胸腺腫より少ない．腫瘍細胞は弱拡大で明らかに存在する．

◆形　態：被膜をもつ黄褐色の腫瘍で平均直径6.3 cmである．嚢胞性変化，小さな出血，線維形成を伴うこと

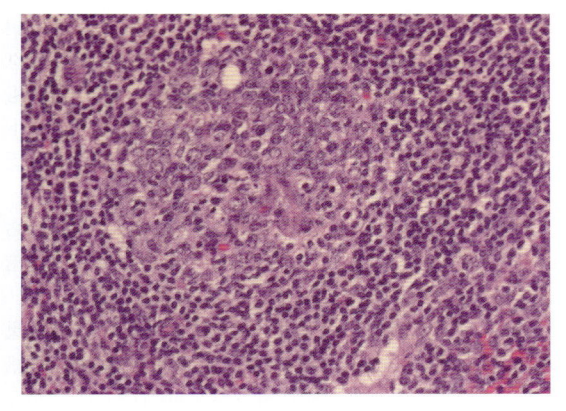

図 2-86 B2 型胸腺腫
大型で明るい核と，核小体をもち，細胞境界は不明瞭な腫瘍細胞の集簇がみられる．多数のリンパ球を伴う．

がある．腫瘍細胞は多角形で B1 型胸腺腫より大型である．細胞境界は不明瞭で核も大きく，核小体も明瞭で大型（図 2-86）．B2 型胸腺腫の腫瘍細胞は p63 陽性である．未熟リンパ球成分（CD1a, CD99, TdT が陽性，Ki67 index 70～90%）を伴う．その数は B1 型胸腺腫より少ない．CK19$^+$（100%），CK5/6$^+$（90%），CK7$^+$（80%），AE1/3$^+$，Cam5.2$^+$，Leu7$^+$，CD5$^-$，CD20$^-$，CD70$^-$，CK20$^-$，EMA$^-$である．

そのほかの特徴的な所見として，①線維性隔壁を伴い分葉傾向がある，②小血管周囲にリンパ球とリンパ液を含む血管周囲腔がみられ，しばしば周囲を腫瘍細胞が柵状に取り囲む，③血管周囲腔や隔壁にリンパ濾胞を形成している症例に重症筋無力症を伴う頻度が高い，④Hassall 小体類似の領域が 25% の症例に出現するが，髄質分化はあまりみられない，⑤リンパ球がまばらで上皮細胞が集簇する領域もみられる．ただし B3 型胸腺腫の17～29% は B2 型胸腺腫に関連して発生し，両者の鑑別が重要である．B3 型胸腺腫のほうが核の不整が強く，核小体が不明瞭である．

報告された染色体変化：80% 以上が異数体（aneuploid）

◆**臨床的事項**：B1 型胸腺腫より浸潤傾向がある．平均発症年齢 47～50 歳．性差なし．胸腺腫の 18～42% を占める．主として前縦隔に発生する．高度な胸膜浸潤（pleural thymoma）や異所性の発生（頭頸部・胸膜・肺）も報告されている．30～82% に重症筋無力症を随伴するが，上大静脈症候群・低 γ グロブリン血症や赤芽球癆はまれである．20% の症例で咳・呼吸困難・疼痛などを訴える．画像診断によって検出される．B2 型胸腺腫は，5～15% が浸潤性で外科的完全切除は不可である．完全切除後の再発率は 5～11%．10 年生存率は 50% 以上．予後は性・年齢・随伴症状にではなく，病期に依存する．正岡分類 I 期が 10～48%，II 期が 13～53%，III 期が 19～49%，IV 期が約 8.9% で，遠隔転移（IVb）はまれ．

B3 型胸腺腫 type B3 thymoma

B3 型胸腺腫は B2 型胸腺腫よりリンパ球成分が少なく，ほとんど上皮細胞からなる領域もみられる．B3 型胸腺腫に分類される腫瘍細胞の中にはすでに胸腺癌と同様の表現型（CD5$^+$ あるいは CD70$^+$）を示すものが存在し，より悪性の転帰をとることが指摘されている．

◆**形　態**：被膜をもたず浸潤性である．灰色で白い線維中隔によって小結節が形成されている．平均直径は 7.6 cm である．囊胞形成や石灰化を伴う退行性病変を伴うことや，被膜をもつこともある．中型で軽度異型がある円形～多角形の腫瘍細胞で，細胞境界は明瞭である．核は B2 型胸腺腫よりやや小型で，よりクロマチンに富む．時に大小不同や核縁の不整などの異型性を認める．核小体は不明瞭なことが多い．核分裂を時に認める．

腫瘍細胞は epidermoid feature を示し，敷石状に配列する．細長くなった腫瘍細胞が同心円状に配列することもある．厚い線維性で硝子化を伴う隔壁によって小葉が形成される．腫瘍細胞は CK19$^+$，CK5/6$^+$，CK7$^+$，CK10$^+$，CK 8$^+$，AE1/3$^+$，Leu7$^+$，局部的に EMA$^+$，CK20$^-$，CD5$^-$，CD20$^-$，CD70$^-$，TTf1$^-$ とされる．しかし B3 型胸腺腫の中に CD70$^+$ のものが存在し，予後が悪いという報告がある．

未熟 T リンパ球（CD1a, CD4, CD8, CD5, CD99, TdT が陽性）を伴う．

そのほかの特徴的な所見として，①まれに角化がみられるが，細胞間橋は通常みられない，②分葉状に発育し，結節周囲には硝子化した結合組織を認めることが多い，③血管周囲腔がよくみられ，しばしば内部が硝子化する，④血管周囲腔の周囲に腫瘍細胞が柵状配列する．

報告された染色体変化：aneuploid（100%），+1q，-6，-13q

◆**臨床的事項**：平均発症年齢は 45～50 歳．性差なし．胸腺腫の 7～25% を占める．主として前縦隔に発生する．30～77% に重症筋無力症を随伴するが，上大静脈症候群・低 γ グロブリン血症や赤芽球癆はまれ，咳・呼吸困難・疼痛などを訴えることが多い．B3 型胸腺腫は生物学的に良性と悪性の中間である．4.2% が正岡分類 I 期，15～38% が II 期，38～66% が III 期，6～26 が IVa または IVb 期である．局所再発は 1～6 年後に 15～17% の症例に起こり，診断時に切除不能例は 17～47%，最高 20% の症例に肺・肝・骨・軟部組織への遠隔転移を認めた．B2 胸腺腫の遠隔転移先も同様である．予後は診断時の正岡分類の stage と腫瘍の切除可能性に依存し，10 年生

リンパ性間質を伴う小結節性胸腺腫
micronodular thymoma with lymphoid stroma

まれな胸腺上皮性腫瘍で，腫瘍細胞が種々の大きさの充実性の胞巣を形成し，その周囲に豊富なリンパ球を認める．リンパ球優位の領域に上皮成分を含まない．大きな胞巣を形成しているところでは，腫瘍細胞がロゼット様構造や血管周皮腫様構造を示し，A 型胸腺腫と区別がつかないことがある．

◆形　態：90％以上が被膜を有し，残りは微小浸潤性である．しばしば囊胞形成性を呈す．腫瘍の直径は 3〜15 cm．紡錘形〜卵円形で，CK5/6 陽性，CK19 陽性，Cam5.2 陽性（60％），CD57 陽性（60％），CD20 陰性の腫瘍細胞が充実性に増殖する．腫瘍細胞の核はクロマチンが均質で，核小体は目立たず，核分裂像はほとんどみられない．

間質のリンパ球の多くは CD20 陽性の B リンパ球で，少数の成熟 T リンパ球が混在している．腫瘍細胞巣周囲には未熟 T リンパ球（Ki67 陽性，CD1a 陽性，CD10 陽性，CD99 陽性，TdT 陽性）が帯状にみられる．

そのほかの特徴的な所見として①リンパ濾胞の形成がしばしばみられ，胚中心を伴うこともある．胚中心の B 細胞は CD10 陽性，BCL2 陰性で，mantle zones の B 細胞は IgD 陽性で，marginal zones の B 細胞は IgD 陰性，CD23 陰性である．報告症例の半数近くが MALToma や濾胞性リンパ腫を伴っている．②ポリクローナルな形質細胞が混在する．③ Hassall 小体や血管周囲腔を認めない．④腫瘍細胞は時にロゼットを形成する．

◆臨床的事項：平均発症年齢 58 歳．性差なし．胸腺腫の 1〜5％ を占める．前縦隔に発生することが多い．重症筋無力症などの自己免疫疾患を伴わない．再発・転移・腫瘍による死亡例は報告されていない．約 10％ の症例が A 型，AB 型，B2 型胸腺腫を合併する．

化生性胸腺腫 metaplastic thymoma

まれな胸腺上皮性腫瘍である．多角細胞成分と紡錘形細胞成分が混在し，2 相性を示す．化生により発症した良性腫瘍と考えられている．

◆形　態：被膜をもつゴム様灰白色の腫瘍であるが，浸潤性のこともある．腫瘍の直径は 6〜16 cm．

①多角細胞はサイトケラチン強陽性で，明るい類円形の核と小さく明瞭な核小体，弱好酸性の比較的豊富な細胞質をもち，島状または不規則に分岐や吻合を示す索状の充実性の胞巣を形成する．細胞境界は明瞭で，epidermoid feature を示し，時に角化を認める．このような領域では，核はしばしば不整となり，核溝や核内偽封入体，核内空胞がみられることがある．核の多形性やクロマチンの増加を示す細胞や多核細胞がみられることもあるが，核分裂像はまれである．②紡錘形細胞はサイトケラチン弱陽性〜陰性，ビメンチン陽性で，核異型に乏しく，束状に多角細胞からなる胞巣を取り囲む．

少数の成熟 T リンパ球（TdT 陰性）が散在性にみられるが，通常，未熟 T リンパ球は認めない．まれに豊富なリンパ球と形質細胞の浸潤を伴う．

そのほかの特徴的な所見として，①胞巣内，特に胞巣の周辺部や，時には紡錘形細胞間に，好酸性の膠原線維が目立つことがある．②時に散在性に間質の石灰化がみられる．③胞巣の周辺部は多角細胞がやや細長くなり，紡錘形細胞との間に移行を示すことがある．④血管周囲腔がない．⑤分葉しない．

肉腫様癌 sarcomatoid carcinoma との鑑別が重要である．肉腫様癌は顕著な凝固・壊死と核分裂像を認める．

◆臨床的事項：成人に発症し，平均発症年齢 51 歳．男女比 3：1．前縦隔に発生することが多く，異所性発症例の報告はない．無症状で自己免疫疾患も随伴しない．正岡分類 I 期が 75％，II 期が 17％，III 期が 8％ である．周囲への浸潤と再発は起こりうる．

顕微鏡的胸腺腫 microscopic thymoma

重症筋無力症で切除された胸腺や剖検時に偶然見いだされる顕微鏡レベルの大きさ（直径 1 mm 以下）の胸腺上皮細胞の増殖巣で，しばしば多発する．胸腺腫内に未熟 T 細胞は存在しない．皮質と皮髄境界に発生する．正常胸腺皮質にみられる多角細胞や，正常胸腺髄質にみられる紡錘形細胞の集簇からなる．胸腺腫の近傍でみられることもある．胸腺腫の前駆病変であるかは不明である．

硬化性胸腺腫 sclerosing thymoma

通常の胸腺腫に著明な線維化がみられるもので非常にまれ（＜1％）である．豊富な線維組織内に胸腺腫の腫瘍細胞が分葉状に存在し，硝子化を伴うが，壊死や出血は認めない．線維増生は，腫瘍細胞が線維芽細胞を活性化するためと考えられている．

予後は良好である．

脂肪線維腺腫 lipofibroadenoma

境界明瞭な結節性病変で，膠原線維の密な増生の中に，脂肪組織が散在し，胸腺脂肪腫と類似した形態である．胸腺上皮細胞は細長い枝状の細胞索や間隙状の狭い管腔を形成し，乳腺の線維腺腫に類似した構造を示す．まれに Hassall 小体を含む．B1 型胸腺腫との合併や，単独で

の発症，赤芽球癆を伴う症例が報告されている．胸腺脂肪腫と類似した細胞と，乳腺の線維腺腫に類似した胸腺上皮細胞は，ともに真の腫瘍か過誤腫か不明である．

胸腺癌

胸腺癌 thymic carcinoma はまれである．胸腺腫の10〜20％に胸腺癌が合併する．両者の組織型に関連性はない．胸腺癌には胸腺腫から発生するものと，de novoで発生するものがある．腫瘍関連遺伝子として胸腺癌はp53 と BCL2 が陽性のことが多いが，胸腺腫ではいずれも弱陽性〜陰性である．

扁平上皮癌 squamous cell carcinoma

胸腺癌で最多である．肉眼的に明瞭な被膜をもたず，硬く，種々の程度に出血と凝固壊死を認める．

◆形　態：異型の明瞭な大型多角上皮細胞が充実性ないし索状胞巣をなし，角化や細胞間橋を伴う．核異型と核小体はともに明瞭で，核分裂像を認める．囊胞性変化や石灰化はまれである．胞巣辺縁で核の柵状配列がみられる．しばしば硝子化した幅広い線維性間質を伴う．

角化や重畳性ないし層状配列は目立たないことも多いが，急激に角化して角化真珠をつくる場合もある．血管周囲などにリンパ球・形質細胞の浸潤をみることが多いが，胞巣内に炎症細胞は少なく，未熟Tリンパ球は存在しない．CD5，CD70，BCL2，CD117（c-kit）の発現をみることが多い．B3型胸腺腫と鑑別が難しい場合がある．

報告された染色体変化は，+1q，+17q，+18，−3p，−6，−13q，−16q，−17p

◆臨床的事項：全胸腺癌における扁平上皮癌の発症頻度は，西欧（30％），アジア（90％）と地域格差がある．中年に発症し，男女比は 1：1〜3 である．前縦隔に発生し，しばしば肺・心膜・大血管に浸潤する．転移先はリンパ節（縦隔，頚部，腋窩）が多く，骨，肺，肝や脳が続く．主訴は，胸痛が多く，ほかに咳・疲労・発熱・摂食障害・体重減少・上大静脈症候群がある．多発筋炎を伴う報告もある．手術時に多くは正岡分類のⅢ期またはⅣ期である．

類基底癌 basaloid carcinoma

非常にまれな胸腺癌である．しばしば腫瘍の一部に囊胞がみられたり，multilocular cyst の囊胞内壁在結節として腫瘍がみられる．

◆形　態：腫瘍のサイズは 5〜20 cm．被膜をもち境界明瞭な主として黄褐色の腫瘍で，囊胞形成と限局性出血を認める．核/細胞質比の大きい，比較的多形性に乏しく，異型も軽い中〜小型の円柱状〜卵円形〜紡錘形の腫瘍細胞が，充実性ないし吻合索状，島状に増殖して胞巣をなし，その辺縁部に明瞭な核の柵状配列を示す．皮膚の基底細胞癌でみられるパターンと類似している．血管周囲腔が顕著で，細胞分裂の頻度が高い．時に扁平上皮化生を認める．胸腺の類基底癌はケラチンと EMA 陽性．S-100 と NSE 陰性．

◆臨床的事項：平均発症年齢 50 代．性差なし．縦隔腫瘤の存在による症状を訴える．重症筋無力症などの自己免疫疾患を伴わない．他部位からの転移と神経内分泌癌との鑑別が重要である．悪性度は胸腺癌の中で最も低く，肺や肝への転移は 30％である．

粘表皮癌 mucoepidermoid carcinoma

まれな癌ですべての胸腺癌の 2％ に相当する．扁平上皮細胞と粘液産生細胞および中間細胞からなる．

◆形　態：割面は，線維性隔壁のある粘液を含む結節．粘液性腫瘍細胞は多角形〜円柱〜杯細胞型で，充実性腫瘍形成または囊胞の内腔を覆う．

◆臨床的事項：一般に無症状で重症筋無力症を伴わない．低悪性度と考えられている．

ただし，高悪性度の低分化型腺扁平上皮癌との区別に議論が残るため，予後は必ずしも明確でない．

リンパ上皮腫様癌 lymphoepithelioma-like carcinoma

細胞境界不明瞭な大型多角形の腫瘍細胞が，多数の小リンパ球・形質細胞からなる背景の中に不規則な胞巣をなし，浸潤・発育する低分化な癌．組織像は他臓器の同名組織型と酷似し，約半数の症例に，EBV の関与が証明される．若い症例ほど EBV 陽性率が高い．EBV 陽性で線維性基質の多い未分化癌も含める．

◆形　態：通常，腫瘍は不完全に被包化され，割面は黄白色で壊死を伴う．腫瘍細胞は成熟したリンパ球・形質細胞内に存在し，大型で小胞を有する核と，好酸性の核小体をもち，核分裂像がある．腫瘍細胞は酸性 CK 陽性，$BCL2^+$，塩基性 CK^-．胚中心・好酸球・肉芽腫形成を伴うことがある．

◆臨床的事項：平均発症年齢は 41 歳だが，発症のピークは 14 歳と 48 歳と二峰性である．男女比 2：1．前縦隔に発生し，隣接臓器に浸潤する．リンパ節，肺，肝，骨にしばしば転移する．咳・呼吸困難・疼痛などを訴え，進行すると上大静脈症候群を示す．重症筋無力症などの自己免疫疾患は伴わないが，小児に肥大性肺性骨関節症を随伴した報告がある．本症は悪性度が高く，予後が悪い．診断後 88％ の症例の平均余命は 16 か月である．予後に EBV の有無は関係しない．

肉腫様癌 sarcomatoid carcinoma

一部または全部が軟部組織肉腫様の形態を示す浸潤性腫瘍である.

◆形　態：癌は被膜をもたず, しばしば境界浸潤が陽性である. 割面は白～灰色で凝固壊死と出血を伴い, 小さな嚢胞形成を伴うことがある.

癌腫様成分と肉腫様成分が混在する. 上皮様形態をとる癌腫様成分が診断の手がかりとなるが, みつかりにくい場合もあり, また, 扁平上皮分化を示すこともある. 癌腫様成分は一般に CK 陽性, EMA 陽性である. 肉腫様成分は, 紡錘形細胞が束状や花むしろ状配列を呈するものが多く, 細胞異型と核異型が強く核分裂像も多い. 横紋筋肉腫や骨肉腫などを成分にもつ例は癌肉腫と呼ばれる. 化生性胸膜腫, 滑膜肉腫, 中皮腫, 紡錘細胞カルチノイド, 化生性胸膜腫との鑑別が重要である.

紡錘細胞胸腺癌 spindle cell thymic carcinoma は肉腫様癌の亜型と考えられ, 非定型紡錘形細胞が小葉と小型シートを構成している. 紡錘形細胞はしばしば A 型胸腺腫様となるが間葉系のマーカーは陰性である.

◆臨床的事項：40～80 歳に発症する. すべての胸腺癌の 7% に相当する. 主として前縦隔に発生し周囲に浸潤する. しばしば縦隔リンパ節や実質臓器, 特に肺へ転移する. 咳・呼吸困難・疼痛・体重減少・上大静脈症候群などを訴える. 悪性度が高く, 診断後の平均余命は約 3 年である.

明細胞癌 clear cell carcinoma

まれな胸腺癌で数十症例の報告があるのみである. 腫瘍の大部分が淡明な胞体をもつ腫瘍細胞からなる. 明細胞調の胸腺腫は除外する.

◆形　態：一般に腫瘍は被膜に覆われ, 非浸潤性である. 時に周囲臓器に浸潤する. 腫瘍の平均直径は 9 cm. 割面は充実性または嚢胞性で出血や壊死を伴うことがある.

腫瘍細胞は多形性で細胞異型は軽く, 核異型は中等度で小さな核小体を有する. 腫瘍細胞はサイトケラチン陽性で, 20% が EMA 陽性であり, 細胞質にジアスターゼ感受性 PAS 陽性顆粒（グリコーゲン）をもつものが多い. 腎細胞癌（明細胞癌）に特徴的な間質の類洞様血管網を欠き, 腎細胞癌のマーカー（RCC, CD10 など）は陰性である. 腫瘍細胞巣は線維性基質によって分画され, 胞巣内に未熟 T リンパ球を含まない. 悪性度は高い.

◆臨床的事項：腎, 肺, 甲状腺の明細胞癌の転移. 明細胞調胸腺腫. 33～84 歳に発症する. すべての胸腺癌の 3% に相当する. 発症の男女比は 6:1 と男性優位である. 縦隔腫瘤の症状を訴えることがあるが, 重症筋無力症などの自己免疫疾患を伴わない. 悪性度が高く, よく局所再発・転移が起こる.

乳頭状腺癌 papillary adenocarcinoma

まれな胸腺癌で数例の報告があるのみである. 血管軸性間質を伴った乳頭状増殖を特徴とし, 砂粒体を伴う.

◆形　態：被膜に覆われていることはまれである. しばしばリンパ管・肺・胸膜・心膜へ浸潤している. 腫瘍の直径は 5～10 cm. 割面は不規則に分葉し, 白く硬い. 凝固・壊死が散在する. 出血を伴う漿液性嚢胞を伴うことがある.

腫瘍細胞は好酸性ないし淡明な立方体の胞体, 類円形の異型核をもち, 核分裂像がある. 腫瘍細胞は LeuM1, BerEP4, CEA, CD5 が陽性で, 時に mucin 陽性である. 砂粒体をもち, 甲状腺乳頭癌に類似するが, 免疫染色にて thyroglobulin は陰性である. type A 胸腺腫がしばしば併存する.

◆臨床的事項：縦隔甲状腺癌, 悪性中皮腫, 胚細胞腫瘍, 転移性腺癌, 前腸嚢胞起源の腺癌.

60～70 代に発症する. 性差なし. 前縦隔に発生する. 重症筋無力症などの自己免疫疾患を伴わない. 報告症例数が少ないため予後を特定できない.

非乳頭状腺癌 non-papillary adenocarcinoma

乳頭状腺癌以外の腺癌の総称である. 胸腺嚢胞に発生した腺癌, 唾液腺癌に類似した腺様嚢胞癌, 粘液性胸腺癌（膠様癌）, 肝様胸腺癌などの報告があるが, いずれも症例報告の段階にとどまる.

t(15；19) 転座を伴う癌

carcinoma with t(15；19) translocation

縦隔・胸腺周囲をはじめ, 主に横隔膜上の正中臓器（喉頭蓋, 鼻腔・副鼻腔, 肺, 膀胱など）に発生する悪性度の高い癌.

◆形　態：未分化な異型細胞のシート状増殖により合胞体が形成され, 扁平上皮への分化やリンパ上皮腫様所見がしばしばみられる. 腫瘍細胞はサイトケラチン陽性. CD30, CD45, S100, 神経内分泌マーカー陰性. 核分裂像が非常に多い.

◆臨床的事項：大細胞性リンパ腫, 胚細胞腫瘍, リンパ上皮腫様癌, 低分化扁平上皮癌, 粘表皮癌, 未分化癌.

t(15；19)(q13；p13.1) 点座は 6.4-kb の BRD4-NUT fusion oncogene を形成する. BRD4 のイントロン 10 と NUT のイントロン 1 で切断融合する. BRD4 はアセチル化ヒストン H3, H4 と結合するクロマチンアダプターである. nuclear protein in testis（NUT）は正常では精巣に特異的に発現している. BRD4-NUT は細胞の

S期への移行を阻害し細胞を増殖させ，かつ上皮への分化を阻害する．
　若年者，女性に多い．胚細胞性腫瘍や大細胞型悪性リンパ腫との鑑別が重要である．EBV は陰性．高度に悪性で浸潤や転移（リンパ節・肺・骨・皮膚・皮下の軟部組織）が著明である．
　診断からの平均生存期間は 18 か月である．

未分化癌 undifferentiated carcinoma of the thymus 〔WHO の undifferentiated carcinoma〕

　特定の分化や組織構築をほとんど示さずに充実性増殖を示す．大型多角形細胞のシート状増殖からなる未分化癌が多い．紡錘細胞性，多形性，化生などを示す症例は肉腫様癌に分類される．
　鑑別診断が重要で，t（15；19），肺の大細胞癌・小細胞癌を除外する．

神経内分泌腫瘍

　神経内分泌腫瘍 neuroendocrine tumor は，神経内分泌細胞がほとんどを占める胸腺上皮性腫瘍である．胸腺癌の一部にのみ神経内分泌細胞成分を含む場合や，神経芽腫や傍神経節腫などの非上皮性腫瘍は含めない．胸腺腫や胸腺癌の部分像として神経内分泌腫瘍成分を混じている例は混合型胸腺腫瘍に含める．肺原発例と同様に，定型的カルチノイド，非定型的カルチノイド，大細胞神経内分泌癌，小細胞癌の 4 組織型に分類される．
　胸腺上皮性腫瘍全体の 2〜5% を占め，多くは非定型カルチノイドである．前縦隔に発生し，局所症状を呈することがある．成人の 50% 以上が異所性 ACTH 産生による Cushing 症候群を呈する．腫瘍の産生する αMSH による皮膚色素沈着を認める．胸腺内分泌腫瘍の約 1/4 に MEN-1 の家族歴があるとされ，一方，MEN-1 症例の 8% に胸腺カルチノイドを伴う．高カルシウム血症，低リン酸血症を伴うことがある．末端肥大症，抗利尿ホルモンと心房性ナトリウム利尿ペプチドの異常産生，Lambert-Eaton 筋無力症症候群はまれである．
　明確な被膜や分葉構造をもたない充実性腫瘍．出血や石灰化を認めることが多い．
　免疫染色によりクロモグラニン，シナプトフィジン，CD56（N0CAM），neuron-specific enolase（NSE）などの神経内分泌形質の発現を確認する．通常，サイトケラチン（AE1/3，CAM5.2）が点状に陽性である．胸腺癌においても神経内分泌マーカーの発現をみることが多いが，大多数では陽性細胞は少数である．発現が検出されうるホルモンは ACTH，HCG（αサブユニット），ソマトスタチン，βエンドルフィン，コレシストキニン，ニューロテンシン，カルシトニンである．セロトニン，ガストリン，パラソルモンの検出はまれ．ただし免疫染色によるホルモンの検出と臨床症状の相関は報告されていない．

高分化型神経内分泌癌 well-differentiated neuroendocrine carcinoma（carcinoid tumor）

1．定型的カルチノイド typical carcinoid：リボン状，索状，充実胞巣状，ロゼット状，核の柵状配列など種々の類器官 organoid 配列を示す．腫瘍細胞には均一性が高く，多角形で豊かな好酸性顆粒状胞体と比較的小型の類円形核をもつことが多い．しばしばリンパ・血管への浸潤を認める．核クロマチンは繊細ないし微小顆粒状である．非定型的カルチノイドとの区別は，① 壊死を欠くこと，かつ，② 核分裂像が 2 mm^2（または高倍率 10 視野）当たり 2 個未満であること，と定義される．

2．非定型的カルチノイド atypical carcinoid：定型的カルチノイドとの鑑別基準は，① 壊死（面皰様の微小壊死であってもよい）があり，かつ核分裂像が 2 mm^2（または高倍率 10 視野）当たり最大 10 個，または，② 壊死を欠くが 2 mm^2（または高倍率 10 視野）当たり 2〜10 個の核分裂像がみられること，と定義される．組織学的には定型的カルチノイドに比べて石灰化を伴うことが多く，リンパ腫様のびまん性増殖や，線維形成性間質の存在，多形性の核を示す症例が報告されている．非定型的カルチノイドには紡錘細胞カルチノイド，色素性カルチノイド（細胞質にメラニンを含む），血管腫様カルチノイド（内腔は多角形のカルチノイド腫瘍細胞に覆われている），肉腫様変化を伴うカルチノイド（非常に悪性），カルシトニン陽性の間質にアミロイド沈着を伴うカルチノイド，ミトコンドリアの豊富な好酸性カルチノイド，粘液性カルチノイドなどの亜型がある．
　非定型的カルチノイドは悪性度が高く，5 年生存率が 50〜82% である．予後は病期に加えて組織型に左右される．核分裂像（10 視野中 3 個以下）や壊死が少なく，異型性が低ければより予後がよい．

低分化型神経内分泌癌 poorly differentiated neuroendocrine carcinoma

1．大細胞神経内分泌癌 large cell neuroendocrine carcinoma：大型細胞からなる神経内分泌癌で，核分裂像が 2 mm^2（または高倍率 10 視野）当たり 10 個以上，明確な壊死巣を伴う．腫瘍細胞は柵状，小柱状，巣状，篩状，ロゼット状に配列するが，高分化型ほど明瞭ではない．巨細胞（frankly anaplastic giant cell など）を含む．電顕や免疫染色で神経内分泌顆粒が証明される．肺の同名腫瘍とは組織学的には識別不可能である．
◆**臨床的事項**：一般に非定型的カルチノイドより悪性度

が高く予後が悪い．診断後の平均生存期間25～36か月．

2．小細胞癌（小細胞癌，神経内分泌） small cell carcinoma, neuroendocrine type：非常に小さく，核/細胞質比の高い，細胞質の乏しい腫瘍細胞である．核は類円形や短紡錘形であり，繊細な核クロマチンをもち核小体不明瞭である．核分裂像がほかの組織型よりも多い．アポトーシスも多い．神経内分泌形質としてクロモグラニン，シナプトフィジン，NCAM/CD56を免疫染色組織化学により証明する．サイトケラチン20は陰性．

混合型胸腺上皮性腫瘍

混合型胸腺上皮性腫瘍 combined thymic epithelial tumor とは，胸腺腫，胸腺癌，胸腺神経内分泌腫瘍のそれぞれの組織型のうち，2つ以上の組織型成分がそれぞれの明瞭な領域を示す胸腺上皮性腫瘍のことをいう（ただし type AB 胸腺腫は単独組織型とみなす）．それぞれの組織成分がHE染色標本で明確に認識されるものに限定する．発症頻度はまれである．type B 胸腺腫の組織亜型の組み合わせ，特にB2/B3，B1/B2などの混合型胸腺腫が多い．神経内分泌腫瘍を含むものでは，カルチノイドや小細胞癌を含むものが多く，50～60歳の男性に多く発症する．

混合性腫瘍の場合は，各構成要素を面積的に大きいものから並べて，不等記号で示す．

例：combined thymic epithelial tumor. B3＞B2＝B1
癌がある場合もB3＞SqCCとして，面積順に並べる．
いずれも前縦隔に発生する．重症筋無力症を主として，赤芽球癆などを伴う．混合型胸腺上皮性腫瘍は診断時に正岡分類Ⅰ期が6％，Ⅱ期が45％，Ⅲ期が29％，Ⅳ期が19％である．転移先は胸膜，肺，リンパ節が多い．

胸腺リンパ腫

胸腺原発のリンパ腫は，胸腺における分化過程を反映するものが多い．

縦隔原発大細胞型B細胞性リンパ腫 primary mediastinal large B-cell lymphoma（PMLBCL）

PMLBCL はびまん性B大細胞型リンパ腫で胸腺髄質B細胞由来と推定されている．非Hodgkinリンパ腫の2～3％を占め，20～40代に発症し，女性にわずかに多い．EBVや既知の腫瘍ウイルスとは無関係である．上前縦隔に発生し，表在リンパ節腫脹や肝脾腫大を伴わない．上大静脈症候群・気道閉塞・胸水・心嚢水・胸腺嚢胞を伴うことがある．

◆形　態：腫瘍細胞は中～大型で，多くは小さい核小体，豊富で透明な細胞質と不規則な円形～卵形で分葉した核をもつ．他部位の大細胞型B細胞リンパ腫よりも腫瘍細胞，特に核は多形性に富み，核分裂像の頻度が高い．しばしば腫瘍内に不規則な線維性帯が形成され胞巣状になる．CD19，CD20，CD22，CD79a陽性．時にBCL6，CD10，CD30陽性．CD15，CD21陰性．多くは免疫グロブリン，HLA class ⅠまたはⅡを発現しない．約75％に$9p^+$を認める．

予後は初回治療への反応性に左右される．

胸腺 MALToma／節外性粘膜関連濾胞辺縁帯リンパ腫 thymic extranodal marginal zone B cell lymphoma of mucosa-associated lymphoid tissue

50～60代に発症し，男女比1：3で，アジアに多い．局所症状を呈することはまれで，単クローン性免疫グロブリン血症（IgA≫IgG または IgM）や自己免疫疾患のうち特にSjögren症候群を伴うことが多い．EBVは関係しない．胸腺に限局した腫瘍を形成し，被膜をもち，多発嚢胞を伴うことが多い．時に浸潤性で局所リンパ節や隣接臓器を巻き込む．診断時に75％以上が病期Ⅰ/Ⅱである．予後は悪くない．

◆形　態　小リンパ球からなるリンパ腫である．正常胸腺構造が MALToma に置き換わり，小葉構造が破壊される．時にHassall小体が残存する．反応性リンパ濾胞を伴い，その辺縁に小～中型の核不整な核と細胞質の明るい centrocyte-like cell が存在する．CD20，CD79a陽性．多くはBCL2，IgA陽性．CD3，CD5，CD10，CD23陰性．反応性濾胞過形成と鑑別する．ほかの臓器のMALTomaにしばしばみられるt（11；18）によるAPI2-MALT1 はほぼ認められない．

T細胞性リンパ芽球型リンパ腫／白血病 precursor T-lymphoblastic lymphoma/leukemia（T-LBL）

T細胞系リンパ芽球由来で初発時に白血化しているものを白血病，腫瘤形成性のものをリンパ腫とする．中～小型の腫瘍細胞は，細胞質に乏しく，円形～卵円形で時にくびれのある核，分散した染色体，不明瞭～小型の核小体をもつ．時にアズール顆粒をもつ．核分裂像が多い．starry-sky pattern が存在することもある．TdT，CD99陽性．時にCD2，CD7，CD3，CD5，CD1a，CD4，CD8陽性．CD3とCD7陽性でT-LBLと診断する．まれにNK細胞の表現型をもつ．

男性に多く，小児期の終わりから青年期に縦隔腫瘍による急性症状などで発症することが多い．胸腺原発でも浸潤性が強く，しばしば縦隔リンパ節，骨髄，末梢血にいたり，病期決定が重要である．中枢神経系を巻き込むことも多い．さまざまな遺伝子変異が報告されているが予後との関連性はない．

ホジキンリンパ腫 Hodgkin lymphoma

　胸腺と縦隔リンパ節に発生し，多くは結節硬化型（nodularsclerosis：NS）で，嚢胞形成傾向が強い．20〜30代女性に多い．縦隔腫瘍による症状を呈する．線維性隔壁により胞巣状を呈することがある．リンパ球，形質細胞，好酸球，組織球が浸潤する中に Reed-Sternberg（R-S）細胞，Hodgkin 細胞，Lacuna 細胞が存在する．時に個々の腫瘍細胞の周囲を T 細胞がロゼット形成性に囲む．時に胸腺上皮の偽上皮増殖がみられる．嚢胞内腔は角化傾向のない扁平上皮に覆われることが多いが，粘液産生性の円柱状上皮に覆われることもある．古典的 Hodgkin リンパ腫では CD30$^+$（100%），CD15$^+$（85%），CD20$^+$（20%），さらにビメンチンとファシンチンが陽性．CD79a$^-$．結節硬化型 Hodgkin リンパ腫の 20% に EBV の latent membrane antigen または EBER probes が陽性であるが，EBNA2 は陰性．胚中心を形成するよりも分化した B 細胞由来と推定される．免疫グロブリン遺伝子再構成はみられるが mRNA への翻訳はない．病因として REL の過剰発現が指摘されている．
　予後は病期に依存する．CD15$^+$ 症例のほうが，予後はよい．

中間型ホジキンリンパ腫 grey zone between Hodgkin lymphoma（HL）/non-Hodgkin lymphomas（NHL）

　腫瘍細胞は古典的な Hodgkin リンパ腫と非 Hodgkin リンパ腫の両方の特徴を示す．診断には各腫瘍の特徴と割合を明記する．ただし，双方の特徴的形態を示さない例もある．また古典的 Hodgkin リンパ腫と結節硬化型 Hodgkin リンパ腫の混合型であっても腫瘍細胞が単一クローンの場合もある．HL と NHL の治療法が異なるにもかかわらず microarray レベルの検査で主要な発現遺伝子が重複し，鑑別の難しい症例もある．男性の症例に対する放射線治療単独は有効でなかったと報告されている．

未分化大細胞リンパ腫 anaplastic large-cell lymphoma（ALCL）

　ALCL は小児〜若年成人に発症し，そのうち 8〜39% が胸腺および縦隔に腫瘍を形成する．胸腺の ALCL は嚢胞形成性である．腫瘍細胞は大きく，円形〜くぼみのある核と多数の核小体をもつ．CD30 が陽性．時に CD2，CD4，CD3，CD43，CD45RO，EMA が陽性でグランザイム B や TIA-1 などの細胞傷害性分子を産生する．CD5，CD7 は陰性のことが多い．40〜70% に anaplastic lymphoma kinase（ALK）が陽性である．ALK の発現は予後に関係する．
　Hodgkin 様 ALCL は，Hodgkin リンパ腫の亜型である．

成熟 T 細胞性リンパ腫 mature T cell lymphoma

　胸腺原発の成熟 T 細胞性リンパ腫は非常にまれ，縦隔腫瘍の 0.2% を占める．

組織球性腫瘍 histiocytic tumor

　縦隔原発はまれ．Rosai-Dorfman 病が発症する．

ランゲルハンス細胞組織球症 Langerhans cell histiocytosis

　Langerhans 細胞組織球症は腫瘍性の Langerhans 細胞がびまん性または限局性に増殖する．腫瘍細胞は，繊細な染色性で溝のあるゆがんだ核と，好酸性細胞質をもち，CD1a と S100 が陽性で電顕にて Birbeck 顆粒が確認される．壊死，calcospherites，多房性嚢胞，反応性リンパ濾胞を伴うことがある．Langerhans 細胞肉腫は Langerhans 細胞組織球症から進行して発症すると記されることがあるが，異なる疾患である．Langerhans 細胞肉腫はかつて悪性組織球症 X malignant histiocytosis X と呼ばれていた．
　組織好酸球性肉芽腫や，Langerhans 細胞肉腫と鑑別する．

ランゲルハンス細胞肉腫 Langerhans cell sarcoma

　腫瘍細胞は豊富な好酸性の細胞質に，時に空胞を有す．核は多形性で，円形〜卵円形でくぼみ，または不規則な折りたたみ像を示し，小さな核小体をもつ．CD68，リゾチーム陽性．しばしば CD45，CD4，CD43，CD45RO，HLA-DR 陽性．時に S100 陽性．骨髄球系マーカー，樹状細胞マーカー（CD1a，CD21，CD35），T 細胞系マーカー，B 細胞系マーカー，CD30 が陰性．

樹状細胞腫瘍

濾胞樹状細胞腫瘍（肉腫） follicular dendritic cell tumor/sarcoma

　濾胞樹状細胞の形態学および表現型を示す卵形〜紡錘形の腫瘍細胞が多様な形態で増殖し，大きな腫瘤を形成する．腫瘍細胞は，軽度に好酸性の細胞質，細長〜卵形の核，小型明瞭な核小体をもつ．多核腫瘍巨細胞を混じる．小リンパ球の浸潤を伴う．CD21，CD35 陽性でデスモソームがある．時に CD23 陽性．サイトケラチン陰性．非常にまれである．

指状嵌入樹状細胞腫瘍
interdigitating dendritic cell tumor/sarcoma

指状嵌入樹状細胞の形態および表現型を示す紡錘形～膨満形の腫瘍細胞が束状など，多様な形態で増殖する．腫瘍細胞は豊富な好酸性の細胞質，微細な核，明瞭な核小体をもつ．細胞学的異型性は多様である．S-100強陽性．CD68，リゾチーム，CD4，CD45弱陽性．CD1a，CD21，CD35，ミエロペルオキシダーゼ，CD30陰性．非常にまれである．濾胞樹状細胞腫瘍（肉腫）との混合型も報告されている．

胸腺の軟部組織腫瘍
胸腺脂肪腫 thymolipoma
前縦隔腫瘍で巨大な腫瘤となることが多い．多くは無症状だが，重症筋無力症や赤芽球癆などの自己免疫疾患を伴うことがある．被膜で覆われている．腫瘍か過誤腫か不明であるが，良性とされる．

◆組織学的所見　成熟脂肪組織と非腫瘍性胸腺組織が混在する．時に筋様細胞 myoid cell を含む．
◆臨　床　10～30代に診断されることが多い．性差なし．
◆鑑別診断　内部に胸腺腫を含むことがある．脂肪腫，脂肪肉腫と鑑別する．

脂肪腫/脂肪肉腫 lipoma/liposarcoma
いずれも他組織に発生する同名病変と同じ．

孤立線維腫瘍 solitary fibrous tumor
基本的に他組織に発生する同名病変と同様である．胸腺組織を含む場合がある．腫瘍細胞はCD34（＞90％），CD99$^+$（＞90％），BCL2$^+$（80～90％），サイトケラチン陰性．悪性度が高い．

横紋筋肉腫 rhabdomyosarcoma
胸腺胚細胞腫瘍または類肉腫胸腺癌の構成要素として生じることが多い．小児と成人の両方に発症し悪性度が高い．筋組織様細胞による rhabdomyomatous 胸腺腫を鑑別する．

滑膜肉腫 synovial sarcoma
成人に疼痛，呼吸困難，上大静脈症候群などで発症することが多く，悪性度が高い．t(X;18)点座によるSYT-SSX chimeric RNA が存在する．

脈管腫瘍 vascular tumor
血管腫，血管周皮細胞腫，類上皮血管内皮腫と胸腺胚細胞腫瘍由来の血管肉腫の症例報告がある．

その他の軟部腫瘍
メラノーマ，骨肉腫，Kaposi肉腫の症例報告がある．

転移性胸腺腫瘍
肺癌，甲状腺癌，乳癌，前立腺癌の転移が多い．

◆参考文献
1) 松岡雅雄：成人T細胞白血病の分子病態．医学のあゆみ，190：373-377．医歯薬出版．1999．
2) Klein G：Diversity of initiation is followed by convergent cytogenetic evolution. Proc Natl Acad Sci USA, 76：2442-2446, 1979.
3) Wotherspoon AC, Doglioni C, Diss TC, et al.：Regression of primary low-grade B-cell gastric lymphoma of mucosa-associated lymphoid tissue type after eradiation of *Helicobacter pylori*. Lancet, 342：575-577, 1993.
4) 平井久丸：白血病の分子病態．医学のあゆみ，190：311-317．医歯薬出版．1999．
5) Groffen J, et al.：Philadelphia chromosomal breakpoints are clustered within a limited region, BCR, on chromosome 22. Cell, 36：93-99, 1984.
6) Kakizuka A, et al.：Chromosomal translocation in acute myelocytic leukemia fuses RARa with a novel putative transcription factor, PML. Cell, 66：663-674, 1991.
7) Miyoshi H, et al.：The t(8；21) translocation in acute myeloid leukemia results in production of an AML1-MTG8 fusion transcript. EMBO J, 12：2715-2721, 1993.
8) Ahuja H, et al.：Alterations in the p53 gene and the clonal evolution of the blast crisis of chronic myelocytic leukemia. Proc Natl Acad Sci USA, 86：6783-6787, 1989.
9) Ellisen LW, et al.：TAN-1, the human homolog of the Drosophila notch gene, is broken by chromosomal translocations in T lymphoblastic neoplasms. Cell, 66：649-661, 1991.
10) Battey J, Moulding C, Taub R, et al.：The human c-MYC oncogene：Structural consequences of translocation into the IgH locus in Burkitt lymphoma. Cell, 34：779, 1983.
11) 平井久丸：シグナル伝達機構と遺伝子変異．血液・腫瘍科，49：42-47．2004．
12) Motokura T, Bloom T, Kim HG, et al.：A novel cyclin encoded by a BCL1-linked candidate oncogene. Nature, 350：512, 1991.
13) Baron BW, Nucifora G, McCabe N, et al.：Identification of the gene associated with the recurring chromosomal translocation t(3；14)(q27；q32) and t(3；22)(q27；q11) in B-cell lymphomas. Proc Natl Acad Sci USA, 90：5262, 1993.

14) Morris SW, Kirstein MN, Valentine MB, et al.：Fusion of a kinase gene, ALK, to a nucleolar protein gene, NPM, in non-Hodgkin's lymphoma. Science, 263：1281, 1994.
15) Dierlamm J, Baens M, Wlodarska I, et al.：The apoptosis inhibitor gene API2 and a novel 18q gene, MLT, are recurrently rearranged in the t(11；18)(q21；q21) associated with mucosa-associated lymphoid tissue lymphomas. Blood, 93：3601-3609, 1999.
16) 三浦偉久男：染色体異常悪性リンパ腫．臨床と病理, 29, 先端医学社, 2005.
17) 阿部達生編著：造血器腫瘍アトラス形態，免疫，染色体と遺伝子（改訂第3版），日本医事新報社, 2000.
18) Bennett JM, Catovsky D, Daniel MT, et al.：Proposal for the recognition of minimally differentiated acute myeloid leukemia (AML-M0). Br J Haematol, 78：325-329, 1991.
19) Bennett JM, Catovsky D, Daniel MT, et al.：Proposed revised criteria for the classification of acute myeloid leukemia. Ann Intern Med, 103：620-625, 1985.
20) Jaffe ES, et al.：World Health Organization Classification of Tumors：Tumors of haematopoietic and lymphoid tissues. International Agency for Research on Cancer (IARC) Press, Lyon France, 2001.
21) Jaffe ES, Karris NL, Stein H, et al.：World Health Organization Classification of Tumours. Pathology & Genetics. Tumours of Hematopoietic and Lymphoid Tissues, IARC Press, Lyon, 2001.
22) Lymphoma study group of Japanese pathologists：The World Health Organization classification of malignant lymphomas in Japan；incidence of recently recognized entities. Pathol Int, 50：696-702, 2000.
23) Nakamura T, Nakamura S, Yokoi T, et al.：Clinicopathologic comparison between the API2-MALT1 chimeric transcript-positive and-negative gastric low-grade B-cell lymphoma of mucosa-associated lymphoid tissue type. Jpn J Cancer Res, 93：677-684, 2002.
24) Yatabe Y, Suzuki R, Tobinai K, et al.：A clinicopathologic comparison of cyclin D1-positive MCL and cyclin D1-negative MCL-like B-cell lymphoma. Blood, 95：2253-2261, 2000.
25) Yamaguchi M, Seto M, Okamoto M, et al.：*De novo* CD5-positive diffuse large B-cell lymphoma：a clinicopathologic study of 109 patienrs. Blood, 99：815-821, 2002.
26) Alizadeh AA, Eisen MB, Davis RE, et al.：Distinct types of diffuse large B-cell lymphoma identified by gene expression profiling. Nature, 403：503-511, 2000.
27) Hans CP, Weisenburger DD, Greiner TC, et al.：Confirmation of the molecular classification of diffuse large B-cell lymphoma by immunohistochemistry using a tissue microarray. Blood, 103：275-282, 2004.
28) Intravascular large B-cell lymphoma (IVLBCL)：a clinicopathologic study of 96 cases with special reference to the immunophenotypic heterogeneity of CD5. Blood in press, 2007.
29) Asano A, Suzuki R, Ishida F, et al.：ALK-negative anaplastic large cell lymphoma：a clinicopathologic analysis in comparison with nodal peripheral T-cell lymphoma of unspecified type. Histopathol in press, 2007.
30) Asano N, Suzuki R, Kagami Y, et al.：Clinicopathologic and prognostic significance of cytotoxic molecule expression in nodal peripheral T-cell lymphoma, Unspecified. Am J Surg Pathol, 29：1284-1293, 2005.
31) Suzuki K, Ohshima K, Karube K, et al.：Clinicopathological states of Epstein-Barr virus-associated T/NK-cell lymphoproliferative disorders (severe chronic active EBV infection) of children and young adults. Int J Oncol, 24：1165-1174, 2004.
32) Asano N, Oshiro A, Matsuo K, et al.：Prognostic significance of T-cell or cytotoxic molecules phenotype in classical Hodgkin's lymphoma：a clinicopathologic study. J Clin Oncol, 24：4626-4633, 2006.
33) Aozasa K, Takakuwa T, Nakatsuka S：Pyothorax-associated lymphoma：a lymphoma developing in chronic inflammation. Adv Anat Pathol, 12：324-331, 2005.
34) Oyama T, Ichimura K, Suzuki R, et al.：Senile EBV[+] B-cell lymphoproliferative disorders：a clinicopathologic study of 22 patients. Am J Surg Pathol, 27：16-26, 2003.
35) Frizzera G：Aypical lymphoproliferative disorders. In：Knowles, D. M. ed. *Neoplastic Hematopathology*. Lippincott Williams & Wilkins, Philadelphia, 569-622, 2001.
36) Kojima M, Nakamura S, Motoori T, et al.：Progressive transformation of germinal centers：a clinicopathological study of 42 Japanese patients. Int J Surg Pathol, 11：101-107, 2003.
37) Kojima M, Nakamura S, Oyama T, et al.：Autoimmune disease-associated lymphadenopathy with histological appearance of T-zone dysplasia with hyperplastic follicles. A clinicopathological analysis of nine cases. Pathol Res Pract, 197：237-244, 2001.
38) World Health Organization Classification of Tumours：Pathology and Genetics of Tumours of the Lung, Pleura, Thymus and Heart. Edited by Travis WD, Brambilla E, Muller-Hermelink HK, Harris CC. IARC Press Lyon, 2004.
39) 日本胸腺研究会編：縦隔腫瘍取り扱い規約第1版，金原出版, 2009.
40) Kondo K, Yoshizawa K, Tsuyuguchi M, Kimura S, Sumitomo M, Morita J, Miyoshi T, Sakiyama S, Mukai K, Monden Y：WHO Histologic classification is a prognostic indicator in thymoma. Ann Thorac Surg, 77：1183-1188, 2004.
41) Muller-Hermelink HK, Marx A：Pathological aspects of malignant and benign thymic disorders. Ann Med, 31 (Suppl 2)：5-14, 1999.
42) Rosai J, Sobin LH：World Health Organization Histological Classification of Tumours. Histological Typing of Tumours of the

Thymus. 2nd ed. Springer-Verlag, Berlin-Heidelberg, 1999.
43) Shimosato Y, Mukai K : Atlas of Tumor Pathology. Tumors of the Mediastinum. 3rd ed. Armed Forces Institute of Pathology, Washington, D. C. 1997.
44) Suster S, Moran CA : Micronodular thymoma with lymphoid B-cell hyperplasia : clinicopathologic and immunohistochemical study of eighteen cases of a distinctive morphologic variant of thymic epithelial neoplasm. Am J Surg Pathol, 23 : 955-962, 1999.
45) Hishima T, Fukayama M, Fujisawa M, Hayashi Y, Arai K, Funata N, Koike M : CD5 expression in thymic carcinoma. Am J Pathol, 145 : 268-275, 1994.
46) Hishima T, Fukayama M, Hayashi Y, Fujii T, Ooba T, Funata N, Koike M : CD70 expression in thymic carcinoma. Am J Surg Pathol, 24 : 742-746, 2000.
47) Pan CC, Chen WYK, Chiang H : Spindle cell and mixed spindle/lymphocytic thymomas : an integrated clinicopathologic and immunohistochemical study of 81 cases. Am J Surg Pathol, 25 : 111 – 120, 2001.
48) Tateyama H, Saito Y, Fujii Y, Okumura M, Nakamura K, Tada H, Yasumitsu T, Eimoto T : The spectrum of micronodular thymic epithelial tumours with lymphoid B-cell hyperplasia. Histopathology, 38 : 519-527, 2001.
49) Wu M, Sun K, Gil J, Gan L, Burstein DE : Immunohistochemical Detection of p63 and XIAP in Thymic Hyperplasia and Thymomas. Am J Clin Pathol, 2009.
50) Kuo TT, Chan JK : Thymic carcinoma arising in thymoma is associated with alterations in immunohistochemical profile. Am J Surg Pathol, 22 : 1474-1481, 1998.
51) Isaacson PG, Chan JK, Tang C, Addis BJ : Low-grade B-cell lymphoma of mucosa-associated lymphoid tissue arising in the thymus. A thymic lymphoma mimicking myoepithelial sialadenitis. Am J Surg Pathol, 14 : 342-351, 1990.

第3章
頭頸部

A 唾液腺

　唾液腺には大唾液腺 major salivary gland と呼ばれる耳下腺 parotid gland，顎下腺 submandibular gland，舌下腺 sublingual gland のほか，口唇を含む口腔内に多数の小唾液腺 minor salivary gland が存在する．そのうち，最大のものは耳下腺であり，最も唾液腺腫瘍の起きやすい部位でもある．組織学的には腺房と導管からなり，これらの単位が集まって，小葉を形成する．腺房細胞には漿液腺と粘液腺の2種類があり，唾液腺の部位によってその構成は大きく異なっている．すなわち，耳下腺は純漿液腺であるが，舌下腺，顎下腺，多くの小唾液腺は漿液性腺房細胞・粘液性腺房細胞の混合腺である．漿液性腺房細胞はアミラーゼを産生し，その細胞質にはチモーゲン顆粒が多くみられ，HE染色では紫色・顆粒状に観察される．一方で，粘液性腺房細胞はシアロムチンを産生し，細胞質は明るく観察される．

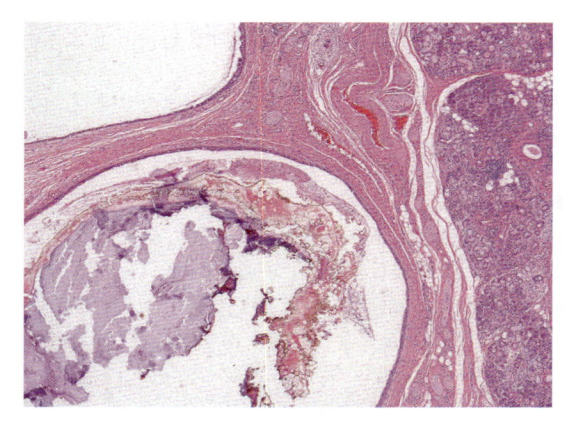

図 3-1 唾石症
拡張した導管内に唾石がみられる．

1．非腫瘍性疾患

異所性唾液腺 heterotopic salivary tissue
◆定　義：本来存在する唾液腺以外の部分に耳下腺が発生したもの．
◆発生機序：発生異常による．
◆形　態：特に耳下腺周囲のリンパ節にしばしばみられ，正常組織中に本来は存在しない唾液腺組織を見いだすことができる．
◆臨床的事項：手術時に摘出されたリンパ節などに偶発的にみられるものであり，通常，病的意義は乏しい．ただし，まれに皮膚に開口し，治療の対象となることもある（異所性唾液腺瘻）．また，異所性唾液腺が異常発育の結果，腫瘤を形成したものを分離腫 choristoma と呼ぶ．

唾石症 sialolithiasis
◆定　義：導管内に結石が生じたもの．
◆発生機序：石灰塩が凝集することによる．時に異物や細菌を含むこともある．顎下腺に多い．

◆形　態：肉眼的には拡張した導管内に白色調の結石が充満してみられる．周囲の唾液腺実質にはさまざまな程度の炎症・線維化がみられ，正常よりも硬く，白色調に観察される．組織学的には，腺房にさまざまな程度のリンパ球浸潤がみられ，線維化とともに腺房は萎縮し，下記の慢性唾液腺炎となる（図3-1）．
◆臨床的事項：単発が多いが，時に多発することもある．痛みや唾液腺の腫脹がみられる．唾液排出の減少をみる場合もある．手術によって石を摘出するか，腺全体の摘出が必要となることもある．

急性唾液腺炎 acute sialadenitis
◆定　義：急性に発生する唾液腺の炎症．
◆発生機序：多くは細菌，ウイルスの感染による．唾液腺に限局するものと，全身感染症の一環である場合がある．ウイルス性ではパラミクソウイルス科のムンプスウイルスによる流行性耳下腺炎（おたふく風邪）が有名である．細菌による急性化膿性唾液腺炎は黄色ブドウ球菌やレンサ球菌によるものが多い．
◆形　態：ウイルス性ではリンパ球が主体の炎症細胞浸

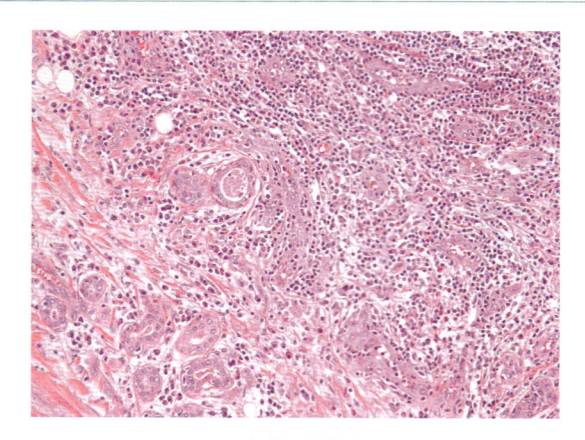

図 3-2　慢性硬化性唾液腺炎

潤が認められる．細菌性の化膿性唾液腺炎では膿瘍の形成とともに，強い好中球の浸潤，唾液腺構造の破壊がみられる．
◆臨床的事項：ムンプスウイルスによるものはおたふく風邪として両側耳下腺の腫脹，発熱などの全身症状をきたす．成人発症では一般的に重症化しやすく，精巣炎，副精巣炎の合併による不妊に注意を要する．細菌性急性唾液腺炎では，抗菌薬などによる治療を行うが，ドレナージなどの外科的療法を要する場合がある．

慢性唾液腺炎　chronic sialadenitis
◆定　義：さまざまな原因により，唾液腺に慢性的な炎症変化が起きたもの．下記の慢性硬化性唾液腺炎とは区別される．
◆発生機序：原因はさまざまであるが，唾石症が最も多い原因としてあげられる．
◆形　態：腺房の著しい線維化と，リンパ球・形質細胞といった慢性炎症細胞浸潤がさまざまな程度に観察される．線維化，腺房の萎縮とともに導管の拡張や，上皮の扁平上皮化生などもみられる（図3-2）．
◆臨床的事項：唾石症を参照のこと．

慢性硬化性唾液腺炎　chronic sclerosing sialadenitis
◆定　義：成人特に青壮年の顎下腺に発生し，腫瘍に類似した硬い結節を形成する．Küttner腫瘍とも呼ばれる．
◆発生機序：過去には下記のSjögren症候群との異同が議論された時期もあるが，現在ではいわゆるIgG4関連疾患のひとつであることが判明し，Sjögren症候群とは，明らかに異なるものである．IgG4関連疾患はさまざまな臓器に似たような硬化性の炎症をきたす．Mikulicz病と呼ばれる疾患は，両側の涙腺と唾液腺に無痛性の腫瘤をきたすが，現在ではIgG4関連疾患であることが判明した．その他，自己免疫性膵炎ないし腫瘤形成性膵炎，特発性後腹膜線維症，硬化性胆管炎，下垂体炎や前立腺炎の一部など，これまで個別の疾患として扱われた疾患が「IgG4関連疾患」として包括されつつある．その真の原因の究明が待たれるところである．
◆形　態：腺房の萎縮や消失とともに，間質の著しい線維化をみる．特に導管周囲に強い．閉塞性静脈炎も特徴である．リンパ球や形質細胞の浸潤が認められ，免疫染色によって多数のIgG4陽性形質細胞を確認することができる．
◆臨床的事項：反復・多発する炎症をきたすことがある．ステロイド療法が有効である．

シェーグレン症候群　Sjögren syndrome
◆定　義：主として中年の女性に発生する疾患であり，唾液腺と涙腺に選択的に炎症を引き起こす．その結果として乾燥性角結膜炎，口腔内乾燥，両側耳下腺腫脹などの症状をきたす．一次性と二次性に分類され，前者は乾燥症状のみのものであり，後者は慢性関節リウマチなど他の自己免疫性疾患を伴っているものをいう．この疾患からMALTリンパ腫に転化することも知られている．
◆発生機序：自己免疫性疾患とされる．自己抗体（抗SS-A/Ro抗体・抗SS-B/La抗体）がみられる．
◆形　態：臨床的に病理診断に付されるものは口唇の小唾液腺がほとんどである．小葉内の導管周囲にリンパ球や形質細胞が50個以上集簇して認められることが重要で，診断的価値が高い．一方で，大唾液腺である耳下腺ではより強いリンパ球浸潤が認められ，導管上皮間にリンパ球が侵入する．いわゆる"上皮筋上皮島 epimyoepithelial island"の形成を示す．進行するにつれ上皮の増生や硝子化物の沈着をみる（図3-3）．
◆臨床的事項：口渇や目の乾燥が主症状である．そのほ

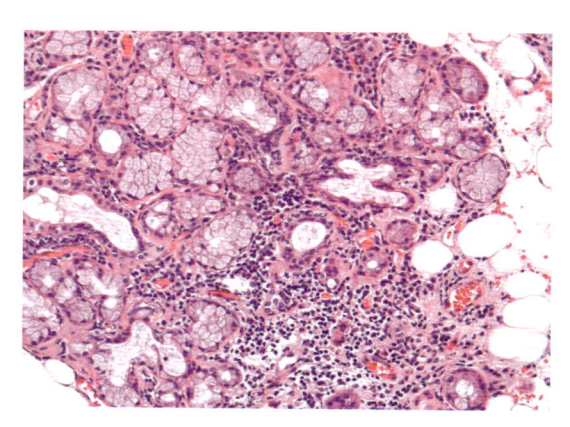

図 3-3　Sjögren症候群
導管周囲にリンパ形質細胞浸潤がみられる．

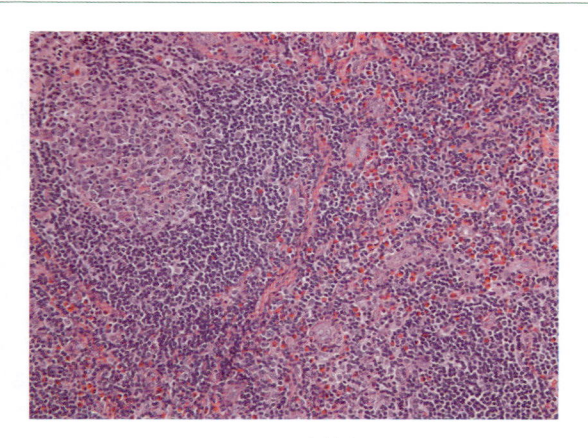

図 3-4 木村病
反応性リンパ濾胞と好酸球浸潤や血管増生がみられる.

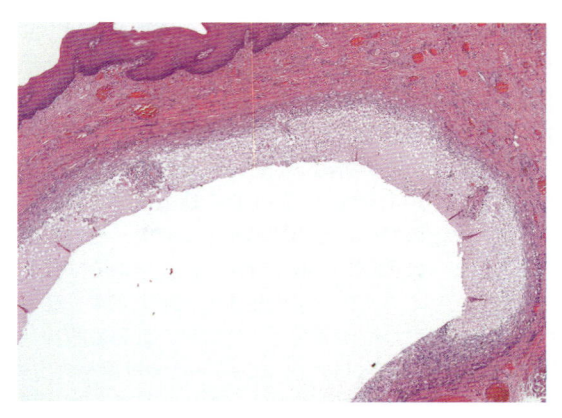

図 3-5 粘液囊胞
上皮下に粘液を含む囊胞の形成がみられる.

か，全身臓器にさまざまな症状をきたす．

木村病
- ◆定　義：比較的若年者の耳周囲皮下組織に好発し，しばしば耳下腺に波及する炎症性疾患である．組織への好酸球の浸潤，血中 IgE 上昇，好酸球増多を特徴とする．なお，欧米を中心として「好酸球増多を伴う血管類リンパ組織過形成 angiolymphoid hyperplasia with eosinophilia」と混同されている場合があるが，本来は別疾患である．
- ◆発生機序：不明．
- ◆形　態：組織中にリンパ濾胞を伴ったリンパ組織の過形成と線維化，多数の好酸球浸潤を特徴とする．細かな血管の増生も目立つ（図3-4）．
- ◆臨床的事項：ステロイド療法や手術的な摘出が行われる．

2．その他の非腫瘍性疾患

粘液囊胞/粘液瘤 mucous cyst/mucocele
- ◆定　義：粘液の貯留による囊胞が形成されたもの．
- ◆発生機序：外傷などさまざまな原因による唾液排出管の閉塞による．特に口唇の小唾液腺に多い（図3-5）．

リンパ上皮囊胞 lymphoepithelial cyst
- ◆定　義：耳下腺に発生することの多い頸部囊胞で，下記に示すような形態学的特徴を有するもの．
- ◆発生機序：正確には不明であるが鰓囊を由来とする上皮およびリンパ装置の増殖と考えられている．HIV に関連して発生するものも知られる（HIV-associated lymphoepithelial cyst あるいは cystic lymphoid hyperplasia in AIDS）．
- ◆形　態：非腫瘍性の重層扁平上皮，あるいは円柱上皮，線毛上皮に裏打ちされた囊胞がみられ，その周囲にはリンパ濾胞を伴った密なリンパ球浸潤をきたすことが特徴である．
- ◆臨床的事項：耳下腺に多発している場合には HIV 感染を考慮する必要がある．

3．唾液腺腫瘍

唾液腺腫瘍は一般的に高齢者に発生しやすく，上皮性腫瘍がその 80～90％を占める．良性腫瘍がほぼ 3/4 であり，その多くが多形腺腫である．耳下腺が発生場所として最も多いが，腫瘍によってその傾向が異なり，例えば Warthin 腫瘍はほぼ耳下腺のみに発生するし，多形低悪性度腺癌は小唾液腺に好発する．良性腫瘍が悪性に転化する場合があり，急激な増生，痛み，可動性の消失，潰瘍形成，周囲や頸部リンパ節の腫脹などをきたした場合はその可能性を考慮する必要がある．

多形腺腫 pleomorphic adenoma
- ◆定　義：最も頻度の高い唾液腺腫瘍である．さまざまな上皮や筋上皮と軟骨などの特徴的な間質から構成される腫瘍である．この特徴から「混合腫瘍 mixed tumor」とも呼称される．30代の女性に多いが，子どもから高齢者まで発生がみられる．耳下腺に最も多い．唾液腺以外にも鼻腔，気管支，皮膚，乳腺，軟部などにも発生が知られる．なお，多形腺腫と次項以降に述べる筋上皮腫，基底細胞腺腫は同一のスペクトラム上にあるものと考えられ，筋上皮へのあるいは基底細胞への分化の程度によって名称が変化する．
- ◆発生機序：不明．
- ◆形　態：分葉状でやや不整な形態を示しながらも，基

本的には周囲との境界は明瞭であり，被膜もしばしば認められる．割面は光沢を有する軟骨様部分，粘液様，ゴム様などさまざまである（図3-6）．多結節状となる場合があり，その場合は術後の再発が高頻度に発生するので注意が必要である．組織学的には，その名のとおり多彩な形態を示す．上皮成分は腺上皮と筋上皮の二相性を有し，筋上皮は周囲間質との境界が不明瞭で，かつ周囲に溶け込むように移行してゆく像が特徴的である．腺上皮は異型に乏しく，時に扁平上皮への化生を示す．筋上皮の形態も多彩で，核が偏在した特徴的な形質細胞様（硝子化）細胞 plasmacytoid (hyaline) cell や紡錘形のもの，淡明なものなどさまざまとなる．間質の性状も粘液様，軟骨様，時に骨や脂肪の形成を示すなどさまざまで，特に軟骨の存在は唾液腺腫瘍では多形腺腫に特異的な所見であり，診断上も重要なものである．線維性被膜をしばしば超えて周囲に進展するが，これは悪性の指標とはならない．しかし，高度の異型や壊死，核分裂像などがみられる場合には後述する二次性の悪性腫瘍（多形腺腫由来癌 carcinoma ex pleomorphic adenoma）の発生を考慮すべきである．同時に，多形腺腫はまれながら，良性の形態のまま転移を示すものも知られており，そのようなものを転移性多形腺腫 metastasizing pleomorphic adenoma と呼ぶ．

◆臨床的事項：良性腫瘍であるが，長期に経過した腫瘍が急速に増加したり痛みをきたした場合は悪性化を考慮する必要がある．

筋上皮腫 myoepithelioma

◆定　義：ほぼ完全に（90〜95%以上）筋上皮からなる良性腫瘍である．60代に多く，また女性に多い．耳下腺に最も多く発生する．

◆発生機序：多形腺腫のうち，最も筋上皮側に強く分化を示した一端と考えられる．

◆形　態：薄い線維性被膜を有することが多い．腫瘍を構成する筋上皮は紡錘形，形質細胞様（硝子化）細胞，淡明細胞，好酸性細胞などさまざまな形態を示す．特に多い形態は紡錘形あるいは形質細胞様の細胞であるが，複数の細胞形態が混在することもある．また，紡錘形細胞は耳下腺に多く，形質細胞様の形態は小唾液腺に多い傾向にある．

◆臨床的事項：完全に摘出すれば予後は良好である．ごくまれに悪性化し，筋上皮癌となることがある．

基底細胞腺腫 basal cell adenoma

◆定　義：高齢者の主に耳下腺に発生する良性腫瘍．基底細胞様腫瘍が周囲間質と明瞭な境界を示しながら増生する．

◆発生機序：多形腺腫のうち，最も基底細胞側に分化を強く示した一端と考えられる．

◆形　態：境界明瞭な腫瘤を形成する．細胞は比較的均一で，胞体の乏しい基底細胞様細胞が増生する．腺管の

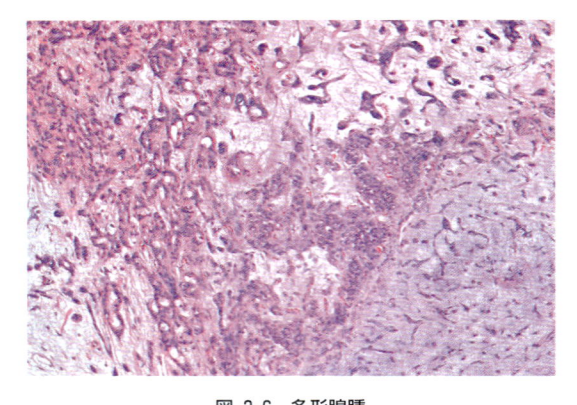

図 3-6　多形腺腫
索状や管状など多彩な像を示す上皮性腫瘍細胞と，粘液様，軟骨様間質がある．

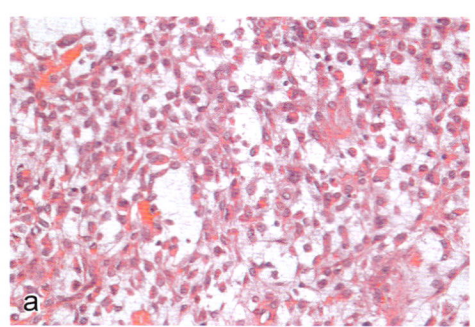

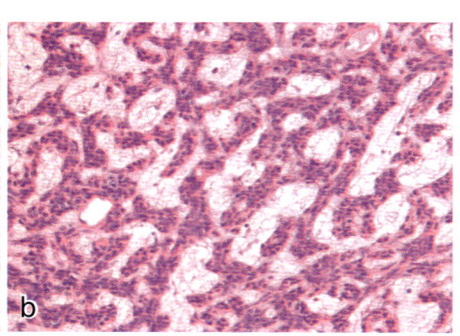

図 3-7　基底細胞腺腫
a．形質細胞様の腫瘍細胞．
b．索状構造を示す場合もある．

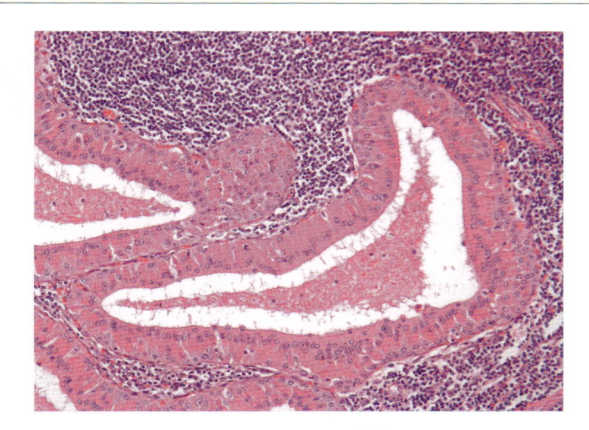

図 3-8 Warthin 腫瘍
リンパ性間質のなかに 2 層をなす好酸性上皮細胞がみられる.

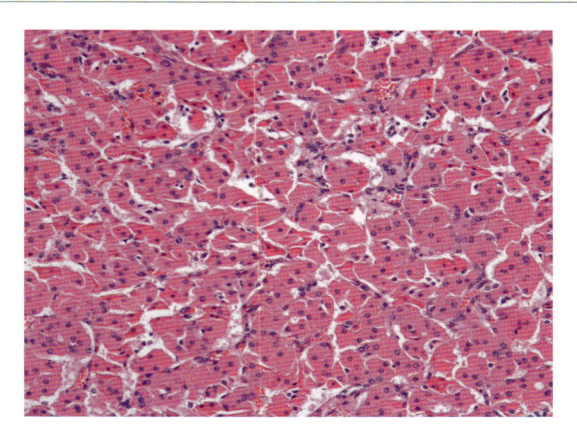

図 3-9 オンコサイトーマ
好酸性の胞体を有する腫瘍細胞の均一な増殖.

形成もさまざまな程度に混在してくる．充実状，索状，管状などさまざまなパターンを呈し，いずれが優位を示すかにより充実型 solid type，索状型 trabecular type，管状型 tubular type に分類される（図 3-7）．また，腫瘍胞巣が厚い基底膜に囲まれたものを膜状（性）型 membranous type と呼ぶ．
◆臨床的事項：緩徐な進行を示し，摘出により予後は良好である．

ワルチン腫瘍 Warthin tumor
◆定　義：adenolymphoma, papillary cystadenoma lymphomatosum とも呼ばれる良性病変である．多形腺腫に次いで多い．40 歳以上に多く，ほぼ例外なく耳下腺あるいはその近傍に発生する．
◆発生機序：近年の研究では細胞がポリクローナルであることが判明し，真の腫瘍ではなく，腫瘍類似病変と考えられている．
◆形　態：境界明瞭な多房性腫瘤で，淡褐色調，クリーム状の内容液で満たされる．組織像は極めて特徴的であり，好酸性で背の高い円柱上皮からなる上皮成分がリンパ性間質を伴いながら囊胞状，乳頭状に増殖する．リンパ濾胞も多数観察される．上皮の核は 2 層をなしているようにみえる（図 3-8）．この上皮は線毛上皮，杯細胞，扁平上皮への化生を示すこともある．広範な壊死を伴うことがあり，壊死性 Warthin 腫瘍と呼ばれる．時に二次的な悪性腫瘍（扁平上皮癌や粘表皮癌など）を発生することがある．
◆臨床的事項：二次性に炎症をきたしたものは疼痛を伴う場合がある．まれに悪性化が知られ，さまざまな腫瘍が続発する．

オンコサイトーマ oncocytoma
◆定　義：まれな唾液腺腫瘍である．oncocyte とは好酸性の細胞質，類円形核を有する独特の細胞であり，このような細胞の均一な増殖からなる腫瘍である．oncocyte そのものの生物学的意義はわかっていない．
◆発生機序：20％の患者が放射線療法の既往を有し，かつ，それらの患者は既往を有さないものよりも 20 歳若く腫瘍を発生するとされる．両側発生も知られる．
◆形　態：境界明瞭な赤褐色調の割面を呈する．好酸性の豊かな胞体を有する大型の腫瘍細胞が索状に増殖し，間質成分は乏しい．核は均一で類円形である（図 3-9）．
◆臨床的事項：摘出によりほぼ治癒が可能である．

その他のまれな良性上皮性腫瘍
細管状腺腫 canalicular adenoma，脂腺腺腫 sebaceous adenoma，リンパ腺腫 lymphadenoma，脂肪腺腫 lipoadenoma，腺線維腫 fibroadenoma，導管乳頭腫 ductal adenoma，囊胞腺腫 cystadenoma などがある．

腺房細胞癌 acinic cell carcinoma
◆定　義：少なくとも一部で漿液性腺房細胞への分化を示す悪性腫瘍．筋上皮への分化は示さない．以前は acinic cell tumor と呼ばれていたが，低悪性度腫瘍であるとみなされ名称が変更された．多くが耳下腺に発生する．
◆発生機序：不明．
◆形　態：本腫瘍を象徴する細胞はチモーゲン顆粒に富んだ好塩基性の顆粒状細胞質を有する腫瘍細胞であるが，そのほかにも介在部導管に類似した細胞，空胞化細胞，淡明細胞などさまざまなタイプの細胞が混在してみられ，また，組織パターンもさまざまであり，充実/小葉

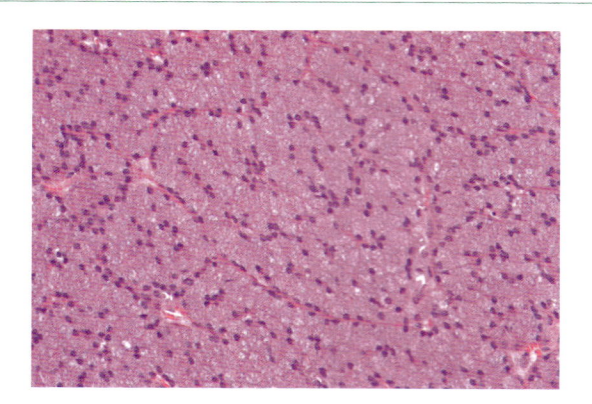

図 3-10　腺房細胞癌
好塩基性の顆粒状細胞質を有する腫瘍細胞．

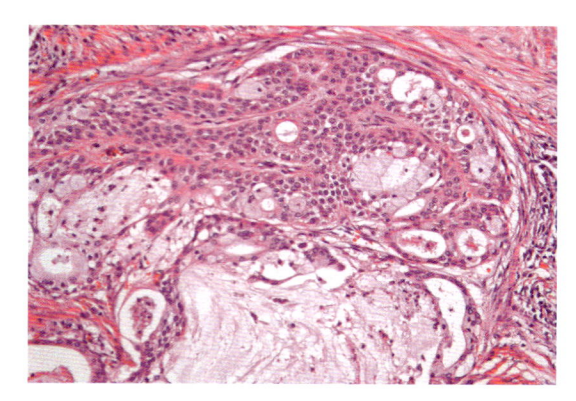

図 3-11　粘表皮癌
粘液産生細胞と中間細胞がみられる．

状 solid/lobular，小囊胞 microcystic，乳頭囊胞 papillary-cystic，濾胞 follicular といったものが知られる（図3-10）．
◆臨床的事項：悪性度は低く，多くは切除で治癒する．再発までも緩徐であり，数十年後の再発もみられる．比較的小児に多い腫瘍としても知られる．

粘表皮癌 mucoepidermoid carcinoma
◆定　義：扁平上皮様（類表皮）細胞 squamoid (epidermoid) cell，粘液産生細胞 mucous cell，そしてその中間的な性格をもつ中間細胞 intermediate cell の分化を混在して示す癌腫である．最も多い唾液腺悪性腫瘍でもある．小児を含む非常に広範な年齢に認められ，やや女性に多い．半数は大唾液腺で，耳下腺に最も多い．小唾液腺にも多数認められ，口腔内では口蓋や頬粘膜に多い．
◆発生機序：不明．
◆形　態：扁平上皮様細胞は，敷石状配列を示し，やや好酸性の胞体を有するが，明瞭な角化を示すことは少ない．粘液産生細胞は典型的には杯細胞 goblet cell 様の形態を示し，細胞内に豊富な粘液を貯留する．中間細胞は扁平上皮様細胞よりも小型で細胞質が乏しい（図3-11）．核は扁平上皮細胞よりもクロマチンに富む．
　類表皮癌は低悪性度のものでは粘液産生細胞が主体となり，これらが囊胞を形成するため，全体的に囊胞の示す面積が大となる．囊胞部の割合のほか，神経周囲浸潤，壊死，核分裂像，退形成の有無により低悪性度から高悪性度まで分類される．
◆臨床的事項：低悪性度のものは非常に緩徐に増大するが，高悪性度のものでは高率に転移を示すなど，臨床経過が大きく異なる．

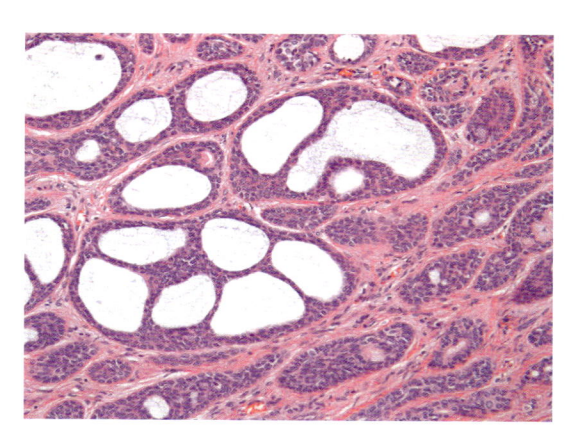

図 3-12　腺様囊胞癌
篩状構造を示す腫瘍細胞．

腺様囊胞癌 adenoid cystic carcinoma
◆定　義：導管上皮様細胞および筋上皮様細胞から構成される腫瘍で，篩状，管状，充実状パターンなどを示す悪性腫瘍．小唾液腺上皮性腫瘍の30％を占め，特に口蓋で頻度が高い．
◆発生機序：t (6;9)(q21-24;p13-23) が一部の腫瘍に検出され，腫瘍発生に寄与している可能性が示唆されているが，全容は不明である．
◆形　態：篩状パターンは，腫瘍胞巣内にあたかもスイスチーズあるいはレンコンの切り口のような小囊胞構造の形成を多数みるものをいい，腺様囊胞癌で最も特徴的な構造といえる（図3-12）．小囊胞構造は通常は真の管腔ではなく，基底膜に裏打ちされた偽囊胞であり，中には硝子様物あるいは間質性ムチンをいれ，周囲間質との連続性も時に観察される．管状パターンでは内側に導管上皮様細胞，その外側に筋上皮様細胞が取り囲む2層性の明瞭な腺管を形成する．充実状パターンは基底細胞様

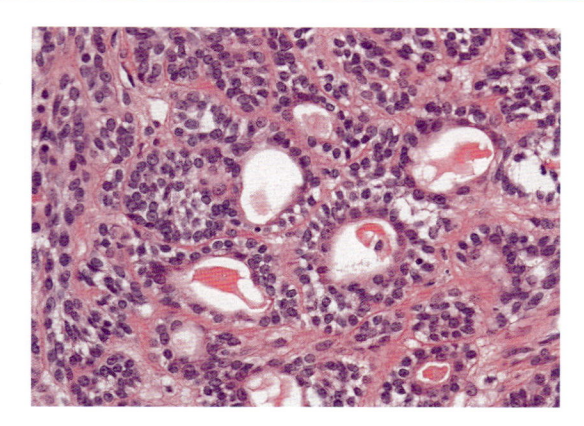

図 3-13　上皮筋上皮癌
明瞭な 2 層性の構造を示す腫瘍細胞がみられる．

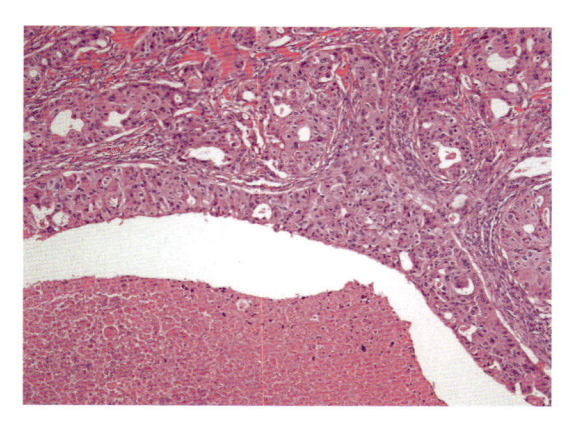

図 3-14　唾液腺導管癌
壊死を伴った異型大型腺上皮が増殖する．

腫瘍細胞が充実胞巣を形成するもので，管腔や小囊胞構造を形成しない．間質は一般的に硝子化が強い．腺様嚢胞癌は神経周囲浸潤や神経内への浸潤が目立つことが特徴的である．
◆臨床的事項：神経周囲浸潤は腫瘍部分よりもはるかに遠い部位にまで進展することがあり，治療上の大きな問題点となる．画像上は明瞭な所見がなくとも，骨に強く浸潤を示していることがある．経過は長いものの，予後不良で致死的となることが多い．

多形低悪性度腺癌
polymorphous low-grade adenocarcinoma

◆定　義：口腔内，特に口蓋の小唾液腺に好発する比較的小型で均一な腫瘍細胞が多様なパターンを示す低悪性度上皮性腫瘍．
◆発生機序：不明．
◆形　態：腫瘍ごとに，あるいは 1 つの腫瘍の中でも非常に多彩な像を示す．主なパターンとしては葉状 lobular，乳頭状 papillary あるいは乳頭囊胞状 papillary-cystic，篩状 cribriform，索状 trabecular などがあげられる．
◆臨床的事項：口蓋の無痛性腫瘤で気づかれる．40 年以上の緩徐な経過を示す症例も知られる．

上皮筋上皮癌 epithelial-myoepithelial carcinoma

◆定　義：上皮，筋上皮がさまざまな割合で 2 層性を示しながら増殖する悪性上皮性腫瘍．まれであり，耳下腺をはじめとした大唾液腺に多い．
◆発生機序：不明．
◆形　態：典型的には外方に淡明な胞体をもつ筋上皮，内方に円柱状上皮の 2 層からなる導管様構造を形成する（図 3-13）．ただし，両者の割合はさまざまで，時にいずれかがほとんどを占めるような場合もある．構造は管状や充実状である．乳頭状や囊胞状の部分もみられることがある．
◆臨床的事項：40％程度が再発し，15％程度に転移がみられる．

唾液腺導管癌 salivary duct carcinoma

◆定　義：乳癌に類似した像を示す高悪性度の腺癌である．耳下腺に多く，大部分が大唾液腺に発生する．
◆発生機序：不明．
◆形　態：非浸潤性乳管癌あるいは浸潤性乳管癌に類似した細胞像，構造を示す．典型的には，面疱癌 comedo carcinoma と呼ばれるような，腺管内に篩状に腫瘍細胞が増殖し，その中心に壊死を示すパターンがみられる（図 3-14）．
◆臨床的事項：急速な発育を示し，予後は著しく悪い．

筋上皮癌 myoepithelial carcinoma

◆定　義：筋上皮腫の悪性型である．ほぼすべての細胞が筋上皮への分化を示す悪性腫瘍．
◆発生機序：半数以上の症例が多形腺腫や筋上皮腫からの悪性化である．
◆形　態：筋上皮腫と異なり，浸潤性・破壊性の増殖を示す．細胞もより多形性に富む．二次的な発生の場合は，良性腫瘍の部分を随伴する．紡錘形の腫瘍が主体の場合は肉腫との鑑別が必要となる（図 3-15）．
◆臨床的事項：局所では急速な増大をきたす．予後はさまざまであり，死亡例，再発例，治癒例がそれぞれ約 1/3 程度を占めるとされる．良性腫瘍を発生母地とする場合は，既存の緩徐な経過を示してきた腫瘍が急激に増大し始める．

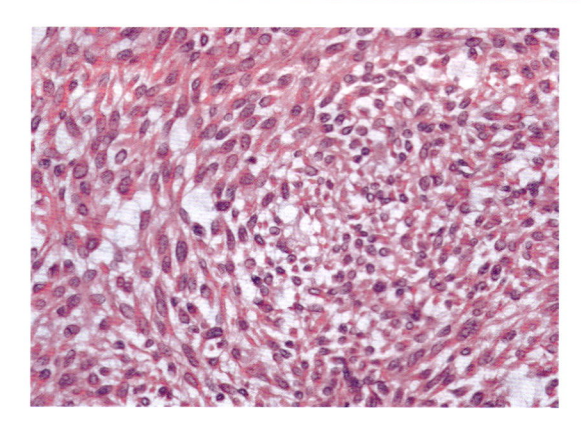

図 3-15　筋上皮癌

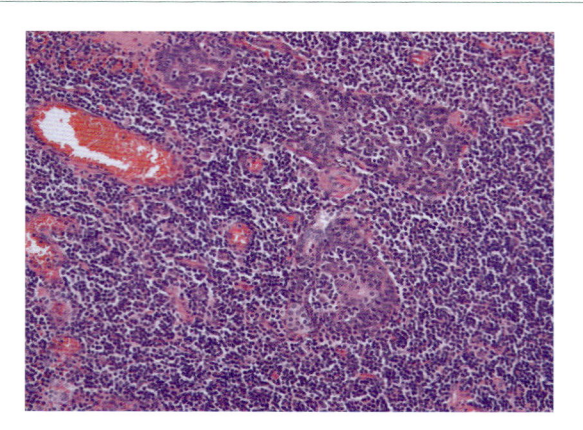

図 3-16　唾液腺 MALT 型節外性辺縁帯
B 細胞リンパ腫を伴う小型リンパ腫細胞の浸潤.

腺　癌 adenocarcinoma, not otherwise specified（NOS）
◆定　義：管腔を形成し，腺癌の形態を示すが，ほかの特徴を欠くもの．NOS とは not otherwise specified の略である．ほかの唾液腺腫瘍の多くは腺癌としての性格を有することから，それらと区別するために NOS との文言が付加されている．
◆発生機序：不明．
◆形　態：腺癌の形態を示すが，特徴的な所見をもたないものを集めた概念であるため，極めて多彩な形態を示す．
◆臨床的事項：上記の理由により予後もさまざまである．

多形腺腫由来癌 carcinoma ex pleomorphic adenoma
◆定　義：多形腺腫を母地として発生した癌腫である．耳下腺に多い．
◆発生機序：多形腺腫の 5％強が悪性化するとされる．また，多形腺腫の存在期間が長いほど発生率が高まる．
◆形　態：良性と悪性の成分の構成比は症例によってさまざまである．多くは腺癌，あるいは唾液腺導管癌であるが，その他さまざまな種類の癌腫が発生しうる．
◆臨床的事項：多形腺腫の経過は数年から 50 年と大きな幅がある．特徴的な臨床経過として，それまで長期にわたり変化がないごく緩徐な経過を示した腫瘤が，急速に増大し，痛みや顔面神経麻痺，周囲組織との癒着や皮膚潰瘍の形成などを示すようになる．

転移性多形腺腫 metastatizing pleomorphic adenoma
◆定　義：形態が良性にもかかわらず，転移をきたした多形腺腫を指す．
◆発生機序：腫瘍切除後に発生することから，手術操作により腫瘍の一部が脈管内に入り込み，遠隔転移をきたすためとされる．
◆形　態：原発と同様である．
◆臨床的事項：原発巣の切除から数十年を経て発見されることも多い．半数程度は骨であり，そのほか，肺やリンパ節がみられる．40％程度の患者が死の転帰をとる．

その他の悪性上皮性腫瘍
　その他，明細胞癌 clear cell carcinoma, not otherwise specified（NOS），粘液腺癌 mucinous adenocarcinoma，オンコサイト癌 oncocytic carcinoma，癌肉腫 carcinosarcoma，小細胞癌 small cell carcinoma，大細胞癌 large cell carcinoma，リンパ上皮癌 lymphoepithelial carcinoma，脱分化癌 undifferentiated carcinoma，脂腺癌 sebaceous carcinoma，扁平上皮癌 squamous cell carcinoma，唾液腺芽腫 sialoblastoma など，多彩な腫瘍が発生する．

その他の悪性腫瘍
◆定　義：悪性リンパ腫は全唾液腺腫瘍の数％を占め，腫瘍性のリンパ球増殖をみるものである．MALT 型節外性辺縁帯 B 細胞リンパ腫 extranodal marginal zone B-cell lymphoma of MALT（いわゆる MALT リンパ腫）が最も多く，胃とともに好発部位である（図 3-16）．その他，びまん性大細胞型 B 細胞リンパ腫 diffuse large B-cell lymphoma，濾胞性リンパ腫 follicular lymphoma などが発生する．
◆発生機序：MALT リンパ腫は Sjögren 症候群などの慢性炎症を母地にする炎症関連リンパ腫と考えられる．
◆形　態：MALT リンパ腫では，小型から中型の異型リンパ球の増殖がみられるが，反応性の濾胞を混在することも多い．核にくびれを有する肺中心細胞類似細胞 centrocyte-like cell や淡明な細胞質を有する単球様 B

細胞 monocytoid B-cell が特徴的な細胞形態である．形質細胞への分化もさまざまな程度にみられる．

MALT リンパ腫を特徴づける所見としてリンパ上皮病変 lymphoepithelial lesion（LEL）があげられる．これはリンパ球が取り残された導管上皮内に密接に浸潤する像を示す．

- ◆臨床的事項：MALT リンパ腫，濾胞性リンパ腫は低悪性度であり，緩徐な経過を示す．一方，びまん性大細胞型 B 細胞リンパ腫は高悪性度であり，急速な経過を示す．

B 鼻腔・副鼻腔

1．鼻腔・副鼻腔の発生と構造

鼻腔と副鼻腔は組織学的・機能的に共通した部分が多く，比較的類似した疾患が発生する．複雑な形状を示す腔をつくり，正常では外鼻道や前庭部は扁平上皮，鼻腔・副鼻腔の粘膜は呼吸上皮（多列線毛上皮）に覆われる．上皮下には粘液腺が発達している．鼻腔の頂部には嗅粘膜が分布し，嗅神経が存在する．

2．炎症性疾患

鼻ポリープ（鼻茸）nasal polyp
- ◆定　義：慢性炎症によって形成された非腫瘍性の隆起．
- ◆発生機序：アレルギーを含むさまざまな慢性炎症によって著しい浮腫を伴った粘膜隆起が形成される．欧米では囊胞線維症 cystic fibrosis が 10％程度にみられるが，同疾患はわが国ではまれである．
- ◆形　態：ポリープの表面は多列線毛上皮で覆われる．扁平上皮化生を伴う場合もある．間質は著しい浮腫を呈し，通常比較的軽度の炎症細胞浸潤がみられる（図3-17）．アレルギーが関与する場合には好酸球の浸潤が目立ち，粘液上皮の過形成も認められる．
- ◆臨床的事項：鼻閉の原因となるため，外科的に切除されることが多い．

慢性副鼻腔炎 chronic sinusitis
- ◆定　義：副鼻腔における慢性の炎症．
- ◆発生機序：さまざまな病原体による感染症による．
- ◆形　態：さまざまな程度の炎症細胞浸潤がみられ，上皮はしばしば扁平上皮化生を示す．慢性の炎症に伴い，上皮基底膜は肥厚する．好酸球の浸潤が強い場合もある．
- ◆臨床的事項：慢性の経過をたどり，治癒に長期間を有する場合も多い．

真菌感染症 fungal infection
- ◆定　義：真菌類による感染症．
- ◆発生機序：アスペルギルスによるものが多い．
- ◆形　態：アスペルギルスは Y 字型の分岐を特徴とする真菌であり，菌糸内に隔壁を有する．グロコット染色や PAS 反応が陽性である（図3-18）．特に侵襲性となる場合がある．
- ◆臨床的事項：免疫不全の患者では，急速に侵襲性の病態を呈し頭蓋内に進展することもあり，予後不良となりうる．

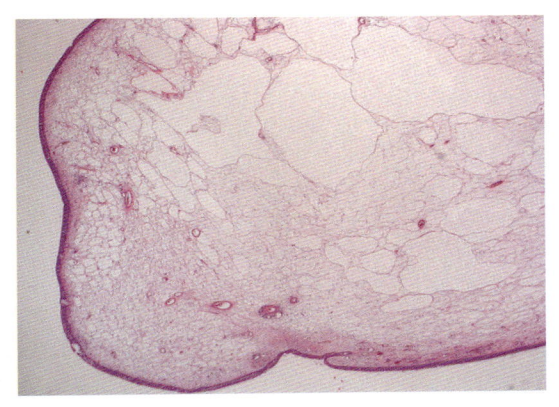

図3-17　鼻ポリープ
多列線毛上皮に覆われ，著しい浮腫を示す間質がみられる．

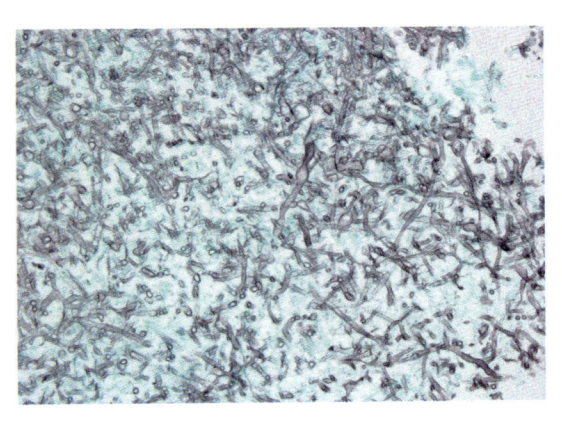

図3-18　アスペルギルス症（グロコット染色）

ウェゲナー肉芽腫症　Wegener granulomatosis
◆定　義：上気道，肺，腎臓の肉芽腫性壊死性炎症，血管炎および糸球体腎炎を特徴とする疾患．
◆発生機序：真の原因は不明だが，抗好中球細胞質抗体 anti-neutrophilic cytoplasmic antibody（ANCA），特に cytoplasmic ANCA（C-ANCA，PR3-ANCA）が血清中に見いだされ，これによる好中球の活性化が病態に関与しているものとされる．
◆形　態：Wegener 肉芽腫症は白血球の破砕を伴う血管炎・高度の炎症と地図状壊死，それを伴う肉芽腫様反応を特徴とする．肉芽腫様反応は核破砕物を含む強い壊死の辺縁に組織球の柵状の配列を示す．多核巨細胞も認められる．毛細血管の炎症 capillaritis や小中の血管の炎症がみられる．粘膜はしばしば潰瘍を形成する．鑑別として類似した形態を示す鼻型 NK/T 細胞リンパ腫が重要である（図 3-19）．
◆臨床的事項：免疫抑制薬，副腎皮質ステロイド薬を主体とする免疫抑制療法が行われる．

3．腫瘍性疾患

乳頭腫　sinonasal papillomas
◆定　義：鼻腔・副鼻腔に発生する乳頭状良性腫瘍．
◆発生機序：近年，ヒト乳頭腫ウイルスが一部の腫瘍から検出されている．
◆形　態：外向性，内反性に分類されるが，特に後者の内反性乳頭腫 inverted papilloma が重要である（図 3-20）．Schneiderian papilloma とも呼ばれる．この腫瘍は特徴的な増殖パターンを示し，表面は平滑であるが，内部に織り込まれるような上皮の内反性乳頭状構造がみられる．腫瘍細胞は尿路上皮（移行上皮）に類似する多層性の上皮であり，その最表層には粘液上皮も認められる．上皮内に多数の炎症細胞浸潤がみられることも特徴である．悪性に移行する場合がある．
◆臨床的事項：多くは成人男性である．良性であっても広い進展を示すことが多く，頭蓋内に達する場合もある．手術後の再発率も高い．

その他の良性腫瘍
その他，唾液腺型腫瘍などが発生する．

鼻扁平上皮癌　squamous cell carcinoma
◆定　義：扁平上皮への分化を示す悪性腫瘍．鼻腔・副鼻腔では最も多い組織型である．
　角化型 keratinizing と非角化型癌 non-keratinizing（円柱上皮型あるいは移行上皮型 cylindrical cell or transitional）に分類され，前者は全体にわたり明瞭な角化を有するものであり，後者はほとんど角化を伴わず，移行上皮様の形態を示す癌であり，鼻腔・副鼻腔で特徴的な腫瘍である．さらに亜型として疣贅癌 verrucous carci-

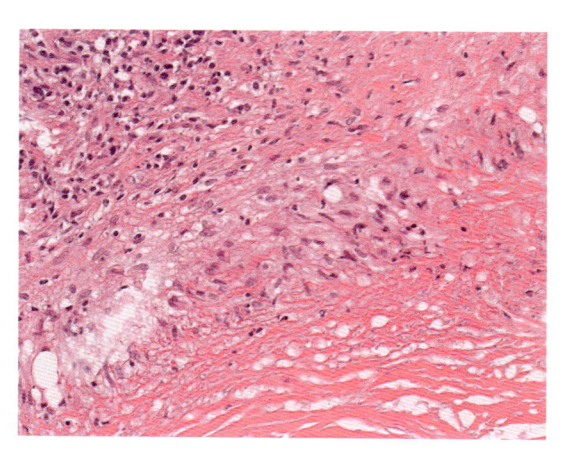

図 3-19　Wegener 肉芽腫瘍

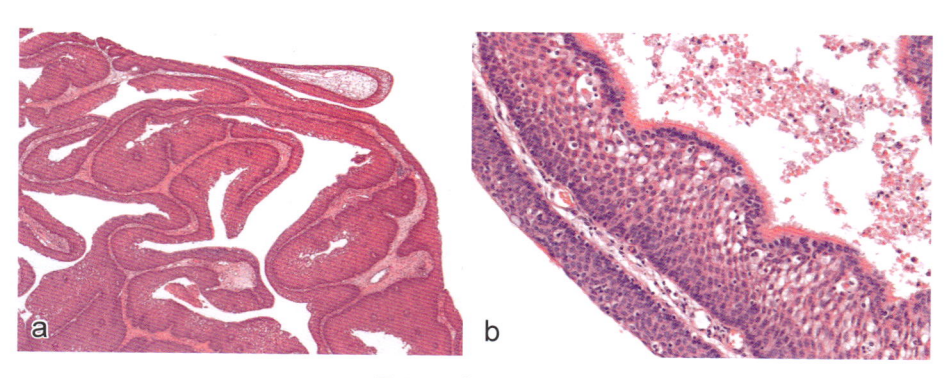

図 3-20　内反性乳頭腫
　a．内反性増殖を示す腫瘍細胞．
　b．尿路上皮様の腫瘍細胞．最表層には粘液上皮を認め，上皮内には炎症細胞浸潤をみる．

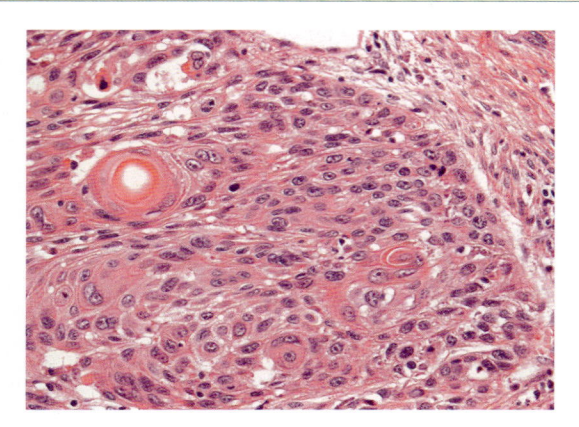

図 3-21　鼻扁平上皮癌
癌真珠を伴う腫瘍細胞.

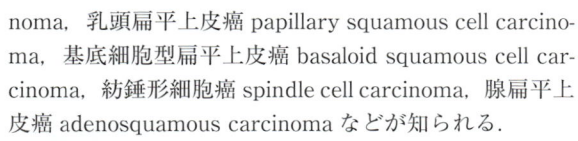

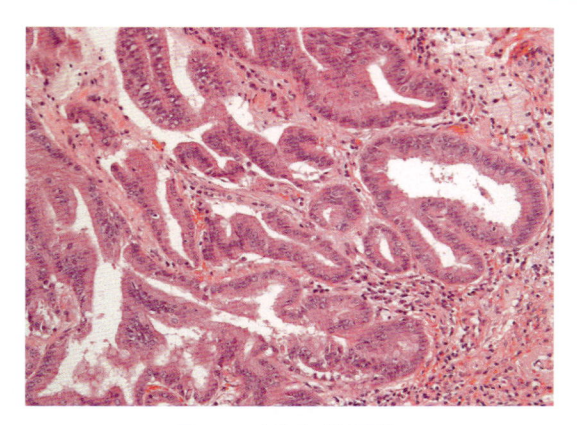

図 3-22　鼻腺癌 (非腸型)
異型腺上皮の増殖がみられる.

noma, 乳頭扁平上皮癌 papillary squamous cell carcinoma, 基底細胞型扁平上皮癌 basaloid squamous cell carcinoma, 紡錘形細胞癌 spindle cell carcinoma, 腺扁平上皮癌 adenosquamous carcinoma などが知られる.
◆発生機序：喫煙のほか, ニッケルなどの吸引が関与するとの報告がある. 乳頭腫の既往も関連し, ヒト乳頭腫ウイルス (HPV) が一部の症例から検出されるが, その病原性に関しては確立されたものではない.
◆形　態：角化型は他臓器に発生する扁平上皮癌と同様である. 胞巣状, シート状, 敷石状の異型扁平上皮の増生を示す. 分化の高い症例では異常角化により癌真珠 cancer pearl の形成や細胞間橋 intercellular bridge をみる (図 3-21). 非角化型はほとんど角化を伴わない移行上皮様腫瘍細胞の多層性増生を示す. 乳頭腫様の増生パターンを示す場合もあり, 境界は比較的明瞭である.
◆臨床的事項：隣接する組織に浸潤を示すが, リンパ節転移は他の頭頸部癌に比較すると頻度は低い. 5年生存率は40〜60％とされ, 上顎洞癌の予後が比較的不良である. また, 非角化型の予後は角化型のそれに比して良好である.

リンパ上皮癌 lymphoepithelial carcinoma
◆定　義：リンパ球や形質細胞の極めて強い浸潤を伴う低分化扁平上皮癌ないし未分化癌. 咽頭の項で述べるリンパ上皮腫型上咽頭癌と同一のものであり, p.331を参照されたい.

鼻腺癌 adenocarcinoma
◆定　義：後述する唾液腺型腫瘍を除いた腺癌であり, 大きく腸型 intestinal type と非腸型 non-intestinal type に分類される.
◆発生機序：木片などの微粒子の吸引が関与するとの報告があり, 特にやや大型の粒子が鼻腔に沈着しやすいとされる.
◆形　態：腸型は大腸癌に似た高円柱上皮からなるもので, 乳頭状, 管腔状, 充実状, あるいは粘液癌様の形態を示す. 非腸型は低悪性度 low grade, 高悪性度 high grade に分けられ, 前者は比較的均一な形態を示す小型の腺細胞が管状, 腺房状の密な増殖を示す. 後者は充実様の構造がより顕著となり, 中等度から高度のより強い細胞異型が観察され, 浸潤性もより強いものである (図 3-22).
◆臨床的事項：手術療法が基本であるが, 進行例や高悪性度のものには放射線療法が選択されることもある. 低悪性度のものは予後良好であるが, 高悪性度のものでは3年生存率は20％程度と不良となる.

唾液腺型癌 salivary gland-type carcinoma
◆定　義：鼻腔・副鼻腔にはまれに唾液腺型の腫瘍が発生し, 約1/4は多形腺腫 pleomorphic adenoma であるが, その他の多くは悪性であり, 腺様囊胞癌 adenoid cystic carcinoma が多い.

鼻咽喉血管線維腫/若年型血管線維腫
nasopharyngeal angiofibroma/juvenile angiofibroma
◆定　義：男性の鼻咽喉に多い細胞に富む間質と血管からなる軟部腫瘍.
◆発生機序：不明だが, 腫瘍細胞はアンドロゲンレセプターを有していることがわかっている.
◆形　態：線維性の間質の中に散在性に血管をみる (図 3-23). 血管は筋層はないか不完全, スリット状の内腔を示し異型は有さない. 間質は膠原線維に富み, 短紡錘形, 星芒状の線維芽細胞を比較的豊富にみる. 長い経過を示した腫瘍は線維化が進行し, 細胞がより乏しくなる.

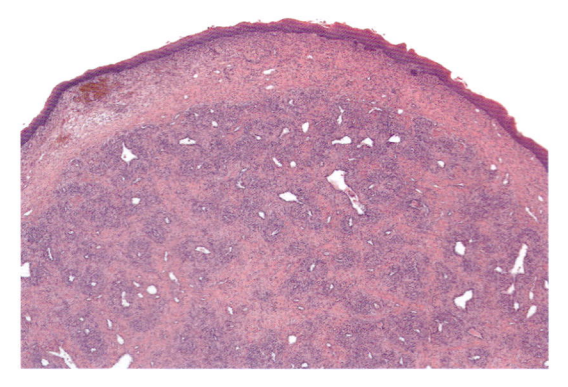

図 3-23　鼻咽頭血管線維腫
線維性の間質の中に細かな血管増生が認められる.

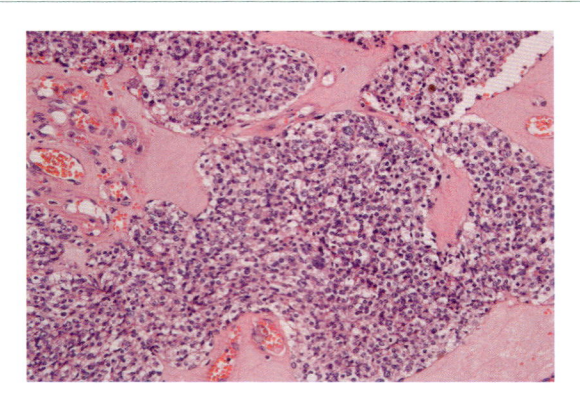

図 3-24　嗅神経芽細胞腫
胞巣状の腫瘍細胞.

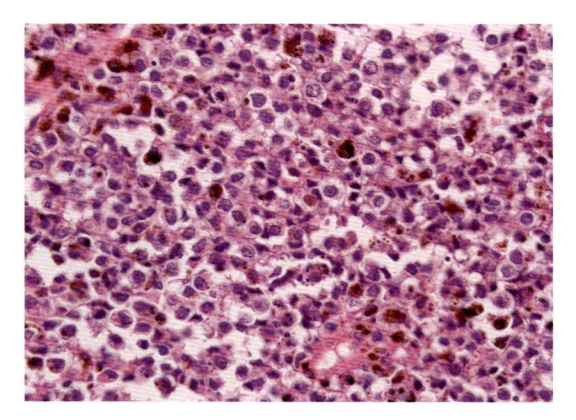

図 3-25　鼻悪性黒色腫
この症例ではメラニン顆粒が明瞭である.

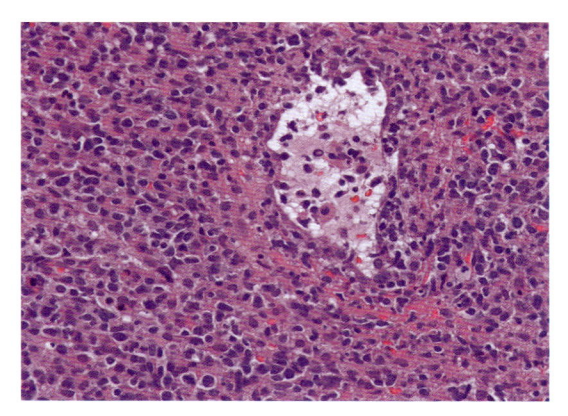

図 3-26　鼻腔節外性 NKT 細胞リンパ腫
血管中心性パターンを伴った異型リンパ球増殖.

◆臨床的事項：良性であるが，検査や摘出にあたっては出血に注意が必要である.

嗅神経芽腫
olfactoy neuroblastoma, estheioneuroblastoma
◆定　義：嗅粘膜に由来する鼻腔独特の神経外胚葉腫瘍である.
◆発生機序：不明.
◆形　態：鼻腔の間質に細胞の増殖がみられる．多くは小型で比較的均一な腫瘍細胞が分葉状の増殖を示す．腫瘍細胞の細胞質は比較的淡明ないし細顆粒状で，細胞間の境界が明瞭である．多くの例で synaptophysin などの神経内分泌マーカーが免疫染色で陽性となる．支持細胞 sustentacular cell が腫瘍細胞を取り囲んでおり，S100 蛋白に対する免疫染色で観察可能である．線維血管間質が各胞巣を隔てる（**図 3-24**）.
◆臨床的事項：鼻閉，鼻出血を症状とすることが多い．緩徐な増大を示し，初発症状から治療までに時間を要することも多い．手術による摘出と放射線療法が行われる．鼻に限局した症例の 5 年生存率は 80％前後であるが，鼻・副鼻腔外へ進展すると 40％台に落ち込む.

鼻悪性黒色腫 malignant melanoma
◆定　義：色素細胞（メラノサイト melanocyte）を由来とする悪性腫瘍．皮膚とともに，鼻腔は好発部位の 1 つである．頻度は少ないが副鼻腔にも発生することがある（**図 3-25**）.
◆発生機序：呼吸粘膜の上皮あるいは間質に存在するメラノサイトが腫瘍化し発生する.
◆形　態：充実性のポリープ様隆起であることが多い．組織学的には淡好酸性の胞体を有し，比較的大型の腫瘍細胞の増生をみる．メラニン色素が多い症例では診断は容易であるが，鼻の悪性黒色腫はメラニン色素を欠くことも多く，診断に難渋する場合がある（**図 3-26**）．免疫組織学的には S100 蛋白や HMB45 が陽性となる.
◆臨床的事項：予後は極めて不良である.

鼻型節外性 NK/T 細胞リンパ腫
extranodal NK/-cell lymphoma, nasal type

◆定　義：鼻腔に好発する最も特徴的なリンパ腫であり，しばしば EB ウイルスが関与し，NK 細胞あるいは細胞傷害性 T 細胞の形質を示す．過去に致死性正中部肉芽腫 lethal midline granuloma と呼ばれた症例の多くがこの疾患である．

◆発生機序：EB ウイルスが高頻度に検出され，腫瘍発生に関与しているものと考えられる．移植後の免疫不全状態などに伴い発生することもある．

◆形　態：不整形の中〜大型の異型リンパ球の密な増殖とともに，強い壊死をみることが多い．時に小型細胞のこともある．血管壁およびその周囲に腫瘍細胞が集まる血管中心性のパターン angiocentric pattern も特徴である．特徴的な強い壊死はこれによる血管閉塞の結果と考えられている．腫瘍細胞以外に好中球などの強い浸潤がみられることが多く，炎症性疾患との鑑別が重要である．免疫組織学的には T 細胞マーカーである CD3, NK 細胞系マーカーである CD56 が陽性であることが重要である．その他，細胞傷害性 T 細胞マーカーも陽性である．EB-virus-encoded RNA（EBER）に対する in situ hybridization によって EB ウイルスを証明することも診断的意義が高い．

◆臨床的事項：EB ウイルスに関連した腫瘍であることから，東アジアに多く発生する．過去に致死性正中部肉芽腫とされたように，鼻から壊死，潰瘍が周囲組織を含めて進展してゆく．時に全身性の血球貪食症候群 hemophagocytic syndrome が続発することがあり，この場合は急速な経過を示す．予後は不良である．

びまん性大細胞型 B 細胞リンパ腫
diffuse large B-cell lymphoma

◆定　義：最も多い悪性リンパ腫の型であり，B 細胞リンパ腫を由来とする高悪性度のものである．

◆発生機序：さまざまな型のリンパ腫が含まれているとされ，発生機序も多様と考えられるが，詳細は不明である．

◆形　態：大型異型リンパ球のびまん性の増殖がみられる．免疫組織学的には B 細胞マーカーの L26 が有用である．

◆臨床的事項：鼻腔よりも副鼻腔発生が多い．

その他のリンパ腫

さまざまなリンパ腫が発生しうるが，アフリカなどでは Burkitt リンパ腫もこの領域に多発する．

C　咽頭・喉頭

　咽頭は上咽頭 nasopharynx, 中咽頭 mesopharynx（または oropharynx），下咽頭 hypopharyx の 3 か所からなり，多くは扁平上皮によって覆われる．上咽頭は後鼻腔から軟口蓋の高さまでをいう．中咽頭は硬口蓋，軟口蓋の移行部から舌骨上縁（または喉頭蓋谷底部）までの範囲をいい，舌根，口蓋扁桃などを含む．下咽頭は舌骨上縁（または喉頭蓋谷底部）から輪状軟骨下縁までの範囲をいい，梨状陥凹などを含む．その下方は頸部食道へといたる．

　喉頭は解剖学的に声門上部 supraglottis, 声門 glottis, 声門下部 subglottis に分けられる．多くは呼吸上皮（多列線毛上皮）に被覆されるが，声帯と喉頭蓋の前面には扁平上皮がみられる．上皮下には喉頭腺が散在している．

1. 非腫瘍性病変

喉頭嚢胞 laryngeal cyst

◆定　義：さまざまな原因による喉頭部の嚢胞．

◆発生機序：多くは喉頭腺導管の閉塞による貯留嚢胞である．その他，表皮に囲まれた類表皮嚢胞などが発生する．

◆形　態：非腫瘍性の上皮に囲まれた単純な嚢胞である．

◆臨床的事項：非腫瘍性の疾患であり，良性である．

喉頭炎 laryngitis

◆定　義：さまざまな原因による喉頭の炎症．

◆発生機序：急性喉頭炎 acute laryngitis としては，小児に発生する喉頭ジフテリア laryngeal diphtheria, 感染やアレルギーにより小児に進行性の気道閉塞をきたす急性声門下喉頭炎（仮性クループ）acute subglottic laryngitis, 喉頭外の急速な浮腫により気道閉塞をきたし，時に死にいたる B 型インフルエンザ菌による急性喉頭蓋炎 acute epiglottitis が知られる．慢性喉頭炎 chronic laryngitis は急性喉頭炎の慢性化，その他，発声過剰，化学的刺激，喫煙などによる．

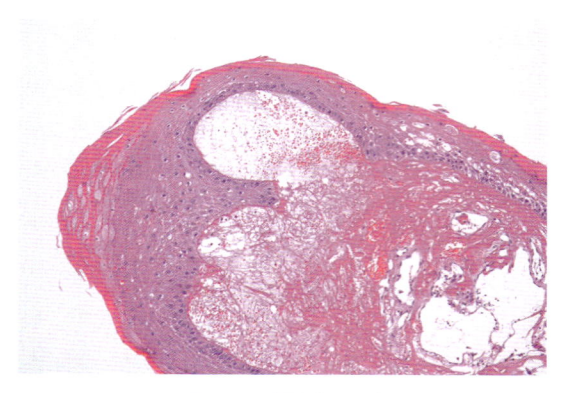

図 3-27 喉頭ポリープ
間質にフィブリンの析出がみられる.

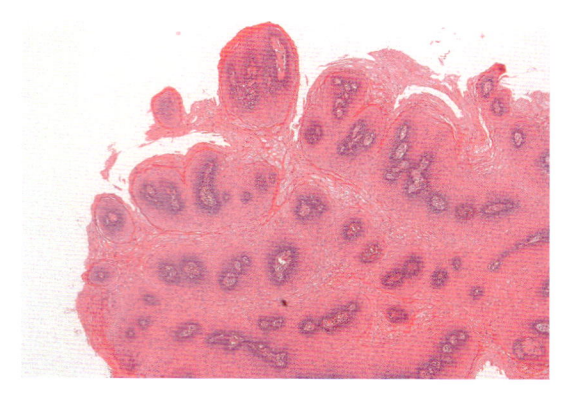

図 3-28 喉頭乳頭腫
異型のない扁平上皮の乳頭状増殖.

喉頭結節／声帯ポリープ／謡人結節
laryngeal nodule/vocal cord polyp/singer nodule

◆定　義：声帯を酷使することにより発生する声帯上に形成される非腫瘍性の結節.
◆形　態：表面は非腫瘍性の扁平上皮に覆われ，直下に線維化や浮腫がみられる．血管の拡張とともに線維素の析出が強く，硝子化も認められる．
◆臨床的事項：声帯の前 1/3 に好発し，嗄声をきたす．

その他の非腫瘍性疾患

　喉頭結核，さまざまな原因による喉頭ポリープ，アミロイド，異物肉芽腫などが知られる（図 3-27）．

2．良性腫瘍性疾患

喉頭乳頭腫　papilloma
◆定　義：最も頻度の高い良性上皮性病変であり，異型のない扁平上皮の乳頭状増殖がみられる．
◆発生機序：ヒト乳頭腫ウイルス human papilloma virus（HPV），特に HPV-6 と -11 がその発生に関与している．5 歳以下に発生する若年型 juvenile type（form）と 20〜40 歳をピークとする成人型 adult type（form）が知られ，前者は母体性器からの垂直感染が推測されている．後者の原因は不明であるが，潜伏感染の再活性化，あるいは性交渉による感染の関与も推測されている．
◆形　態：異型に乏しい扁平上皮が指状の乳頭状増殖を示す（図 3-28）．線維血管からなる芯がみられる．表層には核周囲の明堤と軽度の核不整（コイロサイトーシス koilocytosis）をみる場合もある．
◆臨床的事項：再発がみられ，まれに扁平上皮癌が発生する．

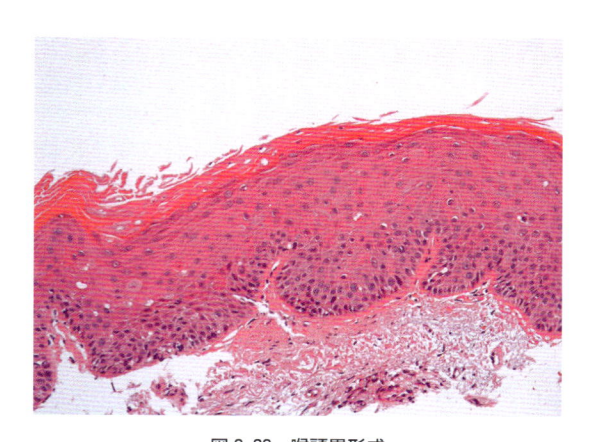

図 3-29 喉頭異形成
上皮内の基底側に異型がみられ，表層には異常な角化が認められる．

上皮性前駆性病変（異形成／上皮内腫瘍）epithelial precursor lesions（intraepithelial dysplasia/neoplasia）
◆定　義：浸潤癌へと進行しうる上皮内病変．歴史的に異形成 dysplasia と上皮内癌 carcinoma in situ に分け，さらに異形成を軽度 mild，中等度 moderate，高度 severe の 3 通りに分けてきた（図 3-29）．近年は squamous intraepithelial lesion（SIN）という概念を導入し，SIN1〜3 にグレーディングしたうえで，従来の高度異形成と上皮内癌を CIN3 と包括する考え方も出てきている．表 3-1 に 2005 年発行の WHO による定義と SIN の対比，表 3-2 に WHO 分類の要約を示す．
◆発生機序：喫煙と飲酒が強い相関を示す．また，ヒト乳頭腫ウイルスとの関連も注目されているが，まだその役割は完全に解明されたとはいえない．
◆形　態：臨床的には白斑症 leukoplakia という診断名で扱われることが多い．肉眼的に白色調の肥厚した粘膜として観察される（white patch）．時に赤色調の形態を

表 3-1　上皮性前駆性病変の対比

WHO 分類	squamous intraepithelial noplasia (SIN)
mild dysplasia	SIN1
moderate dysplasia	SIN2
severe dysplasia carcinoma *in situ*	SIN3

表 3-2　上皮性前駆性病変の WHO 分類

扁平上皮過形成 squamous cell hyperplasia	有棘層の肥厚 acanthosis，あるいは基底/傍基底細胞の過形成（para）basal cell hyperplasia
軽度異形成 mild dysplasia	粘膜の下方 1/3 のみに構造の乱れと細胞異型が生じたもの
中等度異形成 moderate dysplasia	粘膜の中部 1/3 に構造の乱れが及んだもの．ただし，細胞異型が強い場合には高度異型性とする
高度異形成 severe dysplasia	粘膜の上部 1/3 に構造の乱れ，細胞異型が及んだもの，あるいは中等度異形成に示したとおり，中部 1/3 に病変がとどまっても，細胞異型が強いもの
上皮内癌 carcinoma *in situ*	粘膜の全層，あるいはほぼ全層にわたり，強い細胞異型と構造の乱れが生じたもの．浸潤はみられない．異型核分裂像や表層における核分裂像などもみられる

示すこともある（red patch）．平坦なことが多いが，時に疣贅様の像も認められる．

　組織学的には，病変部上皮は肥厚することが多いが，逆に菲薄化する時もある．最表層には通常の粘膜では観察されない過角化がみられる場合が多い．上皮には程度に応じさまざまな異型性が認められる．

◆臨床的事項：放置すれば浸潤癌へと進行するが，すべてではなく，時に消滅することも知られている．

3．上皮性悪性腫瘍

喉頭扁平上皮癌 squamous cell carcinoma

◆定　　義：咽喉頭で頻度の高い悪性上皮性腫瘍．明瞭な扁平上皮への分化を示す通常型の浸潤性扁平上皮癌（図 3-30）．

◆発生機序：喫煙が最大の原因であり，アルコールやその他の環境因子が関与する．

◆形　　態：他部位でみられる一般的な扁平上皮癌と同様である．角化や細胞間橋が観察されるが，分化度によりその程度はさまざまである．高分化，中分化，低分化の 3 段階に分けられ，分化度の高いものでは同心円状の異常角化，いわゆる癌真珠がみられる．分化が低くなるほど角化も乏しくなり，細胞間橋も見いだすことが困難となる．亜型として疣贅癌 verrucous carcinoma があり，極めて分化のよい扁平上皮の乳頭状の増殖を示す．深部では比較的境界明瞭な浸潤を示し，太い釘脚が圧排性の進展を示す特徴がある．異型が弱いため，生検では診断確定が難しい組織型である．その他，乳頭状扁平上皮癌 papillary squamous cell carcinoma，疣贅癌，肉腫様癌 sarcomatoid carcinoma，基底細胞様扁平上皮癌 basaloid squamous cell carcinoma，そして，下記のリンパ上皮腫型上咽頭癌 lymphoepithelioma-like carcinoma がある．

◆臨床的事項：臨床的病期が最も予後に関連する．

非角化型上咽頭癌/リンパ上皮腫型上咽頭癌 nasopharyngeal nonkeratinizing carcinoma/lymphoepithelioma-like carcinoma（NPC）

◆定　　義：Epstein-Barr（EB）ウイルスに関連した悪性

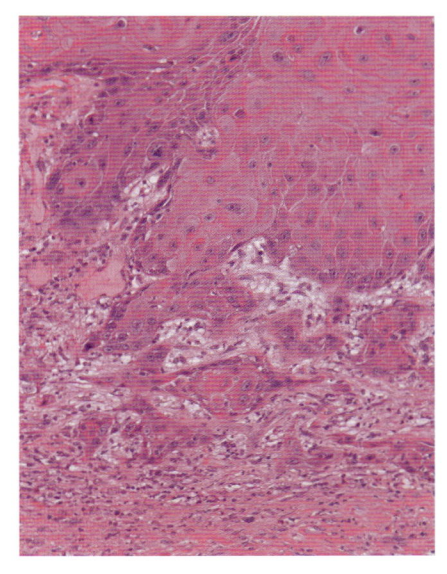

図 3-30　喉頭扁平上皮癌
間質浸潤を示す異型扁平上皮癌である．

腫瘍であり，咽頭では重要な腫瘍である．

◆発生機序：腫瘍細胞に EB ウイルスが検出され，本腫瘍の発生に強く関与している．特に東南アジアでは高頻度に発生することが知られる．

◆形　　態：非角化型の上皮性腫瘍細胞が極めて密なリンパ球浸潤と密接な関連を示しながら増殖する（図 3-31）．腫瘍細胞とリンパ球の間の境界は不明瞭であり，悪性リンパ腫との鑑別を要する場合もある．*in situ* hybridization などで上皮性腫瘍細胞の核に EB ウイルスが陽性となる．

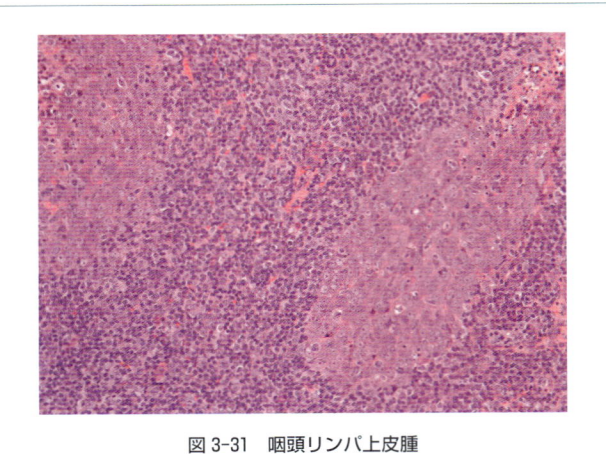

図 3-31　咽頭リンパ上皮腫
密なリンパ球浸潤の中に不明瞭な境界を示しながら増殖する腫瘍細胞である．

◆**臨床的事項**：わが国を含む東アジアに多くみられ，若年者に多い．肉眼的に病変を見いだすことが困難であり，ランダム生検によって確定されることもある．

4．その他の悪性腫瘍

その他，巨細胞癌 giant cell carcinoma，腺扁平上皮癌 adenosquamous cell carcinoma，カルチノイド，小細胞癌，大細胞癌などの神経内分泌腫瘍，唾液腺型腫瘍，間葉系腫瘍などが発生する．

第4章
口 腔

口腔の疾患

1. 口腔の発生

口腔は成人では口唇，上顎骨，口蓋，頰粘膜，下顎骨で境された空洞で，消化管の始まりとして咀嚼運動をつかさどる歯牙，舌を含んでいる．その発生は胎生3週中ごろに第一鰓弓が対称性に隆起することによって生じ，胎生4週目には，下顎突起と上顎突起により境された原始口腔（口窩）が形成される．胎生6週ごろになると下顎突起が癒合し下顎が形成され，上顎突起および内側鼻突起も発達し，その後，内側鼻突起と上顎突起との間に癒合が起こって胎生8週ごろには上顎前面の癒合が完了し，口腔上縁部が形成される．内側鼻突起の球状突起の癒合部には人中ができる（図4-1）．

口窩は，発生初期には第一鰓弓から隆起した上顎突起と下顎突起の分岐部まで至っているが，上顎突起と下顎突起の癒合が進むにつれて次第に狭くなり，胎生12週ごろには頰が出来上がり，口腔がほぼ完成する．

口蓋は，胎生5週ごろに上顎突起内側の口蓋突起として発生し，舌の両側に垂れ下がる．胎生8週目ごろに左右の口蓋突起は舌の上方で水平位をとり，癒合することによって硬口蓋が形成される．その後，硬口蓋の癒合が終了したのち，胎生12週目ごろまでに，軟口蓋の癒合が終了し，軟口蓋がすべて癒合する．胎生16週ごろには，硬口蓋と軟口蓋が区別される．これらの突起表面は上皮に覆われているが，上皮が消失することによって完全な癒合が生じ，この際には，アポトーシスが重要な役割を演じている．

以上の癒合過程がさまざまな原因によって妨げられると，顔面披裂 facial cleft が生じる．披裂の発生および重篤度は原因の作用した時期，原因の強さなどによって異なり，球状突起と前頭突起の癒合障害では正中上唇裂 median cleft of the upper lip や歯槽裂 alveolar cleft，内側鼻突起と上顎突起の癒合障害では側方上唇裂 lateral cleft of the upper lip や上顎裂 maxillary cleft，口蓋突起の癒合障害では口蓋裂 cleft palate が生じ，下顎突起の癒合不全では下唇裂 cleft of the lower lip や下顎裂 mandibular cleft など，種々の程度の唇裂 cleft lip，唇顎裂 cleft lip and alveolus，口蓋裂，顔裂 facial cleft が生じる．

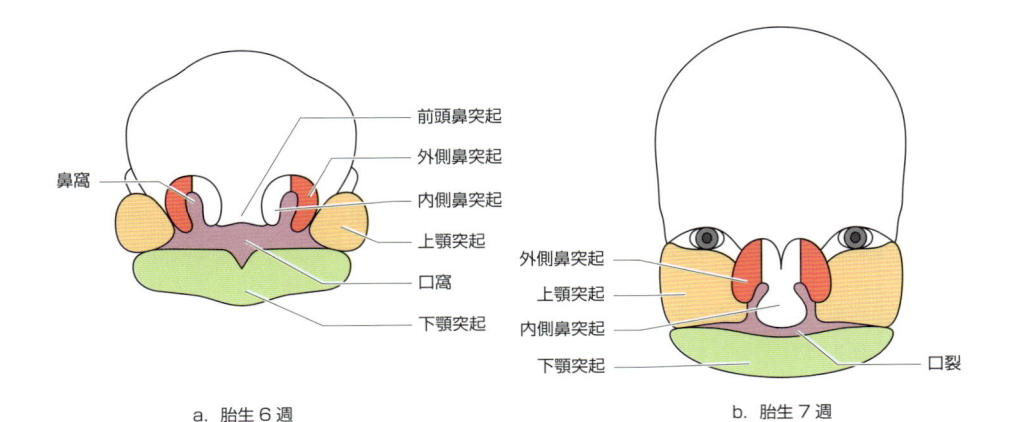

a. 胎生6週　　b. 胎生7週

図 4-1　ヒト胎児顔面の発育過程

2. う蝕に続発する疾患

う　蝕　caries

◆定　義：う蝕は，口腔内で主としてレンサ球菌が摂食された多糖類を代謝する過程で生じる有機酸（乳酸，酢酸，ギ酸など）や歯牙硬組織の脱灰と細菌，産生されたコラゲナーゼなどの酵素，有機基質の分解により歯質の崩壊（硬組織の脱灰と有機性基質の分解）をきたす疾患で，細菌感染症である．

う蝕の特徴は，人体で最も硬い組織のエナメル質を初発部位とし，歯牙硬組織は自己修復機転がないため人工的に形態・機能回復が必要であること，細菌の関与がう蝕発生に必須にもかかわらず獲得免疫の成立が確認しにくいこと，同一個体の歯牙でも部位，歯面，組織構造の違いによってう蝕に対する感受性が異なり，その病像に違いのあることなどがあげられる．

◆発生機序：歯垢 dental plaque は，う蝕発生の場として重要な役割を演じている．ショ糖から水に不溶性のグルカン（デキストラン，粘着性多糖類）が生成され，歯牙に付着することから歯垢の形成が起こる．歯垢は口腔内常在菌である *Streptococcus mutans* などのう蝕発生に必要な細菌の生育環境（酸性度など）を維持し，歯牙の崩壊を誘導する．歯牙の脱灰崩壊は一方通行ではなく，歯垢に接する歯表面では脱灰と再石灰化（唾液の緩衝作用による）をくり返している．

う蝕発生の外因として食物―糖の摂取による歯垢（細菌叢）の形成，内因として歯質の形成不全，石灰化不全あるいは全身的因子（性別，年齢，生活様式，糖尿病，胃疾患などの全身疾患），さらに局所的因子として緩衝作用や抗菌作用をもつ唾液量の減少や歯牙の配列・咬合状態の異常があげられる（図 4-2）．

◆形　態：エナメル質う蝕は肉眼的にエナメル表面の白濁不透明化に始まり，褐色化，表面の粗雑化・崩壊へと進み，う窩を形成する．う蝕は臼歯の咬合面に存在する小窩裂溝う蝕 pit and fissure caries として始まることが多く，小窩裂溝う蝕は急性経過をとり，穿通性となることが多い．このほかに歯牙の平滑な面に生じる平滑面う蝕があるが，平滑面う蝕は慢性ないしは停止性であることが多い．う蝕は歯牙最表層の薄い無小柱エナメル質の破壊に始まり，エナメル小柱の露出小柱鞘部から深部へ，基本的にはエナメル小柱の走行にしたがって進行し，病巣は円錐状になる．

う蝕がエナメル質から象牙質に達するとエナメル・象牙質境に沿って側方に拡大進行するとともに象牙細管の走行にしたがって急速に進行する．この際にはう蝕細菌による象牙質の脱灰が象牙細管の管周囲基質より生じ，象牙細管の拡大，象牙細管内細菌感染により象牙細管はさらに拡大し軟化象牙質を形成する（図 4-3）．

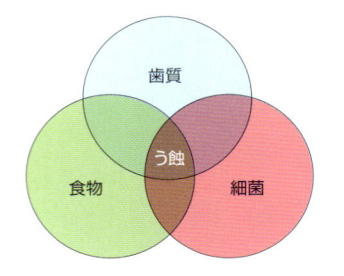

図 4-2 う蝕の病因
細菌，食物（基質），宿主（歯質）の 3 つの輪が重なるとう蝕が発生すると考えられている．

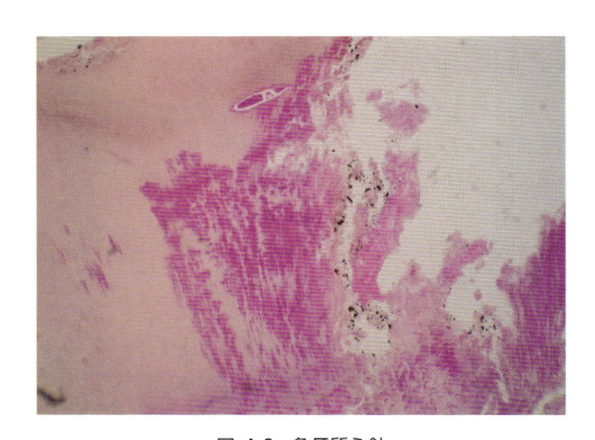

図 4-3 象牙質う蝕
う窩の表層は細菌塊がみられ，細菌は象牙細管内にも侵入している．

歯髄炎　pulpitis

◆発生機序：機械的，化学的，物理的，細菌性などの有害刺激による歯髄充血を初期の歯髄変化とし，有害刺激を速やかに除かなければ歯髄炎へ移行する．刺激の中で最も頻度が高いものは細菌感染によるもので，基本的には全身に生じる炎症と同様の機序によるものである．歯髄は象牙質に囲まれた閉鎖的空間であること，歯髄に入る血管，神経は狭い根尖孔で連絡し炎症に伴う滲出物の吸収・排除が困難であることなどの解剖学的特性から炎症に対する組織の抵抗性が弱く，歯髄の内圧亢進により局所循環障害が助長されることから早期に歯髄壊死に陥りやすい．歯髄全体の壊死により，根尖外歯周組織へと炎症は波及していく．

◆形　態：う蝕が進行した際，う窩に対応する歯髄に血管の拡張，うっ血，浮腫が生じ急性漿液性歯髄炎 acute serous pulpitis が生じる（図 4-4）．有害刺激が継続すると炎症は歯髄全体に及び，急性化膿性歯髄炎 acute sup-

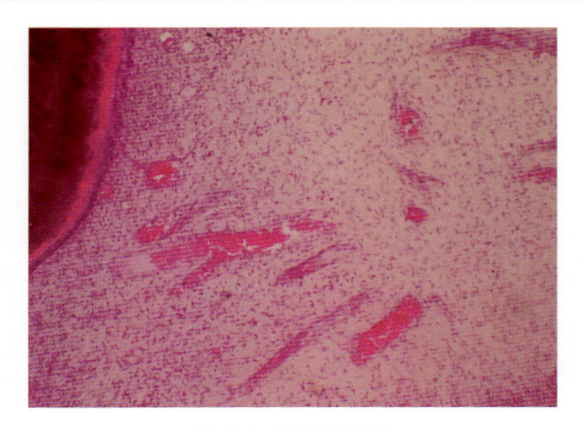

図 4-4　漿液性歯髄炎
歯髄血管は拡張し，充血・うっ血がみられ，炎症細胞の軽度の浸潤が認められる．

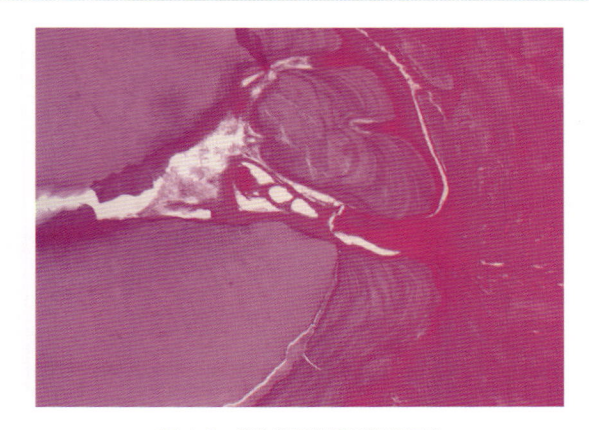

図 4-6　急性化膿性根尖性歯周炎
歯髄が壊死している歯牙根尖部歯槽骨に化膿性炎症が認められる．

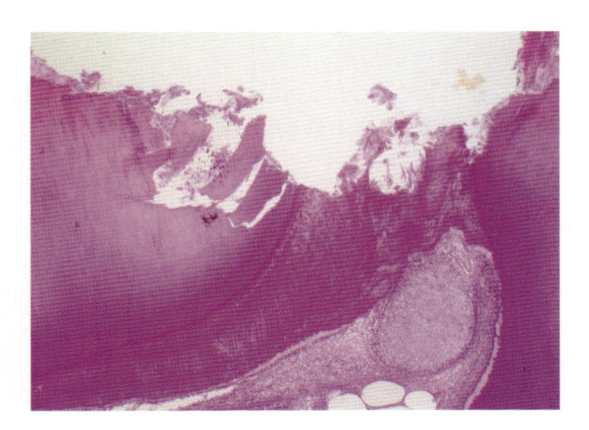

図 4-5　化膿性歯髄炎
歯髄に膿瘍形成が認められる．

purative pulpitis に移行する．この際には，歯髄は好中球を主体とする炎症細胞浸潤が著明で膿瘍の形成が認められる（図 4-5）．象牙質の破壊に伴い，化膿性歯髄炎 suppurative pulpitis に腐敗菌の感染をきたした時には壊疽性歯髄炎 gangrenous pulpitis が生じる．

◆**臨床的事項**：化膿性歯髄炎において軟化象牙質の崩壊が起こり，排膿と歯髄腔の露出表面が潰瘍を呈し，肉芽組織が増生した慢性潰瘍性歯髄炎 chronic ulcerative pulpitis となる．根尖孔が拡大している乳歯や幼若永久歯など生活力が旺盛な歯髄では慢性潰瘍性歯髄炎の潰瘍面から肉芽組織が外に向かって増殖し，ポリープを形成する慢性増殖性歯髄炎 chronic productive pulpitis が生じることがある．

このような歯牙のう蝕の程度を臨床的にC1：う蝕がエナメル質に限局しているもの，C2：う蝕が象牙質に達するが歯髄との間に健全な象牙質が介在するもの，C3：う蝕が象牙質全層に及び歯髄は露出ないし仮性露出しているもの，C4：残根状態に分類する．

根尖性歯周炎 apical periodontitis
◆**定　義**：化膿性歯髄炎，歯髄壊疽に続発して，感染が根尖孔を通して根尖部歯周組織に波及したものである．
◆**発生機序**：比較的弱い細菌性刺激の場合には急性漿液性根尖性歯周炎が生じ，根尖部歯根膜の血管の拡張，浮腫，細胞浸潤がみられるが，早期に急性化膿性根尖性歯周炎に移行する（図 4-6）．
◆**形　態**：レンサ球菌などの通性嫌気性菌の感染が強まると細菌由来の酵素による組織破壊が進み，著明な充血と白血球主体の細胞浸潤が起こり，細菌や白血球由来のプロテアーゼなどで根尖部に空洞形成，膿の貯留が生じ，急性根尖周囲膿瘍 acute periapical periodontitis（急性歯槽膿瘍）がみられる．急性根尖性歯周炎は生体の抵抗力がある場合には膿瘍周囲を肉芽組織が取り囲み，慢性化膿性根尖性歯周炎を生じる．病巣が小さく有害刺激の完全な除去がなされた場合には完全治癒が生じることもあるが，病変がある程度大きく細菌感染が持続した場合には膿瘍が肉芽組織で置換されたのちに外側の線維化が進み歯根肉芽腫 radicular granuloma を形成する．さらに肉芽組織内に Malassez の上皮遺残に由来する歯原性上皮の増殖と融解が生じると，後述する歯根囊胞 radicular cyst が形成される（図 4-7）．
◆**臨床的事項**：このように多くの根尖性病変は限局した慢性炎に移行するが，急性歯槽膿瘍周囲に波及し，骨髄炎や下顎では口腔底蜂窩織炎，縦隔炎，上顎では上顎洞炎を引き起こすことがある．また，心内膜炎や関節リウマチなどの遠隔臓器病変の原因となる歯性病巣感染も報告されている．

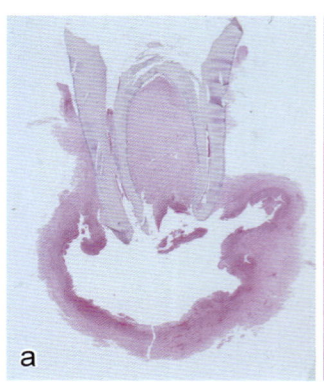

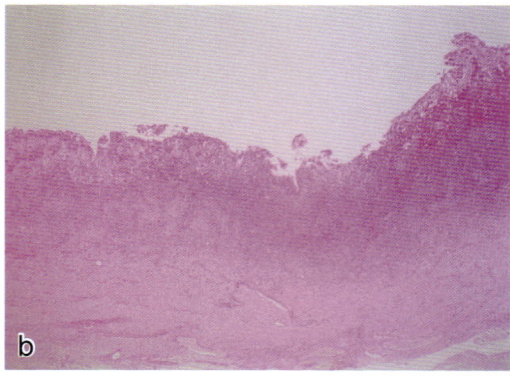

図 4-7 歯根嚢胞
a．歯冠が崩壊し歯髄が壊死している歯牙根尖部に嚢胞形成が認められる．
b．嚢胞内面には上皮脚が伸長した重層扁平上皮の被覆がみられ，上皮下の嚢胞壁には炎症細胞浸潤のみられる肉芽組織とその外側には線維組織の被包がみられる．

3．歯肉炎および辺縁性歯周炎

　歯周組織は歯牙を顎骨に保持し咬合を営む機能をもつ歯牙セメント質，歯根膜（歯周靭帯），歯槽骨とこれを覆う口腔粘膜から成り立っている．歯肉・歯周組織の炎症は歯牙の喪失をもたらし，咬合機能を失う大きな要因となっている．

歯肉炎 gingivitis
◆定　義：歯肉炎はさまざまな細胞傷害因子により誘導され，急性および慢性単純性歯肉炎，急性壊死性潰瘍性歯肉炎，内分泌性歯肉炎，薬物性歯肉過形成，慢性剝離性歯肉炎などの複雑性歯肉炎に分類される．
◆発生機序：急性単純性歯肉炎は外傷による一過性の滲出性炎や既存の慢性歯肉炎の増悪により生じ，歯肉の発赤，腫脹，出血などの臨床症状を呈し，組織学的には血管拡張と漿液性水腫，好中球浸潤などの漿液性炎症が歯肉に生じている．慢性単純性歯肉炎は歯垢の沈着に伴って発生し，急性歯肉炎の組織学的所見に加えてリンパ球，形質細胞の浸潤も著明になり，内縁上皮の伸長により歯肉ポケットの増加がみられる．急性壊死性潰瘍性歯肉炎は歯肉炎や歯間乳頭の壊死，有痛性潰瘍形成を特徴とする急性歯肉炎の特殊型である．病変部には紡錘菌やスピロヘータの増殖する混合感染が認められ，時に壊疽性口内炎 gangrenous stomatitis に移行する．
◆臨床的事項：思春期や妊娠時にみられる歯肉炎は炎症性サイトカインに対する細胞応答性変化により生じることが多く内分泌性歯肉炎と呼ばれる．慢性過形成性歯肉炎の病態をとることが多く，前歯部唇側歯冠乳頭に好発する．薬物性歯肉過形成としては，抗痙攣薬であるフェニトイン服用者でみられる歯肉の過形成やカルシウム拮抗薬，免疫抑制薬による過形成が知られている．

歯周炎 periodontitis
◆定　義：歯周炎は歯牙喪失の原因としてう蝕とならんで頻度の高い疾患である．歯周炎には，歯垢細菌により引き起こされる深達性の炎症性歯周疾患である成人性歯周炎 adult periodontitis と複雑性歯周炎 complex periodontitis がある．
◆発生機序：成人性歯周炎は主に中年以降の成人に発症し，歯肉炎と歯根膜の破壊，歯槽骨の吸収による歯の脱落などの深部歯周組織の炎症性傷害が高度で，歯槽膿漏とも称される．このような変化は歯垢沈着による歯肉炎から始まる．
　複雑性歯周炎には早期発現型歯周炎として若年性歯周炎および急速進行性歯周炎が，そのほかの特殊性歯周炎として白血病や無顆粒球症，周期性好中球減少症などの血液疾患や Down 症候群，Chédiak-Higashi 症候群，Papillon-Lefévre 症候群などの生体防御機構の異常を伴う遺伝性疾患に合併する歯周炎がある．
◆臨床的事項：若年性歯周炎は思春期女性に好発し，急激な歯槽骨の垂直性骨吸収を特徴とする．原因は不明であるが，特殊な細菌感染や白血球の機能異常，家族性に発生することから遺伝子多型などが原因として考えられている．急速進行性歯周炎は 20 代に発生し，歯肉の炎症と広範な歯槽骨の吸収がみられる重度の歯周炎で急速な進行を示す．好中球の機能低下が原因として考えられている．

4. 口腔粘膜の病変

ハンター舌炎 Hunter glossitis

高齢者や全身衰弱の場合にみられる変化を萎縮という．悪性貧血患者では舌粘膜乳頭が萎縮し，舌全体が平滑になる．

内因性色素沈着

1. **メラニン色素沈着**：メラノサイトは口腔粘膜にも分布し，前歯部歯肉や口蓋，口唇，頰粘膜に色素沈着がみられることがある．特に副腎の低形成，機能不全により生じる Addison 病（図 4-8）やホルモン感受性アデニルシクラーゼ系 G 蛋白質の機能獲得性変異が原因で起こる McCune-Albright 症候群，19p13.3 に存在するセリンスレオニンキナーゼ 11 遺伝子の異常により生じる Peutz-Jeghers 症候群（図 4-9），von Recklinghausen 病の際に口腔内メラニン色素沈着が認められる．
2. **外来性色素沈着**：舌の糸状乳頭が伸長し，カンジダなどの口腔内微生物が異常増殖して黒色色素沈着を示す黒毛舌 black hairy tongue や，う蝕治療に用いた金属が沈着した黒色病変が時に認められる（図 4-10）．

アフタ性口内炎 aphthous stomatitis

アフタは口腔粘膜に現れる 1 個または数個の限局性偽膜性病変で，口腔内に再発をくり返す傾向がある．短期間に治癒するものが大部分であるが，Behçet 病の口腔内症状として現れるものがある．

非特異性炎

多くは口腔内常在菌の日和見感染によるもので，免疫力の低下した際，フゾバクテリウム *Fusobacterium* 属を中心とした感染により広範な潰瘍を伴う口腔粘膜炎症が生じることがあり，壊死性潰瘍性口内炎 necrotizing ulcerative stomatitis という．

特異性炎

1. **結核症** tuberculosis：結核菌の初感染によるものは少なく，大部分はすでに存在している肺あるいは他臓器の結核病巣からの血行性，リンパ行性あるいは管内性に生じた二次感染であるが，初感染巣として歯肉や Waldeyer 輪に生じ，潰瘍性病変を形成する（図 4-11）．
2. **梅毒** syphilis：口腔における梅毒性病変は口唇や口腔粘膜に初期硬結が第一期症状として現れる．紅斑やリンパ節腫脹が第二期で，第三期には舌や口蓋に大型潰瘍を生じ，口蓋に発生したものでは口蓋穿孔をきたすことがある．

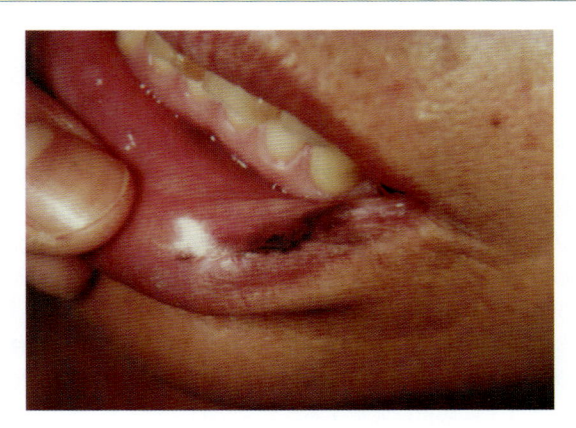

図 4-8 Addison 病による口腔粘膜の黒色病変

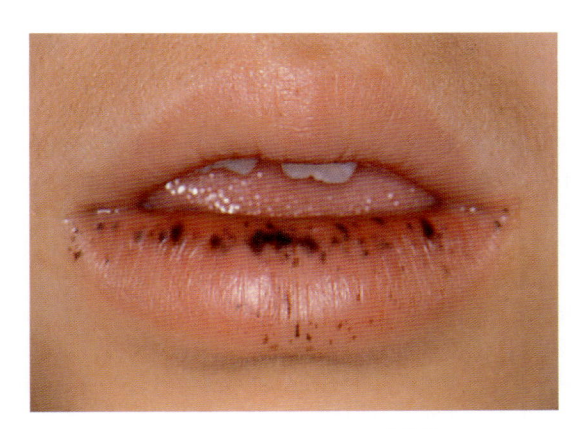

図 4-9 Peutz-Jeghers 症候群
口唇に多数の黒色斑が認められる．

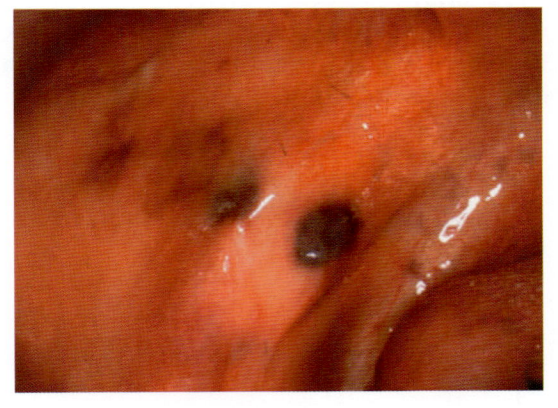

図 4-10 異物（金属）による口腔内着色

ウイルス性炎

1. **ヘルペス性口内炎** herpetic stomatitis：単純ヘルペスウイルス herpes simplex virus（HSV）の感染により

口腔粘膜（舌，歯肉，口唇，頬粘膜）に水疱が生じ，重篤化すると，びらん，潰瘍を形成する．口腔粘膜に症状を現す HSV は HSV-1 が大部分であるが HSV-2 も時に原因ウイルスとして認められる．帯状疱疹ウイルス herpes zoster virus（VZV）は口腔内の三叉神経支配領域に激しい疼痛を伴う水疱，びらん，潰瘍を形成する．

2．**麻疹** measles：麻疹ウイルスに感染した際，皮膚発疹が出現する数日前に臼歯部頬粘膜に小さな灰白色斑が現れ，これを Koplik 斑という．

3．**手足口病** hand-foot and mouth disease：エンテロウイルス感染により口腔，四肢に水疱を形成する病変である．主に幼児に発症する．

真菌症

1．**放線菌症** actinomycosis：放線菌は口腔常在菌の一種であるが，抜歯，辺縁性歯周炎，智歯周囲炎などが波及し化膿菌などとともに混合感染を生じた際に顎骨骨髄炎，顎下腺炎を引き起こすことがある．放線菌の集塊は druse と呼ばれる菌糸が放射状に配列する特徴的な形態を示す．

2．**カンジダ症** candidiasis：口腔常在菌である *Candida albicans* が菌交代現象や免疫不全状態に陥って異常増生することにより，粘膜上皮表層に白色病変を形成したり，粘膜深部に肉芽腫性病変を形成する．口腔カンジダ症（鵞口瘡）はヒト免疫不全ウイルス human immunodeficiency virus（HIV）感染の際，口腔内に現れる症状として特筆される．

尋常性天疱瘡 pemphigus vulgaris

皮膚優位型のものと粘膜優位型のものがあるが，多くは両者がともに発症し，口腔症状は初発症状としての頻度も高い．口腔粘膜のびらん・水疱性病変として現れ，組織学的に特徴的な上皮内水疱の形成をみる．融解した有棘層に浮遊する核細胞質比の高い細胞は Tzank 細胞と呼ばれる．デスモグレインに対する自己抗体の作用により発生することが示されている．

類天疱瘡 pemphigoid

肉眼的には天疱瘡と同様にびらん・水疱形成を特徴とする疾患で，組織学的に上皮直下水疱形成を特徴とする．

多形性紅斑 polymorphous erythema

紅斑，丘疹，水疱，潰瘍の形成を伴う皮膚粘膜疾患で，上皮下の炎症と上皮細胞の変性を特徴とする．重症型として Stevens-Johnson 症候群がある．

扁平苔癬 lichen planus

組織学的に表面が角化亢進した重層扁平上皮直下に限局したリンパ球浸潤（図 4-12）を特徴とする原因不明の皮膚粘膜疾患．口腔内では肉眼的に網状型，丘疹型，斑状型などの口腔粘膜の白色病変を認める．浸潤するリンパ球の大部分は細胞傷害性 T 細胞で，上皮基底層や基底細胞に対する自己免疫疾患の可能性が示唆されており，基底膜や基底細胞の変性が高度な場合は水疱を形成することもある．口腔扁平苔癬の2～5％の症例は癌化することが報告されている．

エプーリス epulis

歯肉に生じる限局性腫瘤（図 4-13a）をエプーリスという．エプーリスの大部分は辺縁性歯周炎に合併して生じる歯肉の反応性過形成で，肉芽腫性エプーリス epulis granulomatosa から線維性エプーリス epulis fibrosa（図 4-13b）へ段階的に移行するものが大部分を占めている．頻度は少ないが，歯肉腫瘤中に骨を形成する骨形成性エ

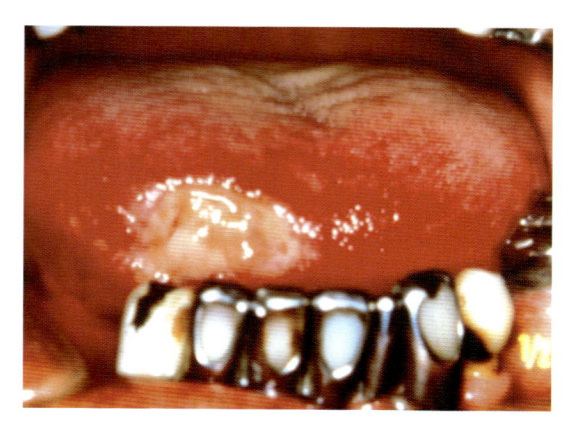

図 4-11 結核症（舌）
舌側縁部に潰瘍性病変が認められる．潰瘍は難治性である．

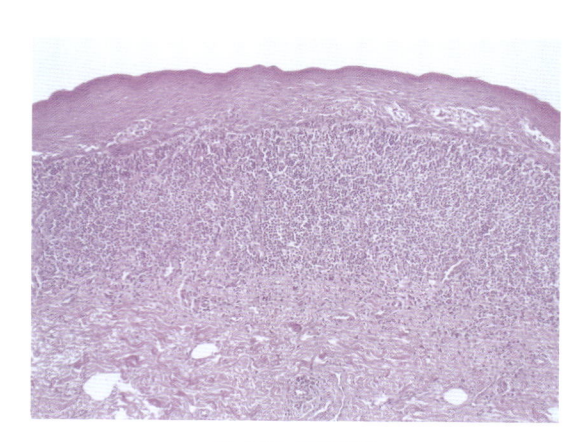

図 4-12 扁平苔癬
上皮直下の帯状のリンパ球浸潤を特徴とする．

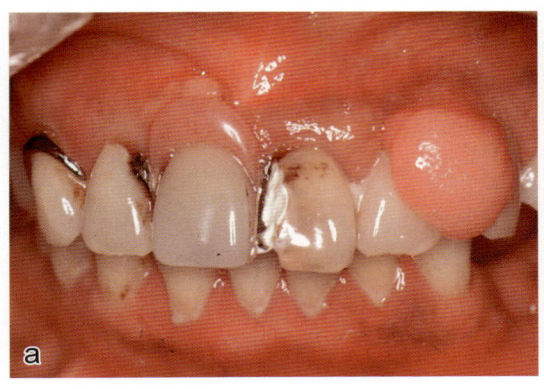

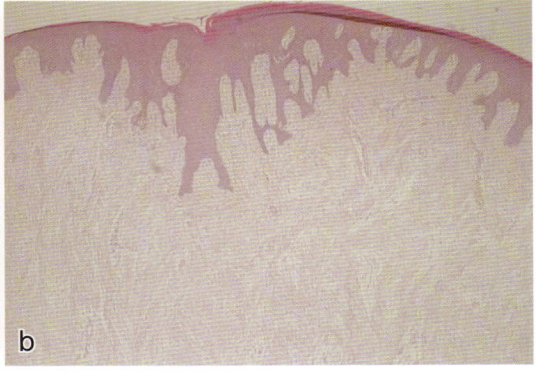

図 4-13 エプーリス
a．歯肉の有茎性腫瘤が認められる．
b．線維性エプーリス．腫瘤は細胞成分に乏しい線維の増生からなっている．

プーリス，血管腫様の像を呈する血管腫性エプーリス，巨細胞性エプーリスなどがあり，妊娠時に発生するエプーリスの場合は血管腫性エプーリスの形をとるものがある．

5．口腔領域の腫瘍および腫瘍様病変

　口腔は重層扁平上皮に覆われている歯肉，舌，口底，口蓋，頬などの粘膜組織や歯牙，歯槽骨・顎骨などの硬組織，さらに血管結合組織が存在し，全身多臓器でみられると同様に上皮性腫瘍，間葉系腫瘍，リンパ造血系腫瘍など，種々の腫瘍が発生するが，口腔粘膜を覆う重層扁平上皮に由来する腫瘍の頻度が最も高く，唾液腺腫瘍がこれに次いでいる．さらに口腔に特有な歯に由来する歯原性腫瘍が存在する．本項では歯原性腫瘍と非歯原性腫瘍に大別し，比較的頻度の高いものについて概説する．

歯原性腫瘍 odontogenic tumor

　歯牙を構成する成分であるエナメル質，象牙質，セメント質や歯髄は，発生学的に原始口窩が発生したのち陥入してきた外胚葉に由来する．歯胚 tooth germ は内外エナメル上皮とエナメル髄で構成されるエナメル器（上皮組織）と外胚葉性間葉である歯乳頭と歯小囊からなり，内エナメル上皮はエナメル芽細胞に分化しエナメル質を，歯乳頭からは象牙芽細胞による象牙質形成ならびに歯髄を，歯小囊からはセメント芽細胞によるセメント質および歯根膜が形成される（図 4-14）．このため，エナメル質を形成する歯原性上皮であるエナメル芽細胞以外の象牙芽細胞やセメント芽細胞も外胚葉性であり，これらは外胚葉性間葉と呼ばれる．2005 年に改訂された WHO 分類では，歯原性腫瘍のうち悪性腫瘍は歯原性癌

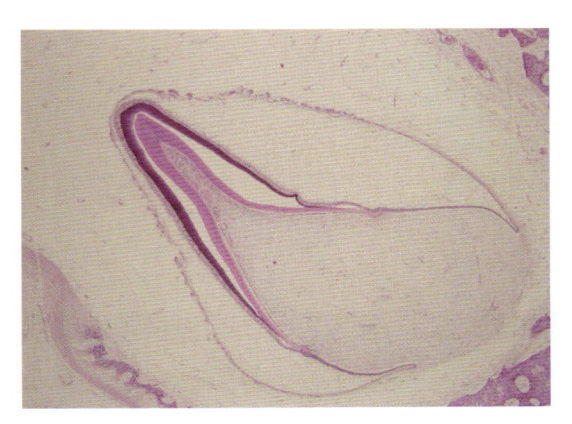

図 4-14 胎生期歯胚
エナメル質と象牙質の初期石灰化がみられる歯胚．

腫と歯原性肉腫に，良性腫瘍は歯原性上皮からなり歯原性外胚葉性間葉組織を伴わないもの（上皮性），間葉あるいは歯原性外胚葉性間葉からなるもの（非上皮性）以外に，歯原性上皮と歯原性外胚葉性間葉からなるもの（混合性）に分類している（表 4-1）．以下に代表的な歯原性腫瘍を述べる．

エナメル上皮腫 ameloblastoma

　高円柱状細胞が基底部に配列し，内部に結合がまばらな細胞のみられるエナメル器に類似した腫瘍細胞の増殖を特徴とする腫瘍である．腫瘍が島状の胞巣（濾胞）を形成しながら増殖するもの（図 4-15）と腫瘍実質が索状・網目状に増殖するもの（図 4-16）の 2 つの増殖パターンがある．WHO 分類では以下の 4 型を区別する．

　① 充実性/多囊胞型 solid/muticystic type：エナメル上皮腫で 20〜30 代，下顎骨大臼歯部〜下顎枝に好発す

表 4-1 歯原性腫瘍の分類

良性腫瘍
1．歯原性上皮からなり，成熟した線維性間質を伴い，歯原性外胚葉性間葉組織を伴わないもの（歯原性上皮性腫瘍）
1）エナメル上皮腫
①　充実性/多嚢胞型
②　骨外型/周辺型
③　線維形成（類腱）型
④　単嚢胞型
2）扁平歯原性腫瘍
3）石灰化上皮性歯原性腫瘍
4）腺腫様歯原性腫瘍
5）角化嚢胞性歯原性腫瘍
2．歯原性上皮と歯原性外胚葉性間葉組織からなり，硬組織形成を伴うものあるいは伴わないもの（歯原性混合性腫瘍）
1）エナメル上皮線維腫，エナメル上皮線維象牙質腫
2）エナメル上皮線維歯牙腫
3）歯牙腫
①　歯牙腫（複雑型）
②　歯牙腫（集合型）
4）歯牙エナメル上皮腫
5）石灰化嚢胞性歯原性腫瘍
6）象牙質形成性幻影細胞腫
3．間葉性あるいは歯原性外胚葉性間葉組織からなり，歯原性上皮を伴うものあるいは伴わないもの（間葉系腫瘍）
1）歯原性線維腫
2）歯原性粘液腫/粘液線維腫
3）セメント芽細胞腫

	悪性腫瘍
歯原性癌腫	1）エナメル上皮癌
	①　転移性エナメル上皮腫
	②　エナメル上皮癌―原発型
	③　エナメル上皮癌―続発型，骨内性
	④　エナメル上皮癌―続発型，周辺性
	2）原発性骨内扁平上皮癌
	①　原発性骨内扁平上皮癌―充実型
	②　角化嚢胞性歯原性腫瘍に由来する原発性顎骨内扁平上皮癌
	③　歯原性嚢胞に由来する原発性顎骨内扁平上皮癌
	3）明細胞性歯原性癌
	4）幻影細胞性歯原性癌
歯原性肉腫	1）エナメル上皮線維肉腫
	2）エナメル上皮線維象牙質肉腫および線維歯牙肉腫

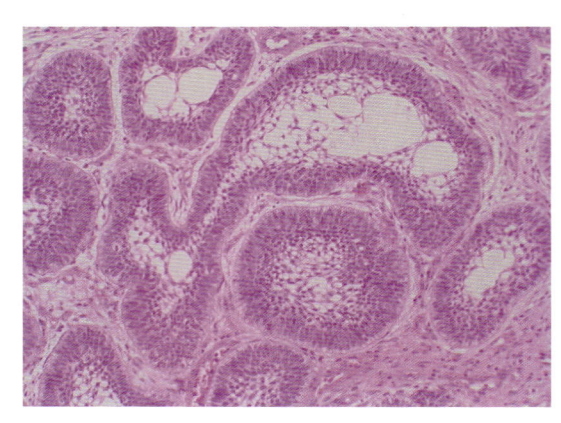

図 4-15　濾胞構造を示すエナメル上皮腫
基底部に円柱状細胞が配列し，胞巣内部には結合がまばらでエナメル髄に類似した腫瘍細胞が認められる．

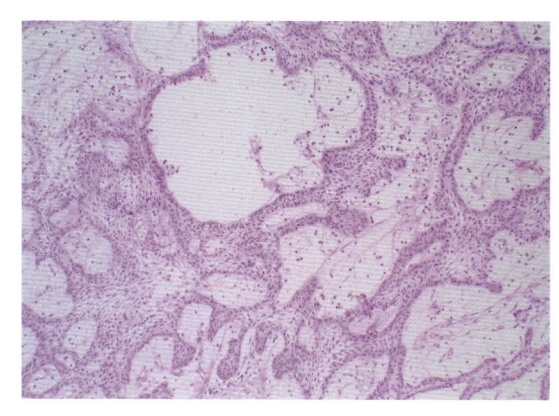

図 4-16　網状増殖するエナメル上皮腫
腫瘍を構成する細胞は基本的には濾胞型増殖を示すものと同様の細胞からなっている．間質嚢胞の形成もみられる．

る（図 4-17）．良性腫瘍ではあるが，再発することが多く顎骨を保存することが時に難しく顎骨離断されることが多い．

②骨外型/周辺型 extraosseous/peripheral type：周辺型，骨外の歯肉・歯槽粘膜に生じ，好発年齢は 50 歳以降で骨への浸潤はなく再発率は低い．

③線維形成（類腱）型 desmoplasitic type：間質の著しい線維形成を特徴とし，下顎前歯部に好発する．間質の増生が著明で腫瘍実質は圧平されているが腫瘍の再発に関しては充実性/多嚢胞型と差異はないことが報告されている．

④単嚢胞型 unicyctic type：単房性嚢胞形成を特徴とし，充実性/多嚢胞型より若い年代に好発する．嚢胞内面に腫瘍性上皮がみられ嚢胞壁に浸潤のない luminal variant と嚢胞壁内に通常型エナメル上皮腫の胞巣が浸潤する mural variant に区別される．非常に予後のよい腫瘍で，摘出することでほとんど再発はみられない．

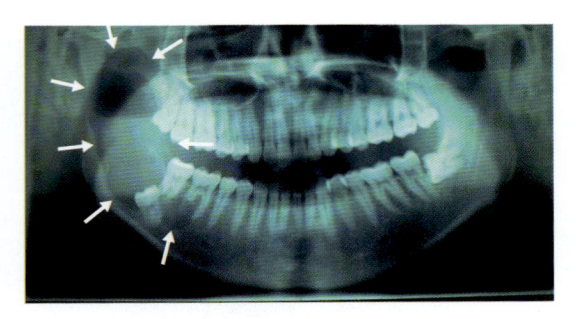

図 4-17 エナメル上皮腫のパノラマX線像
右下顎臼歯部から下顎枝部にかけて埋伏歯を含むX線透過性病変（矢印）が認められる．

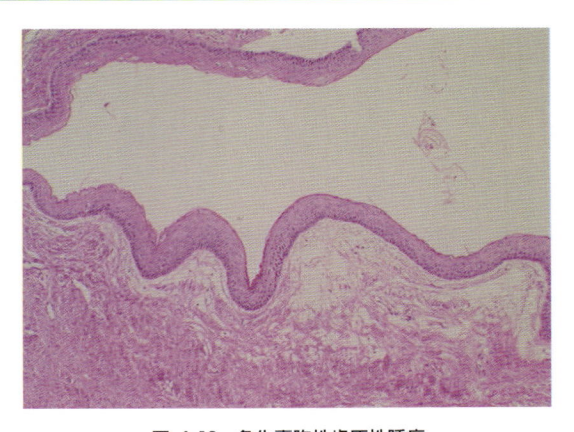

図 4-19 角化嚢胞性歯原性腫瘍
表層が錯角化を示す．基底層が平坦で菲薄な重層扁平上皮に内面を覆われた嚢胞構造を示す．内腔には層状の角質が認められる．

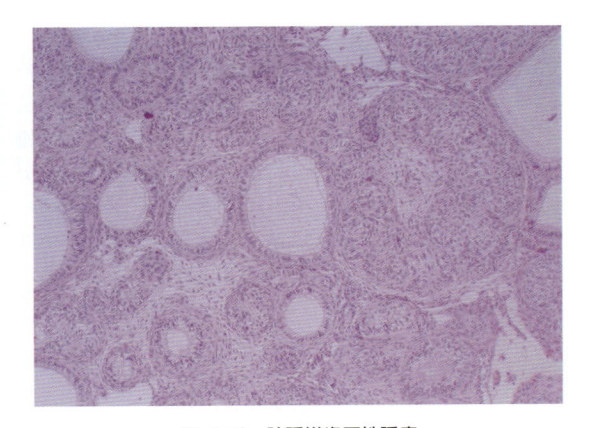

図 4-18 腺腫様歯原性腫瘍
歯原性上皮の充実性増殖を示す部分と腺腫様構造を示す部分が混在している．

腺腫様歯原性腫瘍 adenomatoid odontogenic tumor

　腺管様構造と結合組織にさまざまな程度の誘導性変化をもっている歯原性上皮性腫瘍である．10代女性に好発し，上顎前歯部，特に犬歯部にみられることが多い．腫瘍は充実性ないし嚢胞形成性に増殖する．上皮細胞は紡錘形細胞が渦巻き状の塊状物ならびにシート状や叢状索の形で存在している部分と円柱細胞が環状に配列し腺管状を呈する部分がある（図4-18）．このような腺管状構造は真の腺管ではなく，間質の嚢胞化であることが証明されている．

角化嚢胞性歯原性腫瘍
keratocystic odontogenic tumor

　1992年のWHO分類では歯原性角化嚢胞/原始性嚢胞とされていた病変で，内面を表層が錯角化を示す菲薄で基底層が平坦な重層扁平上皮で覆われた嚢胞構造を示す（図4-19）．上皮化の嚢胞壁中に娘嚢胞を生じるものがあり，再発の可能性が高いことから2005年のWHO分類で腫瘍に分類された．

石灰化上皮性歯原性腫瘍
calcifying epithelial odontogenic tumor

　顎骨内で局所浸潤性を示す歯原性上皮性腫瘍で，好酸性の豊富な細胞質をもち，明瞭な細胞間橋のみられる歯原性上皮の島状～シート状増殖と石灰化物の形成およびアミロイド様物質の沈着を特徴とする．歯原性腫瘍の約1％を占めるまれな腫瘍で，下顎臼歯部に好発する．

　歯原性上皮と歯原性外胚葉性間葉組織からなり，硬組織形成を伴うものあるいは伴わないもの（歯原性混合性腫瘍）を以下にあげる．

エナメル上皮線維腫/エナメル上皮線維象牙質腫
ameloblastic fibroma/ameloblastic fibrodentinoma

　20歳未満の若年者の上顎前歯部・下顎臼歯部萌出異常に伴って発見されることが多い腫瘍である．歯堤・エナメル器に類似した歯原性上皮成分と歯乳頭に類似した間葉性成分の両者が腫瘍性に増殖する（図4-20）．エナメル上皮線維腫の組織学的特徴に加えて上皮性腫瘍と間葉系腫瘍成分の境界部に象牙質形成をみるものをエナメル上皮線維象牙質腫，さらにエナメル質の形成をみる腫瘍をエナメル上皮線維歯牙腫 ameloblastic fibro-odontoma という．

歯牙腫 odontoma

　歯牙構成成分の腫瘍性増殖をきたす疾患．一種の組織奇形であると考えられている．歯牙腫は歯の構成成分（エナメル質，エナメル芽細胞，象牙質，象牙芽細胞，セ

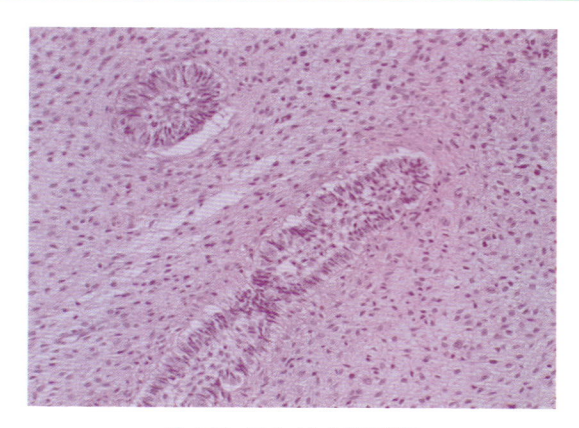

図 4-20 エナメル上皮線維腫
エナメル上皮腫と同様の歯原性上皮の腫瘍性増殖に加えて歯乳頭に由来する線維芽細胞様細胞の腫瘍性増殖が認められる．

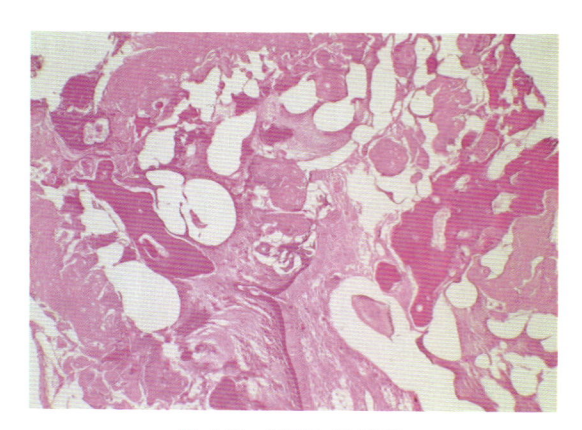

図 4-21 歯牙腫（複雑型）
象牙質，エナメル質，セメント質などの歯牙構成成分の不規則な増生が認められる．

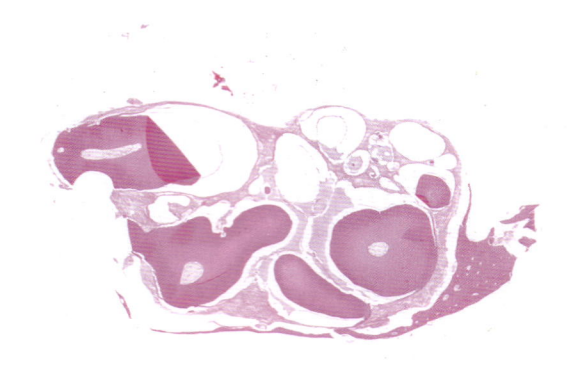

図 4-22 歯牙腫（集合型）
矮小な奇形歯の集合からなる腫瘍．

メント質，セメント芽細胞，歯髄）が不規則に混在する塊状増殖物である複雑型（complex type，図 4-21）とエナメル質，象牙質，歯髄などの構造・配列は正常の歯牙に類似しているが，矮小な奇形歯の集合からなる集合型（compound type，図 4-22）の亜型がある．いずれも 10～20 歳の若年層にみられることが多く，下顎臼歯部に好発する．

石灰化囊胞性歯原性腫瘍
calcifying cystic odontogenic tumor

これまで石灰化歯原性囊胞と分類されていたが，局所浸潤性や充実性増殖を示すものがあることから 2005 年の WHO 分類で腫瘍に分類された．囊胞状の形態を示し，エナメル上皮腫様腫瘍実質内や間質内に ghost cell が単独あるいは集簇して認められ，石灰化を伴うことがある（図 4-23）．上皮と結合組織の界面に象牙芽細胞の誘導と象牙質形成をみることがある．同一の組織像を示し充実性に増殖するものは象牙質形成性幻影細胞腫 dentinogenic ghost cell tumor と分類され，骨侵襲性が強く再発・悪性転化の傾向があることが報告されている．

間葉あるいは歯原性外胚葉性間葉組織の一方あるいは両方からなり，歯原性上皮を伴うものあるいは伴わないもの（間葉系腫瘍）を以下にあげる．

歯原性線維腫 odontogenic fibroma

紡錘形の細胞質をもつ線維芽細胞性腫瘍で，非活動性（非腫瘍性）の歯原性上皮が少ないタイプと歯原性上皮に富んでいるタイプがある．歯原性上皮が少ないタイプでは歯小囊に類似した幼若な線維性組織の増生がみられることが多く，歯原性上皮の多い型ではより細胞成分の多い線維芽細胞の増殖がみられ（図 4-24），異形成性セメント質や骨に類似した硬組織を含むことがある．

歯原性粘液腫／粘液線維腫
odontogenic myxoma/myxofibroma

豊富な粘液様基質中に紡錘形～星状の腫瘍細胞が認められる局所浸潤性の顎骨内腫瘍である．明瞭な境界を示すことなく軟組織に拡大することがあり，再発が多い．歯原性上皮がみられることは少ない．

セメント芽細胞腫 cementoblastoma

顎骨内で境界明瞭な不透過像を示す腫瘍である．歯根に密接に関連している．10～20 代，下顎小臼歯部や大臼歯部に好発する．多数の改造線をもつ細胞の封入の少ない塊状石灰化物がみられ，辺縁部には線維の封入像がみられる．類円形～多角形で塩基好性の細胞質をもつセメント芽細胞の活発な増殖部では石灰化していないシート状セメント質様組織の形成がみられる．

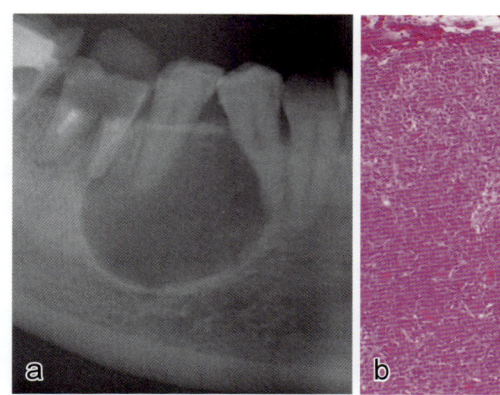

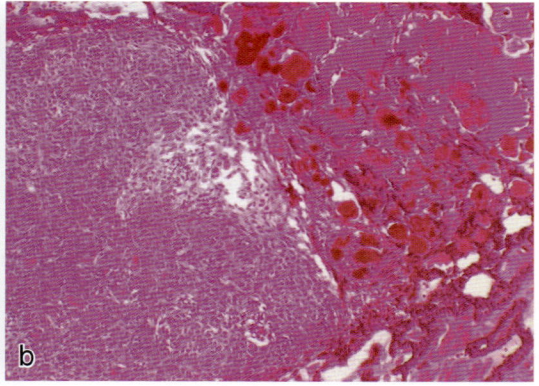

図 4-23 石灰化嚢胞性歯原性腫瘍
a．X線像．顎骨内に境界明瞭な透過像がみられるが，石灰化を示唆する小さな不透過物が混在している．
b．歯原性上皮の腫瘍性増殖がみられ，腫瘍実質内に幻影細胞が認められる．

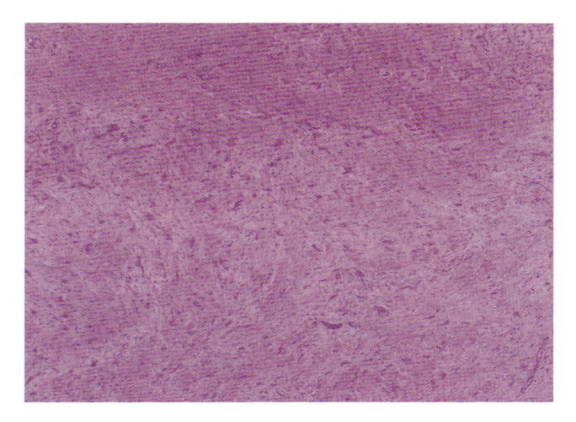

図 4-24 歯原性線維腫
細胞成分に富んだ線維芽細胞様細胞の腫瘍性増殖がみられ，歯原性上皮の小胞巣が散在している．

エナメル上皮癌 ameloblastic carcinoma
エナメル上皮腫の悪性型で以下の4型に区別する．

1．**転移性エナメル上皮腫** metastasizing ameloblastoma：形態的には良性のものと区別できないが，転移をきたすもの．

2．**エナメル上皮癌**（原発型）ameloblastic carcinoma, primary type：全般的にはエナメル上皮腫の組織学的性格を有しているが，細胞学的に異型が強く悪性の特徴を示すもの（転移の有無は問題としない）．

3．**エナメル上皮癌**（続発型，骨内性）ameloblastic carcinoma, secondary type, intraosseous：既存のエナメル上皮（骨内型）からエナメル上皮癌が発生したもの．

4．**エナメル上皮癌**（続発型，周辺性）ameloblastic carcinoma, secondary type, peripheral：既存のエナメル上皮（周辺型）からエナメル上皮癌が発生したもの．

原発性骨内扁平上皮癌 primary intraosseous squamous cell carcinoma
被覆粘膜上皮と関係がなく，顎骨内に原発する扁平上皮癌があり，歯原性上皮が扁平上皮化生し癌化にいたったものと考えられている．扁平上皮癌が小型の胞巣を形成している歯原性上皮胞巣から直接由来し顎骨内に充実性増殖を示すものと角化嚢胞性歯原性腫瘍や歯根嚢胞の裏装重層扁平上皮が癌化したものとがある．

骨形成性線維腫 ossifying fibroma
30〜40代の下顎骨小臼歯部から臼歯部に好発する．X線的に境界明瞭な石灰化物を含む透過像を呈する．組織学的に骨やセメント質に類似した種々の量の石灰化物を含む線維芽細胞の腫瘍性増殖を主体とし，周囲との境界は明瞭で時に被膜を有する腫瘍である．過去にセメント質形成線維腫，セメント質骨形成性線維腫と呼ばれていた病変もこの中に含める．

線維性異形成症 fibrous dysplasia
10〜20代の若年者の上顎に好発する．X線的に周囲との明らかな境界のないスリガラス様不透過像を示す．組織学的に細胞成分に富む線維性組織中に梁状の線維骨の形成をみる．

骨性異形成症 osseous dysplasia
歯牙歯根部の顎骨内に発生する骨あるいはセメント質様硬組織の形成を伴う線維性組織の増生を特徴とする．周囲との明らかな境界はみられない．根尖性セメント質異形成症と同義．

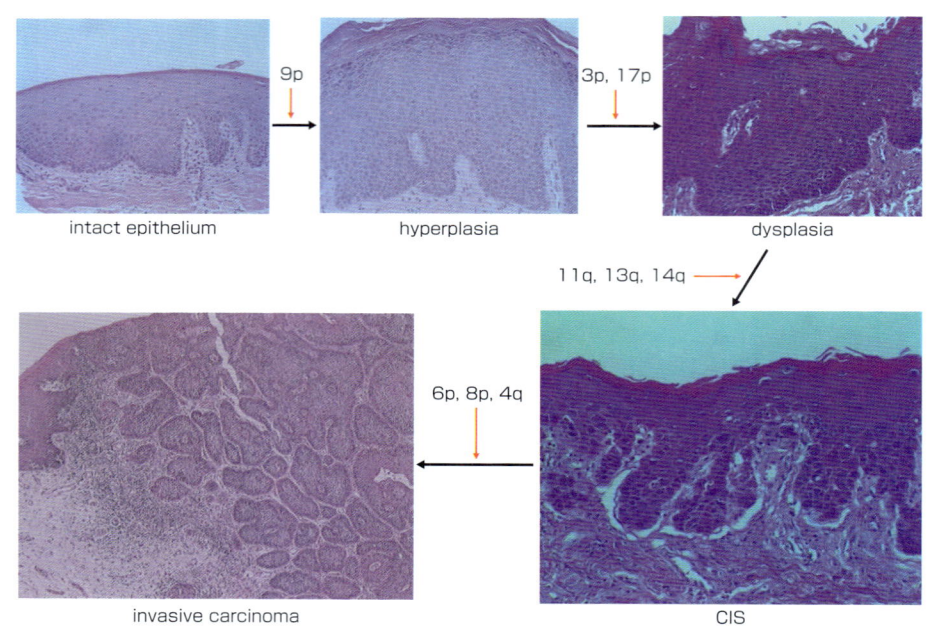

図 4-25 口腔扁平上皮癌の発生・進展モデル

中心性巨細胞病変 central giant cell lesion

多発性の出血巣，多核巨細胞の集団を伴う細胞成分に富んだ線維組織よりなる骨内病変である．顎骨内の出血や炎症に対する修復性肉芽腫性病変と考えられている．

ケルビズム cherubism

小児期に発症し，上下顎の複数部位に多房性嚢胞をみる家族性病変．びまん性あるいは巣状に配列するさまざまな数の多核巨細胞を含む血管に富んだ線維組織よりなる．

脈瘤性骨嚢胞 aneurysmal bone cyst

X線的に単房性，時に多房性の境界明瞭な骨透過像を示し，骨皮質膨隆をきたす疾患である．血液の充満したさまざまな大きさの腔によって特徴づけられる骨内良性病変である．
結合組織中には多核巨細胞，類骨，線維骨を含む線維芽細胞の増生がみられる．

単純性骨嚢胞 simple bone cyst

上皮のない菲薄な結合組織に内面を覆われた骨内嚢胞で，10代の下顎骨体部や正中縫合部に好発する．X線的に単房性透過像として認められる．

上皮性腫瘍

口腔には種々の上皮性，非上皮性腫瘍が発生するが，口腔粘膜を覆う重層扁平上皮に由来する腫瘍が高頻度にみられる．まず，口腔扁平上皮に由来する腫瘍について述べる．口腔粘膜上皮は表面が錯角化を示す重層扁平上皮よりなり，この上皮が過形成，軽度異形成，高度異形成，上皮内癌，浸潤性扁平上皮癌の経過をたどることが形態的に示されてきた．口腔粘膜は肉眼的に直視できることから，粘膜の異常が段階的に確認しやすい．過形成から異形成にいたる口腔粘膜病変は白色を呈し，これらを白板症 leukoplakia と呼び，前癌病変として考えられてきた．

腫瘍が遺伝子の病気であることが明らかになり，複数の遺伝子異常が加わることによって腫瘍が発生することが明らかになった．口腔重層扁平上皮が癌化にいたる過程においてどのような遺伝子異常が生じているかについても検索が行われている（図 4-25）．過形成から軽度異形成には *p16* や 3 番染色体短腕の遺伝子異常，さらに *p53* の異常が加わることにより高度異形成〜上皮内癌が生じ，11 番染色体長腕（cyclin D）や 4p, 6p, 8p, 13q, 14q などの遺伝子座に存在する遺伝子異常が加わり浸潤癌になるモデルが提唱されている．

INK4 ファミリーに属する *p16* は cyclin/CDK インヒビターで，培養細胞株では遺伝子変異が発見されているが，*in vivo* の腫瘍では変異は少なく転写調節領域のメチ

ル化異常により発現が抑制され細胞の悪性化を導くものと考えられている．p53は代表的な癌抑制遺伝子で，多くの腫瘍の50％以上に変異が認められている．口腔扁平上皮癌での検索もあり，報告者によって頻度は異なるが，50～70％の症例でp53遺伝子変異が確認されている．p53は細胞に放射線，紫外線，低酸素状態などのストレスが加わった際にアミノ末端のセリンがリン酸化されることによって安定化し，転写因子として機能する．p53の遺伝子異常/変異のほとんどはp53が転写因子として標的遺伝子の転写調節領域に結合するDNA結合配列にみられ，p53が転写活性化する遺伝子にはKipファミリーに属するp21のような細胞周期阻害遺伝子，DNAの修復に関与するGadd45，BaxやFasのようなアポトーシスを誘導する遺伝子が知られている．変異型p53では，このような細胞の癌化を防ぐ機能が消失するため癌化するというloss of functionに加えて，最近，変異型p53によるより積極的な悪性形質誘導機構（gain of function）のあることが報告されている．このような遺伝子異常が蓄積し，形態的に異型を示す細胞が浸潤増殖を示さず厚みを増さない上皮内全体に分布している状態を咽頭部から食道部では上皮内癌というが，口腔粘膜に生じるものでは表層が角化を示すものが多く，口腔粘膜上皮内癌としての特異性がある．

　重層扁平上皮の良性腫瘍として乳頭腫 squamous papilloma が口腔内にもみられ，その悪性型として疣贅癌 verrucous carcinoma があり，浸潤型の扁平上皮癌に比べて予後がよいことが知られている．

◆臨床的事項：発生する口腔扁平上皮癌は，わが国では全悪性腫瘍の2～4％を占め，中年以降に発生することが多いが，近年，10～20代の若年者に発生した口腔扁平上皮癌を経験することがあり，発症年齢の低下が懸念される．口腔扁平上皮癌を誘発する因子としては喫煙，飲酒，慢性機械的刺激などがある舌側縁部は刺激にさらされやすい部位であることから口腔扁平上皮癌の好発部位の一つであるが，誘因と考えられているものも単独では正常細胞を腫瘍化するにはいたらず，さまざまな因子の複合によって癌化するものと考えられる．舌以外に歯肉，口腔底に発生することも多い．子宮頸癌ではヒトパピローマウイルス human papilloma virus（HPV）がほぼ全例で検出されている．子宮頸部と同様の粘膜上皮で覆われている口腔でも報告者によって頻度は異なるがHPVが検出され，口腔扁平上皮癌発生のリスクファクターとなっている．

鼻咽頭癌 nasopharyngeal carcinoma：地域性のある腫瘍で，EBウイルスの関与が指摘されている．口腔領域にも低分化型癌として発現することがあり，その多くでEBウイルスが証明される．

非上皮性腫瘍

　口腔領域には粘膜上皮下の軟組織を構成する成分や顎骨内にそれぞれ発生母地の異なるさまざまな腫瘍が発生する．口腔腫瘍としての頻度はそれほど高いものではないが，線維芽細胞や筋細胞，血管内皮細胞，末梢神経に由来する良性および悪性腫瘍がある．

　悪性リンパ腫は基本的にはリンパ節の病変であるが，顎顔面領域では，頸部リンパ節やWaldeyer輪のようなリンパ組織に加えて，歯肉などの節外性リンパ腫が発生し，その頻度は決して低いものではない．口腔領域の悪性リンパ腫の中で最も多いのはびまん性大細胞型B細胞性リンパ腫 diffuse large B-cell lymphoma であるが，HTLV-1感染地域以外でもT細胞性リンパ腫が約30％の症例を占めていることが口腔領域節外性リンパ腫の特徴としてあげられる．

6．口腔領域の囊胞

　口腔領域には発生部位や由来を異にするさまざまな囊胞，囊胞性病変がみられる．ここでは便宜的に顎骨部に発生する囊胞と口腔軟組織に発生する囊胞に大別し，さらに顎骨囊胞を歯に由来する囊胞（歯原性囊胞）と，歯に由来しない非歯原性囊胞に分けて述べる．

顎骨に発生する囊胞

●歯原性●

含歯性の囊胞　dentigerous cyst

　10～20代に好発し，上顎犬歯部，下顎智歯部が好発部位である．X線的に歯冠を腔内に向けた埋伏歯を含む透過性病変として認められる（図4-26a）．組織学的に内面を菲薄で基底層が平坦な非角化性重層扁平上皮に覆われ（図4-26b），囊胞内面の上皮と埋伏歯のエナメル質を覆う上皮との移行がみられる．含歯性囊胞は歯杯の上皮組織の中に囊胞化が起こって生じるものと考えられている．

歯根囊胞　radicular cyst

　う蝕，歯髄壊死に続発する囊胞として歯根囊胞があり，根尖性，根側性のものがある．歯牙を抜歯する際に残存した歯根囊胞あるいは歯根肉芽腫から生じた残留囊胞 residual cyst，さらに歯周炎による歯周ポケット形成に伴う歯根側面に生じた歯周囊胞 paradental cyst がある．囊胞壁は歯根膜の上皮遺残（マラッセ残存上皮）に由来する非角化性重層扁平上皮と直下の肉芽組織，外側の線維組織からなっている．

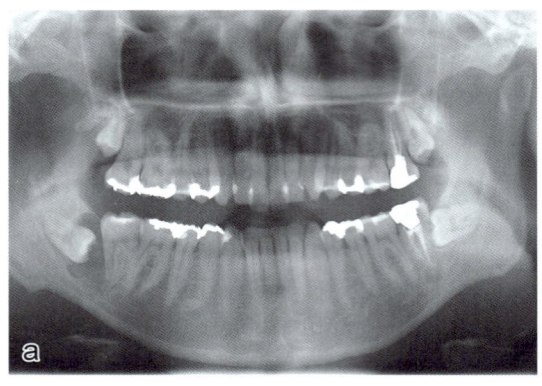

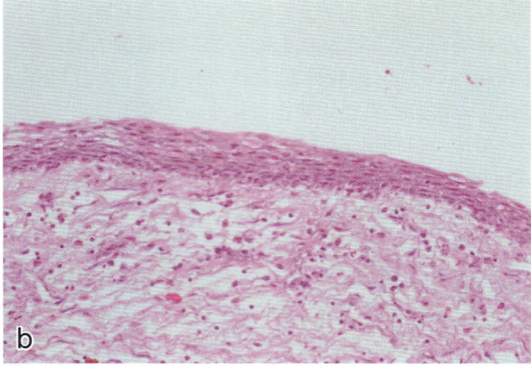

図 4-26 含歯性嚢胞
a．パノラマ X 線像．右下顎臼歯部に埋伏歯を含む X 線透過像が認められる．
b．内面を非角化性重層扁平上皮に覆われている嚢胞組織．上皮は菲薄で平坦な基底層を有している．

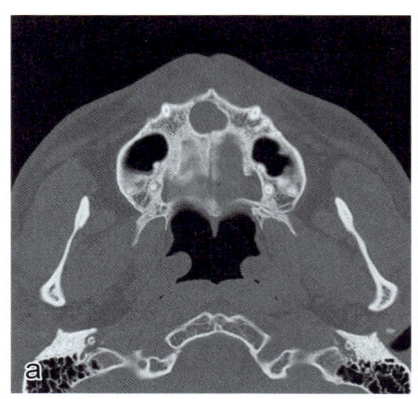

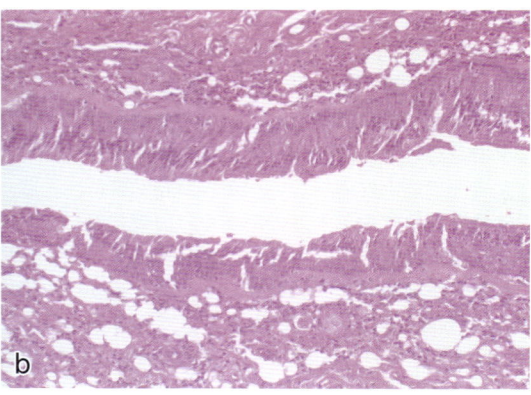

図 4-27 鼻口蓋管嚢胞
a．CT 像．上顎骨正中部に類円形の骨透過像が認められる．
b．嚢胞内面は多列線毛上皮に覆われ，上皮下の嚢胞壁中には神経血管束が認められることが多い．

●非歯原性●

鼻口蓋管嚢胞 nasopalatine duct cyst

鼻口蓋管（切歯管）の上皮遺残から生じる嚢胞である．30～50 代の男性に好発する．X 線的に上顎骨正中部の境界明瞭な円形，卵円形，ハート型透過像として認められ，組織学的に内面を多列線毛円柱上皮や重層扁平上皮に覆われ，嚢胞壁中に大きな血管や神経線維束を認める（図 4-27）．

術後性上顎嚢胞 post-operative maxillary cyst

慢性上顎洞炎の根治手術後に上顎洞から周辺組織にみられる嚢胞で術後 10 年以上経過して発見されることが多い．内面は上顎洞粘膜上皮と同様の多列線毛上皮に覆われていることが多いが，炎症により化生した重層扁平上皮に覆われることもあり，上皮下の嚢胞壁には種々の程度の炎症細胞浸潤が認められる（図 4-28）．

顎骨に発生する非歯原性嚢胞には，このほかに単純性骨嚢胞や脈瘤性嚢胞があるが，これらは口腔領域の腫瘍性病変の項で既述した．

口腔軟組織に発生する嚢胞

類皮嚢胞/類表皮嚢胞 dermoid cyst, epidermoid cyst

10～30 代の口腔底に好発する嚢胞である．内腔に角質を満たし，内面を角化した重層扁平上皮に覆われている．脂腺，毛囊などの皮膚付属器を嚢胞壁にもつものを類皮嚢胞（図 4-29），付属器のみられないものを類表皮嚢胞といい，外胚葉性上皮の迷入により発生すると考えられている．

1. 鼻歯槽嚢胞 nasoalveolar cyst：鼻翼の付け根に近い歯槽突起の上に生じる嚢胞で，30～40 代の女性に多発する傾向がみられる．嚢胞内面は非線毛多列円柱上皮に被

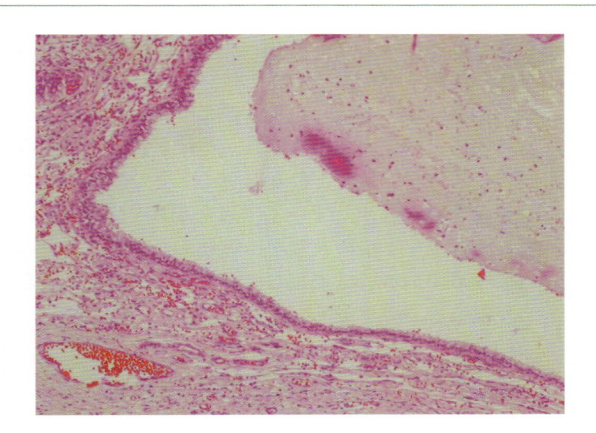

図 4-28 術後性上顎嚢胞
内腔に粘液を含む嚢胞組織．嚢胞内面は上顎洞粘膜と同様の多列線毛上皮に覆われている．

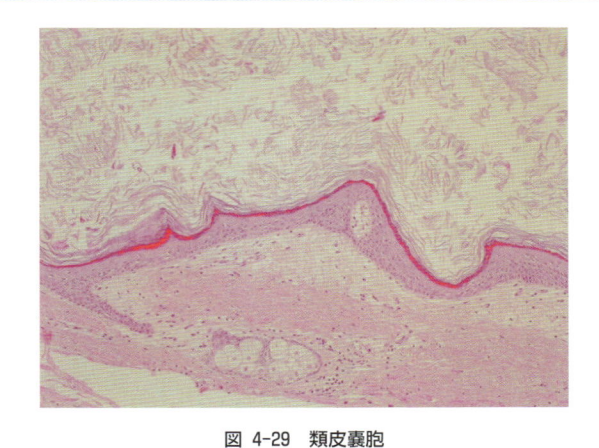

図 4-29 類皮嚢胞
内腔には層状の角質が充満し，内面を角化重層扁平上皮で覆われている嚢胞．上皮下には脂腺が認められる．

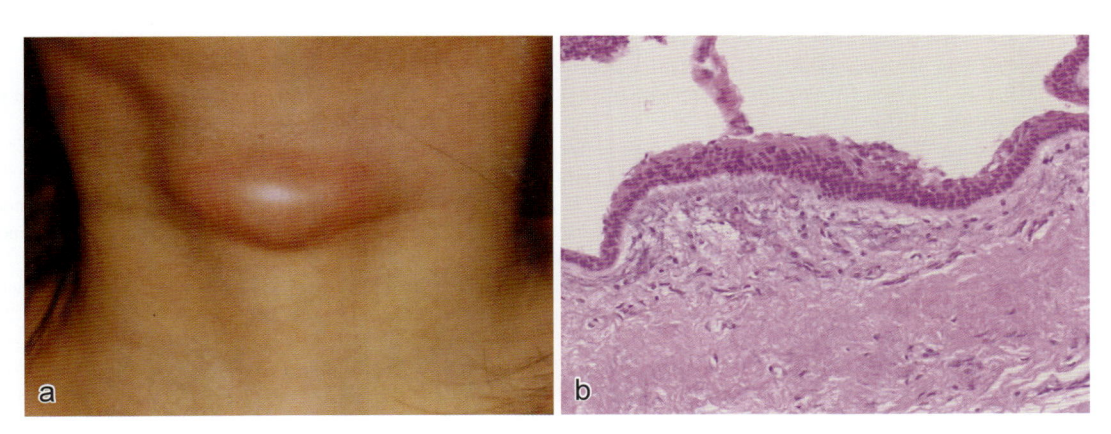

図 4-30 甲状舌管嚢胞
a．頸部正中に比較的限局した腫脹が認められる．
b．内面が多列線毛上皮で覆われている嚢胞．一部に粘液保有細胞も認められる．

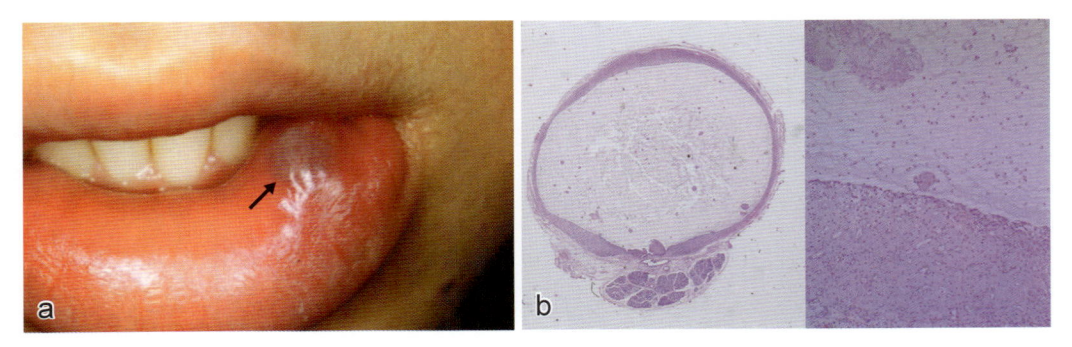

図 4-31 下唇粘液嚢胞
a．青みがかった半透明な色調を呈する隆起性腫瘤．
b．導管の拡張した小唾液腺に隣接して内腔に粘液と少数の遊走細胞を含む嚢胞がみられる．嚢胞内面には肉芽組織が露出している．

覆され，粘液細胞を含むことがある．胎生期の鼻涙管の遺残に由来すると考えられている．

2．鰓囊胞 bronchial cyst：20〜30代の側頸部に好発する囊胞で，胎生期の鰓裂に由来する．内面に菲薄な重層扁平上皮の被覆がみられることが多く，上皮直下に濾胞形成を伴うリンパ装置の増生をみる組織学的特徴がある．

3．甲状舌管囊胞 thyroglossal duct cyst：胎生期の甲状舌管の遺残に由来する囊胞である．オトガイ下部の舌骨周囲にみられることが多い．囊胞内面は粘液保有細胞を含む多列線毛円柱上皮で覆われ，内腔に粘液物質を満たしている（図4-30）．

4．粘液囊胞 mucous cyst：唾液の流出障害により生じる囊胞である．口腔内の小唾液腺，特に下唇に好発する（図4-31a）．内腔に粘液を含み内面に上皮の被覆のみられない肉芽組織が露出している（図4-31b）ものが多いが，時に重層扁平上皮の被覆がみられることがある．隣接する小唾液腺の導管は拡張している．口底部に生じる大きな粘液囊胞をガマ腫 ranula という．

◆参考文献

1) 石川悟郎，秋吉正豊：口腔病理学Ⅰ．改訂2版，永末書店，1989．
2) 石川悟郎，秋吉正豊：口腔病理学Ⅱ．改訂2版，永末書店，1982．
3) 長尾俊孝，向井 清編：頭頸部腫瘍の病理診断．病理と臨床，23（11），文光堂，2005．
4) 下野正基，高田 隆編：新口腔病理学．医歯薬出版，2008．
5) 高木 實監修：口腔病理アトラス．第2版，文光堂，2006．
6) Ten Cate AR：Oral histology：Development, structure and function. 5th ed, Mosby, 1998.
7) Barnes L, Eveson JW, Reichart P, Sidransky D：WHO classification of tumours. Pathology and genetics of head and neck tumours. WHO IARC Press, 2005.
8) Lingen MW：Head and Neck. Pathologic basis of disease. 8th ed, Elsevier Saunders, 2009.
9) Sciubba JJ, Fantasia JE, Kahn LB：Tumors and cysts of the jaw；Atlas of tumor pathology. 3rd ed, AFIP, 2001.
10) Shindoh M, Chiba I, Yasuda M, Saito T, Funaoka K, Kohgo T, Amemiya A, Sawada Y, Fujinaga K：Detection of human papillomavirus DNA sequences in oral squamous cell carcinomas and their relation to p53 and proliferating cell nuclear antigen expression. Cancer Journal, 76：1513-1521, 1995.
11) Kashiwazaki H, Tonoki H, Tada M, Chiba I, Shindoh M, Totsuka Y, Iggo R, Moriuchi T：High frequency of p53 mutations in human oral epithelial dysplasia and primary squamous cell carcinoma detected by yeast functional assay. Oncogene, 15：2667-74, npg, 1997.
12) Shindoh M, Takami T, Arisue M, Yamashita T, Saito T, Kohgo T, Notani K, Totsuka Y, Amemiya A：Comparison between submucosal and nodal non-Hodgkin's lymphoma（NHL）in the oral and maxillofacial region. J Oral Pathol Med, 26：283-289, Wiley-Blackwell, 1997.
13) Haupt S, di Agostino S, Mizrahi I, Alsheich-Bartok O, Voorhoeve M, Demalas A, Blandino G, Haupt Y：Promyelocytic leukemia protein is required for gain of function by mutant p53. Cancer Res, 69：4818-4826, AACR, 2009.
14) Hunter KD, Parkinson EK, Harrison PR：Profiling early head and neck cancer. Nat Rev Cancer, 5：127-135, npg, 2005.
15) Ogi K, Toyota M, Ohe-Toyota M, Tanaka N, Noguchi M, Sonoda T, Kohama G, Tokino T：Aberrant methylation of multiple genes and clinicopathological features in oral squamous cell carcinoma. Clin Cancer Res, 8：3164-3171, AAACR, 2002.
16) zur Hausen H：Papillomaviruses and cancer：from basic studies to clinical application. Nat Rev Cancer, 2：342-50, npg, 2002.

第5章

呼 吸 器

A 肺

1. 気管支・肺の構造と機能

肺の発生

胚の発生はヒト胎児3.2mm（胎生17～24日）前後に内胚葉性の前腸 foregut 腹壁の棒出として気管の原基ができ，その末端が二分して左右の肺原基（原始肺胞管 primary pulmonary tube）となり，さらに延長して7mm（胎生32日）でその末端には左2つ，右3つの肺葉原基が作られる．これは球状の嚢で，さらに2つの嚢胞に分かれ，それぞれが延長しつつ分枝を続け，胎生7か月で一応正常肺に発達する．この時期の肺胞はまだぶどう状の腺様構造（腺状期）をとっているが，次いでその肺胞管 alveolar duct が半嚢状の小胞にくびれ（管状期），本来の肺胞 alveolus になる（肺胞期）．

気管支肺胞系の全体像

気管 trachea から左右に二分した主気管支 main bronchus は肺に入り，葉気管支 lobar bronchus となって各肺葉に相当する．すなわち右肺では上葉気管支，中間気管支幹 trunchus intermedius に分岐，後者はさらに中葉気管支と下葉気管支に分かれて3つの肺葉に各々入る．左肺では上葉気管支，下葉気管支に分かれて2肺葉に各々入る．葉気管支はそれぞれ2～6本の区域気管支 segmental bronchus に分かれ，左9，右11の肺区域 segment となる．肺区域の次の解剖学的単位である小葉 lobule は通常直径2cmで，気管支が分岐をくり返した後の細気管支 bronchiole を単位とし，さらに分かれて終末細気管支 terminal bronchiole となる．終末細気管支は呼吸細気管支 respiratory bronchiole につながって3度分岐する．これより末梢は細葉 acinus と呼ばれ，各小葉に数個から10数個の細葉が存在する（**図5-1**）．

呼吸細気管支は肺胞管 alveolar duct に分かれ，さらに末端は肺胞嚢 alveolar sac となる．呼吸細気管支の一部，肺胞管，肺胞嚢の壁は半球状に膨出して肺胞 alveolus を形成している．

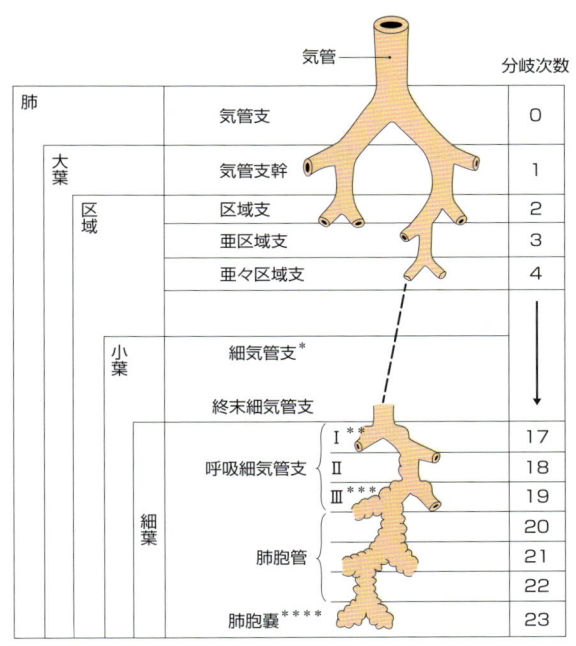

* 軟骨，腺はなくなる
** 壁に肺胞がつくられ立方線毛上皮は全周でなくなる
*** 立方上皮の頻度は少ない
**** 直径0.15～0.35mm

図 5-1 気管支の構造と肺葉

実際の空気の流れは終末細気管支までで（気道），これより末梢は内腔が変わらず空気は止まっている（気腔）．気腔では呼吸ガスの運動は拡散によって行われている．

気管支の構造

気管支の分岐次数は葉気管支（気管支幹）を第1次とし，終末細気管支を第16次とする．気管支壁には軟骨輪，気管支腺をみるが，分岐をくり返して内腔が狭小化するに従って小さくなり，細気管支にいたるとこれらを欠く．一方，平滑筋組織は呼吸細気管支まで，また弾性

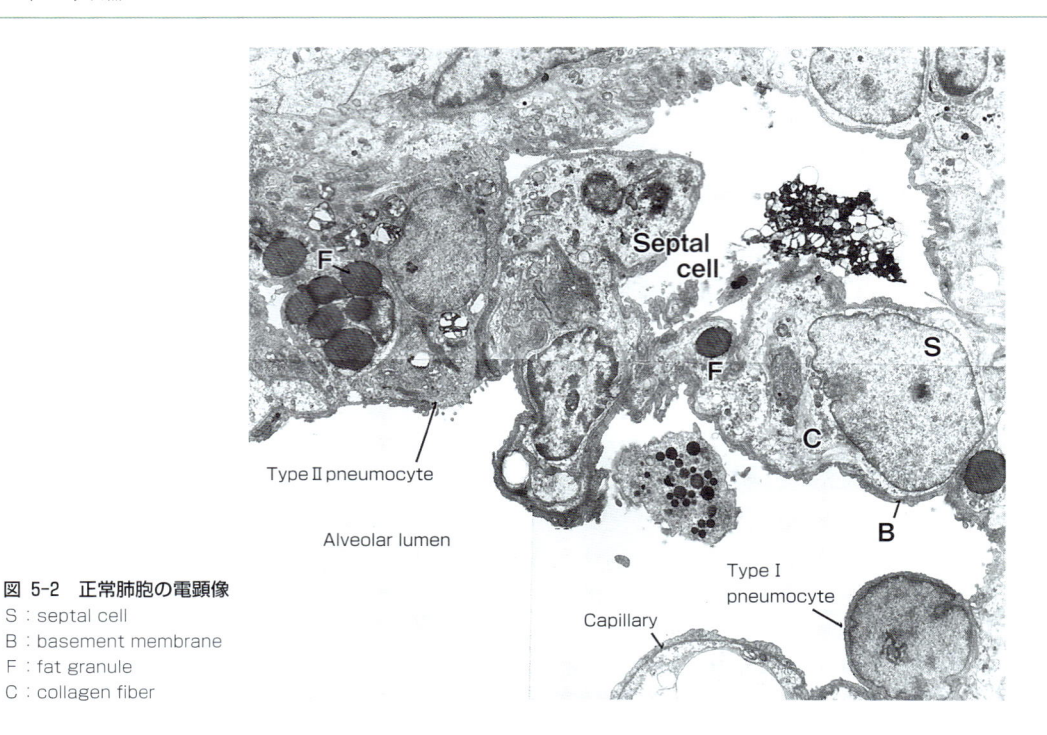

図 5-2 正常肺胞の電顕像
S : septal cell
B : basement membrane
F : fat granule
C : collagen fiber

線維は肺胞まで存在する．

　組織学的には気管支上皮は多列線毛円柱上皮からなる．線毛円柱上皮細胞と上皮下組織との間には基底膜がみられ，基底膜上を這うように小型立方状の基底細胞（予備細胞とも呼ばれる）が単層に配列している．上皮内にはこのほか多量の胞体内粘液をもつ杯細胞，好銀性の神経内分泌顆粒をもつ Kulchitsky 細胞なども散在性に介在し，多列線毛円柱上皮の形態をとる．

　リンパ組織は気管支分岐部に多数分布し，末梢へ行くほど減少する．気道から吸入された炭粉などの塵埃はこのリンパ組織内にほとんど沈着する．

　気管支腺は混合腺で粘液腺と漿液腺とからなっている．粘膜上皮下層から平滑筋層を貫いて気管支周囲組織にも分布しているが，軟骨と同様，細気管支レベルより末梢の気管支には認められなくなる．気管支周囲組織には，肺動脈周囲組織，小葉間間質などに連続する疎性結合組織が取り巻き，気管支動脈，神経，リンパ管，リンパ組織，気管支腺，脂肪組織などが分布している．

肺の構造

　肺の構造単位は小葉で，互いに小葉間隔壁によって境されていることから肉眼観察でも識別できる．小葉にいたる気管支は細気管支で，5〜6回分岐して終末細気管支にいたる．次いで1本の終末細気管支に細葉が連なる．

　終末細気管支は2〜3本の呼吸細気管支に分かれる．呼吸細気管支は，杯細胞を欠く単層の線毛立方上皮に被覆されるが，やがて無線毛立方上皮に移行し，Clara 細胞が介在するようになる．また壁の膨隆によって肺胞が形成される．

　Clara 細胞は呼吸細気管支上皮内に孤在性もしくは2〜3個の集団で分布している．微絨毛をもって上皮遊離縁に突出している．電子顕微鏡では胞体内に層状小体 lamellar body をもち，肺サーファクタントやリポプロテイン，また粘液を産生する．

　肺胞管において被覆上皮は扁平化し，肺胞では光顕観察では上皮として認めにくくなる（**図 5-2**）．肺胞上皮細胞はⅠ型肺胞上皮細胞とⅡ型肺胞上皮細胞に大別される．前者は扁平で薄く伸展された胞体をもちガス交換に働く．後者は大型円形〜多角形で，胞体内には lamellar body をもちサーファクタントを産生する．Ⅱ型肺胞上皮は各種の毒素に抵抗性が強く，Ⅰ型肺胞上皮が傷害を受けた際には残ったⅡ型肺胞上皮細胞が分裂してⅠ型へと分化して修復すると考えられている．また，肺胞上皮面は dipalmitoyl lecithin を主たる成分とする肺サーファクタント（表面活性物質）によって表面張力が下げられ虚脱を免れているが，Ⅱ型肺胞上皮細胞はこのサーファクタントの産生を主として担っている．

肺の血管系とリンパ管系

　肺の血管系は，肺動静脈系（小循環）と気管支動静脈系（大循環）の2つに大別される．肺動静脈系はガス交換に関与する肺に特有の脈管系で，気管支に伴行して肺

に入り，分岐をくり返したのち肺胞壁の呼吸毛細血管網となる．一方，気管支動静脈系は気管支の栄養血管であり，気管支壁，小葉間質，肺胸膜に分布し，毛細血管に分かれたあと気管支静脈に入る．2つの血管系は毛細血管となる前での吻合は豊富であるが機能的には相互に閉鎖している．病的状態ではこの吻合がしばしば著明となり，低酸素血症や肺高血圧症の原因となる．

生理的に肺の大循環では，その毛細血管網の前半部では血圧と血漿浸透圧の差によって水分は血管外に出，後半では逆に水分と電解質が血管内に移動して平衡が保たれる．一方，小循環ではこれらに比較すると常時著しい低圧に保たれているため，常に毛細血管内に水分と電解質が引き込まれて肺胞腔や肺胞壁は乾燥状態が保たれ，加えてサーファクタントに覆われて肺胞壁の張力が保たれている．したがって，病的状態で肺胞壁の毛細血管の内皮細胞傷害や，毛細血管圧の亢進が起こると，うっ血や水腫を生ずる．

リンパ流は，胸膜下約3mmでは胸膜側に向かって流れ，それより肺門側では肺門部に向かって流れる．それぞれ胸膜癌腫症や肺門リンパ節転移の発生を説明する根拠の一つとなる．

肺の機能と病態生理

肺の重要な機能は，血液中の酸素と二酸化炭素とのガス交換，すなわち呼吸であるが，そのほか気管に混入した塵埃，細菌などの異物を喀出する機能をもっている．

呼吸に関して機能的に重要な単位は小葉であり，これには3～5本の終末細気管支が属し，結合組織からなる小葉隔壁により隣の小葉と区別されている．

呼吸が正常に維持されるためには，換気 ventilation，拡散 diffusion，還流 circulation の3つの因子を考える必要がある．まず，外気は胸部および横隔膜の運動により肺内に出入りして換気が行われる．換気を障害する因子として，胸部疾患では胸膜肥厚，胸水貯留，肺弾力性の低下，肺実質の滲出性病変，さらに種々の原因による気道の閉塞および気道抵抗の増大，吸引力の低下などがあげられる．

次に吸入された空気は肺胞に均等に配分され（ガス交換 gas-mixing），肺毛細管血液との間に物理的な拡散によるガス交換が行われる．拡散を障害する因子として膜性因子がある．たとえば肺胞壁や毛細管膜に肥厚があると，ガス交換が障害される結果，肺毛細管内動脈血と肺胞内ガスの間の酸素分圧の差が大きくなる．これを肺胞毛細管ブロック alveolar-capillary block と呼ぶ．さらに気管支動静脈血液の流入，または直接に肺動静脈内に吻合（短絡 shunt）があれば，肺を出る血液にガス交換を経なかった血液が混入する（静脈血混合 venous admixture）．これは生理的にはある程度認められる．

次に換気および拡散が良好でも，肺毛細管の血液が各肺胞に均等十分に還流されなければガス交換率は低下する．肺小動脈の狭窄または閉塞，肺血管腫による短絡，肺気腫や肺線維症，さらに肺虚脱の歳の肺血管床の減少または血流の減弱などで血流配分は障害される．

慢性の広汎な肺疾患があると肺血管床が減少し，あるいは血液の酸素分圧の低下により肺血管が攣縮するので，肺血管抵抗が著しく増大し，肺動脈高血圧症，さらには右室の負荷増加，そして右室不全を招来する．これを慢性肺性心 chronic cor pulmonale と呼ぶ．

2．気管支と肺の発生異常

気管，気管支の発生上は少なく，無形成などの高度の異常は他臓器の発生異常を合併していることが多い．発生異常の種類には，気管憩室 tracheal diverticulum，気管食道瘻 esophagotracheal fistula，先天性気管瘻 congenital fistula，気管膜膜様部の欠損，拡張などがある．発生学的に食道と気管は前腸 foregut から分化してくるが，この分化過程の障害によりこれらの異常が生ずる．組織形成異常として気管壁内甲状腺腫や気管骨軟骨新生症 tracheopathia osteochondroplastica がある．そのほか，部分的欠如および発育不全など分岐障害によるもののほかに胎児性気管支拡張症（先天性囊胞）fetal bronchiectasis がある．

肺の発生異常は，無形成，形成不全，馬蹄肺，副葉（奇静脈葉，多分葉肺），肺分画症などがある．気管支・肺血管系の発生異常として肺動脈無形成，肺動静脈瘻，肺動脈狭窄などがある．

肺分画症 pulmonary sequestration
◆定　義：気管支本幹と交通のない肺組織塊で，大動脈の枝である動脈が栄養血管となり，血流は肺動脈や肺静脈に注ぐことが多い．本来の肺と同じ臓側胸膜に包まれている肺内型 intralobar type と，まったく独自の臓側胸膜をもつ肺外型 extralobar type に区別される．
◆発生機序：肺内型の殆どは炎症後に獲得された病変と考えられている．肺外型は先天的形成異常と考えられる．
◆形　態：肺内型では，反復する感染症や炎症性変化を反映した病理所見を呈する．
◆臨床的事項：若年成人発症が多い肺内型では繰り返す下部気道感染，喀血などの症状を呈する．肺外型は呼吸困難，チアノーゼ，合併奇形（漏斗胸，横隔膜欠損など）などを契機に乳児期までにみつかることが多い．将来，感染症の母地となるため，異常栄養動脈の処理とともに

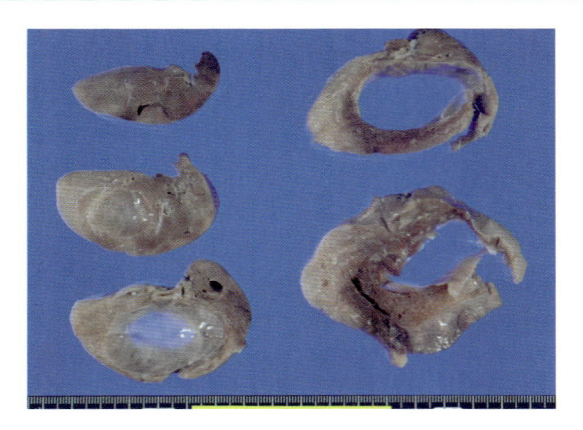

図 5-3 CCAM の肉眼像
肺実質内に壁の薄い囊胞が形成されている．Type 2 に相当する．

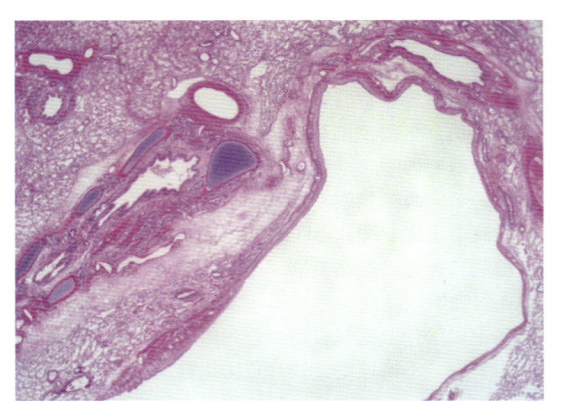

図 5-4 CCAM に見られた囊胞のルーペ像

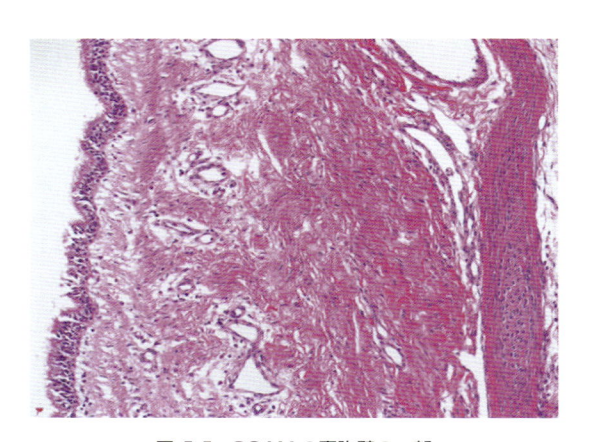

図 5-5 CCAM の囊胞壁の一部
平滑筋の発達が不良で，気管支軟骨様の組織成分も見られるが不完全である．

肺切除が行われる．

肺囊胞

先天性囊胞として先天性囊胞状腺腫様形成異常や気管支囊胞がある．後天性囊胞として成人の肺気腫性囊胞 emphysematous bulla, bleb や，幼児期の感染症による囊胞形成 pneumatocele, 寄生虫性（エキノコッカス症，肺ジストマ症など）の囊胞もあげられるが，ここでは触れない．

先天性囊胞状腺腫様形成異常 congenital cystic adenomatoid malformation（CCAM）

◆定　義：多数の囊胞形成を呈する肺の先天的形成異常である．多少なりとも細気管支に類似した組織成分の増殖性変化がみられる．先天性肺囊胞症 congenital lung cyst, 先天性肺気道形成異常 congenital pulmonary airway malformation（CPAM）と呼ばれることもある．

◆発生機序：不明の点が多いが，区域気管支の先天的狭窄や無形成の結果，遠位の気腔が囊状拡張したものではないかとの考え方がある．

◆形　態：肉眼所見および組織学的所見から 5 型に分類される．組織学的には，線毛円柱上皮や立方状の肺胞上皮で被覆された細気管支様構造，ないし腺様構造が種々の程度に囊状拡張を示しつつ増加している（図 5-3〜5）．

◆臨床的事項：左右差はなく，通常は片側肺の一肺葉のみにみられる．男児にやや多いとされる．出生直後に呼吸困難を呈して発見されるものと，乳幼児期に繰り返す肺炎の原因としてみつかるものがある．最近では胎児超音波診断でみつかることも多い．呼吸障害や繰り返す肺炎などの合併症を回避するために肺葉切除が行われる．

気管支囊胞 bronchogenic cyst

気道の発生の際に気管気管支系の異常な肺芽（肺の元となる組織）から生じると考えられ，2/3 が縦隔内，1/3 が肺実質内に生じる．肺内型では気管支と交通のあることも多い．囊胞は粘稠な粘液を容れ，内壁は線毛円柱上皮，立方上皮にて裏装される．典型的な例では，壁は軟骨や平滑筋，弾性組織，粘液腺を含む気管支組織成分よりなる．

3．気管炎および気管支炎

気管と気管支は喉頭に接続しているため，同時に障害されることも多い．気管は単純な管状構造をとっていることから，複雑な分枝をつくる気管支より病変は軽度である．

気管炎 tracheitis

◆発生機序・臨床的事項：インフルエンザ，ジフテリアなどの感染症によるものが知られる．特異性炎症としては結核が重要であり，肺実質やリンパ節など隣接臓器の病巣から波及し，気管壁に潰瘍や肉芽腫性炎症を生じることがある．慢性気管炎は，急性気管炎が遷延して生ずるものに加え，慢性の物理的，化学的刺激や異物によって生じるものがある．気管切開術に随伴する気管炎や放射線性気管炎などが含まれる．インフルエンザではカタル性喉頭炎に伴ってカタル性気管炎を生じることがある．ジフテリアでは偽膜炎によって気管内腔が狭小化ないし閉塞して窒息にいたることもある．

急性気管支炎および細気管支炎 acutebrachitis and acutebronchiolitis

◆発生機序・臨床的事項：急性カタル性気管支炎では，肉眼的に粘膜の腫脹・充血がみられ，表面は粘液性ないし膿性分泌物で覆われる．組織学的には粘膜の充血や浮腫，好中球浸潤が顕著で，粘膜上皮は脱落したり，周辺では杯細胞の増加や粘液腺の分泌亢進がみられる．重症化すると粘膜の潰瘍形成がみられる．成人では中小の気管支のみが侵されることが多いため比較的経過良好であるが，小児や高齢者，免疫機能の低下した個体ではしばしば細気管支まで侵される（細気管支炎 bronchiolitis）．炎症がさらに肺胞に及べば気管支肺炎 bronchopneumonia となる．

原因としては各種細菌，ウイルス，真菌のほか刺激性ガスなどもあげられる．フィブリン析出の著明な場合は線維素性気管支炎 bronchitis fibrinosa と呼ぶことがある．これが高度のときは気管支内腔に一致した偽膜の鋳型をつくる．線維素性滲出物の吸収が悪いときは器質化して閉塞性気管支炎 bronchiolitis obliterans fibrinosa を生じる．

粘液栓を含んで気道内を樹枝状に閉塞するものとして鋳型気管支炎 plastic bronchitis が知られる．

鋳型気管支炎 plastic bronchitis

鋳型気管支炎は，気道内の鋳型粘液栓により呼吸症状をきたすもので，喘息や先天性心疾患，アレルギー性気管支肺アスペルギルス症などを背景疾患とする場合が多いことから主として小児例が多い．しばしば致死的な転帰をたどる．2型に大別され，Ⅰ型鋳型気管支炎（cellular）は気管支病変に由来する好酸球などの炎症細胞浸潤を主体とした粘液栓によるもの，Ⅱ型鋳型気管支炎（acellular）は心臓手術後のリンパ流のうっ滞によって気管支内の粘液産生が増加し，粘液栓が形成されるもの

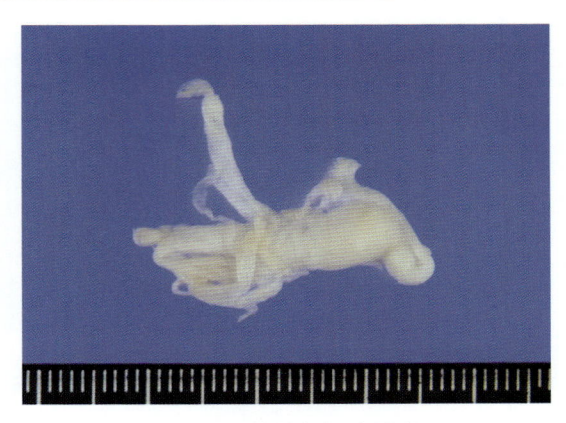

図 5-6 鋳型気管支炎の肉眼所見
Fallot 四徴症術後の患者から喀出された検体で，粘液栓が気管支分枝を鋳型として硬化したものと考えられる．

をいう（図5-6）．

気管支拡張症 bronchiectasis

◆定　義：一連の気管支の系統的非可逆的拡張を生じた疾患群を気管支拡張症と総称する．

◆発生機序：発生要因から下記のように分類することができる．

1．先天性または遺伝性要因によるもの：
囊胞性線維症，原発性線毛機能不全症，肺内型肺分画症，免疫不全など．気道内の分泌物のクリアランス機能の低下や，易感染性によって呼吸器感染症や気管支閉塞の危険因子となっていると理解される．

1）囊胞性線維症 cystic fibrosis　欧米人では最も頻度の高い致死的な常染色体劣性遺伝病とされる（米国では出生2,500人に対して1人の割合といわれる）がアジア人ではまれな疾患であり，わが国ではこれまでの確定診断例は約30人程度と推定されている．細胞膜上のCl^-チャネル関連蛋白質である cystic fibrosis transmembrane conductance regulator（CFTR）が，第7染色体長腕（7q31.2）に座する責任遺伝子（CFTR 遺伝子）の突然変異により機能不全を生じることが原因となっている．発症につながる CFTR 遺伝子の突然変異パターンは現在までに800以上知られている．この CFTR 機能不全の結果，刺激によって正常上皮細胞では開かれるはずのCl^-チャネルが開かれず，Na^+，Cl^-，H_2O の流出が起こらないことから，呼吸器系，消化器系をはじめとする全身諸臓器において上皮細胞の分泌粘液は異常に粘稠となり，しばしば閉塞の原因となる．発症年齢はさまざまであるが，多くは小児期までに発症する．

2）原発性線毛機能不全症 primary ciliary dyskinesia（immotile cilia 症候群）　先天的に線毛の超微構造など

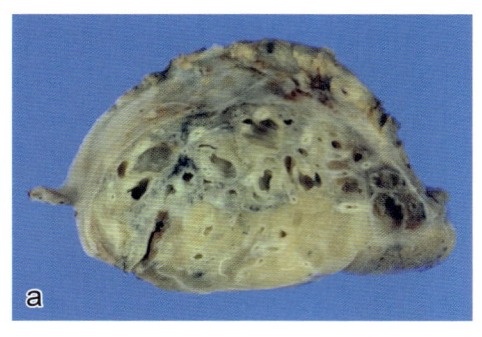

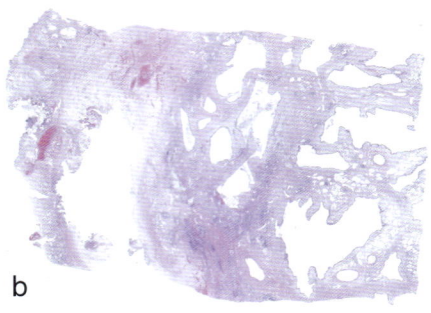

図 5-7 気管支拡張症
a．肉眼像．小囊状に拡張した気管支が集簇している．
b．組織ルーペ像．気管支が大小の囊状拡張を示し，間の肺胞は虚脱している．

に異常があり，線毛運動が障害されることによって，慢性副鼻腔炎など反復する上気道感染，中耳炎，男性不妊，子宮外妊娠などを生じる．常染色体劣性遺伝性疾患．約半数の患者では内臓逆位を随伴しており，慢性副鼻腔炎・気管支拡張症・内臓逆位を3主徴とする，Kartagener症候群と呼ばれる．電子顕微鏡では，線毛の運動にかかわるダイニン腕 dynein arm の欠損，短縮や，spoke の欠損，微小管の位置異常などの形態異常が示される（**図5-1**）．
2．呼吸器感染症に続発するもの：細菌（結核菌，黄色ブドウ球菌，インフルエンザ菌，緑膿菌など），ウイルス（アデノウイルス，インフルエンザウイルス，HIVなど），真菌（アスペルギルスなど）による肺炎後などに発生する．
3．気管支閉塞に続発するもの：腫瘍，異物，粘液栓など．通常，気管支閉塞が生じた肺区域に限局して発生する．
4．その他の要因によるもの：リウマチ，SLE，炎症性腸疾患，臓器移植後（肺の慢性拒絶，または骨髄移植後のGVHDなどに伴って発生する．
◆形　態：気管支の拡張病変は一般に中葉下葉に目立ち，末梢に行くほど程度が強い（**図5-7**）．およそ半数の症例では両側性にみられる．ただし，局所の閉塞機転が成因となっている場合は，単一の肺区域のみに限局する気管支拡張として認められる．肉眼所見では，割面上で気管支や細気管支がしばしば胸膜直下まで認められ，また粘性膿性分泌物を容れた囊胞としてみられることも多い．拡張気管支の形態によって，筒状型 cylindrical type と囊状型 saccular (cystic) type に分類できる．組織学的には，拡張した気管支壁に粘膜上皮の過形成，壁周囲の線維性肉芽形成，顕著なリンパ濾胞形成を伴うリンパ球浸潤がしばしばみられ，壁肥厚が著明に認められる．

4．肺の空気含有量の異常
拡張不全症（無気肺，虚脱）
　無気肺とは肺胞内の空気が欠如して，肺胞壁が相互に接触した状態をいう．肺の虚脱 collapse も同様であるが，いったん開いた肺胞がなんらかの機序で再び閉じた状態をいう．

胎児性無気肺 atelectasis fetalis
◆定　義：出生に伴う肺胞への空気吸入が行われず無気肺のままとなるもの．
◆発生機序：死産児や脳外傷などによる呼吸中枢障害のある児でみられる．また未熟児や肺胞内出血，胎児性肺炎などでみられる場合は肺胞表面活性物質サーファクタントの分泌欠如によると考えられる．
◆形　態：肺は小さく，暗赤色〜青赤色で，水中で沈下する．肺胞隔壁は蛇行接着し，肺胞腔が欠如しているか羊水を含み，含気を欠く．間質に拡張充血した毛細血管がみられる．また肺胞上皮が扁平化せず立方型に留まっている部分がみられる．

新生児呼吸窮迫症候群
　　infantile respiratory distress syndrome (IRDS)
◆定　義：肺形成が未熟なためにサーファクタントが不足し，生後数時間で低酸素血症と換気不全をきたすもの．
◆発生機序：肺の未熟性に起因するサーファクタントの不足，線溶機構の機能低下，血管透過性亢進，低肺換気によるアシドーシスなどの要因が考えられている．妊娠34週以前の出生では，サーファクタントの産生が不十分である．また糖尿病合併妊娠においては，胎児における過剰なインスリンがII型肺胞上皮細胞の成熟を抑制して，サーファクタント産生を含め肺の成熟が遅れることが原因と考えられる．

◆形　態：肺胞の虚脱と顕著な硝子膜 hyaline membrane 形成を示す．肺は肉眼的に無気肺状で硬く，肝様に暗赤色で水中に沈下する．組織学的には肺胞は拡張不全で，肺胞道，呼吸細気管支は代償性に拡張し，その内面を特徴的な淡好酸性均質な硝子膜が覆っている（硝子膜症 hyaline membrane disease（HMD）と呼ばれる）．硝子膜は PAS 染色陽性で，フィブリンやフィブリノーゲンに由来する．低酸素による肺血管透過性亢進に伴って生じる滲出物と，剥離肺胞上皮などの細胞成分によってつくられると考えられている．硝子膜形成は換気障害の主たる原因というよりは，無気肺と低酸素血症の結果生じているものと考えられる．

◆臨床的事項：新生児死亡の大きな要因として重視されている．出生後数時間の新生児に急速に進行するチアノーゼ，呼吸困難などが現れ，数日で死亡する．通常，死産児よりも未熟新生児に多くみられ，特に帝王切開新生児や糖尿病，羊水過多，妊娠中毒症に罹患している母からの出生児に多い．人工呼吸器や酸素による治療後，未熟な肺胞や気管支の組織の障害による分泌物などが原因でさらに無気肺が生じ，肺の正常な発育が損なわれる慢性肺疾患は気管支肺形成異常 bronchopulmonary dysplasia と呼ばれる．

ウィルソン・ミキティ症候群
Wilson-Mikity syndrome

◆定　義：胎生 30 週程度の，未成熟な肺をもつ極低出生体重児に生後 2〜3 週で生じる慢性呼吸障害で，1960 年，Wilson と Mikity により 5 例が報告された．気管支肺形成異常と合わせて新生児慢性肺疾患と呼ばれている．

◆発生機序：明らかにされていないが，しばしば血中 IgM 値の上昇がみられることから子宮内感染との関係が疑われている．

◆形　態：肺は過膨脹と拡張不全（無気肺）とが混在する．嚢胞が多発していることもある．組織学的には肺胞隔壁の線維性肥厚，単核細胞浸潤，ときに出血がみられる．

◆臨床的事項：生後 2〜3 週より呼吸障害が発現・進行し，1/4 は急性期に死亡する．

後天性無気肺

いったん広がった肺胞がなんらかの原因で再び閉じるもので，虚脱 collapse と同義である．無気肺は原因が除かれれば回復するが，長く続くと肺胞上皮の変性脱落が生じ，肺胞中隔は互いに癒合し，硬化する（虚脱硬化 collapse induration）．

圧迫性無気肺 compression atelectasis

◆定　義：なんらかの原因による肺実質への圧迫があり，肺胞内空気が圧出される一方で吸気が不十分であるために起こる無気肺．

◆発生機序：胸腔，心囊内への多量の液体（胸水，心嚢水，膿胸，出血など）や空気の貯留（気胸），胸腔内腫瘍，胸郭の変形，大量腹水による横隔膜の挙上などが原因となる．

◆形　態：肺は退縮して柔軟となり，暗赤色を呈し乾燥する．縦隔は対側に偏位する．

閉塞性無気肺/吸収無気肺
obstructive atelectasis/resorption atelectasis

◆定　義：なんらかの原因で気管支が閉塞することにより，末梢部の含気不良が生じたもの．

◆発生機序：閉塞した気管支より末梢の肺胞内空気が徐々に吸収される一方で，新たな吸気による膨張がないことから局所的無気肺となる．気管支の閉塞原因としては，気管支喘息や気管支炎，気管支拡張症，手術後状態など気管支内分泌物が過剰にみられるような場合，また気管内異物や腫瘍，リンパ節腫脹などがあげられる．

◆形　態：無気肺部は表面から陥凹し，うっ血によって暗赤色を呈する．周辺部には代償性に肺気腫像も認められることがある．

拘束性無気肺 contraction atelectasis

◆定　義：肺や胸膜の線維化などの硬化性変化により，肺の一部または全体が拡張不全に陥っている状態をいう．

閉塞性肺疾患
慢性閉塞性肺疾患
chronic obstructive pulmonary disease（COPD）

◆定　義：以前肺気腫と呼ばれていた疾患と慢性気管支炎と呼ばれていた疾患は，双方とも喫煙が関係し，通常，種々の割合で両者が合併することから一つの疾患概念として統合され，慢性閉塞性肺疾患（COPD）と総称されるようになった．すなわち COPD とは，タバコ煙を主とする有害物質を長期に吸入することで生じる，不可逆的かつ進行性の気流閉塞を指す．気流閉塞は末梢気道病変と気腫性病変がさまざまな割合で複合的に作用することにより起こる．病変の主座により，主に肺胞の破壊が進行する気腫優位型（肺気腫）と，主に中枢気道に炎症を起こす気道病変優位型（慢性気管支炎）に分類されるが，これらが種々の割合で混在する．

◆発生機序：COPD の最大の原因は喫煙であり，COPD

患者の90％は喫煙者とみられる．喫煙者の肺には呼吸細気管支領域に炎症がみられるが，COPDはこうした末梢気道の炎症性病変を初発として，炎症の慢性化とともに周囲に広がりを示したものと考えられる．すなわち末梢側に炎症が進展した場合，肺胞の破壊など気腫化（肺気腫）が起こり，中枢側に進展すると気管支粘液腺の肥大や気道上皮の浮腫，気道平滑筋の肥厚，気道分泌液の貯留，などのいわゆる気道病変（慢性気管支炎）が起こる．喫煙以外の原因として，室内燃料などによる室内空気汚染，大気汚染，化学物質や粉塵の吸入，遺伝によるもの（α_1-アンチトリプシン欠損症），小児期の肺炎・気管支炎などがあげられる．加齢による呼吸機能低下も重要な要因である．

◆形　態：ここでは理解を助ける目的で，従来の肺気腫と慢性気管支炎それぞれに分けて解説する．

1．肺気腫 emphysema：終末細気管支から末梢，すなわち細葉領域の肺胞壁の破壊を伴う不可逆的な異常拡張がみられる．明らかな線維化を伴うものを除く．

　1）汎小葉性肺気腫 panlobular emphysema　肺胞道，肺胞嚢の破壊・拡大による微小嚢胞が小葉ないし細葉全体に瀰漫性に分布する．肺全体に広がる瀰漫型と，1つ以上の肺区域に限局する限局型に分ける場合がある．

　2）小葉中心性肺気腫 centrilobular emphysema　呼吸細気管支の破壊拡張により，小葉中心部の粗大嚢胞形成を特徴とする．小葉辺縁の肺組織は拡張を示さずほぼ正常に近い．上葉や下葉背側などの換気不良な領域にみられやすい．呼吸細気管支の閉塞や周囲の単核球浸潤，筋層の線維化などを認める．男性に多く，30代から漸増する．

　3）傍隔壁性肺気腫 paraseptal emphysema　陳旧性肺結核症，塵肺症，肺線維症などに合併し，瘢痕や塵埃沈着を中心として胸膜近くにみられる．呼吸機能にはほとんど影響しない．

　4）ブラ giant bullous emphysema　胸膜に接して巨大な嚢胞をつくる．細気管支壁の慢性炎症や線維化に伴って終末細気管支が嚢状に拡張したもの．多くは肺尖部にみられるが，ほとんど臨床症状を欠く．

2．慢性気管支炎 chronic bronchitis：気管支粘膜が暗赤色に肥厚し，内腔に粘液や膿性粘液を容れている肥厚型と，粘膜が貧血性で薄い萎縮型とがある．

　1）肥厚型　気管支粘膜の線毛上皮細胞の減少，杯細胞の増加がみられる．また，扁平上皮化生や多層化，基底膜の肥厚，筋線維，腺組織の肥大がみられる．腺肥大は主に粘液腺が増加し漿液腺は減少する．そのため排出困難な粘稠分泌物が貯留し，細菌感染を起こしやすくなる．通常は軽度のリンパ球，形質細胞の浸潤がみられるが，感染が加われば好中球浸潤を伴い化膿性となる．この炎症が反復したり長期にわたると腺組織，平滑筋が萎縮傾向を示し，間質に線維化や弾性線維の増加，変性がみられるようになる．これを移行型とする．さらに粘膜の潰瘍，肉芽組織化を伴って気管支壁の線維化から気管支拡張症，細小気管支壁の線維化から肺気腫へと進展することがある．

　2）萎縮型　気管支壁の腺，筋組織の萎縮，変性があるが，細胞反応は軽度で気管支拡張症となりやすい．慢性気管支炎の持続や老化現象による場合も萎縮型をとる．

◆臨床的事項：徐々に生じる体動時の呼吸困難や慢性の咳，痰を特徴とする．病変が長く続く場合は，気管支は拡張または狭窄し種々の程度の線維化が起こる．このため細気管支が破壊されて粘液による閉塞性変化も加わり，肺気腫を招く．肺の血管系も破壊吻合，圧迫が起こって肺動静脈系の循環障害（肺高血圧）から右心負荷をきたし，右心不全に進み予後不良となる．

びまん性汎細気管支炎 diffuse panbronchiolitis

◆定　義：両肺びまん性に分布する呼吸細気管支領域の慢性炎症により，呼吸機能障害をきたす疾患である．

◆発生機序：詳細な発症機序は不明であるが，高率に慢性副鼻腔炎を合併または既往にもち，家族発生頻度も高いことなどから，気道の免疫防御機構に関与する遺伝的要因がかかわっている可能性が示唆されている．東アジアに好発することや，特にモンゴロイドに保有率が高いHLA-B54との相関が示され，人種特異性の強い疾患と考えられる．

◆形　態：病理組織学的には，呼吸細気管支を中心とする細気管支および細気管支周囲炎の像をとる．リンパ球，形質細胞などの炎症細胞浸潤と泡沫細胞の集簇，リンパ濾胞形成がみられる．炎症性病巣による呼吸細気管支の閉塞をきたし，進行すると気管支拡張を示す．

◆臨床的事項：男女差はほとんどなく，発病年齢は若年者から高齢者まで各年代層にわたるが，40〜50代をピークとする．主症状としては慢性の咳，痰，労作時息切れが多い．慢性気道感染の進行による呼吸不全のため不良の転帰をとることが多かったが，近年エリスロマイシン療法などによって予後改善がみられている．

気管支喘息 bronchial asthma

◆定　義：喘鳴を伴う発作性呼吸困難で呼気障害を特徴とし，過剰な気管支平滑筋収縮を引き起こす気道過敏性の状態を伴う呼吸器疾患である．

◆発生機序：再発性の気道過敏性と慢性炎症といった病態生理に統合されると考えられている．慢性気道炎症に

表 5-1 拘束性肺疾患の主な特徴

特徴＼疾患名	通常型間質性肺炎（UIP）	非特異性間質性肺炎（NSIP）	特発性器質化肺炎（COP）	剥離性間質性肺炎（DIP）	びまん性肺胞傷害（DAD）
分布	斑状，不均質，胸膜下・小葉辺縁	びまん性，均質	小葉中心性	びまん性，均質	びまん性，均質
時相	多様	均質	均質	均質	均質
胞隔の炎症	軽度，斑状	びまん性，多彩	軽度	軽度	なし
線維芽細胞巣	多数	まれ	なし	なし	びまん性，間質
肺胞内マクロファージ集積	巣状	巣状	なし	びまん性高度	なし
肺胞腔内線維化	まれ	しばしば	多数	なし	しばしば
顕微鏡的蜂巣肺（肺胞虚脱）	高頻度	通常なし（一部に認める）	なし	まれ	なし
硝子膜	なし	なし	なし	なし	高頻度

よって気道過敏症となり，増悪因子により気道狭窄が起こり喘息症状を呈す．

◆形　態：組織学的には，気管支腔の狭窄と粘液栓充満，線毛円柱上皮の杯細胞化，粘膜上皮基底膜の硝子化肥厚，好酸球や肥満細胞，リンパ球浸潤，気管支平滑筋の肥大，気管支腺の肥大や分泌亢進像などがみられる．気管支動脈の壁肥厚や蛇行，自律神経節細胞の腫大，神経線維の蛇行なども指摘される．喀痰には，好酸球とこれに由来する蛋白質の Charcot-Leyden 結晶，また Curschmann らせん体が出現する．

◆臨床的事項：特徴的な症状として，発作性の呼吸困難，喘鳴，夜間や早朝に出現しやすい咳などがあげられる．自然に，または気管支拡張剤などの治療により急速に症状が緩和される．なお，気管支喘息も閉塞性肺疾患の一つであるが，COPD とは異なる病態として区別されている．しばしば混同されているが，アレルギーを主病因とすること，通常は可逆的であること，好発年齢が若い，などの点で COPD と異なる．COPD と喘息が合併する場合も知られている．

拘束性肺疾患

肺の拡張不全，容量減少による肺活量の低下に起因して呼吸機能障害をきたす疾患を，閉塞性肺疾患と対比させて拘束性肺疾患 restrictive lung disease と呼ぶ．特発性間質性肺炎はその代表であり，ほかに過敏性肺臓炎やサルコイドーシスなどの肉芽腫性肺疾患，塵肺症，胸膜肥厚や石灰化など種々の疾患が含まれる．ここでは特発性間質性肺炎（肺線維症を含む）について記載する．そのほか，主な拘束性肺疾患の特徴を表 5-1 にまとめた．

特発性間質性肺炎
idiopathic interstitial pneumonia（IIP）

◆定　義：胸部放射線画像上両側びまん性の陰影を認める疾患のうち，肺の間質（狭義では肺胞隔壁，広義では小葉間間質，胸膜近傍などを含む）を炎症の場とする疾患である．その病理像は多彩で，職業性や薬剤など原因の明らかなものや膠原病随伴性に起こる場合と，原因が特定できない場合がある．特発性間質性肺炎は原因を特定しえない間質性肺炎の総称であり，下記 7 疾患に分類される．

① 特発性肺線維症 idiopathic pulmonary fibrosis（IPF）
② 非特異性間質性肺炎 nonspecific interstitial pneumonia（NSIP）
③ 特発性器質化肺炎 cryptogenic organizing pneumonia（COP）
④ 呼吸細気管支炎関連性間質性肺疾患 respiratory bronchiolitis-associated interstitial lung disease（RB-ILD）
⑤ 剥離性間質性肺炎 desquamative interstitial pneumonia（DIP）
⑥ リンパ球性間質性肺炎 lymphocytic interstitial pneumonia（LIP）
⑦ 急性間質性肺炎 acute interstitial pneumonia（AIP）

◆発生機序：原因は不明である．種々の遺伝的因子，環境因子が発症に関与するものと推定される．喫煙は直接の原因とは認定されていないが，重要な危険因子であり，特に特発性肺線維症には喫煙者が多い．また呼吸細気管支炎関連性間質性肺疾患（RB-ILD）と剥離性間質性肺炎（DIP）は喫煙関連疾患と位置づけられている．

◆形　態：IPF/UIP の組織所見は，次の 3 つがあげられる．

① 小葉間隔壁および胸膜直下組織を中心としたさまざまな段階の線維化病変
② 線維化病変に分布する線維芽細胞巣 fibroblastic foci

③ 線維化が亢進した胸膜下組織の蜂巣病変

また，除外すべき所見としては，次の5つがある．
(1) 他の間質性肺疾患（例：サルコイドーシス，あるいは Langelhans 細胞組織球症）の活動性病変を欠く
(2) 著明な間質性慢性炎症を欠く
(3) 肉芽腫病変は不明瞭あるいは欠く
(4) 無機性粉塵蓄積（例：石綿小体）を欠く，ただし炭素色素を除く
(5) 著明な好酸球増多を欠く

◆臨床的事項：乾性咳嗽や労作時呼吸困難が主症状であるが，一般に発症は緩徐で，無症状の場合もある．捻髪音 fine crackles が聴取でき，ばち状指が認められる．進行すればチアノーゼ，肺性心，末梢性浮腫などがみられる．男性に多く，発症は50歳以降のことが多い．

肺胞蛋白症 pulmonary alvedar proteinosis

◆定　義：サーファクタントの生成または分解過程に障害があり，末梢気腔（肺胞腔内および終末気管支）にサーファクタント由来物質の異常貯留をきたし，呼吸困難を生じるまれな肺疾患の総称である．① 先天性，② 自己免疫性（特発性），③ 続発性，④ 未分類に分けられ，② が成人発症例の90％を占める．

◆発生機序：肺胞内マクロファージは，Ⅱ型肺胞上皮細胞から放出される GM-CSF により終末分化を遂げて成熟するが，自己免疫性（特発性）肺胞蛋白症の肺においては肺胞内に抗 GM-CSF 自己抗体が豊富に存在し，GM-CSF が中和されるために肺胞マクロファージの終末分化は起こらず，成熟した肺胞マクロファージの本来の機能であるサーファクタント代謝が低下する．

　この肺胞マクロファージはサーファクタントを蓄積するが分解できずに肥大し，やがて破裂する．その結果，肺胞内には分解されないサーファクタントや細胞断片が蓄積，充満する．

◆形　態：肺は腫大して重量も増しており，割面からは粘稠な分泌物が圧出される．組織学的に肺構造は正常に保たれているが，肺胞腔内に HE 染色で好酸性に染まる均質な物質が充満し，コレステリン裂隙や肺胞マクロファージを伴っている．この物質は PAS 染色陽性で，免疫組織化学染色でサーファクタントアポ蛋白が証明される．リンパ球浸潤などの炎症細胞浸潤はあっても軽度のことが多い．

◆臨床的事項：自己免疫性肺胞蛋白症は好発年齢50代で，男女比 2.1：1 とされる．職業性粉塵吸入歴のある症例が4分の1を占め，血清中に抗 GM-CSF 自己抗体が証明される．症状として労作時呼吸困難，咳嗽，痰などが現れるが，画像所見に比べて症状・理学所見が乏しく，約30％は無症状に経過する．予後は比較的良好であるが，まれに呼吸不全が進行し死亡する．続発性肺胞蛋白症は，血液疾患（特に MDS），呼吸器感染症，自己免疫疾患などを基礎疾患とし，抗 GM-CSF 自己抗体は陰性である．

肺胞微石症 pulmonary alveolar microlithiasis

◆定　義：全肺にわたり肺胞内にカルシウム塩（リン酸カルシウム塩，炭酸カルシウム塩）が微小結石となってびまん性に多数蓄積するまれな疾患である．

◆発生機序：Ⅱ型肺胞上皮細胞に特異的に発現するリン運搬蛋白をコードする遺伝子 SLC34A2 の変異がホモ接合となる場合に発症するとされる．常染色体劣性遺伝疾患である．

◆形　態：肺は軟骨様に硬化し，容積・重量を増す．胸膜下に小嚢胞が多発することもある．組織学的には，肺胞内に層状構造を示す径 400 μm 程度の微小結石が形成されている．周囲には異物巨細胞が多数出現し，肺胞隔壁の線維性肥厚と慢性炎症細胞浸潤がみられる．

◆臨床的事項：小児から30〜40歳で拘束性換気障害による咳嗽や呼吸苦などの症状が出現するが，初期は無症状で健康診断により発見されることも多い．病初期に気胸を生じることもある．画像診断上，両側肺びまん性で中下肺野優位の微小石灰化やすりガラス状陰影を呈し，肺底部は特に濃度が高い．呼吸不全は進行性で，肺動脈硬化や肺性心を合併し，死にいたる．

5．肺の循環障害

充　血

　肺の充血は炎症の初期に最も多くみられるが，寒冷または高温の空気あるいは刺激性ガスの吸入時，あるいは気圧の急激な変動，さらに胸腔浸出物の急激な排除などの際にも現れる．

うっ血

◆発症機序：毛細血管圧の亢進や，肺胞壁などの微小血管内皮傷害が原因となる．前者の原因としては心機能低下が最も多い．ことに心弁膜症特に僧帽弁狭窄症に典型的なものをみる．後者では，感染症，高濃度酸素などのガス吸入，誤飲，薬剤や化学薬品，外傷などのショック，放射線照射，輸血などが原因としてあげられる．微小血管の内皮細胞傷害により肺胞間質に，さらに重篤になると肺胞内に滲出物が漏出する．

◆形　態：肉眼的に，うっ血肺は暗赤色調で血液に富み，重量が増す．慢性例では褐色を帯び，硬くなる（褐色硬結 brown induration）．初期には特に肺底部に強くみら

れる．組織学的には，肺静脈の強い怒張および肺胞中隔毛細血管の拡張が著明で，迂曲して肺胞内に隆起する．この状態が続くと毛細血管透過性の亢進によって，肺胞中に漿液，赤血球の滲出が起こり，肺胞内にしばしば充満する淡桃色の滲出物が観察される（うっ血性肺水腫 congestive pulmonary edema，図5-8）．滲出した赤血球は崩壊し，あるいはマクロファージに貪食されてヘモジデリンとなり，褐色の顆粒状となる．このような細胞は肺胞内に遊離して存在し，痰として喀出される．心弁膜症に特に多く認められることから心臓病細胞 heart failure cell と呼ばれることがある．この細胞の一部は肺実質の間質結合組織にも現れ，前記褐色硬結の着色原因となる．また，血管周囲，気管支周囲のリンパ管拡張が著明にみられ，さらに肺中隔は水腫と細胞浸潤により肥厚する．慢性化すれば，間質にびまん性の線維化など結合組織増殖が起こる．

◆臨床的事項：肺うっ血は，びまん化するとそれ自体が呼吸機能を障害して致死的となるばかりでなく，細菌感染の母地となり，心肺機能低下の長い重症患者では沈下性肺炎 hypostatic pneumonitis を合併しやすい．

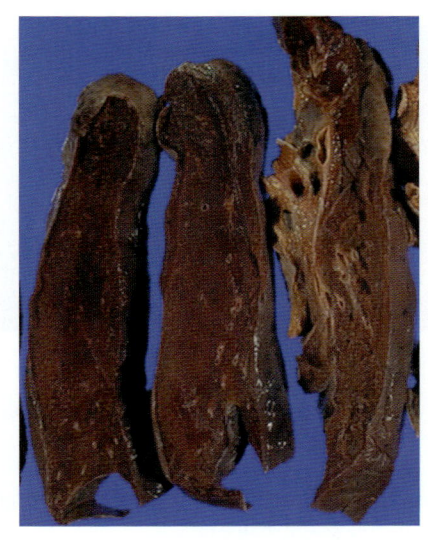

図5-8 うっ血性肺水腫の肉眼像
急性心筋梗塞による死亡例．肺はみずみずしく重量を増し，含気は乏しい．泡沫状の水腫液が圧出される
（写真提供：北海道大学大学院医学研究科分子病理学分野）

出　血

破綻出血としては外傷が主で，動脈瘤の破裂もある．侵蝕性出血は結核，腫瘍，肺壊疽，寄生虫によって起こる．そのほか漏出性出血としては肺うっ血，出血体質，神経障害，月経障害，各種肺炎時の炎症性出血がある．また肺梗塞は常に出血を伴っている．

なお，高度の出血のときは喀血 hemoptysis を起こす．肺出血の小さいものは色素沈着を残して吸収されるが，大きい場合は結合組織増殖をきたし，ヘモジデリンによる着色がみられる．

びまん性肺胞出血症候群
特発性肺ヘモジデリン沈着症
　idiopathic pulmonary hemosiderosis

◆定　義：1931年 Ceelen によって記載された．原因不明の肺胞出血をくり返し，顕著なヘモジデリン沈着症を生じるまれな疾患．

◆発症機序：病因や発症機序は不明であるが，なんらかの免疫学的機序の関与が推定されている．ただし，抗基底膜抗体などは見いだされていない．

◆形　態：肺は重量増加と，赤褐色調の硬化を示す．特有なれんが色の斑が胸膜下，血管周囲などに多くみられる．組織学的には肺胞内出血のほか，肺胞隔壁および肺胞腔内マクロファージにヘモジデリン沈着がみられる．後期には肺門リンパ節にも同様の変化がみられる．結合組織の増殖により結節状の硬化巣を示す．II型肺胞上皮細胞の過形成や間質の線維化を伴うことがある．血管炎や毛細血管炎，炎症性細胞浸潤はみられない．

◆臨床的事項：男児に多く，急激な呼吸困難，チアノーゼ，咳嗽，喀血をくり返す．頻回の発作は貧血，黄疸，肝脾の腫大，ばち状指を起こし，さらに肺高血圧を招来し死亡する．免疫抑制治療が奏効することがあり，また経過中に免疫学的疾患をきたすことがある．

グッドパスチャー症候群 Goodpasture syndrome

◆定　義：1919年，Goodpasture が報告した．抗基底膜抗体の出現により，肺出血やヘモジデリン沈着，線維症が，増殖性糸球体腎炎に伴ってみられるもの．

◆発症機序：肺胞がウイルス感染や化学物質，喫煙などなんらかの誘因で傷害された際に，肺・腎両臓器に共通する基底膜抗原であるタイプIVコラーゲン α_3 鎖の非コラーゲン部分（NC1ドメイン）が露出され，これに対する抗体がつくられることに起因すると考えられている．この蛋白をコードする遺伝子 COL4A3 は第2染色体長腕に存在する．本症は特定の HLA サブタイプと強く相関することから，抗基底膜抗体の産生には遺伝素因が関与するとみられる．この遺伝子のミスセンス変異はAlport症候群の一部のものの原因遺伝子としても知られている．

◆形　態：患者血中には上記の抗基底膜抗体が検出され，蛍光抗体法では肺胞壁や腎糸球体基底膜に線状の IgG と補体の沈着を認める．肺においては壊死性出血性間質

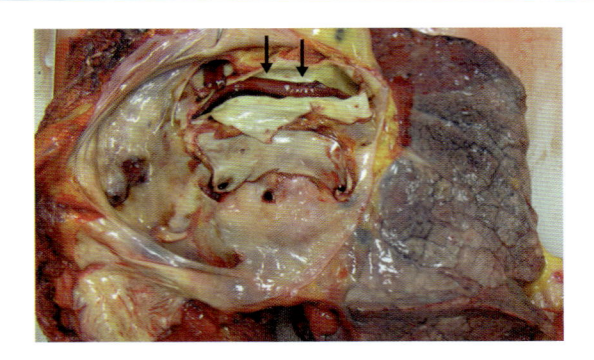

図 5-9　肺動脈塞栓症（騎乗塞栓）
肺動脈幹に血栓塞栓が形成されている（←）．
（写真提供：北海道大学大学院医学研究科分子病理学分野）

性肺炎の像をとり，また腎においては急速進行性増殖性糸球体腎炎の像をとることが多い．
◆臨床的事項：喀血，血痰，貧血に続いて急激な腎不全を生じ，尿毒症となって死亡するもので，成人男子に多い．抗基底膜抗体の除去や産生抑制を目的とする血漿交換や免疫抑制療法が選択される．

ウェゲナー肉芽腫症 Wegener granulomatosis
上気道や肺を好んで侵す自己免疫性血管炎であり，喀血を初発症状とする頻度は高い．

肺塞栓症 pulmonary embolism
◆定　義：心疾患や悪性腫瘍，手術後，重症熱傷，血管炎，外傷，骨折，出産など，なんらかの基礎疾患や危険因子をもつ患者に生じうる．
◆発生機序：小骨盤内や下肢の静脈内に形成された血栓や，血管外から血管内に侵入した遊離物質が右心から肺動脈に流入して起こる．肺塞栓症の90％以上は下肢深在静脈の血栓塞栓によるといわれる．遊離物質によるものには骨髄や肝外傷による脂肪塞栓症，胃癌などの腫瘍細胞塊による腫瘍塞栓症，潜函病やまれに術後にみられる空気塞栓症，妊娠末期に羊水とともに固形成分が母体血中に侵入する羊水塞栓症，肺炎や化膿性血栓性静脈炎から剥離した感染性血栓による細菌性塞栓症などがある．これらは小規模の塞栓症であることが多いが，しばしば多発する（multiple microembolism）．
◆形　態：形態学的変化は血栓の大きさや塞栓を生じた部位によって異なる．肺門部に近い大型血管内に大型の塞栓をつくる場合と，末梢肺に小型塞栓が多発する場合がある．大型の塞栓は主肺動脈や太い分枝にみられ，右心室に形成された血栓が連続性に成長し充填する場合が多い．しばしば騎乗塞栓 saddle embolus の形態をとって急死の原因となる（図5-9）．塞栓後1時間で34％，24時間で39％が死亡する．この場合，肉眼的に肺には小出血点をみるのみである．小型塞栓が多発する場合は，末梢の肺動脈分枝を充填する多発性塞栓症で，血管の反射性攣縮が起こる場合は重篤となる．こうした小塞栓が吸収されずに残ると，慢性肺動脈血栓塞栓症となり，肺高血圧症を惹起する．
◆臨床的事項：最近手術後の急死の原因として特に注目されるにいたったが，欧米では剖検の10％，わが国では2％前後にみられる．肺塞栓は手術後，重症の火傷，出産，心臓病，血管炎，外傷，骨折などの際に，小骨盤腔内や下肢の静脈内に形成された血栓や，血管外から血管内に侵入した遊離物質が右心から肺動脈に流入して起こる．

肺梗塞 pulmonary infarction
◆定　義：肺に生じた塞栓症に続いて，およそ10％程度に梗塞が形成される．
◆発生機序：肺は，肺動脈と気管支動脈の2つの血管系が支配するまれな臓器であり，心肺機能の十分な患者においては単純な肺塞栓症のみでは梗塞は現れない．栓子が肺動脈を閉塞するために，気管支動静脈よりの血流が増加し，肺毛細管圧が亢進して壁の破綻や透過性が増し，出血と水腫が起こる．したがってこの際に起こる梗塞はすべて出血性梗塞 hemorrhagic infarct の形となる．外科手術後の患者，心疾患をもつ患者に多く，40歳以上の患者，また右肺下葉に多く，しばしば多発性にみられる．
◆形　態：肉眼的には，肺表面に暗赤色の境界明瞭な隆起として認められる．割面は底面を胸膜に向けた楔状を呈し，その先端部血管に栓子を認めることがある．梗塞部に一致する胸膜面は線維素析出や線維化により白濁肥厚し，軽度膨隆する．組織学的には肺実質の出血巣内に，肺胞壁，細気管支，血管を含む領域性の虚血性壊死を呈する．長期経過例では肉芽組織が形成され，瘢痕化する．細菌性塞栓症の場合は高度の好中球浸潤を伴い（敗血症性梗塞 septic infarct），膿瘍化することがある．

肺水腫 pulmonary edema
◆定　義：漏出液または滲出液が間質内に，さらに肺胞腔内に広く浸潤した状態を肺水腫という．
◆発症機序：肺うっ血と同様，毛細血管圧の亢進や，肺胞壁などの微小血管内皮傷害が主たる原因となる．前者の原因としては心機能低下，特に左心機能不全が最も多い．種々の肝疾患や腎疾患，腸管からの蛋白漏出などに起因する低アルブミン血症，また腫瘍性疾患などにおけるリンパ流の閉塞も原因となる．後者では，感染症，高濃度酸素などのガス吸入，誤飲，薬剤や化学薬品，外傷などのショック，放射線照射，輸血などが原因としてあげられる．微小血管の内皮細胞傷害により血管透過性が

異常に亢進し，肺胞間質や肺胞内に滲出物が漏出する．また，これ以外に慢性肺高血圧症や，高山病 mountain sickness（肺動脈系の拡張によると考えられる）などがあげられる．

◆形　態：肺は容積を増し，重量，硬度も増加し，色は淡い．割面を圧すると泡沫を含む淡紅色の粘性の少ない液を多量に排出する．

組織学的には肺胞内に多量の液体および脱落上皮を容れ，肺胞中隔その他の間質には浮腫性肥厚が認められる．

◆臨床的事項：急性に経過するときは，2～3時間の間に2～3Lの泡沫液が貯留し，10～20分の経過で死亡する．

線維素性肺水腫 fibrinous pulmonary edema

肺水腫の中でも，漏出する液性成分に線維素が多量に含まれているものを呼ぶ．尿毒症性肺 uremic（azotemic）lung はその代表例であり，尿毒症の経過中にみられる特徴ある肺病変で，放射線画像上，肺門部を中心として両肺野にコウモリが羽を広げた像に似た形の陰影（bat's wing shadow）を呈する．病変は肺門部特に下葉に多くみられ，暗紫色でゴム様に硬く，液体は圧出されにくい．

組織学的には出血と，線維素の特に多い好酸性の強い肺水腫が主体をなす．フィブリノーゲンの通過を許す限局性の肺毛細血管抵抗性の変化に起因すると考えられる．好中球，好酸球や組織球などの浸潤が加わったものは尿毒症性肺炎 uremic pneumonitis とも呼ばれることがある．肺胞壁には硝子膜が形成され，やがて器質化して肺胞内や肺胞管内に線維性結合組織塊であるマッソン体 Masson body をつくる．

肺高血圧症 pulmonary hypertension

◆定　義：肺循環系にみられる高血圧症をいう．通常10 mmHg 前後の肺動脈圧が 25 mmHg を超える．その過半は，肺血流量や血圧，肺血管抵抗を上昇させる，また肺静脈循環をうっ滞させる左心室機能低下など，下記に述べるような原因が特定できることから二次性肺高血圧症と呼ばれる．一方，まれにはこれら該当する原因が見いだせない場合が経験され，原発性（または特発性）肺高血圧症と呼ばれる．

◆発生機序：家族発症例の解析などから，原発性肺高血圧症の発症には TGF-β 受容体スーパーファミリーに属する born morphogenetic protein receptor, type II（BMPR2）シグナル伝達系の変異が主たる原因の1つとなっていると考えられている．BMPR2 シグナル伝達系は血管平滑筋細胞の増殖に抑制的に生理作用するが，家族性発症例のおよそ 50％，単発例の 26％に BMPR2 遺伝子の不活性型胚細胞変異が見いだされた．実際には，この遺伝子変異に加えて血管の性質を規定するその他の遺伝子による修飾や，環境因子の影響が付加されて発症につながると理解される．

二次性肺高血圧症の原因疾患は次のように整理される．

① obliterative mechanism：肺実質の破壊により肺血管床の減少をきたし，肺動脈抵抗が上昇する慢性閉塞性（間質性）肺疾患．肺気腫，肺線維症，塵肺症など．

② obstructive mechanism：肺血栓症，腫瘍塞栓症，結節性動脈炎や全身性硬化症などの自己免疫疾患など，肺血管閉塞をきたす疾患．

③ passive mechanism：肺静脈圧の上昇（僧帽弁狭窄症，慢性左心不全など），肺血流量の増加（動脈管開存，心房または心室中隔欠損症，Eisenmenger 症候群などの先天性疾患）をもたらす心疾患．

④ vasoconstriction：機能的肺血管収縮．

⑤ hypoventilation：低換気性を惹起する脊柱後側彎症など．

◆形　態：原発性肺高血圧症では 肺動脈内膜の線維性肥厚と中膜の筋性肥厚により，動脈内腔は求心性狭窄を示す（concentric lesion）．これらは細動脈から直径 40～300 μm 程度の小動脈に最もよく観察される．さらに高度になると太い肺動脈支に蔓状病変（plexiform lesion, plexiform pulmonary arteriopathy）や肉芽腫様病変が加わる．蔓状病変は原発性肺高血圧症や先天性心疾患でみられやすい．

二次性肺高血圧症の肺動脈壁の組織学的変化は原発性に類似しているが，筋性動脈の変化は軽度であることが多く，主として下肺野に新旧の血栓塞栓などがみられる場合などは原発性と区別しやすい．

◆臨床的事項：原発性肺高血圧症はまれで，20～40代の若年女性に多いとされる．6％ほどの症例には常染色体優性の家族性発症がみられる．呼気性呼吸困難などの呼吸苦や倦怠感が初発症状として多い．狭心症様の胸痛，失神，チアノーゼがみられることもある．経過中には呼吸促迫は悪化し，血栓塞栓症や肺炎を随伴するなどしてやがて右心不全に陥る．大半の症例はおよそ5年程度の経過で肺性心による死の転帰をとる．血管拡張薬や抗凝固療法により転帰が改善される場合も多くなっている．

6．肺の炎症（肺炎）

肺は気道を介する呼吸運動により常に外界に接しており，空気中の病原微生物や有害物質に晒されている．

また血管やリンパ管に富み，全身からの炎症の波及を受ける機会の多い臓器特性から，さまざまな炎症の場となる．かつてのような感染力や毒性の強い病原微生物による感染症が抗菌薬の発達によって激減した一方で，近

年の抗腫瘍剤や移植治療の普及に伴い，これら治療によって生じる易感染性宿主が，かつては問題にならなかった弱毒菌や既感染病原体の再活性化などによる重篤な肺炎に罹患する頻度が増している（日和見感染）．さらに，不適切な医療環境や安易な抗菌薬の頻用などに起因する院内感染や耐性菌による肺炎が日常的に問題となっている．

肺炎の分類

肺炎には多様な病態が含まれることから，広がり方や主たる病変部位，原因などいくつかの観点から分類することができる．

大葉性肺炎 lober pneumonia

一肺葉全体に炎症が広がっているもの．

気管支肺炎 bronchopneumonia

気管支を中心として周囲の末梢肺実質にも大小の病変が巣状に広がるもの．巣状肺炎とも呼ばれる．実際には，病変が進展して病巣相互が癒合すると大葉性肺炎との区別が難しい．

びまん性肺炎 diffuse pneumonia

両肺にわたってびまん性に広がっているもので，間質性肺炎やウイルス性肺炎などにその例をみる．

肺胞性肺炎 alveolar pneumonia

末梢肺実質である肺胞を病変の主座とするもので，肺胞内への炎症細胞浸潤や浸出性変化が著しい．浸出物などの所見により以下のように分けることができる．
① 漿液性肺炎
② 線維素性肺炎
③ 化膿性肺炎
④ 出血性肺炎
⑤ カタル性肺炎
⑥ 腐敗性肺炎

間質性肺炎 interstitial pneumonia

主たる炎症の場が肺胞壁（肺胞間質）にあるものをいう．肺胞壁への炎症細胞浸潤や浮腫性変化による肥厚に始まり，速やかに線維化が進んで陳旧化するとともにびまん性の線維化に向かう．この間には肺胞上皮の脱落や再生が生じるが，肺胞腔内には細胞浸潤を伴うような変化は軽く，硝子膜形成がみられる程度である．病因からみるとウイルス性肺炎，リウマチ性肺炎などの自己免疫性疾患に伴う肺炎，放射線性肺臓炎，ある種の薬剤性肺障害などがこの病態をとることが知られている．

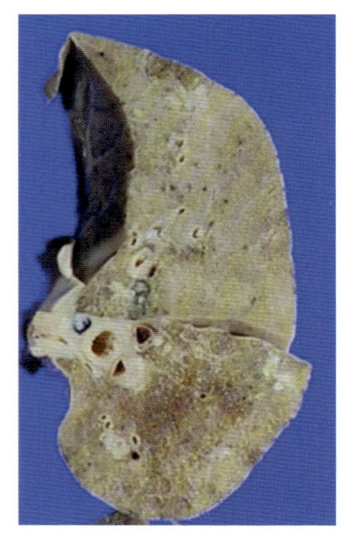

図 5-10 閉塞性肺炎
腫瘍による中枢側気管支の閉塞により，肺上葉は全体にわたって含気に乏しく，蒼白調となり硬化している
（写真提供：北海道大学大学院医学研究科分子病理学分野）

混合型肺炎

肺胞性肺炎と間質性肺炎の像が混在するもの．起炎菌としては *Klebsiella*, *Pseudomonas*, *E. coli*, *Mycoplasma*, *Chlamydia* などが証明される肺炎は多くこのかたちをとる．肺胞腔内への好中球浸潤や浸出性変化，Ⅱ型肺胞上皮細胞の反応性腫大や過形成がみられる一方，肺胞壁の肥厚も強く間質性肺炎の像も呈する．

嚥下性（吸引性）肺炎 aspiration pneumonia

食物，吐物などの誤嚥に起因することが多い．意識レベル低下，迷走神経麻痺による嚥下反射消失，気管食道瘻などが背景因子となる．右肺や下葉に多くみられる．組織学的には異物型巨細胞の出現や肉芽組織形成がみられる．

閉塞性肺炎 obstructive pneumonia

気道内を慢性に閉塞するような機転（腫瘍，異物，狭窄など）がある場合，その末梢肺胞では換気が不十分となり，肺胞腔内に中性脂肪やリポイドを貪食したマクロファージなどが充満する（リポイド肺炎）．肉眼的には黄色の割面像を呈する（図5-10）．

尿毒症性肺炎/尿毒症性肺
uremic pneumonia/uremic lung

腎不全に伴って血中 BUN 値の上昇が要因となり，肺水腫と類似した病像が形成される．肺胞腔内には好酸性の浸出物が増し，ときに硝子膜が形成される．間質は浮腫性に肥厚するが，顕著な炎症細胞浸潤を欠く．

沈下性肺炎 hypostatic pneumonia

慢性疾患末期など長期臥床患者の肺下葉，背側などにうっ血性の肺炎病巣がみられる．心機能の衰弱，うっ血，体液の沈下などが要因となる．発熱や他の肺炎症状を呈さず，末期肺炎 terminal pneumonia ともいわれる．暗赤色のうっ血，出血，水腫を伴い，肺胞腔内にはマクロファージや好中球が出現している．

個体感受性差に伴う肺炎

個体の未熟性や老化，治療行為など種々の因子により，通常とは異なった病原体による肺炎像が示される．

1. **乳児・小児の肺炎**：羊水の吸引による無気肺と，これに伴う傍脊柱肺炎 paravertebral pneumonia や葉間に線状肺炎 linear pneumonia を起こすことがある．乳児では連鎖球菌，ブドウ球菌，緑膿菌などによる重篤な肺炎が知られている．

2. **老人性肺炎**：全身の抵抗力の低下，肺換気能の低下などにより沈下性肺炎を起こしやすく，致死的となる．肺炎球菌，黄色ブドウ球菌が多いとされる．

3. **宿主免疫抑制に伴う肺炎**：悪性腫瘍やその治療，臓器移植，HIV 感染症などに伴う免疫抑制状態にある個体 immunocompromized host には，弱毒菌，ウイルス，真菌などの日和見感染による肺炎がみられる．ニューモシスティス・カリニ肺炎，巨大細胞封入体肺炎，肺結核などの頻度が高い．最近ではノカルジア肺炎の頻度が増加している．

肺炎の直接の原因による分類であり，治療選択や病態生理の理解に直結することから，この分類を基準として，既述した病変の広がりや主たる部位，発生要因などを付加することによって肺炎の病態を表現することが多い．

細菌性肺炎

◆**発生機序**：起炎菌としてはグラム陽性球菌が最も一般的である．近年は肺炎連鎖球菌が起炎菌である頻度が相対的に下がり，グラム陰性桿菌の頻度が上昇した．ただし院外感染では依然としてグラム陽性菌の頻度が高い．一般に，グラム陽性菌は陰性桿菌に比べて毒力が強く，健常人にも肺炎を起こすが，グラム陰性桿菌は毒力が比較的弱く，宿主免疫応答低下など抵抗力の落ちた個体に日和見感染や院内感染として発症することが多い．

起炎菌として重要なものは，肺炎連鎖球菌，ブドウ球菌，β溶血性連鎖球菌，Klebsiella，緑膿菌，インフルエンザ菌，Legionella，放線菌，ノカルジアなどがあげられる．

◆**形　態**：細菌性肺炎は通常大葉性肺炎もしくは気管支肺炎の像をとるが，気管支肺炎の程度が強いと巣状病変が相互に癒合して大葉性肺炎との区別が難しくなる．また抗生物質による治療の影響も受けやすく，個々の患者についての病変の広がりは必ずしも明確に分類しがたい．臨床的には起炎菌を同定し，病変の広がりの程度を評価することが大切である．

1. **大葉性肺炎** lobar pneumonia：大葉性肺炎は 4 つの時期に分けることができる．

    1) **充血水腫期** congestion　肺葉全体の広範囲にわたって急激かつ強い充血・うっ血が生じている時期で，肺は水腫状に重く，暗紅色に硬化する．組織学的には，肺胞中隔などの血管内に高度の充血がみられ，肺胞腔内には線維素や赤血球，マクロファージなどを含む浸出液が充満している．多数の細菌塊がみられる場合もあるが，むしろ白血球は少ない．およそ 1〜2 病日に相当する．

    2) **赤色肝変期** red hepatization　時間経過とともに浸出液中の線維素が濃度を増し，好中球やマクロファージ，赤血球，脱落した肺胞上皮などとともに肺胞腔内を充満するようになる．肉眼所見上，暗紅色で含気が乏しく，肝のような実質臓器の様相を呈することから赤色肝変と呼ばれる．およそ 2〜4 病日に相当する．

    3) **灰白色肝変期** gray hepatization　充血が消退し，線維素や炎症細胞の浸出が継続される．そのために病変は灰褐色調を呈し，さらに硬化が進み，割面は乾燥状となる．後期には肺胞内滲出物に脂肪変性が生じ，黄色軟泥状となることがあり，黄色肝変 yellow hepatization と呼ぶこともある．およそ 4〜8 病日に相当する．

    4) **融解期** resolution　肺胞内の線維素を含む浸出物の融解が起こる時期で，出現する変性崩壊物を貪食するマクロファージが増加する．肉眼上，肺は再び軟化する．融解物は喀痰中にも出現するが，やがて吸収されて治癒に向かう．吸収が不十分のまま遷延すると病変内に線維芽細胞が侵入して肺胞腔を閉塞するように肉芽組織を形成し，器質化が起こる（器質化肺炎）．およそ 7〜10 病日に相当する．

2. **気管支肺炎**：気管支肺炎は，急性化膿性炎症病巣が肺内に斑状にみられるもので，単一の肺葉にとどまることもあるが通常は両側複数葉にみられ，また肺底部に生じやすい．後者は気道分泌物が重力に従って肺下葉に集まりやすいことが理由と思われる．肉眼所見上，境界不

明瞭な褪色調ないし黄色調斑状の領域（数 cm 大程度）として認められる．組織学的には，好中球の目立つ炎症性浸出性変化が気管支，細気管支腔内を中心に，その周囲の末梢肺胞領域に波及している．
◆臨床的事項：細菌性肺炎後の合併症として肺膿瘍（肺炎後性肺化膿症），膿胸，器質化肺炎，時には血行性に全身への菌の散布が生じ，菌血症の原因となる．

肺化膿症
◆定　義：肺実質内に生じた限局性化膿性炎症性病変で，肺の組織破壊を随伴しているようなものをいう．
◆発生機序
1．気管支性肺膿瘍：
　1）感染性物質の吸引　化膿性菌の付着した異物を肺内に吸引することによって，必ずしも既存の炎症性病変のない肺に吸引性肺炎を生じ，ただちに肺化膿症に移行する．多くは単発性で，右下葉に多い．全身麻酔後，意識混濁時や脳疾患，副鼻腔炎，口腔内感染症などが背景因子となる．肺化膿症の原因として最も頻度が高い．
　2）先行する肺感染症に続発するもの　大葉性肺炎，気管支肺炎，気管支拡張症，肺結核などの肺感染性病変を先行病変とし，その合併症として膿瘍が形成されるもの（肺炎後性肺化膿症 post-pneumonic abscess）．しばしば多発性で，肺底部にみられやすい．臓器移植後などの免疫抑制状態にある個体は特に高リスクである．
　3）腫瘍などによる閉塞後肺炎に随伴するもの　原発性ないし転移性腫瘍による末梢気道閉塞がある場合は，二次的感染による肺化膿症がしばしば生じる（post-obstructive pneumonia）．
2．塞栓性肺膿瘍：膿血症 pyemia の部分症として肺に転移性に膿瘍が形成される場合で，両側性，多発性に発生し，肺内のどの部位にも起こりうる．原発病巣として，産褥熱，細菌性心内膜炎，中耳炎，血栓性静脈炎，筋炎などがあげられる．
3．直達性感染：肋骨骨折など直接的な肺の外傷に由来する感染や，食道，脊柱，横隔膜，胸腔などの胸郭内臓器の化膿性病変からの直達性の波及が原因となる．
◆形　態：原因病巣を中心として，急激かつ高度な好中球浸潤を主体とする化膿性炎症が起こる．周囲肺実質などには充血，水腫がみられる．病変は間質，気管支周囲，血管周囲に広がり，膿性軟化を呈して膿瘍が形成される．膿瘍の内容が喀出によって高率に空洞が形成される．病巣が胸腔に穿破すれば膿胸 pyothorax となる．慢性化すると線維芽細胞増殖が惹起され，線維性隔壁が形成される．
◆臨床的事項：咳嗽，発熱，膿性ないし血性痰などを初発症状とする．胸痛や体重減少，発症数週間後にはばち状指もしばしばみられる．適切な抗菌剤使用によってほとんどは重篤な後遺症を残さずに治癒するが，膿胸や脳膿瘍，髄膜炎などの原因となる場合がある．

肺結核症 pulmonary tuberculosis
◆定　義：抗酸菌群に属する *Mycobacterium tuberculosis*（ヒト型結核菌）の感染による肺病変．*M. bovis*（ウシ型結核菌），*M. africanum*（アフリカ型結核菌）など結核菌群によっても起こるが，日本ではまれである．
◆発生機序・形態：肺結核症の基礎形式としては，肺間質の結核結節を特徴とした増殖性炎症と，気管支-肺胞系を舞台とした肺炎性の滲出炎症との2つがあり，これが組み合わされて肺結核症の病態が成立すると考えられる．結核症は特異性炎として一般に慢性の経過をとるが，これは結核菌に対するアレルギー反応に基づく．菌体成分としては Arthus 型アレルギー反応の抗原となる糖質，ツベルクリン反応抗原としての蛋白質（PPD），アジュバント作用や遅延型感作抗原として働く細胞壁成分とくにムラミルジペプチドや 65 kDa の熱ショック蛋白が存在する．これらは結核病変の成立に重要な役割を果たしている．
1．結核菌初感染：初感染とは未感染者が結核菌に初めて感染することを指す．感染後4〜8週で結核菌体成分に感作されたTリンパ球が出現してツベルクリン反応が陽性となる．これに対して既感染者が感染した場合は再感染として区別される．
　初感染は菌を含む飛沫を吸引することによって起こるのが大部分である．気道を介して呼吸細気管支や肺胞管に定着する飛沫は直径 5 μm 以下に限られるため，1回に感染する菌数は数百個までである．菌が定着すればまず異物反応として滲出炎が生じ，これは乾酪壊死化して周囲には結核症特有の特異的肉芽組織の薄い層が，さらに外側には非特異的な肉芽組織が形成され，両者は早期に結合織化して二重の被膜に被包されるようになる．一方，乾酪巣には白亜化 cretification，石灰化 calcification，さらには骨化 ossification が起こる．この病巣を初感染巣（原発巣）または Ghon focus と呼ぶ．数は通常1個で小豆大から大豆大が多く，上肺野，肺尖部などの胸膜直下に多い．
　肺の原発巣ができるとともに菌の一部はリンパ流に沿って病変を起こしつつ，肺門部のリンパ節に至り病変をつくる．リンパ節は類上皮細胞肉芽腫からなる結節性病変を形成して腫大する．このリンパ節病変も肺原発巣同様の経過をとって乾酪化，被包され，石灰化とともに次第に縮小し，硝子線維化を残す．
　以上の肺およびこれに対応する局所リンパ節結核を併せて初期変化群 primary complex と呼ぶ．

結核菌はさらに血行性に骨髄，肝，脾などの諸臓器に散布されることがある．このような病巣も初期変化群の病巣も，極めて小さい場合が多く，成立した免疫によって菌の増殖は阻止され，80%以上の人は発病することはない．

2．結核症の発病：結核初感染は決して結核症の発病を意味するものではない．大多数の初感染者は免疫の成立によって初期変化群のままでとどまる．しかし，初感染時に生じた初期変化群が特に大きく活動性の場合，病変は両極性に広がり（双極性浸潤）初感染に引き続く発病となる（初期結核症，一次結核症 primary tuberculosis）．この場合，一般にリンパ節病変が強く，乾酪化も強い．

　一方，成人のいったん停止した初感染が宿主の免疫能低下などの原因で再燃して発病したものを慢性結核症（二次結核症 secondary tuberculosis）と呼ぶ．肺ではS1, S2, S6など肺上部に病巣をつくることが多い．ほとんどはすでに体内にもっていた同一個体内の病巣に由来するもの（体内性再感染）で，まったく新たに体外から浸潤した菌によるもの（体外性再感染）はあっても少ない．

3．結核の進展：初感染後の結核菌は，リンパ行性，血行性，経気道性の3経路で肺および全身諸臓器へ広がる．このうち前二者は初感染後早期に起こり，経気道性散布は慢性結核症の際にみられる．

　1）**リンパ行性散布** lymphogenous dissemination　初期変化群の成立とそれに続発する初期結核症はリンパ行性散布により，主として肺門部リンパ節を次第に侵し，縦隔や静脈角リンパ節へ進行する．初感染後早期にみられる胸膜炎もリンパ行性に起こることが多いと考えられている．

　2）**血行性散布** hematogenous dissemination　病変が静脈角リンパ節に進展し，または胸管，肺病巣などから直達性に血流に入って生じるもので，菌量が多い．栗粒結核症の原因となる．

　3）**栗粒結核** military tuberculosis　結核菌の血行性散布により全肺野，脾，肝，髄膜などに栗粒大（直径1mm前後）の結核病変が形成される．若年者において初感染に引き続きリンパ血行性に起こる早期蔓延型栗粒結核と，初感染から長時間を経過した成人に起こる晩期蔓延型栗粒結核とがあるが，後者の場合はステロイドホルモンや免疫抑制剤の投与，腎透析などにより誘発されることが多い．結核性敗血症 tuberculous typhobacillosis は血行性蔓延が重篤化し血中に多数の結核菌が証明される状態をいう．

　4）**細葉性結核症** acinar tuberculosis　慢性結核症の肺内進展はほとんどが経気道性散布による．菌は気管支を経由して肺胞管に運ばれると細葉に一致した滲出性病変をつくる．これは類上皮細胞，Langhans型多核巨細胞を含む肉芽腫性病変へと移行する．小豆大以下のクローバ状に分葉する灰白色結節をなし，中心部に乾酪化した凝固壊死巣を示すことが多い．やがてこの病巣は同一小葉内で癒合し小葉大となる．

　5）**乾酪性肺炎** caseous pneumonia　気管支内に比較的大量の菌が吸入されると，増殖性変化を合併したり，または独立して急性の滲出性炎症を主とする乾酪性肺炎が発生する．これは小葉あるいは大葉の範囲に拡大する．広汎な壊死は乾酪変性を起こし，主にマクロファージの浸潤を認め，壊死周囲には類上皮細胞やLanghans型巨細胞など結核性肉芽組織をみる．この主たる肺炎病巣に連なる気管支（誘導気管支 drainage bronchus）にも同様の変化が波及する（閉塞性乾酪性気管支炎）．軟化，融解により空洞形成や線維化を生じる．

　6）**肺結核空洞**　結核性乾酪巣の壊死組織が誘導気管支より排出されてできる腔である．

　内壁は乾酪性病変で，しばしば結核菌が証明される．その外側には結核性肉芽腫層，非特異性肉芽腫層に包まれており，リンパ球・形質細胞の浸潤が強い．誘導気管支が開存している場合，経気道性散布により他肺野に新たな病巣をつくり，また飛沫による感染源となる危険が高い．空洞内壁の肉芽組織内の小血管破綻により喀血を起こす．また病変内に生じた小動脈瘤が破綻するなどにより大喀血を起こす．

　空洞自体は一般に難治であるが，治癒形態には3種類が知られている．すなわち，乾酪壊死巣が完全に排出され結核性病変が消失したものは開放性治癒（浄化空洞），誘導気管支が閉鎖して被包乾酪巣となれば閉鎖性治癒（濃縮空洞），空洞が線維性組織に置換され瘢痕化すれば瘢痕性治癒と呼ばれる．ときに，結核治癒後の空洞内にアスペルギルスが感染増殖し菌球 fungus ball を形成することがある．

　7）**肺結核腫**　放射線診断画像上，境界鮮明で均質な円形ないし類円型の腫瘤陰影をなすものをいう．病理学的には被包乾酪巣 encapsulated fibrocaseous lesion からなる結節で，乾酪巣の水分が吸収されて白亜化，石灰化が生じる．陳旧化した被包乾酪巣では菌が証明されにくいが，条件いかんでは容易に菌の再増殖が可能な状態にあり，小葉大以上の乾酪巣はやがて空洞化したり，被膜を越えて新たな病変をつくる可能性が高い（**図5-11**）．

　8）**硬化性肺結核症**　瘢痕性治癒の顕著なものをいう．病巣部は線維性に収縮し，代償性に周囲の気腫性変化や気管支拡張がみられる．しばしば胸膜が線維性に肥厚・癒着し，肺全体に及ぶ線維化を残すことも多く，拘束性障害を呈して肺機能低下を生ずる．

◆**臨床的事項**：結核は，戦後減少し続けていたが1997年から再び増加に転じたものの，2000年からは順調に減少

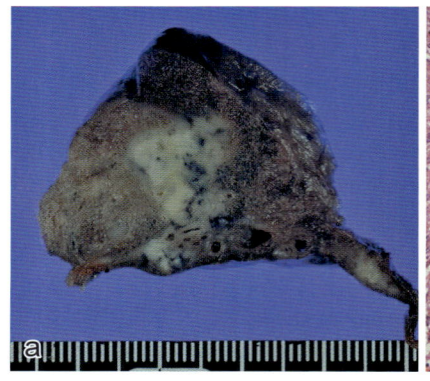

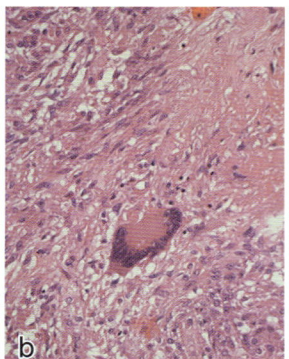

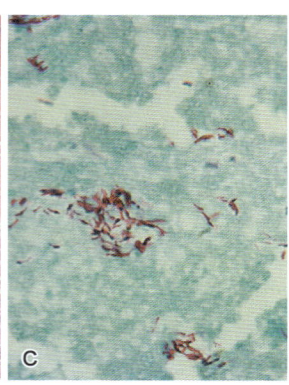

図 5-11　肺結核種
a．肉眼像．多結節癒合状を呈し，近傍に娘結節が見られる．
b．Langhans 型巨細胞を伴う類上皮細胞肉芽腫が形成され（左），壊死巣内には抗酸菌（mycobacterium tuberculosa）が見られる（右．Ziel-Neelsen 染色）．

している．しかしいまだに年間およそ 3 万人近くが発病し，2 千人以上が死亡しており，国内最大の感染症に数えられる．初期症状は持続する咳嗽，喀痰など比較的軽い．症状が軽微であることから職場検診などによる発見も重要である．治療は確実な服薬が原則でありほとんどが治癒するが，不規則な服薬による多剤耐性結核菌の出現が問題となってきている．

非結核性抗酸菌症（非定型抗酸菌症）

◆定　義：培養可能な抗酸菌のうち，結核菌，癩菌を除いたものを非結核性抗酸菌（非定型抗酸菌）と呼び，これを起炎菌とする疾患群をいう．ヒトに対する毒力は結核菌に比べて低いが，一般に薬剤感受性が低く近年増加傾向にある．

◆発生機序：これらの菌は主に土や水などの自然環境に広く存在しており家畜に感染するが，結核菌と異なりヒトからヒトへの感染は起こさず，多くは環境から感染すると考えられている．わが国の肺非結核性抗酸菌症の原因菌としては Mycobacterium avium complex（MAC）が最も多く約 80％を占め，次いで Mycobacterium kansasii が 10％程度で多く，この 2 菌株で 90％以上を占める．

◆形　態：肺結核症と区別しにくい肉芽腫性病変を形成し，組織学的には凝固壊死巣を伴う類上皮細胞肉芽腫の形態をとる．しばしば胸膜直下や深部に空洞性病変をつくる．

◆臨床的事項：咳嗽，喀痰や全身倦怠感が出ることがある．抗結核薬で治療されることが多いが肺結核に比べると薬剤感受性が低く，特に MAC では治療期間の長期化や再発もある．HIV 感染者や化学療法中の患者など免疫機能の低下している患者では，播種性非結核性抗酸菌症を生じて全身化することがある．

ウイルス性肺炎，およびマイコプラズマ，レジオネラ，クラミジアによる肺疾患

◆定　義：これらはいずれも原発性非定型肺炎の臨床像をとる疾患群であるが，免疫機能低下状態にある患者に生じる日和見感染の原因としても重要である．

◆発生機序：健常者にみられる原発性非定型肺炎の起炎菌として最も多いのはマイコプラズマ Mycoplasma pneumoniae で 30〜40％を占める．マイコプラズマは大きさ 200 nm×10 nm の管状を呈する．細胞壁を欠くグラム陰性菌である．ウイルス性肺炎の原因ウイルスとしては RS ウイルス，パラインフルエンザウイルス，インフルエンザウイルス，アデノウイルスなどが知られている．麻疹罹患中やそれに引き続いて麻疹肺炎を生じることがある．サイトメガロウイルスによる巨大細胞封入体肺炎は，慢性疾患患者にみられる日和見感染症として頻度が高い．クラミジアでは，Chlamydia pneumonia と Chlamydia psittaci が成人に病原性を発揮する．新生児では Chlamydia trachomatis が産道感染によって間質性肺炎を起こす．

◆形　態：基本的には間質性肺炎の像を呈し，細気管支や肺胞上皮が変性・脱落する．肺胞腔内にはフィブリン析出を伴った浸出性変化がみられ，硝子膜形成もみられる．肺胞上皮細胞の大型化，胞体の好酸化ないし空胞化，核形不整やクロマチン濃縮など，変性もしくは再生をうかがわせる大型異型細胞がみられ，肺胞壁の浮腫性肥厚など，局所的にはびまん性肺胞障害の組織所見を呈する．また，しばしば細菌感染を随伴して急性気管支肺炎の像をとるが，重篤化すれば大葉性肺炎にいたる．ウイルス性肺炎における主な起炎ウイルスと病理所見を表 5-2 に示す．サイトメガロウイルス肺炎では肺胞上皮細胞の大

型化や，径 10 μm にも及ぶ特徴ある核内巨大封入体をみる（図 5-2）．しばしば封入体周囲には透明な層が認められる（orbital bodies）．
◆臨床的事項：特段の基礎疾患を持たない健常者では，多くは原発性非定型肺炎の像をとる．すなわち年齢 60 歳未満，基礎疾患がないあるいは軽微，頑固な咳がある，胸部聴診上所見が乏しい，痰が少ない，迅速診断キットで原因菌が証明されない，末梢血白血球が 10,000/μL 未満であるなどの特徴を示す．

肺真菌症

肺真菌症 pulmonary mycosis とは，病原性真菌によって肺病変を形成するもの．外界から気道を通って肺に定着し，増殖して感染症を起こすもの（外因性）と，健常者にもみられる常在真菌が，宿主免疫能の低下を背景に肺内で増殖するもの（内因性）がある．前者では Aspergillus, Cryptococcus，ムーコルなどが代表であり，後者には Candida や Pneumocystis jiroveci によるものがあげられる．患者層の高齢化やステロイド治療の頻用，抗腫瘍薬，臓器移植治療の普及に伴い，日和見感染として生じるものが多くなっている．

カンジダ（モニリア）症 candidiasis (moniliasis)
◆発生機序：Candida albicans により起こる．この真菌自体は，健常人の口腔，尿道，爪間，腋窩などに常在し，宿主免疫能の低下により増殖する．口腔内で増殖した胞子の誤嚥や，敗血症の部分症として肺内病変をつくる場合がある．内臓真菌症の原因菌として最も多いが，肺に限局しているものは比較的少ないとされる．
◆形　態：肺では実質内に硬化性病変をつくる．病初期には多数の好中球浸潤を示し，膿瘍形成や急性浸出性炎症の像をとる．結核に類似した類上皮細胞肉芽腫や多核巨細胞出現もみられることがあるが，乾酪壊死や強いリンパ球集簇を欠く．PAS 染色や Grocott 染色などで菌体を証明することにより確定診断にいたる．

アスペルギルス症 aspergillosis
◆発生機序：Aspergillus は子嚢菌類の一種で，ヒトに病原性をもつものとして一般的なのは Aspergillus fumigatus である．土壌，穀物などに付着して，自然界に広く存在する．胞子を吸引することによって感染が成立する外因性真菌症と考えられる．肺病変が最も多い．
◆形　態：菌糸は特有の竹の節状の明瞭な隔壁をもち，45〜60°の Y 字型分岐を示す（図 5-12, 13）．血管親和性が高く，しばしば血管内進展を示す．下記の3つの病態を取り得る．
1. **肺アスペルギローマ**：陳旧性肺結核や気管支拡張症，肺嚢胞など肺内の空洞性病変に，吸入されたアスペルギルス属の胞子が付着して増殖し，典型的には空洞内で菌球 fungus ball を形成するもの．空洞内面は気道上皮で裏装され，空洞壁は線維性に肥厚しリンパ濾胞形成を伴うことが多い．しばしば上葉にみられ，通常は外科切除治療が選択される．
2. **慢性壊死性肺アスペルギルス症** chronic necrotizing pulmonary aspergillosis（CNPA）：肺内に粟粒大から手拳大の壊死性病変を形成する．膿瘍化や周囲への出血を伴うこともある．組織学的には中心部の凝固壊死巣から菌糸が伸び，周辺では組織球，好中球，好酸球などの浸潤が顕著で，類上皮細胞肉芽腫形成もみられる．なんらかの全身性の基礎疾患を有する場合が多く，数週間〜数か月の臨床経過で増悪する．
3. **侵襲性肺アスペルギルス症** invasive pulmonary aspergillosis（IPA）：癒着した胸膜・胸壁を破壊しながら病変が進展するもので，臨床的に肺癌などの悪性腫瘍と誤られることもある．抗腫瘍化学療法，臓器移植治療などに伴う好中球減少時，また膠原病患者の大量長期の副腎皮質ステロイド薬投与時などに発症する．

クリプトコッカス症 cryptococcosis
◆発症機序：クリプトコッカスは，ヒト，イヌ，ネコなどに感染する酵母様真菌で，主に Cryptococcus neoformans による．クリプトコッカス属は土壌や植物などの環境中に広く分布する．鳥類は感染しないが保菌状態にあり，ハトの糞が感染源として重要である．特段の基礎疾患のない患者にも発症するが，免疫能や体力の低下した患者が罹患しやすい，日和見感染の1つでもある．
◆形　態：肺が侵入門戸となり，限局性の肉芽腫性病変を形成する．結核症と酷似する．壊死や多核巨細胞を伴った類上皮細胞肉芽腫を形成することがある．さらに中枢神経系，特に脳室周辺や小脳，髄膜に病変を生ずる．血行性散布を起こすこともある．菌体は，細胞外や多核巨細胞内にしばしばみられ，直径 25 μm の厚い莢膜をもつ酵母様形態を示す．PAS 染色，Grocott 染色のほか，alcian blue 染色にも陽性を示す．

ムーコル症 mucormycosis
◆発症機序：藻菌類のムーコル菌による感染症で，糖尿病や骨髄抑制のある白血病患者に好発し，急性で致死的な経過をたどる．経気道性や経口性，または経皮的に侵入し，肺のほか消化管や鼻，脳，皮膚などに病変を形成する．日和見感染として増加している．
◆形　態：浸出性炎症の形態をとり，浸潤性あるいは円形の化膿性病巣としてみられる．血管親和性が強く，血行性散布や血栓形成を生じやすい．出血性梗塞や侵襲性

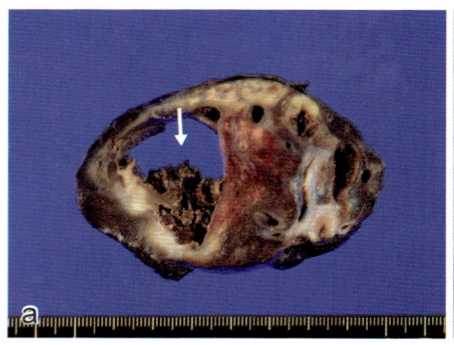

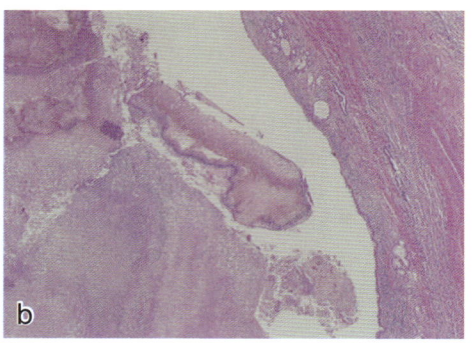

図 5-12 アスペルギルス症の肉眼像
a．囊胞内に壁在結節としての菌球（fungus ball）が形成されている（⇦）．
b．肺アスペルギルス症の組織ルーペ像

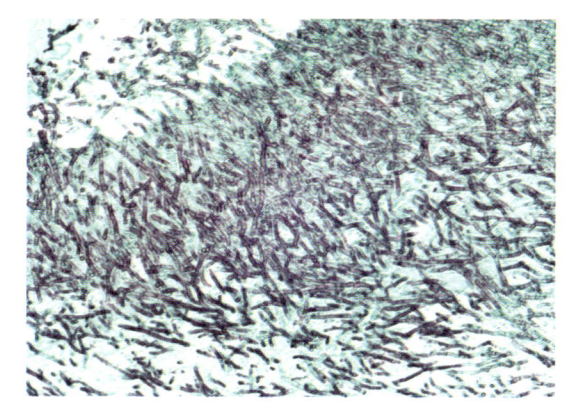

図 5-13 肺アスペルギルス症に見られたアスペルギルス菌塊（Grocott 染色）
明瞭な分節構造と Y 字型の分枝を特徴とする．

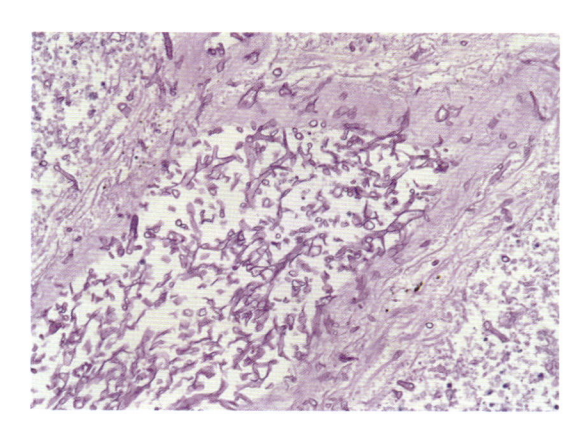

図 5-14 肺ムコール症に見られたムコール菌塊（PAS 染色）
菌糸は総じて太いが，太さは均一でない．血管壁に好んで侵襲を示す．

肺アスペルギルス症に類似した病変もみられる．菌糸は管状ないし棍棒状，大きさ・長さ・幅も不規則で，分岐を示すが菌糸内隔壁を欠く．PAS 染色陽性（図 5-14）．

コクシジオイデス症 coccidioidmycosis

Coccidioides immitis によるが，アメリカ南西部，メキシコなどの流行地の土壌，家畜，野生動物に見つかる．発症は成人に多い．飛散した土壌中の分節型分生子を吸入することにより肺に感染する．人から人，動物から人への直接感染はないと考えられている．肺には孤立性結節や浸潤巣，空洞形成を示すが，免疫能低下のある患者では急性肺炎像や散布性病巣がみられる．日本での発症は旅行者が大部分である．

ニューモシスティス肺炎 pneumocysis pneumonia

◆**発症機序**：*Pneumocystis jiroveci* は現在真菌に分類されており，直径 5〜7 μm の囊胞状を呈し，内部に 8 個の小粒子を含んでいる．血清学的検索により，多くの人は 2〜4 歳の間に感染しているとされる．未熟児や免疫不全症児に致死的な肺炎を起こす一方，成人での肺炎発症は既感染の *P. jiroveci* の再活性化（再燃）によると考えられてきたが，現在では保菌者からの経気道的再感染を契機として，健常者が無症候性保菌者にとどまるのに対し，免疫不全状態にある患者では症状が顕在化するものと考えられている．

◆**形　態**：肉眼的に肺の含気量は顕著に低下し，灰白色で硬い．割面は充実性で肺実質から粘稠な浸出物が圧出される．組織学的には，間質性肺炎像のほかに肺胞上皮の破壊がみられ，また肺胞内に泡沫状の好酸性浸出物が充満するのが特徴的である．HE 染色標本では菌体はほとんど見い出せないが，PAS，Grocott 染色などによりこの中に球形，盃状を示す *P. jiroveci* が認められる．サイトメガロウイルス感染を伴っていることも多い．

動物寄生体による肺病変
トキソプラズマ症 toxoplasmosis
◆定　義：トキソプラズマ原虫 *Toxoplasma gondii* の吸入ないし経口感染による肺炎．
◆発生機序：トキソプラズマはネコ科の動物を最終宿主とする原虫で，人への感染はネコの糞便に汚染された土壌や野菜，水を介する経口感染が多い．
◆形　態：円形または半円形の $6×3\mu m$ 程度の大きさの原虫で，マクロファージ，肺胞上皮細胞，血管内皮細胞内などで増殖する．初期にはウイルス肺炎様の間質性肺炎を生じ，次いで肺胞腔内に滲出性，壊死性物質が出現するようになり，その中に原虫が見い出される．後に線維症，石灰化巣をつくる．
◆臨床的事項：健常成人では無症状もしくは感冒様症状程度にとどまるが，胎児・幼児や免疫抑制状態にある患者では重篤な臓器障害（肺，中枢神経，肝臓，心筋，脈絡膜・網膜など）を生じる．

肺吸虫症 paragonimiasis
◆定　義：肺吸虫 *Paragonimus westermani* の寄生による寄生虫病．
◆発症機序：中間宿主であるカニ類（サワガニ）を生食することにより虫体（メタセルカリア）が小腸へ移行し，小腸で脱嚢したあと腹腔，胸腔を経て肺に至り，やがて母虫となって肺内で虫卵をつくる．血流を介して脳に侵入する例も知られている．
◆形　態：肺内では母虫中心の膿瘍，虫卵を核とする異物肉芽腫，囊胞性空洞形成と周囲の気管支肺炎，線維症を伴う．
◆臨床的事項：症状としては，胸水貯留，気胸，発熱，発咳，血痰などがあげられる．画像所見上，肺癌や肺結核などと見誤られることがある．

肉芽腫性および線維性肺疾患群
サルコイドーシス
◆定　義：サルコイドーシスは，全身多臓器に特徴ある肉芽腫性病巣をつくる原因不明の炎症性疾患である．両側肺門リンパ節，肺，眼，皮膚の罹患頻度が高く，肺病変は95％以上の患者にみられる．ほかに神経，筋，心臓，腎，骨，消化器などにも病変がみられる．
◆発生機序：原因は不明である．なんらかの感染症の関与も示唆されてきたが，確証は得られていない．
◆形　態：肺病変の経過は結核症に類似し，両側肺門リンパ節腫脹から肺内に扇状に広がる陰影が認められる．組織学的にこの病変の主体は，多発する類上皮細胞肉芽腫からなる粟粒大結節ないしその癒合性病変である．

表 5-2　主な好酸球性肺炎（肺好酸球症）

Löffler 症候群（単純性肺好酸球増多症）
急性好酸球性肺炎
慢性好酸球性肺炎
アレルギー性肉芽腫性血管炎
アレルギー性気管支肺アスペルギルス症

個々の肉芽腫は比較的大きさがそろっており，異物型およびLanghans型多核巨細胞を混じている．その胞体内にはしばしばSchaumann bodyやasteroid body（星状封入体）が認められる．肺門リンパ節などでは多数の肉芽腫が形成されて大きく腫大するが，結核症の類上皮肉芽腫とは異なって浸出性病変および凝固乾酪壊死を欠く（非乾酪性類上皮細胞肉芽腫と呼ばれる），結核菌も検出されない．
◆臨床的事項：発症には地域差があり，一般に寒冷地（日本では北海道や東北など）に多い．20～30代と40～50代に好発し，男女比はおよそ2：3とされる．全身反応としての遅延型反応（皮膚のツベルクリン反応など）の低下，病変局所の遅延型反応の亢進（気管支洗浄液や病変組織におけるCD4/CD8比の増加など）が認められる．一方では血中免疫グロブリン増加や免疫複合体が認められるなど，B細胞の活性化も示唆される．

好酸球性肺炎（肺好酸球症）
eosinophilic pneumoria（pulmonary eosinophilia）
◆定　義：末梢血中での好酸球増多症や，胸部X線写真上で浸潤影を呈して同部に好酸球浸潤を示す疾患群で，種々の原因や経過を示す疾患を含む．症状の軽度なLöffler症候群（単純性肺好酸球増多症），急性の経過をとり重症化する急性好酸球性肺炎，最も多くみられる慢性好酸球性肺炎，さらにアレルギー性肉芽腫性血管炎（Churg-Strauss症候群），アレルギー性気管支肺アスペルギルス症（ABPA）の部分症としてみられることがある（表5-2）．
◆発生機序：寄生虫（回虫など）や真菌，薬剤（抗結核薬，ペニシリン，ニトロフラントインなど），喫煙などがあげられているが，不明の場合も多い．Ⅰ型アレルギーもしくはⅢ型アレルギーが関与するとされる．
◆形　態：肺生検にて肺実質内に好酸球浸潤が認められる．急性例ではびまん性肺胞障害 diffuse alveolar damage（DAD）の像を呈することもある．
◆臨床的事項：胸部X線写真において肺に一過性・移動性の浸潤影を認め，喀痰や末梢血において好酸球の増多を呈する．数日から数ヶ月で咳や発熱などが出現する．症状は総じて比較的軽度であるが急性好酸球性肺炎では重症化することがある．いずれも予後良好である．

1．アレルギー性肉芽腫性血管炎 allergic granulomatous angiitis（AGA），（Churg-Strauss症候群）：全身の動脈に壊死性血管炎を生じる病気．結節性多発動脈炎と異なり本症は肺動脈を侵し，また先行症状として気管支炎喘息やアレルギー性鼻炎がみられる．多発性単神経炎や皮疹もよくみられる．病変部の肺組織では，好酸球の著明な増加を伴った壊死性血管炎や白血球破壊性血管炎 leukocytoclastic vasculitis が認められる．時に，血管外に肉芽腫形成が観察される．肺胞洗浄液中に好酸球増多が，また血中 IgE 高値，抗好中球細胞性抗体（核周囲型）P-ANCA（MPO-ANCA）の上昇がみられる．

2．アレルギー性気管支肺アスペルギルス症 allergic bronchopulmonary aspergillosis（ABPA）：アスペルギルス属の真菌感染が原因で生ずるアレルギー反応により，気管支炎，肺炎，気管支喘息などの症状が長期にわたって続くとともに，末梢肺野などに一過性の浸潤影がみられる．血中の IgE 上昇，喀痰中や血中の好酸球増多がみられる．発症機序の詳細は不明な点も少なくないが，菌体が喫煙などによる肺粘膜の損傷部分に入り込み，アレルギー症状を引き起こすと考えられる．

ウェゲナー肉芽腫症 Wegener granulomatosis

◆定　義：上気道や肺の肉芽腫性炎症，全身性の壊死性動脈炎，糸球体腎炎を3徴とする疾患で，その本態は中～小型動脈を主座とする全身性の血管炎である．

◆発生機序：真の原因や発生機序は不明である．抗好中球細胞質抗体（細胞質型）c-ANCA のうちプロテイナーゼ3に対する自己抗体（PR3-ANCA）と炎症性サイトカインによって好中球が活性化され，血管壁に固着した好中球から活性酸素や蛋白分解酵素が放出される結果，血管炎や肉芽腫性炎を起こすのではないかと考えられるようになっている．

◆形　態：病理組織学的には，巨細胞を伴う壊死性肉芽腫，フィブリノイド動脈炎，半月体形成性糸球体腎炎が認められる．しばしば多核巨細胞を伴う肉芽腫は鼻咽頭（特に鼻粘膜），眼窩，上気道，肺などにみられる．粘膜潰瘍形成や地図状壊死を囲む類上皮細胞肉芽腫，Langhans 型もしくは異物型巨細胞の出現，周囲にはリンパ球・形質細胞・好中球の浸潤が強く，好酸球も多く出現する．気道をはじめ，全身の中小動脈にフィブリノイド動脈炎が発生する．腎では巣状糸球体壊死や半月体形成性腎炎の像をとる急速進行性糸球体腎炎が生じる．生検検体では壊死や血管炎は十分とらえ切れず，毛細血管炎と，散在する不完全な肉芽腫を指摘できる程度のことも多い．

◆臨床的事項：発熱，関節痛，蛋白尿，肺結節病変に加え，鼻出血や膿性鼻汁などの副鼻腔炎症状，眼球突出やぶどう膜炎など眼症状，皮膚症状，関節症状などがみられる．血液検査ではPR3-ANCAが特異的に上昇する．致死的疾患であったが，免疫抑制剤により予後は改善してきている．

ランゲルハンス細胞組織球症
Langerhans cell histiocytosis

Langerhans細胞（組織球 histiocyte）の浸潤・増殖を共通の組織学的特徴とする疾患群の総称である．Langerhans細胞は，くびれた核と明るい細胞質，細胞質内に Birbeck 顆粒をもつ組織球系細胞である．従来の好酸球性肉芽腫症，Hand-Schuller-Christian 病，Letterer-Siwe 病の3疾患が含まれ，いずれも肺を侵す．これらは相互に移行はありうるものの，それぞれ発症機序や病態，臨床経過が大きく異なる疾患であろうと考えられるようになってきている．

1．Letterer-Siwe病：乳幼児にみられる Langerhans 細胞の腫瘍性増殖による疾患と考えられている．肺には，胸膜下などに多数の囊胞形成（蜂窩肺）がみられ，組織学的に Langerhans 細胞増殖を主とした肉芽腫，好酸球や多核巨細胞の浸潤がみられる．脂質沈着は通常みられない．囊胞形成は，肉芽腫により脆弱化した細気管支の拡張によると理解されている．進行性で予後不良であり，数年以内に死亡することが多い．

2．Hand-Schuller-Christian 病：発症の多くは小児で，慢性進行性に経過する．原因は不明である．頭蓋骨の欠損（骨の黄色腫様変化）・眼球突出・尿崩症を3主徴とし，病理学的には Langerhans 細胞の非腫瘍性増殖を特徴とする．肺では蜂窩肺と黄色腫様の肉芽腫形成がみられ，やがて線維化が進行する．多量のコレステロールを含む泡沫組織球の出現が特徴とされ，肺胞壁の線維増生や細気管支拡張による囊胞形成などが認められる．

3．好酸球性肉芽腫症：20～40代の成人男性に多く，ほとんどは喫煙者である．喫煙による気道刺激を誘因として Langerhans 細胞の局所への動員と活性化が惹起され，種々のサイトカインの作用を介して肉芽腫形成が生じるものと推定されているが，詳細は未解明である．肺には粟粒大結節形成，気管支内肉芽腫の突出，蜂窩肺，胸膜肥厚などを示す．組織学的には気管支，細気管支，血管周囲，肺胞壁などに Langerhans 細胞浸潤のほか好酸球浸潤の目立つ肉芽腫形成がみられる．脂質沈着を欠く．大小の囊胞形成や壊死性病変もみられることがある．一般に予後良好とされるが，自然寛解するものから呼吸不全により死亡にいたるものまである．

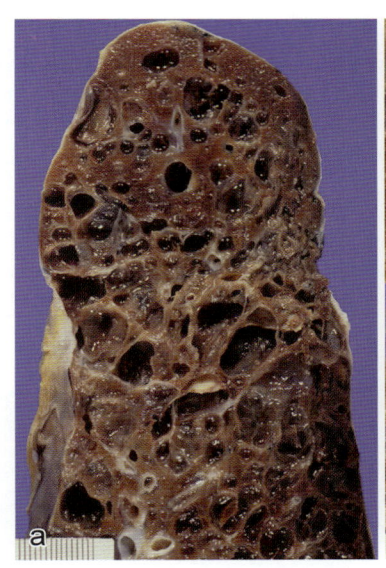

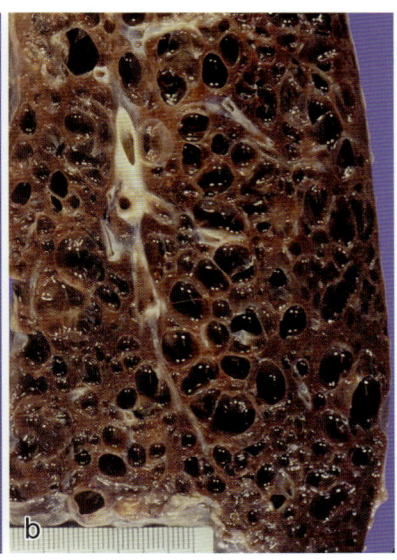

図 5-15　LAM の肉眼像
肺実質全体に大小の嚢胞が多発している．
(写真提供：北海道中央労災病院・岡本賢三先生)

リンパ脈管筋腫症
　　　lymphangioleiomyomatosis（LAM）
◆**定　義**：主に30歳前後の妊娠可能な年齢の女性に発症するまれな疾患で，後述するLAM細胞が肺実質やリンパ節などで増殖し病変を形成する疾患．肺では多発嚢胞形成を示し，慢性破壊性に進行して呼吸不全にいたる．

◆**発生機序**：LAMは，①結節性硬化症 tuberous sclerosis complex（TSC）にLAMを合併する症例（TSC-LAM，TSCに合併したLAM）と，②TSCの臨床像を伴わないLAM単独の症例（sporadic LAM，孤発性LAM）に分類される．いずれの場合もLAM細胞にTSC遺伝子（TSC1またはTSC2のいずれか）の変異が検出され，特にsporadic LAM症例ではTSC2遺伝子異常により発生するとされる．TSC遺伝子は癌抑制遺伝子として機能することが知られており，この遺伝子の異常によるLAM細胞の形質転換の結果，肺内や所属リンパ節などでの腫瘍様増殖・浸潤を生じると考えられている．LAM細胞の増殖による細気管支の閉塞とその結果としてのair trapping，さらにLAM細胞からの細胞外基質融解酵素（MMP-2やMMP-9など）の産生により嚢胞が形成されると推測されている．また肺末梢血管やリンパ管に閉塞，うっ滞，破綻が生じ，血痰や乳糜胸腹水が生じる．また胸膜直下に生じた嚢胞の破綻により，頻回に気胸が発生する．

◆**形　態**：肺実質内に，薄い壁をもつ径数mm～1cm大の嚢胞がびまん性，散在性に形成される．組織学的には，肥大した平滑筋様細胞（LAM細胞）の浸潤が肺内にびまん性，不連続性に観察される．LAM細胞は集簇して結節性に増殖し，肺実質（嚢胞壁，細気管支・血管周囲など），胸膜，肺門・縦隔リンパ節，後腹膜腔・骨盤腔リンパ節などにリンパ管新生を伴った病変を形成する．腎血管筋脂肪腫の合併も知られている．確定診断のためには経気管支肺生検や胸腔鏡下肺生検によるLAM細胞の確認が必要である．乳糜胸腹水の中にLAM細胞集塊が検出されることもある（**図5-15**）．

◆**臨床的事項**：妊娠可能年齢の女性に発症する．常染色体性優性遺伝性疾患である結節性硬化症では，女性症例の26～40％にLAMが合併すると報告されている．臨床上，労作性息切れ，血痰，咳嗽，乳糜胸水，反復する自然気胸がみられる．肺病変が進行すると拡散障害と閉塞性換気障害が出現するが，臨床経過は多様で比較的急速に進行して呼吸不全にいたる予後不良な症例もあれば，無治療でも長期間にわたり呼吸機能が保たれる症例もある．

膠原病関連肺疾患
◆**定　義**：膠原病，特に慢性関節リウマチ，SLE，強皮症，皮膚筋炎・多発筋炎などでは経過中に多少なりともびまん性肺病変や胸膜病変，胸水などを生じることが多い．

1. <u>慢性関節リウマチ性肺炎</u>：肺病変は比較的よくみら

表 5-3 主な過敏性肺臓炎

夏型過敏性肺炎	日本人の過敏性肺臓炎としては最も頻度が高い．秋田・岩手以南の地域で，高温多湿の夏季，風通しが悪い古い家屋などで見られやすい．Trichosporon cutaneum を原因抗原とする．
農夫肺	北海道や岩手県などの酪農家に見られる．乾草，穀物，木材などの中の好熱性放線菌 Microplyspora faeni, Thermoactinomyces vulgaris を原因抗原とする．
空調肺（加湿器肺）	室内空調や加湿器についたカビ類による．
鳥飼病	鳥類の糞便に含まれる血清蛋白などを原因抗原とする．鳩やインコなどの鳥類を飼育している人に見られる．羽毛布団による場合も知られている．
その他	キノコ胞子吸入やポリウレタンの原料であるイソシアネート吸入による過敏性肺炎や，多くの職業性過敏性肺炎が報告されている．

れ，慢性胸膜炎，びまん性間質性肺炎と線維症，肺内リウマトイド結節形成，肺高血圧などの形をとる．肺胞壁，細気管支周囲に浮腫やリンパ球浸潤がみられ，しばしば胚中心を伴うリンパ濾胞形成が観察される．そのほか，胸膜や細気管支壁などに中心壊死を伴ったリウマトイド結節がみられ，結核結節などとの鑑別を要する場合もある．陳旧化により蜂窩肺を呈する．

2．**強皮症肺**：間質性肺炎や中膜・内膜増生による血管腔狭窄がみられる．前者では NSIP パターンをとることが多い．囊胞形成や蜂窩肺もみられる．肺胞壁にリンパ球浸潤が強い．胸膜肥厚もみられる．

過敏性肺臓炎 hypersensitivity pneumonitis

◆定　義：有機粉塵をアレルゲンとして肺に間質性炎症と肉芽腫を形成するアレルギー疾患である．
◆発生機序：真菌，細菌や動物由来の蛋白質などの有機粉塵の吸入により感作され，Ⅲ型およびⅣ型アレルギーを起こすことによって生じる（**表5-3**）．
◆形　態：細気管支中心性に，リンパ球，形質細胞，マクロファージを主体とする炎症細胞浸潤がみられる．肺胞壁の肥厚，肺胞内マクロファージの充満，さらに類上皮細胞肉芽腫（非乾酪性）が形成される特徴をもつ．肉芽腫は結核などの抗酸菌感染症やサルコイドーシスに比べて小型で不完全な場合が多い．長期化すると閉塞性細気管支炎や線維症に移行する．
◆臨床的事項：喘息様の咳や発熱で，進行すると呼吸困難にいたる．生活環境や職業性曝露によることがほとんどで，原因抗原からの離れることにより改善することが多い．

医原性肺炎

医療に使用した物理的，化学的手法を原因とする肺炎．

放射線肺臓炎 radiation pneumonitis

食道癌，肺癌，乳癌，悪性リンパ腫など胸部悪性腫瘍に対して施行された放射線治療により，照射野内（時に

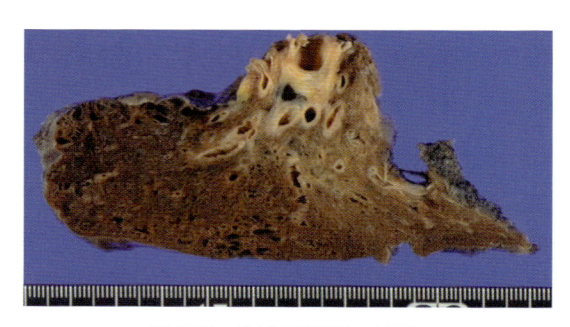

図 5-16　放射線肺臓炎の肉眼像
癌の肺門部リンパ節転移巣への照射が行われた．照射野である肺門部周辺の肺実質に，褐色調の含気不良な領域が認められる．

照射野外にも）生じる間質性肺炎である．
◆発生機序：放射線照射によって生じた OH- がフリーラジカルとなってⅡ型肺胞上皮細胞を傷害することにより，サーファクタントが不足して肺胞が虚脱する．微小血管傷害も加わって肺実質の線維化が進行する．
◆形　態：肺胞上皮の変性脱落や肺胞内フィブリン析出，肺胞壁の線維性肥厚など，びまん性肺胞傷害の像をとる（**図5-16**）．
◆臨床的事項：照射後1～6か月に発熱や息切れで発症することが多い．画像所見上，異常陰影が区域性や肺葉性の単位に一致しないことが特徴である．

薬剤性肺障害

◆定　義：治療薬や健康食品などを原因とする肺障害である．
◆発生機序：肺組織に対する薬剤の直接的傷害作用に基づくもの（ブレオマイシン，ゲフィチニブなどの抗癌剤や，アミオダロンなどの抗不整脈薬など）と，アレルギー反応に基づくもの（抗生物質，抗リウマチ薬，インターフェロン，顆粒球コロニー刺激因子製剤，小柴胡湯など）に分類されるが，多くの場合は両者が相まって発症すると考えられている．前者では肺傷害の発現頻度は投与量に依存するが，後者では投与量に依存しない．

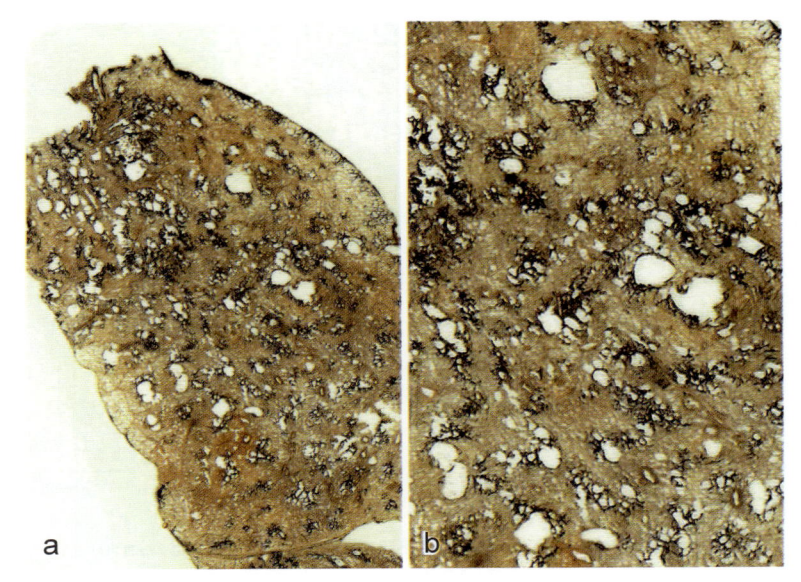

図 5-17　塵肺にみられる粉塵斑（dust macule）
細葉中心性の気道拡張と斑状の炭粉沈着がみられる．
（写真提供：北海道中央労災病院・岡本賢三先生）

◆形　態：間質性肺炎，びまん性肺胞傷害の組織所見を示す．
◆臨床的事項：乾性咳嗽（痰のない咳），発熱，呼吸困難などの症状を呈する．治療は原因薬剤の速やかな中止が第一となる．

酸素吸入による肺障害

◆定　義：種々の疾患に伴う呼吸障害に対する治療として高濃度酸素吸入を施行した際に生じる肺障害である．
◆発生機序：高濃度酸素により肺内で産生されるフリーラジカルが肺胞上皮細胞に直接的な傷害を加えると考えられている．
◆形　態：Ⅰ型肺胞上皮細胞の変性壊死や肺胞腔内へのフィブリン析出，硝子膜形成が顕著にみられる．やがて肺胞壁の線維化やⅡ型肺胞上皮細胞の腺様化生が出現する．
◆臨床的事項：100％酸素を24時間以上吸入すると発生するとされる．症状としては咳嗽，胸骨下疼痛などに始まり，やがて呼吸困難にいたる．

7．肺の塵埃沈着症

塵肺症 pneumoconiosis
◆定　義：空気中の粉塵や微粒子などの塵埃を長期間吸引した結果，それらに対する肺の反応として生じた，主に線維増殖性変化を主体とする肺疾患の総称．一定の塵埃成分の多い職場環境で働く人には肺に高度の塵埃沈着症が認められる．
◆発生機序：種々の程度に線維筋性反応を引き起こす塵埃として，粒子状粉塵（1〜5ミクロン），または線維性粉塵（太さ3ミクロン程度）の吸引が原因となる．前者は換気に際してのクリアランスが低い上葉や下葉S6に病変を形成しやすく，後者（例えばアスベスト（石綿））では下葉とくに肺底部に病変を作りやすい．複数の原因物質が吸引されている場合も少なくない．粉塵を処理すべく貪食した肺胞マクロファージ（塵埃細胞 dust cell）が壊死に立ち至らせ，その際にいくつかのサイトカイン（TNF-α，TGF-β，IL-1 など）や線維芽細胞増殖因子などの放出が促されることによって局所の線維筋性増殖が起こると説明されている．細気管支中心性の組織病変が極端に現れる．
◆形態・臨床的事項：塵肺の病理学的所見は原因物質の種類によらず一定の共通性がみられ，次の4つに分類されている．同一患者の肺に複数の所見がみられることが多い．

1．**斑** macule：多くは 1〜2 mm の大きさで，大きいものは 6 mm に及ぶ．境界不整で柔らかい．呼吸細気管支やその周辺の肺胞にみられる斑状の病変で，組織学的には膠原線維の軽度増生を背景として粉塵を貪食したマクロファージの集簇を伴う（図 5-17）．
2．**珪肺結節** silicotic nodule（SN）：数 mm〜1 cm 程度の境界明瞭な硬い白色結節をなす．組織学的には発達し

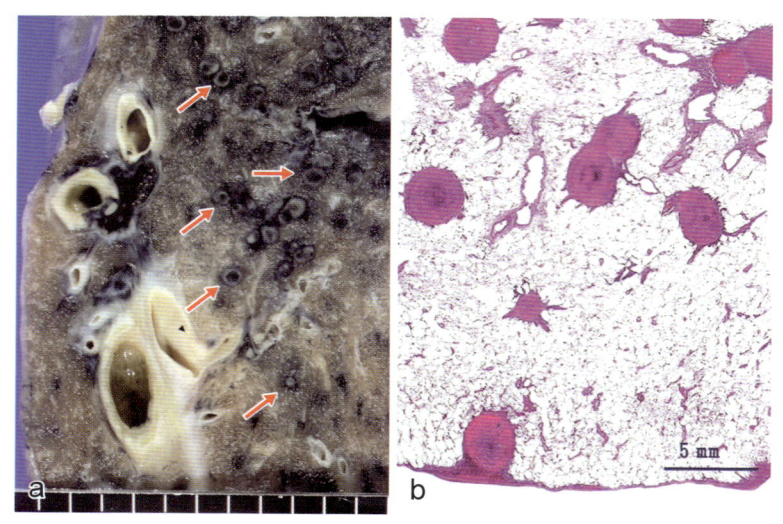

図 5-18 トンネル工事従事者の肺に多発する珪肺結節（silicotic nodule）
a．剖検例の肉眼所見．b．組織標本のルーペ像
5 mm 程度までの境界明瞭な円形結節で，癒合もみられる．黒色調強いが，灰色の殻状構造がみられる（←）．

（写真提供：北海道中央労災病院・岡本賢三先生）

図 5-19 炭坑夫肺に多発する珪肺結節
境界明瞭な円形結節で癒合もある．黒色調強いが，灰色部もみられる．

（写真提供：北海道中央労災病院・岡本賢三先生）

た膠原線維や格子線維が同心円状，タマネギ状を呈する結節で，中心部はしばしば硝子化ないしは部分的に軟化，壊死や石灰化を示す．同様の結節は所属リンパ節や胸膜にも認められる（図5-18, 19）．

3．**mixed dust fibrosis**：珪素含量の少ない粉塵に，少量かつ長期間曝露された場合に起こるとされる．粉塵を貪食したマクロファージと膠原線維増生よりなり，混在珪肺結節と比較して境界がやや不鮮明で，八頭状ないし星芒状の放射状線維化をなす．

4．**塊状巣** progressive massive fibrosis：黒色の瘢痕状線維化病変で，2〜10 cm に及び通常は多発する．複数の珪肺結節が融合して大きな塊状を呈したものと，単一の珪肺結節が成長して大きくなったものがあるとされる．組織学的には密な膠原線維増生と色素沈着からなり，中心部はしばしば虚血によって壊死性となる．

炭肺症 pulmonary anthracosis

肺への炭粉沈着は一般成人とくに都会生活者や喫煙者には常に認められ，高齢者ほど強い．高度のものは炭鉱労働など炭塵への職業性曝露によって生じる（炭坑夫塵肺 coal worker pneumoconiosis, CWP）．

珪肺症

石炭，窯業，土石鉱業などの石粉を多量に吸引する職業性曝露によるものが多い．合併症として，肺気腫，高度の胸膜線維化および癒着，肺性心などがある．結核症に罹患しやすく（珪肺結核症 silicotuberculosis），また増悪が促進されるとされる．これは珪肺症による細胞性免疫の低下や，珪酸結晶によりマクロファージの殺抗酸菌活性が抑制されることによるといわれる．

石綿肺

アスベストは珪酸マグネシウムを主成分とし線維状を呈する結晶で，胸膜プラークや胸水貯留，肺線維症，肺癌，胸膜中皮腫などの原因となることが示されている．

A. 肺　375

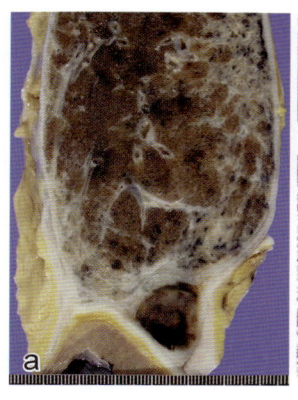

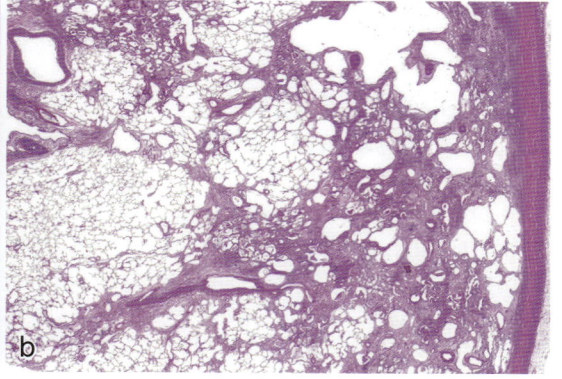

図 5-20　石綿肺
a．胸膜下から広がる不整形の線維化（蒼白調に見える）が見られる．胸膜の強い線維性肥厚（白色調に見える）を伴っている．（写真提供：北海道中央労災病院・岡本賢三先生）
b．組織像．肉眼像での蒼白色調部に一致して，線維性変化や末梢気道拡張を呈しているのがわかる．胸膜の線維性肥厚も明らかである．

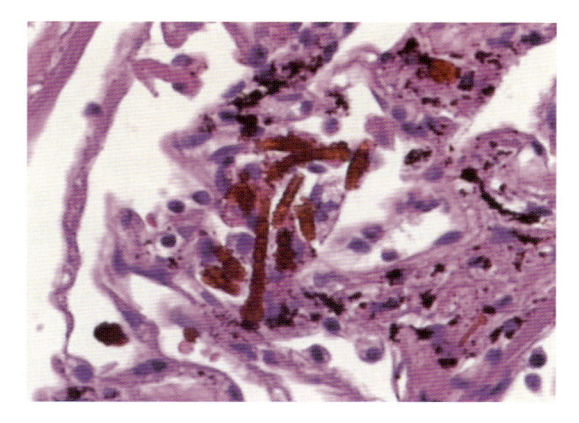

図 5-21　石綿肺に見られたアスベスト小体

肺実質では，吸引されたアスベスト線維が終末細気管支や呼吸細気管支，肺胞道付近など呼吸に際して渦流を発生しやすい解剖学的部位に沈着し，局所のマクロファージに取り込まれ，種々のサイトカイン分泌等を介して気道壁の線維増生を促進するなどの機序が想定されている．

吸入されたアスベスト線維は，周囲に鉄を含む蛋白質に被覆され，およそ $60\,\mu m$ の亜鈴状のアスベスト小体（含鉄小体，石綿小体）として肺胞内や線維間などに認められる（図5-20）．アスベスト小体そのものは時間経過とともに分断，消失していく（図5-21）．生じたびまん性肺線維症（石綿肺）は他の原因による肺線維症と区別できない．

石綿肺の発症にはアスベスト線維のほかに，性別，年齢，喫煙期間，さらに免疫機能の異常など，宿主要因も関与していると考えられる．またアスベスト線維は肺組織から胸膜に貫通し，胸膜プラークや中皮腫発生にも関与することが知られている．

ベリリウム沈着症

ベリリウムは合金の硬化剤などとして航空宇宙産業，精密機器，蛍光灯などに使用されてきた鉱物である．鉱石に含まれる酸化ベリリウムに細胞毒性があり，精錬工程などにおいて接触や吸引により種々の障害を起こすことから現在では使用されなくなってきている．ベリリウム沈着症には急性型と慢性型があり，急性型では皮膚・粘膜への接触による炎症や，上気道粘膜などの充血浮腫，出血潰瘍などの急性化学性肺炎・気管支炎のかたちをとる．慢性型は免疫学的機序により発症すると考えられており，数か月から数年の潜伏期間を経て肺に類上皮細胞肉芽腫が形成されることから，結核やサルコイドーシスとの鑑別が問題となる．肺の経気管支生検などによる組織病理学的な確認，リンパ球幼若化試験およびベリリウムの曝露歴の3点が診断基準とされている．

8．気管支・肺の原発性腫瘍

肺・気管支の原発性腫瘍の大部分は，上皮性悪性腫瘍すなわち肺癌である．良性腫瘍や非上皮性腫瘍はいずれも頻度が低い．

上皮性腫瘍

気管支の良性上皮性腫瘍の頻度は低い（外科切除される肺・気管支腫瘍の1％以下）．いずれも気管や肺門部に近い太い気管支に発生することが多い．

乳頭腫のほか，腺腫がある．

乳頭腫 papilloma
◆定　義：気管支または肺の気道上皮に由来すると考えられる良性腫瘍．乳頭腫のほか腺腫がある．
◆発生機序：扁平上皮性乳頭腫においては，ヒトパピローマウイルス（特に6型，11型など）との関連が推定されている．気道上皮の扁平上皮化生を母地として生じる可能性が高いと考えられている．喫煙との関係ははっきりしない．
◆形　態：気管支内腔にカリフラワー状やポリープ状の乳頭状発育を示す．組織学的には最も頻度の高い扁平上皮性乳頭腫のほかに，腺上皮性乳頭腫や混合型乳頭腫がある．
◆臨床的事項：気道閉塞症状を呈するが，無症状のことも多い．治療は外科的切除であり，ほとんどは良性の経過をたどるが，まれに再発や多発する．扁平上皮癌が続発したと考えられる報告もある．

腺　腫
◆定　義：主として腺上皮の増殖からなる良性腫瘍で，気管支腺に由来するものや末梢肺上皮に由来するものなどがある．いずれもまれな腫瘍である．
◆発生機序：不明．
◆形　態：
1．肺胞腺腫 alveolar adenoma：まれな腫瘍で，末梢肺実質内に境界明瞭な多嚢胞性病変として発生する．嚢胞状腔の内壁は，異型性に乏しい肺上皮増殖で裏打ちされる．
2．乳頭腺腫 papillary adenoma：まれな腫瘍．血管間質に乳頭状構築をとる立方型の肺胞上皮増殖からなる．境界明瞭な肺実質内病変をなす．
3．唾液腺型腺腫 adenoma of salivarygland type：粘液腺腺腫，多形腺腫など，唾液腺に発生する同名の腫瘍と同等の腫瘍．多くは気管や気管支などの肺門部などに発生し，しばしば内腔にポリープ状発育を示す．
4．粘液性嚢胞腺腫 mucinous cystadenoma：末梢肺実質内に単房性の粘液嚢胞を形成する．嚢胞壁は，胞体内粘液を豊富にもつ円柱状上皮により裏装される．まれな腫瘍．
◆臨床的事項：いずれも良性の経過をとり，外科的切除がなされれば治癒する．唾液腺型腺腫は，気管支内発育を示すと気道狭窄症状を呈する．また，発生部位により不完全切除となれば再発する．

原発性肺癌
◆定　義：気管支・肺を構成する気道上皮に由来する上皮性悪性腫瘍．その罹患者数は著しい増加傾向にあり，世界中で年間およそ130万人が原発性肺癌で死亡しているとされ，癌による死亡者数の中で最も多く，およそ17%を占めるといわれている．わが国においても1993年以降男性癌死の第1位となり（全癌死亡のおよそ20%），女性でも大腸癌（結腸癌および直腸癌）・胃癌に次いで第3位を占めている．男女比は2～3：1で男性に多く，2005年には男性4万5千人，女性1万7千人が肺癌により死亡している．

肺癌発症の最大の危険因子は喫煙であり，喫煙者の肺癌死亡リスクは非喫煙者の4～5倍，喫煙量が1日当たり20本以上なら10倍以上とされる．肺癌の死亡のうち，男性で70%，女性で20%は喫煙が原因と推計されている．喫煙開始年齢が低いと，さらに発症の危険が増加する．また受動喫煙によって，受動喫煙がない者に対して肺癌のリスクが20～30%程度高くなると推計されている．このほか，アスベスト，シリカ，砒素（ひそ），クロム，コールタール，放射線，ディーゼル排ガスなど，主に特殊な労働環境でのこれらの物質への曝露も，肺癌のリスク要因と考えられている．

近年の喫煙習慣の抑制傾向などを反映して，男性肺癌，特に扁平上皮癌の増加が鈍っているが，一方で女性例の増加が目立ち，特に腺癌においてその傾向が強い．
◆発生機序：多分化能をもつ気道上皮前駆細胞が，種々の遺伝子異常の組み合わせにより特定の組織型に分化するものと理解されている．

内因としては，他臓器の癌と同様，肺癌の発生や進展に関与する遺伝子異常は，①癌抑制遺伝子の不活化，②癌遺伝子の活性化，③その他，に分けて考えることができる．

1．癌抑制遺伝子の不活化：肺癌の多くで複雑な染色体異常や部分欠失が報告されており，複数の癌抑制遺伝子の不活化が関与していると考えられる．肺癌で知られている染色体欠失は，2q, 3p, 5q, 8p, 9p, 11p, 13q, 17p, 18q, 22qなど，数多い．これらのうち組織型による頻度の違いが知られているものもあり，特に小細胞癌では80～95%以上とほぼ全例に3p, 13q, 17pに染色体部分欠損があることが明らかにされている．一方，非小細胞癌では3p, 17q欠失の頻度が下がるが，9pの欠失頻度が高い（約70%）．これらの欠失部位には癌抑制遺伝子の存在が示唆されるが，これまでに3pには*FHIT*，9pには*p16*，13qには*Rb*，17p *p53* 癌抑制遺伝子座位がそれぞれ含まれていることが明らかにされており，肺癌の発生・進展にはこれら複数の癌抑制遺伝子の機能欠失が関与していることを物語っている．

2．癌遺伝子の活性化：Mycファミリー（*C-myc, L-myc, N-myc*）遺伝子の増幅や過剰発現は，小細胞癌や

非小細胞癌でそれぞれ検出される．特に小細胞癌での過剰発現は60％と頻度が高い．rasファミリーでは，特にK-rasコドン12の点突然変異による活性化が知られており，腺癌の約30％に検出される．扁平上皮癌や大細胞癌では頻度が低く，小細胞癌では変異はほとんど検出されない．細胞増殖や走化性に関与するc-kitの過剰発現が小細胞癌に，erbB2（HER2）の過剰発現が腺癌に検出されている．Bcl-2の発現が扁平上皮癌や腺癌にみられるとの報告もある．EGFR遺伝子増幅や点突然変異による活性化が腺癌で知られており，特に後者は特定の分子標的治療の効果が期待できる患者を選別するための検査項目となってきている．最近では，腺癌の一部症例はEML4-ALK融合遺伝子の形成が原因と考えられることが明らかにされ，これを標的とする分子標的治療が開発されてきている．

そのほか，染色体末端の安定性を維持し，細胞の不死化に関与するテロメラーゼ活性が，小細胞癌の100％，非小細胞癌の80％にみられ，肺癌の発生に重要な役割を果たしていると考えられている．DNA複製のエラー修復機構を支配するミスマッチ修復遺伝子の変異を調べた報告もあるが，現在までのところ，変異の頻度には一定の見解が得られていない．

このような染色体や遺伝子の異常をもたらす外因については古くから多数の意見がある．肺癌の発生原因として喫煙，特に紙巻きタバコとの関係が重視されている．特に重喫煙者（1日当たりの喫煙タバコ本数×喫煙年数＝喫煙指数が600以上の人）は肺癌の高危険群とされている．組織型によらず因果関係が認められているが，扁平上皮癌，小細胞癌，大細胞神経内分泌癌は喫煙との関係が特に濃厚といわれている．喫煙による肺癌発症のリスクは，扁平上皮癌の場合で男性12倍，女性11倍であるのに対し，腺癌では男性2.3倍，女性1.4倍と大きな違いがある．タバコの煙中には，多環芳香族炭化水素化合物やニトロソアミン類などの発癌物質が数十種類含まれ，これらが種々の機序で発癌に関与していると考えられている．ただし，その詳細な機序は不明な点も多い．前述したように，喫煙以外に大気中や特殊な労働環境に存在する物質も，なんらかの機序で肺癌の発生・進展に関与する遺伝子異常を惹起していると考えられるが，この点の詳細も必ずしも明らかになっていない．

◆形　態：原発性肺癌は，病理形態の最も多彩な臓器癌の一つに数えられる．腫瘍発生部位により肺門部発生型（肺門型），中間層部発生型，末梢発生型に分類することができる．主気管支，肺葉気管支（1次気管支），区域気管支（2次気管支）までに発生した肺癌を肺門部発生型肺癌と呼ぶ．同様に，亜区域気管支（3次気管支）または亜々区域気管支（4次）発生癌を中間層部発生型，5次気管支以降に発生したものを末梢発生型と呼ぶ．こうした局所解剖に基づいた発生部位による分類は下記のようになる．

① 肺門部発生型：扁平上皮癌，小細胞癌
② 中間層部発生型：扁平上皮癌
③ 末梢発生型：腺癌，扁平上皮癌

このように，組織型とも関係が深く，腫瘍発生機序の違いと密接な関係があると考えられること，さらに臨床症状，画像診断所見や外科治療の適応の有無などとも密接に相関している．

肺内に明確な腫瘍が見つかりにくく，もっぱら貯留した胸水中に癌細胞が証明される例があり，胸水型肺癌と呼ばれることがある．また，著しい胸膜播種などにより壁側胸膜や臓側胸膜がびまん性肥厚を示すような例は，偽中皮腫性癌 pseudomesotheliomatous carcinoma と呼ばれ，原発性肺癌にときにみられる病態である（p.390参照）．

肺癌は，ほかの臓器癌に比べても多彩であり，同一腫瘍や組織型の中でも場所などによるバリエーションに富んでいることが特徴である．ただし，頻度の高い組織型は腺癌，扁平上皮癌，大細胞癌，小細胞癌であり，四大組織型と称される．このうち小細胞癌は悪性度が高く，選択される治療法がほかの三組織型と異なることから，実際の診療では腺癌・扁平上皮癌・大細胞癌を「非小細胞癌」としてひとまとめにとらえ，小細胞癌と非小細胞癌に二大別して扱われることも多い．

腺　癌

◆定　義：腺上皮や腺管への分化あるいは粘液産生を示す癌．管腔形成や乳頭状発育，また粘液産生などの腺細胞の特性を示す腫瘍細胞からなる．

◆発生機序：ほとんどは末梢気道上皮（Ⅱ型肺胞上皮細胞やクララ細胞）に由来が求められているが，一部は気管支腺由来と理解されるものもある．扁平上皮癌や小細胞癌に比べて喫煙との関係は薄い．特定の遺伝子異常が発生や発育進展の要因と考えられる亜群も知られるようになった．

◆形　態：腺癌は症例によって多彩な組織像を示すが，下記のようないくつかの類型パターンが知られている．いずれのパターンも，そのうちいくつかが腺癌の部分像として観察されることが多いが，それぞれ単独の組織型としてもみられる．

肺胞置換状（細気管支肺胞上皮型）lepidic（bronchioloalveolar）（図 5-22, 23）：粘液非産生型と粘液産生型，混合型がある．既存肺の末梢肺胞壁を破壊することなく，肺胞上皮を置換しながらほぼ単層配列するものであ

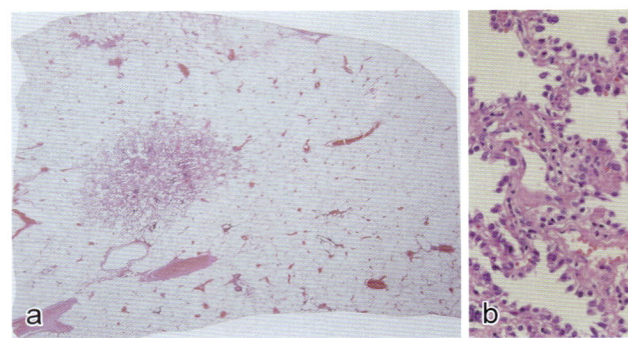

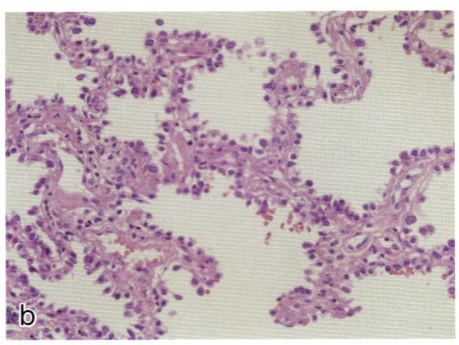

図 5-22 肺腺癌（肺胞置換状）の組織標本ルーペ像
a．既存の肺胞構造を利用して進展しており，組織の破壊性浸潤は見られない．
b．既存の肺胞構造を利用して進展する上皮内腺癌の状態である．腫瘍細胞は小型で異型性は軽度にとどまる．

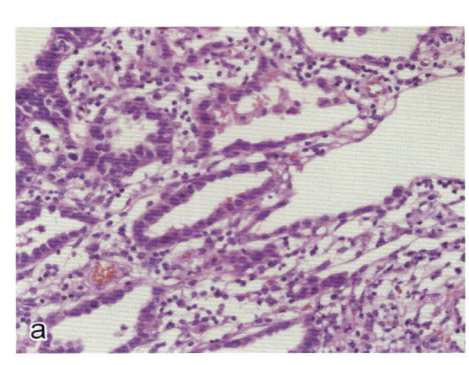

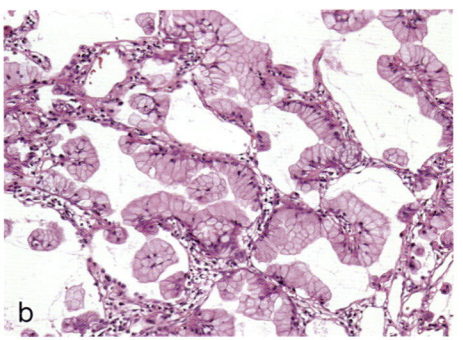

図 5-23 肺腺癌の組織所見（肺胞置換性，粘液非産生性）

り，腺癌の上皮内進展部分と理解できる．したがってこのパターンが領域性に観察されれば，他臓器からの転移ではなく肺原発性腺癌であることを示す組織学的所見として理解される．このパターンのみからなる腺癌は，以前は細気管支肺胞上皮癌 bronchioloalveolar carcinoma（BAC）と呼ばれてきたものであり，さらに異型腺腫様過形成 atypical adenomatous hyperplasia（AAH）を前駆病変とする連続的な自然史が想定されている．しばしば病変中心部などに肺胞の虚脱からなる線維化巣を伴っている．

腺房状 acinar：腺房あるいは腺管状の構造をつくりながら増殖するパターンで，つくられた管腔の中や腫瘍細胞の胞体内にしばしば粘液産生を示す．

乳頭状 papillary：腺癌細胞が乳頭状構造をとって増殖するものをいう．細い血管性間質のまわりを腫瘍細胞が取りまいて発育する．

微小乳頭状 micropapillary（図 5-24）：軸性の血管間質を伴わずに，ブドウ房状もしくは花弁状をなす多数の乳頭状集塊が肺胞腔内や間質内などに広がるパターンで，組織学的な予後不良因子とされている．

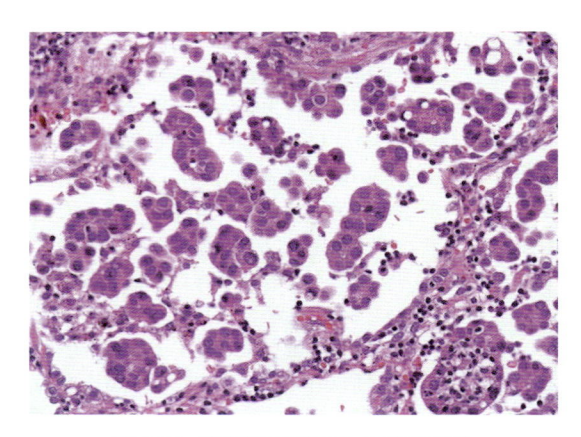

図 5-24 肺腺癌の組織所見（微小乳頭状）

充実状 solid（図 5-25）：肺胞置換状，腺房状，乳頭状，微小乳頭状などのパターンをとらない，充実性胞巣をつくるパターン．このパターンのみからなる腺癌は，大細胞癌との区別が明確でないことがあるが，粘液産生を示すものは粘液産生性充実性型腺癌 solid adenocarcinoma with mucin と呼ばれる．

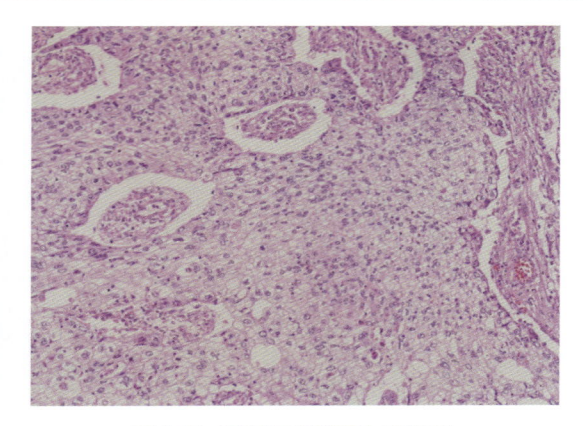

図 5-25　肺腺癌の組織所見（充実性）

混合型 mixed subtypes（図 5-26）：実際に臨床的に経験される腺癌では，複数の組織パターンが同一腫瘍内に種々の程度に混合している場合（混合型）が最も頻度が多い．

そのほか，下記のようなまれな特殊型がある．
①高分化胎児性腺癌，②膠様（コロイド）癌，③粘液囊胞腺癌，④印環細胞癌，⑤淡明細胞腺癌．

原発性肺癌の中では最も頻度の高い組織型である．特に外科切除可能な肺癌の大半は腺癌である．多くは末梢発生型肺癌としてみられるが，肺胞置換状パターンをとるもの以外は，気管支内腔をはじめ，どの部位にでも発生しうる．肺胞置換状パターンを主体とする腺癌は，粘液非産生型の場合，病変内には周囲の肺と同等の空気を含んでいるために放射線画像では淡いスリガラス状陰影を呈することも特徴である．近年はCT画像が検診にも導入され，このような淡い陰影で見つかる小型腺癌が増加している．

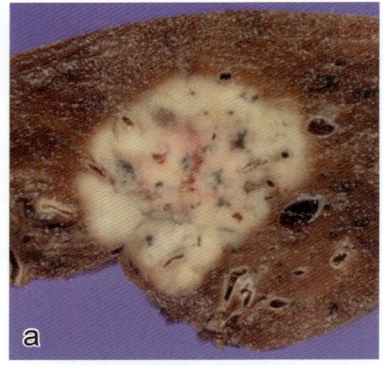

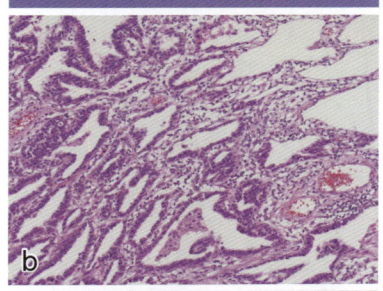

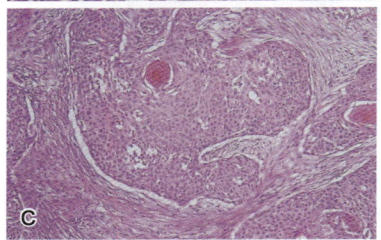

図 5-26　肺腺癌（混合型）の肉眼所見
a．周囲肺実質と明瞭な境界を示す充実性腫瘍．胸膜の引き込み像（胸膜嵌入像）や炭粉の集中，気管支・血管の巻き込みが見られる．
b．肺胞置換領域
c．明瞭な角化と層状分化を示す胞巣が，線維性間質のなかに地図状に広がる．

扁平上皮癌
◆定　義：組織学的に重層扁平上皮に類似した，層状の胞体分化，角化，細胞間橋を示す癌．
◆発生機序：90％以上の肺扁平上皮癌は喫煙者に発生しているといわれる．先行する間質性肺炎・肺線維症との因果関係も議論されている．
◆形　態：重層扁平上皮に類似し，腫瘍細胞が胞巣の中心へ向かって扁平化し，そこに求心性もしくは層状の分化傾向がみられるような組織像を示す（図5-26）．いずれかの部分には細胞間橋や，角化を示すものをいう．分化度により高分化，中分化，低分化に分けられる．
◆臨床的事項：大半は主気管支，肺葉気管支，区域・亜区域気管支など，肺門部または中間層部発生型肺癌としてみられる．したがって咳嗽・喀痰などの臨床症状が出やすく，また喀痰細胞診や気管支鏡検査で発見されやすいことから，早期に発見され，放射線照射などで治療されることが多い．太い気管支に閉塞が起こるため，その末梢肺野に閉塞性肺炎を随伴することが多い．一部は末梢発生型肺癌としても発生する．

小細胞癌
◆定　義：円形ないし短紡錘形の小型細胞からなる癌で，細胞質に乏しく，繊細な核クロマチン，不明瞭な核小体などの細胞形態的特徴をもつものをいう．小細胞癌の生物学的特徴は神経内分泌性格をもつことである．ACTH，MSH，ADH，カルシトニン，セロトニンなど，なんらかのペプチドホルモンやアミン系ホルモンを産生

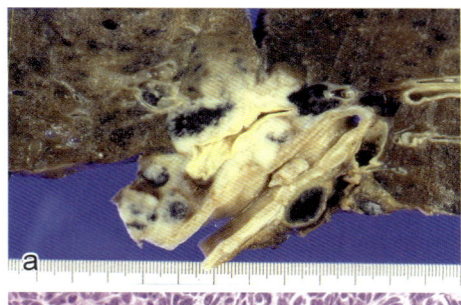

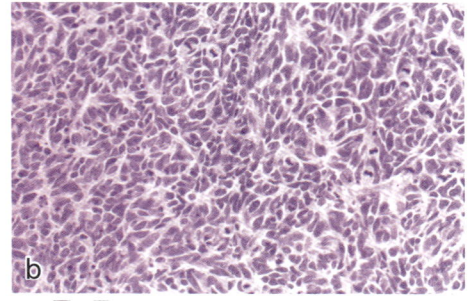

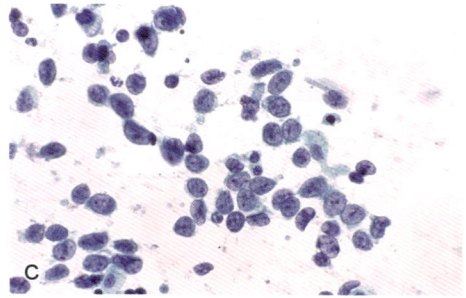

図 5-27 小細胞癌の肉眼所見
a．灰白色調の腫瘍が気管支の長軸に沿って進展するとともに，肺門部リンパ節を直接巻き込んでいる．
b．裸核状の腫瘍細胞が密に増殖する．不完全なロゼット様配列が見られる．
c．腫瘍細胞は裸核状で相互結合性に乏しく，繊細な核クロマチンをもち，核小体不明瞭なものが多い．

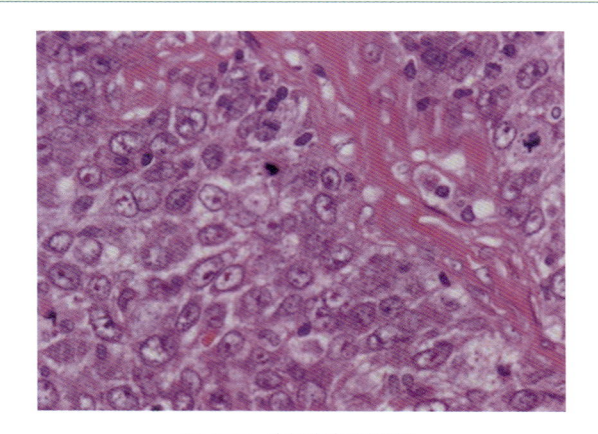

図 5-28 大細胞癌の組織像
特定の構築を示さない．大型の腫瘍細胞が充実性増殖を示す．明瞭な核小体をもつものが多い．

もあるが，あっても不完全なことがほとんどである．繊細な核クロマチン，不明瞭な核小体などの細胞形態的特徴をもつ（**図 5-27**）．
◆**臨床的事項**：全肺癌の 10～20％ ほどを占めるといわれる．男女比はおよそ 4：1 であり，喫煙習慣と関連が深いと理解されているが，実際には非喫煙者の女性や若年者にも経験される．クロムなどを扱う工場の従事者に発生頻度が高いことも知られている．神経内分泌性格をもつことから，さまざまな腫瘍随伴症候群が惹起される．ACTH 産生によるクッシング症候群，ADH 産生による抗利尿ホルモン分泌不全症候群（SIADH）などがあげられる．また，神経症状を呈する小細胞癌患者の血清中に，神経細胞の成分に対する自己抗体が証明される場合があることも知られている．小細胞癌の進行は非常に早く，早期に所属リンパ節転移や遠隔転移をきたす．治療は化学療法が中心となる．

大細胞癌

◆**定　義**：腺上皮や扁平上皮への分化傾向を欠き，小細胞癌の細胞学的特徴も示さない未分化な癌と定義される．非常に低分化な腺癌や扁平上皮癌が含まれていると考えられる．後述するような，組織形態像や生物学的性格に特徴のある特殊型（variants）が挙げられており，臨床上も重要なものがある．
◆**形　態**：ほとんどの例では，腫瘍細胞は総じて大型で，明瞭な大型核小体，中等量の胞体をもつ（**図 5-28**）．角化や腺腔形成などがみられないことが特徴となる．
　特殊型を下記に示す．
大細胞神経内分泌癌：神経内分泌形態といわれる，類器官構造 organoid nesting，索状 trabecular，ロゼット様 rosette-like，棚状 palisading など，特徴的な配列を示す

する例はおよそ約 80％ にのぼる．小細胞癌以外の組織型成分（腺癌，扁平上皮癌，大細胞癌など）が共存するときは混合型小細胞癌と呼ばれる．
◆**発生機序**：ほぼ全例に 3p，13q，17p に染色体部分欠損があり，癌抑制遺伝子の不活化が重要な発生要因となっている可能性が指摘されているが，その全貌は明らかにされていない．
◆**形　態**：肺門部発生型肺癌は気管支壁に沿って長軸方向へびまん性に広がり，周囲のリンパ節に顕著に浸潤・転移を示す．末梢発生型肺癌の例もあり，比較的境界明瞭で独特の光沢をもつ軟らかい充実性腫瘤をつくる．組織学的には，小型で N/C 比が高く，しばしば裸核状を呈する未分化な腫瘍細胞が，びまん性，索状，小胞巣状などを呈して浸潤・発育する．ロゼット様配列を示すもの

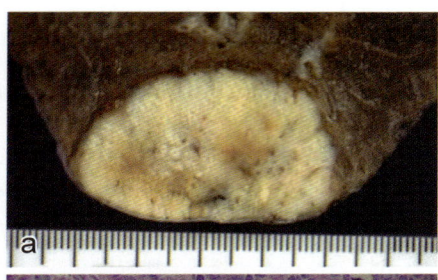

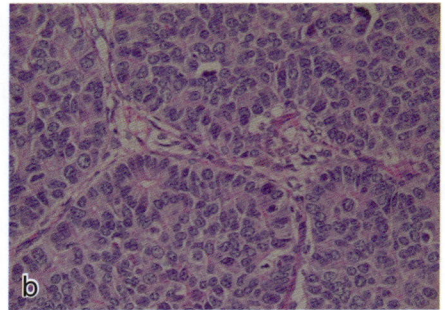

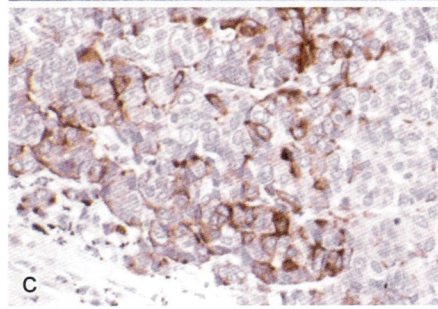

図 5-29 大細胞神経内分泌癌の肉眼所見
a．周囲肺実質と境界明瞭な充実性腫瘤をなす．内部に壊死巣が点在する．
b．胞巣形成が明瞭で，辺縁部には核の柵状配列が見られる．ロゼット様構造も多数認められる．
c．免疫組織化学的にクロモグラニン A 陽性顆粒を胞体内にもつ．

大細胞癌（図 5-29）．免疫組織化学や電子顕微鏡でも神経内分泌分化が確認される．外科切除される原発性肺癌のおよそ 3％程度を占めるとされるが，小細胞癌に匹敵する進行の速い癌である．患者の大部分は喫煙歴のある高齢男性である．はっきりした扁平上皮癌や腺癌の成分と共存するものは混合型という．

類基底細胞癌：皮膚の基底細胞癌に似た，小葉状や棚状の構造をとることから命名された大細胞癌．多くは太い気管支に発生し，しばしばポリープ状発育を示す．低分化扁平上皮癌よりも予後は不良といわれる．

リンパ上皮腫様癌：鼻咽頭にみられるリンパ上皮腫に類似した組織像を示す．リンパ球に富む間質をもち，その中に大型の腫瘍細胞が胞巣をなして増殖している．腫瘍細胞中にしばしば EB（Epstein-Barr）ウイルスが検出

されることが知られている．

淡明細胞癌：水様透明もしくは泡沫状の胞体をもつ大型細胞のみからなる大細胞癌．胞体内にグリコーゲンが証明されるものもある．純粋にこの特殊型にあたる腫瘍はまれである．

ラブドイド形質を伴う大細胞癌：胞体内に，強い好酸性を示す小球体 globule を有する細胞からなる大細胞癌．小球体は電子顕微鏡で観察すると中間径フィラメントの集合体からなる．まれな組織型である．

◆**臨床的事項**：大細胞癌として特徴のある臨床像を呈するものではないが，低分化な非小細胞癌であることから比較的進行は速いものが多い．特に大細胞神経内分泌癌は治癒切除後の再発は 2 年以内の早期に起こるという．発生部位では，類基底細胞癌を除けば末梢発生型肺癌の場合が多い．

腺扁平上皮癌

◆**定　義**：扁平上皮癌と腺癌成分の両者からなる癌で，それぞれの成分が少なくとも腫瘍全体の 10％程度以上を占めているものをいう．
◆**形　態**：角化や細胞間橋などの所見を示す扁平上皮癌の成分と，乳頭状，腺房状，充実状，肺胞置換状などの所見のうち，少なくともいずれかを示す腺癌成分とが種々の割合に混在して観察される．
◆**臨床的事項**：多くは末梢発生型肺癌である．非小細胞癌の中では比較的早期に転移し，予後が悪い組織型とされている．

多形，肉腫様あるいは肉腫成分を含む癌

◆**定　義**：肉腫あるいは肉腫様成分を含む低分化な癌．腫瘍細胞が上皮性でありながら紡錘形や巨細胞の形態を示すものと，上皮性の腫瘍細胞と非上皮性の腫瘍細胞が混在するものに分けられる．

紡錘細胞あるいは巨細胞を含む癌：

　1）多形癌（図 5-30）　紡錘細胞あるいは巨細胞を含む扁平上皮癌，腺癌，大細胞癌あるいは紡錘細胞と巨細胞の二者のみからなる腫瘍．腺癌，扁平上皮癌，大細胞癌といった通常の非小細胞癌の成分と共存する場合は，肉腫様成分が腫瘍全体の少なくとも 10％を占める場合にこの分類に含める．ただし，小細胞癌と肉腫様成分が共存する場合は混合型小細胞癌に分類される．

　2）紡錘細胞癌　紡錘形の腫瘍細胞のみからなる癌．まれである．

　3）巨細胞癌　高度に多形性の強い，多核あるいは単核の巨細胞性腫瘍細胞のみからなる癌で非常にまれである．巨細胞癌の像の多くは多形癌の部分所見としてみられるものである．

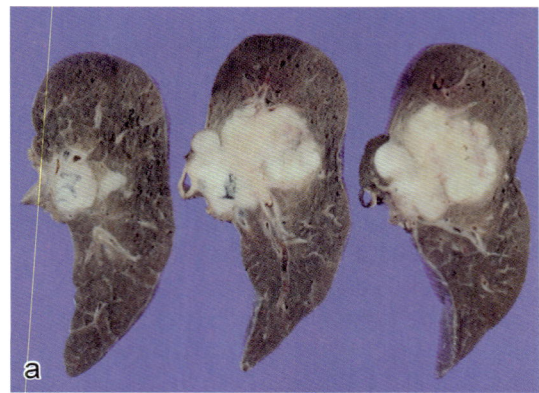

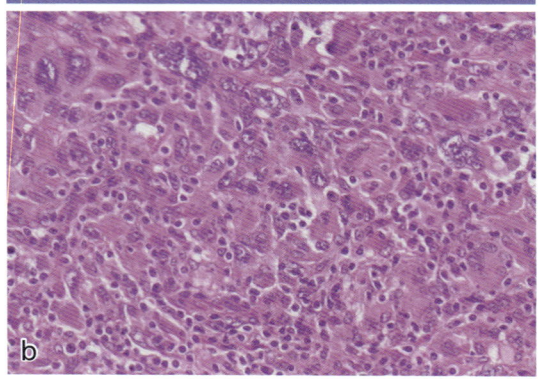

図 5-30 多形癌の肉眼所見
a．周囲肺実質と境界明瞭な白色充実性，分葉状の腫瘤をなす．肺門部リンパ節と一塊になっている．
b．相互結合性の緩い，大型で奇怪な形態を示す腫瘍細胞からなる．腫瘍細胞間にリンパ球浸潤も目立つ．

　4）癌肉腫　癌腫と，軟骨肉腫，骨肉腫，横紋筋肉腫のような異所性成分を含む肉腫との混在からなる悪性腫瘍．

　5）肺芽腫　癌肉腫と同様，癌の成分と肉腫成分からなる二相性を示す悪性腫瘍であるが，高分化胎児性癌に似る primitive な上皮性成分と，primitive な間葉性間質からなる．ときに骨肉腫，軟骨肉腫，横紋筋肉腫の像も混在する．
◆形　態：
紡錘細胞あるいは巨細胞を含む癌：
　1）多形癌　紡錘形もしくは巨細胞からなる肉腫様成分は，細胞異型が強く異型核分裂像も見つかりやすいなど，肉腫との鑑別が容易でない．真の肉腫との鑑別には免疫組織化学染色などで上皮性マーカーを検出することが助けになる．
　2）紡錘細胞癌　腫瘍全体が紡錘形肉腫様の腫瘍細胞からなるもので，免疫組織化学などの方法を用いても上皮細胞としての形質（サイトケラチンなど）を示さない場合は，紡錘形細胞肉腫との鑑別が難しい．
　3）巨細胞癌　腫瘍細胞である巨細胞は，多核あるいは単核で，大型多角形の胞体をもつ．しばしば腫瘍内に多数の好中球，好酸球などの炎症細胞浸潤を随伴し，腫瘍細胞の胞体内への嵌入像 emperipolesis もみられる．腫瘍細胞間の接着が弱く，また間質の発達も乏しいために，腫瘍自体がもろく軟らかい．
　4）癌肉腫　癌の成分（腺癌，扁平上皮癌，大細胞癌など）と肉腫の成分の両方からなる腫瘍．癌の成分は扁平上皮癌であることが多い．共存する肉腫成分については，横紋筋肉腫の所見であることが最も多く，骨肉腫や軟骨肉腫がこれに続く．転移先でも癌成分と肉腫成分の両方が観察されることが通常であるが，どちらか一方のみの場合もある．
　5）肺芽腫　癌の成分は，胎児期の呼吸上皮に類似した腺癌（高分化胎児型腺癌）に似る．すなわち，グリコーゲンに富む淡明な円柱状胞体と卵円形で均一な核をもつ細胞からなり，管状ないし乳頭状を示す．しばしば核下空胞がみられる．間質成分は細胞密度の高い短紡錘形細胞増殖からなっていることが多く，胎児期の未熟な間葉組織に類似する形態をとる．
◆臨床的事項：比較的高齢者の末梢肺に境界明瞭な巨大腫瘤を形成したり，気管支内にポリープ状に発育したりする．前者はしばしば胸壁や胸膜に直達浸潤する．多形癌は特にその傾向が強い．後者は咳嗽や喀血などの症状を現しやすい．多形癌の患者の 90% 以上が重喫煙者である．これらの腫瘍はいずれも通常の非小細胞癌よりも予後不良であり，化学療法や放射線治療にも抵抗性であることが多い．

カルチノイド腫瘍 carcinoid tomor
◆定　義：低悪性度の神経内分泌腫瘍で，顆粒状の豊かな胞体とほぼ均等な大きさの円形核をもち，索状やリボン状配列，ロゼット様配列形成などを示す（図 5-31）．間質は総じて乏しいが，細血管がよく発達している．外科切除後の予後が異なる 2 つの亜型に分類される．
　1）定型カルチノイド　$2 mm^2$（高倍率 10 視野）当たり核分裂像が 2 個未満で，壊死を欠くもの．
　2）非定型カルチノイド　$2 mm^2$（高倍率 10 視野）当たり核分裂像が 2〜10 個の核分裂像がみられるか，壊死巣を有するもの．
◆形　態：特徴のある，類器官，索状，島状，棚状，リボン状配列，ロゼット様などの構築がみられる．間質に乏しい一方，細血管がよく発達している．腫瘍細胞は顆粒状の豊かな胞体をもち，ほかの癌と比べて N/C 比が低い．核はほぼ均等な大きさの円形核をもち，小型明瞭な核小体をもつ場合が多い．核クロマチンは細顆粒状

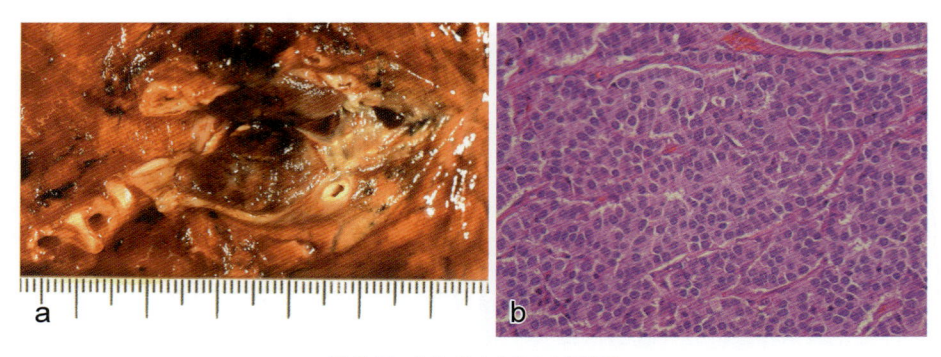

図 5-31 カルチノイドの肉眼所見
a．気管支内に嵌頓するようなポリープ状腫瘍をなす．血管が発達していることから割面は赤褐色調で，出血も伴う．
b．腫瘍細胞は好酸性胞体と類円型の核を持ち，均一性が高い．ロゼット配列が特徴的に見られ，血管に富む狭い間質を伴う．

で，ゴマ塩状 salt-and-pepper chromatin と表現される．非定型カルチノイドを識別する所見の一つである壊死は粗大なものではなく，島状をなす胞巣の中心部に小さくみられる程度のことも多い．

◆臨床的事項：気管支内腔に増殖するほか，末梢肺実質に発生するものもある．カルチノイド症候群やクッシング症候群を呈する例はまれである．亜型の頻度では定型カルチノイドが圧倒的に多い．低悪性度腫瘍とみなされるが，早期に見つかった小型のものでも脳や肝などに血行性転移している場合がある．外科切除後の5年生存率は定型カルチノイドが90％以上であるのに対し，非定型カルチノイドは60～70％にとどまる．

唾液腺型癌 curcinomas of salivary-gland type

◆定義・形態：気管支の付属腺である気管支腺に由来すると考えられる癌の一群で，同名の唾液腺腫瘍と同様の組織所見を呈するものである．

粘表皮癌：扁平上皮細胞，粘液産生細胞および両者の中間型の細胞から構成される癌．嚢胞状を呈するものは比較的予後良好とされる．異型性の強い高悪性度の例では腺扁平上皮癌との区別が容易でない場合もある．

腺様嚢胞癌：特徴的な篩状構造を示す癌で，基底膜様物質を含む偽腺腔と少量の粘液を産生する真の腺腔の二種類が種々の程度に混在する．浸潤境界が不明瞭なことが多く，また好んで神経周囲浸潤を示す．

腺房細胞癌，上皮-筋上皮癌，悪性混合腫瘍など：いずれもまれである．

◆臨床的事項：気管や肺門部に近い太い気管支に発生することが多いことから，咳嗽や呼吸苦など気道狭窄に基づく臨床症状を呈しやすい．喫煙との関係は希薄である．

軟部組織腫瘍
孤立性線維性腫瘍 localized fibrous tumor

◆定義：臓側胸膜または壁側胸膜から発生する線維性腫瘍で，胸膜下線維芽細胞の腫瘍と考えられている．ほとんどは良性と考えられているが，まれに悪性例がある．

◆形態：胸膜に接して発育する境界明瞭な硬化性腫瘤として見いだされる．胸腔内で巨大な有茎性腫瘤を形成する例もある．異型性の乏しい小型短紡錘形細胞が，種々の程度に発達した膠原線維束を背景に増殖している．壊死や核分裂像は通常みられないが，これらが認められる場合は悪性の可能性がある（図5-32）．

◆臨床的事項：以前は「線維性良性胸膜中皮腫」として知られていたが，同様の腫瘍は胸膜中皮腫ではないことが示され，本項のような名称となった．胸膜以外の部位（鼻腔や縦隔，骨盤内など）にも発生する．低血糖を生じる患者があることも知られ，この腫瘍が産生する insulin-like growth factor が原因の一つと考えられている．

類上皮性血管内皮腫
　　　epitheloid hemangio endothelioma

◆定義：末梢肺野に多発する小結節状腫瘍で，血管内皮細胞の増殖と硝子様間質からなる低悪性度腫瘍である．

◆形態：直径5～15 mm程度の結節が末梢肺野に多発する．個々の結節の中心部は硝子化し，少量の多角形胞体をもつ腫瘍細胞が索状や小胞巣状をなして増殖している．結節は肺胞腔内に突出し，肺胞腔内を充填するように発育する．

◆臨床的事項：発症の平均年齢は40代で，女性に好発する傾向がある．ほとんどの患者は自覚症状がなく，検診などで偶然発見される．同様の腫瘍はさまざまな臓器に

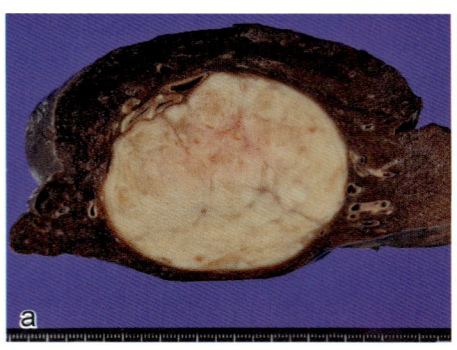

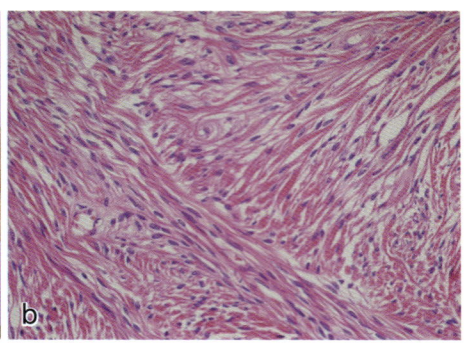

図 5-32 孤立性線維性腫瘍の肉眼所見
a．周囲肺実質とは境界明瞭で，圧排性に発育している．割面でも線維性成分の走行が窺われる．
b．異型の乏しい紡錐形細胞が低密度に錯綜配列を示す（patternless pattern）．膠原線維が介在している．

発生するが，肺と肝臓の報告例が多く，また多臓器に多発する場合もある．確立した治療法はなく，経過観察される．発育は緩徐であるが，診断後の予後は平均 5 年程度とする報告がある．

炎症性筋線維芽細胞腫
inflammatory myofibroblastic tomor
◆定　義：種々の程度に炎症細胞浸潤を随伴していることから炎症性偽腫瘍と呼ばれてきた腫瘍様病変の中に，筋線維芽細胞の真の腫瘍が含まれているとして分離されてきた．肺に固有の腫瘍ではないが，肺も好発臓器の一つである．
◆発生機序：少なくとも一部では，染色体 2p23 上にある ALK 遺伝子の再構成や，ALK 蛋白の過剰発現が見いだされている．
◆形　態：リンパ球や形質細胞，組織球などの多彩な炎症細胞浸潤と，種々の程度の膠原線維増生を背景に，比較的に異型の乏しい紡錐形細胞増殖がみられる．平滑筋形質を示す筋線維芽細胞からなる．
◆臨床的事項：炎症性病変との区別の困難なものから，悪性の経過をたどるものまでさまざまな悪性度の例が混在している．

リンパ組織増殖性疾患
低悪性度辺縁帯 B 細胞リンパ腫
low grade marginal zone B-cell lymphoma
◆定　義：肺以外の節外臓器にもみられる同名腫瘍と同等で，粘膜近傍に生理的にみられるリンパ組織を母地とし，あるいはこれを模倣するような形態・形質をとる低悪性度リンパ腫．mucosa-associated lymphoid tissue（MALT）type lymphoma とも呼ばれる．肺では気管支・細気管支粘膜に関連するリンパ組織との関係が深いと考えられる．

◆発生機序：濾胞性気管支炎などの慢性炎症を先行する例もあるといわれるが，はっきりした機序はわかっていない．3 割ほどの症例では，胃の MALT リンパ腫でみられるような t（11；18）が見つかり，API-MALT1 の遺伝子融合がある．
◆形　態：小型中型で軽い核異型を示すリンパ球が，単調かつびまん性に浸潤・増殖する B 細胞性リンパ腫である．気管支上皮の間に侵入し，特徴的なリンパ上皮病変 lymphoepithelial lesion（LEL）を形成する．リンパ腫細胞が形質細胞分化を示したり，病変内に反応性リンパ濾胞がみられたりする（図 5-33）．
◆臨床的事項：中高年にみられ，ほとんどは無症状で検診などを機会に発見される．CT 画像上ではしばしばスリガラス状の淡い結節影を呈し，末梢性肺腺癌と類似する．多発することもある．高ガンマグロブリン血症が時にみられる．寛徐に進行する経過の長いリンパ腫である．

リンパ腫様肉芽腫症 lymphomatoid granulomatosis
◆定　義：びまん性大細胞性 B 細胞リンパ腫の一亜型であるが，肺に特徴的な大型結節性病変をつくる．
◆発生機序：腫瘍細胞である大型異型 B リンパ球に EB ウイルスが見いだされ，なんらかの宿主免疫機能低下との関連も疑われている．
◆形　態：末梢肺実質内に，数 cm 大ほどの結節性腫瘍が単発または多発性に形成される．中心部に凝固壊死巣を伴い，ときに空洞を形成する．組織学的には，肉芽腫性炎症のような多彩な非腫瘍性炎症細胞を背景に，大型異型リンパ球が種々の密度で増殖している．病変内で腫瘍細胞が血管を取り巻いたり，破壊したりする血管親和性浸潤がみられることも特徴である．
◆臨床的事項：中年以降の成人に多い．咳嗽，発熱，体重減少などの臨床症状を呈するものが多い．中枢神経系や皮膚，脾，腎などの肺外病変がみられることがある．

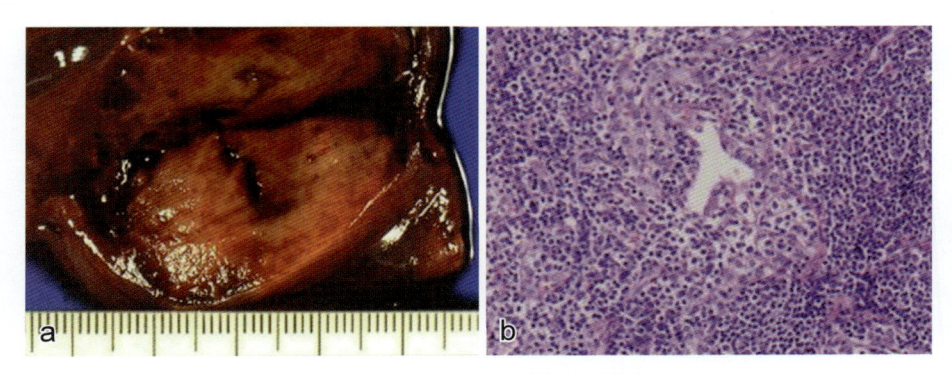

図 5-33 MALT 型リンパ腫の肉眼所見
a．光沢のある褐色調の割面を呈する．境界は不明瞭で，柔らかく触知する．
b．小型ないし中型で異型の目立たないリンパ球のびまん性浸潤からなり，気管支上皮内にも好んで侵入する（lymphoepithelial lesion）．

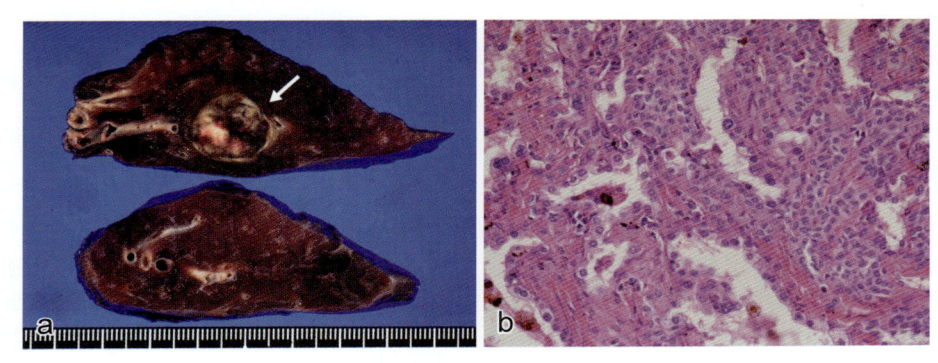

図 5-34 硬化性血管腫の肉眼所見
a．周囲肺実質と明瞭な境界を示す球状の結節で，内部に出血が目立つ．
b．異型に乏しい立方形細胞が肺胞を裏装するとともに充実性胞巣を形成する．間質の線維性硬化や出血，ヘモジデリン貪食細胞も目立つ．

その他の腫瘍，腫瘍様病変

過誤腫 hamartoma

◆定　義：正常気管支構成成分の異常な混合からなる，良性の限局性病変．

◆発生機序：組織奇形に類する先天性病変と考えられているが，発見年齢が中年期であることや，症例によっては緩徐な増大がみられることなどから真の腫瘍の可能性も取りざたされている．

◆形　態：境界明瞭な病変で，2 cm 程度のものが多い．分葉状，結節性をなす間葉系成分とその表面を縁取る気管支上皮成分からなる．前者には成熟した軟骨，線維性結合組織，脂肪，平滑筋などをみる．軟骨が目立つものは軟骨腫性過誤腫 chondromatous hamartoma と呼ばれる．

◆臨床的事項：中年期以降に好発する．末梢肺野に境界明瞭な結節として見つかるものが多いが，気管支内にポリープ状発育を示すものもある．

硬化性血管腫 sclerosing hemangioma

◆定　義：異型性の乏しい肺胞上皮細胞の増殖と，腫瘍内出血を特徴とする腫瘍．血管腫と命名されているがこれは誤りで，肺胞上皮の腫瘍様増殖がその本態と考えられている．

◆発生機序：明らかにはされていない．

◆形　態：増殖する肺胞上皮は充実状，乳頭状などの構築をとり，しばしば淡明な立方状胞体をもつ．間質はしばしば線維性ないし硝子化を示して硬化している．腫瘍内に出血やヘモジデリン沈着が目立つものが多い（図5-34）．

◆臨床的事項：ほとんどが中年女性で，多くは無症状であり，検診などで偶然発見される．良性の経過をとるが，ごくまれに多発例や肺門リンパ節転移例が報告されている．

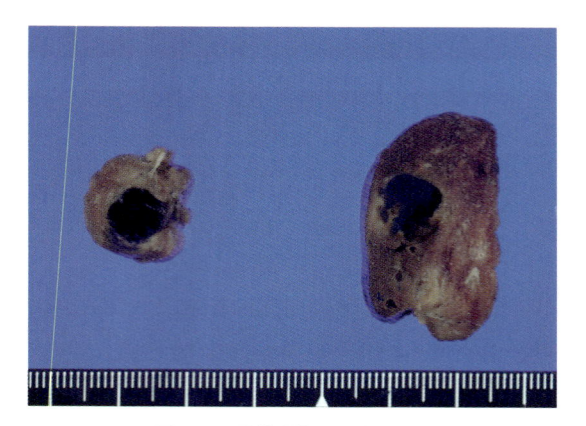

図 5-35　悪性黒色腫の肺転移巣
周囲肺との境界が明瞭な黒色結節が見られる.

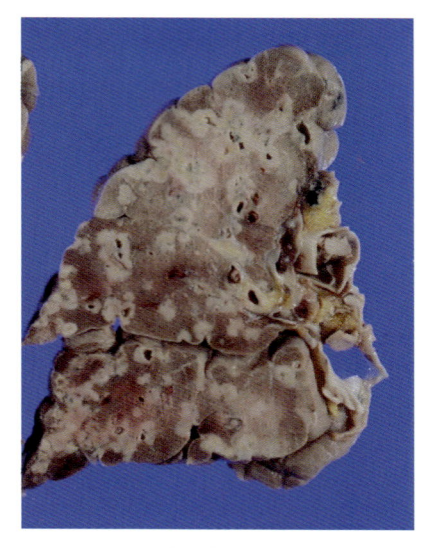

図 5-36　大腸癌の多発性肺転移
胸膜下や肺実質内に灰白色調の転移結節が多数みられる.
（写真提供：北海道大学大学院医学研究科分子病理学分野）

原発性気管腫瘍 primary tracheal tomors

◆**定義・形態**：気管粘膜上皮や付属腺，もしくは気管壁組織から発生する腫瘍で，気管支と同様の腫瘍が発生する．まれな腫瘍であるが，その多くが悪性腫瘍で，良性腫瘍はさらにまれである．組織学的には扁平上皮癌，腺様嚢胞癌の頻度が高い．良性腫瘍では乳頭腫が最も多く，ほかに軟骨腫や線維腫などがある．

◆**発生機序**：扁平上皮癌では喫煙との関係が，また乳頭腫ではヒトパピローマウイルス6型や11型との関係が深い．

◆**臨床的事項**：腺様嚢胞癌では完全切除が難しいことが多く，術後も局所再発の頻度が高いが，一般に生物学的悪性度が低いことから再発までの期間も長い．扁平上皮癌では放射線治療の効果が高い．

9．気管支・肺の続発性腫瘍

肺は，リンパ節に次いで転移性腫瘍の頻度が最も高い臓器である．孤立性腫瘤，多発結節，気管支腔内腫瘤，胸膜腫瘤，胸膜癌腫症，肺動脈内腫瘍塞栓，リンパ管癌腫症，肺胞上皮置換型，肺胞充填型（肺炎型），さらにそれらの混合型など多彩な形態を示しうる．肺への転移経路は血行性，リンパ行性，さらには経気道的転移と考えられる病変もある．

転移性腫瘍は，一般に原発腫瘍の組織・細胞学的所見を模倣している．ただし，しばしば原発部位に比べて組織学的悪性度（構造異型・細胞異型，細胞密度，核分裂像の数など）が増している場合が経験される．これは腫瘍が転移病巣を形成するまでの過程で，より悪性度の高い腫瘍細胞群が選択された結果と解釈されることが多い．

良性ないし低悪性度腫瘍とされている病変も肺に転移をきたす場合がある．上皮性腫瘍では胸腺腫，唾液腺多形腺腫など，非上皮性腫瘍では子宮平滑筋腫，髄膜腫，骨巨細胞腫などがその例である．

血行性転移

最も頻度の高い転移経路と考えられる．肺は，肺動静脈系と気管支動静脈系という二重の血流支配を受けており，それぞれを経た転移病巣が観察される．多くの腫瘍の血行性転移は経肺動脈性転移と考えられ，通常は末梢肺野に結節性腫瘍として認められる．一般に，癌腫の転移は広汎な中心壊死や血管内腫瘍栓をしばしば伴うが，肉腫では壊死が目立たない．頻度の高い原発腫瘍として，悪性黒色腫，骨肉腫，胚細胞腫瘍，癌腫では肺癌，乳癌，胃癌，大腸癌，腎癌などがあげられる（**図5-35**）．

組織学的に，原発性肺癌との区別が困難な場合もある．膵・胆道系腺癌や，子宮頸部腺癌などはその例である．原発性肺腺癌の陽性マーカーであるTTF-1などが鑑別診断に用いられる．

経気管支動脈性転移は，気管支壁から腔内にしばしばポリープ状発育を示す．結腸癌や腎細胞癌でしばしば経験される．

原発性肺癌の転移先臓器として最も頻度が高いのは，リンパ節を除けば肺である．その血行性転移経路として次の3つの可能性が指摘されている．

① 肺癌 → 肺静脈 → 左心 → 気管支動脈 → 肺 → 大循環系 → 右心 → 肺動脈 → 肺
② 肺癌 → 肺動脈（逆流）→ 肺動脈 → 肺
③ 肺癌 → リンパ節 → 静脈角 → 右心 → 肺動脈 → 肺

大腸癌の多くでは，経門脈的肝転移が肺転移と同時ないし先行して観察されるが，S状結腸癌や直腸癌では門脈を経由せずに大循環に流入する静脈系をもつことから，しばしば肝転移を伴わずに肺転移を形成する（図5-36）．

転移巣がときに囊胞状を示す腫瘍に，骨肉腫や頭頸部の扁平上皮癌があげられる．後者は，腫瘍自身に角化壊死や液状壊死傾向が強いことによるものと説明される．この囊胞の破綻により気胸を発症する場合もある．

リンパ行性転移

リンパ行性転移は，胸膜下，気管支・血管束周囲などにびまん性転移としてみられることが多い．腫瘤を形成せず，リンパ管癌腫症の病態をとる場合も多い．乳癌や胃癌（未分化癌，印環細胞癌など）ではこの転移形式をとるものがしばしば経験される．多くの場合，肺門・縦隔リンパ節にも転移がみられる．気管支・血管束にみられる転移巣は，気管支・血管が竹輪状に壁肥厚したごとき肉眼所見を呈する．胸膜下リンパ管への腫瘍転移は，胸膜表面からリンパ管が白く網目状〜亀甲紋状に肉眼観察される．

経気管支性（経腔性）転移

肺胞置換状 lepidic（細気管支肺胞上皮型 bronchioloalveolar）の肺腺癌に観察されうる転移形式である．経脈管性転移と異なって，形態所見から証明することが困難であるが，片側肺内に限局し，多発性ないし肺炎様に広がるのみで他臓器やリンパ節転移をきたさない例があることなどから想定されている．

B 胸 膜

1．血胸，水胸と気胸

血 胸 hemothorax
◆定　義：胸腔内に大量の血液が貯留した状態をいう．
◆発生機序：外傷，胸部大動脈瘤破裂などの胸部血管損傷による出血に起因する．
◆形　態：急激かつ大量の出血によって生じることが多く，胸腔内組織の炎症所見を伴うことは少ない．出血量が少なく経過した場合は胸膜癒着を生ずることがある．
◆臨床的事項：大量の出血では致死的経過をとる場合が多い．

水 胸 hydrothorax
◆定　義：胸腔内に非炎症性に滲出液が貯留した状態をいう．
◆形　態：通常は淡黄色透明で，数リットルにも達することがある．先行する胸腔内癒着がある場合は，しばしば線維性組織に被包された囊胞状を呈する．
◆臨床的事項：多くは心不全，腎疾患，肝疾患，貧血，悪性腫瘍などに伴う低アルブミン血症の際に全身水腫症 anasarca の部分症としてみられる．卵巣の線維腫に伴うもの（Meig syndrome），上大静脈症候群に随伴するものなどがある．高度の場合は，圧迫性無気肺の原因となる．

乳び（糜）胸 chylothorax
◆定　義：胸腔内に乳び（通常リンパ液に由来する乳状液体）が貯留した状態をいう．
◆発生機序：胸腔内腫瘍や外傷などに起因する，胸管や大きなリンパ管の損傷や閉塞によることが多い．
◆形　態：乳びは微細な懸濁脂肪を含んでいるために乳白色を呈する．
◆臨床的事項：ほとんどの場合左胸腔に限局するが，両側性の場合もある．

気 胸 pneumothorax
◆定　義：空気が胸腔に入った状態．
◆発生機序：外傷による胸膜損傷・穿孔によるもの（外傷性気胸 traumatic pneumothorax），肺囊胞や肺気腫，結核性空洞などが突然破綻したもの（自然気胸 spontaneous pneumothorax），ガス発生菌感染によるものなどがある．腫瘍が空洞を形成したあと胸膜に浸潤することによって起こるものもある．
◆形　態：自然気胸のおよそ80％の患者には背景肺にブラを伴った気腫性変化があるといわれる．気胸発生後は胸膜に慢性炎症，肉芽組織形成，好酸球浸潤，中皮細胞の反応性過形成などがみられる．
◆臨床的事項：チェックバルブ作用によって胸腔内の空気によって肺は圧排され，圧迫性無気肺にいたる場合がある．

2．胸膜炎

線維素性胸膜炎 fibrinous pleuritis（pleurisy）
- ◆定　義：漿液性または漿液線維素性滲出液を伴う胸膜の炎症性病変．
- ◆発生機序：肺炎，肺梗塞，リウマチ，結核などが原因となる．
- ◆形　態：しばしば多量の漿液性滲出液が出現する．
- ◆臨床的事項：多量の滲出液により肺が圧迫され，横隔膜が低下することがある．外傷などにより化膿性細菌の侵入により，化膿性となったものは化膿性胸膜炎（膿胸）purulent pleuritis（pyothorax）となる．

線維性胸膜炎 fibrous pleuritis（pleurisy）
- ◆定義・発生機序：線維素性胸膜炎が経過すると，胸膜面に析出した線維素が器質化して胸膜線維性肥厚斑（胸膜プラーク）や壁側胸膜との癒着を生じる．これが高度になったものを線維性胸膜炎と呼ぶ．

3．胸膜の腫瘍

孤立性線維性腫瘍
- ◆定　義：胸膜を好発部位の一つとする間葉系細胞腫瘍．
- ◆発生機序：中皮細胞ではなく中皮の直下にある間質細胞に由来すると考えられているが，詳細な発生機序は明らかにされていない．
- ◆形　態：明瞭な線維性被膜で覆われ，しばしば胸腔内にポリープ状発育や肺内への内反性発育を示す．渦巻き状に錯綜する膠原線維束が密に増生し，その間に分け入るように線維芽細胞様の短紡錘形細胞が種々の密度で，特定の規則性を示さずに増殖する（"patternless pattern" と呼ばれる）．膠原線維束には硝子化や石灰化がみられることがある．
- ◆臨床的事項：かつては良性線維性中皮腫と呼ばれていたが，中皮細胞由来ではないことが示され，ほかの部位に発生する同名腫瘍と同じカテゴリーの病変と理解されている．多くは良性の経過をたどるが，まれに肺などへの遠隔転移を示す悪性例がみられる．しばしば hypoglycemia を随伴するほか，腫瘍細胞による insulin-like growth factor 産生が証明される例がある．

アデノマトイド腫瘍 adenomatoid tumor
　異型性に乏しい中皮細胞が小型索状や腺管形成をなして増殖する比較的まれな腫瘍で，総じて境界明瞭な小型結節をなすことが多い．

表 5-4　アスベストの種類

蛇紋石族	クリソタイル（白石綿）
角閃石族	アモサイト（茶石綿）
	クロシドライト（青石綿）
	アンソフィライト・アスベスト
	トレモライト・アスベスト
	アクチノライト・アスベスト

悪性胸膜中皮腫 malignant mesothelioma
- ◆定　義：胸腔表面を被覆する中皮細胞に由来する悪性腫瘍．中皮腫自体は胸膜のほか，腹膜・心膜・精巣鞘膜などに発生するが発生頻度は圧倒的に胸膜に多く，中皮腫の80％以上を占める．
- ◆発生機序：アスベスト（石綿）粉塵の吸引と密接な関係があることが疫学的知見により示されている．その発癌機序として，アスベストを貪食したマクロファージが生成する炎症性サイトカイン原因説や，SV40 などのウイルス説などが検討されてきたが，詳細はいまだ明らかにされていない．
　最近，中皮腫細胞では細胞周期の制御に関与している $p16$ 遺伝子のホモ欠損が高頻度にみられることが報告され，注目されている．壁側胸膜から発生するものと考えられているが，線維性胸膜炎や胸膜線維性肥厚斑との因果関係は必ずしも明らかにされていない．

アスベストの種類と発癌性：アスベストには表 5-4 に示す 6 種類がある．このうちクリソタイルは使用されるアスベストの 90％以上を占める．アモサイト，クロシドライトは吹きつけ作業や断熱材などに大量に使用されてきたことから，職業曝露による中皮腫発生の主役と考えられている．
- ◆疫学的事項：男女比はおよそ 4：1 で男性優位に発症している．アスベストは強度，耐熱性に優れ，また加工しやすいなどの利点を有することから建材，水道管などの建築資材，車両のブレーキなど摩擦材，防火・耐火・防音資材などとして広く使用されてきた．わが国におけるアスベストの使用量は第二次世界大戦後の高度経済成長を背景に急速な伸びを示してきたが，健康上の危険性が認識されるに至り，欧米に遅れを取りながらも 1995 年の「労働安全衛生法施行令」の改正を契機に輸入や使用が禁止された結果，一転して減少してきた．
　さらに 2006 年 9 月からは，特定製品以外はすべて使用禁止となった．しかしながら，アスベスト曝露から中皮腫の発症まではおよそ 30〜40 年かかると考えられることから，わが国での悪性中皮腫発生のピークは 2025 年前後と推定されている．
　従来から注目されてきた職業曝露（採掘鉱山の労働者

や加工業者，建築業者，自動車整備関連業など）に加え，2005年兵庫県尼崎市におけるクボタ尼崎工場周辺での悪性中皮腫患者多発を契機に，アスベストを大量に扱う工場周辺地域の一般住民に健康被害が発生している事例が明らかになった．こうした社会背景のなかにあって，悪性中皮腫の発生予防や早期診断や有効な治療法の確立，さらには健康被害を受けた患者家族への補償が深刻な社会問題となっている．

◆形　態：胸膜に沿ってびまん性に広汎な進展を示すびまん性悪性中皮腫 malignant diffuse mesothelioma と，限局性の腫瘤を形成する限局性悪性中皮腫 malignant localized mesothelioma が知られているが，後者はまれでありほとんどは前者である（図5-37）．

1．びまん性悪性中皮腫：1〜2 cmほどの厚さのみずみずしい胸膜肥厚としてみられ，肺を取り囲むようにして葉間にも進展する．通常は胸水（しばしば血性胸水）を随伴する．初期には胸腔内の多発結節性腫瘍として認知されることがあるが，進展に伴って盤状に癒合し，びまん性肥厚を呈するものと推測される．組織学的には，腫瘍細胞の形態により下記の亜型に分けられる．

　1）上皮型　多角形細胞が乳頭状や腺管状，またはシート状をなして増殖し，しばしばヒアルロン酸を多く含む酸性粘液をつくる．胸膜表面のみを領域性に進展し，胸膜深部への浸潤性発育を示さない症例，もしくは病変部分に対して，mesothelioma in situ と呼ぶ場合がある．

　2）肉腫型　紡錘形細胞からなり，種々の程度に線維性間質と入り交じって増殖する．特に線維性間質が優位で腫瘍細胞の比率が少ないものは線維形成型中皮腫 desmoplastic mesothelioma と呼ばれる．

　3）二相型　上皮型と肉腫型が混在するもの．

上記のほかに，未分化型を加えることもある．このうち上皮型が最も頻度が高い．

2．限局型悪性中皮腫：組織学的にびまん性悪性中皮腫と区別できない胸膜腫瘍であるが，まれに限局性腫瘤を形成する病変が知られており，限局型悪性中皮腫と呼ばれる．アスベスト曝露との関係が明確でない，再発ないし死亡例でもびまん性進展がほとんどみられないと報告されているが，現時点においてはびまん性中皮腫との臨床病理学的異同は確立されていないといえる．

3．高分化乳頭状中皮腫：異型性に乏しい中皮細胞が胸膜表面に旺盛な乳頭状腫瘍を形成する中皮腫で，胸水中に多数の腫瘍細胞が出現するが，破壊性浸潤を示さない．胸膜よりも腹膜に多く認められ，男女比はほぼ1：1である．通常のびまん性悪性中皮腫よりもはるかに予後がよく，アスベストとの関連性は薄いとされることからも，両者は別の疾患ではないかと考える研究者も多い．

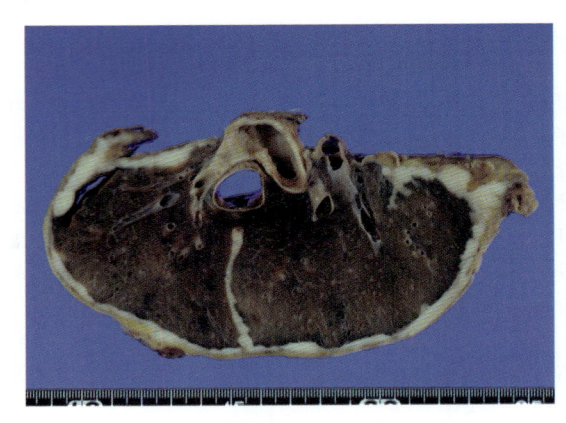

図5-37　びまん性悪性胸膜中皮腫の肉眼所見
壁側及び臓側胸膜，さらに葉間胸膜に沿って白色の腫瘍が進展するなど，腫瘍は胸腔内にびまん性に広がる（外科切除例）．

◆臨床的事項：患者の多くは40〜60代で，アスベストの職業性曝露（造船業，建設業，配管工，自動車整備業など）を反映して特に男性に多い．

初発症状は胸水貯留によると考えられる息切れなど呼吸困難や，胸痛，咳などが多いが，自覚症状のないものも15％程度あるとされる．胸部X線撮影やCT画像で胸膜のびまん性肥厚が認められる．

確定診断は胸膜生検による．胸水細胞診のみでの診断は現状困難であることが多いが，早期診断への要請から細胞診断精度の改善に向けた努力が行われている．血行性転移よりもリンパ行性転移がみられることが多い．また，30％くらいには対側胸膜や心膜腔，腹腔への進展がみられる．

一般に進行は早く，比較的早期の例では胸膜・肺全摘術などの外科治療が行われるが，5年生存率はおよそ40％程度とされる．化学療法も行われるが現状では有効なものは多くない．

悪性リンパ腫

1．膿胸関連リンパ腫 pyothorax-associated lymphoma（PAL）：結核性胸膜炎に代表される慢性膿胸患者の膿胸壁を座として発生する悪性リンパ腫で，わが国で多く経験される．最初の報告もわが国の研究者によってなされた．

ほぼ全例で腫瘍細胞中からEBウイルスDNAが証明されることから，リンパ腫発症に関与すると理解されている．また，人工気胸術の実施もリンパ腫発症の危険因子といわれている．約70％の症例にp53遺伝子変異がみられるほか，局所免疫状態の抑制機構が発症に関与しているとの見方が多い．

組織学的にはびまん性大細胞型B細胞性リンパ腫の

像をとる．

結核性膿胸の既往がある高齢者の男性に多い．膿胸に罹患してから悪性リンパ腫の発生までは，通常10～20年の経過がある．胸痛，背部痛，発熱，胸腔内腫瘤形成などがみられる．

2．**原発性体腔液リンパ腫** primary effusion lymphoma (PEL)：胸腔に限らず，腹腔や心囊腔にも発生する悪性リンパ腫の一病型であり，原則として明らかな腫瘤形成やリンパ節腫大，臓器腫大を伴わないものをいう．

HHV-8（human herpes virus 8）感染が重要な役割を占めると考えられているが，わが国では必ずしも陽性が証明されない．

組織学的にはびまん性大細胞型B細胞性リンパ腫の像をとる．病変部位としては胸腔が最も多い．わが国では高齢者が多いが，欧米ではHIV感染による免疫不全状態にある若年～中年男性に多い．

移性腫瘍

肺癌，乳癌などが肺に血行性もしくはリンパ行性転移をつくり，この転移巣からリンパ行性に胸膜下層に達し，もしくは肺内腫瘍が直接胸膜を破壊して胸膜表面に達し，いわゆる胸膜癌腫症 pleural carcinomatosis となる．胃癌などの腹腔内腫瘍や縦隔腫瘍が直接波及することもある．しばしば悪性細胞を含む血性胸水が貯留する．胸膜への転移性腫瘍が胸腔全体にびまん性に波及すると，悪性びまん性胸膜中皮腫に酷似した画像所見や肉眼所見を呈する場合があり，偽中皮腫性癌腫症 pseudomesotheliomatous carcinomatosis と呼ばれる．

C 縦　隔

1．縦隔の構造

縦隔 mediastinum とは，側方を胸膜，前方を胸骨，後方を胸椎，上方を胸郭入口部，下方を横隔膜に囲まれた領域である．さらに解剖学的に上，前，中，後縦隔の4部に分けられる（**図5-38**）．

それぞれの部分に特徴的な疾患が発生する（**表5-5**）．CT/PETなど画像による鑑別診断が発達している．生検組織で確定診断を行う．

2．縦隔の奇形

大血管の奇形，食道気管瘻，異所性甲状腺・副甲状腺，鰓原性囊胞などがある．

3．縦隔の炎症

急性縦隔炎 acute mediastinitis
◆定　義：縦隔の急性炎症を指す．
◆発生機序：急性縦隔炎は，食道（症例の90％）・気管などの穿孔，開胸手術合併症あるいは周囲の炎症の波及としてみられる（**表5-6**）．急性縦隔炎の病巣から分離された起炎菌を**表5-7**に示す．骨髄炎の波及による縦隔炎は，結核・真菌によるものが多く，胸鎖関節に炎症を伴うことが多い．
◆臨床的事項：後縦隔に多い．炎症は限局性，びまん性，さらに膿胸や横隔膜下膿瘍を伴う場合がある．縦隔は結合組織がまばらなため，炎症が限局せず広がりやすく危険である．

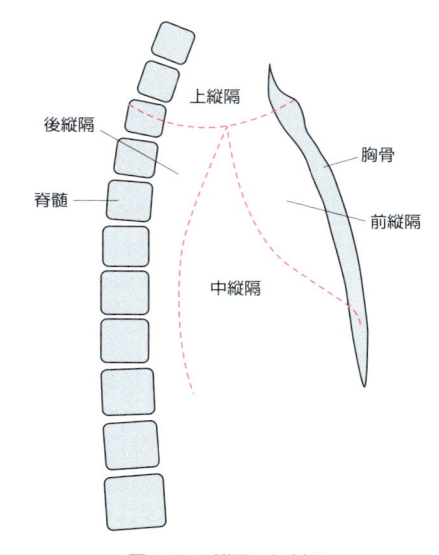

図5-38　縦隔の解剖学

ブールハーフェ症候群 Boerhaave syndrome
◆定　義：強力な嘔吐後の食道穿孔による急性縦隔炎を指す．

下行性壊死性縦隔炎
　fatal descending necrotizing mediastinitis (DNM)
◆定　義：口咽頭感染が椎体前筋膜に沿って下降し派生した急性縦隔炎を指す．炎症の範囲は頭蓋底，咽頭隙，食道後方から横隔膜にまで及ぶ．
◆発生機序：歯根膜炎（41％）と膿瘍形成性咽頭炎（36％）

表 5-5 縦隔腫瘤性病変

上縦隔	前縦隔	中縦隔	後縦隔
甲状腺腫	胸腺腫・胸腺癌	気管支嚢胞	神経原性腫瘍（神経鞘腫,
副甲状腺腫	胚細胞性腫瘍（奇形腫, 精上皮腫など）	食道嚢胞	神経節細胞腫, 神経芽細胞腫, 傍神経節腫）
気管支嚢胞	甲状腺腫	心嚢嚢胞	線維肉腫
悪性リンパ腫	副甲状腺腫	悪性リンパ腫	髄膜嚢胞
胸腺腫	悪性リンパ腫（Hodgkin 病の結節硬化型 nodular sclerosis (NS), リンパ芽球型, びまん性大細胞型）	転移性腫瘍	
転移性腫瘍	Castleman 病		
	神経内分泌腫瘍		

表 5-6 それぞれの縦隔炎の原因

急性縦隔炎の原因
1) 食道・気管の穿孔
　　誤飲（強酸, 強アルカリ, パラコートなどの農薬）
　　癌の浸潤（食道癌, 気管癌など）
2) 感染の波及
　　脊椎骨髄炎
　　胸膜炎, 心嚢炎, 腹腔臓器の炎症（横隔膜を介して）
　　口咽頭感染症, 頚部蜂窩織炎（椎体前筋膜を介して）
　　外傷, 手術による二次的炎症

慢性縦隔炎の原因
1) サルコイドーシス（両側肺門リンパ節腫大）
2) 感染症
　　真菌（特にヒストプラズマ）
　　抗酸菌
　　ノカルディア菌（抗酸菌感染と類似の症状）
3) 自己免疫疾患（まれ）
　　Behçet 症候群
　　リウマチ熱
4) リンパ管閉塞

線維性縦隔炎・縦隔線維症の原因
1) 感染症
　　真菌（特にヒストプラズマ）
2) Hodgkin 病
3) 放射線治療
4) 特発性（後腹膜線維症と合併することが多い.）

表 5-7 急性縦隔炎の病巣から分離された起炎菌

Aerobic bacteria
　Staphylococcus aureus
　Staphylococcus epidermidis
　Streptococcus pyogenes

Microaerophilic streptococcus
　Enterococcus spp.
　Haemophilus spp.

Enterobacteriaceae
　Enterobacter cloacae
　Klebsiella pneumoniae
　Pseudomonas spp.
　Proteus spp.
　Corynebacterium xerosis
　Nocardia spp.

Anaerobic bacteria
　Peptostreptococcus spp.
　Clostridium spp.
　Bacteroides spp.
　Pigmented Prevotella and Porphyromonas spp.
　Fusobacterium spp.

Other organisms
　Mycoplasma spp.
　Nontuberculous mycobacterium

Fungi
　Aspergillus spp.
　Candida spp.
　Histoplasma spp.

からの派生が多い. 咽頭膿瘍は咽頭後隙に広がったのち後縦隔に波及する. 顎下膿瘍は前縦隔に波及する.

◆**臨床的事項**：深頚筋膜の中層は, 気管分岐部の高さで壁側心膜と融合し, さらに縦隔胸膜に横接することにより, 膿胸, 心外膜炎を発生する可能性がある. 致死率は 25〜40％である. 縦隔領域の拡大, 気縦隔, 縦隔内の滲出液, 胸水の出現を認める. 口咽頭生理的寄生菌の感染によることが多い. 広域抗菌薬の経静脈投与と積極的な外科的病巣摘出が必須である. 胸部 X 線による診断は難しく, CT を行い, 切除術式決定のために, 炎症範囲が気管分岐部より上方にとどまるか, 後下縦隔にいたるか, 前下縦隔にいたるかを鑑別する.

慢性縦隔炎 chronic mediastinitis

◆**定　義**：縦隔の慢性炎症を指す.
◆**発生機序**：肉芽腫を伴い前縦隔に発生することが多い.

病因にはヒストプラズマ・抗酸菌・ノカルディア菌・アスペルギルス・ムコール菌・クリプトコッカス・ブラストミセスなどの感染や，サルコイドーシスがある（表2-2）．まれにリンパ管閉塞またはBehçet症候群，リウマチ熱などの自己免疫疾患によるものがある．
◆形　態：最多の病変は肺野，肺門・縦隔リンパ節の乾酪壊死と石灰化を伴う肉芽腫である．

線維性縦隔炎 fibrosing mediastinitis
◆定　義：周囲臓器を巻き込んだ高度の線維化をきたし，合併症を引き起こす縦隔炎を指す．
◆発生機序：ヒストプラズマ縦隔炎で多い．
◆臨床的補足：ヒストプラズマは経気道感染でインフルエンザ様の呼吸器症状を示し，細胞性免疫防御反応が起こる以前に血行性に広がる．

特発性縦隔線維症 idiopathic mediastinal fibrosis
◆定　義：原因不明の縦隔線維症を指す．後腹膜線維症を合併することが多い．
◆発生機序：縦隔線維症は放射線治療やHodgkinリンパ腫のような腫瘍も原因となる．
◆組織学的な病期分類：Ⅰ期は組織の浮腫と，多数の紡錘形細胞，好酸球，肥満細胞，リンパ球，形質細胞の浸潤がある．Ⅱ期には限局性介在性の紡錘形細胞，リンパ球，形質細胞の浸潤に加え，線維性結合組織の増生と硝子化を認める．Ⅲ期には炎症細胞が消失し，高度の硝子化を伴う線維性結合組織の増生を認める．時に異栄養性石灰化を伴う．
◆臨床的事項：縦隔線維症の病巣により，大血管，食道，気管，気管支などが圧迫され，咳，呼吸困難，再発する肺感染と胸膜炎性胸痛，喀血，上大静脈症候群をきたす．嚥下障害はまれな症状である．

上大静脈症候群 superior vena cava syndrome
◆定　義：上大静脈の圧上昇による症候群を指す．
◆発生機序：上大静脈の閉塞が原因である．病因となる縦隔の悪性疾患は肺非小細胞癌（50％），肺小細胞癌（22％），悪性リンパ腫（12％），転移性腫瘍（9％），胚細胞腫瘍（3％），胸腺腫（2％），中皮腫（1％）などである．上大静脈，上縦隔・内頚静脈に静脈血栓を形成しうる良性疾患には，頚部膿瘍，中心静脈カテーテル，ルミエール症候群 Lemierre syndrome，血液透析，非悪性の凝固性亢進状態（妊娠，経口避妊薬摂取，脂質異常症typeⅡ），外傷，良性腫瘍などがある．
◆臨床的事項：症状は，頭，頚部，腕の浮腫，チアノーゼ，皮下静脈の怒張である．咳，嗄声，頭痛，昏迷，さらには昏睡を起こすこともある．

炎症性筋線維芽細胞腫 inflammatory myofibroblastic tumor
◆定　義：軟部組織から生じる紡錘形細胞の増殖が特徴的な肉芽腫性炎を指す．
◆形　態：ミキソイド変性や石灰化を伴うことがある．時に内部に散在する多形性核をもつ大細胞は低悪性度の腫瘍細胞である可能性がある．
◆臨床的事項：平均10歳の小児に発症する．

気縦隔（縦隔気腫） pneumomediastinum, mediastinal emphysema
◆定　義：縦隔へ空気が侵入した状態を指す．
◆発生機序：原因には，自然発生，喘息や急性呼吸促迫症候群 acute respiratory distress syndrome（ARDS）などの肺疾患，手術や陽圧換気などの医原性疾患，椎骨骨折などの外傷がある．空気は気道，肺実質または胃腸管から侵入する．肺胞の破裂によることが多い．口腔・顎顔面部よりの空気は頚部筋膜を伝う．
◆臨床的事項：気縦隔は心囊気腫や気胸に進行し，心臓への静脈還流減少による低血圧と心拍出量減少にいたる．主訴は，胸骨下部と後部の，胸郭の動きによって悪化する疼痛である．疼痛は空気の侵入による筋膜と周囲組織の離断および筋膜の伸展によるとされる．疼痛は後部，肩部，腕に放散する．嚥下障害，呼吸困難，嗄声，発熱，白血球増加もみられる．Hamman徴候は心収縮期に聞こえ，吸気時と左側臥位で強調されるクリック音である．

4．縦隔の囊胞性疾患

心膜囊胞 pericardial cyst
◆定　義：心囊あるいは心囊外の中皮から発する先天性囊胞を指す．心囊に付着しているものを心囊囊胞，心囊と離れているものを中皮囊胞と呼ぶ．さらに心筋および心臓の主要血管との癒着の有無で分類する（図5-39）．
◆発生機序：先天性囊胞である．まれに心臓胸部外科手術，炎症，エキノコッカス感染症に伴って発生する．
◆形　態：心膜囊胞は薄い線維壁と内腔を1層の中皮細胞に囲まれ，漿液を含む．上皮はまれに限局的に乳頭状過形成となる．
◆臨床的事項：頻度は10万人に1人，縦隔腫瘍性病変の7％である．主として下縦隔に発生し，心横隔膜角（右51〜70％，左28〜38％）にみられることが多い．多くは生涯にわたって無症候性である．まれに呼吸困難または胸骨下胸痛を生じ，少数が破裂し心タンポナーデなどの重篤な合併症を起こす．

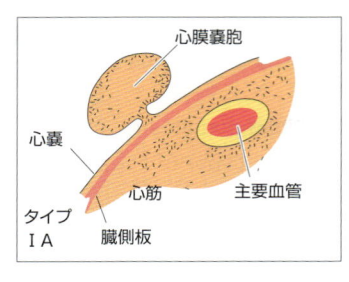

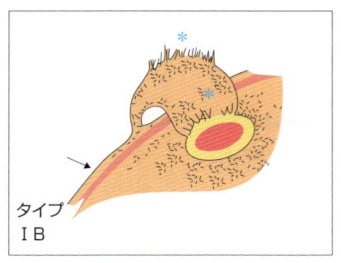

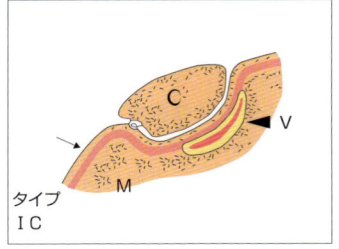

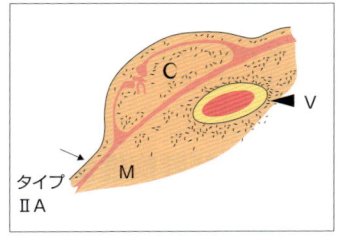

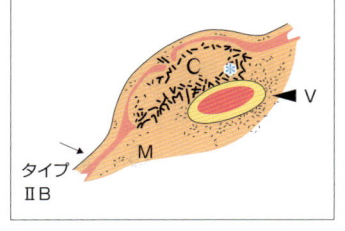

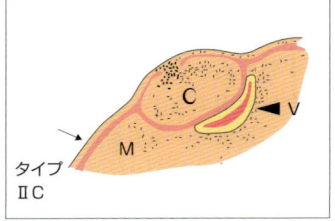

図 5-39　心膜嚢胞の形態的分類

C：心膜嚢胞，＊癒着，V：主要血管，M：心筋

（Losanoff JE, Richman BW, Curtis JJ, Jones JW：Cystic lesions of the pericardium. Review of the literature and classification. J Cardiovasc Surg, 44：569, 2003）

前腸嚢胞 foregut cyst

◆定　義：前腸の迷入組織から発生した嚢胞を指す．古典的認識では，気管・気管支嚢胞，食道嚢胞，胃・腸管嚢胞，膵嚢胞を包括する．

◆発生機序：発生過程において，気管・気管支，食道，胃，小腸を形成する内胚葉組織と中胚葉組織を含む原基の一部が，気管と食道間の隔壁形成時に，肺に伴って縦隔内に下降し，迷入組織となる．

◆臨床的事項：前腸嚢胞は縦隔の腫瘤性病変の 10〜15% を占める．

気管・気管支嚢胞 bronchogenic cyst

◆定　義：気管・気管支壁組織に囲われた嚢胞を指す．

◆発生機序：胎生 3 週ごろにできる肺芽から分岐して発生する．

◆形　態：気管・気管支の走行に沿って発生し，時にこれらと交通がある．気管分岐部後方が好発部位である．単房性球状で平均 3〜4 cm 大である．内腔には水様またはゼラチン様内容物を容れる．組織学的に内腔は多列線毛上皮に覆われ，時に扁平上皮化生をきたす．壁内に硝子軟骨，平滑筋，気管支腺，神経束を含むことがある．非常にまれに悪性化する．

◆臨床的事項：先天性縦隔嚢胞中，最多である．多くは無症状である．40% の症例に胸痛，咳，呼吸困難，嚥下障害を伴う．

食道嚢胞 esophageal cyst

◆定　義：食道壁組織に囲われた嚢胞を指す．

◆発生機序：胎生 2 週に迷入した前腸組織が食道嚢胞に分化して発生する．

◆形　態：食道下半分の壁内の発生が最多である．内腔上皮は重層扁平上皮，多列線毛上皮，円柱上皮が単独または混合している．食道嚢胞は，気管・気管支嚢胞と発生部位や組織学的所見の類似性が高いが，特徴的な 2 層の筋層をもつ．

◆臨床的事項：12% の症例に主として消化管奇形を伴う．

胃・腸管嚢胞 gastroenteric cyst

◆定　義：食道壁組織に囲われた嚢胞を指す．

◆発生機序：胎生 2 週に迷入した前腸組織が胃・腸管嚢胞に分化して発生する．

◆形　態：後縦隔の脊椎近傍で食道に付着しあるいは食道壁内に発生する．正常の胃や小腸の粘膜，粘膜筋板，固有筋層を有し，しばしば神経束や神経節を伴う．胃と小腸の混合型もみられる．

◆臨床的事項：多くは脊椎奇形を合併する．時に分泌された胃酸によって潰瘍を形成し，出血や嚢胞破裂にいたる．

膵嚢胞・偽嚢胞 pancreatic cyst and pseudocyst

◆定　義：膵組織に囲われた嚢胞を指す．

◆発生機序：胎生 2 週に迷入した前腸組織が膵嚢胞に分

化して発生するとされている．縦隔奇形腫も膵組織を含むことがあり，膵嚢胞の一部は胚細胞由来と考えられる．
◆形　態：嚢胞壁内に腺房，導管，膵島を含む．
◆臨床的事項：膵の偽嚢胞が食道裂孔などを通して縦隔内へ進展した症例がある．時に分泌された消化酵素によって組織が障害され，出血や嚢胞破裂にいたる．

神経腸管嚢胞 neuroenteric cysts
◆定　義：腸組織と神経組織を共に含む，壁に囲まれた嚢胞を指す．
◆発生機序：胚形成の途上で，前腸と脊索が近接する時期の形成不全に起因する．
◆臨床的事項：後縦隔の気管分岐部より上方に発生し，複数の脊椎奇形（脊柱側弯症，脊椎披裂，半椎など）を伴う．生後1年以内に気管支の圧迫症状で発見される．

胸管嚢胞 thoracic duct cyst
◆定　義：胸管から発生する嚢胞を指す．嚢胞は胸管と交通する．
◆発生機序：不明である．先天的な胸管壁の脆弱性を原因とする仮説，後天的な炎症，粥状硬化性病変，外傷を原因とする仮説がある．
◆形　態：管腔を覆う細胞はCD31・CD34・第Ⅷ因子・ケラチン陽性で，上皮膜抗原・カルレチニン陰性の内皮細胞である．嚢胞内容物は乳びで，蛋白濃度が2～3g/dL，アルブミンとグロブリンの比率は3：1，高濃度のトリグリセリドとカイロミクロンを含み，細胞成分の95%以上がリンパ球で，リンパ球の95%以上がTリンパ球である．
◆臨床的事項：診断にはリンパ管撮影，リンパ管シンチグラフィ，MRI（時にガドリニウム使用）を行う．

リンパ管腫 lymphangiomas
◆定　義：リンパ管の先天異常を指す．縦隔腫瘍の4.5%を占める．
◆形態的分類：毛細血管様に毛細リンパ管の増生を示す毛細リンパ管腫，海綿状にリンパ管の増生を示す海綿状リンパ管腫，リンパ管が嚢胞状に拡大した嚢胞状リンパ管腫がある．
◆発生部位による分類：上縦隔リンパ管腫は頚部病変と連絡していることが多く，嚢状リンパ管腫を含む．前縦隔リンパ管腫は縦隔リンパ管腫の30%を占め，中年に発症し，無症状のことが多い．後縦隔リンパ管腫はリンパ管腫症を呈することが多い．

嚢状リンパ管腫 cystic hygroma
◆臨床的事項：75%が頚部に発生し，10%が縦隔に達する．乳び胸，血管腫を併発することがある．多くは2歳までに胸痛，咳，呼吸困難などの症状を契機に診断される．

リンパ管腫症 lymphangiomatosis
◆定　義：平滑筋とリンパ管がびまん性に増殖する疾患を指す．
◆臨床的事項：乳び胸を併発し，多発性で，リンパ節，肺，心臓，骨などへの浸潤をきたす．自然消退することはない．再発はある．若年女性に多い．Gorham病，Klippel-Trenaunay症候群，Servelle-Noques病を伴うことがある．

5．縦隔の腫瘍および腫瘤性病変

縦隔リンパ節腫瘤
◆発生機序：縦隔リンパ節腫瘤は，感染，炎症，悪性腫瘍の転移または原発性腫瘍の可能性がある．縦隔リンパ節腫瘤の50%は悪性病変である．後縦隔の良性リンパ節病変には反応性リンパ節炎と肉芽腫性リンパ節炎（サルコイドーシス，ヒストプラスマ症，結核）がある．

原発性縦隔腫瘍 primary mediastinal tumor
◆臨床的事項：原発性縦隔腫瘍は，全胸部腫瘍の10%以下である．原発性縦隔腫瘍全体の2/3以上が良性で，有症状の2/3以上が悪性である．縦隔には多能性細胞が存在するため，さまざまな腫瘍が発生する．大部分は，特定の1区画に発生する．成人における発生頻度は上・前縦隔50～60%，中縦隔20～30%，後縦隔16～25%である．このうち約25%が悪性である．小児における発生頻度は上・前縦隔43%，中縦隔18%，後縦隔39%である．前縦隔腫瘍には胸腺腫，奇形腫，甲状腺腫瘍，悪性リンパ腫が多い．後縦隔腫瘍の約75～95%が神経原性腫瘍で，主に肋間神経枝または交感神経系領域に発生する．神経原性腫瘍は良性が多い．中縦隔には前腸嚢胞，心膜嚢胞など先天性嚢胞が多い．
◆形　態：鑑別診断には免疫染色が有用である（表5-8）．

縦隔神経原性腫瘍 mediastinal neurogenic tumor
◆定　義：縦隔神経原性腫瘍は末梢神経由来の神経鞘腫，神経線維腫，交感神経節由来の神経節細胞腫，神経節芽細胞腫，神経芽細胞腫，副交感神経由来の傍神経節腫を指す．
◆形　態：末梢神経由来腫瘍の多くは神経孔近傍に発生し，神経鞘腫と神経線維腫は，辺縁の鋭い分葉した球形状で，1～2肋間にわたる大きさである．神経鞘腫には被膜がある．神経線維腫に被膜はなく，時に偽被膜で覆われている．交感神経節由来腫瘍は脊椎の前外側に発生

表 5-8　縦隔腫瘍の免疫染色による鑑別診断

マーカー	セミノーマ	卵黄嚢腫瘍	胎児性癌	絨毛癌	カルチノイド	リンパ腫	メラノーマ
サイトケラチン	+/−	+	+	+	+	−	−
胎盤様アルカリホスファターゼ	+	+	+	+/−	−	−	−
AFP	−	+	+/−	−	−	−	−
β-hCG	−*	−	−	+	−	−	−
S-100	−	−	−	−	+/−	−	+
NSE	−	−	−	−	+	−	−
リンパ球共通抗原	−	−	−	−	−	+	−
CD30	−■	−	+	−	−	+/−	−

＊：多核巨細胞を除く．
■：まれに陽性となる．

し，3〜5椎体の大きさで，石灰化を伴うことが珍しくない．神経節芽細胞腫は被膜を有する．神経芽細胞腫は小型円形細胞が層状あるいは偽ロゼット状に配列し，しばしば出血，壊死，嚢胞変性，石灰化を伴う．傍神経節腫は脈管間質細胞（sustentacular細胞）によって囲まれた腫瘍細胞巣が増殖する充実性胞巣配列（Zellballen）パターンをとる．腫瘍細胞の細胞分裂はまれで，細胞質に好銀性顆粒をもつ．腫瘍内血管に富む．

◆臨床的事項：縦隔神経原性腫瘍は通常は良性腫瘍であり，半数以上は無症状である．成人では神経鞘腫が最も多い．交感神経節由来腫瘍は小児に多く，かつ悪性例が多い．神経節細胞腫は良性である．神経節芽細胞腫と神経芽細胞腫は共に悪性で後者の予後がより悪い．神経芽細胞腫は局所浸潤や遠隔転移を起こしやすい．傍神経節腫は主に中縦隔に発生する．診断時の平均年齢は50歳，大きさは4〜15cm，悪性か否かは局所浸潤と転移によって判断する．基本的に全例に完全切除を行う．栄養動脈塞栓術は手術時の失血を減少させる．補助的に放射線療法を，再発時に化学療法を行う．

縦隔内甲状腺腫 mediastinal goiter

◆定　義：縦隔に発生する甲状腺腫を指す．
◆発生機序：縦隔内甲状腺腫はそれ自体の加重，呼吸運動や胸腔の陰圧，頚部筋肉の収縮で発生する．
　異所性甲状腺組織の平均22％に頚部甲状腺腫切除術の既往がある．
◆形態的分類：頚部甲状腺とつながっているものと，離れている異所性甲状腺組織 ectopic thyroid tissue がある．全縦隔腫瘍の10〜15％を占め，上縦隔で最多である．多くは甲状腺機能は正常で無症状であるが，気道圧迫や上大静脈症候群を呈するものがある．
　癌化もみられる．

縦隔副甲状腺腺腫
mediastinal parathyroid adenoma

◆定　義：縦隔に発生する副甲状腺腺腫を指す．
◆形　態：多くは丸く被包性で直径3cm大である．
◆臨床的事項：異所性副甲状腺腫の20％が縦隔に発生し，うち80％が前縦隔に発生する．外科的治癒切除を行う．副甲状腺機能亢進症を呈することがある．

原発性縦隔リンパ腫
primary mediastinal lymphoma

◆臨床的事項：縦隔にみられる悪性リンパ腫の10％が縦隔原発である．Hodgkinリンパ腫，びまん性大細胞性B細胞リンパ腫，リンパ芽球性リンパ腫が多い．

1．Hodgkinリンパ腫：組織に Reed-Sternberg（R-S）細胞，CD15・CD30陽性細胞がある．壊死は結節硬化型と混合細胞型でしばしばみられるがリンパ球優位型ではみられない．
　原発性縦隔リンパ腫の50〜70％を占める．うち60％以上は結節硬化型である．発症年齢は2峰性で若年者の特に女性と，50歳以上に多い．

2．非Hodgkinリンパ腫：原発性縦隔リンパ腫の15〜20％を占める．リンパ芽球性リンパ腫は胸腺リンパ球由来で，発症平均年齢は28歳，進行が早く予後が悪い．stage Ⅰ，Ⅱの場合は化学療法で救命しうる．

3．びまん性大細胞性B細胞性リンパ腫 primary mediastinal diffuse large B cell lymphoma：腫瘍細胞は胸腺髄質のB細胞由来で，細胞質は淡明で，免疫グロブリンの再構成はあるが細胞表面に発現していないことが多い．CD30は弱陽性である．病巣硬化の程度はさまざまである．炎症細胞浸潤は目立たない．前縦隔に発症し，平均年齢は30〜35歳で，女性に多い．浸潤・転移はリンパ芽球性リンパ腫よりも少ない．肝臓，腎臓と中枢神経系に再発することがまれではない．

表 5-9 縦隔胚細胞腫瘍の分類

WHO	Moran と Suster
1つの組織型からなるもの：	奇形腫
セミノーマ	成熟奇形腫
胎児性癌	未熟奇形腫
卵黄嚢腫瘍	悪性成分を伴う奇形腫
絨毛癌	typeⅠ：奇形腫と悪性胚細胞腫瘍
成熟奇形腫	typeⅡ：奇形腫と非胚細胞性上皮性悪性腫瘍
未熟奇形腫	typeⅢ：奇形腫と肉腫
複数の組織型からなるもの：	typeⅣ：奇形腫と上記の種々の組合わせ
混合型胚細胞腫瘍	非奇形腫
固形癌を伴う胚細胞腫瘍	セミノーマ
造血系悪性疾患を伴う胚細胞腫瘍	卵黄嚢腫瘍
	絨毛癌
	胎児性癌
	上記の種々の組合わせ（奇形腫を除く）

縦隔胚細胞腫瘍 mediastinal germ cell tumor（GCT）
◆定　義：縦隔に原発した胚細胞腫瘍を指す．
◆発生機序：縦隔胚細胞腫瘍は原始生殖細胞に由来する．卵黄嚢からの胚形成期間に迷入した始原生殖細胞由来か，性腺から逆遊走した原始生殖細胞由来かは明らかでない．
◆臨床的事項：性腺 GCT や他部位 GCT からの転移を除外する．前縦隔腫瘍の 15％ を占める．症状は腫瘍サイズや周囲構造との関係による．WHO による分類は性腺 GCT と同じで，成熟嚢胞性奇形腫（別名：皮様嚢腫），未熟奇形腫，セミノーマと胚芽腫（別名：非セミノーマ性悪性胚細胞腫瘍，悪性奇形腫）からなる．Moran と Suster による分類では悪性奇形腫の悪性成分に基づく別の分類法を提唱している（表5-9）．遺伝子異常と臨床像に違いがあるため，GCT は思春期前後で区別する．

思春期前縦隔 GCT
◆臨床的事項：縦隔腫瘍の約 16％，全胚細胞腫瘍の約 4％ で，3 番目に多い性腺外 GCT である．テラトーマと卵黄嚢腫瘍 yolk sac tumor（YST）が発症する．テラトーマは最多で性差がない．純粋な成熟・未熟縦隔奇形腫は，再発・転移がなく予後がよい．YST は女児：男児が 4：1 である．混合胚細胞腫瘍は 20％ で，テラトーマを伴う YST が最多である．
◆遺伝子変異：純粋な成熟・未熟縦隔奇形腫は，遺伝子の増減がない．思春期前悪性縦隔 GCT では 1q3，20q の獲得と 1p，4q と 6q の損失が時にみられる．12p の獲得と性染色体異常はない．

思春期後縦隔 GCT
◆臨床的事項：縦隔腫瘍の 19～25％ である．ほぼ全例が男性である．全組織型の GCT が発症する．それらの割合は報告者によって異なる．奇形腫が最多（44％）で，セミノーマが次に多い（16～37％）．わが国においてはセミノーマは少ない（10％）．縦隔の胎児性癌はまれで，縦隔 GCT の 1.8％，非セミノーマ性・非奇形腫性腫瘍の 9％ である．YST は，縦隔 GCT の 10％ である．絨毛癌は，全縦隔 GCT の 2.4％，非セミノーマ性非奇形腫性腫瘍の 12％ を占め，女性の症例報告はない．WHO 分類法に従った縦隔混合 GCT は全縦隔腫瘍の 13～25％ である．縦隔混合 GCT では胎児性癌を伴う奇形腫が最多である．
◆遺伝子変異：思春期後悪性縦隔 GCT は異数体で，12p の一つ以上のコピーと，12q 欠損をもつ．時に染色体 13 の喪失や染色体 21 の獲得をもつ．
◆縦隔 GCT の随伴疾患：全縦隔 GCT 患者に於ける Klinefelter 症候群の危険率は正常群の 50～100 倍である．Down 症候群，Li-Fraumeni 症候群との相関関係，悪性組織球増殖症，急性巨核芽球性白血病，急性リンパ性白血病の併発も報告されている．

成熟奇形腫 mature teratoma
◆定　義：胚細胞層（外胚葉，中胚葉と内胚葉）の少なくとも 2 葉から発生した高分化型腫瘍を指す．
◆形　態：外胚葉性組織（皮膚・髪・汗腺・歯など）が優勢である．中胚葉性組織には脂肪，軟骨，骨，平滑筋がある．内胚葉性組織には呼吸上皮，胃腸上皮，膵臓組織などがある．辺縁明瞭な丸く分葉した腫瘍で，20～40％ に石灰化を伴う．多房性かつ腫瘍充実部の混在する

ことが多い．時に破裂する．まれに悪性化する．悪性組織は横紋筋肉腫が多く，腺癌，重層扁平上皮癌，未分化神経外胚葉性腫瘍がある．
◆臨床的事項：胃酸や膵臓の消化酵素を分泌して病因となることがある．インスリン過剰・低血糖を呈する．約50～60％の症例は無症状である．

未熟奇形腫 immature teratoma
◆定　義：胎児型組織を含む奇形腫を指す．
◆形　態：原始神経上皮組織が，最も一般的である．
◆臨床的事項：思春期前未熟奇形腫の予後は良好である．思春期後未熟奇形腫は限局的であるか遠隔再発性であるかによらず進行性で，時に致死的である．10％は無症状である．
◆遺伝子変異：思春期後縦隔GCTの男性発症例に未熟組織を含んでいる時にはi（12p）を有する悪性GCTが存在している可能性が高い．骨髄性白血病・横紋筋肉腫でみられる2q37再編成，自然発生腫瘍でみられるt（11：22），さらに+8，del（5q）がみられることもある．

原発性縦隔セミノーマ primary mediastinal seminoma
◆形　態：組織学的特徴は生殖腺のものとほぼ同じである．縦隔セミノーマに特徴的な所見は，ハッサル小体を含む胸腺組織の存在，リンパ濾胞過形成，類上皮肉芽腫，広い硬化性病変の存在である．セミノーマは通常，灰白質と類似の，固形の均一な腫瘍で，平均直径が5 cm（1～20 cm），時に囊胞性変性を起こす．
◆臨床的事項：まれである．20～40代の男性に多く，5年生存率は90％である．悪性縦隔GCTの25～50％を占める．局所浸潤はまれだが転移は60～70％にみられ，転移先は肺，胸部・所属リンパ節，骨である．血清β-hCGは高値である．AFPは上昇しない．38％は無症状である．

卵黄囊腫瘍 yolk sac tumor
◆形　態：胚芽腫は多様で，絨毛癌，卵黄囊癌，胎児性癌とテラトカルシノーマを含む．悪性GCTの90％は若年者に発生し，囊胞性または壊死性部分を含む辺縁不整の平均直径9 cm（7～30 cm）の大きな腫瘍であることが多い．胸壁浸潤，所属リンパ節転移，遠隔転移を認める．胸膜液，心囊液が出現している．遠隔転移は診断時に85％以上の症例にみられ，肺，胸膜，リンパ節，肝臓に多く，骨には少ない．5年生存率は45％と予後が悪い．20％の症例にKlinefelter症候群を随伴した．LDH，AFP（60～80％），β-hCG（30～50％）の上昇をみる．

縦隔神経内分泌癌 mediastinal neuroendocrine carcinomas, NEC
◆形　態：高分化NECはオルガノイド，リボン，島状パターンで増殖し，細胞質は淡い好酸性で，核は丸く，クロマチンはまばらで，小型点状核小体をもつ．壊死や核分裂像はまれである．中分化NECは細胞異型が強くなり，小壊死巣があり，高倍率で1視野に4～9個の核分裂像がある．典型的な低分化型NECは小細胞NECである．
◆臨床的事項：縦隔原発NECはまれである．高分化NECは肺からの転移が多く，次いで胸腺原発である．前上縦隔での発症が多い．60代を中心に全年齢層に発症し，男性に多い．低分化型NECは肺からの転移が多いが，胸腺原発もある．悪性度が高い．Cushing症候群を随伴することがある．

縦隔原発平滑筋肉腫 mediastinal leiomyosarcoma
◆発生機序：腫瘍は縦隔疎性結合組織の間葉細胞または大血管由来である．
◆形　態：腫瘍細胞は平滑筋アクチン・デスミン陽性，カルデスモン・S-100陰性である．
◆臨床的事項：まれである．平均発症年齢は56歳，男女比は7：3，無症状の症例が多い．5年生存率は15～20％で，全生存例は治癒切除されていた．

縦隔血管筋脂肪腫 mediastinal angiomyolipoma
◆定　義：腎臓に発生することが多い良性単発性非侵襲性の血管筋脂肪腫が縦隔に発生したものを指す．
◆形　態：肉眼的にはゴム様の硬さで線維性領域を含み，褐色斑がある．組織像は，中小の蛇行した壁の厚い血管・脂肪・平滑筋細胞からなる間葉系腫瘍で薄い線維様被膜を有する．
◆臨床的事項：半数は結節性硬化症に伴う．まれに縦隔に発生する．平均発症年齢は45歳，男女比は2：5，半数の症例で腫瘍径7 cm以上で圧迫症状があった．

転移性腫瘍
　肺癌の転移が多く，後縦隔の転移性腫瘍のうち80％が非小細胞癌，20％が小細胞癌である．乳癌，大腸癌，腎癌，精巣癌，喉頭癌，膵癌，肝癌，食道癌からの転移もある．肺門，気管支周囲のリンパ節転移や小細胞癌は縦隔に広く浸潤・増殖することが多い．

◆参考文献

1) Travis WD, et al.: Pathology and genetics of tumours of the lung, pleura, thymus and heart. World Health Organization Classification of Tumours. IARC Press, Lyon, 2004.
2) 日本肺癌学会編:臨床・病理 肺癌取扱い規約（第7版），金原出版．
3) 下里幸雄，井内康輝編:腫瘍鑑別診断アトラス「肺」第2版，文光堂．
4) Allen, Am J Surg Pathol. Galateau-Salle, F, et al.: Am J Surg Pathol.
5) 三浦はく太郎:中皮腫．石綿関連疾患，産業医学振興財団，p.52-53，○○．
6) Iuchi K, Ichimiya A, Akashi A, et al.: Non-Hodgkin's lymphoma of the pleural cavity developing from long-standing pyothorax. Cancer, 60: 1771-1775, 1987.
7) Fukayama M, Ibuka T, Hayashi Y, Ooba T, Koike M, Mizutani S.: Epstein-Barr virus in pyothorax-associated pleural lymphoma. Am J Pathol, 143 (4): 1044-9, 1993.
8) Sasajima Y, Yamabe H, Kobashi Y, Hirai K, Mori S.: High expression of the Epstein-Barr virus latent protein EB nuclear antigen-2 on pyothorax-associated lymphomas. Am J Pathol, 143 (5): 1280-5, 1993.
9) Hongyo T, Kurooka M, Taniguchi E, et al.: Frequent p53 mutation at dupyrimidine sites in patients with pyothoraz-associated lymphoma. Cancer Res, 58: 1105-1107, 1998.
10) Kuhn III, C and Askin ME: Lung and Medistinum. Ed. By Kissane JM. Anderson's Pathology, vol. 1. 9th ed., p. 1023, The CV Mosby Co, 1990.
11) Shimosato Y, Mukai K: Tumors of the Mediastinum. Ed. By Rosai J. Atlas of Tumor Pathology (third series), Fascicle 21. fall spellig, 1995.
12) Losanoff JE, Richman BW, Curtis JJ, Jones JW: Cystic lesions of the pericardium. Review of the literature and classification. J Cardiovasc Surg, 44: 569, 2003.
13) Castro CY, Chhieng DC: Cytology and surgical pathology of the mediastinum. Adv Exp Med Biol, 563: 42, 2005.
14) Brook I: The role of anaerobic bacteria in mediastinitis. Drugs, 66: 315, 2006.

第6章

消化管

A 食道の病変

1. 食道の構造と機能

食道は，その入口部である輪状軟骨下縁のレベルから食道胃接合部（解剖学的には下部食道括約筋の下端，食道胃接合部の詳細は p.432 を参照）までの管状臓器で，輪状軟骨部，気管分岐部，横隔膜食道裂孔部の3か所に生理的狭窄がみられる．

食道は解剖学的ならびに臨床画像から頸部食道 cervical esophagus（Ce），胸部食道 thoracic esophagus（Te），腹部食道 abdominal esophagus（Ae）に分けられる．

頸部食道はその入口部から胸骨上縁まで，胸部食道は胸骨上縁から食道裂孔上縁までで，さらに胸部上部食道（胸骨上縁から気管分岐部下縁まで）upper thoracic esophagus（Ut），胸部中部食道（気管分岐部下縁から食道胃接合部までを2等分した上半分）middle thoracic esophagus（Mt），胸部下部食道（気管分岐部下縁から食道胃接合部までを2等分した下半分のうち，食道裂孔上縁まで）lower thoracic esophagus（Lt）に分けられる．

腹部食道は食道裂孔上縁から胃食道接合部までである（図6-1）．組織学的に，食道壁は内腔側から固有粘膜層（上皮，上皮下，粘膜筋板からなる），粘膜下層，固有筋層，外膜からなっている（図6-2a）．食道の固有筋層の上部は横紋筋で構成されているため，進行性筋ジストロフィーなどの全身性骨格筋疾患では嚥下困難が起こる．また，漿膜がないため食道疾患から胸腔内への炎症などの波及が起こりやすい．

食道上皮は重層扁平上皮で，基底細胞層から表層に向かって核は目立たなくなる表層分化を示すが，完全角化は示さない．上皮下には基底細胞から分化した食道導管があり，粘膜下層の食道腺に連続している（図6-2b）．

食道下端の上皮下にはリンパ管を含む豊富な血管網があり，乳頭と呼ばれる扁平上皮の脚釘間には毛細血管が入り込んでいる．粘膜筋板は平滑筋である．粘膜下層には食道腺が存在し，導管を通して扁平上皮基底部とつながっている．固有筋層は内輪状筋と外縦走筋からなり，

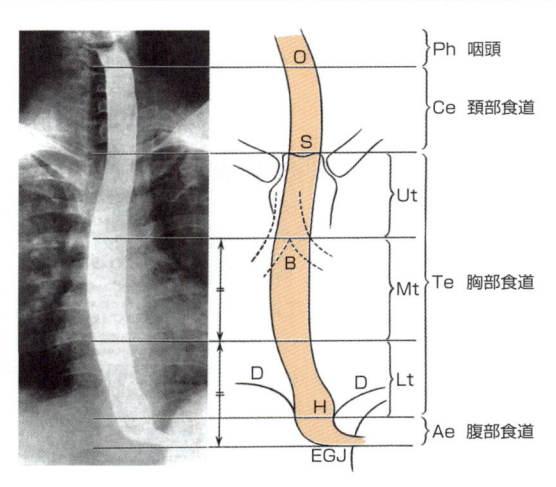

図 6-1 食道の区分と名称
O：食道入口部　S：胸骨上縁　B：気管分岐部　D：横隔膜　EGJ：食道胃接合部　H：食道裂孔
（食道癌取り扱い規約，第10版補訂版より）

その間にはアウエルバッハ神経叢が分布している．筋層は食道上部1/3は内外とも横紋筋で，中部では平滑筋と横紋筋，下部は平滑筋からなっている．外膜は疎な結合組織で，漿膜は存在しない．

食道の機能は飲食物を胃まで移送することで，それは固有筋層の蠕動による．この蠕動はアウエルバッハ神経などによって支配されている．食道腺からは粘液が分泌され，表層上皮の保護をしている．

2. 食道の発生異常

食道の発生異常による先天性奇形には食道欠損 defect of esophagus，食道閉鎖 atresia of esophagus，食道狭窄 stenosis of esophagus，重複食道 duplication of esophagus，食道気管支瘻 esophagobronchial fistula などがある．

食道，胃，十二指腸，肝・胆・膵，呼吸器は発生学的

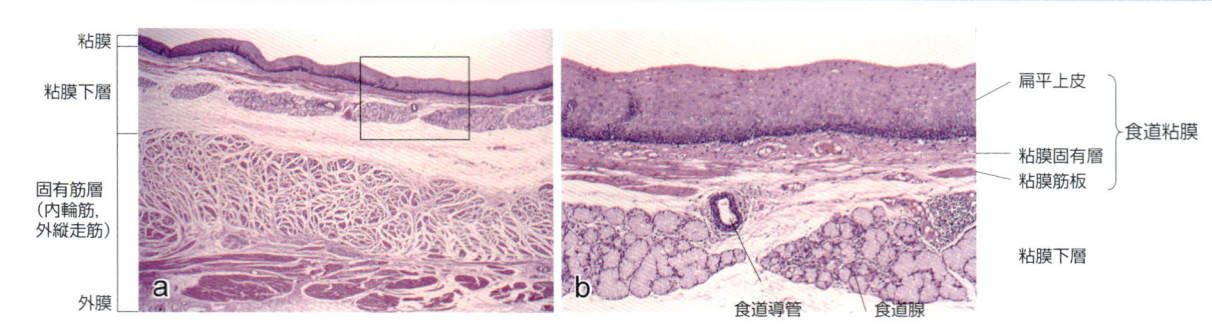

図 6-2　食道の壁構造，食道粘膜と粘膜下層の組織構築
a．食道の壁構造．b．a の □ 部分．食道粘膜と粘膜下層の組織構築．胃と大腸と異なり，食道では上皮下に疎な結合織と豊富な脈管からなる粘膜固有層を認める．その下には胃から連続する粘膜筋板を有している．上皮とこの粘膜固有層，粘膜筋板までが食道粘膜である．また食道扁平上皮の基底部から連続した食道導管と粘膜下層には食道腺を認める．

に前腸系に属しているため，多くの食道奇形は肺などのほかの臓器にも奇形を伴っていることが多い．食道奇形の中で多くみられるのは食道閉鎖で，胆道閉鎖，肛門閉鎖などほかの消化管奇形を伴うことが多い．また，食道の盲端となった部分で気管との間に瘻孔を形成していることが多い．重複食道も単独ではなく特に胃の重複を伴っていることが多い．食道気管瘻も奇形の中では高い頻度でみられる．

そのほか，食道の異常は，胃底腺組織からなる異所性胃粘膜は食道上部にみられる．食道憩室は奇形ではなく後天性の現象で，粘膜が胸腔側に向かって反転した状態である．

後天性の食道狭窄には部分的あるいは全長にわたって生じるものがある．部分的狭窄は初期癌の粘膜切除後にみられる（粘膜切除については p. 410 参照）．また，腐食性食道炎や化膿性食道炎では広い範囲の狭窄をきたす．いずれも臨床的にはブジーなどを使用して狭窄を最小限にとどめる治療を行う．

3．食道の機能障害

アカラシア achalasia

食道の神経叢異常による食道筋層，特に下部括約筋の著明な肥厚をきたす疾患である．胃・食道接合部は狭窄し，食道の大部分は著明な拡張をきたす（図 6-3a）．拡張した部分ではアウエルバッハ神経叢の神経節細胞の脱落現象や完全消失と固有筋層の肥厚がみられる（図 6-3b）．組織学的に食道扁平上皮は基底細胞の下方増生が目立ち，表層では時に角化もみられる（図 6-3c, d）．アカラシアは扁平上皮癌の発生危険因子のひとつである．

4．食道の循環障害

食道静脈瘤 esophageal varices

肝硬変，門脈血栓症などによる門脈圧亢進症が原因となって，胃冠状静脈，短胃静脈から食道静脈，奇静脈にわたる側副血行路が形成される疾患である．食道下部に最も多くみられ，上皮下および粘膜下層の静脈が怒張し，それらが縦走あるいは蔓状に走行する．

肉眼では粘膜層以下でうっ血・拡張した血管が青色調の不整な粘膜腫大として観察される（図 6-4a）．組織学的には不整な形態を示した静脈の高度拡張とうっ血，血栓形成もみられる（図 6-4b）．静脈瘤は破綻しやすく，消化管の大量出血の原因となる．

5．食道の炎症

感染症

最も多いのは癌患者などで抗菌薬や抗癌剤，ステロイド投与により免疫抑制，菌交代現象の結果起こる真菌感染症である．癌のほか後天性免疫不全症候群（acquired immunodeficiency syndrome：AIDS）でもみられる．真菌としてはカンジダ，アスペルギルスが代表である．肉眼では白苔を伴った不整なびらんないしは潰瘍が食道全体にみられる．粘膜表面は壊死物質や滲出物で覆われ，その中に真菌を多数認める．また，細菌の混合感染もみられる．

逆流性食道炎 reflux esophagitis

◆定　義：本症の多くは胆汁酸を含んだ胃や十二指腸液の食道内逆流によって起こる．このことから胃食道逆流症 gastric esophageal reflux disease（GERD）とも呼ばれる．高齢の男性と食道裂孔ヘルニア（胃の上部が胸腔内に滑脱した状態）を有した人，あるいは胃全摘後の患

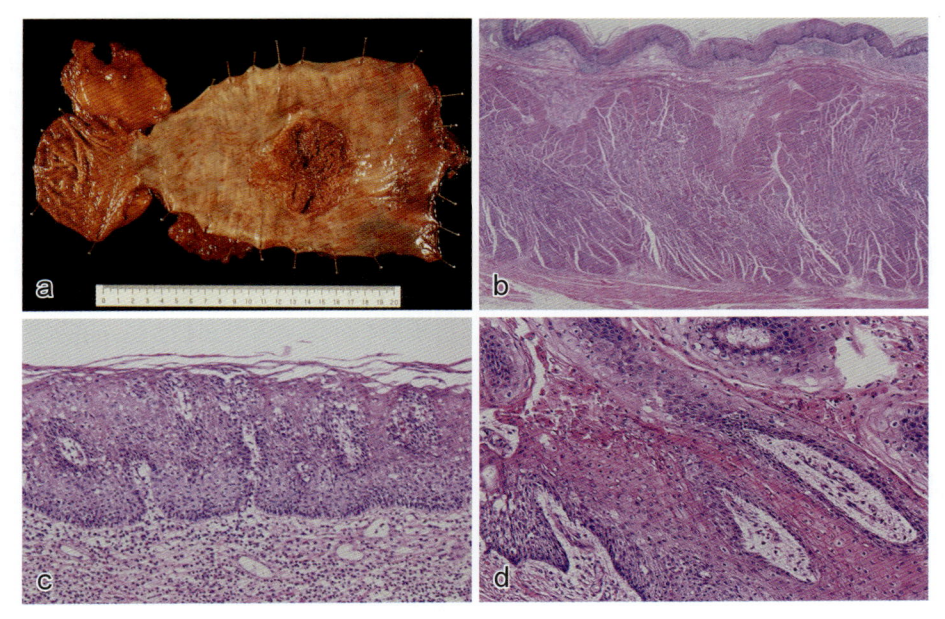

図 6-3 食道アカラシア
a．肉眼で，胃食道境界部は狭くなり，その口側の食道の拡張を認める．本例では食道中部に type 1 の隆起性の癌を認める．b．アカラシアの組織像．固有筋層は肥厚している．内輪と外縦走筋間にある神経節細胞の減少を伴う．c．食道扁平上皮も肥厚し，表層には錯角化を伴っている．d．癌は極めて分化した扁平上皮癌で，粘膜固有層から粘膜下層に浸潤していた．

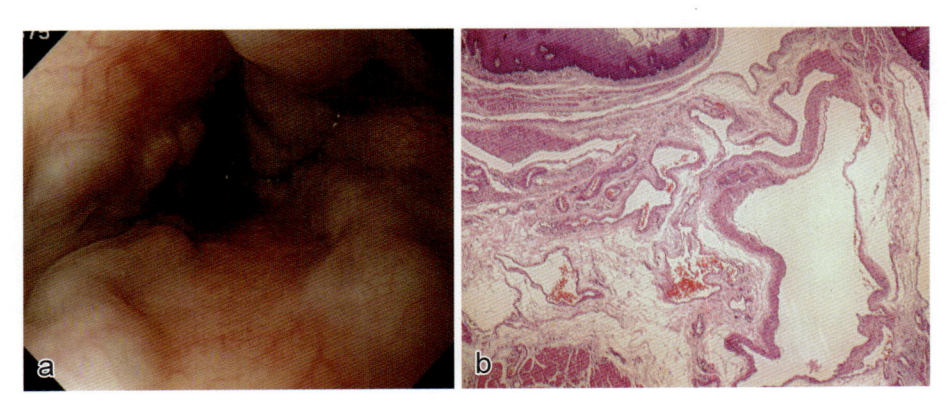

図 6-4 食道静脈瘤
a．内視鏡像．食道下部に腫大した粘膜ヒダが不規則に分布している．b．組織像．粘膜固有層から粘膜下層にかけて大小さまざまに拡張した血管の蛇行を認める．

者で多くみられる．

◆**臨床像**：臨床的には胸部不快感 dispepsia や時には激しい痛みを伴う．近年，日本人でも本症の増加傾向が著しい．GERD の場合，慢性胃炎がなく胃底腺粘膜領域が保存された人で，高酸性の胃液が食道に逆流することにより，食道粘膜層に炎症をきたし，さらに食道扁平上皮にびらんや潰瘍の形成をきたす．このほか Helicobacter pylori 除菌後，胃酸分泌が亢進した人に発生する可能性が指摘されている．GERD は臨床的にその程度により Grade A（ごく軽度），B（中等度），C（高度），D（劇症）に分類される（Los Angeles 分類）．Grade A，B では内視鏡的に軽度の線状びらん（mucosal break）を認め，Grade C，D では高度のびらんや潰瘍を形成する（図 6-5）．

◆**組織像**：組織学的には Grade A，B では軽度のびらん形成，粘膜層のリンパ球を主とした炎症性細胞浸潤を伴っている．また本症が持続すると食道扁平上皮では基底細胞の増生と脚釘の延長，それに伴う乳頭の挙上をき

たす（図 6-6a, b）．本症は後述するバレット食道の発生に関連する．

そのほか，細菌感染による化膿性炎症や毒物摂取による腐食性食道炎がある．化膿性炎症では食道壁から食道壁外に炎症が及ぶことがあり，縦隔炎，胸膜炎さらには膿胸の原因となり得る．

また，腐食性食道炎では広範なびらん潰瘍の形成をきたす．炎症が治まると壁内に線維化をきたし，食道狭窄の原因となる．

潰瘍性大腸炎やクローン病でも食道に病変をきたすことがある．

6．食道潰瘍

多くは Barrett 食道にみられる．胃の Mallory-Weiss 症候群では食道下部にも亀裂状潰瘍を伴う．

バレット食道 Barrett esophagus（BE）
◆定　義：食道扁平上皮が胃から連続する円柱上皮で置換された状態である．

わが国では，食道扁平上皮の腸上皮化生の有無にかかわらず円柱上皮化生粘膜とされている．一方，欧米特に北米ではこの円柱上皮に腸上皮化生を伴ったもののみを Barrett 食道としている．しかし英国をはじめとする欧州の一部はわが国と同じ定義となりつつある．

◆頻　度：欧米の白人で発生頻度が極めて高いが，黒人やアジア人ではその頻度は低い．しかし日本人でも Helicobacter pylori（HP）感染の減少に伴って，慢性胃炎が少なくなり，それとともに Barrett 食道が増加しているが，後述する short segment Barrett esophagus（SSBE）がほとんどで long segment Barrett esophagus（LSBE）は極めて少ない．

◆発生原因：持続した逆流性食道炎が原因とされている．逆流する胃液は高酸で，その中には胆汁や膵液なども含まれ，それらも Barrett 食道の発生と大きく関連しているといわれている．

◆肉眼像：Barrett 食道は食道胃接合部 esophago gastric junction（EGJ）から食道側に向かって円柱上皮が伸びた状態で，その長さが 30 mm 未満を SSBE，30 mm 以上を LSBE と呼んでいる．LSBE では円柱上皮が食道全周にみられるが，SSBE では一部舌状に伸び出した円柱上皮であることもある．BE の先端の squamocolumnar junction（SCJ）は出入りの激しい極めて不正な走行を示す．また，円柱上皮内部には扁平上皮が島状に取り残された所見を認めることが多い（扁平上皮島，図 6-7）．

EGJ は，胃から食道への移行部で，解剖学的には下部食道括約筋の下端に相当するが，臨床的，病理学的にその部分の判断ができない．そのため以下のいずれかの方法をもって EGJ を決める（食道癌取扱い規約，第 1 版補訂版ならびに胃癌取扱い規約，第 14 版より）．

① 内視鏡検査における食道下部の柵状血管の下端．
② 上部消化管造影における His 角を水平に延長した線．

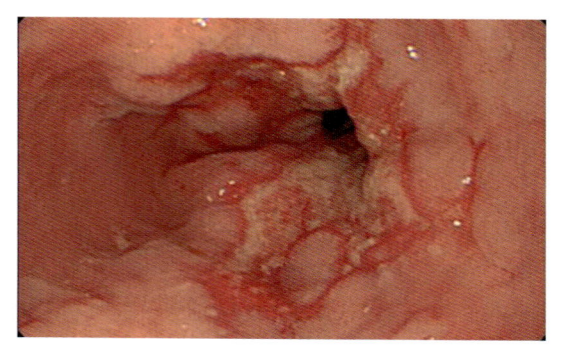

図 6-5　GERD による高度な食道炎の内視鏡像
不整なびらんあるいは潰瘍，発赤した線状の溝の形成を認める．

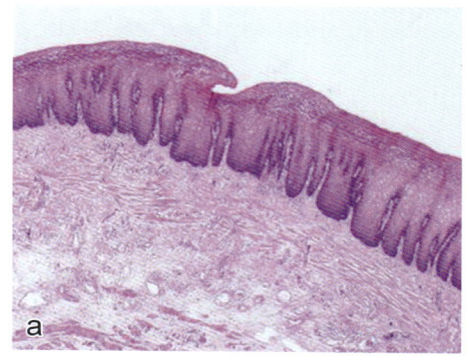

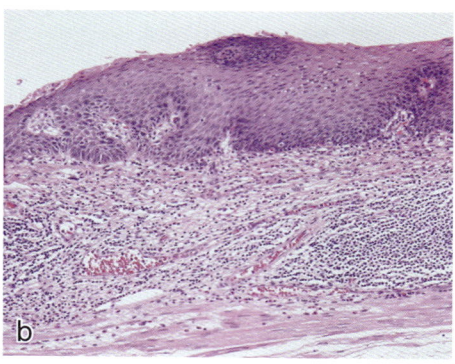

図 6-6　GERD の組織像
a．乳頭の上昇，基底細胞の増生，粘膜固有層の線維化を認める．b．粘膜固有層の細胞浸潤，粘膜筋板の二重化を認める．

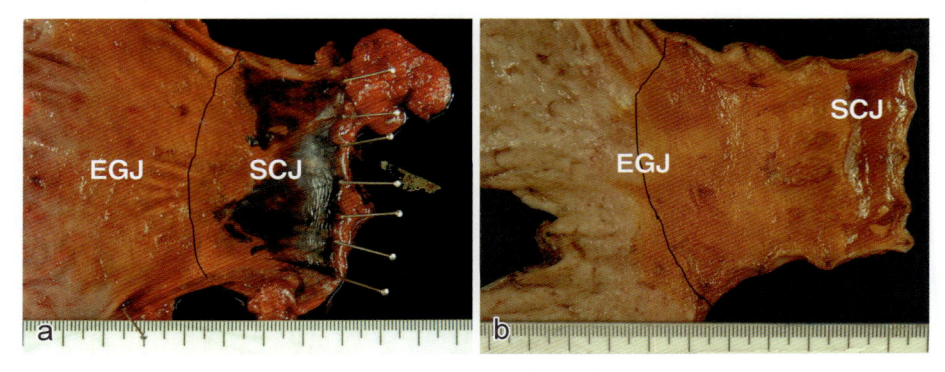

図 6-7　Barrett 食道の肉眼像

a．SSBE：SCJ は EGJ から最大 25 mm 食道口側に移動し，不整な走行を示している．SCJ の肛門側にはルゴールで染色された不整な扁平上皮が島状に残っている．
b．LSBE：ルゴール染色で黒く染色された扁平上皮最口側の SCJ は EGJ から 50 mm 食道口側に移動している．左右ともに EGJ から口側のルゴールで染まらない部分がバレット食道である．

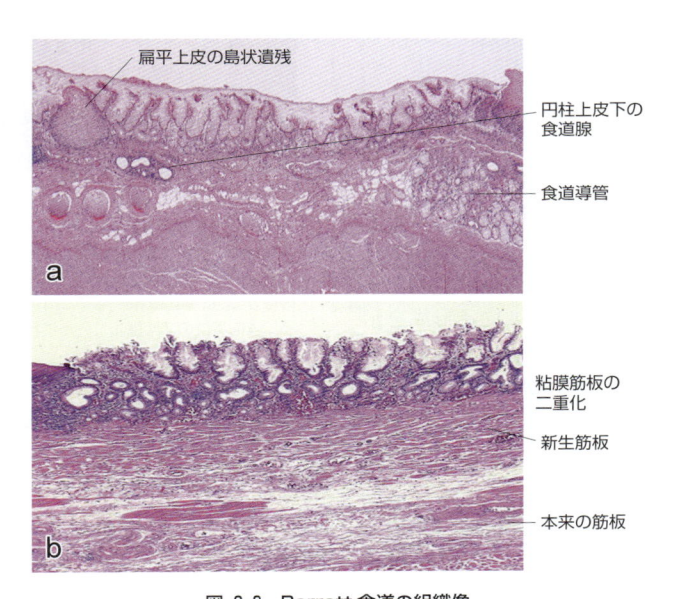

図 6-8　Barrett 食道の組織像

A：円柱上皮の間に扁平上皮が島状に遺残している．また，円柱上皮下には食道腺や，その導管がみられる．B．円柱上皮下には粘膜筋板が二重になっている．下の粘膜筋板は平滑筋線維が明瞭で，本来の粘膜筋板である．これらのことから，円柱上皮で破れた部位は，もともと食道であることがわかる．

③ 内視鏡および上部消化管造影検査における胃大弯縦走ひだの口側終末部．
④ 切除標本の肉眼観察では胃から食道へ周径の変わる部位（図 6-7 参照）．

◆組織像：円柱上皮化された BE 部分が本来の食道であることを示す所見として，① 固有粘膜や粘膜下層に食道導管や食道腺を認める．② GERD によって新たな粘膜筋板が形成され，本来の粘膜筋板とともに，二重構造を示す（筋板の二重化）．③ 円柱上皮内に扁平上皮が島状に残存している（扁平上皮島，図 6-8）がある．これらのうちひとつでもみられると Barrett 食道と判断される．また，BE 粘膜の円柱上皮には噴門腺型，腸上皮型（胚細胞化生），胃底腺型がみられ，前二者がほぼ 1/2 ずつを占めている（図 6-9）．腸上皮型は大部分が胃の腺窩上皮に杯細胞を混在したものである．

この BE は腺癌の重要な発生母地となる．欧米では胃癌の減少とともに 1990 年代以降 Barrett 食道腺癌が急激に増加してきた．日本ではまだ Barrett 腺癌は少ない

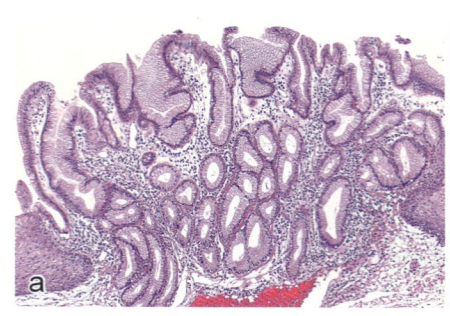

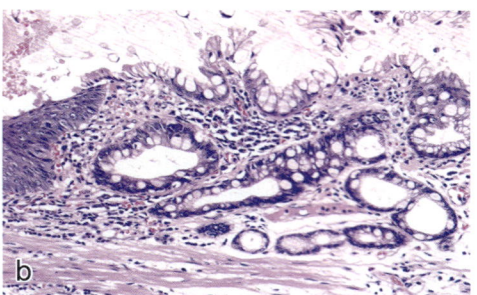

図 6-9 Barrett 食道の粘膜像
a．噴門腺型粘膜，b．杯細胞化生粘膜

が，今後は胃癌の減少に伴って Barrett 腺癌の増加が予想されている．

7．食道腫瘍

良性上皮性腫瘍

食道の上皮性良性腫瘍は極めて少ない．

乳頭腫 papilloma は真の腫瘍ではなく，扁平上皮が乳頭状に過形成を示す病変と理解されている．この中にはパピローマウイルス感染によるものがある．多くは最大 20 mm 程度で，食道中部に多くみられる．

肉眼では表面が鶏のトサカに類似した隆起性病変である．組織学的には乳頭状となった扁平上皮過形成を示し，乳頭は狭く細い血管が入り込んでいる．ウイルス感染によるものでは扁平上皮細胞の胞体が明るい．

悪性上皮性腫瘍

◆疫　学：食道癌のほとんどは扁平上皮癌であるが，最近はバレット食道腺癌も増加している．扁平上皮癌の罹患率はほかの消化管癌に比して低く，10 万人当たり男性で 13.4 人，女性で 4.1 人である．発生年齢は 60〜70 代の高齢者である．

◆発生部位：胸部中部食道（Mt）に最も多く，次いで胸部下部食道（Lt），腹部食道（Ae）である．

◆発生要因：食道癌の原因はアルコールとタバコがあげられる．また，ルゴール染色で多発した 10 mm 内外の小さな不染帯を有した食道には癌発生率が高い（図 6-10）．この小さなまだら状の不染帯は組織学的に基底細胞増生を示す幼若扁平上皮である（図 6-11a）．また，咽頭癌患者には食道扁平上皮癌発生率が高い．食道扁平上皮癌の 35〜80％で p53 遺伝子（17p13）の変異がみられる．また，アルコール脱水酵素を encode している ALDH1B1，ALDH2 の遺伝子多型を認める．この異常は特に食道癌の多発やルゴール多発不染をみる人に多くみられる．

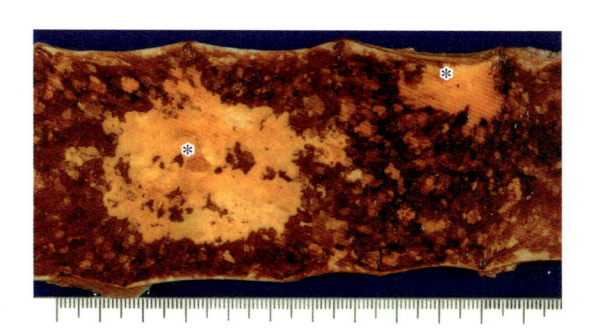

図 6-10 ルゴール染色後の食道表在癌
50 mm 大と 23 mm 大のルゴールによる完全な不染帯（＊）は境界が明瞭でその辺縁は不整である．いずれも肉眼では 0-Ⅱc である．そのほか周囲には 10 mm 以下の小さな多発したルゴール不染を認める．この不染の多くはルゴールにわずかに染まっている．

咽頭癌を有した人では，食道全体にまだら状となる小ルゴール不染帯を伴い，食道癌の発生率が高い．このルゴール不染では基底細胞が過形成をきたしており，表層分化が不良である．このことが癌発生と関係していると考えられる．

食道扁平上皮は上 1/2 では細胞質内に豊富なグリコーゲンを有し（図 6-11b），ルゴール染色では黒く染色されるが，癌や基底細胞増生では細胞内グリコーゲン量が減少し，ルゴール不染を示す．癌のルゴール不染は多くが 10 mm 以上の大きさで，境界が明瞭でかつ辺縁が不整である．一方，基底細胞増生などでは大きさが 10 mm 以下で，淡くルゴールに染まることがあり，その境界は不明瞭であることが多い（図 6-10 参照）．これを利用して内視鏡検査でもルゴール染色で，多くの早期食道癌が発見されるようになった．

◆肉眼像：食道癌取り扱い規約による肉眼分類が使用されている（図 6-12）．表在型（0 型）は癌の浸潤が粘膜下層までにとどまっていると推定されるもので，隆起の目立つ表在隆起型（0-Ⅰ）（図 6-13a），表面型 0-Ⅱ，表在陥凹型（0-Ⅲ）に分け，さらに 0-Ⅱ型は軽度の隆起を示

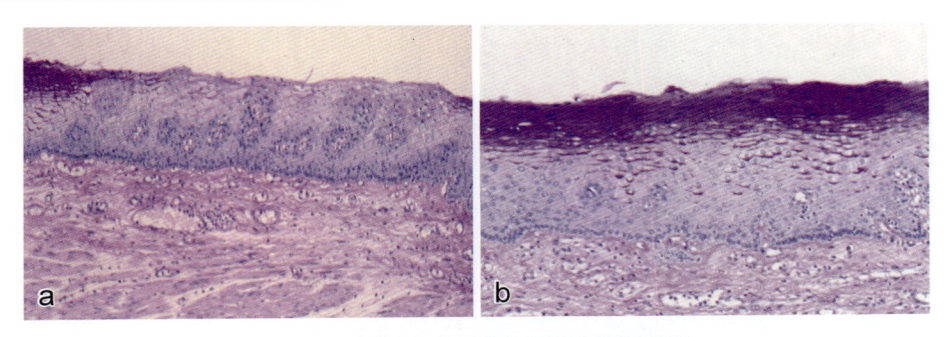

図 6-11 食道のルゴール染色と PAS 染色の関係
a. 食道炎や扁平上皮癌では，上皮内のグリコーゲン量がないか減少しており，ルゴール染色では陰性を示す．
b. 正常な扁平上皮では表層では細胞内にグリコーゲンを含んでおり，PAS 染色陽性を示すため，ルゴール染色では陽性を示す．

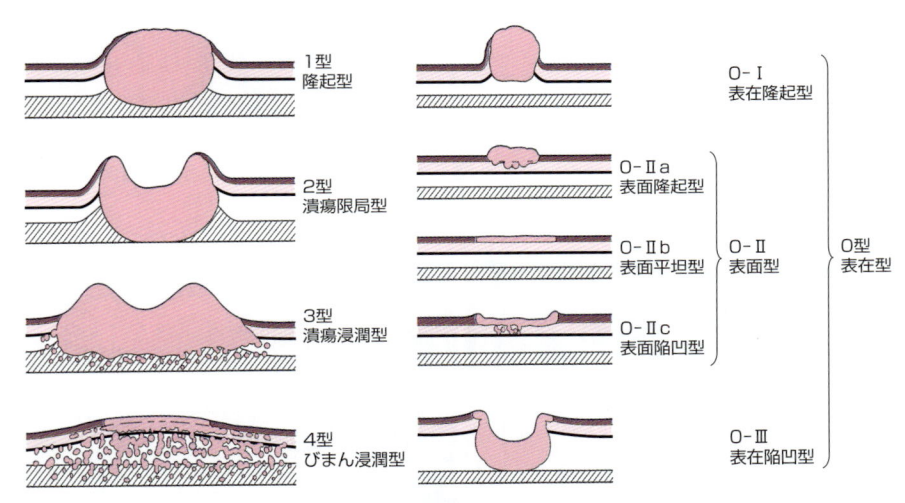

図 6-12 食道癌の肉眼分類
（食道癌取り扱い規約規約，第 10 版補訂版より）

す表面隆起型（0-Ⅱa［図6-13b］），粘膜の隆起も陥凹もみられない（ルゴールで明瞭かつ不整な境界を有した不染帯となる）表面平坦型（0-Ⅱb），浅い陥凹を示す表面陥凹型（0-Ⅱc［図6-10］）に亜分類される．

浸潤が固有筋層以下に及ぶと推測される癌は進行型で，高い隆起を示す"隆起型（1型［図6-14a］），深い潰瘍形成とその周囲に境界明瞭な堤防状隆起を伴う"潰瘍限局型（2型［図6-14b］），辺縁がなだらかあるいは不明瞭な隆起で表面に深い潰瘍形成を伴った"潰瘍浸潤型（3型［図6-14c］），隆起も陥凹もなく浸潤の境界が不明瞭な"びまん浸潤型"（4型）に分けられる（図6-14d）．このうち2型が多く，次いで1型，3型で4型を示す食道癌は少ない．

◆**組織像**：食道上皮性悪性腫瘍は組織学的に大きく扁平上皮癌と腺癌に分けられる．そのほかに表6-1に挙げたものがある．このうち腺癌は主としてバレット食道に発生した癌である．

◆**癌の浸潤度分類**：図6-15に示したように癌の食道壁内浸潤の深さによって分けられる．癌の浸潤が組織学的に粘膜筋板までにとどまるものはpT1aとされ，さらに上皮内に限局したpT1a-EP，上皮下の粘膜固有層に浸潤したpT1a-LPM，粘膜筋板に接するか，浸潤したpT1a-MMに分けられる．pT1bは粘膜下層にとどまるもの，pT2は固有筋層にとどまる，pT3は癌が外膜に浸潤している，pT4は癌が食道周囲臓器に浸潤しているものである．このうち，リンパ節転移の有無に関係なく，PT1aすなわち癌の浸潤が粘膜筋板を含む粘膜固有層までにとどまるものを早期食道癌と定義している．癌の浸潤が粘膜下層にとどまるもの（pT1aとb）とする胃や大腸癌の定義とは異なっている．

UICCによる癌のTNM分類：癌の浸潤度や大きさをTとし，消化管では癌の浸潤の深さによりT1～4に分け

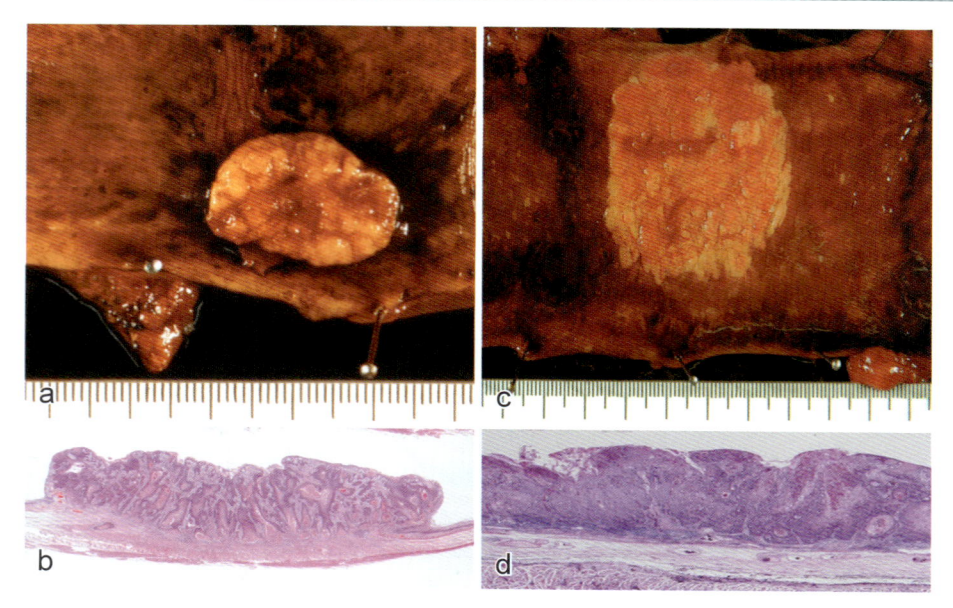

図 6-13　早期食道癌
a，b．0-Ⅰ：周囲との境界明瞭な立ち上がりを示す高い隆起である．隆起表面は不整であるが，崩れはない．c：0-Ⅱa：周囲との境界明瞭な低い隆起である．大きなⅡaでは隆起表面は顆粒状であることが多い．

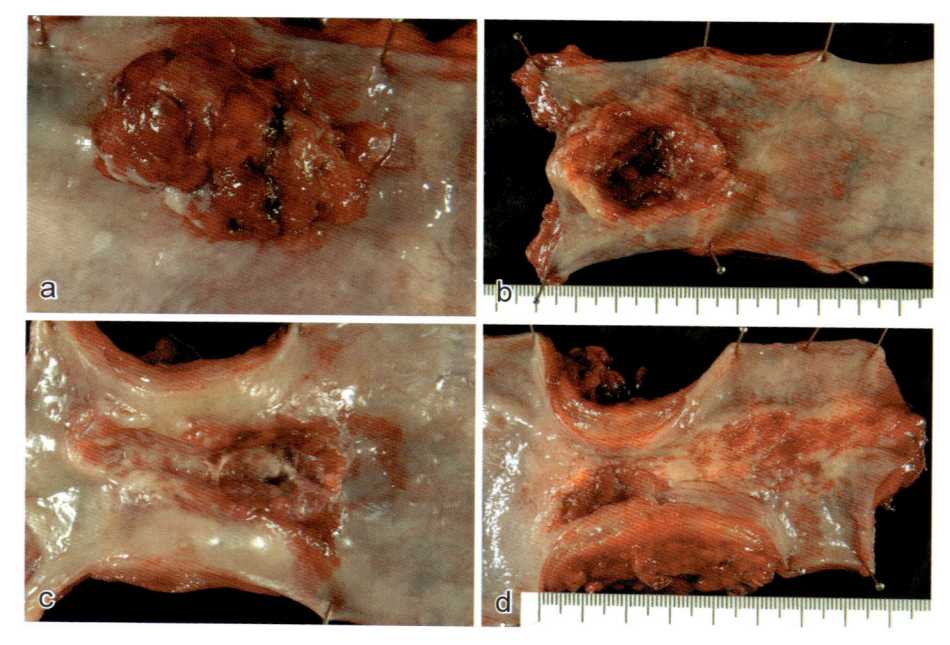

図 6-14　進行型食道癌の肉眼
a．Type 1：丈の高い隆起で，表面は不整な結節性で，部分的にその結節が崩れている．b．Type 2：境界明瞭な隆起で，その中心は大きく崩れて深い潰瘍を形成している．c．Type 3：周囲との境界が不明瞭でなだらかな隆起を形成，表面には深い潰瘍形成を伴う．d．Type 4：境界不明瞭な病変で，食道壁の著明な肥厚を認める．表面にはびらん形成を伴うが深い潰瘍はみられない．

る．N はリンパ節転移の程度で N0〜4 に分ける．M は他臓器などの遠隔転移を表す．病理学的検索結果に基づく時は頭に p をつけて pT1N0M0 などとする．日本の食道癌取扱い規約もこの UICC 分類に基づいている．

扁平上皮癌 squamous cell carcinoma

角化の程度によって高分化，中分化，低分化型扁平上皮癌に亜分類される．高分化型では角化が著明で，癌胞巣の中心に向かうにしたがって層状分化と角化が進行した癌真珠（cancer pearl）を形成し（図 6-16a），中分化型では角化はみられるが癌真珠の形成は目立たない（図 6-16b）．低分化型では角化はなく，癌細胞は敷石状配列を示す（図 6-16c）．浸潤部で大きな癌胞巣を形成する扁平上皮癌ではリンパ管侵襲は少ないが，癌細胞が個細胞性あるいは小胞巣形成性ではリンパ管侵襲をきたしやすい（図 6-17）．低分化型扁平上皮癌の特殊な形態として癌細胞が紡錘形化し，肉腫様になることもある．

類基底細胞（扁平上皮）癌 basaloid squamous cell carcinoma

◆定　義：扁平上皮の基底細胞に類似した小型の腫瘍細胞が，大小の充実胞巣ないしは策状配列を示し，時に不規則な腺管様構造や小嚢胞構造を示す．また，癌胞巣の内外に基底膜様の硝子様物質の沈着を認める（図 6-18a〜c）．上皮内扁平上皮癌がみられ，浸潤部でも扁平上皮癌を伴っていることが多い．

癌肉腫 carcinosarcoma

◆定　義：特殊な扁平上皮癌である．肉眼に特徴があり，大きく管腔内に高い隆起を形成する 0-Ⅰで，隆起の基部は深くくびれ，極めて狭い範囲で食道上皮とつながっている．隆起表面はびらんを形成している（図 6-19）．隆起の周囲にはⅡc を伴っている．
◆組織像：組織学的には隆起基部周囲に広がるⅡc 部には上皮内に扁平上皮癌があり，隆起部では炎症性肉芽ないしは線維増生が目立ち，その中に扁平上皮癌の浸潤を認める（図 6-20）．このほかに間葉系性格を示す骨や軟骨形成を伴うこともある．

内分泌細胞性腫瘍 endocrine cell neoplasia

◆定　義：カルチノイドと内分泌細胞癌があるが，食道ではカルチノイドは極めてまれで，ほとんどが内分泌細胞癌である．腫瘍細胞は，小〜大型の円形細胞で，免疫染色ではクロモグラニン A，シナプトフィジンなどが陽性を示す．

表 6-1　食道上皮性悪性腫瘍の組織分類

1. 扁平上皮癌 squamous cell carcinoma
    a. 分化型 well differentiated type
    b. 中分化型 moderately differentiated type
    c. 低分化型 poorly differentiated type
2. 類基底細胞（扁平上皮）癌 basaloid (squamous) carcinoma
3. 癌肉腫 carcinosarcoma
4. 腺癌 adenocarcinoma
5. 腺扁平上皮癌 adenosquamous cell carcinoma
6. 粘表皮癌 mucoepidermoid carcinoma
7. 腺様嚢胞癌 adenoid cystic carcinoma
8. 内分泌細胞腫瘍 endocrine cell tumor
    a. カルチノイド腫瘍 carcinoid tumor
    b. 内分泌細胞癌 endocrine cell carcinoma
9. 未分化癌 undifferentiaed carcinoma
10. その他分類不能の癌腫 others

（食道癌取扱い規約第 14 版による）

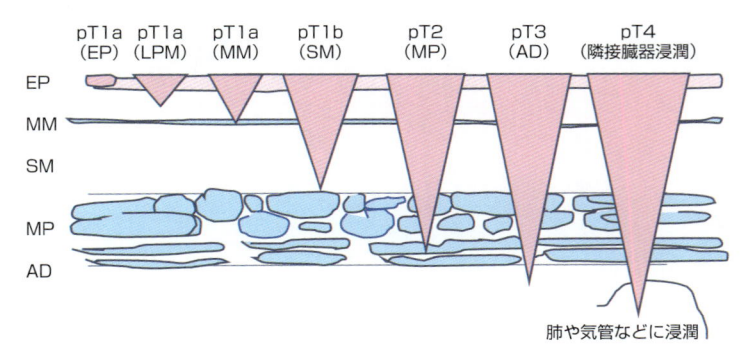

図 6-15　食道癌浸潤度分類
pT1a は上皮内に限局した非浸潤癌（EP），癌の浸潤が粘膜固有層までの浸潤癌（LPM），粘膜筋板までの浸潤癌（(M)）に分けられる．pT1b は粘膜下層までの浸潤癌，pT2 は固有筋層浸潤癌，pT3 は外膜までの浸潤癌，pT4 は肺や気管などの隣接臓器に浸潤した癌である．
T：癌の浸潤の深さを表す，（　）は食道壁の解剖ならびに組織学的構造の略称．

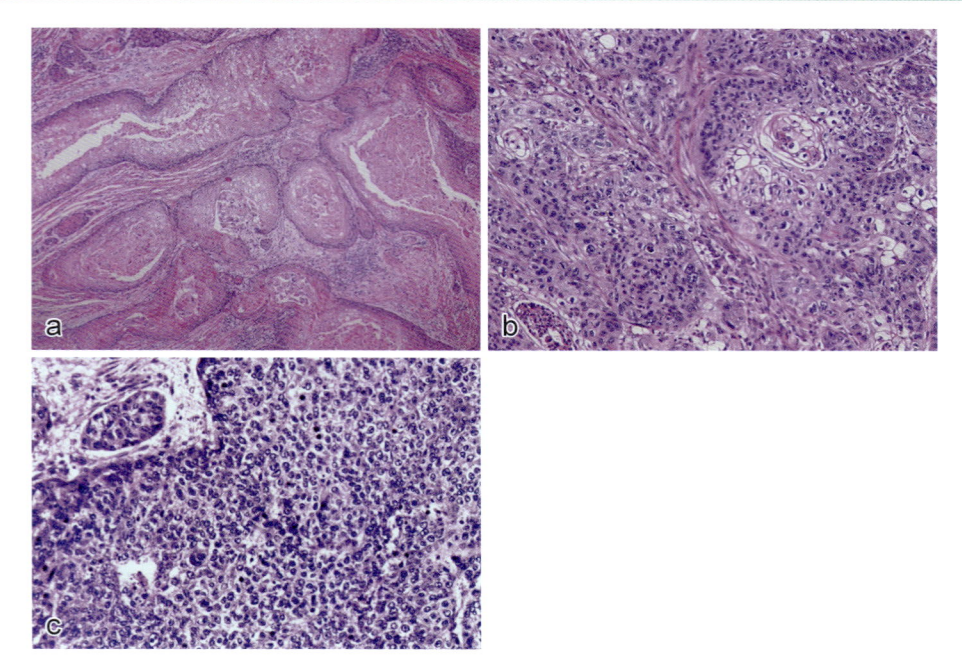

図 6-16 食道扁平上皮癌の組織像
a．分化型：大小不整な癌細胞の胞巣形成を呈し，胞巣の辺縁から中心に向かって角化を認める（癌真珠）．b．中分化型：胞巣を形成し，扁平上皮の表層分化に類似している．腫瘍細胞は敷石状に配列し，胞巣中心部で細胞質は明るくなっている（不全角化）．c．低分化型：腫瘍細胞は充実性かつ敷石状に配列しているが，角化はまったく見られない．

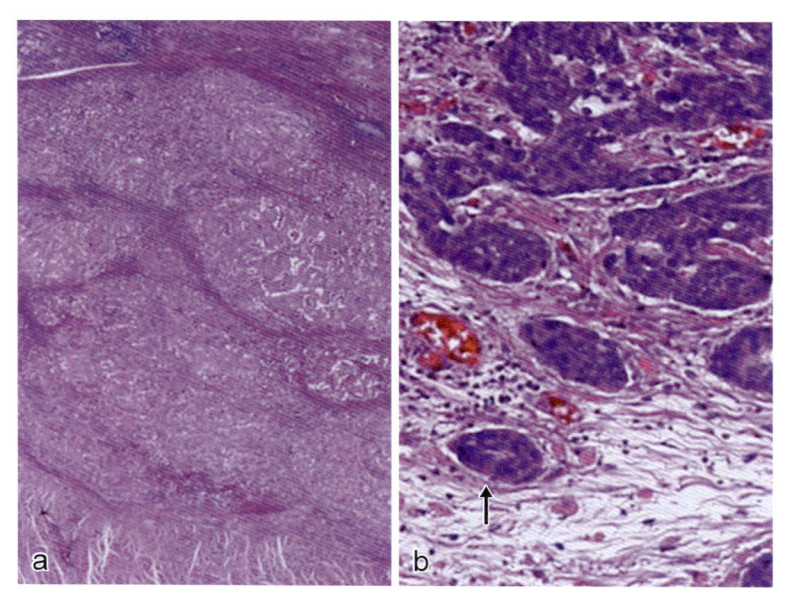

図 6-17 食道扁平上皮癌の増殖と浸潤
a．充実性増殖を示す．b．腫瘍細胞は大小の胞巣を形成し，その周囲に間質増生を伴って浸潤している．またリンパ管侵襲（←）もみられる．

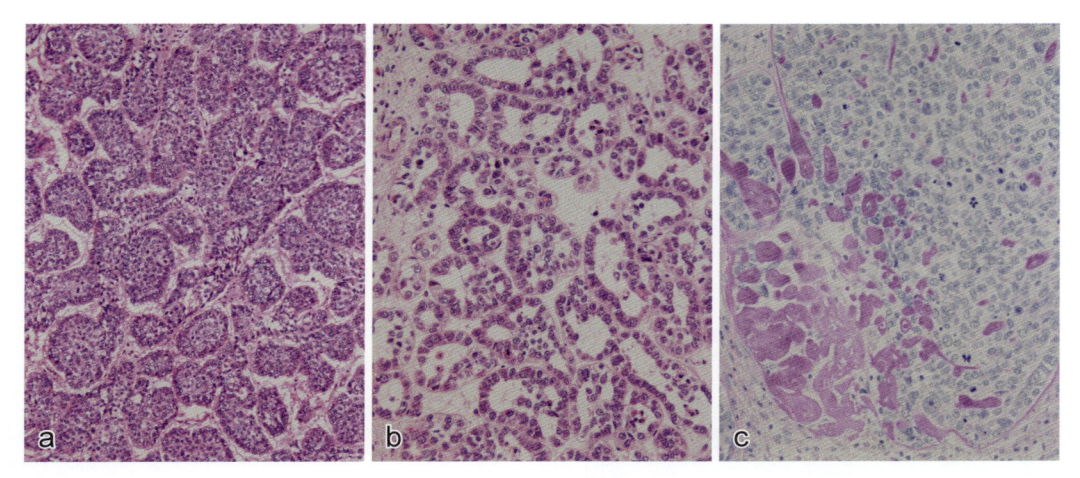

図 6-18 食道基底細胞癌
a．扁平上皮の基底細胞に類似した腫瘍細胞が大小の充実胞巣を形成している．b．腫瘍細胞が部分的に腺管様構造を示している．
c．腫瘍細胞間にPAS陽性の基底膜様物質の沈着を認める（PAS染色）．

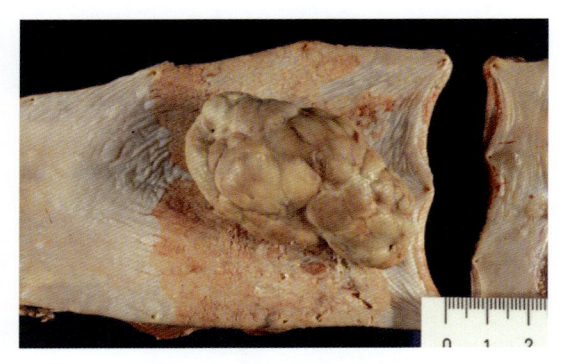

図 6-19 食道癌肉腫の肉眼像
大きな高い隆起を形成し，その基部には明瞭なくびれを有している．隆起の表面は多結節性で平滑である．また隆起の周囲には粗糙な面を示すⅡcを伴っている．

そのほかに腺扁平上皮癌，類表皮癌，未分化癌があるが，いずれも極めてまれである．

バレット腺癌 Barrett adenocarcinoma

◆**定　義**：食道腺癌のほとんどはバレット食道に発生したものである．この癌は欧米で多くみられてきたが，近年，わが国でも増加傾向がみられる．また，持続性の逆流性食道炎（gastric esophageal-reflux disease：GERD）を伴ったバレット食道に発生頻度が高いと考えられている．欧米では組織学的に腸上皮化生を伴ったバレット食道に腺癌の発生率が高いとされているが，わが国ではその傾向はない．また，日本人ではSSBEの腺癌が極めて多く，LSBEの腺癌は少ない．

◆**肉眼像**：後述する胃癌と類似している．BE部分はルゴール不染を示し，その内部に早期癌では粘膜の隆起，陥凹などを認める（図6-21）．また進行癌ではより大きな隆起形成，潰瘍形成，壁肥厚などを認める．

◆**分　類**：この腺癌も分化型，中分化型，低分化型に分類されるが，バレット腺癌の70〜80％は高・中分化型で，低分化型腺癌は少ない（図6-22）．

1．食道の上皮内癌と異形成：欧米では浸潤所見のない扁平上皮内やバレット粘膜内腫瘍は異形成 dysplasia とし，前癌病変と考えている．この異形成は細胞異型度の違いによって low grade dysplasia と high grade dysplasia に分けられる．扁平上皮内の high grade dysplasia はわが国では上皮内（扁平上皮）癌としている．また low grade dysplasia の多くも異型の低い上皮内癌であるとの考えが強い（図6-23）．

2．リンパ節転移率：癌は一般に原発部に近いリンパ節にまず転移をきたすが，食道癌では所属リンパ節から離れたリンパ節に転移をきたすことがある．食道扁平上皮癌のpT1a-EPでは転移はなく，pT1aLPM，MMでは4〜16％にみられる（表6-2）．また，pT1b-SMでは50％程度の転移がみられ，胃や大腸のSM浸潤癌のリンパ節転移率（15〜20％）より高い．リンパ節転移の危険因子は癌浸潤の深さ（pT），リンパ管浸潤，そのほか癌細胞が個細胞性浸潤を示すなどである．また，血行性に肝臓，副腎，膵臓，脳への遠隔転移をきたしやすい．その因子は主として癌細胞の静脈内浸潤である．バレット腺癌も扁平上皮癌と同じと考えられるが，わが国ではその頻度が少なく，まだ詳細はわかっていない．

3．食道癌の進行度（stage）分類：癌の浸潤度（T），リンパ節転移（N），遠隔転移（M）の因子の程度によっ

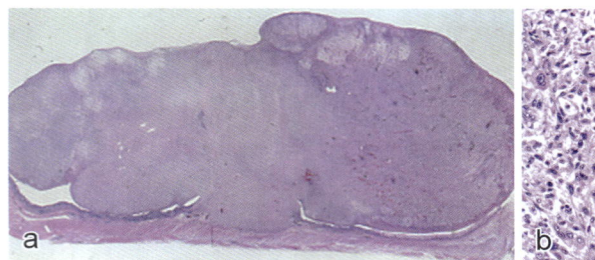

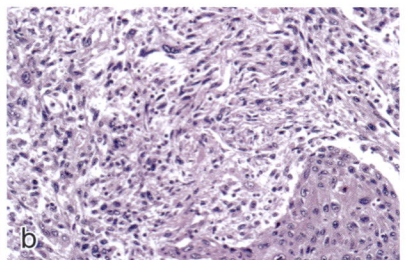

図 6-20 癌肉腫の組織像
a．割面では基部の扁平上皮と狭い範囲でつながった隆起である．b．隆起の大部分は紡錘形や多形成を示す腫瘍細胞の増殖で，部分的に扁平上皮癌成分を認める．

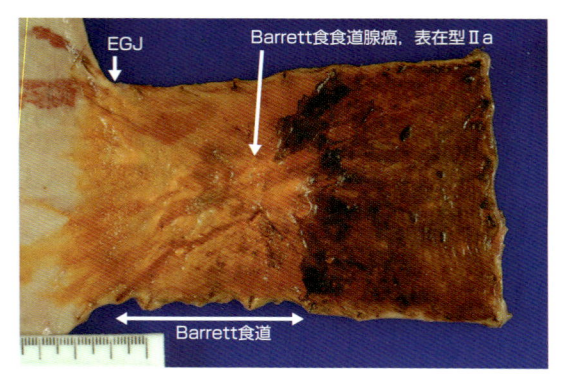

図 6-21 Barrett 食道腺癌の肉眼像（ルゴール染色）
EGJ から約 40 mm にわたって食道粘膜はルゴール不染を示す LSBE で，その先端で，SCJ の肛門側に粘膜が不整な部分を認める．表在型のⅡaである．

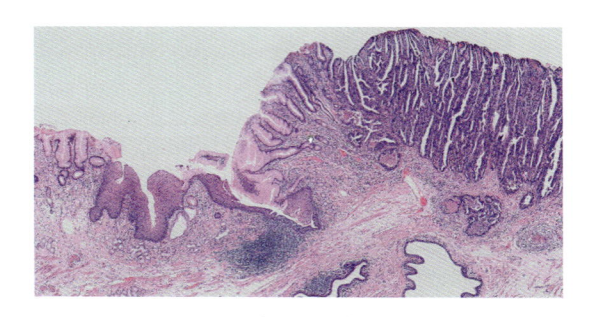

図 6-22 バレット腺癌の組織像
肛門側に扁平上皮を介在した円柱上皮が広がり，その口側に腺癌（分化型）を認める．粘膜下層には食道腺の拡張した導管を認める．

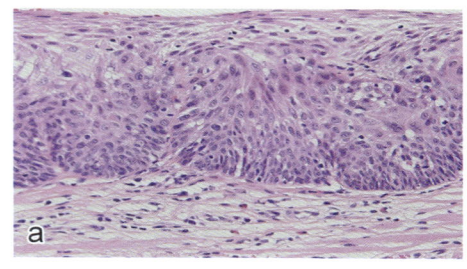

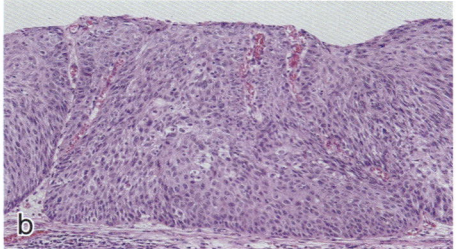

図 6-23 食道上皮内癌
a．密に増生した異型細胞で占められた扁平上皮であるが，深部から表層に向かって細胞密度が減少している．異型細胞の核に異形性がみられ上皮内癌である．欧米では low grade dysplasia とされる．
b．扁平上皮全層にわたって均一かつ密な異型細胞増生で占められている．やはり上皮内癌であるが，欧米では high grade displasia とされる．

て行われる．例えば stage Ⅰ：pT1a, N0, M0, stage Ⅲ：pT2, N2, M0）となる．

食道癌の予後は stage 分類によって異なる（図 6-24）.
◆**臨床的事項**：早期癌 pT1a は内視鏡で粘膜切除 endoscopic mucosal resection（EMR）あるいは粘膜下層剥離術 endoscopic submucosal dissection（ESD）が行われ（図 6-25, 26），その病理学的検索でリンパ節転移危険因子を認めたときは，外科切除あるいは化学放射線治療が行われる．ESD の適応外の時は外科的にリンパ節郭清を伴った食道切除が行われ，切除不能例では抗癌剤あるいは放射線照射による化学放射線治療が行われる．

A. 食道の病変 411

表 6-2 食道癌の浸潤度とリンパ節転移

浸潤度	リンパ節転移率(%)
pT1a-EP	0%
pT1a-LPM	4.5%
pT1a-MM	16.2%
pT1b-SM1	45.8%
pT1b-SM2-3	55.8%
pT2-MP	78.6%
pT3-AD	82.6%
pT4-Ai	93.1%

癌の浸潤が sm 以下では転移率が高い.
(国立がん研究センター, 2011 年)

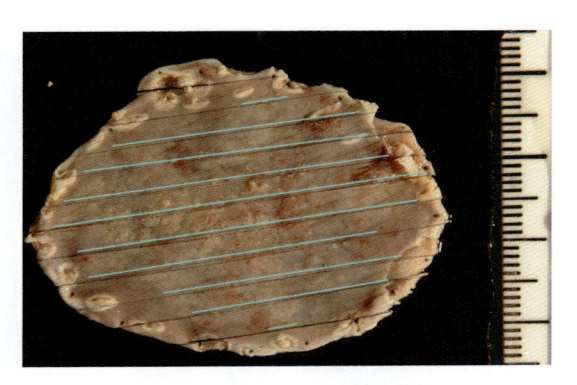

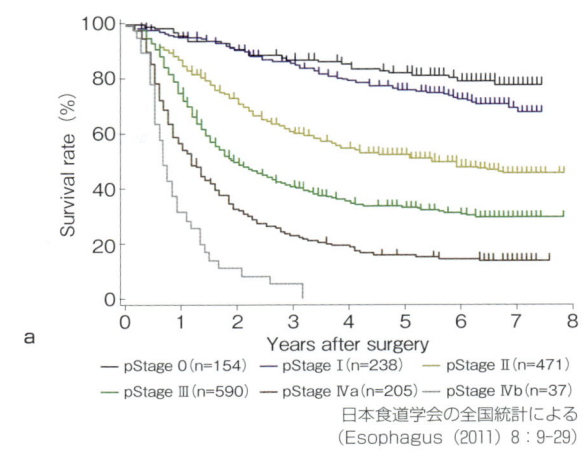

図 6-25 ESD された食道早期癌
青線部分に上皮内癌が広がっている. 切除断端に癌はなく, かつリンパ管や静脈侵襲もみられない. 以上から根治的切除と判断される.

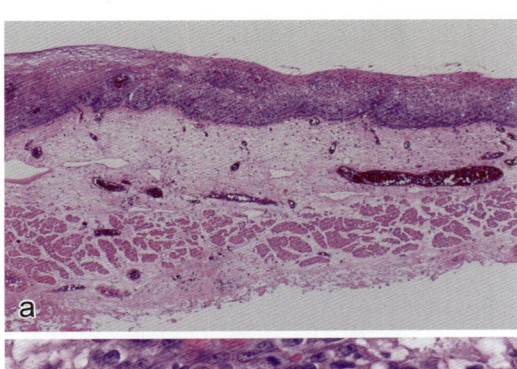

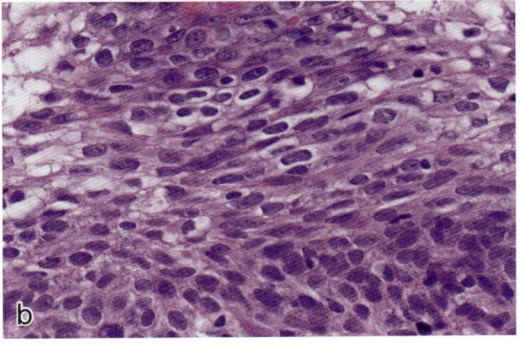

図 6-24 食道癌の生存率と病期分類
a. 生存率. b. 病期分類

深達度＼転移	N0	N1	N2	N3	N4	M1
T0, T1a	0	I	II	III	IVa	IVb
T1b	I	II				
T2	II		III			
T3			III			
T4		III	IVa			

T：癌の浸潤の深さ. N：リンパ節転移の広がり. M：遠隔転移を表す.
(食道癌取扱い規約, 第 10 版補訂版より)

図 6-26 ESD された癌の組織像
上皮内に限局した扁平上皮癌で (pT1a-E) である.

悪性黒色腫 malignant melanoma

　悪性黒色腫は食道の悪性腫瘍の 0.1〜0.2％と頻度は低い. 食道の扁平上皮にはわずかにメラニン産生細胞が存在し, 時にそれが増加してメラノーシスから悪性黒色腫の発生をみる.
　肉眼では隆起性で進行癌に類似しているが (図 6-27), まれに表在型癌に類似したものもある. 黒色調であるものが多い. 組織学的には扁平上皮基底層を中心としてメラニン産生細胞が, さらに腫大した腫瘍性のメラノサイトの増生を認める. 浸潤例では上皮内病変の確認は困難で, 明瞭な核小体を有した核と豊富な好酸性細胞質を有した大型の類円形細胞がシート状に増殖している (図 6-28). また腫瘍細胞内にはメラニン色素を認めるが, 色素を有さない例もある. リンパ管あるいは静脈侵襲が高度で, 予後は極めて不良である.

非上皮性腫瘍

　gastrointestinal stromal tumor (GIST) あるいは平滑筋性腫瘍 smooth muscle tumor が多いが, 胃と違って食道では平滑筋性腫瘍, なかでも良性の平滑筋腫が大部分を占める.

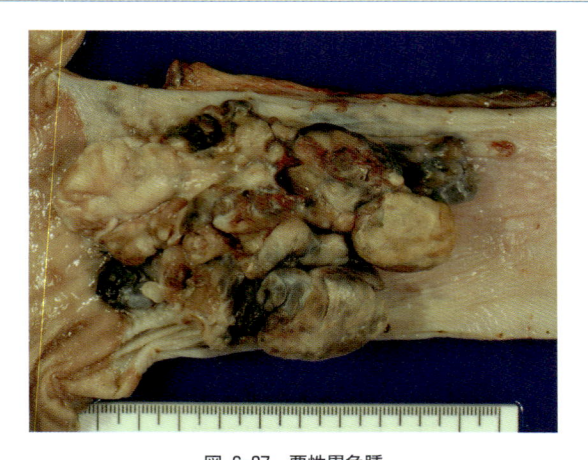

図 6-27　悪性黒色腫
食道下部に不整な多結節性の隆起を形成している．一部の結節は黒色調である．

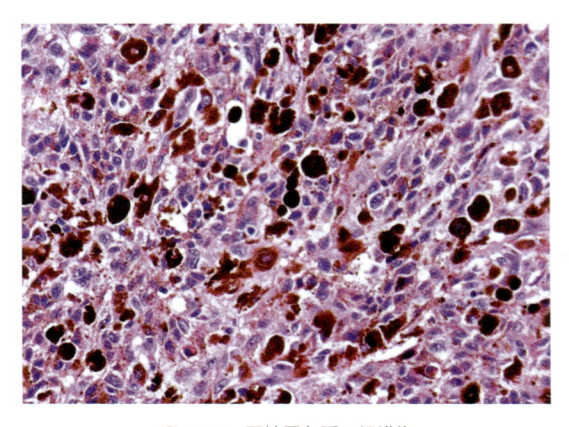

図 6-28　悪性黒色腫の組織像
メラニンを含んだ類円形から紡錘形細胞の増殖を認める．

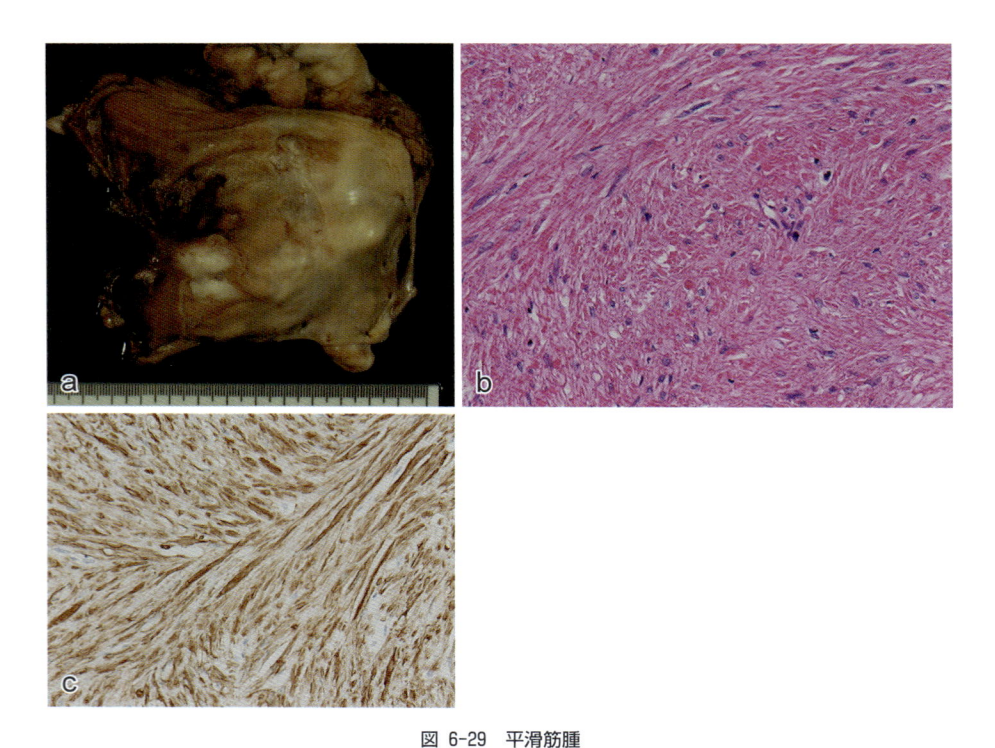

図 6-29　平滑筋腫
a．肉眼像：隆起性病変で，表面は凸凹が目立つ正常な粘膜で覆われている．b．組織学的には好酸性胞体を有した長紡錘形細胞が束を形成して増殖している．c．免疫染色ではデスミン陽性の細胞で平滑筋性腫瘍である．

発生部位は食道下部に多くみられる（図 6-29）．平滑筋肉腫も同じである．そのほか顆粒細胞腫 granular cell tumor，血管腫 hemangioma，脂肪腫 lipoma，神経鞘腫 schwannoma，炎症性筋線維芽細胞腫瘍 inflammatory myofibroblastic tumor などがある．

食道の悪性リンパ腫は極めてまれである．

B 胃の病変

1．胃の構造と機能

　胃は解剖学的に食道胃接合部 esophagogastric junction（EGJ）すなわち噴門括約筋の下端から幽門括約筋までを指すが，噴門括約筋は肉眼的ならびに組織学的にその認識が困難なため，形態的には囊状の胃から管状の食道に移行するくびれ（切痕 incisura）から十二指腸移行部の幽門輪までを胃と呼んでいる．解剖学的に大弯と小弯を3等分し，各々を結んで，上から噴門部（上部 U：fundus），胃体部（中部 M：corpus），胃下部（L：pylorus/antrum）に分けられる．胃の天井は穹窿部（fornix）とも呼ばれる（図6-30）．

<u>胃壁の組織学的構造</u>：胃内面から粘膜固有層（最深部には粘膜筋板），粘膜下層，固有筋層（内輪状筋と外縦走筋），漿膜下層，漿膜に分けられる（図6-31）．内輪状筋と外縦走筋の間にはアウエルバッハ神経叢が豊富に存在している．血管は大弯と小弯から胃壁に入り，各々の一定の領域を支配している．また，リンパ管は主として粘膜筋板の直下から粘膜深部にかけて豊富なネットワークを形成している．

　粘膜は幽門部では固有胃腺である幽門腺 pyloric gland（図6-32a），胃体部は胃底腺 fundic gland から構成され，いずれも表層は腺窩上皮で覆われている（図6-32b）．幽門腺粘膜は正常では幽門輪からほぼ5～6 cmの範囲にある．一般的に成人の日本人では慢性胃炎により（偽）幽門腺が胃体部まで及んでおり，幽門腺-胃底腺境界は解剖学的な幽門-胃体部の境界には一致しない．幽門腺から胃底腺の移行部では幽門腺と胃底腺が混在しているが（中間帯），その幅は約10 mmである．

　幽門腺粘膜は陽性粘液を含む腺窩上皮に連続して，固有胃腺として房状になった幽門腺がみられ，MUC 6 陽性粘液を有している．その腺窩上皮と固有胃腺の境界部には腺頚部と呼ばれる細胞増殖帯がある．またガストリン産生細胞，ソマトスタチン産生細胞を主とする内分泌細胞が腺頚部の増殖帯を中心として認められる（図6-33）．

　胃底腺粘膜も複合管状腺で，腺頚部増殖帯から副細胞 mucous neck cell，壁細胞，主細胞の順にそれらの密度を増しながら配列している．それらの細胞間に enterochromaffin-like cell（ECL細胞）とグレリン（ghrelin）分泌細胞を主とする内分泌細胞が存在している（図6-34）．

　正常な胃粘膜はほぼ1 mmの厚さを有し，腺窩上皮と固有胃腺部の比率は幽門腺粘膜部ではほぼ1：1，胃底腺

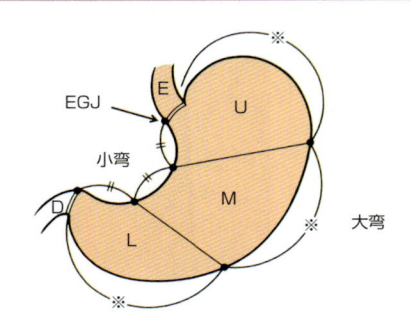

図6-30　胃の区分
大・小弯を3等分し，胃上部（U），胃中部（M），胃下部（L）と呼ぶ．Eは食道，Dは十二指腸，EGJは食道胃接合部である．

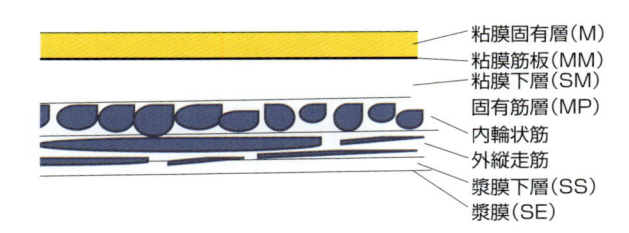

図6-31　胃壁の構造
食道と異なり粘膜固有層に接して粘膜筋板が走行している．

粘膜でほぼ1：3～4 である．

　以上の腺部と粘膜筋板を含めて固有粘膜層としている．粘膜下層は疎な結合組織が主である．また，固有筋層は平滑筋で，血管，リンパ管が分布するほかは内輪状筋と外縦走筋の間はアウエルバッハ神経叢が走行している．胃壁の最外層は，一部を除いて大部分が漿膜で覆われている．

<u>胃噴門部と食道胃接合部</u>：胃噴門部は解剖学的には食道胃接合部（EGJ）から胃側の狭い範囲を指すが，組織学的には幽門腺とほぼ同じ構造を有した噴門腺 cardiac gland と壁細胞が混在した噴門腺 cardiac gland が混在した領域を指している．その範囲は成人の日本人でEGJ から平均で10～20 mm 程度である．噴門腺粘膜は時に食道下部の扁平上皮下にも胃から連続して散在性に認められる．これは食道噴門腺 esophageal cardiac gland と呼ばれ，組織学的には固有胃腺のみからなり，通常，腺窩上皮はほとんど認めない（図6-35）．その幅は SCJ から約5～10 mm 以下である．

　このほかこの部には膵腺房に類似した腺組織が巣状に認められることがあり，acinar cell metaplasia と呼ばれ

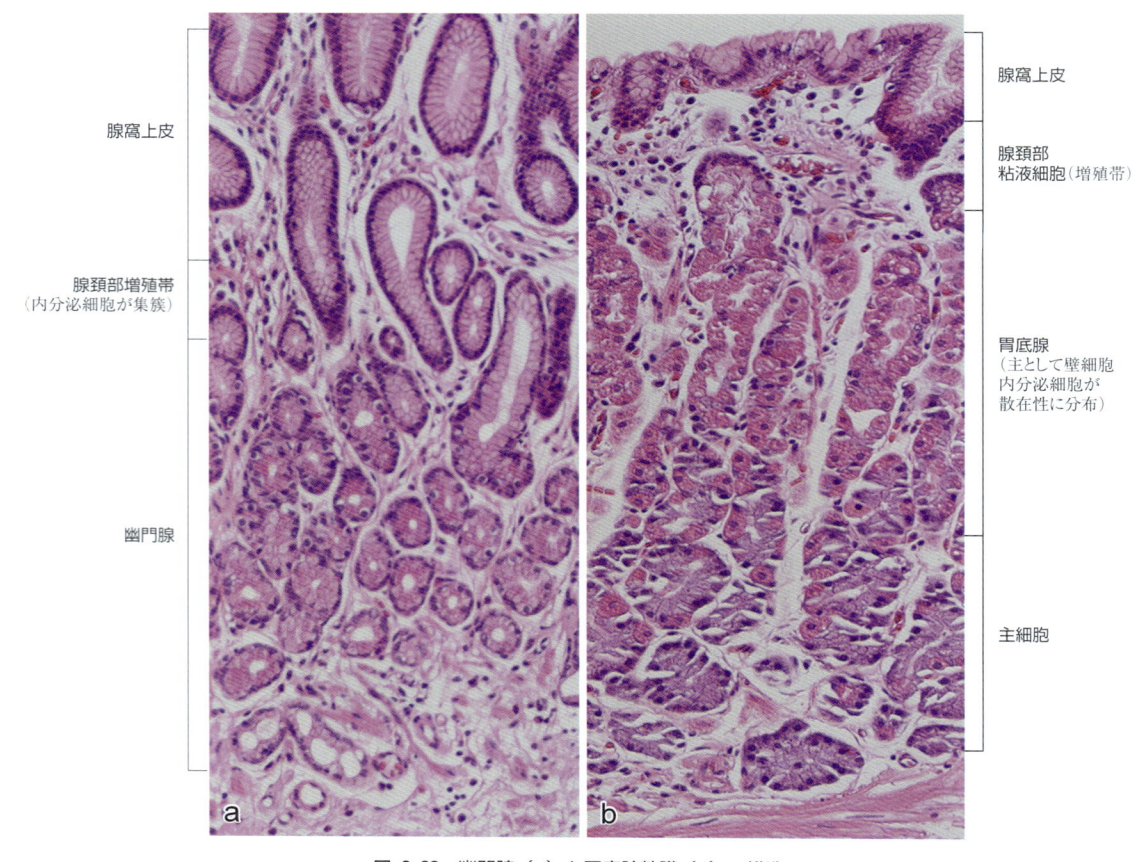

図 6-32　幽門腺（a）と胃底腺粘膜（b）の構造
いずれも表層は腺窩上皮で覆われ，深部は固有胃腺で構成されている．

ている．

　以上，食道・胃接合部の SCJ を中心として胃側と食道側に噴門腺が部分的に存在し，その幅は 10〜20 mm 程度である．

　胃の機能とその異常：幽門腺では主として中性粘液を有し，腺窩上皮は MUC5AC 陽性粘液を，幽門腺は MUC6 陽性粘液を有している（図 6-33a, b 参照）．胃底腺では副細胞は MUC6 陽性の粘液を分泌し，粘膜表面の保護をしている．壁細胞は塩酸，主細胞はペプシノーゲンを分泌している．このほか前述したように内分泌細胞は消化管ホルモンを産生している．この中で幽門腺にある内分泌細胞はガストリン（図 6-33d 参照）とソマトスタチンを産生している．この中でガストリンは壁細胞の膜に存在するレセプターに結合して酸分泌を促している．そのためガストリン産生の異常によって胃粘膜には変化が生じる．高ガストリン血症は幽門腺の G 細胞増生やガストリン産生性腫瘍により引き起こされる．ガストリンと塩酸は互いに分泌を制御するフィードバック機構がある．ガストリンは酸分泌を促すほか，壁細胞などの胃底腺の増生作用もある．このため幽門腺部での G 細胞の過剰増生により Zollinger-Ellison 症候群（後述）のように胃底腺粘膜の肥厚をきたす．一方，無酸症や悪性貧血では壁細胞が減少し，ガストリン産生細胞の増生を促すが，フィードバック機構が破綻しているため，高ガストリン血症をきたす（p. 417 参照）．胃底腺に主として分布するグレリン分泌細胞から分泌されるホルモンは摂食促進作用，酸分泌亢進作用，消化管運動機能促進作用を有している．

2．形成異常

先天性幽門狭窄 congenital pyloric stenosis

　新生児の 0.2〜0.4％にみられ，乳児嘔吐症の原因のひとつである．本症は男児に多く（約 80％）みられる．肉眼的に幽門輪を中心として，時に広範囲な硬い壁肥厚と幽門輪の狭窄をきたす．組織学的には幽門輪の輪状筋が正常の 2〜3 倍に肥厚する．

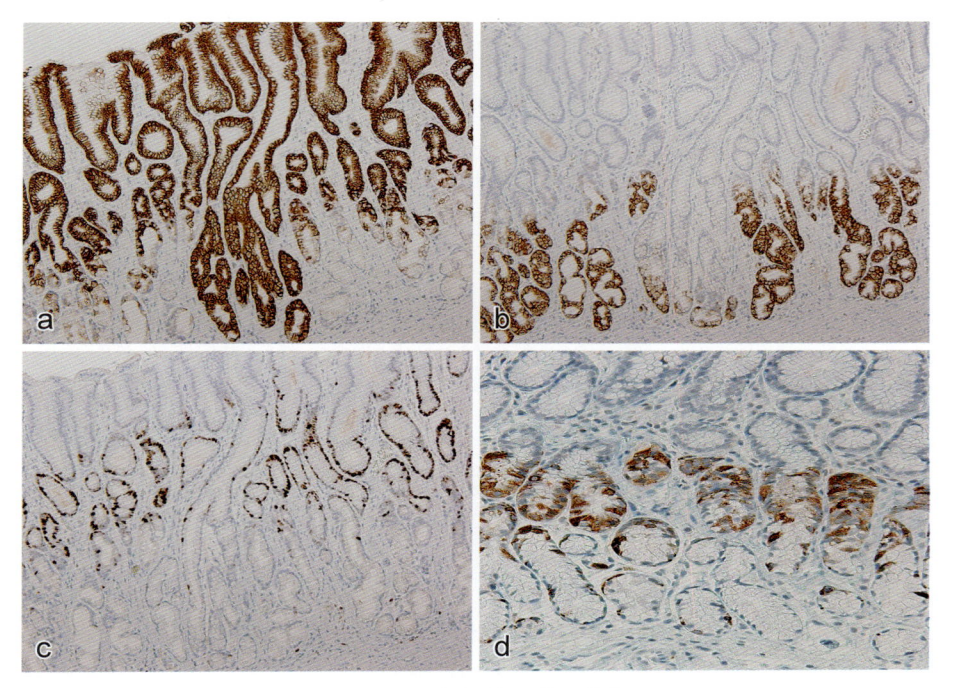

図 6-33　胃粘膜（幽門腺）の粘液
a. 表層の腺窩上皮は MUC5AC 陽性．b. 深部の固有腺は MUC6 陽性粘液を有している．c. 腺窩上皮と幽門腺の境界は腺頸部で，Ki67 陽性の増殖細胞が局在している．d. 腺頸部にはガストリンを産生する内分泌細胞が混在している．（免疫染色）

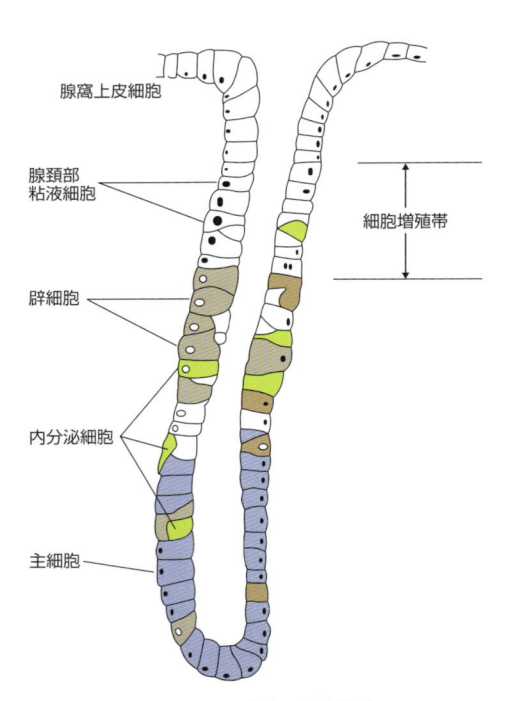

図 6-34　胃底腺の細胞構成

異所性膵（迷入膵）

heterotopic（aberrant）pancreas

　異所性膵組織は副膵，迷入膵とも呼ばれ，発生学的に胎生期膵原基の迷入あるいは全小腸の内胚葉が副膵を形成する潜在能力を有し，これらの細胞が胃壁内に迷入・残存して発生するとの説がある．発生頻度は 1.9～3.5% と言われている．発生部位は幽門輪上から幽門部で約 80% を占める．発見時年齢は 30～50 代で，男女比は 2:1 で男性に多い．本症による臨床症状はまれで，内視鏡検査あるいは手術胃の検索などで偶然に発見されることがほとんどである．

◆肉眼像：肉眼的には，大きさ 0.5～3 cm までが大部分である．本症は粘膜下層以下の胃壁内に膵組織がみられ，粘膜下腫瘍の形態を示す．隆起表面では中央に陥凹した臍を有し，この部に膵導管の開口がある．

◆組織像：組織学的に膵組織の主たる存在部位は粘膜下層であるが，固有筋層および漿膜下層に存在することもある（図 6-36a）．副膵の組織像は一般にⅠ～Ⅲ型に分類される．

　Ⅰ型：Langerhans 島，腺房細胞，導管を有し，正常膵と同じ構造を示す．

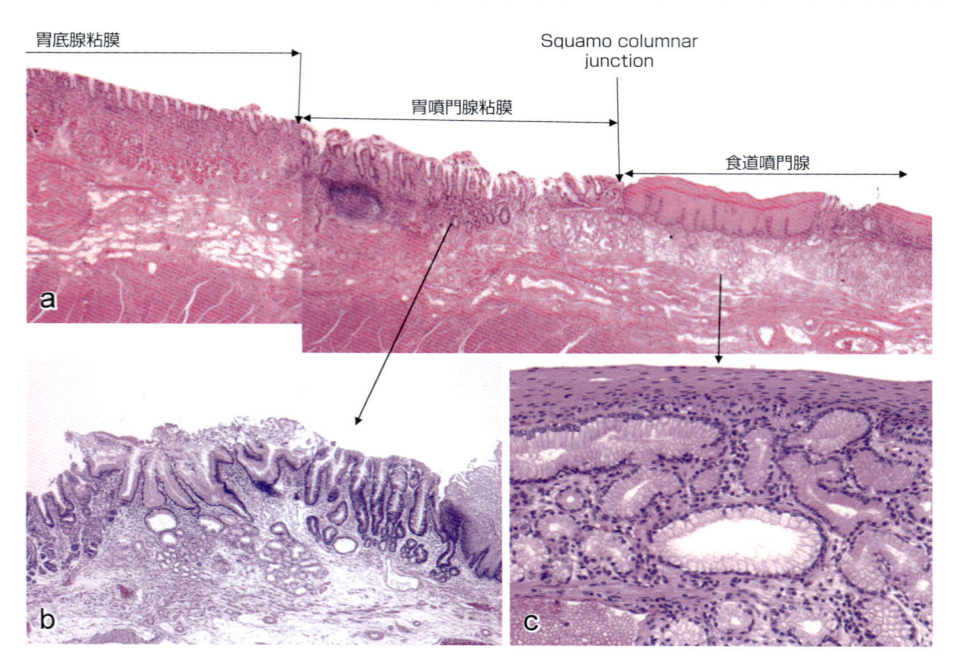

図 6-35　EGJ の組織構築
a．正常な場合：SCJ を境に肛門側には全周性に胃噴門腺，食道側では扁平上皮下に食道噴門腺が散在性にみられる．
b．胃噴門腺粘膜．　c．食道噴門腺

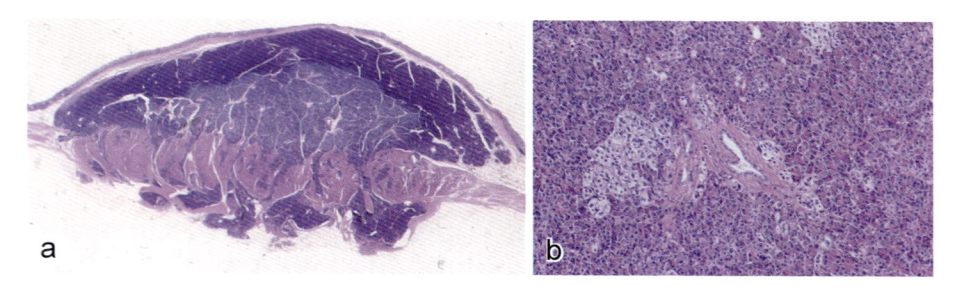

図 6-36　胃の異所性膵
a．粘膜下層から漿膜にかけて分葉状の膵組織の存在を認める．
b．腺房細胞と膵島から構成されている．

Ⅱ型：腺房細胞と導管からなる．
Ⅲ型：導管とその周囲の平滑筋線維の増生のみからなるものである．
この中でⅡ型が最も多くみられる（**図 6-36b**）．

先天性胃嚢胞症
diffuse congenital cystic hyperplasia

これは diffuse heterotopic cystic malformation, diffuse cystic malformation, multiple diffuse cystic disease of the stomach などとも呼ばれている．
◆**肉眼像**：肉眼的には胃壁の肥厚が高度である．
◆**組織像**：組織学的には粘膜固有層，粘膜下層に円柱上皮よりなる嚢胞がびまん性にみられ，多数の平滑線維も伴っている．時にこの嚢胞には幽門腺，壁細胞さらには主細胞もみられる（**図 6-37**）．このほか固有胃粘膜，粘膜筋板の形成を伴った enterogenous cyst，重複胃 duplication of the stomach がある．重複胃では胎児期の胎齢の違いにより粘膜が種々の組織を示す．そのほかまれに，胃粘膜が粘膜筋板を伴いながら粘膜下層に憩室様に反転することがある．

3．胃の炎症（胃炎）

胃炎 gastritis は病理学的に種々の原因による胃粘膜

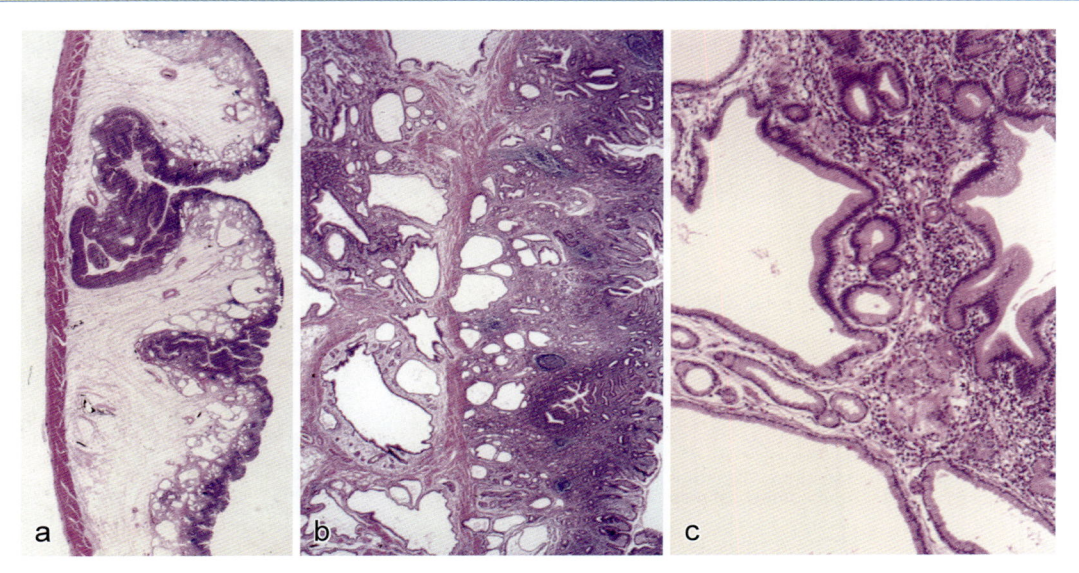

図 6-37　胃のびまん性嚢胞症（右側が粘膜表層）
a，b．粘膜下層にびまん性の異所性腺管を認める．c．異所性腺管は拡張性で，その周囲には幽門腺や胃底腺の存在もみられる．

の障害をきたしたもので，極めて広範な組織学的変化を包含した状態である．急性胃炎と慢性胃炎がある．

胃炎は Update Sydney System で原因別に分類されている（**図 6-38**）．さらにこの分類では histological division と endoscopical division に分けられる．histological division では，胃炎は原因別（etiology），部位別（topography）が記載される．原因別には，さらに Helicobacter pylori（HP）感染性の Multifocal atrophic gastritis，自己免疫性の autoimmune gastritis などに分けられる．

急性胃炎 acute gastritis

その多くは胃液による消化性作用と HP 感染によるもので，臨床的には急性出血を認める．急性胃炎では固有胃腺の萎縮消失は軽度で，粘膜間質あるいは上皮細胞間に好中球とリンパ球浸潤がみられ，腺窩上皮の脱落によるびらんの形成を示す．Update Sydney system では，そのほか食餌，薬剤，化学物質，寄生虫などを原因とする胃炎も含んだ総称的な名称として急性胃炎を扱っている．また急性胃炎は一過性の変化であるが，HP associated acute gastritis の多くは放置すると慢性胃炎に移行する．

慢性胃炎 chronic gastritis

HP 感染による多発巣状性胃炎 multifocal gastritis は non-atrophic type と atrophic type があり，前者は固有胃腺の萎縮はなく，粘膜表層部の固有間質にリンパ球，形質細胞の慢性炎症性細胞浸潤を認める表層性胃炎 superficial gastritis である．好中球浸潤を認める場合は活動性胃炎とされる．好中球浸潤がないものは非活動性胃炎とされる．

活動性胃炎 atrophic type は固有胃腺が種々の程度に萎縮した状態で，幽門部から始まり，時間の経過とともに胃底腺粘膜に萎縮が波及し幽門腺化生を生じる．さらに萎縮とともに腸上皮化生 intestinal metaplasia が種々の程度に加わる（pangastritis）．組織学的に HP 感染が明らかな場合には粘膜表層部に好中球浸潤を伴った活動性炎症がみられる（**図 6-39**）．HP を除菌すると活動性炎症は収まり，組織学的には好中球浸潤が消失し，リンパ球浸潤も軽度になるが，粘膜表層部には形質細胞浸潤のみが残る．自己免疫性胃炎 autoimmune gastritis は胃底腺粘膜のびまん性萎縮と種々の程度に腸上皮化生を伴う．幽門腺領域は正常かあるいは軽度の幽門腺の過形成を認め，免疫染色ではガストリン産生細胞の増生を伴う．さらに萎縮した胃底腺粘膜にはエンテロクロマフィン様細胞 enterochromaffin-like cell（ECL 細胞）からなる非腫瘍性内分泌細胞小胞巣 endocrine cell micronest（ECM）の増生あるいは微小カルチノイドが多発することがある（**図 6-40**）．この ECM あるいは微小カルチノイドは，幽門腺粘膜から産生されたガストリンの trophic action によるものと考えられる．この自己免疫性胃炎の代表的な原疾患は悪性貧血 pernicious anemia である．

慢性胃炎が進行すると腸上皮化生が出現してくる．腸

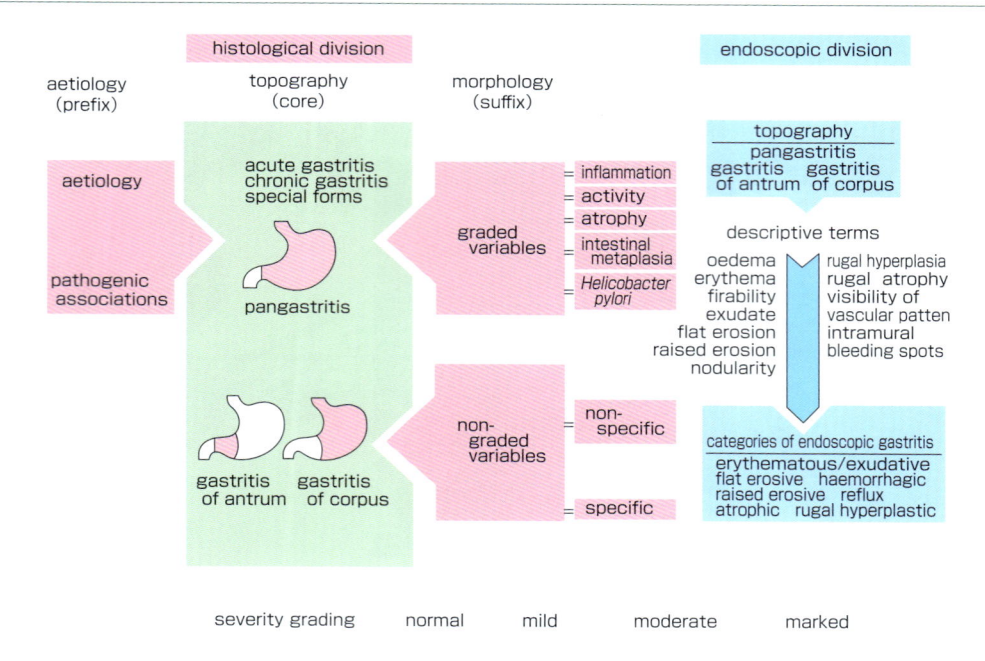

図 6-38 胃炎のシドニー分類
組織学的ならびに内視鏡的観点から分類されている．組織学的には胃炎の部位と広がりと炎症（活動性，非活動性）・萎縮・腸上皮化生・HP感染などの程度によって分類される．

(Dixon, et al.: Am. J. Surg. Pathol. 20: 1161-1181, 1996)

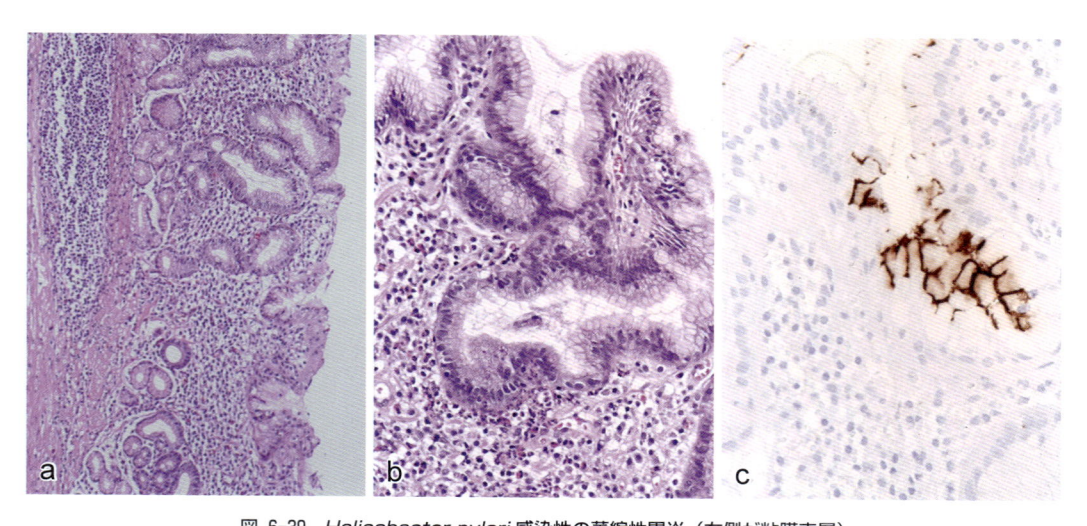

図 6-39 Helicobacter pylori 感染性の萎縮性胃炎（右側が粘膜表層）
a．幽門腺は萎縮し，腺窩上皮が目立つ．粘膜固有層にはびまん性の炎症性細胞浸潤を認める．b．炎症性細胞には好中球浸潤があり，活動性炎症を示す．c．免疫染色で，腺管内腔には HP 感染がみられる．

上皮化生腺管は酵素化学的にはショ糖分解酵素 sucrase を有し，小腸上皮と同じ性格を示す．形態的ならびに酵素組織化学的な違いから完全型 complete type と不完全型 incomplete type に分類される．完全型は形態的に吸収上皮，杯細胞，Paneth 細胞がみられ，不完全型では Paneth 細胞を欠いている（**図 6-41**）．さらに最近の免疫組織化学的検索から不完全型腸上皮化生には胃の形質を有したものがあることが明らかになった．これは

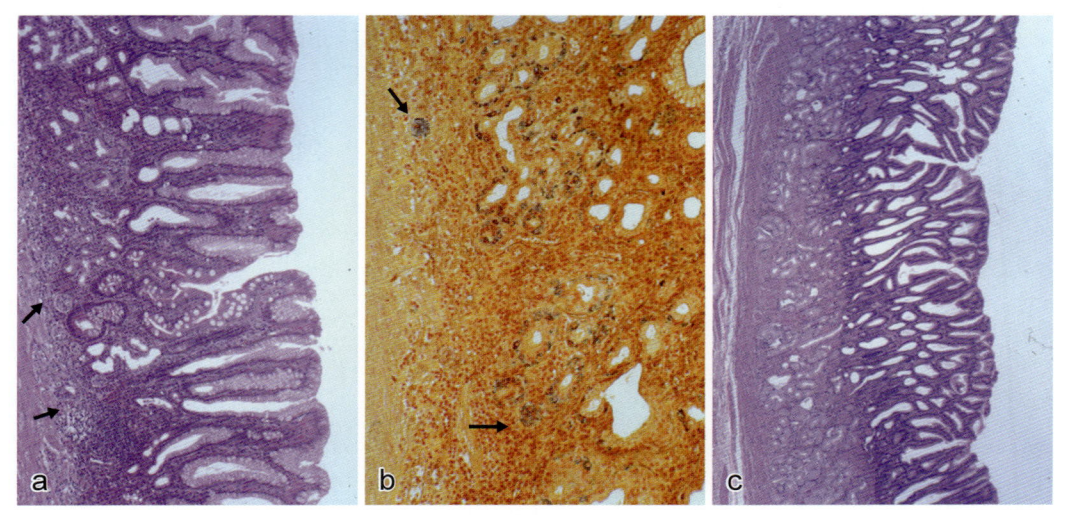

図 6-40　自己免疫性胃炎（右側が粘膜表層）
a．胃体部では高度の胃底腺消失による萎縮を示し，腸上皮化生もみられる（←）．b．グリメリウス染色で，内分泌顆粒を有した小胞巣を認める（←）．c．幽門腺では萎縮はほとんどみられない．

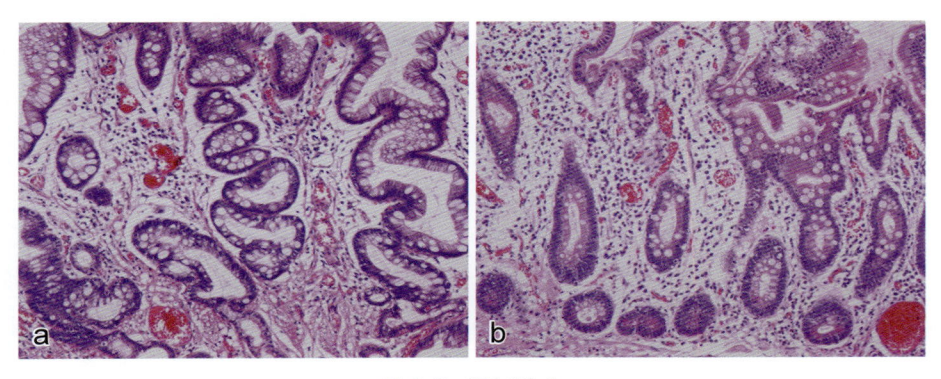

図 6-41　腸上皮化生
a．不完全型腸上皮化生で，杯細胞はみられるが，Paneth 細胞はみられない．細胞質は明るい．b．完全型腸上皮化生．杯細胞と腺管底部には Paneth 細胞を認める．細胞質は好酸性である．

MUC5AC 陽性の腺窩上皮内に MUC2 陽性の杯細胞が出現した杯細胞化生 goblet cell metaplasia である．これに対して胃型形質を有さない完全型腸上皮化生では MUC2 陽性で，腺管表面には CD10 陽性の刷子縁を有している．また不完全，完全型腸上皮化生では核に CDX2 が陽性である（図 6-42）．

4．その他の原因による胃炎

　この胃炎では炎症の局在性はみられない．

1．**真菌症** fungal infection：癌の末期など全身衰弱の激しい患者，あるいはステロイドや抗生物質の大量投与後など免疫能が低下した状態で感染する．中心びらん，潰瘍性変化を伴うドーム状隆起を形成する．これは真菌感染によるリンパ球，好中球の反応による変化である．真菌はカンジダ，アスペルギルスがほとんどである．

2．**胃蜂窩織炎** phlegmonous gastritis：敗血症による全身感染あるいは腹部外傷などによる腹腔内炎症が胃壁に波及したもので，胃壁の一部あるいは全層に滲出性変化と好中球浸潤を含む慢性炎症性細胞浸潤，浮腫，さらには経過とともに線維化をきたす．線維化が高度になると胃壁の硬化をきたし，臨床的に進行癌と間違えることがある．

3．**結核** tuberculosis：まれな疾患である．肺など全身性結核の部分像としてみることがほとんどで，多発性びらんあるいは不整な潰瘍を形成する．治癒した状態では

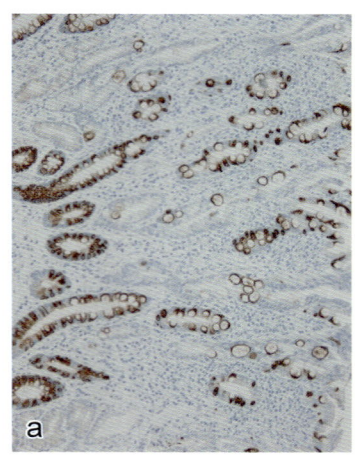

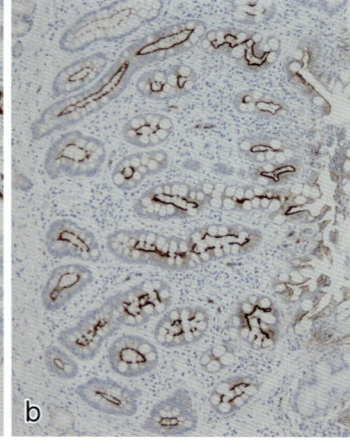

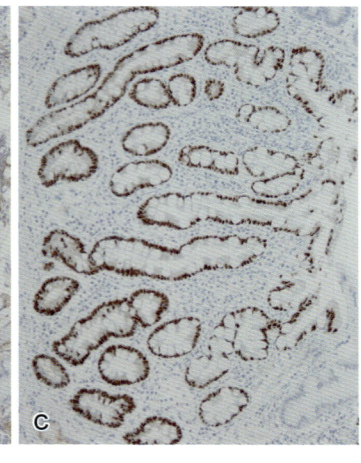

図 6-42 腸上皮化生（右側が粘膜表層）
a．免疫染色で，杯細胞に一致して MUC2 が陽性である．b．完全型では腺管内腔にそって CD10 が膜状に陽性を示す．刷子縁に一致する．c．不完全型，完全型にかかわらず核に CDX2 陽性を示す．

多発性潰瘍瘢痕を認める．組織学的には粘膜および胃壁内に類上皮肉芽を認めるが，それが明らかでないことが多い．潰瘍は極めて不整で，不規則な粘膜筋板の肥厚と粘膜下層での線維化を認める．

4．**梅毒** syphilis：全身性梅毒の部分像としてみられる．原因はスピロヘータ感染による．内視鏡ならびに肉眼では地図状の不整型潰瘍あるいはびらんを形成する．組織学的には形質細胞浸潤が目立つ炎症を示す．

5．**アニサキス胃炎**：アニサキスが胃壁に頭を侵入させた結果，胃壁内に好中球リンパ球を交えたびまん性の好酸球浸潤と浮腫を伴う．虫体の周囲には好中球，異物巨細胞を伴う膿瘍形成を認める（**図 6-43**）．限局性病変を形成することがほとんどであるが，時にびまん性病変となることもある．

6．**腐食性ならびに物理学的障害による炎症**：化学物質の誤飲に起因する胃炎で，胃壁全体に高度のびらんや潰瘍形成をきたす．

7．**薬剤性胃炎**：ステロイド，アスピリンなどの投与が原因で，多発性の不整なびらんあるいは浅い潰瘍を形成する．また，抗癌剤服用によっても生じる．

8．**好酸球性胃炎** eosinophilic gastritis：好酸球性胃炎では臨床的に気管支喘息などのアレルギー性疾患を伴い，血中の好酸球増多を認める．病変の広がりは十二指腸，空腸にも及ぶことがほとんどで，その場合は好酸球性胃腸炎 eosinophilic gastroenteritis と呼ばれる．胃の病変は主として幽門部の壁肥厚を示し，組織学的には粘膜下層以下の好酸球浸潤と浮腫が主体である．これらの変化は時間の経過とともに消退する．

9．**肉芽腫性胃炎** granulomatous gastritis：胃壁に類上皮肉芽を認める疾患の総称で，*HP* 感染，クローン病，

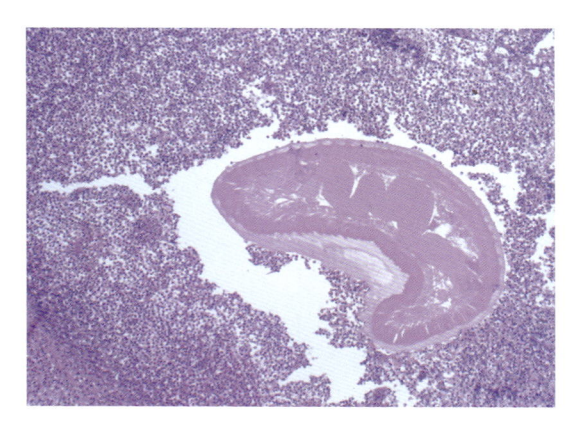

図 6-43 アニサキス感染
好酸性のアニサキスの周囲には膿瘍の形成を認める．

サルコイド（サルコイドーシス）などが含まれる．いずれもびらんの多発を認めるが，サルコイドでは小さな隆起を形成する．粘膜やそのほかの胃壁内に非乾酪性の類上皮肉芽腫がみられる．
　前述した疾患の鑑別は必ずしも容易ではない．

10．**潰瘍性大腸炎の胃病変**：まれに潰瘍性大腸炎が胃に波及することがある．小さなびらんの多発を認める．炎症性細胞浸潤は粘膜深部にみられる．

11．**Crohn 病**：頻度は少ないが，クローン病で胃に多発びらんを形成することがある．

12．**肥厚性胃炎／メネトリエー病**：肥厚性胃炎は炎症としての定義にあてはまらないため，現在では胃炎とは考えられていない．本症は種々の原因により胃底腺粘膜のびまん性肥厚（正常粘膜の約 2〜3 倍）をきたした状態すべてを含んだ総称として理解される．

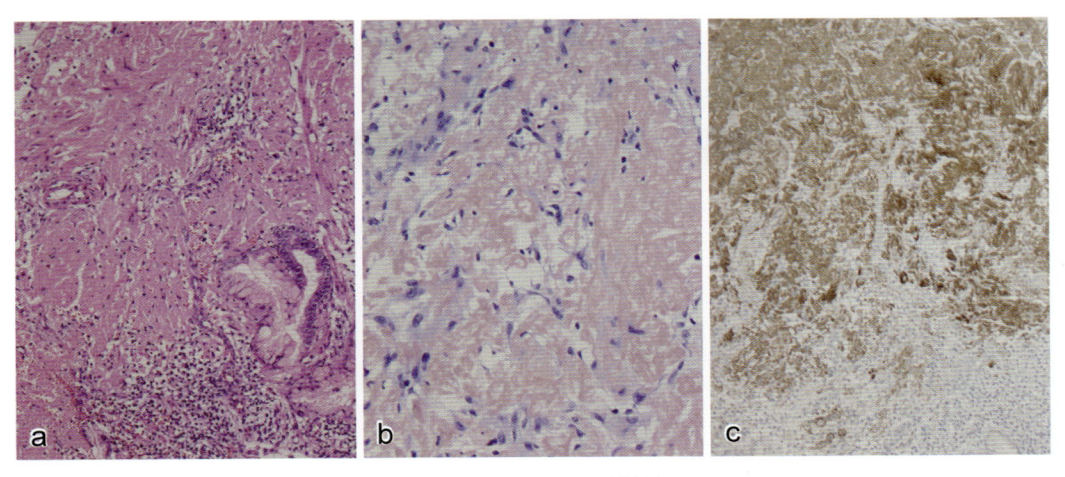

図 6-44　胃のアミロイド沈着
a．粘膜固有層から粘膜下層に好酸性の物質が塊状に沈着している．b．コンゴーレッド染色陽性である．c．アミロイド AL 蛋白陽性である（免疫染色）．

　肉眼形態は特に胃体部粘膜ヒダが腫大した巨大雛襞性変化と記載されている．
　組織学的には腺窩上皮と固有胃腺両者の過形成をきたした状態である．部分像として固有胃腺の萎縮，腺窩上皮の著明な過形成あるいは囊胞状拡張をきたす．欧米でメネトリエー病とされているのはこのような状態を指しているが，種々の胃疾患における粘膜の二次的変化をきたしたものも含まれており，疾患単位としての意味がない．

13. 吻合部胃炎とポリープ gastritis cystica polyposa：胃切除後（特に Billroth Ⅱ法による），吻合部胃粘膜側にポリープ状隆起性病変を形成した状態で，stromal polypoid hyperplastic gastritis とも呼ばれる．本病変は吻合部に接して反応性の腺窩上皮過形成をきたした状態で，組織学的にその過形成性腺管は幼若な増殖細胞が目立ち，生検診断では癌と誤らないことが重要である．そのほか，胃底腺の偽幽門腺化生，囊胞状腺管の出現，さらには腺管の粘膜下層への侵入，粘膜筋板の挙上を伴う．

14. lymphocytic gastritis：欧米人に多いが，日本人では少ない疾患である．胃の固有腺上皮内に T リンパ球浸潤が目立つ疾患である．通常でも T リンパ球を数個固有腺上皮内に認めることがあるが，本症では多くの腺上皮内に 30 個以上浸潤した状態である．肉眼的には胃全体に及ぶタコいぼ状の隆起の多発，粘膜ヒダの腫大がみられる．

15. コラーゲン性胃炎 Collagenous gastritis
　極めてまれであるがコラーゲン性大腸炎と同じ組織所見を示す胃炎がある（p.462 参照）．

5．アミロイドーシス

　全身性アミロイドーシスでは腎臓，脾臓と同様に消化管にも高頻度にアミロイドが沈着する．消化管の中では直腸，十二指腸が多く，胃では少ない．胃の中では幽門部に沈着し易い．肉眼的にアミロイド沈着が軽度の時は変化がないが，高度になると胃壁は肥厚し，出血性びらんあるいは浅い潰瘍を形成する．また限局性沈着では腫瘤状となり，あるいは胃壁にびまん性のアミロイド沈着をきたし，type 4 胃癌に類似し胃壁の肥厚と硬化性変化をみる例もある（amyloid tumor）．本症のなかで，原発性と多発性骨髄腫に合併するものは免疫グロブリン L 鎖由来の AL 蛋白で（図 6-44），慢性関節リュウマチ，結核などの慢性炎症性疾患に続発するものは serum protein AA を前駆蛋白とする AA 蛋白である．また長期の血液透析患者では手根管，滑膜のほかに直腸などにも $β_2$ ミクログロブリン由来のアミロイドが沈着する．胃でのアミロイド沈着は胃壁の各層でみられるが，特に粘膜下層の血管壁には最も高度である（p.921 参照）．

6．移植片対宿主病の胃病変

　移植片対宿主病 graft-versus-host-disease（GVHD）は臓器（特に骨髄）移植後 15～20 日で消化管に変化をきたす（p.462 参照）．内視鏡的には多発する不整な粘膜びらんで，組織学的には粘膜固有間質を保持したまま固有胃腺のみが不規則に脱落・消失する．残存した腺管では腺頚部の細胞増殖帯に核のアポトーシスを認める（図 6-45）．

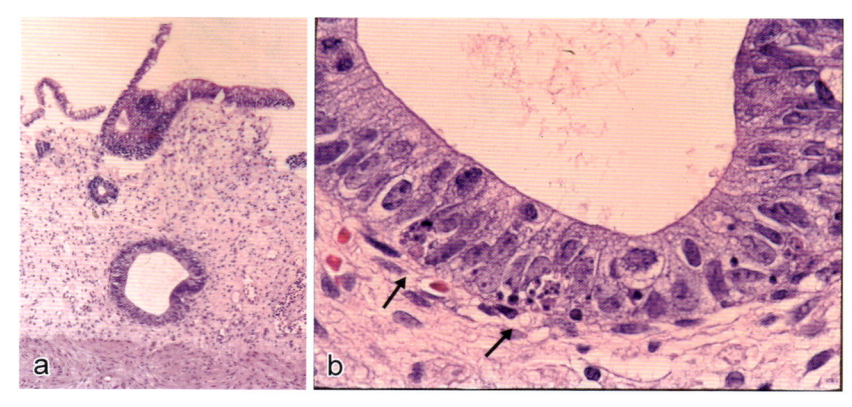

図 6-45　胃の GVHD
a．骨髄移植後 40 日．粘膜の腺管は高度に脱落・消失し，間質は浮腫と軽度の線維化を示している．b．拡大で残存した腺管にはアポトーシス小体が多数みられる（⬅）．

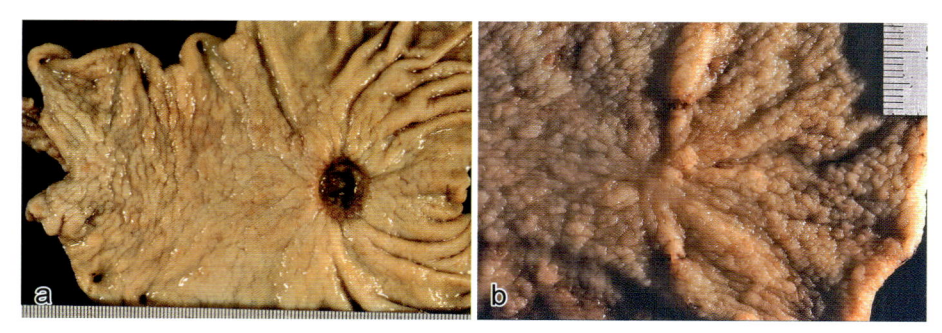

図 6-46　消化性胃潰瘍
a．胃体中部小弯に胃壁が深く掘れた慢性の活動性潰瘍である．周囲から粘膜ヒダが潰瘍に向かって集中している．b．胃体部に粘膜ヒダの集中を認める．粘膜は完全に修復された潰瘍瘢痕である．

7. 胃潰瘍

消化性潰瘍 peptic ulcer

　発生機序は種々議論されてきたが，一般的には防御因子（粘液に代表される）と攻撃因子（塩酸，ペプシン，ガストリンなど）のバランスが失われた結果に起因すると考えられてきた．しかし，現在では HP 感染により，ウレアーゼ活性が高まり，さらにアンモニアによる種々の粘膜障害が，胃潰瘍 gastric ulcer の発生原因とされる．これらに防御因子，攻撃因子を調節する神経，血管因子などが複雑に絡み合っている．

　消化性胃潰瘍の好発年齢は 40〜50 代で，男女比は 2：1 で男性に多い．発生部位は幽門腺と胃底腺の境界部幽門側で，加齢に伴う慢性胃炎の拡大とともに潰瘍の好発部位も胃上部に移っていく．

　以上のように潰瘍の発生する部は慢性胃炎の及んだ部位で，慢性胃炎の認めない正常の胃底腺粘膜に潰瘍が発生する頻度は極めて低い．消化性潰瘍の多くは単発であるが，多発性潰瘍も約 30％にみられる．消化性潰瘍の肉眼像は円形〜不正円形が多い．胃の前から後壁にまたがり，その長さが 30 mm 以上に及ぶ時は線状潰瘍と呼ばれる．長期の経過をたどった線状潰瘍では，高度の線維化により著明な小弯短縮をきたす．

◆**肉眼・組織像**：消化性潰瘍の肉眼像は胃壁に大小の欠損を示し，慢性期には粘膜ヒダの集中を認める（図 6-46）．組織学的には UL-Ⅰ，Ⅱ，Ⅲ，Ⅳに分類される．UL-Ⅰは粘膜のみの欠損（びらん erosion）で，UL-Ⅱは粘膜筋板の欠損，UL-Ⅲは固有筋層の一部までの欠損，UL-Ⅳは胃壁全層の欠損である（図 6-47, 48）．

◆**分　類**：胃潰瘍は急性期と慢性期に分けられる．急性潰瘍では胃壁の部分的，あるいは全層の欠損と，潰瘍底の表層から深層にかけて壊死層，線維素析出層，細胞浸潤層がみられる（図 6-49a）．また，粘膜下層には著明な浮腫を伴っている．急性期を過ぎると潰瘍底の粘膜下層

に肉芽組織の形成をきたす．さらに時間の経過とともに粘膜下層には線維化が出現し（図6-49b），潰瘍辺縁から幼若な一層の再生上皮が伸びてくる．さらに治癒が進むと深部に偽幽門腺を伴った再生上皮が乳頭状ないし房状となり，潰瘍表面を覆い，粘膜下層では肉芽組織も線維化で置換されてくる．さらに時間が経過するとともに再生上皮が完成し，潰瘍瘢痕となる（図6-49c）．そののちは胃壁内の線維化は徐々に消失し，それとともに線維筋増生 fibromusculosis をきたし，粘膜筋板の再生もみられるようになる．慢性期潰瘍は粘膜下層以下に種々の程度で線維化をきたすため，肉眼では潰瘍に向かって周囲から粘膜ヒダの集中を認める（図6-46b参照）．UL-Ⅱの瘢痕では粘膜筋板の断裂欠損あるいは不規則な線維筋の増生のみで，UL-Ⅲの瘢痕では固有筋層と断裂した粘膜筋板の癒着がみられる．さらに UL-Ⅳ瘢痕では固有筋の断裂とその辺縁が粘膜筋板と癒着した状態である．断裂した固有筋層部は軽度の線維化と漿膜で覆われている．

経過の長い慢性潰瘍は胃壁内に大量の肉芽組織と広範

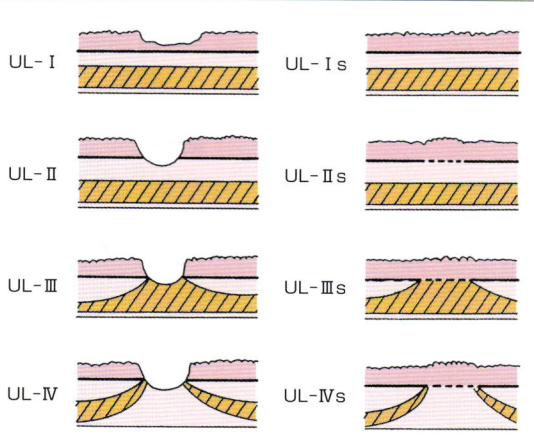

図 6-47　消化性潰瘍の分類

UL-Ⅰは粘膜のみの欠損でびらんである．UL-Ⅱは粘膜下層までの欠損で，UL-Ⅲは固有筋層の部分的欠損，UL-Ⅳは漿膜下層までの欠損である．またUL-Ⅲ，Ⅳsでは欠損した筋層はその辺縁で粘膜筋板と癒着している．右図は潰瘍瘢痕を示す．

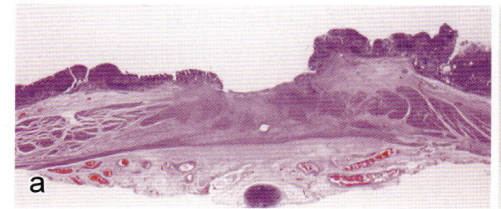

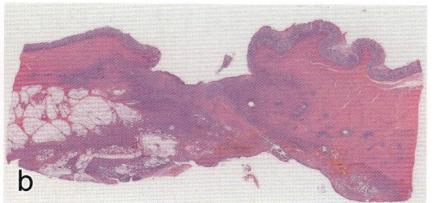

図 6-48　消化性潰瘍

a．UlⅢ：固有筋層の一部までが欠損し，筋層の上縁は粘膜筋板と融合している．b．UL Ⅳ：粘膜から固有筋層まで完全に欠損している．潰瘍部の胃壁は高度の線維化を来たしている．

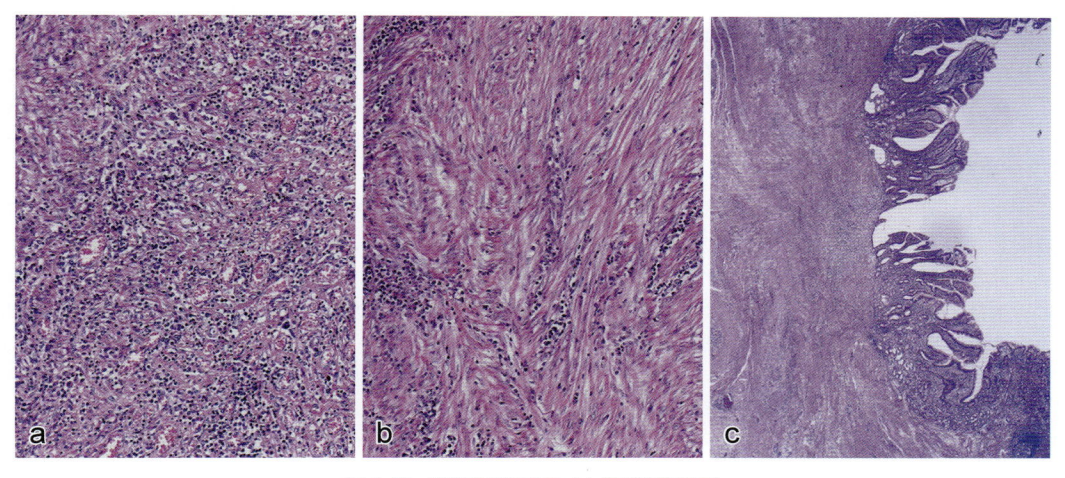

図 6-49　潰瘍の組織所見（右側が粘膜表層）

a．潰瘍底部には炎症性肉芽が形成されている．b．深部には高度の線維化を認める．c．潰瘍瘢痕：潰瘍部分は再生上皮で覆われている．

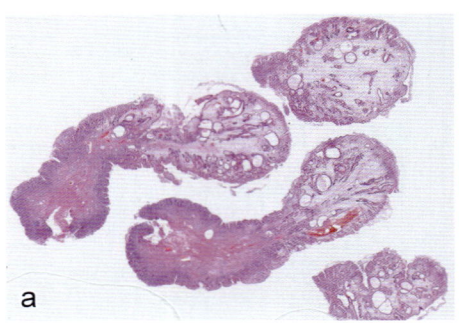

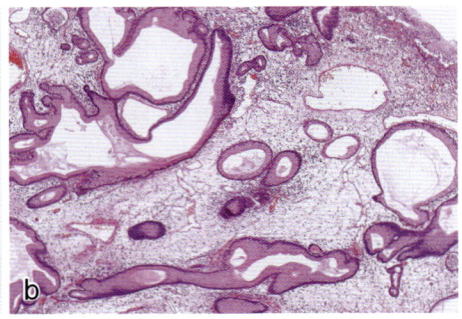

図 6-50 有茎性の過形成性ポリープ
a．ポリープ部分は腺管の拡張と間質の浮腫がみられる．
b．拡大では腺管の腺窩上皮の過形成と蛇行，拡張がみられる．
肉眼的に球状ないしは半球形病変として幽門腺領域に出現するポリープである．その隆起の主たる要素は幽門腺の過形成で，腺窩上皮型と異なって，間質の細胞浸潤，浮腫はほとんどみられない．粘膜筋板から平滑筋線維の粘膜内に向かっての分岐が目立つ．

な線維化をきたしている．中でも大きな下掘れの深い潰瘍（UL-Ⅳ）では，肉眼的にも周囲粘膜の膨隆が著明で，ulcus callosum と呼ばれる．これは臨床的に難治性であるが，最近ではこのような潰瘍は臨床的にも経験することは少なくなった．

臨床的な胃潰瘍の合併症としては潰瘍の遊離腹腔内への穿孔，潰瘍底が隣接臓器への癒着を来たした穿通，潰瘍からの動脈出血などがある．

ゾリンジャー・エリソン症候群
Zollinger-Ellison syndrome

本症候群は血中ガストリンの増加，胃液の高酸，胃・十二指腸および空腸に再発・再燃を繰り返す難治性の多発性潰瘍を伴う疾患である．

臨床的には胃液分泌増加による下痢が約 1/3 にみられる．本症候群では膵のガストリン産生性腫瘍 gastrinoma を伴い，大量のガストリン分泌により，胃酸分泌が亢進し，潰瘍が発生する．このほか胃幽門部粘膜内のガストリン産生細胞の増生あるいは腫瘍の存在によって生じることもある．

デュラフォイ潰瘍 Dieulafoy ulcer

浅くて，小型の潰瘍であるが，潰瘍底部に存在する太い動脈破綻をきたし，大量出血をきたす．しかし，独立した疾患単位としてはいまだ結論が得られていない．この潰瘍は胃上部で内斜走筋内に発生する傾向を示し，破綻動脈の太さに特徴はなかったと報告されている．

マロリー・ワイス症候群
Mallory-Weiss syndrome

胃の長軸に沿って縦走する幅の広い潰瘍で，多くは胃・食道境界部から胃体部方向に走行する．これは激しい嘔吐のくり返しなど機械的な要因で粘膜に亀裂が生じて発生するもので，これに類似した潰瘍としてステロイドなどによって起こる薬剤性潰瘍がある．

8．胃の腫瘍様病変

胃ポリープ gastric polyp

◆定　義：固有粘膜から判然と識別できる胃粘膜の限局性隆起性上皮性病変である．しかし臨床的には上皮性か否かの区別ができないこともあり，上皮性・非上皮性の区別なく，隆起病変はポリープと表現されている．

◆肉眼像：周囲粘膜からなだらかに立ち上がっている無茎性ポリープ sessile polyp と茎を有した有茎性ポリープ pedunculated polyp の 2 つに大きく分けられる．

◆組織像：胃粘膜上皮の過形成と腺管の囊胞状拡張，間質の浮腫などを特徴とする過形成性ポリープがほとんどである．そのほか大腸などの消化管にもポリープが発生する特殊なポリポージスがある．

1．**過形成性ポリープ** hyperplastic polyp：年齢分布は 60 代で，幽門腺-胃底腺境界線の幽門側，慢性胃炎の強い部に発生する．組織学的に腺窩上皮型 hyperplastic polyp がある．

2．**腺窩上皮型ポリープ**：腺窩上皮過形成とその蛇行あるいはらせん状となった腺管の延長とその大小の囊胞状拡張を特徴とする（**図 6-50**）．大きなポリープでは間質に種々の程度の細胞浸潤と浮腫，豊富な毛細血管増生を伴う．過形成をきたした上皮は円柱状ないしは立方状細胞よりなり，細胞質は弱好酸性あるいは淡明で，豊富な粘液を含んでいる．ポリープ表面はびらんをきたしやすく，上皮は剝脱し炎症性肉芽で覆われることが多い．また腺窩上皮が腸上皮化生腺管で置換されていることもあるが，このような例でも基本的には腺窩上皮型と同じで

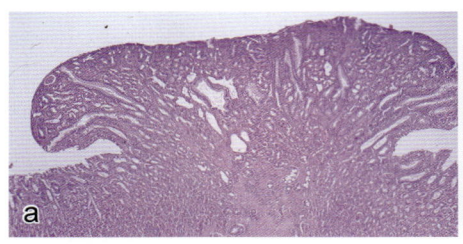

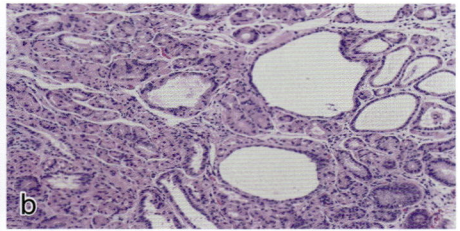

図 6-51　胃底腺ポリープ
a．割面では胃底腺の過形成がみられる．b．拡大では胃底腺特に壁細胞の増生を示し，腺管の大小の拡張を認める．

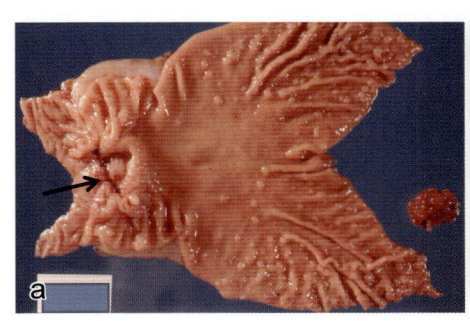

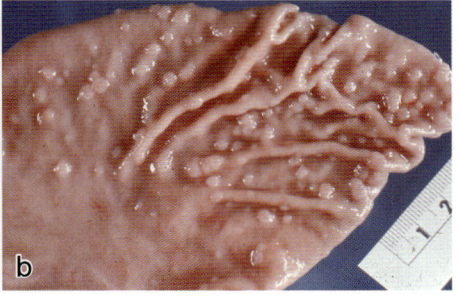

図 6-52　家族性大腸腺腫症にみられる胃病変
a．幽門部には進行癌（type 2）がみられる．b．胃体中から上部の大弯方向を中心に，5 mm 大までの小ポリープが多数みられる．組織学的には図 6-50 と同じ胃底腺ポリープである．

ある．まれに本ポリープに腺癌が発生することがある．

胃底腺ポリープ fundic gland polyp

最も多くみられるポリープで，極めて限局した胃底腺の過形成を示すポリープである．肉眼的には無茎性であるが，時に有茎性のものもある．大きさは 5 mm 前後である．組織学的には胃底腺上皮の過形成であるが，壁細胞の比率が高い．間質は乏しく，増生腺菅に小囊胞形成がみられる（**図 6-51**）．これは次項で述べるように家族性大腸腺腫症の胃病変としてもみられる．

家族性大腸腺腫症に伴った胃底腺ポリポーシス：本疾患における胃病変の合併頻度は約 60%にみられる．肉眼的にはポリープ病変が多く，時に癌を合併することもある．分布は幽門部のみ，胃体部粘膜のみ，胃全体にみられるものがある．このうち胃体部のみにみられるポリポーシスが最も多く，約 2/3 を占めている．

組織学的に幽門部と胃体部病変は異なり，幽門部ポリープは多くの場合腺腫である．粘膜深部には幽門腺過形成あるいは囊胞状腺管が存在し，その表面は腺腫腺管で覆われている．腺腫の組織像は散発性の腺腫と同じであるが，通常の腺腫と異なる点は，多発性で，かつ発生年齢が 40 歳前後と若年性，さらに背景粘膜に腸上皮化生が少ないことである．

胃体部のポリープは体部大弯から穹窿部に密集して分布し，その大きさは米粒大から小豆大で無茎性である（**図 6-52**）．

組織学的には胃底腺の過形成，特に壁細胞と粘液細胞の増生および小囊胞状腺菅の出現をきたした胃底腺ポリープで，非腫瘍性病変である．家族性大腸腺腫症での胃底腺ポリープの腫瘍化の頻度は低いが，腺腫あるいは癌の発生も報告されている（p.469 参照）．

ポイツ・イエーガー症候群
Peutz-Jegher syndrome

◆**定　義**：本症は皮膚および粘膜の色素沈着と胃腸管に 2～3 個以上のポリープをを伴う疾患で優性遺伝する．その原因遺伝子は 19p13.3 にある *LKB1/STK11* の胚細胞性異常 germline mutation による．

◆**ポリープの発生部位と組織像**：ポリープの部位は胃・小腸・大腸いずれにもみられ，なかでも胃に分布する頻度が高い．本症候群のポリープの分布は散在性で，肉眼的に表面は不規則な分葉状で，無茎あるいは有茎性である．大きさは数 mm から 3 cm までのものが多い．

組織像は正常胃粘膜構造に類似し，非腫瘍性である．そのため過誤腫性といわれるが，正確には病変の主体は腺窩上皮の不規則な過形成である．これに種々の程度で

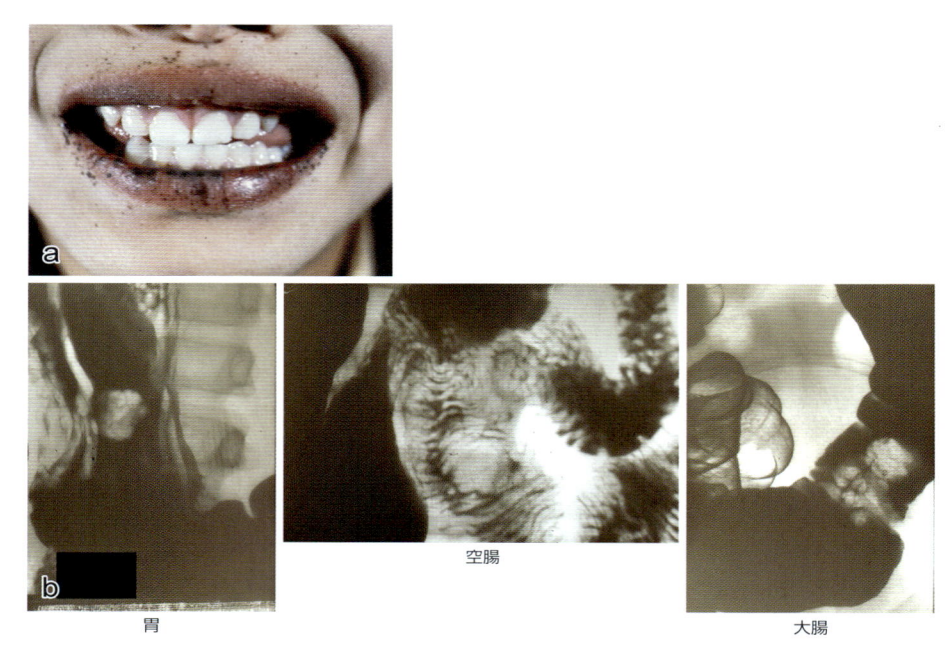

図 6-53　Peutz-Jegher 症候群
a．口唇とその周囲の皮膚に点状色素沈着がみられる．b．ポリープの分布は胃，小腸，大腸にみられるが，多発孤立性である．

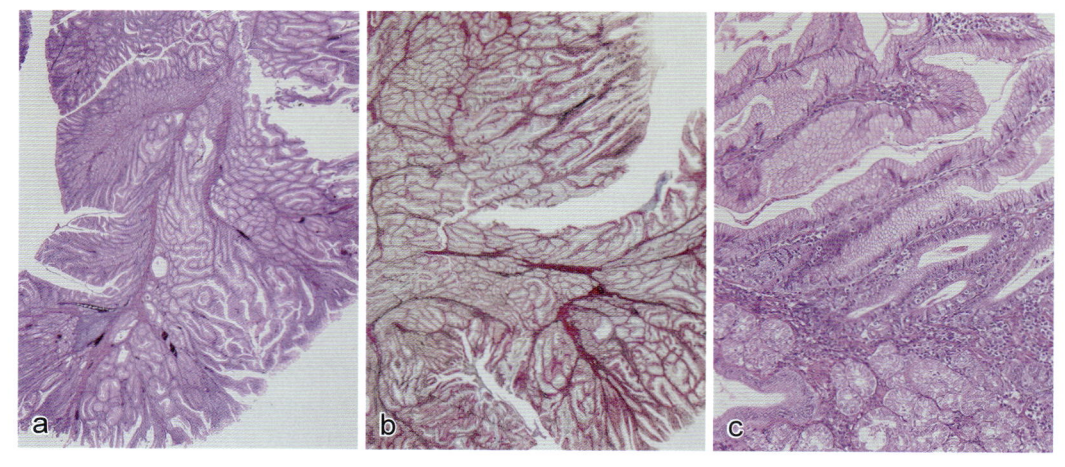

胃　　　　　　　　　　空腸　　　　　　　　　　大腸

図 6-54　Peutz-Jegher 症候群の胃ポリープ組織像
a．主として腺窩上皮の過形成で，腺管周囲に粘膜筋板の樹枝状走行を認める．b．マッソン染色で赤く染色される粘膜筋板の樹枝状走行が明瞭である．c．増生した腺管は腺窩上皮で，右側では固有胃腺の増生もみられる．

粘液細胞，壁細胞，主細胞を混じている．過形成をきたした腺窩上皮は，過形成性ポリープ（腺窩上皮型）と異なり，"八つ手"の葉のように外方に向かって拡大した腺管の開口がみられ，さらに腺管に沿って粘膜筋板からの分岐した筋線維が樹枝状走行している（図6-54）．また，時に粘膜下層に向かって腺管の増生をきたすことも特徴のひとつである．

本ポリープの癌化は大腸では約20～25％ほどにみられている．しかし，胃病変の癌化例は極めて少ない．
　色素沈着は指趾末端腹側皮膚，口唇部およびその周囲の皮膚，さらに口腔粘膜に点状あるいは斑状で，ほぼ対称性に分布するのが特徴である（図6-53）．さらに皮膚では背部にみることもある．
　若年性で，成人までに臨床的に発見されることが多い．

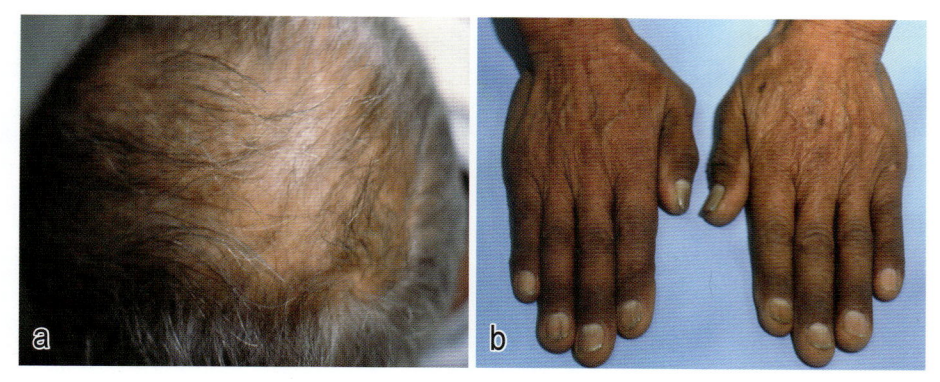

図 6-55　Cronkhite-Canada 症候群の臨床像
a．頭部の脱毛を認める．b．手のびまん性色素沈着を認める．

本症では，女性で卵巣の輪状細管を伴う性索間質性腫瘍 sex cord tumor with annular tubules（SCTAT）や子宮頸部に悪性腺腫（malignant adenoma）を，男性では Sertori 細胞腫瘍の発生が知られている．そのほかにも膵癌，乳癌の発生をみることもある．

クロンカイト・カナダ症候群
Cronkhite-Canada syndrome

◆定義と臨床像：本症は Cronkheit と Canada によって報告されたまれな疾患であるが，欧米人に比較して日本人に多くみられる．高齢者の男性に多い．非腫瘍性の胃腸管ポリポージス，皮膚色素沈着，脱毛と爪の萎縮を主徴候とする．遺伝性はない．色素沈着は Peutz-Jegher 症候群と異なり，びまん性色素沈着かつ乾燥した皮膚を示し，Addison 病様である．脱毛は全身に及ぶが，特に頭部に目立ち，その初期には円形脱毛症に類似する（図 6-55）．臨床的には著明な下痢と低蛋白血症を伴う．本症の原因は不明であるが，消化管粘膜からの吸収障害が推定されている．

ポリープの分布は胃と大腸に多くみられる．

◆肉眼像と組織像：肉眼的には無茎性〜有茎性のポリープ状病変が散在性にみられるが，胃では明らかなポリープのほかに粘膜が不規則に腫大し，巨大皺襞様隆起をきたし，メネトリエー病に類似し，胃全体にびまん性病変を形成する（図 6-56）．

組織学的には腺窩上皮の過形成と粘液を貯留した大小の嚢胞形成を示す．そのほか粘膜間質は高度の浮腫と細胞浸潤をきたす（図 6-57）．この所見は後述する若年性ポリープあるいは時に腺窩上皮型の過形成性ポリープに類似している．

しかし，本症では肉眼的に変化がないと思われる粘膜にも，上記の組織学的変化をきたしているのが特徴である．ポリープ（特に大腸）に腺腫や癌を併存することも

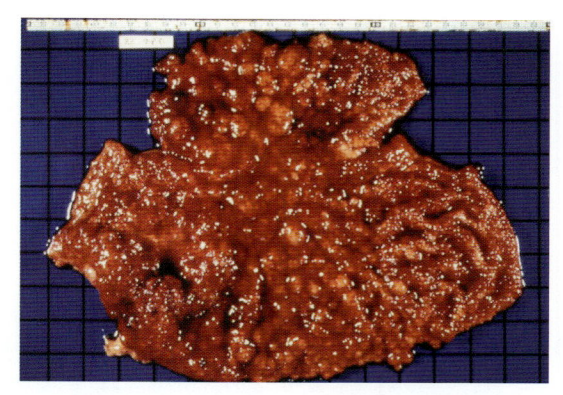

図 6-56　Cronkhite-Canada 症候群（胃の肉眼像）
胃全体に小さなポリープがびまん性に分布し，胃体部ではひだの腫大もみられる．さらに本例では幽門部に潰瘍限局型（type 2）の進行癌を伴っている．

あるが，ポリープとの因果関係は不明である．

◆本疾患の転帰：蛋白漏出による低蛋白血症で死亡する例もあるが，臨床的治療あるいは自然経過で軽快治癒する例が多い．この時は脱毛などの徴候も消失する．

若年性ポリープとポリポージス
juvenile polyp and polyposis

◆定　義：単発性と多発あるいはびまん性に発生するものがあり，びまん性ポリポージスは胃と大腸（gastrointestinal juvenile polyposis），および大腸のみにみられるもの（juvenile polyposis coli）があり，遺伝性と非遺伝性ポリポージスがある．胃腸管のびまん性若年性ポリポージスは優性遺伝する疾患で，遺伝子異常としては SMAD family のひとつである *SNAD4*（18q）の生殖細胞系列の異常（germline mutation）と *PTEN* 遺伝子の変異がみられる．

◆肉眼像と組織像：胃病変では無茎性あるいは有茎性ポ

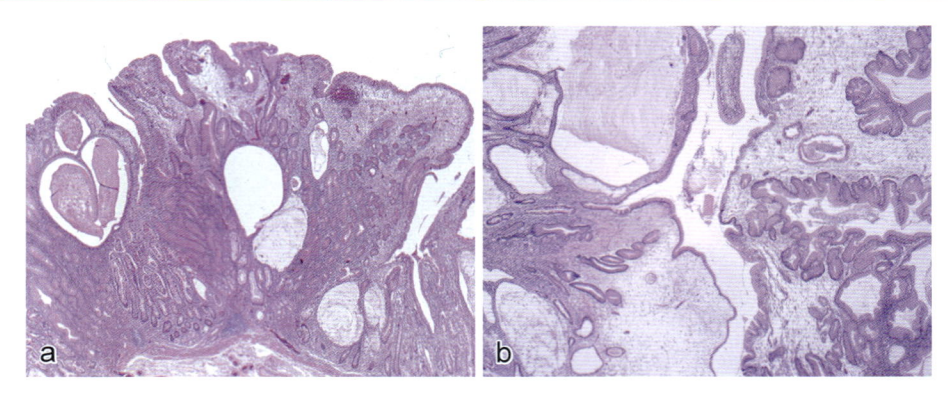

図 6-57　Cronkhite-Canada 症候群の組織像
a は胃体部，b は幽門部．いずれも粘膜内の腺窩上皮の過形成と拡張が目立つ．固有胃腺は高度に萎縮している．さらに間質には浮腫も目立つ．

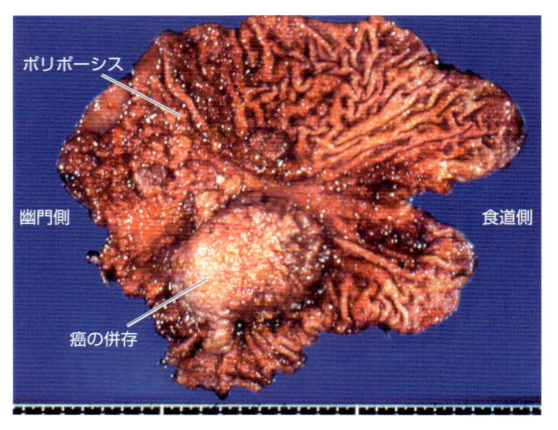

図 6-58　若年性ポリポーシスの肉眼像
幽門部から胃体中部には不規則な大きさを示すポリープ型発している．胃体下部には大きな隆起があり，type 1 の進行癌を併存している．

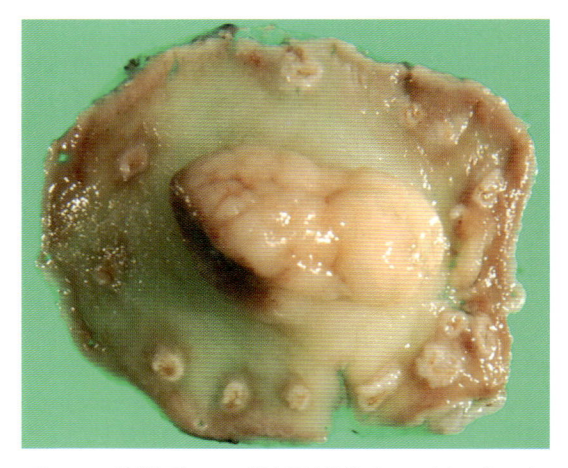

図 6-60　粘膜切除された炎症性線維性ポリープ（IFP）の肉眼像
隆起性病変で，表面は平滑であるが，凹凸が目立つ．

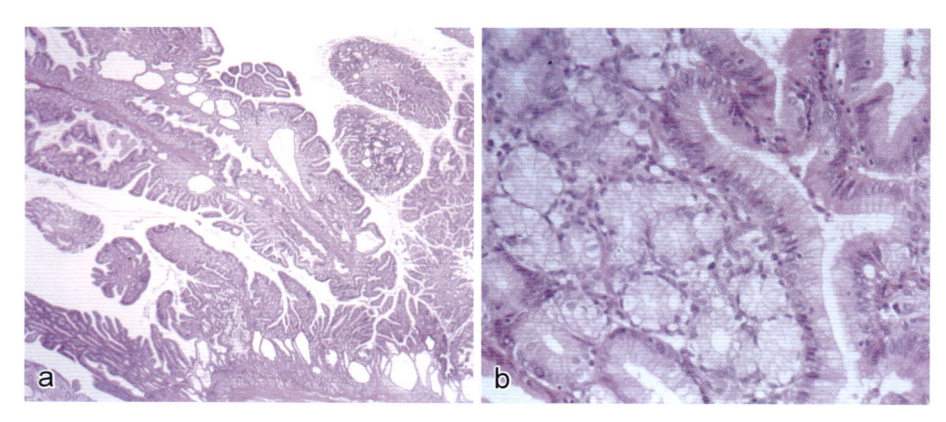

図 6-59　若年性ポリポージスの組織像
a．腺窩上皮型の過形成性ポリープに類似している．b．腺窩上皮のほか幽門腺増生もみられる．

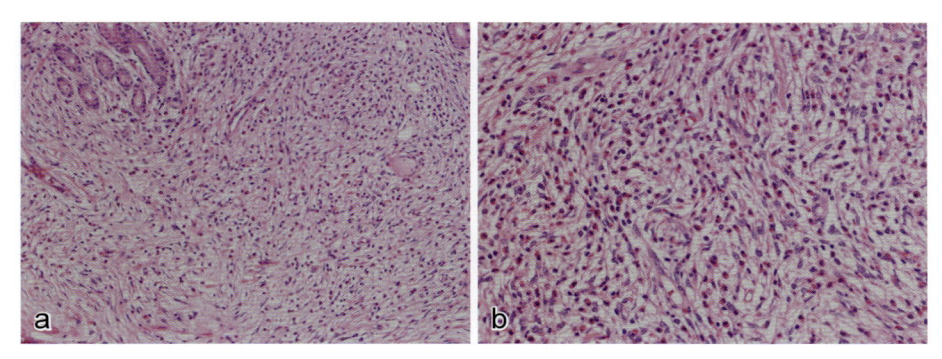

図 6-61 IFP の組織像
a, b. 粘膜深部から粘膜下層にかけて紡錘形細胞の増生があり, 好酸球の浸潤を伴っている.

リープが幽門部あるいは胃全体に密集して分布する（図6-58）．肉眼的にポリープの表面は平滑であるが，ポリープが融合して大きな隆起性病変を形成したり，巨大皺襞様所見を呈する．腸管では散発性病変である．組織学的には腺窩上皮の過形成で，大小の囊胞形成を伴い，間質は浮腫状で，腺窩上皮型過形成ポリープに類似するが，時に固有胃腺の増生もみられる（図6-59a, b）．腺腫あるいは癌化を伴うこともある．
◆併存疾患：本症では消化管以外の心，神経系などの先天性奇形合併の報告がある．

カウデン病 Cowden disease
◆定　義：Lloyd と Dennis により最初に報告された遺伝性疾患である．Cowden とはその最初に報告された患者の家系から由来する．本症の定義はあいまいであるが，疾患概念として ①顔面の多発性丘疹，②四肢末端部の角化性丘疹，③口腔粘膜の乳頭腫症，④消化管ポリポージス，5. 多臓器にわたる過誤腫，過形成を主体とする腫瘍様病変あるいは腫瘍の発生，⑥家族発生（常染色体優性遺伝）がいわれている．原因遺伝子として 10q23 にある *PTEN* が同定されている．
◆肉眼と組織像：本症は全身に過誤腫がみられることから multiple hamartoma syndrome とも呼ばれている．消化管病変は数 mm までの食道に多発する glycogenic acanthosis，胃では多発する過形成性ポリープがみられる．そのほか多発性腺腫，神経線維腫，血管腫，炎症性線維性ポリープなどがみられるといわれている．また本症には癌が発生することが多いといわれており，特に女性では甲状腺癌，乳癌，卵巣癌が報告されている．

炎症性線維性ポリープ inflammatory fibroid polyp
40 歳以降の成人に多くみられる．隆起性病変を形成し，大きさは 10 mm から大きいものでは 30 mm 程度である（図 6-60）．小さいものでは表面が平滑であるが，

大きくなると粘膜表面に病変が露出し，基部ははちまき状の粘膜で取り囲まれる．
◆組織像：組織学的に病変の主座は粘膜下層で，紡錘形細胞の増生と好酸球浸潤を認める．また豊富な毛細血管の増生もあり，その周囲に紡錘形細胞が渦巻き状に配列する（図 6-61）．小さい病変では粘膜深部にも上記と同じ変化を認める．紡錘形細胞は CD34 陽性で，未分化間葉系細胞，筋線維芽細胞性格を有しているといわれている．

なお，本症では血中の好酸球増多あるいはアレルギー症状は伴わず，前述した好酸球性胃腸炎やアニサキス感染症とは異なる．

9．胃の腫瘍性病変
良性上皮性腫瘍/腺腫
腸型腺腫と幽門腺型（胃型）腺腫がある．胃腺腫は組織学的な異型度により，低異型度腺腫と高異型度腺腫に分類される．

腸型腺腫 intestinal type adenoma
60 歳以上の高齢者に多く，男女比では男性に多い．発生部位は幽門部から胃体下部で，その周囲粘膜には腸上皮化生が高度である．また，単発する傾向がある．
◆肉眼像：肉眼形態は低い隆起で，隆起の表面は平坦あるいは整った顆粒ないし結節状である．大きさは 20 mm 以下である．陥凹型腺腫は極めて少なく，陥凹の辺縁は不明瞭で，大きさが 10 mm 程度である．
◆組織像：組織学的には粘膜の表層部に腺腫腺管の増殖があり，粘膜深部には（偽）幽門腺の過形成とその囊胞状拡張を認める．腺腫腺管は種々の程度に杯細胞，パネート細胞の出現がみられ，核は紡錘形で基底側に配列している．細胞増殖活性は粘膜表層部直下に局在し，粘膜表層に向かっての細胞分化がみられる（図 6-62）．

図 6-62 腸型腺腫
a．粘膜は隆起し，その表層には異型腺管の増生を認める．粘膜の深部には拡張した腺管がみられる．b．異型腺管の深部は紡錘形核が密に分布し，表層に向かうに従い核密度は低くなり，かつ円形となっている．細胞質は好酸性で，粘液を含んだ杯細胞もみられる．

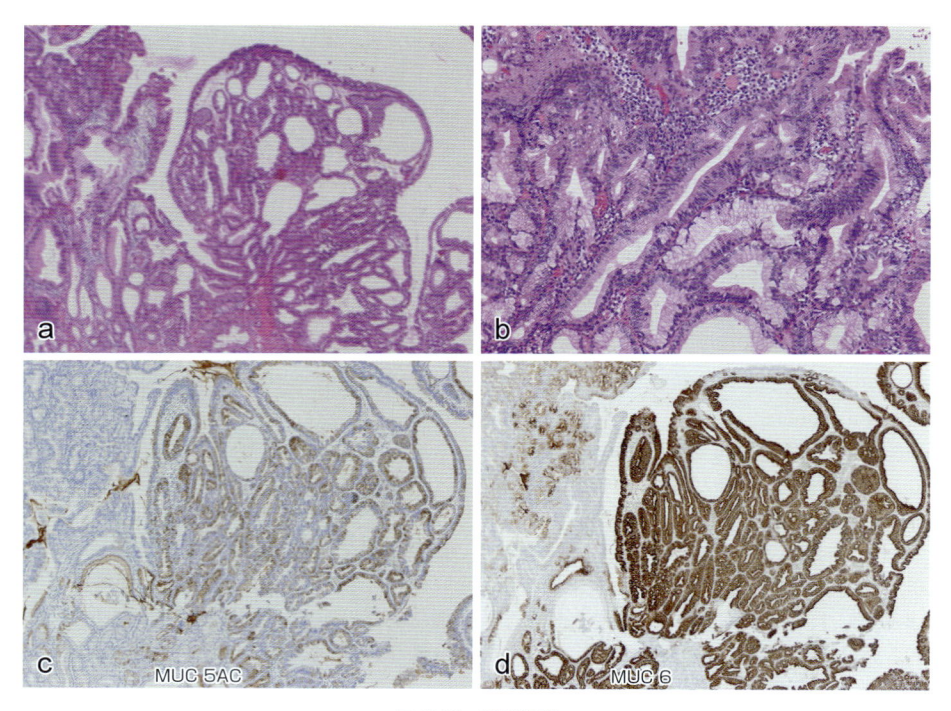

図 6-63 胃型腺腫
a．粘膜内に拡張した腺管の増生を認める．b．増生した腺管は幽門腺に類似している．腺管密度が高く，核密度も高い．c．免疫染色で，MUC5AC と，d．MUC6 陽性の腺管増生である．

胃型腺腫 gastric type adenoma

高齢者で，胃の上部にみられる．腺窩上皮に覆われ，その深部には密な腺頸部粘液細胞から構成された MUC6 陽性の幽門腺に類似した腺管の密な増生を認める．核異型は極めて軽度であるが，核の腫大と密度の増加がみられる（図 6-63）．細胞増殖帯は腺窩上皮と幽門腺の境界に局在している．

消化管腫瘍組織診断の国際比較

わが国では消化管の上皮性腫瘍病変は構造異型ないし細胞異型の程度によって腺腫と癌腫に分けられ，癌は浸潤の有無に関係なく構造異型や細胞異型が強い腫瘍としている．しかし，欧米では浸潤の有無によって非浸潤性と浸潤性腫瘍に分けられ，非浸潤性腫瘍は異形成/腺腫 dysplasia/adenoma とされ，日欧米間で上皮性腫瘍の terminology に違いがある．

WHO 分類では dysplasia はその異型の程度によって low grade dysplasia と high grade dysplasia に分けられる．前者は良性腫瘍で日本では腺腫とされる．他方，high grade dysplasia はわが国の粘膜内癌と同じもので

表 6-3　ウィーン分類

Category 1.		Negative for dysplasia/neoplasia
Category 2.		Indefinite for dysplasia/neoplasia
Category 3.		Non-invasive low grade neoplasia low grade adenoma/dysplasia
Category 4.		Non-invasive high grade neoplasia
	4.1	High grade adenoma/dysplasia
	4.2	Non-invasive (mucosal) carcinoma (ca in situ)
	4.3	Suspicious for invasive carcinoma
Category 5.		Invasive neoplasia
	5.1	Intramucosal carcinoma
	5.2	Submucosal carcinoma or beyond

(1998.9, Vienna consensus meeting, Schlemper et al. GUT 2000, 47：251-255)

表 6-4　胃生検グループ分類

Group X	生検組織診断ができない不適材料
Group 1	正常組織および非腫瘍性病変
Group 2	腫瘍性（腺腫または癌），非腫瘍性かの判断が困難な病変
Group 3	腺腫
Group 4	腫瘍と判定される病変のうち癌が疑われる病変
Group 5	癌

（日本胃癌学会編：胃癌取扱い規約第14版による）

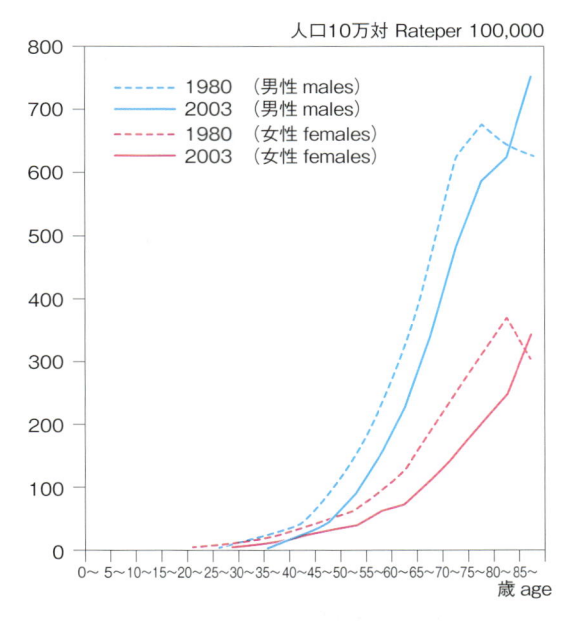

図 6-64　胃癌発生率の変遷
胃癌の罹患率は年代とともに減少している．また発生年齢も年代とともに高齢者に多くみられる様になってきた（1980年と2003年の比較）．

ある．欧米では粘膜内に限局した細胞異型，構造異型の強い腫瘍であっても浸潤のないものは転移をきたさないことから癌とせず，high grade dysplasia/adenoma としている．しかし，high grade dysplasia は浸潤する可能性のある病変で，わが国の粘膜内癌/上皮内癌に相当し，臨床的に治療が必要な病変である．以上のことから日欧米間の診断の整合性をとるためウィーン分類が提唱された（表6-3）．

前述したように日欧米の病理医の診断結果から high grade dysplasia は粘膜内癌と同じであることが明白となり，これは少なくとも粘膜切除を含めた臨床治療が必要な病変で，Category 4（Non invasive high grade neoplasia）として分類された．粘膜内浸潤癌ならびにsm 浸潤癌は Category 5；Invasive neoplasia とされる．これにより診断名は異なるが，病変の質的な分類は日欧米間で統一された．また，WHO 分類では dysplasia は陥凹あるいは平坦な粘膜内の非浸潤性腫瘍で，隆起したものは adenoma としている．

胃生検のグループ分類

わが国では，胃疾患の治療に当たっては，内視鏡的生検の組織診断に基づいて治療選択が行われる．その生検診断の指標として用いられるのが**表6-4**のグループ分類である．

臨床的対応としては，Group 1 は治療の必要がない，Group 2 は病変の質を明らかにするため，再生検が必要，Group 3 は経過観察，Group 4 は癌の確定のために再生検が必要，Group 5 は内視鏡切除あるいは外科切除が必要となる．

上皮性悪性腫瘍／癌腫

わが国は，胃癌の罹患率，死亡率ともに最も高い国のひとつであるが，国立がん研究センターの統計によれば，胃癌発生数は10万人当たり106.7人で，減少傾向にある．発生年齢分布では60歳以降の胃癌増加傾向が著明である．男女比は2：1で男性に多い．また胃癌の死亡率は，人口10万人当たり男性50.6人，女性29.0人で，近年，胃癌による死亡率は著明な減少を示している（**図6-65**）．これは胃癌の早期発見，早期治療によるところが大きい．

胃癌の好発年齢は60代であるが，組織型別に違いがあり，未分化型癌は分化型癌に比べて若年性である．また，癌発生部位は胃中部（特に胃体部下部から中部），次いで胃下部（幽門部），胃上部である．

胃癌の肉眼分類は胃癌取扱い規約で基本型として0〜5型までに分類されている（**図6-66**）．

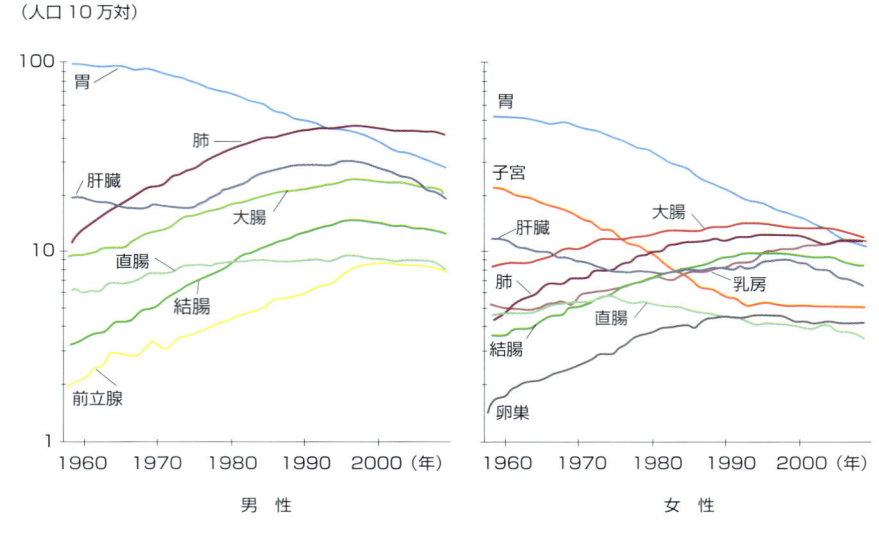

図 6-65　胃癌の死亡率の変遷
男女ともに胃癌の死亡率は年代とともに減少が著しい．これは早期癌の発見率が高くなってきたことと関連している．これに対し大腸癌，特に結腸癌の死亡率が上昇している．

1）0型（表在型）　病変が軽度な隆起や陥凹を示すにすぎないもの
2）1型（腫瘤型）　明らかに隆起した形態を示し，周囲粘膜との境界が明瞭なもの
3）2型（潰瘍限局型）　潰瘍を形成し，潰瘍を取り巻く胃壁が肥厚し周堤を形成する．周堤の周囲粘膜との境界が明瞭なもの
4）3型（潰瘍浸潤型）　潰瘍を形成し，潰瘍を取り巻く胃壁が肥厚し周堤を形成するが，周堤と周囲粘膜との境界が不明瞭なもの
5）4型（びまん浸潤型）　著明な潰瘍も周堤もなく，胃壁の肥厚・硬化を特徴とし，病巣と周囲粘膜との境界が不明瞭なもの
6）5型（分類不能）　上記の0～4型のいずれにも分類しがたい形態を示すもの

0型（表在型）は大部分が早期胃癌に相当するものであるが，組織学的検索の結果，進行癌であるものも含まれる．

早期胃癌

◆定　義：早期胃癌とは"癌の浸潤が粘膜内か粘膜下層（pT1）にとどまるもので，リンパ節転移の有無は考慮に入れない"と定義されている．つまり癌の胃壁内浸潤度によって決められたもので，癌の発生からの時間的経過あるいは癌の大きさなどを考慮したものではない．

◆肉眼分類：早期胃癌の肉眼は基本型の表在型（0型）とされる．表在型はⅠ型（隆起型），Ⅱ型（表面型），Ⅲ型（陥凹型）で，Ⅱ型はⅡa型（表面隆起型），Ⅱb型（表面平坦型），Ⅱc型（表面陥凹型）に亜分類される．これらの複合したものはより広い病変を先に，狭い病変を後に記載する（Ⅱc＋Ⅲ型，Ⅱc＋Ⅱa型など）．

0-Ⅰ型は5mm以上の目立った隆起を形成した病変（図6-67），0-Ⅱa型は2～5mmまでの高さを有したものである（図6-68）．Ⅰ型，Ⅱa型の組織像は乳頭状ないしは分化型管状腺癌がほとんどである．Ⅱb型は癌の粘膜が平坦であるものを指しているが，肉眼的にはわずかな粘膜色調の違いで指摘されることがある．多くの場合Ⅱb型はⅡc型などの周辺に随伴してみられる（図6-69）．

0-Ⅱc型（表面陥凹型）は早期癌の中で最も頻度の高いものである．この型は癌の粘膜内増殖によってびらんあるいは粘膜萎縮をきたしたもので，周辺粘膜より一段と低くなった全周性陥凹を示す．この陥凹の特徴は，①陥凹辺縁が不整で，いわゆる蚕蝕像を示す，②陥凹内粘膜は周囲粘膜に比較して光沢の消失をみる，③色調の変化，陥凹内粘膜の不整な顆粒状変化あるいは正常粘膜模様像の完全な消失などである．

Ⅱc型ではその内部に粘膜ヒダ集中を伴い，消化性潰瘍の存在を示唆することが多いが，その時は集中する粘膜ヒダの先端が急激なやせあるいは中断を示す．しかし，Ⅱc型早期癌はその組織型によって異なった特徴を有している．分化型腺癌ではⅡc型の陥凹は一般に浅く，周囲粘膜からなだらかに陥凹面に移行する．また，陥凹内粘膜は周囲粘膜にみられる粘膜模様像（アレア像）が完全に消失する傾向がある．これらは癌の発生部位が

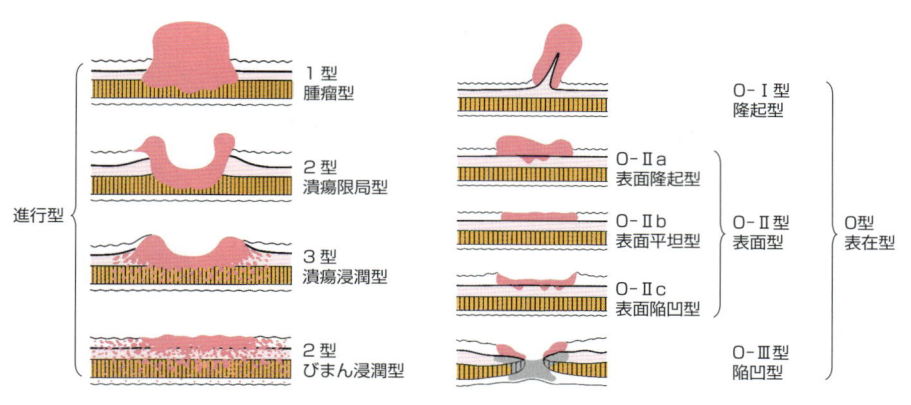

図 6-66 胃癌の肉眼分類
（日本胃癌学会編：胃癌取り扱い規約，第 14 版，金原出版）

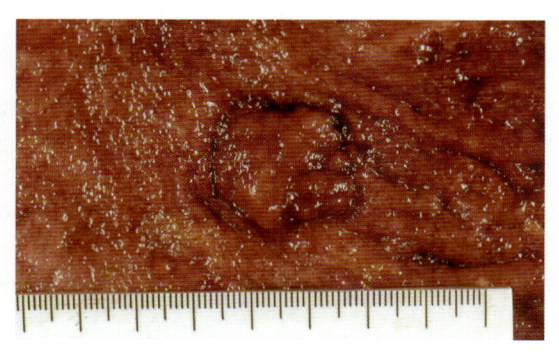

図 6-67　早期胃癌（0-Ⅰ型）
0-Ⅰ．周囲粘膜からとの境界が明瞭な丈の高い隆起である．表面は不整な結節形成を示している．

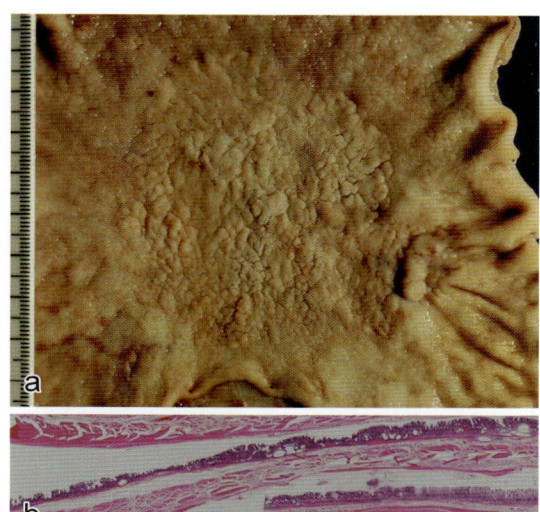

図 6-68　早期胃癌（0-Ⅱa型）
大小の顆粒状隆起が集簇している．その境界は明瞭である．

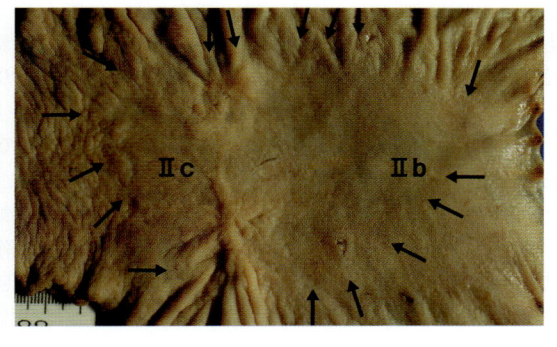

図 6-69　早期胃癌（0-Ⅱc）型の肉眼像（組織学的には分化型）
周囲からの粘膜ヒダが完全に消失して，浅い粘膜の陥凹を認める（Ⅱc）．陥凹部は萎縮状で平滑である．口側では陥凹の境界は不明瞭で，周囲粘膜との段差はみられないⅡbとなっている．この肉眼像は組織学的には分化型である．

腸上皮化生など萎縮の強い粘膜に発生すること，分化型腺癌が周囲の表層部既存腺管を置換性に増殖するためである（**図 6-70**）．

印環細胞癌あるいは低分化型腺癌では境界が明瞭な深い陥凹を形成し，さらに陥凹内部には島状に大小の正常粘膜の取り残しがみられる（**図 6-71**）．これは癌細胞が粘膜間質に拡がるために，正常腺管が取り残されるためである．また，印環細胞癌では粘膜表層が既存の上皮で覆われていることが多い（**図 6-72**）．

また，印環細胞癌，低分化型腺癌では癌巣内に消化性潰瘍をきたしやすく，肉眼的には粘膜ヒダの集中を認めるものが多い．

0-Ⅲ型の陥凹型早期胃癌は，肉眼的に，一見，良性潰瘍の肉眼像を示し，組織学的にその潰瘍辺縁粘膜に癌がみられるものである．

◆**早期癌の肉眼型別頻度**：早期胃癌の肉眼型別頻度では

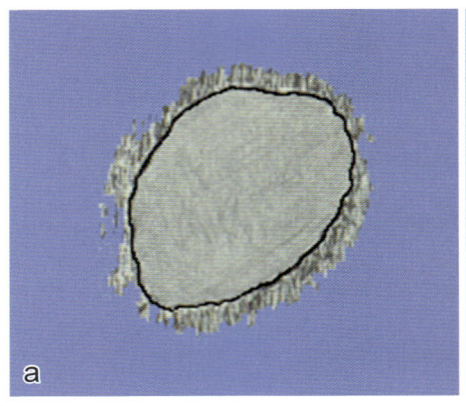

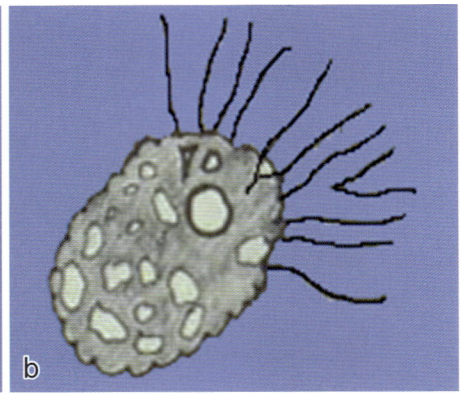

図 6-70 分化型腺癌（a）と未分化型腺癌Ⅱc（b）の肉眼像の特徴
分化型腺癌では陥凹の境界は不明瞭で，癌部の粘膜は萎縮状で無構造である．未分化型では粘膜ヒダが途中で断絶し，境界明瞭な陥凹を形成する．またその陥凹の辺縁はギザギザ（蚕食像）している．また陥凹部には粘膜の構造が保たれている．

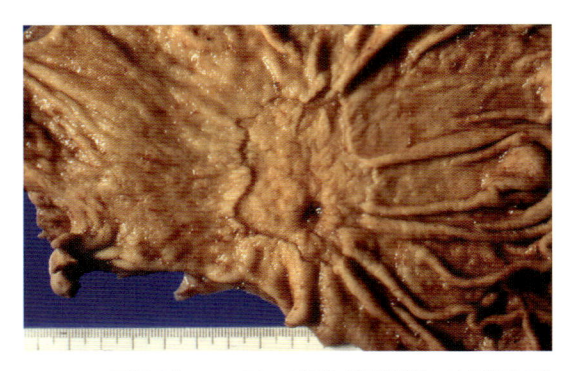

図 6-71 早期胃癌 0-Ⅱc 型の肉眼像（組織学的には低分化型）
周囲粘膜とは極めて明瞭に境された粘膜の陥凹性病変．口側からの粘膜ヒダは陥凹境界で断絶している．また陥凹粘膜には細かい粘膜の構造がみられる．未分化型腺癌の肉眼として特徴的な像である．

2/3 が陥凹型（Ⅱc 型，Ⅱc＋Ⅲ型など）である．特に最近では 10 mm 以下の微小ないしは小胃癌の発見頻度が高く，その多くは陥凹型である．

◆**進行胃癌の肉眼像**：癌の深達度が固有筋層以下に及んだもので，Type 1〜5 に分類される（**図 6-73**）．

進行胃癌肉眼型の頻度は潰瘍浸潤型（Type 3）が最も多く，次いで潰瘍限局型（Type 2），びまん浸潤型（Type 4），腫瘤型（Type 1）の順である．

この中でびまん浸潤型が最も予後が不良で，5 年生存率は 5% 程度である．この癌はほかの type に比べて女性の頻度が相対的に高く，男女比はほぼ同じである．また，50 歳以下の若年発生例が多いことも特徴である．この癌は主として萎縮がない胃底腺領域に発生し，肉眼的には原発巣が小さいⅡc 型であることが多い．癌は胃体部をびまん性に浸潤し，胃壁内に高度の線維化を伴い，胃壁の肥厚をきたすと同時に，粘膜では巨大皺襞を形成する．この癌は胃壁が広範にわたって肥厚と硬化をきたすことから linitis plastica type あるいはスキルス胃癌とも呼ばれる．Type 3, 4 は，組織学的には印環細胞癌あるいは低分化腺癌がほとんどである．

◆**胃癌の組織型分類**：わが国では胃癌取扱い規約による分類が使用されている（**表 6-5**）．一般型と特殊型に分け，一般型はさらに 5 分類されている．癌の組織型が混在するときは，主たる組織型に分類される．このほか組織型を Intestinal and diffuse type（Lauren 分類），あるいは分化型（乳頭状腺癌と管状腺癌）と未分化型（低分化腺癌と印環細胞癌，中村分類）のように二分する方法もあり，前者は欧米で広く使用されている．この二分類は簡単で，予後あるいは種々の臨床病理学的な要素との相関性があるため，便利な面もある（後述）．

1．乳頭腺癌：乳頭状あるいは絨毛状形態を示す腺癌である（**図 6-74a**）．

2．管状腺癌：腺管形成性の癌で，その腺管形態から高分化型と中分化型に亜分類される．高分化型では腺管構造が複雑な分岐を示さない．この癌は腺管の大小不同があり，核は大小の円形で，種々の異型を伴う．核胞体比（N/C ratio）の上昇（40〜50% 以上），粗造化あるいはクロマチンの増量，そして明瞭な赤い大型の核小体の存在などが特徴である（**図 6-74b**）．中分化型では腺管の分岐・吻合が目立ち，核の異型性が強く，かつその軸性の消失も著明である．また篩状構造 cribriform pattern を示すものも中分化型である（**図 6-74c**）．

従来，この管状腺癌は腸型腺癌であるとされ，Lauren 分類でも腸型 intestinal type とされてきたが，この中に胃型形質を有した胃型腺癌の存在が知られてきた．組織

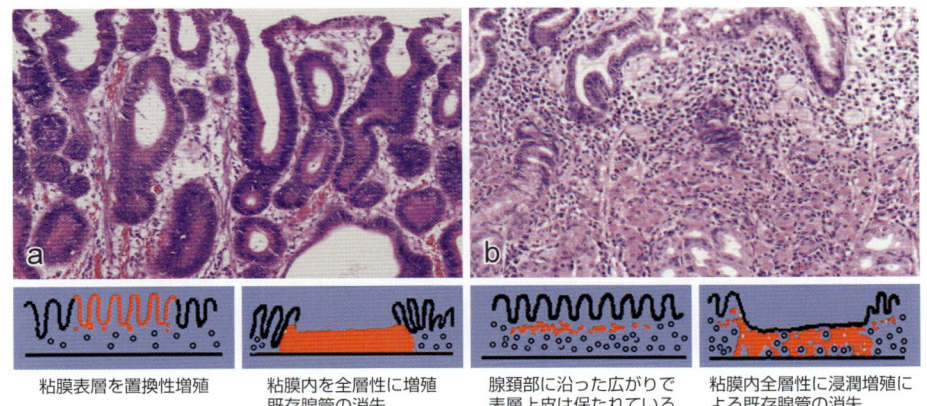

図 6-72 分化型腺癌（a）と未分化型腺癌（b）の粘膜内増殖形式の違い
違いが肉眼像に反映している．分化型は粘膜の表層で既存の腺管を置換性に増殖し，そののち癌腺管が粘膜全層性に密に増殖し，粘膜の浅い陥凹を形成する．未分化型では癌は粘膜中層の腺頸部に沿って側方に広がり，表層には既存の腺管が残存している．そののち，既存腺管の破壊消失が進み，粘膜が深く陥凹する．

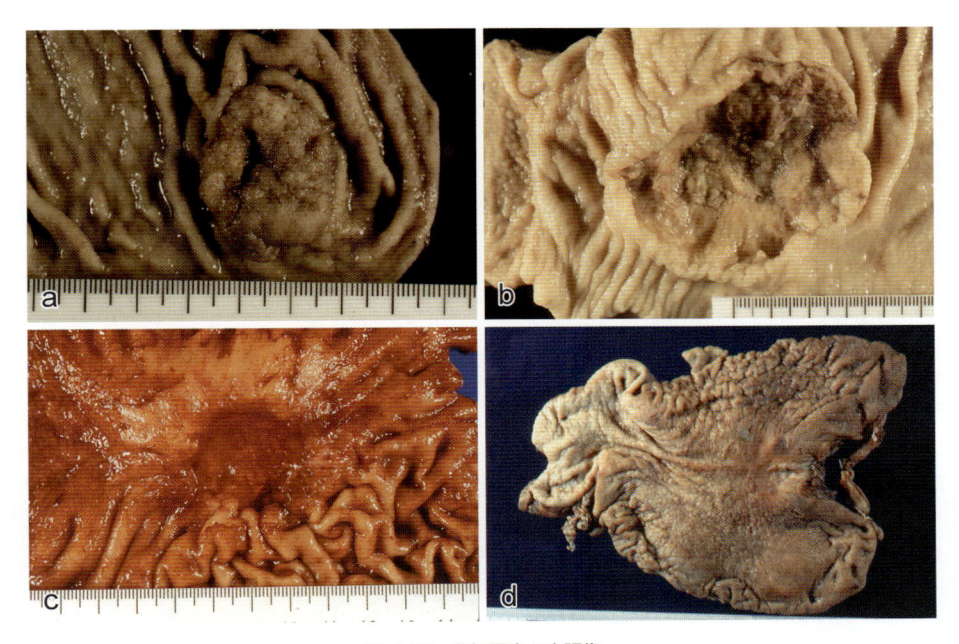

(粘膜表層を置換性増殖 / 粘膜内を全層性に増殖 既存腺管の消失 / 腺頸部に沿った広がりで表層上皮は保たれている / 粘膜内全層性に浸潤増殖による既存腺管の消失)

図 6-73 進行胃癌の肉眼像
a．1型：境界明瞭な丈の高い隆起性病変である．b．2型：境界明瞭な周堤隆起と深い潰瘍形成を示す．c．3型：境界不明瞭な，なだらかな立ち上がりを示す隆起で，中央に深い潰瘍形成を示す．d．4型：胃体部の壁は著明な肥厚を示している．粘膜に目立った陥凹や隆起はみられない．

学的に腺窩上皮あるいは幽門腺に類似した腺癌で，明るい胞体を有している．MUC5AC や MUC6 抗体による免疫染色では細胞膜表面からその直下にかけて陽性像が得られる（図 6-75）．腸型形質を有した分化型腺癌は好酸性の胞体を有した円柱状細胞よりなるが，細胞質に MUC2 陽性を示し，細胞は杯細胞への分化形質を有している．管腔内面に CD10 陽性の刷子縁の存在をみることもある（図 6-76）．

3．**低分化腺癌**：腺管形成が乏しく，あっても不完全あるいは小型の腺管形成で，癌細胞が索状あるいは大小さまざまな胞巣を形成したり，個細胞性となって浸潤している．粘膜下層以下の浸潤癌では癌細胞が充実性髄様に

増殖した充実癌と非充実性で線維性の間質反応を伴う硬性癌がある．前者は後者に比較して予後が良好とされている（図 6-77）．

4．**印環細胞癌**：典型的なものは細胞質に豊富な粘液を有し，核が細胞質の辺縁に位置するものから，粘液が比較的少なく核が比較的大型のものまである．印環細胞癌は粘膜内では既存の腺管あるいは最表層の上皮を温存しながら，主として粘膜の中層部（細胞増殖帯，腺頚部）を不均一に側方浸潤する．そのため早期癌では正常粘膜の取り残しが生じる（図 6-78）．粘膜下層に浸潤すると印環細胞癌は低分化腺癌になりやすく，間質反応も強い．

表 6-5　胃上皮性悪性腫瘍の組織学的分類

1．一般型 common type
　1）乳頭腺癌 papillary adenocarcinoma（pap）
　2）管状腺癌 tubular adenocarcinoma（tub）
　　　高分化型 well differentiated type（tub1）
　　　中分化型 moderately differentiated（tub2）
　3）低分化腺癌 poorly differentiated adenocarcinoma（por）
　　　充実型 solid type（por1）
　　　非充実型 non solid type（por2）
　4）印環細胞癌 signet ring cell carcinoma（sig）
　5）粘液癌 mucinous adenocarcinoma（muc）
2．特殊型
　1）カルチノイド腫瘍 carcinoid tumor
　2）内分泌細胞癌 endocrine cell carcinoma
　3）リンパ球浸潤癌 carcinoma with lymphoid stroma
　4）肝様腺癌 hepatoid adenocarcinoma
　5）腺扁平上皮癌 adenosquamous carcinoma
　6）扁平上皮癌 squamous cell carcinoma
　7）未分化癌 undifferentiated carcinoma
　8）その他の癌 miscellaneous carciinoma

5．**粘液癌**：著明に粘液が貯留した腺癌である．粘液内には印環細胞，低分化腺癌の細胞が浮遊，または粘液貯留壁が分化型腺癌で覆われたものがある（図 6-79）．この粘液癌は粘膜内でその主体を占めることはなく，通常は粘膜下層以下の浸潤部でみられる．

特殊型胃癌は以下の組織像を示す．

6．**腺扁平上皮癌**：腺癌に扁平上皮癌を伴った癌で，癌の胃壁内浸潤部でのみ認められる．腺癌が浸潤した部で，扁平上皮癌への分化をきたしたもので，その割合は種々である．

7．**リンパ球浸潤癌**：癌細胞が浸潤した部で，充実性増殖を示した癌である．この癌は低分化癌細胞が小胞巣あるいは索状に増殖しているが，間質は豊富なリンパ球（Tリンパ球主体）あるいは胚中心を伴ったリンパ濾胞の増生を特徴とする（図 6-80a）．そして浸潤癌であっても，予後がよい．Epstein-Barr ウイルス（EBV）感染との関係がある．腫瘍細胞は粘膜内でも浸潤部でも in situ hybridization 法で EBV の感染がほぼ 90％以上に証明される（図 6-80b）．このことから EBV 関連性の癌といわれる．EBV 感染は粘膜内癌でもみられ，胃癌発生の初期に関連していると考えられている．

内分泌細胞性腫瘍

内分泌細胞への分化を示した腫瘍で，カルチノイド腫瘍と内分泌細胞癌がある．

カルチノイド腫瘍 carcinoid tumor
◆**定　義**：WHO 分類で neuroendocrine tumor（NET）と呼ばれている．胃体部に多く発生し，その大部分は enterochromaffin-like cell（ECL 細胞）からなっている．

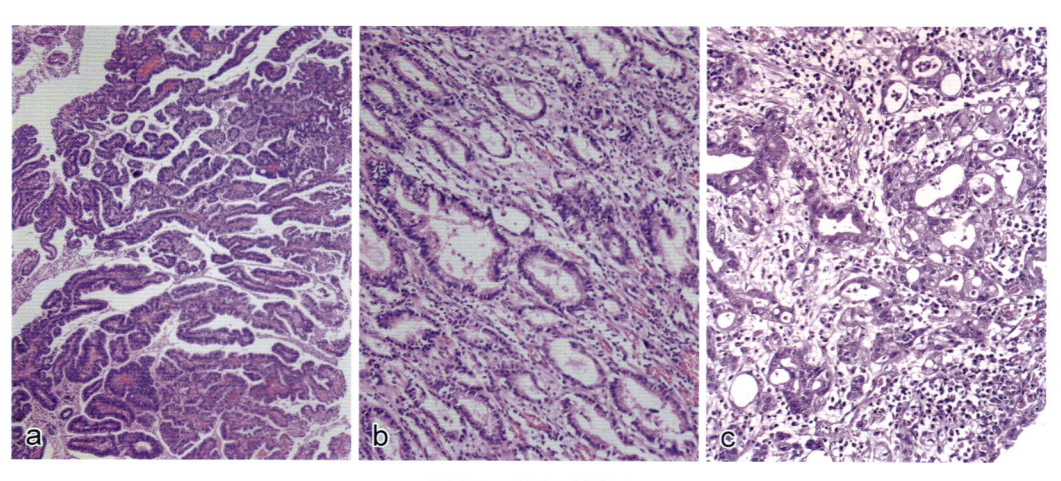

図 6-74　胃癌の組織型

a．乳頭腺癌：乳頭状形態を示す腺癌．b．管状腺癌：腺管形成性の腺癌で，高分化型では腺管が明瞭．c．中分化型では腺管が不整，小型である．

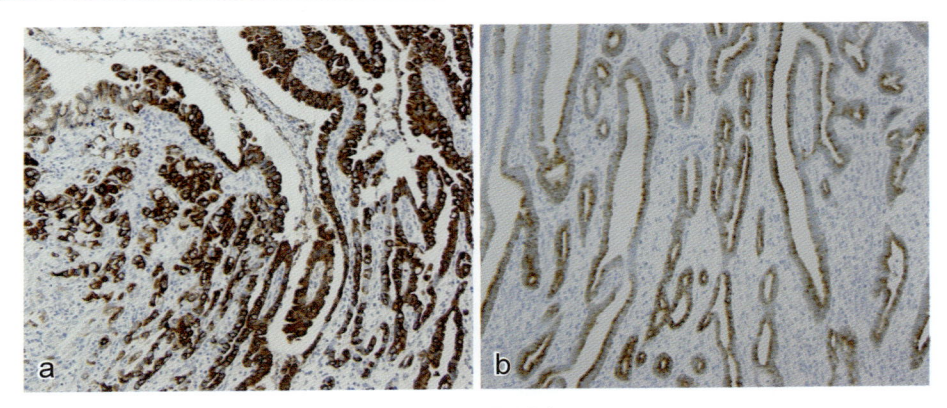

図 6-75 胃型腺癌
a．免疫染色で癌腺管が MUC5AC 陽性．b．MUC6 も陽性を示す．すなわち胃の腺窩上皮あるいは幽門腺への機能分化を示している．

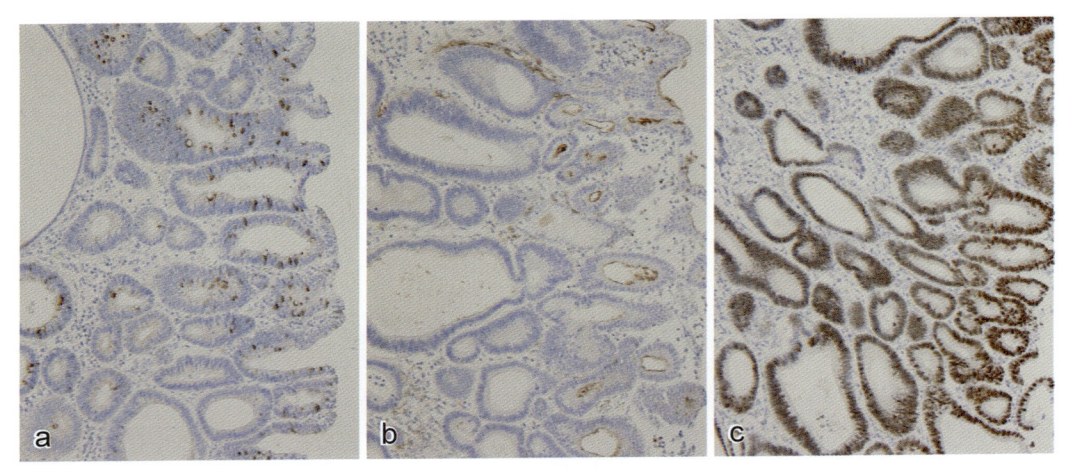

図 6-76 腸型腺癌
a．免疫染色で癌腺管の中に MUC2 陽性細胞を認める．b．癌腺管の内腔に CD10 が陽性．c．癌腺管の核は CDX2 陽性を示す．

◆**分類と臨床像**：合併症の有無により type Ⅰ，Ⅱ，Ⅲに分類される．Type Ⅰ は autoimmune gastritis に発生したもので，胃体部の粘膜から粘膜下層にかけて多発し，特に微小なものも含めると多数の腫瘍を認める．臨床的には低ないしは無酸症，高ガストリン血漿をきたし，組織学的には幽門部のガストリン産生細胞の過形成をきたす．また，そのほか非腫瘍性内分泌細胞の微小胞巣も認める（図 6-81）．

Type Ⅱ は Zollinger-Ellison 症候群あるいは MEN（multiple endocrine neoplasia）-1 に併存した多発性カルチノイドである．これはガストリン産生腫瘍で，臨床的には高ガストリン血症をきたす．

Type Ⅲ は sporadic carcinoid で，通常，特有な臨床症状は認めず，胃体部に多く，単発性腫瘍を形成する．欧米では type Ⅰ の頻度が高いが，わが国でも type Ⅰ が多くみられる．

◆**肉眼像**：カルチノイド腫瘍の大きさは顕微鏡で発見される微小なものから 5 cm 以上まで種々である．肉眼的には小ポリープ，粘膜下腫瘍の形態を示し，10 mm 以上では隆起表面にびらんを形成しやすい．割面では黄色調で粘膜下層に増殖の主体がある．大きいものでは固有筋層に達する．

◆**組織像**：組織学的には粘膜深部から粘膜下層に腫瘍の分布を認める．腫瘍細胞は小胞巣状，索状，リボン状配列を示し，時にはロゼット形成あるいは小腺管様構造を伴う．胞巣の周囲は毛細血管あるいは線維性結合組織で区画される．腫瘍細胞は立方状ないしは円柱状で，明るい豊富な胞体を有し，核は小型で均一円形である（図 6-82）．核分裂像はまれである．免疫組織化学染色で chromogranin A，シナプトフィジン，CD56（N-CAM）

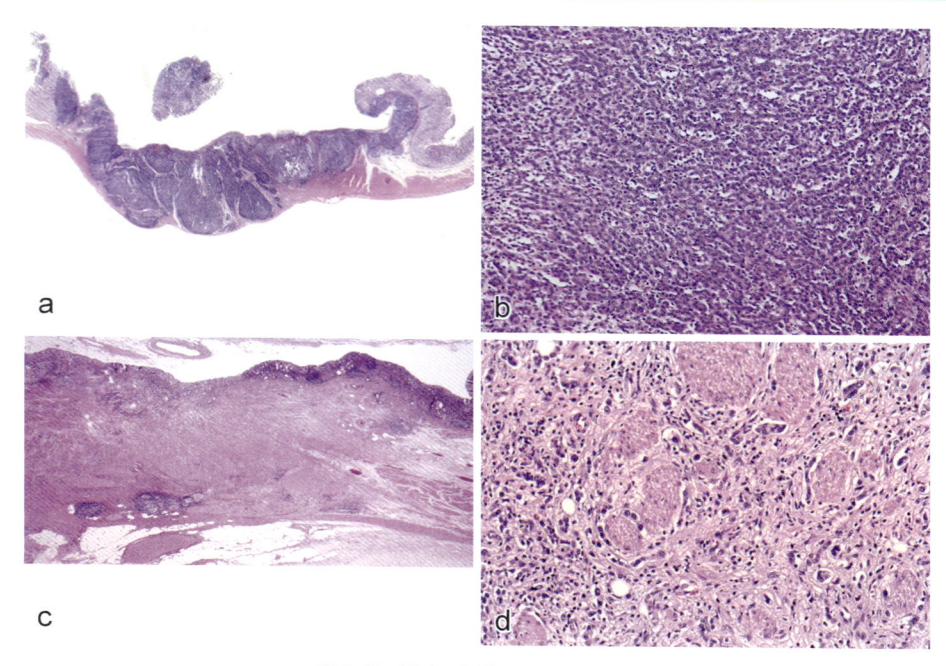

図 6-77　胃癌の組織型（低分化腺癌）
a．充実型（por 1）．割面で胃壁内に境界明瞭な増殖を示す．b．拡大では間質が乏しく，癌細胞は充実性に増殖している．c．非充実型（por 2）割面では癌は胃壁内で境界不明瞭となって浸潤増殖している．d．拡大では豊富な間質を伴って散在性に浸潤している．

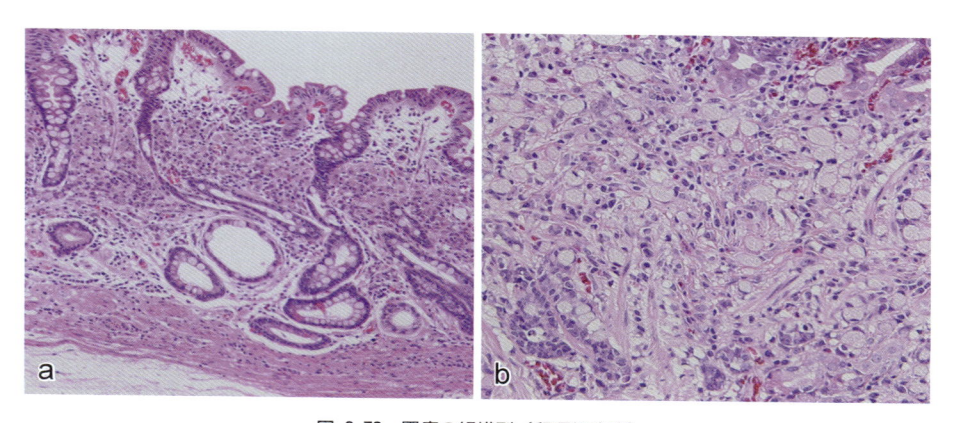

図 6-78　胃癌の組織型（印環細胞癌）
a．粘膜中層を癌細胞が広がっている．表層には既存の上皮，深部にも非腫瘍腺管が残存している．b．粘液を豊富に有した癌細胞で，細胞質は明るく，核は小さく，細胞の辺縁に偏在している．

などが陽性を示す（**図6-83**）．しかし，特定の内分泌ホルモン産生はほとんど認めない．カルチノイドは低悪性度腫瘍で，転移はまれである．

　転移をきたすカルチノイドの判定は腫瘍の大きさと増殖細胞（免疫染色では Ki-67 抗体で標識される）の出現頻度がひとつの目安になり，WHO では転移の危険性がない NET grade 1，転移の危険性がある NET grade 2 に分けている（p.475 参照）．

内分泌細胞癌 endocrine cell carcinoma（ECC）

　内分泌細胞に分化した癌で，カルチノイド腫瘍と異なり，極めて悪性度が高い腫瘍である．WHO 分類では，神経内分泌癌 neuroendocrine carcinoma と呼んでいる．
　肉眼では Type 2 が多い．

組織学的には腫瘍細胞は小型（small cell type）から，比較的大きいもの（large cell type）まである．
　腫瘍細胞は充実性に増殖し，不規則な胞巣形成，部分的にリボン状または索状配列を示し，核は（類）円形であるが，核の大小不同，異型核分裂像が目立つ．腫瘍細胞はクロモグラニン A 陽性の内分泌顆粒を有している（図 6-84）．腺癌との共存もみられるが，特に粘膜内に腺癌をみる頻度が高い．内分泌細胞癌はリンパ管，静脈内侵襲が高頻度にみられ，早期に肝転移をきたし予後不良．

未分化癌 undifferentiated carcinoma

　構造ならびに細胞分化がいかなる方向へも分化していないものである．この癌は髄様癌の形態を示し，大小不同の胞巣を形成する．腫瘍細胞は一般に小型で，胞体に乏しく，核は類円形で内分泌細胞癌に類似している．また未分化癌は悪性リンパ腫に類似することもあるが，腫瘍細胞の核の切れ込み，核小体の有無など，また免疫組

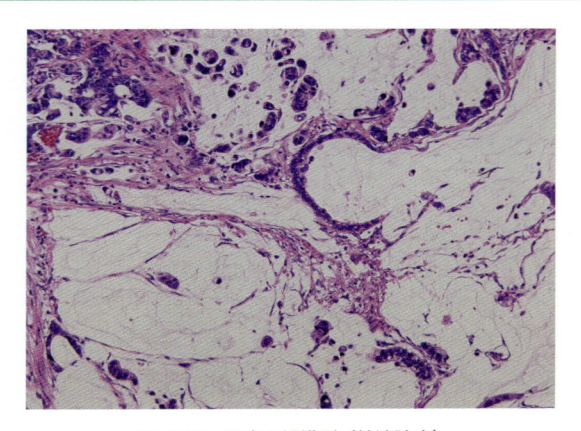

図 6-79　胃癌の組織型（粘液腺癌）
豊富な粘液貯留を示し，大小の粘液湖を形成している．癌細胞はこの粘液湖の壁あるいは内部に浮遊している．

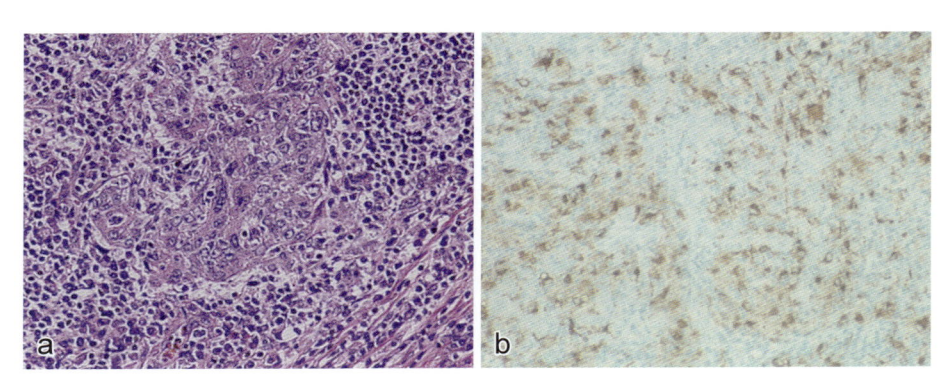

図 6-80　胃癌の組織型（リンパ球浸潤癌）
a．低分化な癌細胞と間質には豊富な成熟リンパ球浸潤を認める．b．*in situ* hybridization で癌細胞は EB ウイルス陽性を示す．

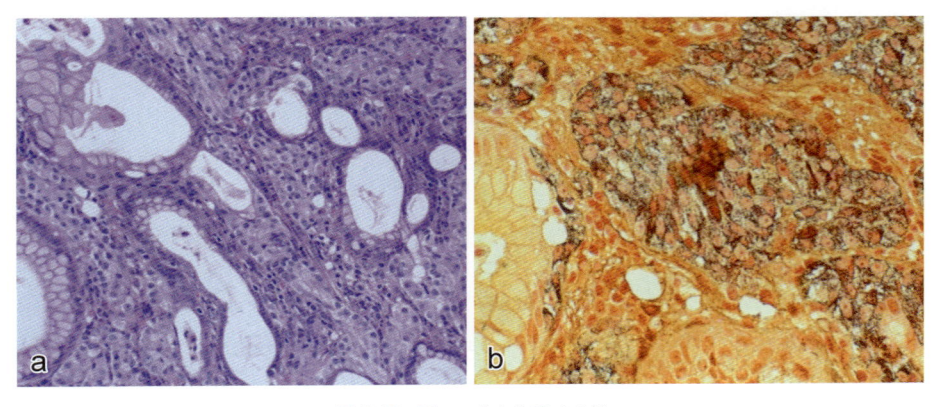

図 6-81　Type I カルチノイド
a．胃粘膜内，腺管の間に円形細胞の胞巣が多数みられる．b．グリメリウス染色でこれらの細胞は陽性で，内分泌細胞に分化している．細胞の胞巣の大きいものは大きくカルチノイドである．

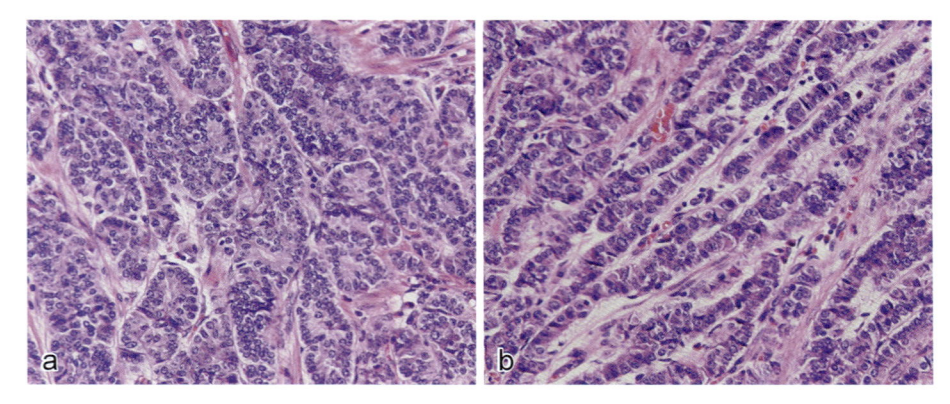

図 6-82 カルチノイドの組織像
a．均一な円形ないしは円柱状腫瘍細胞が胞巣を形成して増殖している．胞巣は線維性間質あるいは血管で包囲されている．b．腫瘍細胞がつながって策状あるいはリボン状に配列している．

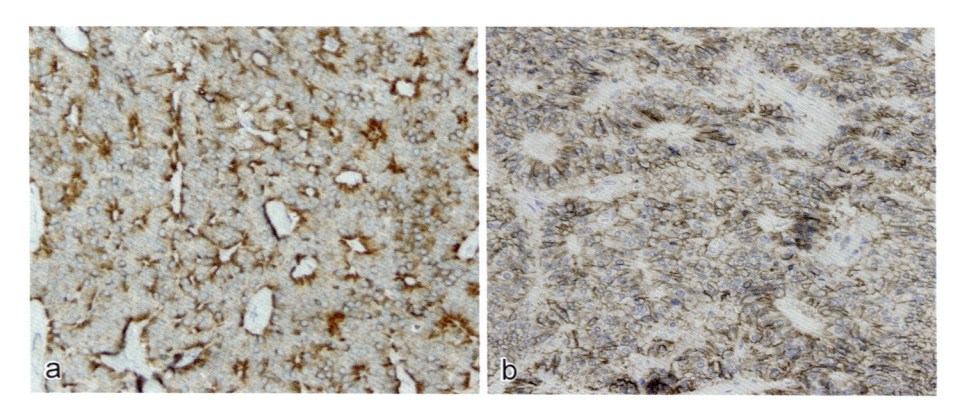

図 6-83 カルチノイド腫瘍（免疫染色）
カルチノイドは内分泌細胞に分化しており，aの chromogranin A が細胞質に，bの CD56 が細胞膜に陽性である．

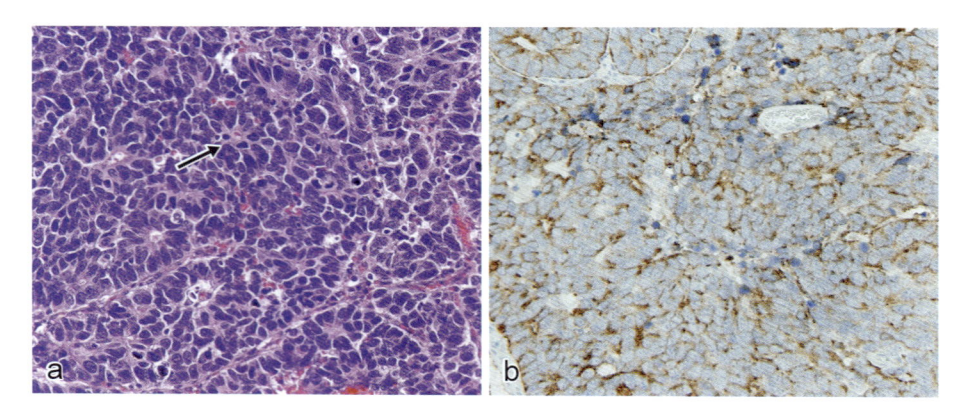

図 6-84 内分泌細胞癌
a．小型で細胞質の少ない腫瘍細胞が胞巣形成性に増殖している．ロゼット様構造（←）や腺管様構造もみられる．b．腫瘍細胞は chromogranin A 陽性で，内分泌細胞分化を示す．

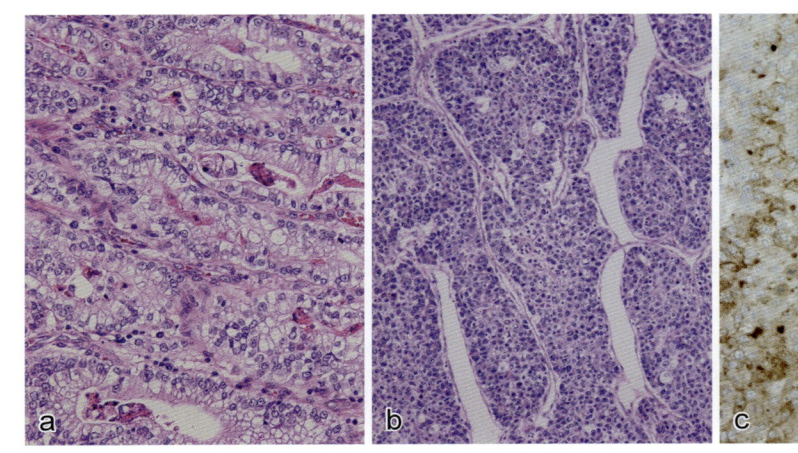

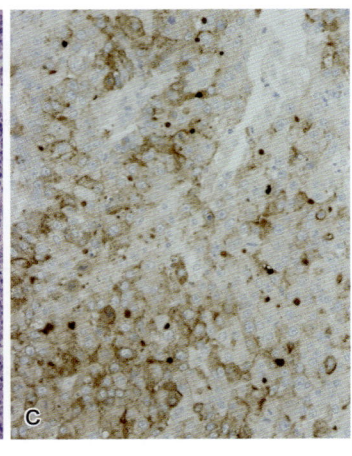

図 6-85　AFP 産生胃癌
a．原始腸管型．明るい細胞質を有した細胞からなる腺管形成を示す．これは胎児の腸管に類似している．b．肝様腺癌．肝臓の構築に類した癌である．c．この癌では免疫染色でαフェトプロテインの産生が証明される．

織検索で keratin，LCA のいずれかを証明することにより両者の鑑別が可能である．

胎児消化管上皮類似癌と肝様腺癌

　胎児性蛋白のαフェトプロテインを産生し，特殊な形態を示す腺癌で，臨床的には血中 AFP の上昇がみられるため，AFP 産生胃癌とも呼ばれる．その組織形態の違いから，胎児消化管上皮類似癌 carcinoma with enteroblastic differentiation，肝様腺癌 hepatoid adenocarcinoma があり，これらの混合したものが多い．胎児消化管上皮類似癌は発生初期の胎児原始消化管上皮に類似し，淡明な胞体を有した高円柱上皮からなる管状あるいは乳頭状腺癌で（図 6-85a），肝様腺癌は肝細胞癌類似の組織形態を示し，豊富な好酸性の顆粒状胞体を有した立方状細胞が充実性に増殖する．胞体内には好酸性硝子体が散見され，類洞様構造（図 6-85b）や胆汁産生も時にみられる．いずれも免疫染色で AFP 陽性を示す（図 6-85c）．本腫瘍は静脈侵襲をきたしやすく，肝転移をきたす予後不良の癌である．

悪性絨毛性腫瘍 choriocarcinoma

◆定　義：極めてまれである．腺癌が粘膜内にあり，浸潤部で絨毛性腫瘍の形態を示す．組織学的に腫瘍細胞は塩基性胞体を有する合胞性細胞と，明るく大きな胞体を有し明瞭な核小体を伴った大型の核をみる Langhans 型巨細胞に類似した trophoblast への分化像がみられ，この細胞には hCG が陽性である．腫瘍内の出血傾向がみられる．これも予後不良である．

◆胃癌の組織型別頻度：早期癌では高齢者（特に 60 歳以上）で，内視鏡切除されうる 10 mm 以下の小さな癌が

表 6-6　胃癌の組織型別による相違

	低（未）分化型癌	分化型癌
発生年齢	若年者	高齢者
肉眼型　早期癌	陥凹型（Ⅱ，Ⅱc＋Ⅲ）	隆起型（Ⅰ，Ⅱa）
		陥凹型（10 mm 程度のⅡc）
進行癌	Type 3, 4	Type 1, 2
消化性潰瘍併存	高頻度	低頻度
発生粘膜	胃固有（萎縮）粘膜	腸上皮化生粘膜
癌の進展形式		
粘膜内	腺頚部	腺管置換性，分岐
浸潤部	充実性	びまん浸潤性
転移	リンパ行性，リンパ節腹膜播種	血行性：肝転移

多数発見されており，早期癌に占める分化型癌の割合が高くなっている．しかし，進行癌では分化型癌と未分化型癌の頻度はほぼ同数である．

◆胃癌の組織型の相違による臨床病理学的特徴（表 6-6）：胃癌の組織型を分化型癌（乳頭腺癌と管状腺癌）と未分化型癌（低分化腺癌と印環細胞癌）に大きく二分（中村分類）してみると，それぞれ大きな臨床病理学的特徴がある．分化型腺癌は高齢者胃癌で，背景粘膜に腸上皮化生が強く，肉眼型は隆起型が多い．しかし最近では高齢者（特に 60 歳以上）に胃癌の発見頻度が増加しており，その多くは 10 mm 以下の陥凹型癌である．分化型癌は浸潤すると髄様癌の形態を示しやすい．また転移はリンパ節転移のほか肝転移をきたしやすく，腹膜播種をきたすことは少ない．

　一方，未分化型癌は若年性胃癌（平均 50 代）で，微小病変の解析では腸上皮化生のない正常あるいは萎縮粘膜に発生する傾向がある．肉眼型は早期癌では陥凹型で癌

表 6-7 胃癌の進行度分類（Stage）

	N0	N1	N2	N3	T/Nに関係なくM1
T1a (M), T1b (SM)	ⅠA	ⅠB	ⅡA	ⅡB	
T2 (MP)	ⅠB	ⅡA	ⅡB	ⅢA	
T3 (SS)	ⅡA	ⅡB	ⅢA	ⅢB	Ⅳ
T4a (SE)	ⅡB	ⅢA	ⅢB	ⅢC	
T4b (SI)	ⅢB	ⅢB	ⅢC	ⅢC	
T/Nに関係なくM1					

（日本胃癌学会編：胃癌取扱い規約第14版）

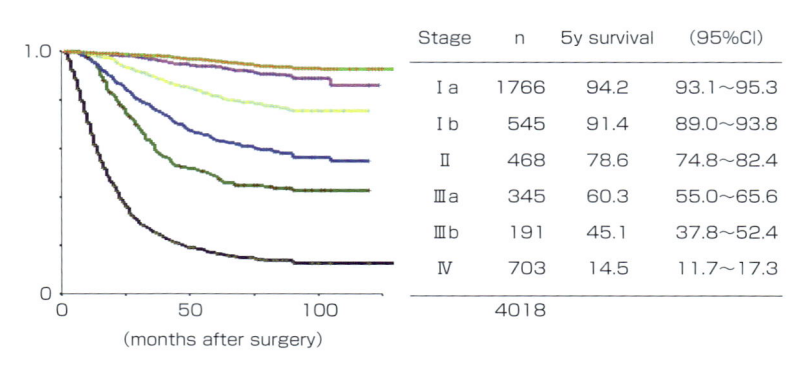

Stage	n	5y survival	(95%CI)
Ⅰa	1766	94.2	93.1～95.3
Ⅰb	545	91.4	89.0～93.8
Ⅱ	468	78.6	74.8～82.4
Ⅲa	345	60.3	55.0～65.6
Ⅲb	191	45.1	37.8～52.4
Ⅳ	703	14.5	11.7～17.3
	4018		

図 6-86　病期別に見た胃癌の予後
（国立がん研究センター病院，胃癌の治療成績，1995～2004）

巣内に消化性潰瘍を併存し，進行癌では浸潤潰瘍型，びまん浸潤型を示す．癌の広がりはリンパ節・肝転移，あるいは進行癌では腹膜播種を，遠隔転移はダグラス窩（Schnitzler転移），卵巣（Kruckenberg腫瘍），肺，ならびに骨転移をきたしやすい．

◆**胃癌の進展**：胃癌の進展は大きく分けて①隣接する臓器への直接浸潤，②リンパ行性転移，③血行性転移，④腹膜播種である．隆起性癌あるいは陥凹型の早期癌で潰瘍を併存しない（ul-）粘膜内の分化型腺癌にはリンパ節転移がみられない．一方，陥凹型であっても消化性潰瘍を有した粘膜内癌では3.9%にリンパ節転移がみられる．sm浸潤癌では15%にリンパ節転移がみられる．そのほかの拡がりについては前述した．

◆**胃癌の病期分類（表6-7）**：癌の深達度（T），リンパ節転移の程度，遠隔転移の程度の組み合わせで行われる．

T1aは粘膜内癌，T1bはsm浸潤癌，T2は固有筋層への浸潤癌，T3は漿膜下層浸潤癌，T4aは漿膜への浸潤癌，T4bは隣接臓器への浸潤癌で，N0はリンパ節転移なし，N1は領域リンパ節転移1～2個，N2は領域リンパ節転移3～6個，N3は領域リンパ節転移が7個以上，M0は領域以外へのリンパ節や他臓器への転移を認めない，M1は領域リンパ節以外（肝，肺，骨など他臓器も含む）への転移を認める．

◆**胃癌の予後（図6-86）**：TNM分類に基づいた病期分類で，5年生存率がstage Ⅰa：94.2%，stage Ⅰb：91.4%，stage Ⅱ：78.6%，stage Ⅲa：60.3%，stage Ⅲb：45.1%，stage Ⅳ：14.5%で，胃癌全体の5年生存率は67.2%である．

◆**胃癌の前癌状態あるいは前癌病変**：胃癌の前癌病変は欧米では異形成dysplasiaとされているが，先に記載したように，この中には粘膜内癌も含まれている．胃癌の発生母地としてはHP感染による慢性胃炎が最も重要視されている．分化型腺癌の背景粘膜には不完全型腸上皮化生の頻度が高く，その腸上皮化生腺管にp53陽性を示すこともある．このことから分化型癌の大部分はHP関連とされる．一方，未分化型癌は腸上皮化生が少なく，単なる萎縮性粘膜か，萎縮のみられない粘膜に発生することが多く，HP感染との関連性は少ない（**図6-87**）．

胃癌は顕微鏡的な微小癌の観察から腺頚部増殖細胞帯に発生し，分化型腺癌は既存腺管を置換性，さらに分岐・吻合をきたしながら粘膜固有層内に増殖する．また低分化腺癌と印環細胞癌も腺頚部増殖帯に発生して，粘膜内の間質に浸潤性増殖をきたす．また一部では，分化型腺癌から低分化腺癌や印環細胞癌に移行することもある．また，胃癌は組織型にかかわらず免疫染色で胃型形質，腸型形質，あるいはこれらの混在を示すことが判明しており，胃癌はheterogeneityが顕著であることが特徴で，発生と組織型の関係も複雑である．

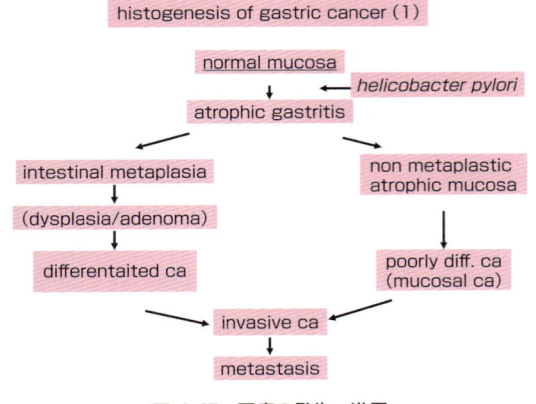

図 6-87　胃癌の発生・進展
HP 感染から萎縮性胃炎，さらに腸上皮化生が出現し，分化型腺癌が発生する（欧米では粘膜内癌を異型性から癌に進展すると考えている）．また萎縮性胃炎の少ない粘膜に未分化型腺癌が発生する．いずれもそののち浸潤癌にいたり，さらに転移をきたす．

腺腫の癌化頻度は低く，前癌病変としては重要ではない．また欧米での high grade dysplasia は浸潤する可能性の高い粘膜内癌である．したがってわが国では異形成から癌への進展形式は考えられていない．

◆**胃癌の治療**：近年，わが国では早期癌に対して内視鏡切除（粘膜切除：EMR，粘膜下層剥離術：ESD）が盛んに行われている．その適応はリンパ節転移がないと考えられるもので，日本胃癌学会の胃癌治療ガイドラインで以下のように定められている．

① 癌の大きさが 20 mm 以下
② 癌の組織型が分化型腺癌
③ 粘膜内に限局した癌
④ 癌病巣内に消化性潰瘍がない
⑤ リンパ管侵襲がみられない．

以上の条件を満たす癌である．これ以外は原則外科切除が行われる．また Stage Ⅳのような切除不能の癌に対しては化学療法が選択される．さらに最近では，HER2 の増幅症例ではハーセプチンによる分子標的治療も行われるようになってきた．

◆**胃癌の遺伝子背景**：家族性胃癌では 16q22.1 にある *CDH1* の変異がみられるが，通常の胃癌の遺伝子背景はいまだ不明な点が多くある．現在まで，癌の組織型によって遺伝子異常や分子生物学的違いがあることがわかってきている．分化型腺癌では *erb B2*, *k-ras* の異常が指摘されている．また，低分化型腺癌では *k-sam*, *c-met* などの異常や E-cadherin などの接着因子の異常もみられる．しかし，先にも述べたように組織型に heterogeneity があり，胃癌発生や悪性度を規定する特定の遺伝子異常の解明にはいたっていない．

非上皮性腫瘍

悪性リンパ腫 malignant lymphoma

胃原発性悪性リンパ腫は胃非上皮性悪性腫瘍の約 60％を占めている．胃では B 細胞性リンパ腫がほとんどである．

◆**分類**：胃悪性リンパ腫の肉眼型は，① 表層型（早期胃癌に類似したもの），② 潰瘍型（潰瘍を形成し，粘膜ヒダ集中を伴うもの），③ 隆起型，④ 決壊型（潰瘍限局型胃癌に類似），⑤ 巨大皺襞型に分類される．

表層型では，不整な潰瘍およびびらんの多発がみられる．腫瘍の局在が粘膜に主座を有し，境界不明瞭なⅡc 様陥凹，あるいは退色を伴う粘膜の萎縮性変化が特徴的である．表層型以外では腫瘍が粘膜下層以下にまで深く浸潤・増殖している．

隆起型は腫瘍が粘膜下層以下に増殖し，大きな隆起を形成する．

潰瘍型と決壊型では潰瘍底部は一般に厚い白苔で覆われ，その辺縁は癌と違って平滑である．粘膜下腫瘍様の隆起性病変の多発もみられ，多彩な肉眼像を呈する．悪性リンパ腫の組織学的分類は WHO（2001 年）のそれにしたがっている．大部分は B 細胞性で，T 細胞性リンパ腫は極めて少ない．

なお，以下に述べる胃悪性リンパ腫の組織学的特徴と遺伝子異常については各論第 2 章を参照．

低悪性度 B 細胞性 MALT リンパ腫
low grade B-cell MALT lymphoma

胃の MALT（mucosa-associated lymphoid tissue）型リンパ腫は *HP* 感染と密接な関係を有しており，本腫瘍での *HP* 感染は 90％以上に証明される．本腫瘍は *HP* 感染により，粘膜に後天性のリンパ組織（MALT）の増生がきたされ，さらに *HP* に対する抗原特異的 T リンパ球が産生するサイトカインによって，B リンパ球の増殖が刺激され，腫瘍が発生してくると考えられている．したがって胃の MALT 型リンパ腫は *HP* 除菌によって，腫瘍の退縮ないしは消失がきたされることが多い．MALT リンパ腫では免疫グロブリン重鎖である κ 鎖あるいは λ 鎖の単クローン性を認める．また，t (11：18) 染色体転座による *AP12-MALT1* 融合遺伝子が約 20％にみられる．

◆**臨床的事項**：MALT リンパ腫は胃の悪性リンパ腫の約 40％を占める．平均年齢が約 60 歳であるが，若年から高齢まで幅広くみられる．臨床症状は腹痛や胸やけなどの不快感（dyspepsia）である．

◆**肉眼像**：肉眼あるいは内視鏡的にはびらんや浅い潰瘍（ul-Ⅱ）の多発で，Ⅱc 型様の浅い粘膜陥凹，粘膜の褪

色，時に粘膜下腫瘤の形成など多彩である（図6-88）．
◆組織像：粘膜内主体の腫瘍で（図6-89），リンパ濾胞を取り囲むマントル層外側の濾胞辺縁帯 marginal zone に中型の胚中心細胞近似の腫瘍細胞 centrocyte-like cells の異常増殖を基本として，そのほかに淡明な胞体を有した単球様B細胞 monocytoid B-cell の出現をみる．また，形質細胞への分化をしばしば伴い，核内偽封入体構造 Dutcher 体を認めることがある．このような異型リンパ球は粘膜深部から粘膜筋板下に密に分布する．粘膜内では異型リンパ球が固有腺管内に浸潤し，腺管を破壊する．この現象は lymphoepithelial lesion（LEL）と呼ばれる（図6-89）．さらに腫瘍が進展すると非腫瘍性のリンパ濾胞の胚中心が腫瘍細胞で置換される follicular colonization を示す．免疫染色で腫瘍細胞は CD20（L26）あるいは CD79a 陽性（図6-90），CD3 や CD5 陰性を示すB細胞である．MALT リンパ腫は低悪性度であるが，リンパ節転移が約20%にみられる．そのような例は浸潤度が高く，肉眼的に腫瘤形成をみることが多い．

◆治療：MALT リンパ腫の治療は抗生物質による HP 除菌が第一選択として行われ，除菌後は，腫瘍細胞が消失し，生検で腺管の脱落減少，粘膜間質が軽度の浮腫あるいは線維化による拡大を認める（図6-91）．HP 除菌

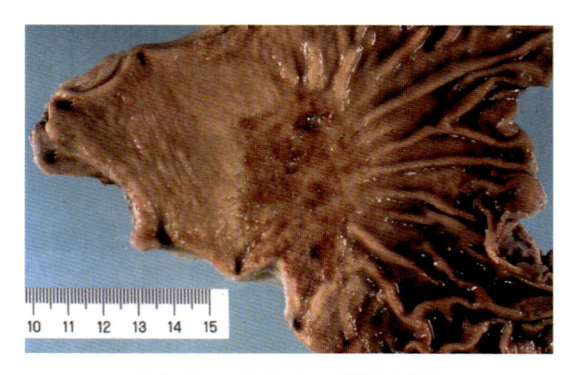

図 6-88 MALT リンパ腫の肉眼像
ほとんどは粘膜にⅡc型に類似した浅い陥凹を形成する．

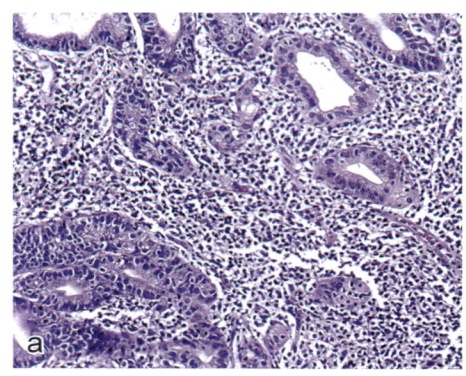

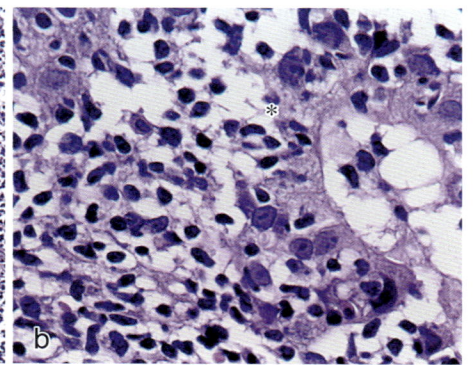

図 6-89 MALT リンパ腫の組織像
a．粘膜内でリンパ球がびまん性に浸潤している．
b．腫瘍細胞は小型ないしは中型の異型リンパ球で，既存の腺上皮内への浸潤を認める（＊：LEL）．

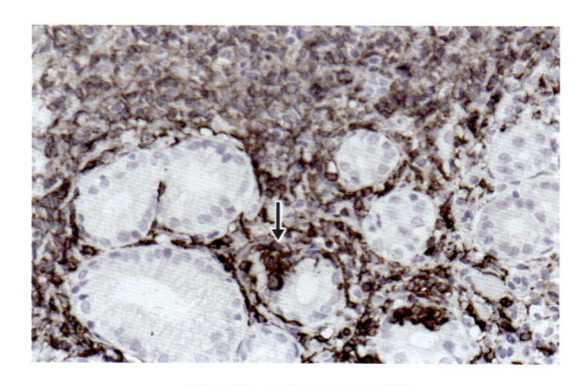

図 6-90 MALT リンパ腫
異型リンパ球は CD79a/CD20 陽性のBリンパ球で，CD3 は陰性である．異型リンパ球が腺管内に破壊性浸潤した LEL を示す（←）．

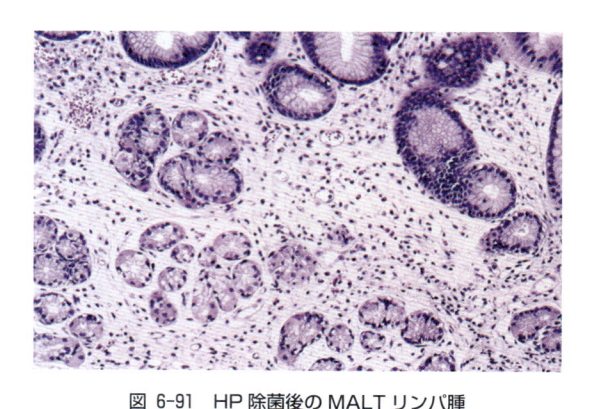

図 6-91 HP 除菌後の MALT リンパ腫
固有胃腺の不規則な脱落・消失があり，固有間質は浮腫性に拡大している．これはリンパ腫細胞が消失したあとを示す．

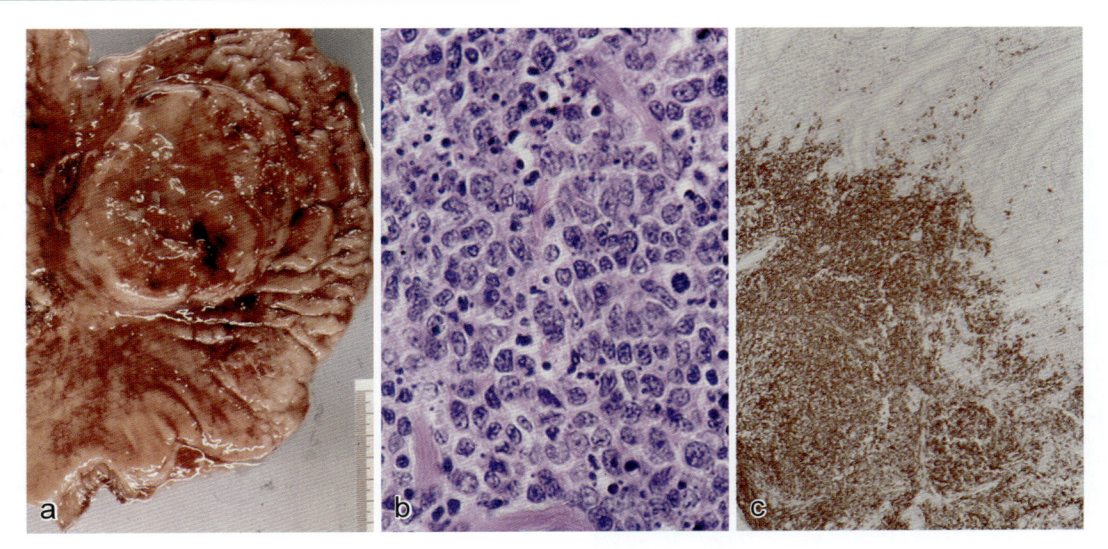

図 6-92　胃悪性リンパ腫，びまん性大細胞型 B 細胞性リンパ腫
　a．肉眼では type 2 胃癌に類似した像を示している．b．胃壁に浸潤した腫瘍細胞は大型で，核クロマチンは粗糙で，明瞭な核小体を有している．c．免疫染色で CD79a 陽性の B 細胞性リンパ腫である．

抵抗例や除菌後で腫瘍が完全に消失しないのは粘膜下への浸潤による腫瘍形成性病変あるいは筋層以下への浸潤，びまん大細胞型リンパ腫成分を有している，遠隔リンパ節転移例，*HP* 陰性例，t(11:18)転座例および *AP12-MALT1* 融合遺伝子の発現例である．このような例では化学療法，放射線治療が行われる．

びまん性大細胞型 B 細胞性リンパ腫

　MALT リンパ腫を伴ったものがあり，MALT リンパ腫に連続して発生したものと MALT との関連がみられないものがある．胃リンパ腫の 40〜50％にみられる．
　◆臨床的事項：腹痛，嘔吐などで，時に出血症状がある．肉眼的には潰瘍型，決壊型あるいは隆起型を示す（図 6-92a）．
　◆組織像：大細胞型リンパ腫細胞の核はマクロファージの核と同等以上あるいは成熟リンパ球の 2 倍を越える．細胞質は，多寡があるが好塩基性を示すものが多い．多数の核分裂像を示し，時にはアポトーシス体を貪食する組織球を伴って starry sky 像を示すことがある．胃腺管はリンパ腫細胞の浸潤により破壊，消失，萎縮するが，MALT リンパ腫にみられる lymphoepithelial lesion を示すことは少ない．免疫染色では腫瘍細胞は CD20，CD79a 陽性，CD3 陰性の B 細胞性である（図 6-92b, c）．

未分化大細胞型リンパ腫

　anaplastic large cell lymphoma：Ki-lymphoma
　肉眼的には腫瘍形成あるいは決壊型を示し，組織学的には奇怪な大型核および豊富な細胞質を有する大型腫瘍細胞からなるリンパ腫で，Ki-1（CD30），EMA，LCA が細胞膜に陽性を示す．本リンパ腫は腫瘍細胞がシート状に増殖するため，時に癌と間違われやすいので注意を要する．

マントル細胞リンパ腫 mantle cell lymphoma

　胃腸管に粗大なポリープ状隆起が多発することがあり，multiple lymphomatous polyposis（MLP）と呼ばれる臨床像あるいは肉眼像を示すことがある．
　リンパ腫細胞は小型の成熟リンパ球と中型の胚中心細胞の中間に位置することが多いが，症例によってはほとんど小型や中型細胞によって占められることがある．細胞構成は概して均一で，大型細胞の混在や形質細胞への分化はまれである．反応性胚中心に接してリンパ腫細胞が増生することが基本形であるが，時には濾胞性リンパ腫に類似した結節状を呈することがある．腫瘍細胞は cycline D1 が陽性である．

T 細胞性リンパ腫

　胃の T 細胞性リンパ腫は極めて少ない．末梢性 T 細胞性がほとんどであり，大半は細胞傷害性に関与する TIA-1，perforin，granzyme B などを発現している．T 細胞性受容体の再構成を認める．

間葉系腫瘍 mesenchymal tumor

1. **胃腸管間質腫瘍** gastrointestinal stromal tumor（GIST）：主として紡錘形細胞からなる KIT 陽性の間葉系腫瘍である．このことから胃の固有筋間管にある Cajal 細胞に分化した腫瘍と考えられている．胃では間葉系腫瘍の 90％が GIST で，50 代の男性に多い．発生部位は胃体部，特に上部である．大きさは 3〜10 cm であるが，時に腹腔内に巨大な 20 cm 以上の腫瘤を形成するもこともある．

肉眼的には粘膜下腫瘍形態を示し，胃内発育型 endogastric type，壁内型 intramural type，胃外発育型 exogastric type，混合型に分類される．このうち胃外発育型が最も多く，大きく胃壁外に発育したものでは臨床的に腹腔内腫瘍と診断されることが多い．大きくなると，しばしば粘膜表面に潰瘍を形成する．割面では境界明瞭な白色充実性腫瘍であるが，大きな腫瘍ではしばしばその中心部に出血壊死および囊胞形成を示す（図 6-93）．

主として紡錘形細胞型，類上皮型，この両者が種々の程度に含まれる混合型に分けられる．この中で 90％が

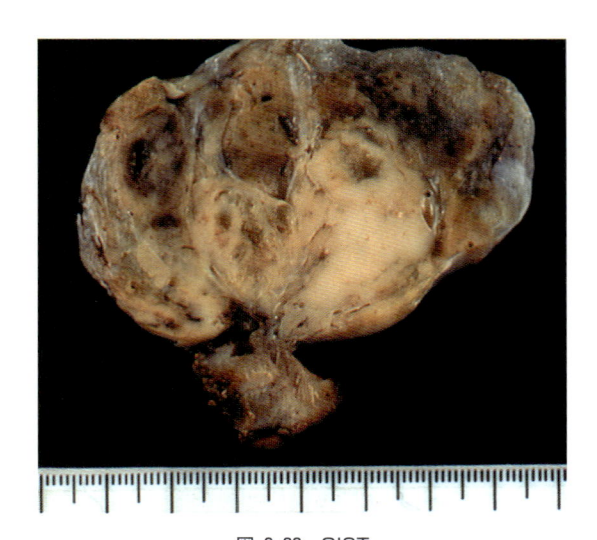

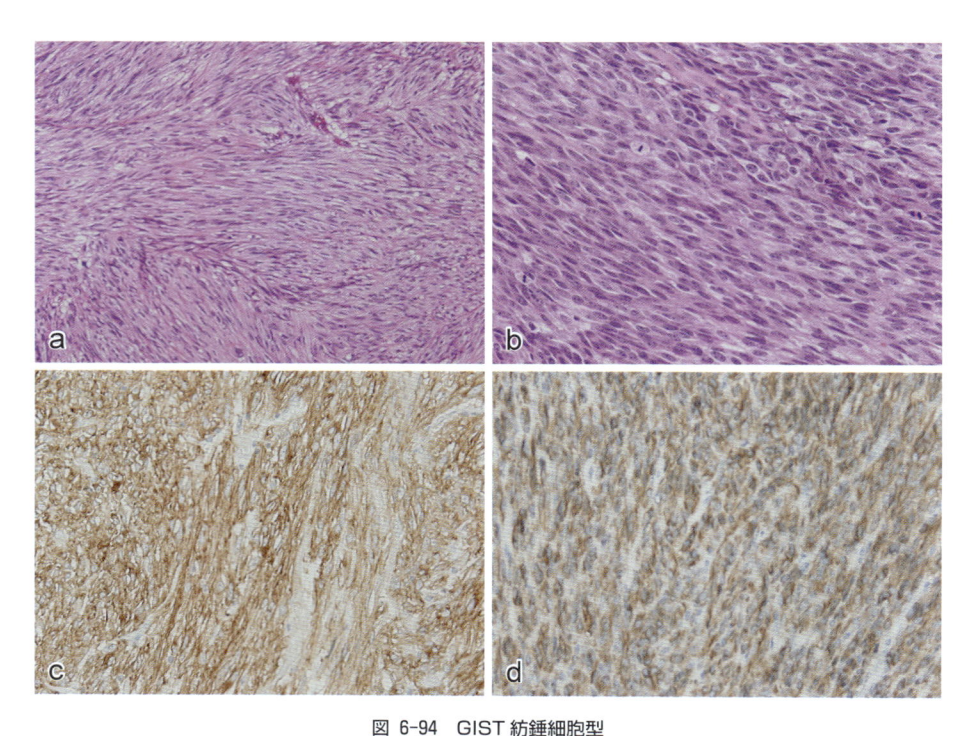

図 6-93　GIST
肉眼では多結節性，黄白色調の腫瘍で，大きな腫瘍では大小の囊胞形成を認める．

図 6-94　GIST 紡錘細胞型
a．組織学的には紡錘形細胞が束状に配列し，その横断面と縦断面が錯綜している．b．富細胞性，充実性で，腫瘍細胞は棍棒状の核を有している．核分裂もみられる．高悪性度 GIST である．GIST は免疫染色で，c．c-KIT，d．CD34 陽性を示す．

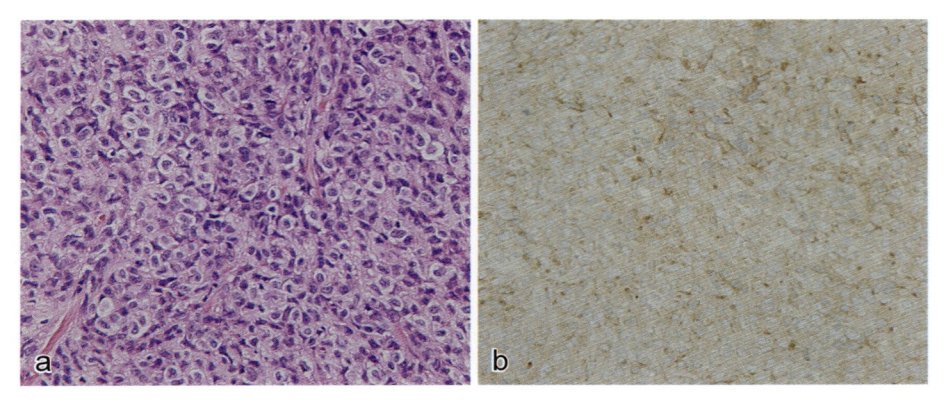

図 6-95 GIST 類上皮型
a．細胞質が明るく，円形の腫瘍細胞が血管で囲まれた胞巣状配列を示す．一見癌に類似した構造である．b．免疫染色で *c-KIT* が弱く陽性を示す．

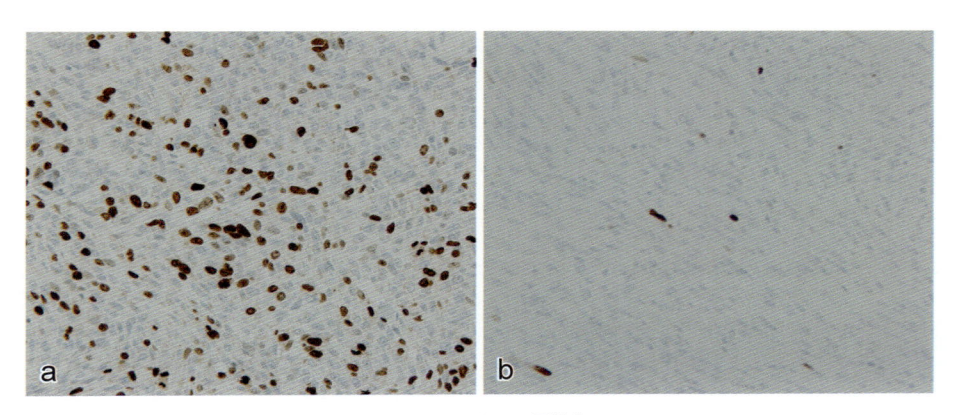

図 6-96 GIST の悪性度
a．腫瘍細胞の核に Ki-67 陽性像が多くみられる．高悪性度 GIST である．b．Ki-67 陽性核は少なく低悪性度 GIST である．

紡錘形細胞型である．紡錘形細胞は束状配列とその交錯像を示す（**図 6-94a**）．細胞質は好酸性で，核は均一な棍棒状ないしは葉巻状形態を示す（**図 6-94b**）．また，KIT 蛋白が 100％かつびまん性に強く発現する（**図 6-94c**）．CD34 も約 90％に陽性を示す（**図 6-94d**）．類上皮型では好酸性，時に明性化した胞体を示す（類）円形の腫瘍細胞から構成され，その細胞配列も上皮様の胞巣を形成するが（**図 6-95a**），その周囲は毛細血管で包囲されていることが多い．類上皮型では KIT の発現が紡錘形細胞型に比べて弱い（**図 6-95b**）．

核分裂指数（Mitotic Index）や MIB-1（Ki-67）抗体による免疫染色で増殖細胞の標識率 Labelling Index（LI）が参考になる．MIB-1 の LI が 0，1〜10％は低ないしは中間悪性度，LI が 10％以上では高悪性度である（**図 6-96**）．また，腫瘍の最大径が 5 cm 以上の場合，壊死や潰瘍形成がある場合は MIB-1 index に関係なく悪性度が高い（**表 6-8，図 6-97**）．高悪性度 GIST は肝転移をきた

しやすいが，そのほか胃壁外に発育した例では，高頻度に腹膜播種をきたす．

遺伝子検索では *c-kit* 遺伝子に機能獲得性突然変異を示す（exon 11 が最も高頻度）．類上皮型では *c-kit* の変異陰性のことがあるが，*c-kit* と同じチロシンキナーゼ受容体である platlet-derived growth factor receptor α（PDGFRα）遺伝子に突然変異（特に exson 18）が認められる．

2．平滑性腫瘍 smooth muscle tumor：肉眼ならびに組織形態的に GIST との鑑別は困難である．免疫染色で desmin，α-smooth muscle actin が陽性，S-100，KIT 陰性で明らかな平滑筋への分化を示す腫瘍である．良性の平滑筋腫は臨床的に発見される大きなものは少なく，手術胃の検索で偶然に発見される 10 mm 以下の小さい腫瘍が多い．

胃上部，特に食道・胃接合部にかけてみられ，小さいものでは固有筋層内に（intramural type），大きくなる

と粘膜下層にも存在している．まれに粘膜筋板に発生したものもある．

粘膜下腫瘍の形態を示し，時に粘膜表面にびらんあるいは潰瘍を形成し，GIST との違いはない．良性と悪性の判定も GIST と同じである．悪性型は平滑筋肉腫と呼ばれる．

3．神経鞘腫 Schwannoma：消化管の神経性腫瘍は比較的まれである．胃の神経性腫瘍のほとんどは神経鞘腫である．発生部位は胃体部の壁内に多く，肉眼的には粘膜下腫瘍の形態を示す．組織学的には周囲との境界は不明瞭で，紡錘形細胞の不規則な束状，渦巻き状配列，時に不明瞭な柵状配列を示す．腫瘍の辺縁にリンパ組織 lymphoid cuff の出現をみるのが特徴である（図 6-98a, b）．これらの腫瘍細胞は S-100 蛋白が陽性を示す（図 6-98c）．

以上の紡錘形細胞からなる非上皮性腫瘍と鑑別すべき疾患として，腹腔内あるいは大（小）網に発生したデスモイド腫瘍，孤立性線維性腫瘍（solitary fiborous tumor）の胃壁内浸潤病巣がある．これらはいずれも特徴的な組織像を示し，また免疫染色も KIT 陰性である．

そのほかの非上皮性腫瘍は，

胃にみられる非上皮性腫瘍の中で囊胞状病変を形成するのは，リンパ管腫と血管腫である．

リンパ管腫は肉眼的に扁平な隆起を形成し，組織学的には粘膜下層に単房性あるいは多房性の囊胞を形成し，その壁は扁平化した内皮細胞で覆われている．囊胞内は無色透明なリンパ液が含まれている．血管腫もリンパ管腫と同じく大小の拡張した不正な囊胞を形成する海綿状血管腫であることが多い．

脂肪腫は単発性で軟らかいが，肉眼的には平滑筋腫と変わらない．大きいものでは立ち上がりにくびれを有した隆起を形成し，その表面は分葉状のこともある．大き

表 6-8 GIST の悪性度と腫瘍径に基づいたリスク分類

悪性度	腫瘍径（cm）		
	≦5	5〜10	＞10
低悪性度	低リスク	中リスク	高リスク
高悪性度	高リスク	高リスク	高リスク

※腫瘍径にかかわらず，壊死を伴うものは高悪性度である．

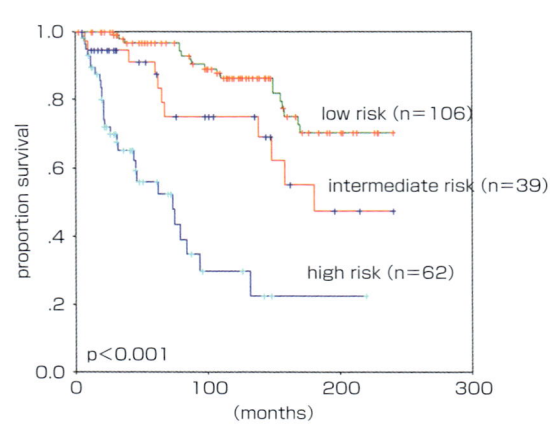

図 6-97 胃 GIST のリスク分類と予後

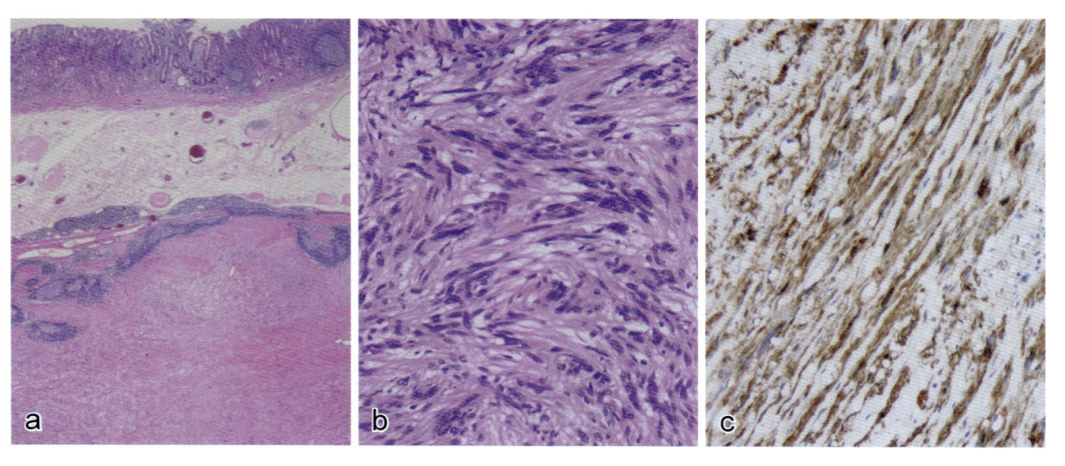

図 6-98 胃の神経鞘腫
a．胃壁内の境界明瞭な腫瘍で，辺縁にはリンパ濾胞あるいはリンパ球の集簇を認める．b．腫瘍細胞は長紡錘形で，不規則な束を形成し，核の柵状配列がみられる．c．免疫染色で腫瘍細胞は S-100 蛋白陽性である．

さが10～15cmに達するものもある．割面では粘膜下層に限局性の黄色調の腫瘤を形成し，組織学的には成熟脂肪細胞で構成されている．

そのほか，顆粒細胞腫 granular cell tumor，グロームス腫瘍などがあるが，極めてまれである．

C 腸の疾患（虫垂，肛門を含む）

1．腸の先天性異常

先天性腸閉鎖・狭窄 Congenital intestinal atresia and stenosis

管腔の完全閉塞を閉鎖，不完全閉塞を狭窄と呼び，前者が多い．閉鎖は胎生12週までに腸管再疎通障害による形成異常と胎生期子宮内での腸管重積，捻転などによって起こるとされている．閉鎖の部位は回腸，十二指腸，空腸の順に多く，大腸では少ない．ほかの臓器異常を伴っていることが多い．

重複腸管 duplication of intestine

本来の消化管の一部と連絡した管腔で，その内面は消化管粘膜で覆われ，さらに粘膜筋板，粘膜下層，固有筋層を有した状態である．発生要因として，胎生期の腸再疎通障害，脊索腸管分離障害などが考えられている．発生部位は回腸の腸間膜側に多く，組織学的にも小・大腸の正常構造を有している．

異所性膵 heterotopic pancrease

十二指腸乳頭部，空腸上部に多くみられ，回腸にはまれである．肉眼では粘膜下腫瘍の形態を示し，組織学的には粘膜下層から固有筋層にかけて膵組織を認めるが，多くは膵島を欠いている．十二指腸下行脚の周囲を取り囲む膵組織は輪状膵と呼ばれ，十二指腸狭窄の原因となる．

異所性胃粘膜 aberrant gastric mucosa

腸管の先天性異所性胃粘膜は Meckel 憩室（p.450参照）と十二指腸球部にみられる．十二指腸では小さなポリープ状隆起あるいは発赤した粘膜を示す．組織学的には胃底腺粘膜である．そのほか後天性の異所性胃粘膜も十二指腸に多くみられるが，その大部分は HP 感染などの炎症によるもので，十二指腸粘膜表層部分が胃腺窩上皮化生をきたしている．

ヒルシュスプリング病 Hirschsprung disease

直腸粘膜下神経叢（Meissner plexus）と筋層神経叢（Auerbach plexus）内の壁内神経節細胞の先天的欠損により，その部位の蠕動運動がなくなり，より近位側の大

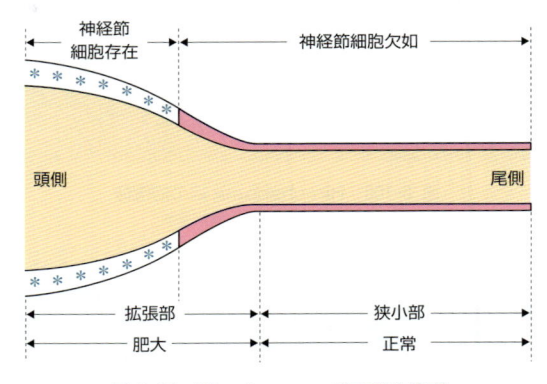

図6-99 Hirschsprung 病の発生病理
* ：神経節細胞（ganglion cell）
■：神経節細胞欠如（aganglionosis）部位

腸が拡張する疾患である（図6-99）．生後間もなくから大腸の機能性閉塞をきたす．発生頻度は5,000～8,000人に1人で，男児に多い．神経発育異常やダウン症など，ほかの先天性異常を伴うことが多い．家族内発生もあり，その時は10番染色体上に責任遺伝子（10q11.1）があり，ここに位置する RET（tyrosin kinase receptor）遺伝子異常がある（HSC-1遺伝子）．そのほか13q23に位置する HSCR2 や endothelin-B receptor（EDNRB）遺伝子異常などが判明している．

神経節細胞の欠損範囲や広がりによって以下の5型に分けられる．

① Classic 型：欠損が直腸から拡張した大腸の近傍まで広範に及ぶ．
② Short segment 型：欠損が直腸とS状結腸である．
③ Ultra short 型：欠損が極めて狭い範囲のもの．
④ Long segment 型：欠損部位は極めて広範で，病変がほぼ全大腸さらには，時には小腸にも及ぶ．
⑤ Zonal colonic aganglionosis 型：神経節細胞は欠損腸管の上部だけでなく，下部腸管にも及ぶもので，欠損部は短い範囲である．

本症は組織学的に神経節細胞欠損に伴って，多数の肥大神経束が形成される（図6-100）．

本症に類似した疾患として hypoganglionosis がある．

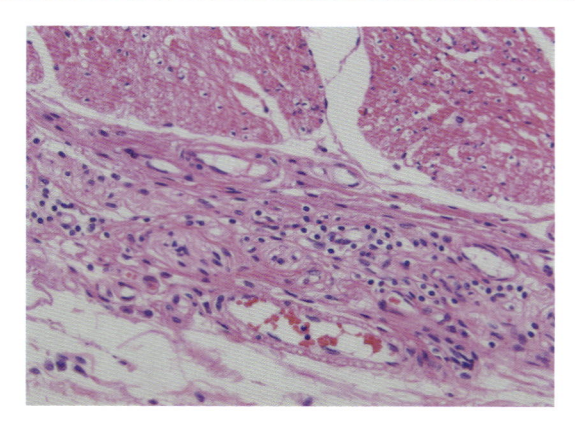

図 6-100　Hirschsprung 病の組織像
神経節細胞の減少，神経束肥大

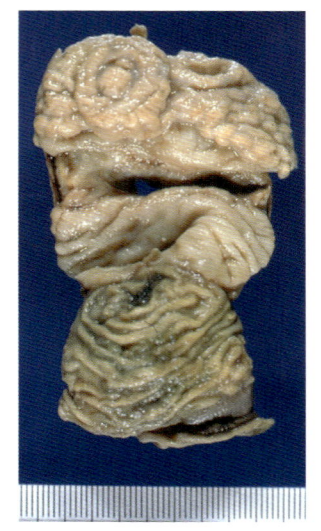

図 6-101　Meckel 憩室
図の下方が横走ヒダを伴った回腸で，その上方に憩室を認める．粘膜は小腸と異なり胃の粘膜に類似している．組織学的には胃底腺粘膜からなっていた．

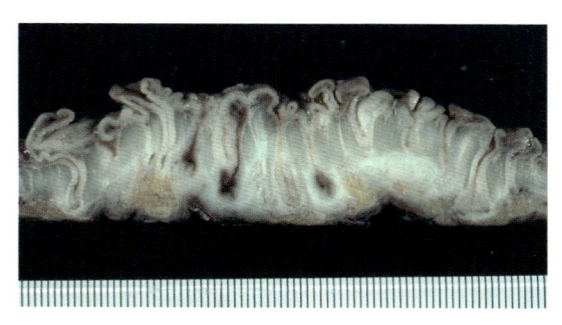

図 6-102　大腸憩室症
粘膜が表層から連続して大腸壁内に陥入している．最も深い部分では漿膜に達している．

2．憩室と憩室症

　粘膜が表層から連続性に粘膜筋板を伴って，漿膜側に内反した状態で，先天性と後天性がある．

メッケル憩室 Meckel diverticulum

　先天性回腸憩室で，胎生期卵黄管の近位端が遺残したものである．発生頻度は 1〜4％で男児に多い．成人では回盲部から口側の 0.8〜1 m，新生児では 0.3〜0.5 m で，腸間膜付着対側に小さな憩室を形成している（図 6-101）．
　◆組織像：粘膜，固有筋層，漿膜などの正常消化管構造を有し，粘膜は主として小腸粘膜からなるが，異所性胃粘膜（多くは胃底腺）からなるものもみられる．この場合は異所性膵組織を伴う頻度が高い．また，胃粘膜からなる Meckel 憩室では消化性潰瘍を伴うこともある．そのほかカルチノイド（神経内分泌腫瘍），腺腫などの腫瘍が発生することもある．
　卵黄管の閉鎖異常に関連してみられるものとして卵黄管索（卵黄管が索状に遺残），卵黄管嚢胞（卵黄管の両側が盲端となった）遺残，卵黄瘻（卵黄管の全長が遺残）などがある．

後天性憩室

　粘膜と粘膜下層からなる仮性憩室，腸壁の全層構造を有している真性憩室に分けられる．多くは単発であるが，多発したものは憩室症 diverticulosis と呼ばれる．後天性憩室の多くは大腸にみられ，多発する傾向がある（図 6-102）．内反する要因は腸管内圧の上昇で，腸管壁の脆弱部である結腸ヒモ間の固有筋層血管貫通部である．40 歳以降に多く，男性に多い．発生部位は右結腸に多い．肉眼では結腸ヒモ間の粘膜面に縦列するくぼみとして認識される．組織学的には粘膜と粘膜筋板からなる仮性憩室がほとんどであるが，まれに筋層を伴う真性憩室をみる．憩室は炎症をきたしやすく（憩室炎 diverticulitis），穿孔すると漿膜炎の原因となる．

3．消化性潰瘍

十二指腸潰瘍 duodenal ulcer

　特に胃から連続した球部に発生し，空・回腸にはみられない．発生要因は胃潰瘍と異なり，慢性胃炎が少なく，高い濃度の胃酸を含んだ胃液による．また，胃腺窩上皮化生をきたした粘膜背景を有していることが多い．発生

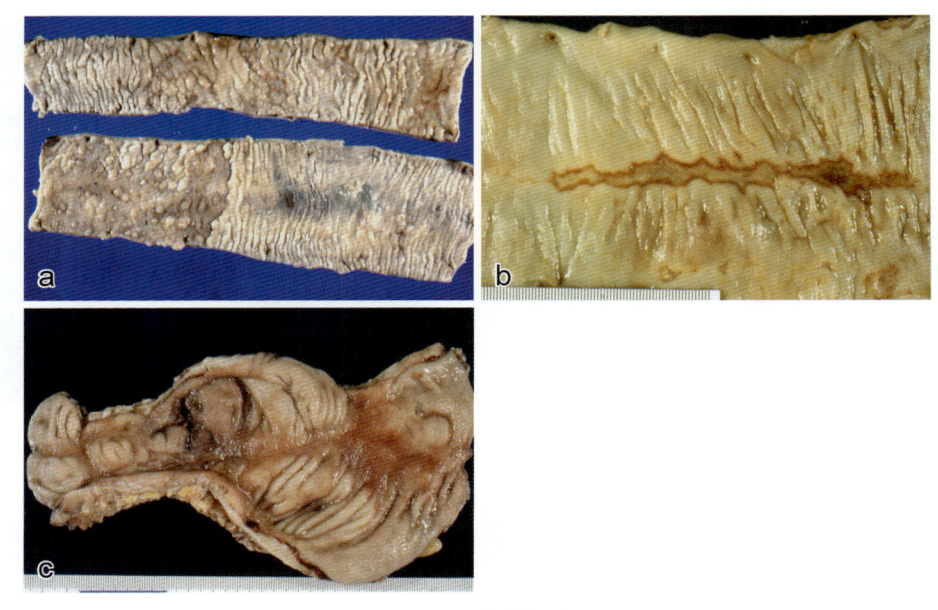

図 6-103 虚血性腸炎
a．小腸の虚血性病変．ほぼ全周性に粘膜が脱落している．b．大腸の線状潰瘍．c．大腸に線状とそれから延びる潰瘍を認める．また肛門側は狭窄し，口側大腸が軽度拡張している．

年齢は胃潰瘍と異なり若年性（平均40代）で，男性に極めて多くみられる．
◆組織像：胃消化性潰瘍と同じく ul-Ⅰ，Ⅱ，Ⅲ，Ⅳに分けられ，組織学的所見も胃潰瘍と同じである．単発，多発があるが，単発が多い．臨床的には壁が薄く穿孔をきたしやすく，内腔が狭いために壁内の線維化が高度になると狭窄をきたしやすい．

ゾリンジャー・エリソン症候群
十二指腸ばかりでなく近位空腸にも潰瘍が発生する（p.424参照）．

4．循環障害性疾患

代表的な疾患は虚血性腸炎 ischemic enteritis and colitis である．そのほか新生児壊死性腸炎，閉塞性腸炎などがある．

新生児壊死性腸炎 neonatal necrotizing enterocolitis
未熟児に好発し，出生後10日以内に嘔吐，下痢，下血などで発症し，時に穿孔をきたす．原因は呼吸不全による低酸素状態と考えられている．好発部位は回腸終末部や右側結腸である．
◆肉眼像：腸管の拡張，うっ血・出血がみられ，壁全層性壊死をきたすこともある．

◆組織像：粘膜と粘膜下層にうっ血・出血，浮腫があり，フィブリン血栓もみられる．粘膜は壊死をきたし，潰瘍が多発する．

虚血性腸炎 ischemic enterocolitis
腸間膜動脈あるいは静脈の血栓・塞栓によって広範囲の腸管壊死をきたすものと，明らかな血管閉塞がなく粘膜の変化を主とする限局性病変をきたすものがある．いずれにしても腸管壁の腸管内圧上昇による血流低下が関与していると考えられている．発症年齢は50歳以上の高齢者に多い．好発部位は下行結腸，Ｓ状結腸で右側結腸や直腸はまれである．上腸間膜動脈の根幹部で虚血をきたした時は小腸にも病変をきたす．このように，広範な壊死をきたす虚血性腸炎は右半結腸から小腸に多くみられ，主幹動脈での閉塞が原因である．壊死は腸管壁全層に及び，生命危機など重篤な状態となる．
◆肉眼像：虚血の程度や病期によって異なる．血管の支配領域に一致した病変を形成し，急性期ではびまん性の発赤，出血，浮腫，壊死，潰瘍の形成が種々の程度にみられる．潰瘍の形態は縦走性，全周性帯状，円形などである．縦走性潰瘍は2～3本みられることもあり，大腸では結腸ヒモに沿って走行することが多い（図6-103a，b）．
◆組織像：急性期には粘膜の腺管形態を残したまま，上皮のみが脱落した ghost-like appearance が特徴で，次第に粘膜，粘膜下層が欠損した潰瘍を形成する（図6-

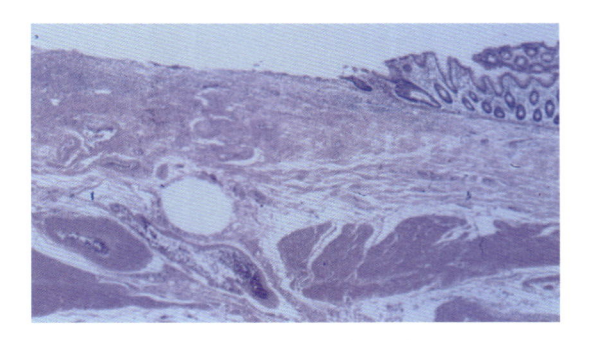

図 6-104 大腸の虚血性腸炎
結腸ヒモに一致した部の粘膜が欠損している．

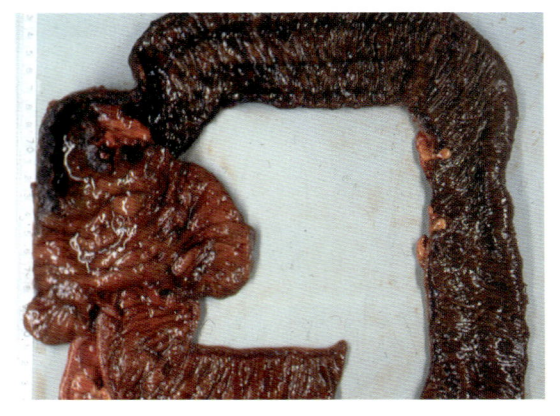

図 6-105 静脈硬化型虚血性腸炎
右結腸中心に腫大下不整な粘膜を示している．

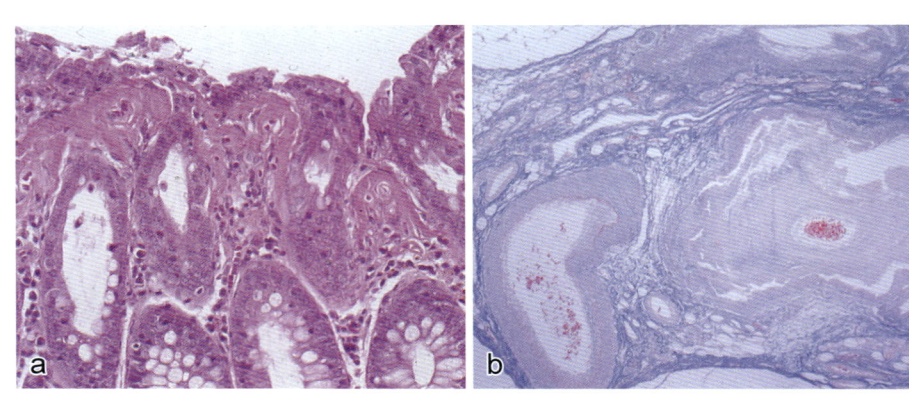

図 6-106 静脈硬化型虚血性腸炎の組織像
a．粘膜では間質の毛細血管壁が極めて肥厚している．
b．粘膜下層から漿膜にかけて静脈壁の肥厚と内腔に石灰化を認めるが，動脈には著変がない（マッソン染色）．

104）．組織学的には Ul-Ⅱがほとんどで，急性期では粘膜下層浮腫，出血，炎症性細胞浸潤を認める．慢性期では潰瘍が治癒し，粘膜集中を示す瘢痕となる．成因である血管変化は動脈の内膜肥厚がみられるが，内腔の完全閉塞や血栓形成をみる頻度は極めて低い．

閉塞性大腸炎 obstructive colitis

癌などによる腸管閉塞あるいは狭窄により，その口側腸管が拡張し，潰瘍形成をきたす疾患である．潰瘍の発生部位，その形態は虚血性大腸炎に極めて類似している（図 6-103C 参照）．成因は閉塞・狭窄による腸管内圧の上昇，腸管攣縮による血行障害が考えられている．

腸間膜静脈硬化症による虚血性大腸炎 ischemic colitis due to mesenteric phlebosclerosis

比較的新しい概念の虚血性大腸炎で，腸間膜静脈や腸管壁内静脈硬化症に伴う血液灌流障害による．臨床的には 50 代に多く，発症は緩徐である．病変部位は回腸末端から右半結腸で，特に盲腸と上行結腸にみられる．

◆肉眼像：横走する半月ヒダの腫大や消失，壁の著明な肥厚を示し，粘膜は暗赤色である．潰瘍は不整であるが，みられない例もある（図 6-105）．

◆組織像：粘膜内固有層の毛細血管周囲の線維性肥厚，粘膜下層から漿膜にかけての静脈壁の線維性肥厚と石灰化，静脈の蛇行，粘膜下層の著明な線維化である（図 6-106）．動脈壁の肥厚と石灰化もみられるが，血栓形成はみられない．

5．沈着症

アミロイドーシス amyloidosis

原発性，多発性骨髄腫に伴うもの，さらにクローン病，潰瘍性大腸炎などに続発するものがある．小腸は好発部位で特に十二指腸に多く，空腸，回腸の順である．多く

はびまん性アミロイド沈着で小腸壁の肥厚をきたすが，限局性の沈着もみられる．沈着は主として粘膜固有層や漿膜下層の血管周囲や間質にみられる．

brown bowel 症候群

固有筋層の平滑筋細胞内にリポフスチンの沈着をきたすまれな疾患で，空腸が冒されやすい．肉眼で腸管壁が褐色調を呈することが特徴である．筋層以外の粘膜，粘膜下層，漿膜下層には変化を認めない．発生要因は不明であるが，ビタミン E 欠乏との関連が指摘されている．

腸嚢胞状気腫症 pneumatosis cystoides intestinalis

腸管の粘膜下層や漿膜下層に多数の気腫を形成する疾患で，回腸から上行結腸に多くみられる．気腫の成因は外傷，粘膜破損，腸閉塞，内圧上昇，蠕動亢進などにより機械的に腸管壁内に腸内ガスが侵入することによるものと細菌によるガス産生による壁内侵入が考えられている．
◆肉眼像：多発性の粘膜下腫瘍類似の隆起で，表面は平滑である．
◆組織像：被覆細胞のない大小の空胞形成で，その内面には異物巨細胞を認める．

大腸メラノーシス melanosis coli

肉眼では粘膜が濃い褐色調を帯び，組織学的にリポフスチンに近似した黄褐色の色素顆粒を有したマクロファージが粘膜固有層にみられる．下剤などの薬剤使用によって生じるものが多い．

6．腸閉塞

腸重積症 invagination

腸管の蠕動異常により下位の腸管内に陥入した状態である．乳幼児の回腸末端に好発する．成人では大きな Peutz-Jeghers ポリープや脂肪腫，平滑筋腫などが管腔内で発育して腫瘤が腸管とともに肛門側管腔内への陥入が原因となることもある．陥入した腸管は変性・壊死をきたすことがある．

捻転症 volvulus

腸管の一部がねじれて壊死をきたす．

7．吸収不良症候群

栄養素の消化吸収障害をきたす疾患で，臨床的に脂肪便，下痢，栄養不良を示す．病因別に原発性，続発性，消化障害性吸収不良症候群，刷子縁膜病に分けられる．

セリアック病 celiac disease

◆定　義：小麦蛋白のグルテン摂取と密接な関係があり，グルテン除去食により臨床症状，組織学的所見の著明な改善をみる．そのためグルテン起因性腸炎とも呼ばれる．発生機序は不明であるが，グルテンに対する酵素欠損あるいは免疫機構の異常が考えられている．また遺伝的要因もあり，HLA-B8，HLA-DR3，HLA-DR17，HLA-DQW2 との関連性が高頻度にみられ，家族内発生もみられる．白人に多く，日本人ではまれである．乳幼児と 40〜50 代で，女性に多くみられる．
◆肉眼像：肉眼的には小腸の粘膜ヒダ構造が消失し，粘膜は平坦化する．
◆組織像：絨毛の萎縮あるいは消失を示すが，本来の粘膜の厚さ（約 1 mm）に変化はない．組織学的には粘膜固有層には免疫グロブリンを有した形質細胞やリンパ球の増加，上皮内の脂肪球集積などを認める．そのほか上皮細胞の分裂像の増加などもみられる．また，刷子縁の微絨毛も短縮している．そのため刷子縁が有しているアルカリホスファターゼなどの酵素活性は低下して，吸収障害をきたす．これらの変化は上部空腸で強く，回腸では軽度である．本症は腸管 T 細胞性リンパ腫の原因となる．

ウィップル病 whipple disease

◆定　義：泡沫状マクロファージが小腸粘膜や腸間膜リンパ節への集簇を特徴とする全身疾患で，細菌感染症が原因として考えられている．
◆臨床的事項：関節痛，下痢，腹痛，体重減少を主症状として脂肪吸収障害をきたす．そのほか関節炎，漿膜炎，大動脈弁血栓症，リンパ節腫大など多彩な臨床症状をきたす．本症も欧米白人に多くみられ，日本人には極めて少ない．病変部位は空腸・回腸で，十二指腸は変化がないことが多い．
◆肉眼像：小腸粘膜は浮腫状で，ヒダの消失を認める．時に小潰瘍を伴うことがある．
◆組織像：粘膜固有層やリンパ節に微細な脂肪滴を大量に含んだマクロファージが集簇し，時に脂肪滴が抜けた大小の類円形となった空隙を認める．

8．炎症性疾患

これには重金属の中毒，劇薬誤飲，薬剤性，放射線性などを原因とするものが含まれる．

抗生物質起因性大腸炎 antibiotics-associated colitis

抗生物質投与によって引き起こされる大腸の炎症性疾

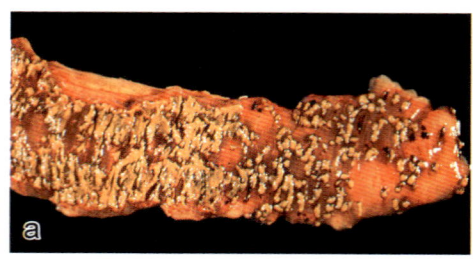

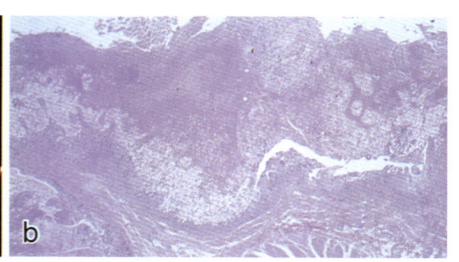

図 6-107 偽膜性腸炎
a．肉眼像では粘膜表面に多数の黄色調のびらんがあり，その融合が目立つ．
b．組織像ではびらん部は壊死で覆われるが，深部にはわずかに粘膜構造の一部も残存している．

患である．これには抗生物質起因性出血性大腸炎，抗生物質起因性偽膜性腸炎，抗生物質起因性感染性大腸炎がある．

1．**抗生物質起因性出血性大腸炎**：抗生物質投与後1〜7日後に腹痛，頻回の下痢症状で発症し，横行結腸を主とする病変を形成する．発生機序として，薬物あるいはその代謝産物によるアレルギー反応を介した局所の循環障害が考えられている．

粘膜の発赤，出血びらんあるいは潰瘍，浮腫がみられる．粘膜充血，出血，浸出性変化を伴い，杯細胞減少，腺管萎縮，びらん形成を認める．薬剤投与の中止により症状や組織所見が改善して治癒する．

2．**抗生物質起因性偽膜性腸炎**：単に偽膜性腸炎 pseudomembranous enterocolitis と呼ばれるが，抗生物質投薬第4〜14日，投薬中止後に下痢，腹痛，発熱などの症状を伴って発症する．重篤な基礎疾患を有した高齢者に好発する．本症は抗生物質投与による菌交代現象で *Clostridium difficile* の毒素による．

病変は全大腸にみられるが，特に左半結腸に高度の病変がみられる．

粘膜に10 mm大までの円形の黄色調扁平隆起（偽膜）が多数みられる（図6-107a）．

腺管の表層では粘液，フィブリン，破壊上皮の残渣，凝固壊死物，好中球からなる偽膜を形成し，そのため軽度の隆起を示す（図6-107b）．粘膜深部には拡張した残存腺管を認める．凝固・壊死が高度になると粘膜下層にも病変が及ぶ．抗菌薬の投与中止や，バンコマイシン投与により，症状は寛解し，粘膜も再生してくる．類似した偽膜形成性腸炎として，ブドウ球菌，アメーバ感染性腸炎でもみられることがある．

3．**抗生物質起因性感染性大腸炎**：抗生物質の投与後の，菌交代現象で増殖したメチシリン耐性黄色ブドウ球菌による．大腸と小腸が冒される炎症性腸炎で，組織学的にはほかの細菌感染性腸炎と同じで，菌の同定が大事である．

NSAIDs起因性腸炎

NSAIDs（nonsteroidal anti-inflammatory drugs，非ステロイド性抗炎症薬）服用による下血や腹痛，下痢で発症する粘膜傷害性疾患である．小腸と大腸が冒される．発生機序は複雑で多因的である．NSAIDsによりミトコンドリアの酸化的リン酸化反応の異常をきたし，ATP放出が起こる．それにより腸管粘膜上皮の透過性が亢進，同時に放出されるカルシウムイオンと水素イオンにより活性酸素に基づく細胞防御機構が減弱することが最初に起こる因子である．そののち，粘膜血流量の減少を引き起こす血管病変，プロスタグランジン抑制などの因子が加わり，本症が発生すると考えられている．
◆肉眼像：肉眼では潰瘍形成，穿孔，狭窄などがみられる．潰瘍は円形で浅いものが多い．
◆組織像：非特性炎症であるが，腺管底部の陰窩増殖帯上皮細胞のアポトーシス，粘膜内の好酸球浸潤，上皮内Tリンパ球増加が特徴とされている．

放射線性腸炎 radiation enteritis

骨盤内の悪性腫瘍に対する放射線治療後，その照射部の腸管に起こる炎症である．発生部位は小腸のみならずS状結腸と直腸にみられる．したがって病変は限局性である．初期病変では粘膜の充血，失血，壊死，びらんがみられ，晩期では粘膜萎縮，腸管壁肥厚，狭窄，潰瘍形成がみられる．
◆組織像：初期では粘膜の壊死，出血，充血のほか，粘膜の再生，萎縮，血管拡張，炎症性細胞浸潤などが，晩期では粘膜下層以下の線維化が目立ち，小動脈壁のフィブリノイド変性と硝子化，マクロファージの出現を認める．まれに結腸・直腸癌（post radiation induced cancer）の発生を認める．

虫垂炎 appendicitis

本症の多くは，糞石，異物などによる虫垂内腔の閉塞・

狭窄が誘因となり，内圧の上昇，血流障害などをきたし，さらに大腸菌などの常在菌感染により急性発症する．
◆**肉眼像**：炎症の程度によって異なり，カタル性虫垂炎，蜂窩織炎性虫垂炎，壊疽性虫垂炎に分けられるが，ごく初期の虫垂炎では漿膜面に軽度の充血を認めるのみで，粘膜に変化はみられない．炎症が進行するにつれて，虫垂は腫大し，漿膜面に膿苔とフィブリンの付着，粘膜の炎症も強くなる．
◆**組織像**：カタル性虫垂炎では粘膜表層の固有層に軽度の好中球浸潤と軽度のびらん形成を認める．蜂窩織炎性虫垂炎では粘膜下層から漿膜さらに虫垂間膜にかけて高度の好中球浸潤，粘膜のびらんや潰瘍形成をきたす．さらに進んだ壊疽性虫垂炎では粘膜は破壊され，虫垂壁は壊死に陥り，虫垂壁構造は失われ穿孔をきたし，化膿性腹膜炎を併発する．

慢性虫垂炎はカタル性虫垂炎，蜂窩織炎性虫垂炎の慢性化によるとする考え方もあるが，その因果関係を証明することは困難である．したがって慢性虫垂炎の存在に否定的な考えもある．

感染性腸炎

病原性細菌，ウイルス，真菌によって発症する．多くの場合，小腸ばかりでなく大腸にも炎症をきたす．

腸チフス typhoid fever

経口感染で，かつては多くみられたが，衛生状態がよくなった現在では病理学的にはみることがほとんどなくなった．腸チフス菌は腸壁，特に回腸下部のリンパ濾胞から侵入し，腸間膜リンパ節を介して血中に入り，菌血症を引き起こす．そののち，菌は各臓器に散布され，肝臓から排出，胆嚢内で増殖する．胆嚢からさらに腸管内に菌が排出され，回腸下部のリンパ濾胞（特にパイエル板）に再び侵入して，潰瘍性病変を形成する．腸間膜リンパ節は腫大する．次の4期に分けられる．

① 髄様腫脹期（第1～2週）：豊富な好酸性胞体を有した大型単核細胞（チフス細胞と呼ばれる）の増生によるリンパ濾胞やパイエル板の腫大．
② 痂皮形成期（第2～3週初め）：髄様腫脹した粘膜表層に壊死を形成する．
③ 潰瘍形成期（第3週終わり）：壊死部が脱落して，潰瘍を形成する．
④ 清浄期（第4週）：チフス細胞の消失，肉芽の形成，上皮の再生．

潰瘍はパイエル板に一致して発生するため，腸間膜付着側に発生し，円形で深い潰瘍を形成する．

パラチフス paratyphoid fever

腸チフスに類似した病変を形成するが，組織学的変化の程度は軽い．

コレラ cholera

コレラ菌の毒素によって引き起こされる．主に下部小腸に病変を形成する．形態的には小腸絨毛の膨化あるいは萎縮を示し，表層にびらんを形成する．炎症性細胞浸潤は軽度である．

細菌性赤痢 bacillary dysentery

赤痢菌の中でも外毒素産生性の *Shigella dysenterica* の経口感染による．赤痢菌は腸管内と粘膜表面で増殖，毒素を産生して臨床的に発熱，腹痛，裏急後重，膿性粘血便を認める．主に下行結腸から直腸が冒される．
◆**肉眼像**：大腸粘膜に浮腫，充血，出血，不整な潰瘍形成を認める．時間の経過とともに潰瘍は融合して大きくなる．
◆**組織像**：粘膜壊死とびらん，さらには潰瘍形成と出血・浮腫を認める．粘膜下層の炎症はごく軽度である．治癒期には粘膜は萎縮状となる．

ブドウ球菌性腸炎 staphylococcal enterocolitis

新生児や乳幼児で汚染された食物摂取，成人では大量の抗菌薬投与後にみられる．
◆**臨床的事項**：激しい下痢や嘔吐，腹痛，脱水を認める．病変は主に小腸である．
◆**肉眼像**：黄色の偽膜を有した小潰瘍の多発があり，粘膜の浮腫，充血がみられる．
◆**組織像**：潰瘍部は粘膜の壊死をきたし，フィブリン，好中球，上皮の残滓からなる偽膜を形成する．炎症が高度では粘膜下層の膿瘍形成などもみられる．

O-157大腸炎
enterohemorrhagic *Escherichia coli* O157

O157が産生するベロ毒素 verotoxin に起因する大腸炎である．この毒素は大腸粘膜から吸収され，大腸，腎臓の血管内皮細胞に障害をきたす．
◆**臨床的事項**：下痢，激しい腹痛，水様性下痢，血便をきたす．激しい症状と血小板減少，腎障害による乏尿から溶血性尿毒症症候群，頭痛，痙攣，昏睡などをきたして死にいたることもあるが，自然治癒することが多い．
◆**肉眼像**：左側結腸から口側に向かうにしたがって著明な腸管浮腫，出血，びらんや潰瘍形成がみられ，腸管狭窄をきたす．潰瘍は縦走性でベロ毒素による血管障害，さらに微小循環障害によって生じ，肉眼像は虚血性腸炎

と同じである．
◆組織像：虚血性大腸炎に類似し，そのほか好中球浸潤が目立つ．

カンピロバクター腸炎 Campylobacter enterocolitis

Campylobacter の経口感染による大腸炎である．小児に多く，臨床症状は腹痛，血性下痢，発熱などである．病変は左側結腸に強い．肉眼では粘膜の点状発赤とびらん，浮腫である．組織学的にも出血や，粘膜内には好中球浸潤が目立つ．

エルシニア感染症 Yersinia infection

原因は Yersinia enterocolitica がほとんどで，まれに Yersinia pseudotuberculosis もある．小児や若年青年に多い．発症部位は小腸や回盲部で腸間膜リンパ節炎を伴う．
◆肉眼像：腸管壁は炎症と浮腫による肥厚を示し，粘膜にびらんや小潰瘍を伴う．
◆組織像：潰瘍部にグラム陰性菌のコロニー形成と豊富な好中球浸潤を伴った結節性病変を形成する．リンパ節には類上皮肉芽腫形成とその中心部には膿瘍を認める．

腸結核 intestinal tuberculosis

わが国では腸管感染症の主たるもので，経口感染した結核菌が腸のリンパ装置から腸管壁内に侵入して発症する．回腸と上行結腸，特に回盲部に好発する．

正常粘膜を介して多発性病変を形成する．感染初期では腸間膜対側に多発した円形潰瘍をみるが，結核菌が腸管全周に及ぶと特徴的な腸管全周の輪状潰瘍を形成する．潰瘍が治癒するに従い，壁内の高度線維化をきたして腸管狭窄を生じる．また，多発性潰瘍が完全に治癒すると全周性に粘膜が平坦化した瘢痕萎縮帯を形成する（図 6-108）．さらに腸管壁内には壊死を伴った類上皮肉芽腫を認めるが（図 6-109），それを証明できないこともある．特に自然治癒や薬剤投与を受けた例では肉眼で前述した特徴を有しても結核菌はほとんどみられない．

寄生虫，原虫感染性腸炎

アメーバ赤痢 amebic dysentery

◆感染経路と病変部位：原虫である Entamoeba histolytica の囊子型の経口感染による．囊子型アメーバは小腸下部で脱囊し，さらに分裂して metacystic trophozoite，さらに大腸管腔内や粘膜内で栄養型アメーバ trophozoite になる．これが組織融解物質であるヒアルロニダーゼ，トリプシン，細胞毒性物質などを分泌して，組織の融解・壊死をきたす．栄養型アメーバは血管に侵入し，全身臓器（特に肝臓，脳）に広がって病変を形成する．また，大腸内で栄養型から囊子型に変化して，栄養型とともに体外に排泄される．アジアなどへの旅行者に多く感染がみられるが，最近では海外渡航歴のない人あ

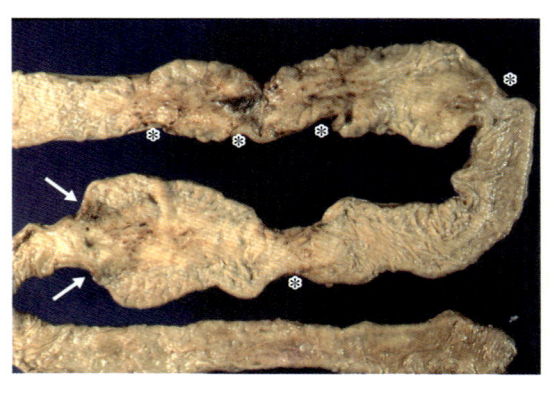

図 6-108 腸結核の肉眼像
大腸に 5 か所に狭窄があり（＊），この部は輪状潰瘍形成部に一致する．そのほか回盲部弁は完全に消失している（⇦）．また病変部位では粘膜が萎縮状となっている．

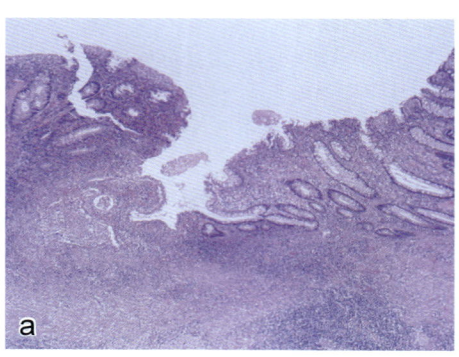

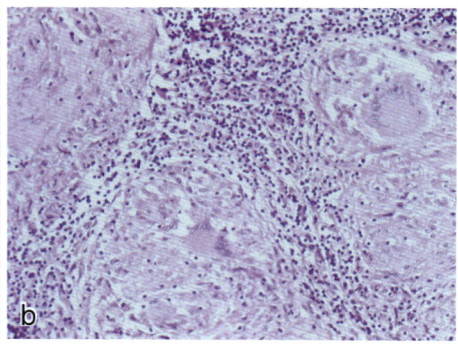

図 6-109 腸結核組織像
a．潰瘍の深さはさまざまで，潰瘍部にほぼ一致した壁内にリンパ球，形質細胞を主体とした非特性炎であるが，b．壁内に類上皮肉芽腫を認める．

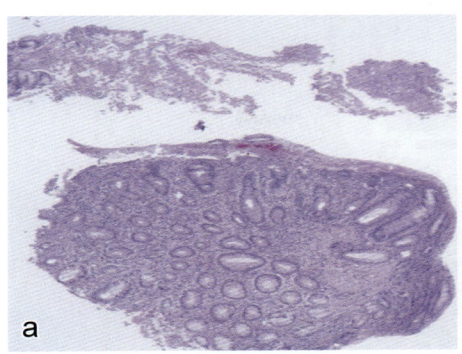

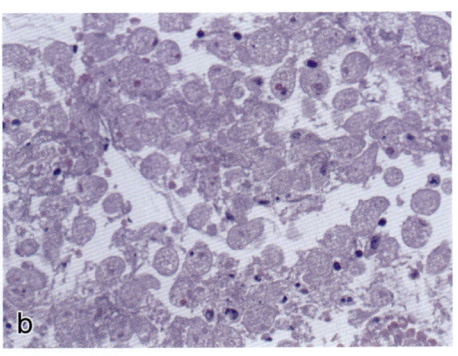

図 6-110　アメーバ赤痢（生検組織）
a．粘膜に付着して壊死組織がある．b．その中には大型の細胞質が豊かな細胞があり，赤血球の貪食もみられる．栄養型アメーバである．

るいは男性同性愛者間の発症も増加している．また，囊子型アメーバ感染者で発症するのは全体の10％程度である．
◆肉眼像：病巣は全大腸で，中でも盲腸に多く形成される．肉眼では粘膜の浮腫，点状出血，多発びらんで，重症例では下掘れの大きな潰瘍形成を示す．
◆組織像：組織の融解・壊死が粘膜表面にみられ，この中に大型円形細胞で赤血球を貪食した栄養型あるいは囊子型アメーバを認める（図6-111）．好中球感染は目立たない．

アニサキス症 anisakiasis
胃に最も多くみられるが，空・回腸にもみられる．肉眼組織像は胃と同じである．

糞線虫症 strongyloidiasis
フィラリア型幼虫の経皮感染が原因である．腸管中でも十二指腸と空腸上部が冒されやすい．
◆肉眼像：粘膜が腫脹・発赤し，びらんあるいは浅い潰瘍を形成する．
◆組織像：幼虫が主として粘膜腺管や間質内にみられ，浮腫，充血，好酸球や好中球などの炎症性細胞浸潤，びらん形成，絨毛の萎縮平坦化を認める．

日本住血吸虫症 schistosomiasis japonica
感染経路は，感染動物の糞とともに排泄された卵は水中で孵化して幼仔虫 miracidium となり，中間宿主であるミヤイリガイに入る．その中で糞仔虫 sporocyst，娘仔虫 redia，有尾仔虫 cercardia へと発育し，それが水中に出て人に経皮感染する．有尾仔虫は皮下のリンパ管や血管から大循環に入り，さらに腸間膜動脈末端から門脈系に及んで成虫に発育し，雌雄抱合状態で寄生する．産卵時にはこの抱合体は腸間膜静脈から腸管壁内静脈と移動して産卵する．卵は大腸，小腸，胃，肝，腎，肺，脳などに虫卵塞栓をきたす．組織学的に，消化管では粘膜筋板直下に虫卵の分布が多数みられる．

ランブル鞭毛虫症 giardiasis lamblica
腸管では上部小腸，特に十二指腸に寄生する原虫が原因の腸炎である．組織学的に絨毛間にメガネ様の対になった核を有した西洋梨状の特徴的な形態を示す栄養型虫体を認める．

ウイルス性腸炎
アデノウイルス，エコーウイルス，コクサッキーウイルスなどの感染で引き起こされる腸炎である．組織学的には絨毛が平坦化し，軽度のリンパ球浸潤を認める．このほかサイトメガロウイルス感染は抗癌薬治療や骨髄移植などの免疫能低下状態でみられ，組織学的には粘膜上皮細胞や間葉系細胞の核内に好酸性封入体を形成し，細胞が巨大化する．

真菌感染による腸炎
放線菌症 actinomycosis
盲腸と虫垂に好発する．潰瘍形成性でそれを中心に腫瘤形成を示すことが多い．組織学的には好中球浸潤が著明な膿瘍形成とその内部に特徴的な放線菌塊 sulfur granule を認める．

このほか悪性腫瘍で抗癌薬，抗菌薬，ステロイドを長期にわたって投与したあとにみられる．カンジダとアスペルギルス感染が主である．

非感染性腸炎
非特異性多発性小腸潰瘍
nonspecific multiple ulcers of small intestine
慢性出血性小腸潰瘍症，慢性出血性多発潰瘍とも呼ば

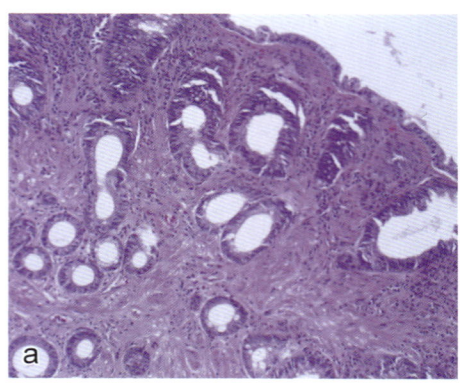

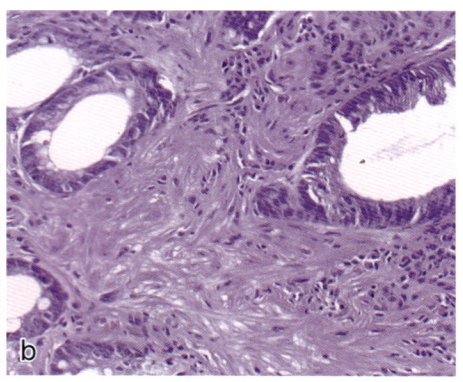

図 6-111 粘膜脱症候群
粘膜内には杯細胞の少ない幼若腺管があり，腺管の間には筋線維芽細胞の増生が目立つ．

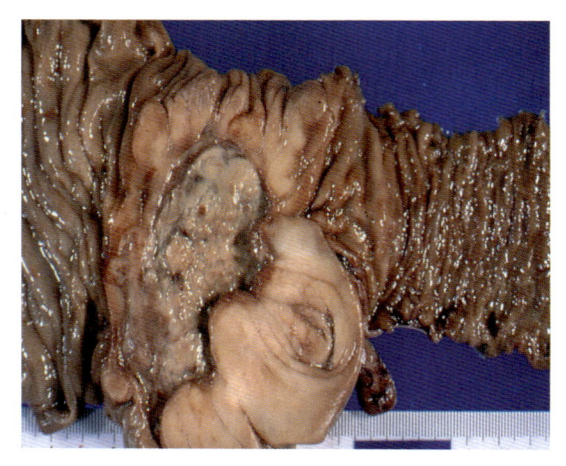

図 6-112 単純性潰瘍
Behçet潰瘍．回盲部に限局性の深い潰瘍形成を認める．

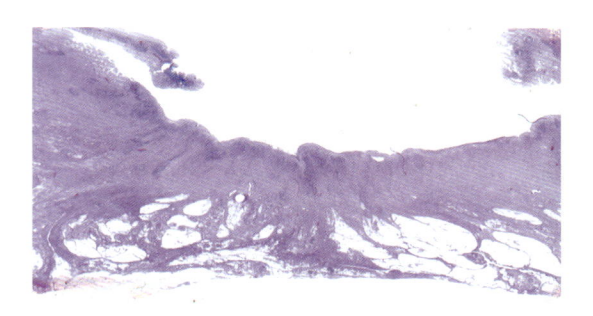

図 6-113 単純性潰瘍割面
単純性潰瘍の割面では潰瘍は深いul-Ⅳで，強い線維化と炎症性細胞浸潤を認める．

れる．10～30代に好発する．
◆臨床像：長期にわたる出血とそれによる高度の続発性貧血を主症状として，種々の程度の腹痛，低蛋白血症，発育障害を伴う慢性疾患である．潰瘍の発生部位は空腸から回腸で，回腸末端には異常はみられない．
◆肉眼像：潰瘍は浅く，飛び石状に多発し，その形態は輪状であることが多い．
◆組織像：Ul-Ⅰ～Ⅱで，その辺縁粘膜には毛細血管増生と拡張，幼若な腺管の出現がみられる．潰瘍間の粘膜に異常はなく，また類上皮肉芽腫もなく，結核とは異なる．

粘膜脱症候群 mucosal prolapse syndrome

孤立性直腸潰瘍，限局性深在性膿疱性大腸炎などとも呼ばれてきた．本症は反復した直腸粘膜脱出により，粘膜が慢性間欠的な虚血状態に陥り，粘膜内の毛細血管増生・拡張と線維筋症，潰瘍などをきたす疾患である．排便時に，いきむ人や，時間を要する人に多い．発生部位は直腸下部前壁，次いで後壁である．
◆肉眼と組織像：肉眼では隆起，潰瘍形成などを示し，これに粘膜の発赤，浮腫を伴う．組織学的には粘膜表層部の毛細血管増生と拡張，粘膜固有層の膠原線維と平滑筋線維の増生（筋線維症），腫瘍と間違えるような幼若腺管の出現が特徴である（図 6-111）．

腸管ベーシェット病 intestinal Behçet disease

全身性疾患であるBehçet病では，約5％程度に消化管，特に小腸と回盲部に潰瘍を発症する．30代に多くみられる．潰瘍の発生機序は不明である．
◆肉眼像：潰瘍は多発性で，主たる潰瘍は回盲弁上，そのほか回腸にも多発する．主たる潰瘍は辺縁が深くえぐれた形態を示し，円形から卵円形である（図 6-112）．ときに輪状潰瘍となることもある．
◆組織像：ul-Ⅳの潰瘍で，潰瘍底には非特異性炎症を認める（図 6-113）．回腸の潰瘍は辺縁が鋭利な打ち抜き

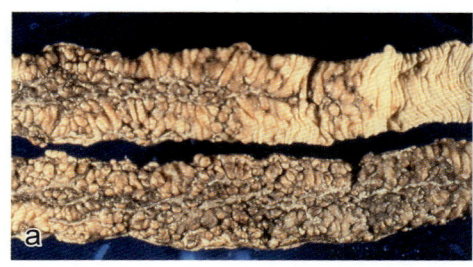

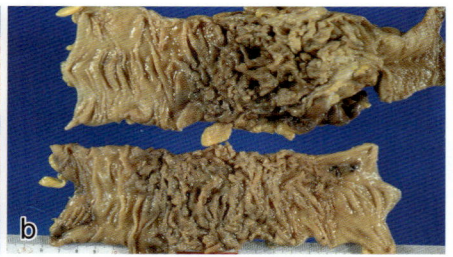

図 6-114　Crohn 病の肉眼像
　a．回腸（下段）と空腸（上段）に縦走性潰瘍があり，その周囲の粘膜は敷石状所見を示す．
　b．上段は上行結腸，下段は下行結腸．非連続性病変で，粘膜には偽ポリーポージス形成を認める．

様形態であることが特徴で，多発潰瘍に介在する粘膜には異常はみられない．

単純性潰瘍 simple ulcer

Behçet 病としての口腔内アフタ，眼症状，皮膚症状がないだけで，臨床像，病理所見は Behçet 潰瘍とほとんど同じである．

クローン病 Crohn disease

最初 chronic intestinal enteritis と記載された病変を Crohn らが terminal ileitis，さらに regional ileitis（限局性回腸炎）として報告した．当初，本病変は回腸終末部を冒す疾患とされていたが，そののちほかの小腸，さらに大腸も冒すことが明らかとなった．最近では全消化管に病変が形成され，関節，皮膚，肝などの全身性変化をきたし得ることから Crohn 病と呼ばれるようになった．本症の原因は不明であるが，外因性因子として細菌，ウイルス，食事など，内因性因子として免疫学的異常，特に細胞性免疫，遺伝的素因，宿主防御反応，局所防御反応などが複雑に絡み合って発生すると考えられている．

◆病変の形成部位：本疾患も欧米白人に多いが，近年，日本人にも増加傾向がある．発生年齢は若年成人である．病変部位は小腸のみが約 1/3 で，次いで小・大腸，大腸のみの順である．大腸では右側結腸に好発する．また本症では，正常粘膜を介した非連続性あるいは区域性病変を形成する．さらに直腸肛門部に瘻孔形成を伴うことがある．

◆肉眼像：縦走潰瘍，粘膜の敷石状像が特徴的な所見で，病期の違いによって腸管狭窄，腸壁肥厚，瘻孔，アフタ様潰瘍がみられる．

　1）縦走潰瘍：最も重要な肉眼所見で，小腸では腸間膜付着側に沿って走行する線条潰瘍（図 6-114a），大腸では腸間膜付着側と結腸ヒモに沿った 3 本の潰瘍である．潰瘍は ul-Ⅱ～Ⅳ までであるが，中には狭い範囲の裂孔あるいは瘻孔を示すものがある．縦走性潰瘍のほかに腸間膜に多発するアフタ様潰瘍や小潰瘍もみられる．

　2）敷石状粘膜（cobblestone appearance）：縦走性潰瘍のほか，多発した潰瘍によって生じた残存粘膜が集簇してみられるものである．したがって敷石状粘膜の周囲には組織学的に小潰瘍がみられる（図 6-114a）．大腸では炎症性ポリポージスを伴う（図 6-114b）．

◆組織像：特徴は非乾酪性類上皮細胞肉芽腫と全層性炎である．

　1）全層性炎：リンパ球浸潤などの炎症が腸管壁全層にわたってみられることが特徴である．粘膜の炎症は軽度で，粘膜下層に強いことが特徴で，粘膜下層を主とした線維化を伴う（図 6-115a）．

　2）非乾酪性類上皮細胞肉芽腫：潰瘍周囲の粘膜筋板直下，漿膜下層に多く，粘膜内にもみられる．肉芽腫は弱好酸性の胞体を有した類上皮細胞とラングハンス型巨細胞から構成されるが，結核の類上皮肉芽腫と異なり，中心壊死と肉芽腫周囲にリンパ球環はみられない（図 6-115b）．急性期では肉芽腫は大きいが，炎症が消退すると小さく萎縮状となり，巨細胞が目立つこともある（図 6-115c, 116）．

潰瘍性大腸炎 ulcerative colitis

本症は主として粘膜を冒し，しばしばびらんや潰瘍を形成する原因不明の大腸のびまん性非特異性炎症である．自己免疫，遺伝的素因が推定されている．

◆臨床的事項：本症は欧米に多く，わが国では頻度の低い疾患であったが，最近は増加傾向が著しく，10 万人当たり 0.3 人と推定されている．好発年齢は 10～30 代で，最近は高齢者でもみられるようになった．本症の特徴は，通常，直腸から病変が始まり，次第に口側大腸へと連続性に広がり，全大腸にびまん性病変を形成するが，病変の程度は肛門側ほど高度である．左側結腸に限局するものもあるが，この場合は虫垂開口部にも病変を伴うことが知られている．またそのほかの消化管，特に回腸末端と肛門部にも病変を形成することがある．潰瘍性大腸

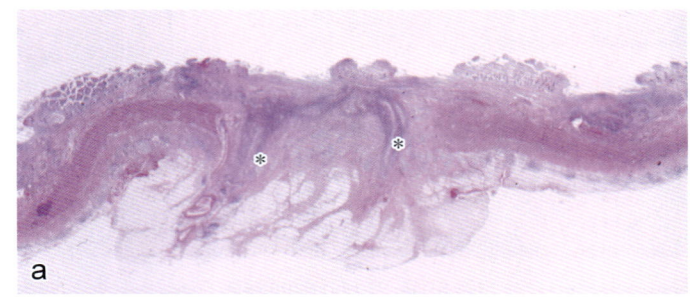

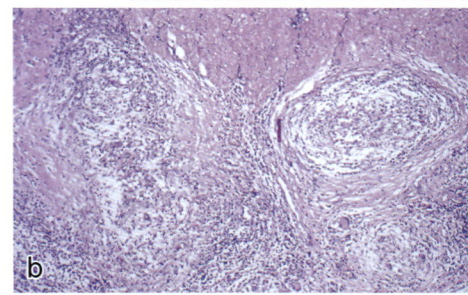

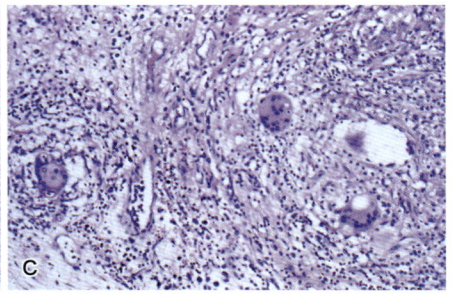

図 6-115 Crohn 病の組織像

a．壁全層に炎症性変化をみとめる全層性炎である．中央の腸間膜付着側には ul Ⅳ の潰瘍を形成し，その部には壁に亀裂がみられる（＊）．またそれから離れた部位にも浅い潰瘍の多発があり，それらに囲まれた粘膜が肉眼でみられる敷石状粘膜所見に一致する．
b．全層性炎．漿膜下層や粘膜下層には非乾酪性類上皮肉芽腫が多数みられるが，肉芽周囲のリンパ球と取り巻きは目立たない．
c．非乾酪性類上皮肉芽腫．また肉芽の中にはラングハンス巨細胞のみからなるものもみられる．

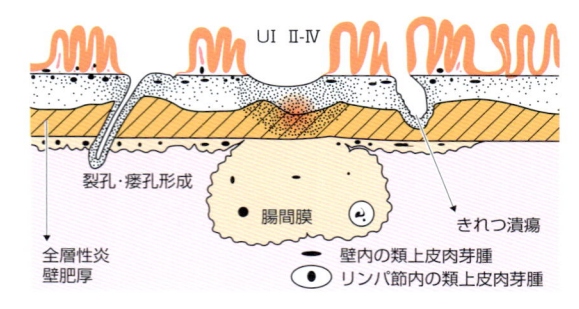

図 6-116 クローン病の概観図
全層炎，潰瘍形態，きれつ潰瘍，瘻孔，類上皮肉芽の分布を示す．

炎の中には激しい臨床症状を伴った劇症型がある．これは中毒性巨大結腸症 toxic megacolon とも呼ばれ，腸管は著しく拡張し，腸壁は菲薄化する．組織学的に粘膜の大部分は脱落し，漿膜に及ぶ炎症を認める．潰瘍は深く ul-Ⅳ で，時に腹腔に穿孔する．

◆肉眼像：本症は炎症の活動期，その治癒過程期，寛解期によって肉眼所見が異なる．活動期 active stage では

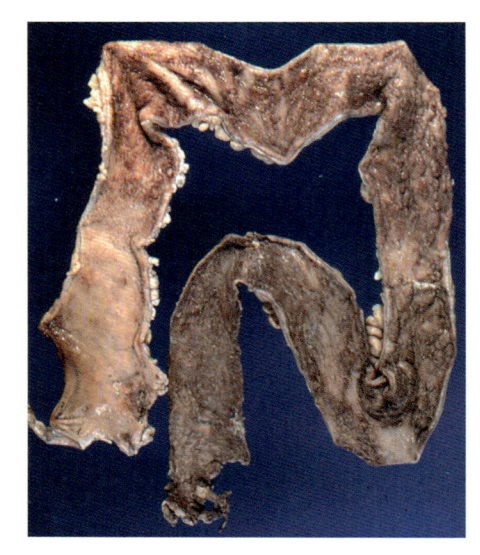

図 6-117 潰瘍性大腸炎活動期
直腸から上行結腸までの全大腸に渡って粘膜は粗造で，正常な粘膜構造は完全に消失している．直腸からS字結腸では多数のびらん形成がある．また下行結腸では炎症性ポリープもみられる．上行結腸では粘膜は平坦となった萎縮状である．

一般に腸管は短縮して管腔は狭くなり，粘膜面には横走ヒダの消失，多発性のびらんあるいは浅い潰瘍形成がみられ，びらん・潰瘍の間に取り残された粘膜は充血・出血する．粘膜は海綿状・顆粒状を呈し，さらに炎症性ポリープが種々の程度にみられる．海綿状・顆粒状粘膜はスポンジ様でもろい粘膜である．炎症性ポリープは，さらに炎症が高度となり，潰瘍は下掘れとなって残存粘膜がポリープ状となったものである（図6-117）．寛解期では炎症の消退，潰瘍の治癒によって粘膜は高度の萎縮を示す．炎症性ポリープの残存をみることもある．この時期には炎症はみられない（図6-118）．

◆組織像：病期によって所見が異なる．活動期では粘膜内のリンパ球，形質細胞，好中球などからなるびまん性の炎症性細胞浸潤，上皮の消失がみられる．炎症性細胞浸潤はびらん・潰瘍の形成に伴って粘膜下層・上層にも及ぶが，通常，固有筋層以下にはみられない．また，好中球が上皮内に侵入した陰窩炎 cryptitis，陰窩内腔に炎症をきたした陰窩膿瘍 crypt abscess を伴う（図6-119）．このように炎症による変化は粘膜深部でより高度である．さらに陰窩膿瘍は腺管を破壊し，粘膜内の微小循環障害から粘膜の脱落をきたし，びらんや小潰瘍を形成する．治癒過程の例では，炎症や陰窩膿瘍は減退し，腺管の再生をきたす．しかし腺管密度は低く，その分布も不規則である．また腺管の杯細胞減少もみられる．緩解期では潰瘍やびらんの消失と粘膜では不規則な腺管分布と腺管の分岐，蛇行，パネート細胞化生など，さらには粘膜筋板の肥厚がみられる（図6-120, 121）．

潰瘍性大腸炎と鑑別すべき疾患として，虚血性腸炎，アメーバ赤痢などがあるが，最も重要なのは大腸クローン病である．その鑑別点を表6-9に示した．

◆臨床的経過と癌の発生：潰瘍性大腸炎は長期にわたって再発，緩解を繰り返す疾患で，その過程で腺癌などを発生することがある．特に若年発症例，全大腸型で癌化例が多い．最近，その増加傾向がある．

その他の炎症性疾患
マラコプラキア

原因不明の慢性肉芽腫性炎症性疾患で，日本人にはまれな疾患である．泌尿生殖器が冒される疾患で，そのほかでは大腸の直腸からS状結腸と盲腸にみられる．

◆肉眼像：黄色から黄褐色調のポリープ状隆起を形成する．

◆組織像：個産生顆粒状胞体を有したマクロファージ Hansemann cell の集簇とこの細胞内外にカルシウムと鉄の沈着を伴った層状同心円構造を示すミカエリス・グートマン体 Michaelis-Gutmann body の出現をみる．

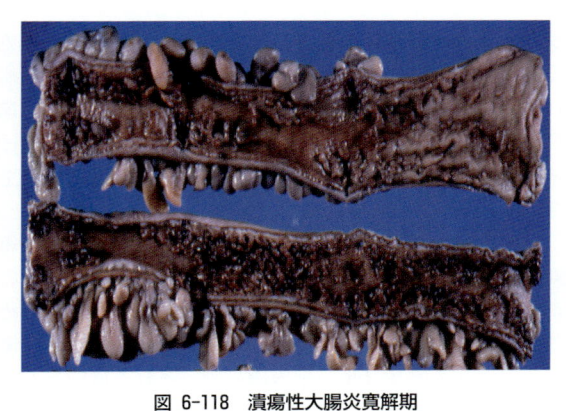

図 6-118 潰瘍性大腸炎寛解期
粘膜には偽ポリープ形成が目立つほか，介在する粘膜は萎縮状である．

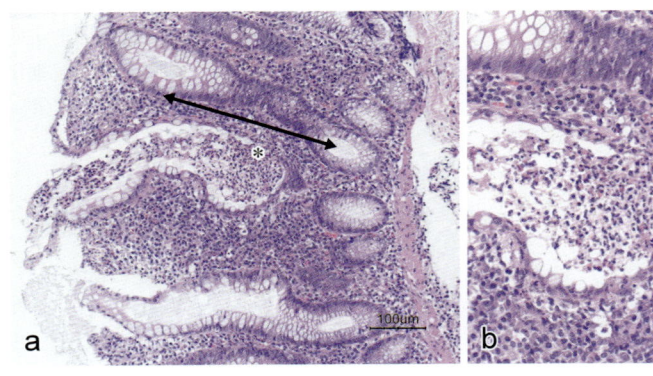

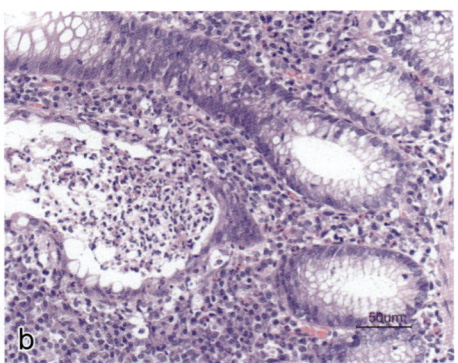

図 6-119 潰瘍性大腸炎活動期組織像
粘膜内に好中球を伴ったびまん性の炎症性細胞浸潤があり，腺管の内部に炎症性細胞からなる陰窩膿瘍を認める（＊）．腺管の杯細胞は減少し，増殖細胞が増加している（↔）．

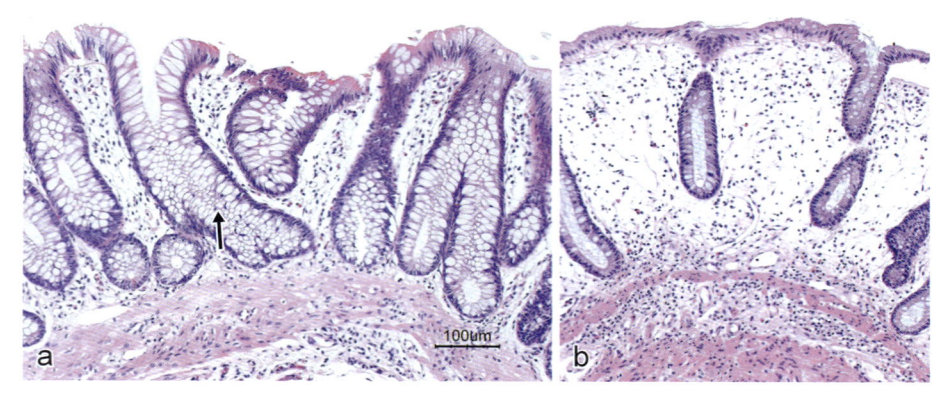

図 6-120 潰瘍性大腸炎寛解期組織像
a. 粘膜内の腺管は分岐と蛇行がみられる（←）．
b. 腺管密度が低くなってている．さらに粘膜筋板近傍に細胞浸潤が目立ち，筋板の肥厚もみられる．

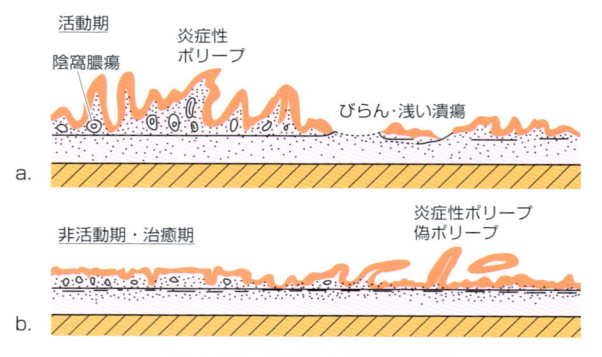

図 6-121 潰瘍性大腸炎の概観図
a. 粘膜から粘膜下層のびまん性炎症性細胞浸潤．
b. びまん性軽度炎症性細胞浸潤（特に粘膜深部）粘膜萎縮，腺管の不均一な分布．

コラーゲン性大腸炎 collagenous colitis

比較的新しい概念の大腸の非特異性炎症である．欧米人に多くみられ，日本人ではまれである．原因は不明であるが，最近，胃の酸分泌抑制薬剤服用との関連性が指摘されている．発生年齢は若年から高年までにわたり，女性に多い．肉眼的変化は少なく，組織学的には粘膜表層直下に 10μm 以上の厚さを有した硝子様の膠原線維が帯状に沈着している．粘膜固有層にはリンパ球浸潤を認める（図 6-122）．

リンパ球性大腸炎 lymphocytic colitis

腺管上皮内に著明な T リンパ球浸潤をきたした腸炎である．臨床的には下痢を主症状とする．本症はコラーゲン性大腸炎との移行を示すことがあり，両者を合わせて watery diarrhea-colitis syndrome と呼ばれることもある．また組織像が類似したものにセリアック病がある．

9．移植片対宿主病

免疫抑制状態患者で，組織適合性のない宿主に骨髄移植などが行われると，移植された組織由来の T リンパ球が宿主内で宿主組織を非自己と認識し，その組織を免疫学的に攻撃・破壊する．これが移植片対宿主病（GVHD）という（p.421 参照）．発症時期や臨床像の違いから急性と慢性に分けられる．急性 GVHD は移植後平均 10～15 週で，皮膚，肝，胆道，消化管などに病変をきたす．消化管の中でも腸には高頻度にみられる．

内視鏡では極めて不整なびらんと潰瘍を形成する．組織学的には粘膜の腺管増殖帯を中心として，そのほかの部位でも核が小断片状となったアポトーシス小体を認める．しかし，粘膜内の炎症性細胞浸潤はみられない．すなわち本症の本体は単一細胞壊死で，それが原因となって腺管が破壊され，粘膜内の多くの腺管が不規則に脱落・消失する（p.421 参照）．全腺管が消失すると間質のみが存在する粘膜を示すこともあるが，その以前に粘膜の不整なびらんや潰瘍を形成する．潰瘍形成時には粘膜下層の出血，浮腫を認める．潰瘍の治癒期には粘膜内に幼若な再生腺管の出現，粘膜下層の線維化を認める．

慢性 GVHD は移植後 100 日以降に発症するもので，急性 GVHD より頻度は少ない．

10．腸の腫瘍様，腫瘍性疾患

腸の腫瘍様病変，腫瘍性病変には多くのものがあるが，そのほとんどは上皮性である．また，特殊なポリポージス疾患を除くと大腸に多くみられ，十二指腸と小腸では少ない．

表 6-9 潰瘍性大腸炎と大腸 Crohn 病の鑑別

		潰瘍性大腸炎	Crohn 病
肉眼所見	病変の分布	連続性（直腸から近位へ進行）	非連続性，区域性（正常粘膜が介在）
		左側結腸優位な病変形成が多い	右結腸優位
	直腸	ほぼ常に病変を形成	病変形成は少ない
	回腸末端	10〜30%に病変を形成	30〜50%に病変形成あり
	肛門部	少ない	75%にあり，痔瘻，肛門部潰瘍，裂孔など
	粘膜の変化	びまん性びらん・潰瘍，顆粒状粘膜	縦走潰瘍，敷石状外観，裂孔
	漿膜の変化	ない	漿膜炎あり
	腸管短縮	あり	あり
	腸管狭窄	極めてまれ	あり
	瘻孔形成	ない	10%程度にあり
	炎症性ポリポーシス	広汎に分布	目立たないが限局性にあり
	癌の併存	あり	まれ
組織所見	炎症の深さ	粘膜と粘膜下層	全層性
	潰瘍の深さ	浅い（ほとんどが ul-II まで）	ul-II〜IV
	粘膜の充血	高度	まれ
	粘膜下層以下の線維化	なし	著明
	陰窩膿瘍	多い（特に活動期）	軽度
	杯細胞の減少	著明	なし
	パネート細胞化生	あり	まれ
	類上皮肉芽腫	なし	あり（リンパ節にも）
	裂溝	なし	多い
	前癌病変	あり（異形成）	なし
	肛門部病変	非特異性炎症	類上皮肉芽腫がしばしばあり

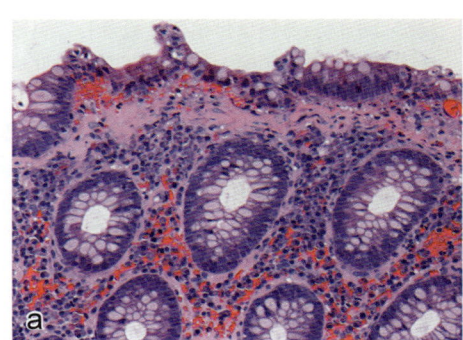

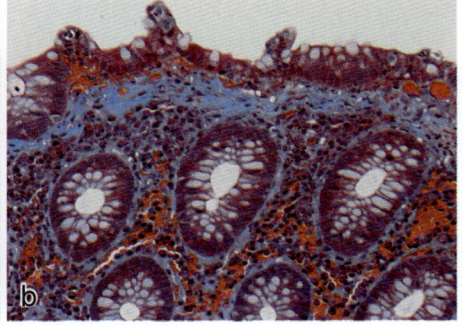

図 6-122 Collagenous colitis
a．粘膜表層上皮の直下に幅の広い帯状となった好酸性バンドを認める．b．このバンドはマッソン染色で青く染まる．

腫瘍様病変（ポリープ）

過形成性ポリープ hyperplastic polyp of colon

◆定　義：大腸にみられる 10 mm 程度までの表面が平滑で白色調の隆起性病変である．全大腸にみられるが，S 状結腸と直腸に多くみられる．多発する傾向がある．

◆肉眼と組織像：腺管内腔がのこぎり状となった単一管状腺管（鋸歯状腺管）の増生を示す（図6-123）．正常腺管に比べて杯細胞の減少がみられる．この腺管は胃腺窩上皮と大腸型の形質を有している．最近，この中で鋸歯状腺管が粘膜全層性に広がり，その拡張・分岐を認めるものを sessile serrated polyp/adenoma（SSP/SSA）と呼ばれている．発生部位も右側結腸に多く，肉眼では 10 mm 以上の無茎性平坦隆起を示し，分子生物学的に hMLH1 発現減弱によるマイクロサテライト不安定性 microsatellite instability（MSI）や *BRAF* 遺伝子変異を示し，MSI 陽性大腸癌の前駆病変といわれている．

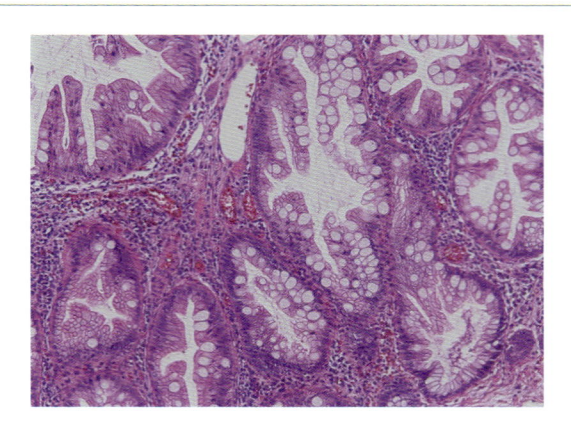

図 6-123　大腸の過形成性ポリープ
内腔側が鋸歯状となった腺管の増生を認める．

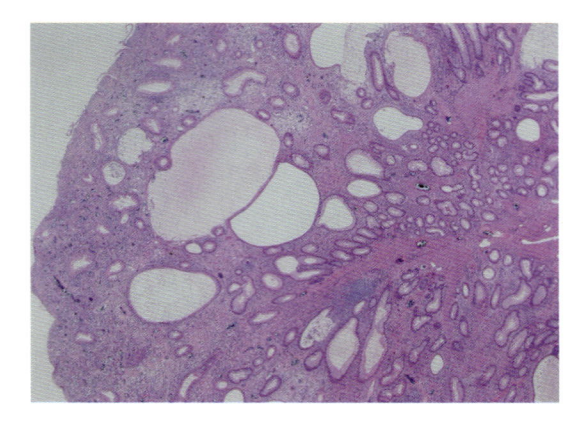

図 6-124　大腸の若年性ポリープ
粘膜内に大小の拡張腺管があり，間質は浮腫状あるいは炎症性細胞浸潤によって拡大している．ポリープ表面はびらんとなっている．

虫垂粘液瘤 mucocele of appendix
　虫垂内腔に大量の粘液が貯留し拡張した状態である．粘液貯留の原因はさまざまで，虫垂痕部の狭窄，閉塞が考えられているが，多くは腫瘍性増殖による粘液産生である．

若年性ポリープとポリポーシス
juvenile polyp and polyposis
　大腸の若年性ポリープは通常単発で時に数個散発するものがある．発生年齢は10歳以下の幼小児で，直腸に多くみられる．これに対し，胃と腸管に多発するものは胃腸管若年性ポリポーシスと呼ばれ，その多くは常染色体優性遺伝し家族発生する（p.427参照）．胃腸管若年性ポリポーシスの腸管ポリープは直腸に多く，50個以上のポリープをみることがある．若年性ポリープは肉眼的には表面が平滑な無茎性から有茎性ポリープで，非腫瘍腺管の拡張と，間質の浮腫と炎症性細胞浸潤による拡大が目立つ（図6-124）．若年性ポリポーシスもその組織像は同じであるが，腺腫や癌の併存をみることがある．

クロンカイト・カナダ症候群
　大腸では胃に比べてポリープ発生の数は少なく，組織学的には大腸の若年性ポリープと類似している．胃に比較して腺腫の併存頻度が高い（p.427参照）．

ポイツ・イエーガー症候群
　小腸では空腸，回腸，十二指腸の順に，大腸では結腸に多くみられる（図6-125a）．組織学的には正常の小腸あるいは大腸腺管の増生で（図6-125b〜d），そのほかの所見は胃と同じである（p.425参照）．

炎症性線維性ポリープ inflammatory fibroid polyp
　腸管では小腸に多くみられる．

子宮内膜症 intestinal endometriosis
　腸管壁内に内膜腺と間質からなる子宮内膜組織の増生をみる疾患である．好発部位は直腸とS状結腸の境界とその近傍で，そのほか回腸，虫垂にもみられる．臨床的には月経時の出血を認めることが多い．直腸・S状結腸では子宮あるいは付属器と癒着していることが多い．
◆肉眼像：壁の肥厚，狭窄などで限局性病変のほか，病変が広範になるとびまん浸潤型大腸炎，あるいは狭窄型の虚血性腸炎，壁外性の脂肪織炎に類似することもある．
◆組織像：粘膜下層から特に固有筋層内に子宮内膜の組織，平滑筋の増生による固有筋層の肥厚と出血に伴うヘモジデリン沈着を認める（図6-126）．

上皮性良性腫瘍
小腸腺腫 adenoma of small intestine
　十二指腸に多くみられる．虫垂，空・回腸は頻度が低いが，家族性大腸腺腫症では十二指腸乳頭部近傍に多く，空・回腸にも散在性にみられる．組織学的には後述する大腸腺腫と同じである．

虫垂粘液腺腫 mucinous adenoma of appendix
　肉眼では虫垂の肥大を認める（図6-127a）．割面では粘液を入れた大小の嚢胞状病変を形成している（図6-127b）．卵巣の粘液産生性腫瘍と同じく，組織学的に良・悪性の区別が困難である．したがって low grade appendiceal mucinous neoplasm とされる．粘液産生の著明な腫瘍性の腺管増生で，虫垂粘膜には粘液が豊富な腫瘍性

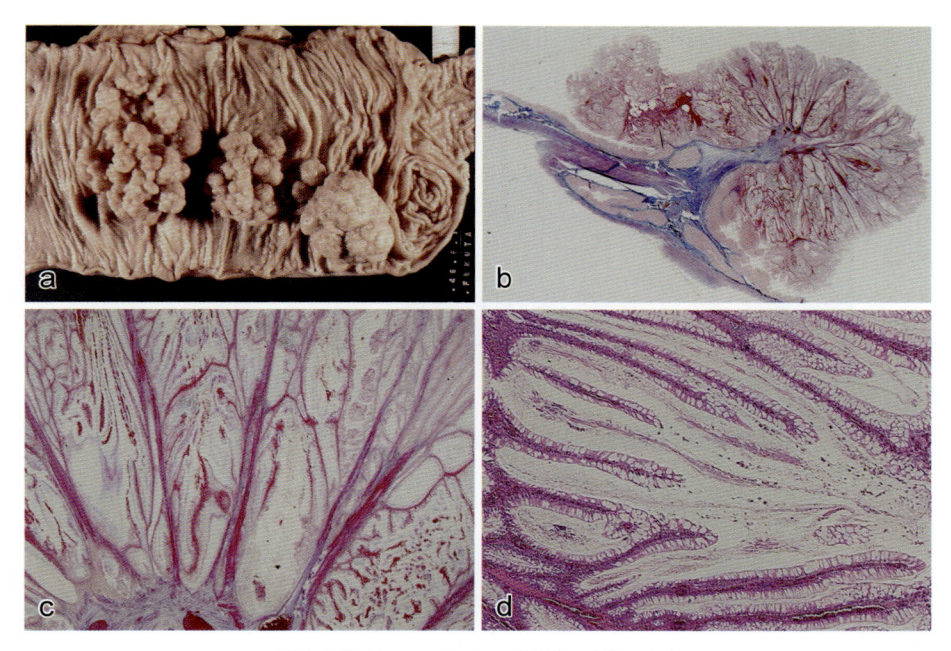

C. 大腸の疾患（虫垂，肛門を含む）　465

図 6-125　Peutz-Jegher 症候群．大腸の病変
a．肉眼像．上行結腸に 3 個の大きなポリープを認める．表面は多結節状である．色調は周囲粘膜と同じである．b．ポリープの割面．粘膜から大きく隆起した病変で，粘膜内に赤く染まる粘膜筋板からの平滑筋線維が樹枝状に走行している．c．その拡大で，過形成性腺管の周囲に筋板の線維の走行がある．d．過形成性腺管は非腫瘍性で，正常と同じく杯細胞が豊富にみられる．また図の右が粘膜表面で，腺管は下方に向かって分岐し，やつでの歯あるいはグローブに類似している．

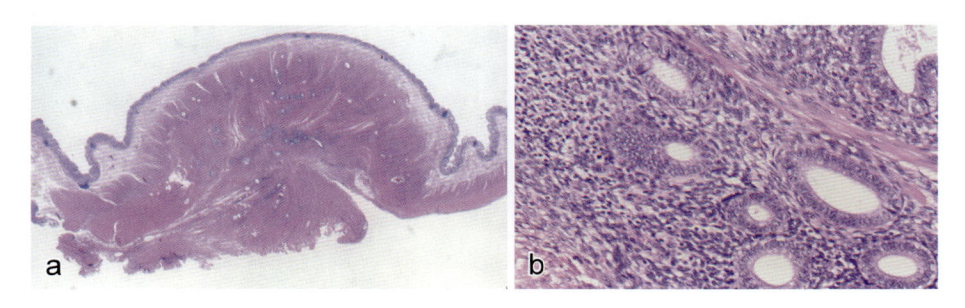

図 6-126　大腸の子宮内膜症
a．割面で，肥厚した固有筋層間に腺管の増生を認める．
b．増生腺管の周囲には子宮内膜円形ないしは短紡錘形細胞がみられ，この所見は子宮内膜と同じである．

上皮増生があり，時に乳頭状である（図 6-128）．しかし，虫垂内の粘液貯留が高度になると内腔は拡張し，粘液が壁を破って虫垂外にもれて腹膜周囲に多数の粘液結節を形成する．この状態を腹膜偽粘液腫 pseudomyxoma peritonei と呼ぶ．

大腸腺腫 colorectal adenoma

◆形態と臨床像：中年以降に多くみられ，男女差はない．多発傾向があり，大きさは 1 mm 大から大きいものでは 30 mm 以上まである．肉眼では隆起性病変（ポリープ）が多くを占める．また一般的に小さいものでは半球状ないしは球形の無茎性隆起であるが，大きくなると亜有茎あるいは有茎性ポリープとなる．隆起表面は平滑であるが，10 mm 以上になると分葉した結節性表面を示す（図 6-129）．このほかに大小の結節が集合した広基性の隆起を形成するものがある．これは結節集簇性病変（図 6-130）あるいは腺腫が粘膜側方に広がる特徴があることから側方進展型腫瘍 lateral spreading tumor（LST）とも呼ばれている．

また最近では内視鏡診断の進歩により，平坦あるいは

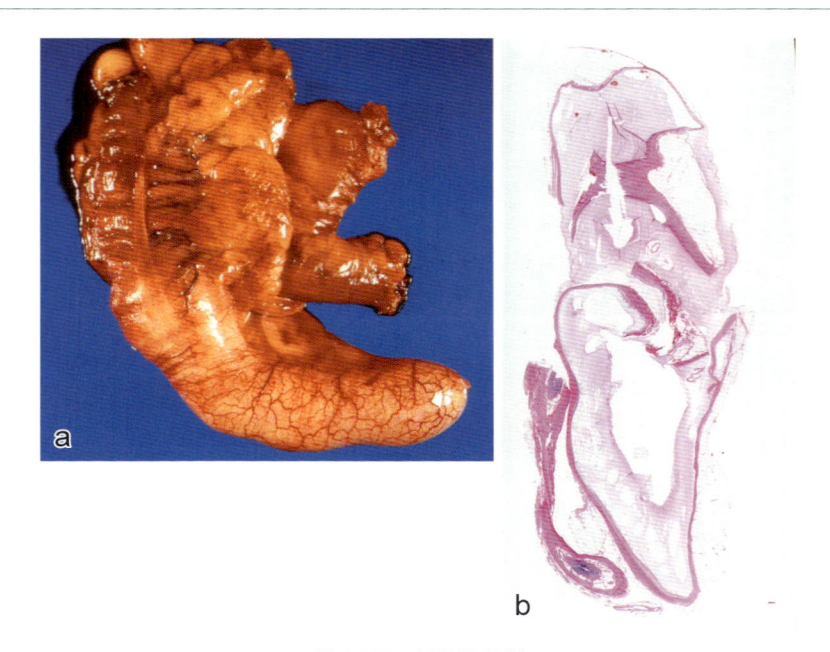

図 6-127 虫垂粘液腺腫
a．肉眼像．虫垂は大きく腫大している．しかし炎症とことなり，出血，発赤などの所見はみられない．
b．割面で虫垂壁はいくつに区画された大小の囊胞様拡張を示し，内部には粘液を貯留している．

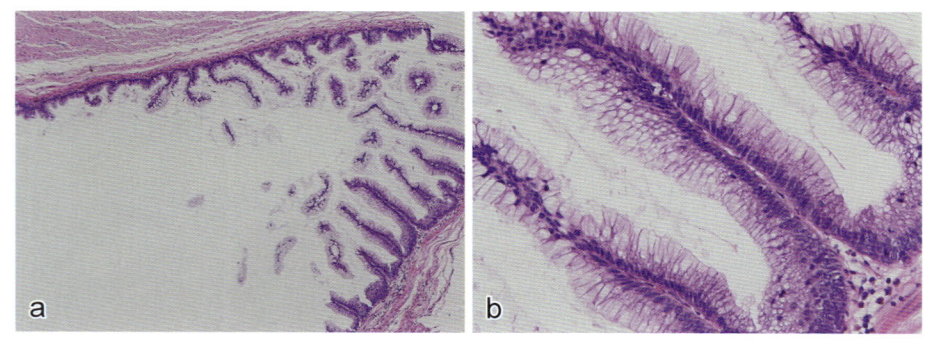

図 6-128 虫垂粘液腺腫の組織像
a．囊胞状に拡張した壁には上皮の軽度過形成を認める．b．拡大で，上皮は粘液豊富な円柱状細胞からなり，核は軽度紡錘形で密在している．低異型度腺腫の所見である．

陥凹を示す腺腫もみられるようになってきた．
◆組織像：腺腫は構造の特徴から管状腺腫，絨毛管状腺腫，絨毛腺腫，鋸歯状腺腫に分けられる．いずれも細胞学的には主として密に配列した高円柱状細胞から構成され，核はクロマチンに濃染する紡錘形から長楕円形で，種々の程度の異型性を示す．この細胞異型が増すにしたがい，腺腫腺管の形態も不整，分岐，吻合などを示す．また杯細胞の減少も目立つようになる．このような異型度の違いにより，低異型度腺腫 low grade adenoma と高異型度腺腫 high grade adenoma に分類される．

低異型度腺腫は腺管の形態に大小不同はあるが，ほぼ整った腺腫腺管からなり，核は紡錘形である（図6-131a）．高度異型腺腫では杯細胞の高度減少した腺管密度の増加がみられ，核は腫大して楕円形となり，核が重なる偽重層が顕著となって，NC比の増大と核の細胞質内への中心への移動もみられるようになる（図6-131b）．高度異型腺腫では腺管内腺管，篩状腺管，back to back といった構造異型はみられないが，高分化型腺癌との鑑別が困難なこともある．

なお，大腸粘膜内の腺腫と癌の診断は，欧米では浸潤

のない粘膜内上皮性腫瘍はすべて腺腫あるいは異型成 low and high grade dysplasia とされ，わが国では浸潤の有無に関係なく，細胞異型と構造異型の程度によって腺腫と癌に分類される．

1．管状腺腫 tubular adenoma：最も頻度が高い腺腫で，腺腫全体の 70〜80％ を占める．腺腫腺管は管状で，分岐，蛇行を示す（**図 6-131**）．この腺腫腺管が粘膜全層に増殖した大きい病変では，腺腫腺管が粘膜筋板下の粘膜下層に侵入することがあり，腺腫の偽浸潤と呼ばれている．偽浸潤した腺管は細胞変性をきたし，粘液貯留をきたす．また出血による間質のヘモジデリン沈着もみられる．20 mm 大以上の管状腺腫では癌を発生する率が高い（**図 6-129** 参照）．このことから大腸癌発生の主経路とされている（adenoma-cancer sequence）．

2．絨毛管状腺腫 villotubular adenoma：後述する絨毛状腺腫と管状腺腫が混在した腺腫である．

3．絨毛腺腫 villous adenoma：腺腫の 1〜2％ 程度にみられる．比較的高齢者に多く，やや女性に多い傾向がある．この腺腫は低異型度にみえても，その形態を保ったまま粘膜下層に浸潤して，リンパ節転移をきたすものがあり，癌と腺腫の区別が極めて困難であることから腺腫とせず，絨毛性腫瘍 villous tumor と呼ばれることもある．

通常，肉眼では広基性で丈の高い隆起を形成し，結節集簇型病変を形成し，その表面はペルシャ絨毯に類似した絨毛状ないしはビロード状である（**図 6-132**）．組織学的には粘膜筋板状から直下に立ち上がる樹枝状ないしは

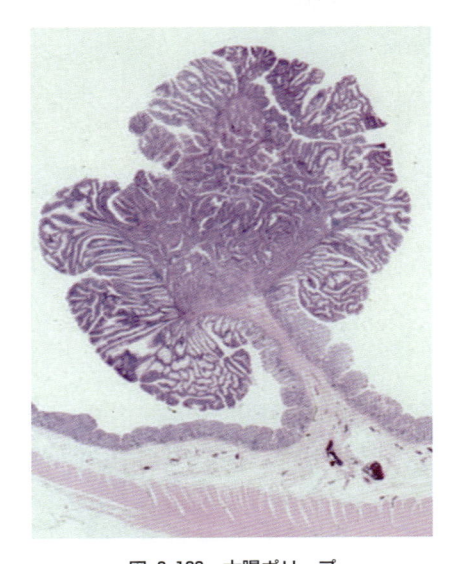

図 6-129 大腸ポリープ
有茎性：大きくなった隆起の基部には非腫瘍性の粘膜が引き上げられている．隆起の頭は腺腫であるが，その中心には sm に浸潤した癌を認める．腺腫内癌である．

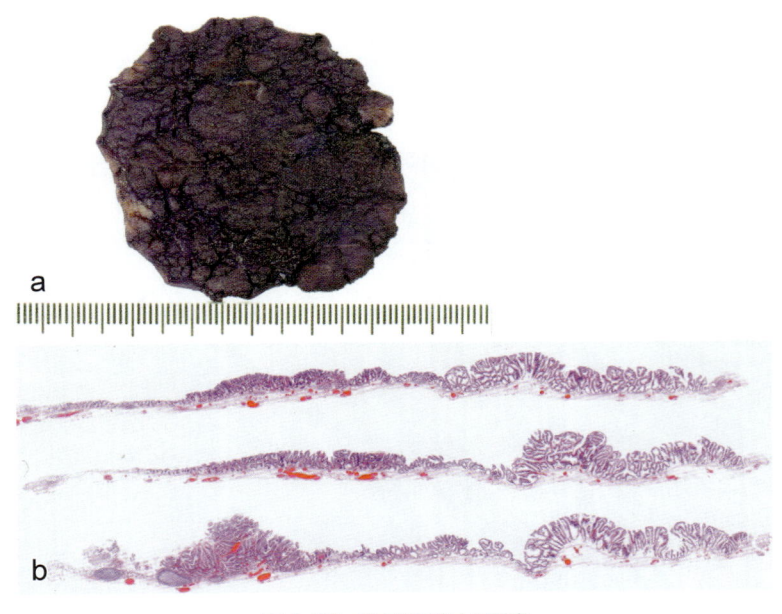

図 6-130 側方進展型大腸腫瘍
a．最大径 40 mm 大の粘膜切除（EMR）標本の肉眼像．大小，隆起の高さもさまざまな隆起が多数みられる．肉眼では Ⅱa が集簇した病変である．b．その割面である．肉眼に一致して粘膜内を横に拡がる隆起性病変であるために側方進展型腫瘍とも呼ばれている．

絨毛状上皮の増生で，腺管形成は目立たない．絨毛間の間質が狭いのも特徴である．絨毛状上皮は好酸性あるいは明るい細胞質を有し，豊富な粘液を有するものから少ないものまである（図6-133）．

4．**鋸歯状腺腫** serrated adenoma：特異な腺管形態を示すことから鋸歯状腺腫と呼ばれてきたが，WHO分類では traditional serrated adenoma としている．左側結腸，直腸に多くみられる．

　表面が松毬（まつかさ）状あるいは鶏のとさか状を呈する．腺管内腔がのこぎり状の鋸歯状となった腺管の増生で，過形成性ポリープに類似しているが，時に樹枝状増生が目立ち，かつ腺管の分岐，蛇行を示す．さらに腺管外側に向かって増殖細胞が小腺管状に芽出する所見が特徴である．細胞増殖はこの芽出部分のほか，表層に近

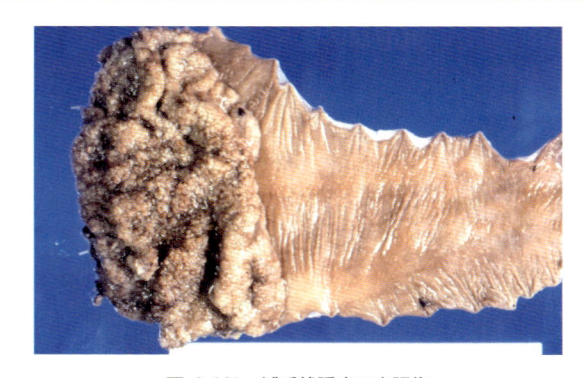

図 6-132　絨毛状腫瘍の肉眼像
直腸で腸管の全周にわたる隆起性病変である．表面はビロード状になっている．

図 6-131　大腸，管状腺腫
大腸の腺管形成を示す管状腺腫である．
a．低異型度管状腺腫．腫瘍腺管は紡錘形核からなり，基底側に整然と配列している．b．高異型度管状腺腫．紡錘形核が腫大し，細胞内に占める核の割合（N/C比）が高くなっている．

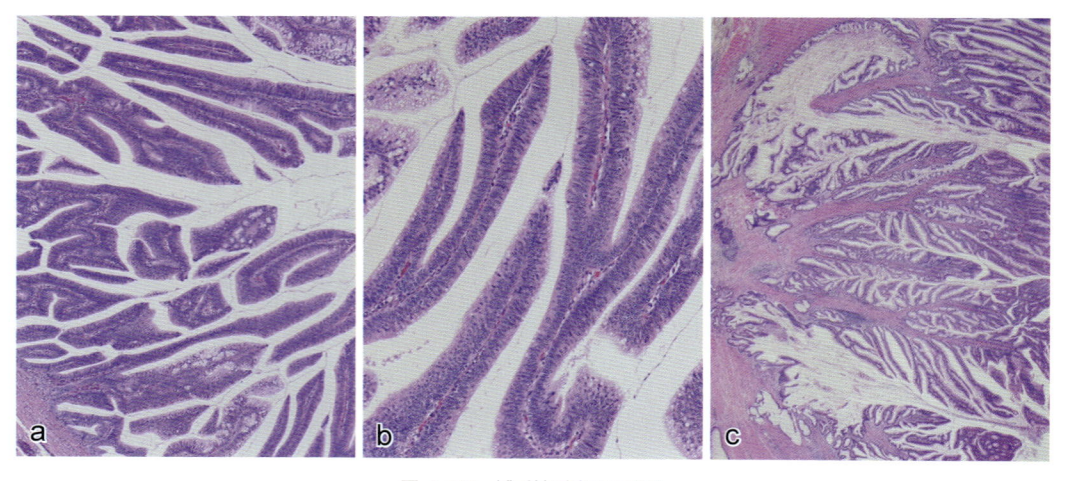

図 6-133　絨毛性腫瘍の組織像
a．粘膜内の隆起は樹枝状構造を示す異型上皮からなっている．腺管構造はみられない．b．この樹枝状上皮は間質が極めて狭く，細い血管が軸となっている．上皮は紡錘形核が密在しているが極性の乱れはなく腺腫の形態を示している．c．時にこの形態を保ったまま，異型上皮がsmから固有筋層に浸潤することがあり腺腫と癌の区別が困難である．

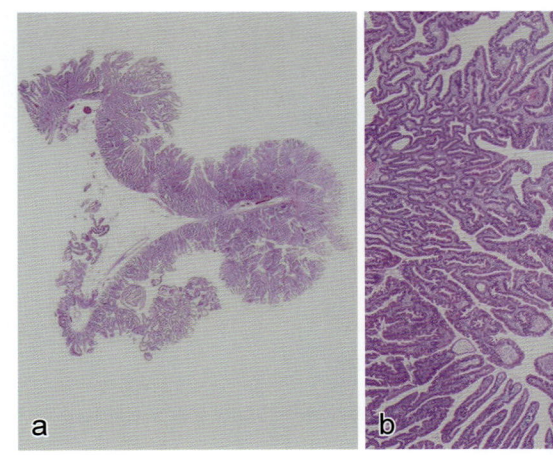

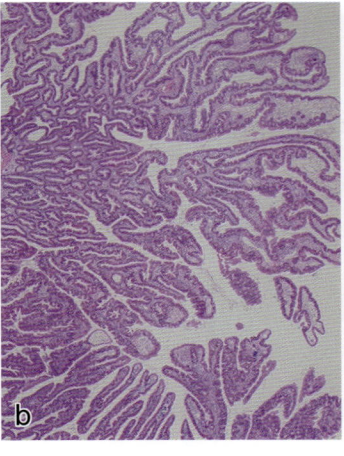

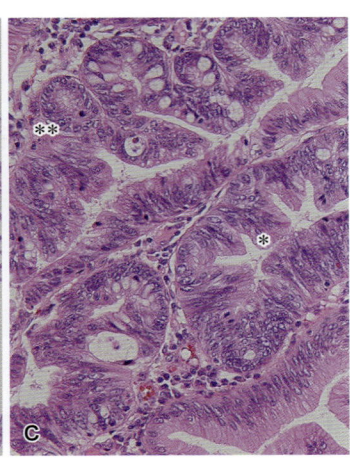

図 6-134 鋸歯状腺腫
a, b. 腺腫腺管が乳頭状に増生している. c. しかしこの腺管には内腔側に鋸歯状変化を示し（＊）, 腺管外に向かって上皮細胞が芽出するように突出している（＊＊）.

い部分でもみられる. 核は紡錘形, 腫大, 偽重層などの異型がみられる（図 6-134）. この腺管は胃の腺窩上皮型形質も有している. 本ポリープからの癌発生も知られているが, 頻度は低い.

家族性大腸腺腫症 familial adenomatosis coli（FAP）

　家族性大腸腺腫症は常染色体優性遺伝する疾患で, 大腸のみならず, 小腸（特に十二指腸乳頭部）, 胃にも多発性のポリープ病変をきたすことが知られている（p.425 参照）. 本症は, 染色体 5q21 にある腫瘍抑制遺伝子 APC の生殖細胞系列異常に起因する. ポリープ（腺腫）は 100 個以上あるものとされていたが, 100 個以下でも APC 遺伝子異常をきたしているものがあることが判明し, このようなものは attenuated FAP と呼ばれるようになった. ポリープは若年者（10 歳前後）ですでに認められる.

◆随伴病変：本症は大腸ポリポージスを主とする疾患であるが, 全身性に多腫瘍性発生素因を有しており, 胃には胃底腺ポリープ, 腺腫, 空・回腸, 十二指腸乳頭部腺腫にも腺腫が発生する. 消化管ポリポーシスのほかにも表皮嚢胞などの上皮性腫瘍をはじめとして, デスモイド, 骨腫などの間葉系の腫瘍あるいは骨の発生異常などがみられる（表 6-10）. Gardner 症候群は消化管ポリポージスのほかに間葉系の異常あるいは腫瘍を伴うものであるが, これもまた FAP と同じ遺伝子異常を有しており, 形質発現が異なるのみで, 遺伝子異常が同じ疾患群である.

◆肉眼像：肉眼ではポリープの数が極めて多く非腫瘍性粘膜が観察できない密生型（2000 個以上のポリープ）と

表 6-10 家族性大腸腺腫症に発生する腫瘍あるいは腫瘍様病変

1. 主病変
   大腸腺腫（ポリポーシス：密集型, 非密集型）, 大腸癌
2. 随伴病変
   内胚葉性の異常
   胃：胃底腺ポリポーシス（胃体部）, 腺腫（幽門部）, 癌
   十二指腸：腺腫（特に乳頭部）, 癌
   空・回腸：腺腫, 癌
   甲状腺：癌
   副腎：腺腫, 癌
   消化管全般：カルチノイドなど
   外胚葉性の異常
   表皮嚢胞, 皮脂腺腫
   中胚葉性の異常
   デスモイド, 脂肪腫, 歯牙の異常（前副歯）, 骨腫, 骨硬化

ポリープが散在性である非密生型がある（図 6-135, 136）. この違いは APC 遺伝子の変異部位（exon1〜10）とその組み合わせによるとされている. またポリープばかりでなく, 平坦あるいは陥凹した腺腫の存在も知られるようになってきた.

◆組織像：組織学的には散発性の腺腫と同じである. 本症の密生型では 30 歳前後までに, 非密生型では 40 歳前後までに 100％癌が発生する. デスモイドは腸間膜ないしは腹壁に多くみられる（図 6-137）. FAP 以外の消化管ポリポーシスを示す疾患との鑑別を表 6-11 に示す.

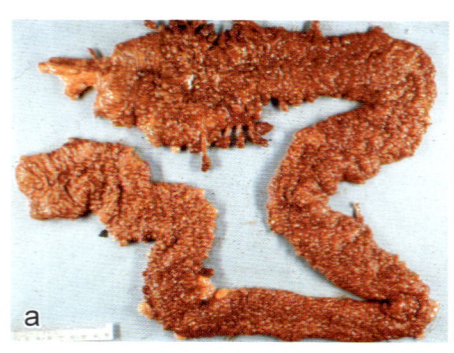

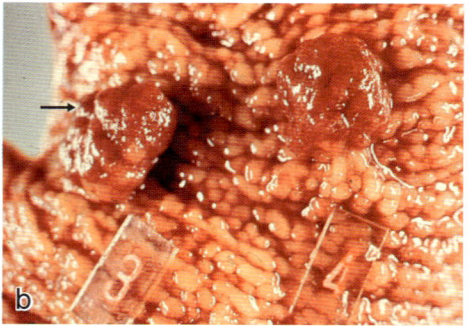

図 6-135　家族性大腸腺腫症の肉眼像（密生型）
A：大腸の粘膜全面に数ミリ大からの小ポリープが密集し，正常粘膜はみられない．ポリープの中には大きくさらに有茎性となったものもみられる．B：多数のポリープが融合して大きくなったものがあり（←），このようなものでは癌を伴っていることがほとんどである．

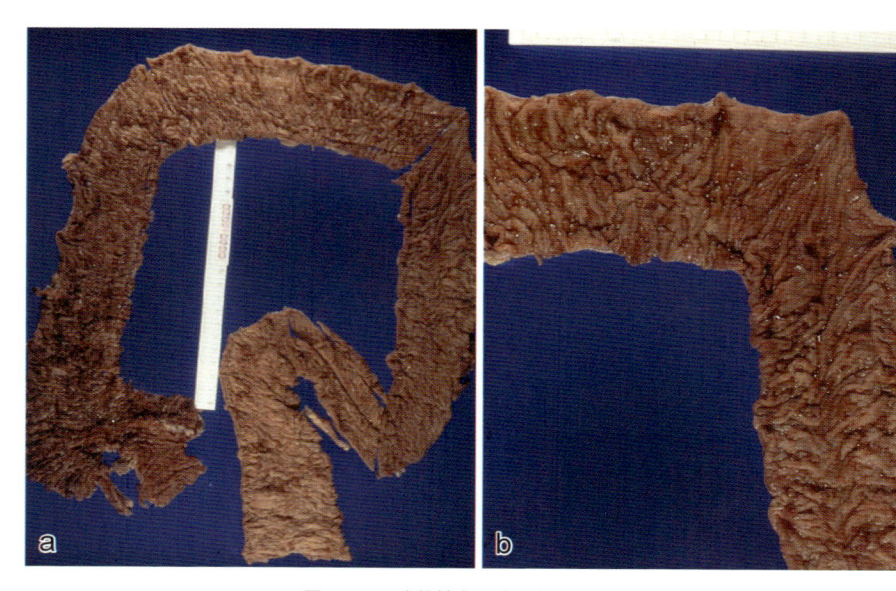

図 6-136　家族性大腸腺腫症（非密生型）
a，b：密集型と異なり，小ポリープが散在性にみられる．しかしその数は多く，本例では500個以上のポリープがみられた．

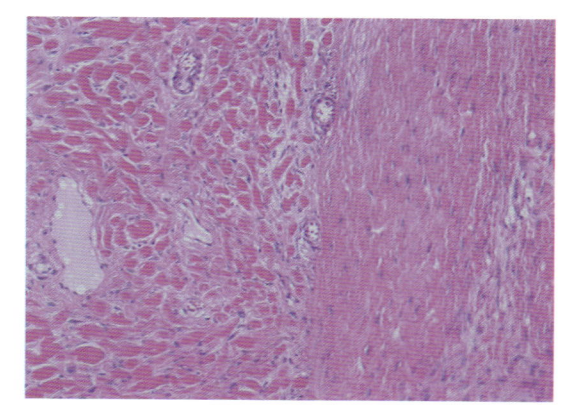

図 6-137　家族性大腸腺腫症に併存した腹壁デスモイド
線維芽細胞増生があり，それが腹壁の横紋筋内に浸潤性増生を示している．

上皮性悪性腫瘍
小腸，虫垂癌
carcinoma of small intestine and appendix

　腸管の癌の大部分は大腸癌で，小腸癌や虫垂癌の頻度は極めて低い．小腸癌の好発部位は十二指腸で，次いで十二指腸に近い空腸，バウヒン弁に近い回腸である．虫垂では粘液癌が多くみられる．十二指腸では球部と乳頭部に多く発生する．小腸癌は早期に発見されることは少なく，大部分が進行癌である．

◆肉眼像：大腸癌に類似し，type 2 が多くみられるが，早期癌に類似したものもある（図6-138）．

◆組織像：ほとんどが分化型腺癌であるが，十二指腸球部の癌は胃癌と類似性がある．

C. 大腸の疾患（虫垂，肛門を含む）　471

表 6-11　消化管ポリポーシスの鑑別

	ポリープの分布			ポリープの組織像	癌の発生	消化管以外の病変	遺伝性	原因遺伝子
	胃	小腸	大腸					
家族性大腸腺腫症	++	+	+++	胃底腺ポリープ 腺腫，癌	高頻度 100%	他臓器上皮性腫瘍 間葉系腫瘍	+ 優性遺伝	*APC* (5q)
Peutz-Jegher 症候群	++	+++	+	過誤腫性または 過形成性	低頻度	皮膚メラニン色素点状沈着 子宮頚部悪性腺腫 sex cord tumor, serotori tumor	+ 優性遺伝	*LKB1/STK11* (19p13.3)
Cronkheite-Canda 症候群	++	+	+	上皮の過形成，拡張， 粘膜間質の浮腫	まれ	皮膚びまん性色素沈着 爪の萎縮，脱毛	なし	なし
若年性ポリポーシス	+++	+	++	上皮の過形成，拡張， 間質の拡大と浮腫	まれ	心・神経系の奇形	+/−	*SMAD4* (18q) *PTEN*
Cowden 症候群	+	+	+	上皮の過形成 食道では acantho-sis	まれ	顔面の多発性丘疹 四肢末端の角化性丘疹など 卵巣癌，乳癌，甲状腺癌	+	*PTEN* (10q23)

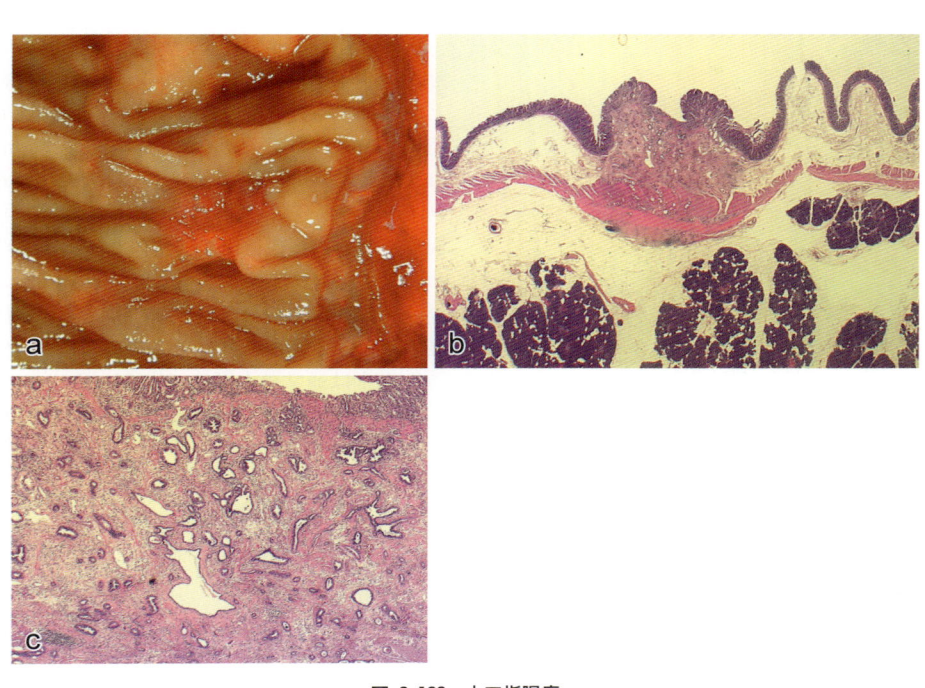

図 6-138　十二指腸癌
a．下行脚に 20 mm 大の粘膜の深い陥凹を認める．大腸の表在癌に類似している．b．割面では粘膜下層に主座を有し，わずかに固有筋層に浸潤している．c．組織像は分化型腺癌である．

大腸癌 Carcinoma of the large intestine

◆疫　学：大腸癌の発生率は男女とも増加傾向にあったが，2000 年代後半になり横ばい傾向となっている（図 6-139）．女性に比して男性に約 2 倍多くみられる．大腸癌による死亡率は 2000 年代になり減少傾向を示している（図 6-65，p.432 参照）．これは早期発見されるようになったためである．

◆発生部位：結腸が 60%（うち右側結腸 29%，左側結腸 31%），直腸が 40% である．最近の傾向として直腸癌の減少と結腸癌の増加がみられている（p.432 参照）．

◆大腸癌の発生，前駆病変：大腸癌の多くは形態的にはポリープ，組織学的には腺腫から発生すると考えられてきた（adenoma-cancer sequence）．この腺腫内癌は一般的に 15〜20 mm 以上の大きな腺腫を背景に有し，20 mm 以上では sm に浸潤している．このことから米国で

行われた The National Polyp Study で大腸ポリープ（腺腫）をすべて摘出すると大腸癌発生を防ぐことが可能であると報告された．一方，わが国では内視鏡診断の進歩により，ポリープ形態を示さない表面型腫瘍の概念が確立されて以来，胃癌と同じく平坦な粘膜から腺腫を介さずに直接癌が発生する de novo 癌も一定頻度あることが分かってきた．これは 10 mm 前後の小さな癌であっても，すでに粘膜下層に浸潤している頻度が高い．このほかにも adenoma-cancer sequence と de novo cancer には多くの違いがあることがわかってきた．腺腫からの癌化では APC 遺伝子（5q21-22）の変異から k-ras 遺伝子の変異，p53，DCC 遺伝子などの癌遺伝子，腫瘍抑制遺伝子異常が多段階的に起こり，これらの異常が蓄積して浸潤癌にいたると考えられている．これに対し，de novo cancer では k-ras 遺伝子異常の頻度は低く，そのほかの多くの遺伝子，腫瘍抑制遺伝子異常が短い時間あるいは，同時に起こって直接癌が発生すると考えられている（図 6-140）．

そのほか過形成性ポリープ，潰瘍性大腸炎，遺伝性疾患である家族性大腸腺腫症，Lynch 症候群などにも大腸癌が発生することが知られている．

Lynch 症候群：最近まで，遺伝性非ポリポーシス大腸癌 hereditary nonpolyposis colorectal cancer（HNPCC）と呼ばれていた．全大腸癌の 2～3％にみられ，腫瘍抑制遺伝子である DNA ミスマッチ修復遺伝子 mismatch repair MMR（代表遺伝子として MLH1，MSH2，MSH6，PMS2）の生殖細胞系列変異によって発生する遺伝性大腸癌である．修復遺伝子異常による DNA 修復欠損のため，マイクロサテライト不安定性 microsatellite instability（MSI）がみられる．ミスマッチ修復遺伝子の中で，発癌に大きな役割を果たすのは MLH1，MSH2 である．この異常は通常の大腸癌でも 10～20％にみられるが，Lynch 症候群の確定には MSI の確認とその生殖細胞系

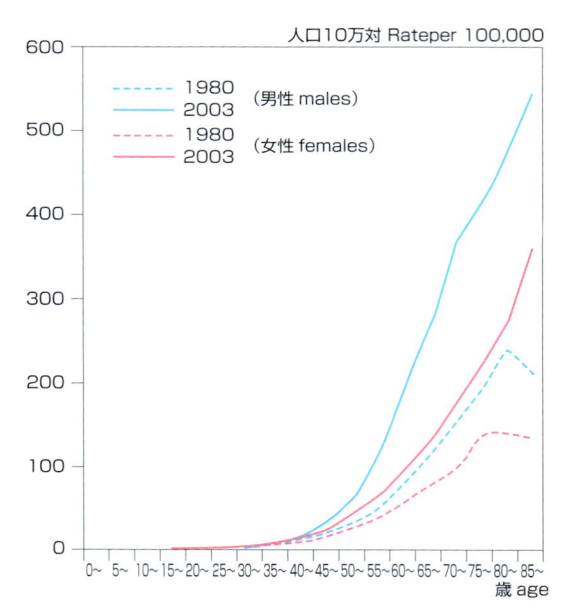

図 6-139　大腸癌の年齢分布と男女差
男が女の約 2 倍で年齢分布は 50 歳以降に急増している．また時代とともに大腸癌は増加している．

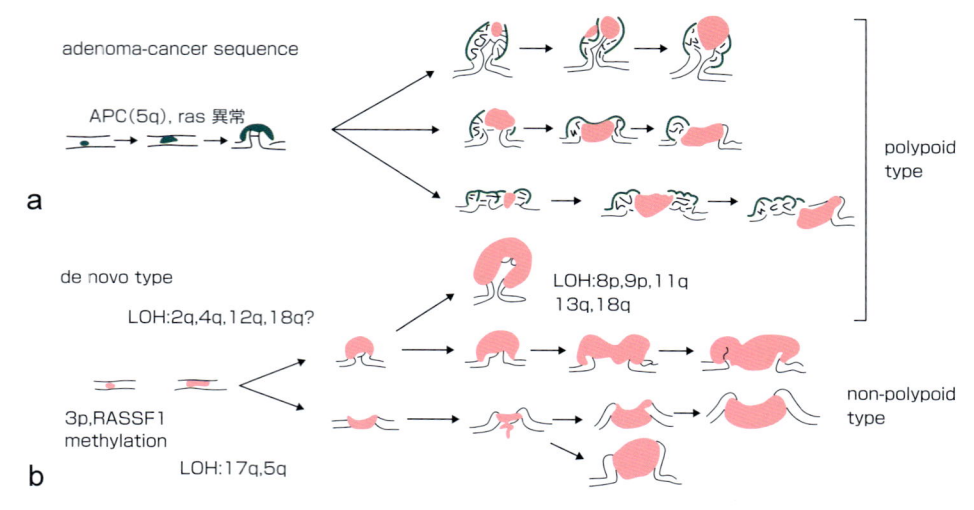

図 6-140　大腸癌の発生過程
APC 遺伝子，ras 遺伝子の異常から腺腫が発生し，そののち p53，DCC 遺伝子の異常から癌が発生して浸潤癌にいたる adenoma-cancer sequence と平坦な粘膜に多くの遺伝子異常が起って発生する de novo cancer が考えられる．■は腺腫，■は癌を示す．

列変異同定が必要である．この MSI の確認は免疫染色でも行える．

　臨床的には本症候群は 1990 年に作成された HNPCC の診断基準であるアムステルダム基準Ⅰ，その後に改訂された以下のアムステルダム基準Ⅱによって診断される．まず，少なくとも 3 人の血縁者が HNPCC 関連腫瘍（大腸癌，子宮内膜癌，小腸癌，腎盂・尿管癌，卵巣癌，膵癌，胆道癌，脳腫瘍，脂腺腺腫，ケラトアカントーマ）に罹患しており，次のすべての基準を満たすものである．

　①患者の 1 人がほかの患者の第 1 度近親者（親，子供，兄弟）である．
　②少なくとも 2 世代にわたって罹患している．
　③少なくとも 1 人の患者が 50 歳未満で診断されている．
　④大腸癌では家族性大腸腺腫症が否定されている．
　⑤腫瘍が組織学的に確認されている．

　Lynch 症候群の大腸癌は若年性発症（40 代前半）で右側結腸癌が多いとされている．また異時性大腸癌発生も多い．組織学的には髄様癌，粘液癌，リンパ球浸潤，クローン病様リンパ球反応が挙げられているが，これらは特異的な所見ではない．

◆潰瘍性大腸炎と癌：炎症に伴う癌はわが国では colitic cancer と呼ばれ，潰瘍性大腸炎に発生する大腸癌が大部分である．そのほか，まれに大腸結核，クローン病に発生する癌もみられる．

　潰瘍性大腸炎が長期にわたる活動性あるいは活動性と寛解を繰り返す例に多くみられる．肉眼では粘膜内癌ではほとんどその存在部位を指摘し得ないが，浸潤すると隆起形成や壁肥厚がみられる（図 6-141）．潰瘍性大腸炎の癌も欧米では異形成 dysplasia から発生するといわれてきた．しかし，潰瘍性大腸炎の癌では極めて異型の低い粘膜内病変から浸潤癌にいたることも知られており（図 6-142a），異形成を経由しない癌発生もある．この特徴は粘膜内で腫瘍腺管に高頻度に p53 変異がみられることである（図 6-142b）．

　また，組織学的には浸潤癌では大腸壁内でびまん性に増殖することも特徴である．

◆大腸癌の肉眼分類：大腸癌も早期と進行癌別に肉眼分類がなされてる．基本的には胃癌と同じで表面型〈0 型〉，腫瘤型〈1 型〉，潰瘍限局型〈2 型〉，潰瘍浸潤型〈3 型〉，びまん浸潤型〈4 型〉，分類不能〈5 型〉である．

　0 型はほぼ早期癌に相当し，1〜5 型は進行癌に相当する．表面型はさらに隆起型〈0-Ⅰ〉（図 6-143a），表面隆起〈0-Ⅱa〉（図 6-143b），表面平坦型〈0-Ⅱb〉，表面陥凹型〈0-Ⅱc〉（図 6-144）に分けられる．Polypoid type, non-polypoid type に分類されることもあるが，前者は従来のポリープ癌〈0-Ⅰ〉に，後者は表面型腫瘍〈0-Ⅱa, Ⅱb, Ⅱc〉に相当する．わが国では内視鏡と診断技術の進歩により 1990 年代以降表面型腫瘍の発見頻度が増加している．

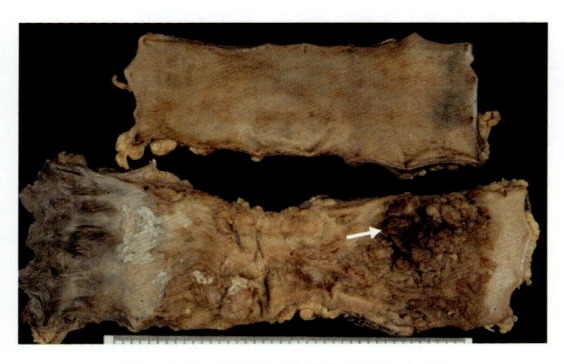

図 6-141　潰瘍性大腸炎に発生した癌
直腸から S 字結腸にかけて大小不同の結節性隆起が集簇した癌を認める（⇦）集簇．その背景には萎縮状の粘膜が拡がっているが，浅い潰瘍あるいはびらんの形成を認める．上段 S 字状結腸では粘膜が完全に萎縮状である．

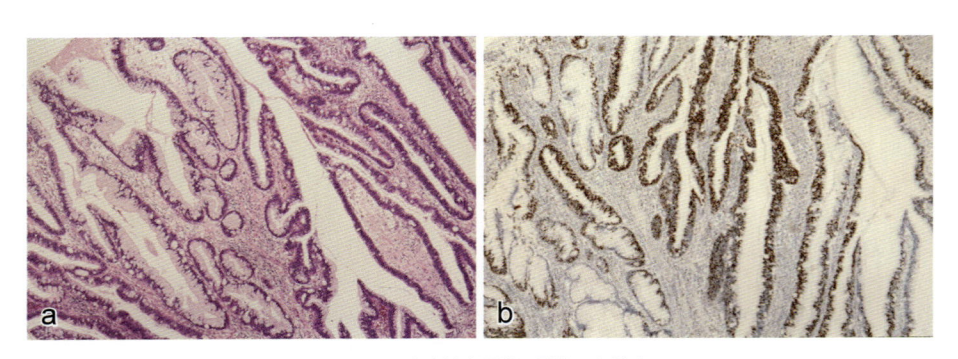

図 6-142　潰瘍性大腸炎に発生した腺癌
a．杯細胞が豊富な異型腺管で，その構造は極めて不整である．また，核異形は極めてまれである．b．異型腺管は免疫染色で p53 陽性核が密にみられる．

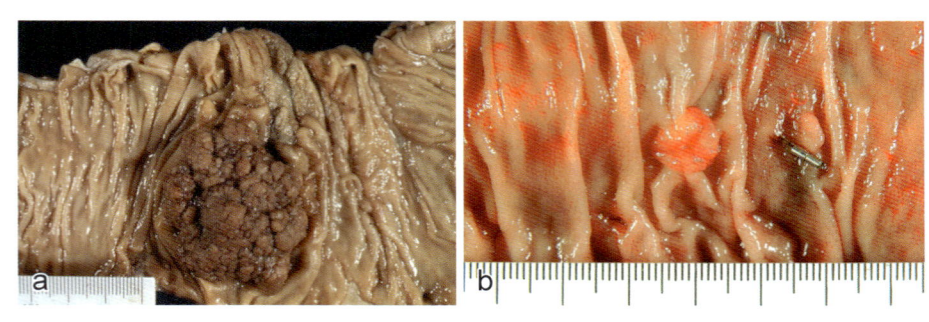

図 6-143 早期大腸癌の肉眼像
a．隆起型（type 0-Ⅰ）．境界明瞭な 40 mm 大の隆起性病変．表面は分葉した大小の結節を形成している．b．表面隆起型（Type 0-Ⅱa）．8 mm 大，丈の低い隆起性病変．中心に軽度の発赤陥凹があり，隆起の辺縁は非腫瘍性粘膜で覆われている．肉眼では粘膜下層に浸潤した癌である．

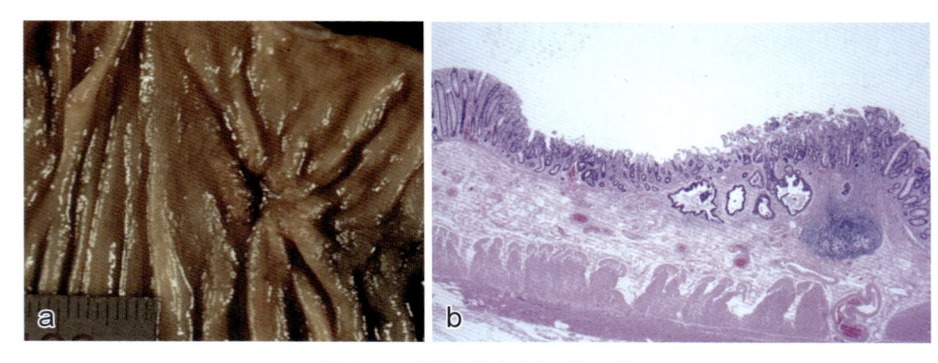

図 6-144 早期大腸癌（表面陥凹型）
Type 0-Ⅱc．a．肉眼では粘膜ヒダの集中があり，そのヒダは途中で中断し，粘膜の陥凹を形成している．b．組織学的には陥凹した粘膜には分化型腺癌があり，一部で癌が粘膜下層に浸潤している．

◆**大腸癌の壁内浸潤度と早期癌の定義**：大腸癌の浸潤度は大腸癌取り扱い規約により粘膜内癌（M），sm 浸潤癌（SM），固有筋層浸潤癌（MP），漿膜下層浸潤癌（SS），漿膜浸潤癌（SE），漿膜のない直腸癌は外膜浸潤癌（AD）に分類されている．この中で胃と同じくリンパ節転移の有無にかかわらず，癌の浸潤が粘膜下層にとどまるものを早期癌としている．

◆**大腸癌の組織型**：胃癌とほぼ同じように分類されている．大腸癌の組織型別の頻度は，90％が高および中分化型腺癌で，次いで粘液癌である．そのほかの組織型を示す頻度は極めて低い．

1）**分化型腺癌**：大腸癌の約 90％を占める腺管形成性の癌で，その腺管形態の違いによって高分化と中分化型に亜分類される（図 6-146a，b）．この中で早期癌では高分化型，進行癌では中分化型の頻度が高い．高分化型腺癌では杯細胞分化が目立ち，細胞質には粘液を豊富に含んだものもある．中分化型腺癌では篩状構造などの構造異型が目立ち，細胞質は好酸性である．

2）**低分化腺癌**：腺管形成が極めて不良ないしはみられない癌で，癌細胞の充実性増殖，小胞巣形成，索状配列などを示す（図 6-146c）．

3）**印環細胞癌**：大腸癌では極めて少ない．胃癌の印環細胞癌と同じ形態を示す．

4）**粘液癌**：浸潤癌でみられる組織型で，癌細胞が産生した多量の粘液が貯留して粘液結節を形成し，その辺縁に癌上皮の裏打ちやその内部に癌の小腺管や癌細胞の小集塊，時に印環細胞癌の浮遊をみる．したがって癌細胞の細胞質には豊富な粘液を有している（図 6-146d）．

5）**カルチノイド腫瘍**：ペプタイドホルモンやヒスタミンなどの活性アミン産生性腫瘍で，腸管では直腸と虫垂，回腸にみられ，特に日本人では直腸に多い．これは WHO では神経内分泌腫瘍（neuroendocrine tumor；NET）と呼ばれている．

肉眼では粘膜下腫瘍様の形態を示し（図 6-147a），腫瘍細胞は粘膜下層以下に主たる病巣を形成する（図 6-147b）．組織像は胃と同じで，小型円形ないし円柱状細胞が，大小の胞巣を形成，あるいは索状に配列する（図 6-147c）．免疫染色ではクロモグラニン A など内分泌細

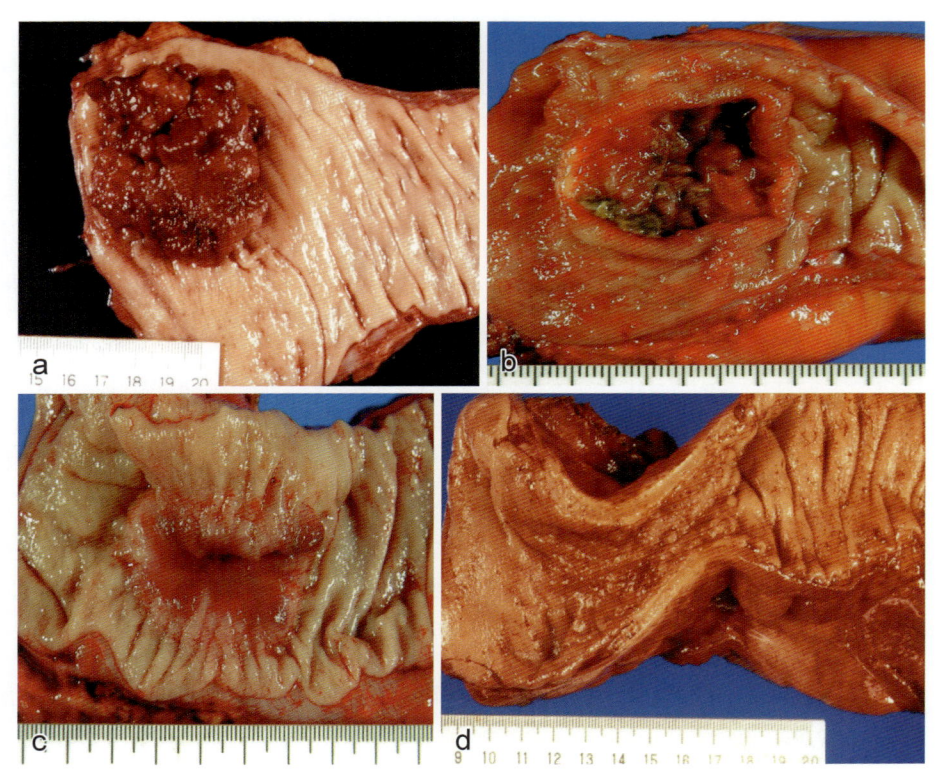

図 6-145　進行大腸癌の肉眼像
a．隆起型（Type 1）．境界明瞭な隆起性病変で，表面は不整な結節形成とその融合がみられる．必ずしも早期癌の隆起型（0-Ⅰ）との鑑別は容易でない．b．潰瘍限局型（Type 2）．周囲と明瞭な境界を有した隆起とその中心に深い潰瘍形成を認める．c．潰瘍浸潤型．非腫瘍性粘膜で覆われた境界不明瞭な隆起性病変で，中心には潰瘍を形成している．d．びまん浸潤型（Type 4）．大腸壁は広い範囲で高度に肥厚と狭窄しているが，粘膜には潰瘍や隆起の形成はみられない．組織学的には肥厚と狭窄した範囲で高度の線維化を伴った癌がびまん性に浸潤していた．

胞性マーカーが陽性を示す（図 6-147d）．直腸ではグルカゴン，pancreatic polypeptide hormone 産生をみるものが多い．

またカルチノイドは一般的に悪性度が低いが，腫瘍が 20 mm 以上の場合，表面に潰瘍形成，筋層下へ浸潤すると転移の危険性がある．このような時には核分裂数が多く，核の Ki-67 標識率も 2〜5% 以上と高い（図 6-148）．WHO 分類は Ki-67 標識率の 2% 未満を転移の危険性がない Grade 1 とし，2% 以上を転移の危険性がある Grade 2 としている．通常のカルチノイドと組織像が異なる goblet cell carcinoid, signet ring cell carcinoid と呼ばれるものは虫垂に多くみられるが，これらは内分泌細胞に分化はしているものの，腺癌と同じで，上述したカルチノイドとは異なるといわれている．

そのほか内分泌細胞癌，腺扁平上皮癌，扁平上皮癌，未分化癌など特殊な癌もまれにみられる．組織像の詳細は胃癌の項を参照（p.437）．

◆**大腸癌の転移・予後因子**：大腸癌の転移はリンパ節，肝臓，肺，腹膜が主たるものである．この中で肝転移は腸管壁内の静脈侵襲から腸間膜静脈，門脈を経由して形成され直腸癌で多くみられる．肺転移は肝転移から生じるものが多い．腹膜播種は粘液癌，低分化型腺癌で多くみられる．これらの転移危険因子は癌細胞のリンパ管と静脈侵襲で（図 6-149），そのほかに癌の壁内浸潤度，細胞分化度が関係する．細胞分化度としては中分化，低分化腺癌では転移の危険が高いが，高分化型腺癌であっても，壁内浸潤先進部で癌細胞が低分化となってばらばらとなった間質浸潤，あるいは分化した癌腺管から癌細胞が芽出した簇出現象（図 6-150）を示す場合は脈管侵襲とともに転移の高危険因子とされている．大腸癌も壁浸潤度とリンパ節などへの転移程度によって病期分類され〈stage Ⅰ〜Ⅳ〉（表 6-12），各々の予後は結腸癌では stage Ⅰ 98%，stage Ⅱ 90%，stage Ⅲ 76%，stage Ⅳ 17% で，直腸癌でもほぼ同じである．胃癌と異なって Stage Ⅲ，Ⅳの予後が良好である．

◆**早期大腸癌の治療**：粘膜内癌は内視鏡的にポリペクト

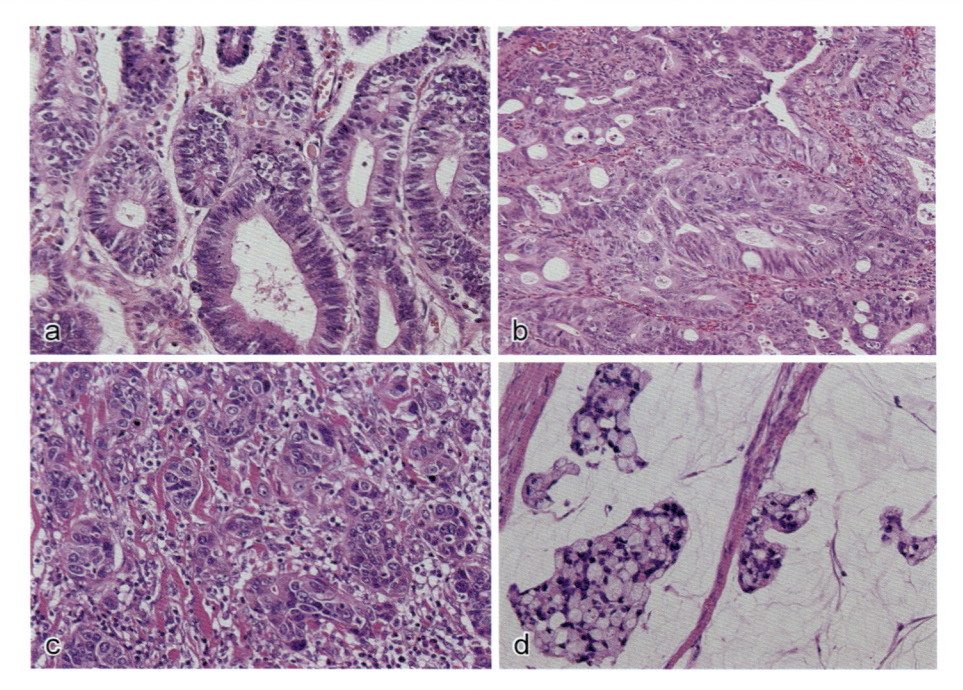

図 6-146　大腸癌の組織像
　a．高分化型管状腺癌．腺管形成が良好である．b．中分化型管状腺癌．不規則な腺管形成を示す癌．c．低分化型腺癌．腺管形成がほとんどなく，癌細胞が大小の胞巣を形成して浸潤している．d．粘液癌．粘液が貯留し，その内部に癌細胞が浮遊している．

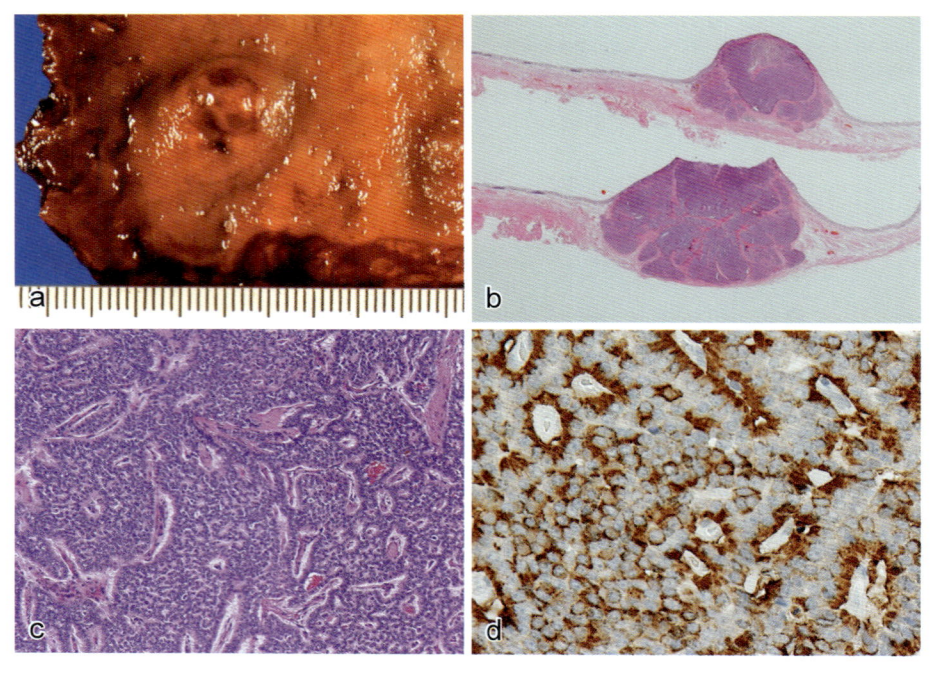

図 6-147　直腸カルチノイド
　a．肉眼では周囲から連続した粘膜で覆われた約 10 mm 大の隆起性病変で，その表面に発赤びらんを認める．b．割面では粘膜下層から固有筋層深くにまで及ぶ充実性腫瘍である．隆起の辺縁は非腫瘍粘膜で覆われている．c．組織学的には小型腫瘍細胞が充実胞巣を形成している．d．免疫染色で腫瘍細胞はクロモグラニン A 陽性で，内分泌細胞への分化を示す．

ミー，内視鏡粘膜切除 endoscopic mucosal resection（EMR）あるいは粘膜下層剝離術 endoscopic submucosal dissection（ESD）が行われる．また，粘膜下層浸潤癌のうち癌の浸潤が粘膜筋板から 1000 μm 未満で，リンパ管・静脈侵襲がない，かつ低分化癌細胞あるいは簇出がみられないものが EMR や ESD の対象である．

そのほかは外科切除が標準治療となる（大腸癌治療ガイドライン）．

非上皮性腫瘍

良性腫瘍は，腸管では極めてまれであるが，平滑筋腫の頻度が高い．多くは粘膜筋板に一致してみられる（図

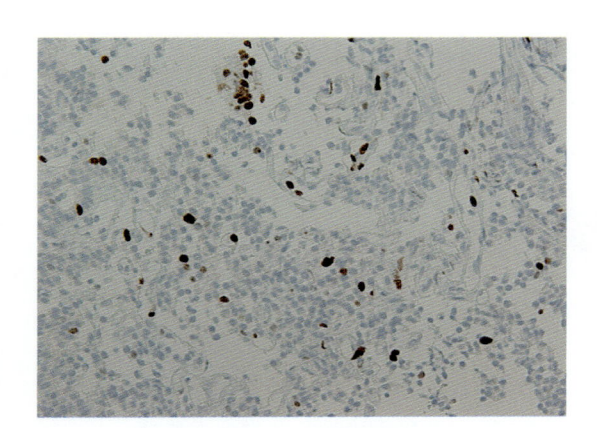

図 6-148 カルチノイド腫瘍の免疫染色
Ki 67 陽性核が散在性にみられ，Grade 2 とされる．

表 6-12 大腸癌の病期分類

	H0, M0, P0			H1, H2, H3, M1, P1, P2, P3
	N0	N1	N2, N3	M1（リンパ節）
M	0			
SM MP	I			
SS, A SE SI, AI	II	Ⅲa	Ⅲb	Ⅳ

（大腸癌研究会編：大腸癌取扱い規約，第 7 版より）

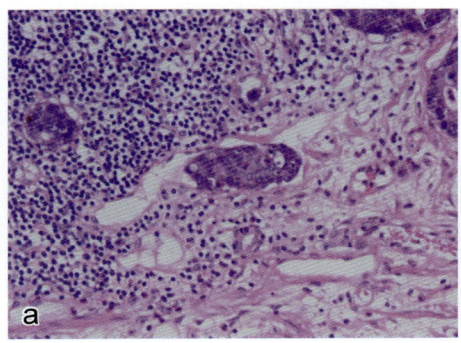

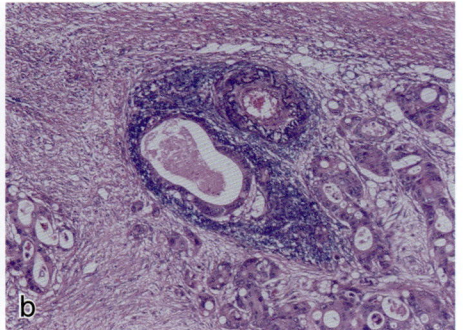

図 6-149 大腸癌の脈管侵襲
a．リンパ管侵襲．内皮細胞で覆われた管腔（リンパ管）内に癌細胞の集塊を認める．b．静脈侵襲．ビクトリアブルー染色で青く染まる弾性板に囲まれた静脈内に浸潤した癌細胞．

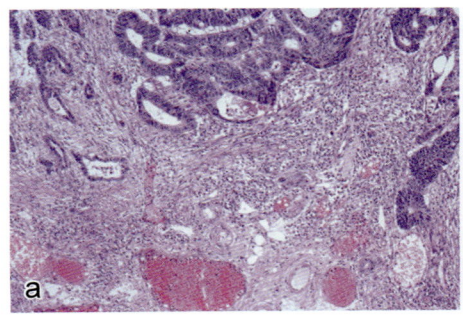

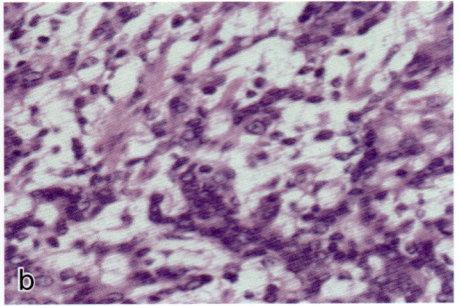

図 6-150 大腸癌浸潤先進部低分化
高ないしは中分化型管状腺癌でも，浸潤先進部では時に管腔形成を示さない癌細胞の浸潤を認める．この現象は大腸癌のリンパ節あるいは肝転移などの危険因子である．

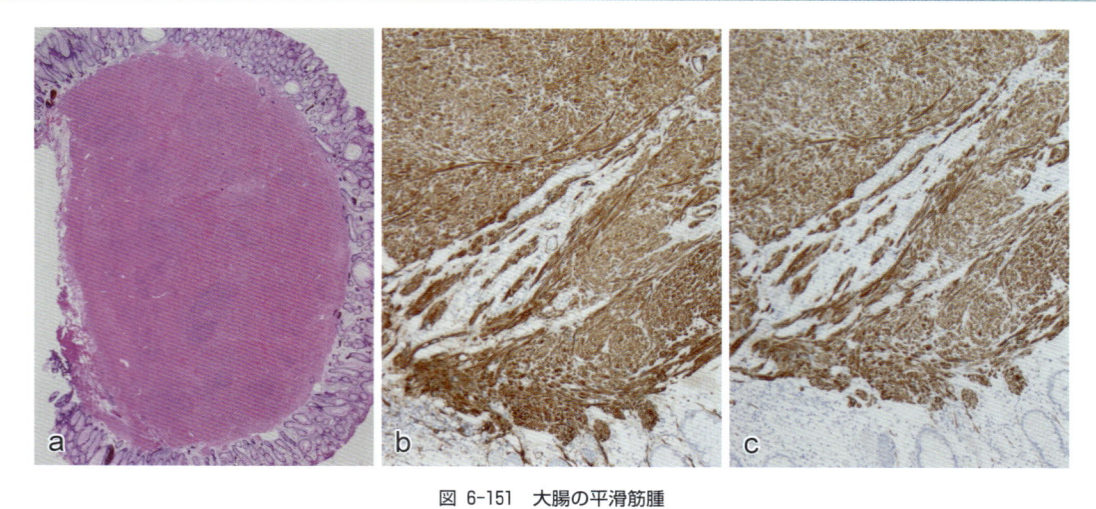

図 6-151 大腸の平滑筋腫
a．大腸の粘膜筋板から発生した平滑筋腫で，境界明瞭な結節を形成している．b．腫瘍細胞は抗平滑筋抗体，c．中間径線維である抗デスミン抗体による免疫染色で陽性を示す．

6-151)．次いで脂肪腫が多くみられ，粘膜下層に発育し，回腸から回盲部に好発する．大きな脂肪腫では，臨床的に腸重積を表すことがある．そのほか神経鞘腫，神経線維腫（多くは Recklinghausen 病に併存），神経節細胞腫は粘膜内と粘膜下層以下に病変を形成し，リンパ管腫，顆粒細胞腫，血管腫は粘膜下層以下に病変を形成するが，いずれもまれである．そのほか十二指腸では gangliocytic paraganglioma が知られている．

悪性腫瘍は以下に示す．

平滑筋肉腫 leiomyosarcoma

胃の項で述べたように，GIST の概念が確立されて以来，その頻度は極めて低いことがわかってきた（p. 446 参照）．

消化管間質腫瘍
Gastrointestinal stromal tumor（GIST）

小腸と直腸に多くみられる．肉眼や組織像は胃と同じである（p. 446 参照）．小腸では発見時すでに 50 mm 前後以上と大きくなっており（図 6-152），そのためにほとんどが高危険群で予後は胃に比べて不良である．

悪性リンパ腫 malignant lymphoma

腸管にみられる悪性リンパ腫には原発性（節外性）と全身性リンパ腫に続発したリンパ腫がある．節外性リンパ腫の 30％は胃と小腸に発生し，大腸には極めて少ない．小腸では全悪性腫瘍中約 40％が悪性リンパ腫である．悪性リンパ腫の組織分類は WHO 分類に沿って行っている．腸管の悪性リンパ腫は非ホジキンリンパ腫がほとんどで，B 細胞性リンパ腫が多い．

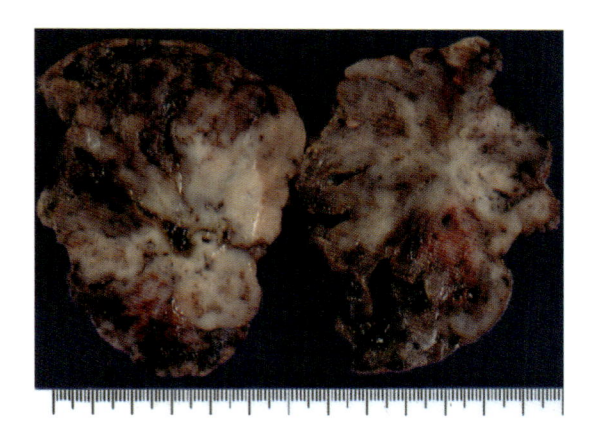

図 6-152 小腸の GIST
空腸壁から腹腔内に大きく発育した限局性腫瘍で，白色・充実性で，出血が目立つ．一部には囊胞形成もみられる．

低悪性度 B 細胞性 MALT リンパ腫 low grade B-cell MALT lymphoma：胃の病変と肉眼・組織像は同じであるが，胃に比べて粘膜内の lymphoepithelial lesion（LEL）の出現頻度が少ない．また HP 感染との関係もみられない．

濾胞性リンパ腫 Follicular lymphoma：十二指腸の下行脚主体に多発性の小ポリープ病変を形成する．

小型から中型の腫瘍細胞が結節状増殖を示し，濾胞様構造を示すリンパ腫である（図 6-153）．濾胞は胚中心を模倣するが，非腫瘍性胚中心に比べて周囲のマントル帯との境界は不明瞭で，核分裂像は少なく，アポトーシス体を貪食するマクロファージの出現はまれである．免疫染色で腫瘍性細胞は BCL-2，BCL6，CD10 が陽性を示す．形質細胞への分化はほとんどみられない．

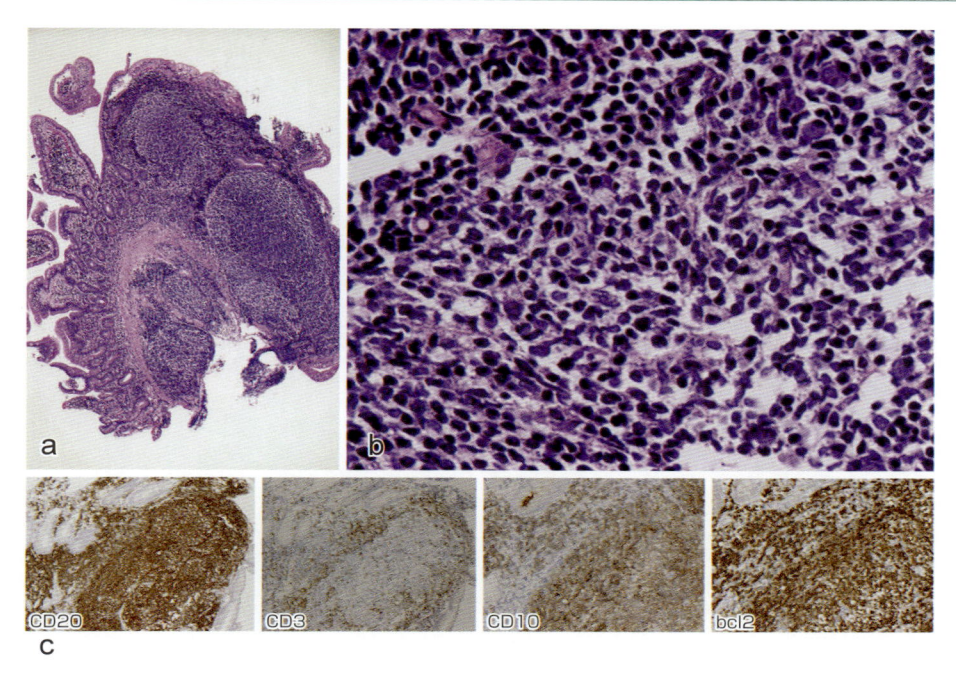

C. 大腸の疾患（虫垂，肛門を含む） 479

図 6-153 十二指腸濾胞性リンパ腫
a．十二指腸粘膜内から粘膜下層に境界明瞭な結節状に腫瘍細胞が増殖している．結節は全体に明るく胚中心が拡大している．
b．腫瘍細胞は小型で，細胞質に乏しい．
c．免疫染色．腫瘍細胞は CD20，CD10，bcl2 が陽性で，リンパ濾胞の胚中心細胞の性格を示している．CD3 は陰性である．

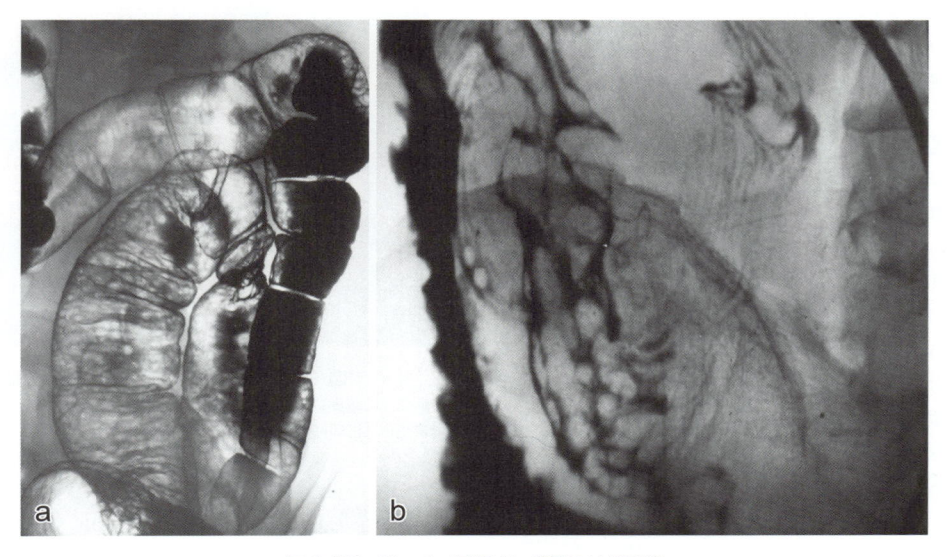

図 6-154 Mantle 細胞リンパ腫の X 線画像
大腸（a）と胃（b）に大小のポリープ状隆起が多発している．

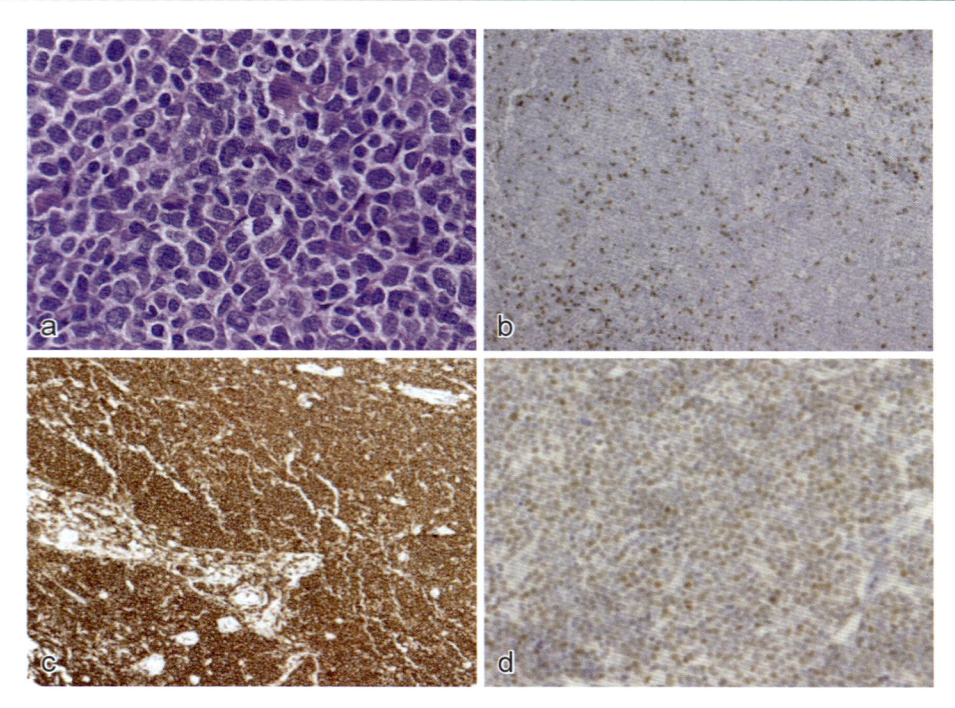

図 6-155　Mantle 細胞リンパ腫の組織像
a．胚中心細胞に類似した中型の腫瘍細胞の増殖を示す．免疫染色では腫瘍細胞は b．CD3 陰性，c．CD20 陽性，d．CyclineD1 陽性を示す．B 細胞性である．

びまん性大細胞型リンパ腫：p. 445 参照．

マントル細胞リンパ腫：消化管の中では回盲部に好発し，時に腸管に多発したポリープ様病変を形成した multiple lymphomatous polyposis を示すことがある（図 6-154，155）．

腸管の T 細胞性リンパ腫 intestinal T-cell lymphoma：小腸では T 細胞性リンパ腫がみられる．粘膜内の T 細胞起源とされ，そのほとんどは enteropathy-associated T-cell lymphoma である．組織学的には，大型で時に多形性を示す T リンパ球の増生で，免疫染色で CD56 陽性を示す．この多くはセリアック病に伴って発症し，欧米では多くみられるが，日本人には少ない．主として空腸から回腸の近位にみられる．

多発性の潰瘍形成性病変を形成し，ときに潰瘍の穿孔がみられる（図 6-156）．

粘膜内から壁全層にわたって大型で時に多形性を示す T リンパ球の増生がみられる．免疫染色では $CD3^+$，$CD5^-$，$CD7^+$，$CD8^{+or-}/CD56^-$ である（図 6-157）．

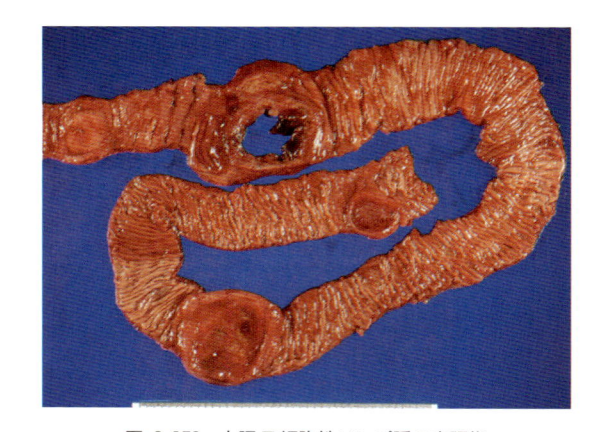

図 6-156　小腸 T 細胞性リンパ腫の肉眼像
多発性の限局した腫瘤形成があり，中心はびらん状に陥凹している．また一部は腸壁の欠損による穿孔を認める．

このほか CD56＋ の monomorphic CD56＋ intestinal T-cell lymphoma があるが，その頻度は低い．

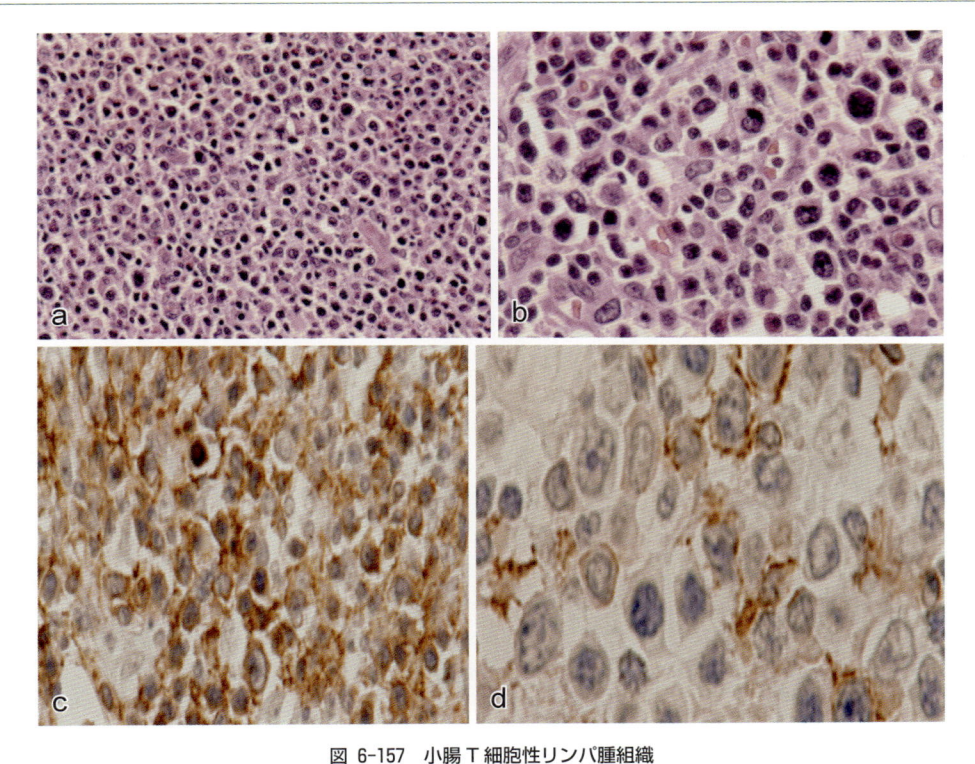

図 6-157　小腸 T 細胞性リンパ腫組織
a, b. 大型の腫瘍細胞の浸潤増殖.（免疫染色）c. CD3, d. CD7 が陽性である.

D 肛門管と肛門の病変

　肛門から内肛門括約筋付着部までを肛門管と呼ぶ．上部は直腸から連続する円柱上皮で覆われ，移行上皮に覆われた移行帯，さらに重層扁平上皮に覆われた部に続いている．円柱上皮から移行帯の上皮下には肛門腺がある．

1．肛門の発育異常

　肛門の奇形は出生児 3000〜5000 人に 1 人頻度でみられる．男児に多く，胎生 5〜7 週に尿直腸中隔から総排泄腔を形成する過程が障害されることによって起こる．多くは直腸・肛門無形成で直腸端が肛門挙筋の上方で終わり，肛門管の欠損を示す．直腸から膀胱，尿道，腟への瘻孔形成，ほかの奇形の合併とともに，骨盤内筋肉への神経支配も併存することから生命予後は極めて不良である．

2．循環障害性疾患（痔核）

　痔核 hemorrhoid は肛門管の上皮下層および肛門皮下脂肪組織に分布する痔静脈叢の拡張によるうっ血性病変である．歯状線より上方の円柱上皮領域に発生する内痔核とそれより外側の肛門側にみられる外痔核がある．いずれにしても内腔側に突出した病変を形成する．組織学的には多数の静脈の集簇とそのうっ血性拡張で，血栓形成もみられる．臨床的には出血と痔の脱出を訴え，疼痛も伴う．

3．炎症（痔瘻）

　痔瘻 anal fistula は，肛門腺や痔核に炎症が起こり，肛門周囲膿瘍が形成され，これが管腔側あるいは皮膚側に穿破して瘻孔を形成した状態である．このほかにクローン病，結核，潰瘍性大腸炎などでも痔瘻を形成することがある．組織学的には，瘻孔に沿って非特異的化膿性炎症を認める．まれにこの痔瘻に腺癌の発生をみることがある（図 6-159）．

図 6-159 肛門管癌の組織
肛門管の深部に粘液産生性の腺癌があり，それが瘻孔によって肛門管の表面と連続している．

4．肛門管癌

　肛門管の組織学的構築から，ここには腺癌，扁平上皮癌，基底細胞癌，悪性黒色腫など多彩な腫瘍の発生をみる．そのほか痔瘻から発生する腺癌の存在もある．これらの中で，直腸型粘膜と肛門腺に分化した腺癌が多い．中でも肛門腺に分化した癌は肛門管深部に増殖し，肛門管表層に癌がみられないことがある（**図 6-158, 159**）．

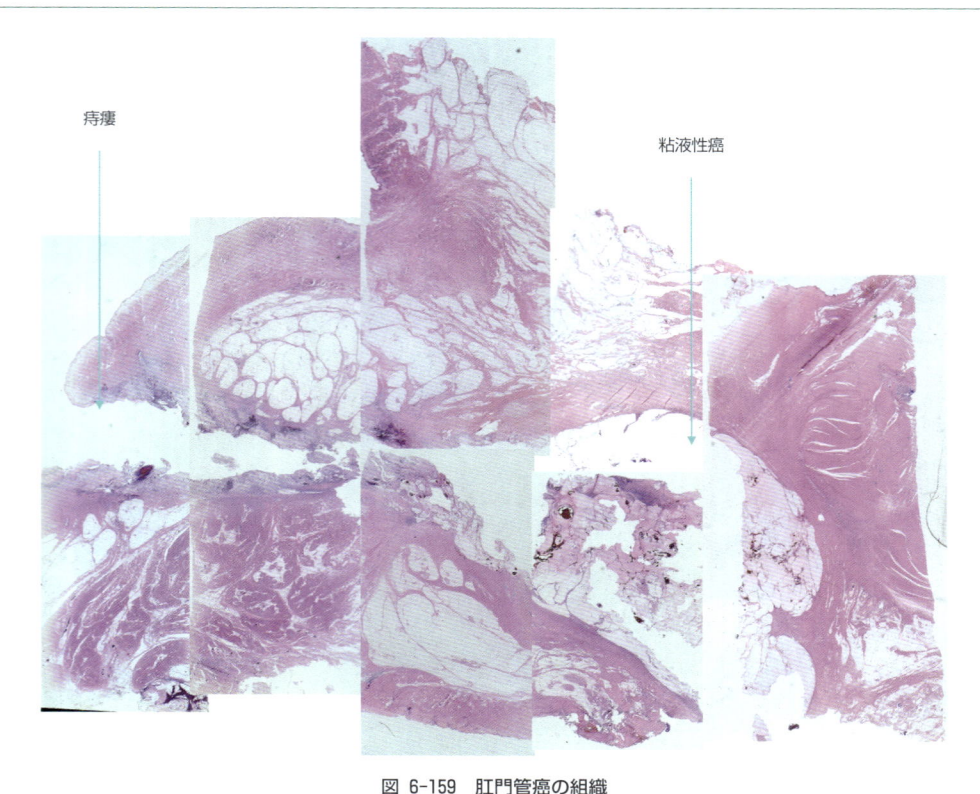

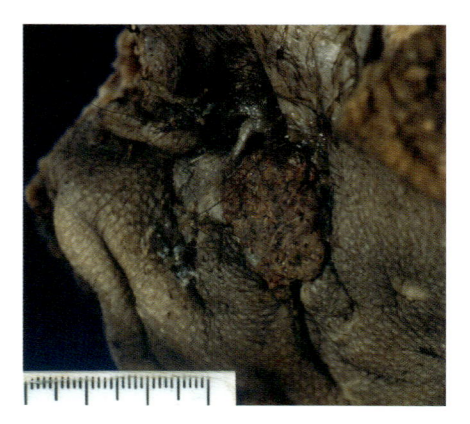

図 6-158 肛門管の癌
肛門管部に隆起性病変を認める．

E　腹膜の病変

　腹膜 peritoneum は腹壁の内面と横隔膜下面，腹腔，骨盤腔，腸間膜，大網，小網ならびに腹腔内臓器を覆う1枚の薄い漿膜 serosa である．このうち腹壁内面を覆う腹膜を壁側腹膜，臓器を覆う部を臓側腹膜という．腹膜に囲まれた空隙を腹膜腔 peritoneal cavity といい，さらに消化管がある部分を単に腹腔 abdominal cavity，腎臓などを囲む部を後腹膜腔 retroperitoneal cavity という．組織学的に腹膜は一層の中皮細胞 mesothelial cell

で覆われている.

腹膜の原発性疾患は少なく，多くは二次的要因によってきたされる炎症と腫瘍性病変である.

1. ヘルニア

体腔を覆う膜（多くは腹膜）が体腔外へ膨出した状態である．膨出した部分はヘルニア嚢を形成し，ヘルニア門により体腔と交通している．ヘルニアは先天性と後天性に区別されるが，後天性も先天要因を有するものに起こりやすい．ヘルニア門は腹腔から血管，神経，内臓が通過する部位で，もともと抵抗の弱い部分である．

ヘルニア嚢の内容は大網が多く，次いで空回腸，大腸である．そのほかの臓器がヘルニアをきたすことはまれである．多くはこれらの内容は体腔内に戻すことができるが，ときにヘルニア門が狭かったりすると元に戻すことが困難になる．また急激にヘルニア内容が突出して元に戻すことが困難なときは嵌頓と呼び，多くは腸管の嵌頓で，絞扼性イレウスの原因となり得る．

ヘルニアには外と内ヘルニアがある．外ヘルニアのほとんどは鼠径ヘルニアで，そのほかに股ヘルニア，臍ヘルニア，腹壁ヘルニアがある．

鼠径ヘルニアには外鼠径ヘルニアと内鼠径ヘルニアがある．外鼠径ヘルニアは胎児期，精巣の下行に伴ってできた鼠径管が生後も完全閉鎖せず，これに沿って腹腔内臓器が突出するものである．内鼠径ヘルニアは鼠径管の経路を経ずに，内鼠径窩からヘルニアをきたすもので後天性である．

股ヘルニアは股動静脈の通路である股管を通じて内臓が大腿皮下に現れるもので，女性に多い．臍ヘルニアは臍帯内に内臓が脱出するものであるが，ヘルニア嚢を欠いている．腹壁ヘルニアは白線の間隙から臓器が脱出するものである．

内ヘルニアは腹腔などからほかの体腔内への臓器脱出で，横隔膜ヘルニアと後腹膜ヘルニアがある．横隔膜ヘルニアは欧米人では多いが，日本人にも最近増加傾向がある．このなかで食道裂孔ヘルニアが一般的で，胃の噴門部が食道裂孔から胸腔内に脱出するものである．後腹膜ヘルニアには十二指腸窩ヘルニアとＳ状間窩ヘルニアがある．

2. 腹膜の炎症（腹膜炎）

多くは炎症や腫瘍による消化管，胆道などの腹腔内穿孔によってきたされ，その原因によって化学性と細菌性に分けられる．

化学的腹膜炎

胆道穿孔による胆汁，胃潰瘍の穿孔による胃液漏出，急性膵炎による膵液漏出，大腸憩室の穿孔，消化管の内視鏡検査やバリウム検査時の医療事故に基づく胃腸管穿孔，外傷による穿孔などによる腹膜炎がある．このほか胎児期には小腸が穿孔して起こる胎便性腹膜炎，乳幼児では先天性腸管閉鎖・狭窄などによる穿孔が要因となることもある．これらでは漏出した胆汁などのほか，胃腸管内の常在菌などの混合感染も加わり，臨床的には広範な炎症をきたし，重篤な症状を起こすことが多いが，大腸憩室の穿孔のようにその部位の漿膜に限局した軽度な炎症もある．

細菌性腹膜炎

多くは急性虫垂炎，胆嚢炎，卵管炎などの化膿性炎症が原因となる．原因菌としては大腸菌，連鎖球菌，黄色ブドウ球菌などがある．いずれも腹膜に広範な炎症をきたし，膿汁を交えた腹水がみられる．炎症が軽快したときや炎症が慢性化すると，腹腔内臓器や腸間膜の線維性癒着を認める．また結核菌感染による結核性腹膜炎は腸管，卵管，腸間膜リンパ節などから感染が起こるものと，まれには肺結核から血行性に感染する場合もある．結核性腹膜炎では腹膜に結節性病変を形成，軽快すると石灰化結節となる．

腸間膜脂肪織炎 mesenteric panuculitis

腸間膜のびまん性あるいは限局性の肥厚をきたす疾患で，その結果腸管は短縮と狭窄時に腸管相互の癒着をきたす．肉眼では肥厚した腸間膜は平滑ではなく多結節状となる．組織学的には脂肪壊死で，残存脂肪細胞は大小不同が目立つ．これにリンパ球浸潤，線維芽細胞増生をきたす．病変が腸間膜から腸管近傍あるいはその壁内に及ぶと，臨床的には癌と間違いやすい像を呈する．

子宮内膜症 endometrosis

腹膜，特に骨盤腔にみられる異所性の子宮内膜である．腹膜出血や，腹膜と腸管などとの線維性癒着の原因となる．

特発性後腹膜線維症
idiopathic retroperitoneal fibrosis

中高年者にみられるまれな疾患である．境界不明瞭な線維性組織が大静脈や腹部大動脈を取り囲んで増生する．組織学的には初期病変では著明なリンパ球などの炎症性細胞浸潤を認め，しばしばリンパ濾胞の形成もみられる．これらに線維芽細胞増生，脂肪壊死を伴う．後期

になると線維化をきたし瘢痕化する.
　臨床的には線維増生とともに尿管圧迫，さらには腎不全をきたす．また硬化性胆管炎，甲状腺炎などを併存することがある．

嚢　胞 mesothelial cyst
　中皮細胞や重層扁平上皮類似の細胞で覆われた嚢胞で，多くは孤立性である．嚢胞内には透明な水溶性の内容液を入れている．

中皮の過形成と化生
　ほとんどは腹膜炎や腹膜の播種性癌腫症による．反応性の中皮細胞過形成変化である．腹膜は限局性の肥厚を示す．

3．腹膜の腫瘍様，腫瘍性疾患
　腹腔と後腹膜に発生する腫瘍性疾患は腎，膵臓，副腎腫瘍，悪性リンパ腫を除くと，中皮腫と軟部腫瘍がほとんどで，中でも軟部腫瘍が極めて多くみられる．軟部腫瘍に関しては各論第 16 章で詳細が述べられるので，ここでは簡単に記載する（p.850 参照）．

中皮腫 mesothelioma
◆定　義：腹膜中皮細胞の腫瘍性増殖で，胸膜中皮腫に比べるとその頻度は低い．良性と悪性中皮腫がある．
　良性中皮腫は腹膜に付着した限局性腫瘤で，多くは偶然に発見される．多嚢胞性となった大きな腫瘤を形成するものもある．これも嚢胞の内腔は一層の中皮細胞で覆われている．これは若年女性の骨盤腔に発生する．
　悪性中皮腫は 40 歳以上の男性に多くみられ，半数以上はアスベストの被曝と関連している．
◆肉眼像：肉眼ではびまん性で臓側ならびに壁側腹膜に及ぶ，多結節状の腫瘤を形成する．腸管は相互に癒着し，腸間膜は短縮する．腫瘍はときに腹腔全体に及び，腹壁，胃腸管，肝臓，脾臓などの臓器に浸潤する．
◆組織像：組織学的には上皮様腫瘍細胞が乳頭状増殖する上皮性 epithelial，紡錘形腫瘍細胞の増殖からなる肉腫様 sarcomatoid，上皮性・紡錘形細胞増殖からなる二相性 biphagic の 3 型がある．この中で上皮性と二層性が多くみられる．上皮様悪性中皮腫の腫瘍細胞は大型で豊富な細胞質を有し，腫瘍細胞は乳頭状ないしは管腔形成性の増殖を示す．この腫瘍細胞はヒアルロニダーゼで消化される酸性粘液多糖体を有しており，免疫染色ではサイトケラチン 5/6，EMA が陽性で，そのほかカルレチニン，WT1 遺伝子蛋白などが陽性である．本腫瘍の予後は極めて不良である．

腹膜漿液性腫瘍 peritoneal serous tumor
　本腫瘍は子宮・卵巣・卵管にみられ，腹膜にも孤立性あるいは卵巣との同時発生をみることがある．これは発生学的に女性の腹膜，骨盤腔には体腔上皮の陥入によって生じる Müller 管との関連があるためである．組織学的な特徴は卵巣の項参照．

胚細胞性腫瘍 germ cell tumor
　後腹膜には小児の奇形種が多くみられる．そのほか胎児性癌や卵黄嚢腫瘍がある．

傍神経節腫 paraganglioma
　傍神経節 paraganglia は後腹膜傍脊柱に位置する．ここから発生する腫瘍を指す．組織学的には豊富な血管に囲まれて多角形の上皮様の腫瘍細胞が胞巣形成性に配列する腫瘍で，この胞巣の辺縁には紡錘形の細胞もみられる．この構造を Zellballen と呼んでいる．本腫瘍は良悪性の鑑別が困難である．

神経鞘腫/神経線維腫
　　schwannoma, neurilemoma/neurofibroma
　後腹膜に好発する．時に大きく 40 cm 内外の腫瘍で発見されることもある．

炎症性筋線維芽細胞性腫瘍
　　inflammatory myofibroblstic tumor
　炎症性細胞（特に形質細胞）浸潤を伴った肉芽腫瘍病変で，小児に好発する．組織学的には線維芽細胞，筋線維芽細胞が束状あるいは不規則に配列し，著明な形質細胞とリンパ球浸潤を特徴とする．

孤立性線維性腫瘍 solitary fibrous tumor
　本腫瘍は胸膜に好発するが，腹膜にもまれにみられ，限局性線維性中皮腫 localized fiborous mesothelioma とも呼ばれる（p.853 参照）．

悪性軟部腫瘍（肉腫）
　腹腔特に後腹膜には肉腫が好発する．中でも脂肪肉腫，悪性線維性組織球腫，平滑筋肉腫が多くみられるが，平滑筋肉腫は胃腸管間質腫瘍（GIST）との鑑別が重要である．
　脂肪肉腫は時に 10 cm 以上の大きさで発見される．多くの場合，分化型脂肪肉腫で，肉眼では比較的境界明瞭な腫瘤を形成し，割面では黄色調から灰白色で，分葉を示す（図 6-160）．組織学的には分化した脂肪細胞様の形態を示すが，腫瘍細胞の大小不同と軽度の核異型を示

E. 腹膜の病変　485

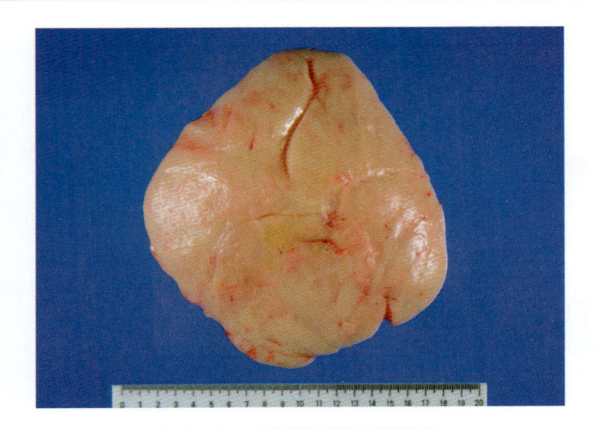

図 6-160　後腹膜の脂肪肉腫肉眼
黄色調の限局性腫瘤で，割面では分葉が明瞭である．

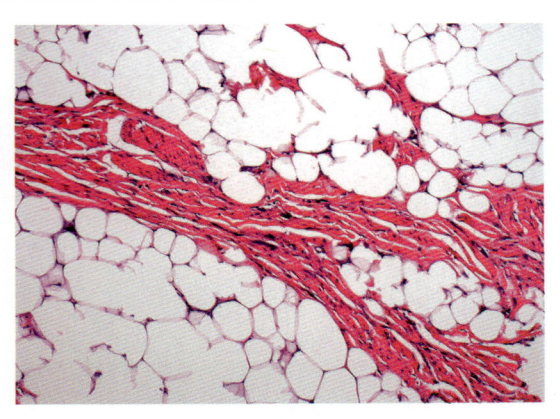

図 6-161　分化型脂肪肉腫
分化した脂肪細胞様の腫瘍細胞は大小不同が目立つ．また成熟脂肪細胞に比べて核が大きいものがみられる．さらに腫瘍細胞管には不規則な線維性組織がみられ，その内部にも異型細胞を認める．

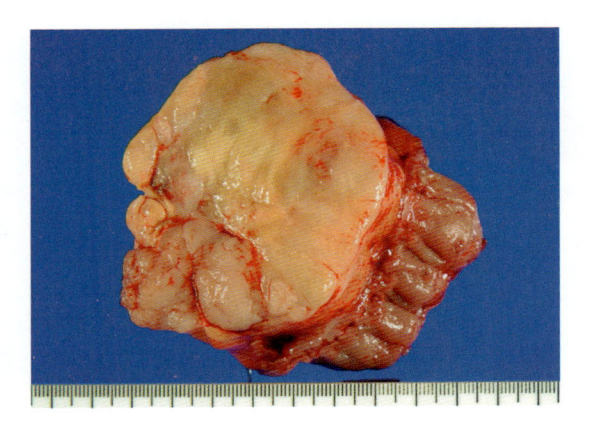

図 6-162　後腹膜の腹腔内の平滑筋肉腫
大腸の一部が合併切除されている．腫瘍は結節性の部分と黄色調の部からなる．腫瘍の境界は明瞭で，薄い被膜を有している．

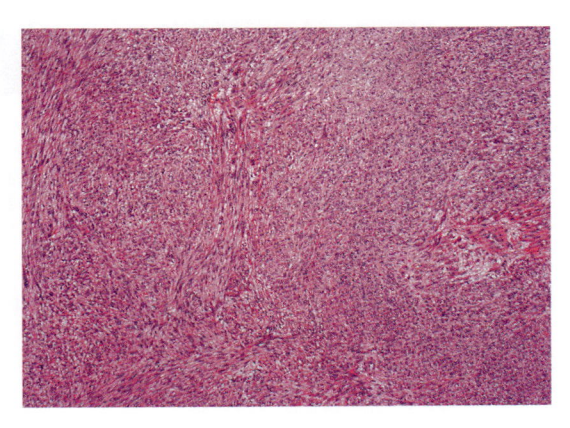

図 6-163　平滑筋肉腫
紡錘形細胞が束状に配列し，それらが錯綜している．

す．中には大型の異型核をみることもある（図6-161）．また，極めて腫瘍細胞が多形性を示すこともある．

悪性線維性組織球腫 malignant fibrous histiocytoma (MFH) で，多形性腫瘍細胞増殖を示すときは，ほかの肉腫で脱分化したものとの鑑別が必要となる（表16-2, p.850 参照）．

平滑筋肉腫 leiomyosarcoma

腹腔，後腹膜腔は平滑筋肉腫好発部のひとつである．発見時には 50 mm 以上の大きな腫瘍であることが多い．肉眼では限局性の腫瘍で，割面では多結節性のこともある．また組織学的に粘液腫様となることがある（多くは類上皮型，図6-162）．組織像は軟部発生例と同じで，紡錘形細胞が束状，その錯綜を示す（図6-163）．軟部発生例に比較して大きいこともあり，予後は不良である．

胃腸管間質腫瘍（GIST）と同じ腫瘍が大小網，腸間膜，後腹膜にも発生する．組織像は GIST と同じである（p. 446, 478 参照）．

腹膜への転移性腫瘍

胃癌，大腸癌，胆嚢癌，膵臓癌，卵巣癌の末期では原発臓器から癌細胞が直接あるいは播腫性に腹膜や腹腔内に広がってくる．これを癌性腹膜炎あるいは腹膜癌腫症と呼ぶ．

これらの中で虫垂や卵巣の粘液癌（境界悪性病変 borderline lesion を含む）が腹膜に播種して，多発性の結節あるいは粘液が腹腔内に貯留することがあり（図6-164a, b）これを腹膜偽粘液腫 pseudomyxoma peitonei と呼んでいる．しかし近年ではこの状態は低悪性度癌の腹膜播種と考えられるようになってきた（図6-164c,

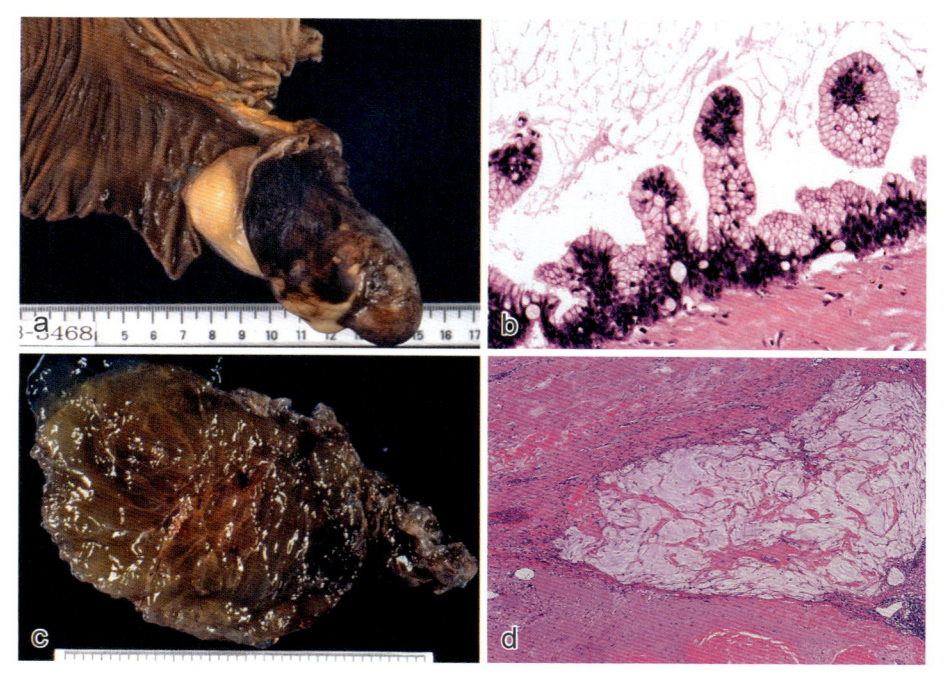

図 6-164 腹膜偽粘液腫
a．虫垂は囊胞状に拡張しており，その粘膜面は不整である．b．組織学的には囊胞壁は軽度乳頭状となった異型細胞からなる腺上皮で覆われている．組織学的は良悪の鑑別が困難であるが，虫垂の壁深くに浸潤した粘液癌である．c．腹膜に播種した病変．ゼリー状の所見である．d．腹膜の組織像．虫垂の粘液癌の転移である．

d)．臨床的にも経過が極めて長期にわたり，低悪性度癌の特徴を有しているが，徐々に腹腔内が粘液で充満されて死亡する．

虫垂の粘液瘤や粘液囊胞性腺腫が破れて壁外に播種性病変を形成することがあるが，この場合は破れた局所に限局した病変で，腹膜偽粘液腫とは異なる．

非上皮性腫瘍でも高悪性度 GIST は時に腹膜に，ほかは性の播種性病変を形成することがある．

第7章
肝・胆嚢および胆道・膵

A 肝

1. 肝の発生

　胎生期に原腸の腹側細胞群の一部が陥凹し，肝憩室 hepatic diverticulum を形成する．その部分の細胞が横中隔の間充織へ向かって増殖・伸展し，肝芽 hepatic bud を形成することにより肝が発生する（図7-1）．原腸から肝芽が伸びるためには，胎生期に心に由来する線維芽細胞増殖因子 fibroblast growth factor（FGF）や横中隔間質の毛細血管の存在が重要とされている．発生の過程で肝芽を構成する肝芽細胞 hepatoblast は肝細胞と肝内胆管上皮細胞へと分化していく．

　成人肝は，横隔膜直下に位置する生体の中で最も大きな実質臓器で，通常1.3 kg ほどの重量である．解剖学的には，肝鎌状間膜を境にして左右の葉に分けられ，右葉 right lobe は左葉 left lobe より大きい．また，肝下面には小さな葉として尾状葉 caudate lobe と方形葉 quadrate lobe が認められる．現在，日常臨床的には肝を8個の肝区域 segment に分けるフランスの Couinaud による区分法が病変部位を表すのに用いられている．

　組織学的には，肝小葉 hepatic lobule が肝の形態学的な基本単位として知られ，1×2 mm ほどの不規則な稜柱形，円筒形をしている．小葉の中心に肝静脈である中心静脈が位置し，肝細胞索が放射状に中心静脈を取り囲んでおり，小葉の周辺部には門脈，肝動脈，胆管と結合組織からなる門脈域 portal tract が配置している（図7-2）．肝細胞は小葉内の部位によって，ある程度機能が異なり，肝細胞の壊死が，小葉中心帯，周辺帯や両者の間の中間帯に選択的に現れることがある（p.495参照）．門脈系の終末をなす分配枝（Glisson 鞘内の門脈枝から出て小葉内類洞に血液を分配する枝）を中心とした細葉 acinus の概念（図7-3）は，各種の障害や肝硬変の発生機序を血行動態の面から説明するのに都合がよい．

　肝細胞の索状配列は肝細胞索 liver cell plate といわれ，肝細胞で産生された胆汁はその間を走る毛細胆管 bile canaliculus を流れ，小葉周辺部で細胆管 bile ductule を経て小葉間胆管 interlobular bile duct に流入す

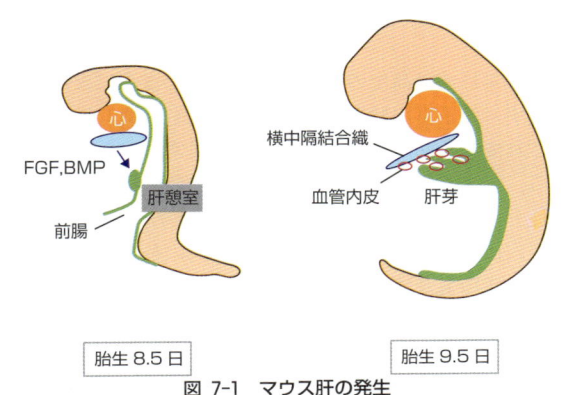

図7-1　マウス肝の発生
胎生8.5〜9.5日で心，横中隔結合組織由来の FGF, BMP により前腸腹側の内胚葉細胞が肝憩室を形成し，肝芽細胞が横中隔へ遊走し肝原基がつくられる．血管内皮細胞の存在が重要である．
（Zhao, R. & Duncan, S. A., *Hepatology* 41：2005 を改変）

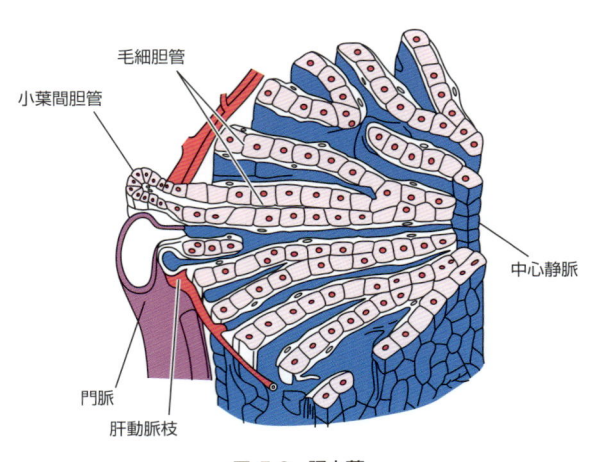

図7-2　肝小葉
肝細胞索が板状に配列している．

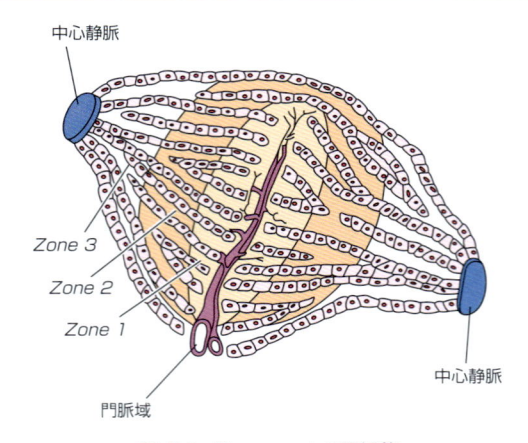

図 7-3　Rappaport の肝細葉
門脈および肝動脈の終末枝を中心として，隣接した小葉の 1/6 ずつを合わせた部分が 1 単位となる．Zone 1, 2, 3 の順に酸素，栄養の供給から遠ざかるので，Zone 3 は末梢循環の周辺帯に相当し，障害を受けやすい．

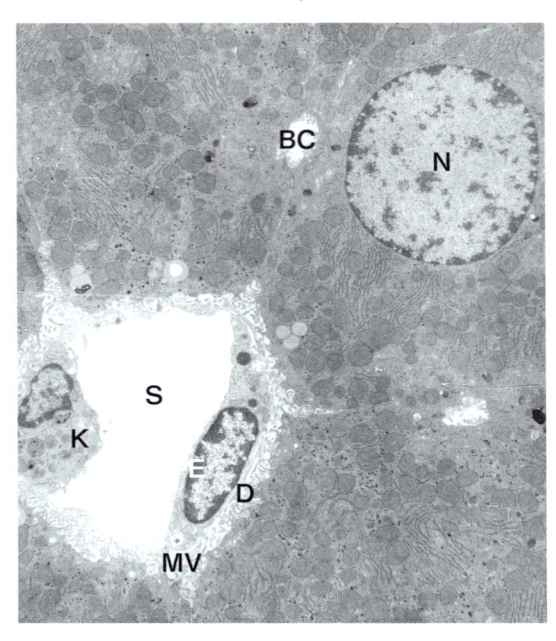

図 7-4　肝細胞索と類洞
正常のラット肝．灌流固定なので，類洞内（S）に血液成分が認められない．類洞壁は薄く伸びた類洞内皮細胞（E）で覆われ，Disse 腔（D）には肝細胞の微絨毛（MV）が認められる．
K：Kupffer 細胞，N：肝細胞の核，BC：毛細胆管．

る．肝細胞は 1 枚の板状に配列し，枝を出して肝細胞の網工をつくり，その間隙に血液を入れる．この構造によって肝細胞は，ほかの外分泌腺とは比較にならないほど広い血液との接触面をもつ．

　肝小葉内の血流は 70% が門脈から供給され，30% は肝動脈由来であり，肝細胞索間を走行する血管は類洞 sinusoid といわれる．類洞は形態学的に無数の小孔を有する篩板構造の特徴的な内皮細胞によって覆われている（図 7-4, 5）．一方，肝細胞は，Disse 腔に無数の微絨毛を出しており，血液と肝細胞の間の活発な物質交換が可能になる．

　類洞壁のところどころに，活発な貪食を営む Kupffer 細胞が存在する．Kupffer 細胞は生体防御に働く一方，インターロイキン，TNF などのサイトカインやスーパーオキサイドを産生し，肝細胞傷害の原因になることがある．また Disse 腔に，脂肪滴を含む星（伊東）細胞 stellate cell が認められる．通常は多量のビタミン A を貯蔵しているが，病態時にはビタミン A を失い，筋線維芽細胞 myofibroblast 化して膠原線維を産生し，肝の線維化に関与する．類洞壁を構成する第 4 の細胞が Disse 腔に存在し顆粒をもつ pit cell で，NK 細胞に由来する．

　肝細胞 hepatocyte は，肝の全細胞数の 60% であるが細胞容積は 90% 以上を占め，肝実質細胞ともいわれる．肝細胞は径 30 μm と大型の細胞で血液に接する類洞面と胆汁を分泌する毛細胆管面を有している．毛細胆管面では隣接肝細胞間にタイトジャンクションがよく発達しており，胆汁が血液中へ漏れるのを防いでいる．肝細胞は大型円形の核をもち，細胞質内に多数のミトコンドリア（ヒトでは平均 800）と，よく発達した粗面小胞体が認められ，活発なエネルギー産生と蛋白質合成を行う．肝は生体内最大の代謝中枢臓器で，小葉内の部位によって代謝機能も多少異なり，脂質代謝は小葉中心帯の，糖質代謝は周辺帯の肝細胞が主として行う．

　胎児肝では右葉は門脈，左葉は臍静脈により灌流されている．新生児屍に時にみられる二色調肝 two-tone liver は，比較的酸素に乏しい右葉に糖原の減少と脂肪化が起こるためである．

形態異常

　肝の無形成は高度の奇形を伴う胎児でまれにみられるが，すべて子宮内胎児死亡となる．左右の葉低形成も報告されているが，多くは肝血管系の異常に伴う低形成である．分葉異常は時にみられ，異常な切れ込みにより先天性分葉肝となる．

　肝内血管系の先天異常として，肝内の動静脈吻合や類洞の拡張所見を認める遺伝性出血性末梢血管拡張症 hereditary hemorrhagic telangiectasia（Osler-Rendu-Weber disease）が知られている（図 7-6）．本症は常染色体優性遺伝を示し，原因は TGF-β レセプターファミリーに属するエンドグリン endoglin の変異によるもので肝や肺に動静脈吻合が多発する．先天的に肝内胆管の消失する疾患として Alagille 症候群が知られている．

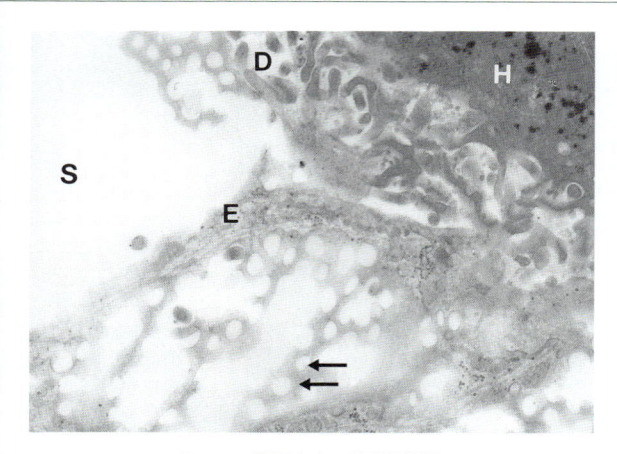

図 7-5 類洞内皮の篩状板構造
類洞内皮細胞 (E) の細胞質に多数の小孔が認められる (←). H:肝細胞, S:類洞, D:Disse 腔.

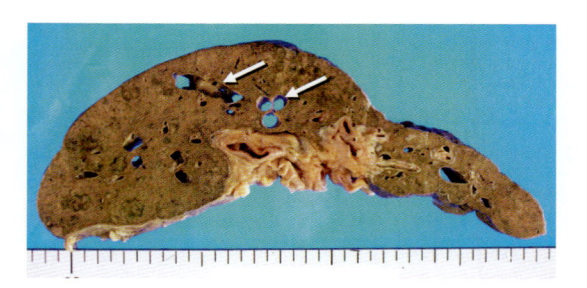

図 7-6 遺伝性出血性末梢血管拡張症 (Osler-Rendu-Weber 病) の肝
散在性に拡張血管 (⇦) と胆汁うっ滞が認められ, 組織学的に門脈—肝静脈シャントが認められた.

Notch と結合して細胞内へシグナルを入れる Jagged 1 の変異が肝内胆管形成不全の原因である.

後天的と考えられる形の異常は割合に多い. 矢状溝 sagittal furrow はアジア人に多く, 剖検例の 10%に認められる.

肝萎縮は, 全身の栄養障害, 例えば老衰, 癌の悪液質などの際にみられ, 時には正常の 1/3 以下に縮小する. 肝は硬さを増し, 前縁は鋭く, 褐色となる (褐色萎縮 brown atrophy). 組織学的に萎縮は小葉中心部に著しく, リポフスチン lipofuscin が増加する.

セロイド ceroid は, Kupffer 細胞に現れる黄色の色素で, 不飽和脂肪酸の酸化重合物を含み, 組織崩壊産物と考えられる.

部分的萎縮は, うっ血, 腫瘍, アミロイドーシスなどにみられ, 圧迫萎縮により肝細胞索は細くなる.

2. 肝の代謝障害

肝は生体内の代謝中枢臓器である. われわれが食物として摂取した物質は消化管から吸収され, 門脈を介して肝に運ばれ, 主に肝細胞内で代謝, 貯蔵され, 新たな蛋白質として合成され分泌される. また薬物を含む種々の化合物を解毒, 排泄する機能も有している. したがって肝機能の障害は, 生体内の物質動態に変化をもたらし, しばしば重篤な病態を引き起こす.

脂質代謝障害

肝は脂質代謝の中心臓器で, 正常でも 2.4〜8.2 g/100 g 湿重量の脂肪を含む.

肝の脂肪の増量は, ① 貯蔵脂肪 (脂肪組織) からの脂肪酸の動員の増加, ② 肝細胞内での脂肪合成の増加, ③ 脂肪の酸化の低下, ④ 肝細胞からの脂肪の放出 (超低比重リポ蛋白質 very low density lipoprotein; VLDL の分泌) の低下, のいずれかによって起こる (図 7-7).

食物中の脂肪は, 膵リパーゼにより, 脂肪酸, グリセリン, βモノグリセリドに分解されたのち, 小腸の吸収細胞から吸収されて細胞内に入り, 再びトリグリセリド triglyceride (TG) に合成される. TG は蛋白質とリン脂質の付加を受け, キロミクロンとして放出され, 乳び管を経て静脈内に入る. キロミクロンの大部分は脂肪組織に運ばれ, リポ蛋白質リパーゼによって分解されて脂肪酸となり, 脂肪細胞に TG として蓄えられる. 脂肪は必要に応じて分解され, 遊離脂肪酸 free fatty acid (FFA) として血中に入り, アルブミンと結合して肝に運ばれる.

肝細胞に摂取された脂肪酸は酸化されるが, 一部は TG となり, リン脂質, アポ蛋白質の供給を受けて VLDL となり, Disse 腔から血中に放出される. 肝細胞内に TG の過剰蓄積をみる病態が脂肪肝 fatty liver で, 多数の脂肪滴が肝細胞の細胞質に出現する.

大・小滴性脂肪肝
macrovesicular steatosis, microvesicular steatosis

細胞質の大部分を大型の脂肪滴が占め, 核の偏在をみる脂肪肝を大滴性脂肪肝といい, 微細な脂肪滴が膜周囲から細胞全体にびまん性に認められるものを小滴性脂肪肝と呼ぶ.

アルコール性脂肪肝では初期の病変は小滴性であるが, 病変が進行すると小滴が癒合し大滴性脂肪肝となる. 非アルコール性 (代謝性) 脂肪肝の場合は大滴性脂肪肝となることが多い. 一方, Reye 症候群や妊娠脂肪肝では小脂肪滴が癒合せず, 小滴性脂肪肝となるのが特徴とされている.

脂肪の肝小葉内分布にもいくつかの型がみられる. 慢性うっ血肝や高度の貧血などの低酸素血症状態では小葉

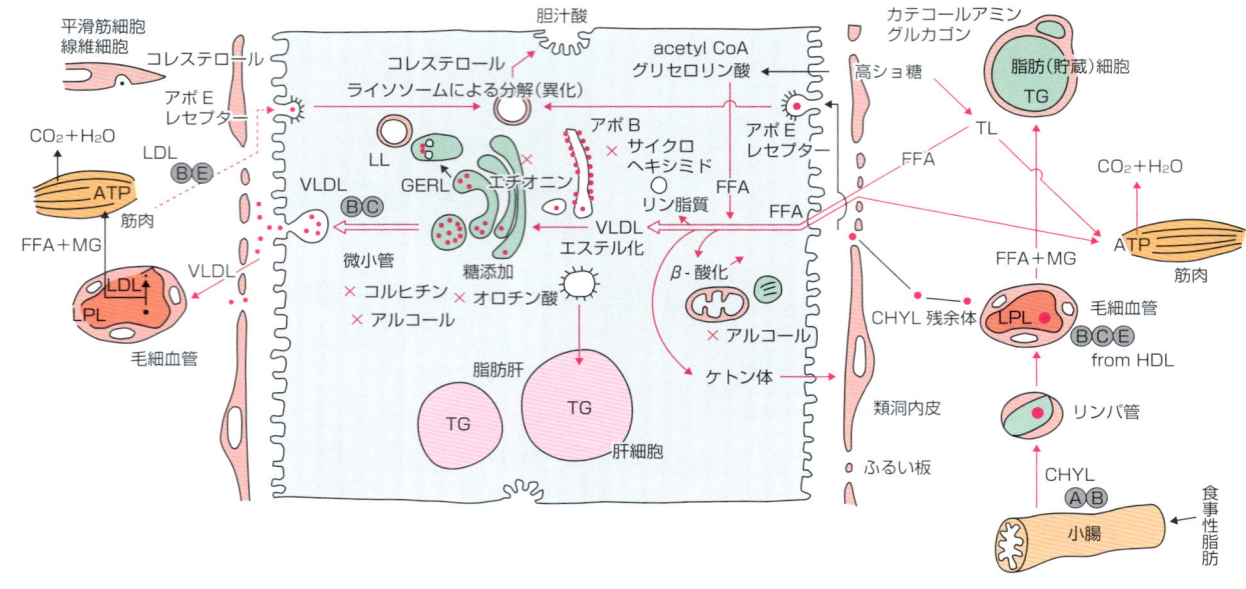

図 7-7　肝細胞を中心にした脂肪代謝
×印は薬物による障害部位を示す．

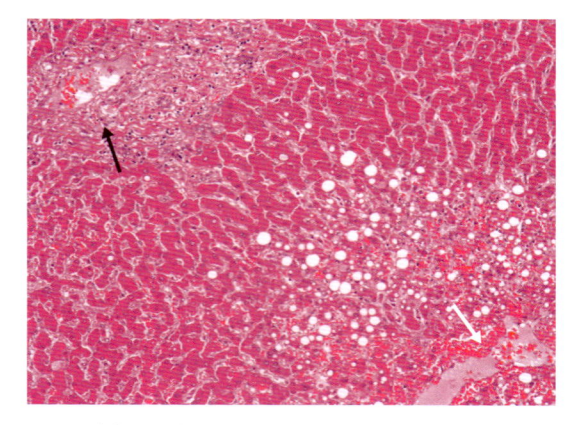

図 7-8　慢性心不全による中心静脈周囲の肝細胞壊死と脂肪化
中心帯から中間帯にかけてうっ血と肝細胞内に著明な脂肪滴を認める．門脈域（←），中心静脈（⇦）

中心帯の肝細胞に脂肪滴がみられ（中心脂肪化），時に中心帯の肝細胞壊死を伴う（**図7-8**）．

小葉周辺脂肪化は脂肪に富んだ食事によるほか，中毒症，蛋白質欠乏，飢餓にみられる（脂肪組織からの脂肪酸の動員）．高度になると小葉全体のびまん性脂肪化となる．

脂肪肝を示す特異な疾患には次のものがある．

1．**Reye症候群** Reye syndrome：意識障害，痙攣，嘔吐など，急性の脳症状と肝・腎の脂肪化を伴う幼児（米国で6歳，わが国では1〜2歳がピーク）の疾患である．ウイルス感染症，特にインフルエンザB型感染に続発することが多く，インフルエンザ患者にサリチル酸剤（アスピリン）を投与すると本症の危険性が増すといわれ，米国ではアスピリンの使用制限後，症例が1/6に減少し，現在ではまれな疾患となった．

本症例の脂肪肝はびまん性小滴性で，電顕所見でミトコンドリアがアメーバ様と呼ばれる著しい変形を示すことが特徴で，ミトコンドリア酵素，特に尿素サイクルの ornithine transcarbamoylase, carbamoylphosphate synthetase などの活性低下が著しく，血中アンモニア上昇の原因となる．

2．**特発性妊娠脂肪肝** idiopathic fatty liver of pregnancy：妊娠末期に急激な脳症状で発症する致死率が高いまれな疾患である．小滴性脂肪肝を伴い，電顕所見ではReye症候群に似たミトコンドリアの変化をみる．

3．**脂質蓄積症** lipid-storage disease：Gaucher病，Niemann-Pick病では，肝が脾とともに巨大になる（hepatosplenomegaly）．Gaucher病ではPAS染色陽性のglucocerebroside が，Niemann-Pick病では脂肪染色陽性の sphingomyelin がKupffer細胞，肝細胞に蓄積し，そのために肝は腫大する．これらの疾患は，リソソーム酵素遺伝子の変異によって起こる．

糖代謝異常

肝細胞は血糖の調節を行う各種のホルモンの支配を受け，細胞質内に蓄積する糖原（グリコーゲン）glycogen

をグルコースとして放出する．したがって肝細胞内の糖原は，筋肉，好中球などの組織，細胞にみる糖原とは異なり，代謝の状態に応じて急速にその量を変える．

　糖原は正常の肝で100g当たり0.5〜6gが含まれ，夜間に最高値を示し，食事時に最低値となるような大きな日内変動を示す．糖原の減少は小葉中心部の肝細胞から起こる．糖原が多量に沈着すると，肉眼的に肝はピンクの色調を帯びる．

　糖尿病 diabetes mellitus の多くの例で肝細胞内に糖原の異常増加が認められ，核内にも糖原が認められる．これを核糖原 nuclear glycogen といい，核糖原は糖尿病以外にも肝硬変，肺結核症をはじめ各種の疾患で出現することがある．特に Wilson 病では肝細胞の核糖原が特徴的な所見とされている．

糖原病 glycogenosis, glycogen storage disease：肝細胞に糖原の蓄積をみるのは Cori の I 型（von Gierke 病），II 型（Pompe 病），III 型（Cori 病）などである．I a 型は glucose 6-phosphatase の欠乏により，肝細胞と腎尿細管上皮細胞に糖原が蓄積し，肝腎腫大症 hepatonephromegaly となる．

　II 型の Pompe 病はリソソームの acid α-1, 4-glucosidase（acid maltase）の欠乏によるもので，限界膜をもった糖原体が出現する．

　amylo-1, 6-glucosidase（debranching enzyme）の欠乏による III 型では，時に肝組織重量の20％にも達する糖原の蓄積をみる．

黄　疸 jaundice

　網内系で血色素のヘムから heme oxygenase によってつくられたビリベルジンは，biliverdin reductase によってビリルビンとなり，血液内で主としてアルブミンと結合し肝に運ばれる．一方，胆汁中のビリルビンは，その大部分がグルクロン酸2分子と抱合した bilirubin diglucuronide（Pigment II）の型をとっている．したがってビリルビンの排泄にあたって肝細胞は，まず蛋白質との結合を解離して取り込み，次にグルクロン酸を抱合し，毛細胆管に放出するという働きをする．これらは hepatobiliary transport system と呼ばれ，膜ポンプ蛋白質を含むエネルギー依存性システムで，肝細胞が傷害を受けるとビリルビンの代謝が妨げられ，胆汁うっ滞や黄疸を起こす（肝細胞性黄疸）．正常の血中ビリルビン値は0.1〜1.0 mg/dLで，2 mg/dLを超えると黄疸として認識される．胆汁の主要成分である胆汁酸はコレステロールの排泄型で，小腸内で脂肪の乳化に働いたのち，大部分（95〜99％）は再吸収され，肝細胞に摂取される（腸肝循環 enterohepatic circulation）．したがって胆汁酸は末梢血中にはほとんど認められない．

　アルブミンと結合して肝に運ばれたビリルビンは，肝細胞表面でアルブミンから解離し，肝細胞類洞側膜に存在する陰イオントランスポーター Oatp 1a/1b によって細胞内に取り込まれる．門脈血中の胆汁酸はナトリウム依存性のトランスポーター NTCP により肝細胞に取り込まれる．

　肝細胞内に取り込まれたビリルビンは glutathione S-transferase（ligandin）と結合し小胞体へ運ばれる．肝細胞の小胞体に存在するグルクロン酸転移酵素 UDP glucuronyl transferase の働きで，UDPGu よりグルクロン酸の2分子がビリルビンと結合し，ビリルビンは水溶性となる．新生児黄疸は主としてこの酵素系の未発達によるもので，UDPG→UDPGu を媒介する UDPG dehydrogenase 活性も低い．さらに ligandin も乏しく，肝細胞による取り込みの低下も認められる．

　胎児性赤芽球症 erythroblastosis fetalis は重症新生児黄疸 icterus neonatorum gravis ともいわれ，母子血液型不適合による胎児赤血球の溶血が原因で，脂溶性で組織浸透性の高い非抱合型高ビリルビン血症となり，20 mg/dL に達すると大脳基底核の黄染（核黄疸 Kernikterus）を引き起こし，神経細胞を傷害する．

　ビリルビン，胆汁酸の肝細胞からの分泌は ABC トランスポーター蛋白質である BSEP，MRP2 により行われ，ほかにもいくつかの輸送蛋白質の存在が知られている．先天性にグルクロン酸転移酵素を欠いている Gunn ラットでも，抱合型ビリルビンを静注すると胆汁中に排泄される．毛細胆管周囲に豊富に存在するアクチンが毛細胆管の規則的な収縮に関与することから，その機能障害によっても肝内胆汁うっ滞が起こることが想定されている．

　肝のビリルビン排泄機能は代謝量の数倍の大きな余力をもっており，ビリルビン形成の亢進があっても黄疸は起きない．溶血性黄疸は，溶血に伴う肝の機能低下が大きな意味をもつ．また肝細胞の壊死，脱落が起こると，毛細胆管網に欠損部が生じ，いったん毛細胆管に排泄された胆汁がここから類洞内に漏れることになる．したがって肝炎では，抱合型（直接型），非抱合型（間接型）の血清ビリルビンが増加する．

　体質性黄疸 constitutional jaundice（表7-1）の頻度は以前に考えられたほどまれなものではない．しばしば家族性に認められ，溶血機転と肝疾患を欠く．Crigler-Najjar 症候群はグルクロン酸転移酵素の先天的欠損によるもので，生後間もなく重篤な黄疸が起こり，核黄疸を伴い死にいたる．Gilbert 病は非抱合型ビリルビンが増加するもので，グルクロン酸転移酵素活性の低下を伴うものと，肝細胞によるビリルビン取り込みの障害によるものがある．一方，Dubin-Johnson 症候群は black

表 7-1　体質性黄疸の分類

	非抱合型高ビリルビン血症			抱合型高ビリルビン血症	
	Gilbert 症候群		Crigler-Najjar 症候群	Dubin-Johnson 症候群	Rotor 症候群
	Type I	Type II			
発生機序	glucuronyl transferase 低下	肝細胞によるビリルビン取り込み低下	glucuronyl transferase 欠損	抱合型ビリルビンの逆流？	
発症	成人	成人	新生児	若年	小児期
肝の肉眼像	正常	正常	正常	黒色	正常
肝の組織像	正常	正常	正常	褐色顆粒	正常
予後	良	良	幼児期に死亡	良	良
BSP 試験	正常	遅延	正常	2峰性	遅延
遺伝形式	常染色体性劣性	常染色体性劣性	常染色体性劣性	常染色体性劣性	不明
肝機能検査	正常	正常	正常	正常	正常
頻度	最も多い	まれ	極めてまれ	まれ	極めてまれ

liver jaundice ともいわれ，肝はメラニン様の色素顆粒の沈着のため，黒褐色を呈する．血清中に抱合型ビリルビンの増加をみることが特徴的で，抱合型ビリルビンの毛細胆管への排泄機転が障害され，血中に放出される．まれではあるが，同様な症状を呈しながら肝細胞に色素沈着をみない Rotor 症候群がある．

　黄疸の肝は黄緑色に着色し，脂肪変性を伴うと黄金色となって，サフラン肝といわれる．着色は閉塞性黄疸で特に著明で，組織学的には肝細胞と Kupffer 細胞に黄色の色素顆粒が認められ，小葉中心部の毛細胆管内に，凝固した胆汁栓 bile thrombus を認める．胆汁酸により限局性に肝細胞が透明化することがあり，透明斑 taches claires といわれる．

ヘモクロマトーシス hemochromatosis

　鉄は生体のさまざまな代謝に必要な金属で，その欠乏や過剰により重篤な疾患が発症する．消化管，特に十二指腸上皮から吸収された鉄は血液中の鉄結合蛋白質トランスフェリン transferrin により必要な臓器や細胞に運ばれる．トランスフェリンの鉄結合が 15％以下の場合は鉄欠乏となり，鉄欠乏性貧血をもたらす．トランスフェリンの鉄結合が 45％以上の場合は鉄過剰となりさまざまな組織の細胞内に鉄が蓄積し，鉄過剰症ヘモクロマトーシスの病態をもたらす．全身性鉄代謝の制御機構は複雑であるが，主要な因子として主に肝細胞でつくられるホルモン様物質ヘプシジン hepcidin とその標的膜蛋白質で鉄を細胞外へ輸送するフェロポーチン ferroportin がある．

　鉄過剰症ヘモクロマトーシスには，遺伝性ヘモクロマトーシスと，二次性ヘモクロマトーシスがある．

1. 遺伝性ヘモクロマトーシス hereditary hemochromatosis：鉄代謝制御に関与するさまざまな遺伝子により惹起される．トランスフェリンレセプターに関連するHFE 蛋白質の点突然変異がよく知られているが，ほかにトランスフェリンレセプター 2TRF2，ヘプシジン，フェロポーチンの異常も遺伝性ヘモクロマトーシスを発症することが報告されている．

2. 二次性ヘモクロマトーシス secondary hemochromatosis：頻回の輸血，無効造血などの血液疾患，鉄の過剰経口摂取などで認められる．

　ヘモクロマトーシスでは，肝，膵，心，副腎，甲状腺にヘモジデリン hemosiderin の形で鉄が沈着する．そのため病理学的にはヘモジデローシスと呼ばれる病態を形成する（図 7-9）．肝細胞内の鉄過剰蓄積はフリーラジカルによる細胞死を誘導し，長期的には肝硬変，肝癌の発生をみる．膵では線維化や二次性糖尿病が認められ，うっ血性心不全や皮膚の色素沈着（bronze diabetes）もみられる．

ウィルソン病 Wilson disease

　銅は生体内の酵素活性に必須の微量元素であり，その欠乏により Menkes 病が，過剰により Wilson 病，Indian childhood 肝硬変などが引き起こされる．銅の生体内代謝に重要な役割を果たしているのは ATP 7A，ATP 7B の2つの銅トランスポーター（図 7-10）で，銅結合部位と ATPase 活性を有している．食物中に含まれる銅は，消化管上皮の膜上の CTR1 を介して細胞質に取り込まれ，ゴルジ膜上の ATP 7A に結合して細胞内を輸送され，門脈血中に放出される．アルブミンに結合した門脈血中の銅は肝細胞膜の CTR1 により細胞質に取り込まれ，ゴルジ膜上の ATP7B により運搬されて胆汁内に分泌されるか，あるいはセルロプラスミン ceruloplasmin

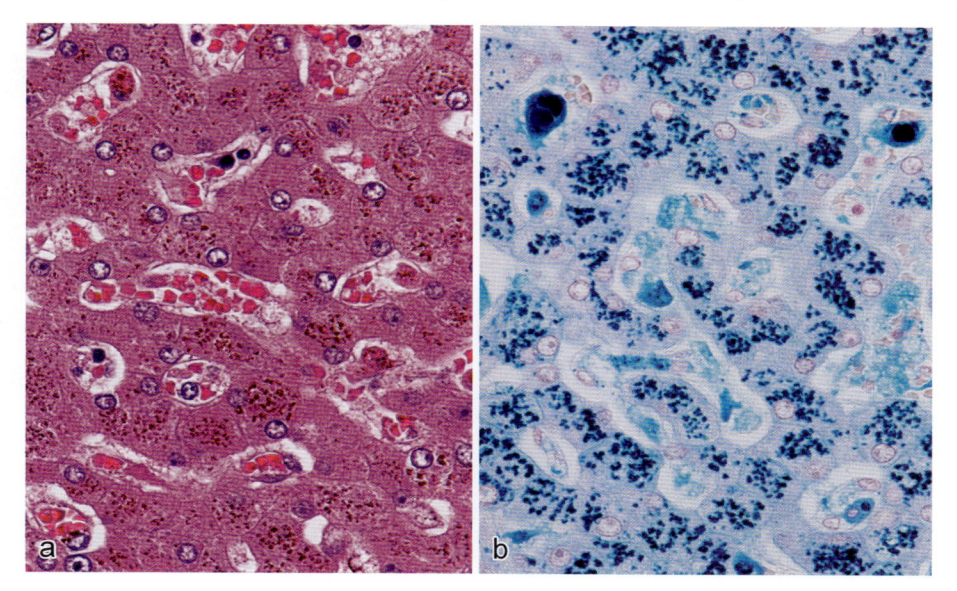

図 7-9 肝ヘモジデローシス
a．頻回の輸血により肝ヘモジデローシスをきたした症例（HE 染色）．
b．肝細胞内に鉄染色で青染するヘモジデリンの沈着を認める（鉄染色）．

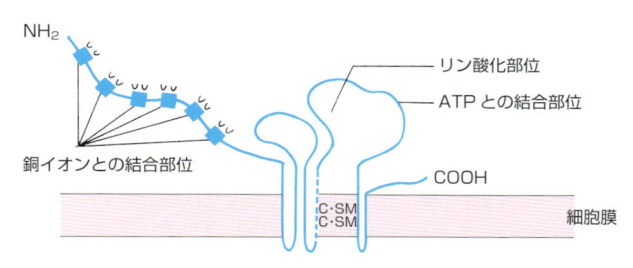

図 7-10 Wilson 病で発見された銅トランスポーター蛋白質の模式図

と結合して血中に排泄され，全身の細胞に輸送される（図7-11）．

　Wilson 病は，1912 年 Wilson が報告した常染色体劣性遺伝性疾患で，肝に高度の銅蓄積をみるとともに，最終的に大結節性肝硬変を起こす．血清セルロプラスミンおよび末梢白血球のシトクロム・オキシダーゼ活性の低下が診断に役立ち，早期に診断すればペニシラミン投与により肝硬変の発症を予防しうる．Wilson 病の原因遺伝子は 13q14.3 に位置する ATP7B であることが報告され，多くの変異が知られている．変異によって肝細胞から胆汁中や血中への銅排泄が障害され，肝細胞に銅が蓄積することになる．肝細胞内に過剰に蓄積した銅はヒドロキシラジカルなどのフリーラジカルを産生し，細胞傷害性に働く．わが国で発見された LEC ラットは ATP7B に異常があり，肝に大量の銅蓄積をみる Wilson 病のモデル動物である．

　一方，Menkes 病は消化管上皮の ATP7A に変異があり，そのため消化管上皮内に取り込まれた銅は肝へ運ばれず，全身の銅欠乏をもたらしチロシナーゼなどの銅イオンを必要とする酵素活性が低下するため，色素の少ない，ちぢれ毛 kinky hair などの病態が発生する．

3．肝の循環障害

　肝循環は，腹腔動脈の分岐である肝動脈と腸管静脈と脾静脈からの栄養分豊富な血液を集める門脈との 2 つの循環系から成り立っている．通常，両者から肝へ供給される血液は毎分 1,500 mL におよび，4，5 分で体内の全血液が肝を通過することになる．組織学的に門脈域では肝動脈と門脈の末梢枝を認めることができる．両者の血液は肝小葉の類洞に流入し，類洞内皮細胞の特異な篩板構造により効率的な物質代謝が促進され，代謝中枢臓器

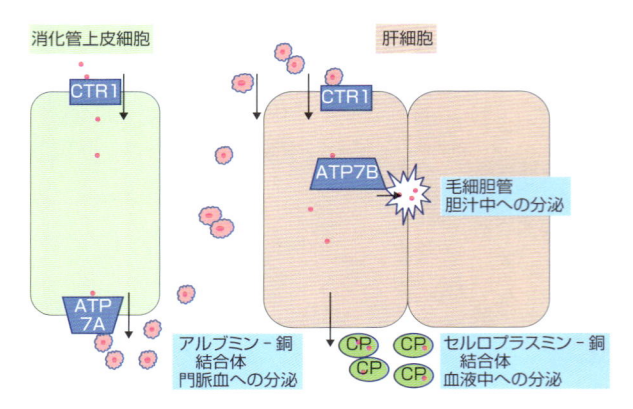

図7-11 消化管上皮細胞による銅の取り込みと肝細胞からの分泌

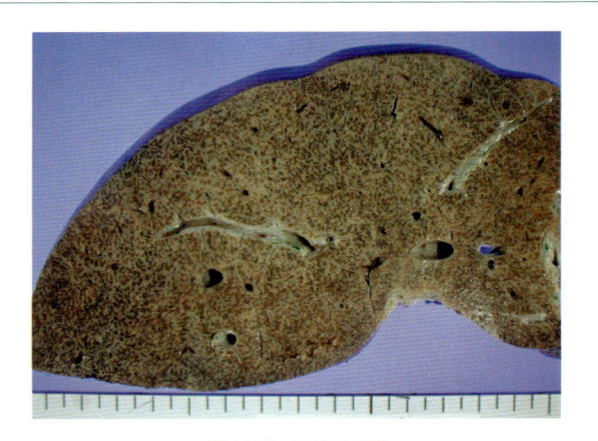

図7-12 にくずく肝
慢性右心不全症例の肝．小葉中心帯は高度のうっ血と肝細胞壊死により暗褐色となり，斑状紋様が強調されている．

としての肝の働きが維持されている．類洞を流れた血液は中心静脈（終末肝細静脈）へ合流し，太い肝静脈へと集合しつつ下大静脈に流入する．

うっ血

　肝は血液の貯留所の役割を果たしており，その重量の1/3は血液である．右心房と肝静脈は距離的に近いので，右心への還流が妨げられる心疾患，肺循環障害，右心房や下大静脈の圧迫などで，高度のうっ血が起きる．

　うっ血肝は経過の長短，うっ血の程度によって病変が異なり，初期には肝は著しく腫大し，被膜が緊張し（痛みを訴える），前縁は鈍となる．割面では，中心静脈およびその周辺の類洞のうっ血により小葉模様が鮮明にみえる．

　うっ血が持続すると，小葉中心部の肝細胞は萎縮し，出血壊死に陥る．出血壊死が拡張すると門脈周囲の脂肪化した肝細胞が，暗赤色の出血橋に取り囲まれて島状に残存する．この模様はにくずくnutmegの割面に似ているので，にくずく肝 nutmeg liverといわれる（図7-12）．

　うっ血がさらに長く続くと，肝細胞壊死に陥った小葉中心部から線維化が起こり肝は硬さを増す．これをうっ血性硬結 congestive induration，心臓性硬変 cardiac fibrosisという．残存肝細胞の再生により小葉模様はますます正常と違ったものになる．しかし，その変化はうっ血の程度，肝細胞の再生，線維化の程度により異なり，必ずしも肝全体に一様にみられるわけではない．

門脈幹血栓症 pylethrombosis

　肝硬変に伴って起きることが最も多く，そのほか肝癌，膵癌，虫垂炎（門脈炎 pylephlebitisを起こす）の合併症，脾静脈血栓症からの血栓の伸展などによって起きる．急激に起きれば腸管の出血性梗塞を伴い，全身の血圧の急激な低下により死亡する．慢性の場合は肝前性門脈高血圧 prehepatic portal hypertensionを起こし，腹水，腹腔臓器（門脈領域）のうっ血，副側路の形成などが起きる．

梗塞

　肝は門脈系と肝動脈に灌流され，肝動脈には吻合が多いので，真の梗塞はまれである．敗血症，結節性動脈周囲炎に伴ってみられる．これより多いのはZahn梗塞と呼ばれるもので，限局性のうっ血と肝細胞索の萎縮により梗塞のようにみえるが壊死はないため真の梗塞ではなく，部分的に血行静止を起こした状態である．

肝紫斑病（ペリオーシス peliosis hepatis）

　肝全体にわたって血液を満たす小囊胞の散布をみるもので，小囊胞は壊死巣に続発する（図7-13）．男性ホルモン，蛋白質同化ホルモンの投与でこの病変が起こることがある．

門脈圧亢進症 portal hypertension

　門脈は，上腸管静脈と脾静脈が合流して形成され，胃と腸，脾，膵からの静脈血が流れ込む．したがって，消化管から吸収された栄養素，脾からのサイトカイン，膵からのインスリンなどのホルモンを含む．門脈圧は正常でもかなり高いが（95〜130 mmH$_2$O，平均115 mmH$_2$O），300 mmH$_2$O以上になると門脈圧亢進症（門脈高血圧症）となり，種々の症状を起こす．

　門脈から下大静脈にいたる血管，血流床のどの部分で通過障害が起きているかによって以下のように分類される．

　① 肝前性 prehepatic：門脈血栓症などによる門脈の閉塞

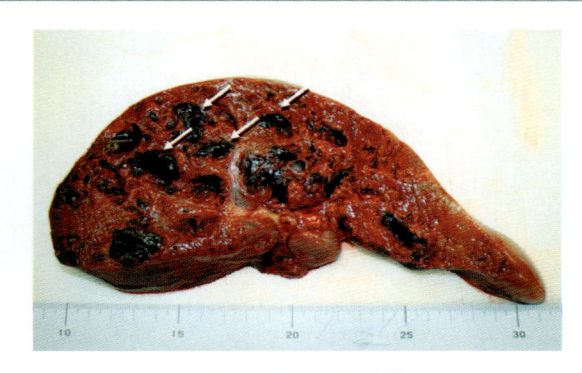

図 7-13 肝ペリオーシス
肝実質内に凝血塊を伴う多数の囊胞病変を認める.

② 肝内性 intrahepatic：肝内門脈末梢の閉塞
③ 肝後性 posthepatic：肝静脈以降の閉塞

　門脈閉塞による門脈圧亢進症は，小児では形成異常や臍静脈からの波及による門脈炎などによる．日本住血吸虫症とBanti症候群（後述）も門脈圧亢進症を発症する．前者は虫卵による広範な門脈枝の塞栓と，続発する肉芽腫性炎症と線維症による．

　肝硬変は本症の最大の原因疾患であり，再生結節による肝静脈枝の圧迫がその主因で，肝内性である．欧米に多いアルコール性肝障害に続発する場合は，中心静脈の内膜肥厚 venoocclusive lesion ないしその壁の線維性肥厚 phlebosclerosis が，肝硬変に先立って門脈圧亢進を起こす．

　門脈圧亢進症では門脈根部領域に高度のうっ血が起こり，脾腫，腸管のうっ血が現れる．また濾過圧の上昇により腹水 ascites をきたすが，これには肝機能低下による血漿蛋白質（主としてアルブミン）の減少（膠滲圧の低下），腎でのナトリウム・水の再吸収がその成立に大きく寄与する．肝外側副循環では傍臍静脈を中心とするメズサの頭 caput medusae が形成され，食道下部の静脈，痔静脈に静脈瘤の形成をみる．特に前者の破裂は肝硬変の主要死因となる．

1. Budd-Chiari 症候群：肝静脈の下大静脈への開口部に，限局性の血栓性静脈内膜炎 thrombophlebitis hepatica obliterans が起こり，肝の高度うっ血腫大を生じ，肝機能障害で昏睡 coma に陥って死亡する例が認められる．Budd-Chiari 症候群といわれ，まれな疾患で原因は明らかでない．肝静脈幹の腫瘍（肝癌，腎癌など）塞栓で同様の症状をみることがある．中心静脈や肝静脈の閉塞は肝静脈閉塞症 hepatic venoocclusive disease と呼ばれ，白血病などの治療として骨髄移植を行った患者の移植片対宿主反応としてみられることがある．

2. Banti 症候群：特発性門脈高血圧症 idiopathic portal hypertension ともいわれ，貧血，脾腫，腹水を3大主徴とし，しかも明瞭な肝硬変を認めないものである．わが国と，ドイツ，英国に症例が多い．わが国の症例では肝病変は肝線維症というべきもので，特に門脈壁の肥厚，内腔の狭窄が認められることが多い．半数の例に肝炎の既往を認める．

4．肝の炎症（肝炎）

　肝細胞はさまざまな原因により傷害され，壊死やアポトーシスに陥り，以下のような病理組織学的な変化が認められる．

1. 好酸性変化 acidophilic change：粗面小胞体からのリボソームの脱落により，細胞質はびまん性にエオジンに濃染するようになる．アポトーシス肝細胞が好酸性変化を起こし，肝細胞索から脱落したものが好酸体である（図 7-14）．好酸体 acidophilic body（Councilman 体 councilman body）は Councilman によって黄熱病肝で発見されたものであるが，さまざまな肝炎に認められ，急性肝炎診断の重要な所見となる．アポトーシス肝細胞，あるいはそれが Kupffer 細胞に貪食されたものである．

2. 水腫変性 hydropic degeneration：小胞体が拡張した状態で，壊死の周囲部にみられ，低酸素 anoxia によって起こる．ウイルス性肝炎やアルコール性肝炎の際には肝細胞が風船状に膨大し，風船状細胞 balloon cell といわれる．

肝細胞壊死の形態的分類

巣状壊死 focal necrosis

　小葉内の部位に関係なく，肝細胞の小集団の壊死をみるもので，ウイルス性肝炎に伴うものが典型的である．

帯状壊死 zonal necrosis

　肝細胞は，小葉内の部位によってある程度機能を異にするが，これに応じて化学物質による壊死が，特定の部位にのみ起こることがある．例えば四塩化炭素では中心壊死が，クロロホルム，アリルアルコールでは周辺壊死が起こる．

1. 中心壊死 central necrosis：種々の伝染性中毒性疾患，ショック状態を伴う疾患，急性貧血症の剖検例で認められる．死戦期および死後の変化が加わって強調されることが多い．

　慢性肝うっ血など，高度の低酸素状態の時にも中心壊死を起こす．脂肪化を伴うことが多い．中間帯壊死はまれで，黄熱の際にみられる．周辺壊死 peripheral necrosis は子癇の際にみられる．活動性の慢性ウイルス性肝炎では，門脈域に接する輪状の肝細胞列（限界板）が

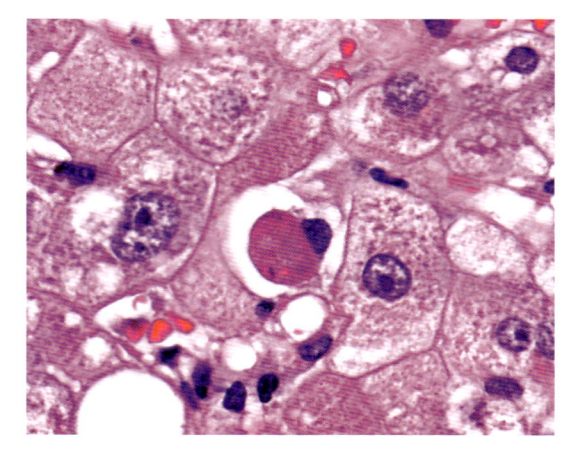

図 7-14　好酸体（Councilman body）
急性肝炎で認められた好酸体.

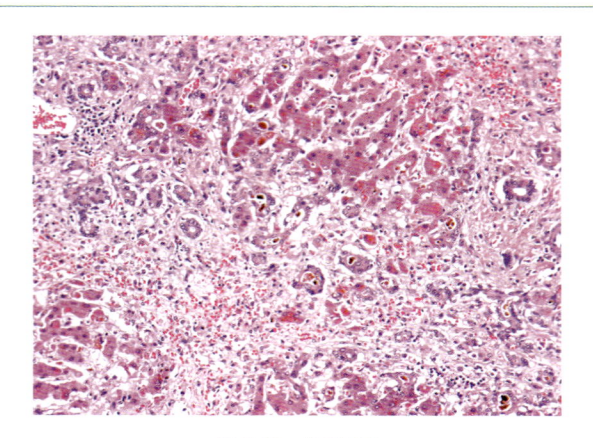

図 7-15　劇症肝炎
肝細胞は変性，脱落している．高度の胆汁うっ滞と細胆管反応を認める．出血や線維化も著明である．

アポトーシスにより脱落，消失し，炎症細胞浸潤と線維化により Glisson 鞘が拡大する．このような病理組織像を呈するものをインターフェイス肝炎 interface hepatitis という（以前，削り取り壊死 piecemeal necrosis と呼ばれていたが，アポトーシスの関与も示され，この用語は現在では使われなくなった）．

2. 広範壊死 massive necrosis：小葉全体が壊死に陥るもので，したがって多数の小葉を含む広い壊死巣ができる．劇症肝炎 fulminant hepatitis の場合が典型的である．肝の重量は 2/3 以下となり，辺縁は鋭く，表面にシワが寄り，色は暗赤褐色になる．組織学的には肝小葉は周辺の小部分を残して，エオジンに淡染する凝固壊死巣となり，最終的に大部分の肝細胞が消失して（広範肝壊死 massive hepatic necrosis），小葉は著明に縮小する（図 7-15）．好酸体も時に認められ，診断の根拠となる．また壊死部にはしばしば脂肪滴が認められ，Kupffer 細胞の動員，リンパ球，少数の好中球の浸潤が認められる．10 日以上も経過が長引いたものでは，部分的に再生像が認められる．広範壊死の成立には，Kupffer 細胞による炎症性サイトカインの産生をはじめとした免疫学的機転の関与が想定されている．

肝細胞壊死の原因

毒物，ウイルスなどの直接作用，T リンパ球による細胞傷害，血行障害のほかに，代謝障害が重要である．アミノ酸欠乏状態，特にメチオニン，シスチンは肝細胞の代謝に深い関係をもち，前者の欠乏では脂肪化を，後者の欠乏では帯状または広範壊死を起こす．なお後者は，シスチンに微量夾雑物として含まれるセレン（glutathione peroxidase の構成元素）の欠乏が主因とされる．

5. 肝再生と肝幹細胞

肝は再生能力の強い臓器として昔から知られており，ギリシャ神話においてプロメテウスが肝を鷲についばまれても再生する物語がそのことを象徴している．ラットの部分肝切除実験では，肝の 2/3 を切除してもほぼ 1 週間で完全にもとの重量に回復する．この肝再生実験は臓器再生のモデルとして盛んに研究されてきた．ラットでは肝切除 1 日後いっせいに肝細胞の DNA 合成がみられ，切除後 2〜3 日をピークとして肝細胞の分裂像がみられる．一方，4 日以降に類洞内皮細胞などの分裂が起こり，肝は正常の組織構築へ再構成される．このような肝再生の制御機構に関しては長い間謎であったが，最近になり肝間質細胞，特に類洞内皮細胞による Wnt2，HGF 産生などのパラクラインシグナルが肝細胞増殖に重要であることが明らかにされた．さらに，一定の大きさに達すると肝細胞増殖が抑制される仕組みについても研究が進み，Hippo シグナル伝達経路（哺乳類では MST-Yap 経路）の重要性が明らかにされている．

一方，肝細胞がウイルスや薬物で傷害された病的状況では，部分肝切除による肝再生とは異なる細胞反応が惹起される．炎症細胞の浸潤や活性化に伴い，さまざまな炎症性サイトカインの存在，星細胞活性化に伴う線維化などの病態下では成熟肝細胞の増殖は抑制された状態となる．このような状況下では，いわゆる肝幹細胞 hepatic stem cell あるいは肝前駆細胞 hepatic progenitor cell が増殖・分化し，肝再生に関与すると考えられている．ラットなどの実験動物では oval cell や小型肝細胞集団が肝幹細胞と想定されているが，ヒト成体肝においては現在のところ肝幹細胞の実体は十分明らかにされていない．再生肝でみるように肝細胞自身が分裂能を有

し，またある条件下では胆管へ分化転換する能力も有することから肝細胞も幹細胞的性格を有する細胞といえる．さらに iPS 細胞から極めてヒト肝細胞に近い細胞へ分化させる方法も報告されており，将来の肝疾患治療への応用が展望されている．

6．ウイルス性肝炎

肝炎を起こすウイルスには，肝炎ウイルスのほかにも，サイトメガロウイルス，ヘルペスウイルス，EB ウイルス，黄熱ウイルスなどがあるが，通常認められるウイルス性肝炎は，後述の肝炎ウイルスによって起こる（表7-2）．

急性肝炎

ウイルス性肝炎 viral hepatitis のほとんどは，感染後一定の潜伏期間を経て，発熱，倦怠感，黄疸などの肝細胞傷害に基づく急性肝炎症状で発症する．急性肝炎の病理組織所見にはウイルス特異的な所見は乏しく，いずれのウイルス性肝炎もほぼ同様の以下の組織学的変化を示す．
1．**肝細胞の変化**：好酸性細胞質を呈し核の濃縮したアポトーシス肝細胞（好酸体，Councilman 体）の出現，Kupffer 細胞に貪食されたアポトーシス肝細胞，肝細胞の腫大化，空胞化，細胞間の離開，細胞索の乱れ，毛細胆管の拡張と胆汁うっ滞，好塩基性の再生肝細胞の出現などがみられる．
2．**炎症反応**：マクロファージ，好中球，リンパ球の類洞，肝細胞索内浸潤，炎症細胞の集簇した微小肉芽病変の出現，門脈域のリンパ球浸潤などが認められる．

慢性肝炎

わが国では慢性肝炎の定義として，犬山シンポジウムの診断基準である「6か月以上の肝機能異常とウイルス感染が持続している病態」が広く用いられている．本診断基準では病理組織学的な変化も取り上げられている．

慢性肝炎の組織学的所見の分類に関しては，海外の研究者グループが炎症の強さ grading と進行度（線維化の程度）staging について段階分けした国際分類を報告しており，わが国の組織分類と共通する部分もある．慢性肝炎としての炎症の強さや進行度を決定する病理学的変化として以下の点が重要である．
1．**門脈域変化**：リンパ球浸潤の程度，インターフェイス肝炎（門脈周囲肝細胞の脱落）の程度，線維性拡大の程度
2．**肝小葉の変化**：小葉内肝細胞のアポトーシス，巣状壊死の程度
3．**小葉間の変化**：門脈域間，門脈域と中心静脈間の線維化の程度

慢性肝炎の病理組織学的変化はウイルス性肝炎ばかりでなく，自己免疫性肝炎，薬剤（物）誘導性肝炎，原発性胆汁性肝硬変などでも共通して認められる所見である．

A 型肝炎 hepatitis A（HA）

◆**定　義**：古くから流行性肝炎として知られていたもので，ピコルナウイルス科ヘパトウイルス属に分類されるA 型肝炎ウイルス hepatitis A virus（HAV）の経口感染によって起こる．急性肝炎として発症し，慢性化しない．

◆**発生機序**：HAV は正二十面体構造を有する球形粒子状 RNA ウイルスで，ウイルスゲノムは約 7.5kb のプラス鎖 RNA である．ウイルスは肝細胞中で増殖するが直接的な細胞傷害性を示さない．したがって宿主の免疫応答により肝細胞傷害が誘導されると考えられている．

◆**臨床的事項**：急激な発熱，食欲不振，黄疸などの急性肝炎症状で発症する．HAV は発症時に糞便中に排泄され，感染はこの糞便を介して経口的に起こる．したがって上下水道の完備していない地域で流行することがあるが，先進国での流行はまれである．しかしカキやシジミなどの貝の中でウイルスが濃縮されるため，生の貝を食べることによって集団発生することがあり，この場合はウイルス量が多く劇症化することがある．わが国では，

表 7-2　肝炎ウイルスの種類と病態

肝　炎	ウイルス	種　類	核　酸	感染経路	病　態
A 型肝炎	HAV	ピコルナ	RNA	経口	急性肝炎，劇症肝炎
B 型肝炎	HBV	ヘパドナ	DNA	血液	急性肝炎，慢性肝炎，劇症肝炎，肝硬変，肝癌
C 型肝炎	HCV	フラビ	RNA	血液	急性肝炎，慢性肝炎，劇症肝炎，肝硬変，肝癌
D 型肝炎	HDV	ビロイド	RNA	血液	急性肝炎，慢性肝炎，劇症肝炎，肝硬変，肝癌
E 型肝炎	HEV	カリシ	RNA	経口	急性肝炎，劇症肝炎
その他の肝炎	サイトメガロウイルス，ヘルペスウイルス，EB ウイルスなど				急性肝炎

抗体を持たない若い人たちが東南アジアなどのA型肝炎ウイルス汚染地域へ旅行することにより感染する場合が多く，わが国でのA型肝炎例の約1/2はこれによる．

B型肝炎 hepatitis B（HB）

◆定　義：ヘパドナウイルス科オルソヘパドナウイルス属に分類されるDNAウイルス，B型肝炎ウイルス hepatitis B virus（HBV）感染により引き起こされる急性，慢性肝炎である．時に劇症化することもある．

B型肝炎ウイルス（HBV）は図7-16に示すように，ウイルスのヌクレオカプシドであるcoreおよび表面surface蛋白質からなるため，HBc（core）とHBs（surface）抗原を有し，それぞれに対する抗体が生体内で産生されうる．さらにcoreに関連するHBe抗原は，HBc抗原ペプチドのC末端から34個のアミノ酸が外れた分子量15.5万のポリペプチドである．血中ではIgGと結合してlarge HBe抗原として，またはフリーのsmall HBe抗原として存在し，前者が肝炎の活動性と関連するとされている．

HBVのcoreは，約3,200塩基対よりなる環状二重鎖DNAと，DNAポリメラーゼを含むウイルスの本体で，感染（肝）細胞の核内で増殖して細胞質に出る．多くのcoreはここで小胞体腔に出芽し，小胞体で盛んに合成される表面s抗原に被覆され，直径42 nmのウイルス粒子（発見者の名をとってDane粒子ともいう）として完成する．表面s抗原はHBVの感染を受けた肝細胞で過剰につくられ（Dane粒子1：HBs抗原300），その多くはcoreをもたないで血中に放出されるので，血中のHBs抗原はHBVの感染を受けたことを示すマーカーとなる．X遺伝子から産生されるX蛋白質はウイルス遺伝子の転写活性に働き，B型肝炎による肝細胞癌発生に関連すると考えられている．

自然界には，ヒトのB型肝炎ウイルスと同様のDNAウイルスが存在し，北米産のウッドチャックと呼ばれる小動物，地上にすむリス，北京ダックにも発見され，ヘパドナ hepadnaウイルス群と呼ばれる．これらは，いずれもそれぞれの動物に肝炎，肝硬変，肝癌を引き起こすが，種を超えて感染することはない．なかでもwoodchuckの肝病変は，ヒト肝にみられるものと極めて類似しており，肝癌も発生するため疾患モデルとして注目されている．

◆発生機序：HBV感染による肝細胞傷害機序は生体の免疫応答による．MHCクラスⅠ分子とともに肝細胞膜上に提示されるHBV抗原に対してTリンパ球，ことにcytotoxic T-cellが反応し，肝細胞を傷害すると考えられている．ウイルスが直接的な細胞傷害性を有しないことは無症候性のウイルスキャリアが存在することからも推定される．HBVはヒトやチンパンジーの肝細胞に特異的に感染する．その際，HBV表面抗原が肝細胞のさまざまなレセプターと直接的，間接的に結合することが感染成立にかかわるとされている．

◆臨床的事項：B型肝炎は，古くは血清肝炎と呼ばれた肝炎の範疇に含まれ，したがって輸血や汚染注射針で感染するが，現在，輸血用血液はHBVのチェックが行われているため，輸血による感染はほとんどなく，ディスポーザブル針の使用により医療施設での注射針による感染もない．むしろ体液や微量の血液を介して感染するため，母子感染や性行為を通じての感染が問題となってい

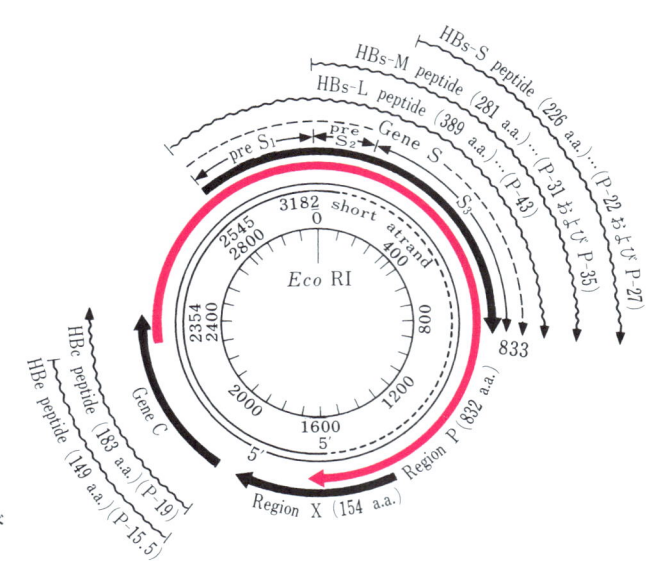

図7-16　HBV DNAの構造とコードされている抗原蛋白質

る．また，患者からの血液や体液に触れることによって医師，医療従事者にも発症が多く，特に外科，産科，透析，歯科など，血液に触れる機会の多い分野に感染率が高い．しかし，医療従事者に対するワクチン投与が進み危険性は低下している．

キャリア（ウイルス持続保有者）の母親から生まれた新生児は免疫系が未熟で，ウイルスと生体が免疫寛容状態で共存するため HBV キャリアとなる．児は無症状で（無症候性キャリア asymptomatic carrier），一見健康（健康保有者 healthy carrier）であるが，感染源となり，また自身も成人に達したあと，慢性肝炎を発症する機会が多い．HBV キャリアから肝硬変，肝癌が発生する頻度は，非キャリアの数十倍に達する．しかし，現在はそのような新生児に対し，高力価の HBs 抗体を含む免疫グロブリン high titer immunoglobulin（HBIG）を投与し，その後 HB ワクチンを投与して HBs 抗体をつくらせることで，無症候性キャリアは激減した．

その結果，わが国では B 型急性肝炎だけでなく，B 型肝炎ウイルスによる慢性肝炎，肝硬変，肝癌が減少しつつある．しかし，世界的にみるとアジア・アフリカを中心に，約 3 億 5,000 万人のキャリアがいるとされ，最も対策の必要な感染症の一つである．

◆臨床経過：B 型肝炎には，成人になって感染し急性肝炎を発症するものと，新生児期に感染し，キャリアとして無症候性に経過したのちに慢性肝炎を発症するものがある．その関係を図 7-17 に示した．

キャリアは HBs 抗原陽性で規定されるが，同時に HBe 抗原も陽性で，盛んに HBV の増殖が起こっている．しかし，多く（約 90%）の例では 10〜30 歳の間に HBe 抗原が消えて HBe 抗体陽性となり，ほかへの感染性を失い，以後 HBV と平和共存して一生を経過する．HBe 抗原陽性から HBe 抗体陽性に変わることを，seroconversion と呼ぶ．

seroconversion は，生体の免疫系がそれまで自己と認識していた HBV を非自己と認め，ウイルスをもつ肝細胞を排除するための抗体が産生され，以後ウイルスが増殖しなくなるものである．ところが残り約 10% のキャリアでは，生体が HBV 感染細胞を攻撃するが，抗体産生が十分起こらず炎症が長く続く．この状態が慢性活動性肝炎で，肝硬変に移行する率も高い．

C 型肝炎 hepatitis C（HC）

◆定　義：フラビウイルス科に属する一本鎖 RNA ウイルスである C 型肝炎ウイルス hepatitis C virus（HCV）感染によって引き起こされる肝炎である．C 型肝炎は高率に慢性化し，肝硬変，肝癌の発症をみるのが特徴である．

C 型肝炎ウイルス（HCV）は 1988 年，非 A 非 B 肝炎

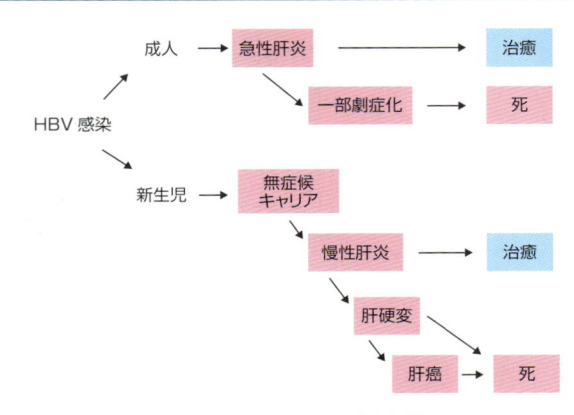

図 7-17　B 型肝炎の臨床経過

に感染したチンパンジーの血漿からウイルスの mRNA が探索され，これをもとに C 型肝炎ウイルスの基本的な遺伝子構造が明らかとなった（図 7-18）．HCV は 9.6 kb のプラス鎖 RNA で，ゲノム中にウイルス粒子を構成するコア蛋白質（C）と 2 種エンベロープ蛋白質（E_1, E_2）をコードする領域が存在する．E_2 領域には変異の多発する超可変領域が存在し，変異によるゲノム多様性を生み出し，HCV が宿主の免疫監視機構から逃れるメカニズムの一つとされている．C 型肝炎が慢性化しやすい理由として，このような変異による抗原性の変化が想定されている．HCV には，6 つの遺伝子型が知られており，わが国では Ib 型の感染が多い．

◆発生機序：HCV の感染様式は，エンベロープ蛋白質が宿主細胞の細胞膜スカベンジャーレセプターなどに結合し，細胞内に取り込まれるとされている．感染 HCV には直接的に細胞傷害性のないことは明らかにされており，HCV 感染肝細胞は活性化された細胞傷害性 T 細胞により攻撃され，アポトーシスに陥ると考えられている．

◆臨床的事項：HCV 感染者はアジア，アフリカを中心に世界で 1 億 7,000 万人と推定され，わが国の患者数は約 200 万人と推測されている．HCV の感染は感染血液を介して起こる．したがって現在の患者の多くは HCV の存在が明らかにされる以前に輸血や血液製剤の治療を受けた人たちで，年齢は 40 歳以上に多い．現在は，感染血液のスクリーニングにより輸血などの医療による感染はほとんどみられない．新たな感染は，注射による薬物常用，性行為などにより引き起こされている．

◆臨床経過：発熱，全身倦怠感，黄疸などの急性肝炎症状を呈したのち，慢性肝炎に移行する率が約 50〜80% と高いのが特徴である．B 型慢性肝炎に比べると C 型慢性肝炎は経過中に治癒することが極めてまれで，約 20〜30 年の経過で肝硬変に移行し，さらに高率に肝癌の発生を認める．HCV による肝癌発生機構はまだ十分にはわ

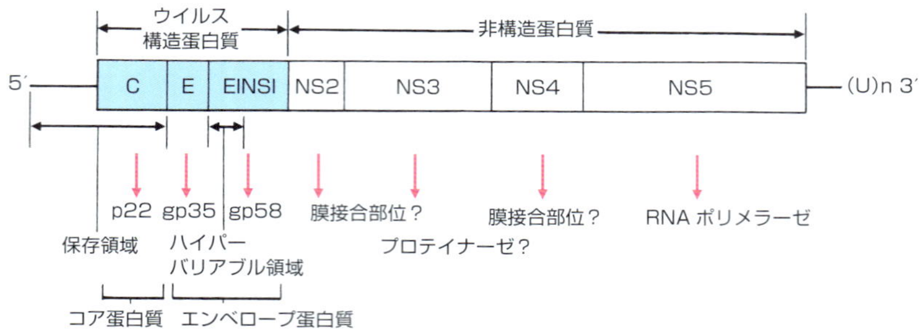

図 7-18 HCV RNA の構造
現在知られている，あるいは予想されるウイルス蛋白質（←）．

かっていないが，HCV のコア部分の cDNA のみを導入したトランスジェニックマウスで，慢性 C 型肝炎を経て，肝癌の発生を証明した研究成果が注目される．

D 型肝炎 hepatitis D（HD）

◆定　義：RNA 型の不完全ウイルスである D 型肝炎ウイルス hepatitis D virus（HDV）の感染による急性肝炎である．HDV がウイルスとして増殖するためには HBs 抗原の合成が必要なため，肝炎ウイルスとして働くのは HBV 感染者に限られる．

◆臨床的事項：1979 年にイタリアの Rizzetto らによって発見され，デルタ因子と呼ばれていたもので，イタリア（25％），フランス（20％）などヨーロッパで感染率が高いが，わが国やアジアでの陽性率は 1％ほどと低い．

HBV と同時感染しても B 型肝炎の症状を悪化させることは少ないが，HBV キャリアに感染すると慢性化（10〜40％）・劇症化（7〜10％）を起こしやすいことから，D 型肝炎ウイルスは B 型肝炎の劇症化の一因と考えられている．

E 型肝炎 hepatitis E（HE）

◆定　義：ヘペウイルス科に分類される一本鎖 RNA ウイルスである E 型肝炎ウイルス hepatitis E virus（HEV）の感染による急性肝炎である．急性肝炎を発症して治癒する点は A 型肝炎に類似する．

◆臨床的事項：発展途上国で広がっている肝炎で，東南アジア，インド，ロシアなどで大きな流行が報告されている．水や食料が汚染されることで経口的に感染が広がる点は A 型肝炎に類似する．感染しても症状がみられないことが多いが，妊婦に感染すると劇症化しやすい性質をもつ．上下水道の完備した先進国での発生はほとんどないが，わが国では調理不十分なブタレバーなどを食べて発症することが報告されており，人畜共通感染症と考えられている．

そのほか，1996 年に発見されたフラビウイルス科の RNA ウイルスである G 型肝炎ウイルスがあるが，実際にこのウイルス単独で肝炎を起こすか否かについてははっきりせず，感染経路など不明な点が多い．1997 年に発見された DNA ウイルスである TT ウイルス TT virus（TTV）も含め，未知の肝炎ウイルスが今後同定される可能性がある．

7．アルコール性の肝障害

アルコールの過剰摂取により引き起こされる肝障害で，アルコール（エタノール）の直接的肝細胞傷害作用による．病態として，①アルコール性脂肪肝，②アルコール性肝炎，③アルコール性肝硬変がある．

アルコール性脂肪肝 alcoholic steatosis

◆定　義：アルコール摂取が原因の脂肪肝で，飲酒を中止すると脂肪肝は回復する．

◆発生機序と病理像：アルコールは大部分が胃から吸収され，肝細胞内のアルコール脱水素酵素 alcohol dehydrogenase（ADH），あるいはマイクロソームエタノール酸化系 microsome ethanol oxidizing system（MEOS）により代謝され，アセトアルデヒドと酢酸に分解される．過剰のアルコールは，①ミトコンドリアの脂肪酸酸化の抑制，②小胞体におけるトリグリセリドの産生亢進，③リポ蛋白質の細胞内輸送，分泌阻害を誘導し，肝細胞内の脂肪蓄積を引き起こす．

アルコール摂取が軽度の場合は小滴性の脂肪が肝細胞内に認められるが，慢性アルコール摂取者では大滴性の脂肪が肝細胞に認められ，核は細胞辺縁に圧排される．

アルコール性肝炎 alcoholic hepatitis

◆定　義：アルコール摂取による急性肝炎病態である．以下の病理所見が特徴とされる．①小葉中心部の肝細胞膨化（脂肪蓄積と水分貯留）と壊死，②中心静脈周囲

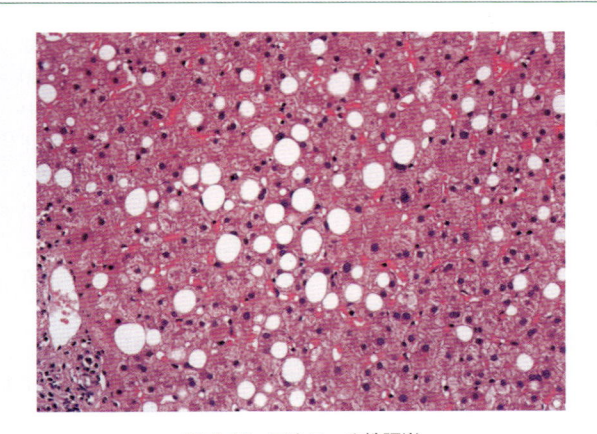

図 7-19 アルコール性肝炎
肝細胞内に大滴性の脂肪滴沈着が認められ，肝細胞壊死もみられる．

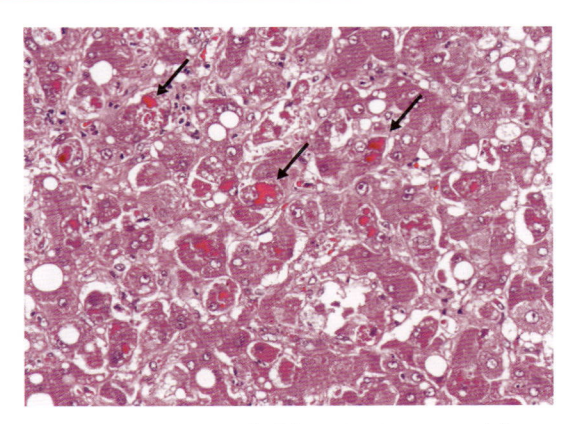

図 7-20 アルコール性肝炎でみられた Mallory 小体
細胞質内に好酸性の不整形の構造物（←）としてみられる．

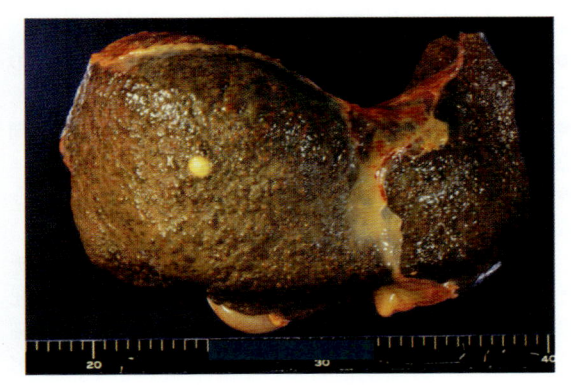

図 7-21 アルコール性肝硬変
肝表面に多数の小結節病変を認める．

の線維化，③小葉内の著明な好中球浸潤，④ Mallory 小体 Mallory body の出現などがある（図 7-19）．

◆発生機序と病理像：アルコール性肝炎の発症やアルコール性脂肪肝から肝炎への進展に関しては不明の点が多い．アルコールの中間代謝産物であるアセトアルデヒドによる蛋白質複合体形成，シトクロム薬物代謝系の活性化による活性酸素産生の亢進と毒性代謝物の増加などの複合要因が原因と考えられている．

病理像の特徴は上記のとおりである．Mallory 小体（アルコール性硝子体 alcoholic hyaline body）は，アルコール性肝炎，同肝硬変で高頻度に認められる肝細胞内の境界不鮮明で曲がりくねった硝子様封入体である．ユビキチンを含む蛋白質の複合体であるが，主体は中間径フィラメントで，CK8 や CK18 が含まれる（図 7-20）．微小管の阻害薬グリセオフルビン投与によりマウス肝にMallory 小体が形成されるが，アルコールにも同様の作用がある．Mallory 小体を伴うアルコール性肝障害は，これを伴わないものより一般に予後が不良である．

アルコール性肝硬変 alcoholic cirrhosis

◆定　義：アルコール依存症患者にみられる肝硬変で，アルコール性肝障害の終末期の病態であり，高度の線維化と肝細胞再生結節の出現を認める．

◆発生機序と病理像：ほかの原因による肝硬変と同様で，アルコールによる持続的肝細胞傷害と再生，線維化の亢進による不可逆的病態である．小結節性の再生結節が特徴とされている（図 7-21）．再生結節には Mallory 小体や肝細胞内の脂肪蓄積をみることもある．肝硬変に進展するのは大酒家の 10～30% といわれ，遺伝的要因も重要であるとされる．

非アルコール性脂肪性肝疾患
nonalcoholic fatty liver disease（NAFLD）

◆定　義：肥満や糖尿病など糖質・脂質代謝異常を示すいわゆるメタボリック症候群 metabolic syndrome で，高頻度に肝細胞内に脂肪滴の沈着が認められる病態である．脂肪肝，肝炎，肝硬変が含まれる．類似の病理組織所見を呈するアルコール性肝障害と区別するため NAFLD の概念が確立された．食生活や生活習慣の変化により，本症の頻度は増加しており，米国では肥満者の 75% 以上が本症に罹患しているとされる．

◆発生機序と病理像：肥満，過食，糖尿病による代謝異常の結果，肝細胞における脂肪酸の合成亢進と脂肪酸酸化系の低下がもたらされ，脂肪が沈着する．肝におけるインスリンの働きである糖産生の抑制が阻害されるインスリン抵抗性も本症の発生にかかわる．肝細胞傷害は脂肪化に伴う酸化ストレスや脂質過酸化によるとされている．

病理組織学的に肝細胞傷害が引き起こされた状態は非アルコール性脂肪性肝炎 nonalcoholic steatohepatitis

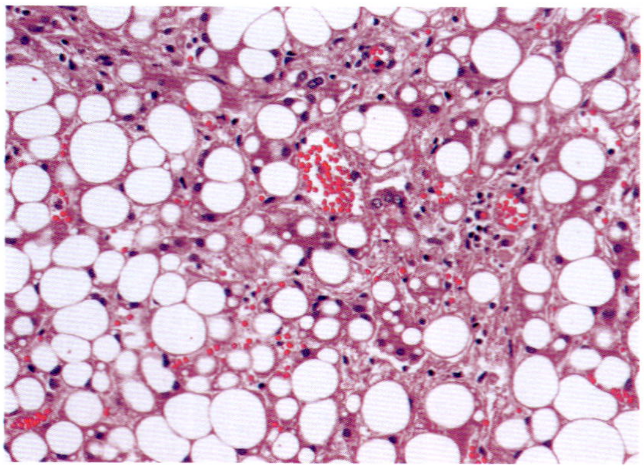

図 7-22　非アルコール性脂肪性肝炎（NASH）
著明な高血糖と脂質異常症を示した脂肪肝症例．高度の脂肪滴沈着と中心静脈周囲の線維化を認める．

（NASH）と呼ばれる．肝細胞の大滴性脂肪沈着，風船様膨化，壊死と，炎症細胞浸潤，Mallory 小体の出現，中心静脈域の線維化など，アルコール性肝炎と極めて類似した組織所見を示す（図 7-22）．線維化の進行による肝硬変の発生も報告されている．

自己免疫性肝炎 autoimmune hepatitis
◆定　義：発症に免疫学的機序が関与することが想定される肝炎で，肝炎ウイルス，アルコールを含む薬物による肝障害は含まれない．

わが国では主に中年女性に発症し，免疫グロブリンが高値であり，抗平滑筋抗体，抗肝腎マイクロソーム抗体，可溶性肝抗体などが検出される．欧米では出現する自己抗体により 3 型に分類されている．
◆発生機序と病理像：自己免疫性の肝細胞傷害と考えられているが，その詳細は不明である．組織学的には，インターフェイス肝炎の所見を認める慢性肝炎の病理所見に一致し，門脈域のリンパ球，特に形質細胞浸潤が目立つ場合がある．好酸体の出現や線維化の進展もみられ，肝硬変へいたることもある．治療としてステロイド薬の投与が有効である．

8．薬物性の肝傷害

化学薬品や薬剤による肝傷害は，中毒性肝傷害と薬剤（物）誘導性肝傷害に分けられる（表 7-3）．

中毒性肝傷害 toxic liver injury
◆定　義：クロロホルム，四塩化炭素などいわゆる肝臓毒 hepatotoxin により引き起こされる肝傷害である．
◆発生機序：① 毒物が直接的に肝細胞，胆管上皮細胞の壊死，アポトーシスを引き起こす場合，② 薬物が肝細胞に取り込まれ小胞体の NADPH およびシトクロム P450 を中心とする薬物代謝酵素系によって代謝され，その中間代謝産物が毒性を発揮する場合がある．この場合は肝細胞だけが選択的に傷害される．例えば，四塩化炭素では中間代謝産物として反応性のフリーラジカル CCl_3^+ が形成され，細胞膜のリン脂質の過酸化を起こす．そのため肝細胞の小胞体の崩壊が急速に起こり，蛋白質合成障害が進む．次いでフリーラジカルはミトコンドリア膜，細胞膜の過酸化を起こすため，酸化的リン酸化の阻害，ATP レベルの低下，細胞膜の選択透過性の喪失を招き，細胞死にいたる．

農薬パラコート中毒では胆管が傷害され，著明な胆汁うっ滞が引き起こされる．

薬剤（物）誘導性肝傷害 drug-induced liver injury
◆定　義：薬物摂取後の過敏症反応として発症するもので，同じ薬物の再投与により肝傷害が誘導される．
◆発生機序：薬物に対するアレルギー反応で，抗体や細胞性免疫による肝細胞傷害と考えられている．
◆病理組織像：薬物の種類と摂取量により，以下のようなさまざまな組織学的変化がみられる．

① 胆汁うっ滞型はフェノチアジン，スルファミン，チオウラシル，トルブタミドなどで起こる，② 肝細胞壊死型はアセトアミノフェン，ハロタンなどでみられ，肝細胞壊死が高度なことが多く，亜広範壊死や広範壊死の形をとることもまれではない，③ 脂肪蓄積型はエタノール，メトトレキサートなどでみられる，④ 肉芽腫形成型はスルホンアミドなど，⑤ 血管傷害型はある種のハーブティー，アナボリックステロイド，避妊薬などで引き起こされる．

そのほか，肝炎には次のものがある．

化膿性肝炎 hepatitis purulenta
肝膿瘍 liver abscess はまれなもので，アメーバ性と化膿菌性（非アメーバ性）に分けられる．
1．**アメーバ性肝膿瘍** amebic liver abscess：一時ほとんどみられなくなったが，現在では汚染地域への海外旅行などにより増加している．膿瘍というよりも組織の融解・壊死で，多数の病巣の融合により単発性の大きな空洞をつくる．アメーバは壊死巣と健常部の境に発見される（p. 509 参照）．
2．**化膿菌性膿瘍** pyogenic abscess：化膿菌が，① 胆道，② 門脈系，③ 肝動脈，④ 隣接臓器，あるいは ⑤ 外傷により直接に肝に達して化膿巣をつくるものである．しかし感染源の発見できない場合も少なくなく，この場合は

表 7-3 中毒性肝傷害と薬剤（物）誘導性肝傷害

	中毒性肝傷害	薬剤（物）誘導性肝傷害
発生機序	直接・間接作用（細胞毒）	免疫学的過敏症
頻度	高	低
病理学的変化	肝細胞壊死，脂肪沈着，胆管破壊像，胆汁うっ滞	肝細胞壊死，胆汁うっ滞
用量依存性	あり	なし
実験による再現性	あり	なし
薬物	四塩化炭素，パラコート，アセトアミノフェン，ジメチルニトロソサミン，ガラクトサミン，ヒ素など	フェノチアジン，スルファミン，ハロタン，メトトレキサートなど

特に臨床診断が困難である（特発性または潜原性肝膿瘍 idiopathic or cryptogenic liver abscess）．門脈系に化膿の原因病変があるものは門脈炎膿瘍 pylephlebitic abscess といわれ，塞栓性にも生じうるが，多くの場合，門脈自体の炎症に伴って起こる．割面では門脈枝を中心として木の葉状に多数の膿瘍の集簇をみる．膿瘍は血流の関係で右葉に分布するものが多い．虫垂炎およびこれに続発する腸間膜の化膿性血栓性静脈炎 suppurative thrombophlebitis が原因となることが最も多い．

3．**胆管炎性膿瘍** cholangitic abscess：多くが胆石，狭窄，癌などによる胆管閉塞に伴う化膿性胆管炎 suppurative cholangitis に続発する．化膿菌は胆管を伝って上行性に肝内に伝播するが，門脈枝に波及すると門脈炎性のものに似た病変を示す．回虫の迷入によって膿瘍を発生することがある．化膿菌性膿瘍の病原菌は各種のグラム陰性菌，嫌気性菌が多い．動脈塞栓性膿瘍 arterial embolic abscess は敗血症の部分症で，小膿瘍を多発する．

肝膿瘍は敗血症を続発し，また腹腔に破れて広範性または限局性腹膜炎を起こすことがある．ことに限局性の横隔膜下膿瘍 subphrenic abscess をみることが多い．まれに横隔膜を通して胸腔，肺，胃腸に破れることがあり，致死率は高い．

肉芽腫性肝炎 granulomatous hepatitis

肝に肉芽腫を形成する疾患には，結核，梅毒，野兎病，サルコイドーシスなどがあるが，薬物によっても生じることがある（図7-23）．

9．肝硬変症

肝硬変 liver cirrhosis
◆定　義：特徴的な形態学的外観によって定義づけられている．肝は全体にわたりびまん性の線維化によって硬度が増加し，表面および割面では大小の肝細胞の再生性結節病変が認められ，正常肝の構造が破壊・改築されて

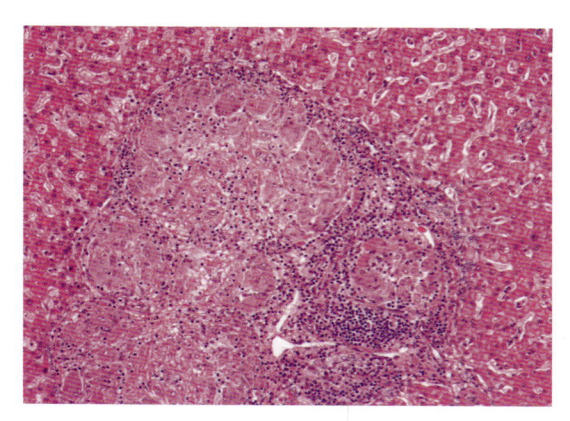

図 7-23 肉芽腫性肝炎
門脈域に肉芽腫を形成し門脈圧亢進症をきたすことがある．

いる病態と定義される．このような正常構造の破壊・改築により，肝機能は全般にわたり著しく低下し肝不全状態をきたす．肝硬変は致死性の疾患である．

cirrhosis は橙黄色を意味する言葉でフランスの Laénnec が結節を橙黄色の腫瘍と考えてこの名を付した．scirrhous（硬い）と綴りが似ているが，cirrhosis には硬いという意味はない．

◆病　因：わが国の患者数は 40 万人ほどと推定されており，年間 1 万人近くが死亡している．わが国ではウイルス性肝炎に続発する肝硬変が大部分を占め，65％がC型肝炎から，12％がB型肝炎から移行することが示されている．またアルコール性肝硬変も 13％と報告されている．最近は代謝性脂肪肝に関連する非アルコール性脂肪性肝炎（NASH）から進展する肝硬変が注目されている．そのほか，胆道疾患，代謝性肝障害，慢性うっ血などの慢性肝傷害が肝硬変の病因となる．肝硬変の原因となる疾患を表に示す（表7-4）．

◆発生機序：あらゆる慢性肝疾患の終末期の病態であり，肝線維化，肝細胞の異常な結節性再生，異常血行動態により病変が形成される．しかし，線維化の程度や再

表 7-4　肝硬変の原因疾患

・ウイルス性肝炎（HBV, HCV）	・ヘモクロマトーシス
・アルコール性肝炎	・Wilson 病
・非アルコール性脂肪性肝疾患（NAFLD）	・胆道閉塞性疾患
・自己免疫性肝炎	・慢性うっ血
・原発性胆汁性肝硬変	・糖原病などの代謝性肝障害
・硬化性胆管炎	

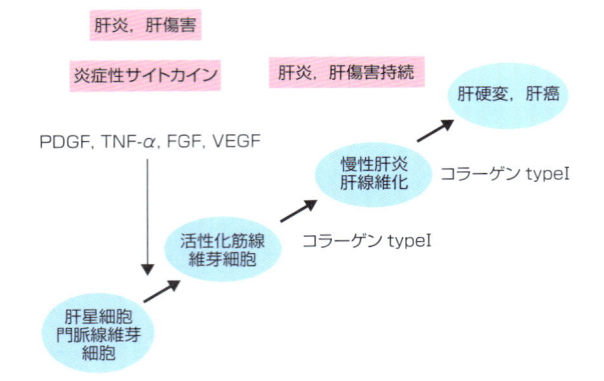

図 7-24　肝硬変の形成

肝細胞傷害により免疫細胞から産生される炎症性サイトカインが筋線維芽細胞を活性化し，タイプ 1 コラーゲン産生を誘導する．肝傷害が持続すると基質分解が抑制され肝硬変病態が形成される．

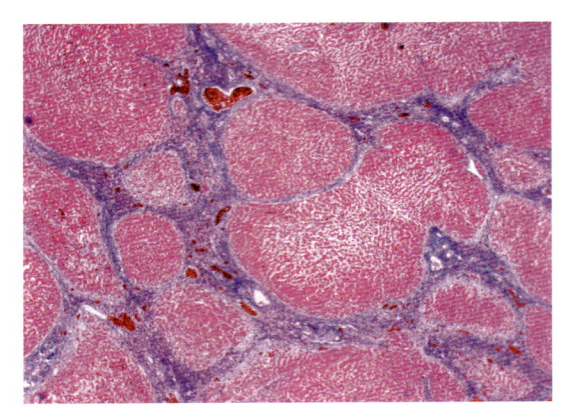

図 7-25　肝硬変結節
線維性隔壁に囲まれた大小の再生結節が認められる．

ゲンを産生する．このような病態は肝線維症 liver fibrosis であり，臨床的には慢性肝炎の診断となる．肝硬変では線維化がさらに進行し，不可逆的線維化状態（図 7-24）となるが，その機序に関しては十分解明されていない．肝硬変では線維化間質中に小型の胆管増生が高頻度にみられ，細胆管反応 ductular reaction と呼ばれる．細胆管反応の細胞起源については，既存の肝細胞の分化転換，Hering 管 canal of Hering 由来などの諸説がある．

　2）再生結節　肝硬変の重要な組織学的特徴は肝細胞の増殖による再生結節を認めることである（図 7-25）．これらの再生結節は，正常の小葉構造とは大きく異なり，門脈や中心静脈の配置異常がみられることから偽小葉 pseudolobules と呼ばれていたが，現在ではこの用語はあまり用いられていない．再生結節を構成する肝細胞は正常肝細胞とは異なる生物学的性質を有することが報告されているが，機能障害の機序や肝傷害性の環境中で増殖する機序については不明の点が多い．最近，肝硬変再生結節の起源が単クローン性であること，また肝幹細胞由来であるとの知見が報告されている．

　3）肝組織改変と循環異常　肝硬変の主要な臨床症状は門脈圧亢進症と肝機能不全である．線維化や再生結節によりもたらされる肝組織構造の大幅な改変は，肝循環動態に影響し門脈圧亢進症をもたらす．硬変肝の門脈は主幹ばかりでなく末梢枝まで拡張していることが知られ，門脈圧亢進症を反映している．また毛細血管に相当する類洞では内皮の篩板構造が失われ，基底膜を有する血管となり（毛細血管化），門脈圧亢進に関与するとともに，類洞を介する代謝機能が阻害されることが肝機能不全病態にも寄与すると考えられる．

生結節の大きさは原因疾患により異なり，病変形成にいたる分子機構は十分に解明されていない．

◆分　類：肝硬変の分類については，過去に原因別の分類などさまざまな分類が提案されてきた．現在は，1978年に WHO が提唱した肉眼的な病理形態学的特徴に基づく分類が使われている．再生結節の直径が 3 mm 以下の小結節性肝硬変 micronodular cirrhosis と，それ以上の大結節性肝硬変 macronodular cirrhosis，および混合型 mixed micro/macrocirrhosis に分ける分類である．前者は主としてアルコールの長期にわたる摂取や，低栄養などによって生じるのに対して，後者の 2 型はウイルスや薬物などによる慢性肝傷害の結果として起きることが多いので，典型的な場合にはその成因を推定することも可能である．臨床的な重症度分類として Child-Pugh 分類が用いられている．

◆病理像：次のようなものがあげられる．

　1）線維化　慢性肝傷害では肝細胞の壊死・アポトーシスが持続し，その結果多くの場合，門脈周囲から中心静脈への線維化が誘導される．Ⅰ型およびⅢ型コラーゲンが類洞に沿って沈着する．肝類洞に存在する星細胞が TGF-β，PDGF などのサイトカインにより活性化し，筋線維芽細胞 myofibroblast へ変化することによりコラー

◆臨床的事項：肝硬変が進行すると肝機能低下状態が次第に顕在化し，いわゆる肝不全状態となる．肝不全はほかの重要な臓器機能不全状態を誘導し，呼吸不全（肝肺

症候群），出血傾向，腎不全（肝腎症候群），腹水，肝性昏睡など，いわゆる多臓器不全状態となり患者は死亡する．門脈圧亢進症や肝癌の発生も肝硬変の重篤な合併症である．

1．**門脈圧亢進症** portal hypertension：肝静脈枝が再生結節により圧迫されるため起こる類洞後性閉塞とされているが，線維化による門脈枝のつぶれ，肝動脈血量の増加と門脈・肝動脈間のシャント形成なども関与する．

2．**腹水** ascites：さまざまな要因が複合して腹水の貯留が誘導される．門脈圧亢進による濾過圧亢進に加え，肝機能低下による血漿蛋白質（主としてアルブミン）の減少による膠質浸透圧の低下，リンパ液の還流障害，腎におけるナトリウム・水の再吸収亢進が関与している．

3．**肝性脳症** hepatic encephalopathy：肝不全により意識障害や羽ばたき振戦など神経反射の亢進がみられる．肝の解毒機能低下と関連すると考えられているが，詳しいメカニズムは不明である．一般に肝性脳症の患者では血中アンモニア値が上昇しているが，アンモニアが神経伝達に及ぼす影響についても十分に解明されていない．脳症が進行すると昏睡状態となる．

4．**高エストロゲン血症** hyperestrogenemia：男性患者では女性化乳房や精巣萎縮など女性化が認められる．エストロゲンは肝においてグルクロン抱合を受け尿中に排泄されるが，肝機能低下により高エストロゲン状態となる．エストロゲンは血管保護に働き，皮膚にクモ状血管腫 spider angioma，手掌紅斑 palmar erythema がみられる．

特殊な肝硬変

原発性胆汁性肝硬変 primary biliary cirrhosis（PBC）

◆**定　義**：原発性胆汁性肝硬変は，病理組織学的に肝内胆管の破壊（慢性非化膿性破壊性胆管炎 chronic non-suppurative destructive cholangitis［CNSDC］）や肉芽腫形成を特徴とする自己免疫疾患で，慢性の胆汁うっ滞，肝細胞傷害，線維化が進行し，最終的に肝硬変へ進展する．したがって，この疾患の本態は免疫機序による肝内胆管炎であり，肝硬変という疾患名は現在では適切ではない．

◆**発生機序**：本症は中年女性に多く発症し（わが国では男女比が1：7），慢性甲状腺炎やSjögren症候群などの自己免疫疾患を合併することから，PBCの発症には自己免疫機序が関与することが強く示唆される．

しかし，遺伝的素因や環境要因の関与も報告されており，詳しい発生機序はいまだ不明である．本症の大部分には血中抗ミトコンドリア抗体 anti-mitochondrial antibody（AMA），特にピルビン酸脱水素酵素複合体E2成分に対する自己抗体の上昇が認められる．ほかに抗核抗体，抗甲状腺抗体などの自己抗体も認められ，自己免疫

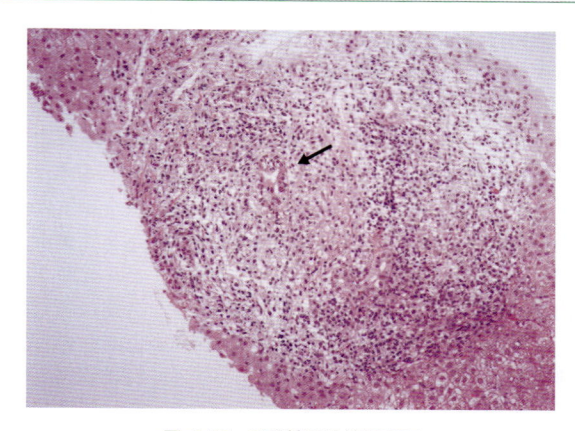

図 7-26　原発性胆汁性肝硬変
門脈域の高度なリンパ球，マクロファージの浸潤を認める．胆管には細胞浸潤と上皮の壊死がみられる（←）．

疾患とする根拠となっている．

◆**病理像**：初期には門脈小葉間胆管周囲のリンパ球，形質細胞，マクロファージの浸潤と胆管上皮の傷害・壊死像（CNSDC）が特徴で，本症の診断に有用である．非乾酪性肉芽腫の形成を認めることもある（図7-26）．病変が進行すると門脈域胆管の消失，肝小葉内胆汁うっ滞，肝細胞傷害，門脈域線維化，細胆管反応が認められるようになる．長期にわたりこの病態が持続すると最終的に小結節性肝硬変の病理組織像を呈する．

原発性硬化性胆管炎 primary sclerosing cholangitis

◆**定　義**：肝内および肝外胆管が炎症と線維化により，狭窄および閉塞をきたす原因不明の疾患である．線維性胆管狭窄部位は区域性で，非狭窄部胆管は拡張するため画像所見上ビーズが連なったようにみえるのが特徴的である．

◆**発生機序**：本症は男性にやや多く発症し，高頻度に潰瘍性大腸炎の合併を伴う．発生機序の不明な疾患であるが，抗平滑筋抗体，抗核抗体，血中抗好中球細胞質抗体（p-ANCA）が認められること，潰瘍性大腸炎との関連から活性化T細胞による免疫学的機序が示唆されている．家族内発症も認められ，遺伝的素因も発症に関与すると考えられる．

◆**病理像**：胆管周囲にはリンパ球浸潤，浮腫，高度の線維化を認める．胆管周囲の線維化は onion-skin fibrosis と呼ばれる特徴的な像を示す．

胆管は次第に萎縮・消失し，高度の線維性瘢痕となるが，残存胆管の拡張所見もみられる．胆汁うっ滞の持続により肝細胞傷害が誘導され，最終的には二次性胆汁性肝硬変となる．PSCには胆管癌や慢性膵炎が発症することが報告されており，予後不良の疾患である．

そのほか，肝硬変には，肝外胆管が胆石，癌などで閉塞することによる二次性の閉塞性胆汁性肝硬変 obstructive biliary cirrhosis がある．鉄代謝障害であるヘモクロマトーシス，銅代謝障害である Wilson 病は肝細胞傷害が遷延化することで終末病態である肝硬変となる．$α_1$ アンチトリプシン欠損症 $α_1$-antitrypsin deficiency は常染色体劣性遺伝病で，肝細胞で産生される $α_1$ アンチトリプシン遺伝子の変異により $α_1$ アンチトリプシンの細胞内輸送が障害される．$α_1$ アンチトリプシン欠損は肺気腫を引き起こすと同時に肝細胞内に PAS 染色陽性の封入体形成がみられ，肝細胞傷害も誘導する．肝細胞傷害が著しい場合は肝硬変になる．糖原病などの糖代謝障害，日本住血吸虫症などの肝寄生虫疾患，サルコイドーシスなどによっても肝硬変が発生する．

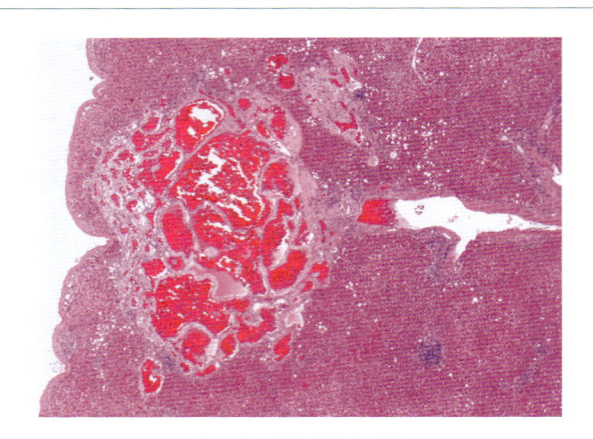

図 7-27 肝海綿状血管腫
肝被膜直下に大小の拡張血管腔を認める．

10．肝の増殖性病変および腫瘍

限局性結節性過形成 focal nodular hyperplasia（FNH）
◆定　義：通常，肝被膜下に発生する単発性の境界明瞭な結節性病変である．肝細胞の過形成と中心部の放射状の線維化瘢痕病変を伴うのが特徴的である．線維化部位には大型の血管が存在し，画像診断上有用である．
◆病理像：肉眼的にも中心部放射状線維化病変が特徴で，線維化部位には大型動脈，リンパ球浸潤，胆管の増生像などを認める．結節中には肝小葉構造はみられず，肝細胞に異型は認めない．本病変は過形成であり腫瘍性病変との鑑別が重要である．

結節性再生性過形成
nodular regenerative hyperplasia（NRH）
◆定　義：線維化を伴わない肝細胞の結節性過形成からなる病変で原因不明のまれな疾患である．臨床的に門脈圧亢進症を伴うことが多く，肝硬変のない門脈圧亢進症では本症を疑う．
◆病理像：広範囲あるいは部分的に多数の小型結節性病変を認める．結節は比較的大型の肝細胞が多列性に増殖し，周囲の正常肝組織を圧排する．明らかな線維化は認められないのが特徴である．

肝血管腫 hepatic hemangioma
◆定　義：肝で最も多くみられる良性腫瘍が血管腫である．通常，病変は小さく臨床的に無症状で，画像検査や剖検で偶発的に認められることが多い．
◆病理像：大小の拡張した血管腔を認める海綿状血管腫の所見を示す（図7-27）．肝表面にみられることが多く，肉眼的に紫色の境界明瞭な病変である．

肝腺腫 hepatic adenoma
◆定　義：主に経口避妊薬を服用している女性に発生し，男性ではまれな肝細胞由来の良性腫瘍である．避妊薬の服用を中止すると腫瘍が消退することもある．被膜を伴う境界明瞭な病変で，肝細胞癌と鑑別する必要があり，時に破裂して腹腔内出血をきたすことがある．
◆病理像：正常肝細胞に類似した異型の軽度の肝細胞が1～2列性の細胞索を形成し，周囲肝を圧排している．正常の小葉構造や門脈はみられず，単独の小型肝動脈を認める．肝細胞には脂肪やグリコーゲンの蓄積を認めることがある．

　肝の原発性上皮性悪性腫瘍には肝細胞癌 hepatocellular carcinoma と肝内胆管癌 intrahepatic cholangiocellular carcinoma があり，さらに特殊な腫瘍として小児に発生する肝芽腫 hepatoblastoma がある．肝の非上皮性悪性腫瘍の頻度はまれであるが，血管肉腫 angiosarcoma，悪性リンパ腫 malignant lymphoma などが報告されている．肝は血流が豊富なことから，大腸癌などの転移性腫瘍も多い．

肝細胞癌 hepatocellular carcinoma（HCC）
◆定　義：肝細胞に由来する悪性腫瘍で，原発性肝腫瘍の大部分は肝細胞癌である．わが国では肺癌，胃癌，大腸癌に次いで死亡数の多い癌である．世界的にみると毎年70万人ほどが肝癌で死亡しており，全癌中3番目に死亡数の多い癌である．
◆病因と発生機序：わが国においては HCC の80％が HCV，15％が HBV の持続感染患者に発生している．肝癌の発生と死亡は，わが国を含むアジアおよびアフリカに多く，この地域は B 型，C 型肝炎の蔓延地域と一致し

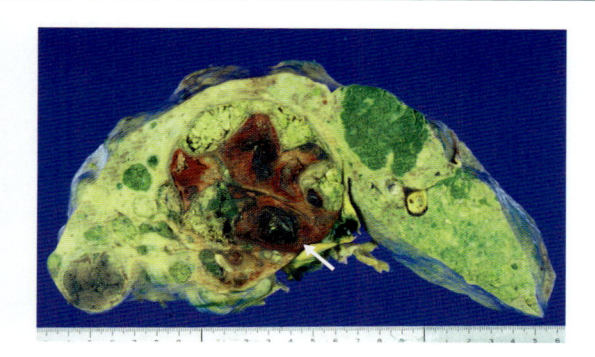

図 7-28 肝細胞癌
中心部出血壊死（⇦）を伴う肝細胞癌結節を認める．

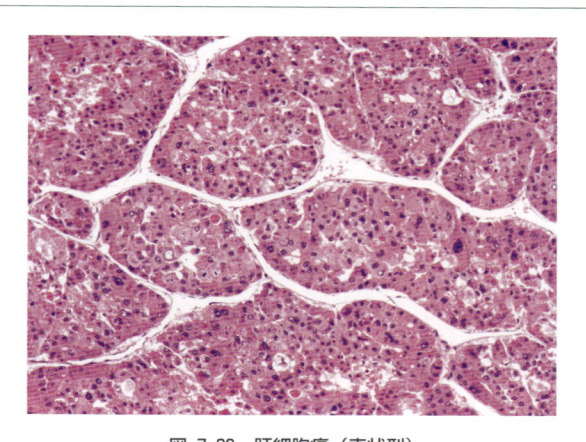

図 7-29 肝細胞癌（索状型）
太い索状配列を示す肝細胞癌の組織所見．索状構造は血管内皮細胞に覆われている．

ており，世界的な統計ではHCCの80％はHBV，HCV感染による肝炎あるいは肝硬変の経過中に発生する．以上のように肝炎ウイルス（特にHCVとHBV）はHCCの発生に密接に関連するが，そのほかの病因として，アルコール性肝障害やNASHもHCC発生に寄与している．

ウイルス遺伝子と肝発癌の関係についてもトランスジェニックマウスを用いた研究により知見が集積されてきた．HBV X 遺伝子の X 蛋白質は核内で転写因子を介して細胞増殖に働くことや癌抑制遺伝子の作用を阻害することが明らかとなっている．一方，HCVコア蛋白質はp21WAF1蛋白質と相互作用し，細胞増殖を促進することが知られている．さらに，肝炎による炎症性サイトカインや活性酸素が遺伝子や遺伝子発現制御に働き，肝発癌を促進している可能性が考えられている．

肝癌多発地域であるアジア・アフリカでは，カビの一種 Aspergillus flavus の産生するカビ毒アフラトキシン aflatoxin B による食物の汚染が認められる．aflatoxin B は癌抑制遺伝子 p53 の突然変異を引き起こすことが報告されており，またごく微量でラットに肝癌を発生させうる強力な癌原物質であることも報告されている．したがって，肝癌多発地域ではHCV，HBV感染に加え，aflatoxin Bも肝細胞癌の発生に関与していると考えられている．

◆病理像：肝細胞癌の肉眼所見は，多くは境界明瞭な結節を形成し1個の結節からなる単純結節型や多結節癒合型であるが，境界が不明瞭・不規則な浸潤型もみられる．腫瘍は周囲肝組織に比べ白色調で，しばしば中心に出血壊死部を伴う．腫瘍はしばしば門脈に浸潤し腫瘍塞栓となる（図7-28）．

病理組織学的には，肝癌細胞が血管間質を伴いさまざまな厚さの索状構造を示して増殖し（索状型 trabecular type，図7-29），正常の肝細胞索を模倣する構造をとることが多い．しかし，偽腺管型 pseudoglandular（acinar）type と呼ばれる腺管構造を示すもの，充実型 compact type，硬化型 scirrhous type もみられる．癌細胞の細胞質には胆汁，グリコーゲン，脂肪の蓄積や，Mallory 小体，球状硝子体などの封入体をみることがある．

肝細胞癌の組織学的な分類は，これまで索状構造変化に基づく Edmondoson 分類により Ⅰ～Ⅳ 型に分類されていたが，最近の肝癌取り扱い規約では分化度を基準として高分化，中分化，低分化，未分化の4型に分類することが提唱されている．

◆臨床的事項：超音波，造影剤を用いるダイナミックCT/MRIなどの画像診断の進歩により，肝細胞癌は早期に診断されるようになった．これらの画像診断で癌の局在や大きさが正確に判定されるようになり，さまざまな治療法を選択することが可能となった．また患者の60％で，血清中のαフェトプロテイン（AFP）が高値を示すことが知られ，肝癌の血清診断に応用されている．AFPは，αフェトプロテインの名のとおりαグロブリン画分に含まれ，分子量，アミノ酸組成ともにアルブミンに近似し，アルブミンと共通の祖先遺伝子に由来する蛋白質と推定されている．

また，PVKA-Ⅱは肝細胞癌に特異性の高い血清マーカーとして診断に用いられている．

肝内胆管癌 intrahepatic cholangiocelluar carcinoma

◆定　義：胆道系のうち肝内胆管上皮由来とされる癌である．原発性肝癌の約5％を占め，頻度は高くないが予後不良の癌である．

◆病因と発生機序：発症機序は不明であるが，いくつかの危険要因が報告されている．とりわけ原発性硬化性胆管炎（PSC）患者の30～40％には肝内胆管癌の発生が報告されており，PSCの診断を受けた患者は十分な経過観察が必要である．そのほか，肝吸虫症 Clonorchis sinen-

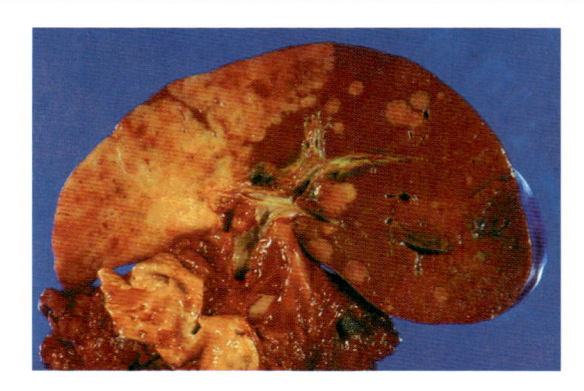

図 7-30　肝内胆管癌
白色，充実性の硬い腫瘍の浸潤を認める．肝内転移結節もみられる．

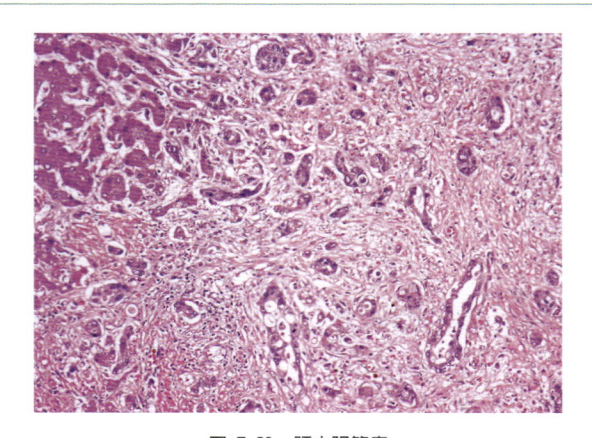

図 7-31　肝内胆管癌
不規則な腫瘍腺管が高度の線維化を伴って増殖し，肝細胞を破壊している．

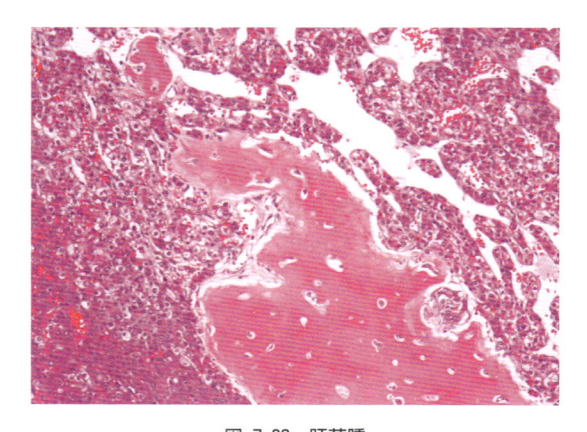

図 7-32　肝芽腫
1歳男児にみられた肝芽腫の組織像．腫瘍細胞の索状，充実性増殖と骨形成を認める．

sis，Caroli 病などの囊胞性疾患，トロトラストの曝露，肝内胆石症，肝炎ウイルス感染が危険因子とされている．

以上のことから胆管癌の発症には炎症が関与することが推測され，TNF-α，IL-6，また炎症性サイトカインにより誘導された一酸化窒素（NO）が DNA 損傷を起こす可能性について研究されている．癌関連遺伝子変化としては K-ras や p53 遺伝子変異が報告されている．

◆病理像：肝に灰白色・充実性の硬い腫瘍を形成し，肝細胞癌とは異なり出血や壊死を認めることはまれである（図 7-30）．病理組織学的には腺管を形成する腺癌で粘液産生を伴う．明瞭な線維性間質をみる（図 7-31）．分化度により高分化から低分化に分類される．

肝細胞癌と胆管細胞癌の組織が混在する混合型肝癌 combined hepatocellular and cholangiocarcinoma が存在することが知られており，このような癌の組織発生として，肝細胞と門脈域胆管をつなぐ Hering 管を含む細胆管，あるいは肝細胞の胆管への分化転換の可能性が示唆されている．

肝芽腫 hepatoblastoma

◆定　義：まれな腫瘍であるが小児の肝原発悪性腫瘍では最も頻度の高い腫瘍である．小児悪性腫瘍の1%ほどを占める．多くは3歳未満の新生児，幼児に発症し，男児に多い傾向を示す．家族性大腸腺腫症，Beckwith-Wiedemann 症候群などの遺伝性疾患に合併することが報告されている．発症原因は不明であるが，特殊な薬品を使用する職業従事者の子どもに多いとの環境要因を指摘する報告もある．

◆病理像：組織学的には胎児肝に類似する細胞から構成される腫瘍で，胎児型，胎芽型，未分化型に分類され，間葉系成分を伴うことがある（図 7-32）．多くの場合，肝細胞に類似する腫瘍細胞を認める胎児型と，より低分化な胎芽型が混合しており，未分化型は5%ほどである．

転移性肝腫瘍

肝は肺と並んで転移性腫瘍の多い臓器である．大腸癌や胃癌など門脈を介する消化器癌の血行性転移が主体であるが，さまざまな癌が肝に転移巣を形成しうる．肝硬変などの背景病変なしに多発性の転移巣を認める（図 7-33）．肝外胆管癌はリンパ行性転移を示すことが多く，胆囊癌は直接浸潤を示す．白血病細胞が肝に浸潤すると肝腫大 hepatomegaly を呈する．特に慢性骨髄性白血病では著明な肝脾腫大を示すことがあり，白血病細胞が門脈域，類洞内に充満する組織像を認める．

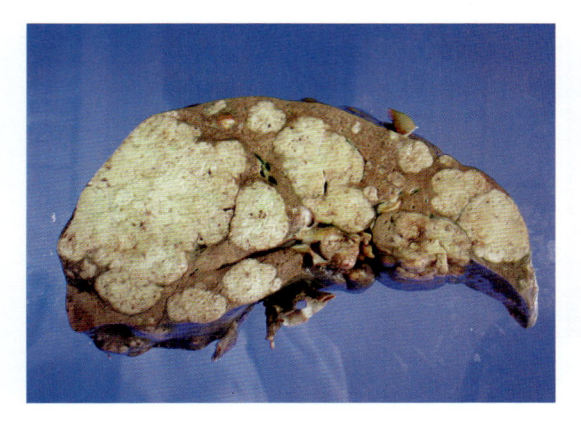

図 7-33 大腸癌の肝転移
肝に多発性の転移巣の形成を認める.

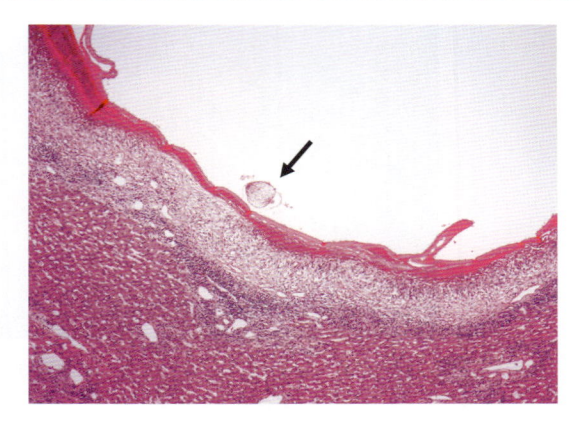

図 7-34 肝エキノコックス症
肝に形成された囊胞病変. 内側には角質層がみられ, その外側はマクロファージの集簇する肉芽腫となっている. 虫体の一部（←）も認められる.

（写真提供：函館五稜郭病院　池田健先生）

11. 寄生虫による肝疾患

　ここでは特徴的な肝病変を形成するいくつかの寄生虫疾患について述べる.

吸虫症 trematodiasis

1. 肝吸虫症 clonorchiasis：肝吸虫 Clonorchis sinensis による胆管感染症である. 十分に調理しない魚肉（淡水魚）を摂取することにより体内に取り込まれた幼虫は腸内で包嚢が消化され最終幼虫セルカリア cercaria となる. セルカリアは Vater 乳頭から総胆管に入り, 肝内胆管に寄生して成虫となる. 胆管炎を起こし, 粘膜の腺腫様増殖, 線維化, 胆管結石, 胆道閉塞を引き起こす.

2. 住血吸虫症 schistosomiasis：ヒト住血吸虫症としてマンソン住血吸虫症, Bilharz 住血吸虫症, 日本住血吸虫症 schistosomiasis japonica の 3 種が知られており, セルカリアが経皮的に感染し発症する. マンソン, 日本住血吸虫症は腸管の細静脈に産卵し, 虫卵が肝内門脈にいたり門脈域に肉芽腫性炎症を引き起こす. 門脈閉塞による門脈圧亢進症や消化管潰瘍などの症状を発症する.

3. 肝蛭（かんてつ）症 fascioliasis：ヒツジや牛の肝吸虫症 fasciola hepatica の経口感染（ヒツジや牛の肝の生食, 水草などの生食）により発症する. 肝蛭の成虫は肝実質内を移動して虫卵を産み, 虫卵は肉芽腫を引き起こす.

肝エキノコックス症（包虫症）echinococcosis

　人畜共通感染症でキツネやイヌの糞に排泄されたエキノコックスの虫卵に汚染された食物を経口的に摂取することにより感染する. わが国では北海道礼文島に限局する地方病とされてきたが, 現在, 礼文島では撲滅されたものの北海道内各地に発症がみられるようになった. 成虫は肝に囊胞を形成する. 多房性囊胞を形成する Echinococcus multilocularis と単房性囊胞を形成する Echinococcus granulosus があり, 北海道のものは多房性である. 囊胞壁は層状の PAS 染色で陽性のクチクラ様物質に覆われ, 内部に虫体を認めることがある（図 7-34）. 画像で診断可能であるが, しばしば腫瘍あるいは腫瘍転移と誤診されることがあるので注意が必要である.

アメーバ症 amebiasis

　原生生物アメーバのうち病原性の赤痢アメーバ entameba histolytica による感染症で, 主として大腸と肝が侵される. 赤痢アメーバ囊子に汚染された食物を摂取することにより感染し, 囊子から栄養体となった赤痢アメーバが大腸に潰瘍を形成する. 赤痢アメーバの栄養体が門脈を経由して肝にいたると, 肝実質を溶解性に破壊して壊死性膿瘍を形成する. 大きな肝膿瘍では空洞化して治療が困難となる. 病理組織学的には壊死物中に赤血球を貪食したアメーバ栄養体を認める（図 7-35）.

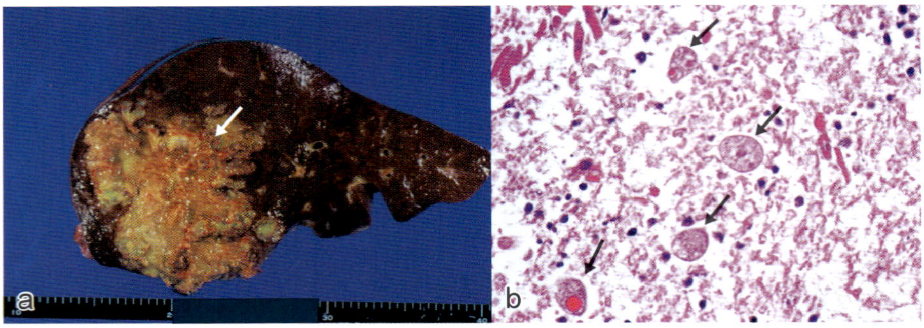

図 7-35 アメーバ症
a．肝右葉に融解壊死を伴う大きな膿瘍形成（⇦）を認める．
b．壊死組織中に栄養体型アメーバ（⬅）をみる．赤血球を貪食している像も認められる．

B 胆嚢，肝外胆管

1．胆嚢，肝外胆管の発生とその異常

　胆嚢および肝外胆管は，胎生3～4週ころ，前腸内胚葉腹側尾部に生じるくぼみ（肝窩，肝憩室または肝芽）を構成する内胚葉性上皮細胞に由来する．肝窩の形成には心臓中胚葉による誘導が必要である．肝窩を構成する細胞は急速に増殖し，胎生5週には頭側肝窩と尾側肝窩に分かれ，肝間充織の誘導により前者は肝細胞と肝内胆管，後者は胆嚢と肝外胆管に分化する．前腸内胚葉から胆嚢および肝外胆管の誘導には，bone morphogenetic protein（BMP）や fibroblast growth factor（FGF）などの液性因子，転写因子 hepatocyte nuclear factor 6（HNF6）の関与が示されている．胆汁の排泄は，胎生12週ころから始まる．

　胆嚢の無形成は極めてまれである．多くの動物（ブタ，ウマ，ラットなど）では胆嚢がない．最も多くみられる奇形は，胆嚢の先端にくびれのあるフリジア帽 phrygian cap と呼ばれるもので，機能障害は伴わない．遊走胆嚢 floating gallbladder は4％に認められ，胆嚢のほとんど全周が漿膜に包まれて肝から遊離している．

　先天性の胆道閉鎖 congenital biliary atresia は，新生児の胆汁うっ滞の約1/3を占める．急速に胆汁性肝硬変への進行をみることから肝移植の適応になり，わが国でも生体肝移植が行われている．新生児肝炎との関連が重視されており，その意味で先天性の奇形ではないと考えられている．新生児肝炎と同様，その本当の原因はまだ不明であるが，レオウイルスや，サイトメガロウイルス，風疹ウイルス，B型肝炎ウイルスなどの感染との関係が強く疑われている．これに対し，真の先天性形成障害に基づくものは10％以下である．

膵胆管合流異常

◆定　義：解剖学的に膵管と胆管が十二指腸壁外で合流する先天性の奇形である．

◆発生機序および病態：先天性胆道拡張症 congenital bile duct dilatation の70～80％に膵胆管合流異常が認められ，腹側膵の発生異常が原因と考えられている．機能的に十二指腸乳頭部括約筋の作用が膵胆管合流部に及ばないため，膵液と胆汁が相互に混合逆流し，腹痛，黄疸，嘔吐などの症状を呈する．胆道癌の多くは，膵胆管合流異常を伴う．

2．胆嚢，肝外胆管の構造と機能

　肝外胆管 extrahepatic bile duct は少数の杯細胞を混じた円柱上皮で覆われ，粘液腺も存在する．粘膜下には少数の平滑筋束が認められるが，筋膜はつくっていない．つまり胆汁の排出機構は，肝細胞に存在すると考えられる．胆嚢管 ductus cysticus が胆嚢に合する部分では，粘膜下の筋束によって，らせん状のヒダができている（valvula spiralis Heisteri）．このヒダの弁状の働きにより，胆嚢内の胆汁は一定以上の圧力によってのみ排出される．

　総胆管 ductus choledochus は小網の遊離縁を走って膵頭部を貫き，十二指腸の Vater 乳頭に開口するが，この際，膵管と合流して共通の膨大部 ampulla vateri をつくる場合と，別々に開口する場合がある．開口部には腸の筋層と連絡した筋層があり，括約筋作用を営む．総胆管は，長さ約7.5 cm，太さ約6 mm である．

　胆嚢 gallbladder は，長さ8～10 cm のナス状の嚢状の

臓器で，その機能は胆汁の蓄積と濃縮および食事時の排出である．粘膜は網状に吻合したヒダを備え，発達した筋層をもっている．筋層は粘膜筋板にあたるもので，このため粘膜固有層はただちに筋層に移行し，その間に粘膜下層を欠いている．胆汁の濃縮は水分，炭酸塩，クロールの再吸収によるもので，ビリルビン，胆汁酸，コレステロール，カルシウムなどは10倍以上に濃縮される．胆囊壁には，頚腺 neck gland（粘液腺）のほか，迷入胆管 aberrant bile duct（Lushka duct）がみられることがある．迷入胆管は肝床部に多い．交感神経と副交感神経が分布し，消化管と同様の壁内神経叢が存在する．貯留・濃縮された胆汁は，胃から十二指腸への脂肪や酸性び汁の流入刺激やコレシストキニン cholecystokinin（CCK）により，胆囊が収縮し排泄される．同時にCCKは，十二指腸乳頭括約筋を弛緩させる．

図 7-36 胆囊腺筋症
胆囊壁内に腺上皮が陥入し，多数のRASの形成を認める．RASの周囲には平滑筋の増生を伴う．

3．胆囊，肝外胆管の炎症

胆囊の炎症は80〜90％が胆石を伴うもので，また炎症は胆石の原因となる．肝外胆管の炎症は胆囊の炎症と同じ原因で起きる．経過により急性炎と慢性炎に分けることができるが，慢性胆囊炎には急性炎症像が伴っていることが多い．

急性胆囊炎 acute cholecystitis
◆定　義：結石によって胆囊管が閉塞し循環障害が生じる有石急性胆囊炎と，細菌感染による化膿性胆囊炎に分けられ，90％以上が前者である．
◆発生機序および形態：有石急性胆囊炎は，胆石が胆囊管に嵌頓して循環が障害され，粘膜障害の結果生じたものである．うっ血，浮腫，フィブリン析出，出血，潰瘍，凝固・壊死など循環障害の像を示す．化膿性胆囊炎では，起炎菌は十二指腸から上行性に感染する *Klebsiella*，*Escherichia coli* が多く，*Pseudomonas* や *Enterobacter* がこれに次ぎ，レンサ球菌，ブドウ球菌のこともある．チフス菌は好んで胆汁内で増殖するため，胆囊に定着して保菌者をつくることがある．一般に細菌感染は二次的に起きるもので，胆石，胆汁のうっ滞が主因となる．
◆臨床的事項：悪寒戦慄を伴う高熱，右季肋部痛などを呈する．

慢性胆囊炎 chronic cholecystitis
◆定　義：原因が不明の原発性と，胆石などによって起こる二次性慢性胆囊炎に分けられる．
◆発生機序：ほとんど場合，二次性であり，急性胆囊炎が遷延したもの，胆石刺激によるものがあり，後者が多くを占める．

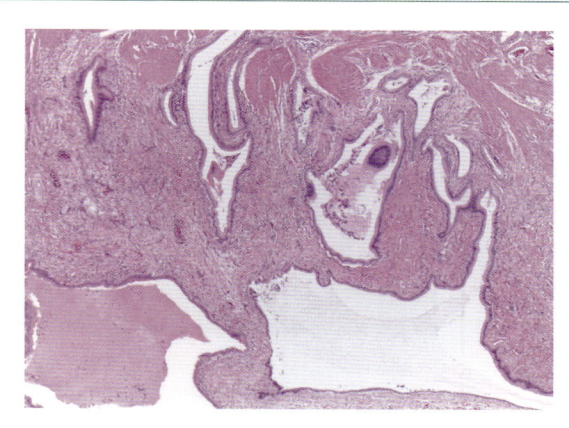

◆形　態：粘膜固有層にリンパ球，形質細胞を中心とする高度の炎症細胞浸潤がみられる．粘膜下層や漿膜下の線維化や浮腫により，胆囊壁が肥厚する．また，粘膜上皮が筋層下へ陥入している像がしばしば認められ，Rokitansky-Aschoff洞（RAS）と呼ばれている．RASは胆囊内圧の亢進により粘膜腺が深く貫入し拡張したもので，50％の患者にみられる．壁内には胆砂やコレステロール結晶の沈着がしばしばみられ，それらを取り囲んで泡沫細胞や異物巨細胞の出現をみる肉芽腫性炎症 xanthogranulomatous cholecystitis の形をとる場合もある．
◆臨床的事項：画像上腫瘍と誤りやすい病変として腺筋症 adenomyomatosis がある．この病変は壁の平滑筋の増生と多数のRASが認められる病変で，肉眼でも肥厚した壁に囊胞様変化をみることができる（図7-36）．

急性閉塞性化膿性胆管炎
acute obstructive suppurative cholangitis
◆定　義：胆石などにより胆管が閉塞し，感染胆汁が肝に逆流した状態である．
◆発生機序：胆管に胆石が嵌頓し，細菌（多くは大腸菌）感染を伴って胆汁がうっ滞する（急性胆管炎）．さらに感染胆汁が逆流し，肝に波及し，微小膿瘍形成や敗血症となる．
◆形　態：肝内胆管内腔が拡張するとともに胆管内外に多数の好中球を認める．
◆臨床的事項：急性閉塞性化膿性胆管炎は，胆汁うっ滞の臨床症状であるCharcotの3徴候（発熱，腹痛，黄疸）に，意識障害，ショックを加えたRaynoldsの5徴候を認める．素早い治療を要する．

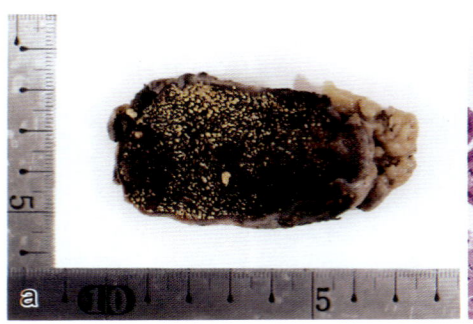

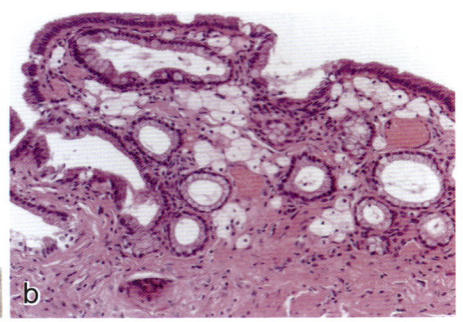

図 7-37 コレステローシス
a．肉眼像：胆嚢粘膜面に黄色の顆粒状の脂肪沈着を認める．
b．組織像：黄色顆粒の本体は，粘膜内に脂肪を貪食した多数の泡沫細胞の集簇である．

原発性硬化性胆管炎
primary sclerosing cholangitis（PSC）
◆定　義：胆管の非化膿性の炎症細胞浸潤と周囲の強い線維増生により生じる進行性の閉塞性黄疸を特徴とした，原因不明な肝内または肝外胆管の炎症である．
◆発生機序および形態：非化膿性の炎症細胞浸潤と周囲の強い線維増生により肝内，肝外胆管が狭窄あるいは閉塞し，胆汁がうっ滞するために進行性の閉塞性黄疸が生じる．それにより胆管壁は肥厚し，その周囲に肉芽腫や付属腺の変性像を認める．腸管の炎症性疾患，なかでも潰瘍性大腸炎の患者にみられることが多いことから自己免疫疾患と考えられている．胆汁にリン脂質が分泌されない multidrug resistance 3 遺伝子欠損マウスでは，胆管にヒトの PSC に極めて類似した病変が起こることから，PSC，原発性胆汁性肝硬変などの胆管病変と，胆汁中のリン脂質の関係が注目されている．
◆臨床的事項　若年男性に好発し，潰瘍性大腸炎を合併することが多く，肝硬変へ進展する．胆管造影による数珠状胆管像が特徴である．

コレステローシス cholesterolosis
◆定　義：胆嚢粘膜内にコレステロールを貪食した組織球が集簇した状態である．
◆組織像：原因は不明であるが，粘膜固有層にコレステロールを貪食し泡沫化した組織球が集簇している．そのため肉眼的に胆嚢粘膜は，黄色顆粒状や黄色斑状の変化を示す（図 7-37）．
◆臨床的事項：この病変自体は無症状だが，コレステロール結石を伴うことが多い．

4．胆石症

胆道内に生じた固形物を胆石といい，症状の有無にかかわらず胆石が存在する時，胆石症 cholelithiasis と呼ぶ．

胆石は，コレステロールを主成分とするコレステロール胆石，ビリルビンを主成分とする色素胆石に大別される．コレステロール胆石の成因は，コレステロールの胆嚢内析出による．コレステロールは，胆汁中で胆汁酸塩およびリン脂質（大部分はレシチン）と混合ミセルをつくって溶存している．これにはコレステロールと胆汁酸塩およびレシチンの比が一定閾値内にあることが必要で，この域から逸脱すると胆汁は胆石原性 lithogenic になるといわれる．図 7-38 に胆汁 3 成分による三角座標内のミセル溶存域を示す．したがってコレステロールの過剰分泌（肥満，脂質異常症，糖尿病など），レシチンや胆汁酸塩の減少（胆嚢による過剰吸収，胆汁酸の再吸収を障害する回腸病変や肝硬変）などは，この 3 成分比に直接影響を与える．胆嚢の収縮力の低下（長期の中心静脈栄養），胆汁の濃縮（うっ滞による水分，塩類の再吸収），蛋白質，細胞崩壊物など核になる物質の増量（炎症）なども要因となる．ただし単一の要因で起こることは少なく，多くは以上の要因の複合による．

色素胆石のうち，ビリルビンカルシウム石は，胆道感染を起こした細菌（多くは大腸菌）由来のβグルクロニダーゼが抱合ビリルビンを分解し，水に溶けない間接ビリルビンが遊離し，これがカルシウムと結合して形成される．黒色石の成因は不明だが，溶血性貧血，肝硬変，心臓弁置換術後などに合併することが多い．
◆臨床的事項：健常成人の 8〜20％ が胆石症で，うち 50〜80％ が無症状といわれ（無症候性胆石症），80〜90％ がコレステロール胆石といわれている．発生部位は，約 80％ が胆嚢，約 20％ が胆管，2％ 程度が肝内石である．

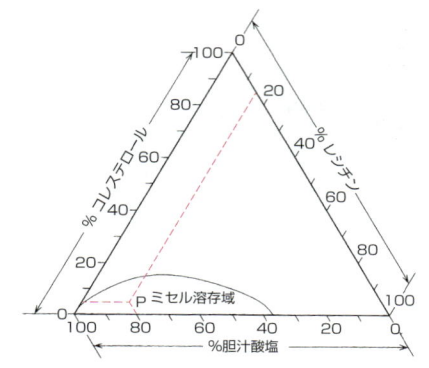

図 7-38 胆汁3成分による三角座標内のミセル溶存域
P点（コレステロール5％，胆汁酸塩80％，レシチン15％）では，コレステロール混合ミセル内に安定して溶存している．

5．胆嚢および胆道の腫瘍

肝外胆道系は臨床解剖学的に**図 7-39**のように区分されており（胆道癌取扱い規約），どの部位からも腫瘍は発生しうる．発生部位により胆管癌，胆嚢癌，乳頭癌に区別されている．

肝外胆管の良性腫瘍はまれで，乳頭腫 papilloma や腺腫 adenoma が報告されている．最近，超音波検査の普及によって，胆嚢の良性腫瘍も見つかるようになってきた．良性腫瘍を腫瘍病変と腫瘍類似病変に分けると，前者では腺腫や非上皮性腫瘍が報告されているが比較的少ない．後者ではコレステロールポリープや過形成が多く認められる．

コレステロールポリープ cholesterol polyp
◆定　義：粘膜内および粘膜下における泡沫細胞の集簇により内腔に突出した病変である．
◆臨床的事項：摘出胆嚢では6〜40％に認められるという．臨床症状は特になく，性別，糖尿病，脂質異常症などとの関連もないといわれている．

腺　腫 adenoma
◆定　義：円柱上皮などの腺上皮の増殖性病変で，組織

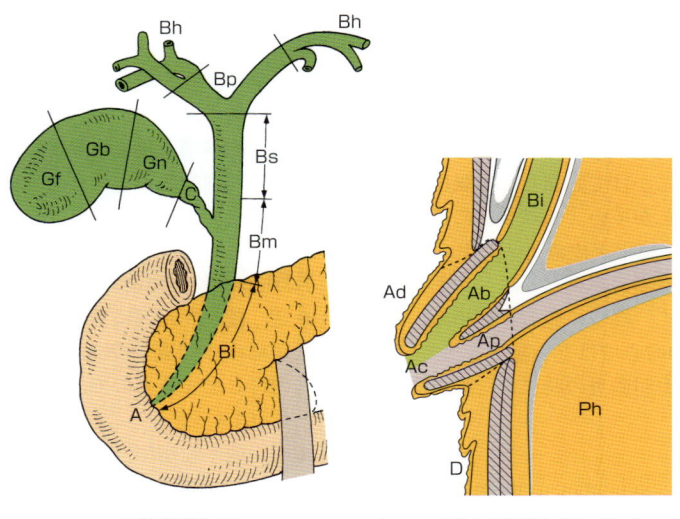

特に胆嚢結石は，中年の肥満女性（3F：fatty，forties，female）に多い．急性症（発作）は疝痛，発熱，黄疸を3大主徴とする．疝痛は胆石疝痛 biliary colic といわれ，胆石の胆嚢粘膜刺激によって起こる Oddi 括約筋の反射性痙攣によるもので，胆石が胆嚢頚部にはまり込んだ時が典型例である．炎症は胆石の機械的作用による粘膜の潰瘍に始まり，二次感染による胆嚢炎，胆管炎によって発熱が起こる．黄疸は胆石による総胆管，肝管の閉塞 calculous obstruction による．

a．肝外胆道の区分　　　b．aにおける乳頭部（A）の区分

図 7-39 肝外胆道系の臨床解剖学的区分
Bp：肝門部胆管，これは Br（右肝管），Bl（左肝管）と Bc（肝管合流部）に区分される．Bs：上部胆管，Bm：中部胆管，Bi：下部胆管．胆嚢 gallbladder は，Gf（胆嚢底部），Gb（胆嚢体部），Gn（胆嚢頚部），C（胆嚢管）に区分される．Bh：肝内胆管の総称．Ab：乳頭部胆管，Ap：乳頭部膵管，Ac：共通管部，Ad：大十二指腸乳頭部を総称して乳頭部（A）とする．Ph：膵，Bi：下部胆管，D：十二指腸．

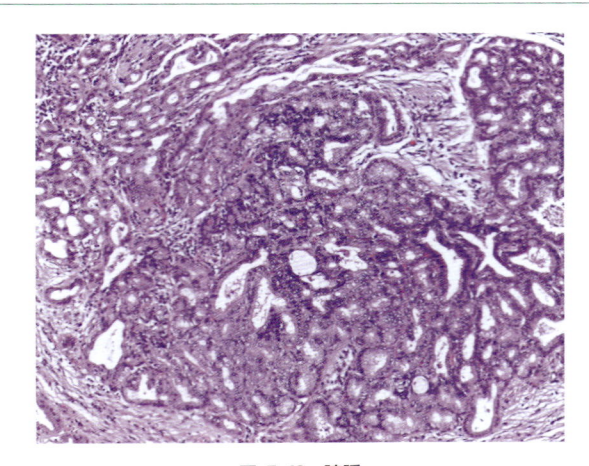

図 7-40　腺腫
軽度な異型を示す腺管が周囲組織を圧排するように増生している．

学的に腺管様の構造を示す腫瘍である．異型性は乏しく，浸潤性などの悪性像は認められない．
◆形　態：胆嚢の隆起性病変として認められる．腺管は多くの場合，胃幽門腺と似た形質を示す（幽門線型腺腫）異型の乏しい腺管が，圧排性の増殖性病変を形成している（図 7-40）．
◆臨床的事項：腺腫は比較的まれな病変であるが，腺癌を合併する割合が高い．

胆嚢癌 carcinoma of the gallbladder
◆定　義：胆嚢または胆嚢管に原発する癌腫である．特に早期胆嚢癌は，「組織学的深達度が粘膜内または固有筋層内にとどまるもので，リンパ節転移の有無は問わない．ただし，RAS 内の上皮内癌は，それが胆嚢壁のどの層にあっても，粘膜内癌とする」とされている．
◆形　態：底部から体部にかけて好発し，肉眼的には，乳頭型，結節型をとることが多い．組織学的には腺癌が圧倒的に多い（図 7-41）．扁平上皮癌もみられる．特殊型として粘液癌や印環細胞癌の形をとる場合もある．
◆臨床的事項：女性に多く，高率に胆石を認める．黄疸や腹痛が出現するが，その時点では進行癌となっている．高齢者では，胆嚢結石症や胆嚢炎の時には，癌の有無を確認する必要がある．

肝外胆管癌 extrahepatic cholangiocarcinoma
◆定　義：肝門部，上部・中部・下部胆管に原発する癌腫である．特に早期胆嚢癌は，「組織学的深達度が粘膜内または線維筋層内にとどまるもので，リンパ節転移の有無は問わない．ただし付属腺内の上皮内癌は，それが胆嚢壁のどの層にあっても，粘膜内癌とする」とされている．

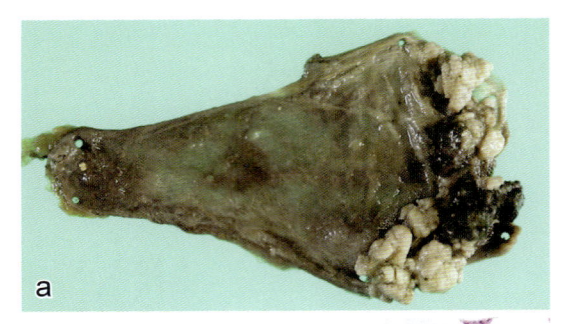

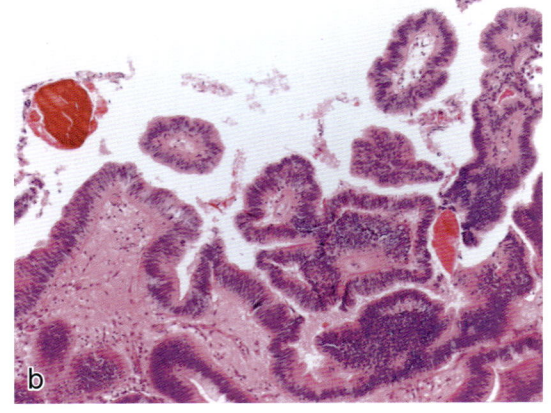

図 7-41　胆嚢癌
a．肉眼像：胆嚢体部に乳頭状の結節を認める．
b．組織像：核細胞質比の高い細胞が乳頭状に増生している．

◆形　態：肉眼的には，乳頭型，結節型，平坦型に分類され，組織学的には腺癌が圧倒的に多い．扁平上皮癌もみられる．特殊型として粘液癌や印環細胞癌の形をとる場合もある．
◆臨床的事項：黄疸を発症して診断されることが多く，特に隆起性病変では早期に症状が出現する．先天性胆管拡張症や膵胆管合流異常では高率に発生する．

乳頭部癌 Periampullary carcinoma
◆定　義：乳頭部に発生する癌腫を総称する．特に早期乳頭部癌は，「組織学的深達度が粘膜内または Oddi 括約筋内にとどまるもので，リンパ節転移の有無は問わない」とされている．
◆形　態：腫瘤型，混在型，潰瘍型，そのほかの型に分けられる．乳頭部十二指腸粘膜，乳頭部胆管粘膜，乳頭部膵管粘膜，胆管膵管共通管粘膜から発生するため，組織学的には，大部分が腺癌であるが扁平上皮癌もみられる．特殊型として粘液癌や印環細胞癌の形をとる場合もある．早期癌には腺腫成分を含むことがある．
◆臨床的事項：黄疸，腹痛で発症することが多い．

C. 膵

1. 膵の発生と機能

膵は，のちに十二指腸になる前腸の2つの憩室から発生する．背側膵芽は背部にあり，腹側膵芽は肝憩室の胆嚢部に接して発生する．発育の途中，腹側膵が右回りに後方に回転して移動し，背側膵の下方，後方に位置するようになる．やがて両膵は癒合して1個の膵として発育するが，背側膵は膵頭と鉤状突起の腹側，膵体および膵尾を形成し，腹側膵から鉤状突起の背側が形成される（図7-42）．

両膵原基は，最初は互いに独立した排出管をもって十二指腸に開口するが，両膵癒合ののち，排出管は吻合し，背側膵の排出管が退行萎縮して結局1本の導管を形成する．主膵管は多数の排出管を集め，膵尾から膵体，膵頭を貫いて十二指腸乳頭に開口する．副膵管は背側膵の排出管が退行せずに残ったもので，通常，膵頭で主膵管と交通し，十二指腸副乳頭に開口する．両膵管の交通，走行，開口などには種々の変異や奇形が認められる．

成人の膵は長さ約15 cm，平均重量90 gで，第1，第2腰椎の高さにあり，後腹膜腔を横走し，十二指腸凹弯部から左腎の前を脾門に達する．図7-43にみるように膵の発達には，ホメオボックス遺伝子 $Pdx1$ が中心となり，膵原始細胞から外分泌腺上皮細胞と内分泌細胞の両者に分化する．この過程ではさまざまな遺伝子が複雑で重要な働きをしており，加えてFGFやEGFなどの増殖因子が重要なことが明らかになってきた．Langerhans島細胞は成人でも膵管上皮から新生され，島新生 nesidiogenesis といわれる．

成熟した膵管は円柱上皮で覆われ，太い膵管ではその中に杯細胞を混じえ，また粘膜下には粘液腺の散在する固有層がある．腺房細胞 acinar cell はチモーゲン顆粒 zymogen granule を産生する．腺房の中心には扁平な腺房中心細胞 centroacinar cell がある．Langerhans 島は結合組織で周囲の腺組織から区別され，特有な細胞群（A，B，D，PP，D_1細胞など）からなる（p.607参照）．

膵は内分泌と外分泌の二重の機能を営む臓器で，外分泌は神経性（交感神経，迷走神経）およびホルモン性（セ

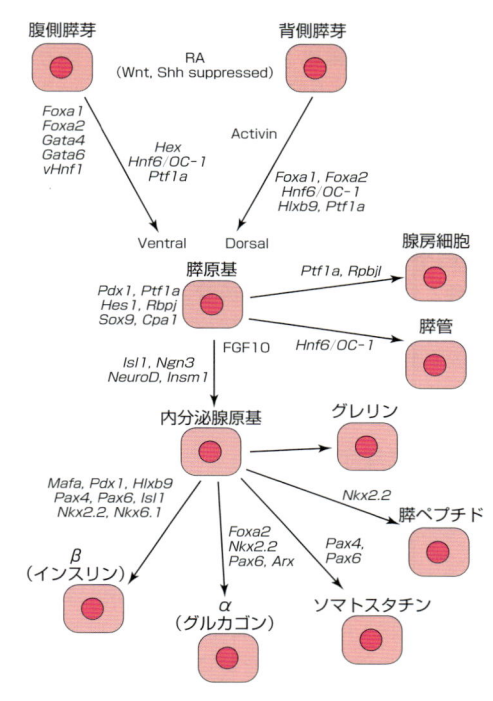

図 7-43 背側膵芽と腹側膵芽から膵を構成する各所の細胞への分化過程

（Science, 2008 を改変）

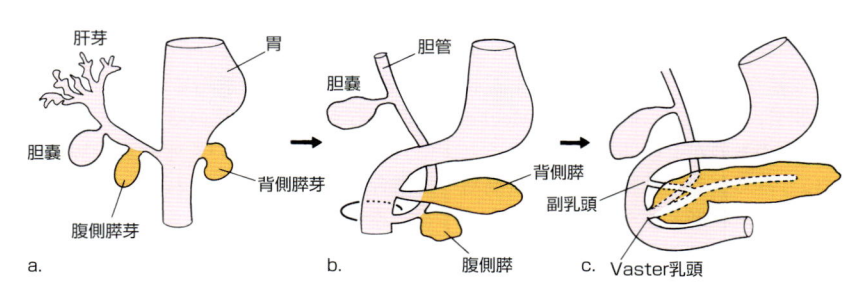

図 7-42 膵の発生
a. 胎生30日
b. 胎生6週に胆管の回転が起こる．
c. その後，腹膵と背膵が癒合する．

クレチンおよびパンクレオザイミン）の調節を受ける．
膵液 pancreatic juice は，蛋白質，脂質，糖質を分解する消化酵素，トリプシン，キモトリプシン，エレプシン，リパーゼ，アミラーゼ，マルターゼを含む．

腺房細胞の分泌低下や排出管の通過障害が起こると消化が不完全となり，肉線維便 creatorrhea，脂肪便 steatorrhea を呈する．また膵内で膵液の活性化が起きると，膵の自己消化 autodigestion が起こり，しばしば脂肪組織の分解を伴い，消化酵素の血中吸収が起きる（酵素逸脱現象）．膵は消化液の作用によって死後変化が起きやすい．

膵の疾患は，① 位置的に腹部の後腹膜腔に存在し，通常の理学的検査が困難なこと，② 機能の予備力が大きく，50％が破壊されなければ消化に影響がないこと，③ 分泌の制御機構が複雑で，機能検査が困難なことなどのため，臨床的に早期診断が困難とされてきたが，最近ではCT，超音波，MRI などによる検査が可能になった．

膵管癒合不全 incomplete fusion of pancreatic duct
◆定　義：背側膵と腹側膵の導管の癒合不全．
◆臨床的事項：多くの例では無症状であるが，膵液の排出障害から膵炎をくり返すことがある．欧米に多く，わが国では少ない．

膵胆管合流異常症
　anomalous arrangement of pancreaticobiliary ducts（p.510 参照）．

輪状膵 pancreas annulare, annular or ring pancreas
　膵が完全あるいは不完全に十二指腸を取り巻くもので，十二指腸の狭窄や閉鎖を起こすことがある．発生途上の腹側膵芽の回転異常による．

異所性膵 heterotopic (ectopic) pancreas
◆定　義：本来の位置から離れた部位に存在する膵組織．迷入膵ともいう．
◆発生機序・形態：膵の発生から推察されるように，異所性の膵組織はまれではない．その好発部位は十二指腸，胃，小腸で，肝外胆管，胆嚢，肝，脾，食道，Meckel 憩室（この憩室の発生そのものがその部の副膵によるとする説もある）などにもみられる．粘膜，粘膜下，筋層に限局性の小結節をつくり，腫瘍と誤られやすい．多くは腺組織を含むが，排出管だけのこともある．狭窄や潰瘍の原因となり，また異所性膵の炎症の報告がある．異所性膵が腫瘍化すると腺腫 adenoma，腺筋腫 adenomyoma になるが，まれに癌化することがある．

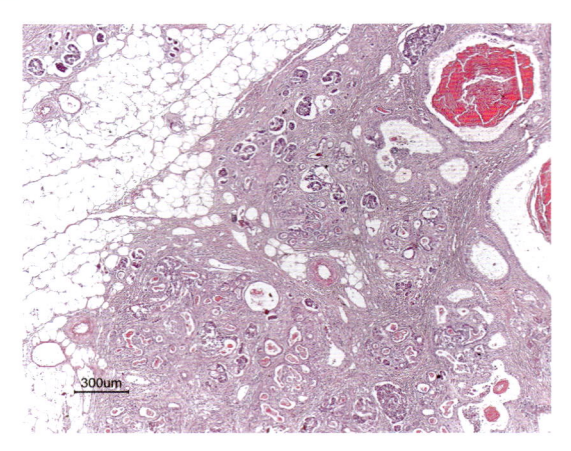

図 7-44　先天性嚢胞性膵線維症
膵実質は荒廃，線維化し，道管が拡張し，粘液性物質を容れているものもある．

先天性嚢胞性膵線維症 cystic fibrosis of the pancreas
◆定　義：Cl⁻イオンチャネルである CFTR（cystic fibrosis transmembrane conductance regulator）遺伝子の変異による常染色体劣性遺伝疾患である．
◆発生機序：CFTR の異常のため Cl⁻イオンを細胞内から細胞外へ排出できない．そのため細胞内浸透圧が高まり，管腔から大量の水を細胞内に引き込み，その結果，管腔内の粘液の粘稠度が高まり，内腔を閉塞することになる．
◆形　態：膵は硬く薄くて顆粒状を呈することが多く，組織学的には腺房の萎縮，線維化と排出管，介在部，残存腺房腔の拡張による嚢胞形成があり，その中に濃縮した分泌液が貯留する（図 7-44）．Langerhans 島は比較的よく保たれる．
◆臨床的事項：症状は必ずしも一定しないが，分娩後まもなく胎糞腸閉塞症 meconium ileus に陥るか，または腹部膨満，るいそう，栄養障害を起こす．気管支炎，肺炎，気管支拡張症などを併発して幼児期に死亡するものが多く，30 歳を超えることはまれである．糖尿病の続発は 1％程度にすぎない．

汗の塩分過剰（数倍に達する）は Cl, Na の再吸収障害によるもので，本症の診断に重要である．本症は欧米白人の最も頻度の高い致死的遺伝病で，2,000 人に 1 人の割合で発症するといわれ，heterozygote は人口の 2〜5％に達する．東洋人にはまれである．

2．膵の物質代謝障害

萎　縮 atrophy
　老齢，栄養不良，消耗性疾患などの際に萎縮をみる．

体重当たりの膵重量は30歳で最高となり50代までほぼ一定の値を示すが，以後減少する．男性で特に減少の度合いが強く，アルコール，喫煙の影響が示唆される．一般にLangerhans島も萎縮するが，膵管の狭窄，閉塞によって局所的に小葉の萎縮をみる場合は，Langerhans島だけが取り残される．実質は萎縮し，結合組織や脂肪組織の補塡性増生を伴う．高齢者のLangerhans島にはアミロイドの沈着をみることが多い．

脂肪浸潤 fatty infiltration
肥満症に認められ，実質は脂肪組織によって分割される．腺房は著明に減少するが，Langerhans島は比較的よく残る．

ヘモクロマトーシス hemochromatosis
◆定　義：先天性のものでは鉄の吸収が異常に増大し，後天性では体内貯蔵鉄が異常に増加し，肝，膵，心，皮膚などの多臓器の実質細胞に過剰に沈着して細胞傷害をもたらす疾患である．先天性のもののほとんどは，6番染色体上のヘモクロマトーシス hemochromatosis (*HFE*) 遺伝子変異により常染色体劣性遺伝を示す．
◆発生機序：HFE遺伝子産物は，トランスフェリンレセプターと相互作用する．*HFE*遺伝子変異により相互作用がなくなり，鉄の過剰吸収が起こる．そのため細胞内の鉄が増加し，遊離の鉄が増加して，活性酸素分子種の形成を促進する．その結果，細胞機能を障害する．
◆形　態：膵は褐色を呈して硬く萎縮する．主に腺細胞にヘモジデリンの沈着が起こり，腺房細胞が傷害される．次いで結合組織の増生によって膵は硬化する．Langerhans島のB細胞にも著しい鉄の沈着が起こって糖尿病を発生し，同時に副腎の障害によって皮膚にメラニン色素の過剰沈着が起こり，青銅色糖尿病 bronze diabetes となる．

腺房拡張 acinar ectasia
尿毒症 uremia の40～50％に，腺房や導管の拡張をみる．拡張した腺腔にはエオジンに濃染する粘液を容れる．特異的ではないが，尿毒症性肺炎，心囊炎とともに尿毒症の病理学的特徴となる．

3．膵の循環障害
出　血
外傷，動脈瘤の破裂による出血，敗血症や白血病などに伴う小出血がある．膵溢血については膵炎の項で述べる．膵溢血は急激に広範に起き，急死の原因となることがある．

そのほか，膵炎に伴い著明な水腫が認められる．糖尿病では小動脈に硬化がみられ，膵実質の萎縮，硬化，Langerhans島の消失をきたす．

4．膵の炎症（膵炎）
急性膵炎 acute pancreatitis
急性出血性膵炎 acute hemorrhagic pancreatitis，急性膵壊死 acute pancreas necrosis，急性脂肪壊死 acute fat necrosis ともいわれる（図7-45）．
◆定　義：膵液中に含まれる消化酵素の異常な活性化により膵自体が消化（自己消化）される病態．わが国の急性膵炎の診断基準および重症度判定基準（厚生労働省難治性膵疾患に関する調査研究班，2008）では，以下の3項目のうち2項目以上を満たし，ほかの膵疾患および急性腹症を除外したものを急性膵炎とする．
　①上腹部に急性腹痛発作と圧痛がある．
　②血中，または尿中に膵酵素の上昇がある．
　③画像検査で膵に急性膵炎に伴う異常所見がある．
◆原　因：主なものは，アルコール（約40％），胆石（24％），原因不明（23％）で，内視鏡的逆行性胆道膵管造影法 endoscopic retrograde cholangiopancreatography（ERCP），上腹部手術と続く．最近，遺伝子変異によるものも報告された．これらの原因は，①膵管閉塞（胆石，慢性アルコール中毒などによる），②腺房細胞傷害（アルコール，外傷，ウイルス感染，遺伝子変異による）に大きく分けられ，後者はさらに細胞外性と細胞内性に大別される．遺伝性膵炎の原因遺伝子は，cationic trypsinogen（*PRSS1*）と serine protease inhibitor, Kazal type（*SPINK1*）遺伝子の変異による．特に後者は，膵外分泌腺腺房細胞にオートファジー（自食）au-

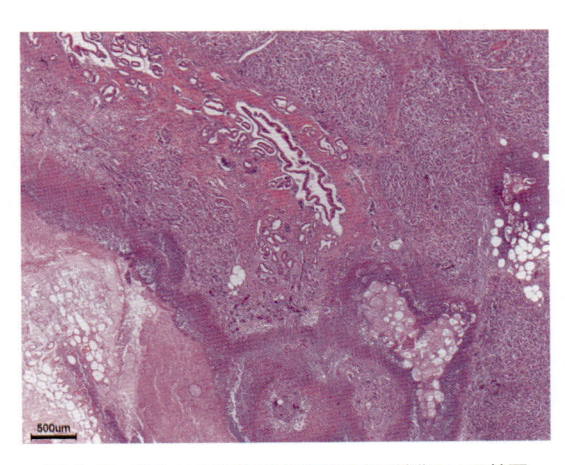

図7-45　膵および膵周囲脂肪組織の自己消化による壊死

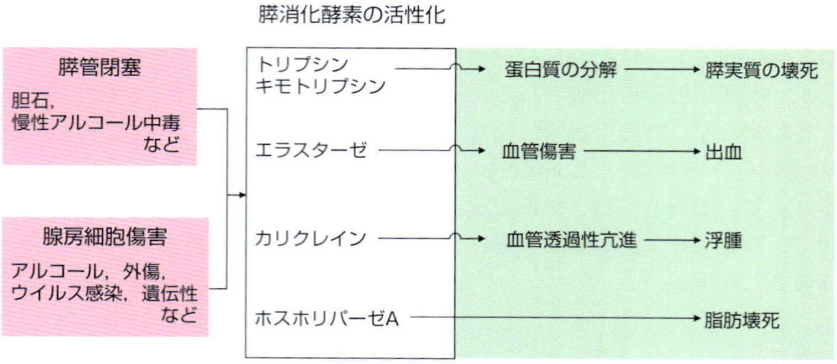

図 7-46 急性膵炎の発症原因とその所見

tophagy が誘導された時に，trypsinogen の活性化を増強し，膵炎の原因となることが示唆された．

◆発生機序：本症は活性化された膵液による膵組織の融解つまり自己消化で，トリプシンやエラスターゼ，ホスホリパーゼ A の活性化が重要である．特にトリプシンの活性が高い場合は実質の壊死が著明となり，プロカリクレインが活性化されて炎症反応を引き起こす．エラスターゼが高値の場合は血管壁の弾性線維が融解され，出血を起こす．ホスホリパーゼ A はそれ自体が細胞膜傷害性に働くほか，胆汁中のレシチンをリゾレシチンに変えて膵管の傷害を起こす．リパーゼが主体となる時は脂肪壊死の形をとる（図7-46）．

本症が時に alcoholic pancreatitis と呼ばれるように，長期にわたる大量のアルコール摂取は本症の重要な原因の一つで，米国では本症の発生の 40％以上に関連している．アルコールは，膵液の分泌亢進と同時に膵管の狭窄を引き起こすといわれる．前者はアルコールによる胃酸分泌亢進を介して，これを受ける十二指腸のセクレチン分泌亢進によるものと考えられる．後者はアルコールによる浮腫や線維化が原因と考えられる．さらに，アルコールは膵消化酵素の細胞内輸送を変化させるといわれる．本症は上皮小体機能亢進に伴ってみられることがあるが，増加した血清カルシウムがトリプシノーゲンからトリプシンへの加水分解を促進するためと考えられる．

死因として膵管の閉塞が重要視され，特に胆石症その他の胆道疾患に続発するものが多いことから（欧米では 50～70％といわれる），Opie は common channel theory を唱えた．すなわち主膵管は総胆管と合して十二指腸乳頭に開口する人が多く（85％），したがって胆石が乳頭開口部に嵌入すれば，膵管の閉塞と，胆汁の膵管への逆流による膵酵素の活性化をきたし，膵壊死を惹起すると説明される．実際には乳頭部への胆石嵌入は 4～10％に認められるにすぎず，Oddi 括約筋の痙攣を重視する見方もある．しかし共通管の認められない患者にも膵壊死が発生するため，これだけで全例を説明するわけにはいかない．排出管の閉塞の原因として，主膵管の結石のほか，小さな管では上皮の扁平上皮化生があげられている．

一般に本症が肥満した中年以降に多く，しかも脂肪，蛋白質に富んだ食物の過食後に発生しやすいことから，膵液分泌の亢進が重要な役割を果たすと考えられている．実験的にも単なる膵管結紮だけで壊死は起きないが，食事など膵液分泌刺激を併用すれば定型的な膵壊死を起こす．実験的な膵炎はこのほか，膵実質細胞傷害性に働くエチオニンの経口投与や，胆汁，胆汁酸，トリプシン，ホスホリパーゼ A などの膵管内注入によってもつくられる．

◆形　態：肉眼的に膵は腫大して軟らかく，脂肪壊死，実質の壊死，不規則な出血巣がみられる．時には出血が著明で壊死巣の目立たないことがあり，膵溢血 pancreas apoplexy といわれる．組織学的には，軽症では急性浮腫性膵炎の像で，重症では膵実質壊死，脂肪壊死，出血や炎症がさまざまな割合で混在する．白血球浸潤を伴い，動静脈炎と血栓形成もみられる．細菌の二次感染が高度の場合には壊疽性膵炎 pancreatitis gangraenosa となる．

脂肪壊死 fat necrosis は膵周囲および膵実質中の脂肪組織の壊死で，膵の表面，大網，腸間膜，後腹膜に灰黄色の平滑な小さな斑点を生じる（図7-47）．脂肪がリパーゼによってグリセリンと脂肪酸に分解され，脂肪酸がカルシウムと結合して石鹸をつくったものである．このためカルシウムが消費されて血清カルシウム値は低下する．壊死部周囲に炎症細胞浸潤を認める．臨床症状が消失しておおよそ半年を経過すると，膵は機能的にも形態的にも回復する．

◆臨床的事項：激しい上腹部痛が持続的に続き，次第に増強する（95％）．加えて嘔気・嘔吐（25％），背部痛（15％）を示す．膵炎の程度により，経過が大きく異なる．重症の場合，出血や血管透過性亢進により，循環血液量減少

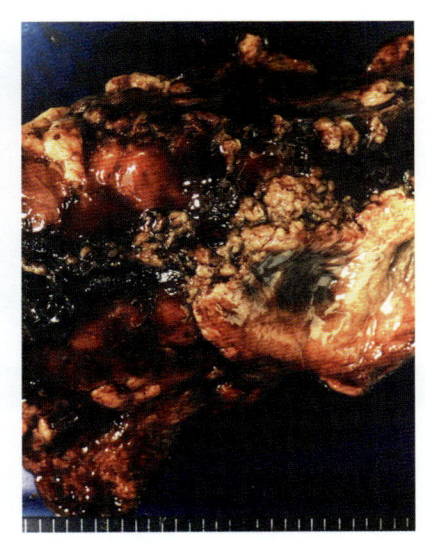

図 7-47　急性膵炎による腸間膜の出血と脂肪壊死

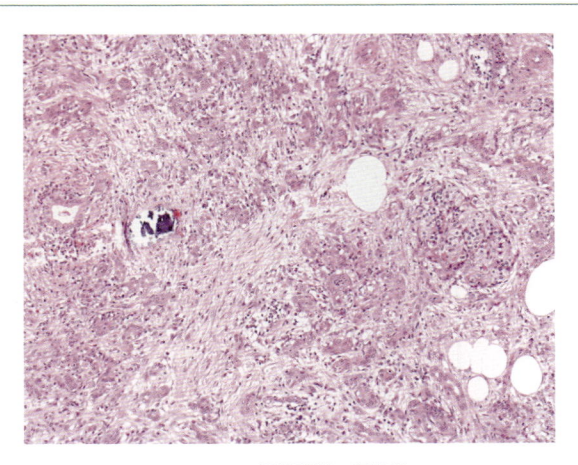

図 7-48　慢性膵炎の組織像
実質細胞が変性・消失し，高度な線維化が認められる．中央左に膵石の形成が認められる．

性ショック hypovolemic shock を起こし（それゆえ膵炎は，別名 abdominal burn とも呼ばれる），血圧低下，腎不全，浮腫による呼吸不全，麻痺性イレウスを起こす．発症数日では shock（hypovolemic phase），2 週間までは循環呼吸不全で（cardio-respiratory phase），それ以降は麻痺性イレウスによる bacterial translocation に起因する敗血症（infectious phase）が死因となる．転帰は膵炎の重症度により致死率 5〜50％ である．さらに脾動脈炎による動脈瘤，膵周囲膿瘍，腸瘻，膵仮性嚢胞，十二指腸閉塞，糖尿病などを発症する．年間約 3 万 5,000 例が発症していると推定される．

慢性膵炎 chronic pancreatitis

◆定　義：膵組織に不可逆的で不均一な線維化や膵実質細胞の脱落を認めるもので，それらの程度はさまざまである．臨床的には無症候のものから，再発性または持続性の上腹部痛を伴う病態である．

◆原　因：アルコール（68％），特発性（20％），胆石（3％）のほか，頻度は低いが，遺伝性，副甲状腺機能亢進症，自己免疫性などがある．男性だけではアルコール性が77％，女性では特発性が 50％ と最も多い．

◆発生機序・形態：しばしば急性膵炎から移行し，あるいは共通の原因によって徐々に起こる．アルコール中毒，感染胆汁の逆流によるものが注目されている．初期には細い導管内に凝固した蛋白質が形成され，膵液がうっ滞し，腺房細胞を傷害する．その結果，腺房が変性・消失した部分では膵星細胞が増生し，線維化が起こる．この病態が持続すると，やがて凝固蛋白質にカルシウムが沈着し，膵石が形成される．したがって主な病変は結合組織の増生（慢性増殖性膵炎 pancreatitis productiva chronica）と，実質の萎縮ないし消失であるが，腺房，Langerhans 島，膵管の肥大，再生を認めることがある．間質の増生による膵の硬化を膵硬変と呼ぶが，肝硬変と違って組織の改築は第一義的な意味がない．変化は膵全体に及ぶこともあるが，膵頭部に限局性に起こることが多い．病変はその持続期間，反復回数，広がりなどによってさまざまであるが，膵は線維増生を伴って硬化し，多発性嚢胞を形成することもある（図 7-48）．

◆臨床的事項：症状は多彩でしばしば反復し，慢性再発性膵炎 chronic relapsing pancreatitis と呼ばれる．初発症状は，腹痛（約 60％），背部痛（約 40％），体重減少（20％）などである．慢性膵炎は，代償期（機能障害はないが腹痛はある），移行期（機能障害があり腹痛もある），非代償期（機能障害はあるが腹痛はない）と進行し，膵外分泌機能障害として消化吸収不良，内分泌機能障害として糖尿病となる．確診所見は膵石エコー（高エコー）の描出による．年間約 4 万 5,000 例が発症すると推定される．慢性膵炎の罹病期間が長くなると膵癌を発症する可能性が高くなるとされる．

特殊な慢性膵炎として，腫瘤形成性慢性膵炎がある．これは「膵癌との鑑別が問題となる限局性の炎症性腫瘤」と分類され，検査所見，画像診断で膵癌との鑑別が可能だが，確実な鑑別が困難な例も多い．組織像は，通常の慢性膵炎と変わりないが，病変は境界明瞭である（図 7-49）．成因は不明だが，血清 IgG4 上昇を示す自己免疫性膵炎との関連が指摘されている．

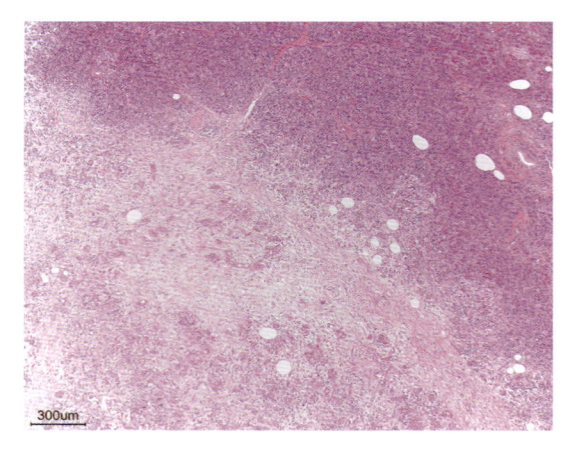

図 7-49 腫瘤形成性慢性膵炎の組織像
通常の慢性膵炎（図では，左側下の部分）と変わりないが，病変は境界明瞭である．

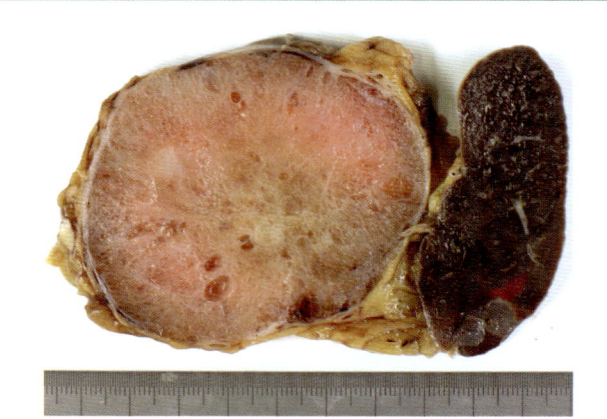

図 7-50 漿液性嚢胞性腫瘍の肉眼像

自己免疫性膵炎 autoimmune pancreatitis（AIP）
◆概　念：主膵管の不整狭窄を認める自己免疫異常の関与が疑われる膵炎である．

自己免疫性膵炎は膵炎症状に乏しく，上腹部不快感などが主訴であることが多い．また抗核抗体などの自己抗体を伴うことも多い．年間約1,000例が発症する．

そのほか，全身の粟粒結核に際して起こる膵の結核症が極めてまれにある．

膵の梅毒も，まれにゴム腫より間質炎の形をとる．

5. 膵の嚢胞および腫瘍

非腫瘍性嚢胞
先天性，後天性あるいは内腔を上皮細胞に覆われた真性，上皮細胞を伴わない仮性の各種嚢胞があり，単房性と多房性に区別される．

嚢胞膵 cystic pancreas
先天性異常に基づくもので，小嚢胞が多発し，嚢胞肝，嚢胞腎に合併する．

貯留嚢胞 retention cyst
先天性または後天性に発生し，結石，腫瘍などによる膵管狭窄や閉塞部に上流膵管の嚢胞状拡張をみる．

仮性（偽）嚢胞 pseudocyst
良性・慢性膵炎，膵壊死，外傷後にみられる．膵嚢性病変で最も多い．

血管嚢胞症
von Hippel-Lindau病に際してみられるもので，小脳および網膜の血管腫を伴う．

寄生虫による嚢胞
極めてまれにエキノコックス嚢胞の発生がある．

腫　瘍
原発性膵腫瘍は，大きく上皮性腫瘍と非上皮性腫瘍に分けられ，上皮性腫瘍はさらに外分泌腫瘍と内分泌腫瘍に分けられる．外分泌腫瘍は嚢胞性腫瘍と膵癌に分けられ，膵癌は発生由来から膵管癌と腺房細胞癌に分けられる．大部分は上皮性，外分泌性悪性腫瘍（膵管癌）である．また，10歳未満の小児に発生する膵腫瘍の中に胎児期の膵原基に類似する組織像を示し，血清AFP値の高い膵芽腫 pancreatoblastoma がある．Langerhans島腫瘍については内分泌の項で述べる．膵の非上皮性腫瘍は良性，悪性腫瘍ともに極めてまれで報告例も少ない．

嚢胞性腫瘍 cystic neoplasm
上皮性細胞に内面を覆われた大小の嚢胞からなる腫瘍である．細胞の異型性や浸潤能から，良性，境界型，悪性に分ける．

1. 漿液性嚢胞性腫瘍 serous cystic neoplasms（SCN）：肉眼では境界明瞭でスポンジ状の腫瘤である（図7-50）．病理組織学的には内面を一層の扁平な上皮に覆われた大小の嚢胞の集合である．内面を覆う上皮細胞の細胞質にはグリコーゲンが豊富である（図7-51）．

女性に多く，膵体尾部に発生することが多い．ほとんどが良性の腺腫で悪性のものは極めてまれである．

2. 粘液性嚢胞性腫瘍 mucinous cystic neoplasms（MCN）：厚い被膜に覆われた腫瘍で，大型の単房あるいは多房性の

図 7-51　漿液性囊胞性腫瘍の組織像

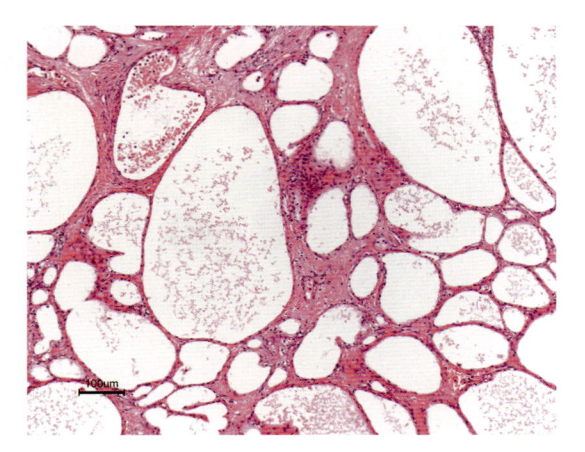

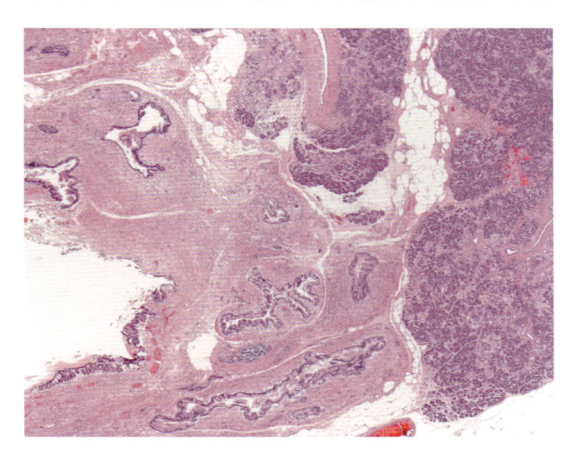

図 7-52　粘液性囊胞性腫瘍
左の部分が粘液性囊胞性腫瘍である．

囊胞状形態を示し，粘稠性の粘液を容れている．組織学的には囊胞壁は粘液産生円柱上皮に覆われており，上皮下には卵巣の間質細胞に類似した紡錘形細胞の増生（ovarian-like stroma）を伴う（図7-52）．この腫瘍は腺腫と腺癌を含んでおり，囊胞全体の検索が困難であったり，内腔の上皮細胞の脱落などのため，腺腫と腺癌の鑑別が，また腺癌においても非浸潤癌と浸潤癌との鑑別が困難な場合もある．

粘液性囊胞性腫瘍は中年女性の膵体，膵尾部に好発し，粘液性囊胞性腺腫や非浸潤癌の予後は良好だが，浸潤癌は予後が悪い．

3. 膵管内乳頭粘液性腫瘍 intraductal papillary-mucinous neoplasms（IPMN）
主膵管またはその分枝内に粘液分泌を伴う異型上皮細胞の乳頭状増殖病変を形成する腫瘍である．通常の膵管癌と同様に膵管上皮に由来するが，発生部位，発育形態，予後などが通常型膵管癌と異なり，別の腫瘍に分類される．IPMNは，通常型膵管癌に比較して緩徐に浸潤性膵管癌へ進行することがある．

高齢男性の膵頭部に好発する．典型例では内視鏡により，Vater乳頭共通管開口部の拡大，さらに粘液の漏出を認める．また，大量の粘液により膵管の囊胞状拡張を認め，膵炎を生じることもある．ほかの臓器の癌を併発する傾向がある．通常の膵管癌より予後は良好であるが，浸潤癌まで進行すると予後不良である．

膵　癌 pancreatic carcinoma

膵癌は男女とも悪性腫瘍による死亡例の第5位で，死亡者約2万2,000人（2004年）で，増加傾向にある．この増加の一部は発見率の向上にもよるが，食生活（蛋白質，脂質の増加）の変化，喫煙量の増加によるところが大きいと考えられているが，疫学的には喫煙のみが危険因子である．画像診断や血清診断にもかかわらず早期発見が困難で，診断後の5年生存率は5%以下，手術可能例でも5年生存率は20%以下にすぎない．

発生部位は頭部59%，体部18%，尾部7.5%，びまん性15%で，肉眼的には潜在型，結節型，浸潤型，囊胞型，膵管拡張型，混合型およびそのほかの型に分けられる．

膵管癌 pancreatic duct carcinoma

◆発生機序：膵癌も多段階発癌の考え方から，panceatic intraepithelial neoplasia（PanIN）という前癌病変と上皮内癌の概念が提唱された．それに沿って分子生物学的手法から，正常膵管上皮からK-ras変異によりPanINが生じ，PanINにp16，p53，SMAD4などの不活性化が起こり浸潤性膵癌となる，という膵癌の発癌過程が考えられる（図7-53）．

◆形　態：膵管癌 ductal carcinomaのほとんどは浸潤性膵管癌として発見され，組織型として最も一般的な膵管癌は管状腺癌で，なかでも分化型管状腺癌の頻度が最も高い．低分化型の癌は強い浸潤性を示し，脈管侵襲や神経周囲浸潤をしばしば認め，膵周囲のリンパ節転移や肝や肺への遠隔転移を伴うことが多い．

◆臨床的事項：体重減少，黄疸，腹痛などが初発症状のことが多い．進行癌では，背部痛や下痢を訴えるようになる．腫瘍細胞の多くは，CA19-9，DUPAN-2，SPAN-1，CEAなどの腫瘍マーカーが陽性を示す．

solid-pseudopapillary neoplasm（SPN）

◆形　態：肉眼的には大型で被膜を有する結節性の病変で，中心部には出血や壊死を伴い，画像上囊胞状を呈することが多い．組織学的には異型の乏しい上皮性の細胞が充実性に増殖しており，毛細血管周囲の偽乳頭状構造がしばしば認められる．免疫染色でα_1アンチトリプシ

正常膵管上皮　　　　　PanIN　　　　　浸潤性膵癌

遺伝子変化
- K-ras変異
- p16不活性化
- p53不活性化
- SMAD4不活性化

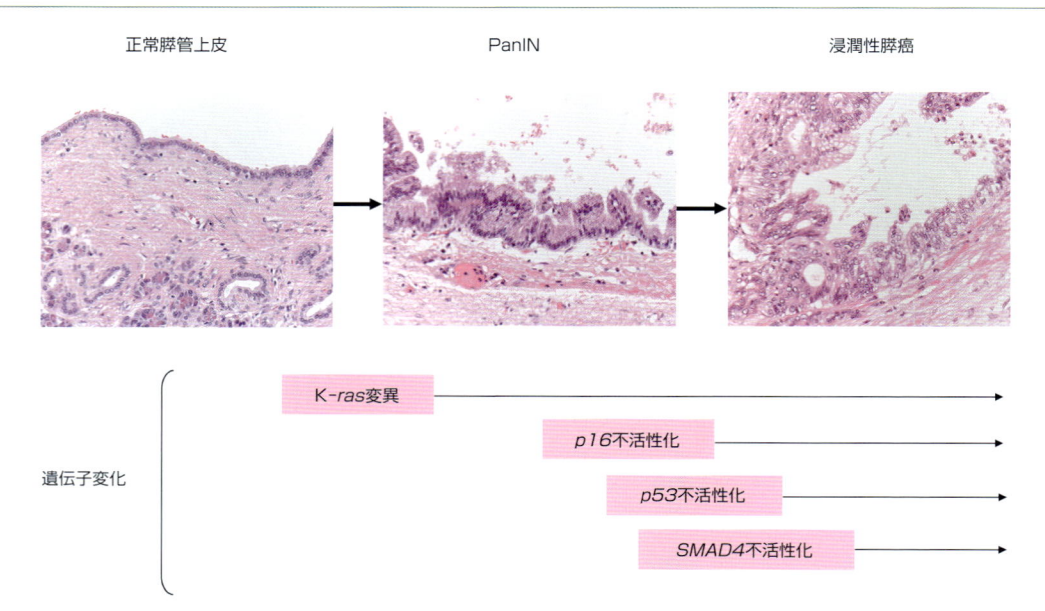

図 7-53　膵管癌の発癌過程における組織像と遺伝子変化

ン陽性を示すが，その組織発生については不明の腫瘍である．腫瘍細胞の核にβカテニンが陽性である．
◆**臨床的事項**：この腫瘍は若年女性に好発する比較的まれな腫瘍で，予後は良好である．

腺房細胞癌 acinar cell carcinoma
　膵外分泌腺腺房細胞への分化傾向を示し，好酸性の胞体をもつ細胞が腺房様構造をとりながら増殖する．amylase，trypsinなどがマーカーとなる．

◆**参考文献**
1) 日本胆道外科研究会編：胆道癌取扱い規約　第5版，金原出版，東京，2003．
2) J Albores-Saavedra, DE Henson, DS Klimstra：Tumors of the gallbladder, extrahepatic bile ducts, and ampulla of Vater. AFIP 3rd series, 2000.
3) 塩尻信義：肝形成の分子機構．生化学，74：p.285，2002．
1) 日本膵臓学会編：膵癌取扱い規約　第6版，金原出版，2009．
2) Zaret K, Grompe M：Generation and regeneration of cells of the liver and pancreas. Science, 322：1490-1494, AAAS, 2008.
3) Edlund H：Pancreatic organogenesis：Developmental mechanisms and implications for therapy. Nature Rev Genet, 3：524-532, NPG, 2002.
4) Hruban RH, Takaori K, Klimatra DS, Adsay V, Albores-Saavedra J, Biankin AV, Bianken SA, Compton C, Fukushima N, Furukawa T, Goggins M, Kot Y, Kleappel G, Longnecker DS, Luettges J, Maitra A, Offerhaus GJA, Shimizu M, Yonezawa S：An illustrated consensus on the classification of pancreatic intraepithelial neoplasia and intraductal papillary mucinous neoplasia. Am J Surg Pathol, 28：977-987, Lippincott Williams & Wilkins, 2004.
5) Antonello D, Gobbo S, Corbo V, Sipos B, Lemoine NR, Scarpa A：Update on the molecular pathogenesis of pancreatic tumors other than common ductal adenocarcinoma. Pancreatology, 9：25-33, Elsevier, 2009.
6) Blackford A, Parmigiani G, Kensler TW, Wolfgang C, Jones S, Zhang X, Parsons DW, Lin JC, Leary RJ, Eshleman JR, Goggins M, Jaffee EM, Iacobuzio-Donahue CA, Maitra A, Klein A, Cameron JL, Olino K, Schulick R, Winter J, Vogelstein B, Velculescu VE, Kinzler KW, Hruban RH：Genetic mutations associated with cigarette smoking in pancreatic cancer. Cancer Research, 69：3681-3688, AACR, 2009.
7) Hashimoto D, Ohmuraya M, Hirota M, Yamamoto A, Suyama K, Ida S, Okumura Y, Takahashi E, Kido H, Araki K, Baba H, Mizushima N, Yamamura K：Involvement of autophagy in trypsinogen activation within the pancreatic acinar cells. J Cell Biol, 181：1065-72, The Rockefeller University Press, 2008.
8) Fortunato F, Bürgers H, Bergmann F, Rieger P, Büchler MW, Kroemer G, Werner J：Impaired autolysosome formation correlates with Lamp-2 depletion：role of apoptosis, autophagy, and necrosis in pancreatitis. Gastroenterology, 137：350-360, AGA Journals. org, 2009.

第8章 泌尿器

A 腎

1. 腎の構造と機能

　腎の病態を理解するには腎特有の構造と機能を理解する必要がある．腎の基本的構造（機能）単位は，腎小体（糸球体と Bowman 嚢），近位尿細管，Henle 係蹄，遠位尿細管，集合管，乳頭管などに分けられる．

糸球体 glomerulus

　糸球体は体内の不要物で尿となるべき物質を血中から取り除くための濾過作用を有する．1個の腎臓に100万〜300万個存在する．糸球体の基本構造は毛細血管網であり，腎動脈から小葉間動脈，弓状動脈，分葉間細動脈，輸入動脈を経た血液が糸球体毛細血管網に入る．末梢の毛細血管網を毛細血管係蹄 capillary loop とも呼ぶ．

　尿生成は第一段階として毛細血管を通過する血液の圧によって水分，溶質が血漿から濾過される．この圧は輸出動脈が輸入動脈に比べて口径が細いという解剖学的特徴や，糸球体以降の血管抵抗が大きいことが関与している．

　糸球体の毛細血管網は尿を有効に濾過したり，血中の不要物を除去するために，ほかの臓器にみられる毛細血管とは異なる特有の構造をもっている．基本的に内皮細胞 endothelial cell，糸球体基底膜 glomerular basement membrane（GBM），メサンギウム mesangium および上皮細胞 epithelial cell の4つの構造からなる（図 8-1）．

1. **内皮細胞** endothelial cell：糸球体内皮細胞はほかの血管内皮細胞よりも細胞質が薄く，伸展している．そのため，光顕的に毛細血管内腔には内皮細胞の核はみられるが，細胞質はみられない．もうひとつの特徴はこの伸展した細胞質に直径50〜100 nm の小孔 pore，fenestration が多数存在し，血漿成分が濾過される際のフィルターとなっていることである（図 8-2）．

2. **糸球体基底膜** glomerular basement membrane

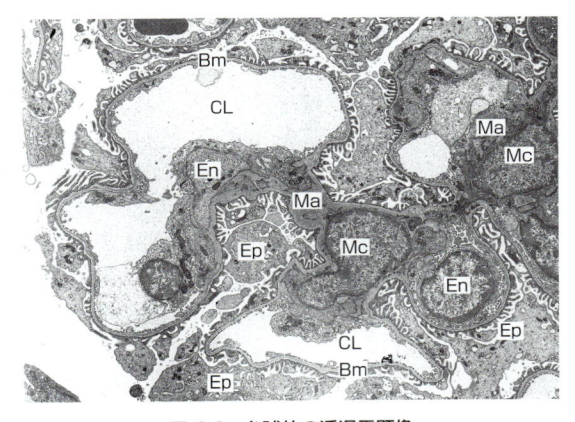

図 8-1　糸球体の透過電顕像
Ep：上皮細胞，En：内皮細胞，Mc：メサンギウム細胞，Ma：メサンギウム基質，Bm：糸球体基底膜，CL：毛細血管内腔

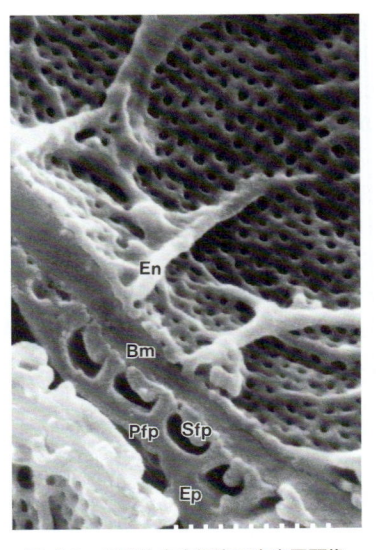

図 8-2　糸球体内皮細胞の走査電顕像
内皮小孔が規則正しく配列している．
En：内皮細胞，Bm：糸球体基底膜，Ep：上皮細胞，Pfp：一次足突起，Sfp：二次足突起

（GBM）：内皮細胞の外側には膠原線維からなる基底膜が存在する．この基底膜は健常成人では200〜400 nm程度の厚さがあり，3層構造を示す．内皮細胞側から内淡明層 loose inner layer，緻密層 compact layer，外淡明層 loose outer layer と呼ばれている．これは基底膜を構成する膠原線維，つまりⅣ型コラーゲン，ラミニン，ヘパラン硫酸からなるポリペプチド鎖の構造と緻密性の相違に由来している．陰性荷電の強いヘパラン硫酸が charge barrier として陰性荷電をもつアルブミンなどの蛋白質の漏出を防ぎ，フィルター作用を示している．糸球体基底膜がほかの毛細血管と異なるもうひとつの特徴は，基底膜が毛細血管の全周を覆ってはいないということである．以下に述べるメサンギウムとの間には基底膜が存在しない．

3．**メサンギウム** mesangium：基底膜に覆われていない毛細血管壁の部位にはメサンギウム細胞が存在し，この細胞が産生するメサンギウム基質 mesangium matrix が基底膜の役割をしている．メサンギウムはメサンギウム細胞とメサンギウム基質とが一体となった構造で，毛細血管の支持組織としての役割を果たしている．また，糸球体内圧に拮抗して糸球体毛細血管を収縮させたり，食作用によって毛細血管内の高分子物質や異物の除去を行っている．

4．**上皮細胞** epithelial cell：糸球体毛細血管を特徴づける構造として上皮細胞がある．発生学的に尿細管上皮と同じであり，近位尿細管から Bowman 嚢に入ると上皮細胞は著しく薄くなり，Bowman 嚢の壁を覆っている（壁側上皮細胞 parietal epithelial cell）．糸球体門部からは上皮細胞は糸球体基底膜を覆うように伸展する．この糸球体側上皮細胞 visceral epithelial cell は足状突起 foot process という細胞質突起をタコの足のように伸ばしていることから，タコ足細胞 podocyte とも呼ばれる（**図 8-3**）．上皮細胞はこの足状突起で基底膜の外側と接するが，足状突起と基底膜との間には20〜50 nm の間隙 slit が形成され，血漿成分の濾過に際して，フィルターとしての役割を果たしている．以上述べてきたように糸球体の構造のうち内皮細胞の小孔，基底膜の charge barrier，タコ足細胞の間隙というフィルター構造が血漿成分の濾過に働いている．

尿細管 tubule

糸球体で濾過された水分，溶質の中には水，塩類，糖と少量の蛋白質を含んでいる．これらは Bowman 嚢から近位尿細管に流入する．近位尿細管は屈曲部と直部に分かれ，濾液中の水の80％，糖，蛋白質，アミノ酸の大部分が吸収される．再吸収物質の処理のため，さまざまな酵素，ミトコンドリア，リソソーム，リボソームなど

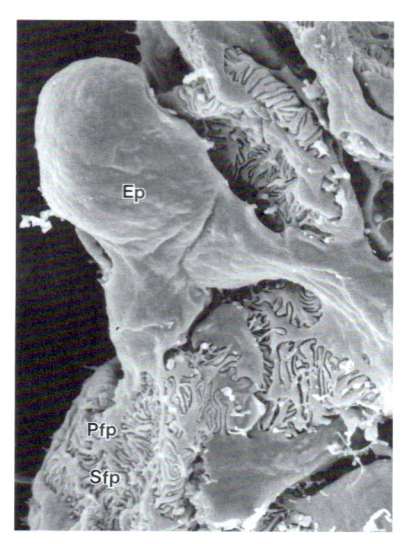

図 8-3　糸球体上皮細胞の走査電顕像
上皮細胞の足状突起が糸球体基底膜を覆っている．
Ep：上皮細胞（タコ足細胞），Pfp：一次足突起，Sfp：二次足突起

の細胞内小器官を多量にもっている．さらに NH_4^+，H^+，有機塩基，有機酸などが分泌され，酸塩基平衡の維持に重要な役割をしている．

近位尿細管を過ぎると，尿細管は髄質のほうへ下降するとともに著しく細くなり，Henle 係蹄と呼ばれる U 字状に屈曲した部位を過ぎると上行するとともに太くなり，遠位尿細管に移行する．遠位尿細管は集合管を経て，腎髄質の腎乳頭部から腎盂へ流れる．

以上述べた糸球体から近位尿細管，Henle 係蹄，遠位尿細管にいたる構造が尿生成のためのひとつの単位となっており，ネフロンと呼んでいる．

傍糸球体装置 juxtaglomerular apparatus

糸球体門部 glomerular hilus にあり，輸入細動脈，遠位尿細管，輸出細動脈が囲む三角形の部位にある．輸入細動脈中膜の傍糸球体細胞 juxtaglomerular (JG) cell と輸入細動脈に接する遠位尿細管上皮細胞の緻密斑 macula densa，およびメサンギウム由来の細胞 lacis cell からなり，緻密斑を除く細胞は gap junction で結合し協調的細胞内シグナル伝達を行っている．緻密斑は遠位尿細管腔を流れる NaCl 濃度を感受して JG 細胞に働きかけ，JG 細胞からレニンを分泌し，血圧調整を行っている（レニン・アンジオテンシン・アルドステロン系）．

腎血管系

腎血管は腎を栄養する栄養血管であるとともに機能血

管であるため，血管病変は腎に大きな影響を与える．糸球体で不要成分を濾過した動脈血は，輸出細動脈のあとは毛細血管となり，尿細管と平行して髄質へ下降し，各尿細管を栄養するほか，尿細管からの再吸収物質の輸送に働く．したがって，糸球体病変は結果的に尿細管に影響を与える．

腎循環では，① 糸球体より上位の腎動脈枝が短いため輸入細動脈までの血流抵抗が小さい，② これに反して糸球体以下の血管抵抗が極めて大きい，③ 糸球体を通過しない血流短縮があるなどの特徴がある．

2．腎疾患の臨床症状と病態生理

乏尿/無尿 oliguria/anuria

尿量が少なくなり1日量 500 mL 以下の場合を乏尿といい，尿が1日量 100 mL 以下の場合を無尿と呼ぶ．無尿では腫瘍，結石などによる両側尿路の完全閉塞（尿閉）などの腎後性変化の可能性がある．乏尿・無尿は腎血流の低下，循環血流量低下などの腎前性の変化の可能性を考える必要がある．腎前性あるいは腎後性変化が否定されると，腎実質性変化として腎炎やネフローゼ症候群あるいは糸球体濾過量 glomerular filtration rate（GFR）の低下をきたす疾患を考慮する．慢性腎疾患 chronic kidney disease（CKD）として取り上げられている一連の疾患群では GFR の低下の程度によって腎機能の荒廃を分類するようになってきている．

蛋白尿 proteinuria

健常人でも尿中に蛋白質の出現を認めることがあるが，1日 10 mg 程度である．糸球体から毎分 20～30 mg の割合で濾出する蛋白質はほとんどが尿細管で再吸収されるために蛋白尿を呈さない．したがって，糸球体から濾出する蛋白質が増加した時，あるいは，尿細管での再吸収が低下した時に蛋白尿を生じる．多くは糸球体からの濾出が亢進し尿細管での再吸収を上回った場合に蛋白尿として認められる．

糸球体における蛋白濾出にはバリアー機構の破綻が原因となるが，① 毛細血管係蹄内皮細胞の小孔，② 基底膜の透過性，③ 足突起間の slit diaphragm の変化が関係する．変化の程度により小分子量のアルブミンを主に排出する場合（選択的蛋白尿）と，より分子量の大きいグロブリンなども排出する場合（非選択的蛋白尿）に区別され，糸球体障害の程度が増悪するにつれ選択的蛋白尿から非選択的蛋白尿へと推移する．

尿細管腔に濾出された蛋白は尿細管で再吸収され尿細管上皮の硝子滴変性を示すが，骨髄腫蛋白のように尿細管上皮細胞を傷害し骨髄腫腎を示す場合もみられる．糖尿病性腎症では微量アルブミン（30～299 mg/gCr）の検出が重要である．

血尿 hematuria

糸球体では赤血球は，通常，濾過されないが，健常成人では1日 1.5～3万個の赤血球が尿中に排泄されている．血尿は出血部位から糸球体性血尿と尿路性血尿に，血尿の程度から顕微鏡的血尿と肉眼的血尿に分けられる．糸球体性血尿では変形赤血球の出現や尿円柱の出現が鑑別になる．

血尿の検査には尿沈渣と試験紙法があり，顕微鏡により強拡大で各視野に5個以上の赤血球を認めると顕微鏡的血尿という．試験紙法ではアスコルビン酸を多量に摂取していると還元作用によって偽陽性となることがあり，注意が必要である．ヘモグロビン尿やミオグロビン尿でも試験紙法では陽性になるので注意が必要である．

腎性浮腫 edema

腎疾患に特異な浮腫は腎炎性およびネフローゼ性浮腫で皮下に浮腫を呈するほか，腹水・胸水の貯留として出現する．腎炎性浮腫では急性糸球体腎炎症候群にみられるように糸球体の変化が腎血漿流量 renal plasma flow（RPF）を低下させる結果，GFR が減少しナトリウムの再吸収増加による乏尿とナトリウム排泄減少による細胞外液の増加が起こり浮腫となる．ネフローゼ性浮腫では高度の蛋白尿により血清蛋白の低下をきたし，膠質浸透圧の低下が浮腫の原因となる．また，組織間液の増加から循環血液量が低下し，GFR の低下をきたす機序も加わっている．糸球体腎炎で高血圧が持続すると心不全による浮腫が加味される．

高血圧 hypertension

腎は血圧の調節に重要な働きをしており，多くの腎疾患で高血圧をきたすことが知られている．腎性の高血圧は大きく，腎血管性高血圧と，腎実質性高血圧に分けられる．腎疾患における高血圧の原因としては，① ナトリウム排泄障害による細胞外液の増加，② レニンなど腎からの昇圧物質の増加，③ プロスタグランジン系，カリクレイン系など腎からの降圧物質の減少，④ 圧レセプターの感受性低下などがあげられる．

ネフローゼ症候群 nephrotic syndrome

症候診断名であり，蛋白尿・低蛋白血症・脂質異常症・浮腫を臨床症状とする．検査的には，① 1日 3.5 g 以上の蛋白尿が持続する，② 血清総蛋白質 6.0 g/100 mL 以下あるいは血清アルブミン 3.0 g/100 mL 以下，③ 血清コレステロール 250 mg/100 mL 以上，④ 浮腫の出現で

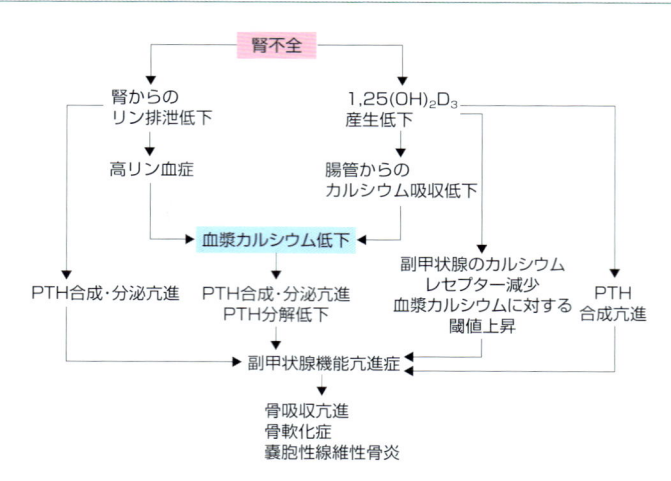

図 8-4　腎性骨軟骨異栄養症の発症機序
腎不全では腎からのリン排泄低下とビタミンDの活性化低下から二次性副甲状腺機能亢進症を起こし、骨の変化を生じる．

ある．このうち①と②は必須条件で③と④は必須ではない．ネフローゼ症候群の原因疾患は多種多様であり，鑑別が重要である．

腎不全　renal failure

各論第 19 章（p.965）を参照のこと．

腎性貧血　renal anemia

腎はエリスロポエチン産生など造血機能に重要な役割を果たしており，腎機能低下が長く続くと貧血が進行し腎性貧血と呼ばれる．GFRが25％以下では貧血は必発で正色素性正球性貧血となる．エリスロポエチンの産生低下が主な原因だが，尿毒症による溶血・出血傾向，低栄養状態なども関係する．

腎性骨軟骨異栄養症　renal osteodystrophy（図8-4）

腎はリン・カルシウム代謝に重要な役割を果たしている．ひとつはリンの尿細管からの再吸収であり，もうひとつはビタミンDの活性化に関与している．腎機能の低下はGFRの低下からリンの再吸収亢進をきたし，高リン血症を起こす．高リン血症，ビタミンD活性化の低下，骨のPTHに対する反応性低下の結果，低カルシウム血症の原因となる．低カルシウム血症によって副甲状腺ホルモンの分泌が刺激され，副甲状腺の腫大をきたすことがある（二次性副甲状腺機能亢進症）．透析患者では二次性副甲状腺機能亢進症に加え，アシドーシスによる骨の脱灰促進などから骨軟化症などの骨病変や異所性石灰沈着を生じ，腎性骨軟骨異栄養症と呼ばれる病態を呈する．

3．腎生検

腎疾患の最終診断には組織学的診断が必須となり，その目的で腎生検が行われる．当初は半開放生検であり患者の負担が大きいという問題があったが，最近では閉鎖式針生検が行われるようになり一般化してきた．病理組織診断には，①光顕的観察，②蛍光抗体法的観察，③電子顕微鏡的観察の三者が必要となる．

1．光顕的観察：通常のパラフィン切片によるHE染色のほか，PAS染色，Masson三重染色，periodic acid methenamine silver（PAM）染色が一般に行われ，染色の品質が問題となる．PAS染色では基底膜の変化や免疫複合体の沈着が明瞭となる．Masson三重染色では分節状壊死・線維化や免疫複合体の沈着がわかり，PAM染色は基底膜の二重化やスパイクを証明したり免疫複合体の沈着部位を同定するのに役立つ．

2．蛍光抗体法的観察：凍結組織を用いた蛍光抗体法により糸球体局所に沈着する免疫複合体を証明するには免疫グロブリン，補体の検出が必要不可欠である．沈着する免疫グロブリンの種類，沈着パターンが組織診断には重要である．基底膜に沿うIgGの線状沈着 linear deposition（図8-5a）は抗基底膜抗体腎炎や少数例の糖尿病性腎症でみられる．膜性腎症では基底膜に沿う細顆粒状のIgG沈着（図8-5b）を認める．IgAがメサンギウム領域に沈着する時（図8-5c）は，IgA腎症や紫斑病性腎症を疑う．急性糸球体腎炎ではstarry sky appearanceと呼ばれるC3の細顆粒状メサンギウム沈着（図8-5d）が特徴的である．まれではあるが，免疫複合体を形成する抗原を証明できる場合があり（B型肝炎ウイルスに伴う膜性腎症では抗原であるHBe抗原が証明できる），鑑

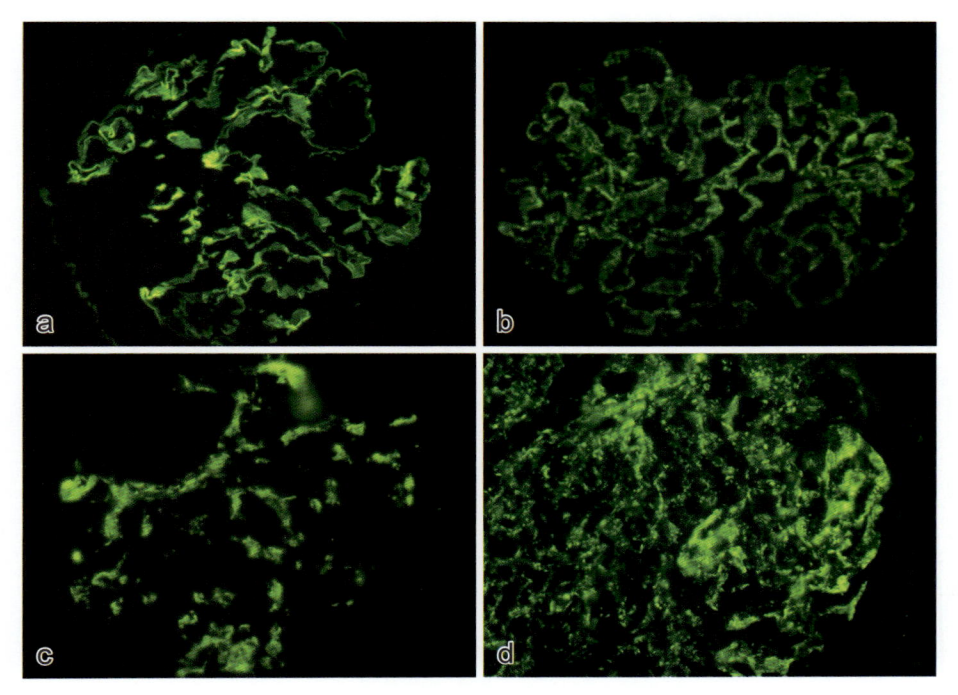

図 8-5 糸球体腎炎の蛍光抗体法所見
a．抗基底膜抗体腎症における糸球体基底膜への IgG の線状沈着．糖尿病性腎症でもまれにこのような所見を認めることがある．
b．膜性腎症における上皮細胞下への IgG の顆粒状沈着．
c．IgA 腎症におけるメサンギウムへの IgA の顆粒状沈着．
d．急性糸球体腎炎におけるメサンギウムへの IgG の顆粒状沈着で starry sky と呼ばれる．

別診断に有用である．

3．**電子顕微鏡的観察**：症例によっては電子顕微鏡を用いて免疫複合体の沈着部位を判定する．膜性腎症では上皮細胞下に（図 8-6a），ループス腎炎では内皮細胞下に（図 8-6b），IgA 腎症ではメサンギウムに（図 8-6c）高電子密度沈着物を認め，急性糸球体腎炎ではハンプ hump と呼ばれる球状の上皮細胞下沈着物が特徴的である（図 8-6d）．超微構造で特徴的構造物を示すものとしてアミロイド細線維（図 8-7a），クリオグロブリン血症（図 8-7b），ループス腎炎の指紋状構造 finger print pattern（図 8-7c）があり，内皮細胞胞体内に tubuloreticular structure（図 8-7d）があるとループス腎炎に特異的ではないが診断の一助となる場合がある．微小変化ネフローゼ症候群では，光顕的に変化がなくても足状突起の癒合を電顕で証明できるし，thin basement membrane disease では電顕的に基底膜の厚さを測定しないと確定診断にいたらない．溶血性尿毒症症候群 hemolytic uremic syndrome（HUS）などでは光顕的に異常がなくても電顕で内皮細胞の変性像を証明できることがある．

4．腎の病理組織診断

　腎疾患の多くが病理組織診断で確定診断にいたる場合が多いが，腎以外の病理組織と異なる事柄が多く理解が必要である．特に，腎病理に使用される用語について理解していないと病態・病理組織の解明は困難となる．

◆糸球体病変の用語：

① びまん性 diffuse：ほとんどすべて（50％以上）の糸球体に変化を認める場合をいう．

② 巣状 focal：一部の（50％未満）の糸球体に変化を認める場合をいう．

③ 全節性・球状 global：ひとつの糸球体全体に変化が及ぶものをいう．

④ 分節状 segmental：ひとつの糸球体の一部に変化を認めるものをいう．

⑤ 硝子化 hyalinosis：光顕では細胞成分のない無構造な病変で，糖蛋白からなり，時には取り込まれた脂質を含んでいる．エオジン染色，PAS 染色で濃染する．

⑥ 硬化 sclerosis：増加したメサンギウム基質，虚脱し

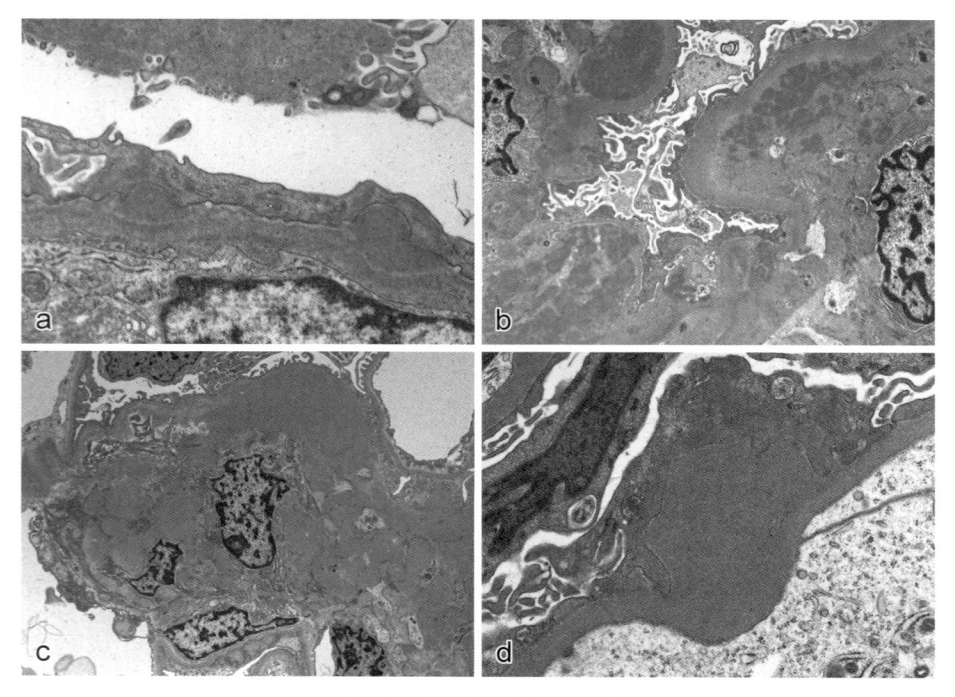

図 8-6 糸球体腎炎の電顕所見
a．膜性腎症にみられる上皮細胞下への高電子密度沈着物
b．ループス腎炎にみられる内皮細胞下への高電子密度沈着物
c．IgA腎症にみられるメサンギウムへの高電子密度沈着物
d．急性糸球体腎炎にみられるハンプ（上皮細胞下沈着物）

た基底膜の凝集したもので，Masson染色で青染する．"硝子化"と混同して用いられる場合が多く，注意が必要である．

⑦ 荒廃 obsolence：糸球体がつぶれて機能を失った状態．

⑧ 線維化 fibrosis：膠原線維からなる病変で，PAS染色では染まらない．

⑨ 壊死 necrosis：核の崩壊，基底膜の断裂からなる病変で，線維素の析出を伴うとMasson染色で赤染することがある．

⑩ 癒着 adhesion：毛細血管係蹄壁の一部とBowman嚢が結合することをいう．

⑪ 細胞性半月体 cellular crescent：上皮細胞の増生によってBowman嚢の一部（1/4周以上）あるいは全部が満たされたものをいう．厳密には増殖した細胞が最低3層以上ある必要がある．

⑫ 線維性半月体 fibrous crescent：結合組織の増生によってBowman嚢が埋まった場合で，細胞性半月体が瘢痕化して生じる場合と糸球体の虚血性変化の結果として生じる場合がある．

⑬ 線維細胞性半月体 fibro-cellular crescent：前二者が合わさったものをいう．

⑭ 沈着物 deposit：免疫複合体が沈着し集合したもので，沈着部位から上皮下，内皮下，メサンギウムに分けられる．電子顕微鏡では高電子密度の均一な物質として認められ，光顕でもPAS染色，Masson染色で明瞭になる場合がある．

⑮ スパイク spike，泡沫状変化 bubble appearance：膜性腎症などで上皮下沈着物のため係蹄壁基底膜に櫛状に菲薄化が起こるとスパイクと呼ばれる変化を示し，接線方向に基底膜が標本となると沈着物の部分が抜けて泡のようにみえ，泡沫状変化あるいは点刻像と呼ばれる．

⑯ 二重化 double contour：メサンギウムの沈着物が係蹄壁に伸びると毛細血管基底膜が割れて二重化する．PAM染色で明瞭となり，あたかも電車の線路 tram trackのようにみえることもある．

⑰ ワイアーループ病変 wire-loop lesion：SLEの時，高度の内皮下沈着物によって毛細血管壁が硬い針金のようにみえることがある．

◆尿細管病変の用語：

① 硝子滴変性 hyaline droplet change：高度の蛋白尿

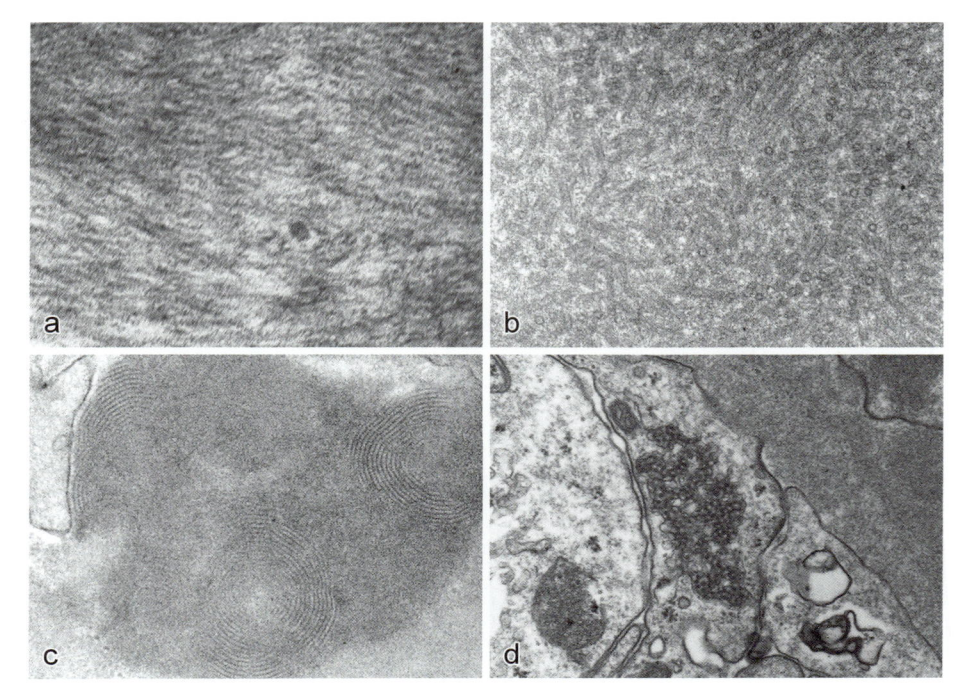

図 8-7　電顕で糸球体にみられる特徴的構造物質
　a．アミロイドーシスではメサンギウムに直径 7〜10 nm の細線維が束になって認められる．
　b．クリオグロブリン血症では内皮下に沈着物があり，直径 10〜25 nm の管状構造の集合がみられる．
　c．ループス腎炎では沈着物に指紋状構造 finger print pattern を認めることがある．
　d．ループス腎炎では内皮細胞の胞体内にウイルス類似の管状構造があり，tubuloreticular structure と呼ばれる．

のため尿細管上皮細胞の胞体内に好酸性の顆粒を認めることがある．
② 空胞変性 vacuolar degeneration：マンニトールなどの高浸透圧薬治療で胞体が空胞状に膨化することをいう．ネフローゼなどで脂質異常症を合併する場合には上皮細胞が泡沫状となり foam cell と呼ばれる．
③ 脂肪滴変性 fatty change：脂質異常症の時，胞体内に脂肪が貯留することをいう．
④ 円柱 cast：蛋白質が内腔に好酸性均一物質としてみられることをいう．好中球を入れると好中球円柱という．
⑤ 尿細管萎縮 tubular atrophy：初期病変では尿細管基底膜の PAS 陽性肥厚としてみられ，進行すると上皮の丈が低くなり，最終的には消失する．
⑥ 尿細管炎 tubulitis：尿細管炎，急性拒絶などの時に尿細管上皮内（基底膜内側）にリンパ球を認める．

◆血管病変の用語：
① 血管炎 vasculitis：血管を場とする炎症であるが，毛細血管炎 capillaritis，動脈内膜炎 endoarteritis のほか，フィブリノイド壊死 fibrinoid necrosis（図 8-8a），血栓形成，偽動脈瘤 pseudoaneurysm などの形をとる．
② 高血圧性変化 hypertensive change：中膜肥厚，内膜肥厚，フィブリノイド壊死，弾性線維の層状増生 replication of the internal elastic lamina などを示す．
③ 物質沈着 deposition：動脈硬化の時に内皮下に好酸性均一な沈着物を認め，ヒアリン性細動脈硬化症 hyaline arteriolosclerosis と呼ばれる（図 8-8b）．アミロイドーシスでは血管内皮下，中膜にアミロイド沈着を認める．カテーテル検査の術後などに小動脈内にコレステロール血栓を認めることがある（図 8-8c）．

◆光顕診断の流れ：
① 糸球体の総個数を数え，そのうち硬化した糸球体の個数（割合）を把握する．
② 残りの糸球体における病変の分布がびまん性か巣状かを把握し，さらに病変のみられた糸球体において変化が全節性か分節性かを把握する．
③ 細胞増生の有無を調べ，存在するなら炎症細胞浸潤によるものか，糸球体由来の細胞かを区別する．後

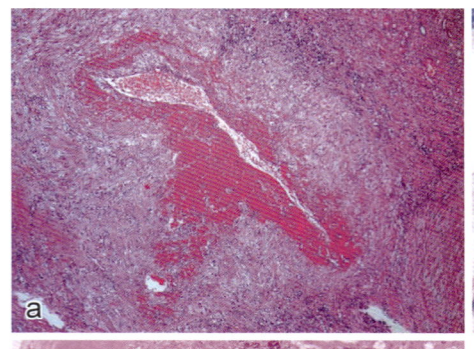

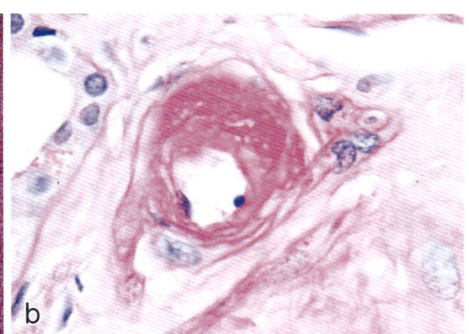

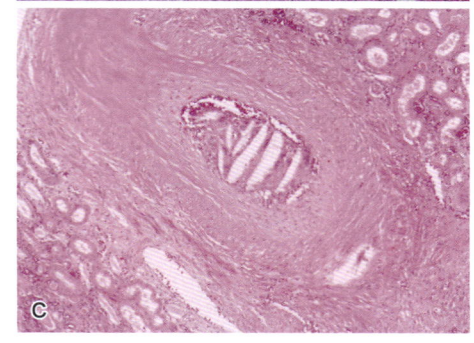

図 8-8　血管系の変化
a．動脈壁のフィブリノイド壊死．結節性多発動脈炎（PN）や分節性動脈中膜融解（SAM）では動脈壁のフィブリノイド壊死を認めることがある．
b．小動脈のヒアリン性細動脈硬化．高血圧症では腎小動脈内皮下，中膜に均一な物質の沈着がみられる．
c．血管内腔のコレステロール血栓．アテロームが剥がれたり，カテーテル検査の術後に腎動脈内腔にコレステロール血栓を認めることがある．

者においては管内性の増殖か管外性の増殖かを区別する．管外性であれば半月体の有無を調べ，あれば細胞性か線維性かを区別する．
④ 免疫複合体の沈着が疑われる場合は上皮下，内皮下，メサンギウムのいずれかを区別する．その際，スパイク，二重化，ワイアーループ病変，メサンギウムの拡大などが参考になる．
⑤ 糸球体病変ばかりでなく尿細管，血管病変，間質の炎症細胞浸潤，線維化などにも注目し，動脈硬化症や腎の荒廃についても留意する．

5．糸球体腎炎の分類と発症機構

蛋白尿，血尿，浮腫，高血圧，腎機能低下などの異常があれば腎疾患が存在すると考える．特に蛋白尿と血尿が併存する場合は糸球体疾患を疑わせる．検尿で細胞性円柱・顆粒円柱・赤血球円柱，変形赤血球があれば糸球体疾患を考える所見であり，次のステップとして腎炎の分類を考える．

糸球体腎炎

◆分　類：糸球体腎炎は臨床所見からの分類（臨床分類）と組織学的所見からの分類（組織分類）に分けられるが，臨床分類と組織分類が1対1に対応しないことと，原発性糸球体疾患に加え代謝性糸球体疾患などの二次性糸球体疾患が混在することで複雑になる．臨床分類から組織分類のいくつかを推定し，腎生検などによって確定診断に向かうのが一般的である．

臨床経過から大きく以下の5つに分類されている．

1．**急性腎炎症候群** acute nephritic syndrome：発症時期が明瞭で血尿，蛋白尿，高血圧，尿量の減少，浮腫が突然出現する．多くの場合は上気道感染が先行し，溶血性レンサ球菌の感染が多く認められる．管内増殖性糸球体腎炎，膜性増殖性糸球体腎炎，IgA腎症，半月体形成性糸球体腎炎などがこの臨床形態を示す．

2．**急性進行性腎炎症候群** rapidly progressive nephritic syndrome：血尿，蛋白尿，貧血などの症状で急性あるいは潜行性に発症し，数週から数か月の経過で急速に腎機能の低下を示す進行性腎炎で，的確な治療がなされないと予後不良の疾患である．びまん性半月体形成性糸球体腎炎，半月体形成を伴う膜性増殖性糸球体腎炎などが含まれる．

3．**再発性持続性血尿** recurrent or persistent hematuria：肉眼的あるいは顕微鏡的血尿を主症状とし，上気道感染や激しい運動のあとに増悪を認めることがある．発症は潜行性あるいは急激だが進行は遅い．巣状糸球体腎炎，IgA腎症などが含まれる．

4．**慢性腎炎症候群** chronic glomerulonephritic syndrome：蛋白尿，血尿，高血圧があり，徐々に腎不全へ進行する．発病は不明瞭なことが多くあいまいな疾患群であるが，最近は糸球体濾過値（GFR）の値で進行度を分類する試みが一般化してきた．IgA腎症，膜性腎症，膜

表 8-1　ネフローゼ症候群の原因疾患

一次性	糸球体腎炎（膜性腎症・膜性増殖性糸球体腎炎など）
	微小変化群
	巣状分節性糸球体硬化症
	先天性ネフローゼ症候群
	家族性ネフローゼ症候群
二次性	全身性疾患
	糖尿病
	アミロイドーシス
	全身性エリテマトーデス（SLE）
	紫斑病性腎症
	感染症
	HBV
	HIV
	マラリア
	梅毒
	薬剤・化学物質
	金製剤
	NSAIDs
	水銀
	ペニシラミン
	悪性腫瘍
	リンパ腫・白血病
	癌腫
	そのほか
	妊娠
	鎌状赤血球症
	サルコイドーシス

表 8-2　糸球体疾患の WHO 分類

1．原発性糸球体疾患
　軽度糸球体異常群 minor glomerular abnormality
　巣状分節性糸球体病変 focal segmental lesions
　びまん性糸球体腎炎 diffuse glomerulonephritis
　　a．膜性腎症 membranous nephropathy
　　b．増殖性糸球体腎炎 proliferative GN
　　　① メサンギウム増殖性腎炎 mesangial proliferative GN
　　　② 管内増殖性糸球体腎炎 endocapillary proliferative GN
　　　③ メサンギウム毛細血管性糸球体腎炎 mesangiocapillary GN
　　　④ 半月体形成性腎炎 crescentic GN
　　c．硬化性腎炎 sclerotic GN
　未分類糸球体腎炎 unclassified GN
2．系統的疾患における糸球体腎炎
　ループス腎炎 lupus nephritis
　紫斑病性腎炎 purpura nephritis
　IgA 腎症 IgA nephropathy
　Goodpasture syndrome
　glomerular lesions in systemic infection
　parasitic nephropathy
3．血管性病変における糸球体病変
　顕微鏡的多発動脈炎 microscopic PN
　Wegener 肉芽腫症
　血栓性微小循環異常症 thrombotic microangiopathy
　良性腎硬化症 benign nephrosclerosis
　悪性腎硬化症 malignant nephrosclerosis
　強皮症 systemic sclerosis
4．代謝疾患における糸球体病変
　糖尿病性糸球体硬化症 diabetic glomerulosclerosis
　アミロイドーシス amyloidosis
　血清蛋白異常症 nephropathy in dysproteinemia
　肝性腎症 nephropathy in liver disease
　nephropathy in sickle cell disease
　nephropathy in congenital heart disease and in pulmonary hypertension
5．遺伝性病変
　Alport syndrome
　thin basement membrane disease
　nail-patella syndrome
　congenital nephrotic syndrome
　infantile nephrotic syndrome
　Fabry syndrome
6．その他の糸球体疾患
7．終末期腎
8．移植後の糸球体病変

性増殖性腎症，巣状分節性糸球体硬化症，びまん性硬化性糸球体腎炎など多くを含む．

5．**ネフローゼ症候群** nephrotic syndrome：腎疾患の症状で述べた診断基準を満たす疾患群で，微小変化群，巣状分節性糸球体硬化症，膜性腎症，膜性増殖性糸球体腎炎などの原発性糸球体疾患のほか，糖尿病性腎症，アミロイドーシス，薬剤によるものなど，二次性糸球体疾患の多くを含む（**表 8-1**）．

　糸球体腎炎の分類には，WHO による分類が一般的である（**表 8-2**）．糸球体疾患を，原発性糸球体疾患，系統的疾患における糸球体疾患，血管性疾患における糸球体疾患，代謝性疾患における糸球体病変などに分けて分類している．実際には臨床的にひとつの疾患単位として扱われている疾患が必ずしもひとつの分類に当てはまらなかったり，疾患の境界が不明瞭な場合があることに注意が必要である．

◆**発生機序**：糸球体腎炎の大部分は，循環免疫複合体沈着により発症するが，ほかに糸球体基底膜に対する自己抗体，抗好中球自己抗体，in situ 免疫複合体形成により発症するものもある．

　1）循環免疫複合体沈着　抗原過剰状態で抗原抗体反応が起こると可溶性免疫複合体が産生され体内を循環するが，篩状機能を有する腎糸球体や脈絡膜，関節などに沈着し，糸球体腎炎や関節炎を発症する．糸球体では免疫複合体沈着に続発する補体の活性化が組織傷害に重要な働きをしている．免疫複合体の沈着部位は，① メサン

ギウム基質，②内皮細胞下，③上皮細胞下，④毛細血管基底膜内に分けられるが，①～③が大部分を占め，沈着部位によって糸球体腎炎の分類の基礎となっているので重要である．免疫複合体の沈着部位の違いは，免疫複合体の大きさ，抗原と抗体が結合してできる格子状構造の違いあるいは免疫複合体の荷電の状態に左右される．一般的に，比較的大きな免疫複合体は糸球体のメサンギウムに沈着しやすく，小さくなるにしたがい内皮細胞下，基底膜内，上皮細胞下と分布が変わる．しかし分子量が5,000 kDa 以上の大きな免疫複合体は網内系で除去されて糸球体内への沈着は起こらない．免疫複合体の性状を決める要因には，抗原と抗体の量的バランス，抗原の大きさと性状，抗体のクラス，抗体の抗原親和性，補体系の関与などがある．

　2）糸球体基底膜に対する自己抗体　自己免疫機序により糸球体基底膜に対する自己抗体が産生され，基底膜と抗原抗体反応を起こす．その結果，基底膜の断裂，管外性増殖性糸球体腎炎が生じるが，これらは抗基底膜抗体腎炎（anti-GBM 腎炎）と呼ばれる．抗基底膜抗体は肺胞基底膜とも交叉反応を起こし，肺出血などを生じるといわれるが（Goodpasture 症候群），わが国ではまれである．

　3）抗好中球自己抗体　好中球の細胞質に存在する蛋白質に対する抗体（抗好中球細胞質抗体；ANCA）が，サイトカインで刺激された好中球表面に露出した抗原と反応し，好中球を活性化する．この活性化好中球が血管内皮に付着し，蛋白質分解酵素・有毒物質を排出し，糸球体傷害を起こす．その結果，巣状分節性壊死性腎炎，管外性増殖性腎炎を生じ，ANCA 関連腎炎と呼ばれる．ANCA は反応抗原からミエロペルオキシダーゼを標的とする MPO-ANCA と proteinase-3 を標的とする Pr3-ANCA に分かれる．蛍光抗体法で MPO-ANCA は好中球の細胞質に陽性になり C-ANCA とも呼ばれ，Wegener 肉芽腫症で陽性になる．一方，Pr3-ANCA は蛍光抗体法で核周囲が陽性になり，P-ANCA とも呼ばれ，顕微鏡的多発血管炎や Churg-Strauss 症候群で陽性になる．

　4）in situ 免疫複合体形成　なんらかの原因で新たに生じた可溶性傷害組織などが糸球体基底膜に沈着する．一方，この傷害組織を抗原として抗体が産生され，糸球体に沈着した抗原と局所で抗原抗体反応を起こす．同時に補体の活性化が起こり組織傷害に働く．このような糸球体局所での抗原抗体反応を in situ 免疫複合体形成と呼んでいる．関節リウマチの治療目的で投与された金製剤が尿細管上皮を破壊し，新たな抗原の発現の結果生じる膜性腎症（gold nephropathy）が代表的である．

6．原発性糸球体腎炎

軽度糸球体異常群 minor glomerular abnormalities

　組織学的にほとんど変化を認めないか，軽度のメサンギウム細胞増生，基質の拡大を認める，あるいはごく軽度の毛細血管係蹄壁基底膜の肥厚を認めるのみのものを含む．

　各種糸球体腎炎の初期病変や微小変化ネフローゼ症候群 minimal-change nephrotic syndrome（MCNS）が含まれる．MCNS は 1913 年に Munk がネフローゼ症候群で組織学的に糸球体変化を認めず，近位尿細管に脂肪滴のみられた症例をリポイドネフローゼ lipoid nephrosis と呼んだものに相当する．

　臨床的に浮腫・乏尿で発症し，ネフローゼ症候群の診断基準を満たす．小児のネフローゼ症候群の 90％，成人の 30％を占めるといわれている．一般に予後良好で自然寛解がみられたり，ステロイド治療によく反応する．光顕的に糸球体の変化はわずかであり，尿細管上皮にリポイド顆粒，硝子滴を認めたり，尿細管上皮細胞の泡沫状変化を認めたりすることがある．電顕的に糸球体上皮細胞の足突起の癒合 foot process fusion を認める．これらの形態的変化はネフローゼの原因というより蛋白尿，脂質異常症などによって生じた二次的変化と考えられる．蛍光抗体法的に免疫グロブリン，補体の沈着はない．弱い沈着がみられる場合はほかの糸球体腎炎の初期変化の可能性があり，注意が必要となる．ステロイド抵抗性ネフローゼ症候群の中には高頻度に巣状分節性糸球体硬化症が含まれている．巣状分節性糸球体硬化症では病変の分布が巣状であることから，ごく一部の糸球体にのみ変化を認める場合もある．そのため通常の腎生検では病変糸球体を認めず，MCNS と診断される場合もあり，注意が必要である．

巣状分節性疾患群 focal segmental lesions

　組織学的に病変は一部の糸球体にみられ，多くは 1 個の糸球体の中の限局した部位にみられるもので，ほかの多くの糸球体疾患がびまん性，全節性変化を示すのと対照的である．

　臨床的に高度の非選択性蛋白尿を伴うネフローゼ症候群を呈し，高血圧を伴う場合があり，緩徐ながら進行性に腎機能の低下を示す一連の疾患群が含まれることから，前述の軽度糸球体異常群との組織学的鑑別が重要になってくる．この群では糸球体の硝子化 hyalinosis や硬化 sclerosis を focal segmental に認めることが多く，focal segmental hyalinosis and sclerosis（FSHS）あるいは巣状分節性糸球体硬化症と呼ばれている．

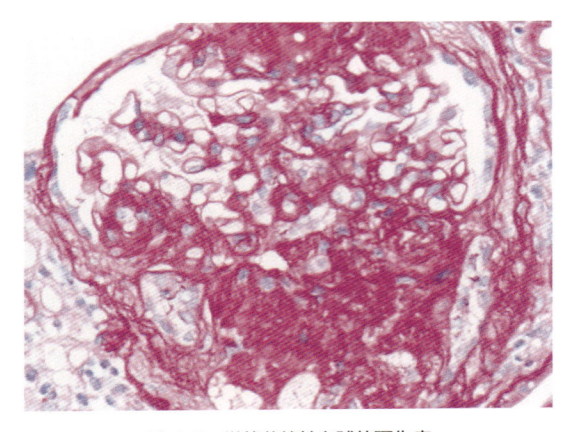

図 8-9 巣状分節性糸球体硬化症
一部の糸球体は分節性に硬化し，Bowman 囊と癒着する．毛細血管内腔に硝子様物質の沈着を認める．

1. 巣状分節性糸球体硬化症 focal segmental glomerulosclerosis (FSGS)
臨床的に高血圧症，血尿を伴うステロイド抵抗性のネフローゼ症候群を呈し，進行性に経過し予後不良の疾患である．光顕的に 50% 以下の糸球体に分節状に硬化があり，硝子化や Bowman 囊との癒着を伴う（図 8-9）．初期病変では硬化の出現以前に毛細血管内腔に泡沫細胞の出現を認めることがあり，注意が必要である．間質病変を伴うことが多く，泡沫細胞の浸潤や尿細管の萎縮と間質の線維化があり，小動脈の壁肥厚や内皮下に PAS 陽性沈着物を認めることがある．AFIP では a）虚脱型亜型 collapsing variant，b）糸球体尖型亜型 tip variant，c）細胞型亜型 cellular variant，d）びまん性メサンギウム増殖型亜型 diffuse mesangial hypercellularity の 4 亜型に分けている．

この分類法は FSGS の組織像の理解に役立つ．蛍光抗体法で分節状に IgM，C3 がメサンギウムに沈着する場合が多く，光顕で硬化・硝子化した部分に一致する．電顕では足突起の癒合がみられ，上皮細胞の変性像を認めることがある．

2. 二次性巣状分節性病変 secondary focal segmental lesions
多くの疾患で FSGS に類似した病変がみられることがあるので注意が必要である．糸球体茎部の硬化性変化は腎実質量の低下に伴う糸球体血流量の増加 hyperfiltration によっても生じる．また，糸球体の異常な発育に対する不適応が原因となって生じることも知られている．ほかに，糖尿病，肥満，HIV 感染症，ヘロイン中毒，チアノーゼ性心疾患，鎌状赤血球症，逆流性腎症などに合併することが知られている．

膜性腎症 membranous glomerulopathy

一次性膜性腎症 idiopathic membranous nephropathy
ネフローゼ症候群を呈する疾患のうち MCNS が比較的若い年齢層にみられるのに対し，40 歳以上の高齢者，特に男性に発症する．経過は緩徐な場合が多いが，末期には高血圧症を合併し，腎不全へと移行する．

組織学的にびまん性，全節性に毛細血管係蹄壁の肥厚がみられ（図 8-10a），上皮細胞下に免疫複合体が沈着する．基底膜の変化をきたすことにより，PAM 染色ではスパイク spike あるいは泡沫状変化 bubble appearance としてとらえられる（図 8-10b）．基本的に管内性，管外性の増殖性変化はみられない．蛍光抗体法では毛細血管係蹄壁に沿う顆粒状の IgG 沈着を認めるが（図 8-5b），補体の沈着はないか，あっても程度は軽い場合が多い．ループス腎炎でも膜性腎症の型をとることがあるが，多彩な免疫グロブリン，補体の沈着を伴うことで鑑別できる．電顕的に上皮細胞下に塊状の高電子密度沈着物が数珠状に配列するが，病変が進行するにつれ，器質化により密度が低下し抜けたような病像を呈する．足突起の癒合も高度にみられる．

二次性膜性腎症 secondary membranous glomerulop-

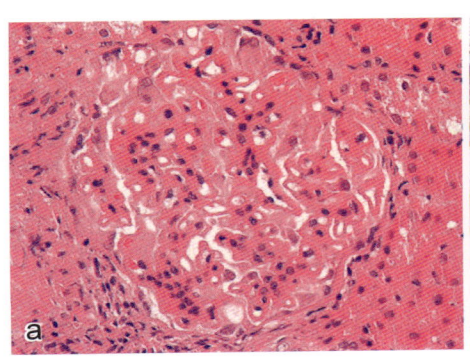

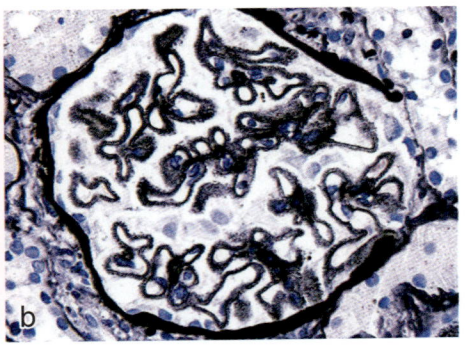

図 8-10 膜性腎症
a．全節性に毛細血管壁の肥厚が著しい．
b．PAM 染色では毛細血管基底膜にスパイクという突起構造が明瞭である．

athy：前述の一次性膜性腎症が大部分を占めるが，全身性疾患に合併する場合がある．第一は自己免疫疾患に合併するものである．代表的なものはループス腎炎におけるⅤ型 pure membranous type であり，ループス腎炎の部分で詳しく述べる．関節リウマチや混合性結合組織病 mixed connective tissue disease（MCTD）などにも合併する．第二には感染症に合併するものである．HBe 抗原陽性の B 型肝炎ウイルス（HBV）感染者に合併する場合では，糸球体に免疫複合体の反応抗原として HBe 抗原の沈着が証明できる場合がある．住血吸虫症，マラリアなどにも合併する．第三は治療薬に伴うもので，関節リウマチの治療薬物（D-penicillamine，ブシラミン，金製剤など）投与に合併する場合があり，注意が必要である．金製剤の場合では近位尿細管由来抗原が糸球体に沈着しており，*in situ* 免疫複合体形成が病因に関与すると考えられている．第四は悪性腫瘍に合併するもので，大腸癌などの癌腫のほか，悪性リンパ腫に合併することがある．第五は腎移植などに合併するもので，*de novo* に発生する．

メサンギウム増殖性糸球体腎炎

mesangial proliferative glomerulonephritis

メサンギウム細胞やメサンギウム基質の増生を主体とする糸球体腎炎で続発性糸球体腎炎に分類される IgA 腎症，Henoch-Schöenlein 紫斑病性腎炎，ループス腎炎の一部が含まれている．

管内増殖性糸球体腎炎

endocapillary proliferative glomerulonephritis

毛細血管基底膜の内側に存在する内皮細胞や炎症細胞浸潤による細胞増生（管内増殖）を特徴とする疾患で，溶血性レンサ球菌（溶連菌）感染後急性腎炎 poststreptococcal acute GN（PSAGN）に代表される急性糸球体腎炎が含まれる．

臨床的に扁桃腺炎などの上気道感染の 1～2 週後に急性腎炎症候群の形で発症する．乏尿，蛋白尿，血尿を示し，高血圧や浮腫，腹水・胸水貯留を認める場合もある．溶連菌感染が培養などで証明されるか，血清中の anti-streptolysin-O（ASLO）の高値，補体値の低下が検査項目で認められ，診断に役立つ場合が多い．

予後は良好で，小児では 90％以上，成人では 80％以上が回復する．組織学的に糸球体は全節性に腫大し，管内細胞の増加が著しく，毛細血管腔は閉塞ないし狭小化する．増生する細胞は内皮細胞が主体で，初期には好中球をはじめとする炎症細胞浸潤が加わる（図 8-11）．蛍光抗体法ではメサンギウム領域や毛細血管壁に沿う C3 の顆粒状沈着があり，免疫グロブリン沈着を伴う場合（図

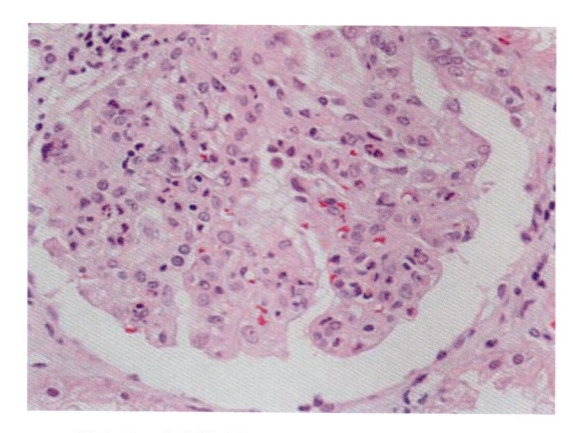

図 8-11 管内増殖性糸球体腎炎（急性糸球体腎炎）
糸球体は腫大し，毛細血管内腔の内皮細胞増生と好中球浸潤によって細胞数が多くみえる．

8-5d 参照）もみられる．電顕的にはハンプ hump と呼ばれる上皮細胞下に大型半球形の高電子密度沈着物を認めることが特徴とされるが（図 8-6d 参照），症例によっては hump が目立たない場合や，メサンギウム領域に沈着物を認めることがある．

びまん性メサンギウム毛細血管性糸球体腎炎

diffuse mesangiocapillary glomerulonephritis

膜性増殖性糸球体腎炎 membranoproliferative glomerulonephritis（MPGN）という呼称がわが国では一般化しており，Ⅰ型とⅢ型が含まれる．若年者に比較的多く，ネフローゼ症候群で発症する場合が多いが，急性腎炎症候群や慢性腎炎症候群の形をとることもある．血清補体値，特に C3 の低値が特徴的で，一部の患者では血中に C3 nephritic factor と呼ばれる自己抗体が証明される．これは C3 転換酵素に対する自己抗体で C3 不活化酵素から C3 転換酵素を保護するため，C3 活性化が持続し低 C3 血症をきたすと考えられている．

組織学的には 2 種類の病変が混在する（図 8-12）．ひとつはメサンギウム細胞の増生を伴うメサンギウム基質の拡大で，その結果，分葉化を示し分葉状糸球体腎炎 lobular glomerulonephritis とも呼ばれる．もうひとつの変化はメサンギウム基質が毛細血管係蹄に嵌入する mesangial interposition である．この結果，係蹄壁の基底膜が二重にみえるようになるが，この所見を duplication あるいは double contour と呼んでいる．二重化は必ずしも全節性にはみられず，糸球体の一部に認められる場合が多い．蛍光抗体法では，係蹄壁に沿う内皮下あるいはメサンギウム領域への C3，IgG，IgM の沈着を認める．電顕的にはメサンギウム領域に高電子密度沈着物があり，メサンギウム基質が毛細血管に嵌入し基底膜が

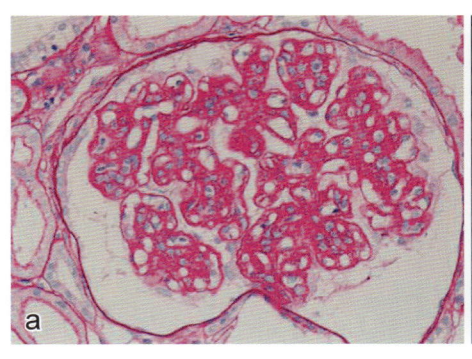

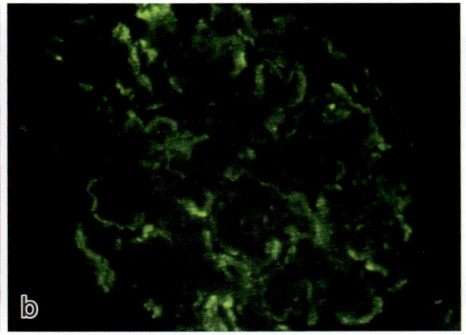

図 8-12 びまん性メサンギウム毛細血管性糸球体腎炎
a．糸球体は腫大し，メサンギウム細胞・基質の増殖により毛細血管内腔は狭小化する．毛細血管基底膜が局所的に二重にみえる．
b．毛細血管末梢にIgGが血管内皮下に沈着する peripheral rim pattern．

二重化を示す．時に膜性腎症にみられる上皮細胞下沈着物を認めることがあるが，このような症例はⅢ型に分類される．なお，基底膜内に沈着物を認め，Ⅱ型あるいは高密度沈着物性糸球体腎炎 dense deposit disease として分類されていた一連の疾患は免疫複合体の沈着が原因ではないことが判明し，代謝性疾患の中に分類されるようになった．

びまん性半月体形成性糸球体腎炎
diffuse crescent glomerulonephritis

管外性糸球体腎炎 extracapillary glomerulonephritis とも呼ばれ，上皮細胞の増生による細胞性半月体形成を特徴とする．臨床的に急性進行性腎炎症候群の形をとり，ほかの系統的疾患（Goodpasture 症候群，顕微鏡的多発動脈炎，Wegener 肉芽腫症など）に合併する場合があり，後述する．80％以上の糸球体に細胞性あるいは線維性半月体の形成がみられる（図8-13）．初期病変では分節状に毛細血管係蹄壁の壊死があり，線維素の析出，炎症細胞浸潤を認める．やがて毛細血管やBowman嚢基底膜の破壊が起こると，上皮細胞の増生による細胞性半月体形成に向かう．増生した半月体に圧迫され，糸球体は虚脱する場合もある．やがて半月体の細胞成分は減少し，線維成分で置換されると線維性半月体となる．

蛍光抗体法では半月体に一致してフィブリノゲン沈着を認めるほか，免疫複合体沈着のない pauci-immune 型と毛細血管基底膜に沿う線状IgG沈着を示す抗基底膜抗体腎炎がある．電顕的に高電子密度沈着物はみられず，基底膜の断裂を認めることがある．

びまん性硬化性糸球体腎炎
diffuse sclerosing glomerulonephritis

臨床的に末期腎症 end-stage renal disease（ESRD）に

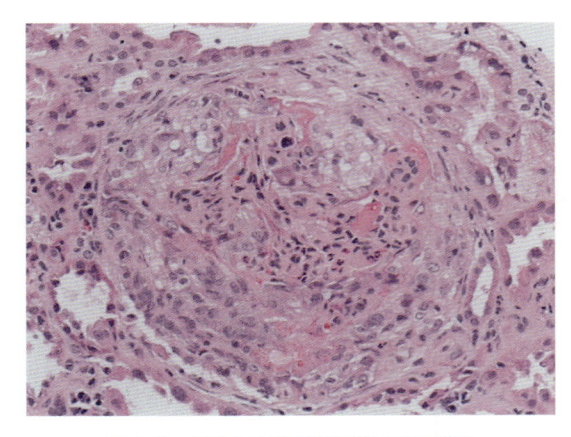

図 8-13 びまん性半月体形成性糸球体腎炎

みられる病変である．80％以上の糸球体は球状硬化，分節性硬化を示し，Bowman嚢周囲の線維化，線維性半月体形成を認める．尿細管の萎縮，間質の線維化が著しい．この病変はすべての糸球体腎炎の終末像であるが，残存する糸球体を観察することで原疾患を推測できる場合がある．

7．続発性糸球体腎炎

ループス腎炎 lupus nephritis

全身性エリテマトーデス systemic lupus erythematosus（SLE）にみられる糸球体腎炎である．SLEは全身の諸臓器を侵し多彩な症状を呈するが，その診断には米国リウマチ協会（ARA）の診断基準が広く用いられている．ループス腎炎は生命予後に重要な影響を与え，SLEの病態の中で最も重要な病変の一つである．SLEでみられる多発関節炎，糸球体腎炎，血管炎，皮膚病変の発症に

表 8-3　ループス腎炎 (LN) の分類 (ISN/RPS)

Class Ⅰ	Minimal change LN
Class Ⅱ	Mesangial proliferative LN
Class Ⅲ	Focal LN
Class Ⅲ(A)	Active lesions：focal proliferative LN
Class Ⅲ(A/C)	Active and chronic lesions：focal proliferative and sclerosing LN
Class Ⅲ(C)	Chronic inactive lesions with glomerular scars：focal sclerosing LN
Class Ⅳ	Diffuse LN
Class Ⅳ-S(A)	Active lesions：diffuse segmental proliferative LN
Class Ⅳ-G(A)	Active lesions：diffuse global proliferative LN
Class Ⅳ-S(A/C)	Active and chronic lesions：diffuse segmental proliferative and sclerosing LN
Class Ⅳ-G(A/C)	Active and chronic lesions：diffuse global proliferative and sclerosing LN
Class Ⅳ-S(C)	Chronic inactive lesions with scars：diffuse segmental sclerosing LN
Class Ⅳ-G(C)	Chronic inactive lesions with scars：diffuse global sclerosing LN
Class Ⅴ	Membranous LN
Class Ⅵ	Advanced sclerotic LN

は抗原抗体反応の結果生じた免疫複合体が関与しており，その背景には自己免疫現象が関係し，血中には多彩な自己抗体が証明される．ある種の薬剤(ヒドララジン，クロルプロマジンなど) でもループス腎炎が誘導されることがあり，注意が必要である．

　ループス腎炎の組織分類にはWHO分類を改変した国際腎臓病協会・腎病理協会 (ISN/RPS) 分類が広く用いられる (**表 8-3**)．組織分類には活動性病変 active lesion と慢性病変 chronic lesion についてまず理解しておく必要がある．活動性病変は管内増殖性変化，核破砕，糸球体基底膜の断裂，フィブリノイド壊死，細胞性半月体，内皮下沈着物，管内血栓などが代表的であり，慢性病変は糸球体硬化，線維性癒着，線維性半月体などが含まれる．

1．微小メサンギウムループス腎炎：米国リウマチ協会のSLE診断基準を満たす患者で，腎は光顕的には正常であるが蛍光抗体法でメサンギウムに沈着物を認める．

2．メサンギウム増殖性ループス腎炎：光顕でメサンギウム細胞の増殖と基質の拡大があり，メサンギウムに沈着物を認める．管内性病変や壊死性・活動性病変を伴わない．光顕的に認められなければ，電顕や蛍光抗体法で上皮下あるいは内皮下沈着物を認めても構わない．

3．巣状ループス腎炎：全糸球体の50%以下に病変を認める巣状糸球体腎炎で，典型例では巣状の内皮下沈着物を認める．活動性病変 (A)・慢性病変 (C) の有無を付記する．

4．びまん性ループス腎炎：全糸球体の50%以上に病変を認める．典型例ではびまん性の内皮下沈着物を認める．病変を示す糸球体の50%以上が分節状病変を示すびまん性分節性ループス腎炎 (Ⅳ-S) と，50%以上が全節性病変を示すびまん性全節性ループス腎炎 (Ⅳ-G) に分け，それぞれ活動性病変 (A)・慢性病変 (C) の有無を付記する．

5．膜性ループス腎炎：光顕あるいは蛍光抗体法ないし電顕で全節性あるいは分節性に上皮下沈着物を認める．Ⅲ型，Ⅳ型を複合する場合は両者を診断名とする．

6．進行した硬化性ループス腎炎：全体の90%以上が全節性硬化を示し，活動性病変を認めない．

　一般にループス腎炎ではメサンギウム，内皮細胞下，上皮細胞下，基底膜内などの部位に多彩な免疫複合体の沈着を認めるが，主に沈着部位と沈着パターンを基盤に分類される．その中で内皮細胞下に高度の沈着物が存在すると，光顕的に毛細血管係蹄壁の肥厚が著しくなりワイアーループ病変と呼ばれる (**図 8-14a，b**)．また，毛細血管係蹄内に管内血栓 intraluminal thrombus を認めることもある．このほか，正常核より小型の崩壊した核物質が組織球に貪食され，ヘマトキシリン染色で淡く染まりヘマトキシリン体 hematoxylin body と呼ばれる．ヘマトキシリン体はループス腎炎の2%以下に出現するといわれるが診断価値は高い．蛍光抗体法で検討するとIgGの沈着が主体をなすが (**図 8-14c**)，それ以外にIgA，IgM，そして補体のC3，C4，C1qなどの沈着も認められる．糸球体のほか，尿細管基底膜や動脈壁中膜などにも沈着を認める場合がある．血中の抗核抗体が高値を示す症例では，蛍光抗体で染めた組織中の核にIgGの陽性所見をえる場合があるが，これは切片作製中に露出した核に血漿成分が結合した一種のartifactと考えられる．電顕的な観察では多彩な部位への沈着のほか，免疫複合体の器質化と考えられる指紋状沈着物 finger print deposit や管状網状構造物 tuboloreticular structure やウイルス様沈着物 virus-like particle を認める場合がある (**図 8-6c，d 参照**)．

7．ループス腎炎における間質の変化：尿細管間質病変は程度の多少はあるものの，すべてのクラスで認められる可能性があり，特にクラスⅣでは著明なことが多い．急性尿細管間質病変ではリンパ球，単球，形質細胞を主体とする炎症細胞浸潤が認められる．尿細管上皮細胞間にリンパ球浸潤を認めることもある (尿細管炎 tubulitis)．

　慢性尿細管間質病変では糸球体の慢性硬化性病変を伴い，尿細管の萎縮，間質の線維化，リンパ球浸潤を認め

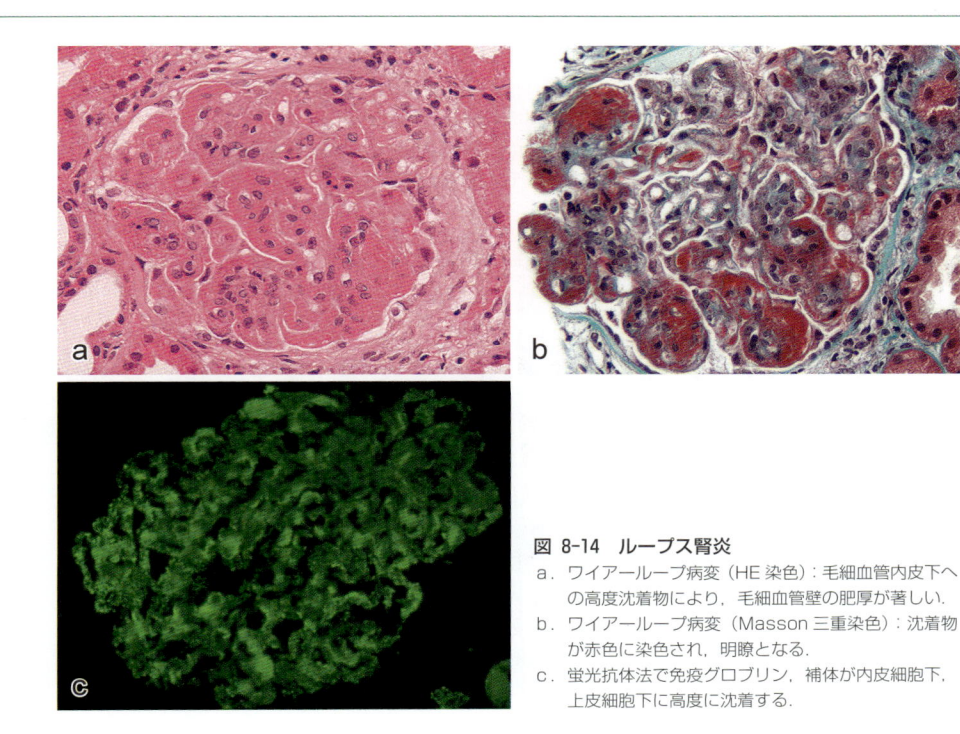

図 8-14 ループス腎炎
a. ワイアーループ病変（HE染色）：毛細血管内皮下への高度沈着物により，毛細血管壁の肥厚が著しい．
b. ワイアーループ病変（Masson三重染色）：沈着物が赤色に染色され，明瞭となる．
c. 蛍光抗体法で免疫グロブリン，補体が内皮細胞下，上皮細胞下に高度に沈着する．

る．尿細管間質病変の程度は腎機能に反映される場合が多い．蛍光抗体法では尿細管基底膜に沿うIgG，C1qの沈着を認めることがある．

8．ループス腎炎における動脈病変：血管系の変化はループス腎炎では高頻度にみられる．動脈硬化性変化，細動脈硬化症の変化があり，動脈内皮下にPAS陽性沈着物があり内腔の狭小化を認める．蛍光抗体法では中膜平滑筋にC3，C1qの沈着を認める．ループスに比較的特徴的な血管病変として，内皮下の沈着物による小動脈内腔の閉塞，中膜の壊死性変化がある．血栓性微小血管病変として血栓による小動脈内腔の閉塞と二次性変化として血栓の基質化・再疎通を認めることもある．極めてまれであるが，中膜のフィブリノイド壊死と周囲の炎症を伴い，結節性多発動脈炎 polyarteritis nodosa（PN）類似の動脈病変を認めることもある．

紫斑病性腎症/ヘノッホ・シェーンライン紫斑病
purpura nephritis/Henoch-Schönlein

主として小児に生じる血管炎を原因とする全身性疾患で，皮下の紫斑・腹痛を伴う下血・関節炎などを伴って血尿，蛋白尿で発症し，ネフローゼ症候群を呈する場合もある．1837年ドイツ人医師Schönleinは紫斑病と関節炎の合併を報告し，彼の弟子であったHenochは紫斑病，腹痛，関節痛に加え，腎炎を合併した小児例を報告し，腎炎との関連性に初めて着目した．そのため，Henochの名が最初に記載されるのが一般的である．

組織学的には後述するIgA腎症に類似し，びまん性メサンギウム増殖性糸球体腎炎の形をとり，メサンギウム細胞の増殖を伴う基質の拡大を示す．巣状分節性に毛細血管係蹄壁の壊死を示し，管外性の増殖の結果，細胞性半月体形成・Bowman囊との癒着などの活動性病変を示す場合もある．蛍光抗体法ではメサンギウム領域にIgAとC3の沈着を示し，フィブリノゲンの沈着を伴うこともある．電顕的にメサンギウム領域に高電子密度沈着物を認める．

IgA腎症

1968年フランスのBergerらにより最初に報告された腎炎でBerger病とも呼ばれ，メサンギウム領域のIgA沈着を特徴とする疾患である．当初，予後良好な疾患として報告されたが，徐々に進行し腎不全に移行する症例があることと，頻度が高いことから注目されている．米国では腎生検の5％，欧州では20％といわれるのに対し，わが国では腎生検の30〜40％と頻度が高い．IgA免疫複合体の沈着による原発性糸球体腎炎と考えられるが，前述の紫斑病性腎症との類似性，腎以外の各種疾患（慢性肝炎，強直性脊椎炎，乾癬，炎症性腸疾患，Reiter病など）との合併が報告され，続発性糸球体腎炎として位置づけられている．腹痛，関節炎，紫斑に代表される血管炎を伴う紫斑病腎症の軽症型とする考えもあるが，結

表 8-4 IgA 腎症の臨床分類

予後良好群：透析療法にいたる可能性がほとんどないもの
予後比較的良好群：透析療法にいたる可能性がかなり低いもの
予後比較的不良群：5年以上20年以内に透析療法に移行する可能性があるもの
予後不良群：5年以内に透析療法に移行する可能性があるもの

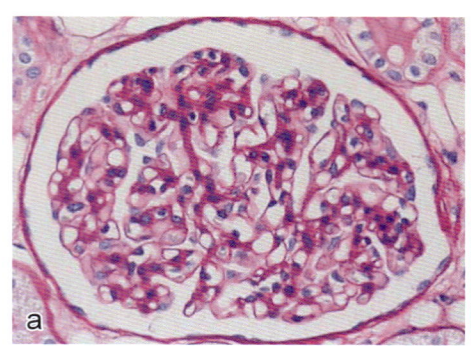

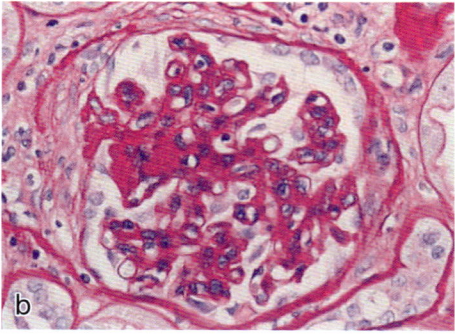

図 8-15 IgA 腎症
a．メサンギウム領域の拡大があり，メサンギウム細胞の増生を伴う．
b．進行した病変では局所で Bowman 嚢と癒着し，線維性半月体形成を伴う．

論は得られていない．

臨床的にすべての年代に発症するが 10～40 代にかけての発症が多い．顕微鏡的血尿，蛋白尿を初発症状とするが肉眼的血尿を示す症例もみられる．また，臨床症状を呈さず，検診で血尿を指摘され，過激な運動後などに顕微鏡的血尿の増悪を認める症例もみられる．IgA 腎症の臨床分類（表 8-4）と組織学的重症度（後述）を組み合わせた予後判定が行われる．組織学的に基本的にメサンギウム基質の拡大・肥厚を認める．実際は多彩で，①微小変化群，②巣状あるいはびまん性メサンギウム増殖性糸球体腎炎（図 8-15），③巣状あるいはびまん性管内増殖性糸球体腎炎，④半月体形成性糸球体腎炎，⑤巣状あるいはびまん性硬化性糸球体腎炎などの型を取りうる．蛍光抗体法ではびまん性にメサンギウム領域に IgA，C3 の沈着がみられ（図 8-5c 参照），IgG 沈着を伴うこともある．メサンギウムへの沈着が毛細血管係蹄壁に伸びると（メサンギウム嵌入），係蹄壁に沿う IgA，C3 の沈着があり，PAM 染色で基底膜の二重化を認めることがある．電顕的にメサンギウムを主体とする高電子密度沈着物を認める．

IgA 腎症の組織学的重症度は全節性硬化・分節性変化を示す糸球体の割合から Grade I（0～24.9%），Grade II（25～49.9%），Grade III（50～74.9%），Grade IV（75%以上）に分けている．

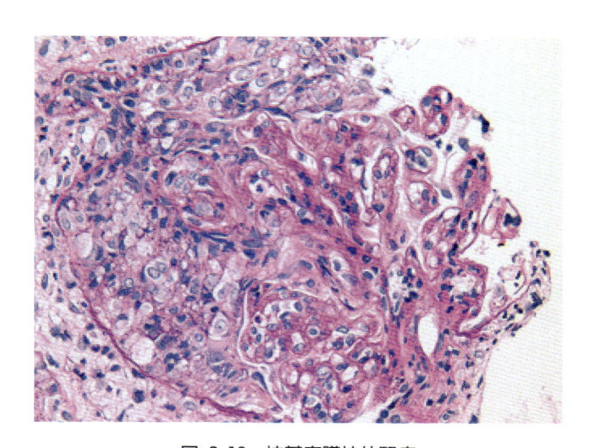

図 8-16 抗基底膜抗体腎症
細胞性半月体形成が高度でいわゆる半月体形成性腎炎の形をとる．

グッドパスチャー症候群/抗基底膜抗体腎症
Goodpasture syndrome/anti-glomerular basement membrane（GBM）antibody nephropathy

Goodpasture 症候群は腎出血と肺出血をきたす疾患で，肺胞・糸球体毛細血管基底膜に共通して存在するIV型コラーゲンに対する自己抗体が組織上の抗原と反応し，組織障害を起こすと考えられている．わが国では肺所見を伴わない症例が多く，抗基底膜抗体腎症というほうが一般的である．臨床的には急速進行性腎炎の型をとり，組織では半月体形成性腎炎の組織像を呈する（図 8-16）．ほかの半月体形成性腎炎とは，蛍光抗体法で毛細

血管係蹄壁に沿う線状の IgG 沈着を認める（図 8-5a 参照）ことで鑑別される．電顕的観察では高電子密度沈着物は一般に認めず，基底膜の不規則な肥厚・断裂を認めることがある．患者血清と正常糸球体組織を用いて血中の抗基底膜抗体を証明したり，最近では ELISA 法を用いた抗体の検出が可能で，診断的価値がある．

全身性血管炎に続発する糸球体腎炎

種々の全身性血管炎には糸球体腎炎が好発する．血管炎はその口径から，大動脈血管炎，中動脈血管炎，小動脈血管炎に分類されるのが一般的である．大動脈血管炎は高安動脈炎や側頭動脈炎が含まれ，大動脈およびその枝を侵すが糸球体病変は伴わない．中動脈血管炎には結節性多発動脈炎 polyarteritis nodosa（PN）や川崎病 Kawasaki disease があり，中程度の口径の動脈を侵す．PN では腎動脈とその枝に壊死性動脈炎および二次性に動脈瘤形成を認めることがあるが，基本的に糸球体病変を認めない．小動脈血管炎は小動脈における血管炎 small vessel vasculitis で，糸球体腎炎を伴うが，その発症に免疫学的機序の関与するものと乏免疫 pauci-immune 型（蛍光抗体法で免疫グロブリン，補体が証明されない）に大きく分かれる．前者には紫斑病性腎炎やクリオグロブリンに伴う腎炎，リウマチ性疾患に伴う腎症などがあるが，ここでは乏免疫型血管炎を伴う糸球体腎炎について述べることとする．これに属する疾患としては，顕微鏡的多発動脈炎，Wegener 肉芽腫症，Churg-Strauss 症候群があげられる．いずれも組織学的に類似しており，巣状分節性糸球体壊死を伴う半月体形成性腎炎であるが，病期や病勢によって組織像は多彩である．一部の例では，糸球体外の小動脈に中膜壊死を伴う壊死性血管炎を合併することがあるほか，尿細管間質炎を伴う場合が多い．

1. **顕微鏡的多発動脈炎** microscopic polyangitis（MPA）：MPA は P-ANCA 陽性を示し，半月体形成性糸球体腎炎を示すほか細動脈の動脈炎による多彩な症状を示す．
2. **Wegener 肉芽腫症**：Wegener 肉芽腫症は C-ANCA 陽性を示し，半月体形成性糸球体腎炎，上下気道の肉芽腫性炎症，全身の動脈炎を三徴候とする．
3. **Churg-Strauss 症候群**：多数の好酸球浸潤を伴う肉芽腫性血管炎を気道などの中・小動脈に認める．臨床的に気管支喘息や好酸球増多症を合併する．血清学的に P-ANCA が陽性となる．

進行性全身硬化症 progressive systemic sclerosis

血管壁の肥厚が特徴的で，その結果，皮膚・心・肺・腎・筋肉・腸管，ことに食道などに膠原線維の過形成による機能低下をきたす疾患である．悪性高血圧が急速に進行し，腎不全へ移行する腎クリーゼをきたすことがあり，注意が必要である．組織では小葉間動脈の内膜肥厚があり，内腔狭小化を示す．

感染に続発する糸球体腎炎

代表的なものとして溶連菌感染後に急性腎炎の形で発症する溶連菌感染後急性腎炎があり，原発性糸球体腎炎（p.530）を参照されたい．B 型肝炎ウイルス感染者に発症する膜性腎症についても前述した（HBV 腎症）．

HBV 腎症の多くは膜性腎症の形をとるが，MPGN タイプ I の形をとる場合があり，注意が必要である．いずれの型でも蛍光抗体法で HBe 抗原の糸球体への沈着が証明できる．最近注目を集めている疾患として全身性メチシリン耐性黄色ブドウ球菌 methicillin-resistant *Staphylococcus aureus*（MRSA）感染後腎炎がある．MRSA 感染後ネフローゼ症候群に匹敵する高度蛋白尿を伴い，急性腎炎症候群の経過をとる．組織学的には基本的にメサンギウム増殖性腎炎の形をとり，蛍光抗体法でメサンギウムに IgA，C3 の沈着を認めることから，IgA 腎症との相違が問題となる．

C 型肝炎ウイルス感染者にネフローゼ症候群の形で発症する HCV 腎症があるが，多くは血中にクリオグロブリンが証明され，皮下の紫斑を伴うなど微小血管炎を伴うクリオグロブリン腎症と考えられる．HIV 感染者に巣状糸球体腎炎の形で発症する HIV 腎症はわが国ではまれだが，将来増加する可能性が指摘されている．

放射線腎炎

悪性腫瘍の治療目的で放射線照射された腎に生じる．急性放射線腎炎は被曝後 6〜12 か月後に始まり，浮腫，高血圧と尿蛋白が出現する．半数以上が腎不全に陥り，予後は不良である．慢性放射線腎炎は急性のものに続く場合と，被曝後数年後に突然，慢性腎炎症候群の形で始まるものとがある．肉眼的に腎は萎縮し，皮膜の線維化により皮膜は剥離しがたい．

組織学的に糸球体の変化は内皮細胞の変性から分節性のメサンギウム融解や線維化，さらには Bowman 嚢との癒着を示す．基底膜の二重化や肥厚があり，MPGN 類似の変化を示すこともある．慢性になるとびまん性に糸球体の虚脱，尿細管の消失，間質の線維化が進行する．この時期に細動脈の硬化やフィブリノイド壊死，血栓形成を認めることがある（図 8-17）．全体像は後述する血栓性微小血管症 thrombotic microangiopathy（TMA）に類似する．尿細管の変化は非特異的だが，尿細管上皮の変性や尿細管基底膜の肥厚や間質の線維化を伴う．

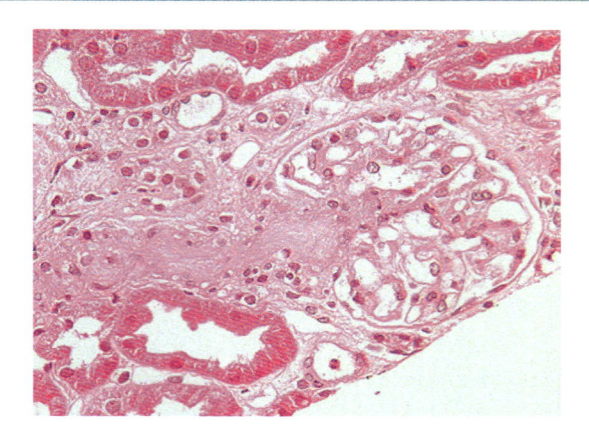

図 8-17 放射性腎炎
輸出入動脈に血栓形成を認める．糸球体は内皮細胞の傷害を示す．

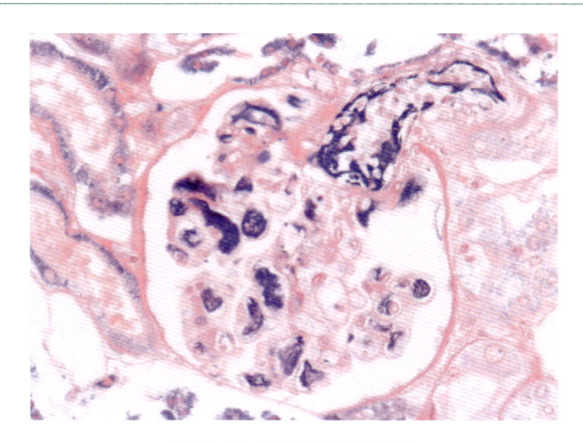

図 8-18 播種性血管内凝固
毛細血管内腔に線維素の析出があり，PTAH 染色で暗青色に染まる．

肝性 IgA 腎症

肝硬変や慢性活動性肝炎患者ではネフローゼ症候群に匹敵する蛋白尿を呈し，蛍光抗体法で IgA 沈着を認めることから肝性 IgA 腎症と呼ばれている．肝における IgA 免疫複合体の処理が不十分なために腎に IgA 免疫複合体が沈着する結果と考えられる．組織学的に通常の IgA 腎症と区別がつかない場合が多いが，メサンギウム嵌入により基底膜の変化が目立つ症例が多い．

8．腎の循環障害・血管病変に伴う変化

うっ血 congestion

心機能不全，腎静脈・下大静脈の圧迫や血栓形成で腎に血液が貯留する場合をうっ血という．肉眼的に腎は腫大し，暗赤色を呈し，表面の星状静脈紋理が明瞭である．
チアノーゼを伴う先天性心疾患や肺高血圧症には糸球体病変が出現し，蛋白尿，高血圧症，腎機能低下を示すことがある．糸球体は腫大し，毛細血管係蹄が拡大し，メサンギウム細胞の軽度増生，メサンギウム基質の拡大を認める．

梗 塞 infarction

解剖学的位置関係から左側に多い．貧血性梗塞の形をとりクサビ状の梗塞巣を認める．陳旧化すると瘢痕化し，腎表面に陥凹ができる．動脈病変（多発動脈炎，分節性動脈中膜融解，線維性異形成など）に伴って，二次性に梗塞を生じる場合がある．

血栓性微小血管症
thrombotic microangiopathy（TMA）

血栓性微小血管症には，① 先行する糸球体疾患にフィブリン血栓が続発する場合と，② 最初から糸球体に血栓症を生じる場合とがある．変化は糸球体を越えて輸出入動脈や小動脈にまで及ぶことがある．

1．播種性血管内凝固 disseminated intravascular co-agulation（DIC）：基盤となる疾患により全身の微小循環に血栓を生じ，その結果，凝固因子の減少，出血傾向をきたす疾患で消耗性凝固異常症 consumption coagulopathy とも呼ばれる．原疾患として胎盤早期剥離や羊水塞栓症などの産科的疾患，高度の外傷や熱傷，癌の広範な転移，エンドトキシンの関与するグラム陰性桿菌による敗血症などが代表的である．多発血栓による呼吸不全，腎不全，神経症状などの多臓器不全 multi-organ failure（MOF）を示し，死亡率が高い．腎では組織学的に糸球体内のフィブリン血栓形成が特徴的だが（図 8-18），腎血流量の低下による両側皮質壊死 bilateral cortical necrosis，急性尿細管壊死 acute tubular necrosis などを伴うことがある．

2．溶血性尿毒症症候群 hemolytic uremic syndrome（HUS）：小児期に多い疾患として報告され，溶血性貧血，血小板減少症，急性腎不全を臨床症状とする．近年，病原性大腸菌 O-157 感染ののち，菌の産生する Vero 毒素によるものが注目されるほか，強皮症，妊娠高血圧症候群，SLE に続発するものなどがある．末梢血中に破砕赤血球がみられると診断的価値が高い．糸球体の変化は基本的に内皮細胞の傷害である．光顕では内皮細胞の腫大としてしかわからないような組織でも電顕では内皮細胞の膨化，基底膜からの剥離所見などがみられる．進行すると毛細血管基底膜の二重化を示すようになる．

3．抗リン脂質抗体症候群 anti-phospholipid antibody syndrome（APS）：抗リン脂質抗体症候群は SLE などのリウマチ性疾患に合併する場合と単独で認められる場合とがある．血中にリン脂質（正確には β_2-GPI）に対する

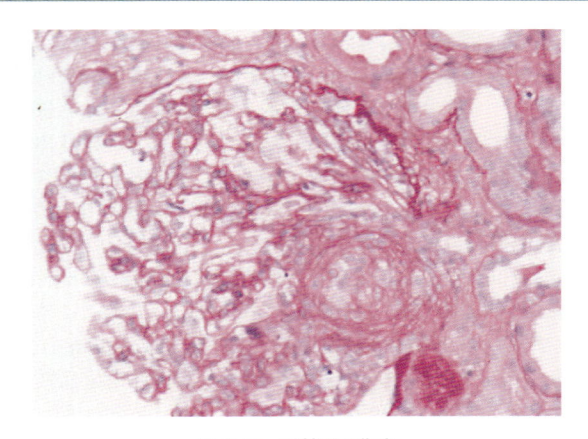

図 8-19 悪性腎硬化症
高度の高血圧が持続し，剖検した症例．腎輸出入動脈の同心円状肥厚があり，内腔の狭窄化を示す．

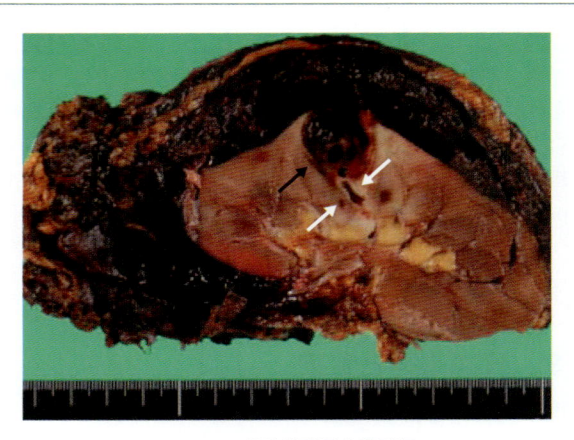

図 8-20 分節性動脈中膜融解
小葉間動脈の分節性動脈中膜融解の結果，動脈瘤を形成したが破裂し（⇦），血腫（←）および腎被膜周囲に出血をきたした．

自己抗体が産生され，凝固異常を生じる．全身の血栓性病変が主体であるが，糸球体では内皮細胞傷害によるHUS類似病変が特徴的である．また巣状に糸球体の変性・壊死を認めたり，反応性に細胞増生を認めることもある．

4．**血栓性血小板減少性紫斑病** thrombotic thrombocytopenic purpura（TTP）：TTP は女性に多く，小動脈内皮下にフィブリンや血小板破砕物が沈着し血管の狭窄や閉塞をきたす結果，中枢神経症状（痙攣や意識障害），心症状，腎症状を起こす疾患である．血小板の凝集の結果，血小板の消耗を起こし，血小板減少症を起こす．HUS が比較的腎に限局した疾患であるのに対し，TTP は全身の諸臓器に病変を生じるという違いがある．

最近の研究により，血管内皮細胞表面に出現する von Willebrand 因子の切断酵素である ADAM13 の異常が発見された．この酵素の異常の結果，本来，細断片化するべき von Willebrand 因子が長いまま存在するため，そこに血小板が凝集し血栓を形成するとともに，血小板の減少をきたすと考えられている．

腎静脈血栓症 renal vein thrombosis

成人では血栓性静脈炎 thrombophlebitis やネフローゼ症候群に合併し，小児では腸炎に合併することがある．静脈壁の変化や血流・凝固系の異常などが関与する．太い静脈に血栓を生じると梗塞を起こす場合がある．

良性腎硬化症 benign nephrosclerosis

主に 50 歳以上の本態性高血圧に合併する．経過は緩徐で脳血管障害，虚血性心疾患が直接死因となることが多い．肉眼的に腎は表面凹凸不整で陥凹部に一致して糸球体の球状硬化，尿細管の萎縮，間質の線維化を認める．腎動脈の枝に動脈硬化症が起こり，動脈壁の線維性肥厚，内腔の狭窄を認める．

悪性腎硬化症 malignant nephrosclerosis

急激な血圧上昇，血尿，蛋白尿で発症し，腎機能は急激に低下する．腎不全や高血圧症に伴う脳出血で死亡する．組織では細小動脈壁のフィブリノイド壊死を認め，中・小動脈では内腔の狭窄が著しい．輸出入動脈に同心円状に筋線維の増生があり，内腔の閉塞を認めることもある（図 8-19）．

線維筋性異形成 fibromuscular dysplasia

主に腎動脈の本幹や太い枝を侵す疾患で，解剖学的発症部位によって内膜型，中膜型，外膜型に分類される．主に中膜平滑筋細胞の変性で始まり，動脈瘤や動脈壁の解離をきたす．線維性肥厚と壁の菲薄化が交互にみられるため，血管造影では数珠状の変化を示す．

分節性動脈中膜融解 segmental arterial mediolysis

腹部内臓動脈や大脳動脈などを侵すまれな疾患で，線維筋性異形成との相違が問題となる．当初は segmental mediolytic arteritis と呼ばれていたが真の動脈炎ではないことがわかり，分節性動脈中膜融解という名称が一般的となった．中膜の変性・壊死の結果，動脈瘤解離や血流障害をきたす（図 8-20）．画像的に腎動脈の数珠状の動脈瘤がみられ，結節性多発動脈炎と類似するが，本症は免疫抑制薬治療の対象とはならないことから，鑑別が問題となる．

妊娠腎 pregnancy nephropathy

妊娠高血圧症候群性腎症あるいは前子癇腎症 pre-eclamptic nephropathy と呼ばれる．妊娠中に蛋白尿，浮腫，高血圧症が出現し，通常は出産後回復する．痙攣を伴うものを子癇 eclampsia といい，生命にかかわる場合がある．組織学的に糸球体は腫大し，乏血があり，毛細血管係蹄の拡張と合わせて煙草状 tobacco-like appearance と呼ばれる所見を認めるが，特異的ではない．一般に免疫グロブリンや補体の沈着はなく，毛細血管内皮下に線状のフィブリン沈着を認める場合がある．

9．代謝障害と腎症

糖尿病性糸球体硬化症　diabetic glomerulosclerosis

生活習慣病である糖尿病の3大合併症の一つで，糖尿病性腎症 diabetic nephropathy とも呼ばれる．糖尿病患者の死因の多くを占める重要な合併症であり，近年の透析の原因疾患の第一位となっており，患者のQOLを支配する重要な因子となっている．糖尿病のコントロールが罹患後発症の時期に重要な役割を果たす．臨床的に5つの病期に分類されている．第1期（腎症前期）では蛋白尿・GFRはほぼ正常である．第2期（早期腎症）になると微量アルブミン尿を認める．第3期（顕性腎症）では持続性蛋白尿を認めるが，前期（3期A）では腎機能はほぼ正常，後期（3期B）になり腎機能低下が現れる．第4期（顕性腎症後期）になると蛋白尿に加えて腎機能低下が著明になる．第5期は透析中を示す．

一般的に蛋白尿，高血圧，腎不全を呈するものは，Kimmelstiel-Wilson 症候群と呼ばれる．高度の蛋白尿を呈し，ネフローゼ症候群を示す例もみられる．糖尿病性腎症で腎機能低下をきたした場合は，通常の糸球体腎炎の末期と異なり，腎自体は萎縮せず大白腎と呼ばれる腫大した腎を示すことが特徴的である．糸球体の変化は大きく3つの型に分けられる．

第一はびまん性糖尿病性糸球体硬化症 diffuse diabetic glomerulosclerosis で最も多い（60～80％）．第二は結節性糖尿病性糸球体硬化症 nodular diabetic glomerulosclerosis で15～20％を占め，第三は滲出性糖尿病性糸球体硬化症 exudative diabetic glomerulosclerosis で10％を占める．初期には糸球体は腫大し，メサンギウム領域の拡大・肥厚を認める．この変化は最初は軽度で高血圧性腎症や老人性動脈硬化性腎の変化に類似しているが，病変は次第に進行し，びまん性のメサンギウム基質の増生・肥厚を主病変とするびまん性糖尿病性糸球体硬化症となる（図8-21a）．

一般に，メサンギウム細胞の増生は少ない．メサンギウムの肥厚が著しくなり，糸球体の分葉化・結節化をきたしたものを結節性糖尿病性糸球体硬化症という（図8-21b）．この型は糖尿病性腎症として典型的な組織所見である．この組織像は膜性増殖性糸球体腎炎の一型である分葉状糸球体腎炎やアミロイドーシスなどでも類似した組織像を示すことがあるが，結節を子細に観察すると

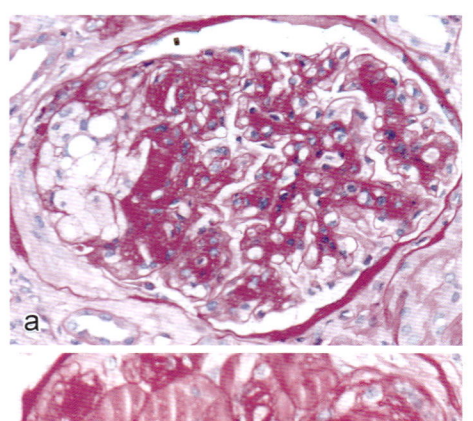

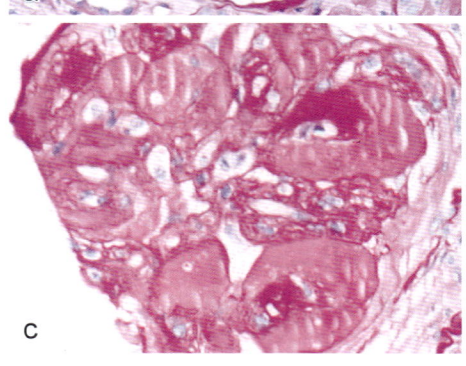

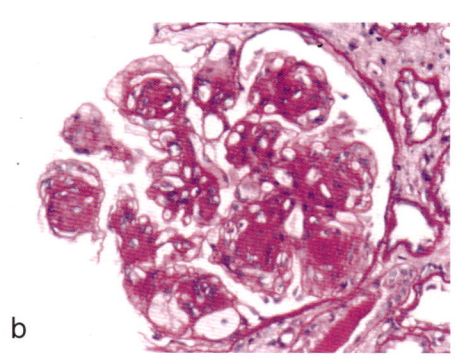

図 8-21　糖尿病性腎症
a．びまん性糖尿病性糸球体硬化症：糸球体は腫大しメサンギウムの拡大がみられ，分節性に毛細血管腔の小動脈瘤状拡張を認める．
b．結節性糖尿病性糸球体硬化症：メサンギウムの同心円状拡大があり，結節を形成する．
c．滲出性糖尿病性糸球体硬化症：毛細血管内腔あるいはBowman嚢に硝子化物質の滲出を認め，毛細血管内腔は閉塞する．

層状構造があり，均一性を欠くことや結節が分葉構造の末梢にできやすいことなどで鑑別される．進行すると線維性半月体や細胞性半月体形成を伴う場合がある．滲出性糖尿病性糸球体硬化症では毛細血管係蹄内腔に巨大な硝子様沈着物があり，fibrin cap あるいは hyaline cap と呼ばれる．沈着物に伴い毛細血管係蹄が微小動脈瘤 microaneurysm 状に拡張を認めることがある．また Bowman 嚢に接して硝子様沈着物を認めることもあり，capsular droplet と呼ばれる（図 8-21c）．

一般に糖尿病性糸球体硬化症では，糸球体外細動脈に硝子様沈着物を認め，血管内腔の狭小化，輸出入細動脈両者に内皮沈着物を認めることが多い．尿細管の萎縮が高頻度に認められ，間質の線維化を伴うことも多い．蛍光抗体法では糸球体毛細血管基底膜や尿細管基底膜に沿って，IgG やアルブミンの線状沈着を認めることがあるが，これは免疫反応の結果ではなく，非特異的反応と考えられている．糖尿病性腎症では細動脈の狭窄による血行障害と易感染性が合わさって乳頭壊死を示すことがある．

アミロイドーシス amyloidosis

全身性アミロイドーシスの一部分症として生じる．ネフローゼ症候群を呈し，症状は徐々に進行性で腎不全にいたるか，ほかの合併症で死亡する予後不良の疾患である．症状は下痢（消化管症状），低血圧（循環器症状），巨舌などアミロイドの沈着部位によって多彩であり，診断に苦慮する例が多い．進行した症例では腎に高度のアミロイド沈着があり，肉眼的にベーコン状，ロウ状と表現される所見がみられたが，現在ではまれとなった．

アミロイドは前駆蛋白質の種類によって AL，AA の 2 種類に大きく分けられている．AL アミロイドーシスは免疫グロブリンの軽鎖由来で原発性アミロイドーシスや多発性骨髄腫に続発するアミロイドーシスがあげられる．血清アミロイド前駆体 serum amyloid precursor (SAP) 由来の AA アミロイドーシスは関節リウマチや慢性炎症性疾患に合併し，続発性アミロイドーシスを発症する．一方，HLA クラス I 分子の軽鎖である β_2 ミクログロブリン β_2-microglobulin 由来のアミロイドーシスは，透析によって取り除くことができなかった時代には透析アミロイドーシスとして手根管症候群の原因となり問題となったが，腎障害は起こさない．

組織学的にアミロイドは輸出入動脈から毛細血管係蹄内にエオジンに淡染する均一な物質としてみられ，血管内腔を閉塞する（図 8-22a）．結節状変化を示す時は前述の糖尿病性糸球体硬化症に類似する．コンゴーレッド染色で淡紅色に染まると，アミロイドの診断に有効である．また，チオフラビン T による蛍光染色は感度が高い．糸球体外の小動脈壁や間質にもアミロイド沈着を認める場合がある．上皮下においてスピキュラ spicula と呼ばれる突出物を形成することがあり（図 8-22b），電顕

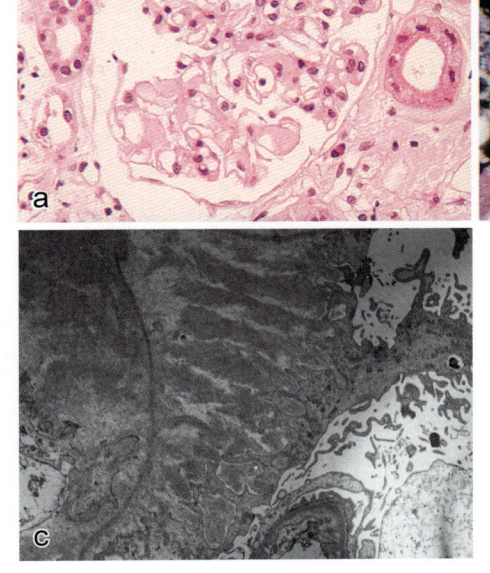

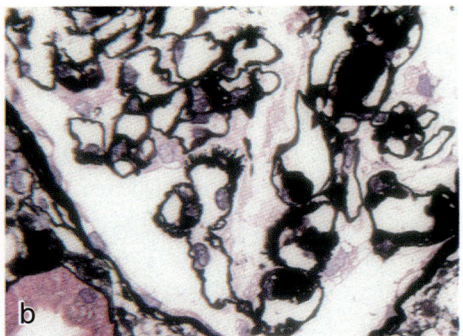

図 8-22 アミロイドーシス
a．メサンギウムや毛細血管壁にエオジンで淡染する物質の沈着を認める．
b．PAM 染色で膜性腎症のスパイク類似病変を局所的に認めることがあり，スピキュラと呼ばれる．
c．スピキュラの電顕像．7〜10 nm の細線維の束からなる．

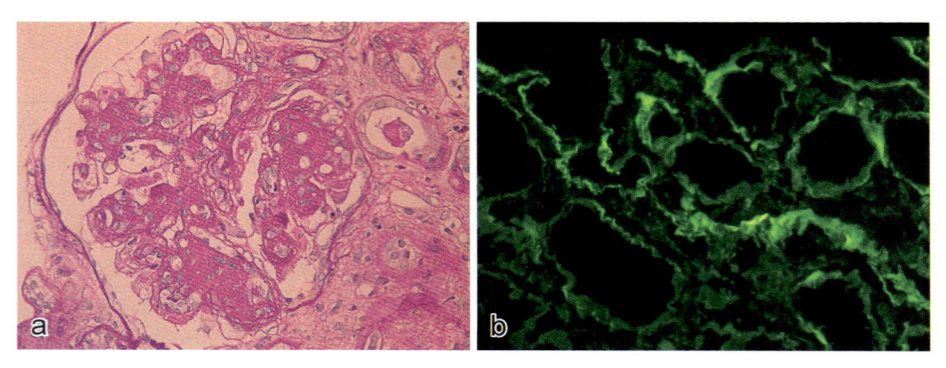

図 8-23 軽鎖沈着症
a．組織ではメサンギウム基質の拡大と係蹄壁の肥厚があり MPGN に類似する．
b．蛍光抗体法で糸球体に免疫グロブリンの沈着はなく，尿細管基底膜に沿って軽鎖の線状沈着を認める．

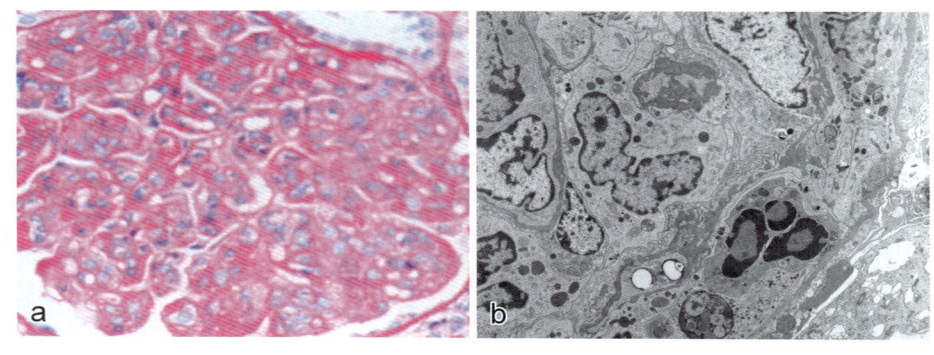

図 8-24 クリオグロブリン血症
a．光顕では MPGN に類似し，毛細血管壁の肥厚と管内性細胞増生を示す．
b．電顕では血管内腔に好中球・単球があり，内皮細胞下に高電子密度沈着物を認める．

では干草様と呼ばれる像を示す．高倍で観察すると，アミロイドの沈着部位に一致して直径 7～10 nm の細線維が交叉して配列している（図8-22c）．

異常蛋白沈着症 nephropathy in dysproteinemia

　血清中に異常な蛋白質が産生され，腎に沈着したり毛細血管に沈着して多彩な病変を示す場合がある．多発性骨髄腫の中で免疫グロブリンの軽鎖のみを産生する場合にみられる軽鎖沈着症，低温で沈殿するクリオグロブリンによる腎症，原因不明のイムノタクトイド腎症が代表的である．原疾患の検索が診断に必要な場合が多い．

1．軽鎖沈着症 light chain deposition disease：
多発性骨髄腫の中で重鎖と軽鎖からなる完全な免疫グロブリンをつくらず，軽鎖の一方（κ鎖またはλ鎖）だけを産生する場合がある．臨床的に血中に M 蛋白を認めたり，尿中に Bence-Jones 蛋白を認める．過剰に産生された軽鎖が糸球体や尿細管基底膜に沈着すると，ネフローゼ症候群で発症し徐々に進行する．組織学的に糸球体は分節状のメサンギウム硬化を示し，糖尿病性腎症やMPGN に類似する（図8-23a）．通常の MPGN とは異なり，免疫グロブリンの沈着はなく，κ鎖あるいはλ鎖を染めて初めて診断がつく場合もある（図8-23b）．

2．クリオグロブリン血症 cryoglobulinemia：
クリオグロブリンは低温で沈殿することで証明される血清異常蛋白質で，免疫グロブリン由来である．クリオグロブリンの組成から I 型，II 型，III 型に分類される．I 型は単クローン性 IgG からなる．II 型では単クローン性 IgG と多クローン性 IgM の組み合わせからなり，IgM はリウマチ因子活性を有することから単クローン IgG がリウマチ因子の抗原となっていると考えられる．わが国ではC 型肝炎などのウイルス感染症に合併することが多い．III 型は多クローン性 IgG と多クローン性 IgM の混合したもので，SLE に合併する場合が多い．

　クリオグロブリン血症では組織学的に小動脈血管炎が認められ，小動脈・細動脈・毛細血管・細静脈にわたり病変を生じる．皮下に血管炎による紫斑がみられたり，ネフローゼ症候群を呈する．腎組織では MPGN 類似の糸球体腎炎がみられ（図8-24a），好中球・単球の浸潤，

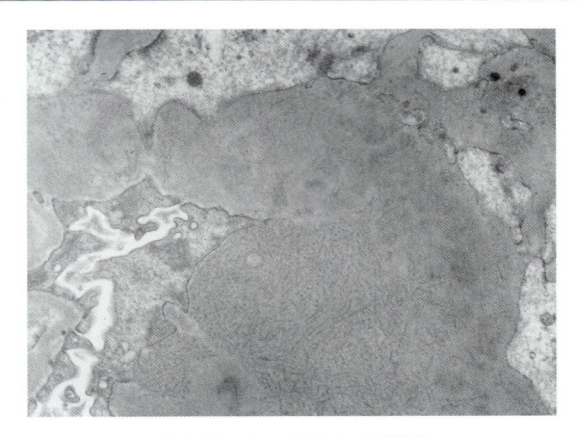

図 8-25　イムノタクトイド腎症
内皮細胞下の高電子密度沈着物に 25～50 nm 程度の管状構造を認める.

毛細血管係蹄基底膜の二重化（**図 8-24b**），毛細血管係蹄内に微小線維素血栓を認める.

3．イムノタクトイド腎症 immunotactoid nephropathy：糸球体に電顕的にアミロイド類似の細線維沈着を示すが，光顕的にコンゴーレッド赤染色やチオフラビンT 染色で陽性とならず，イムノタクトイド腎症と呼んでいる．

　臨床的に血尿，蛋白尿を主体とし，ネフローゼ症候群を呈する場合もある．組織学的にメサンギウム基質の拡大，毛細血管係蹄壁の肥厚を認め，電顕的に直径 25～50 nm の微小管状構造をとる線維様物質が集合し，沈着物を形成する（**図 8-25**）．

10．尿細管・間質病変

　糸球体を除く腎を構成する成分の大部分は尿細管と間質であるが，互いに密に関係しており病変が個々にみられることはまれで，尿細管・間質病変としてまとめて記載する．

◆**発生機序**：腎の尿細管病変は，間質性病変とともに発生機序から分類すると理解しやすい（**表 8-5**）．糸球体腎炎が多くの場合に免疫学的機序を中心に発生するのに対し，尿細管・間質病変の発生にはさまざまな機序が働くことがわかってきている．

1．感染：尿路系は解剖学的関係から細菌などが逆行性に感染しやすい．いったん感染が腎に波及すると，血流・リンパ行の発達した腎間質に容易に炎症の波及を認め，化膿性炎症を呈する．まれに，血行性に敗血症から腎膿瘍を形成したり，免疫能の低下した場合には BK ウイルス・アデノウイルス・サイトメガロウイルスなどが血行性に感染することもある．

2．免疫の関与：液性免疫の関与として尿細管上皮基底膜に対する抗体が尿細管上皮を傷害する場合と，多量の免疫複合体が血中に存在する場合（SLE など）には免疫複合体が間質や基底膜に沈着し，組織傷害を生じる．細胞性免疫の関与する例として，若い女性にみられる虹彩網様体炎を伴う間質性腎炎 tubulointerstitial nephritis with uveitis（TINU）がある．最近注目される疾患としてIgG 4 関連疾患があげられる．自己免疫性膵炎，硬化性唾液腺炎，リーデル甲状腺腫，後腹膜線維症などが含まれるが，対象臓器に高度の線維化と形質細胞浸潤をきたし，血清 IgG 4 高値が特徴的である．腎では広範な線維化があり birds-eye appearance といわれる．

3．薬剤・毒物（尿細管傷害物質）：尿細管上皮は能動的排泄機能があり，各種物質が尿細管上皮細胞に集積し，その結果として傷害を起こすことがある．代表的なものは化学物質，薬物（NSAIDs，抗生物質など），高濃度の蛋白尿，金属などである．ハーブティー，サプリメントにも注意が必要である．また，ある種のサイトカイン，活性酸素，蛋白質分解酵素などが直接あるいは間接的に尿細管上皮細胞を傷害し，変性や壊死性変化をきたす．

4．代謝疾患：痛風において，血中尿酸値の上昇に伴って尿中に排泄される尿酸の量が増加すると，尿細管上皮を損傷する．同様にカルシウムの排泄が増加すると，尿のpH の変化とともに石灰沈着をきたし尿細管上皮に損傷を与える．血中カリウムの低下は，特徴的な尿細管上皮の変化をきたす．多発性骨髄腫では，異常蛋白質の尿中排泄が増加することで尿細管上皮の損傷を起こし，骨髄腫腎と呼ばれる．

5．遺伝性疾患：ある種の遺伝性疾患では，尿細管・間質病変が特徴的にみられる．

表 8-5　尿細管間質病変の分類

一次性	
1	感染症（腎盂腎炎など）　細菌・ウイルス・真菌・レプトスピラ
2	免疫（細胞性・液性）
3	薬剤性（鎮痛薬・ハーブ・シクロスポリンなど）
4	毒物
5	代謝疾患（痛風・高カルシウム血症・低カリウム血症など）
6	血液疾患に伴う（単クローン免疫グロブリン沈着症，アミロイドーシスなど）
7	遺伝性
8	移植腎の拒絶反応
二次性	
1	糸球体病変に伴う
2	血管病変に伴う
3	構造異常に伴う
	囊胞性疾患
	逆流性疾患
	閉塞性疾患

6. **移植腎の拒絶反応**：移植腎の超急性拒絶では，血中抗体が腎間質の血管内皮細胞を傷害し，血栓形成や血管透過性の亢進をきたし組織傷害に働く．急性拒絶では尿細管上皮に発現した異なる HLA-DR に反応する細胞傷害性 T 細胞が組織傷害に働く．ある種の薬物による尿細管障害では薬物と反応した尿細管上皮に新たな抗原が出現し，それに反応する傷害性 T 細胞が誘導され組織傷害を起こす．

急性腎不全

発熱，悪心，嘔吐などで発症し，炎症所見，腎機能の急激な悪化を認める．一般に感染，薬物による場合が多い．

尿濃縮能減退

尿細管の機能である尿を濃縮する機能が低下するため低調尿となり，Fishberg 濃縮試験が低値を示す．

細菌尿

尿路感染を証明する重要な検査で，細菌尿には多くの場合，好中球の混入があり膿尿を示す．尿は放置すると細菌が増殖しやすいので新鮮尿を検査する．また，尿道細菌の混入を避けるため中間尿を採取し検討する．

尿中蛋白

低分子蛋白は糸球体を通過するが，ほとんどは尿細管で再吸収される．尿細管障害があると再吸収の阻害された β_2-ミクログロブリンが尿中に出現することがある．また，尿細管上皮の破壊から尿細管上皮に発現する NAG（N-acetyl β-D-glucosaminidase）が尿中で増加することがある．骨髄腫では特徴的な Bence-Jones 蛋白を認め，診断に有効である．

尿円柱

尿細管上皮の傷害を反映して細胞性円柱を認める．

腎盂腎炎 pyelonephritis

1. **急性腎盂腎炎** acute pyelonephritis：尿路から逆行性に細菌感染をきたし，腎盂腎炎を発症し，炎症は容易に尿細管・間質に波及する．通常では尿は腎盂から尿管，膀胱へと流れており，逆行性に細菌感染が広がることはない．小児では神経因性膀胱や尿管膀胱逆流現象 vesicoureteral reflux（VUR）が基盤に存在する．成人では尿路通過障害（前立腺肥大，尿路狭窄，尿路結石，尿路系腫瘍など）や膀胱カテーテル挿入などが原因となって生じる．女性では慢性・再発性膀胱炎や妊娠子宮による圧迫が尿路感染を容易にする．起炎菌は 85％ が大腸菌で，そのほかエンテロバクター，クレブシエラ，緑膿菌，

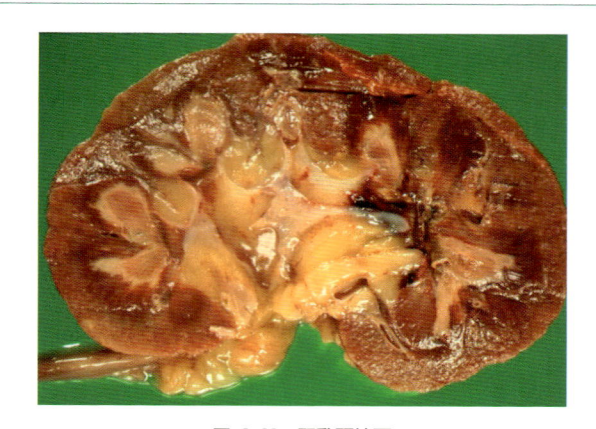

図 8-26　腎乳頭壊死
糖尿病患者では易感染性と末梢循環不全が加わって，腎乳頭壊死を起こすことがある．

プロテウスなどが関係する．臨床的には高熱，背部痛，頻尿，膿尿がみられ，細菌尿，好中球尿，白血球円柱があると診断される．病理学的に腎乳頭から好中球主体の炎症が始まり，クサビ状に皮質のほうへ拡大する．病変の進行に伴い，尿細管の破壊から炎症が間質に波及し膿瘍形成を認め，腎機能低下をきたすことがある．尿路閉塞のある症例では，水腎症に化膿性変化が加わり膿腎症 pyonephrosis を示す．糖尿病患者の経過中に広範な腎乳頭の壊死をきたす場合もある（**図 8-26**）．

2. **慢性腎盂腎炎** chronic pyelonephritis：急性腎盂腎炎をくり返して移行する場合と，不顕性に進行する場合とがあり，後者が多い．尿路系通過障害のない症例や細菌感染が証明できない場合もみられる．病理学的に慢性腎盂腎炎では糸球体，尿細管，間質に変化がみられ，多彩になる．具体的には糸球体の虚血性変化や虚脱，尿細管の萎縮や円柱形成があり，高度になると甲状腺様変化 thyroid-like appearance を示す．小動脈の蛇行や壁肥厚，間質の線維化やリンパ球浸潤を種々の程度に認める．腎組織の荒廃とともに腎不全や高血圧症を合併する．また，マラコプラキアと呼ばれる顕微鏡的石灰沈着を伴う腎盂腎炎の特殊型がみられることがある．

3. **腎膿瘍** renal abscess：敗血症などで血中に細菌が播種され，腎に多発膿瘍を形成する場合がある．また，嚢胞腎で二次的に感染を伴い，膿瘍形成を認めることがある．

4. **腎結核症** renal tuberculosis：結核菌が他臓器から血行性に播種されて生じる．全身性粟粒結核の部分症として発症した場合には腎実質に多数の粟粒状の結核病巣を認める．臨床的に粟粒結核としての全身症状が前面に出るために，腎症状は明瞭でないことが多い．むしろ慢性に経過する腎結核が臨床的に問題となる．血行性に肺

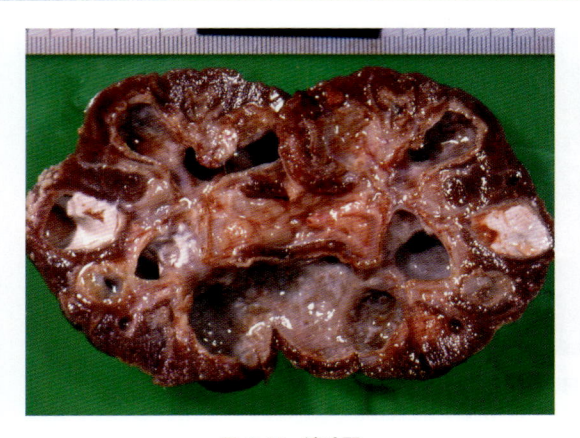

図 8-27 漆喰腎
腎結核では尿管の通過障害も加わって水腎症となり，腎杯の拡張のほか結核による漆喰状物質の貯留を認める．

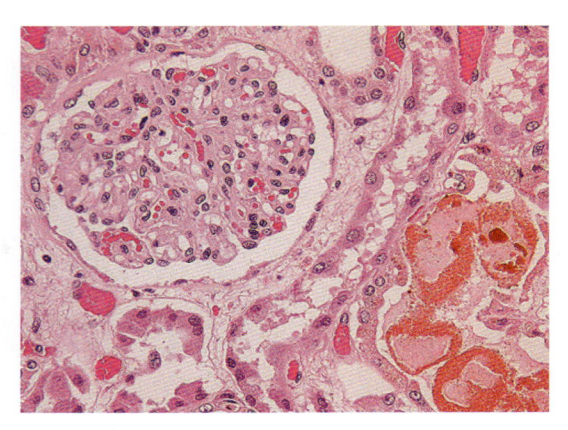

図 8-28 黄疸腎
尿細管上皮・円柱にビリルビン色素を認める．

などから運ばれた結核菌が尿細管周囲の毛細血管から肉芽腫をつくり，尿細管内に菌が排出され髄質のほうへ病変が広がる．腎乳頭部に潰瘍形成を伴う壊死性病変をつくり，組織学的には乾酪壊死を伴う類上皮細胞肉芽腫である．下部尿路へ病変の広がりを認め，腎杯の閉塞や尿路の通過障害のために水腎症を示したり，腎盂内に多量の乾酪壊死物質をいれ，漆喰腎 mortar kidney と呼ばれる（図8-27）．多くは片側性のため症状を示しにくい．

5. **黄色肉芽腫性腎盂腎炎** xanthogranulomatous pyelonephritis：慢性腎盂腎炎の特殊形として，黄色肉芽腫性腎盂腎炎がある．女性に多く，片側性に出現することが多い．*E. coli*, *Proteus* spp., *Klebsiella* spp. などのグラム陰性桿菌が原因で生じる．腎盂粘膜から実質にかけての多数の泡沫状組織球の出現を伴う線維化が認められ，腫瘍に類似した肉芽腫が形成される．

過敏性尿細管・間質性腎炎

アナフィラキシーを生じる抗生物質（ペニシリン系やセフェム系など）によるものが多い．薬剤投与後早期から皮疹，発熱を伴う急性腎不全を示す．尿細管上皮の変性，間質の炎症細胞浸潤があり，組織球からなる肉芽腫を認めることもある．ステロイド治療で軽快する場合が多い．

中毒性間質性腎炎

アミノグリコシド系抗生物質や抗真菌薬が原因で発生することが多い．尿細管上皮の変性・壊死がみられ，間質に好酸球を混じる炎症を認めることがある．最近，ハーブ（中国茶など）の過剰摂取による中毒性間質性腎炎の報告がみられるようになってきている．

急性尿細管壊死 acute tubular necrosis

薬剤による副作用，急激な循環不全などが原因となって尿細管の傷害を生じる．臨床的には腎不全を呈する．

黄疸腎 jaundice kidney

臨床的に黄疸が長く続くと胆汁色素が腎に沈着し，黄疸腎と呼ばれる．肉眼的に腎割面は混濁し，暗赤色から緑色調を示す．組織学的に褐色の円柱を認め，尿細管上皮の変性・壊死を認める（図8-28）．新生児黄疸ではビリルビンが微細針状結晶として髄質乳頭部に沈着し，上皮の変性・壊死を認める．

ヘモグロビン尿症/ミオグロビン尿症 hemoglobinuria/myoglobinuria

前者は不適合輸血や発作性血色素尿症など急激な溶血が生じ，ヘモグロビンが血中に増加し尿中にヘモグロビンが排泄される場合に生じる．後者は挫滅症候群や発作性ミオグロビン尿症などで，尿へのミオグロビン排泄が増加した場合に生じる．急性尿細管壊死と同様の組織像を呈するが，尿細管内にミオグロビン円柱やヘモグロビン円柱を認める．これら円柱が，直接，尿細管上皮を傷害するほかに，原疾患による循環不全が加わる．

尿酸沈着症 uric acid deposition

痛風をはじめとする高尿酸血症では腎に尿酸塩が析出し，結石を形成することがある．結石を形成しないまでも，尿酸は尿細管上皮細胞を傷害し，尿細管・間質性腎炎の原因となる．尿酸梗塞は生後第一週にみられ，集合管・腎盂乳頭に黄色の線条としてみられる．新生時期の赤芽球破壊に伴う尿酸過剰が原因である．

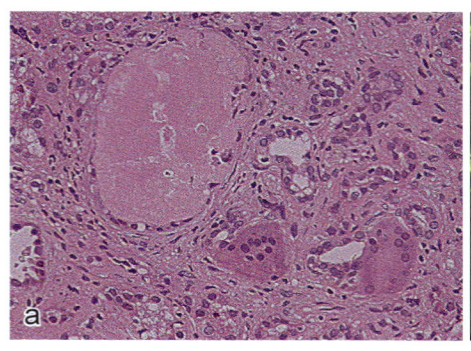

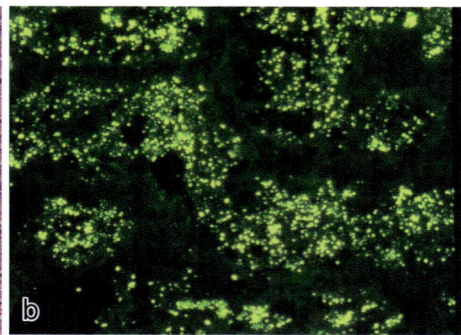

図 8-29 骨髄腫腎
a．尿細管内に蛋白質円柱と，変性し巨細胞になった尿細管上皮を認める．
b．蛍光抗体法で尿細管上皮に軽鎖の吸収顆粒を認める．

石灰沈着／結石形成

calcium deposition/renal calculus formation

尿中へのカルシウム塩排泄増加に伴って腎実質に石灰沈着をきたしたり，尿路結石をきたす．カルシウム塩排泄増加の原因として，カルシウム吸収の増加（ビタミンD過剰，サルコイドーシス，アルカローシスなど），骨からのカルシウム遊離促進（副甲状腺機能亢進症，悪性腫瘍の骨転移，悪性腫瘍による副甲状腺ホルモン関連ペプチド[PTHrp]産生など）がある．副甲状腺機能亢進症は一次性と二次性に分けられ，一次性では副甲状腺腺腫が多く，腺癌もまれにみられるが，一腺の病変が多い．

一方，二次性副甲状腺機能亢進症は慢性腎疾患に合併することが多く，四腺のいずれもが腫大を示すことが多い．副甲状腺ホルモン（PTH）の分泌亢進により骨軟化症，くる病様骨変化を示す．小児では腎性くる病 renal rickets といわれ，ビタミンD抵抗性カルシウム吸収障害，低カルシウム血症を伴う．腎での活性型ビタミンD産生障害が原因で，副甲状腺機能亢進症は低カルシウム血症に対する反応と考えられている．

尿路尿管結石症 urolithiasis とは，腎杯から尿道までの尿路内で尿成分の一部が析出し，結晶化し増大したもので，腎盂・腎杯で形成されたものを特に腎結石と呼んでいる．腎結石の一部が尿管を閉塞すると尿管結石となり，臨床的に血尿，高度の疼痛をきたし，腎盂腎炎や水腎症の原因となる．

結石の種類には尿酸塩石，シュウ酸塩石，リン酸塩石，炭酸塩石，シスチン塩石，キサンチン塩石などがあり，単一成分からなる場合と，混合している場合とがある．結石形成にはいくつかの要因が関係する．第一に，尿中の無機物が沈殿し，結石の核をつくるための有機物マトリックスが必要となる．このマトリックスとして剝離した上皮，炎症性滲出物，腎実質内で産生された粘液多糖類や粘液糖蛋白質が考えられる．第二には尿中塩類の過飽和状態である．高張性乏尿，無機質の過剰排泄の場合は結石を形成しやすい．副甲状腺機能亢進症ではカルシウムの過剰排泄が起こり，その20〜40％に尿路結石形成を認める．サルファ剤治療では，その尿中過剰排泄が問題となる．過剰に排泄された塩類が析出する条件として尿のコロイド状態の変化あるいは尿のpHが関与する．pH6.5以下の産生尿はリン酸カルシウムの飽和度を上げる．第三の要因は炎症の関与である．尿路結石症の半数から3/4に感染が合併する．結石が生じ二次性に感染を合併するが，感染が契機となって結石を生じる場合もある．尿路感染症はリン酸塩や炭酸塩の沈着を促進する．最後の第四の要因は，尿路閉鎖・狭窄による尿のうっ滞である．

骨髄腫腎 myeloma kidney

多発性骨髄腫あるいはマクログロブリン血症では，免疫グロブリン由来の異常蛋白質の産生が亢進するとともに，その尿中排泄が増加する．高濃度の尿中異常蛋白質は尿細管上皮を損傷し，尿細管腔に変性した尿細管上皮が合胞化した多核巨細胞と蛋白質円柱を認める（**図 8-29a**）．尿細管上皮細胞の変性や萎縮もみられ，石灰沈着を伴うこともある．蛍光抗体法で尿細管上皮細胞の胞体内あるいは円柱に免疫グロブリンを認めることもある（**図 8-29b**）．このような尿細管・間質主体の病変を骨髄腫腎 myeloma kidney と呼ぶ．多発性骨髄腫の死因の一つとなっている．

浸透圧性腎症 osmotic nephrosis

脳出血などに続発する脳圧亢進の治療としてマンニトールなどの血漿浸透圧を上昇させる薬剤の静脈内投与が行われることがある．この結果生じる尿細管の変化を浸透圧性腎症と呼んでいる．組織学的に近位尿細管の水

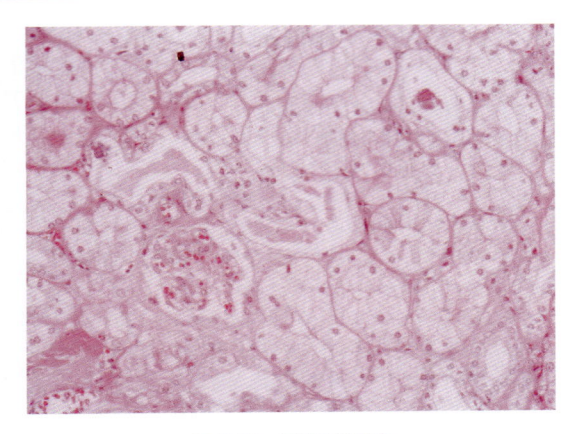

図 8-30　浸透圧性腎症
尿細管上皮の変性膨化を認める.

腫状膨化が特徴的である（図8-30）.

カリウム喪失性腎症 hypokalemic nephropathy

　カリウムは血中濃度の閾値が狭く，その低下や上昇は臨床的に重大な症状を呈する場合がある．特にカリウムを排泄する作用を有する降圧薬（スピロノラクトンなど）の投与によって低カリウム血症を生じ，腎組織に変化をきたしカリウム喪失性腎症と呼ばれている．

腎性尿崩症 nephrogenic diabetes insipidus

　多尿をきたす疾患のうちで，抗利尿ホルモン（ADH）に原因があるものを尿崩症といい，下垂体からのADH産生低下が中枢性尿崩症で，ADH産生は正常ながら標的臓器のADH感受性が低下している場合を腎性尿崩症として区別している．

糖原病 glycogen storage disease

　糖代謝酵素の欠損により，中間代謝産物が諸臓器に沈着する糖原病の中で，腎に糖が沈着するものがある．von Gierke病では，グルコース6リン酸ホスファターゼ欠損により糖が血中に放出されないため，近位尿細管上皮細胞に糖原が蓄積し，空胞化がみられるが腎機能障害は示さない．

尿細管機能障害

　腎尿細管における物質転送の先天異常である．
Fanconi 症候群：小児あるいは成人にみられるまれな疾患で，近位尿細管におけるリン酸やアミノ酸，ブドウ糖の再吸収障害による糖尿やアミノ酸尿と近位尿細管性アシドーシスを主症候とする疾患である．家族発生を示し，劣性遺伝を示すもののほか，後天性に発生するものもみられる．小児では低リン酸血症の結果，成長遅延・ビタミンD抵抗性くる病を呈する．尿中へのカリウム喪失により低カリウム性・高クロール性代謝性アシドーシスを示す．多くは近位尿細管上皮の変性・萎縮があり，ホスファターゼ活性の消失を認める．糸球体に近い近位尿細管の狭小化からswan-neckと呼ばれる変化が特徴的である．

脂質代謝異常 lipid disorder

1．**リポ蛋白腎症** lipoprotein glomerulopathy：常染色体性劣性遺伝を示すまれな疾患である．わが国での報告が多くみられる．蛋白尿を主症状とし，ステロイド抵抗性ネフローゼ症候群を呈する．血清中のβリポ蛋白あるいはプレβリポ蛋白の高値が特徴的である．組織学的に拡張を示す毛細血管係蹄にリポ蛋白が塞栓の形で認められる．二次的にメサンギウム融解を示すことがある．
2．**嚢胞腎**：嚢胞性疾患（p.554）を参照のこと．

11. 閉塞性病変（水腎症）

　水腎症 hydronephrosis は尿路の通過障害が慢性に持続し，尿が腎盂，腎杯に停留するために二次的に生じた腎盂，腎杯の拡張である．進行すると腎実質は圧迫萎縮に陥り，尿を充満した嚢胞が形成される．片側性の水腎症では健側の腎に代償性腫大を認める．尿路の通過障害は急性，慢性のいずれの場合にも起こりうるが，臨床的にみられる水腎症は慢性のものが多く，またそのほとんどが不完全閉塞である．
　水腎症の原因疾患は先天性と後天性とがあり，前者では器質的障害として腎・尿路の奇形，尿路の狭窄があり，機能的障害として尿管蠕動の消失，神経因性膀胱などがある．後天性尿路通過障害の原因としては結石，腫瘍，凝血などによる尿管の狭窄・閉塞，また腹腔内腫瘍（例えば子宮癌や直腸癌の浸潤・圧迫），膀胱の炎症・腫瘍・結石，前立腺肥大，尿道狭窄などがある．また，尿路に器質的閉塞がない場合でも，脊髄損傷や膀胱筋麻痺で起こることがある．
　水腎症の予後は原因疾患に左右されるが，水腎症に伴って容易に感染症を合併するため，腎盂腎炎，膿腎症になることが多い．また，両側水腎症で腎実質の萎縮が高度になると腎不全を起こし，尿毒症を併発し死亡する．
　組織学的に，初期では尿細管の拡張を認める程度であるが，次第に糸球体の萎縮，Bowman嚢の拡張，尿細管の拡張，尿細管上皮細胞の変性・脱落，間質の浮腫などが現れる．さらに進行すると糸球体の球状硬化，Bowman嚢周囲の線維化，尿細管の拡張・尿円柱形成が進行する．間質には線維化，血管の硬化を認める．しば

しば感染を伴い，リンパ球・組織球の浸潤をみる．なお，変化は髄質において強いが，高度の水腎症においても病変は均一でない．これは腎盂内圧の上昇によって腎実質内の血流が不均一になるためと考えられる．

12. 同種腎移植

　腎機能が低下し腎不全になると，血液浄化療法すなわち透析が必要となる．わが国における人工透析患者は約2万人いるといわれ，その原因疾患は糖尿病性腎症が第1位を占めている．人工透析は患者の負担が大きいこともあるため腎移植が望まれ，2004年には900例の腎移植が施行されている．移植により患者のQOLは著しく改善されるが，特有の合併症が発症する場合がある．代表的なものは，①移植腎に発生する拒絶反応，②免疫抑制薬の副作用，③移植の原因となった疾患の移植腎での再発，④免疫能低下による感染症，⑤免疫能低下による悪性腫瘍の発生，⑥移植された腎に新たに発生する糸球体腎炎などである．

移植腎に発生する拒絶反応

　宿主と移植腎組織との間に主要組織適合抗原系 human leukocyte antigen（HLA）の相違があると，免疫担当細胞は移植片上の自分のHLAとは異なるHLAを認識し，免疫応答を生じる．この反応が高度であると拒絶反応として現れる．実際の腎移植では患者と提供者との間でHLAアレルの相違が少ない組み合わせを選ぶことや，免疫抑制薬を使用することで拒絶反応を防ぐ努力をしている．しかし，なんらかの原因で臨床的に明瞭な拒絶反応をみることがある．拒絶反応は超急性拒絶（移植腎に血管吻合を行い，血流を再開してすぐの時期から発症する拒絶反応で，一般には24時間以内に発生する），促進型急性拒絶（移植後24時間から7日間に起こる），急性拒絶（移植後1週間～3か月に発生する），慢性拒絶（移植後3か月以降に発生する）に分けられ，発症機序から細胞性拒絶，液性拒絶に分けられる．組織学的拒絶反応の診断には国際的に通用するBanff分類（**表8-6**）が用いられているが，ここでは簡単に述べるにとどめる．

表8-6　移植腎病理Banff分類の概要

1. Normal
2. Antibody-mediated rejection
    Grade I：急性尿細管（ATN）様，炎症は軽微
    Grade II：毛細血管への好中球浸潤・血栓
    Grade III：動脈壁の全層炎・フィブリノイド壊死
3. Borderline Changes
    動脈内膜炎がなく軽度の尿細管炎のみで疑わしい状態
4. Acute/active cellular rejection
    IA：切片の25%以上を占める間質への細胞浸潤と中等度の尿細管炎
    IB：切片の25%以上を占める間質への細胞浸潤と高度の尿細管炎
    IIA：軽度から中等度の動脈内膜炎
    IIB：血管腔25%以上に及ぶ高度な動脈内膜炎
    III：全層性動脈炎か，中膜平滑筋の壊死とフィブリノイド変性
5. Chronic/sclerosing allograft nephropathy
    I（mild）：軽度の間質線維化と尿細管萎縮
        a．慢性拒絶反応に特異的変化がない
        b．慢性拒絶を示唆する所見がある
    II（moderate）：中等度の間質線維化と尿細管萎縮
        a．慢性拒絶反応に特異的変化がない
        b．慢性拒絶を示唆する所見がある
    III（severe）：高度な間質線維化と尿細管の萎縮・消失
        a．慢性拒絶反応に特異的変化がない
        b．慢性拒絶を示唆する所見がある
6. Others
    移植後悪性リンパ腫
    シクロスポリン障害
    再発性疾患
    ウイルス感染症　など

1. 超急性拒絶反応/促進型急性拒絶 hyperacute rejection/accelerated rejection：患者の血中に移植腎と反応する抗体が存在すると，糸球体や血管内皮細胞に傷害を起こす．血小板の凝集，血栓の形成，白血球の遊走を起こす結果，血流を障害する．そのため無尿となり発熱などの全身症状を伴う．腎は肉眼的に腫大し，血行不全のため暗赤色を呈する（図8-31a）．組織学的に早期では所見に乏しいが，毛細血管内皮細胞の腫大，好中球の浸潤を認める．進行すると輸出入動脈に血栓形成を生じ，血流低下による尿細管上皮細胞の変性や壊死を認める．高度になると小動脈にフィブリノイド壊死があり，内腔の狭窄・閉塞をきたし，腎実質の壊死を伴う．蛍光抗体法で尿細管の間に存在する毛細血管内皮にC3の沈着を移植後早期から認める（**図8-31b**）．

2. 急性拒絶 acute rejection：移植後3か月までに発熱，移植腎の腫大，尿量減少，体重増加，血圧上昇などの症状で発症する．無症状で腎機能の軽度の低下しかみられない症例も存在する．細胞性免疫が主体の拒絶反応で細胞性拒絶 cellular rejectionとも呼ばれる．最初は尿細管・間質への単核球浸潤で尿細管炎 tubulitisといわれる（**図8-32**）．小動脈の内皮下にリンパ球浸潤を認めることもある．病変が進行すると，動脈壁のフィブリノイド壊死を示す．尿細管炎の広がりと程度，血管病変をスコア化して評価しようというのがBanff分類の基本的な姿勢である．

3. 慢性拒絶 chronic rejection：移植後3か月を越えて，腎機能低下，蛋白尿，浮腫，高血圧，貧血などの症状で発症する．軽度の急性腎症の積み重ねあるいは最初から

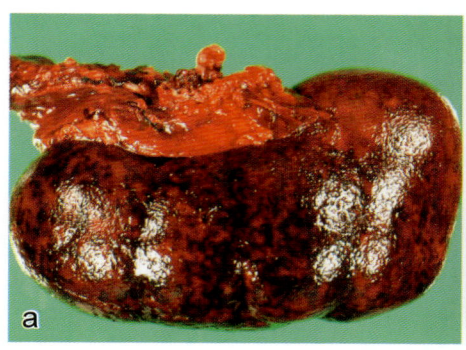

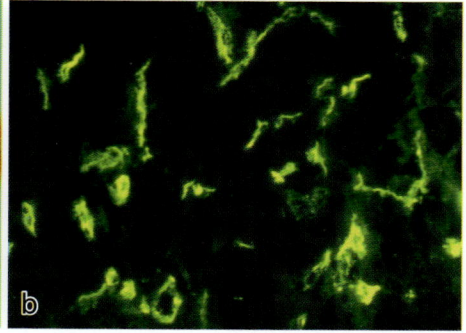

図 8-31　超急性移植反応
a．ドナー-ホスト間に ABO 血液型不適合があり，移植後，急激に腎機能の悪化をきたし 24 時間後に摘出された腎．腫大し，出血・壊死があり，暗赤色を呈する．
b．移植直後に生検された腎組織の蛍光抗体法所見．間質の毛細血管内皮に C3 沈着を認める．

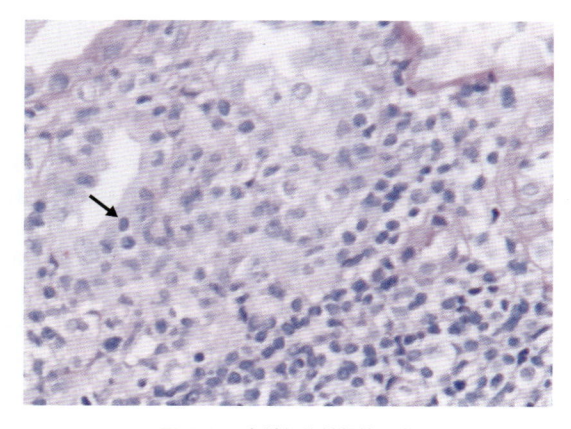

図 8-32　急性細胞性拒絶反応
尿細管炎としてみられ，尿細管基底膜内側の上皮細胞内にリンパ球浸潤を認める（←）．

慢性拒絶として現れる場合とがある．抗原抗体反応や免疫複合体形成などの液性免疫と細胞性免疫が組み合わさって生じる．組織では血管内膜の線維性肥厚が著明で血管内腔の狭小化が著しい．糸球体基底膜の蛇行，糸球体の硬化，尿細管の萎縮，間質の線維化がみられ，腎の荒廃が進行している．

免疫抑制薬による副作用

現在，移植に用いられている免疫抑制薬にはシクロスポリン，タクロリムス，ステロイド，ミコフェノール酸，ミゾリビンなどがある．一部の薬剤では血中薬物濃度測定を行って副作用の発現を抑えているが，感染などを契機に副作用を生じる場合がある．シクロスポリンは細胞の情報伝達系を阻害し，リンパ球の反応を抑制する作用があり，広く用いられている．シクロスポリン，タクロリムスの腎毒性として isometric vacuolization と呼ばれる尿細管上皮の空胞状膨化がある（図 8-33a）．また，小動脈内皮下に PAS 陽性の滲出物貯留があり，内腔の狭小化を示す arteriolopathy がみられる（図 8-33b）．臨床的に急性拒絶か薬剤の腎毒性か区別しがたいことがあり，腎生検が必要とされる．

移植の原因となった疾患の移植腎での再発

移植腎に原疾患である糸球体腎炎が再発する（再発性腎炎）ことが報告されている．巣状糸球体硬化症の報告が多く，移植直後から蛋白尿をきたす例も報告されている．一方，IgA 腎症や紫斑病性腎症の報告もみられるが，腎機能に与える影響は少ないとされている．わが国では腎移植の対象となる症例が少ないが，糖尿病性腎症やアミロイドーシスが移植腎に再発することが報告されている．

免疫能低下による感染症

腎盂腎炎などの泌尿器感染症ばかりでなく，全身の感染症に注意が必要となる．細菌感染症以外にサイトメガロウイルスなどのウイルス感染症や真菌が原因となり，治療に抵抗性を示す場合が多い．

免疫能低下による腫瘍の発生

移植患者には悪性腫瘍の発生が多いことが報告されている．上皮性の腫瘍に加えて，EB ウイルス（EBV）の活性化に伴う悪性リンパ腫の発生がみられる（移植後悪性リンパ腫 post-transplant lymphoma）．移植後悪性リンパ腫はリンパ節以外の消化管，呼吸器などから節外性リンパ腫として発生することがあり注意が必要である．

移植された腎に新たに発生する糸球体腎炎

移植腎に，原疾患とは異なる糸球体腎炎を生じること

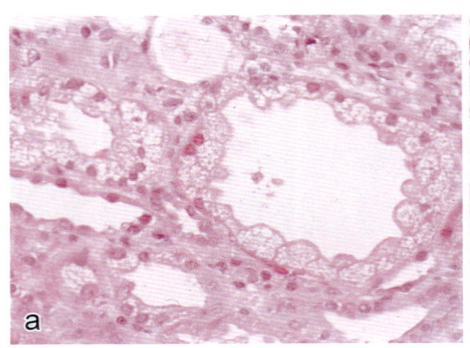

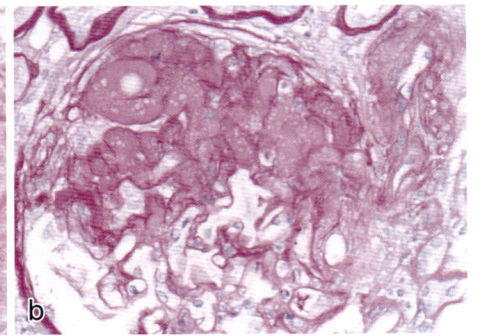

図 8-33 シクロスポリン腎毒性
a．尿細管上皮細胞の微小空胞化があり，isometric vacuolization と呼ばれる．
b．小動脈内皮下に PAS 陽性物質の沈着があり，変化は巣状分節状に糸球体の変化として広がる．

がある．膜性腎症の型をとることが多く，*de novo* 腎炎と呼ばれている．そのほか，移植腎の糸球体に固有の糸球体病変が生じ，transplant glomerulopathy と呼ばれる病変もみられる．また，移植後徐々に腎機能が低下し，組織では糸球体病変に加えて，尿細管の萎縮，間質の線維化，細胞浸潤，小動脈の壁肥厚などを認め，慢性移植腎症 chronic allograft nephropathy，chronic transplant glomerulopathy と呼ばれる．いずれにせよ腎機能低下が進行すると，再透析あるいは再腎移植の必要がある．

13. 先天性および遺伝性疾患

腎の形成不全

無形成 bilateral renal agenesis は腎組織の完全な欠損で，胎内で尿が産生されないため羊水過少，肺の低形成，特異な顔貌を示し，Potter 症候群と呼ばれる．片側性無形成 unilateral renal agenesis は発生における尿管芽と後腎組織との接触不全の結果と考えられ，他臓器の奇形を伴うことが多いが，健側腎は代償的に肥大を示す．腎の低形成 renal hypoplasia は腎の大きさが正常の 50% 以下であるか，腎杯が 5 個以下のもので腎異形成を合併することが多い．ネフロンの形成が少ない場合は残存するネフロンが代償性に肥大して大きな糸球体を形成し，oligomeganephronia と呼ばれる．

位置，形態の異常

先天的に腎が本来の場所にない場合は異所腎 ectopic kidney と呼ばれ，骨盤内にみられることがある．腎の筋膜固定が弱いと本来の場所から下方へ移動し遊走腎 wandering kidney と呼ばれ，成人女性に多い．腎の下極が癒合し馬蹄腎 horseshoe kidney となり，上下両極が癒合するとドーナツ腎 doughnut kidney となる．腎盂や尿管の重複はよくみられ，重複腎盂・重複尿管と呼ばれるが，臨床症状を呈さない場合が多い．

遺伝性腎炎 hereditary nephritis

小児期に発症する無症候性血尿を主訴とする遺伝性疾患で，感音性難聴を合併する Alport 症候群が有名である．遺伝形式は伴性遺伝形式をとるものが多く 80〜85％ を占めるが，常染色体性優性遺伝や常染色体性劣性遺伝をとるものもあり，重症度は遺伝形式に左右される．伴性遺伝型では X 染色体長腕 q22 領域の IV 型コラーゲン α5 鎖遺伝子（*COL4A5*）に欠失や変異が，常染色体性劣性遺伝型では 2 番染色体長腕 q35-37 領域の IV 型コラーゲン α3 鎖遺伝子（*COL4A3*）と α4 遺伝子（*COL4A4*）の変異が報告されている．その結果，正常の膠原線維ができないため，糸球体基底膜に菲薄化を生じる．一般に腎病変は進行性で予後不良である．糸球体はメサンギウムの増殖と硬化がみられ，電顕的に糸球体基底膜の断裂や層状化を認める．IV 型コラーゲンの免疫染色が診断に役立つ場合がある．

基底膜菲薄化病 thin basement membrane disease

家族性に無症候性血尿をきたし，軽症で腎不全に進行することがないため，良性家族性血尿とも呼ばれる．常染色体性優性遺伝をとるが原因遺伝子は同定されていない．組織学的に糸球体は正常で，電顕的に糸球体基底膜の菲薄化を認める（図 8-34）．

ネイルパテラ症候群 nail-patella syndrome

爪が軟らかく萎縮性で膝蓋骨を欠き，基底膜に異常な膠原線維が出現するために糸球体硬化を認める常染色体性優性遺伝疾患である．当初，腎所見を欠くが，蛋白尿からネフローゼ症候群へ移行する．メサンギウムの肥厚

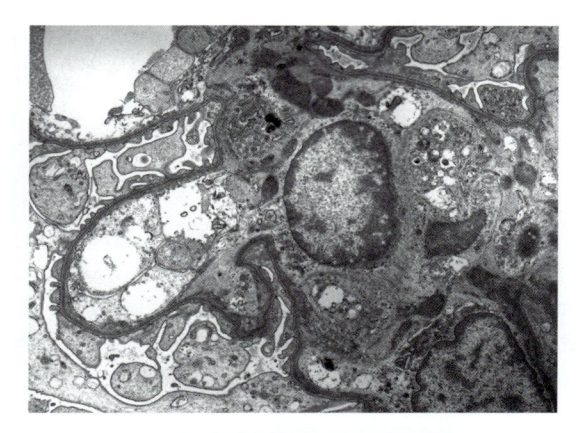

図 8-34　基底膜菲薄化病の透過電顕像
無症候性血尿で発見されることが多い．本来200nm以上の厚さがある糸球体基底膜が薄くなっている．遺伝性で難聴を伴うAlport症候群でも同様の電顕所見を示す．

と硬化があり，毛細血管基底膜の肥厚を認める．電顕で基底膜に不規則な束状を示す膠原線維の沈着がみられる．

先天性ネフローゼ症候群
congenital nephrotic syndrome

生後間もなく，あるいは3か月以内に大量の蛋白尿が出現する．遺伝性疾患は，フィンランド型，びまん性メサンギウム硬化症の2つに分かれる．

1．フィンランド型 Finnish type：常染色体性劣性遺伝で妊娠中の母体・血中ならびに羊水中のαフェトプロテイン α-fetoprotein（AFP）の上昇を認める場合がある．生後早期に大量の蛋白尿で発症し，低アルブミン血症を伴う．腎機能は進行性に悪化し，1年以内に感染症，敗血症で死亡する．組織学的には病期によって異なるが，近位尿細管の囊胞状拡張や尿細管上皮細胞に脂肪滴の沈着を認める．糸球体の変化は目立たない場合が多いが，メサンギウムの拡張を認めることがある．ネフリン遺伝子の異常による．

2．びまん性メサンギウム硬化症 diffuse mesangial sclerosis（DMS）：最初フランスの研究者によって報告されたため，French typeと呼ばれた．生後早期から発症するほか，約半数は生後6～9か月で発症する．蛋白尿が主体で顕微鏡的血尿や高血圧を合併する．腎芽腫や仮性半陰陽を合併するものはDenys-Drash症候群と呼ばれる．組織学的にびまん性，球状にメサンギウム基質の拡大と硬化をみる．巣状糸球体硬化症類似病変を認めることもある．

ファブリー病 Fabry disease

伴性遺伝を示し，男性では症状を呈するが女性では軽症である．Xq22に存在するリソソーム加水分解酵素α-galactosidase Aの欠損によりスフィンゴ糖脂質が皮膚，中枢神経系，心，腎，角膜などに蓄積する．腎症状は青年期以降に蛋白尿で発症し，徐々に進行する．組織学的に糸球体上皮細胞が空胞状に腫大しBowman囊を充満する．空胞変性は尿細管上皮，血管の平滑筋細胞・内皮細胞にも認められることがある．

lecithin cholesterol acyltransferase（LCAT）欠損症

常染色体性劣性遺伝性の疾患で，コレステロールのエステル化に働くLCATの欠損により，非エステル化コレステロール，トリグリセリド，ホスファチジルコリンの血中濃度の上昇をきたす疾患である．脂質の沈着により多彩な症状を示すが，腎では蛋白尿，ネフローゼ症候群，進行する腎機能低下を認める．組織学的には糸球体に脂質が沈着する結果，メサンギウム基質の硬化，毛細血管係蹄壁基底膜の不規則な肥厚を認める．PAM染色で毛細血管基底膜に空胞形成があり，進行した膜性腎症に類似する．進行につれ，尿細管の萎縮，間質の線維化がみられる．

先天性代謝異常症

先天性代謝異常症では酵素欠損の結果，中間代謝産物が蓄積し，尿中に異常蛋白の出現を認めることがある．多くは劣性遺伝形式をとり，新生児期に発症するものが多い．

1．フェニルケトン尿症 phenylketonuria：必須アミノ酸であるフェニルアラニンをチロシンに変換する肝内酵素フェニルアラニン水酸化酵素の欠損による．常染色体性劣性遺伝で，12番染色体q24.1に責任遺伝子が同定されている．中枢神経症状，メラニン色素欠乏症状，特有のネズミ尿様尿臭が出現する．放置すると知能低下を招く．血中のフェニルアラニンが増加し，代謝産物であるフェニルピルビン酸，フェニル酢酸が尿中に排泄される．

2．メープルシロップ尿症 maple syrup urine disease：側鎖アミノ酸であるロイシン，イソロイシン，バリンに共通する側鎖ケト酸デヒドロゲナーゼ複合体の先天異常による疾患である．常染色体性劣性遺伝で19番染色体q13.1-13.2に責任遺伝子が同定されている．嘔吐，痙攣，筋緊張低下，呼吸障害などが出現する．尿・血中に側鎖アミノ酸や側鎖ケト酸が増量し，特有のメープルシロップ様あるいはカラメル様尿臭を呈する．

3．ホモシスチン尿症 homocystinuria：シスタチオニン合成酵素の欠損により生じる常染色体性劣性遺伝で，21番染色体q22.3に責任遺伝子が同定されている．中

枢神経症状，水晶体脱臼，骨格異常，血栓形成などの症状が起こる．尿・血中にメチオニン，ホモシスチンが増加し，シスチンが減少する．

4．Lesch-Nyhan 症候群：ヒポキサンチン-グアニンホスホリボシルトランスフェラーゼ hypoxanthine-guanine phosphoribosyl transferase（HGPRT）の完全欠損による伴性劣性遺伝疾患で X 染色体 q26-27.2 にある責任遺伝子の変異による．男児は乳児期より脳性麻痺と自傷行為を示し，代謝産物である尿酸の血中濃度が増加すると痛風発作，尿路結石を起こし，尿路感染症や腎機能障害を合併する．

5．キサンチン尿症 xanthinuria：xanthine oxidase の異常によって起こる常染色体性劣性遺伝疾患である．尿中のキサンチンが増加し，腎結石を生じる．

6．シスチン尿症 cystinuria：シスチン transporter 遺伝子の欠損による吸収障害から腎結石を生じる．

嚢胞性疾患

先天的に拡張した嚢胞の多発がみられ，腎の形態は大きく変形する．

1．常染色体性優性（成人型）多発嚢胞腎 autosomal dominant polycystic kidney disease（ADPKD）：多発嚢胞腎の 80～90% を占める常染色体性優性遺伝性疾患で，疾患遺伝子として 16 番染色体短腕の *PKD1* と 4 番染色体長腕の *PKD2*，*PKD3* が同定されている．PKD1，PKD2，PKD3 はそれぞれ polycystin-1，-2，-3 をコードし，その異常の占める割合は 85%，15%，1% 以下といわれる．いずれも細胞間相互作用，イオンチャネルを介して尿細管上皮細胞の分化・増殖に関与している．

発症年齢は 30～40 代で，側腹部痛や高血圧を契機に発見される．両側性に多数の嚢胞ができるため，腎は腫大し腹腔内臓器を圧迫する．嚢胞の圧迫により腎機能不全を合併したり，出血による腹痛を認める．60 代後半では腎不全となり透析が必要となる．そのほか，血尿，高血圧，肝膵嚢胞，脳内腫瘍，心臓弁逆流，尿路結石，尿路感染症などがあり，約 15% に脳動脈瘤を合併する．肉

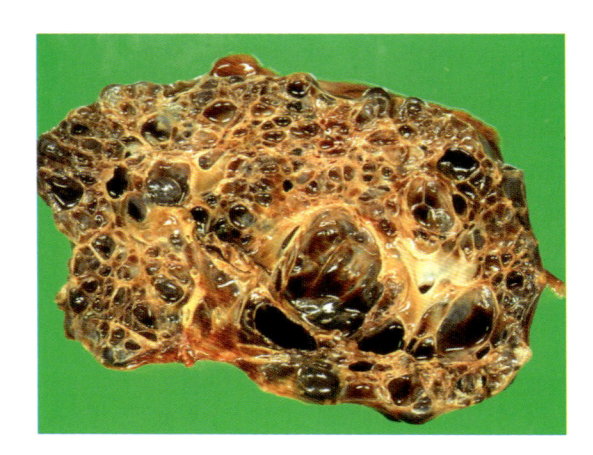

図 8-35 常染色体性優性多発嚢胞腎（ADPKD）
腎は著しく腫大し，多数の嚢胞を認める．

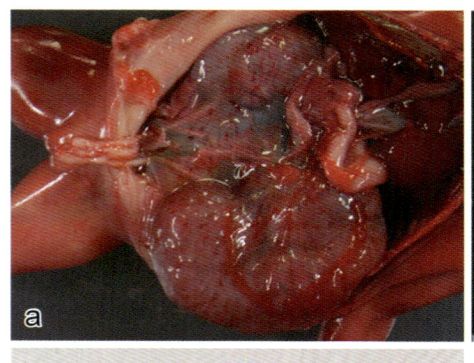

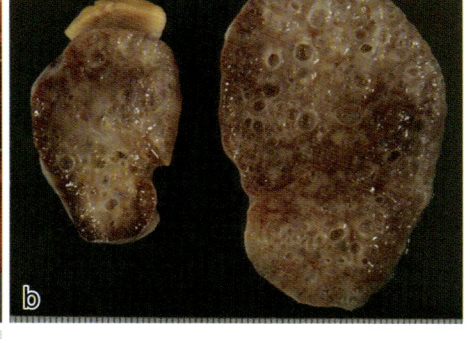

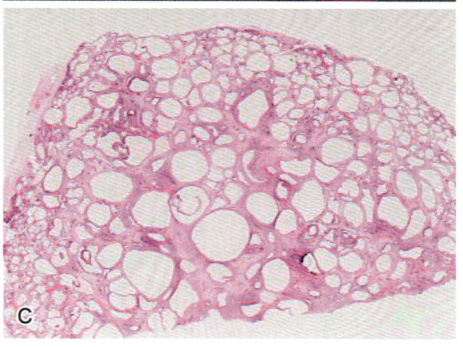

図 8-36 常染色体性劣性多発嚢胞腎（ARPCK）
a．腹腔内を占拠する両側腎の腫大を認める．
b．固定後の割面では嚢胞の多発を認めるが腎としての全体像は保たれる．
c．組織では尿細管の嚢胞状拡張が著しい．

眼的に腎は両側性に腫大し，重量が2kgを超える場合もある（図8-35）．表面には大小の囊胞がみられ，内腔には淡黄色ないし淡褐色の液体を充満する．組織学的に特徴の乏しい立方～円柱上皮で覆われた囊胞がみられる．囊胞の拡張によって腎実質の充実部分は萎縮する．末期には正常ネフロンはほとんどみられない．

2. **常染色体性劣性（乳児型）多発囊胞腎** autosomal recessive polycystic kidney disease（ARPKD）：まれな疾患で，劣性遺伝により両腎に起こる．疾患遺伝子は6番染色体に短腕の *PKHD1* 遺伝子が同定されている．新生児にみられ，肺低形成を伴って死産する場合が多い．肝に門脈域の偽胆管増生や線維化を伴う例が多く，腎病変の程度と肝線維化とはほぼ逆相関し，腎病変の程度が生命予後と関係する．肉眼的に腎は著しく腫大するが表面は平滑にみえ（図8-36a），子細に観察すると，微小の囊胞の多発がみられる（図8-36b）．紡錘状に皮質あるいは髄質の集合管の拡張があり，スポンジ状になる．組織学的には，糸球体，集合管より近位の尿細管は基本的に保たれるが，拡張した囊胞により圧排される（図8-36c）．

3. **髄質海綿腎** medullary sponge disease：髄質海綿腎は両側乳頭の集合管の囊胞状の拡張がみられるが，皮質はよく保存され，臨床症状は呈さない．5～20％の症例では腎結石を合併し，女性では腎盂腎炎を合併しやすい．

14. 腎の腫瘍

腎には良性腫瘍，悪性腫瘍の両者が発生する．良性腫瘍はオンコサイトーマと血管筋脂肪腫 angiomyolipoma を除いて，臨床上問題となることはまれである．これに対し，悪性腫瘍は臨床上の重要性が高い．成人腎悪性腫瘍としては腎細胞癌 renal cell carcinoma，次いで腎盂癌（大部分は尿路上皮癌 urothelial carcinoma）が高頻度にみられる．小児では腎芽腫 nephroblastoma（Wilms腫瘍）がもっとも高頻度である（p.889参照）．

乳頭管状腺腫 papillotubular adenoma
◆**定　義**：尿細管上皮に由来する乳頭状・管状構造をとる小型結節である．
◆**発生機序**：不明．
◆**形　態**：5mm径以下の皮質小型結節として認められる．肉眼的には淡黄褐色，境界明瞭な腫瘍である．組織学的には，分岐を伴う乳頭状，腺管状構造を示す．構成細胞は立方形ないしは多角形で，小型均一である．核は小型で，細胞質中央に位置する．細胞質は乏しく，細胞に異型性はない．
◆**臨床的事項**：剖検時などに，偶発的に発見されることが多く，臨床的意義は乏しい．後述する乳頭状腎細胞癌と共通する細胞遺伝学的異常（7，17トリソミー）を有するという報告もある．

髄質線維腫 medullary fibroma
◆**定　義**：髄質錐体内にみられる間質細胞様細胞からなる小型良性腫瘍を指す．
◆**発生機序**：降圧物質を分泌する腎髄質間質細胞が高血圧に対し反応性に増殖して発生するという説がある．
◆**形　態**：肉眼的には，髄質錐体内にみられる1cm径以下の，灰白色で硬い結節である．組織学的には，線維芽細胞様細胞（腎髄質間質細胞に類似した超微形態を有する）と膠原線維を含む間質からなる．アミロイド沈着を伴うこともある．
◆**臨床的事項**：剖検時など，偶発的に発見されることが多く，臨床的意義は乏しい．

血管筋脂肪腫 angiomyolipoma
◆**定　義**：動脈性血管，平滑筋様細胞，成熟脂肪組織からなる良性腫瘍である．結節性硬化症 tuberous sclerosis 患者の25～50％にみられる．
◆**発生機序**：本症では，16番および9番染色体上におのおのコードされる結節性硬化症の責任遺伝子 *TSC2*，*TSC1* のいずれかに変異がみられる．
◆**形　態**：肉眼的には，血管成分，平滑筋様細胞成分，脂肪組織成分の占める割合によって色調が異なる．血管成分が豊富であれば赤色，平滑筋成分が豊富であれば茶褐色，脂肪成分が豊富であれば黄色調となる．腫瘍は境界明瞭だが，被膜はない．腎被膜下，腎皮質および髄質のいずれにも発生しうる．
組織学的には，硝子化した壁を有する動脈性血管，動脈周囲から充実性に増殖する平滑筋様の紡錘形細胞，成熟黄色脂肪組織からなる（図8-37）．
◆**臨床的事項**：結節性硬化症の一分症として重要である．腫瘍からの出血による血尿や腫瘍の破綻による後腹膜出血をきたすこともあるが，多くは無症状である．

オンコサイトーマ oncocytoma
◆**定　義**：好酸性，顆粒状細胞質を有する腫大した腫瘍細胞からなる良性腫瘍である．
◆**発生機序**：酵素組織，免疫組織の化学的検討により集合管介在細胞が発生母細胞とされている．責任遺伝子は同定されていない．
◆**形　態**：肉眼的には，境界明瞭なマホガニー色の腫瘍で中心部瘢痕を有することが多い．組織学的には，好酸性顆粒状細胞質を有する異型性に乏しい細胞が胞巣状配列を示す．間質は浮腫または硝子化を示す（図8-38）．

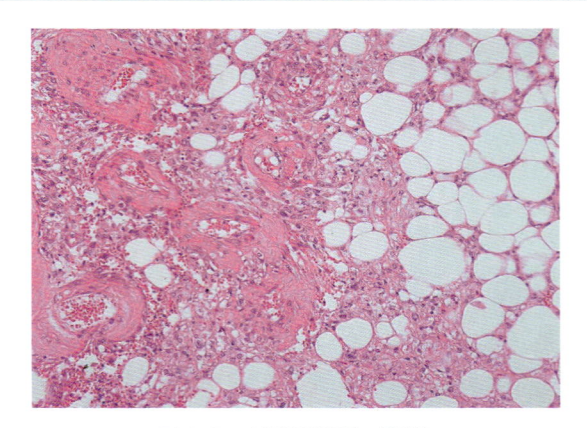

図 8-37 血管筋脂肪腫の組織像
硝子化した壁を有する血管．周囲にみられる平滑筋様の紡錘形細胞，成熟脂肪組織からなる．

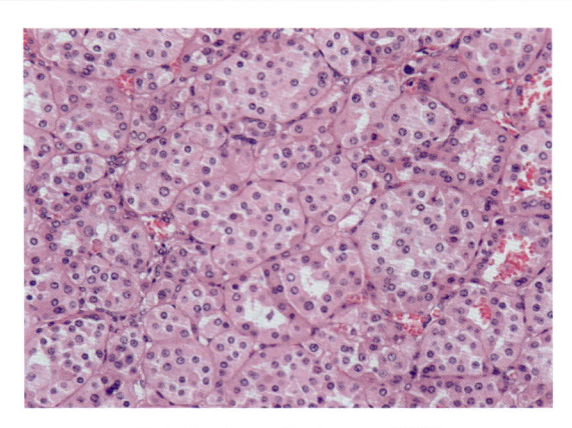

図 8-38 オンコサイトーマの組織像
豊富な好酸性顆粒状細胞質と円形の核を有する腫瘍細胞が胞巣状構造をとる．

◆**臨床的事項** 検診などで偶発的に発見され，切除されることが多い．術前，術中に本症と診断されれば，縮小手術の対象となる．

腎細胞癌 renal cell carcinoma

◆**定義** 腎尿細管上皮に由来する腎実質上皮性悪性腫瘍で，全悪性腫瘍の1～3％，成人の腎悪性腫瘍の80～85％を占める．わが国では年約10,000人の患者が発生し，約2,500人が死亡する．本症は50～60代に最も多く発生し，男女比は2～3：1である．

最も頻度の高い淡明細胞型腎細胞癌の腫瘍細胞は，副腎皮質の細胞に類似することから，腎に迷入した副腎組織に由来するとされ，hypernephromaと呼ばれていた時期もあった．現在ではこの説は否定されている．

◆**発生機序** 喫煙，肥満（特に女性），高血圧，エストロゲン単独治療，石綿，石油，重金属への曝露などが危険因子として報告されている．腎細胞癌の多くは散発性だが，全体の4％程度の症例は若年層に発生し，常染色体性優性遺伝形式をとる．こうした症例は腎細胞癌の発生機序を明らかにするうえで，重要である．

1）von Hippel-Lindau（VHL）病　VHL病は中枢神経系の血管芽腫，網膜血管腫，腎囊胞を特徴とする常染色体性優性遺伝形式をとる家族性腫瘍症候群である．両側性，多発性の腎細胞癌もみられる．責任遺伝子である*VHL*遺伝子は家族性のみならず，散発性腎細胞癌の発生にも関与している．VHL病の他臓器症状を伴わない，家族性淡明細胞性腎細胞癌の報告もある．

2）遺伝性乳頭状腎細胞癌　常染色体性優性遺伝形式を示し，乳頭状腎細胞癌が両側性，多発性に発生する．腫瘍は*MET*遺伝子の変異を示す．

3）Birt-Hogg-Dubé症候群（BHDS）　顔面，頭頸部，上肢の線維毛囊腫 fibrofolliculoma，肺 pneumatocele 破綻による自然気胸，腎腫瘍を三主徴とする常染色体性優性遺伝性家族性腫瘍症候群である．腎にはオンコサイトーマや嫌色素性腎細胞癌が多発する．責任遺伝子は17番染色体短腕上にコードされる*FLCN*遺伝子だが，コードされる蛋白 folliculin の生理学的機能や腎腫瘍発生過程での役割は明らかにされていない．

4）長期血液透析患者腎　多数の囊胞を伴って萎縮，荒廃し（後天性囊胞腎症 acquired cystic disease of the kidney；ACDK），腎細胞癌を高率に発生する（透析関連腎細胞癌 dialysis-associated renal cell carcinoma）．

◆**形態と細胞遺伝学的・分子生物学的特徴**　腎細胞癌は組織学的，細胞遺伝学的，分子生物学的知見をもとに，複数の組織型に分類されている（**表8-6**，p.550参照）．

1）淡明細胞型腎細胞癌 clear cell renal cell carcinoma　最も頻度が高い組織型で，全腎細胞癌の80～85％を占める．組織学的には，淡明，一部顆粒状の細胞質を有する腫瘍細胞から構成される．淡明細胞型腎細胞癌は孤立性，境界明瞭な黄白色腫瘍を形成する（**図8-39**）．大型化すると，虚血，硬化，出血がみられる．腫瘍が大型化すると腎盂内に突出，腎静脈内に塞栓を形成し，時に下大静脈内に進展する．VHL病合併例では家族性発生を示すが，大部分の症例は散発性である．組織学的には，淡明細胞癌は充実性，索状，管状配列をとる腫瘍細胞からなる（**図8-40**）．腫瘍細胞はグリコーゲンと脂質が豊富な淡明細胞質を有する．腫瘍細胞の胞巣間には，繊細な類洞状腫瘍血管が認められる．腫瘍は小型で濃縮した核を有する．

本組織型の過半数は*VHL*遺伝子の異常が関連しており，遺伝子座のある3番染色体短腕の異常を示すことがある．すなわち3番染色体短腕の欠失（3p-）や不均衡

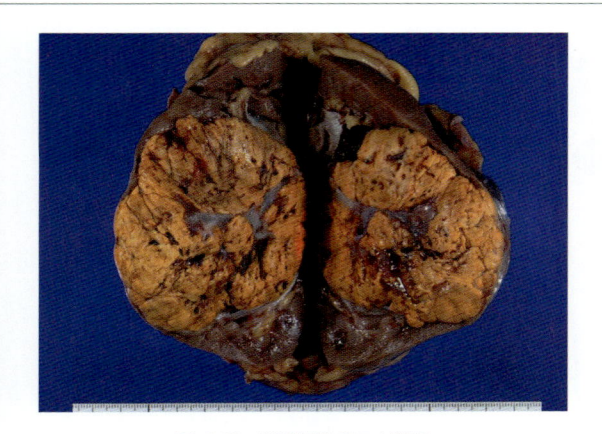

図 8-39　淡明細胞癌の肉眼像
腎実質から明瞭に境界された，黄白色調の腫瘍である．

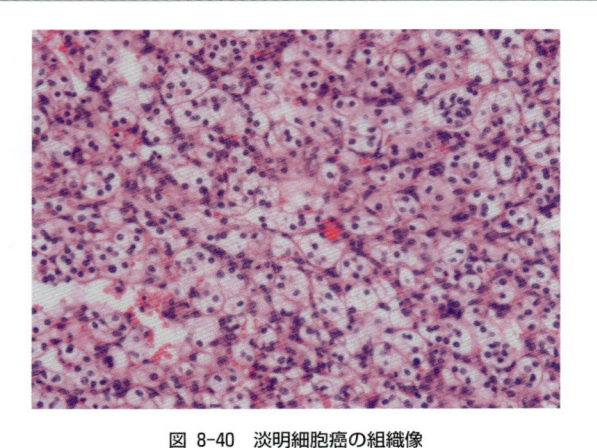

図 8-40　淡明細胞癌の組織像
グリコーゲン豊富で，淡明な細胞質を有する腫瘍細胞が胞巣状に配列する．その間には類洞状血管網がみられる．

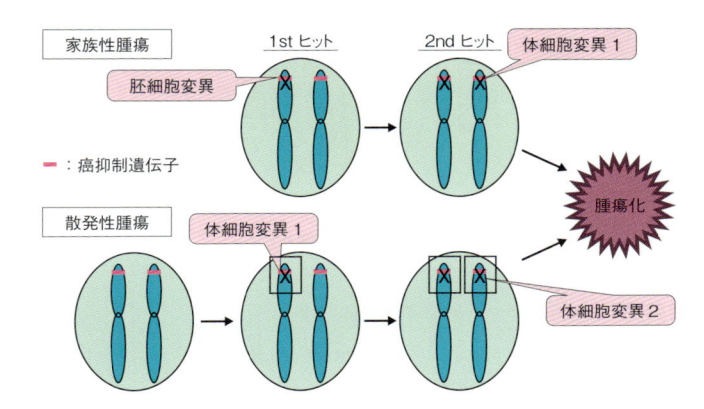

図 8-41　*VHL* 遺伝子と Knudson の 2 ヒット説
VHL 遺伝子は Knudson の 2 ヒット説が当てはまる癌抑制遺伝子である．VHL 病患者では胚細胞レベルで片側アレルの *VHL* 遺伝子が欠失し，他側アレルが変異，プロモーター領域の過メチル化を生じることによって腫瘍（腎細胞癌，中枢神経系血管芽腫，副腎褐色細胞腫など）が発生する．

転座の結果，*VHL* 遺伝子が位置する 3p25 を含む 3p12〜3p26 が欠失する．欠失を示さない他側のアレルは体細胞変異もしくはプロモーター領域の過剰メチル化を示す．すなわち，*VHL* 遺伝子は散発例，家族例を問わず，淡明細胞型腎細胞癌の抑制遺伝子と考えられる（図 8-41）．VHL 蛋白は，他蛋白とともにユビキチンリガーゼ複合体を形成し，低酸素反応を誘導する転写因子 hypoxia-inducible factor-1（HIF-1）の α サブユニット（HIF-1α）を正常酸素分圧下で，ユビキチン・プロテアソーム系を介して分解，不必要な低酸素反応を抑制する．HIF は α と β の 2 つのサブユニットから構成される．正常酸素分圧下では α の分解によって低酸素反応が制御されている．*VHL* 遺伝子変異のため VHL 蛋白の機能障害が生じ，HIF-1α が分解されなくなると，恒常的に低酸素反応が進行し，HIF-1 の下流遺伝子産物である血管内皮成長因子 vascular endothelial growth factor（VEGF），グルコースチャネル蛋白 Glut-1，造血因子エリスロポエチンが高発現する．このため，淡明細胞型腎細胞癌の特徴である，類洞状腫瘍血管増生，グリコーゲン豊富な淡明細胞質，腫瘍随伴症候群として知られる多血症が生じると考えられている（図 8-42）．

多房嚢胞性腎細胞癌は，淡明腫瘍細胞に裏打ちされる複数の嚢胞状構造からなり，淡明細胞型腎細胞癌の一亜型として扱われる．再発，転移はまれで，予後は極めて良好である．

2）乳頭状腎細胞癌 papillary renal cell carcinoma
腎細胞癌の 10〜15％ を占める．組織学的には，立方形あるいは円柱上皮性腫瘍細胞が線維血管間質を覆い，乳頭

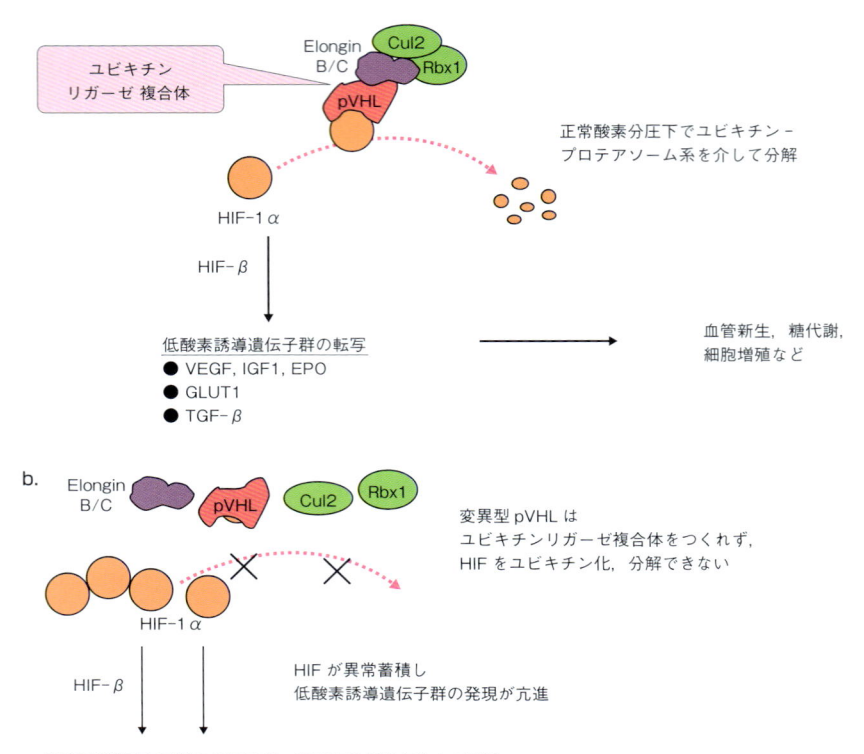

図 8-42　VHL 蛋白（pVHL）の生理的機能

a．pVHL はほかの蛋白質と結合し，ユビキチンリガーゼ複合体を形成，HIF の α サブユニット（HIF-1α）を分解する．
b．VHL 遺伝子に変異が生じ，pVHL に機能障害が起こると，HIF-1α は分解されず，恒常的に低酸素応答遺伝子群が発現する．

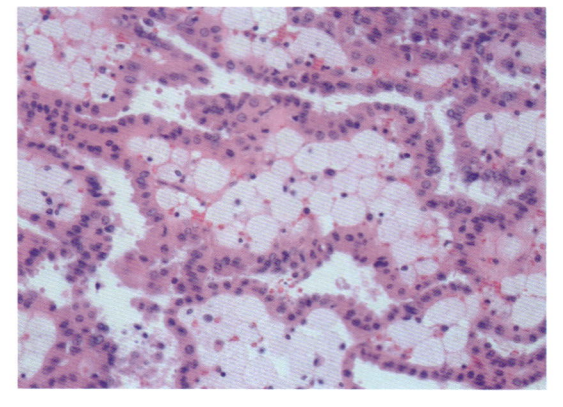

図 8-43　乳頭状腎細胞癌の組織像
1層の腫瘍細胞に覆われる乳頭状構造からなる．間質に泡沫細胞を認める．

状構造を形成する（**図 8-43**）．乳頭状間質には泡沫細胞集簇や石灰化小体が散見される．肉眼的には，出血と変性傾向が強い黄褐色腫瘍を形成する．多発例，両側発生例も時にみられる．

　家族性，散発性いずれもみられるが，細胞遺伝学的に 3p- は伴わず，7，16，17 番染色体トリソミーおよび男性患者の場合は Y 染色体欠失を示す．家族性発症例の責任遺伝子は 7 番染色体に存在する *MET* である．*MET* は，明細胞増殖因子 hepatocyte growth factor（HGF）のチロシンキナーゼ型レセプターをコードする癌原遺伝子 proto-omcogene で，散発例の一部でも変異を示す．HGF は細胞分散因子 scatter factor で，細胞増殖，運動，浸潤，形態形成を調節する．乳頭状腎細胞癌の一部の症例では，*MET* のチロシンキナーゼ領域をコードする部分に胚細胞および体細胞変異がみられる．

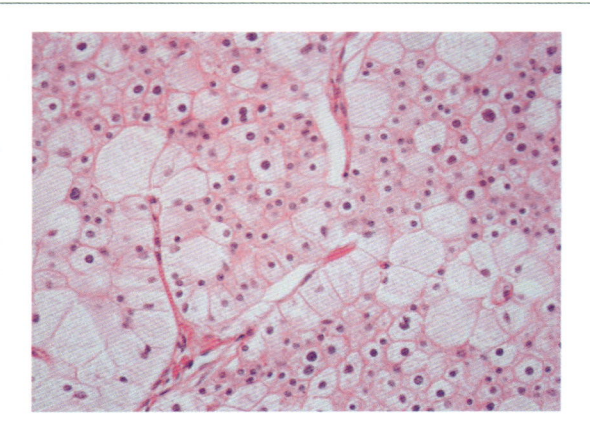

図 8-44　嫌色素性腎細胞癌の組織像
腫瘍細胞は大型，多角形で，混濁した細胞質を有する．類洞状血管網はみられない．

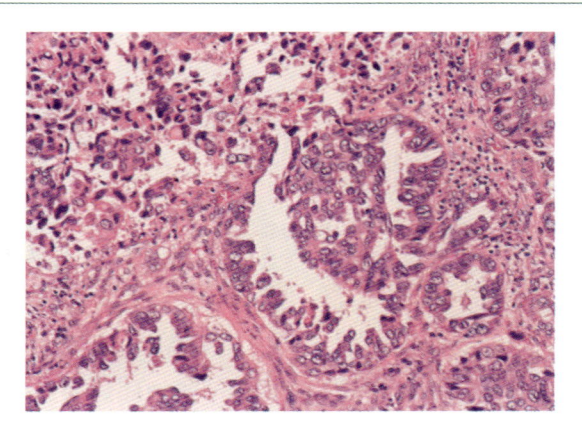

図 8-45　集合管癌の組織像
異型性の強い腫瘍細胞が腺管を構成している．線維性間質も特徴である．

　3）**嫌色素性腎細胞癌** chromophobe renal cell carcinoma　腎細胞癌の5%を占める．組織学的には，弱好酸性で混濁した網状細胞質を有する大型の腫瘍細胞の充実性配列からなる．血管網はまばらである（図8-44）．強調された細胞膜，核周囲明庭も特徴である．肉眼的には，割面は均質，ベージュ色の色調を示す大型腫瘍を形成する．出血，壊死はみられない．
　本組織型は多数の染色体欠失を示し，低倍体となる．発生母細胞は，オンコサイトーマと同じく集合管介在細胞とされ，しばしば両腫瘍の鑑別は困難である．前述の*FLCN*遺伝子との関係解明は今後の課題である．

　4）**集合管癌** collecting duct (Bellini duct) carcinoma　まれな疾患で，異型度の高い腫瘍性上皮が構成する管状構造からなり，線維炎症性間質を伴う（図8-45）．肉眼的には腎髄質に位置し，浸潤性に増殖する．発生母細胞は髄質集合管上皮細胞である．一定の染色体異常は見いだされていない．
　最新の分類では上記の4組織型に，Xp11.2転座型腎細胞癌（X染色体上の*TFE3*遺伝子が転座の結果，他遺伝子と融合遺伝子を形成する．小児に好発する），粘液管状紡錘細胞癌（粘液状間質を伴って，異型度の低い腫瘍細胞が管状構造や紡錘型細胞の束状配列を形成する．中高年，女性に好発．予後は良好），腎髄質癌（鎌状赤血球症の黒人にのみ発生する高度悪性亜型），神経芽腫随伴腎細胞癌（小児期の神経芽腫に対する治療の結果，二次的に発生した腎細胞癌）が加えられた．
　いずれの組織型もプログレッションの結果，紡錘細胞癌成分を生じることがある．紡錘細胞癌成分を伴う腎細胞癌は予後不良である．
　また，透析関連腎細胞癌では上記の組織型に合致しない症例が多く，今後の検討が求められる．

◆**臨床的事項**：古典的三主徴は背部痛，腹部腫瘤，血尿だが，これらすべてがみられる症例は10%にすぎない．血尿は間欠的または顕微鏡的であるため，腫瘍がある程度の大きさに達するまでは無症状のことが多い．ある程度の大きさに達すると，全身消耗性症状，すなわち発熱，疲労感，衰弱，体重減少などが出現する．最近は，偶発的に放射線医学的検査で発見される症例が増加している．
　腎細胞癌は多彩な腫瘍随伴症候群 paraneoplastic syndrome を起こすことがある．多血症，高カルシウム血症，高血圧，肝機能障害，女性化徴候，男性化徴候，Cushing症候群，好酸球増多症，類白血病反応，アミロイドーシスなどが報告されている．
　原発巣より前に，転移が最初に発見されることもある．転移は肺に多く，骨，リンパ節，肝，副腎，脳がこれに次ぐ．遠隔転移がなければ5年生存率は45～70%であるが，腎周囲脂肪組織浸潤をきたすと15～20%に低下する．
　治療としては，根治的腎摘除術が最も多く行われるが，部分的腎摘除術を施行される症例も増加している．切除不能例に足して，従来の免疫療法（IFN-γ，IL-2）に加え，腫瘍血管を標的とした分子標的治療も導入されつつある．

腎盂癌 pelvic carcinomas
◆**定　義**：腎原発悪性腫瘍の5～10%を占める．腎盂尿路上皮を発生母地とする腫瘍を指す．大部分は尿路上皮癌である．
◆**発生機序**：しばしば多中心性に腎盂，尿管，膀胱に発生することがある．化学染料への曝露や喫煙は危険因子である．また，鎮痛剤常用者で危険率が増加する．

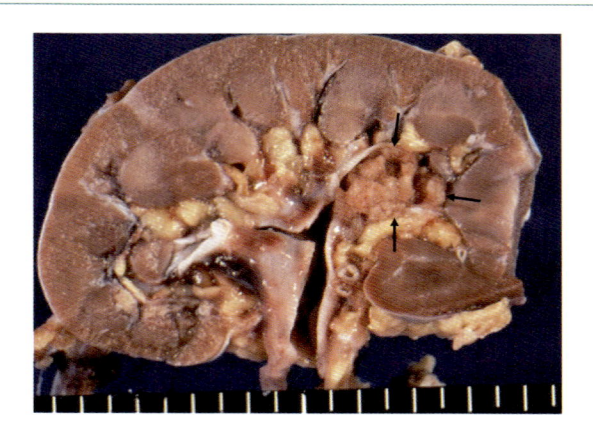

図 8-46　腎盂癌の肉眼像
腎盂内腔に乳頭状に突出する腫瘍（矢印）を形成する．

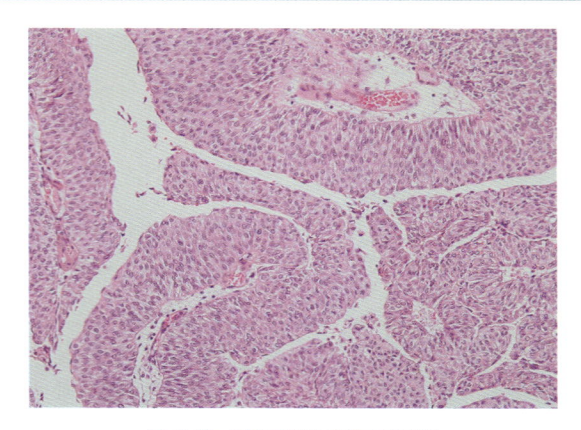

図 8-47　腎盂尿路上皮癌の組織像
腎盂表面を覆う．腫瘍性移行上皮が乳頭状構造を形成する．

◆形　態：腎盂内腔に乳頭状腫瘍を形成する（図 8-46）．組織学的には尿路上皮癌で，角化や腺腔形成を伴わない腫瘍性尿路上皮からなる（図 8-47）．腎実質への浸潤もしばしばみられる．5 年生存率は低悪性度腫瘍で 50～70％，高悪性度腫瘍で 10％と大きく異なる．

B　尿　管

1．尿管の発生

　尿管 ureter は腎杯や集合管とともに後腎憩室から発生する．尿管の先天異常の多くは無症状で，臨床的に問題となることは少ないが，まれに閉塞症状を呈したりあるいは画像検査で偶然発見される．

　重複尿管 double ureter は，通常，重複腎盂に合併してみられる．部分的な重複と全長にわたるものがあるが，前者は途中で合同し，後者の多くは膀胱壁内で合同する．

　尿管異所開口 ectopic ureteral opening は，尿管開口部が，尿道，前立腺，精嚢，子宮，腟などに存在するものである．

2．尿管の構造と機能

　尿管は腎盂と膀胱をつなぎ，上部尿路に含まれる．後腹膜腔内を走行しており，漿膜はみられない．大動脈周囲リンパ節への腫瘍転移など，後腹膜の腫瘤性病変で圧迫を受けると通過障害をきたす．壁の構造は膀胱と同様で，粘膜，筋層，および外膜からなる．粘膜は尿路上皮（移行上皮）とその下層の結合組織である粘膜固有層からなる．筋層は 2 層からなるが，境界は明確でない．尿路上皮は多層化した上皮で，尿管では 4～5 層，膀胱では 5～6 層である．内腔の拡張時には 3 層程度に減少する．尿路上皮の最表層は細胞質が豊かで，被蓋細胞あるいは傘細胞 umbrella cell と呼ばれている．

3．尿管の炎症

　通常，尿管炎 ureteritis は尿路感染症の一部として生じる．したがって，結石や，腫瘍，カテーテル挿入などに続発して生じることが多い．急性炎症は，単純性，化膿性，偽膜性，潰瘍性などに区別され，潰瘍性のものは結石形成に感染が合併した場合に起こる．慢性炎症では嚢胞形成を伴う嚢胞性尿管炎，粘膜のポリープ状増殖を伴うポリープ性尿管炎，粘膜下にリンパ濾胞の形成を伴う濾胞性尿管炎などがある．

4．尿管の腫瘍

　膀胱や腎盂など，ほかの尿路と同様の腫瘍が発生するが，頻度は低い．また，膀胱のように内視鏡的検査が行えず，診断しにくい．

　線維上皮性ポリープ fibroepithelial polyp は小児に好発する病変で，正常尿路上皮で覆われ，疎性結合組織からなる小ポリープ状病変である．真の腫瘍ではないが，時に通過障害や結石形成の誘因となる．

5. 尿管の閉塞

先天性および後天性原因がある．尿管の先天性狭窄および閉塞は生理的狭窄部，すなわち腎盂尿管移行部と尿管開口部にみられ，狭窄が高度あるいは閉塞のある時は水腎症 hydronephrosis および水尿管症 hydroureter をきたす．

後天性原因としては，尿管自体に原因がある場合は，尿路結石，炎症後の瘢痕収縮，尿管腫瘍，凝血塊があげられる．尿管外の病変としては妊娠，近傍の腫瘍の圧迫，後腹膜および周囲臓器の炎症の波及などがある．近傍臓器としては，腸管，膀胱，前立腺，卵巣，子宮，大動脈周囲リンパ節などがある．

C 膀　胱

1. 膀胱の発生

膀胱は尿生殖洞の膀胱部から発生する．膀胱の無形成，低形成はまれで，腎や尿管の欠損をはじめ泌尿生殖器の高度の奇形を伴うことが多い．極めてまれな奇形に重複膀胱 double bladder があり，二分膀胱 vesica bipartida と二室性膀胱 vesica bilocularis とがある．後者は不完全中隔によって二室に分離したものである．ほかの泌尿生殖器の奇形を伴うことが多い．

膀胱内反症 inversio vesicae, 膀胱外反症 exstrophy of the bladder は膀胱前壁の欠損とともに腹壁破裂を伴うもので，欠損縁は腹壁に接着し，破裂部に膀胱後壁の粘膜面を現す．破裂は通常，恥骨結合上で起こるが，高度なものでは，結合分裂をきたし，またほかの泌尿生殖器の奇形を伴う．胎生期発生障害によると考えられる．

尿膜管瘻 urachal fistula は膀胱臍瘻ともいわれ，胎生期尿膜管の開存のために膀胱と瘻を形成する．時には部分開存のため嚢胞を形成する．

憩室 diverticulum は膀胱内腔の部分的拡張で，真性憩室 true diverticulum および偽性憩室 false diverticulum がある．前者では膀胱壁全層が，また後者では粘膜と腹膜のみが関与する．好発部位は膀胱底部，尿管開口部，尿膜管付着部付近などで，多くは後天性で尿流閉塞によることが多く，偽性憩室である．真性憩室は先天性のもので尿管開口部および尿膜管付着部にみられる．憩室内では尿の停滞を起こしやすく，炎症，結石の原因になりやすい．

2. 膀胱の構造と機能

膀胱は小骨盤腔に位置する嚢状の臓器で，通常は600 mL ほどまでの尿を貯留できる．壁は粘膜，固有筋層，外膜からなる．後部と頂部では外壁は漿膜に覆われている．すなわち，この部分は腹腔に面している．腎で生成され尿管を経て運ばれた尿を貯留し，排尿時は収縮する．この際，尿が尿管に逆流することはなく，尿道に排出される．逆流防止は尿管が膀胱に開口する際に膀胱壁内を斜めに走行することによっている．膀胱収縮時に開口部が閉塞され，逆流を防止している．この機構がうまく働かないと膀胱尿管逆流症 vesicoureteral reflux (VUR) が生じる．尿道の付着部には括約筋が存在し，失禁を防いでいる．排尿障害は下部尿路症候群 lower urinary tract syndrome (LUTS) と総称されるが，その原因の一つに括約筋の弛緩障害がある．これ以外には前立腺肥大によることが多く，尿道狭窄，腫瘍組織片，結石，凝血なども尿路閉塞の原因となる．膀胱筋の労働性肥大が著明な場合にはそのレリーフが粘膜に現れ，肉柱膀胱 trabeculated bladder といわれる．

3. 膀胱の炎症

多くは細菌感染による．感染は腎，腎盂，尿管の炎症から下行性に，尿道炎，前立腺炎などから上行性に，また周囲組織の炎症から直接あるいはリンパ路を介して波及する．女性の場合は尿道が短いため上行性感染が起こりやすく，頻度は男性の数倍である．

膀胱は正常では感染に対して抵抗性があり，炎症ことに慢性炎症を起こすためには誘因が必要である．誘因としては，①尿路結石その他の異物による膀胱粘膜の機械的損傷，②尿道狭窄あるいは閉塞による尿の排出障害，③膀胱筋の神経性麻痺，④腫瘍の浸潤や憩室などによる尿の停滞，⑤腎盂腎炎による細菌尿の持続的排泄などが重要である．

急性膀胱炎 acute cystitis
◆定　義：膀胱の急性炎症である．
◆発生機序：大腸菌が75％を占め，プロテウス・ブルガリス Proteus vulgaris, Klebsiella がこれに次ぐ．
◆形　態：化膿性，偽膜性，出血性，壊死性炎症および潰瘍形成などがある．その好発ないし初発部位は，下行性の場合は尿管開口部から三角部，上行性の場合は深部尿道から三角部である．最も多いものは，化膿性炎症で，

肉眼的には粘膜の充血，浮腫，びらん，時には潰瘍を認め，膿性滲出液で覆われる．組織学的には充血，浮腫，好中球浸潤，上皮の剥離などを認める．
◆臨床的事項：膀胱炎の症状は頻尿，疼痛，排尿困難である．膀胱炎と診断した時には腫瘍や結石などの基礎疾患がないか確認する必要がある．

慢性膀胱炎 chronic cystitis
◆定　義：膀胱の慢性炎症である．
◆発生機序：グラム陰性桿菌によることが多い．
◆形　態：粘膜の充血，浮腫，慢性炎症細胞浸潤，結合組織増殖など，ほかの組織における慢性炎症と同様の所見をみる．膀胱粘膜に特徴的な所見としては以下があげられる．
　① ブルン上皮細胞巣 Brunn epithelial nest：尿路上皮からなる細胞巣が被覆上皮に連続し，粘膜固有層に存在する．
　② 腺性化生：円柱上皮からなる腺様構造が粘膜固有層にみられる．
　③ 嚢胞形成：尿路上皮からなる腺様構造が嚢胞状に拡張したもの．
　④ 扁平上皮化生：尿路上皮が成熟した重層扁平上皮に置換されたもの．著明な角化を示す場合がある．
◆臨床的事項：症状は急性膀胱炎と同様である．

特殊な膀胱炎
1. **間質性膀胱炎** interstitial cystitis：Hunner 潰瘍ともいわれ，難治性の慢性膀胱炎で欧米では多いがわが国では少ない．女性に起こり，30〜50代に多い．原因は明らかではない．粘膜下の浮腫，リンパ球，好中球，形質細胞の浸潤，潰瘍形成，潰瘍の瘢痕性治癒と反復再発などをみる．
2. **放射性膀胱炎** irradiation cystitis：子宮頸部癌など骨盤腔腫瘍の放射線治療に際して認められるもので，膀胱底部，三角部にみられ，浮腫，出血，血管拡張などを伴った潰瘍を形成する．難治性である．
3. **マラコプラキア** malacoplakia：マラコプラキアと呼ばれる軟斑性膀胱炎は主に30歳以上の女性にみられる肉芽腫性炎症である．肉眼的には，粘膜に充血巣に囲まれた軟らかい灰黄色ないし黄褐色の境界明瞭な板状隆起を認める．病巣中には軟斑性細胞 malacoplakia cell といわれる大食細胞が多数現れる．また，細胞の内外に Michaelis-Gutmann 封入体が，ヘマトキシリン好性，鉄およびカルシウム陽性の同心円性層状小体として認められる．
4. **結核性膀胱炎** tuberculous cystitis：通常，腎結核から下行性に感染するが，時に精巣上体（副睾丸），精囊，前立腺などから上行性に起こる．尿管開口部から三角部に多く，不規則な形の結核性潰瘍を形成する．膀胱癌に対する治療として，BCG（弱毒化したウシ型結核菌）の膀胱内注入療法がある．その際に，乾酪壊死を伴う肉芽腫が形成されることがある．形態的には結核性膀胱炎と同じ組織像で区別は不可能である．

そのほか，アフリカ，小アジアでみるエジプト住血吸虫による住血吸虫性膀胱炎，また梅毒，トリコモナス感染，モニリア症などによる膀胱炎が極めてまれに起こる．

4．膀胱の腫瘍

膀胱の悪性腫瘍の95％は上皮性の癌腫であり，その大半は尿路上皮癌 urothelial carcinoma である．従来は移行上皮癌 transitional cell carcinoma と呼ばれていたが，最近の WHO 新分類では尿路上皮癌とされた．尿路上皮癌の多くは乳頭状に増殖し，カリフラワー様の外見を呈する．発生部位は，側壁に多く，次いで三角部である．膀胱内あるいは腎盂尿管を含めた尿路全体で多発傾向を有するので，注意が必要である．なお，腫瘍様病変ないし異常上皮として，上皮過形成 hyperplasia と上皮異形成 dysplasia がある．前者は細胞異型を伴わないものである．上皮異形成は粘膜上皮が乳頭状発育を示さず，上皮に細胞異型を認めるが，表層細胞への分化がうかがえる．前腫瘍性状態の場合と炎症に対する反応性病変がある．

尿路上皮乳頭腫 urothelial papilloma
◆定　義：尿路上皮で覆われた乳頭状腫瘍で，膀胱壁への浸潤を認めず，繊細な茎をもって壁から内腔に突出する．同様の上皮が下層の間質に向かって内反性に増生したものを，尿路上皮乳頭腫，内反型と呼ぶ．
◆形　態：間質は一般に少ないが，壁の薄い血管を豊富に有し，正常移行上皮細胞と区別しえないような腫瘍細胞が，ほぼ6層以内に乳頭状に増殖しており，細胞分裂像は極めてまれか，あるいはまったく認められない．
◆臨床的事項：無症候性血尿で発見されることが多い．膀胱鏡的には良悪の判定は困難であり，発見されれば切除する．

尿路上皮癌 urothelial carcinoma
◆定　義：尿路上皮由来の悪性腫瘍で，従来は移行上皮癌と呼ばれていたが，最近は尿路上皮癌と変更された．尿路上皮癌のリスクで重要なのは喫煙と芳香族アミンである．喫煙者のリスクは非喫煙者の2〜6倍とされている．芳香族アミンは職業被曝として有名で，代謝産物である水酸化物が尿中に排泄されることによって起こる．

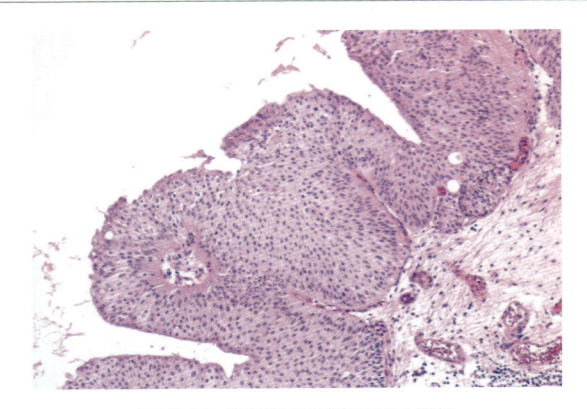

図 8-48 低異型度乳頭状尿路上皮癌
細い線維血管性茎を伴い，乳頭状に増生する腫瘍．表層には傘細胞を伴う．細胞質が豊富で核異型は軽度であるが，細胞層は7層以上である．従来の分類では Grade 1 に相当する．

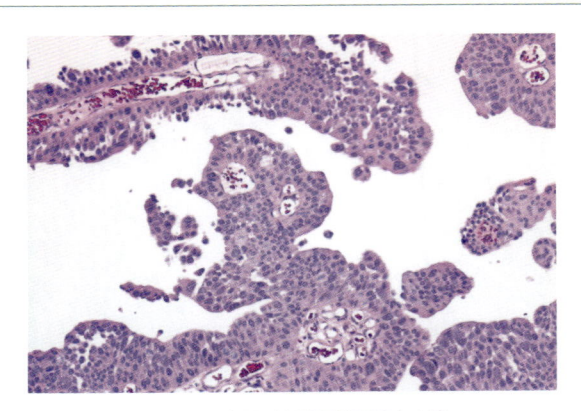

図 8-49 高異型度乳頭状尿路上皮癌
乳頭状構造を示すが，不整で，核は大型不整である．従来は Grade 3 に相当する尿路上皮癌．下層への浸潤はみられない．

β-ナフチルアミンに5年以上曝露すると膀胱癌の発生率は50倍になるといわれている．
　膀胱癌の多くは内因性原因によって起こるものと考えられ，注目されるのはトリプトファンの代謝産物で，膀胱癌患者ではそれらの尿中排泄の増加があるという．なお，局所的要因として膀胱炎，憩室などが関係する可能性がある．
◆形　態：発育形態は乳頭状発育を示すものが多いが，隆起性，潰瘍形成性のものもある．乳頭状発育を示す場合，従来は，異型度により三段階（Grade 1〜3）に分けられていた．最近では下記のように二段階に分類されることが多い．
◆臨床的事項：尿路上皮癌は乳頭状発育を示すものが多いので，表在性すなわち下層への浸潤がみられない病変は膀胱鏡を用いた経尿道的切除術 transurethral resection（TUR）が施行される．

非浸潤性乳頭状腫瘍
◆定　義：乳頭状増殖を示すが，下層への浸潤を示さない尿路上皮癌である．
◆形　態：異型の程度により低悪性度乳頭状尿路上皮腫瘍 papillary urothelial neoplasm of low malignant potential（PUNLMP），低異型度乳頭状尿路上皮癌 low grade papillary urothelial carcinoma，高異型度乳頭状尿路上皮癌 high grade papillary urothelial carcinoma に分ける．低異型度乳頭状尿路上皮腫瘍は新しくWHO分類に導入された概念であり，今後定着していくと予想される．乳頭腫に類似するが上皮の被覆は7層を越えることが多い．核分裂像はまれで，通常は基底細胞層に限局してみられる．低異型度乳頭状尿路上皮癌は軽度であるが，癌と診断できるだけの細胞異型を有する（図8-48）．乳頭

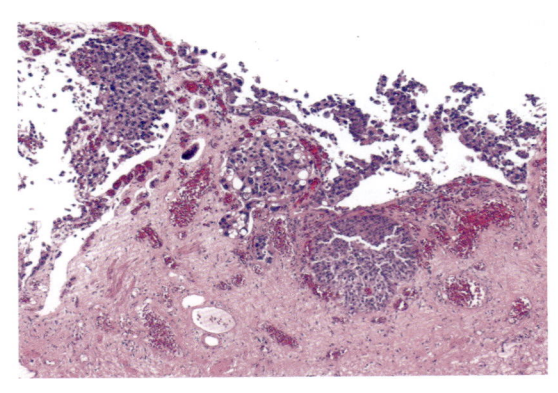

図 8-50 浸潤性尿路上皮癌
大型不整形核を有する異型細胞が浸潤性に増生している．表層部では乳頭状構造がみられる．リンパ管浸潤を伴う．従来は Grade 3 に相当する尿路上皮癌．

状病変であるが，全体の構造が乱れ，細胞学的にも異型がみられる．高異型度乳頭状尿路上皮癌では細胞異型は高度であるが，浸潤性増生を示さない．全体の構築が乱れ，大型，濃染核を有し，分裂像も目立つ（図8-49）．

浸潤性尿路上皮癌
◆定　義：基底膜を越えて浸潤・増殖している尿路上皮癌である．
◆形　態：乳頭状のものが多いが，隆起性，潰瘍形成性のものもある．一般に細胞異型が高度である（図8-50）．

上皮内癌 urothelial carcinoma in situ
◆定　義：膀胱粘膜内に限局し，内腔への乳頭状増殖を示さない尿路上皮癌である．非浸潤性乳頭状癌は除外する．

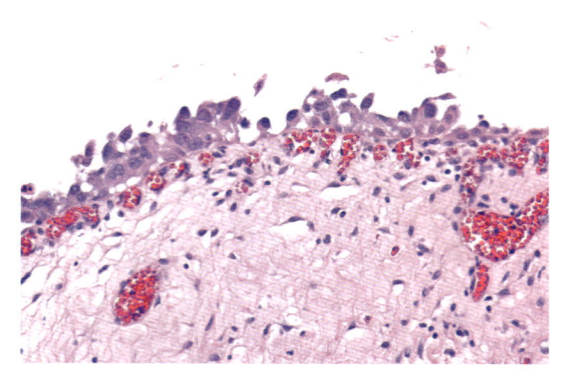

図 8-51　上皮内癌
平坦な病変であるが，大型不整形核を有する異型細胞の増生がみられる．細胞間接着が低下し，剥離しやすくなっている．従来は Grade 3 に相当する尿路上皮癌．

◆**形　態**：腫瘍細胞は上皮の全層に出現し，核の異型性が特徴的で，従来の分類で Grade 3 とされたような高度の異型がみられる．すなわち，ジャガイモ状の不整形の濃染核を有する．細胞の接着性は低下し，剥離しやすい腫瘍である（図 8-51）．
◆**臨床的事項**：膀胱鏡的には腫瘍を指摘できず，粘膜面の不整や発赤程度である．腫瘍細胞は，剥離しやすく，核異型が目立つことから，診断には尿細胞診が有用である．治療としては BCG の膀胱内注入が行われる．

扁平上皮癌 squamous cell carcinoma
◆**定　義**：角化，細胞間橋形成など扁平上皮への分化傾向を示す悪性腫瘍で，頻度は膀胱の上皮性腫瘍の 2% 程度である．

◆**発生機序**：しばしば周囲粘膜に扁平上皮化生を伴い，癌と化生の間のなんらかの関係を思わせる．
◆**形　態**：発育形式は丘状隆起性か潰瘍形成性である．浸潤性でしばしば尿路上皮癌の混在を認める．

腺　癌 adenocarcinoma
◆**定　義**：管腔形成あるいは粘液産生能など腺上皮への分化傾向を示す悪性腫瘍である．
◆**発生機序**：膀胱粘膜あるいは尿膜管遺残から発生し，後者を尿膜管癌 urachal carcinoma という．前者では嚢胞性膀胱炎を合併する場合があることから Brunn 細胞巣より発生したとするもの，あるいは膀胱粘膜の腺性化生に原因を求めるものなどがある．発生部位は，膀胱粘膜原発のものは三角部，後側壁に多く，尿膜管由来のものは頂部に多い．
◆**形　態**：組織学的には，膀胱原発のものは，立方～円柱上皮で粘液産生を伴う．尿膜管癌は大部分が粘液産生性の腺癌で，結腸癌に類似する．

非上皮性腫瘍
　極めてまれに横紋筋肉腫 rhabdomyosarcoma，平滑筋肉腫 leiomyosarcoma，粘液肉腫 myxosarcoma などが発生する．主として膀胱三角部に発生し，内腔に向かって結節状に発育するものと，膀胱壁に沿って浸潤したり，さらに周囲に浸潤するものがある．
　良性腫瘍としては，極めてまれに顆粒細胞腫，粘液腫，平滑筋腫，神経線維腫，血管腫，褐色細胞腫などが発生する．

D　尿　道

1．尿道の発生
　尿道 urethra は尿生殖洞の内胚葉に由来する．尿道の奇形は男性に多い．尿道の経路が長く，かつ複雑なためである．部分的または完全重複，閉塞，先天性狭窄，先天性弁形成，憩室，尿道下裂などがある．

2．尿道の炎症
　尿道炎 urethritis のうち，淋菌性尿道炎は通常みられる性病であるが，近年クラミジア感染も性病として注目されてきている．そのほかブドウ球菌，レンサ球菌，大腸菌，トリコモナスなどでも起こることがある．非淋菌性尿道炎の病因は多種である．尿道の結石，腫瘍，憩室，狭窄，留置カテーテルなどによる基礎疾患に二次的に生じた尿道炎，全身性感染の一部としての尿道炎およびアレルギー性尿道炎などの性行為とは無関係なものと，性行為を通じて発症するものとがある．また慢性炎症としては，まれなものであるが，結核，梅毒などがある．

淋菌性尿道炎 gonococcal urethritis
◆**定　義**：淋菌の感染による尿道炎．
◆**発生機序**：性交によって主として男性尿道に起こるほか，まれには汚染物体によって小児に感染することがある．男性尿道ではまず前部尿道，ことに舟状窩に始まり，感染後 2～3 日で有痛性の広範な前部尿道の化膿性炎症を起こす．
　この際，しばしばほかの化膿菌の混合感染をみる．炎

症は，前部尿道から，後部尿道へも進み，その付属器官，さらに精巣上体（副睾丸）の化膿性炎症をも起こすにいたる．急性炎症は通常2～3週の経過で治癒するが，慢性に移行すると化膿性の度合いを減じ，さらに遷延すれば著明な瘢痕を形成し，尿道の狭窄を起こすにいたる．尿道狭窄は後部尿道，ことに球状部および球膜様部に多い．また時に淋菌は血行性に，関節，腱鞘，粘液嚢などに感染を起こすことがある．なお女性では陰唇，Bartholin腺，腟などを侵し，さらに上行性に波及する．

クラミジア性尿道炎 chlamydial urethritis
◆定　義：クラミジア Chlamydia trachomatis の感染による尿道の炎症．
◆発生機序：クラミジアには種々の血清型が存在するが，そのうち C. trachomatis D型からK型までの8型が尿道炎の原因となる．これらはまた腟炎，封入体結膜炎，新生児肺炎の原因ともなる．大部分は性行為後1～3週間の潜伏期ののちに発症する．自覚症状は外尿道口からの排膿が多いが，次いで排尿痛，尿道の疼痛，尿道不快感・瘙痒感などの症状が現れる．
◆臨床的事項：好発年齢は性的活動が盛んな20～30代．クラミジアの検出には細胞培養法やモノクローナル抗体を用いた感染細胞中のクラミジア抗原の検出，またクラミジア遺伝子の検出などが行われている．

Reiter症候群は尿道炎，結膜炎および関節炎を三徴候とする疾患である．性行為後に発症することが多く，その一部は C. trachomatis との関連が示唆されている．関節炎の発症には C. trachomatis に対する免疫反応の関与が考えられている．

そのほか，まれに結核性尿道炎 tuberculous urethritis が膀胱，前立腺および精巣上体結核に続発する．多くは，尿道前立腺部に起こり，結核性潰瘍を形成する．

尿道梅毒 syphilis of urethra として，初期硬結が男性尿道舟状窩に形成されることがある．

尿道カルンクル caruncle は，通常，女性の尿道開口部後壁にみられる粘膜の小隆起で，尿路上皮あるいは扁平上皮のポリープ状増生で，粘膜下の炎症細胞浸潤，毛細血管増殖，浮腫がみられる．時に血管腫様または乳頭腫様を呈する．慢性炎症に対する反応性の変化である．

3．尿道の腫瘍

悪性腫瘍としては，まれに扁平上皮癌が，また極めてまれに腺癌がある．尿道開口部付近に生じる．

◆参考文献
1) Jennette JC, Olson JL, Schwartz, Silva FG (eds).：Heptinstall's Pathology of the Kidney. 6th ed. Lippincott Williams & Wilkins, 2007.
2) D'Agati VD, Jennette JC, Silva FG (eds)：Non-neoplastic Kidney Diseases. Atlas of Nontumor Pathology. First Series, fascicle 4, Armed Forces Institute of Pathology, 2005.
3) Fogo AB, Kashgarian M (eds)：Diagnostic Atlas of Renal Pathology. Elsevier Saunders, 2005.
4) Colvin RB, Chang A, Farris AB, et al (eds)：Diagnostic pathology. Kidney diseases. 1st ed. Amirsys, Manitoba, 2011.
5) 日本腎臓病学会・腎病理診断標準化委員会，日本腎病理協会編：腎生検病理アトラス，東京医学社，2010.
6) Eble JN, Sauter G, Epstein JI, Sesterhenn IA, eds.：World Health Organization Classification of Tumours. Pathology & Genetics. Tumours of the urinary system and male genital organs. 10-87, IARC Press, 2004.
7) Kumar V, Abbas AK, Fausto N：Robbins and Cotran Pathologic basis of disease. 1015-1019, Elsevier Saunders, 2004.
8) Nagashima Y, Inayama Y, Kato Y, Sakai N, Kanno H, Aoki I, Yao M：Pathological and molecular biological aspects of the renal epithelial neoplasms, up-to-date. Pathol Int, 54：368-377, Wiley-Blackwell, 2004.
9) 日本泌尿器科学会・日本病理学会・日本放射線医学会（編）腎癌取扱い規約（第4版），金原出版，2011.
10) Fawcett DW：The urinary system. In：Bloom and Fawcett's Concise Histology, Chapman & Hall, 2002.
11) Reuter VE：Urinary bladder, ureter, and renal pelvis. In：Histology for pathologists, 2nd. Lippincott Williams & Wilkins, 1997.
12) 日本泌尿器科学会，日本病理学会編：腎盂・尿管・膀胱癌取扱い規約，金原出版，2011.
13) 伊藤信行：尿路の腫瘍，病理学大系 15B，293-313，中山書店，1986.
14) 福島昭治，鰐淵英機，森村圭一朗，桝田周佳：膀胱癌．病理と臨床，18：888-896，2000.
15) Lopez-Beltran A, Sauter G, Gasser T, et al.：Tumours of the urinary system and male genital organs. IARC Press, 2004.

第 9 章
内 分 泌 器

A 下垂体

　下垂体 pituitary, hypophysis はトルコ鞍部に位置する 0.5～1.5 g 程度の小器官である．女性では妊娠時，出産後に増大する．組織形態学的に前葉と後葉の 2 成分よりなる．小器官でありながら多種の内分泌ホルモンを産生し，全身機能の調節に決定的な役割を果たす．

1．下垂体の構造と機能

　下垂体はトルコ鞍内に位置し，視床下部と細い漏斗部によって結合する．前方は全体の約 80％を占める上皮性内分泌組織（腺性下垂体 adenohypophysis），後方は視床下部と連続する神経性内分泌組織（神経下垂体 neurohypophysis）より構成される（図 9-1）．

　下垂体前葉（腺性下垂体）は下方に位置する頭蓋咽頭管（ラトケ囊 Rathke pouch）から発生し，上方に移動する．神経下垂体は視床下部の神経細胞より延びる軸索成分が下垂し形成される．血行は上下下垂体動脈に支配される．上下垂体動脈は漏斗部で一次毛細血管叢を形成し，門脈を経て腺性下垂体の二次毛細血管叢に血液を供給する．神経下垂体は下下垂体動脈に栄養される．視床下部でつくられるホルモン放出因子は一，二次毛細血管叢を介し腺性下垂体細胞に達する．下垂体前葉・後葉ホ

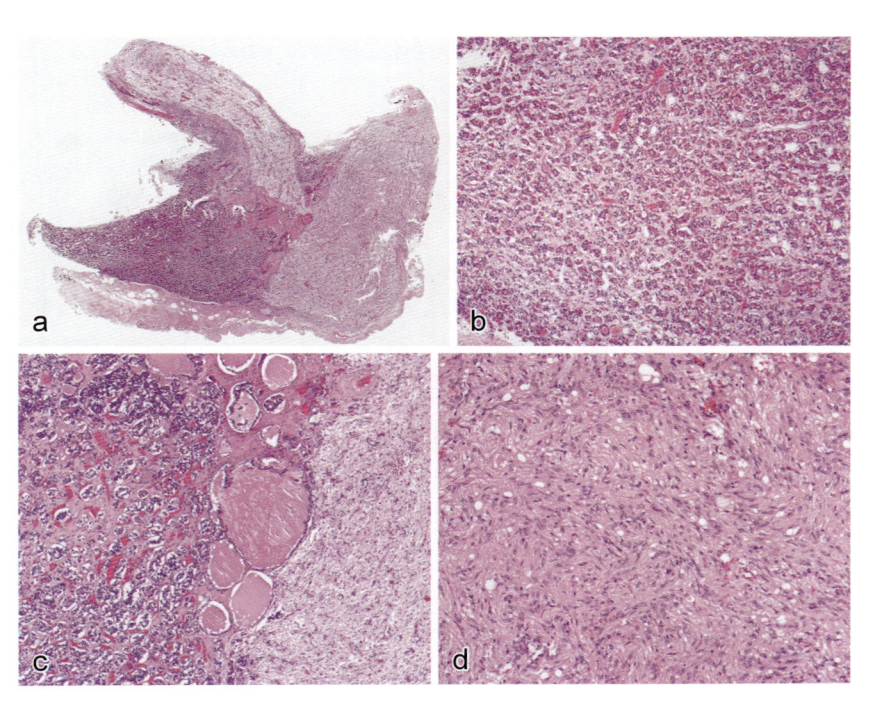

図 9-1　正常な下垂体
a．茎部を通る矢状断面．腺性下垂体は両側に広く中心では狭い．茎部を通り神経束が神経下垂体に連続する．b．前葉腺性下垂体．腺細胞が類洞を伴い索状に配列する．c．中間葉．d．後葉神経下垂体．

ルモンは下垂体静脈から体循環に放出される．

腺性下垂体

組織学的には，比較的均一な類円形核と豊富な胞体をもつ腺上皮細胞が細網線維や毛細血管網により取り囲まれ，胞巣状に配列する（図 9-2a）．6 種類のホルモンを産生する腺細胞を含む．構成細胞は染色特性からオレンジ G 好染性の好酸性細胞（40％），好塩基性細胞（10％），いずれの特性も示さない嫌色素性細胞（50％）の 3 種類に分類される（図 9-2b）．これらの細胞と産生ホルモンの間には一定の関連があり，腫瘍の分類にも反映される．腺性下垂体細胞を電子顕微鏡で観察すると，細胞質内にホルモン分子を貯留する分泌顆粒が観察される（図 9-2c）．顆粒の大小，密度，細胞内分布，特異的形態には含有ホルモンと関連性が見られる．成長ホルモン growth hormone（GH）産生細胞は 350〜500 nm の大型球状分泌顆粒，プロラクチン prolactin（PRL）産生細胞は 300 nm までの疎な分泌顆粒と粗面小胞体の目立つ構築，甲状腺刺激ホルモン thyroid stimulating hormone（TSH）産生細胞は 100〜150 nm の小型球状顆粒，副腎皮質刺激ホルモン adrenocorticotropic hormone（ACTH）産生細胞は不整な 300〜350 nm の分泌顆粒をもつ．

しかし，免疫組織染色技術が進歩し，各ホルモンを組織内で染め分けられるようになった現在では，下垂体細胞の識別には主に特異抗体による免疫組織学的手法が用いられる（図 9-3）．腺性下垂体細胞は産生するホルモンに応じて表 9-1 のように分類される．

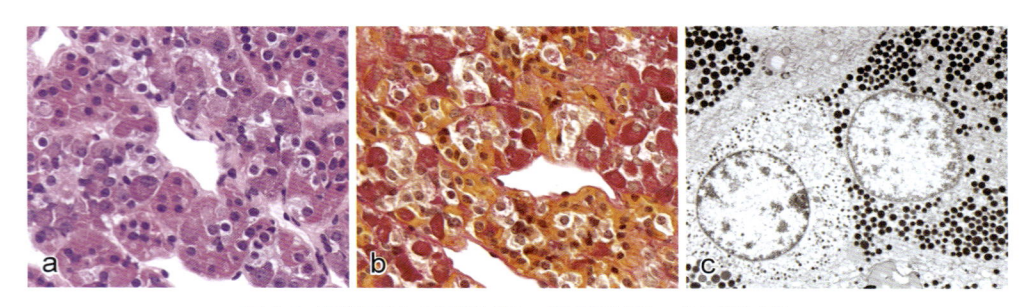

図 9-2 腺性下垂体の好酸性細胞，好塩基性細胞，嫌色素性細胞
a．HE 染色，b．PAS オレンジ G 染色，c．超微細構造：細胞質内に多数の分泌顆粒が存在する．

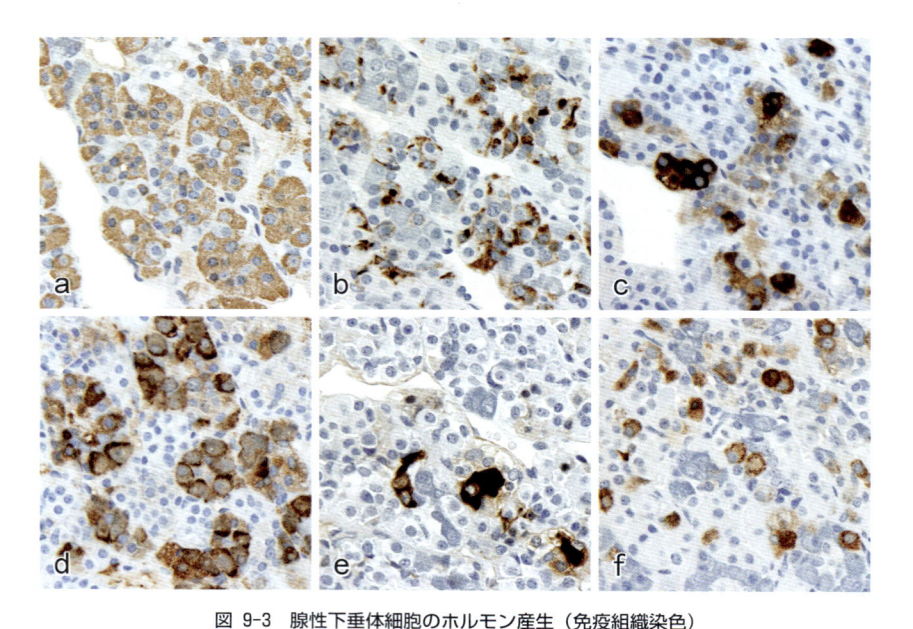

図 9-3 腺性下垂体細胞のホルモン産生（免疫組織染色）
a．GH 産生細胞，b．PRL 産生細胞，c．TSH 産生細胞，d．ACTH 産生細胞，e．LH 産生細胞，f．FSH 産生細胞

表 9-1 下垂体細胞の種類

細胞名	産生ホルモン	細胞染色特性
ソマトトロフ細胞（ソマトトロピン産生細胞）	成長ホルモン（GH）	好酸性細胞優位
ラクトトロフ細胞（乳腺刺激ホルモン産生細胞）	プロラクチン（PRL）	好酸性細胞優位
サイロトロフ細胞（向甲状腺細胞）	甲状腺刺激ホルモン（TSH）	淡好塩基性細胞優位
コルチコトロフ細胞（副腎皮質刺激ホルモン産生細胞）	副腎皮質刺激ホルモン（ACTH），POMC（pro-opiomelanocortin），MSH（melanocyte-stimulating hormone），endorphin，lipotropin	好塩基性細胞優位
ゴナドトロフ細胞（性線刺激ホルモン産生細胞）	卵胞刺激ホルモン/黄体形成ホルモン（FSH/LH）	好塩基性細胞優位

表 9-2 下垂体ホルモンの作用と放出因子

下垂体ホルモン	機能	視床下部因子	
成長ホルモン（GH）	肝臓より IGF-1（insulin-like growth factor-1）の産生誘導，多臓器の間接的な成長促進	成長ホルモン放出因子（GHRF）	分泌刺激
		ソマトスタチン（somatostatin）	分泌抑制
プロラクチン（PRL）	乳汁分泌と妊娠中の乳房発育を刺激	PIF（dopamine）	分泌抑制
甲状腺刺激ホルモン（TSH）	甲状腺の甲状腺ホルモン産生（T_4 [thyroxine]，T_3 [triiodothyronine]）を刺激	甲状腺ホルモン放出因子（TRF）	分泌刺激
副腎皮質刺激ホルモン（ACTH）	副腎皮質の網状帯と束状帯細胞に作用しステロイドホルモンの合成	副腎皮質ホルモン放出因子（CRF）	分泌刺激
卵胞刺激細胞（FSH），黄体形成ホルモン（LH）	FSH：卵巣の卵胞細胞の増殖，activin, inhibin 分泌促進，精巣 Sertoli 細胞刺激 LH：黄体化を誘導，精巣 Leydig 細胞刺激	卵胞刺激細胞/黄体形成ホルモン放出因子（FSH/LH-RF）	分泌刺激

神経下垂体

視床下部の神経分泌細胞である，上視神経核，傍脳室核神経に由来する無髄神経軸索とこれらの支持体である星状細胞に類似した下垂体細胞 pituicyte，毛細血管より構成される（図 9-4）．上視神経核細胞は主に抗利尿ホルモン antidiuretic hormone（ADH）を，傍脳室核神経細胞はオキシトシン oxytocin を産生する．これらのホルモンは神経軸索を移動し，神経下垂体神経末端部に達する．軸索には中間部と末端部にヘリング小体 Herring body と呼ばれる膨らみがあり，神経分泌顆粒を貯留する．軸索端末は毛細血管（下垂体静脈洞）に接し，ホルモンが血中に放出される．

腺性下垂体は 6 種の内分泌ホルモン，GH，PRL，ACTH，TSH，卵胞刺激ホルモン follicke stimulating hormone（FSH），黄体形成ホルモン luteinizing hormone（LH）を産生し，血中に放出する．神経下垂体には視床下部で産生された ADH とオキシトシンが貯留され，種々の刺激により血中に放出される．それぞれのホルモンは標的臓器・細胞に作用し機能する（表 9-2）．

下垂体機能は視床下部からのホルモン放出因子や感情，情緒などの上位中枢神経活動により支配されている．また全身状態を反映し，種々の臓器から分泌される血中の

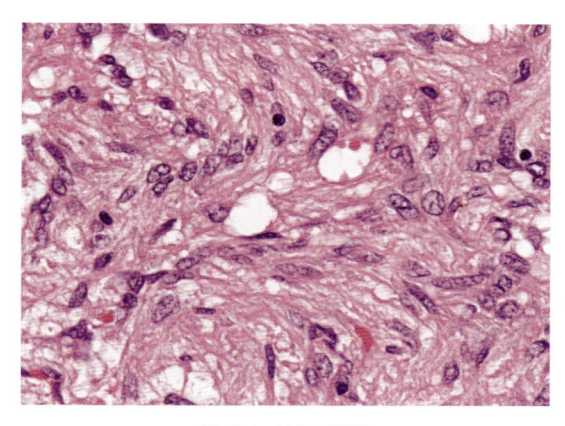

図 9-4 神経下垂体
神経線維（軸索構造），下垂体細胞，毛細血管よりなる．

ホルモン・各種因子によりフィードバック調節を受ける．

腺性下垂体のホルモン放出因子とフィードバック調節

1．**放出因子**：腺性下垂体細胞の増殖とホルモン産生は視床下部でつくられる 5 種類のホルモン放出因子により支配される．成長ホルモン放出因子 growth hormone releasing factor（GHRF）はソマトトロフ細胞に，甲状腺ホルモン放出因子 thyrotropin-releasing factor（TRF）はサイロトロフ細胞，副腎皮質ホルモン放出因子 corti-

表 9-3 下垂体ホルモンのフィードバック調節

下垂体ホルモン	フィードバック調節	
	因子	作用
成長ホルモン（GH）	IGF-1 濃度低下	視床下部に作用し GHRF 分泌誘導
	血中グルコース濃度上昇	視床下部に作用し GHRF 分泌抑制
プロラクチン（PRL）	血中 PRL 濃度上昇	視床下部および下垂体の抑制
甲状腺刺激ホルモン（TSH）	血中 T_4, T_3 濃度上昇	視床下部に作用し TRF 分泌抑制
副腎皮質刺激ホルモン（ACTH）	血中コルチゾール濃度上昇	視床下部からの CRF 分泌抑制
	血中コルチゾール濃度低下	視床下部からの CRF 分泌刺激
卵胞刺激細胞（FSH）/黄体形成ホルモン（LH）	activin	下垂体に作用，ホルモン分泌刺激
	inhibin	下垂体に作用，ホルモン分泌抑制

cotropin releasing factor (CRF) はコルチコトロフ細胞，FSH/LH-RF（FSH/LH 放出因子 FSH/LH releasing factor）はゴナドトロフ細胞（性腺刺激ホルモン産生細胞）に作用し細胞増殖とホルモン分泌を促す．ラクトトロフ細胞はプロラクチン抑制因子 prolactin inhibiting factor (PIF)：ドパミンにより抑制的に支配される．また，GH 分泌は GHRF 以外にも視床下部由来のソマトスタチンにより抑制的に調節される．視床下部性下垂体障害が起こると，ACTH, GH, TSH, FSH/LH 産生は低下するが，PRL 産生は反対に過剰になる．

2．**フィードバック調節（GH 調節）**：GH 分泌は血中 IGF-1 濃度に依存する．血中 IGF-1 濃度の低下は視床下部に作用し，GHRF 遊離の誘導を促す．IGF-1 産生に付随して起こる血中グルコース濃度の上昇は視床下部に作用し，GHRF 分泌を抑制する．

1）TSH 調節　血中 T_4, T_3 濃度の上昇は視床下部に作用し TRF の遊離を抑制する．

2）ACTH 調節　血中コルチゾール濃度レベルにより視床下部からの CRF 遊離は調節される．血中の低 ACTH 濃度は CRF の遊離を促進し，高濃度になると抑制する．

3）FSH/LH 調節　卵胞細胞から産生される activin は下垂体からの FSH/LH 産生を刺激し，卵胞細胞，Sertoli 細胞から分泌される inhibin は抑制する．

PRL 調節：血中の高 PRL は視床下部および下垂体へ抑制的に作用する（**表 9-2, 3**）．

神経下垂体ホルモンの機能と分泌調節

ADH は体内水分保持に作用し，尿量は減少する．低血圧，循環血液量の減少，血液浸透圧の上昇はそれぞれの受容体を介し ADH の分泌を促す．循環血液量の増加や浸透圧の低下は ADH 分泌を抑制する．

オキシトシンは平滑筋，筋上皮を収縮させる．特に出産時にはオキシトシン分泌が亢進し，子宮平滑筋が収縮し分娩が促進される．また，授乳時の乳房乳頭刺激によりオキシトシン分泌は亢進し，乳腺腺房・導管の筋上皮の収縮から乳汁分泌が起こる．

2．下垂体の病変

下垂体病変は機能亢進と機能不全，および構造あるいは容積の異常（マス効果）に関連するものが中心となり，ほかに先天性異常，形成不全などのまれな病態が含まれる（**表 9-4**）．腺性下垂体，神経下垂体の病変には，これらの解剖学的，生理学的差異によって病態の特徴が現れる．これらのうちで最も頻度が高く臨床上重要なのは下垂体腫瘍である．

下垂体腺腫 pituitary adenoma

腺腫は腺性下垂体のホルモン産生細胞より発生する．通常，境界明瞭な腫瘍を形成する．時に高度な浸潤を示し周囲組織を破壊するが，遠隔転移はきたさない．下垂体腫瘍のほとんどが良性（腺腫）である．転移を伴う場合にのみ下垂体癌とする．ホルモンを産生し，機能的に活性化している腫瘍は産生されるホルモンによる各種の臨床症状を呈する（Cushing 症候群など）．一方，ホルモン産生がなく活性のない腫瘍は画像検査で偶然見つかったり（incidental adenoma：偶発腺腫），剖検時に発見されることが多い．

◆**頻　度**：性差はない．35〜60 歳に発症ピークが見られる．疫学的な発症頻度は正確にはわかっていないが，偶発腺腫は 0.7％程度，下垂体組織を厳密に検索すると 25％前後，CT 検査では 3 mm 以上のものが 20％程度の頻度で見つかると報告されている．年齢とともに頻度は上昇し，50〜60 歳以上の剖検例では 30％に腺腫が見つかるともいわれる．便宜的に 10 mm 以下の腫瘍はミクロ腺腫 microadenoma，10 mm を超えるものはマクロ腺腫 macroadema と呼ばれる．臨床症状を伴う腺腫は全頭蓋内腫瘍の 10％程度を占める．プロラクチン産生腫瘍が下垂体腺腫の 1/3，GH ないし ACTH 産生腫瘍は

表 9-4 下垂体病変の分類

下垂体機能亢進（症）	下垂体ホルモン産生亢進に基づく病態 ・一次的下垂体機能亢進（下垂体過形成，ホルモン産生下垂体腺腫・腺癌） ・二次的下垂体機能亢進（視床下部病変からの刺激亢進） ・異所性下垂体ホルモン産生（腫瘍など）
下垂体機能不全（症）	下垂体ホルモン産生の低下に基づく病態（下垂体あるいは視床下部の異常） ・機械的破壊（嚢胞，下垂体腺腫・腺癌の圧排，外部の腫瘍転移浸潤） ・虚血・出血壊死（腫瘍内出血，下垂体卒中） ・二次的下垂体機能低下（視床下部障害，茎部離断）
腫瘍のマス効果に起因する病態	・腫瘍容量の増大に伴うトルコ鞍外への影響：骨破壊，視神経圧排症状（視野異常：両耳側半盲など） ・頭蓋内圧亢進による症状：頭痛，悪心・嘔吐，意識障害など
その他	・形成異常：無脳児などの全下垂体の低形成・無形成 ・選択的ホルモン産生低下（産生欠損症）

15％程度，TSH 産生腫瘍はまれである．

　下垂体腫瘍の大半が散発性（非家族性）発生である．よく知られた多発内分泌腫瘍症 MEN1，CNC などに伴う家族性（遺伝性）下垂体腫瘍の頻度は少なく，全体の5％以下である．

◆**形　態**：通常，境界明瞭，充実性で軟らかく，割面は灰白色調を呈する．拡張血管により部分的に赤色調を混じる．時に出血，嚢胞性変化，壊死を伴う．小型の腫瘍はトルコ鞍内にとどまるが，大きくなると鞍上部に突出する．浸潤性に成長するとしばしば側方の静脈洞内に進展する．

　一般的に腫瘍細胞は類円形核と種々の量の円形ないし多角形の胞体をもつ．正常下垂体の腺細胞同様に好酸性，好塩基性，嫌色素性胞体をもつ腫瘍細胞に分けられる（図 9-5）．腫瘍細胞はびまん性充実性胞巣，正常下垂体構造に似る類洞型胞巣，乳頭状（偽乳頭状）構造，胎児期細胞様構造などの組織構築を示す．びまん性充実型が最も多いが，これらの細胞・組織像と腫瘍の機能・増殖性に関連はない．腺腫の一部には石灰化，まれに内分泌性アミロイドの沈着が起こる．

◆**臨床的事項**：腺腫が産生するホルモンによって起こる全身性の内分泌系異常と腫瘍のマス効果による局所症状がある．後者は，視神経圧排による視野異常，頭蓋内圧亢進症状，下垂体機能不全などがある．下垂体はトルコ鞍内に収まっているため，腫瘍の増大に伴って既存の下垂体組織を圧排する．その程度によりホルモン産生細胞の萎縮とホルモン産生低下など種々の機能不全をきたす．腺腫内への出血は下垂体卒中 pituitary apoplexy として知られる．

◆**分類と特徴**：下垂体腫瘍は機能，画像・解剖学，組織学，免疫組織学の特徴から種々の分類が行われる．正常下垂体細胞との細胞組織，生理機能の類似性から，おおまかに以下の関係があるとされていた．

1. **好酸性腺腫**：GH 産生腫瘍と関連し，末端肥大症・巨人症を呈する．
2. **好塩基性腺腫**：ACTH 産生腫瘍と関連し，Cushing をきたす．
3. **嫌色素性腺腫**：非機能性腺腫よりなる．

　しかし，腫瘍細胞の染色性は1つの腫瘍の中でも必ずしも均一ではない．また，嫌色素性腺腫はしばしば機能性腫瘍であり，逆に好酸性腺腫・好塩基性腺腫であっても非機能性腺腫のこともある．

　現在では，腫瘍細胞が産生する各種ホルモンを免疫組織染色により同定し，産生するホルモンの種類をもとにし，電子顕微鏡による超微細構造を加え下垂体腫瘍を分類する（表 9-5）．Asa らによる下垂体細胞の分化経路から腺腫を亜グループに分類する方法は複数のホルモンを産生する腺腫を説明しやすい（表 9-6）．

4. **プロラクチン産生腫瘍**：機能性下垂体腫瘍の中で最も頻度が高く，1/3を占める．高プロラクチン血症をきたし，無月経（全無月経の原因の1/4），乳汁過剰分泌，リビドー低下，無排卵を症状とする．20〜40代の女性では男性に比較し，症状が出やすい．男性では臨床症状に乏しく女性より大型になる傾向がある．腫瘍によるマス効果から下垂体機能低下症をきたすことが多い．一方，軽度の高プロラクチン血症は必ずしもプロラクチン産生腫瘍の存在を意味しない．高プロラクチン血症は妊娠などによっても起こる．病的なラクトトロフ過形成は視床下部のドパミン産生神経の障害，外傷などによる下垂体茎の破壊，ラクトトロフ細胞のドパミン受容体に対する拮抗薬剤などによって引き起こされ，高プロラクチン血症をきたす．

　微細構造上，内分泌顆粒の乏しい sparsely granulated adenoma（嫌色素性線種に相当）と内分泌顆粒に富む densely granulated adenoma（好酸性線種に相当）が含まれる．前者は充実性胞巣を形成する．免疫組織染色では正常のラクトトロフ細胞に類し，プロラクチンが核近傍に球状に強染される Golgi パターンを示す．また，発

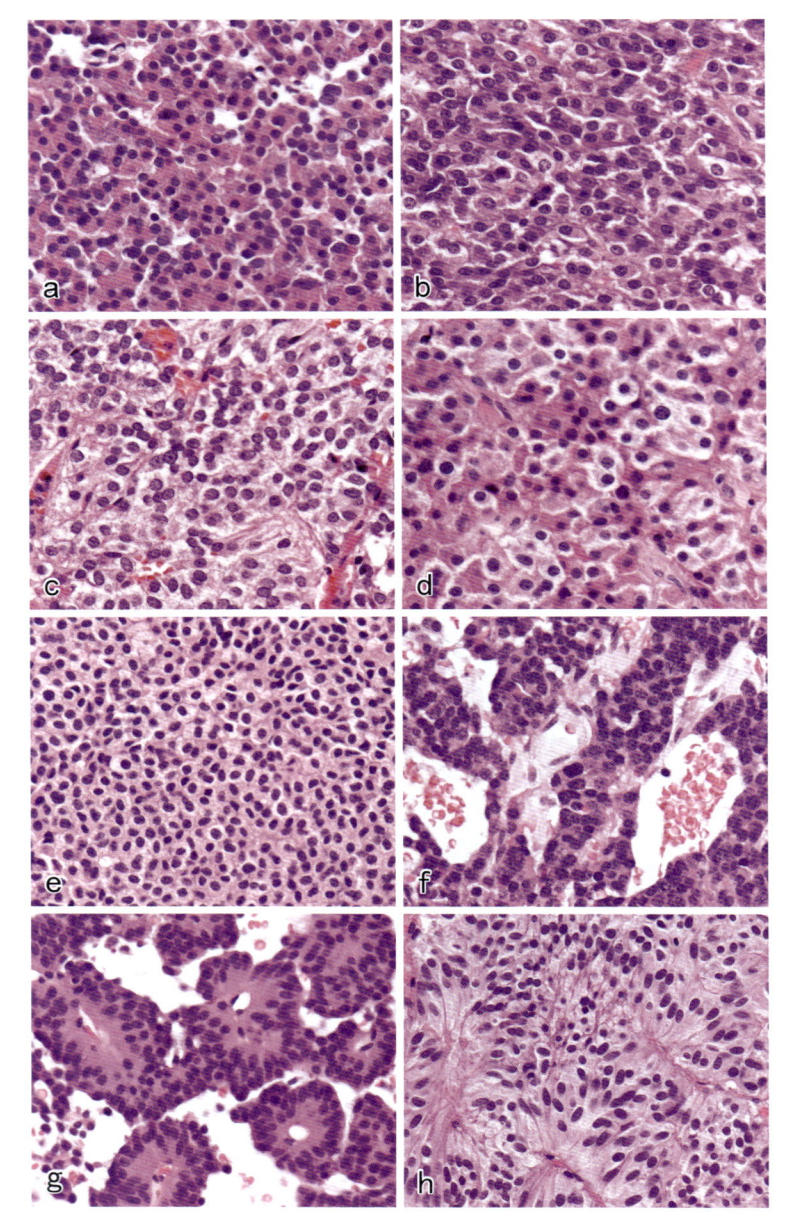

図 9-5 下垂体腺腫の染色態度分類
a. 好酸性腺腫，b. 好塩基性腺腫，c. 嫌色素性腺腫，d. 好酸性・嫌色素性細胞の混合腺腫，下垂体腺腫の組織型：e. びまん性充実性胞巣，f. 類洞型胞巣，g. 乳頭状（偽乳頭状）構造，h. 胎児期細胞様構造

達した粗面小胞体が観察される（図9-6）．これに対し，後者は免疫組織染色では細胞質にびまん性強陽性となる．微細構造では大型の分泌顆粒をもち，粗面小胞体は目立たずGolgi複合体が発達する．頻度的には前者のタイプが多い．

5．成長ホルモン産生腫瘍：機能性下垂体腫瘍で2番目に頻度が高く，10〜15％を占める．ホルモンの影響が出にくく，臨床的に明らかとなるまでには大型の腫瘍となっていることが多い．ホルモン過剰産生が骨端線閉鎖前に起こると巨人症，以後は末端肥大症をもって発症するが，そのほかに性腺機能不全，糖尿病，筋力低下，高血圧，関節炎，うっ血性心不全を伴う．消化管癌発生のリスクが増大する．

純粋なGH産生腺腫は超微細構造からdensely granulated adenomaおよびsparsely granulated adenomaに分けられる．成人発症の末端肥大症を伴う腺腫はdensely granulated adenomaが最も多く，下垂体好酸性細胞類似の均一な腫瘍細胞よりなる．免疫組織染色ではGHが細胞質内に密な微細顆粒状に陽性となる．一般に腫瘍の成長は遅く，年長者に発症する．sparsely granulated adenomaは嫌色素性腫瘍の形態を示し，核形不整が目立つなど正常下垂体細胞には類似細胞は含まれない．より若年者に発生し，大型化する．浸潤性に増殖・再発する傾向がある．

GHおよびPRLを産生するmixed somatotroph-lactotroph adenomaあるいはmammosomatotroph adenomaも同様の顆粒をもち，後者は小児発症の巨人症に多く見られる．腫瘍細胞は大型の好塩基性細胞であり，正常下垂体に見られる同質細胞に類する．mixed somatotroph-lactotroph adenomaは好酸性細胞と嫌色素性細胞よりなり，GHあるいはPRLを産生する腫瘍細胞が混在する．mammosomatotorph adenomaは好酸性細胞よりなり，1個の腫瘍細胞が両ホルモンを同時に産生する（図9-7）．

6．ACTH産生腫瘍：全下垂体腺腫の10〜15％を占める．ACTH産生からCushing病を呈する．症状がより早期から発現するため，通常は直径10mm以下のミクロ腺腫として発見される．

表 9-5　下垂体腫瘍（WHO 分類）

WHO classification of pituitary tumors (2004)
Pituitary adenoma
Growth hormone producing adenoma
Prolactin producing adenoma
Thyrotropin producing adenoma
ACTH producing adenoma
Gonadotropin producing adenoma
Null cell adenoma
Plurihormonal adenoma
Pituitary carcinoma

表 9-6　下垂体細胞の分化経路からの腺腫の分類（WHO 分類）

AFIP Classification (Atlas of Tumors of the Pituitary Gland. Asa, et al., 1997)	
Functional adenoma	Nonfunctional adenoma
GH-PRL-TSH family	
Adenoma causing GH excess	Silent somatotroph adenoma
Densely granulated somatotroph adenomas	
Sparsely granulated somatotroph adenoma with fibrous body	
Mammosomatotroph adenomas	
Adenoma causing hyperprolactinemia	Silent lactotroph adenoma
Lactotroph adenomas	
Lactotroph adenoma with GH reactivity (acidophil stem cell adenomas)	
Adenoma causing TSH excess	Silent thyrotroph adenoma
Thyrotroph adenomas	
ACTH family	
Adenoma causing ACTH excess	Silent corticotroph adenoma
Corticotroph adenomas	
Gonadotropin family	
Adenoma causing gonadotropin excess	
	Null cell adenoma, oncocytoma
Gonadotroph adenomas	Silent gonadotroph adenoma
	Null cell adenoma, oncocytoma
Unclassified adenomas	
Unusual plurihormonal adenomas	Hormone-negative adenomas

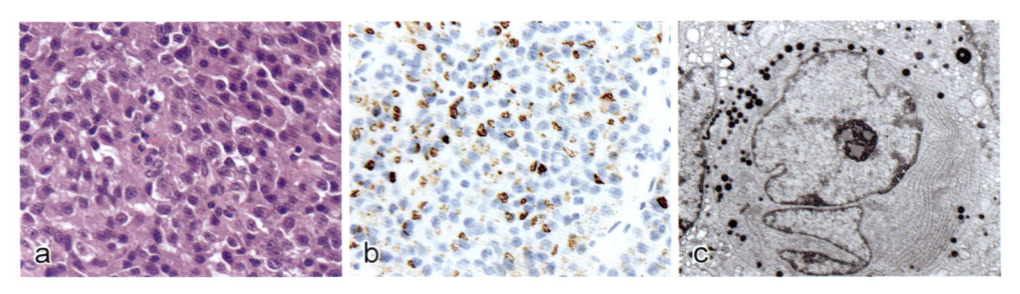

図 9-6 プロラクチン産生腫瘍
a. びまん性充実胞巣を形成，b. 免疫組織染色では核近傍に球状（ドット状）に PRL が陽性，c. 超微形態：分泌顆粒が細胞膜下にまばら分布し，発達した粗面小胞体を伴う．

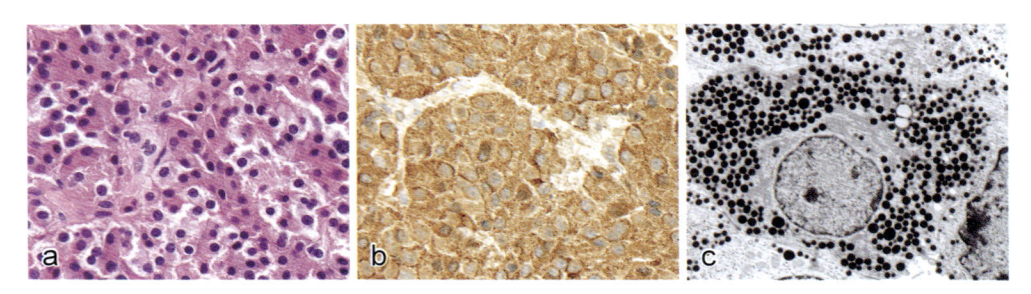

図 9-7 成長ホルモン産生腫瘍
a. 好酸性・嫌色素性混合腺腫，b. 免疫組織染色では細胞質に細顆粒状に GH が強染，c. 大型の分泌顆粒が密に細胞質を満たす．

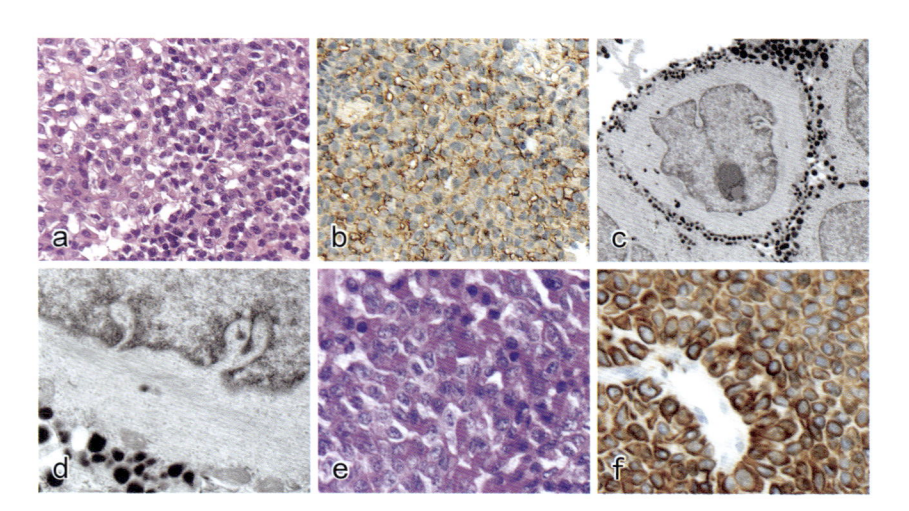

図 9-8 ACTH 産生腫瘍
a. 嫌色素性細胞がびまん性充実性胞巣を形成，b. 免疫組織染色：細胞質内に細胞膜に沿って ACTH が強陽性，c. 超微細構造：細胞膜下に大型分泌顆粒が配列し，核周囲を中間フィラメントが取り巻く，d. 中間フィラメント（拡大図），e. 細胞質内に PAS 陽性，f. Cam5.2 強陽性

　ミクロ腺腫の多くは内分泌顆粒に富む好塩基性細胞腺腫である．微小腺腫では組織学的にも周囲の正常下垂体組織と区別がつきにくいことがある．sparsely granulated cell よりなる嫌色素性細胞腫瘍も発生するが，ACTH 産生は低く，より大型の腺腫になってから発見される．好塩基性細胞腺腫では PAS が強陽性となる．サイトケラチン中間フィラメントが核周囲に蓄積し細胞質が淡く抜ける Crooke 変性を示すことがある．免疫組

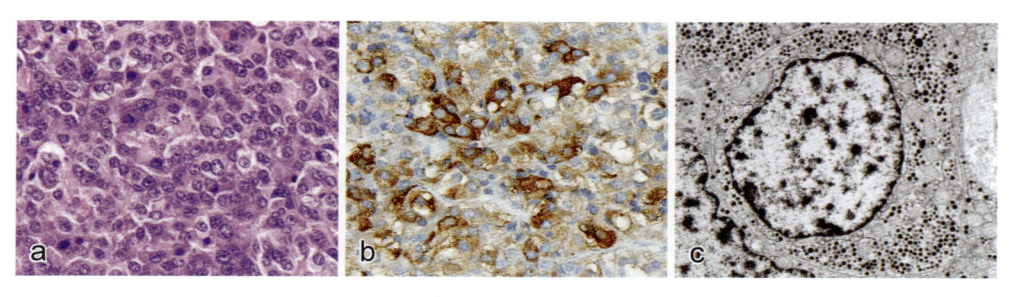

図 9-9　TSH 産生腫瘍
a. 好塩基性・嫌色素性腺腫のびまん性充実性胞巣，b. TSH 免疫組織染色，c. 超微細構造：小型分泌顆粒が密に配列．

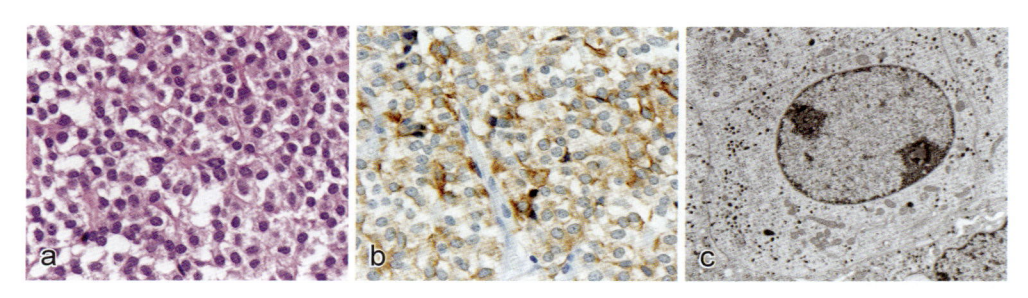

図 9-10　性腺刺激ホルモン産生腺腫
a. 嫌色素性腺腫細胞が偽ロゼット様配列を示す，b. FSH 免疫組織染色が限局性に陽性，c. 少数の小型分泌顆粒が細胞膜下を中心に分布．

織学的に ACTH，β-LPH，β-endorphin が陽性となる．微細構造では中間フィラメントの集積を伴い，分泌顆粒はやや大型で形質膜下に配列する傾向がある（図 9-8）．

両側過形成副腎摘除後に副腎からのフィードバック抑制が途絶えるため，確認されていなかった下垂体腫瘍が急速に成長するものをネルソン症候群 Nelson syndrome という．

7．TSH 産生腫瘍

下垂体腫瘍の 1％ 程度を占めるまれな腫瘍である．嫌色素性細胞よりなり多型を示す．免疫組織染色で α-subunit，β-TSH が陽性となる．甲状腺機能亢進症あるいは無症候腫瘍が出現する．多くの腫瘍は大型化し，浸潤性となる．マス効果による視野障害などの二次症状が出現する．

嫌色素性細胞よりなり，充実性ないし索状配列を示す．免疫組織染色で α-subunit，β-TSH 陽性となる．細胞質内には細胞膜下に配列する傾向にある 150〜250 nm の分泌顆粒を有する（図 9-9）．

8．性腺刺激ホルモン産生腫瘍

中年女性に多く発症する．腫瘍性の性腺刺激ホルモン過剰症は男性では容易に見つかるが，閉経期女性の場合，多くが生理的現象や非ホルモン産生腫瘍と誤認されやすい．後者では，画像上偶然発見される場合や，腫瘍のマス効果により発症する．ほかの腺腫に比べ周辺組織への浸潤傾向が強い．

嫌色素性細胞が中心となり，一部にオンコサイトーマ様の好酸性細胞を混じる．極性のある均一な腫瘍細胞が類洞様構造をとり，特徴的な偽ロゼット様配列を示すことが多い．免疫染色では β-FSH，β-LH，α-subunit が比較的限られた領域に斑状に陽性となる．超微細構造では小型（50〜150 nm）の分泌顆粒が細胞膜に沿って分布する（図 9-10）．

9．ホルモン非産生下垂体腫瘍

ホルモン活性を示さない腫瘍で全下垂体腺腫の 1/3 に相当する．ヌル細胞腺腫 null cell adenoma，オンコサイトーマ，ゴナドトロフ腺腫よりなるとされる．臨床像はホルモン活性ではなく，腫瘍のマス効果によることが多い．腫瘍が大型化すると，下垂体組織の破壊の程度により種々の下垂体機能低下症をきたす．下垂体の破壊なく圧排が茎部に及ぶと，プロラクチン産生過剰による症状をきたすことがある．

ヌル細胞腺腫は，通常，嫌色素性細胞よりなり，びまん性ないし乳頭状配列を示す．電顕的にも Golgi 小体は減退し，分泌顆粒はほとんど見られない．通常，下垂体ホルモン産生は免疫組織学的に確認できないかあってもごくわずかである．オンコサイトーマは細胞質に豊富なミトコンドリアをもつが分泌顆粒はほとんど含まない（図 9-11）．ほかの多くにはゴナドトロフ腺腫が含まれている．SF-1 転写因子を発現し，性腺刺激ホルモン産生細胞への分化を示すとされている．ほかにホルモン産生はなく，形態的，免疫組織染色の表現型，細胞微細構

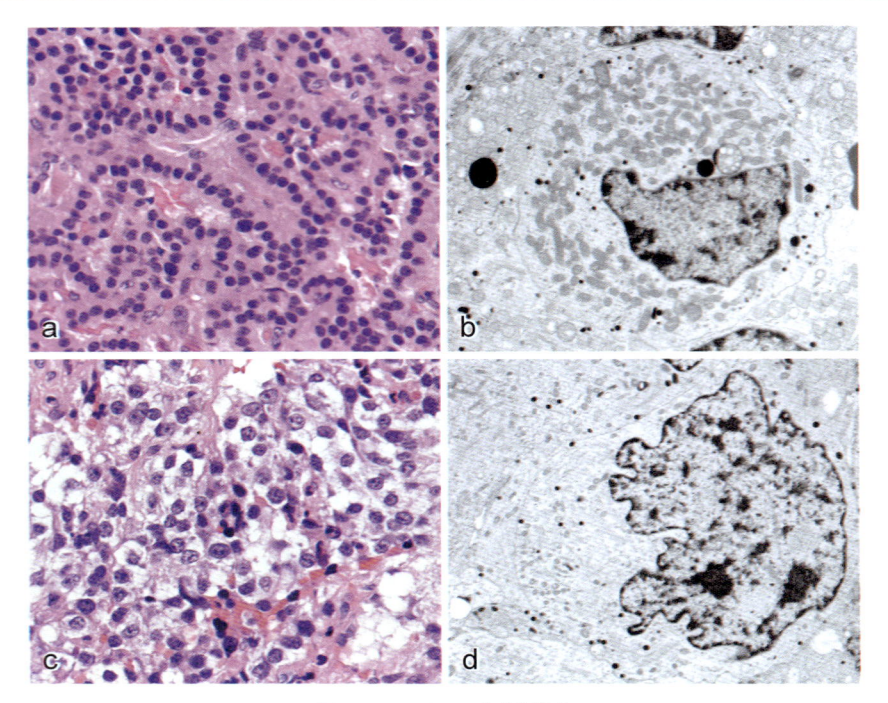

図 9-11 ホルモン非産生腫瘍
オンコサイトーマ：a. 好酸性で豊富な胞体と偏在する類円形核をもち，免疫組織染色ではホルモン産生陰性．b. 豊富なミトコンドリアとごく少数の分泌顆粒．ヌル細胞腺腫，c. 嫌色素性腫瘍，免疫組織染色でホルモン陰性．d. 豊富な細胞質，Golgi 小体の減退とごく少数の分泌顆粒を伴う．

造上いずれの下垂体細胞にも属さない低分化腺腫も含まれる．

10. 多ホルモン産生腺腫 plurihormonal adenoma：免疫組織染色により 1 つ以上のホルモン産生を証明しうるもののうち，GH，PRL，TSH 群あるいは LH，FSH 群など，分化系統が異なる下垂体細胞が分泌するホルモンの組み合わせからなるものを指す．臨床症状は産生されるホルモンによる．診断時マクロ腺腫であることが多く，しばしば腫瘍のマス効果が現れる．

嫌色素性細胞腫瘍の傾向がある．免疫組織染色により各種ホルモンの組み合わせがあるが，TSH，FSH，GH あるいは PRL 産生が最も一般的である．

家族性（遺伝性）下垂体腫瘍

全下垂体腫瘍の 5％程度を占めるまれな腫瘍である．多くはほかの内分泌疾患（腫瘍）を同時に発症する．いずれも特定の遺伝子異常が同定されている．

1. MEN1 症候群（多発性内分泌腫瘍症 1 型）：multiple endocrine neoplasia 1 syndrome）：AP-1/Jun に作用し AP-1 の転写活性を抑制するメニン menin 蛋白質の異常を原因とし，副甲状腺，膵島などの内分泌臓器に過形成や腫瘍が生じる．下垂体では 1/2～2/3 に腺腫が発生する．GH，PRL，ACTH 産生腫瘍を含むが，90％が PRL 産生腫瘍である．

2. MEN1-like 症候群：MEN1 の症状を呈するがメニンに異常を伴わない一群である．責任遺伝子異常は大半で不明である．一部に p27（KIP1）をコードする *CDKN1B* 遺伝子に変異が見つかる．

3. Carney 複合疾患：PKA regulatory subunit 遺伝子（*PRKAR1A*）の不活性化変異による常染色体優性遺伝を示す症候群で，心臓・皮膚の粘液腫，神経鞘腫，睾丸腫瘍とともに 10％に GH 産生下垂体腺腫を発症する．

4. AIP 症候群：AIP（aryl hydrocarbon receptor interacting protein）遺伝子異常により，GH 産生下垂体腺腫を発症する．

5. McCune-Albright 症候群：Gsα 蛋白質をコードする *GNAS* 遺伝子の異常から皮膚色素沈着，内分泌機能不全，多発性線維性骨異形成症をきたす．下垂体では過形成（GH，PRL 過剰分泌），腺腫を発症する．

下垂体腫瘍の成因

下垂体腫瘍の大半を占める非家族性（散発性）下垂体腫瘍の成因はまだよくわかっていない．マキューン・オルブライト症候群に合併する腫瘍を除き，家族性下垂体

腫瘍に見られる遺伝子異常は非遺伝性腫瘍の発生にほとんど関与しない．非家族性腫瘍の成因は家族性腫瘍と一線を画する．他臓器腫瘍では高頻度に見られる ras 癌遺伝子, p53, Rb 癌抑制遺伝子の遺伝子変異はまれである．

下垂体細胞の活性は視床下部でつくられる刺激因子により調節されている．受容体シグナルは G-蛋白質を介した細胞内伝達系が利用される．ホルモン刺激因子が受容体に結合すると，活性化した Gs 蛋白質はアデニリルシクラーゼ adenylyl cyclase を介し，細胞内にサイクリック AMP（cAMP）の産生を促す．またソマトスタチンなどの抑制因子は Gi 蛋白質を介し cAMP の産生を抑制する．このシステムを介し，細胞の増殖，ホルモン合成・分泌が調節される．したがって遺伝子異常を含め，下垂体刺激ホルモンによる過剰刺激，フィードバック抑制系の機能不全，および下流のシグナル伝達系・抑制系の異常が腫瘍発生の重要な因子と考えられている．

1．**増殖因子の異常**：繊維芽細胞成長因子 fibroblast growth factors（FGFs）受容体と細胞内シグナルは下垂体細胞の分化・発達に不可欠である．FGF-2 は腺腫に発現し，過剰発現は下垂体細胞の過形成をきたす．しかし，これらの増殖因子が直接，下垂体腫瘍の発生に関与している証拠は今のところない．

2．**下垂体刺激ホルモンの異常**：長期にわたる性腺機能低下症に引き続き，ゴナドトロフ腺腫が発生することがある．しかし，ほかのホルモン産生腺細胞の過形成からの腫瘍発生は知られていない．GHRF を産生する視床下部腫瘍，気管支・膵の内分泌腫瘍はソマトトロフ細胞の過形成をきたすが腺腫発生にはいたらない．原発性甲状腺機能障害も下垂体にサイロトロフ細胞の過形成を起こすが，腺腫への移行は報告がない．異所性 CRF 産生腫瘍も同様である．

3．**受容体シグナルの異常**：白人の GH 産生下垂体腺腫の 40％に第 201 または 227 アミノ酸残基の置換をもたらす Gsα の点変異が見つかる．変異は機能獲得型であり，自律性な増殖シグナルが持続することから腫瘍発生に強く関与すると考えられている．しかし，日本人では GH 産生下垂体腺腫の 5％にしか変異が見つからないなど，著明な人種差がある．また，散発性下垂体腺腫では，変異は GH 産生腫瘍に限られる．ほかのホルモン産生下垂体腺腫との関連は明らかではない．

4．**細胞周期調節の異常**：細胞周期の調節因子に関連した種々の遺伝子変異・分子異常が知られている．Rb 遺伝子ノックアウトマウスでは 100％に下垂体腫瘍が発生するが，ヒトでは Rb 遺伝子の異常はまれである．しかし，多くの下垂体腫瘍で Rb 蛋白を含めたエピジェネティック抑制機構に異常が見つかる．Rb, p15（INK46），p16（INK4a），GADD45γ などの遺伝子のプロモーター領域は高頻度（～90％）に過剰メチル化する．遺伝子サイレンシングから抑制系の機能低下が起こることから，腫瘍発生との関連が疑われている．

5．**転写因子の異常**：下垂体腫瘍形質転換遺伝子 pituitary tumor transforming gene（PTTG）の過剰発現：ラット下垂体腺腫から分離された PTTG 遺伝子産物の securin は染色体クロマチンの安定化に関与し，多くのヒト腫瘍，下垂体腺腫で過剰発現する．しかし，ヒト下垂体腺腫での遺伝子増幅・変異はなく，過剰発現が腫瘍発生の要因になっているのかはわかっていない．

下垂体機能不全

下垂体機能不全は下垂体ホルモンの分泌低下によって起こる病態である（**表 9-4**，p.571 参照）．下垂体組織の喪失，視床下部機能不全あるいは視床下部-下垂体経路の遮断に起因する．腺性下垂体には十分な予備能があるため，広範に下垂体組織が失われなければ（下垂体実質の 3/4 以上の破壊）ホルモン欠損症は現れない．原因で最も多いのはトルコ鞍内の下垂体腺腫，嚢胞あるいは転移性腫瘍による下垂体組織の圧排変性である．下垂体壊死は広範な脳傷害，脳循環障害，出血傾向，腫瘍浸潤，炎症，放射線照射，頭部外傷，外科手術，代謝疾患に付随して現れるが，外傷，クモ膜下出血によるものが最も多い（**図 9-12**）．下垂体機能不全症として尿崩症が中心となる症例では，ほぼすべてが視床下部病変（出血，壊死，腫瘍など）に起因する．

1．**単純萎縮**：加齢に伴う血流量低下による萎縮．各内分泌細胞が全般に減少する．

2．**Simmonds 症候群**：慢性に経過する重篤な汎下垂体機能障害．循環障害，炎症，腫瘍に併発する．女性に高頻度に発生する．

3．**Sheehan 症候群**：分娩後の下垂体壊死（産後型シモンズ症候群）．分娩時の大量出血の結果，高度の循環不全から下垂体に広汎な壊死をきたす．産後かなり経ってから生ずる Sheehan 症候群では下垂体に大きな変化は観察されない．妊娠時，主としてプロラクチン産生細胞が過形成になっており虚血に対する感受性が上がっているためと説明される．

4．**下垂体卒中** pituitary apoplexia：急激に起こる下垂体ないし下垂体腺腫への出血．頭痛と動眼神経圧排による複視の出現により特徴づけられる．腺腫内出血が原因となることが最も多い．下垂体不全をきたし，重篤な場合，致死的となる．

5．**下垂体茎切断**：頭部外傷に付随して起こる場合と外科的に切断する場合がある．茎は神経下垂体の経路であり神経下垂体障害をきたすが，下垂体門脈系が通るため前葉の血行が障害され，両葉に影響が及ぶ．尿崩症とプ

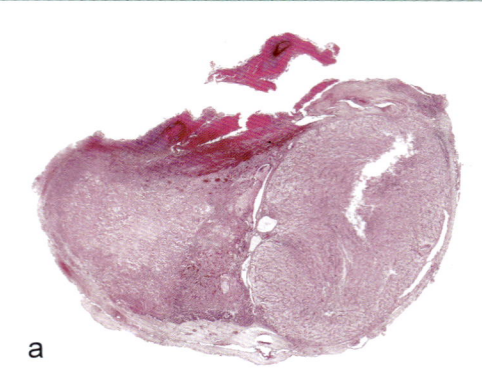

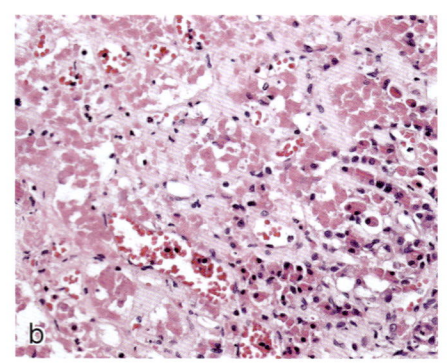

図 9-12　腺性下垂体壊死
a．クモ膜下出血に伴い下垂体茎部絞扼から腺性下垂体の広範な壊死を起こした症例．神経下垂体はほぼ正常に保たれている．b．一部に生存する下垂体腺細胞（好酸性細胞）と広範な壊死巣．
（写真提供：帝京大学溝の口病院 江口正信先生）

ロラクチン産生過剰・他ホルモン産生抑制を示す視床下部性の下垂体失調が起こる．

6．**代謝障害**：糖尿病では線維化をきたし，有意に下垂体重量が低下する．

7．**炎　症**：細菌性・ウイルス性髄膜炎の波及，結核，サルコイドーシスなどトルコ鞍内の肉芽腫形成により下垂体の組織破壊が起こる．

8．**リンパ球性下垂体炎（自己免疫性下垂体炎）** lymphocytic hypophysitis：主に腺性下垂体を侵すまれな自己免疫疾患．妊娠末期，産褥期の女性に好発する．下垂体部の腫瘤形成と種々の程度の下垂体機能障害を呈する．組織学的にはリンパ球・形質細胞主体の炎症細胞浸潤と腺性下垂体組織の破壊が見られる．胎盤と下垂体（下垂体ホルモン）間の交叉抗原性が関連するとの推定もあるが，成因はまだ明らかになっていない．

9．**Empty-sella（トルコ鞍空虚）**：拡張したトルコ鞍内に下垂体を認めない状態を指し，種々の原因により下垂体組織が破壊されることに起因する．鞍隔壁 diaphragma sella の欠損部に嵌頓したクモ膜が下垂体を圧排し下垂体の萎縮・トルコ鞍の拡張をきたす場合と，腺腫により拡張したトルコ鞍が手術・放射線などにより腺腫の摘除・退縮後そのまま残る二次的な病態がある．下垂体機能不全を起こす．

神経下垂体障害

神経下垂体障害では ADH の分泌障害に起因する尿崩症と過剰分泌による異常分泌症がある．

1．**尿崩症** diabetes insipidus：ADH 分泌障害は多尿を主訴とする尿崩症を起こす．視床下部-神経下垂体の障害および腎臓の ADH 感受性の低下から起こる．神経下垂体障害によるものは一次性（家族性，特発性）と二次性尿崩症がある．二次性尿崩症は脳腫瘍，出血，外傷，外科手術，炎症などの随伴症状として起こることが多い．原因となる腫瘍では松果体腫瘍や頭蓋咽頭腫が多く，下垂体腺腫は少ない．

2．**抗利尿ホルモン不適合分泌症候群** syndrome of inappropriate ADH（SIADH）：ADH の過剰分泌によりナトリウムの過剰排泄と水の再吸収過多により低ナトリウム血症と体内水貯留が起こる状態を指す．原因としては異所性 ADH 産生（ADH 産生腫瘍：肺小細胞癌など）が最も多い．次いで ADH 分泌を亢進させる薬剤，中枢神経の炎症性疾患などが原因になる．

他のトルコ鞍部の腫瘍・囊胞性病変

1．**ラトケ囊胞** Rathke cleft cyst（図 9-13）：ラトケ囊（頭蓋咽頭管）遺残組織からトルコ鞍内外に形成される囊胞性病変である．無症候性に経過し，剖検などにより偶然発見される．時に巨大化し，トルコ鞍を越えて拡大すると視床下部，視交叉などを圧排するようになる．視野狭窄，尿崩症，下垂体機能低下症，水頭症などの臨床症状を現す．囊胞は線維性壁構造をもち，一層の線毛円柱上皮により裏打ちされる．粘液を貯留する杯細胞を含むことがある．

2．**類表皮囊胞** epidermal cyst：鞍上部，傍鞍上部に発生することが多い．小脳橋角にも好発し，脳室内にも見られる．皮膚などで見られるものと同様の組織像を呈し重層扁平上皮に裏打ちされ，層状角化物を満たす．

3．**頭蓋咽頭腫** craniopharyngioma（図 9-14）：ラトケ囊（あるいは頭蓋咽頭管）より発生する良性の囊胞性腫瘍．脳腫瘍の 3％前後を占める．悪性化は極めてまれである．小児ではグリオーマに次いで多く，重要な腫瘍である．トルコ鞍上部に最も多く発生する．腫瘍のマス効

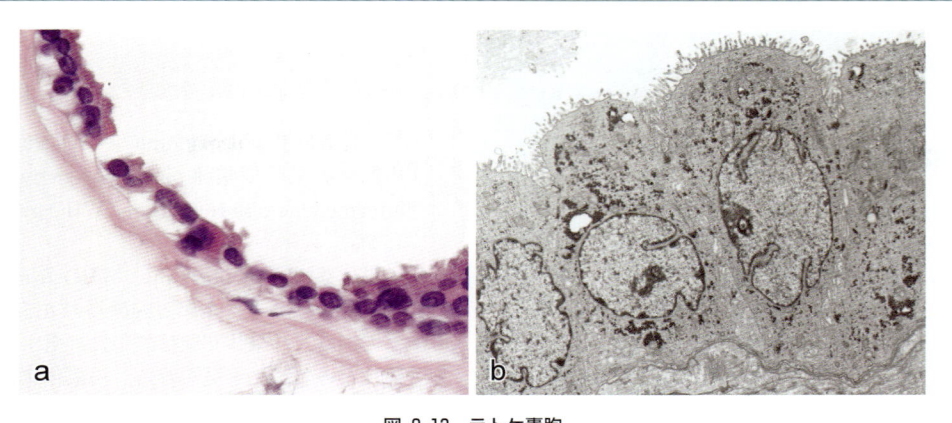

図 9-13 ラトケ嚢胞
a. 薄い線維性壁構造と一層の線毛円柱上皮による裏打ちを見る．b. ラトケ嚢胞線毛円柱上皮の超微形態．

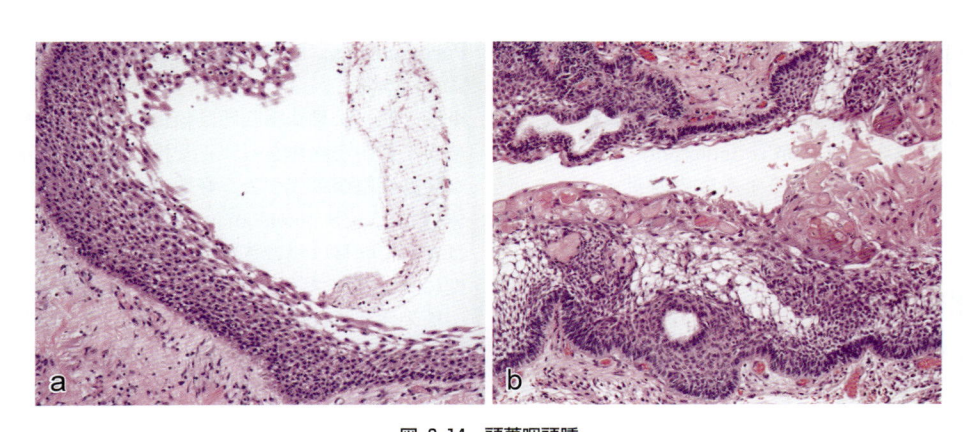

図 9-14 頭蓋咽頭腫
a. 扁平上皮型：高分化扁平上皮を裏打ち構造とする嚢胞性病変．b. エナメル上皮型：腫瘍細胞は腫瘍胞巣の辺縁部で柵状に，腫瘍胞巣内では星芒状に配列する．角化扁平上皮細胞胞巣を含む．

果による視野障害，下垂体機能不全症，小人症，水頭症などをきたす．嚢胞には機械油様の内容を含み，石灰化する．組織型は顎のエナメル上皮腫に類するエナメル上皮型（adamantinomatous type）と扁平上皮型（あるいは乳頭型 papillary type）に分かれる．エナメル上皮型は小児，成人ともに見られる．腫瘍細胞は大小の充実胞巣を形成し，辺縁部で円柱状，柵状に配列し，胞巣内部は星芒状，多角形となる．角化する扁平上皮化生巣を伴う．扁平上皮型はもっぱら成人に発生する．高分化の重層扁平上皮が乳頭状（偽乳頭状）に増生する．

4．**胚細胞腫** germinoma：異所性胚細胞腫瘍，奇形腫がみられる．

5．**その他まれな腫瘍**：神経節細胞腫 gangliocytoma，脊索腫 chordoma，髄膜腫 meningioma，顆粒細胞腫 granular cell tumor など，まれな腫瘍が発生する．神経節細胞腫は小児，若年者の側頭葉に多いが，視床下部，トルコ鞍内にも発生する．神経膠組織を背景とした大型神経細胞を構成成分とする．下垂体腺腫と混合することがあり，GHRH を産生すると末端肥大症を呈する．下垂体領域の顆粒細胞腫は下垂体後葉に好発し，他所に発生する同名の腫瘍と形態上同質である．極めてまれな下垂体細胞腫 pituicytoma とともに下垂体後葉の下垂体細胞 pituicyte に由来すると推定されている．

6．**転移性腫瘍** metastatic tumov：頭蓋内腫瘍で最も頻度が高いのは転移性腫瘍であるが，トルコ鞍部の転移性腫瘍も比較的多く，全体の3〜5％を占める．原発部位としては乳腺，肺，消化管が多い．

B 松果体

1．松果体の構造と機能

松果体 pineal gland は脳の第三脳室の上後壁正中部に突出する 100〜180 mg, 8〜10 mm 大の小器管である．松果体細胞と神経膠細胞（間質細胞）が集簇する小葉構造をとる．成人では石灰化（脳砂）を伴う（図 9-15）．

松果体細胞は網膜の光受容体細胞に類似し，下等な脊椎動物では光受容体として作用すると考えられているが，ヒトなどの高等哺乳類ではその性格は失われている．松果体はメラトニン melatonin を分泌する内分泌臓器として機能し，日内リズムや性腺の成熟に関与する．メラトニンは夜間に血中（松果体内）濃度が上昇し，昼間は低下する．血中濃度の上昇は睡眠を誘導する．また，視床下部，下垂体に作用し，性腺刺激ホルモンの分泌を抑制する．メラトニンは松果体以外にも多数の臓器で産生される．網膜・視床下部経路 retinohypothalamic tract を介しメラトニン産生を調節する体内時計 circadian clock が形成される．

2．松果体の病変

松果体病変で最も重要なのは腫瘍である．過半数（50〜70％）が胚細胞腫瘍 germ cell tumor で，15〜30％を松果体実質細胞性腫瘍 pineocytic tumor が占める．加えて囊胞性病変がある．

松果体腫瘍

◆定　義：松果体実質腫瘍 pineal parenchymal tumor は，以下の3群に分ける．

①松果体細胞腫 pineocytoma（WHO grade Ⅰ）（20％）
②中間型松果体細胞腫 pineal parenchymal tumor of intermediate differentiation（WHO grade Ⅱ & Ⅲ）（50％）
③松果体芽腫 pineoblastoma（WHO grade Ⅳ）（30％）

発生に性差はなく，全頭蓋内腫瘍の 0.5％程度のまれな腫瘍である．松果体芽腫は若年に好発するが，松果体細胞腫はどの年齢にも見られる．松果体芽腫はまれに両側性網膜芽細胞腫に合併することがある（trilateral retinoblastoma）．

腫瘍のマス効果による脳圧亢進症状，水頭症などが初発症状となる．進行し脳幹部を圧排するとパリノー徴候 Parinaud sign，眼振，運動失調などの神経症状を呈するようになる．

◆形　態：松果体細胞腫は線維性間質組織を背景とし，境界不鮮明な胞体をもつ正常松果体細胞に類似した均一な腫瘍細胞が集簇する．好酸性胞体領域を取り囲む松果体様ロゼット pinealomatous rosette を伴う．核分裂像はまれで転移は起こさない．免疫組織染色では種々の程度にシナプトフィジン，NSE，NFP が陽性となる．

松果体芽腫は髄芽腫様のより未分化な小型細胞が充実性・浸潤性に増生する（blue cell 腫瘍）．急速に増殖し周囲組織を侵す．神経芽腫様の Hormer-Wright 型あるいは網膜芽細胞腫に類した Flexner-Wintersteiner 型のロゼットを形成する．中間型は松果体細胞腫と松果体芽腫の中間移行型であるが，松果体実質細胞腫の過半数を占める（図 9-16）．

松果体細胞腫は転移をきたさず予後は良好であるが，松果体芽腫を含めたほかの松果体実質細胞腫は進行性で

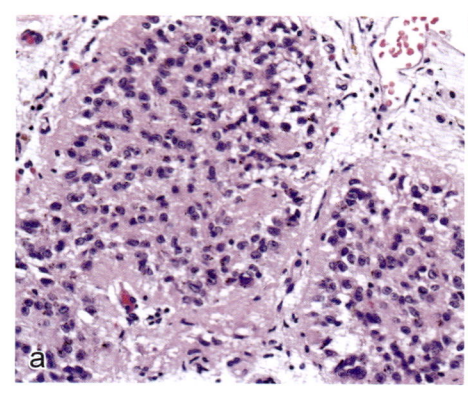

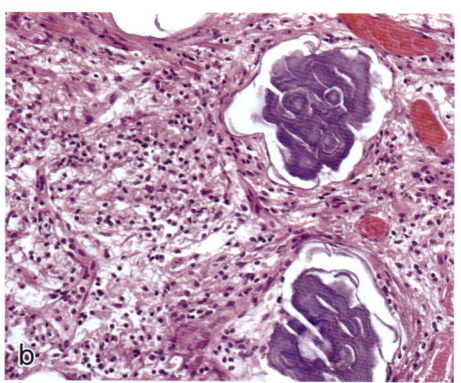

図 9-15　松果体
a．中等度大の類円形核をもつ松果体細胞が索状に配列する．b．成人では石灰化巣（脳砂）を伴う．

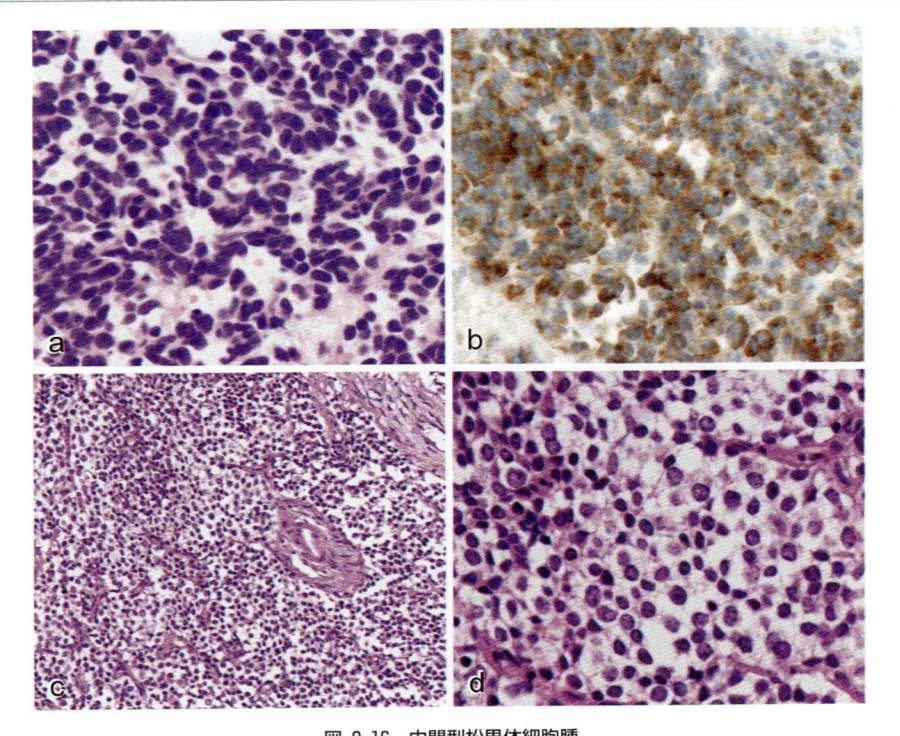

図 9-16 中間型松果体細胞腫
a. 小型類円形細胞が充実性に配列しわずかにロゼット様配列を示す．b. 免疫組織染色（シナプトフィジン陽性）．c, d. 比較的豊富な胞体をもつ腫瘍細胞が毛細血管網に囲まれるより分化した領域．

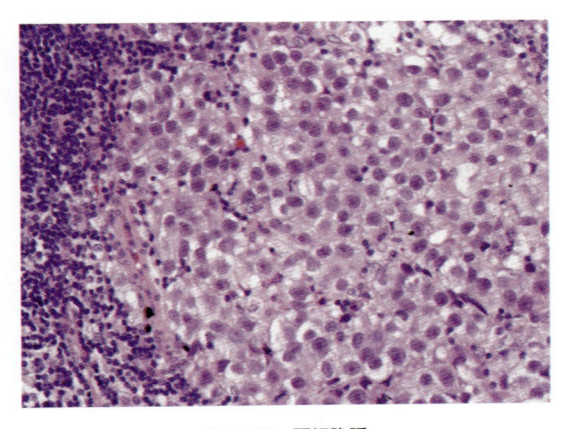

図 9-17 胚細胞腫
類円形核と豊富な淡明胞体をもつ腫瘍細胞の充実性胞巣と小型リンパ球浸潤を伴う 2 細胞パターンを見る．

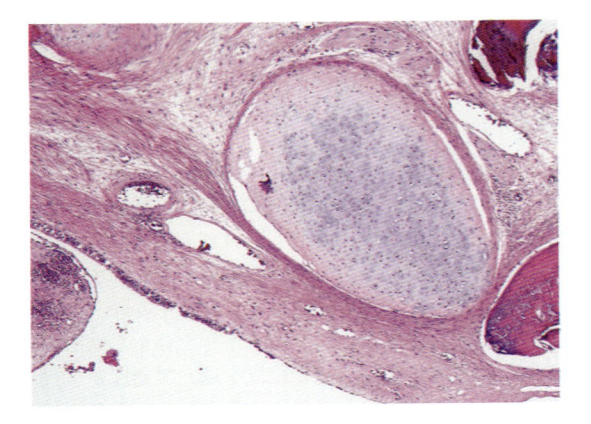

図 9-18 成熟奇形腫
軟骨，骨組織，線毛上皮を伴った気管支様構造を含む組織．
（写真提供：帝京大学医学部病理学講座 近藤福雄先生）

5年生存率は50%程度と報告されている．
　胚細胞腫瘍は，全頭蓋内腫瘍の0.3〜3.4%を占める．アジア地域では発生頻度が他地域に比べ高い．組織像は生殖器，縦隔に発生する同種の腫瘍と基本的に同じである．頭蓋内では大半が松果体部，次いでトルコ鞍部（神経下垂体部）に発生する．以下の腫瘍が見られる．

①胚細胞腫 germinoma （図 9-17）
②奇形腫 teratoma （成熟，未熟，図 9-18）
③卵黄嚢腫瘍 yolk sac tumor （図 9-19）
④混合芽細胞腫 mixed germ cell tumor
⑤胎児性癌 embryonal carcinoma
⑥絨毛癌 choriocarcinoma

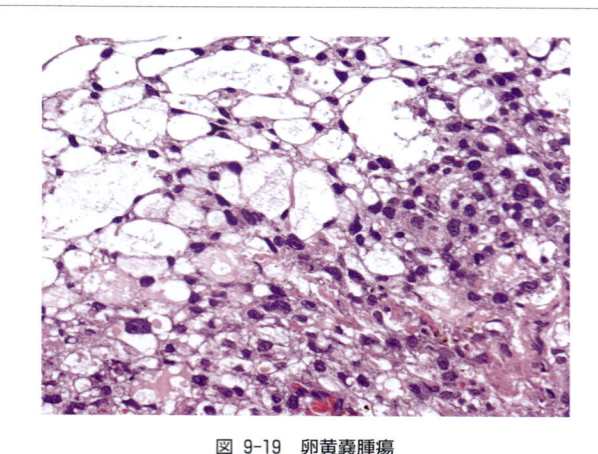

図 9-19　卵黄嚢腫瘍
未熟内胚葉様腫瘍細胞が網眼状，嚢胞状配列を示す．

頻度は胚細胞腫，奇形腫，卵黄嚢腫瘍の順に高く，絨毛癌は極めてまれである．

胚細胞腫は80～90％が25歳以下の若年男性の松果体部，鞍上部に発生する．神経下垂体部に発生すると尿崩症を起こす．精巣のセミノーマ seminoma，卵巣の未分化胚細胞腫 dysgerminoma に相当し，大型類円形核をもつ明細胞が充実性胞巣を形成する．種々の程度にリンパ球浸潤を伴う2細胞パターンを示す．

ほかの腫瘍は精巣，卵巣の同名腫瘍と同質の組織像を呈する．

嚢胞性病変（松果体嚢胞）は，松果体内に発生する非腫瘍性病変である．松果体領域の境界明瞭な1～3cmの腫瘤として非症候性に発見される．周辺に松果体組織を残し，内側は細胞成分に乏しい線維組織よりなる．上衣細胞の裏打ちはない．胎生期に第三脳室の嵌入により形成されるとの説がある．

C 甲状腺

1. 甲状腺の発生異常

無形成／片葉欠損／低形成
agenesis／hypoplasia／hemiagenesis

無形成や低形成では生後早期に甲状腺機能低下症状が出現するが，片葉欠損では無症状に経過し，手術や超音波検査などで偶然に見いだされることがある．

異所性（迷入）甲状腺
ectopic（aberrant）thyroid tissue

◆定　義：本来存在しない部位に認める甲状腺組織．迷入甲状腺 aberrant thyroid とも呼ばれている．

◆発生機序：甲状腺は胎生期に舌後方部から発生し，頸部正中を下降し，本来の位置に達する．その際，本来の甲状腺の位置に達する前に途中で下行を停止した甲状腺組織や反対に本来の甲状腺の位置を越えて過度に下行した組織が異所性甲状腺として見いだされる．舌部甲状腺 lingual thyroid は舌の後部に発生した甲状腺原基がそのまま遺残したものである（図9-20）．一方，過度に下降した例としては胸腔内や心臓内に甲状腺組織を見いだすことがある．横隔膜より下の臓器あるいは組織内でもまれながら認められ，現在まで十二指腸，膵，胆嚢，副腎，肝門部などで報告がある．

◆臨床的事項：異所性甲状腺からは甲状腺腫瘍（濾胞癌，乳頭癌，未分化癌，好酸性細胞腺腫など）の発生も報告されている．

また，甲状腺癌や食道癌，肺癌の手術の際に切除され

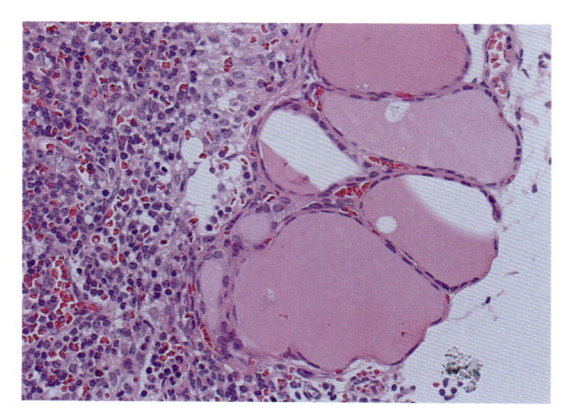

図 9-20　リンパ節内甲状腺
正常甲状腺組織がリンパ節内に見いだされるが，甲状腺乳頭癌の転移の可能性が高い．

た所属リンパ節中に少量の異型性に乏しい甲状腺濾胞が認められることが少なくない（図9-21）．この甲状腺濾胞は側迷入甲状腺 lateral aberrant thyroid と呼ばれている．この頸部リンパ節内の甲状腺濾胞の意義については議論があるが，リンパ節に転移した乳頭癌濾胞の一部がしばしばまったく異型性を示さないことや発生学的にリンパ節と甲状腺の関連が乏しいことなどから，甲状腺乳頭癌の転移の可能性が高いと考えられている．

甲状舌管嚢胞 thyroglossal duct cyst
◆定　義：胎生期に甲状腺が舌後方部から頸部に下降す

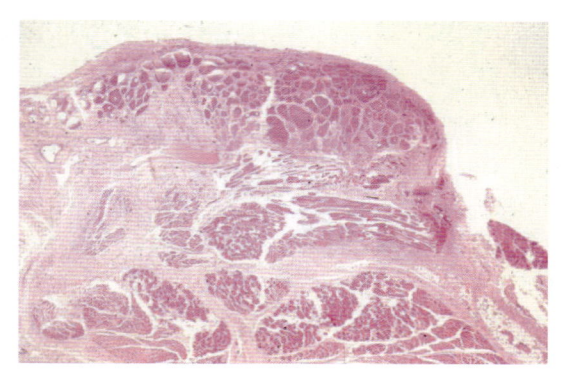

図 9-21 舌根部異所性甲状腺
舌の筋肉内に正常甲状腺組織が認められる.

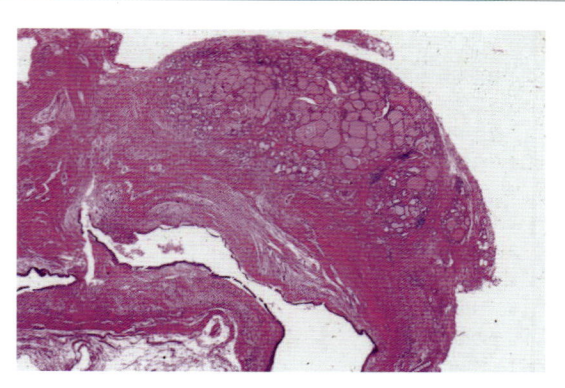

図 9-22 甲状舌管嚢胞
嚢胞に隣接して正常甲状腺組織を認める.

る際に，遺残した甲状舌管に由来する嚢胞である．
◆形　態：嚢胞の大きさは，通常直径 1～4 cm であるが，まれに直径 10 cm を超えるものもある．内部には薄い粘液状物質を容れ，外部との連続はない．嚢胞の内面には，呼吸上皮あるいは重層扁平上皮が覆っている場合が多いが，移行上皮やいくつかの上皮が混合して認められることもある（**図 9-22**）．嚢胞壁には少量の甲状腺組織を見ることが多い．文献的には甲状舌管嚢胞の 63% に甲状腺組織を認めたとの報告がある．甲状舌管嚢胞壁に見られる甲状腺組織や壁内には C 細胞は見られない．極めてまれであるが，甲状舌管嚢胞の甲状腺組織から発生した濾胞腺腫や乳頭癌，未分化癌の報告がある．
◆臨床的事項：甲状舌管の遺残は成人の 7% に認められることが報告されている．甲状舌管嚢胞は小児や若年成人に発生することが多いが，すべての年齢で発生する．臨床症状としては，無痛性の腫瘤として自覚されることが多い．好発部位は，舌骨下が最も多いが，舌骨上にも約 1/5 の症例で認められ，さらに舌根部にも報告されている．いずれも前頸部正中部であることから，本嚢胞は正中頸嚢胞 median cervical cyst とも呼ばれる．

鰓性嚢胞 branchial cleft cyst
◆定　義：リンパ上皮性嚢胞 lymphoepithelial cyst と同義語である．甲状舌管嚢胞が正中部から発生する嚢胞であるのに対して，鰓性嚢胞は前頸部側部で，胸鎖乳突筋の前縁に沿って認められる．極めてまれではあるが，甲状腺内にこの嚢胞を認めることがある．
◆形　態：組織学的に嚢胞壁は種々の厚さの結合組織からなり，その内面を覆う上皮は多くの場合，重層扁平上皮で，時に円柱上皮細胞のこともある．上皮の下にはよく発達したリンパ組織を認め，胚中心を伴うリンパ濾胞が形成されている（**図 9-23**）．鰓性嚢胞の壁や周囲には甲状腺組織は見ないのが普通である．

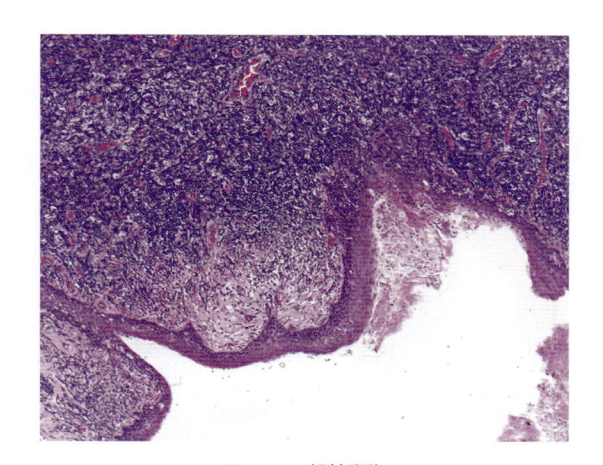

図 9-23 鰓性嚢胞
内面を覆う上皮は重層扁平上皮で，上皮の下にはよく発達したリンパ組織を認める．

2．甲状腺の炎症

甲状腺炎 thyroiditis は**表 9-7** に示すように，急性，亜急性，慢性，その他に分類されるが，これは同一の疾患の経過の違いを示しているのではなく，それぞれが異なる独立した疾患であることを理解しなければいけない．

急性化膿性甲状腺炎 acute suppurative thyroiditis
◆定義と形態：急性化膿性甲状腺炎は若い男性に見られるまれな疾患である．局所が発赤し，疼痛を伴う．甲状腺内および周囲組織には膿瘍の形成が認められる（**図 9-24**）．
◆臨床的事項：病原菌としてはブドウ球菌によることが多いが，サルモネラ菌などによる本症の報告例も認められる．感染経路が特徴的で，甲状腺内あるいは周囲に達する咽頭梨状窩瘻 pyriform sinus fistula が証明されるこ

表 9-7　甲状腺炎
1．急性化膿性甲状腺炎
2．亜急性（ドゥ・ケルバン）甲状腺炎
3．慢性甲状腺炎
　1）橋本病
　　　　線維亜型
　2）無痛性甲状腺炎
　3）出産後甲状腺炎
　4）リーデル甲状腺炎
　5）触診甲状腺炎
4．その他の甲状腺炎
　1）放射線性甲状腺炎
　2）薬剤性甲状腺炎（diphenylhydantoin, amiodarone など）
　3）感染性甲状腺炎（真菌症など）
　4）マラコプラキア

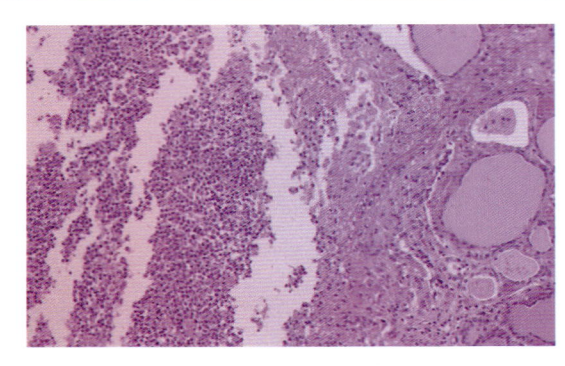

図 9-24　急性化膿性甲状腺炎
膿瘍を形成する．

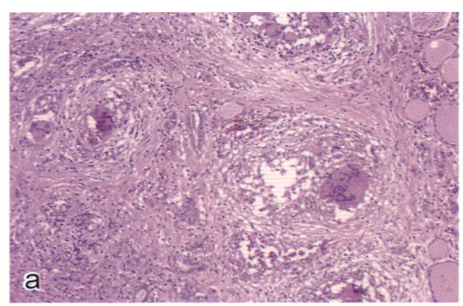

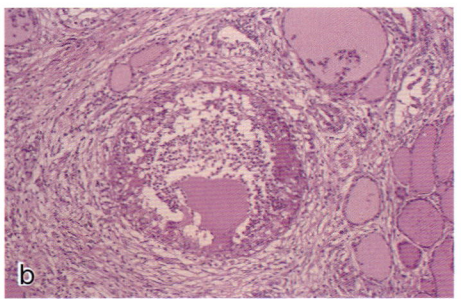

図 9-25　亜急性甲状腺炎
a．甲状腺組織内に肉芽腫形成を認める．甲状腺濾胞は崩壊・消失が目立つ．
b．肉芽組織内や崩壊濾胞腔内には多核巨細胞が出現する．

とが多い．病変は左側に起きることが多く，また再発性である．そのため，造影で瘻孔を確認したのち，感染経路である瘻孔の切除術が必要である．

亜急性甲状腺炎/ドゥ・ケルバン甲状腺炎
　　　subacute thyroiditis/de Quervain thyroiditis
◆定　義：原因不明の肉芽腫性甲状腺炎である．1904年にドゥ・ケルバンによって記載された疾患で，肉芽腫性甲状腺炎 granulomatous thyroiditis あるいは巨細胞性甲状腺炎 giant cell thyroiditis とも呼ばれる．
◆発生機序：本症は感冒様症状に続発して出現することから，感染，特にウイルス感染（流行性耳下腺炎ウイルス，麻疹ウイルス，コクサッキーウイルス，インフルエンザウイルス）が疑われている．しかしながら，現在もなお原因は特定されるにいたっていない．
◆形　態：肉眼的に病変部は限局性で，境界不明瞭である．組織学的には，好中球やリンパ球などの炎症細胞の浸潤と間質結合組織増生が目立ち，濾胞の崩壊・消失と肉芽腫形成を伴っている（図 9-25a）．特徴的なのは，濾胞内にコロイドを貪食した多核巨細胞が出現することである（図 9-25b）．肉芽腫は線維化によって修復され，再生濾胞がそこに出現してくる．
◆臨床的事項：比較的まれな疾患である．女性に好発し，年齢は 30～50 代に多く見られる．本症の発症は季節差があって夏に多く，感冒様症状，局所の緊張と圧痛，嚥下障害などが特徴的である．また血中の甲状腺ホルモンの上昇があるが，^{131}I uptake は抑制される．本症は数週間～1 か月程度で自然治癒する．病巣が結節として触れることもあるが，腫瘍特に癌と誤認してはならない．

橋本病　Hashimoto disease
◆定　義：甲状腺組織における代表的な臓器特異的自己免疫疾患である．日本人の名前が冠せられた最も有名な疾患で，橋本策博士が 1912 年に本症をリンパ球性甲状腺腫 struma lymphomatosa として記載したことによる．橋本病の同義語には，橋本甲状腺炎 Hashimoto thyroi-

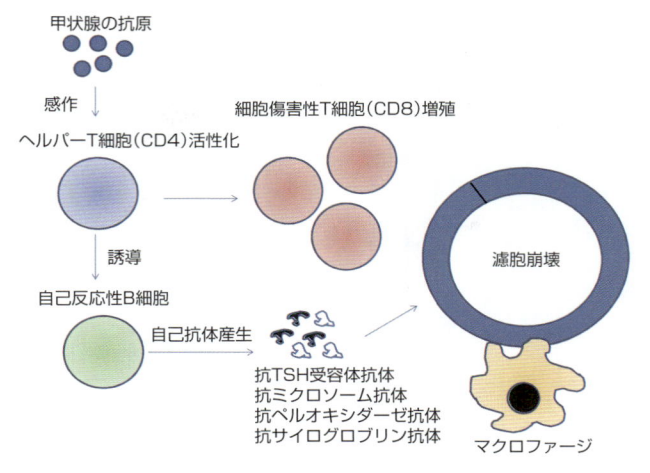

図 9-26　橋本病の発症メカニズム
甲状腺の抗原に感作されたヘルパーT細胞（CD4）の活性化が起こり，細胞傷害性T細胞（CD8）の増殖を促進し，濾胞上皮細胞を破壊する．また，MHCクラスⅡ分子（HLA-DR，DP，DQ）の発現誘導から，甲状腺内にリンパ球が多数出現する．一方，活性化されたヘルパーT細胞は，自己反応性B細胞を誘導し，甲状腺ミクロソーム，ペルオキシダーゼ，サイログロブリン，TSH受容体などに対する自己抗体が産生される．

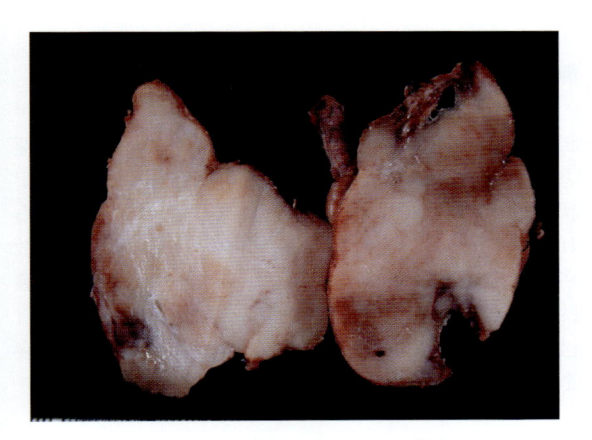

図 9-27　橋本病甲状腺の割面肉眼所見
甲状腺は硬く腫大し，割面では一様に灰白色を示している．

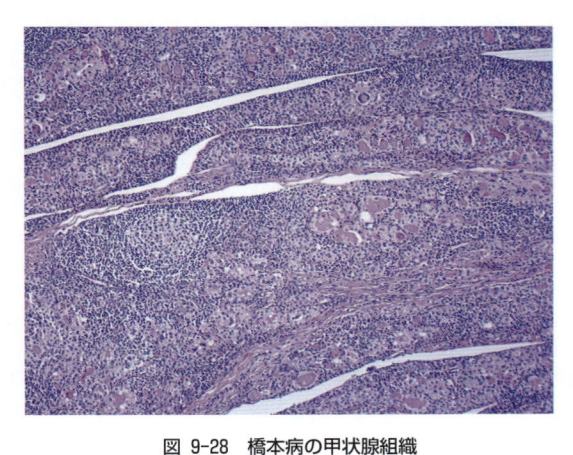

図 9-28　橋本病の甲状腺組織
濾胞は萎縮，崩壊し，リンパ濾胞の形成を伴う多数のリンパ球の浸潤を認める．また，リンパ管の拡張も目立つ．

ditis，リンパ球性甲状腺炎 lymphocytic thyroiditis，自己免疫性甲状腺炎 autoimmune thyroiditis などがある．

◆**発生機序**　図 9-26 に橋本病の発症メカニズムを図示化した．その発症機序には細胞免疫と液性免疫の両方が関与する．細胞性免疫としては，甲状腺の抗原に感作されたヘルパーT細胞の活性化が起こり，細胞傷害性T細胞の増殖を促進し，濾胞上皮細胞を破壊する．また，MHCクラスⅡ分子（HLA-DR，DP，DQ）の発現誘導から，甲状腺内にリンパ球が多数出現する．一方，液性免疫としては，活性化されたヘルパーT細胞が自己反応性B細胞を誘導し，甲状腺ミクロソーム，ペルオキシダーゼ，サイログロブリン，TSH受容体などに対する自己抗体が産生される．

◆**形　態**：典型例では，甲状腺は硬くびまん性に腫大し，表面はいくぶん凹凸不整を呈する．割面は灰白色で，コロイド光沢が消失している（図9-27）．甲状腺の腫大は一様ではなく，20〜30gの正常甲状腺とほぼ同様の大きさのものから100gを超えるものまである．橋本病甲状腺の組織学的特徴は，①濾胞の萎縮，崩壊，②濾胞上皮細胞の腫大，特に好酸性変化，③リンパ球や形質細胞の

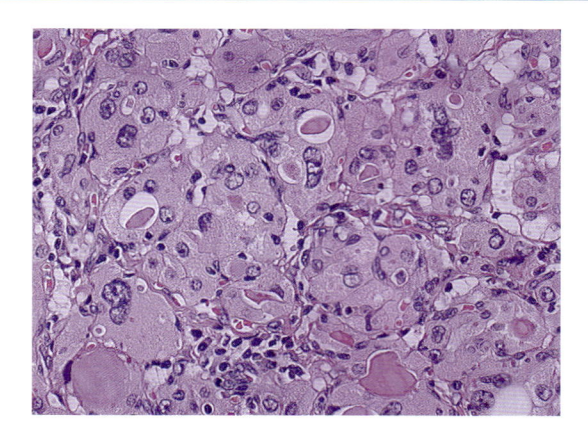

図 9-29　橋本病甲状腺のヒュルトル細胞（好酸性細胞）
ヒュルトル細胞は，エオジン好性の顆粒を有する広い細胞質をもつ．

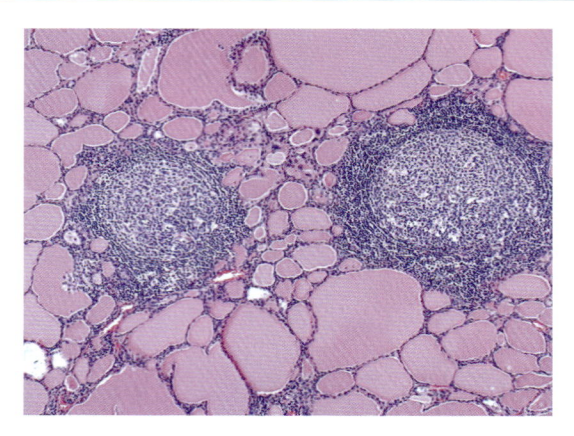

図 9-30　散在性甲状腺炎
リンパ球の浸潤は局所的で，上皮の変化も乏しい．

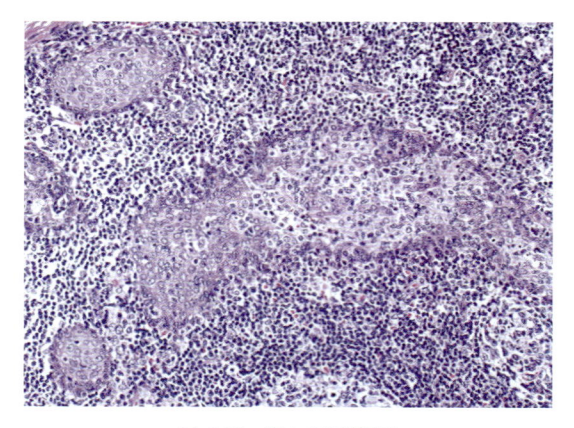

図 9-31　橋本病線維亜型
線維増生とリンパ球浸潤および上皮の扁平上皮化生が目立つ．

浸潤とリンパ濾胞の形成，④間質の線維化とリンパ管の拡張などがあげられる（図9-28）．典型的な橋本病では，①～④の組織学的変化が甲状腺全体にわたり，びまん性に認められ，組織学的に正常な濾胞はまったく認められなくなる．②の好酸性細胞は細胞質内のミトコンドリアの増加によるもので，一般的にヒュルトル細胞 Hürthle cell として知られている（図9-29）．

一方，炎症細胞の浸潤や濾胞の変化が局所的にしか認められないものは，散在性甲状腺炎 focal thyroiditis と呼称し，びまん型と分けることもある（図9-30）．

線維亜型 fibrous variant：橋本病の中で特に線維増生の強いもので，より高齢者に発症し，甲状腺機能低下症に陥りやすい．橋本病の12％を占める．この型の橋本病では，甲状腺は極めて硬く，しばしば悪性腫瘍が疑われる．組織学的に濾胞の崩壊，消失が著しく，強い線維増生を伴っている．本症の組織学的に重要な所見は，残存濾胞が扁平上皮化生を示すことである（図9-31）．この扁平上皮化生巣は甲状腺組織内に散在性に認められる．本亜型はリーデル甲状腺炎 Riedel thyroiditis との鑑別が問題となるが，線維の増生が甲状腺内にとどまることや，閉塞性血管炎が見られないことなどから鑑別される．

無痛性甲状腺炎　painless thyroiditis

一過性の甲状腺中毒症状を呈し，臨床経過も亜急性甲状腺炎のそれと類似する．Volpe は無痛性甲状腺炎を亜急性甲状腺炎の1型として報告した．しかし，亜急性甲状腺炎で特徴的な局所の疼痛や血沈の促進などが認められず，また組織学的には，リンパ球のびまん性ないし散在性の浸潤を認め，亜急性甲状腺炎の特徴である肉芽腫性変化は認めない．また，サイログロブリンに対する自己抗体が上昇することもある．それゆえ，Woolf は本症を自己免疫性甲状腺炎の範疇に入れるべきとしている．

出産後甲状腺炎　postpartum thyroiditis

自己免疫性甲状腺炎の発症は出産後に増加する．これを出産後自己免疫性内分泌症候群あるいは出産後甲状腺炎と呼ぶ．出産後甲状腺炎は産婦の4～8％に見られることが報告されている．組織学的にはリンパ球の浸潤を伴う甲状腺炎を認める．

リーデル甲状腺炎　Riedel thyroiditis

1896年に Bernhard Riedel が記載した疾患である．浸潤性線維性甲状腺炎 invasive fibrous thyroiditis とも呼ばれている．極めてまれな疾患で，甲状腺手術材料の0.1％に満たない．本症の約1/3では硬化性胆管炎，後腹膜の線維化，縦隔の線維化，眼窩の偽腫瘍，限局性の肺線維化，線維性耳下腺炎などを合併することから，多

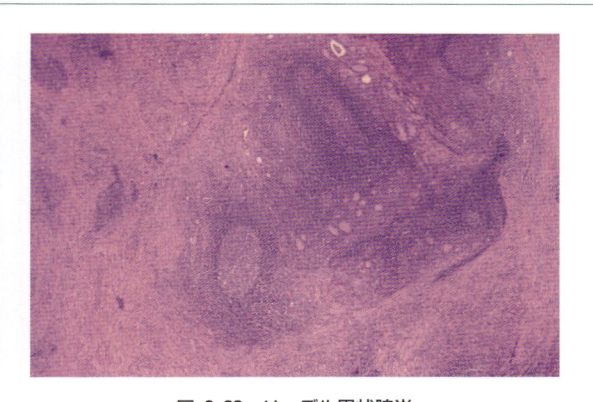

図 9-32 リーデル甲状腺炎
線維化とともにリンパ球，形質細胞，組織球の浸潤が認められる．

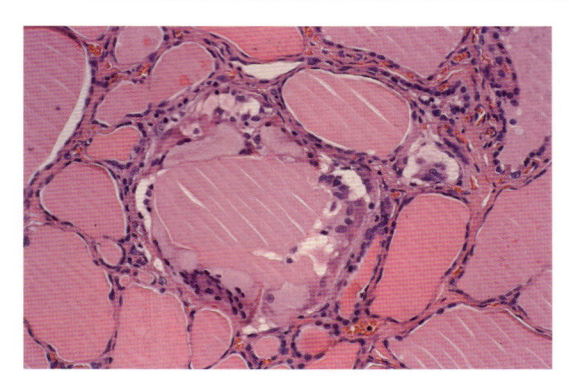

図 9-33 触診甲状腺炎
濾胞内に多核巨細胞が出現し，周囲には軽度の線維化を認める．組織学的には濾胞炎といえる所見である．

中心性線維硬化症 multifocal fibrosclerosis の疾患概念に入るともいえる．組織学的には膠原線維の増生が主体で，甲状腺周囲の筋，神経，気管などを巻きこんでいるのが特徴といえる．リンパ球，形質細胞，組織球の浸潤が認められ，時に好酸球も認められる（図 9-32）．本症は橋本病の線維亜型や亜急性甲状腺炎あるいは甲状腺未分化癌との鑑別が問題となる．

触診甲状腺炎 palpation thyroiditis

触診甲状腺炎は術前の触診などの物理的な刺激がくり返されることによって起こる．そのため，腫瘍周囲の甲状腺組織内に見ることが多く，その頻度は高い．組織学的には，数個ないしは単一の濾胞内にコロイドを貪食するためと思われるマクロファージが集積し，多核巨細胞も出現する（図 9-33）．また濾胞周囲の間質にも肉芽性変化を見ることがある．組織像は多核巨細胞も出現することから亜急性甲状腺炎に類似するが，極めて小規模であり，甲状腺内に散在して認められ，多発性肉芽性濾胞炎 multifocal granulomatous folliculitis ともいえる像である．本症の臨床的意義は乏しい．

その他の甲状腺炎

その他の甲状腺炎 other thyroiditis としては薬剤性（diphenylhydantoin, amiodarone など），放射線性・感染性（真菌症など）甲状腺炎，マラコプラキアなどがあるが，いずれもまれなものである．

3．甲状腺の過形成

腺腫様甲状腺腫 adenomatous goiter

◆定　義：甲状腺に多発性の結節を形成する過形成病変である．本症の同義語として，結節性過形成 nodular

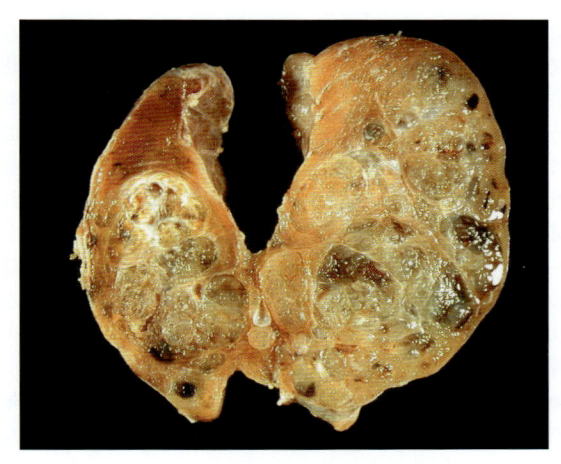

図 9-34 腺腫様甲状腺腫の割面肉眼所見
甲状腺は著しく腫大し，多数の結節により占められている．結節にはコロイド光沢が目立つ．

hyperplasia, 多結節性甲状腺腫 multinodular goiter, 腺腫様過形成 adenomatous hyperplasia などがある．2個以上結節があるものを腺腫様甲状腺腫，単発なものを腺腫様結節 adenomatous nodule と呼ぶ．

◆発生機序：原因不明である．軽度のヨード不足，軽度のホルモン合成障害，腎臓からのヨードの排泄増加，甲状腺刺激免疫グロブリンなどが考えられているが，決め手に乏しい．

◆形　態：肉眼的には多結節性甲状腺腫 multinodular goiter を示す．甲状腺の重さは 30 g 程度のものから時に 200 g を超える大きなものまで幅がある．甲状腺の表面は凹凸不整で，割面では多数の結節形成を認める（図 9-34）．個々の結節は多様で，通常は被膜を欠くが，部分的に被膜を有するものや腺腫のように完全に被膜に被包される結節まで認められる（図 9-35）．結節の内部には

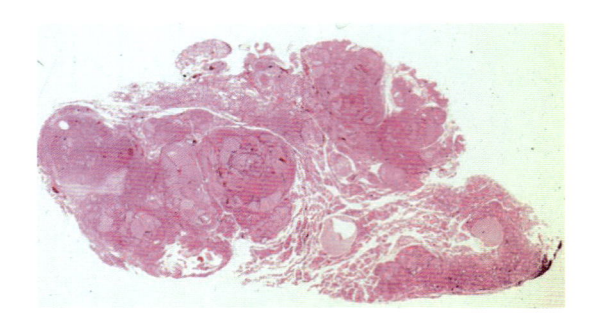

図 9-35　腺腫様甲状腺腫の組織像
コロイドを充満した大型の濾胞の増殖からなる結節を認める．結節周囲には線維性の被膜は見られない．

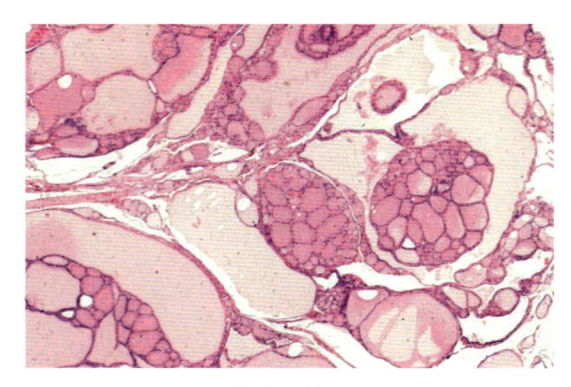

図 9-36　腺腫様甲状腺腫の組織像
大きな濾胞の中に小型の濾胞が増生する所見（Sanderson polster）を認める．

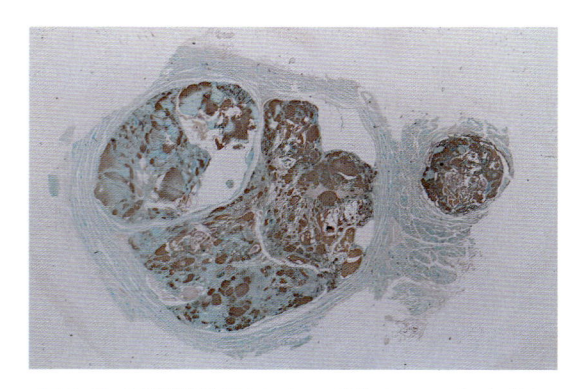

図 9-37　過機能性結節のトリヨードサイロニン（T3）染色
結節だけに T3 陽性所見を認め，結節周囲の甲状腺組織は陰性化している．

ゼラチン様の黄褐色コロイドが充満しているが，しばしば，出血や瘢痕様の結合組織増生を伴う．また囊胞化を示すこともまれでない．ちなみに，甲状腺内に認められる囊胞の大部分は，腺腫様甲状腺腫の結節の二次的変化による変性囊胞である．組織所見には，小さな小型濾胞からコロイドを充満した大型の濾胞が混在する．典型的なものでは，拡張した濾胞の中に小型濾胞の集塊が突出する"Sanderson polster"と呼ばれる所見が観察される（図9-36）．一方，小型濾胞が密に増生する部位やさらには充実性細胞増殖の部位も認められ，このような部位では腫瘍との鑑別が困難である．コロイドを充満する大型濾胞では濾胞を取り囲む上皮細胞は扁平で，小型の濾胞を構成する上皮細胞は背が高い．

◆**臨床的事項**：本症は各年代で見られ，頻度も高い．年齢とともに頻度を増し，また男性よりも女性に頻度が高い．血中の甲状腺ホルモン値は正常域で，多くは臨床的に無症状であるが，時に気管を圧迫して呼吸障害を示すことがある．

中毒性腺腫様結節（甲状腺腫）

toxic adenomatous nodule, toxic multinodular goiter

◆**定　義**：中毒性腺腫様結節（甲状腺腫）はプランマー病 Plummer disease あるいは自立機能性甲状腺結節 autonomously functioning thyroid nodule（AFTN）とも呼ばれる．本症は主として中年以降の女性に出現し，動悸や発汗過多，体重減少などの甲状腺機能亢進症状をきたす．

◆**発生機序**：甲状腺機能亢進症状は，結節が自立性に過剰のホルモンを産生することが原因で，甲状腺シンチグラムで Hot な取り込みを示す．甲状腺刺激ホルモン（TSH）受容体遺伝子や Gs 遺伝子における点突然変異が報告されている．

◆**形　態**：組織学的には，腺腫様甲状腺腫の所見と同様であるが，過機能性結節では，濾胞を構成する上皮細胞の背が高いことが多く，またコロイドの染色性も薄い．また，下垂体からの TSH 分泌が抑制されることによって，結節周囲の甲状腺組織では甲状腺ホルモン分泌機能が抑制される（図9-37）．

地方病性甲状腺腫　endemic goiter

◆**定　義**：本症は，ある特定の地域（ヨーロッパアルプス，ヒマラヤ山脈周辺，ロッキー山脈周辺，南米のアンデス地方，東南アジアの一部など）に頻発する甲状腺腫である．

◆**臨床的事項**：主として低ヨード地域に認められる疾患で，これらの国ではヨードを食塩に添加することで本症を予防している．日本では低ヨードによる甲状腺腫はないが，逆にヨード摂取過剰による甲状腺腫の報告がある．地方病性甲状腺腫はすべての年代で認められる．

◆**形　態**：小児や若い世代ではびまん性甲状腺腫の所見を呈し，実質のびまん性過形成を示す．20 歳以降では，

C．甲状腺　589

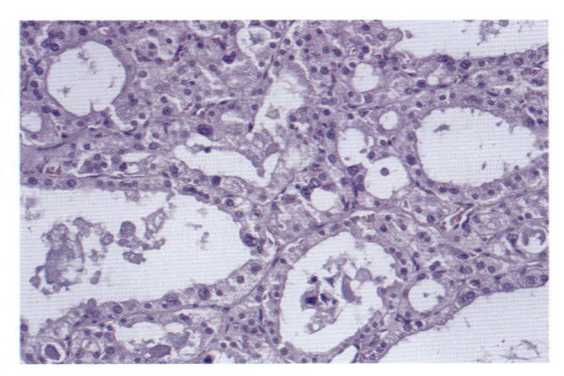

図 9-38　先天性甲状腺ホルモン合成障害性甲状腺腫
濾胞腔内にコロイド物質はなく，上皮は明清化して腫大している．

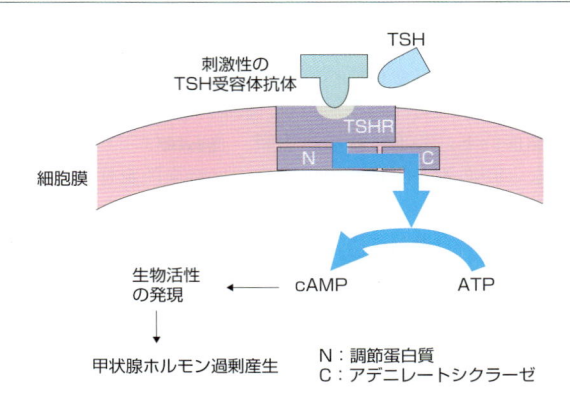

図 9-39　Graves 病の発生機構
甲状腺刺激ホルモン（TSH）受容体（TSHR）に，刺激性抗体が結合し，持続的なホルモン産生が起こる．

結節性甲状腺腫すなわち腺腫様甲状腺腫の所見を呈するようになる．

甲状腺ホルモン合成障害性甲状腺腫
dyshormonogenetic goiter

◆定　義：本症は甲状腺ホルモン合成に必要な蛋白質の先天的な欠損により，甲状腺ホルモンの合成障害をきたし，それによって引き起こされる甲状腺機能低下症と甲状腺腫を特徴とするまれな疾患である．

◆発生機序：家族性で常染色体劣性遺伝であることが多い．ホルモン合成障害の原因は種々報告されており，その障害程度も症例によりかなり異なる．

◆臨床的事項：障害が高度なものでは，臨床的に発育障害や精神発達遅延などのクレチン症 cretinism（先天性甲状腺機能低下症）の症状が生後まもなく出現するが，障害が軽度なものでは臨床的に症状が出にくく，血中甲状腺ホルモン値は正常で，TSH のみが高値を示すことがある．例えば Pendred 症候群（先天性難聴，甲状腺腫，常染色体劣性遺伝）では甲状腺機能低下症状はないか軽度で，甲状腺腫は思春期やそれ以降に発現することが多い．

◆形　態：肉眼的に甲状腺はびまん性に腫大し，ホルモン合成障害の程度の強い例では，割面でコロイド光沢は乏しい．また多発性の小結節を伴うことも多い．組織学的には，濾胞内にコロイド物質が減少するか消失しており，上皮は立方状から円柱状で，細胞質は明るくみえる（図 9-38）．一方，Pendred 症候群のように障害の程度が軽い例では，腺腫様甲状腺腫と同様の肉眼所見が認められる．

グレーブス病/バセドウ病
Graves disease/Basedow disease

日本では Basedow 病と広く呼ばれているが，欧米では Graves 病という名称を用いることがより一般的である．

◆定　義：異常な甲状腺刺激物質（甲状腺刺激抗体）による原発性甲状腺機能亢進症である．

◆発生機序：甲状腺濾胞上皮細胞の細胞膜にある TSH 受容体に結合する IgG 抗体による代表的な自己免疫性疾患の一つである．この抗体は，TSH 受容体を持続的に刺激して，甲状腺ホルモンの合成・分泌を増加させる（図 9-39）．さらに，本症の発症には遺伝（家族発生例や一卵性双生児での発症が知られる），性（女性に好発），情緒的要因（感情的ストレス）などが相互に作用すると考えられている．

◆形　態：肉眼的に甲状腺はびまん性の腫大を示すが，その大きさは症例によりさまざまで，20 g 程度のものから 200 g を超えるものまである．甲状腺の割面では，コロイド光沢は乏しく，小葉状構造が明瞭で，また血液量の増加により色調は赤みを帯びる．割面では，甲状腺組織の表面はぎらぎらし，分葉化しているようにみえる．組織学的な変化の程度は症例間で著しく異なる．典型例では，濾胞上皮細胞の過形成が目立ち，上皮は立方状から円柱状で，しばしば鋸歯状ないしは乳頭状に突出する．コロイドは減少し，濾胞のコロイド腔辺縁部にはいわゆる空胞が目立つ．上皮の増殖の強い症例では，上皮が濾胞腔を埋めつくすため，濾胞腔が不明瞭となり，充実性にみえる．

◆臨床的事項：好発年齢は 20〜40 歳で，女性に多く，男性例は少ない（女性の頻度は男性の 4 倍以上）．本症の臨床症状として，びまん性甲状腺腫，眼球突出，頻脈が

メルゼブルク（Merseburg）の三徴候として広く知られている．そのほかに甲状腺ホルモンの過剰分泌による基礎代謝増加，発汗過多，多動，情緒不安定，体重減少，耐糖能低下，心不全，手指振戦，さらには限局性粘液水腫などがある．眼球突出は本症では特徴的な症状ではあるが，高度なものは日本人には少ない．この症状は甲状腺ホルモンの過剰によるものではなく，眼の球後組織と外眼筋の浮腫，炎症細胞の浸潤による．

アミロイド甲状腺腫 amyloid goiter

過形成とは異なる病態であるが，甲状腺がびまん性に腫大する疾患としてここに記述する．甲状腺にアミロイド物質が多量に沈着し，臨床的に甲状腺腫を呈するものをアミロイド甲状腺腫という．本症は全身的なアミロイド症の一部分症として発現する場合と甲状腺のみに選択的にアミロイドが沈着する場合とがある．本症の大部分の症例は甲状腺以外の臓器にもアミロイドの沈着を認める．アミロイド甲状腺腫で沈着したアミロイド物質はAA型アミロイドで，髄様癌や形質細胞腫で見られるAL型アミロイドとは異なる．

4．甲状腺の腫瘍

甲状腺腫瘍の分類

甲状腺腫瘍は濾胞上皮細胞から発生するものと傍濾胞細胞（C細胞）から発生する腫瘍およびそのほかの3系統に大別することができる．濾胞上皮細胞に由来する腫瘍には，良性腫瘍として濾胞腺腫があるが，C細胞から発生する腫瘍には良性腫瘍の概念がない．濾胞上皮細胞由来の悪性腫瘍は，濾胞癌と乳頭癌などのいわゆる分化癌と非常に予後の悪い未分化・低分化癌がある．一方，C細胞から発生する腫瘍は髄様癌が知られている．そのほかの腫瘍としては，悪性リンパ腫が最も重要である．

甲状腺腫瘍の臨床病理学的特徴

わが国の甲状腺悪性腫瘍登録での甲状腺癌の組織型の頻度を見ると，近年は乳頭癌が約90％を占めている．そのほかの組織型は，濾胞癌が5％前後であり，髄様癌や未分化癌は1〜数％でまれな疾患となる．

一般的に良性腫瘍である濾胞腺腫はもちろんのこと分化癌の乳頭癌や濾胞癌は増殖が遅く予後が比較的良好な腫瘍であるが，未分化癌は極めて増殖が早く予後が悪い．また乳頭癌は高率にリンパ管侵襲を示し，リンパ節に転移するが，濾胞癌は血管侵襲を示し，骨や肺などに血行性に転移することが多い．

良性腫瘍

濾胞腺腫 follicular adenoma

◆定　義：濾胞上皮細胞に由来する良性腫瘍である．中年の女性に好発し，発生頻度は比較的高く，剖検例での検討では，成人の3〜4％に認められている．またヨード不足地域やCowden症候群（多発性hamartoma）には，さらに高頻度に認めることが報告されている．

◆発生機序：ras遺伝子の突然変異などが報告されている．

◆形　態：通常は単発性で，割面では，腫瘍組織の周囲は被膜に囲まれている．腫瘍内の組織細胞形態（増殖パターンや構成する細胞形態）は，それぞれの腫瘍で大きな差異が認められる．従来，濾胞の大きさや増殖パターンから，大濾胞性腺腫（macrofollicular or colloid adenoma），正常濾胞性（simple adenoma），小濾胞性腺腫（microfollicular or tubular adenoma），索状・充実性腺腫（trabecular/solid adenoma）などと呼ばれてきた．大濾胞性腺腫はコロイド腺腫とも呼ばれ，腫瘍組織は正常の濾胞よりも大型の濾胞からなり，濾胞内腔にはコロイド物質を充満するものである．この型の腺腫は過形成病変である腺腫様結節との鑑別が難しく，基本的には明瞭な被膜をもち，単一な組織所見を示すもののみを大濾胞性腺腫と診断する．正常濾胞性（単純性 simple）腺腫は正常甲状腺濾胞に類似した大きさの濾胞の増殖からなる腺腫をさす．小濾胞性腺腫はその形態から胎児期の甲状腺組織を模倣しているとみなされており，胎児性腺腫 fetal adenomaと呼ばれることもある．一方，索状・充実性腺腫は，胎芽期の甲状腺組織に類似し，胎芽性腺腫 embryonal adenomaと称されている．

◆臨床的事項：臨床病理学的に，濾胞腺腫は無痛性の頸部腫瘤で来院する．通常はホルモン異常症状を認めず，シンチグラムで"Cold"を示すが，時に過機能性結節を示唆する"Hot"を呈するものもある．臨床的に見いだされる濾胞腺腫の大きさは，直径1〜3cmくらいのものが多いが，中には10cmを超える巨大な腫瘍も認められる．

以前の分類では，濾胞腺腫の1型として乳頭腺腫 papillary adenomaがあげられていた．しかしながら，乳頭腺腫として診断された腫瘍が，その後の検討で実際には乳頭癌であったことや，腺腫様甲状腺腫結節で乳頭状構造の目立つものが乳頭腺腫と診断されていたことなどから，乳頭腺腫の存在が疑問視されるようになり，現在の分類では乳頭腺腫の部分は抹消された．

1．好酸性細胞腺腫 oxyphilic cell adenoma, eosinophilic adenoma：
腫瘍組織の70％以上が好酸性細胞からなるもので，Hürthle細胞腺腫とも呼ばれている．しかし，

実際に Hürthle が記載した細胞は，犬のC細胞のことで，この好酸性細胞とは異なるものである．肉眼的に腫瘍の割面は充実性で，赤褐色を帯びるのが特徴である（マホガニー色）．組織学的に腫瘍を構成する細胞は，細胞質が赤色（エオジン好性）顆粒状で，核には明瞭な核小体を有する．この細胞質内の好酸性顆粒は電顕的にミトコンドリアであることが知られている．好酸性腺腫は通常の濾胞腺腫に比較して，濾胞形成が乏しく，しばしば充実性の増殖を示す．

2．**異型腺腫** atypical adenoma："異型腺腫" という名称は，癌を示唆する異型性はあるが，悪性の指標である被膜浸潤や血管侵襲所見がない腫瘍を指す．組織学的には充実性の細胞増殖からなり，増殖細胞には中等度から高度の異型性が認められる．間質は乏しく，壊死を伴うこともある．また細胞分裂像も見ることがあるが異型分裂像はない．転移することはない．

3．**明細胞腺腫** clear cell adenoma：腫瘍細胞の細胞質が明るい，いわゆる明細胞からなる腫瘍で，腎癌の転移との鑑別が問題となる．

4．**腺脂肪腫** adenolipoma：腺脂肪腫は多量の脂肪細胞と濾胞構造からなる腫瘍である．類似した組織構成の腫瘍は乳腺や副甲状腺からも発生する．また類似病変として，甲状腺内にはよく分化した脂肪細胞が結節状に出現することがあり，これを過誤腫性脂肪結節 hamartomatous adiposity と呼ぶ．甲状腺内に脂肪細胞の浸潤をきたす疾患には先天性の家族性疾患も含まれる．脂肪細胞の出現が特徴的なものとしては，そのほかにアミロイド甲状腺腫がある．

悪性腫瘍

乳頭癌 papillary carcinoma

◆**定　義**：濾胞上皮細胞への分化を示し，特徴的な核所見を有する上皮性悪性腫瘍である．

◆**発生機序**：BRAF 遺伝子の突然変異，RET 遺伝子の再構成などが知られている．

◆**形　態**：乳頭癌の発生は左右両側葉の中心部よりも辺縁部に多く，時に峡部にも認められる．腫瘍の大きさは小型のものが多く，87％が3cm以下の大きさの腫瘍で，そのうち，微小癌 papillary microcarcinma と呼ばれる直径1cm以下の腫瘍が23.8％を占める．特に近年では成人病検診での超音波検査の普及により，5mm以下の乳頭癌が臨床的に発見されるようになってきた．腫瘍の割面肉眼所見は一様ではない．肉眼分類では，被膜を持たず，周囲組織との境界が不明瞭な非被包型 non-encapsulated type が最も頻度が高い．肉眼的に周囲組織との境界が明瞭で濾胞腺腫や濾胞癌との鑑別が難しい被包型 encapsulated type の頻度は低い．被包型と非被包型の中間的な部分被包型 partially encapsulated type は11％に認められ，嚢胞型 cystic type は約7％の頻度で見られる．極めてまれな型として，びまん性硬化型 diffuse sclerosing type がある．陳旧瘢痕型としてあげた型は，腫瘍実質が少なく，粗大な石灰化や骨化を伴った黄白色の硬い結節である．この型の結節は，乳頭癌の自然経過 natural course を考えるうえで興味深いもので，腫瘍の退縮瘢痕化を示唆するものと考えられる．

乳頭癌の組織細胞所見については，以下の項目に分けて解説する．

乳頭癌の診断は細胞所見により行われる．それゆえ，乳頭状構造の有無は本症の診断において不可欠な所見ではない．しかしながら，乳頭癌の名前に代表されるように乳頭状構造は本症の重要な組織学的特徴といってよい．組織学的に乳頭癌における乳頭状構造とは，腫瘍細胞が小血管を含む疎性結合組織からなる間質（fibrovascular core）を有して乳頭状に増殖する像を指し，低倍率ではいわゆるモミの木状 fir branching appearance あるいは樹枝状 arborizing appearance と表現される増殖を示す．

乳頭癌細胞は正常濾胞上皮細胞に比較して大きく，立方状あるいは多角形で，細胞質は軽度に好酸性を示し，細胞境界は不明瞭である．また乳頭癌では，限局性あるいは広範な扁平上皮化生を示すことがある．この扁平上皮化生は濾胞腺腫や濾胞癌では，通常，認めることはないので，乳頭癌の特徴的細胞所見の一つとみることができる．

乳頭癌の核所見としては，①スリガラス状核 ground glass nuclei，②核内細胞質封入体 intranuclear cytoplasmic inclusion，③核溝 nuclear groove，④核の重積 overlapping nuclei が広く知られている．そのほか，三日月核 crescent nuclei や虚脱核 collapsed nuclei なども乳頭癌の特徴にあげられている．

1．**スリガラス状核**：核内クロマチンが核膜に偏在し，そのため核膜が厚く，内部がスリガラス状に明るくみえる核を指す．この核所見は蒼白核 pale nuclei，明清核 clear nuclei，空虚核 empty nuclei あるいは「みなし児アニーの目 little orphan Annie eye」などと呼ばれている．この所見は乳頭癌のすべてに認められるわけではなく，50～80％の例で観察されるが，大部分の腫瘍細胞がこの核所見を呈するのは22％程度である．この核所見は人工的変化であることが証明されていて，特にホルマリン固定やブアン固定後のパラフィン切片に出現することが多い．凍結切片や細胞診材料では不明瞭であることが多いことに注意すべきである．

2．**核内細胞質封入体**：核膜の嵌入により生じた封入体様の構造（偽封入体）で，通常，形は円形で色は弱好酸

性から白色である．核内細胞質封入体は，70〜90％の乳頭癌で出現する．しかしながら，この所見は腫瘍細胞の一部で見られることが多く，多数出現するものは14％程度である．核内細胞質封入体は，ほかの組織型の甲状腺腫瘍ではまれであり，乳頭癌の診断には重要な核所見である．また甲状腺の乳頭癌以外では，副腎の褐色細胞腫，皮膚の母斑細胞性母斑や悪性黒色腫，肺の高分化腺癌でも高頻度に見られ，軟部腫瘍では脂肪肉腫の細胞で類似した構造を認める．

3．**核溝**：核の長軸方向に1本から時に数本見られるクロマチンに濃染する縦の線である．乳頭癌では全例（100％）にこの核所見を認めるが，前2者よりも特異性は低く，濾胞腺腫，腺腫様甲状腺腫，慢性甲状腺炎などの良性病変でも認めることがある．

乳頭癌に見られる核溝は卵巣のブレンナー腫瘍や顆粒膜細胞腫の腫瘍細胞に認められるいわゆる「コーヒー豆様核 coffee bean-like nuclei」に類似するが，これよりも複雑で，皮膚の Langerhans 細胞やリンパ節樹枝状細胞に見られる核所見により類似している．

4．**砂粒小体** psammoma body：甲状腺に見られる石灰沈着には粗大な石灰化と砂粒小体がある．粗大な石灰化は良性の腺腫や腺腫様結節などでも見られる所見で，組織診断上の意義は低い．一方，砂粒小体は大きさ5〜70μmの円形で層板状構造を示す石灰化構造物で，腫瘍の間質部に認められることが多いが，砂粒小体のみが遊離して存在することもある．砂粒小体は乳頭状構造部に多い．砂粒体は約半数の乳頭癌症例で見ることができ，乳頭癌を示唆する重要な組織所見の一つである．

◆**臨床的事項**：乳頭癌は最も頻度の高い腫瘍で，甲状腺原発の悪性腫瘍の大部分（約90％以上）は本症である．男性よりも女性に多く発生し（男女比は1：5），発生年齢のピークは40〜50代にある．しかしながら，10〜20代などの若い年齢にもまれに認められる．本症の臨床病理学的特性として，比較的高率に腺内転移やリンパ節転移を形成する．しかしながら，高い腺内転移率やリンパ節転移率にもかかわらず大部分の症例は予後が良好である．この良好な予後は本症の低い増殖能に関係することが示唆されている．

1．**濾胞型** follicular variant：組織学的には乳頭状構造を欠き，濾胞構造のみからなる腫瘍で，腫瘍細胞は乳頭癌細胞の核所見（核溝，核内細胞質封入体，スリガラス状核）を示す．濾胞の大きさは症例により異なり，小型濾胞からなるものから，やや大型の濾胞からなるものまでが認められる．本亜型の生物学的態度は通常の乳頭癌とほぼ同様で，所属リンパ節に転移する．

2．**びまん性硬化亜型** diffuse sclerosing variant：10代（特に，後半）のやや若い世代を中心に発生する特殊な乳頭癌である．本亜型では片側性ないしは両側性に甲状腺がびまん性の腫大を示し，通常，原発の腫瘍結節が不明瞭で，肉眼的に割面は灰白色に混濁し，硬く一様で，一見橋本病による変化を思わせる．実際，自己抗体価が上昇することも多い．組織学的には，癌細胞が拡張したリンパ管内に腫瘍塞栓として広範に認められる（癌性リンパ管症）．このような腫瘍は充実性で扁平上皮化生を呈し，多数の砂粒小体を伴うことが多い．間質には多数のリンパ球浸潤と線維化が目立つ．また原発巣とみなされる結節が明らかな場合もある．リンパ節への広範な転移や肺などへの遠隔転移を示すが，通常の乳頭癌に比較して予後が不良であるということはない．

3．**大濾胞亜型** macrofollicular variant：コロイドを充満した大型濾胞からなる腫瘍であるが，部分的に定型的な乳頭癌組織の部分も認める．本亜型の診断に明らかな定義はないが，通常，腫瘍組織の50％以上が大型濾胞からなる乳頭癌をいう．本腫瘍の組織所見は腺腫様甲状腺腫やコロイド腺腫に類似するが，小型濾胞部分の腫瘍細胞の核を観察すると定型的核所見を認識できることが多い．本症は，女性に多く，リンパ節転移率は典型例よりも低いとされ，予後は良好である．

4．**好酸性細胞型** oxyphilic（cell）variant：腫瘍細胞の大部分（75％以上）がいわゆる好酸性細胞からなる乳頭癌をいう．肉眼割面像では赤褐色調（マホガニー色）を強く示すのが特徴である．好酸性細胞に見られる多数の顆粒は電顕的に増加したミトコンドリアであることが報告されている．本亜型の診断には乳頭癌の核所見の存在を確認する必要がある．

5．**高細胞型** tall-cell variant：予後の悪い乳頭癌として記載された腫瘍である．乳頭癌の約10％を占めるという報告がある．やや高い年齢層に発生し，甲状腺外進展や血管侵襲所見を見ることが多い．本症の特徴は，50％以上の腫瘍細胞が"高細胞（高さが幅の2倍以上）"からなることである．

6．**篩状・モルレ型** cribriform-morular variant：本症は散発性発生とともに家族発生例が報告されている．家族発生例は家族性大腸腺腫症（FAP）の一部分症として認められ，実際に本腫瘍では APC 遺伝子の異常が確認されている．臨床的には女性に多く（男女比は1：17），年齢は10〜30代までが多い（平均27.7歳）．通常の乳頭癌と異なり，リンパ節転移を示すことはまれである．

本亜型は組織学的に篩状構造を示すことが特徴で，腔の内部にはコロイド物質を欠いている．腫瘍細胞は円柱状や立方状で，核はやや大型でクロマチンに富む．また紡錘形の腫瘍細胞もしばしば認められる．このような像に加えて扁平上皮様の充実性細胞巣（morules）が散在性に認められる．免疫組織化学的に，サイログロブリン

は局所的に証明される．特徴的なのはβ-カテニンが細胞質のみならず，核にも陽性になることである．

濾胞癌 follicular carcinoma
◆定　義：濾胞上皮細胞への分化を示し，乳頭癌の核所見を示さない．
◆発生機序：ras遺伝子の突然変異，PPARγ/PX8遺伝子再構成などが知られている．
◆形　態：通常，被膜に囲まれ，周囲甲状腺組織との境界は明瞭である．腫瘍の割面所見では，コロイド光沢が乏しく，灰白色充実性で，時に出血や壊死を伴う．好酸性細胞からなる濾胞癌（好酸性細胞亜型）では，マホガニー色と称されるやや赤味の強い褐色を呈する．濾胞癌の結節は濾胞腺腫に比較して，被膜が明瞭でより厚いのが特徴である．
　組織学的に濾胞癌は，濾胞形成を基本とするが，その組織像は多様である．特に分化した腫瘍では，組織・細胞の異型性が乏しく，時に転移巣などで異所性甲状腺組織と誤認されることがある．それゆえ，濾胞腺腫と濾胞癌の鑑別診断は，①被膜浸潤像，②血管侵襲像，③転移のいずれかの証明によりなされる．

広範浸潤型と微小浸潤型：腫瘍組織が被膜を貫通して，周囲組織内に広範に浸潤する所見が認識できるものを広範浸潤型 widely invasive type という．一方，微小浸潤型 minimally invasive type は，組織学的検索により被膜ないし血管侵襲像が証明できた濾胞癌を指し，画像上ないし肉眼的に濾胞腺腫との鑑別が困難な腫瘍を指す．両者の間には予後的に明らかな差があることが知られている．すなわち，微小浸潤型濾胞癌は転移することが少なく，予後も極めてよい．一方，広範浸潤型の濾胞癌では，肺や骨への遠隔転移が前者に比べて高頻度（29～66%）に認められる．
◆臨床的事項：頻度は甲状腺癌の5～10%である．発生年齢は40～50代にピークがあるが，若年から高齢までの各年代に発生する．乳頭癌と同様に女性に多い．リンパ節転移巣を形成することは少なく，血行性に骨や肺に転移を示す．予後は比較的良好である．

1. **好酸性細胞亜型** oxyphilic cell variant：腫瘍の大部分（おおむね75%以上）が好酸性細胞あるいはヒュルトル細胞からなる腫瘍である．肉眼的には通常の濾胞性腫瘍に比較して赤茶色味（mahogany brown）を帯びるのが特徴とされている．好酸性腫瘍の良悪性の判定は，通常の濾胞性腫瘍と同様に被膜・血管侵襲像の有無によりなされる．通常型の濾胞癌ではリンパ節転移を示すことは少ないが（5%以下），本亜型では30%に認められる．また血行性に骨や肺に転移するものもある．
2. **明細胞亜型** clear cell variant：いわゆる明細胞からなる濾胞癌である．明細胞になる原因として，グリコーゲンの沈着，脂質，粘液の蓄積あるいは拡張した粗面小胞体などがある．腎癌の明細胞癌の甲状腺転移との鑑別が問題となるが，明細胞亜型の臨床的意義は不明である．

低分化癌 poorly differentiated carcinoma
◆定　義：乳頭癌や濾胞癌などの分化癌と未分化癌との間で，中間的な組織像を示す濾胞上皮細胞由来の悪性腫瘍を指す．
◆発生機序：ras遺伝子やCNTN遺伝子の突然変異による．
◆形　態：組織学的に低分化癌は，濾胞形成や乳頭状構造などの分化した所見に乏しく，充実性あるいは索状，島状構造を特徴とし，腫瘍細胞には未分化癌ほどの異型性はないが，分化癌よりも高度の異型性が見られる．なお，しばしば腫瘍組織内に壊死や核分裂像などを認める．
◆臨床的事項：低分化癌予後は分化癌と未分化癌のちょうど中間である．従来，濾胞癌の広範浸潤型といわれた腫瘍の大部分は現在では低分化癌の範疇に入る．

未分化癌 undifferentiated carcinoma
◆定　義：腫瘍の一部あるいは全体が未分化な細胞からなる極めて悪性度の高い甲状腺腫瘍である．
◆発生機序：p53遺伝子が関与することが示唆されている．先在する分化癌ないしは低分化癌から転化したものと考えられている．
◆形　態：組織学的には，濾胞形成などの分化を示さない癌細胞の増殖からなり，しばしば壊死や出血を伴う．症例により癌細胞の形態はさまざまで，巨細胞，紡錘形細胞，小細胞，多形細胞などのいずれかが主体となるかあるいはそれらの細胞が混在して出現する．核分裂像も多数認められる．細胞間や間質には多数の炎症細胞が見られることが多い．従来，主体となる癌細胞の形態から，巨細胞型未分化癌，紡錘形細胞型未分化癌などの亜型分類があったが，多くの例ではこれらが混在して認められることや，予後が変わらないことから，今日では未分化癌の亜型分類はしない．時に破骨細胞型多核巨細胞や破骨細胞様の多核巨細胞の出現を伴い，骨の巨細胞腫に類似することもある．またまれに，間質に反応性の骨，軟骨などを伴うことがある．未分化癌細胞は免疫組織化学的に，サイログロブリンや甲状腺転写因子（TTF-1）などの甲状腺マーカーが通常陰性である．分化癌や低分化癌に未分化癌が併存する場合は，未分化癌と診断する．サイトケラチンは腫瘍細胞の上皮性性格の証明に有用であることが多い．また，分化癌ではまれなp53が大部分の症例で陽性である．
　甲状腺未分化癌はその細胞形態ゆえに，肉腫との鑑別

がしばしば問題となる．甲状腺腫瘍の分類には癌肉腫の概念はなく，例えば平滑筋肉腫や横紋筋肉腫の成分が存在しても，一部に上皮性性格がうかがえれば未分化癌と診断される．純粋な甲状腺原発の肉腫は極めてまれであり，その診断には未分化癌の可能性を十分に検討する必要がある．一方，甲状腺の未分化癌では時に扁平上皮癌への分化を示す．従来，甲状腺原発の扁平上皮癌として報告されたものは極めて予後が悪く，報告された症例の多くは実際には未分化癌であったと思われる．また，未分化癌では時に血管肉腫様の組織所見を示し，悪性血管内皮腫に類似することがある．以前に報告された甲状腺原発の血管肉腫の多くは実は未分化癌であった可能性が高い．現在では，悪性血管内皮腫はスイスの地方病といわれている．

◆臨床的事項：通常，60歳以上の高齢者に出現し，乳頭癌や濾胞癌のような分化癌に比較して男性の割合が高い．治療に極めて抵抗性で，急速に増大し，ほぼ6か月以内に死亡することが多い．

髄様癌 medullary carcinoma
- ◆定　義：甲状腺のC細胞に由来する悪性腫瘍である．
- ◆発生機序：RET遺伝子の突然変異による．
- ◆形　態：肉眼的に腫瘍は，被膜を持たず，灰白色ないし黄褐色で，弾性硬である．腫瘍の発生部位は，C細胞の分布する側葉の上1/3であることが多い．家族性のものでは，しばしば両側性および多発性に発生する．組織学的には，散発性と家族性の症例で差がなく，典型例では腫瘍細胞は多角形ないし紡錘形で，シート状，島状ないし索状に増殖する．腫瘍細胞の核は円形から短紡錘形で，核分裂像はまれである．90%以上の症例で，アミロイド物質の沈着を認める．上記の典型的所見に加えて，髄様癌は組織像や細胞像が極めて多様である．特に乳頭状や濾胞状構造を示すものでは，濾胞癌や乳頭癌との鑑別が問題となる．また髄様癌細胞は多形細胞，好酸性細胞あるいは小細胞など種々の形態が報告されている．中には粘液を有する印環細胞癌様のものやメラニン色素を産生するものも報告されている．

髄様癌の診断は，組織所見に加えてホルモン産生を証明することによる．免疫組織化学により，極めてまれな例外を除き癌細胞にはカルシトニンを証明できる．また癌胎児性抗原 carcinoembryonic antigen（CEA）も90%以上の例で検出できる．神経内分泌細胞の一般的な免疫組織学的マーカーであるクロモグラニンAやシナプトフィジンも高率に陽性となる．

主腫瘍の周りの甲状腺組織内にC細胞の過形成を見ることがある．C細胞過形成は，濾胞を取り囲むようにC細胞が増殖する所見で，散在性に認められる．この所見は家族発生例でのみ見られるので，家族性髄様癌の組織学的指標になりうる．

◆臨床的事項：髄様癌には散発性（非遺伝性）とともに常染色体優性形式をとる遺伝性のものがある．遺伝性の髄様癌では，甲状腺髄様癌のみが発生する家族性髄様癌 familial medullary thyroid carcinoma（FMTC）と多発性内分泌腫瘍症 multiple endocrine neoplasia（MEN）II型の一部分症として発生するものがある．

甲状腺癌の中での頻度は低く，おおむね1〜2%程度で，やや女性に多い．散発性の腫瘍は中年（平均50歳）に発生する．FMTCの発症年齢は散発性の腫瘍とそれほど大きな差はないが，MEN IIA型では10代後半から20代，MEN IIBでは小児や学童にも発生する．予後は比較的良好であるが，リンパ節に転移しやすく，また時に肝，肺，骨などに血行性に転移する．本症はC細胞に由来するため，血液中の腫瘍マーカーとしてカルシトニン calcitonin の上昇が特徴的で，またCEAの上昇も大部分の症例で認められる．

混合髄様濾胞癌
mixed medullary and follicular carcinoma
- ◆定　義：混合髄様濾胞癌は形態学的および機能的にC細胞から発生する髄様癌と濾胞上皮細胞から発生する濾胞癌の両方への分化を示す腫瘍である．さらに，髄様癌と乳頭癌の組織成分が混在する髄様乳頭癌も報告されている．本症はいわゆる重複癌ではなく，単一の腫瘍が両方の分化を示すものである．
- ◆臨床的事項：本症はまれで全甲状腺腫瘍の0.15%で，発症平均年齢は49歳，やや女性に多い．転移はリンパ節に多く，また肺，肝，骨にも転移することがある．
- ◆形　態：本腫瘍の診断は組織学的に髄様癌と濾胞癌の両方への分化を示す成分が混在し（主体は髄様癌成分），カルシトニンのほかに濾胞上皮細胞のマーカーであるサイログロブリンを腫瘍細胞に証明することによる．鑑別の問題点としては，髄様癌はしばしば周囲甲状腺濾胞を腫瘍内に取り込み，あたかも非腫瘍性濾胞が腫瘍の構成成分であるかのようにみえることがある．それゆえ，髄様濾胞癌の確定診断はリンパ節など甲状腺以外の転移巣で，免疫組織化学的に行われるのが望ましい．

その他の腫瘍
硝子化索状腫瘍 hyalinizing trabecular tumor
- ◆定　義：Carneyらにより記載された特異な組織所見を呈する濾胞上皮細胞由来の良性腫瘍で，従来，異型腺腫，パラガングリオーマ，髄様癌，乳頭癌などと診断されていたものである．しかしながら，まれに同様の組織所見を示して転移する例（硝子化索状癌）が報告された

ことから，現在では硝子化索状腫瘍と呼ぶのが一般的である．

◆形　態：肉眼的に腫瘍は，明瞭な線維性被膜に囲まれている．組織学的には，腫瘍細胞は索状に配列し，しばしば小囊胞microcyst様構造を混在し，明らかな濾胞構造は少ない．また小規模ではあるが乳頭状構造も時に見いだされる．腫瘍細胞は立方状から円柱状，時に紡錘型を呈し，細胞質はやや好酸性で，境界は明瞭である．特徴的なのは，本腫瘍細胞の核には，乳頭癌細胞の核所見として知られている核溝や核内偽封入体がしばしば認められることである．核分裂像は通常認められない．腫瘍細胞の細胞質内には黄色小体 yellow body と呼ばれる，直径数ミクロンの薄黄色の球状小体が認められる．間質には膠原線維の沈着とは別に，好酸性の物質が結節状ないしは樹枝状に沈着する所見が認められる．この物質はPAS染色で陽性で，免疫組織学的にⅣ型コラーゲン，ラミニンが陽性になることから，過剰産生された基底膜物質であると考えられている．腫瘍細胞は免疫組織化学的にサイログロブリンや高分子ケラチンなどに陽性となるが，特徴的所見としてMIB-1抗体で，腫瘍細胞の細胞膜が染色される．

粘表皮癌 mucoepidermoid carcinoma
◆定　義：粘表皮癌は角化を示す扁平上皮細胞と粘液を産生する腺細胞の両方へ分化を示す悪性腫瘍である．
◆臨床的事項：本腫瘍は主として唾液腺から発生するが，甲状腺では極めてまれである．報告例の男女比は約1：2で女性に多く，年齢は10～60代にわたり，リンパ節転移する例や遠隔転移の報告もあるが，臨床的な予後は良好である．甲状腺の粘表皮癌は鰓体の遺残から発生するとする説がある．

円柱状細胞癌 columnar cell carcinoma
◆定　義：円柱状細胞癌は予後の悪い甲状腺腫瘍としてEvansらにより最初に報告された．その後，Sobrinho-Simoesらは本腫瘍を低分化な乳頭癌の1型として記載している．
◆臨床的事項：本腫瘍は男性にやや多く発生し，遠隔転移（肺や椎骨など）を高頻度に示す．
◆形　態：組織学的には，高円柱状細胞が乳頭状，索状，腺腔状，さらには充実性に配列し，腫瘍細胞は円形から長円形のクロマチンに富む核を有している．

胸腺様の分化を伴った紡錘形上皮性腫瘍 spindle epithelial tumor with thymus-like differentiation (SETTLE)
◆定　義：10代後半のやや若い世代に発生するまれな腫瘍で，粘液囊胞を伴った紡錘形細胞腫瘍 spindle cell tumor with mucous cysts あるいは甲状腺奇形腫として報告されていたものに相当する．
◆臨床的事項：やや男性に多い．臨床的に予後は良好であるが，術後何年も経ってから肺などに転移が見いだされた例が報告されている．
◆形　態：腫瘍は境界明瞭で，通常明らかな被膜はない．組織学的には，腫瘍は分葉状に増殖し，腫瘍細胞は短紡錘形から紡錘形で，一見，間葉系の腫瘍のようにもみえるが，ところどころで腺腔形成や乳頭状あるいは索状増殖などの上皮性性格を呈するところも見られる．時に腫瘍の腺管に粘液分泌細胞や呼吸上皮型の細胞も見いだされる．紡錘形細胞の増殖のみからなる腫瘍も報告されている．胸腺様分化としているが，リンパ球などの浸潤は乏しい．鑑別としては紡錘形細胞からなる腫瘍があげられるが，特に滑膜肉腫との鑑別は重要である．

甲状腺内胸腺腫あるいは胸腺様分化を示す癌 intrathyroidal thymoma carcinoma showing thymus-like element (CASTLE)
◆定　義：1985年に宮内らは，扁平上皮癌に類似した比較的予後のよい甲状腺癌を検討し，腫瘍組織に胸腺への分化を見いだしたことから，"甲状腺内胸腺腫"として記載した．その後，本症は胸腺分化を示す癌として胸腺様分化と呼ばれるようになった．
◆臨床的事項：本症の発症は中年以降に多く，甲状腺側葉の下極に好発する．比較的容易にリンパ節へ転移するが，予後はおおむね良好である．
◆形　態：腫瘍は肉眼的に，弾性硬で灰白色を呈し，周囲組織との境界は明瞭である．組織学的に腫瘍内には角化は認めないものの，腫瘍細胞は細胞境界明瞭，多角形で扁平上皮癌に類似している．腫瘍細胞間には豊富なリンパ球浸潤を認める．腫瘍内には扁平上皮癌にしばしば認める壊死巣などはみない．

免疫組織化学的には，サイログロブリンやサイロキシンといった甲状腺細胞のマーカーは陰性で，胸腺癌に特異性が高いとされているCD5が陽性になる．サイトケラチンも腫瘍細胞に陽性である．

鑑別として，扁平上皮分化を示す未分化癌や乳頭癌，さらには他臓器原発の転移性扁平上皮癌などがあげられる．本症は，角化がないこと，壊死巣を見ないこと，細胞間にリンパ球浸潤が目立つこと，胸腺への分化を示唆するCD5が陽性になることなどが鑑別の指標として有用である．

軟部腫瘍
1. 平滑筋腫および平滑筋肉腫：甲状腺原発の平滑筋腫

および平滑筋肉腫は極めてまれである．平滑筋肉腫は特に甲状腺原発の未分化癌との鑑別が問題となる．腫瘍組織に光顕的ならびに免疫組織化学的に平滑筋への分化を認めても，上皮性性格が一部にあれば未分化癌に分類される．それゆえ，肉腫の診断は慎重でなくてはならない．現在まで甲状腺原発の平滑筋肉腫として報告された症例の中にも，実際には未分化癌であったものも含まれているものと思われる．

2．孤立性線維性腫瘍 solitary fibrous tumor：極めてまれではあるが，胸膜に発生する孤立性線維性腫瘍と同様の組織所見を示す腫瘍が甲状腺でも報告されている．報告例は中年の女性に多い．

3．血管腫および血管肉腫 angioma anjiosarcoma：血管腫や血管肉腫の発生が報告されている．血管肉腫の報告例を見ると，高齢者に発生し，やや男性に多い．スイスのアルプス地方以外では極めてまれな腫瘍である．報告例では血管内皮細胞腫 hemangioendothelioma が多いが，本腫瘍に類似した組織像は未分化癌でも認められることから，現在では甲状腺原発の血管肉腫の存在は疑問視されている．

4．その他の軟部腫瘍：神経鞘腫，顆粒細胞腫，滑膜肉腫，線維肉腫，軟骨肉腫，骨肉腫などの報告がある．

悪性リンパ腫 malignant lymphoma

◆**定　義**：炎症などに伴い出現したリンパ球から発生するリンパ球性の悪性腫瘍である．

◆**発生機序**：甲状腺は本来，リンパ組織をもたない臓器であるが，時に悪性リンパ腫の発生が見られる．本症は橋本病あるいは散在性甲状腺炎などの疾患と合併して認められることが大部分で，これらの疾患で見られる浸潤リンパ球から発生すると考えられている．

◆**形　態**：肉眼的に腫大した甲状腺の表面は不規則な凹凸を示し，割面は灰白色充実性となる．多くの例では橋本病と合併しているため，腫瘍の境界は必ずしも明瞭といえない．

組織学的には，甲状腺原発の悪性リンパ腫はほかのリンパ節外臓器に発生するリンパ腫と同様に非ホジキンリンパ腫（B細胞性）が大部分で，ホジキンリンパ腫の報告は文献的にはあるものの，その存在は疑問視されている．T細胞性リンパ腫の発生も極めてまれといってよい．非ホジキンリンパ腫（B細胞性）の中では，びまん性リンパ腫でB細胞大細胞性（diffuse large B cell type）やMALT型（mucosa-associated lymphoid tissue type）の辺縁帯B細胞リンパ腫（marginal zone B cell lymphoma）が多く，いわゆる濾胞型リンパ腫（follicular lymphoma）は極めて少ない．

びまん性B細胞大細胞性リンパ腫は，リンパ節発生のものと組織学的に同様の所見で，大型の異型リンパ球のびまん性増殖からなる．甲状腺では，リンパ腫細胞が残存甲状腺濾胞あるいは血管壁を侵し，内部に侵入する所見を認める．濾胞内にリンパ腫細胞が充満する所見は stuffing ないしは plugging と称されており，甲状腺のリンパ腫の診断に有用な所見と考えられるが，必ず認められるものではない．

辺縁帯B細胞リンパ腫は，正常のリンパ節や脾臓に存在する辺縁帯のリンパ球由来と考えられ，粘膜組織と関連して発生するためMALTリンパ腫と呼ばれる．甲状腺に発生する本腫瘍は消化管粘膜に発生するものと同様で，腫瘍細胞は小さい核小体をもつ中型の細胞で，腫瘍組織内にはしばしば形質細胞が混在している．本症は前述したように，橋本病と同時に認められることが多く，橋本病と本症の鑑別がしばしば問題となる．本症では橋本症に比較して，①辺縁帯B細胞リンパ腫は浸潤細胞の単一性がより強く，消化管粘膜と同様に胞体の明るいリンパ球様細胞（monocytoid B cell-like cell）が出現する，②濾胞上皮細胞の変化したリンパ上皮性病巣 lymphoepithelial lesion が多数認められることなどを鑑別点としてあげることができる．免疫組織化学的には，リンパ球共通抗原（LCA）やBリンパ球のマーカーが陽性となる．

◆**臨床的事項**：甲状腺原発の悪性腫瘍中に本症が占める割合は，わが国では約2～3％と考えられる．乳頭癌や濾胞癌などの分化癌に比較してやや高齢者（50～60歳）に発生頻度が高く，女性に多い（男女比　1：2～3）．5年生存率は報告により異なるが70％前後である．

臨床的には甲状腺の腫大で見いだされることが多く，橋本病を合併するものでは甲状腺機能低下症の症状を伴う例もある．またリンパ腫による甲状腺の腫大は片側性・びまん性のことが多いが，両側性あるいは結節性腫瘤状を呈することもある．また甲状腺の腫大は緩徐に進行するものから，臨床的に未分化癌と誤認されるほど急速に進行するものまで種々である．なお，甲状腺周囲リンパ節の腫大もしばしば認められる．

本症は放射線療法によく反応し，予後も大変良好である．そのほか，甲状腺に発生するリンパ球性悪性腫瘍としては形質細胞腫やLangerhans細胞性組織球症（histiocytosis X）などの報告がある．

D 副腎皮質

1. 副腎の構造と機能

　副腎は発生学的に中間中胚葉由来の皮質と神経外胚葉由来の髄質から成り立っている．胎齢4週ころに中間中胚葉と胎生体腔上皮由来の細胞が副腎・生殖腺共通原基を形成し，その後，副腎原基と生殖腺原基に分化する．胎齢8週ころに副腎皮質原基が外側の永久層と内側の胎児層に2層化し，その中に外胚葉由来の神経堤細胞が侵入し，髄質を形成する．胎生期においては副腎皮質の大部分を胎児層が占めるが，出生後1年までに退縮する．生後は永久層（永久皮質）が増殖，発達し，外側より球状層 zona glomerulosa，束状層 zona fasciculata，網状層 zona reticularis の3層構造が形成される．それぞれの層では文字どおり，副腎皮質細胞が球状，束状，網状に配列している（図9-40）．球状層の細胞は中央に小型の濃染核を有し，細胞質はエオジンにやや濃く染まる．束状層の細胞は脂肪滴を多く含むため淡明な細胞質を有し，網状層の細胞はリポフスチンを含む好酸性の緻密な細胞質を有している．

　副腎皮質細胞ではステロイドホルモンが合成，分泌される．皮質細胞は滑面小胞体とミトコンドリアがよく発達していることが知られているが，両者にはステロイド環の側鎖を修飾する種々の酵素が存在し，以下に述べる各種のステロイドホルモンの合成にかかわっている．

　球状層の細胞からはミネラルコルチコイドであるアルドステロンが分泌され，レニン-アンジオテンシン系がその制御をつかさどっている．アルドステロンは腎の集合管でナトリウム-カリウムポンプを活性化し，ナトリウムイオンの再吸収とカリウムイオンの排泄を促進する．ナトリウムイオンが体内に増加すると，それに伴い水と塩素イオンが貯留するため，体液が増加し，血圧が上昇する．レニンは腎の傍糸球体装置から分泌され，血中のアンジオテンシノーゲンをアンジオテンシンⅠに変換し，さらにアンジオテンシンⅠはアンジオテンシン変換酵素 angiotensin-converting enzyme によりアンジオテンシンⅡに変換され，アルドステロンの分泌を促進する（図9-41）．

　束状層の細胞ではグルココルチコイドが合成，分泌される．グルココルチコイドの合成，分泌は下垂体からの副腎皮質刺激ホルモン adrenocorticotropic hormone（ACTH）によって制御され，さらにACTHの分泌は視床下部からの副腎皮質刺激ホルモン放出ホルモン corticotrophin releasing hormone（CRH）により制御されている．グルココルチコイドの機能は多彩であり，各臓器，組織，細胞において生命維持に重要な機能を有している．網状層の細胞からは主に副腎アンドロゲンが合成，分泌され，主としてACTHによって調節されていると考えられている．しかしながら，ヒト副腎皮質ではこのような束状層と網状層のホルモン産生の機能分化がはっきりしないことも多いとの報告がある．

2. 副腎の発生異常

　副腎皮質は発生過程において，ほかの組織に迷入して異所性に存在することがある．また副腎の発生・分化に

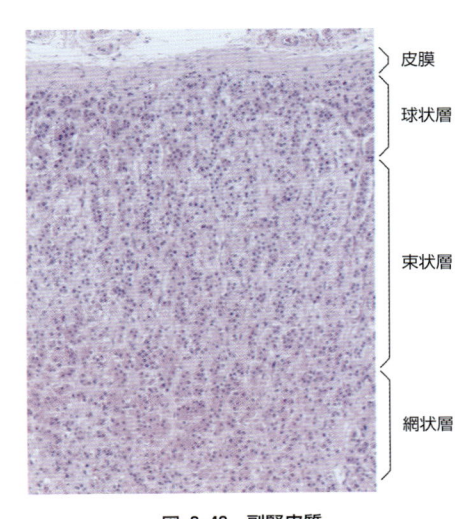

図 9-40　副腎皮質
外側より球状層，束状層，網状層を示す．

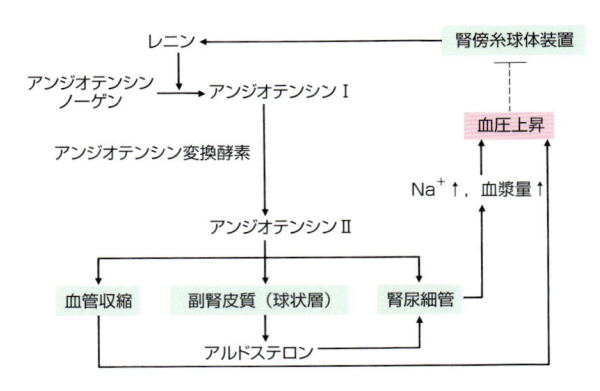

図 9-41　レニン-アンジオテンシン系によるアルドステロンの分泌調節機構
実線は促進，点線は抑制を示す．

かかわる遺伝子異常により先天性の副腎低形成を生じる疾患が知られている．

副副腎 accessory adrenal glands
◆定　義：本来の副腎の部位以外のところに副腎組織が存在する場合に副副腎と呼ぶ．
◆発生機序：副腎は副腎・生殖腺共通原基から発生するため，精巣や卵巣に分化する原基の発生過程における移動に伴い，その経路に沿って腹腔，骨盤内に副副腎が発生することがある．本来の副腎周囲や肺，脊髄，脳においても副副腎の発生が報告されている．
◆形　態：副副腎は組織学的には皮質成分からなる場合がほとんどである．
◆臨床的事項：まれに副副腎から腫瘍が発生し，副腎皮質ホルモン産生異常を示すことがある．

先天性副腎皮質低形成
congenital adrenocortical hypoplasia
◆定　義：本症は副腎皮質の発生・分化の異常により，副腎の大きさが小さく，副腎皮質機能低下症をきたす疾患である．
◆発生機序：核内受容体遺伝子である DAX-1 と Steroidogenic factor 1（SF-1）遺伝子の異常症が知られている．DAX-1 遺伝子は X 染色体に，SF-1 遺伝子は第 9 染色体に存在し，副腎皮質，性腺の発生・分化に関与している．DAX-1 異常症は X 連鎖性劣性遺伝形式を，SF-1 異常症は常染色体劣性遺伝形式をとる．
◆形　態：DAX-1 異常症，SF-1 異常症ともに副腎皮質低形成を生じるが，後者では副腎に異常を認めない症例も報告されている．組織学的には胎児副腎皮質が残存して，空胞形成を伴う巨大化した細胞が見られる．
◆臨床的事項：哺乳不良，嘔吐，皮膚色素沈着，ショック症状など副腎皮質機能低下症状と高 ACTH 血症，低ナトリウム血症，高カリウム血症が見られる．

3．先天性副腎皮質過形成

　副腎皮質細胞におけるステロイドホルモンの生合成は，皮質細胞に発現する多くの酵素により制御されている（図 9-42）．先天性副腎皮質過形成 congenital adrenal hyperplasia はステロイドホルモンの合成にかかわる特定の酵素の欠損により発症する．代表的な疾患としては 21-水酸化酵素欠損症，11β-水酸化酵素欠損症，17α-水酸化酵素欠損症，3β-水酸化ステロイド脱水素酵素欠損症，先天性副腎リポイド過形成などが含まれる．このうち 21-水酸化酵素欠損症が約 90％を占める．これらの疾患ではコルチゾールの産生低下により ACTH の過剰分泌が起こり，副腎皮質の過形成をきたす．これらの疾患によって，本来の性とは異なる外性器の男性化あるいは女性化を呈する病態を副腎性器症候群 adrenogenital syndrome とも呼ぶ．

21-水酸化酵素欠損症 21-hydroxylase deficiency
◆定　義：副腎ステロイドホルモン合成酵素のうち 21-水酸化酵素 21-hydroxylase の異常により，先天性副腎皮質過形成をきたす疾患である．21-水酸化酵素の異常の程度により，生後まもなく症状が現れる古典型 classical type と症状が軽症な非古典型 nonclassical type がある．
◆発生機序：第 6 染色体短腕に存在する 21-水酸化酵素遺伝子 CYP21A2 の変異により発症する．日本においては新生児マススクリーニングにおいて 1.5～2 万人に 1 人の割合で発見される常染色体劣性遺伝病である．
◆臨床的事項：古典型のうち重症型（塩類喪失型）ではコルチゾール，アルドステロン欠乏により生後まもなくより重篤な症状（低ナトリウム血症，高カリウム血症，脱水，低血圧，低血糖）をきたす．21-水酸化酵素活性がある程度残存している場合は，塩類喪失症状は軽度になり，アンドロゲンの過剰による女性器の男性化（陰核の腫大，陰唇癒合など）が主徴となる（単純男性化型）．男女とも成長が早く，性成熟が早くから発現する．骨端の閉鎖が早く起きるため身長が低い．またコルチゾールの産生が障害されるため，ACTH の分泌が亢進し，色素沈着をきたす．
　非古典型はコルチゾール，アルドステロン欠乏症状に乏しく，アンドロゲン過剰による症状が主である．性成熟が早期に起きる傾向があり，女性では多毛，月経異常，男性では乏精子症や無精子症などを生じる．

11β-水酸化酵素欠損症 11β-hydroxylase deficiency
◆定　義：副腎ステロイドホルモン合成酵素のうち 11β-水酸化酵素 11β-hydroxylase の異常により，先天性副腎皮質過形成をきたす疾患である．副腎アンドロゲンの過剰分泌による外性器の異常，コルチゾールの不足，ミネラルコルチコイドの過剰分泌による病態を発症する．
◆発生機序：第 8 染色体長腕に存在する 11β-水酸化酵素遺伝子 CYP11B1 の変異により発症する．常染色体劣性遺伝病であり，先天性副腎皮質過形成の中で占める割合は日本において 1.7％と報告されている．
◆臨床的事項：女児では陰核の腫大，陰唇の陰嚢化といった外性器の男性化が起こり，女性仮性半陰陽を呈する．性早熟，骨成熟の促進，低身長，体毛の増加や，女性では月経異常，男性では乏精子症などを伴う．ミネラ

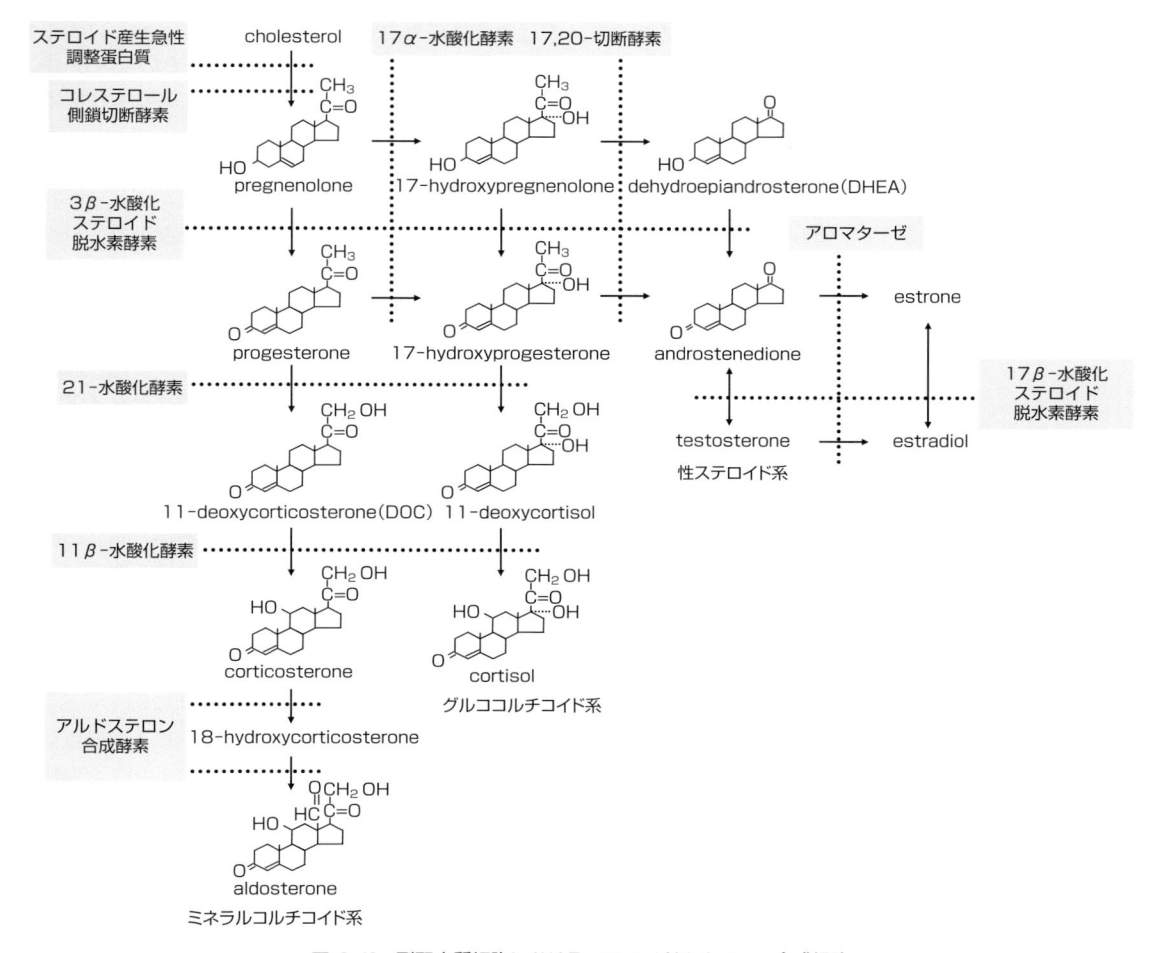

図 9-42 副腎皮質細胞におけるステロイドホルモンの合成経路

ルコルチコイドとしての活性を有するデオキシコルチコステロン deoxycorticosterone（DOC）（図9-42）の過剰産生により2/3の症例で高血圧を認める．

17α-水酸化酵素欠損症　17α-hydroxylase deficiency
◆定　義：副腎ステロイドホルモン合成酵素のうち17α-水酸化酵素 17α-hydroxylase の異常により，先天性副腎皮質過形成をきたす疾患である．ミネラルコルチコイドの過剰分泌による高血圧と性ステロイドの欠乏による外性器の異常，生腺機能不全をきたす疾患である．
◆発生機序：第10染色体長腕に存在する17α-水酸化酵素遺伝子 CYP17 の変異により発症する．常染色体劣性遺伝病であり，先天性副腎皮質過形成の中で占める割合は日本において2～3%と推定されている．
◆臨床的事項：男性ではアンドロゲンの低下のため外陰部の女性化（男性仮性半陰陽）を生じ，鼠径部に性腺を触知する．女性ではエストロゲンの欠乏のため原発性無月経，乳房の発育不全をきたす．腋毛，恥毛も欠如を伴う．

コルチゾールの分泌低下により，ACTH の過剰分泌が起き，その結果，DOC やコルチコステロンの過剰産生をきたし，高血圧を引き起こす．DOC の過剰産生によりレニン-アンジオテンシン系が抑制され，多くの場合アルドステロンの分泌が低下する．

3β-水酸化ステロイド脱水素酵素欠損症
3β-hydroxysteroid dehydrogenase deficiency
◆定　義：副腎ステロイドホルモン合成酵素のうち 3β-水酸化ステロイド脱水素酵素 3β-hydroxysteroid dehydrogenase の異常により，先天性副腎皮質過形成症をきたす疾患である．外性器の異常，副腎不全を生じる非常にまれな疾患である．
◆発生機序：第1染色体短腕に存在する 3β-水酸化ステロイド脱水素酵素遺伝子 HSD3B2 の変異により発症す

る．常染色体劣性遺伝病であり，約100万人に1人の発症頻度と推定されている．
◆**臨床的事項**：男児の外性器は，テストステロンの分泌障害の程度により，仮性半陰陽から正常までさまざまである．女児は副腎からのデヒドロエピアンドロステロン dehydroepiandrosterone（DHEA）の過剰産生よる陰核腫大，陰唇癒合などが見られる．重症例ではコルチゾール，アルドステロンの分泌低下により，生後早期から，嘔吐，脱水症状など副腎機能不全を示し，多くは数か月以内に死亡する．ACTH分泌過剰による色素沈着も伴う．

リポイド過形成症 lipoid adrenal hyperplasia
◆**定　義**：本症はステロイドホルモン合成の律速段階であるコレステロールからプレグネノロンへの合成過程が障害され，男性仮性半陰陽と生後すぐに重篤な副腎不全を呈する疾患である．全ステロイドホルモンの欠落を特徴とする．
◆**発生機序**：第8染色体短腕に存在するステロイド産生急性調節蛋白質 steroidogenic acute regulatory protein（StAR）遺伝子の異常によって発症する．まれではあるが，コレステロール側鎖切断酵素（P450scc）遺伝子の異常により発症する例もある．常染色体劣性遺伝病であり，副腎皮質過形成症の4.6%と報告されている．
◆**形　態**：過形成した副腎皮質細胞はコレステロール，コレステロールエステルによって充満する．
◆**臨床的事項**：遺伝的性にかかわらず外性器は女性型となる．副腎および性腺における全ステロイドホルモンの合成異常により，生後早期より重篤な副腎不全を呈する．StAR遺伝子異常では遅発性の症例も報告されている．

4．副腎皮質機能低下症

　副腎皮質機能の低下は，副腎皮質自体の病変によって引き起こされる場合（原発性）と，下垂体からのACTHの分泌不全や長期のステロイド治療により副腎機能が抑制されて引き起こされるもの（続発性）に大別される．さらに臨床経過より，慢性副腎皮質機能低下症と急性副腎皮質機能低下症に分けられる．

原発性慢性副腎皮質機能低下症
primary chronic adrenocortical insufficiency
◆**定　義**：本症は両側副腎皮質の90%以上が破壊されることにより，副腎皮質機能の低下をきたす病態である．1855年英国の内科医 Thomas Addisonによって初めて報告されたことから，Addison病とも呼ばれる．
◆**発生機序**：病因としてはわが国における全国調査にて自己免疫性副腎皮質炎（特発性Addison病）によるものが42.2%，結核性が36.7%，そのほかの原因が19.3%と報告されている．特発性Addison病の場合はほかの自己免疫性の内分泌異常を合併することがあり，多腺性自己免疫症候群と呼ばれる．特発性副甲状腺機能低下症や皮膚カンジダ症を合併するI型（HAM症候群）と，自己免疫性甲状腺疾患（橋本病，Basedow病）や1型糖尿病を合併するII型（Schmidt症候群）がある．
　感染症については結核以外に真菌症，後天性免疫不全症候群 acquired immune deficiency syndrome（AIDS）によるものが増加傾向にある．そのほか，悪性腫瘍の副腎転移，アミロイドーシスや副腎皮質ステロイド合成酵素欠損症，先天性副腎低形成も原因となる．
◆**形　態**：組織像は病因によって異なる．自己免疫性のものは皮質細胞が著しく減少するため，副腎は萎縮する．残存した皮質細胞は増加した結合組織中に島状に散在する．結核性のものは，副腎全体が乾酪壊死物質によって占められる．
◆**臨床的事項**：副腎皮質ホルモンの欠落により，易疲労性，全身倦怠感，体重減少，低血圧や食欲不振，悪心，嘔吐，下痢などの消化器症状，皮膚粘膜のメラニン沈着が見られる．コルチゾールの分泌低下により低血糖を，アルドステロンの分泌低下により低ナトリウム血症，高カリウム血症を生じる．副腎アンドロゲンの低下により性機能の低下や女性では月経異常を認めることがある．

続発性慢性副腎皮質機能低下症
secondary chronic adrenocortical insufficiency
◆**定　義**：本症は種々の病因により下垂体前葉機能が障害され，ACTHの分泌が低下したり，長期のステロイド治療により副腎機能が低下する病態である．
◆**発生機序**：下垂体の腫瘍，癌の転移，感染，梗塞，出血壊死，手術，外傷などにより下垂体前葉機能が障害されることにより発症する．膠原病などで長期にステロイド治療を受け，副腎機能が抑制された場合にも発症する．
◆**形　態**：副腎皮質は束状層と網状層が萎縮し，被膜は線維性に肥厚する．下垂体ホルモンの支配を受けない球状層は比較的正常に保たれる．
◆**臨床的事項**：基本的には原発性慢性副腎皮質機能低下症と同様の症状を呈する．ただし，続発性副腎皮質機能低下症では皮膚粘膜の色素沈着は見られない．アルドステロンの分泌がほぼ正常に保たれるため，電解質異常は起こりにくい．

急性副腎皮質機能低下症
acute adrenocortical insufficiency
◆**定　義**：本症は急激な副腎皮質ステロイドの絶対的あ

るいは相対的不足により引き起こされる病態で，循環不全を中心とした生命危機を伴う疾患である．急性副腎皮質機能低下症は副腎クリーゼ adrenal crisis とも呼ばれる．

◆発生機序：急性副腎皮質機能低下症の病因としては大きく3つに大別される．第一は慢性副腎不全状態において外傷，感染，手術などの強いストレスが負荷され，ステロイドの相対的欠乏が生じた場合である．第二は治療目的で合成グルココルチコイドを長期大量服用している患者が，服用の急な停止あるいは不適切な減量を行った場合である．第三は副腎出血などによる副腎皮質の広範な壊死による．髄膜炎菌などによる敗血症に伴って起きる副腎出血による副腎クリーゼは Waterhouse-Friderichsen 症候群として知られている．

◆形　態：副腎出血の重症例では全体が血腫となり，皮質細胞はわずかに散在する像を示す．

◆臨床的事項：食欲不振，倦怠感，嘔吐，下痢などの症状で始まり，痙攣，意識障害，ショック症状へと進行する．

5．副腎皮質機能亢進症

副腎皮質ホルモンの慢性的な分泌過剰によって引き起こされる疾患で，ホルモンの種類により特徴的な症状を呈する．ここではコルチゾールの過剰分泌によって引き起こされる Cushing 症候群，アルドステロンの分泌過剰によるアルドステロン症について述べる．

クッシング症候群 Cushing syndrome

◆定　義：Cushing 症候群は副腎皮質からのコルチゾールの慢性的な分泌過剰によって引き起こされる疾患で，ACTH 依存性 Cushing 症候群と，ACTH 非依存性 Cushing 症候群に大別される．ACTH 依存性 Cushing 症候群には下垂体性 Cushing 症候群と異所性 ACTH 産生腫瘍が含まれる．ACTH 非依存性 Cushing 症候群は副腎腫瘍（副腎腺腫，副腎癌）によるものと，ACTH 非依存性大結節性副腎過形成，原発性色素性副腎皮質小結節性異形成という疾患が知られている（表9-8）．ここでは下垂体性 Cushing 症候群と副腎腫瘍による ACTH 非依存性 Cushing 症候群を取りあげる．

◆発生機序：下垂体性 Cushing 症候群（Cushing 病）は下垂体腺腫による ACTH の過剰分泌あるいはまれに視床下部からの CRH の過剰分泌により，副腎皮質からのコルチゾールの分泌が促進され，発症する．Cushing によって最初に記載されたものは下垂体の好塩基性腺腫によるものであった．Cushing 病は 30〜60 代の中年女性に多く，男女比は 1：3 である．

表 9-8　Cushing 症候群の分類

1. ACTH 依存性 Cushing 症候群
   1) 下垂体性 Cushing 症候群（Cushing 病）
      a) 下垂体腺腫
      b) 視床下部からの CRF の分泌過剰
   2) 異所性 ACTH 産生腫瘍
      肺小細胞癌，カルチノイド，胸腺腫瘍，膵腫瘍，甲状腺髄様癌など
2. ACTH 非依存性 Cushing 症候群
   1) 副腎腫瘍
      a) 副腎腺腫
      b) 副腎癌
   2) ACTH 非依存性大結節性副腎過形成
      ACTH-independent macronodular adrenal hyperplasia (AIMAH)
   3) 原発性副腎皮質小結節性異形成
      primary pigmented nodular adrenal dysplasia (PPNAD)
3. 医原性 Cushing 症候群

ACTH 非依存性 Cushing 症候群は大多数が副腎皮質腺腫（約95%）からのコルチゾールの過剰産生によるもので，副腎癌（約5%）によるものはまれである．腺腫は 30〜40 代の女性に多く，男女比は 1：3〜5 である．

◆形　態：Cushing 病の下垂体腺腫のほとんどが微小腺腫である．極めてまれにトルコ鞍内外の CRH 産生腫瘍や視床下部からの CRH の分泌過多による下垂体 ACTH 細胞の過形成も報告されている．いずれにせよ，下垂体からの ACTH が過剰産生され，副腎皮質の過形成が生じ，慢性的に過剰のコルチゾールが産生される．

副腎腺腫は境界明瞭な結節を形成し，割面は黄色ないし褐色の色調を示す．黄色あるいは褐色の色調は腫瘍中の淡明細胞と緻密細胞の割合で決まる（図 9-43）．一部の腺腫では割面が黒色ないし黒褐色を呈することがあり，このような腫瘍を黒色腺腫 black adenoma と呼ぶ．このような腫瘍では腫瘍細胞が好酸性の緻密細胞で，細胞質内にリポフスチンを多く含んでいる．副腎腺腫からのコルチゾールの過剰分泌によるネガティブフィードバックにより，ACTH の産生が低下し，腺腫部分以外の副腎皮質は萎縮する．

◆臨床的事項：特徴的な身体的所見は満月様顔貌 moon face，中心性肥満，水牛様脂肪沈着 buffalo hump，皮膚の伸展性赤色線条，皮膚の菲薄化，皮下出血，四肢の筋萎縮による筋力低下がある．合併症としては高血圧，耐糖能異常，月経異常，骨粗鬆症，尿路結石，性格の変化などがあげられる．Cushing 病の治療目的で両側副腎を摘出した場合，下垂体腺腫が増大し，ACTH の過剰産生がさらに促進し，皮膚の色素沈着が強くなるが，そのような症候を Nelson 症候群と呼ぶ．

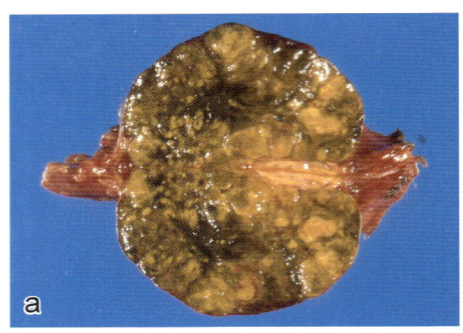

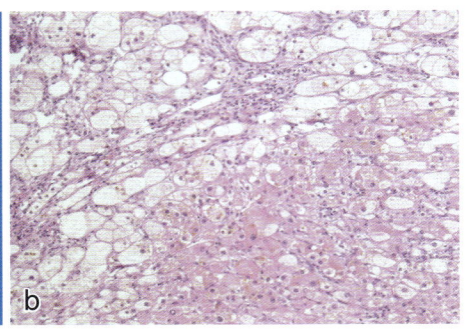

図 9-43 Cushing 症候群を呈した副腎腺腫
a．肉眼像：割面は黄色と黒褐色の色調の部分が混在している．
b．組織像：腫瘍内には細胞質が明るい淡明細胞（左上）と好酸性の緻密細胞（右下）を認める．

異所性 ACTH 産生腫瘍によるクッシング症候群

◆定　義：下垂体以外に発生した ACTH 産生腫瘍を異所性 ACTH 産生腫瘍と呼ぶ．腫瘍から分泌された ACTH により，副腎皮質からのコルチゾールの分泌が亢進し，Cushing 症候群を生じる．

◆発生機序：ACTH 産生腫瘍は肺癌が最も多く約 55％を占め，その大部分（約 90％）は小細胞癌である．そのほか，カルチノイド（約 12％），膵腫瘍（約 10％），胸腺腫瘍（約 5％），甲状腺髄様癌（約 5％），褐色細胞腫およびその関連腫瘍（約 3％）と続く．わが国の Cushing 症候群における異所性 ACTH 産生腫瘍の占める割合は 3.6％である．

◆形　態：それぞれの腫瘍の特徴的な形態像を呈し，異所性 ACTH 産生腫瘍としての特徴的な組織像はない．

◆臨床的事項：副腎腫瘍による Cushing 症候群と同様の臨床像を呈するが，ACTH の分泌過多により色素沈着も伴う．しかし肺癌など悪性腫瘍が原因である場合は，経過が急速であることなどにより，必ずしも Cushing 徴候が明らかでない場合も多い．

ACTH 非依存性大結節性副腎皮質過形成 ACTH-independent macronodular adrenocortical hyperplasia（AIMAH）

◆定　義：本症は両側副腎の多発大結節を特徴とする疾患で，副腎からのコルチゾールの過剰分泌により Cushing 症候群をきたす疾患である．

◆発生機序：副腎皮質細胞における異所性ホルモン受容体の発現が原因であると考えられている．アドレナリン，黄体形成ホルモン，甲状腺刺激ホルモン，胃酸分泌抑制ポリペプチドなどに対する多数のホルモン受容体の異所性発現が報告されている．これらのホルモンの刺激により副腎皮質細胞の過形成が生じると考えられている．多くは孤発例であるが，一部は MacCune-Albright 症候群や多発性内分泌腫瘍症 1 型 multiple endocrine neoplasia type 1（MEN1）に合併することがある．

◆形　態：結節には大型で淡明な細胞質を有する皮質細胞が増殖し，その中に小型で緻密な細胞質を有する皮質細胞が島状，索状に配列する．

◆臨床的事項：AIMAH の好発年齢は 50～70 歳で，副腎腺腫による Cushing 症候群と比較して発症年齢が高く，その頻度に男女差はない．AIMAH では 1 つの細胞で効率的なコルチゾールの産生が行われておらず，両側性に副腎が極めて大きくなっても Cushing 症候群の程度は顕著でない．

原発性色素結節性副腎皮質異形成 primary pigmented nodular adrenocortical disease（PPNAD）

◆定　義：本症は両側副腎皮質に褐色の多発性小結節を生じ，結節を構成する細胞よりコルチゾールが過剰に分泌されるため Cushing 症候群を引き起こす．

◆発生機序：孤発例と Carney complex として知られる家族発症例が存在する．Carney complex に合併した PPNAD の約 80％，孤発例の約 35％に第 17 染色体長腕に存在するプロテインキナーゼ A 調節サブユニット 1α（protein kinase A regulatory subunit 1α；PRKAR1A）遺伝子の機能喪失性変異を認める．

◆形　態：褐色調を呈する小結節が多発し，結節は好酸性の細胞質を有する緻密細胞から構成される．

◆臨床的事項：好発年齢は 2～3 歳と 20～30 歳である．PPNAD は AIMAH とは逆に副腎が大きくなくとも，典型的な Cushing 症候群を呈する．これは結節を構成するそれぞれの細胞にコルチゾールの合成に必要なすべての合成酵素が発現していることによると考えられる．Carney complex として発症する場合は，心房の粘液腫，皮膚の粘液腫，皮膚の色素沈着，精巣のセルトリ細胞腫，

先端巨大症，神経鞘腫，甲状腺腫瘍，乳腺線維腺腫など
を合併する．特に，心房の粘液腫は突然死の原因となる．

医原性クッシング症候群
iatrogenic Cushing syndrome
◆定　義：治療のため，慢性的なグルココルチコイド製
剤の投与により，Cushing症候群と同様の身体所見を呈
する場合，医原性Cushing症候群と呼ぶ．
◆発生機序：自己免疫疾患，白血病，リンパ腫，臓器移
植などの治療目的でグルココルチコイドが長期にわたっ
て投与されたことが原因となる．
◆形　態：グルココルチコイド投与によるネガティブ
フィードバックにより，下垂体からACTH分泌が抑制
され，副腎は萎縮する．
◆臨床的事項：通常のCushing症候群と同様の臨床像
を呈する．

原発性アルドステロン症
primary aldosteronism (PA)
◆定　義：副腎皮質からのアルドステロンの分泌過剰に
より，高ナトリウム血症，細胞外液の増加が生じ，高血
圧となる．高血圧症の5〜6%を占めると考えられてい
る．
◆発生機序：腫瘍性病変と非腫瘍性病変に分類される．
腫瘍性病変は副腎皮質腺腫が大部分であり，原則的に片
側性で，原発性アルドステロン症の60%以上を占める．
非腫瘍性病変は両側副腎の過形成によるもので，特発性
高アルドステロン症 idiopathic hyperaldosteronism
(IHA) と呼ばれ，PAの20%程度を占める．しかしなが
ら，IHAにおいても結節性病変を生じる例が存在するこ
とや，両側性の副腎皮質腺腫が存在することから，腫瘍
性か非腫瘍性かの鑑別が困難になることがある．
◆形　態：皮質腺腫は単発性，球状で，割面は鮮やかな
黄色調を呈することが多い（図9-44）．非腫瘍部の皮質
球状層は，アルドステロンの分泌過剰によりレニン-ア
ンジオテンシン系が抑制され，萎縮すると考えられるが，
実際には過形成を呈することが知られている．病態生理
学的に矛盾する組織像を呈することから，paradoxical
hyperplasia と呼ばれている．
　IHAでは球状層全体に過形成が及ぶ．IHAにおいて
過形成を生じた球状層の細胞からはアルドステロンが合
成，分泌されるのに対し，皮質腺腫に伴うparadoxical
hyperplasiaではその合成，分泌が活発ではない．この
性状を利用して，アルドステロンの合成にかかわる酵素
（例えば3β-水酸化ステロイド脱水素酵素）の発現を組
織染色により確認することができれば，皮質腺腫とIHA
の鑑別が可能となる．

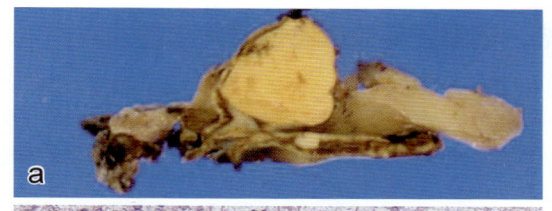

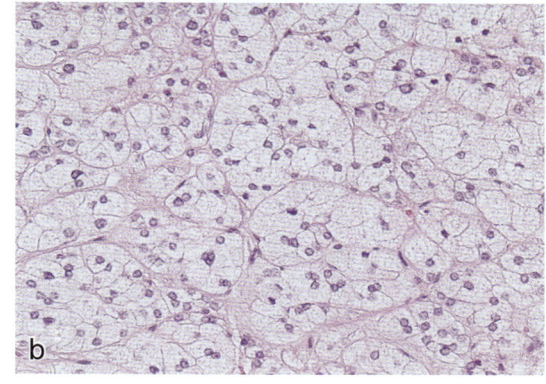

図 9-44　アルドステロン症を示した副腎腺腫
a．肉眼像：割面は鮮やかな黄色調を呈した症例．
b．組織像：明るく広い細胞質を有する淡明細胞が増殖している．

◆臨床的事項：低レニン性高アルドステロン血症により，高ナトリウム低カリウム血症をきたす．その結果，ナトリウムと水が血管内に貯留し，高血圧をもたらす．低カリウム血症に関連して，筋力低下，心伝導系異常，夜間多尿，周期性四肢麻痺などをきたす．IHAの患者は自覚症状が乏しいことがあり，低カリウム血症をきたす例が半数以下であるので，本態性高血圧との鑑別が重要になる．

続発性アルドステロン症
secondary aldosteronism (SA)
◆定　義：なんらかの原因でレニン-アンジオテンシン系が活性化され，高アルドステロン症をきたした病態である．
◆発生機序：脱水，出血による体液量の低下，肝硬変，ネフローゼ症候群，心不全など浮腫をきたす疾患，動脈硬化症，悪性高血圧などの腎血流量の低下をきたす疾患が原因となる．また腎傍糸球体装置の増生を示すBartter症候群やレニン産生腫瘍も続発性アルドステロン症を生じる．
◆臨床的事項：原因となる各基礎疾患の治療が病態改善の基本となる．

6. 副腎腫瘍による性徴異常症

副腎腫瘍からのアンドロゲンあるいはエストロゲンの分泌過多により，外性器の男性化あるいは女性化などの症状を呈する疾患である．前述の先天性副腎皮質過形成とならんで，副腎性器症候群を生じる．

男性化副腎皮質腫瘍 virilizing adrenocortical tumor
◆定　義：副腎皮質腫瘍よりアンドロゲンが分泌過多となり，男性化徴候を示す疾患を男性化副腎皮質腫瘍と呼ぶ．
◆発生機序・形態：副腎腺腫よりも副腎癌によるものが多いと報告されている．
◆臨床的事項：女児では陰核の腫大，陰毛の早期発育が見られる．乳房，子宮は萎縮傾向となり，過少月経，無月経を伴う．男児も陰毛，陰茎の早期発育など性発達の促進として気づかれる．男女ともに身長の発育促進，筋肉の増大，多毛，痤瘡，低音声などが認められる．Cushing症候群を合併する例が1/4程度に認められる．

女性化副腎皮質腫瘍
　　feminizing adrenocortical tumor
◆定　義：副腎皮質腫瘍よりエストロゲンが分泌過多となり，女性化徴候を示す疾患である．
◆発生機序・形態：極めてまれな腫瘍であり，癌腫がほとんどであると考えられている．正常副腎ではアンドロゲンをエストロゲンに転換するアロマターゼ活性はほとんど存在しないが，女性化副腎皮質腫瘍ではアロマターゼの発現が増強している．
◆臨床的事項：成人男性において，女性化乳房と性腺機能低下症（性欲低下，性的不能）を認める．精巣，前立腺の萎縮も伴う．女性においては性発達の促進が見られ，乳房の発育，成人型の皮下脂肪沈着，性器出血などを認める．男女ともに身長の発育促進，陰毛の発育も見られる．

7. 非機能性副腎腫瘍

内分泌症状を伴わない副腎皮質腫瘍で，多くは副腎腺腫であり，まれではあるが副腎癌も報告されている．また，副腎骨髄脂肪腫も非機能性副腎腺腫として知られている．

非機能性副腎腺腫
◆定　義：ホルモン産生異常を示さず，内分泌症状を伴わない副腎腺腫をいう．
◆発生機序・形態：画像診断によって発見される副腎偶発腫瘍の約50％が非機能性副腎腺腫 non-functional adrenocortical adenoma であり，副腎腺腫の約3/4を占める．
◆臨床的事項：非機能性副腎腺腫と診断された症例にも，コルチゾールの自律性分泌を伴っている場合があり，副腎皮質ホルモン分泌を正確に評価することが重要である．コルチゾールの自律性分泌により下垂体機能を抑制するプレクリニカル Cushing 症候群を除外することが，術後のグルココルチコイドの補充などの治療選択のうえで必要である．

骨髄脂肪腫 myelolipoma
◆定　義：骨髄脂肪腫は骨髄成分と脂肪組織成分を併せもつ腫瘍で，ホルモン産生能を有しない良性腫瘍である．
◆発生機序：胎児組織の副腎内遺残，骨髄組織の副腎内への塞栓，副腎内の網内系細胞の異形成などの説がある．副腎偶発腫瘍の約4％を占める．
◆形　態：骨髄細胞と脂肪細胞からなる腫瘍である（図9-45）．
◆臨床的事項：ホルモン産生副腎皮質腺腫が合併することがある．

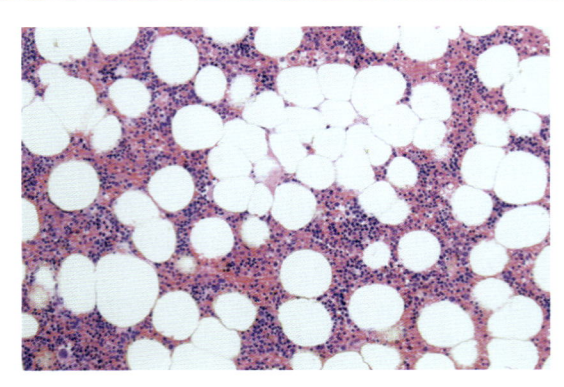

図 9-45 骨髄脂肪腫
腫瘍は骨髄細胞と脂肪細胞からなる．

8. 副腎皮質癌

◆定　義：副腎皮質癌 adrenocortical carcinoma とは，副腎皮質に発生するまれな悪性腫瘍であり，全癌の0.02％を占めるにすぎない．副腎偶発腫の1.4％を占めるという報告がある．
◆発生機序・形態：病因（原因遺伝子など）は不明である．画像上5cmを超える腫瘍は癌を疑う．臨床的に転移病巣が明らかであれば，癌の診断は容易であるが，一般的に病理組織像から良性，悪性の鑑別診断することは困難なことが多い．副腎皮質腺腫と副腎皮質癌の病理組

織診断においては，Weissのcriteriaというscoring systemが使用されている．その指標は，①核の異型度，②細胞分裂像の増加，③異常細胞分裂像，④細胞質が好酸性か淡明な所見を呈しているか否か，⑤腫瘍の構築が正常副腎に類似するような索状か，ほかの構造を有しているか否か，⑥凝固壊死の有無，⑦被膜浸潤の有無，⑧毛細血管への浸潤の有無，⑨静脈侵襲の有無の9項目のうち3項目以上が陽性であれば副腎皮質癌であるという診断がされるというものである．

◆**臨床的事項**：発症年齢には2相性があり，10歳未満と40代にピークがある．小児の場合は副腎皮質ホルモン産生異常を伴うことが少なくない．複数のホルモン過剰症を示すことがあり，例えばCushing症候群に男性化症状あるいは女性化症状を伴う．診断時に根治手術が不可能であることが多く，予後が不良である．

E 副腎髄質・傍神経節

副腎髄質および傍神経節の腫瘍

副腎髄質から発生し，カテコールアミンを分泌する神経内分泌腫瘍を褐色細胞腫と呼ぶ．副腎以外の交感神経，副交感神経由来の神経節から発生する腫瘍はパラガングリオーマと呼ぶ．

褐色細胞腫 pheochromocytoma

◆**定　義**：副腎髄質より発生するカテコールアミン産生腫瘍で，重クロム酸カリウム溶液で黒褐色に染まることからこの名前がある．

◆**発生機序**：ヨーロッパでは近年の研究により，約1/4の症例が遺伝性であると報告されている．遺伝性疾患である多発性内分泌腫瘍症2型 multiple endocrine neoplasia type 2（MEN 2），von Hippel-Lindau（VHL）病，神経線維腫症1型 neurofibromatosis type 1（NF1），パラガングリオーマ症候群において褐色細胞腫が発症する．MEN 2では約半数の患者に褐色細胞腫が発症し，第10染色体長腕に存在する*RET*遺伝子の変異が原因である．VHL病では10～20%に褐色細胞腫が発症し，第3染色体短腕に存在する*VHL*遺伝子の変異が原因である．NF1では約1%に褐色細胞腫を発症し，第17染色体長腕に存在する*NF1*遺伝子が原因である．パラガングリオーマ症候群においても褐色細胞腫の合併が見られ，原因遺伝子としてコハク酸脱水素酵素 succinate dehydrogenase（SDH）サブユニットA, B, C, Dの4つの遺伝子が報告されている．褐色細胞腫ではこのうち第1染色体短腕に存在する*SDHB*および第11染色体長腕に存在する*SDHD*遺伝子の変異が検出されている．これらの遺伝子変異を有しない褐色細胞腫の病因は不明である．

◆**形　態**：副腎偶発腫瘍として無症状で見つかる場合は小さい腫瘍が多いが，高血圧などを主訴として見つかる場合は100g程度の腫瘍が多い．腫瘍は被膜で覆われ，境界明瞭であるものが大部分である．割面はやや褐色調で，出血，壊死，石灰化，嚢胞化などの変化を伴う（図9-46）．腫瘍細胞は索状，胞巣状に配列し，しばしば支持細胞や薄い結合組織に囲まれ，Zellballenの像を示す．超微形態学的に細胞質内に多数の神経内分泌顆粒を認める．約10%の症例が悪性であると推定されているが，細胞異型などを指標にした病理組織学的診断から鑑別することは困難である．

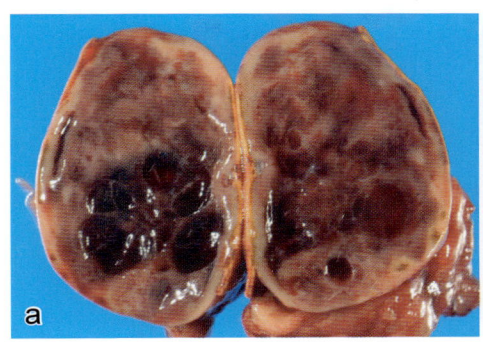

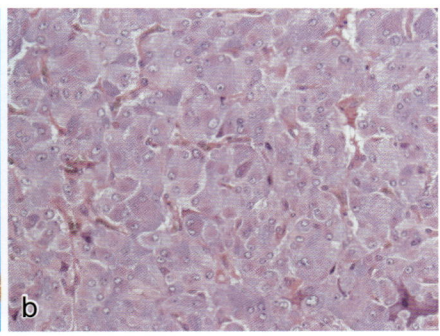

図 9-46 副腎褐色細胞腫
a．肉眼像：割面は出血，嚢胞化を認める．
b．組織像：大型で好塩基性の細胞質を有する腫瘍細胞が増殖している．

◆臨床的事項：20〜50代の発症が多く，性差はあまりない．両側副腎に発生するもの，副腎外に発生するもの，悪性のもの，家族性（遺伝性）のものがそれぞれ約10%を占めることから"10%-disease"と呼ばれている．しかし，上述したように遺伝性のものが従来考えられていた頻度より高いと報告されるようになった．褐色細胞腫はノルアドレナリン，アドレナリンの過剰分泌を生じ，前者を過剰分泌するタイプが多い．臨床症状としては高血圧が最も頻度の高い症状で（約90%），持続型の高血圧が約2/3，発作型が約1/3を占める．そのほか，頭痛，動悸，頻脈，発汗過多，めまい，視力障害，悪心，嘔吐，高血糖などが見られる．悪性の場合はリンパ節，肺，肝，骨に転移を起こす．ほかの悪性腫瘍と異なり，褐色細胞腫では，腫瘍細胞の異型度，被膜浸潤，脈管浸潤などは悪性の指標とならないため，良性と診断されても術後の慎重な経過観察が必要である．

パラガングリオーマ（傍神経節細胞腫，傍神経節腫）paraganglioma

◆定　義：一般的に副腎外の交感神経節，副交感神経節由来の腫瘍を指す．交感神経節由来でアドレナリン，ノルアドレナリンを産生する機能性のパラガングリオーマを副腎外褐色細胞腫とも呼ぶ．
◆発生機序：パラガングリオーマ症候群はコハク酸脱水素酵素サブユニット遺伝子（A，B，C，Dの4つの遺伝子が知られている）の変異が原因となる．そのほかの場合の病因は不明である．
◆形　態：副腎褐色細胞腫の組織像と基本的に同じである．
◆臨床的事項：発症年齢は20〜30代が多く，男女差はない．機能性パラガングリオーマの場合は副腎褐色細胞腫と同様に，高血圧，頭痛，動悸，発汗過多，視力障害などを引き起こす．発生部位は大きく3つに大別される．1つは総頸動脈周囲の頭頸部，第2は迷走神経に沿った部位，第3は大動脈に沿った交感神経節である（図9-47）．腹部大動脈周囲が最も多く（約75%），そのほか膀胱が10%，胸腔内が10%，頭頸部が3%と報告されている．副腎原発例よりも悪性のものが多い（30〜40%）と報告されている．

神経芽細胞腫 neuroblastoma

◆定　義：神経芽細胞腫は神経堤由来の神経芽細胞，神経節細胞の腫瘍であり，副腎髄質，傍神経節が発生母地になる．小児悪性腫瘍の代表的なものの一つである．
◆発生機序：病因は明らかになっていないが，癌原遺伝子 *MYCN* の増幅が予後不良因子になること，神経成長

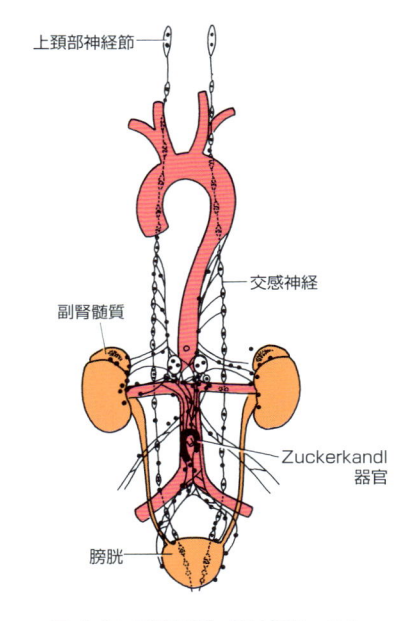

図 9-47　副腎髄質・傍神経節の分布

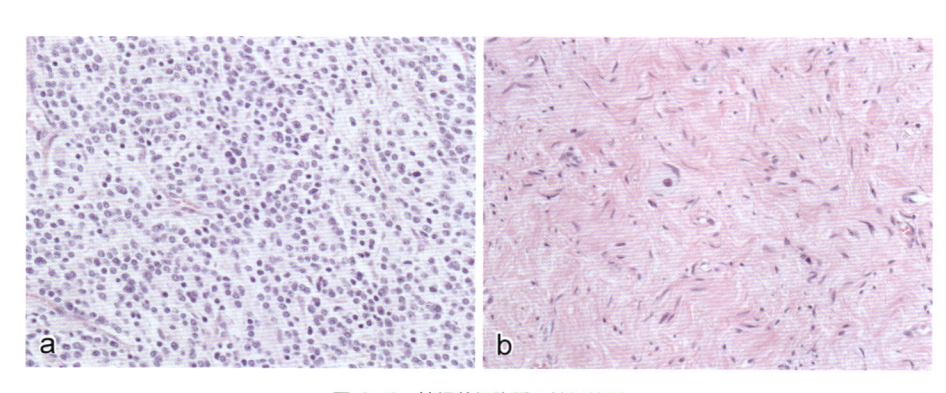

図 9-48　神経芽細胞腫と神経節腫
　a．神経芽細胞腫：腫瘍は細胞質の乏しい未分化な神経芽細胞からなっている．
　b．神経節腫：腫瘍は大部分シュワン細胞および線維成分からなっている．

因子 nerve growth factor（NGF）の発現が予後良好因子になることが知られている．

◆形　態：1999 年に International Neuroblastoma Pathology Classification（INPC）によって提唱された病理組織分類が予後を含む生物学的特性とよく相関しており，現在用いられている．病理組織像より，① 神経芽腫 neuroblastoma，② 神経節芽腫，intermixed ganglioneuroblastoma, intermixed，③ 神経節腫 ganglioneuroma，④ 神経節芽腫，nodular ganglioneuroblastoma, nodular という 4 つのタイプに大別される．

神経芽腫は大部分が未熟な神経芽細胞からなり，Schwann 様細胞，線維芽細胞からなる間質が腫瘍組織の 50% 以下であるものをいう．

神経節芽腫 intermixed は間質である Schwann 様細胞が 50% 以上を占め，その中に神経節様の大型腫瘍細胞と小型の未熟な神経芽細胞の胞巣が種々の割合で混在する腫瘍である．

神経節腫は Schwann 様細胞からなる間質が腫瘍の大部分を占め，腫瘍細胞は分化した，または分化途上にある神経芽細胞ないし神経節細胞からなる（**図 9-48**）．腫瘍細胞は小集簇性あるいは散在性に存在する．

神経節芽腫，nodular は神経節腫あるいは神経節芽腫，intermixed 成分を背景とした組織中に神経芽腫が結節として認識できる腫瘍である．4 つのタイプにはさらに組織像により亜分類がされている．

◆臨床的事項：以上の病理組織学的分類に，細胞分裂像，核の破砕物の程度，さらに年齢を考慮することにより，予後の判定基準が設けられている．

F　膵　島

膵の先天異常の項目で述べたように，膵は背側膵原基と腹側膵原基が癒合して発生する．膵島 Pancreatic islet（Langerhans 島）の形状は由来する原基で異なり，背側膵原基由来の頭部，体尾部では輪郭の整った球状である（**図 9-49**）．一方，腹側原基由来の鉤状突起と膵頭下部では，膵島は不規則な輪郭を示す．また，ホルモン構成細胞の比率も異なり，体尾部ではインスリン産生細胞（β 細胞），グルカゴン産生細胞（α 細胞），ソマトスタチン産生細胞（δ 細胞）のおおまかな比率は，60〜80%，25〜40%，2〜5% である．一方，鉤状突起や膵頭下部では，膵ポリペプチド pancreatic polypeptide（PP）産生細胞の比率が高く，β 細胞は少ない（**図 9-50**）．なお，膵の内分泌細胞は膵島のほかに腺房細胞間や膵管上皮細胞間に散在性に分布している．したがって，後述するように膵の内分泌腫瘍を膵島腫瘍というのは必ずしも正確ではない．

1．糖尿病

糖尿病 diabetes mellitus は 1 型糖尿病（インスリン依存性糖尿病），2 型糖尿病（インスリン非依存性糖尿病）に大別されるが，膵島の変化を実際に観察するのは 2 型

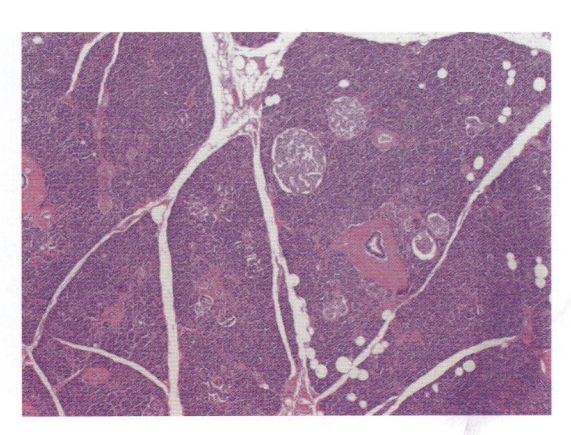

図 9-49　膵島の形状
頭部，体尾部をつくる背側原基由来の部分（写真右）では輪郭の整った球状である．腹側原基由来の鉤状突起と膵頭下部（写真左）では不規則な輪郭を示す．

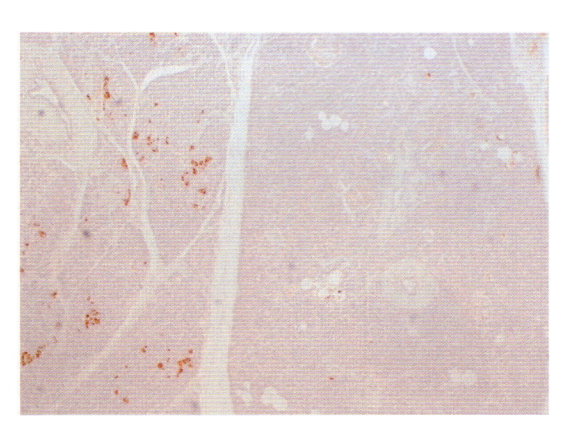

図 9-50　膵ポリペプチド（PP）免疫染色
背側原基由来膵（写真右）では PP 陽性細胞はごく少ないが，腹側原基由来の部分（写真左）では多数の陽性細胞が見られる．

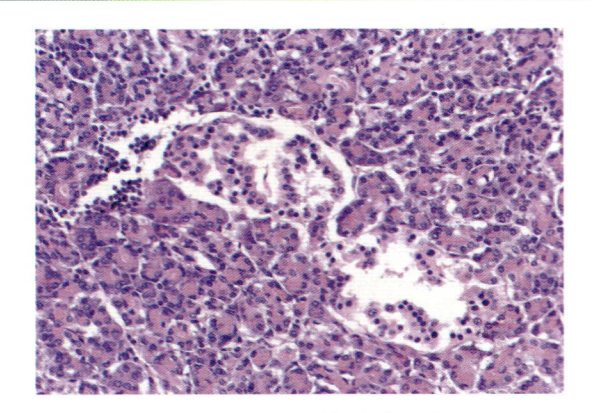

図 9-51　1 型糖尿病膵
リンパ球の膵島，腺房細胞間への浸潤が見られ，膵島細胞は著減している．本例は 20 年余り前の解剖症例である．

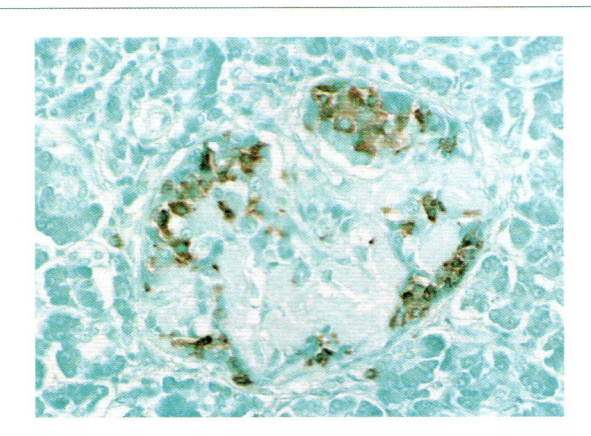

図 9-52　2 型糖尿病膵（インスリン免疫染色）
β 細胞は減少しているが残存していることがわかる．

糖尿病であることがほとんどである．耐糖能異常，糖尿病膵に関連する予備知識として以下のようなものがある．① 膵にはかなりの予備力があり，実験的には膵の 70％を切除しても耐糖能には変化が生じない．② 膵島は炎症に抵抗性が強く，腺房細胞が変性脱落しても残存しうる．③ 糖尿病の母親から生まれた新生児では膵島肥大が見られる．

1 型糖尿病（インスリン依存性糖尿病）における膵島

◆定義・発生機序：インスリン依存性の 1 型糖尿病（いわゆる若年型糖尿病）は，β 細胞が自己免疫機序により破壊され，インスリンが絶対的な分泌低下をきたすことによって発生する病態である．β 細胞が自己免疫的に攻撃を受ける機序には，遺伝的素因のほかにウイルス感染などの後天的要因が想定されている．また，自己免疫機序が明らかでない特発性糖尿病もある．

◆形　態：1 型糖尿病自然発症動物（NOD マウス，LETL ラットなど）では，生後間もなく膵島への高度のリンパ球浸潤をきたし（膵島炎 insulitis），その後リンパ球浸潤は消退するが，リンパ球の攻撃を受けた β 細胞は膵島から完全に消失している．現在では治療法の向上から，ヒトでの 1 型糖尿病の組織を見る機会は極めてまれである（図 9-51）．生検組織などの観察では細胞傷害性 T リンパ球の膵島への浸潤が見られ，浸潤の程度は発症後の経過期間，重症度などにより異なる．緩徐進行型では，膵島へのリンパ球浸潤はごく軽度で，β 細胞はある程度残存する．目立つのは膵外分泌腺組織の萎縮である．劇症 1 型糖尿病では，β 細胞の著減とともに α 細胞の減少も認められる．

◆臨床的事項：小児発症あるいは成人発症の典型例（急性発症型）以外に緩徐進行型と劇症 1 型糖尿病の亜型が知られ，臨床病態には幅が見られる．前 2 者は自己免疫機序によるのに対して，劇症 1 型糖尿病は特発性糖尿病の範疇である．前 2 者の患者血液には膵島関連自己抗体である GAD 抗体，IA-2 抗体などが検出されるが，劇症 1 型糖尿病では自己抗体陰性である．

2 型糖尿病（インスリン非依存性糖尿病）における膵島

◆定　義：2 型糖尿病（インスリン非依存性糖尿病，いわゆる成人型糖尿病）は単一の疾患ではなく，インスリン分泌不全あるいは末梢組織のインスリン抵抗性の増大をきたすさまざまな原因によって生じる．

◆発生機序：末梢組織のインスリン抵抗性の増大によるインスリンの相対的欠乏は，膵島 β 細胞を持続的な機能亢進状態におき，やがてその疲弊にいたらしめる．膵島にはこうした機能状態を反映したと考えられる種々の変化が見られる．

◆形　態：2 型糖尿病の膵には目立った肉眼的な変化は認めないことが多い．肥満を伴う例では膵周辺からの脂肪浸潤が目立つことがある（lipomatosis）．β 細胞の機能亢進と引き続く疲弊を反映した個々の細胞変化としては，核の腫大，脱顆粒，水腫状肥大などが知られている．持続的な高血糖状態は究極的に β 細胞の細胞死を惹起すると考えられ，β 細胞のブドウ糖毒性として知られる．膵島の形態変化には，β 細胞の過形成に伴う膵島肥大のほか，β 細胞の減少を反映した変化として，膵島容積の減少，β 細胞容積比の選択的減少（40～60％，図 9-52）などが見られる．最も特徴的な所見は膵島の硝子化である（図 9-53）．この硝子化はアミロイドの沈着によるもので，その成分には islet amyloid polypeptide（IAPP，アミリンとも呼ばれる）が含まれる．なお，アミロイド沈着は糖尿病が顕性になる以前の比較的早期に生じていることが示唆されている．むしろ，IAPP が β 細胞の細

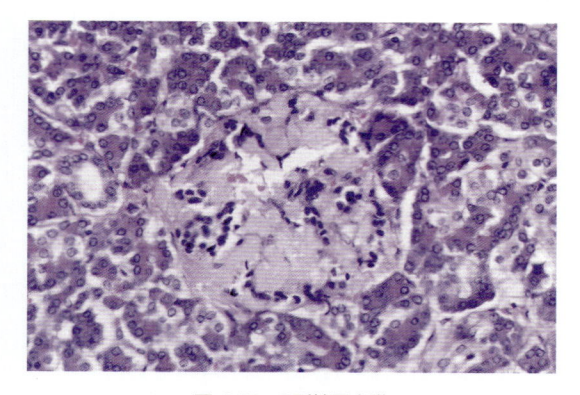

図 9-53 2型糖尿病膵
最も特徴的な所見としてのアミロイドの沈着による膵島の硝子化が見られる.

胞死の原因とも考えられている.
◆**臨床的事項**：2型糖尿病の臨床所見，全身臓器変化は各論第18章（p.914）を参照されたい．膵島変化に関連する臨床的事項としては，高齢者やインスリン治療者にアミロイド沈着の頻度が高いことがあげられる．これは，アミロイド沈着が加齢とともに進行すること，インスリン治療者は概して重度の糖尿病であることの反映といえる．

2．膵神経内分泌腫瘍（膵島腫瘍）

膵に発生する神経内分泌腫瘍は，大部分，膵島細胞に類似性が求められ，発生母地として膵島細胞が考えられやすい．しかし，さまざまな傍証から膵管上皮に存在する多分化能をもつ幹細胞ないし原始細胞から発生するという考え方が主流である．また，膵管に分布する内分泌細胞に類似性のある膵カルチノイドのような腫瘍（セロトニンを産生する）も存在する．こうしたことから総称名としては膵島腫瘍 islet cell tumor より膵神経内分泌腫瘍 pancreatic neuroendocrine neoplasm の名称を用いるのが妥当とされている．

膵神経内分泌腫瘍は膵島構成細胞が産生するホルモンやガストリン，vasoactive intestinal polypeptide（VIP），セロトニン，growth-hormone releasing hormone（GHRH），adrenocorticotropic hormone（ACTH），カルシトニンなどの異所性ホルモンを単独または複数産生する．多発性腫瘍の場合は，腫瘍間でホルモン産生の種類が異なることもある．

ホルモン過剰症状を引き起こしている機能性（症候性）腫瘍では，「ホルモン名-oma」と呼称され，インスリノーマ，ガストリノーマ，グルカゴノーマ，VIPoma，ソマトスタチノーマがこの順の頻度でみられる．また，無症候性であっても，血清での異常高値や免疫染色で優勢な発現を示すホルモンが同定される場合は，「ホルモン名-産生腫瘍」と呼び区別する．

膵神経内分泌腫瘍の発見時の大きさは，臨床症状の有無やホルモンの種類と関連がある．インスリノーマは比較的小型でも臨床症状をきたし，小型のうちに発見される可能性が高い．インスリノーマ以外の腫瘍がホルモン過剰症状を呈するようになるのは，一般に2cmを超えてからである．非機能性（無症候性）の腫瘍は，発見時大型で，転移を合併している頻度が高い．

膵神経内分泌腫瘍は境界明瞭な充実性腫瘤を形成し，髄様性で軟らかいが，種々の程度に線維化を伴う．また，うっ血・浮腫や出血などの循環障害を伴い囊胞状を呈することがある．悪性度の高い腫瘍では腫瘍壊死や周囲への浸潤性発育がみられる．

新WHO分類（2010）では，膵神経内分泌腫瘍は，微小腺腫 microadenoma（大きさが5mm未満の高分化型神経内分泌腫瘍），高分化型神経内分泌腫瘍 neuroendocrine tumor（NET），低分化型神経内分泌癌 neuroendocrine carcinoma（NEC）および混合型腺神経内分泌癌 mixed adenoneuroendocrine（MANEC）に分類される．このうち臨床的に対象となる腫瘍の大多数を占める NET は，すべて潜在的に悪性能（低～中間悪性）を有していると捉えられ，核分裂数や Ki-67 標識率を指標にグレード分類（G1-G3）される．これに TNM 病期分類を併用することが推奨されている．NEC は高悪性腫瘍で小細胞型と大細胞型に分類される．MANEC も高悪性腫瘍で，mixed ductal-neuroendocrine, acinar-neuroendocrine, acinar-ductal, acinar-neuroendocrine-ductal carcinoma に分類される．

神経内分泌細胞の増生病変としては，糖尿病母体児やBeckwith-Wiedemann 症候群患者などにみられる膵島過形成 islet hyperplasia，慢性膵炎や加齢に伴う islet aggregation，多発性内分泌腫瘍症 MEN1 型膵にみられる膵島異形成 islet dysplasia や膵島細胞症 nesidioblastosis があげられる．このうち islet aggregation はしばしば観察され，高度な例では脂肪組織に膵島が浮かぶように，ときに密在してみられ（**図9-54**），膵島偽増生とも呼ばれる．腺房細胞のみが脱落した結果であり，腫瘍性病変と間違えてはならない．

インスリノーマ insulinoma

◆**定　義**：インスリン産生細胞（β細胞）への分化を示す細胞からなる腫瘍で，臨床的に低血糖症状を呈する．インスリノーマの多くは，良性の経過をとる．
◆**発生機序**：散発性腫瘍と多発性内分泌腫瘍症（MEN1）型に合併するインスリノーマがある．インスリノーマの

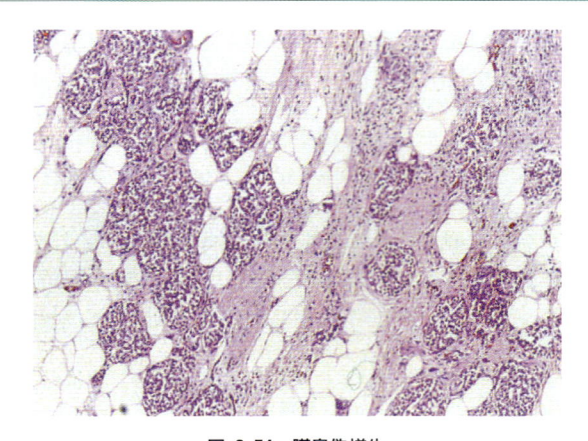

図 9-54　膵島偽増生
膵への脂肪浸潤が高度で腺房細胞が脱落し，膵島が脂肪組織に浮かぶように密集して見られる．加齢性変化とみなされる．

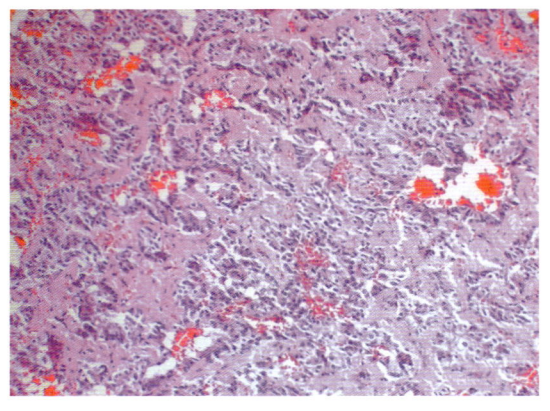

図 9-55　インスリノーマ
比較的広い間質を伴って腫瘍細胞が索状（リボン状，脳回状）に増殖している．

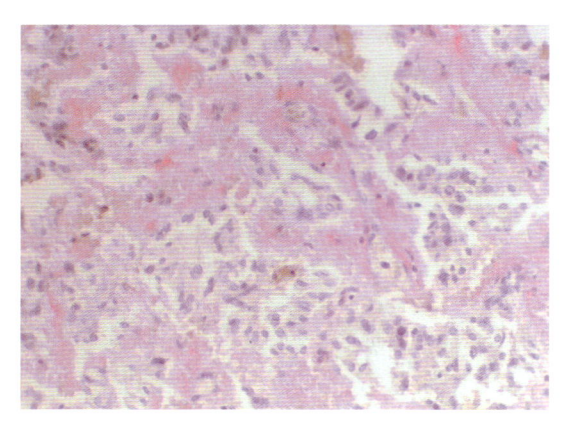

図 9-56　インスリノーマ（コンゴー赤染色）
アミロイドの沈着が見られる．

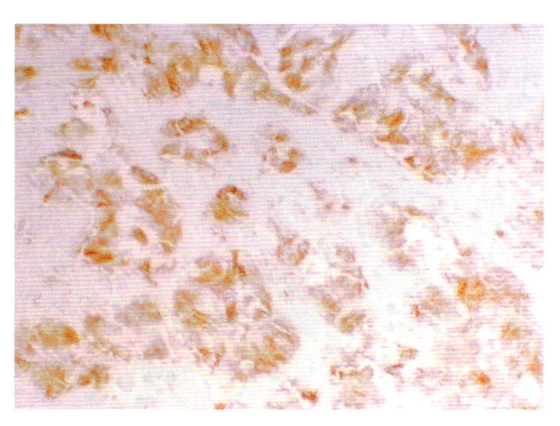

図 9-57　インスリノーマ（インスリン免疫染色）
多数のインスリン陽性細胞を認める．

4〜7％は MEN1 型患者に発見され，MEN1 型に合併する膵内分泌腫瘍としてはガストリノーマに次いで多い．散発性インスリノーマの発生機序は不明であるが，散発例の中にも MEN1 遺伝子座のヘテロ接合性の喪失あるいは遺伝子変異が認められることがある．

◆形　態：単発例が多く，膵頭部，体部，尾部のいずれにも生じる．インスリノーマのおよそ 75％は 2 cm 以下である．索状型（リボン状，偽花冠状，脳回状），腺管型（胞巣状），充実型（シート状）などの配列パターンを示す（図 9-55）．特徴的に，アミロイド沈着を伴う例の多いことが知られている（図 9-56）．免疫組織化学ではインスリンが陽性を示すが（図 9-57），ほかの膵島ホルモンが同時に陽性を示すことも比較的多い．なお，インスリノーマとして手術された膵神経内分泌腫瘍の中にはインスリンが陰性で，プロインスリンが陽性を示す症例もある．

◆臨床的事項：低血糖に基づくさまざまな症状（意識障害，複視など）を呈する．3 cm を超えると悪性の振る舞いを示す率が高くなる．MRI，CT などの非侵襲的画像診断のほかに arterial stimulation and venous sampling（ASVS）と呼ばれる選択的動注負荷テストによる膵神経内腫瘍存在領域診断法が行われている．治療は核出術が選択されることが多い．

グルカゴノーマ　Glucagonoma

◆定　義：グルカゴン産生細胞（α 細胞）への分化を示す細胞からなる腫瘍で，高グルカゴン血症のために臨床的にグルカゴノーマ症候群を呈する．しばしば悪性所見を呈する．

◆発生機序：散発性のグルカゴノーマのほかに MEN1

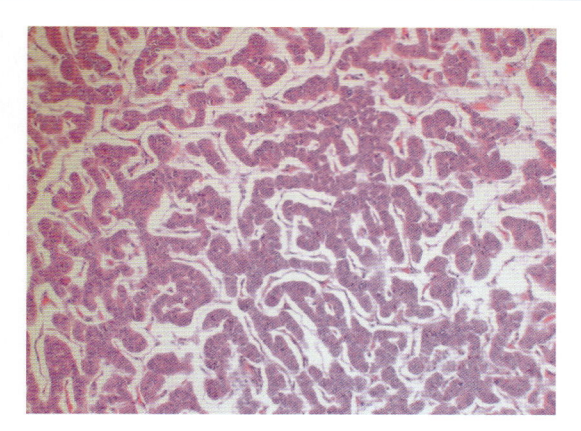

図 9-58 グルカゴノーマ
腫瘍細胞は索状に増殖している．

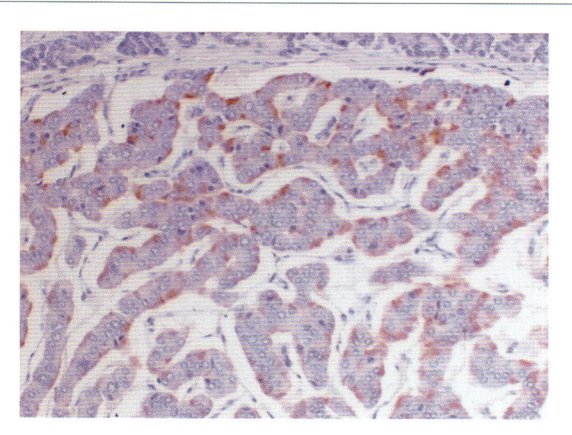

図 9-59 グルカゴノーマ（グルカゴン免疫染色）
グルカゴン陽性反応は細胞の間質側に限局している．

型に合併するグルカゴノーマがある．散発性グルカゴノーマの発生機序は不明だが，MEN1 型合併例と同様に *MEN1* 遺伝子の異常を見る例がある

◆**形　態**：グルカゴノーマの多くは膵体・尾部に発生する．グルカゴノーマには多発例がある．発見時の大きさは通常 3 cm 以上になっている．転移例の平均径は 9 cm との報告もある．組織学的に，ほかの膵神経内分泌腫瘍と同様に，索状あるいはシート状に増殖する（**図 9-58**）．免疫組織化学的にグルカゴン陽性細胞が証明されれば診断は確定する（**図 9-59**）．ただし，症例ごとにグルカゴン陽性の程度は異なり，グルカゴンと同じくプログルカゴンから産生される glucagon-like peptide-2（GLP-2）のほうがグルカゴンより陽性頻度が高い．また，グルカゴンとともに膵ポリペプチドなどの膵島ホルモンやVIP が陽性を示すことがある．

◆**臨床的事項**：壊死性遊走性紅斑，耐糖能障害，血栓塞栓症，貧血，精神・神経症状などがグルカゴノーマ症候群の臨床症状を構成する．皮膚病変が最も特徴的で，しばしば皮膚所見から本症が疑われる．臨床検査では高グルカゴン血症のほか，低アミノ酸血症が認められる．画像診断ではソマトスタチン受容体シンチグラフィが有用とされている．グルカゴノーマは膵神経内分泌腫瘍の中で悪性所見を呈する頻度が最も高い（60〜80％）．転移先は肝が最も多い．ただし，腫瘍の発育は緩徐で転移があっても 10 年余り生存することがある．治療は可能な限り腫瘍摘出で，腫瘍を全摘できれば皮膚病変も改善する．

ソマトスタチノーマ somatostatinoma

◆**定　義**：膵島を構成するソマトスタチン細胞（δ細胞）への分化を示す細胞から構成され，臨床的にソマトスタチノーマ症候群を呈するまれな腫瘍である．

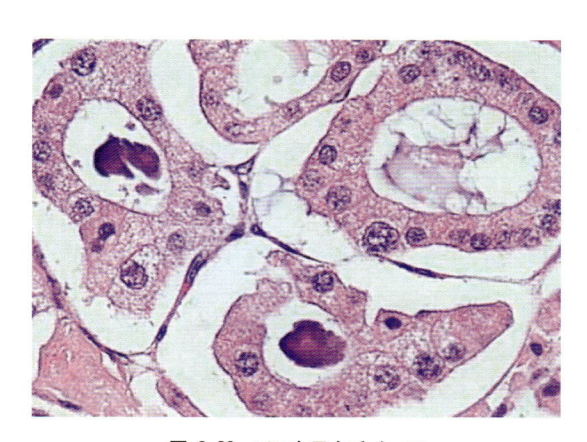

図 9-60 ソマトスタチノーマ
腫瘍細胞は腺管状に配列し，増殖している．砂粒体を散見する．本例は von Recklinghausen 病に伴ったものである．

◆**発生機序**：発生機序は不明だが，von Recklinghausen病ではソマトスタチノーマを合併しやすいことが知られている．

◆**形　態**：膵内発生，膵外発生がある．膵内発生ソマトスタチノーマの多くは膵頭部に認められ，5〜6 cm 平均の比較的大きな腫瘍である．膵外では十二指腸，甲状腺，肺などに見られる．

組織学的に，比較的単調な細胞が索状，腺管状，胞巣状に配列し，増殖する．砂粒体が出現することも多い．von Recklinghausen 病に伴うソマトスタチノーマは膵頭，十二指腸乳頭部の砂粒体形成を伴った腫瘍として認められる（**図 9-60**）．

◆**臨床的事項**：ソマトスタチノーマは，高ソマトスタチン血症，耐糖能異常・糖尿病，胆石症，下痢・脂肪便，低酸症などからなる．臨床徴候はソマトスタチンのもつ各種ホルモンへの抑制作用に起因するところが大きい．

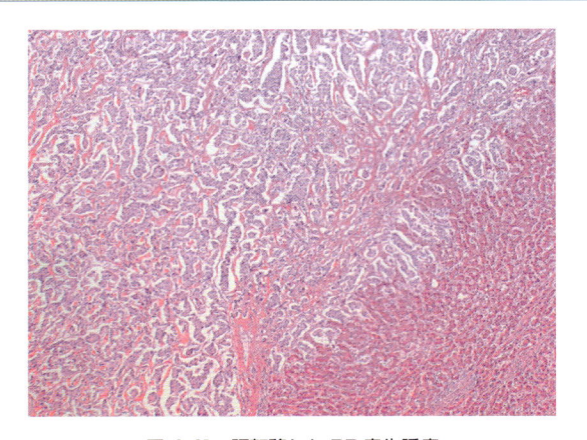

図 9-61　肝転移した PP 産生腫瘍
索状配列する転移腫瘍細胞が肝組織内に浸潤性に増殖している.

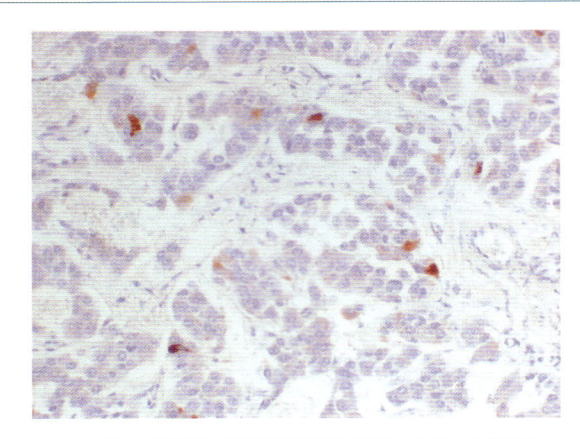

図 9-62　非機能性の多発性膵内分泌腫瘍（PP 免疫染色）
PP 陽性細胞を散見する.

膵外発生の腫瘍は無症候性であることが多い．半数以上は発見時すでに転移している．非侵襲的診断では，ソマトスタチン受容体シンチグラフィが最も有力とされている．また，前述の侵襲的腫瘍存在領域診断法の一つである ASVS も有効な方法として行われている．この原法はセクレチン負荷であったが，最近はカルシウムを負荷している．治療にはオクトレオチド製剤が有用である．

膵ポリペプチド産生腫瘍

◆定　義：膵ポリペプチド pancreatic polypeptide 産生細胞（PP 細胞）への分化を示す細胞から構成される腫瘍である．

◆発生機序：散発性の PP 産生腫瘍の発生機序は不明である．MEN1 型に伴う PP 産生腫瘍では *MEN1* 遺伝子変異と 11 番染色体の *MEN1* 遺伝子領域の異常を見る．

◆形　態：PP 細胞は，元来，膵島部，鉤部に多数分布するので，PP 産生腫瘍はこの部位に発見されることが多い．組織所見はほかの膵神経内分泌腫瘍と同様である（図 9-61）．PP 陽性細胞は VIPoma（下痢性膵腫瘍）にしばしば認められる．また，多発性膵神経内分泌腫瘍では PP 陽性細胞の出現頻度が高い（図 9-62）．

◆臨床的事項：PP 陽性腫瘍のほとんどが，特有の臨床症状を欠き，PP 産生腫瘍と呼べる症例の同定は困難である（図 9-63）．ソマトスタチン受容体シンチグラフィが診断に有力とされている．

ガストリノーマ　Gastrinoma

◆定　義：ガストリン産生細胞（G 細胞）への分化を示す細胞からなる腫瘍である．ガストリン過剰分泌に由来する臨床症状（十二指腸潰瘍，胃酸過多，胃食道逆流など）を惹起し，Zollinger-Ellison 症候群（Z-E 症候群）を構成する．膵ガストリノーマ（散発性）は膵神経内分泌

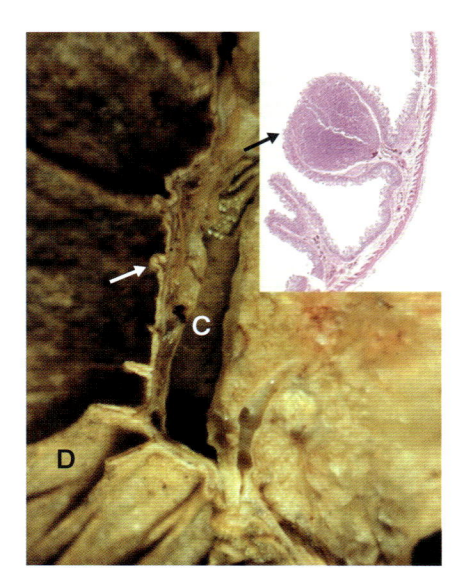

図 9-63　MEN1 型症例における十二指腸ガストリノーマ
壁内に微小腫瘤を認める（矢印）．C は総胆管，D は十二指腸内腔.
（写真提供：キール大学クルッペル先生）

腫瘍の約 20％ を占め，インスリノーマに次いで多い．

◆発生機序：80％ が散発性で，残り 20％ が MEN1 型に伴うガストリノーマである．

◆形　態：主な発生部位は膵と十二指腸である．ガストリノーマ全体としては膵発生 24％，十二指腸発生 49％，散発性ガストリノーマとしては膵 14％，十二指腸 47％ とされる．MEN1 型合併ガストリノーマではこの傾向はさらに強く，大部分が十二指腸壁に発見される．膵発生のガストリノーマは頭部に多く，十二指腸ガストリノーマは第 1，2 部に 1 cm 以下の小型の腫瘍として認め

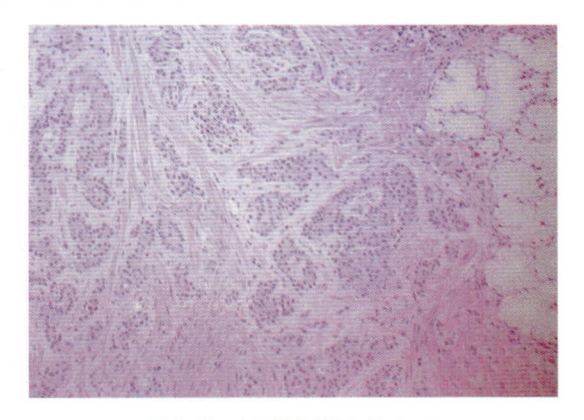

図 9-64 十二指腸ガストリノーマ
胃腸カルチノイドと類似の組織像で，大きさの揃った細胞が索状，敷石状に配列している．

られることが多い．MEN1型合併十二指腸ガストリノーマは多発性で，5mm以下の小さな腫瘍が多く（図9-63），手術の際に見逃される可能性がある．この部に領域リンパ節を加えた解剖学的位置を「ガストリノーマ三角」とも呼ぶ．なお，ガストリン産生細胞は胃に多数存在するが，胃のガストリノーマは少ない．

　組織学的には，ほかの膵神経内分泌腫瘍と同様に，比較的広い細胞質をもつ腫瘍細胞が索状，リボン状，敷石状に配列して増殖する．時に壊死や出血を伴う十二指腸ガストリノーマは胃腸カルチノイドと同様の所見を示す（図9-64）．

◆**臨床的事項**：60〜90%はリンパ節や肝に転移する．腫瘍から過剰に産生，分泌されたガストリンは，壁細胞に作用して胃酸分泌を亢進させ，十二指腸潰瘍，胃酸過多，下痢などの徴候を引き起こす．さらに，MEN1型では胃底腺粘膜のenterochromaffin-like cell（ECL細胞）にも作用し，その過形成と多発性ECL細胞性カルチノイドの形成にいたる．なお，散発性のガストリノーマにはこうした胃多発性カルチノイドを見ることはない．ソマトスタチノーマと同様に，画像診断ではソマトスタチン受容体シンチグラフィが有望視され，ASVSも有効な局在診断法とされている．治療にはオクトレオチド製剤の併用も行われている．

下痢性膵腫瘍 diarrhoeogenic tumor of the pancreas

◆**定　義**：下痢性膵腫瘍はVIP産生細胞への分化を示す細胞から構成されるまれな膵神経内分泌腫瘍で，watery diarrhea hypokalemia achlorhydria（WDHA）症候群（水様性下痢・低カリウム血症・無酸症）を呈する．なお，小児では神経節に発生する腫瘍がVIPを分泌してWDHA症候群を呈することがある．

◆**発生機序**：発生機序は不明だが，MEN1遺伝子変異が一部の症例で認められる．MEN1型に合併するVIPomaはごくまれである．なお，VIPは神経線維には局在するが，成人の膵島には観察されない．

◆**形　態**：膵VIPomaのほぼ半数は尾部に見られる．大きさは平均4〜5cmで，膵内のガストリノーマやグルカゴノーマとほぼ同じである．病理組織学的には，やや顆粒状の豊かな細胞質を有する細胞が充実胞巣状，索状，腺管状などの配列パターンを示しながら増殖する．免疫組織化学的にVIP陽性を示すが，WDHA症候群をきたしている腫瘍でのVIP陽性細胞は少数にすぎない．電顕でも顆粒は少数であり，分泌が盛んで細胞内にとどまっていないためと考えられる．VIP以外にも種々のホルモンが陽性となるが，なかでもPPはVIPと同一細胞で共存することもある．WDHA症候群を呈する小児の膵外腫瘍の多くは神経節細胞腫，神経節芽細胞腫である．縦隔や後腹膜に発生する．

◆**臨床的事項**：WDHA症候群のほかに低血圧，耐糖能異常，紅潮，胆囊拡張なども見られる．臨床症状で最も顕著なのは水様下痢で，低カリウム血症を惹起し，また代謝性アシドーシス，脱水を引き起こす．膵発生のVIPomaのほぼ半分は悪性所見を呈し，肝転移が多い．オクトレオチド製剤によりVIP値の低下と下痢などの臨床症状の寛解が得られる．

多発性内分泌腫瘍症における膵神経内分泌腫瘍

◆**定　義**：多発性内分泌腫瘍症 multiple endocrine neoplasia（MEN）は下垂体，甲状腺，副甲状腺，膵，副腎など複数の内分泌臓器にまたがって腫瘍が発生する病態で，MEN1型，MEN2A型，MEN2B型に区分される．膵神経内分泌腫瘍はMEN1型の60%前後の症例に見られる．

◆**発生機序**：MEN1型の原因遺伝子は第11番染色体長腕の11q13領域に位置するMEN1遺伝子で，癌抑制遺伝子である．MEN1型における膵神経内分泌腫瘍は，胚細胞レベルでのMEN1遺伝子変異と体細胞レベルでの11q13を含む領域の欠失によりMEN1遺伝子が機能しなくなるために生じる（Knudsonのtwo hit theory）．

◆**形　態**：多発することが特徴である（図9-65）．多発腺腫間でホルモン細胞の構成は異なっていることが多い．基本的な病変は微小腺腫（5mm未満）で，背景の膵には前駆病変と考えられる，正常膵島よりやや大きな（0.3〜0.4mm程度），細胞構成に異常を示し腫瘍性格をもつ増殖病変（膵島異形成 nesidiodysplasia あるいは islet dysplasia とも称される）が見られる．ほとんどのタイプの膵島ホルモン産生腫瘍が合併しうる．また，異所性GH-RH産生腫瘍も見られる（図9-66）．

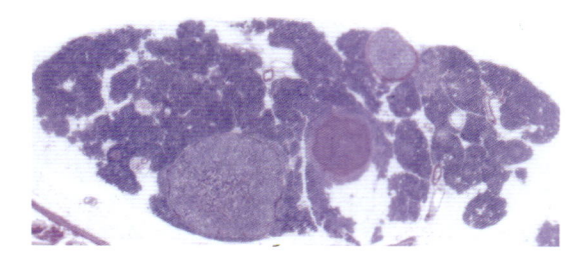

図 9-65　MEN1 型症例における多発性膵内分泌腫瘍症
3 個の腫瘍がこの切片内に認められる.

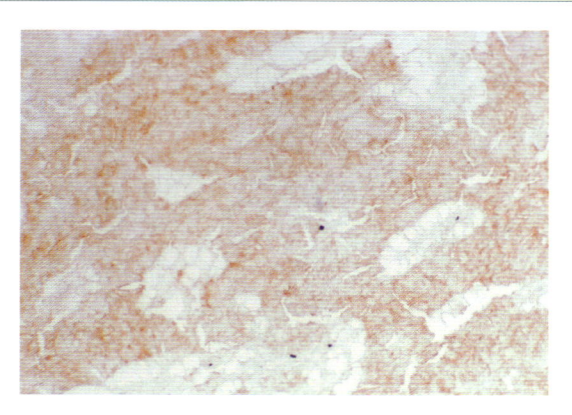

図 9-66　MEN1 型症例における異所性 GH-RH 産生膵内分泌腫瘍（GH-RH 免疫染色）
多数の GH-RH 陽性細胞を認める.

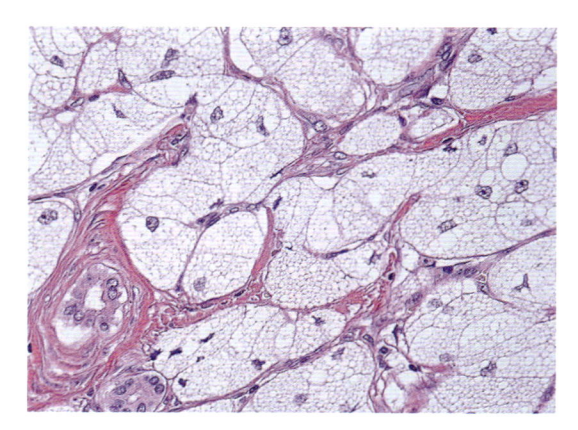

図 9-67　VHL 病に合併した膵内分泌腫瘍
腫瘍細胞は脂質に富み, 明るい胞体を有する.

◆臨床的事項：臨床症状を伴う腫瘍としてはインスリノーマとガストリノーマの頻度が高い. ただし, MEN1 型でのガストリノーマ（Z-E 症候群の原因となる）は, 膵内ではなく十二指腸壁内の 5 mm 以下の小結節として存在することが圧倒的に多いので注意を要する.

VHL 病における膵内分泌腫瘍

◆定　義：VHL 病 von Hippel Lindau は, 網膜血管腫, 中枢神経の血管芽腫, 腎細胞癌, 褐色細胞腫, 腎・精巣上体の囊胞性病変などをきたす常染色体優性遺伝の多発性腫瘍症候群である. 膵では漿液性囊胞腺腫（35～70%）に次いで, 神経内分泌腫瘍（2～17%）の合併が見られる.
◆発生機序：VHL 病の原因遺伝子は 3p25.5 に位置する癌抑制遺伝子である. *VHL* 遺伝子である. MEN1 型と同様, Knudson の two hit theory の機序で腫瘍が発生すると考えられている.
◆形　態：頭・体・尾いずれからも発生し, 多発する. 特異的な所見ではないが, 組織上脂質に富んだ明るい胞体を有する腫瘍細胞が出現することが知られている（図 9-67）. その部分の割面像は黄色調を呈する. 転移性の腎細胞癌や副腎皮質癌などとの鑑別を要する.

◆臨床的事項：遺伝性腫瘍らしく, 若年発生（平均年齢 35 歳）, 多発性といった特徴がある. 多くは非機能性（無症候性）で, 悪性度はほかと変わらない.

3. 膵島細胞症

◆定　義：膵島細胞症 nesidioblastosis は今日では持続性高インスリン性低血糖症 persistent hyperinsulinemic hypoglycemia（PHH）をきたす膵神経内分泌細胞の種々の形態的変化全般（インスリノーマを除く）を指す用語として用いられるようになっている.
◆発生機序：明らかにされてはいないが, 神経内分泌細胞の発育異常, β 細胞のインスリン分泌調節にかかわる遺伝子異常などが考えられている. これまでに sulfonylurea receptor 1 遺伝子, Kir6.2 遺伝子, glutamate dehydrogenase 遺伝子, glucokinase などの異常が報告されている. Beckwith-Wiedemann 症候群, 糖尿病母体, MEN1 型, 囊胞性線維症との合併例が見られる.
◆形　態：神経内分泌細胞の島状増生やびまん性・腺腫様の増生（図 9-68）あるいは ductulo-insular complex（DIC）の形成（図 9-69）が見られる. DIC は膵管上皮の島芽細胞（nesidioblast）から新生, 出芽した神経内分泌細胞が, 孤在性分布あるいは小集塊をつくることで形成されたものと考えられ, 狭義の膵島細胞症に相当する. これらの形態像は決して特異なものではなく慢性膵炎などにも見られるが, 免疫組織化学的に β 細胞の増生が主体であることが証明されれば, PHH に対応した病変と理解してよい. そのほか, β 細胞の核の腫大, 核クロマチン量の増加などの所見があげられる. 核小体が目立つこともある. 限局型とびまん型があり, 前者はこれらの変化を伴った神経内分泌細胞が結節状の増殖病変を形成したものを指し, 後者は膵全体に散在性に広がったもの

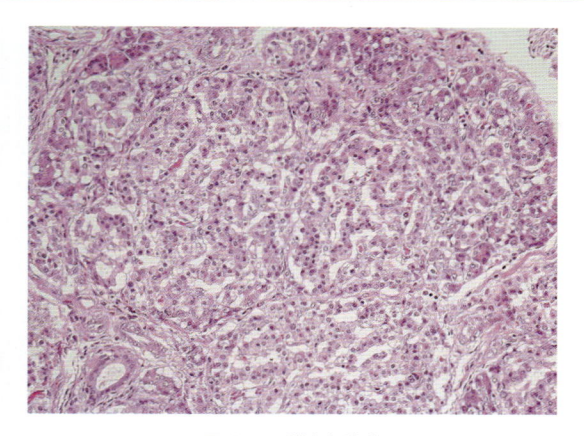

図 9-68 膵島細胞症
小葉の大部分が腺腫様に増生した神経内分泌細胞で占められている．辺縁に腺房細胞の残存が少量見られる．

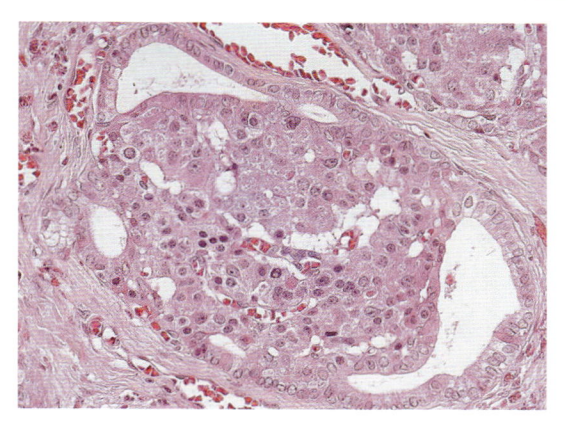

図 9-69 膵島細胞症
膵管上皮からの神経内分泌細胞の新生，膵島形成が見られる．ただし，膵島の膵管上皮化生の可能性も残る．

を指す．

◆**臨床的事項**：PHH は新生児・乳児に多いが，成人にも散見される．治療は限局型の場合は部分切除，びまん型の場合は広範切除の適応となる．どちらのタイプかを決定するため，術中に凍結切片での迅速診断が行われることがある．術後低血糖が持続するようであれば，diazoxide などの薬物療法や追加切除の検討を要することになる．

◆**参考文献**

1) Luo X, et al.：A cell-specific nuclear receptor is essential for adrenal and gonadal development and sexual differentiation. Cell, 77：481-490, 1994.
2) Muscatelli F, et al.：Mutations in the DAX-1 gene give rise to both X-linked adrenal hypoplasia congenita and hypogonadotropic hypogonadism. Nature, 372：672-676, 1994.
3) Zanaria E, et al.：An unusual member of the nuclear hormone receptor superfamily responsible for X-linked adrenal hypoplasia congenita. Nature, 372：635-641, 1994.
4) White PC, Speiser PW：Congenital adrenal hypoplasia due to 21-hydroxylase deficiency. Endocr Rev, 21：245-291, 2000.
5) White PC, et al.：Disorders of steroid 11 beta-hydroxylase isozymes. Endocr Rev, 15：421-438, 1994.
6) Yanase T, et al.：17 alpha-hydroxylase/17,20-lyase deficiency：from clinical investigation to molecular definition. Endocr Rev, 12：91-108, 1991.
7) 別冊日本臨床 新領域別症候群シリーズ No.1 内分泌症候群（第2版）Ⅰ．p.685-688, 日本臨牀社，大阪，2006.
8) Lin D, et al.：Role of steroidogenic acute regulatory protein in adrenal and gonadal steroidogenesis. Science, 267：1828-1831, 1995.
9) Katsumata N, et al.：Compound heterozygous mutations in the cholesterol side-chain cleavage enzyme gene（CYP11A）cause congenital adrenal insufficiency in humans. J Clin Endocrinol Metab, 87：3808-3813, 2002.
10) 名和田新ほか：副腎ホルモン産生異常症の全国調査．厚生省特定疾患内分泌系疾患調査研究班「副腎ホルモン産生異常症」調査分科会 平成10年度研究報告書，11-55，1999.
11) Christopoulos S, et al.：Clinical and subclinical ACTH-independent macronodular adrenal hyperplasia and aberrant hormone receptors. Horm Res, 64：119-131, 2005.
12) Groussin L, et al.：Adrenal pathophysiology：lessons from the Carney complex. Horm Res, 27：132-139, 2005.
13) Gimenez-Roqueplo A-P, et al.：Phaeochromocytoma, new genes and screening strategies. Clin Endocrinol, 65：699-705, 2006.
14) 日本病理学会小児腫瘍組織分類委員会編：小児腫瘍組織カラーアトラス第2巻 神経芽腫群腫瘍—国際分類 INPC による—．金原出版，2004.

第10章 乳腺

A 形成異常と肥大

無乳房症 amastia

乳腺組織がまったく欠如する先天異常であり，片側性と両側性とがある．胎生期における乳房の形成不全によって生じる奇形である．まれに胸筋や肩などの組織の欠損を伴うことがある．

多乳房症 polymastia

正常のヒトでは乳房は前胸部に左右1対存在するが，さらに別の部位に過剰の乳房が認められることがある．胎生期の乳条組織の遺残から発生するといわれている．通常，腋窩から外陰部を結ぶ乳線 milk line 上に発生し，副乳 accessory breast とも呼ばれている．癌の発生をみることもある．乳頭と乳輪の両方を有するものと片方を欠くものとがある．

女性化乳房症 gynecomastia

男性の乳房において乳腺組織が異常に増殖することによって生じる良性の乳房肥大症である．びまん性もしくは結節性に乳房が肥大し，乳輪下に腫瘤や硬結として触れる．原因としては乳腺組織におけるアンドロゲン androgen の低下とエストロゲン estrogen の増加による性ホルモンのインバランスが考えられている．原因不明のものと全身的な疾病に合併するものとがある．原因疾患としては甲状腺機能障害，肝機能障害，性腺機能不全，精巣腫瘍，副腎腫瘍，肺癌などがある．薬剤に関連するものとしては，ホルモン製剤，循環系薬剤，麻薬，向精神薬などの長期的服用がある．組織学的には，乳管はやや拡張し，乳管上皮細胞は乳管過形成に類似した増殖性変化を示す．乳管周囲の間質組織も同心円状に増生し，血管増生や浮腫を伴う（図10-1）．

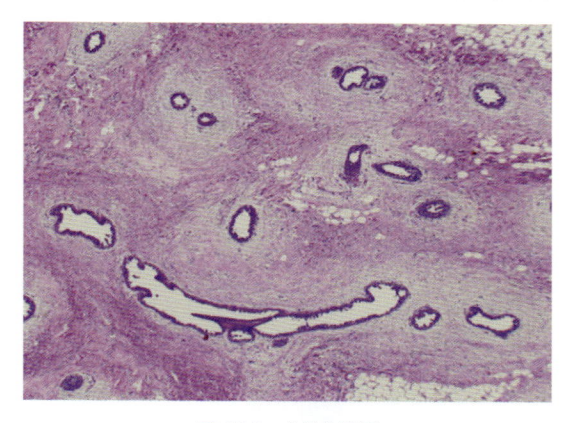

図 10-1 女性化乳房
乳管の増生とそれを取り囲む間質組織の増殖が認められる．間質組織には，浮腫性変化がみられ，乳管上皮には過形成の所見が認められる．

B 乳腺炎

1．急性乳腺炎

乳腺に生じる急性の炎症であり，授乳期に生じることが多い．ほとんどは，乳汁のうっ滞に乳頭からの逆行性細菌感染が加わることによって発症し，化膿性炎症をきたす．疼痛，発赤，腫脹，発熱などの症状が生じ，蜂窩織炎や膿瘍形成が認められる．

2．慢性乳腺炎

形質細胞性乳腺炎 plasma cell mastitis

乳輪下の乳管の閉塞と分泌物のうっ滞によって生じる形質細胞浸潤を伴う乳管周囲の慢性炎症である．組織学的には，乳管の拡張，形質細胞を主体とする炎症細胞浸潤，周囲組織の線維化などの所見がみられる（図10-2）．

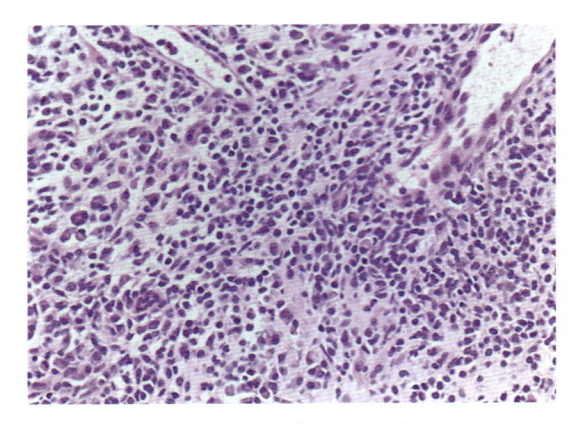

図 10-2　形質細胞性乳腺炎
血管周囲に核が偏在する形質細胞を主体とする炎症細胞浸潤を認める.

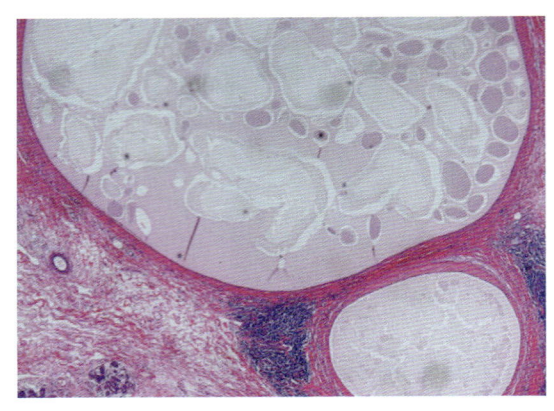

図 10-3　乳管拡張症
乳管が拡張し，内腔には大量の分泌物の貯留を認める．乳管壁には線維化がみられ，間質組織にはリンパ球を主体とする炎症細胞浸潤がみられる.

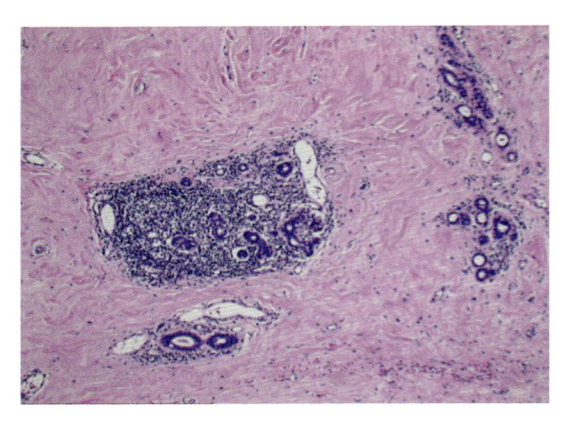

図 10-4　硬化型リンパ球性乳腺炎
血管および乳管周囲にリンパ球を主体とする炎症細胞浸潤を認める．間質には筋線維芽細胞の増生を伴う線維化がみられる．

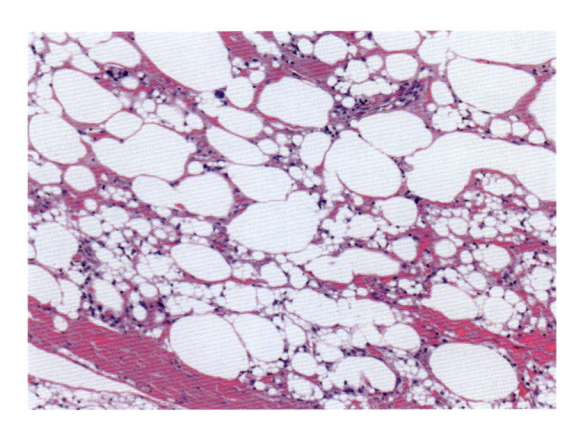

図 10-5　脂肪壊死
壊死に陥った脂肪組織の周囲に泡沫細胞などの炎症細胞浸潤や線維化を認める．

乳管拡張症　duct ectasia

　乳管の狭窄や閉塞によって乳管内に分泌物がうっ滞し，乳管が高度に拡張する．時に乳頭分泌や乳頭の陥凹を伴うことがある．組織学的には，大乳管の拡張がみられ，乳管内には大量の分泌物，脱落した上皮細胞や泡沫細胞を認める．長期間経過すると乳管壁の線維化や分泌物の石灰化が生じる（図 10-3）．

硬化型リンパ球性乳腺炎

sclerosing lymphocytic mastitis

　リンパ球性乳腺炎は免疫反応によって生じる病態と考えられており，小葉内，小葉周囲，血管周囲にリンパ球浸潤が認められ，しばしば周囲の間質に筋線維芽細胞の増生を伴う線維化がみられる．リンパ球の多くはBリンパ球であり（図 10-4），糖尿病を罹患している場合には糖尿病性乳腺症 diabetic mastopathy と呼ばれている．わが国では，乳腺線維症 fibrous disease とも呼ばれている．

3．脂肪壊死

　乳房の脂肪組織が外傷などによって壊死をきたしたものであり，脂肪壊死 fat necrosis と肉芽腫の形成がみられる．組織学的には，壊死に陥った脂肪組織の周囲に泡沫細胞や異物巨細胞などの炎症細胞浸潤，線維化の所見を認める（図 10-5）．

4. モンドール病

Mondor 病は乳房の皮下に細長い線状の硬結をきたす病変であり，皮下組織の血栓性静脈炎と周囲組織の炎症と考えられている．組織学的には，血栓形成や血栓の器質化像がみられることがある．

C 線維嚢胞症（乳腺症）

乳腺に硬結や嚢胞を形成する非炎症性，非腫瘍性の増殖性および退行性変化であり，30〜40代の女性に好発する．乳腺症 mastopathy は生理的な変化であり，真の疾病ではないという考え方もある．発生原因としては相対的なエストロゲン過剰などのホルモン環境のインバランスが考えられている．組織学的には，以下に示すような乳腺の増生，化生，退行などの変化が複雑に混在してみられる．

1．腺上皮細胞の増生を主体とするもの

乳管過形成 ductal hyperplasia

組織学的には，乳管の腺上皮細胞が乳管内で偽乳頭状ないしは充実性の増殖をきたす．増殖する腺上皮細胞の核が重なり，流れるような配列を示すことが多い．時に辺縁に不完全な腺管様構造がみられ，窓形成 fenestration と呼ばれている．増殖する細胞に筋上皮細胞はほとんどなく，二相性を示さないことが多い（図10-6）．わが国では乳管乳頭腫症 duct papillomatosis とも呼ばれている．

異型乳管過形成 atypical ductal hyperplasia（ADH）は，2〜3個の明らかな篩状構造 cribriform pattern を示す異型乳管内増殖性病変が集まったものであり，前癌病変と考えられている．

小葉過形成 lobular hyperplasia

小葉内細乳管の腺上皮細胞の増生からなる病変であり，異型のないものは小葉過形成と呼ばれている．異型のあるものは，以前は異型小葉過形成 atypical lobular hyperplasia（ALH）（図10-7）と非浸潤性小葉癌 lobular carcinoma in situ（LCIS）に分けられていたが，厳密な区別は難しく，最近，欧米ではこれらの病変を合わせて小葉腫瘍 lobular neoplasia（LN）と呼んでいる．

2．腺管の増生を主体とする病変

小葉内乳管の増生と乳管周囲の線維化が生じるものを腺症 adenosis と呼んでいる．盲管状にみえる小乳管が増生し，拡大した腺管が集合しているものは閉塞性腺症 blunt duct adenosis と呼ばれ，非常に強い上皮成分の増生と間質の線維成分の増生を生じるものは硬化性腺症 sclerosing adenosis（図10-8）と呼ばれている．硬化性腺症は開花期には軽度の腺腔の拡張がみられ，硬化期には腺腔がつぶれて線維成分の増生が目立ってくる．硬化期には浸潤癌との鑑別が難しいが，腺症の腺管には胞体の明るい筋上皮細胞がまとわりついていることと流れるような配列を示すことが鑑別のポイントになっている．

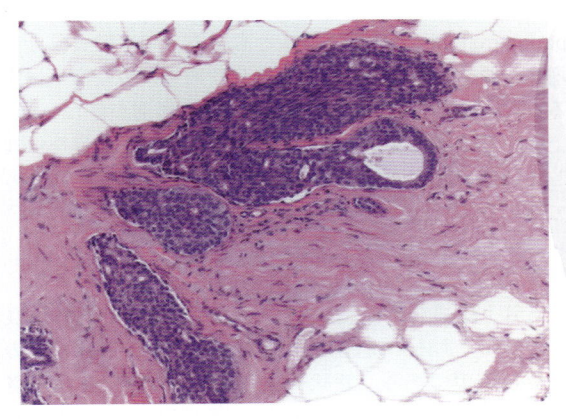

図 10-6 乳管過形成
乳管上皮細胞が乳管内で偽乳頭状ないしは充実性の増殖をきたしている．上皮細胞の核は重なり，流れるような配列を示している．

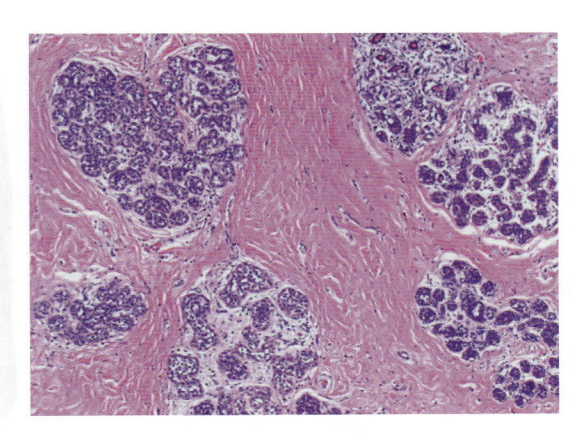

図 10-7 異型小葉過形成
細胞の結合性が弱い上皮細胞が小葉内乳管の中で増殖している．

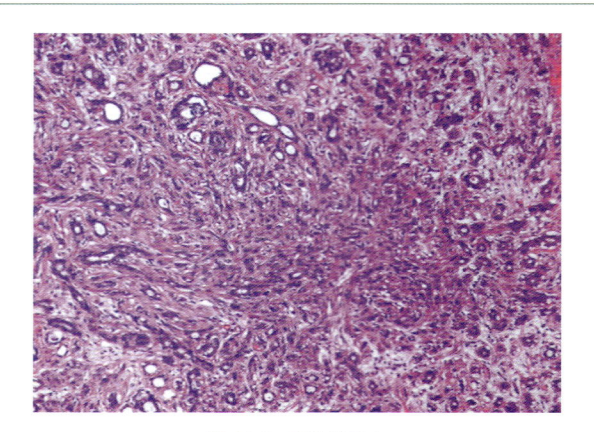

図 10-8　硬化性腺症
内腔が狭くスリット状を呈する乳管が流れるような配列で増殖している．乳管周囲の線維成分は著しく増生している．

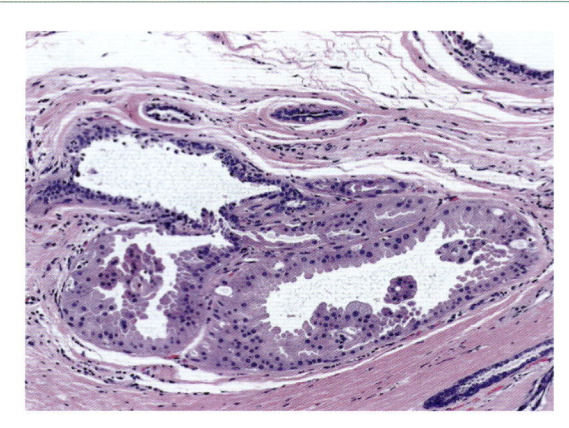

図 10-9　アポクリン化生
乳管内に胞体がエオジン好性に染色され，アポクリン突起を形成する異型性のない上皮細胞が増殖している．

3．間質の増生を主体とする病変

　線維性乳腺症 fibrous mastopathy は間質の線維化が顕著なものであり，線維腺腫症 fibroadenomatosis は上皮性成分と結合組織の増生がみられ，線維腺腫に似た組織像を示すものである．

4．アポクリン化生

　アポクリン化生 apocrine metaplasia は，乳腺の上皮細胞がアポクリン汗腺の腺細胞に類似した所見を呈するものである．アポクリン化生細胞は HE 染色で強い好酸性を示す細胞質と粗大な細胞内顆粒を有する（図 10-9）．小囊胞を形成することが多い．

D 良性上皮性腫瘍

乳管内乳頭腫 intraductal papilloma

　乳管内に間質組織を伴って乳頭状に増殖する良性腫瘍である．乳頭状構造の上皮成分は乳管上皮細胞と筋上皮細胞 myoepithelial cell とから構成されており，いわゆる二相性を示す（図 10-10）．時に腺上皮細胞が乳管過形成の所見を呈することもあり，癌との鑑別が難しいものもある．囊胞形成が明瞭なものは囊胞内乳頭腫 intracystic papilloma と呼ばれている．筋上皮細胞のマーカーである α-smooth muscle actin, CD10, p63（図 10-11）の免疫染色は診断に有用である．一方，腫瘍の一部に癌との鑑別が難しい部分がみられる時には，異型乳管内乳頭腫 atypical intraductal papilloma と診断されることもある．

乳管腺腫 ductal adenoma

　乳管上皮細胞の増殖と線維成分の増生から形成される良性の乳管内腫瘍であり，乳頭状や樹枝状構造を示さないのが特徴である．しばしば瘢痕組織様の強い硬化像を伴い（図 10-12），線維成分の増生が既存の乳管壁を越えて浸潤癌様の所見を呈することもある．しばしば異型性の強いアポクリン上皮細胞の増生を伴い，癌との鑑別が難しい．以前は硬化性変化を伴う乳管内乳頭腫 sclerotic intraductal papilloma と診断されていた．

乳頭部腺腫 adenoma of the nipple

　乳頭部に発生する良性の腺腫である．乳頭内に腫瘤を形成するが，時に乳頭の膨隆やびらんを伴うことがある．腺上皮細胞が乳管内で乳頭状に著しく増殖し，florid papillomatosis と呼ばれることもある．時に間質成分の増生が強く，乳腺症の硬化性腺症や硬癌に似た像を呈することもある（図 10-13）．浸潤癌との鑑別が難しいが，上皮成分は腺上皮細胞と筋上皮細胞による二相性を保持している．乳頭の病変であることの情報は診断にあたって極めて有用である．

管状腺腫 tubular adenoma

　乳管上皮細胞と筋上皮細胞からなる腺管が増殖する良性の腫瘍である．間質成分は少量であり，周囲組織との境界は明瞭である．管状腺腫 tubular adenoma は小さな管状構造を示し（図 10-14），授乳期腺腫 lactating adenoma は妊娠，授乳期に生じ，分泌性変化を呈する．

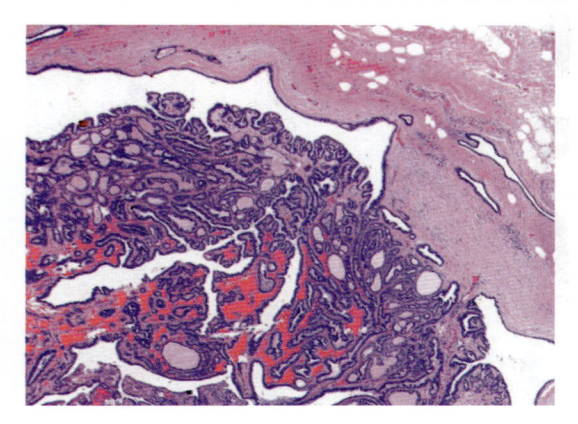

図 10-10 乳管内乳頭腫
腺上皮細胞と筋上皮細胞が血管を有する結合組織を茎にして拡張した乳管の中で増殖している．

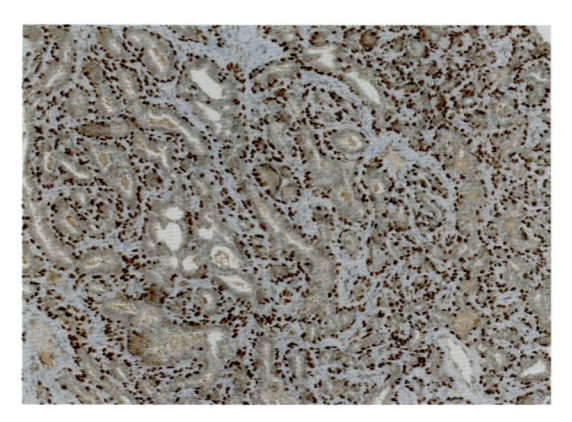

図 10-11 乳管内乳頭腫の免疫染色像
筋上皮細胞の核が p63 の抗体で茶褐色に強く染色されている．明らかな二相性が確認される．

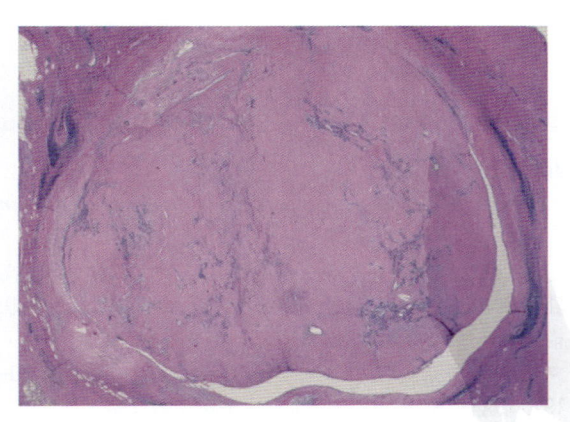

図 10-12 乳管腺腫
少量の腺管様構造を示す上皮成分と瘢痕組織様の像を示す線維成分の増生からなる乳管内腫瘍を認める．

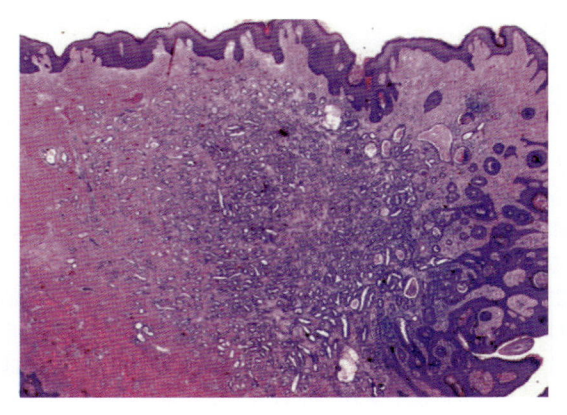

図 10-13 乳頭部腺腫
乳頭部に乳腺症の硬化性腺症に似た腺管と，線維成分の増生がみられる．

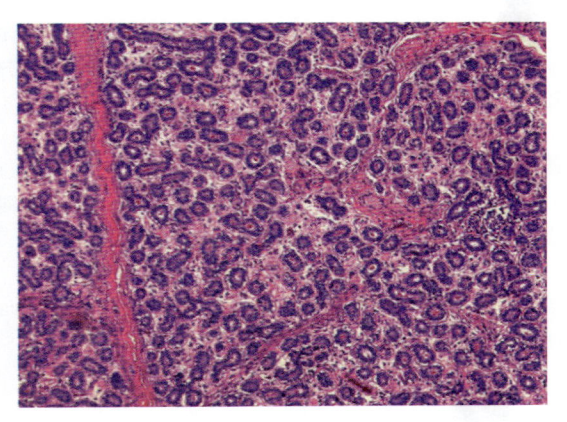

図 10-14 管状腺腫
腺上皮細胞と筋上皮細胞からなる小腺管の増殖を認める．腺管の周囲には少量の間質成分がみられる．

腺筋上皮腫 adenomyoepithelioma

乳管上皮細胞と筋上皮細胞の増殖からなるが，筋上皮細胞の増殖が主体を占める腫瘍である（**図 10-15**）．境界明瞭で多結節性の腫瘤を形成し，周囲は線維性結合組織に囲まれている．筋上皮細胞が悪性像を示すものもあるが，多くは adenomyoepithelioma with myoepithelial carcinoma の像を呈する．

過誤腫 hamartoma

乳腺内に乳腺組織からなる境界明瞭な腫瘤を形成する．豊富な脂肪組織と少量の腺組織から形成されるものは腺脂肪腫 adenolipoma と呼ばれている（**図 10-16**）．また，正常の乳腺組織とほとんど区別のつかないものもある．

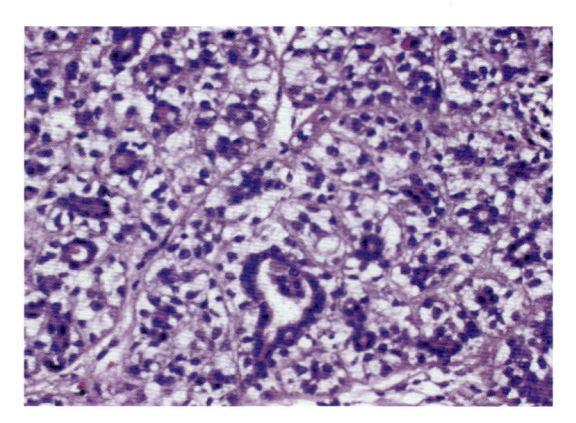

図 10-15　腺筋上皮腫
腺上皮細胞と筋上皮細胞からなる小腺管の増殖を認める．腺上皮細胞の外側に胞体の明るい筋上皮細胞が優位に増殖している．

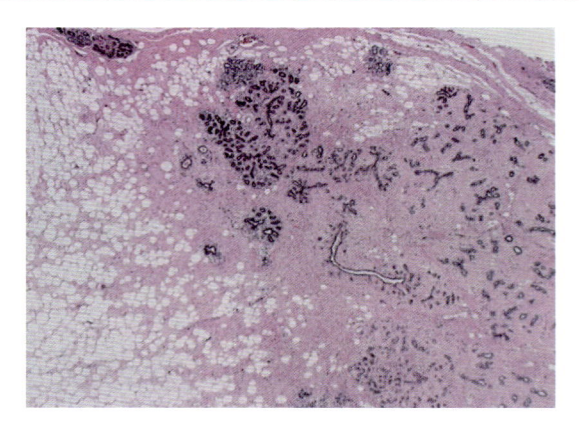

図 10-16　過誤腫
乳腺組織内に正常の乳腺組織と区別のつかないような組織と脂肪細胞の増殖がみられる．

E 乳　癌

　日本人の乳癌 mammary carcinoma の発生率は欧米の女性と比べて低いことが知られているが，生活様式の欧米化に伴って日本人の乳癌の罹患数は急速に増加している．2005 年の推定患者数は 45,000 人といわれており，23 人に 1 人が乳癌に罹患するとされている．発症年齢は 40 代後半にピークがあり，欧米人よりも若い．同時性両側乳癌の頻度は 3〜5％である．乳癌の好発部位は乳房の上外側部であり，左右差はほとんどない．ほとんどの乳癌は小葉・終末乳管単位 terminal duct-lobular unit（TDLU）の腺上皮細胞から発生するといわれている．また，乳癌の約 10〜15％は非浸潤癌の段階でみつかるが，残りは浸潤癌の状態で発見されている．以下に乳癌の各組織型について解説する．

1．非浸潤癌

　非浸潤癌 non invasive carcinoma は癌細胞が乳管の中だけで増殖し，乳管の中を進展するものである．したがって，乳管を構成する筋上皮細胞や基底膜を破って間質組織に浸潤することはない．また，間質組織に浸潤することがないためリンパ管や血管の中に癌細胞が侵入し，転移することはないとされている．細胞形態と細胞の結合性によって非浸潤性乳管癌と非浸潤性小葉癌とに分けられている．

非浸潤性乳管癌

　non invasive ductal carcinoma, ductal carcinoma *in situ*（DCIS）

　亜型としては，乳管内で丈の長い乳頭状構造を示す高乳頭型 high papillary type（図 10-17），丈の短い乳頭状構造を示す低乳頭型 low papillary type（図 10-18），ローマ橋状の構造を呈するアーチ型 arcuate type（図 10-19），1 層の癌細胞が這うように増殖するほふく型 clinging type（図 10-20），ハスの断面様の篩状構造を示す篩状型 cribriform type（図 10-21），癌細胞が充実性に増殖する充実型 solid type（図 10-22）に分類することができる．また，まったく細胞の隆起のない平坦型 flat type もある．一方，増殖する癌細胞が壊死に陥り，石灰化を伴うものはコメド型 comedo type と呼ばれている（図 10-23）．

非浸潤性小葉癌　lobular carcinoma *in situ*（LCIS）

　小葉内乳管の内腔を充満するように結合性の弱い癌細胞が増殖する（図 10-24）．癌細胞同士の結合性は弱く，E-cadherin の免疫染色で陰性を示すのが特徴である．最近では異型小葉内過形成とともに lobular neoplasia（LN）に分類されている．

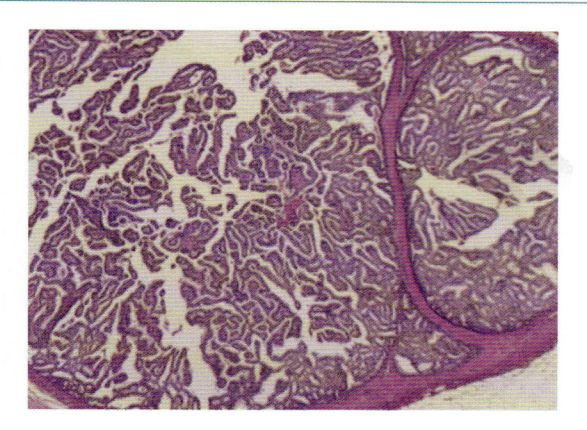

図 10-17　高乳頭型 DCIS
異型性を有する癌細胞が乳管内で間質組織を伴って乳頭状に増殖している．筋上皮細胞は認められない．

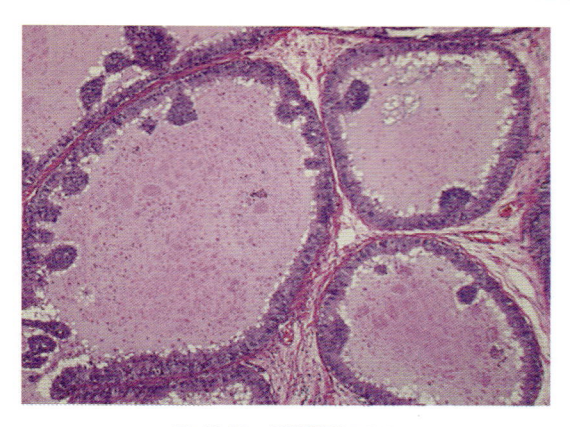

図 10-18　低乳頭型 DCIS
異型性を有する癌細胞が乳管内で小乳頭状に増殖している．乳頭状構造にはほとんど間質成分は認められない．

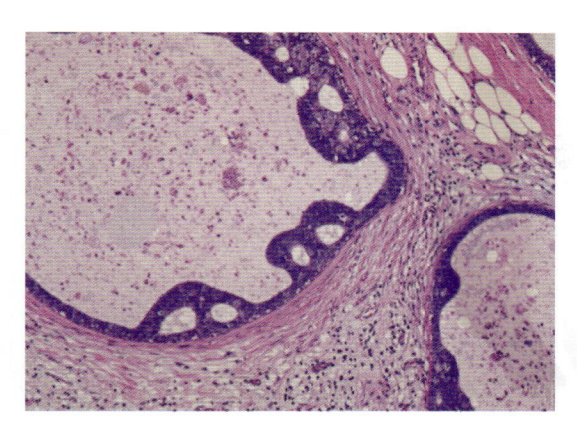

図 10-19　アーチ型 DCIS
異型性を有する癌細胞が乳管内でアーチ状に増殖している．

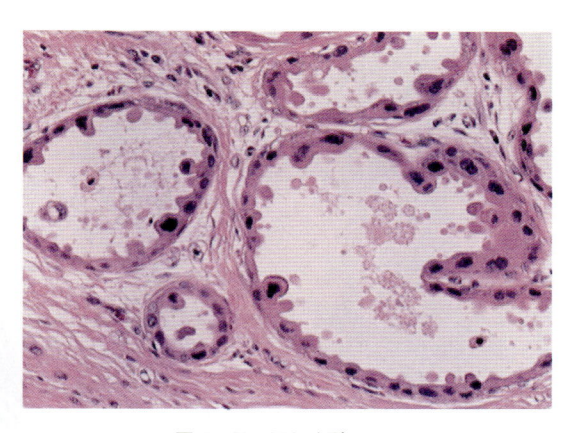

図 10-20　ほふく型 DCIS
1層の異型性を有する癌細胞が乳管内を這うように増殖している．

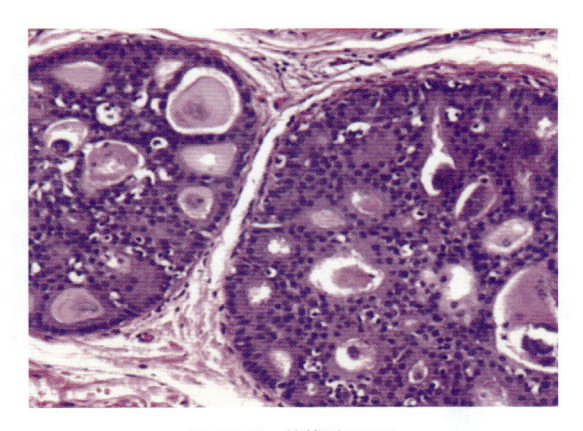

図 10-21　篩状型 DCIS
癌細胞が乳管内で篩状構造を示しながら増殖している．腺管状構造の中には分泌物が貯留し，分泌物には石灰化が認められる．

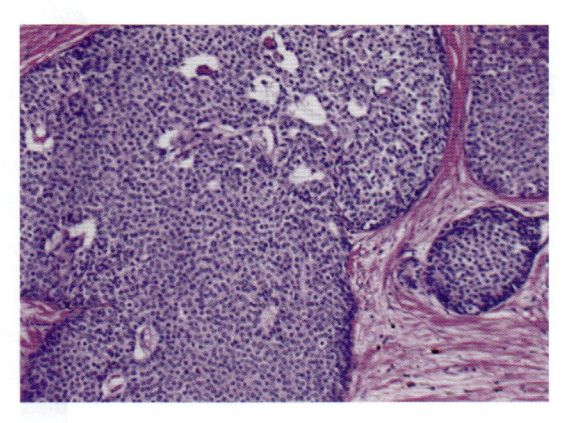

図 10-22　充実型 DCIS
異型性を有する癌細胞が乳管内で充実性に増殖している．

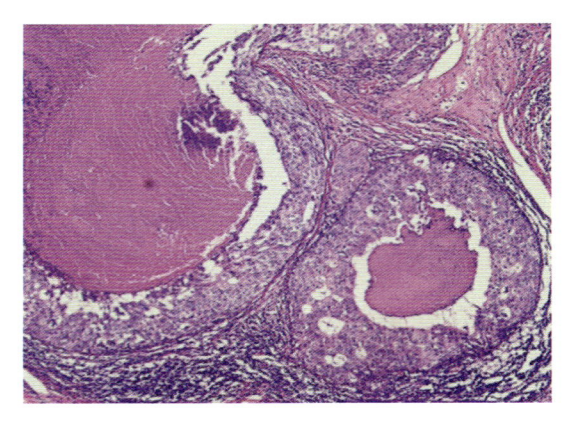

図 10-23 コメド型 DCIS
癌細胞が乳管内で充実性に増殖しているが，中心部は壊死に陥っている．壊死部分には石灰化が認められる．

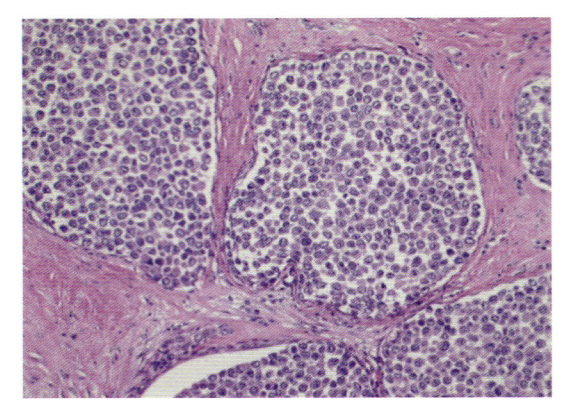

図 10-24 LCIS
結合性に乏しい異型性を有する小型の癌細胞が乳管内で充実性に増殖している．

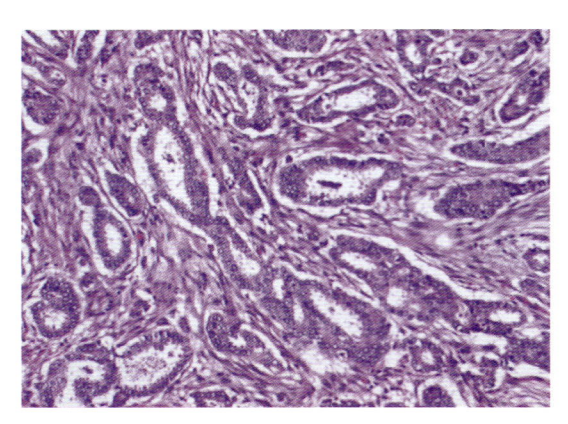

図 10-25 乳頭腺管癌
癌細胞が大小不整形の腺管を形成して浸潤，増殖している．高分化腺癌の像を示している．

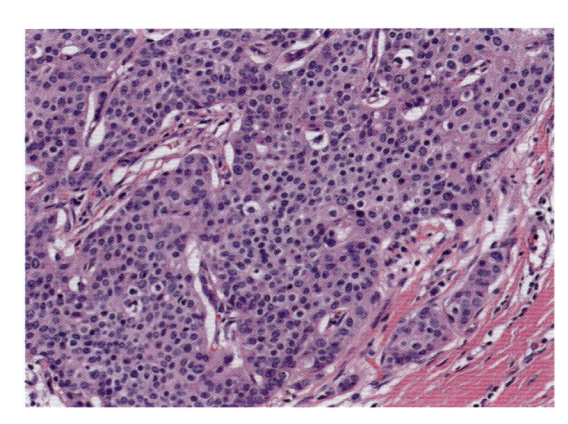

図 10-26 充実腺管癌
癌細胞が大きな胞巣を形成して浸潤，増殖している．周囲組織を圧排するように増殖している．

2．浸潤癌

浸潤癌 invasive carcinoma は，癌細胞が乳管を包む基底膜を破り，間質に浸潤している状態の癌であり，浸潤性乳管癌（一般型）と特異的な組織，細胞像を示す特殊型に分けられている．

浸潤性乳管癌 invasive ductal carcinoma

最も頻度の高い乳癌の組織型であり，さまざまな組織構造を示す癌を包含している．WHO の分類では invasive ductal carcinoma，NOS（not otherwise specified）と分類されているが，日本乳癌学会の規約では，古くから組織構造によって乳頭腺管癌，充実腺管癌，硬癌の 3 亜型に分類されている．

1．**乳頭腺管癌** papillotubular carcinoma：癌細胞が不整形の腺腔や乳頭腺管状構造を形成して浸潤するのが特徴であり，高分化型腺癌の像を示す（図 10-25）．乳管内成分優位の癌もこの組織型に分類されている．

2．**充実腺管癌** solid-tubular carcinoma：癌細胞が大小の充実性胞巣を形成し，周囲組織を圧排して浸潤，増殖するのが特徴である（図 10-26）．胞巣の中に小腺腔の形成がみられることもある．多くは組織学的異型度が高い．

3．**硬癌** scirrhous carcinoma：癌細胞が小胞巣を形成するか，びまん性に浸潤するのが特徴である（図 10-27）．周囲組織に対して浸潤傾向が強く，膠原線維の増生を伴い，硬い不整形の腫瘤を形成する．

4．**炎症性乳癌** inflammatory carcinoma：臨床的には腫瘤を触知しないことが多く，皮膚の発赤や浮腫など炎症様所見を示す癌である．組織学的には真皮内にリンパ

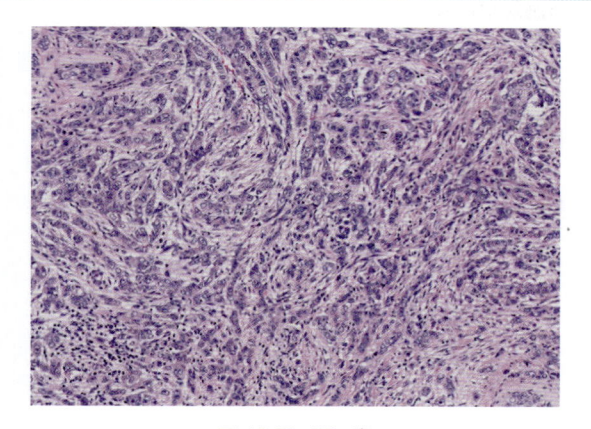

図 10-27 硬 癌
癌細胞が小胞巣を形成して浸潤，増殖している．膠原線維の増生を伴っている．

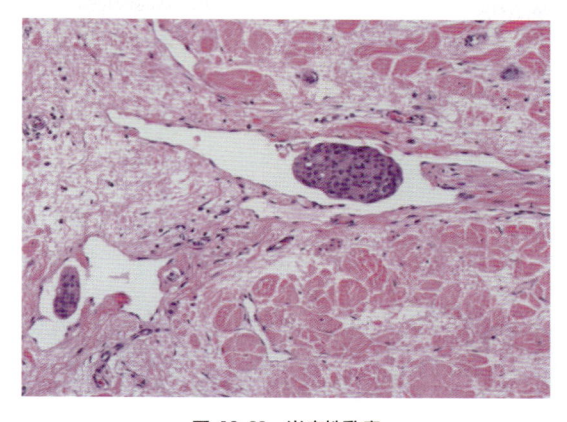

図 10-28 炎症性乳癌
癌細胞塊が真皮内のリンパ管の中にみられる．真皮内のリンパ管侵襲の像である．

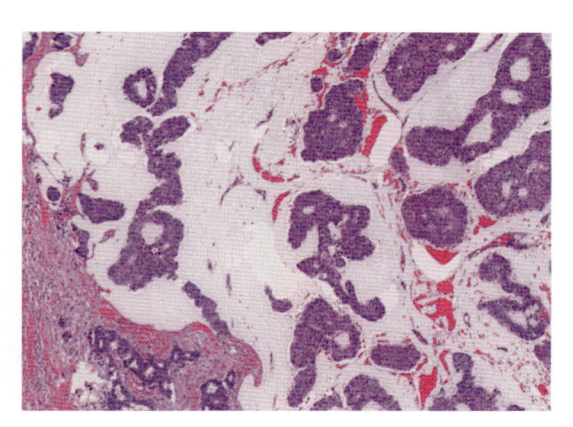

図 10-29 粘液癌
粘液のプールの中に極性の逆転した乳頭状構造を呈する癌細胞塊が浮遊している．

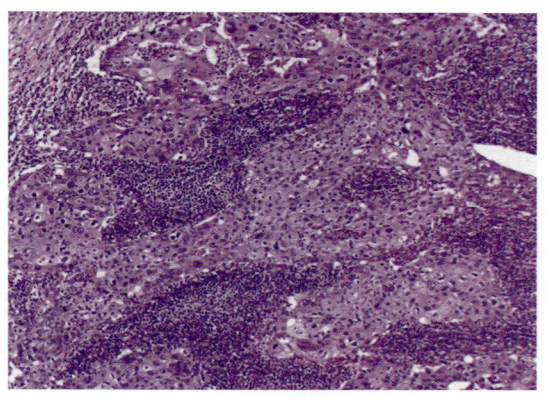

図 10-30 髄様癌
癌細胞が地図状の胞巣を形成して浸潤，増殖している．胞巣周囲には高度のリンパ球浸潤がみられる．癌細胞の異型性は極めて強い．

管侵襲像が認められる（図10-28）．予後は極めて不良である．

特殊型乳癌 special type carcinoma

細胞学的もしくは組織学的に特異な像を示すまれな乳癌である．

1. **粘液癌** mucinous carcinoma：粘液を産生する癌である．組織学的には粘液のプールの中に癌細胞塊が浮遊する像を呈する．癌細胞は極性が逆転した腺管様構造やシート状構造を示す（図10-29）．予後は通常型よりやや良好である．

2. **髄様癌** medullary carcinoma：境界が明瞭な腫瘍を形成する．組織学的には，地図状の胞巣を形成し，周囲の脂肪組織を圧排するように増殖する．管状構造はみられず，癌細胞は合胞体様の像を示す．しばしば高度のリンパ球浸潤を伴う．核異型は非常に強い（図10-30）が，予後は比較的よいとされている．

3. **浸潤性小葉癌** invasive lobular carcinoma：組織学的には，非浸潤性小葉癌の細胞と類似した比較的小型で結合性の乏しい癌細胞がびまん性に浸潤，増殖する．腫瘍細胞はしばしば膠原線維を裂くように一列縦隊 Indian file を示しながら浸潤する（図10-31）．

4. **腺様嚢胞癌** adenoid cystic carcinoma：大きな胞巣の中に偽嚢胞と呼ばれる極性の逆転した腺腔様構造を形成する．偽嚢胞の間には小さな真の腺腔も認められる（図10-32）．ほとんど嚢胞形成のない充実性増殖を示すものもある．

5. **扁平上皮癌** squamous cell carcinoma：扁平上皮細胞の特徴を有する癌細胞が大小の胞巣を形成して浸潤，増殖する（図10-33）．

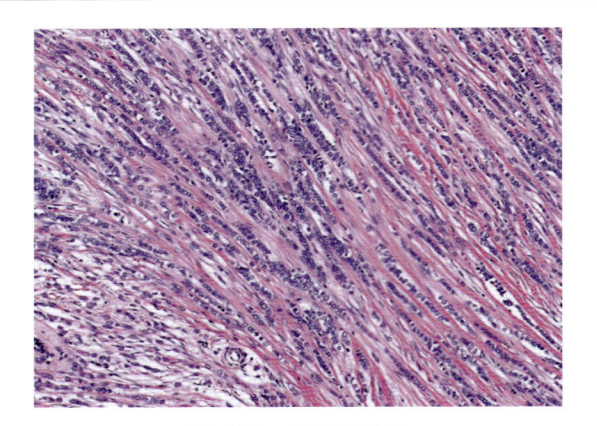

図 10-31　浸潤性小葉癌
結合性の弱い癌細胞が膠原線維を裂くように一列縦隊になって浸潤，増殖している．

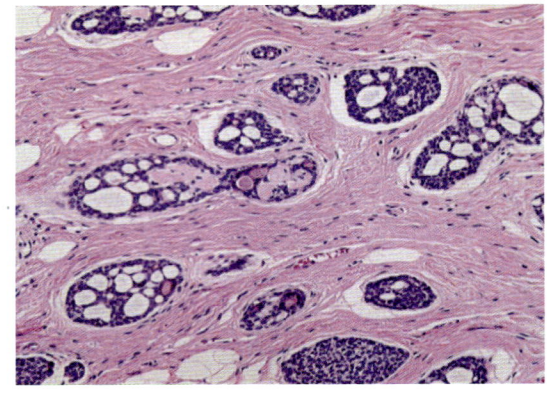

図 10-32　腺様嚢胞癌
癌細胞が大小の胞巣を形成している．胞巣の中には極性の逆転した多数の偽嚢胞と少数の真の腺腔がみられる．

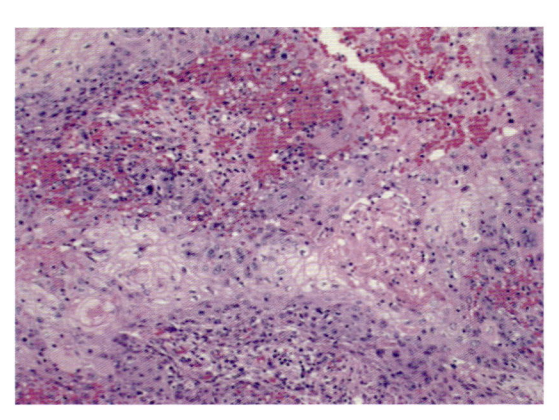

図 10-33　扁平上皮癌
角化を伴い，細胞間橋が明瞭な扁平上皮細胞の特徴を有する癌細胞が浸潤，増殖している．

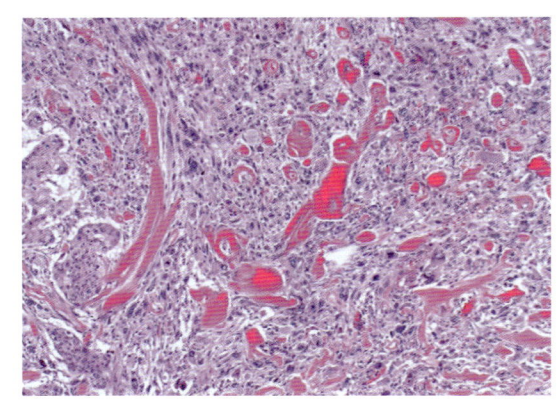

図 10-34　紡錘細胞癌
上皮性の特徴を有する明らかな癌の部分から移行するように肉腫様の紡錘形細胞が浸潤，増殖している．

角化像があるものとないものとがある．

6．**紡錘細胞癌** spindle cell carcinoma：肉腫細胞の特徴を有する紡錘形腫瘍細胞が増殖する部分と明らかな上皮性の癌細胞が増殖する部分がみられ，移行像も認められ（**図 10-34**），以前は so-called carcinosarcoma と呼ばれていた．欧米では化生癌 metaplastic carcinoma に分類されている．

7．**アポクリン癌** apocrine carcinoma：アポクリン化生を示す癌細胞の増殖からなる．癌細胞はエオジン好性の細胞質と細胞内顆粒を有する（**図 10-35**）．免疫染色ではGCDFP-15（gross cystic disease fluid protein-15）陽性を示す．ホルモンレセプターは陰性のことが多い．

8．**骨，軟骨化生を伴う癌** carcinoma with cartilaginous and/or osseous metaplasia：癌巣の中に骨あるいは軟骨化生を示す部分を認める癌である（**図 10-36**）．化生

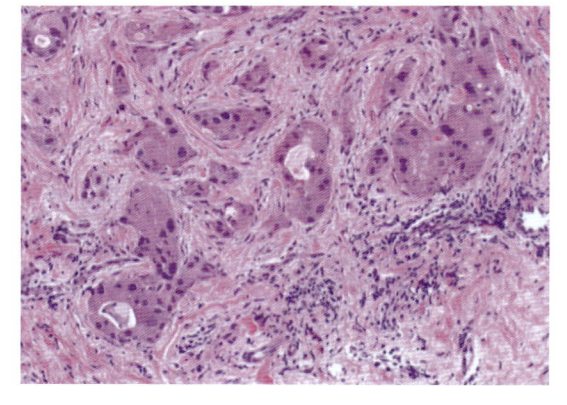

図 10-35　アポクリン癌
胞体とエオジン好性を示す癌細胞が小胞巣を形成して浸潤，増殖している．細胞質には無数のエオジン好性の顆粒が認められる．

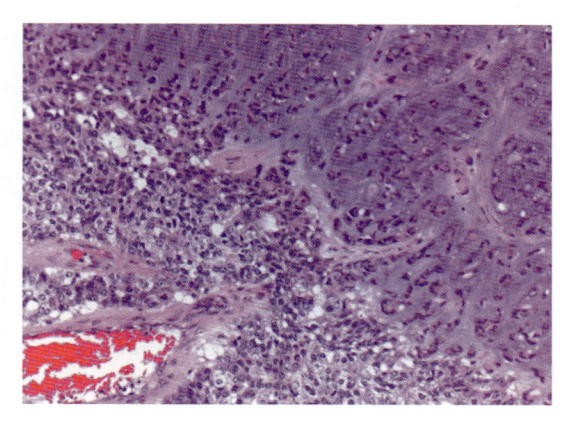

図 10-36 骨，軟骨化生を伴う癌
上皮性の癌胞巣に接して軟骨組織が形成されている.

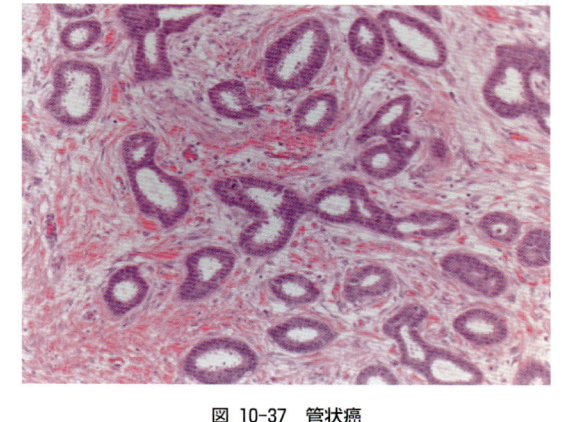

図 10-37 管状癌
異型性に乏しい1層の癌細胞がやや内腔が拡張した管状の腺管を形成して浸潤している.

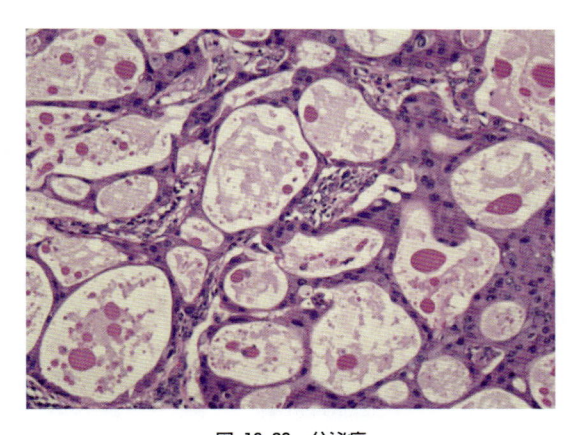

図 10-38 分泌癌
分泌物を盛んに産生し，内腔が拡張した腺管を形成する癌が浸潤，増殖している.

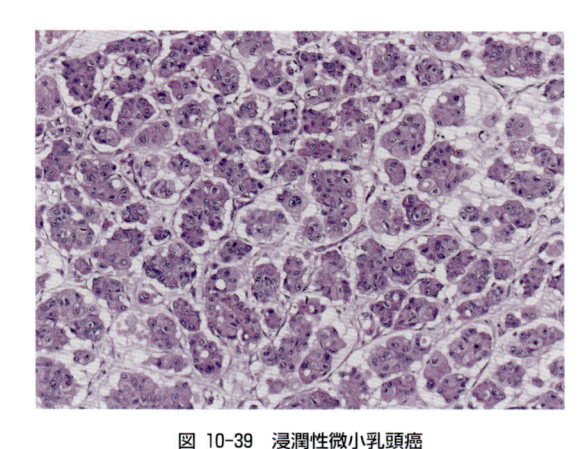

図 10-39 浸潤性微小乳頭癌
癌細胞が空隙状構造の中で極性の逆転した小乳頭状胞巣を形成して増殖している.

癌 metaplastic carcinoma の1型とされている．

9．**管状癌** tubular carcinoma：1層の癌細胞が明瞭な管腔を形成して浸潤する．楕円形ないしはカンマ状の腺管を形成するのが特徴である（**図 10-37**）．多発病巣を示す場合があるが，予後は良好である．

10．**分泌癌** secretory carcinoma（**若年性癌** juvenile carcinoma）：妊娠および授乳期の乳腺にみられる腺細胞に類似した著明な分泌能を有する腫瘍細胞からなる癌である．拡張した腺管内には分泌物が貯留している（**図 10-38**）．

11．**浸潤性微小乳頭癌** invasive micropapillary carcinoma：リンパ管様の空隙状構造の中に極性の逆転した小乳頭状構造を示す癌細胞の集塊を認める（**図 10-39**）．リンパ節転移率が高く，予後不良の癌とされている．

12．**基質分泌癌** matrix-producing carcinoma：軟骨基質ないしは骨基質の産生を伴う癌であり，癌細胞と基質成分との間には紡錘形細胞の介在がないとされている（**図 10-40**）．化生癌 metaplastic carcinoma の1型とされている．

パジェット病 Paget disease

Paget 病は乳頭や乳輪の表皮組織内に乳癌細胞が乳頭内の乳管内を経て侵入したもので，乳頭や乳輪のびらんを形成するのが特徴である（**図 10-41**）．表皮内で増殖する Paget 細胞は明るい胞体を有しており，腺細胞の性質をもっている（**図 10-42**）．乳腺組織を精査すると癌巣を認めることから，乳癌の1型と考えられている（p.652 参照）．

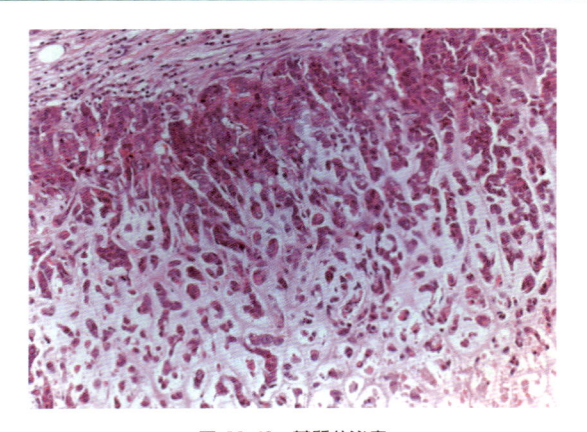

図 10-40　基質分泌癌
癌細胞が軟骨基質様の物質を産生しながら増殖している．腫瘍の中心部では癌細胞が壊死をきたしている．

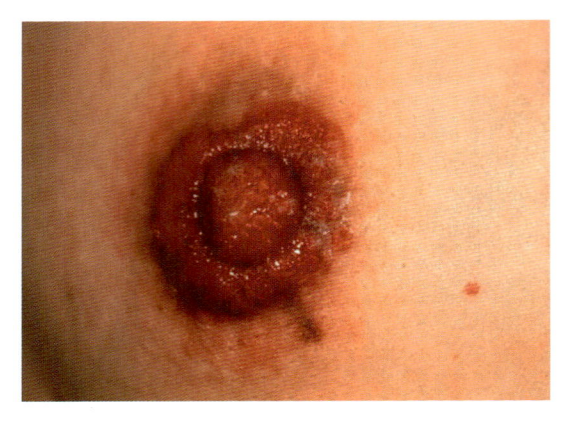

図 10-41　Paget 病の肉眼像
乳頭と乳輪にびらんの形成がみられる．

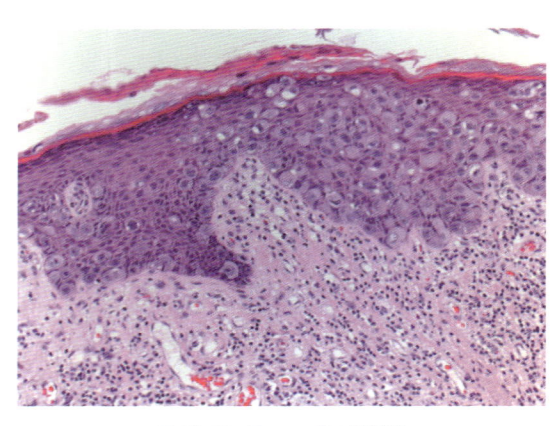

図 10-42　Paget 病の組織像
乳頭の表皮内に胞体が明るく細胞質が豊富な Paget 細胞の進展を認める．

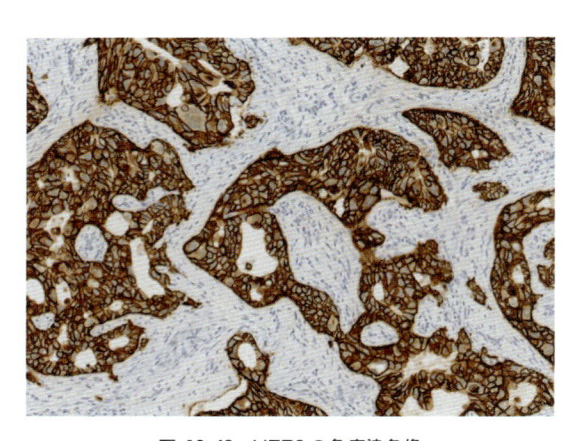

図 10-43　HER2 の免疫染色像
癌細胞の細胞膜が全周性に強く染色されている．HER2 蛋白質の過剰発現が認められる．

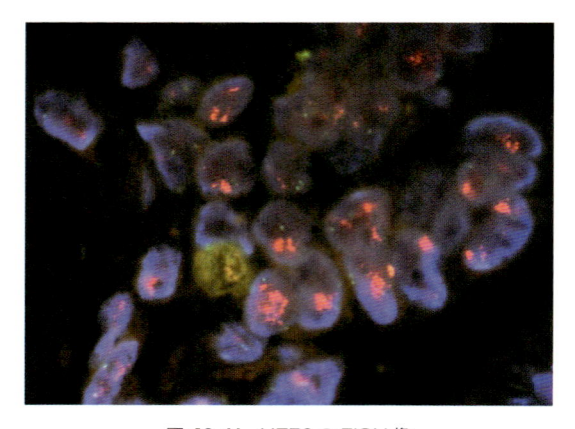

図 10-44　HER2 の FISH 像
緑色の蛍光を示す CEP17 とオレンジ色の蛍光を示す無数の HER2 遺伝子がみられる．HER2/CEP17 の比が 2.2 以上であり，HER2 遺伝子の増幅があると判定される．

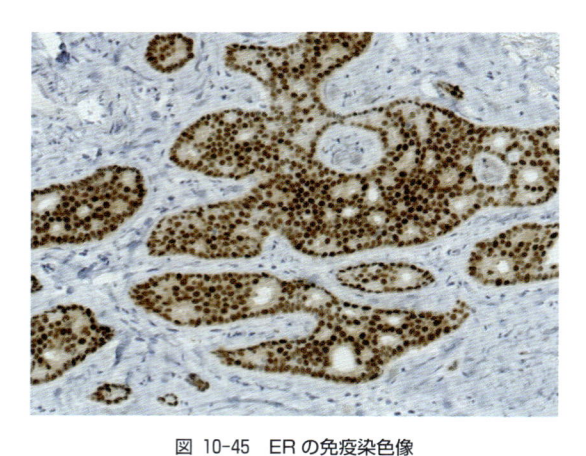

図 10-45　ER の免疫染色像
ほとんどの癌細胞の核が茶褐色に強く染色されている．ER 陽性と判定される．

男性乳癌 male breast cancer

古くから男性の乳癌発生率は女性の乳癌の約1/100とされていたが，最近では1/200以下と考えられている．組織学的には，女性の乳癌とほぼ同様の組織像を示すが，充実腺管癌や粘液癌の占める割合が高い．まれに女性化乳房を合併する．

組織学的異型度

乳癌の予後因子として組織学的異型度 histological grade（HG）がある．腺管形成の量，核の多形性の程度，核分裂数の多寡によって3段階のスコアで評価され，それぞれのスコア値の合計によって3段階の Grade に分類される．再発率および生存率が Grade 1, 2, 3 の順に不良であることが知られている．

HER2 遺伝子の増幅と蛋白質の過剰発現

HER2（human epidermal growth factor type 2）/neu は，ヒト上皮細胞増殖因子レセプター（EGFR）遺伝子に類似した構造を示す癌遺伝子である．この遺伝子がコードする HER2 蛋白質は細胞の増殖や悪性化に関与するとされており，予後因子としても重要視されている．すなわち HER2 蛋白質の過剰発現のある乳癌は予後が不良であることが知られている．一方，最近では HER2 陽性の乳癌は HER2 標的治療薬による治療の対象になるため，HER2 の過剰発現は免疫染色で（図 10-43），遺伝子の増幅は FISH 法で判定されている（図 10-44）．

ホルモンレセプターの発現

乳癌の約 60〜70% ではエストロゲンレセプター estrogen receptor（ER）とプロゲステロンレセプター progesterone receptor（PgR）の発現がみられ，ホルモンレセプター陽性の乳癌は内分泌療法が有効であるとされている．免疫染色では癌細胞の核が染色されてくる（図 10-45）．

F 結合組織性および上皮性混合腫瘍

線維腺腫 fibroadenoma

10〜20代に好発する良性病変であり，境界明瞭，可動性良好な腫瘍を形成するのが特徴である．組織学的には，腺管と線維成分の両方の増生からなる．腺管成分が細くスリット状にみえる管内型 intracanalicular type（図 10-46），腺管成分が丸くみえる管周囲型 pericanalicular type，小葉構造がみられる類臓器型 organoid type，乳腺症に似た像を呈するないしは複合型乳腺症型 mastopathic type（complex type）に分類されている．若年者で急速に発育し，巨大な腫瘍を形成するものは若年性線維腺腫 juvenile fibroadenoma と呼ばれている．また，中年以降になって発見されるものは，しばしば硝子化や粗大な石灰化がみられ，陳旧性線維腺腫 ancient fibroadenoma と呼ばれている．

葉状腫瘍 phyllodes tumor

葉状腫瘍は腺上皮の増生と線維性間質組織の著しい増

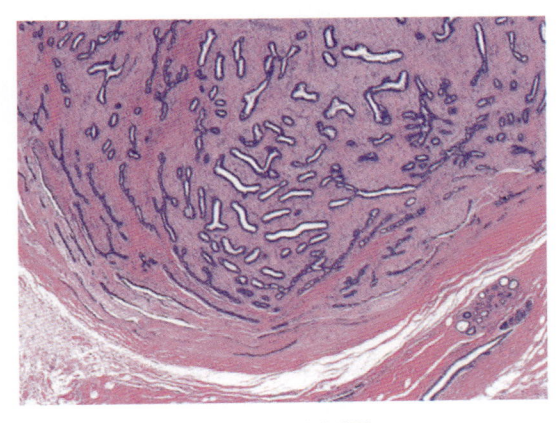

図 10-46 線維腺腫
内腔がつぶれた腺管の増殖と線維成分の増生からなる境界明瞭な腫瘍を認める．

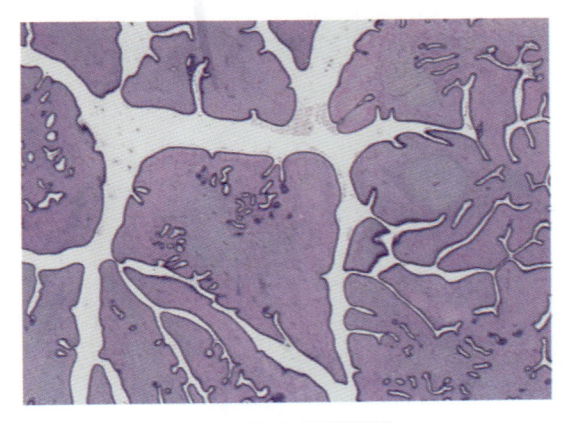

図 10-47 良性葉状腫瘍
スリット状につぶれた腺管の増殖と線維成分の強い増殖が認められる．間質成分が葉っぱのような形をしている．

殖を示す線維上皮性腫瘍と考えられている．間質組織の異型度によって良性（図10-47），境界病変，悪性に分類されている．悪性度の判定には，間質組織の細胞密度，細胞異型度，核分裂数，周囲組織への浸潤性，間質の一方的増殖などの因子で決められている．間質成分の悪性度が高く明らかな肉腫の像を示すもの（図10-48）では高率に血行性転移をきたし，予後は不良である．肉腫化した部分の像はさまざまであり，線維肉腫，MFH，脂肪肉腫などの像を示す．

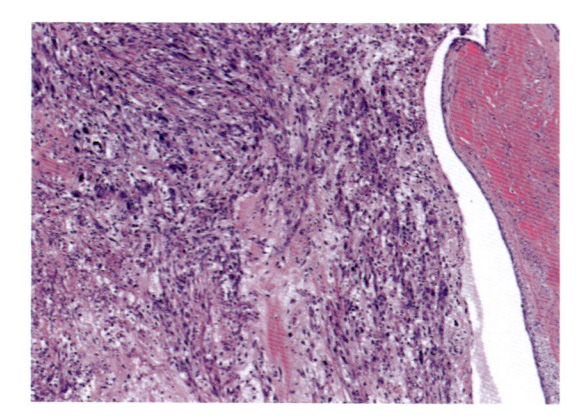

図 10-48 悪性葉状腫瘍
葉状腫瘍の間質から異型性の強い間葉系の腫瘍細胞が一方的に増殖しており，肉腫の像を示している．肉腫成分の辺縁に良性の葉状腫瘍の部分が認められる．

G 非上皮性腫瘍

乳腺以外の皮膚や軟部組織に発生する軟部腫瘍と同じものが発生することがある．以下には，乳腺にまれに発生し，鑑別診断上重要なものを示す．

顆粒細胞腫 granular cell tumor

細胞質内に豊富な好酸性の顆粒を有する細胞が大小の胞巣を形成して増殖する腫瘍であり（図10-49），浸潤癌との鑑別が難しい．口腔領域や食道で好発する腫瘍であり，細胞質はS-100蛋白の免疫染色で陽性を示す．Schwann細胞に由来する腫瘍と考えられている．ほとんどは良性であるが，まれに悪性例もある．

結節性筋膜炎 nodular fasciitis

組織学的には，線維芽細胞の著しい増殖と線維成分の増生と炎症性所見がみられ（図10-50），肉腫様の像を示す炎症性病変である．肉腫との鑑別が難しい．

間質肉腫 stromal sarcoma

乳腺の間質成分が悪性化したものを総称的に間質肉腫と呼んでおり，正常の乳管が腫瘍内にあることが診断上

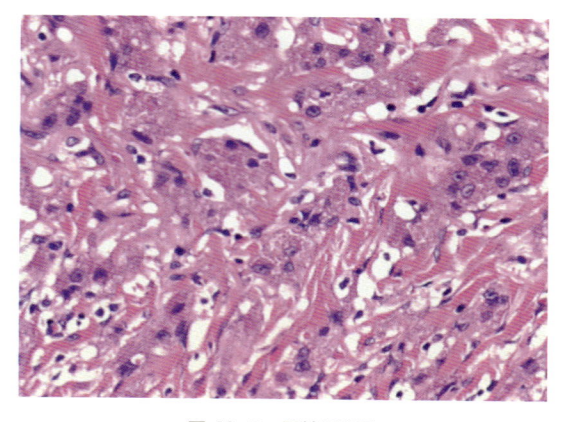

図 10-49 顆粒細胞腫
エオジン好性の細胞質を有する腫瘍細胞の中に無数の顆粒を認める．腫瘍細胞には軽度に異型がみられ，大小の胞巣を形成して浸潤，増殖している．

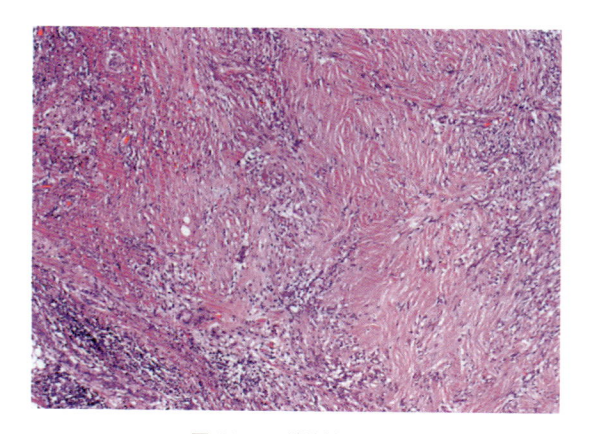

図 10-50 結節性筋膜炎
線維芽細胞様の紡錘形細胞と線維性組織の増生がみられる．辺縁に炎症細胞浸潤が認められる．

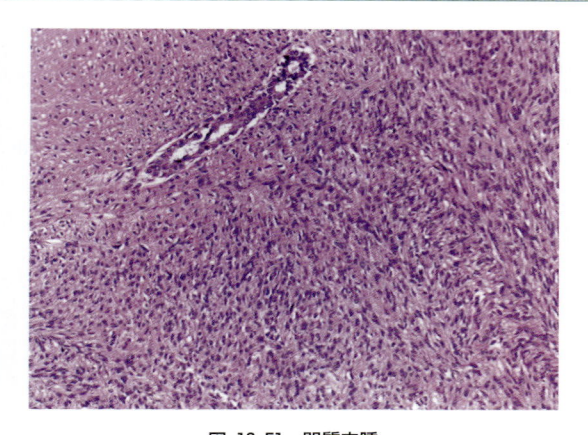

図 10-51 間質肉腫
異型性のある紡錘形腫瘍細胞が流れるように増殖しており，肉腫の像を呈している．腫瘍の中に正常の腺管が埋没している．

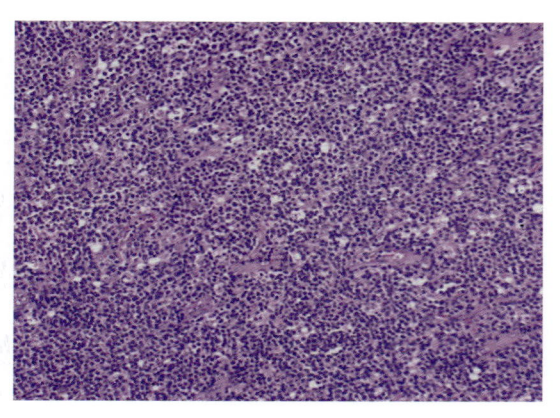

図 10-52 悪性リンパ腫
結合性のない小型のリンパ球様の異型細胞が浸潤性に増殖している．

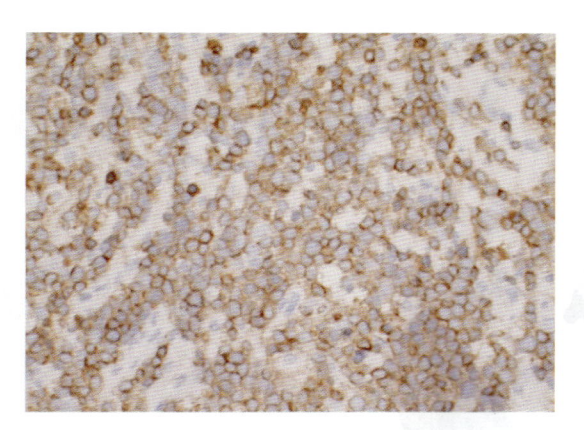

図 10-53 悪性リンパ腫の免疫染色像
結合性のない小型のリンパ球様の異型細胞がリンパ球マーカーの抗体で陽性を示している．

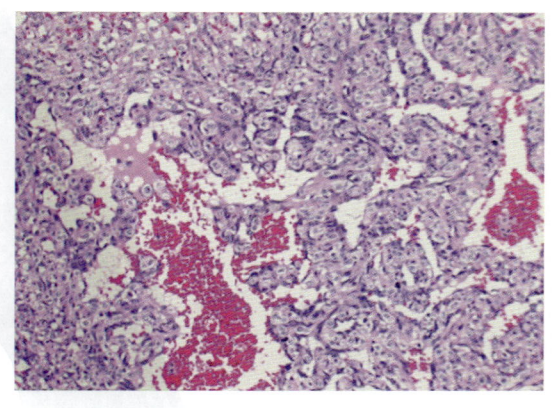

図 10-54 血管肉腫
異型細胞のある紡錘形の腫瘍細胞が浸潤性に増殖している．ところどころに赤血球をいれている幼若な血管腔がみられる．

重要である．肉腫の組織型としてはMFH，線維肉腫（図10-51），脂肪肉腫などがある．

悪性リンパ腫 malignant lymphoma

乳腺内に発生する悪性リンパ腫であり（図10-52），ほとんどがB細胞性である．LCA（leukocyte common antigen）などのリンパ球マーカーの免疫染色（図10-53）が診断に有用である．

血管肉腫 hemangiosarcoma

極めて悪性度の高い悪性腫瘍であり，血管腔を形成する部分と充実性増殖を示す部分からなり（図10-54），充実性部分の多いものの，予後は極めて不良である．

◆参考文献

1) Acs G, et al.：Differential expression of E-cadherin in lobular and ductal neoplasms of the breast and its biologic and diagnostic implications. Am J Clin Pathol, 115：85-98, ASCP, 2001.
2) Haagensen CD：Diseases of the Breast, 3rd ed, Lippincott Williams & Wilkins, 2004.
3) Jay R Harris, et al.：Diseases of the Breast. 2nd ed, Lippicott Williams & Wilkins, 2000.
4) Kurosumi M：Immunohistochemical assessment of hormone receptor status using a new scoring system（J-Score）in breast cancer, Breast Cancer, 14：189-93, 2007.
5) Kurosumi M：Trends of HER2 testing and trastuzumab therapy. Breast Cancer, 16：284-287, 2009.

6) 日本乳癌研究会編：臨床・病理 乳癌取扱い規約 第16版, 金原出版, 2008.
7) Page DL, et al.：Atypical hyperplastic lesions of the breast. A long-term follow-up study. Cancer, 55：2698-2708, 1985.
8) Rosai J：Rosai and Ackerman's Surgical Pathology, 9th ed., Mosby, 2004.
9) Rosen PP：Rosen's Breast Pathology. 3rd ed, Lippicott Williams & Wilkins, 2009.
10) Tavassoli FA and Devilee P：Pathology and genetics of tumours of the breast and female genital organs. World Health Organization classification of tumours, IARC, 2003.
11) Tavassoli FA and Norris HJ：A comparison of the results of long-term follow-up for atypical ductal hyperplasia and intraductal hyperplasia of the breast. Cancer, 65：518-529, 1990.

第11章
皮　膚

A　皮膚病変の分類

発　疹

　皮膚は人体最大の臓器であり，その重量は体重の約16％を占める．表皮，真皮，皮下組織の3層よりなり，それらを垂直に貫く付属器（毛包，脂腺，汗腺）が存在する．この皮膚に現れる病変を総称して発疹ないしは皮疹といい，口腔などの粘膜に生じたものは粘膜疹という．発疹 eruption は皮膚病変の病因的機序によって一次的に生じる原発疹 primary eruption と，原発疹またはほかの発疹に引き続いて生じる続発疹 secondary eruption に大別される．

原発疹

　原発疹には以下の7つがある．

1. **斑** macule：斑は平坦な限局性の色調変化で，紅斑 erythema，紫斑 purpura，色素斑 pigmented macule，白斑 leukoderma に分けられる．紅斑は真皮乳頭および乳頭下層における毛細血管の拡張により生じる紅色の斑である．紫斑は毛細血管からの赤血球の漏出により生じ，紫から鮮紅色を呈する．色素斑は物質の沈着により黒色，褐色，黄色などを示し，その多くはメラニンの沈着による．メラニンはその存在部位により色調が異なり，表皮内では黒色から褐色，真皮乳頭層では紫褐色，真皮深層では青色を呈する．白斑はメラニン色素が減少または消失したものである．

2. **丘　疹** papule：直径1cm くらいまでの限局性皮膚隆起を丘疹という．小丘疹が長期にわたって集合した状態を苔癬 lichen という．

3. **結　節** nodule：直径1cm 以上の限局性皮膚隆起を結節という．比較的小さなものを小結節，明らかに大きなものを腫瘤 tumor という．小結節は丘疹と同義に用いられることもあるが，丘疹は炎症性のものに，小結節は腫瘍性のものに用いられる傾向がある．また，腫瘤をつくるものには腫瘍性病変が多い．

4. **水　疱** blister/bulla：直径5mm 以上のものを水疱，これ以下のものを小水疱 vesicle といい，透明な水様液の限局性貯留を指す．大型の水疱には表皮内水疱と表皮下水疱がある．一般に，表皮内水疱は破れやすく弛緩性で，表皮下水疱は破れにくく緊満性である．前者の弛緩性水疱は尋常性天疱瘡や伝染性膿痂疹などでみられ，後者の緊満性水疱は類天疱瘡，後天性表皮水疱症などでみられる．ウイルス性水疱では水疱の中央に陥凹が認められる．

5. **膿　疱** pustule：水疱の内容が膿性のものを膿疱といい，表皮内に好中球が浸潤して生じる．毛包炎などのように毛包性に生じるものは細菌感染の関与が多く，膿疱性乾癬や掌蹠膿疱症などの非毛包性のものは無菌性であることが多い．後者の無菌性膿疱が多発する疾患を膿疱症 pustulosis，pustular disease と総称する．

6. **囊　腫** cyst：真皮内の空洞で壁をもつものを囊腫という．単房性と多房性のものがあり，壁も上皮性のものと結合組織被膜からなるものがある．内容物としては液体，固体（オカラ状）などがある．代表的な疾患には粉瘤（表皮囊腫 epidermal cyst，図11-1），エクリン管囊腫 eccrine hidrocystoma などがある．

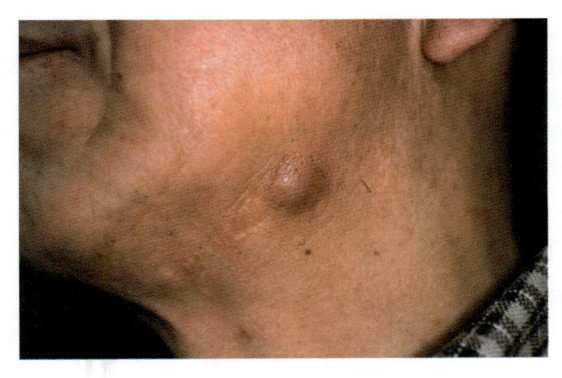

図 11-1　表皮囊腫
囊腫は真皮内の空洞で壁を有するものをいい，表皮囊腫はその代表例である．

7．膨　疹 wheal：一過性の真皮上層の限局性浮腫で，皮膚面よりわずかに隆起し，通常，24時間（多くは数時間）以内に痕跡を残さずに消失する．膨疹は発疹学上の用語で，膨疹が出現する病態ないしは疾患名としては蕁麻疹 urticaria が用いられる．

続発疹

続発疹には，①皮膚の欠損（びらん，潰瘍，亀裂，表皮剥離，瘢痕），②皮膚からの隆起または陥凹（胼胝，鶏眼，萎縮），③発疹に付着した続発疹（鱗屑，痂皮），④真皮や皮下に膿が貯留した状態（膿瘍）などがある．

1．び ら ん erosion：表皮が基底層まで剥離欠損した状態をびらんといい，水疱や膿疱などが破れて生じることが多い．潰瘍と異なり，治癒後に瘢痕を残さない．尋常性天疱瘡や伝染性膿痂疹などの表皮内水疱を生じる疾患でよくみられる．

2．潰　瘍 ulcer：組織欠損が真皮に及ぶものを潰瘍といい，欠損は肉芽組織により修復され，瘢痕を残す．潰瘍底では膿苔，出血などを伴う．血行障害，感染症，悪性腫瘍などでみられることが多い．

3．亀　裂 fissure：表皮深層から真皮にいたる細く深い線状の裂隙を亀裂という．俗にいう"ひび割れ"に相当する．手足の慢性湿疹，口角炎などでみられることが多い．

4．表皮剥離 excoriation：外傷や掻破などにより表皮の一部が欠損した状態を表皮剥離といい，深さによっては小びらんとも呼ばれる．瘢痕を残さずに治癒する．

5．瘢　痕 scar：潰瘍や腫瘍などで欠損した組織が，結合組織性肉芽組織と再生表皮によって修復されたものを瘢痕という．肥厚性瘢痕と萎縮性瘢痕に分かれる．

6．胼　胝 callus：胼胝は俗にいう"たこ"で，限局性の角質増殖を指す．主に手掌，指腹，踵，足底などに認められる．

7．鶏　眼 clavus：鶏眼は俗にいう"うおのめ"で，持続性の圧迫，摩擦などの刺激が原因で，著明な角質増殖部が真皮深層に刺入したものをいう．

8．萎　縮 atrophy：皮膚組織の退行変性のために皮膚が菲薄化し，表面が平滑またはシワ状になった状態を萎縮という．

9．鱗　屑 scale：肥厚した角層が剥離し，皮膚面に付着している状態をいう．鱗屑が皮膚面から剥離して脱落する現象を落屑 desquamation という．尋常性魚鱗癬では細かい鱗屑がみられ，尋常性乾癬では著明な落屑が認められる．

10．痂　皮 crust：痂皮はいわゆる"かさぶた"のことで，びらんまたは潰瘍面から分泌された滲出液などが乾燥して，同部に付着した状態をいう．血液成分を多く含むものは血痂と呼ばれる．

11．膿　瘍 abscess：膿瘍は真皮または皮下に限局性に膿が貯留した状態をいい，波動を触れる．

B 皮膚の病理診断

皮膚の病理診断を正確に行うには，まず皮膚の正常構造を理解しておくことが必須である．そのうえで表皮から皮下脂肪組織へと順に検鏡を進め，正常組織と比較してどこに異常があるのかを判断する．病巣が腫瘍性なのかあるいは非腫瘍性なのかを見極め，前者であれば良性なのか，悪性なのかを区別していく．後者であれば炎症性病変の場合が多いものの，自己免疫性疾患や先天性疾患なども考慮しながら鑑別を進めていく．また，炎症性病変のうち，感染症では原因となる病原性微生物の確認を行う．

1．表皮の異常

角質増殖 hyperkeratosis

通常，網目状にみえる角層が密になり，生理的範囲を越えて肥厚した状態を角質増殖といい，角質増生，角質肥厚，過角化とも呼ばれる．尋常性乾癬や魚鱗癬などでみられる．

不全角化 parakeratosis

角化が不完全なために，角層の細胞に核が残存している状態で，錯角化ともいう．通常，顆粒層の著明な減少あるいは消失を伴う．尋常性乾癬，汗孔角化症など，種々の疾患でみられる．ただし，粘膜では不全角化は正常な所見である．

異常角化 dyskeratosis

異常角化は角化細胞の成熟分化の異常で，角層に到達する前に，個々の表皮細胞のうち一部のケラチノサイトが早期に角化した状態をいう．異角化ともいい，核は萎縮し，細胞質は好酸性を示す．Darier 病でみられる顆粒 grain や Bowen 病での個細胞角化 individual cell keratinization などがその代表である．

顆粒層肥厚 hypergranulosis

顆粒層は通常1〜3層だが，4層以上に肥厚すると顆粒層肥厚といい，扁平苔癬，尋常性疣贅などでみられる．

顆粒変性 granular degeneration

顆粒変性は表皮上層にみられる角化異常で，顆粒層から有棘層にかけて大型のケラトヒアリン顆粒がみられ，有棘細胞，顆粒細胞の空胞化を認める．Vörner 型掌蹠角化症，水疱型先天性魚鱗癬様紅皮症などでみられるが，正常皮膚にも認められることがある．

表皮肥厚 acanthosis

表皮肥厚は表皮が肥厚した状態をいい，表皮細胞の増加による表皮突起の肥大と延長を認める．表皮過形成 epidermal hyperplasia ともいう．

表皮突起が規則的に延長する乾癬型過形成 psoriasiform hyperplasia，表皮突起の長さが不揃いで不規則に延長する不規則型過形成 irregular hyperplasia，表皮突起が不規則に突出する偽癌型過形成 pseudocarcinomatous hyperplasia などがある．

乳頭腫症 papillomatosis

健常皮膚面より上方に真皮乳頭が突出した状態をいう．真皮乳頭が皮膚表面より上方へ突出していない場合には乳頭型過形成 papillated hyperplasia と呼び，乳頭腫症とは区別する．

海綿状態 spongiosis

海綿状態は表皮細胞間に浮腫が生じた状態で，細胞間橋は明瞭となる．進行すると小水疱，水疱となる．接触皮膚炎，アトピー性皮膚炎，天疱瘡などでみられる．

棘融解 acantholysis

ケラチノサイト間の細胞間接着，特にデスモソームが消失し，細胞がバラバラに解離している状態を棘融解という．尋常性天疱瘡，Hailey-Hailey 病，Darier 病などで認められる（図 11-2）．

球状変性 ballooning degeneration

球状変性はケラチノサイトの細胞質内に浮腫と変性が生じ，風船状に腫大した状態で，風船様変性ともいう．

網状変性 reticular degeneration

球状変性が進行し，膨化が進むと細胞は破裂し，残存した細胞の膜のみが網目状を呈した状態を網状変性という．ヘルペスウイルスの感染などで認められる．

表皮内水疱 intraepidermal bulla

表皮内に生じた間隙に漿液が貯留した状態を表皮内水疱という．表皮内水疱の発生機序としては，組織液の過剰蓄積（海綿状態が高度になって生じるもの），ケラチノ

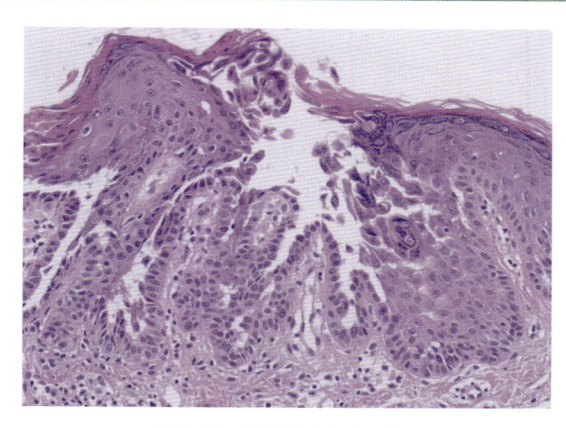

図 11-2 棘融解（Darier 病）
ケラチノサイト間の細胞接着が消失し，細胞がバラバラに解離している状態がみられる．

サイト相互の解離（棘融解），ケラチノサイトの細胞内の浮腫・変性（球状変性，網状変性）などがあげられる．

表皮内微小膿瘍 intraepidermal microabscess

表皮内膿疱の比較的小さいものを表皮内微小膿瘍という．角層下ないしは角層内の好中球よりなる小膿疱をマンロー微小膿瘍 Munro microabscess と呼び，尋常性乾癬に特徴的である．有棘層の上層にみられる多房性膿疱をコゴイ海綿状膿疱 Kogoj spongiform pustule といい，膿疱性乾癬で認められる．なお，表皮内にみられる異型リンパ球の集合巣はポートリエ微小膿瘍 Pautrier microabscess と呼ばれ，菌状息肉症などでみられる．ただし，これは腫瘍性のリンパ球の浸潤によるものであり，真の膿瘍ではない．

表皮内細胞浸潤 exocytosis

好中球，好酸球，リンパ球などの炎症細胞浸潤が真皮内から表皮内に侵入することを表皮内細胞浸潤という．なお，腫瘍細胞の表皮内侵入は，表皮向性 epidermotropism と呼んで，区別される．

2. 表皮・真皮境界部の異常

液状変性 liquefaction degeneration

空胞変性 vacuolar alteration ともいい，表皮の基底細胞が変性をきたし，表皮・真皮境界部が空胞状の変化により不明瞭になった状態を液状変性という．高度になると表皮下水疱を形成するようになる．また，基底細胞が保持していたメラニン顆粒が真皮内へ滴落し，マクロファージによって貪食されるため，メラノファージが認められる．これを組織学的色素失調 melanin inconti-

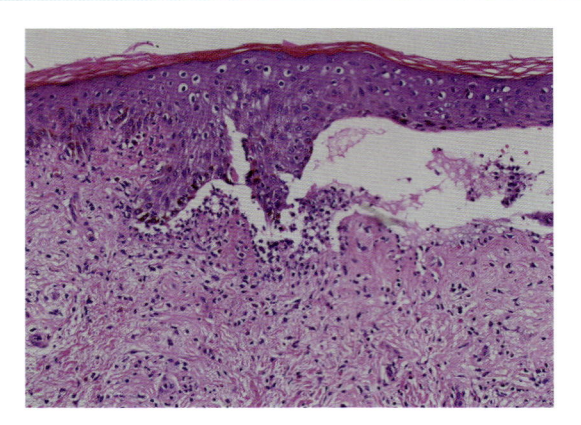

図 11-3 表皮下水疱（水疱性類天疱瘡）
好酸球浸潤を伴う表皮下水疱が認められる．

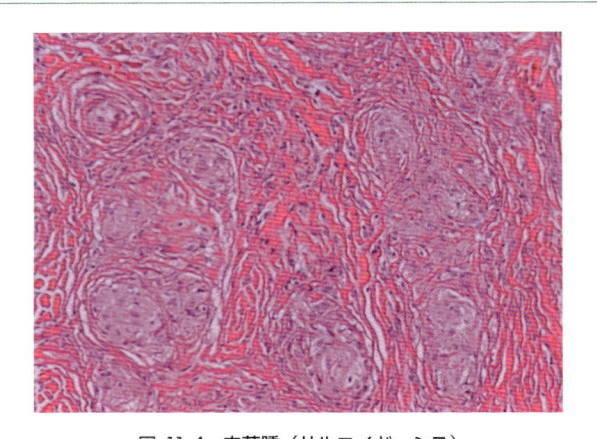

図 11-4 肉芽腫（サルコイドーシス）
類上皮細胞の境界明瞭な集合巣が見られ，中心部には壊死は認められない．

nence, incontinentia pigmenti histologica といい，液状変性が存在したことの証拠となる．

表皮下水疱 subepidermal bulla

表皮直下に生じた間隙に漿液が貯留した状態をいう．表皮下水疱を形成する疾患には，水疱性類天疱瘡，後天性表皮水疱症，疱疹状皮膚炎，多形滲出性紅斑，虫刺症，熱傷などがある（図 11-3）．

基底膜肥厚 thickening of basement membrane

表皮と真皮の間には基底膜が存在するが，これが著しく肥厚し，HE 染色でピンク色の帯状物として認められる状態を基底膜肥厚という．PAS 染色では濃いピンク色に染まり，基底膜の破壊，再生がくり返された場合などに生じる．円板状エリテマトーデスなどでみられる．

苔癬状変化 lichenoid change

表皮直下に帯状に広がるリンパ球浸潤を認める状態を苔癬状変化といい，しばしば液状変性を伴う．また，表皮下層部や真皮に好酸性球状物の Civatte body, colloid body がみられることが多い．

3．真皮の異常

炎症細胞浸潤 inflammatory cell infiltration

真皮内へのリンパ球，好中球，好酸球，形質細胞，組織球などの炎症細胞浸潤をいう．皮膚炎症性疾患では，特にその分布様式が，真皮上層の血管周囲性か，真皮全層にわたる血管周囲性か，毛包あるいは毛包周囲性か，などを判断して病理組織診断を行っていくことになる．そのほか，前述の苔癬状変化は苔癬様細胞浸潤 lichen-oid infiltrate として，また，血管炎は血管自体に炎症の主座がある病変としてとらえることができる．

肉芽腫 granuloma

組織球（マクロファージ），多核巨細胞などからなる限局性の集合巣をいう．肉芽腫でみられる組織球は，細胞の形態が上皮細胞に類似することから類上皮細胞とも呼ばれる．サルコイド型肉芽腫，類結核肉芽腫，柵状肉芽腫，化膿性肉芽腫，異物肉芽腫の5つに分類できる．サルコイド型肉芽腫は，中心部に壊死がなく，類上皮細胞の境界明瞭な集合巣からなり，サルコイドーシス sarcoidosis, Hansen 病がその代表的疾患である（図 11-4）．類結核肉芽腫は，中心部に乾酪壊死巣を認め，その周囲を類上皮細胞が取り囲むもので，代表疾患には皮膚結核がある．柵状肉芽腫は，壊死周囲の組織球がその長軸を病巣中心部に向けて柵状に配列するもので，類壊死性肉芽腫ともいい，環状肉芽腫 granuloma annulare, リウマチ結節 rheumatoid nodule がその代表的疾患である．化膿性肉芽腫は，好中球浸潤を伴う肉芽腫で，スポロトリコーシス，非定型抗酸菌症などがその代表的疾患である．異物肉芽腫は，縫合糸，パラフィン，トゲ，金属片などの異物を含む肉芽腫である．なお，創傷の治癒過程でみられる肉芽組織 granulation tissue は，血管の増生と線維芽細胞の増殖により形成される組織傷害に対する修復反応であり，肉芽腫とは区別する必要がある．

沈着症

生体内で生じた物質の異常沈着や外来性の異物の沈着する病態をいう．アミロイド，ムチン，カルシウム，ヘモジデリン，尿酸などが沈着する．

結合組織の変化

膠原線維の増生がみられる状態を線維化 fibrosis といい，その増生がさらに著明となり，均質化した状態を硬化 sclerosis という．真皮の浮腫 edema では，膠原線維束間が開大する．

4．皮下脂肪組織の異常

皮下脂肪組織を中心とした炎症は脂肪織炎 panniculitis と呼ばれるが，炎症の主体が脂肪組織の隔壁に存在するものを隔壁性脂肪織炎 septal panniculitis といい，結節性紅斑などで認められる．炎症の主体が脂肪小葉内にみられるものを小葉性脂肪織炎 lobular panniculitis といい，Weber-Christian 症候群，急性膵炎の脂肪壊死などで認められる．そのほかの脂肪組織の変化として，脂肪肉芽腫 lipogranuloma などがある．

C 反応性皮膚病変

湿疹は皮膚炎と同義として扱われるが，皮膚科診療症例の1/3を占める最も頻度の高い疾患である．ここでは接触皮膚炎をはじめとして，脂漏性皮膚炎，蕁麻疹，痒疹，多形滲出性紅斑，結節性紅斑，薬疹，アナフィラクトイド紫斑，扁平苔癬，乾癬，苔癬状粃糠疹，Gibert バラ色粃糠疹などの代表的な疾患について触れる．

接触皮膚炎 contact dermatitis

接触皮膚炎は成因により，皮膚刺激物質による一次刺激性接触皮膚炎と，Ⅳ型アレルギー，すなわち遅延型アレルギー反応が関与するアレルギー性接触皮膚炎に分類される．接触部位に一致して湿疹病変を認める．接触源の確定のために貼布試験 patch test を行う．病理組織学的には，急性期では表皮細胞間の浮腫に基づく海綿状態がみられ（図11-5），慢性期では海綿状態は弱く，角質増殖と表皮肥厚が目立つ．

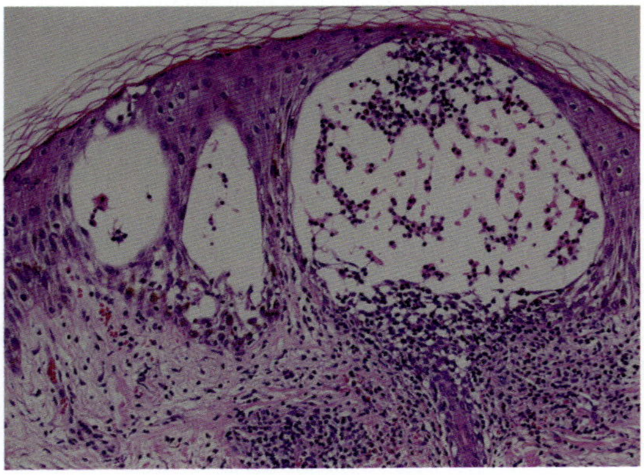

図 11-5　接触皮膚炎の病理組織像
海綿状態が著明になり，表皮内水疱が認められる．

アトピー性皮膚炎 atopic dermatitis

アトピー性皮膚炎はアトピー素因の皮膚に，後天的な刺激因子が加わって発症する湿疹・皮膚炎で，Ⅰ型アレルギー（気管支喘息，アレルギー性鼻炎など）やⅣ型アレルギーを伴うことが多い．乳児期に顔面，頭部を中心に湿潤性湿疹がみられ，増悪・寛解をくり返すが，遅くとも思春期までには自然治癒することが多い．一部では難治性の成人型アトピー性皮膚炎となることがある．補助診断として白色皮膚描記症陽性，末梢血好酸球増多，血中 IgE 高値などがある．組織学的には表皮の海綿状態とリンパ球の表皮内細胞浸潤が認められる．治療としては止痒薬内服とステロイドなどの外用が有用である．

脂漏性皮膚炎 seborrheic dermatitis

顔面，頭部などのいわゆる脂漏部位に，黄色調の鱗屑を伴う紅色局面が特徴である．成人に好発するが，乳児にもみられる．後天性免疫不全症候群（AIDS）では脂漏性皮膚炎を高頻度に認める．最近ではピチロスポルム *Pityrosporum* 属の菌が症状悪化因子として注目されている．組織学的には，海綿状態がみられ，毛包開口部に不全角化が目立つ．鑑別診断としては，尋常性乾癬の初期像があげられるが，乳児ではアトピー性皮膚炎との鑑別が重要である．

貨幣状皮膚炎 nummular eczema/nummular dermatitis

貨幣状皮膚炎は類円形，貨幣状の湿潤性の湿疹病変で，下腿伸側に好発する．しばしば自家感作性皮膚炎の原因となる．組織学的には表皮の海綿状態とリンパ球の表皮内細胞浸潤が認められる．海綿状態が高度になると小水疱を生じる．ステロイド外用にて治療する．

自家感作性皮膚炎 autosensitization dermatitis

自家感作性皮膚炎は接触皮膚炎，貨幣状皮膚炎，うっ

図11-6 蕁麻疹の皮疹
境界明瞭で，皮膚よりもわずかに隆起した膨疹が認められる．

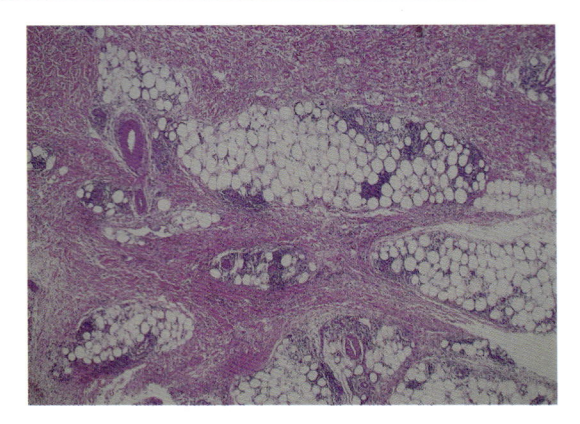

図11-7 結節性紅斑の病理組織像
皮下脂肪組織を中心に隔壁性脂肪織炎の像が認められる．

滞性皮膚炎などの慢性湿疹局面が急性増悪し，全身に湿疹様の小病変が多数，散在性に生じる（撒布疹）．下腿に好発する．内在性のアレルギー反応（イド反応 id reaction）による．

蕁麻疹 urticaria
蕁麻疹は真皮上層での一過性の限局性浮腫で膨疹とも呼ばれる（**図11-6**）．アレルギー性（I型アレルギー）以外に，物理的・化学的刺激（寒冷，圧迫，日光，ストレスなど）によっても発生する．症状が短期間で終息するものを急性蕁麻疹，1か月以上遷延するものを慢性蕁麻疹という．治療は抗アレルギー薬で，重篤例ではステロイド内服薬を用いる．

痒疹 prurigo
痒疹は瘙痒（かゆみ）を伴った丘疹が持続するもので，急性痒疹は小児に多く，小児ストロフルスと称する．慢性痒疹は妊娠，悪性腫瘍，血液疾患などの際に現れることがある．

皮膚瘙痒症 pruritus cutaneus
皮膚瘙痒症は瘙痒のみで，明らかな皮疹はみられないもので，全身性と局所性がある．

多形滲出性紅斑
erythema exsudativum multiforme（EEM）
多形滲出性紅斑は，多形紅斑 erythema multiforme（EM）ともいう．微熱などの軽度の前駆症状に続き，手背や関節部伸側に環状浮腫性紅斑が出現する．若年女性に多く，ウイルス，細菌，薬剤，食物，悪性腫瘍などの多原因性の疾患である．組織学的には，表皮・真皮境界部に液状変性が目立ち，表皮内に壊死に陥ったケラチノサイトが好酸性小体として認められる．重症型で皮膚・粘膜・眼に病変のあるものを Stevens-Johnson 症候群という．中毒性表皮壊死剥離症 toxic epidermal necrolysis（TEN）は多形滲出性紅斑の最重症型と考えられ，全身の広範な表皮壊死と表皮下水疱，びらんを認める．

結節性紅斑 erythema nodosum
結節性紅斑は若年女性の下腿伸側に好発し，圧痛を伴う紅色皮下硬結を認める．皮下脂肪組織の炎症であるが，潰瘍化することはない．種々の誘因により生じる疾患で，細菌，ウイルス，薬剤，Behçet病，サルコイドーシスなどによって引き起こされる．病理学的には，皮下脂肪組織に隔壁性脂肪織炎の像を認める（**図11-7**）．

バザン硬結性紅斑 erythema induratum Bazin
Bazin 硬結性紅斑は，女性の下腿に好発する痛みを伴わない皮下結節で，結節性紅斑に類似するが，炎症が慢性に続き，潰瘍を伴い瘢痕化する点で異なる．組織学的には小葉性脂肪織炎で，皮下脂肪組織の血管炎を中心とした結核性肉芽腫性変化を認める．

スイート病 Sweet disease
Sweet 病は発熱，白血球増多，顔面・頚部の滲出性紅斑で，組織学的には真皮上層から中層の血管周囲に好中球浸潤を認める．表皮には著変を認めないことが多く，血管壁へのフィブリン沈着はみられず，血管炎の所見はない．特発性の場合と慢性骨髄性白血病や骨髄異形成症候群などの骨髄増殖疾患に合併する場合がある．

薬疹 drug eruption
薬疹とは体内に摂取された薬剤やその代謝産物により誘発される皮膚・粘膜の病変をいう．症状は極めて多彩

C. 反応性皮膚病変　639

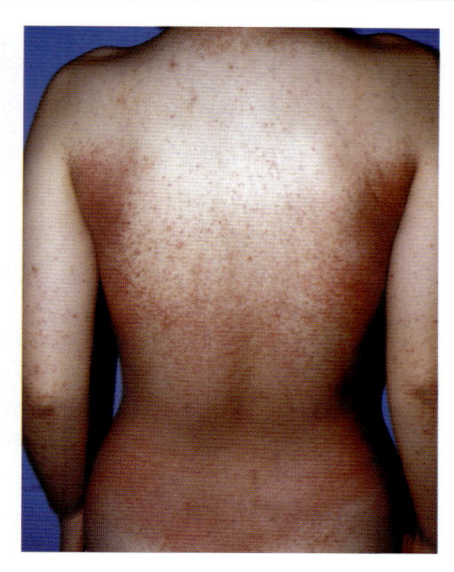

図 11-8　薬疹の皮疹
背部にびまん性に浮腫性紅斑が認められる．

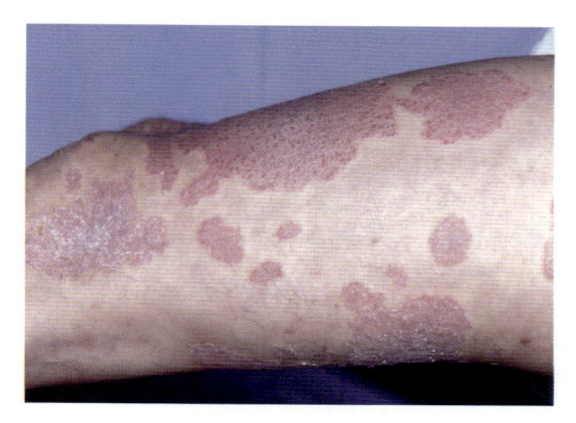

図 11-9　乾癬の皮疹
四肢にびまん性に浮腫性紅斑が認められる．

で，ほぼあらゆる皮膚病変の形態を示し（図 11-8），組織学的にも種々の組織パターンを取りうる．

薬疹の型から原因薬剤を推定することは困難であり，詳細な薬剤歴を聴取する必要がある．

皮膚アレルギー性血管炎　cutaneous allergic vasculitis

皮膚アレルギー性血管炎は両下肢に好発する紅斑，紫斑，結節，びらん，潰瘍など多彩な皮疹を認める．組織学的には，真皮上層から下層の細動静脈周囲に好中球の核破片（核塵）と赤血球漏出を認め，いわゆる白血球破砕性血管炎 leukocytoclastic vasculitis の像を呈する．血管壁の肥厚やフィブリノイド変性を認めることもある．

アナフィラクトイド紫斑　anaphylactoid purpura

アナフィラクトイド紫斑は皮膚アレルギー性血管炎の特殊型で，両側の下腿を中心に浸潤を触れる紫斑が多発し，関節痛，腹痛，腎障害などを伴う．病理組織学的には真皮上層の毛細血管での白血球破砕性血管炎（白血球核崩壊性血管炎とも呼ばれる）の像を示す．発症要因として IgA 免疫複合体の存在が指摘されている．

結節性多発動脈炎　polyarteritis nodosa（PN）

結節性多発動脈炎は皮膚に限局し，予後良好な皮膚型 PN と予後不良な全身型 PN がある．皮膚症状としては，主に下肢に皮下結節，紫斑，潰瘍を認める．全身型 PN では，腎，心，消化管，神経などの多臓器症状をきたす．組織学的には，真皮下層から皮下結合組織に存在する中小動脈壁に好中球が浸潤し，フィブリン沈着を認め，白血球破砕性血管炎の像を示す．

慢性色素性紫斑　purpura pigmentosa chronica

慢性色素性紫斑は主として下腿に点状出血が出現し，そののちに色素沈着をきたす．特発性色素性紫斑 idiopathic pigmentary purpura とも呼ばれ，特に全身的な異常所見は認めない．病理組織学的には，真皮上層に出血がみられ，間質に赤血球やヘモジデリンを貪食したマクロファージが認められる．

扁平苔癬　lichen planus

扁平苔癬は四肢屈側，口腔，外陰部に扁平で隆起した紫紅色の局面を形成し，しばしば病変が慢性に持続することがある．原因は不明である．健常部皮膚への刺激で皮疹が発生する Koebner 現象が陽性で，口腔粘膜では白色線条，爪では変形がみられる．組織学的には，液状変性がみられ，真皮上層に帯状のリンパ球浸潤を認める．表皮基底層部ではアポトーシスに陥ったケラチノサイトが好酸性の Civatte 小体として認められる．

乾　癬　psoriasis

乾癬は，表皮細胞の角化亢進と炎症細胞の浸潤を伴う炎症性角化症で，厚い銀白色の鱗屑を伴った紅斑，丘疹が四肢伸側，頭部に好発する（図 11-9）．特徴的な所見として，Koebner 現象や鱗屑をはがすと点状出血をみる Auspitz 現象を認める．病理組織学的には表皮肥厚がみられ，角層では鱗屑となる厚い不全角化がみられ，角層直下に好中球浸潤を認める Munro 微小膿瘍がみられる．膿疱性乾癬では Kogoi 海綿状膿疱を認める．

掌蹠膿疱症 pustulosis palmaris et plantaris

掌蹠膿疱症は中年層に好発し，手掌・足底に膿疱を形成し，慢性に経過する．細菌感染，歯科金属アレルギーの関与が示唆される症例もある．病理組織学的には角層下に多数の好中球が浸潤し，膿疱を形成する．

苔癬状粃糠疹 pityriasis lichenoides

苔癬状粃糠疹は顔面や手掌・足底を除く全身に多発し，体幹，大腿部，上腕に好発する．皮疹は次々に発生し，新旧の皮疹が混在する．慢性型と急性型に分けられる．慢性型 pityriasis lichenoides chronica は急性型に比べて軽症で，リンパ球の表皮内細胞浸潤も軽度で，ケラチノサイトの壊死や出血も目立たない．急性型 pityriasis lichenoides et varioliformis acuta（PLEVA）は Mucha-Habermann 病ともいい，急性症状が強く，潰瘍形成を伴う丘疹が多発する．組織学的には表皮ではケラチノサイトの壊死が認められ，海綿状態と液状変性を伴う．リンパ球浸潤は，真皮上層から表皮内に浸潤する様子がみられる．

ジベルバラ色粃糠疹 pityriasis rosea Gibert

Gibert バラ色粃糠疹は若年者によくみられ，初発疹はヘラルドパッチ herald patch と呼ばれ，主として体幹に直径 2～5 cm の比較的大きな卵円形の紅斑が 1 個発生する．その後 1～2 週間前後遅れてやや小型の卵円形紅斑が多発する．病変が皮膚の割線に一致して存在するため，背部ではクリスマスツリー状にみえる．日光露出部と手掌足底は侵されない．組織学的には表皮は軽度肥厚し，軽度の海綿状態と不全角化が認められる．

D 自己免疫性水疱症

熱傷や感染（細菌，ウイルス）など原因の明らかなものを除く水疱形成を主徴とする皮膚疾患は，遺伝性水疱症（先天性水疱症）と自己免疫性水疱症 autoimmune blistering diseases, autoimmune bullous dermatoses（後天性水疱症）に分けられる．自己免疫性水疱症では，表皮構成蛋白質に対する自己抗体が産生され，皮膚脆弱性が生じて水疱を形成する．ここでは自己免疫性水疱症として，尋常性天疱瘡，水疱性類天疱瘡，後天性表皮水疱症，Duhring 疱疹状皮膚炎を取りあげた．なお，先天性水疱症は後述の先天性疾患の項目で記載した．

尋常性天疱瘡 pemphigus vulgaris

尋常性天疱瘡は中高年に好発し，全身の皮膚，粘膜に弛緩性水疱と難治性びらんを形成する．健常部皮膚を摩擦することで同様の水疱を形成する Nikolsky 現象が陽性である．組織学的に表皮基底細胞直上に表皮内水疱を認める．この表皮細胞の棘融解の所見が，あたかも墓石が並んでいるようにみえることから墓石状外観 tombstone appearance と呼ばれることがある（図 11-10）．蛍光抗体直接法による表皮細胞間への in vivo IgG 沈着の証明や ELISA 法による抗デスモグレイン抗体の証明が診断に重要である．

水疱性類天疱瘡 bullous pemphigoid

水疱性類天疱瘡は老人に多く，緊満性水疱が全身に多発するが，尋常性類天疱瘡と比較すると粘膜侵襲は少ない（図 11-11）．組織学的には，好酸球浸潤を伴う表皮下水疱である（図 11-12）．蛍光抗体直接法で，病変部基底膜部に IgG と C3 の線状沈着が認められる．

後天性表皮水疱症 epidermolysis bullosa acquisita

後天性表皮水疱症では，係留線維 anchoring fibril を構成するⅦ型コラーゲンに対する自己抗体が後天的に産生され，軽微な機械的刺激で四肢伸側を中心に表皮下水疱を形成する．ステロイド内服などが行われるが，一般に治療抵抗性である．

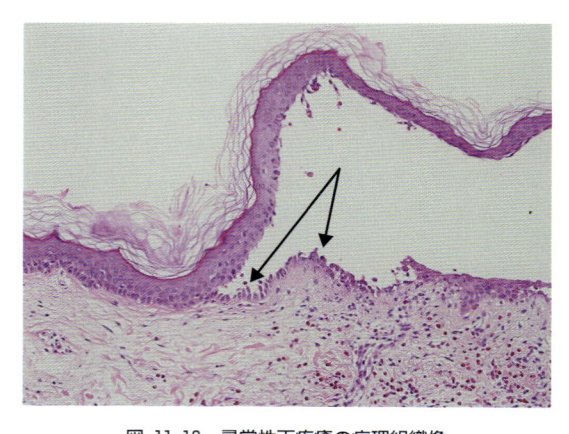

図 11-10 尋常性天疱瘡の病理組織像
表皮基底細胞直上に表皮内水疱がみられ，墓石状外観を呈している（矢印）．

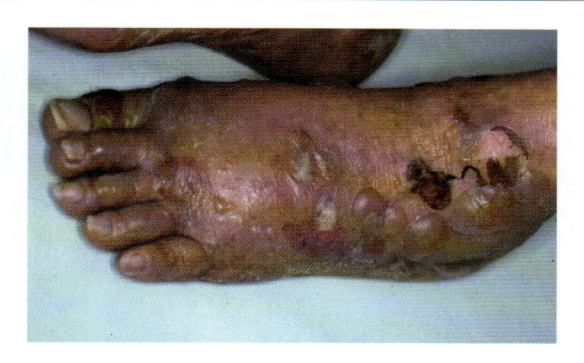

図 11-11　水疱性類天疱瘡の皮疹
足背部を中心に緊満性水疱が認められる.

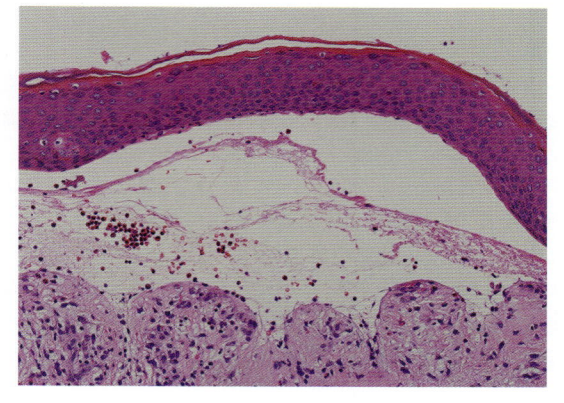

図 11-12　水疱性類天疱瘡の病理組織像
表皮下水疱がみられ, 抗酸球浸潤がみられる.

ジューリング疱疹状皮膚炎
dermatitis herpetiformis Duhring

Duhring疱疹状皮膚炎は瘙痒の極めて強い慢性再発性の紅斑や小水疱が四肢伸側,殿部などに好発する.組織学的に表皮下水疱で,真皮乳頭層にIgAの顆粒状沈着がみられる.欧米人には多いが,日本人にはまれで,多くの症例でグルテン過敏症腸炎を合併する.

E 膠原病

膠原病 collagen diseases は結合組織と血管を病変の主座とし,特異的な自己抗体を伴う多臓器性の慢性難治性疾患で,全身性エリテマトーデス,皮膚筋炎,汎発性強皮症などがある.

全身性エリテマトーデス
systemic lupus erythematosus（SLE）

全身性エリテマトーデスは,若年女性に好発する原因不明の自己免疫疾患で,関節,腎,皮膚,心,中枢神経などの多臓器障害が認められる.皮膚症状は80％以上の症例でみられるが,蝶形紅斑,円板状皮疹,光線過敏症,脱毛,粘膜疹など多彩である.検査所見としては,LE細胞陽性,抗核抗体陽性,補体価低下,汎血球減少,梅毒血清反応の生物学的偽陽性などを認める.また,ループスバンドテストにて免疫反応物の基底膜への沈着を認める.病理組織像の特徴としては,表皮の萎縮,液状変性,真皮上層の浮腫やムチンの沈着,角栓形成,毛細血管および毛包周囲性のリンパ球浸潤などがあげられる（p.900参照）.

円板状エリテマトーデス
discoid lupus erythematosus（DLE）

円板状エリテマトーデスは,SLEに伴う円板状皮疹として認められる場合と,DLEの皮疹のみで他臓器病変を伴わない場合とがあるが,後者のほうがはるかに多い.ここでは,DLEは皮疹の名称としての疾患名として用いられているのに対し,SLEは病態としての疾患名として使用されている.臨床的には,限局型では日光露出部に境界明瞭な円形の紅色局面がみられる（図11-13).頭部では瘢痕性の脱毛を生じやすい.汎発型では四肢や体幹などにも多発し,SLEに移行することがある.病理組織所見は上記のSLEと類似する所見を示すが,毛細血管および皮膚付属器周囲性のリンパ球浸潤はより強い.

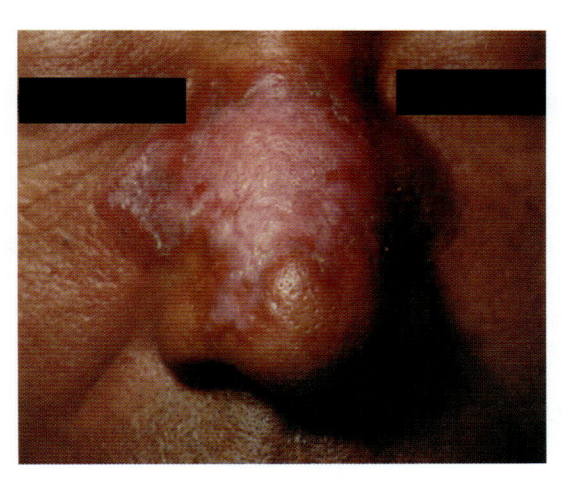

図 11-13　円板状エリテマトーデスの皮疹
境界明瞭な紅色局面がみられる.

皮膚筋炎 dermatomyositis

皮膚筋炎はヘリオトロープ疹 heliotrope-eruption（眼瞼の紫紅色浮腫状腫脹），Gottron 徴候（指関節背面の扁平隆起性丘疹），爪囲の毛細血管拡張，色素沈着・脱失，多形皮膚萎縮 poikiloderma（皮膚萎縮が混じり合った状態）などの皮膚病変とともに，対称性の筋力低下や筋肉痛がみられる．検査所見では，CPK，アルドラーゼ，AST，LDH などの筋原性酵素の上昇がみられる．組織学的には，LE 類似の液状変性と基底膜の肥厚が認められる．また，ムチン沈着などもみられる．

汎発性強皮症 systemic sclerosis

強皮症 scleroderma は，皮膚硬化が限局性に認められ，内臓病変を伴わない限局性強皮症 localized scleroderma と種々の内臓病変を合併する汎発性強皮症に大別される．後者の汎発性強皮症は，30～50 代に好発し，Raynaud 症状で始まり，四肢末端から浮腫期，硬化期，続いて萎縮期と進行する．原因はいまだ不明の疾患で，全身症状としては食道蠕動運動低下，肺線維症，腎病変による高血圧（重篤なものは強皮症腎と呼ばれる），関節の拘縮などを認める．検査所見としては，抗セントロメア抗体陽性，抗 Scl-70 抗体陽性，抗 RNP 抗体陽性で，軽症例では抗セントロメア抗体が，重症例では抗 Scl-70 抗体が高率に認められる．組織学的には，初期像としては真皮中層から下層に浮腫，リンパ球浸潤がみられる．進行すると，線維化がみられ，晩期には表皮と付属器は萎縮し，真皮の膠原線維は均質化し，硬化像を示す．

F 肉芽腫性病変

肉芽腫に関しては，p.636 を参照されたい．ここでは肉芽腫形成を主体とする疾患のうち，代表的な肉芽腫性病変 granulomatous diseases について記載する．

サルコイドーシス sarcoidosis

サルコイドーシスは 20 代の若年女性に好発する原因不明の全身性肉芽腫で，両側性肺門リンパ節腫脹，ぶどう膜炎，皮膚病変（皮膚サルコイド，瘢痕浸潤，結節性紅斑など）が主な病変である．検査所見としては，ACE（アンジオテンシン変換酵素）活性上昇，高カルシウム血症，ツベルクリン反応の陰性化などがみられる．組織学的にはサルコイド型肉芽腫，すなわち非乾酪性類上皮細胞肉芽腫が特徴である．巨細胞内には星芒状小体 asteroid body や Schaumann 体などの封入体を認める（p.931 参照）．

環状肉芽腫 granuloma annulare

環状肉芽腫は手背に好発し，中心治癒性で，周辺が堤防隆起状の環状病変を呈する．病理組織学的には，真皮の膠原線維の変性とムチン沈着を認め，その周囲を組織球やリンパ球が取り囲む柵状肉芽腫の形態をとる（図 11-14）．多発する場合は糖尿病を合併していることがある．また，皮下型は小児に好発する．自然治癒しやすく，生検後に病変が退縮することがある．

リウマチ結節 rheumatoid nodule

リウマチ結節は関節リウマチ患者でみられる肘関節の皮下結節で，柵状肉芽腫を認める．皮下型の環状肉芽腫との鑑別が問題になることがあるが，中心の壊死部にはムチンではなく，フィブリン沈着がみられる．

類脂肪性仮性壊死症 necrobiosis lipoidica

類脂肪性仮性壊死症は，40 歳以上の女性の下腿伸側に好発する．糖尿病や耐糖能異常を認めることが多く，糖尿病の代謝異常に直接関連して皮膚症状がみられる直接デルマドローム（特定の内臓疾患に高頻度にみられる特有の皮膚症状）である．境界明瞭な黄褐色の萎縮性硬化局面で，組織学的には辺縁が不明瞭な柵状肉芽腫がみられるが，ムチン沈着は認められない．

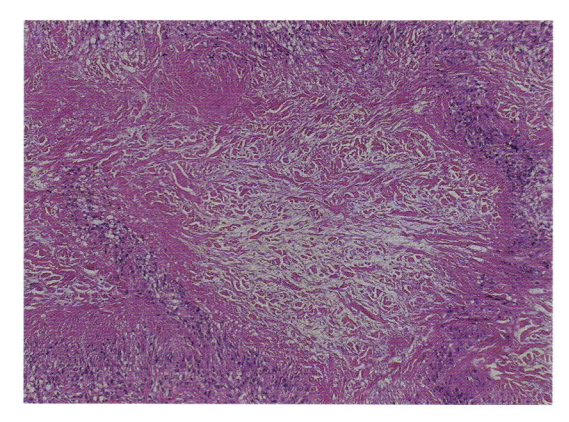

図 11-14 環状肉芽腫の病理組織像
膠原線維の変性とムチン沈着がみられ，その周囲を組織球などが取り囲む柵状肉芽腫の像が認められる．

G 代謝異常

アミロイド，脂質，ポルフィリン，ムチンなどの代謝異常 metabolic disorders により生じる皮膚疾患について述べる．

アミロイドーシス amyloidosis

アミロイドーシスは，アミロイドの沈着が皮膚のみに限局する皮膚限局性アミロイドーシスと，全身の多臓器に沈着する全身性アミロイドーシスに大別される．

皮膚限局性アミロイドーシスとしては，アミロイド苔癬や斑状アミロイドーシスなどがある．アミロイド苔癬は下腿前面，前腕伸側などに好発し，丘疹を認める．斑状アミロイドーシスでは，中年女性の肩甲部や背部にさざ波状の色素沈着を認めることが多い．

全身性アミロイドーシスとしては，AL アミロイドーシス，反応性 AA アミロイドーシス，家族性全身性アミロイドーシス，透析アミロイドーシスがある．AL アミロイドーシスは形質細胞の形成異常が原因と考えられ，腎，心，肝，脾，消化管などの全身臓器にアミロイドが蓄積し，多彩な症状を呈する．反応性 AA アミロイドーシスは結核，関節リウマチなどに続発して発症する．透析アミロイドーシスでは β_2-ミクログロブリンがアミロイドとして関節などに沈着する．

病理組織学的には，アミロイドは HE 染色でエオジンに淡染し，コンゴーレッド染色で橙赤色に染色され，偏光顕微鏡で黄緑色を呈する．皮膚ではダイロン染色が好んで用いられる（図 11-15）．電顕では幅約 8〜10 nm の分枝のない細線維 amyloid fibril を認める（p.921 参照）．

ムチン沈着症 mucinosis

皮膚科領域で慣用されている「ムチン沈着症」のムチンという用語は，間質性粘液を意味する場合が多い．しかしながら，間質性粘液は生化学的な立場からグリコサミノグリカンを本体とすることが明らかになってきており，今日的な意味でのムチンとは，上皮性粘液の主要構成物質である糖蛋白質を意味する場合が多くなってきている．したがって，皮膚病理で頻用される間質性粘液は，厳密にいうと将来，新たな「ムチン」の概念には該当しないとして，名称の変更を迫られる可能性がある．間質性粘液はアルシアンブルー染色陽性，コロイド鉄陽性で，トルイジンブルー染色で異染性を示す．このような粘液が膠原線維間に沈着する代表的な疾患を以下に記す．

1. **汎発性粘液水腫** diffuse myxedema：甲状腺機能低下症の時に生じる粘液水腫で，圧痕を残さない浮腫が特徴である．

2. **脛骨前部粘液水腫** pretibial myxedema：甲状腺機能亢進症でみられ，脛骨前面に両側性に結節状の浮腫を生じる．

3. **浮腫性硬化症** scleroedema：急性感染症を契機として発症することが多い．

4. **毛包性ムチン沈着症** follicular mucinosis：毛包にムチンが沈着し，脱毛を伴うことが多い．高齢者にみられた場合には菌状息肉症の合併に留意する．

黄色腫 xanthoma

脂質代謝異常により，皮膚および粘膜に脂質を含有した泡沫細胞の集簇がみられるものを黄色腫という．臨床像からいくつかの病型に分かれ，結節性黄色腫，腱黄色腫，眼瞼黄色腫などがある．脂質異常症を伴うものと伴わないものがある．

石灰沈着症 calcinosis

石灰沈着症は皮膚石灰沈着症 calcinosis cutis ともいい，① 強皮症や皮膚筋炎などの膠原病などに続発する栄養障害性石灰沈着症，② 副甲状腺機能亢進症，ビタミン D 過剰摂取，腫瘍などによる骨破壊などの基礎疾患があり，高カルシウム血症を伴う転移性石灰沈着症，③ 原因不明の特発性石灰沈着症などがある．いずれも組織学的には，HE 染色で青みを帯びた無構造な不定形物質として認められる．

ポルフィリン症 porphyria

ポルフィリン症は，骨髄または肝でのポルフィリン体代謝経路に関するヘム合成に必要な酵素が，先天性ある

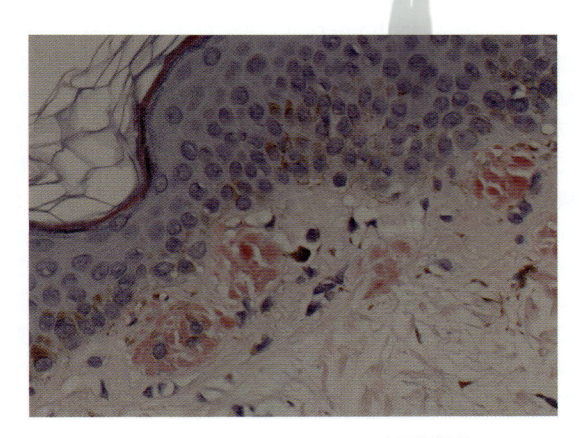

図 11-15　アミロイドーシスの病理組織像
ダイロン染色にてアミロイドが赤褐色に染色される．

いは後天性に障害され，中間代謝産物が肝や皮膚に蓄積し，症状を呈する．骨髄性としては先天性骨髄性ポルフィリン症，骨髄性プロトポルフィリン症が，肝性としては急性間欠性ポルフィリン症，晩発性皮膚ポルフィリン症，異型ポルフィリン症などに分類される．光線過敏症で発症するが，急性間欠性ポルフィリン症では皮膚症状を欠く．組織学的には血管壁に硝子様沈着物が見いだされる．

痛風結節 tophus

痛風 gout は，プリン体の過剰摂取もしくは先天性合成亢進，排泄障害などで高尿酸血症をきたし，尿酸が関節や皮膚に沈着する疾患である．この痛風により耳介，指趾関節，肘膝関節，アキレス腱などに生じた結節性病変を痛風結節と呼ぶ．自壊してチョーク状物質を排出し，潰瘍化して瘢痕治癒する．病理組織像は特徴的で，尿酸塩が沈着し，異物肉芽腫を形成する．尿酸塩結晶はホルマリン固定では溶出されるが，アルコール固定にすると結晶は保存される．偏光顕微鏡で複屈折し，光輝性の結晶構造として検出される．

H 先天性疾患

1．遺伝性角化症

魚鱗癬 ichthyosis

魚鱗癬のうち遺伝性魚鱗癬としては，尋常性魚鱗癬，伴性遺伝性魚鱗癬，水疱型先天性魚鱗癬様紅皮症，非水疱型先天性魚鱗癬様紅皮症の4型が知られている．これに加えていくつかのまれな症候群がみられる．

1．**尋常性魚鱗癬** ichthyosis vulgaris：常染色体性優性遺伝を示し，四肢伸側や体幹に好発し，関節の屈側は侵されない．乳幼児期に発症し，青年期以後軽快することが多い．病理組織学的には，角質肥厚がみられ，顆粒層の減少ないし消失を認める．

2．**伴性遺伝性魚鱗癬** X-linked ichthyosis：ステロイドスルファターゼの欠損によりほとんどが男児に発症し，出生時よりみられる．四肢関節屈側も侵し，体幹では腹部に好発する．病理組織学的には，角質細胞の剥離遅延による角質肥厚がみられ，顆粒層は軽度肥厚する．

3．**水疱型先天性魚鱗癬様紅皮症** bullous congenital ichthyosiform erythroderma：常染色体性優性遺伝性疾患で，出生時に水疱形成と表皮剥奪があり，乳児期に関節屈側を含めて角化が生じてくる．有棘層に存在するケラチン1とケラチン10遺伝子の変異によると報告されている．病理組織像は角層や有棘層の肥厚がみられ，有棘層上層の有棘細胞に顆粒変性が認められる．

4．**非水疱型先天性魚鱗癬様紅皮症** non-bullous congenital ichthyosiform erythroderma：常染色体性劣性遺伝性疾患で，全身性のびまん性潮紅と落屑を認め，10歳ごろまで進行性で，以後停止または軽快する．原因は多様で，複数の遺伝子が発症にかかわっていると考えられている．

家族性良性慢性天疱瘡 familial benign chronic pemphigus

家族性良性慢性天疱瘡は，Hailey-Hailey病とも呼ばれ，頸部，腋窩，鼠径部，陰股，肛囲などに限局した膿痂疹様の小水疱の形成が認められる．角化細胞内 Golgi 装置のカルシウムポンプを発現する *ATP2C1* 遺伝子の変異により発症する．病理組織像は基底層直上に表皮内裂隙がみられ，1層の基底細胞に覆われた乳頭層が上方に突出し，絨毛様にみられる．有棘細胞では，崩れた屋根瓦と形容される細胞間浮腫と棘融解 acantholysis を認める（図11-16）．

ダリエー病 Darier disease

Darier 病は毛包性角化症 keratosis follicularis とも呼ばれ，常染色体性優性遺伝で，頭頸部や背部の脂漏部位に角化性丘疹を生じる．12番染色体の q23-24.1 領域に遺伝子の欠損がみられる．病理組織像は棘融解に基づく表皮角化細胞の解離による裂隙の形成がみられ，異常角化所見として球体 corpus ronds，顆粒体 grains が認められる．

汗孔角化症 porokeratosis

汗孔角化症は青年男子に多く，幼少年期から発症することが多い．四肢伸側，体幹，顔面によくみられ，環状の角化性辺縁隆起性の皮疹を形成する．時に二次性悪性腫瘍の発生をみる．病理組織学的には，辺縁隆起部では角質増生を伴う表皮肥厚がみられ，柱状に不全角化層 cornoid lamella が見いだされる（図11-17）．顆粒層は欠如し，真皮にリンパ球浸潤をみる．中心の陥凹部では表皮は菲薄化し，不全角化を示す．必ずしも汗孔一致ではなく，汗孔という表現は誤称である．

H. 先天性疾患　645

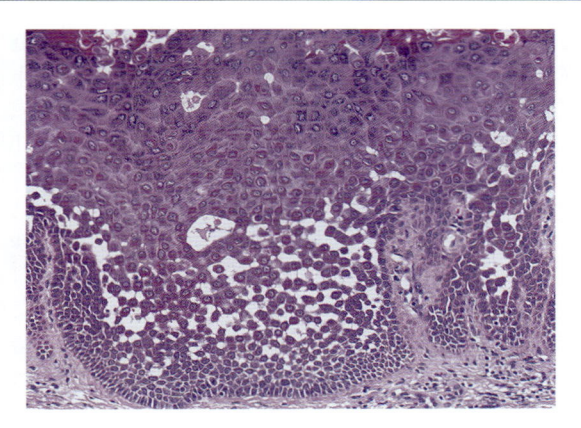

図 11-16　Hailey-Hailey 病の病理組織像
有棘細胞において崩れた屋根瓦様の細胞間浮腫と棘融解が認められる.

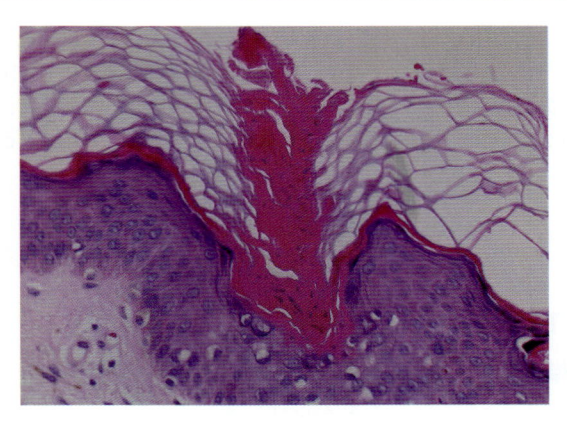

図 11-17　汗孔角化症の病理組織像
cornoid lamella と呼ばれる柱状の不全角化層を認める.

先天性表皮水疱症　epidermolysis bullosa hereditaria

　先天性表皮水疱症は，先天的に皮膚が脆弱なため，小さな外傷に引き続いて全身に水疱，びらん，潰瘍を形成する疾患で，裂隙の形成部位により単純型 epidermolysis bullosa simplex，接合部型 junctional epidermolysis bullosa，栄養障害型 dystrophic epidermolysis bullosa に大別される．単純型ではケラチン遺伝子（ケラチン 5，ケラチン 14）の変異，接合部型はラミニン 5 の欠損，栄養障害型はⅦ型コラーゲンの発現の欠損が認められる．
　皮膚の組織学的所見としては，いずれも表皮の下方に裂隙を生じ，細胞成分の乏しい表皮下水疱を形成する．
　HE 染色では単純型では表皮内水疱を認め，接合部型，栄養障害型では表皮下水疱がみられる．
　電顕では，単純型は基底膜の上で解離がみられ，接合部型は基底細胞の細胞膜と基底板との間の透明帯で剥離がみられ，栄養障害型では係留線維の形成不全により基底板の直下で解離が認められる．

2．結合組織病変

エーラース・ダンロス症候群
Ehlers-Danlos syndrome

　Ehlers-Danlos 症候群は，皮膚は脆弱で，出血しやすく，過伸展性がみられ，関節にも異常伸展性がみられる．心血管系には血管脆弱による易出血性が認められる．皮膚の病理組織所見は，先天性のコラーゲン合成異常による膠原線維束の減少がみられ，弾力線維には異常は乏しいものの，真皮が極めて薄くなっている．

弾性線維性仮性黄色腫　pseudoxanthoma elasticum
　弾性線維性仮性黄色腫は側頭部，関節屈曲部，腹部などに扁平黄色腫を思わせる斑ないしは黄色の丘疹の集簇がみられる．眼の血管様線状，心血管系の異常，消化器症状など多彩な病変を伴う．病理組織所見は，表皮に著変なく，真皮中から深層にかけてみられる弾力線維の変性である．弾力線維が好塩基性に染まり，膨化，断裂，捲縮を示す．石灰沈着を高頻度に伴う．

結節性硬化症　tuberous sclerosis
　母斑症の一つで，小児期に顔面に数 mm 大までの小丘疹が多発する．爪囲線維腫も認められ，Koenen 腫瘍と呼ばれる．腎臓に血管筋脂肪腫 angiomyolipoma が，大脳皮質と側脳室に硬化巣および腫瘍様新生物がみられ，X 線にて石灰化陰影が確認される．病理組織学的には，真皮が肥厚し，血管の増加・拡張を伴う結合組織の増加がみられ，血管線維腫様の像を示す．結節性硬化症の原因遺伝子は 9 番染色体上に存在する TSC1（tuberous sclerosis complex 1）と 16 番染色体上の TSC2 であることが明らかになっている．

色素性乾皮症　xeroderma pigmentosum（XP）
　色素性乾皮症は日光過敏症，皮膚癌（基底細胞癌，有棘細胞癌，悪性黒色腫など）の高頻度発症，さまざまな精神神経症状を呈する疾患である．そのほか，内臓悪性腫瘍も健常人に比べ高頻度に生じる．10 群に分けられており，その内訳は典型例の A 群と，遺伝子相補性群 genetic complementary group の B，C，D，E，F，G，H，I 群とバリアント群（XP-variant）である．常染色体性劣性遺伝性疾患で，紫外線照射により DNA に生じたピリミジン・ダイマー pirimidine dimer（PD）を除去し修復する機構が欠損している．このために不定期 DNA 合成能 unscheduled DNA synthesis（UDA）が低下する．A 群が最も重症で，バリアント群が最も軽症である．10

万人に1人の割合で発症するといわれ，わが国ではA群とXP-variantが多い．皮膚は日光過敏により，露出部に日焼け症状の反復が進行し，皮膚は乾燥・粗糙化し，色素沈着や毛細血管拡張が混合し，小腫瘤，小潰瘍が発生する．組織学的には，過角化や表皮肥厚，種々の細胞異型がみられ，癌前駆状態といえる状態を呈し，ケラトアカントーマ（角化棘細胞腫）や種々の皮膚癌を生じる．

皮膚の感染症

1. ウイルス感染症

単純ヘルペス herpes simplex

単純ヘルペスウイルス herpes simplex virus（HSV）は皮膚粘膜移行部に再発性の水疱を生じる．口唇ヘルペスは1型ウイルスによることが多く，2型ウイルスは性器ヘルペスを生じる．病理組織像は，表皮細胞が球状変性 ballooning degeneration と網状変性 reticular degeneration を示し，表皮内水疱を形成する．球状変性した表皮細胞には核内封入体がみられ，多核巨細胞も出現して，封入体を有する核が互いに押し合う所見を呈している（図11-18）．電顕にて核内にウイルスを確認できる．

水痘 varicella

水痘はいわゆる"水ぼうそう"のことで，小児に好発する．水痘帯状疱疹ウイルスの初感染によるもので，極めて伝染性が強い．約2週間の潜伏期を経て，発熱とともに全身に小紅斑が出現し，小水疱へと移行し，痂皮化して治癒する．病理組織像は単純ヘルペスと同様である．

帯状疱疹 herpes zoster

水痘帯状疱疹ウイルス感染後，神経節中に残存していたウイルスが免疫力低下などにより再活性化し，神経に沿って増殖し，皮下を侵す．疼痛が著明であるが，水痘の再発はみられない．治療としては，早期の抗ウイルス薬内服，重症例では点滴が行われる．

尋常性疣贅 verruca vulgaris

尋常性疣贅の表皮は乳頭腫様の増殖を示し，辺縁の延長した表皮突起は中心部を向いている（図11-19）．乳頭状の頂部の角質層に塔状の錯角化がみられ，血漿成分の漏出が楕円形に見いだされることがある．表皮上部で核周囲の halo（空胞変性 koilocytotic change）がみられる．halo にはケラトヒアリン顆粒の縁取りがみられ，粗大な顆粒も認められる．

伝染性軟属腫 molluscum contagiosum

伝染性軟属腫はいわゆる"みずいぼ"のことで，伝染性軟属腫ウイルス（ポックスウイルス）の接触感染で起こる．ほとんどが小児に起こり，体幹や間擦部に多い．半球状に隆起した光沢のある真珠腫様白色結節で，中心臍窩をみる．病理組織学的には，表皮は中央部で真皮に食い込むように球根状に増殖し，感染上皮細胞の増殖が見いだされる．感染上皮細胞は大きく腫大し，細胞質内に好酸性の封入体 molluscum body をいれている（図

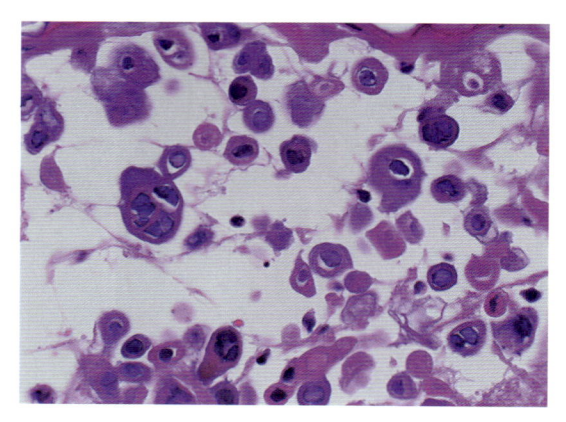

図 11-18 単純ヘルペスの病理組織像
多核巨細胞とともに核内封入体が認められる．

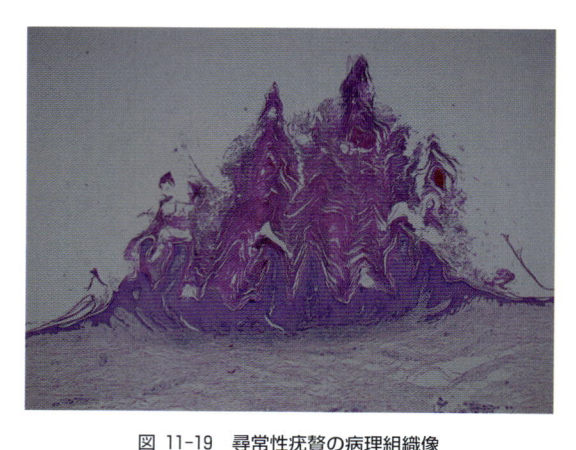

図 11-19 尋常性疣贅の病理組織像
表皮は乳頭腫様の増殖を示し，辺縁の延長した表皮突起は中心部を向いている．

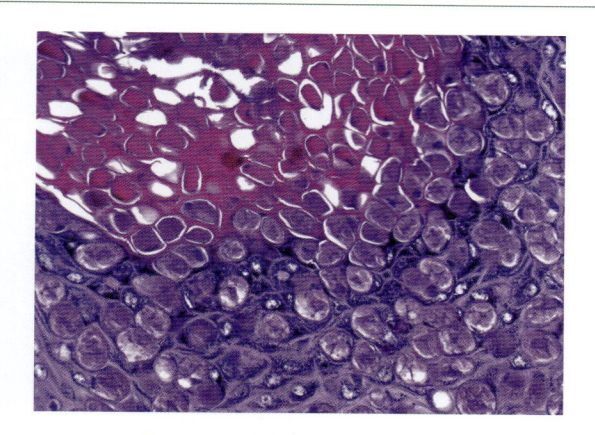

図 11-20　伝染性軟属腫の病理組織像
細胞質内に赤い封入体（molluscum body）をいれている．

11-20）．

ボーエン様丘疹症　bowenoid papulosis

human papilloma virus（HPV）16 により，外陰部に扁平な疣贅状隆起を呈する．病理組織所見は，Bowen 病に類似し，表皮の軽度乳頭状増殖がみられ，有棘層における異型細胞の増生（細胞異型，密な細胞増殖，配列の乱れ，核分裂像）が認められる．悪性化はまれで，自然消退する場合もある．予後は良好である．

2．細菌感染症

伝染性膿痂疹　impetigo contagiosa

伝染性膿痂疹はいわゆる"とびひ"のことで，夏季に好発し，主として乳幼児の顔面，体幹，四肢に水疱が形成され，これが破れてびらんとなり，辺縁に拡大し新たな水疱となる．接触により他人に伝染する．

尋常性痤瘡　acne vulgaris

尋常性痤瘡はいわゆる"にきび"で，青年期の男女の顔面などに好発する．病理組織学的には，皮脂腺の開口部に角栓が充満して，面皰 comedo を形成する．その後，毛包内に膿瘍を形成し，毛包の破壊がみられることもある．

癤　furuncle

単個の毛包の毛包炎と毛包周囲炎から毛包周囲性膿瘍を形成したものをいう．好中球浸潤が高度である．1つの毛包に発生したものが癤で，複数の毛包が侵されたものは癰 carbuncle と呼ばれる．

慢性膿皮症　chronic pyoderma

慢性膿皮症は中年男性に多く，後頭・項部に起こる頭部慢性膿皮症と腰殿部から大腿後面上部にかけて起こる殿部慢性膿皮症がある．病理組織学的にはいずれも大小の膿瘍が深部に形成され，互いに長いトンネルで交通するため，手術的療法が必要となる．

壊死性筋膜炎　necrotizing fasciitis

壊死性筋膜炎は中高年の下肢や陰部に好発する．激痛を伴う限局性の発赤腫脹がみられ，潰瘍を形成することもある．病理組織学的に皮下組織から筋膜にかけて広範な壊死がみられ，著明な好中球浸潤を認める．肉芽組織を伴い，血管では血栓性閉塞の所見を伴う．

ハンセン病　Hansen disease, leprosy

Hansen 病の原因は *Mycobacterium leprae* Hansen の感染である．臨床像から癩腫癩型 lepromatous leprosy，類結核型 tuberculoid type，境界群 borderline group，未定型群 indeterminate group に分けられる．病理組織学的に癩腫癩型では表皮とは非連続性に真皮にびまん性のリンパ球浸潤とともに泡沫状の細胞質を有するマクロファージが多数出現する．類結核型では真皮および皮下に肉芽腫性病変がみられる．いずれにも神経周囲性に浸潤が認められることが多い．

皮膚結核　tuberculosis cutis

皮膚結核には，結核菌が直接皮膚に病巣をつくる真性皮膚結核と，結核菌に対するアレルギー反応である結核疹に大別され，後者では結核菌は検出されない．真性皮膚結核には，尋常性狼瘡，皮膚疣状結核，皮膚腺病があり，結核疹には腺病性苔癬などがある．

非定型抗酸菌症　atypical mycobacteriosis

非定型抗酸菌症は結核菌に似た非定型抗酸菌の感染症で，*Mycobacterium marinum* によることが多い．汚染された水槽（熱帯魚など），プールから感染し，臨床像は手指に丘疹，結節を生じる．水槽肉芽腫，プール肉芽腫ともいわれる．病理組織像は Langerhans 型巨細胞を伴う結核に類似した肉芽腫性炎の所見で，好中球，組織球，リンパ球などからなる非特異的炎症が混在する．

3．真菌感染症

真菌感染症には，真菌の寄生部位が表皮に限局する表在性皮膚真菌症と，真皮や皮下組織が主体の深在性皮膚真菌症に大別される．前者としては皮膚糸状菌による白

癬，カンジダ症，マラセチア感染症などがあり，後者としてはスポロトリコーシス，クロモミコーシス，クリプトコッカス症，ムーコル症などがある．

白　癬　tinea

　白癬は皮膚糸状菌によるもので，ケラチンを栄養源とするため，角層内，爪，毛包などに寄生する．ヒトからヒトへと感染するが，菌種によっては家畜やペットからヒトへの感染もある．発生部位により以下のような名称がついている．頭部白癬は俗に"しらくも"ともいわれ，細かい鱗屑，落屑を生じ，徐々に脱毛する．股部白癬は俗に"いんきんたむし"といわれ，通常，青年男子の陰股部に生じ，中心傾向のある環状の湿疹様局面を認める．体部白癬は，俗に"ぜにたむし"ともいわれ，陰股部以外の体部に生じるものをいう．足白癬は俗に"水虫"といわれ，第4趾間に多い．爪白癬は爪甲の肥厚と混濁を認める．ケルスス禿瘡は頭部の深在性白癬で，膿疱がみられ，脱毛を認める．学童に多く，頭部白癬に続発することが多い．病理組織像的にやや密となった角質層にPAS染色やグロコット染色にて菌糸 hypha や胞子 spore が証明できる（**図 11-21**）．

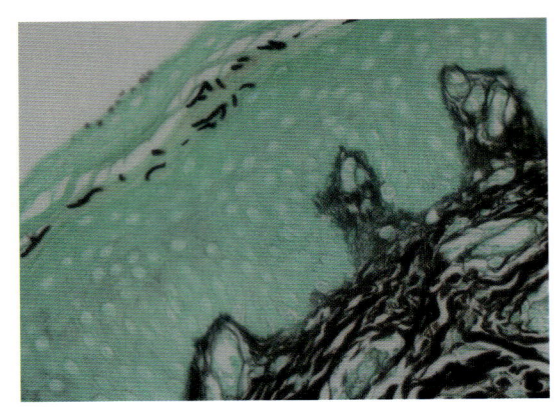

図 11-21　白癬の病理組織像
グロコット染色により，表皮内に菌糸が確認される．

皮膚カンジダ症　cutaneous cadidiasis

　皮膚カンジダ症の主たる原因はカンジダ *Candida albicans* である．乳幼児や老人に陰湿な環境，免疫不全を背景に発症する．カンジダ性指趾間びらん症，カンジダ性間擦疹，カンジダ性爪囲爪炎などの臨床像をとる．病理組織学的には角層下膿疱が形成され，多数の好中球がみられる．膿疱性乾癬や伝染性膿痂疹との鑑別が問題となるが，PAS染色，グロコット染色にて角質内にカンジダを証明できれば診断可能である．

深在性真菌症　deep fungal disease

　深在性真菌症の臨床像は結節，潰瘍である．病理組織学的には，表皮の偽上皮性増殖 pseudoepitheliomatous hyperplasia，毛包の破壊，真皮内での好中球浸潤を含む肉芽腫 suppurative granuloma の形成，リンパ球，形質細胞浸潤などが認められる．スポロトリコーシス sporotrichosis では PAS，グロコット染色にて胞子が確認され，星芒状小体（厚膜を有する大型の胞子）が見いだされることもある．クロモミコーシス chromomycosis では sclerotic cell と呼ばれる厚い壁をもつ胞子が見いだされる．

4．梅　毒

　梅毒 syphilis はスピロヘータの一種である梅毒トレポネーマ *Treponema pallidum* の感染による性病で，接触感染による後天梅毒と子宮内感染による先天梅毒に大別される．病期により種々の臨床像を呈する．

　第1期：感染後3週までの感染初期で，初期硬結と呼ばれる潰瘍を外陰，口唇に生じる．*Treponema pallidum* hemagglutination test（TPHA），serologic tests for syphilis（STS）は陰性であるが，分泌液を暗視野顕微鏡でみると梅毒トレポネーマが観察できる．病理組織学的には限局性に表皮の欠損がみられ，形質細胞を主体とし，リンパ球が混じる高度の細胞浸潤が認められる．血管内皮細胞の増生も著しい．Warthin-Starry 染色にて梅毒トレポネーマを確認できる．

　第2期：約3か月が経過するとトレポネーマが全身に広がり，梅毒疹（バラ疹）が出現する．陰部には扁平コンジローマが形成される．このころまでに TPHA と STS が陽性となる．病理組織学的には第1期と同様に，形質細胞・リンパ球浸潤が認められ，血管内皮細胞の肥厚・増生により血管壁が肥厚する．

　第3期：感染後3〜10年までの時期をいい，ゴム腫などを認める．

　第4期：脊髄癆，大動脈瘤，進行麻痺などが起こるが，ここまでになるのは極めてまれである．病理組織学的には類上皮細胞と巨細胞よりなる肉芽腫性炎を示し，リンパ球・形質細胞を伴う．

5．動物寄生性疾患

疥　癬　scabies

　疥癬はヒトヒゼンダニによる感染症で，外陰部，指間部，乳房下，腋窩に疥癬トンネルをつくる．病理組織学的には，表皮に好酸球を含む海綿状水疱がみられ，虫体そのものや虫卵が角質内に見いだされることもある．

マダニ刺咬症 tick bite

マダニ刺咬症は夏季に好発し，刺咬数日後に皮膚に食いついている虫体に気づいて来院することが多い．マダニに一度食いつかれると取れないため，マダニを付けたまま切除されて病理へと提出される．病理組織学的に口器が真皮にくいこんで，その周りにフィブリンの析出と好酸球の浸潤が見いだされる（図11-22）．時に虫刺症として終わらず，遠心性に拡大する慢性遊走性紅斑を生じることもある．

シラミ症 pediculosis

シラミ症はヒトジラミが原因で，卵は毛に固く付着する．アタマジラミ，コロモジラミ，ケジラミの3種類があり，アタマジラミは小学生などの頭髪に寄生し，時に集団感染を引き起こすことがある．コロモジラミはわが国ではほとんどなく，ケジラミは性交によって感染し，性感染症の一種と考えられる．

ツツガムシ病 tsutsugamushi disease

ツツガムシ病の病原体は *Orientia tsutsugamushi* で，アカツツガムシあるいはフトゲツツガムシの幼虫による媒介が多い．刺し口は発赤・腫脹し，黒色痂皮を形成する．ツツガムシに刺されて10～12日前後に発熱が出現し，リンパ節腫脹がみられる．病理組織学的には真皮の

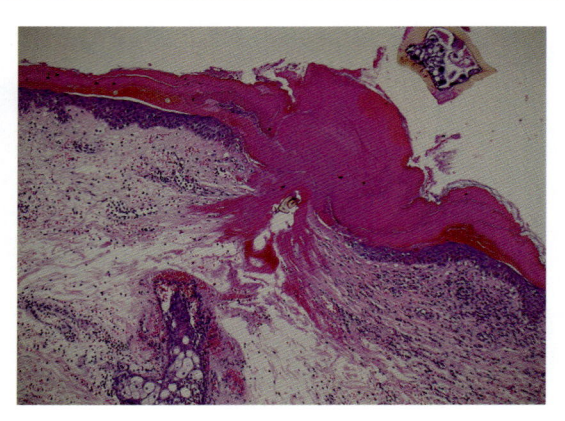

図 11-22 マダニ刺咬症の病理組織像
真皮までくいこんでいる虫体が認められる．

血管周囲性リンパ球浸潤を示す．

ライム病 Lyme disease

Lyme病はスピロヘータの一種である *Borrelia* による感染症で，マダニの媒介による．本州中部以北において，春から夏にかけて発生する．第1期では慢性遊走性紅斑，第2期では関節炎，末梢神経炎，第3期では慢性萎縮性肢端皮膚炎が認められる．治療はテトラサイクリン，ペニシリンが有効である．

J 皮膚の腫瘍

1．上皮細胞系母斑と良性腫瘍

脂腺母斑 nevus sebaceus

脂腺母斑は，類器官母斑 organoid nevus とも呼ばれる．出生時には頭部では脱毛斑，そのほかの部位では黄色の局面を呈する．思春期までに腫瘤を形成し，疣状の結節が列序性に配列することが多い．成人後には腫瘍の二次発生の多いことで知られており，毛母腫，乳頭状汗管嚢胞腺腫，基底細胞癌などが出現する．病理組織像は，乳幼児期は毛包脂腺系が未発達で，加齢とともに成熟した脂腺の増殖が目立つようになる．これに加えて，アポクリン腺の異所性増加，表皮の乳頭腫状増殖，真皮結合組織の異常が種々の程度に認められる．いずれの時期においても未熟な毛芽組織 hair germ が見いだされる．

粉瘤 atheroma

粉瘤はアテローマともいい，成人の被髪頭部，顔面，耳介，胸背部に好発する皮内から皮下にかけての嚢腫をいう．その病理像の大部分は類表皮嚢腫 epidermal cyst（図11-1 参照）であり，実際には毛包のロート部 infundibulum に由来すると考えられており，infundibular cyst ともいわれる．組織学的に嚢腫壁は正常な表皮ないし毛包のロート部の角化と酷似しており，顆粒層を経て角化する（図11-23a）．しばしば壁は破壊されて角質の周囲に異物反応を生じ，二次的に細菌感染を続発する．これに対し，毛包深部の構造に類似する顆粒層を経ずに角化する外毛根鞘角化を示すものを外毛根鞘性嚢腫 trichilemmal cyst，pilar cyst という（図11-23b）．

脂漏性角化症 seborrheic keratosis

脂漏性角化症の同義語として verruca senilis（老人性疣贅）がある．表皮や毛包漏斗部の角化細胞に由来し，20代から出現し，40代で約50％，60代では約80％に見いだされる．手掌や足底には生じない．病理組織学的には，ドーム状の隆起性病変で，偽角化嚢腫 pseudohorn cyst を伴った表皮の網目状増殖による肥厚を示す．偽

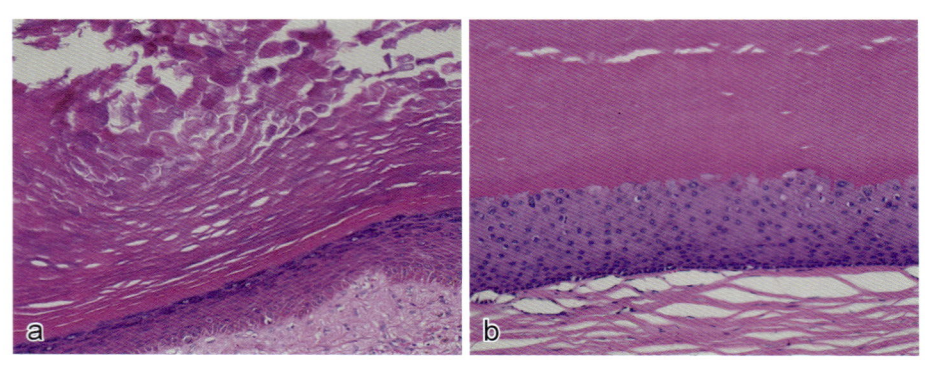

図 11-23 粉瘤の病理組織像
a．粉瘤（表皮嚢腫）の壁で扁平上皮層に顆粒層を有している．
b．外毛根鞘性嚢腫の壁で顆粒層を欠いている．

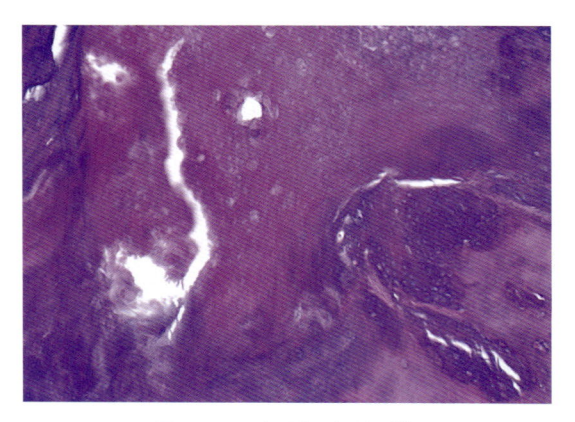

図 11-24 毛母腫の病理組織像
好塩基性の細胞と好酸性の陰影細胞が認められる．

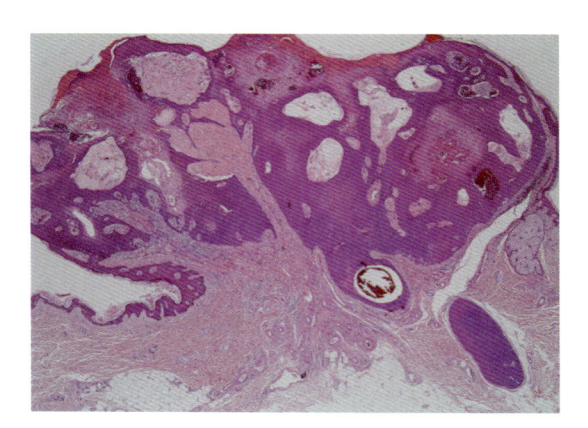

図 11-25 エクリン汗孔腫の病理組織像
ドーム状に隆起し，ポロイド細胞の増生からなっている．

角化嚢腫は拡張した毛包漏斗部由来と考えられている．

毛母腫 pilomatricoma

毛母腫は石灰化上皮腫 calicifying epithelioma ともいい，小児の顔面，頸部，上肢に好発する．病理組織学的には，主として真皮下層から皮下組織に境界明瞭な病変を認める．好塩基性の細胞成分とともに，好酸性の陰影細胞 shadow cell を認める（図 11-24）．石灰化や異物巨細胞を伴う．

エクリン汗孔腫 eccrine poroma

エクリン汗孔腫は単発性で，外方性に発育する暗赤色の広基性または有茎性の結節で，通常，手掌や足底に好発する．表皮内汗管部の細胞が腫瘍性に増殖したもので，組織学的に核溝を有する小型の円形から楕円形の好塩基性の核からなる細胞（ポロイド細胞）と小管腔構造を呈するクチクラ細胞からなる（図 11-25）．

汗管腫 syringoma

眼瞼周囲に多発する扁平でわずかに隆起した丘疹を汗管腫という．病理組織学的には真皮上層に限局して，2層の扁平ないしは立方状の細胞からなる小腺管が多数見いだされる．この腺管は内腔を失い，オタマジャクシ様ないしはコンマ状を示す（図 11-26）．

2．上皮性組織の悪性腫瘍

ボーエン病 Bowen disease

Bowen 病は高齢者にみられる境界明瞭な直径数 cm 程度の扁平ないし軽度隆起性の病変で，表面に痂皮や鱗屑を付着する紅褐色角化局面として認められる．表皮内扁平上皮癌であり，表皮内にとどまっているものをいう（図 11-27）．約 10％が浸潤癌に移行するといわれている．一般的に単発性であるが，時に慢性ヒ素中毒で多発

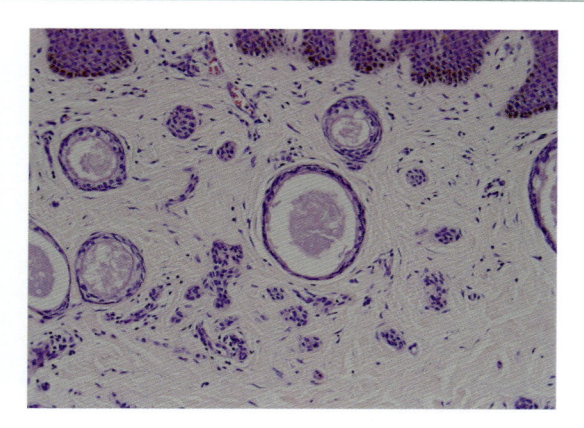

図 11-26　汗管腫の病理組織像
腺管は拡張を示すものや内腔を失いオタマジャクシ様ないしはコンマ状を示し，増生している．

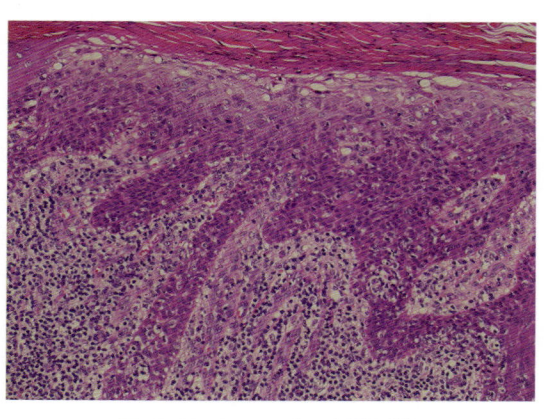

図 11-27　Bowen 病の病理組織像
異型細胞を表皮全層にわたり認めるが，表皮内にとどまる表皮内扁平上皮癌の像である．

する場合がある．単発性のものでは病因は不明であることが多い．外陰部などの粘膜ないし皮膚粘膜移行部に生じた Bowen 病はケイラット紅色肥厚症 erythroplasia Queyrat と呼ばれ，紅色のビロード状局面を形成する．病理組織学的には，Bowen 病は表皮全層に異型細胞が増殖し，多核巨細胞 clumping cell，異常核分裂，異常角化細胞などが存在することによって特徴づけられる．

日光角化症 actinic keratosis

日光角化症の同義語として，光線角化症 solar keratosis，老人性角化症 senile keratosis がある．高齢者の日光露出部に生じる角化性病変で表皮内扁平上皮癌 squamous cell carcinoma *in situ* の一型と考えられる．通常 1 cm 以下で，約 20% が浸潤癌に移行する．本症は表皮内毛包・汗管以外の表皮下層細胞に由来すると推定されている．

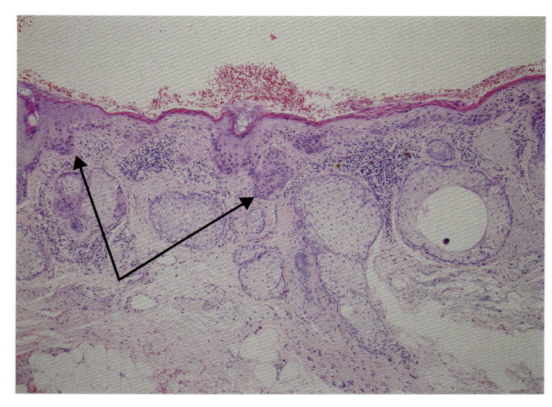

図 11-28　日光角化症の病理組織像
表皮下層に異型有棘細胞がみられ，一部で発芽様の増殖（矢印）がみられる．

病理組織学的には，表皮下層に異型有棘細胞が増殖し，しばしば発芽様に増殖 budding する（図 11-28）．その像は表皮内毛包・汗管部を回避して存在する．病変下部には炎症細胞浸潤と，好塩基性変性いわゆる日光弾性線維症 solar elastosis を伴う．

基底細胞癌 basal cell carcinoma

基底細胞癌は 40〜60 代の顔面正中部，体幹部に好発する．すべての皮膚癌の中で最も多く，約 70% を占める．中心部に陥凹あるいは潰瘍化する黒色の不整形結節としてみられ，しばしば表面に毛細血管の拡張を伴う．
組織学的には，表皮基底細胞様細胞の増殖からなる腫瘍であることから，表皮の未分化な角化細胞性腫瘍と考えられていたが，実際には胎生期の毛芽細胞 follicular germinative cell 由来の細胞が主体で，現在では悪性毛芽腫 malignant trichoblastoma と考えられるようになってきている．表皮から連続して基底細胞様異型細胞が大きさ・形とも多様で癒合傾向を示す胞巣状を呈して増殖する（図 11-29）．腫瘍胞巣辺縁は腫瘍細胞が棚状に配列し，腫瘍間質との間にムチン沈着による裂隙の形成がみられる．結節型，浸潤型，囊腫型，角化型，表在型などの組織亜型がある．局所の破壊性は強く，切除後に再発することも多いが，転移はまれで，予後は良好である．

扁平上皮癌 squamous cell carcinoma

扁平上皮癌は高齢者に多く認められ，有棘細胞癌ともいう．発癌因子として日光，放射線，HPV，ヒ素などの化学発癌物質などがある．前癌状態として熱傷瘢痕，慢性放射線皮膚炎，日光角化症，Bowen 病などがある．臨床像は多彩であるが，一般的には乳頭状〜カリフラワー

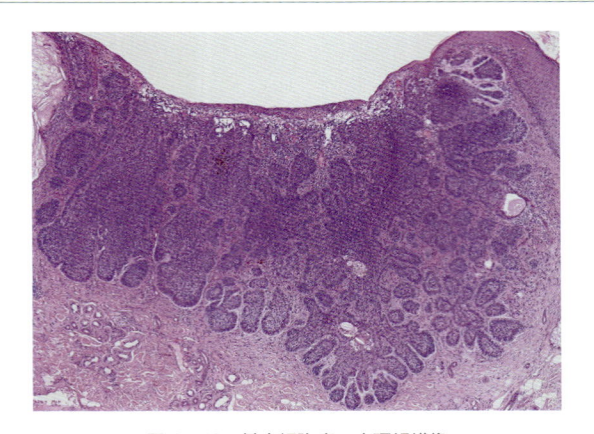

図 11-29　基底細胞癌の病理組織像
表皮から連続する形で基底細胞様異型細胞の増殖が認められる.

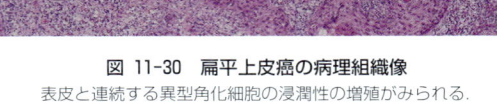

図 11-30　扁平上皮癌の病理組織像
表皮と連続する異型角化細胞の浸潤性の増殖がみられる.

状の隆起性腫瘤や潰瘍形成局面を示す.
　組織学的には，表皮と連続する異型角化細胞のシート状，浸潤性増殖が特徴的である（**図 11-30**）．腫瘍細胞塊の中心部ではしばしば角化を示し，いわゆる癌真珠を形成する．個々の腫瘍細胞は好酸性の豊富な細胞質を有し，核の異型度はさまざまである．周囲に日光角化症やBowen 病などの先行病変である上皮内癌を認めることがある．Broders 分類では，異型細胞や角化細胞の割合で扁平上皮癌の悪性度を 4 段階に分けている．

脂腺癌　sebaceous carcinoma
　脂腺癌は眼瞼のマイボーム腺に好発する黄色を帯びた病変である．組織学的には，基底細胞様細胞や有棘細胞様細胞からなる腫瘍胞巣内に，淡明な泡沫状の胞体を有する脂腺細胞が種々の程度でみられる．

乳房パジェット病色乳房外パジェット病
mammary Paget disease
　乳房 Paget 病は中年以降の女性乳房の乳頭・乳輪の表皮内浸潤を特徴とする癌で，乳管内進展がみられ，間質浸潤が存在しても軽度なものをいう．症状としては乳頭部に湿疹様びらんや発赤がみられ，湿疹と間違われることがある．類似した病変が男女の外陰や陰囊，時に肛門周囲，腋窩，外耳道，眼瞼などに生じたものを乳房外Paget 病 extramammary Paget disease といい，その臨床像は，白癬や湿疹に似た緩徐に拡大する局面を呈する．
　組織学的には乳房および乳房外 Paget 病ともに，明るい豊富な細胞質と大型の異型核を有する Paget 細胞が孤在性あるいは大小の胞巣を形成して表皮内に認められ，核分裂像も目立つ（**図 11-31**）．表皮は肥厚することが多く，メラニン顆粒の増加を伴うこともある．Paget

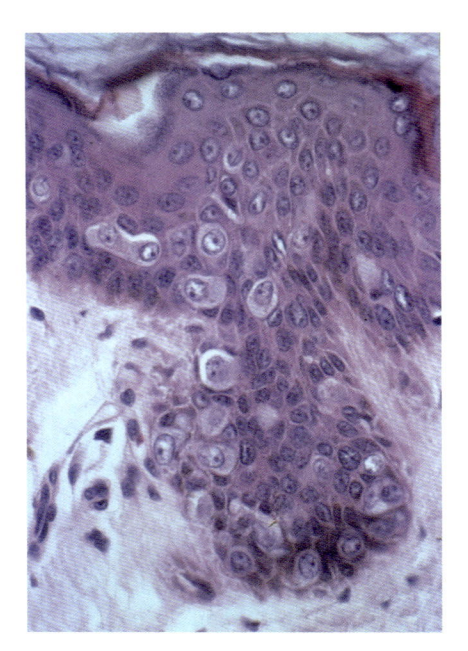

図 11-31　乳房外 Paget 病の病理組織像
表皮内に明るい豊富な細胞質と大型の異型核を有する Paget 細胞が認められる.

細胞は表皮内のみではなく，しばしば毛包上皮や汗管壁に沿って深部にまで浸潤する．進行すると表皮内や付属器上皮内から腫瘍細胞が真皮へ浸潤し，間質にびまん性ないし胞巣状の増殖を示すようになる．Paget 細胞は上皮性ムチンを有し，PAS 染色陽性（ジアスターゼ抵抗性），アルシアンブルー染色陽性で，免疫組織学的に CEA，CK7，EMA，GCDFP-15 が陽性である．最近では，Paget 病の起源としては乳頭部に存在する Toker 細

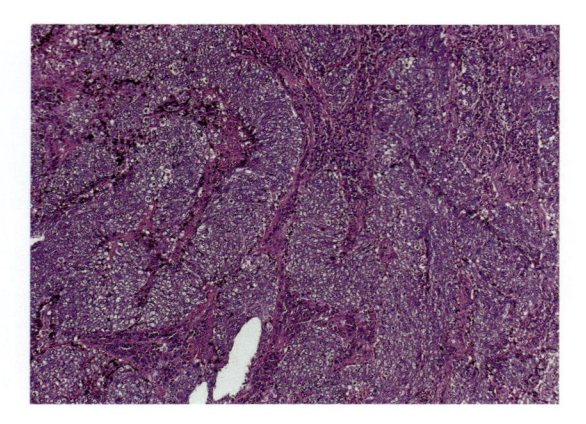

図 11-32 Merkel 細胞癌の病理組織像
好塩基性の小型異型細胞が索状構造を呈し，増殖している．

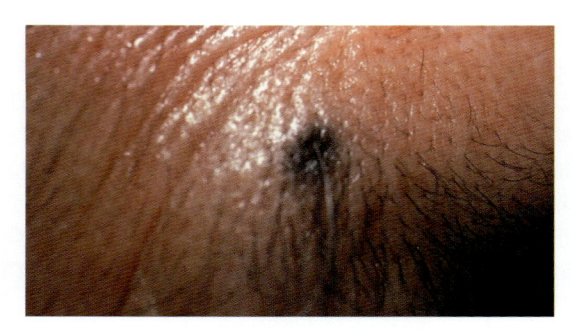

図 11-33 母斑細胞母斑（真皮内母斑）
黒色の色素斑が認められる．

胞が有力である．

エクリン汗孔癌 eccrine porocarcinoma

エクリン汗孔癌は通常，高齢者の四肢や頭部に好発し，疣贅状あるいはポリープ状の形態を示す．組織像は，基本的には汗孔腫 poroma に似るが，管腔形成を伴う不規則な胞巣を形成し，間質に浸潤性に増殖する．局所再発や所属リンパ節への転移も認めるが，遠隔転移はまれである．

アポクリン腺癌 apocrine adenocarcinoma

アポクリン腺癌は極めてまれな疾患で，腋窩，肛門，外陰部に好発する．大きさは直径2〜8cmである．しばしば局所浸潤性で，リンパ節転移を高頻度に認める．組織学的には，乳頭状，索状，管状，充実性などのパターンをとり，種々の程度の管腔形成を示す．腫瘍細胞は大型で，立方状ないしは多角形で，細胞質は好酸性，顆粒状で，断頭分泌を認める．

メルケル細胞癌 Merkel cell carcinoma

Merkel 細胞癌は，皮膚や口腔粘膜に存在する Merkel 細胞由来とされる腫瘍で，高齢者の頭頸部や四肢に好発する．紅色調でドーム状に隆起する硬い結節性病変として認められる．組織学的には，円形から楕円形の核を有して胞体に乏しい好塩基性小型異型細胞が，真皮から皮下組織にかけて，索状構造を形成して密に増殖する（図11-32）．免疫組織染色では，CK20，ニューロフィラメント，クロモグラニンなどが陽性となる．しばしば局所再発，リンパ節転移をきたす．

3．色素細胞の母斑と腫瘍

母斑細胞母斑 nevus cell nevus

母斑細胞母斑は色素細胞母斑 melanocytic nevus ともいい，母斑細胞（胎生期の神経堤由来の細胞が Schwann 細胞やメラノサイトに分化しきれなかった細胞）の増殖巣よりなる褐色ないし黒色を呈する良性の皮膚病変で，俗に"ほくろ"，"黒あざ"といわれる病変である（図11-33）．皮膚表面は軽度隆起からドーム状もしくは乳頭状形態を示す．生来性か否かにより先天性，後天性の2型に，病理組織学的な母斑細胞の存在部位により，境界母斑，真皮内母斑，複合母斑の3型に分類され，境界母斑，複合母斑，真皮内母斑へと経時的に移行していくと考えられている．

1．**境界母斑** junctional nevus：組織学的に母斑細胞が真皮・表皮境界部に限局する．
2．**複合母斑** compound nevus：幼児期から思春期にかけて好発し，境界母斑と後述の真皮内母斑の両方の組織像を示す．
3．**真皮内母斑** intradermal nevus：母斑細胞の増生が真皮内に限局する．真皮下層に行くにしたがって，母斑細胞は小型円形となり，やがて紡錘形になる．これを母斑細胞の成熟 maturation といい，悪性黒色腫との鑑別に重要な所見である．
4．**巨大先天性色素性母斑** congenital nevus：出生時から存在し，大きさが20cm以上に及ぶ．数％の頻度で悪性黒色腫が発生する危険性があり，注意が必要である．組織学的には，小型の母斑細胞が血管や皮膚付属器に沿って増殖し，真皮内にびまん性に広がる．
5．**Spitz 母斑**：類上皮細胞様細胞，紡錘形細胞からなる母斑細胞母斑で，青少年に好発する．ただし，高齢者に発生することもまれではない．予後良好な若年性黒色腫 juvenile melanoma として最初は報告されたが，現在ではこの名称は用いるべきではない．顔面，体幹部，四

肢のいずれの部位にも発生する．多くは直径 6 mm を超えない単発性の赤色丘疹としてみられる．組織学的には，複合母斑の形態をとり，類上皮細胞様細胞あるいは紡錘形細胞が単一あるいは種々の割合で混在し，多核巨細胞も多く認められる．病巣の輪郭は左右対称性で，境界明瞭である．真皮深層に向かうにしたがって，細胞が小型化を呈する成熟傾向がみられる．表皮の過形成，垂直に配列する胞巣の形成，好酸性の均一な球状物質（Kamino body）がみられる．

真皮メラノサイト系母斑 dermal melanocytic nevus

通常，神経堤から発生したメラノサイトは，真皮を通過して樹枝状の表皮内メラノサイトとして表皮基底層に定着し，真皮内メラノサイトは出生時までには次第に消失していく．この真皮メラノサイトが真皮内に残存したものが，青色母斑，太田母斑，伊藤母斑，蒙古斑と考えられている．

1. 青色母斑 blue nevus：通常は後天性病変であるが，多くは幼児期までに出現し，頭部，四肢，背部に好発する．1～2 cm 程度のドーム状に隆起する青色あるいは青黒色の丘疹として出現する．組織学的には，メラニン色素を含有した樹枝状ないしは紡錘形の真皮メラノサイトが増殖する．メラニン沈着が目立ち，メラノサイトには胞巣形成傾向はない．また，表皮内病変は認められない．

2. 太田母斑 nevus of Ota：顔面片側性に三叉神経 1～2 枝領域が淡青色を呈し，約半数は眼球メラノーシスを伴う．表皮基底層に色素沈着がみられ，真皮にメラノサイトが散在性に認められる．同様の青色母斑が肩峰から三角筋部にかけて生じたものを伊藤母斑 nevus of Ito という．いずれも思春期女子に生じることが多い．

3. 蒙古斑 mongolian spot：生下時から仙骨部や腰殿部に認められる青色斑で，5～6 歳までには消退する．東洋人に多く認められる．組織学的には，メラニン色素を含有した樹枝状突起を有するメラノサイトが真皮内に散在して認められる．

単純黒子 lentigo simplex

単純黒子は直径数 mm 程度の平坦な褐色～黒色斑で，組織学的には表皮突起の延長がみられ，表皮基底層のメラニン色素とメラノサイトの増加を認める．明らかなメラノサイトの集簇を認めない点が，境界母斑との鑑別点となる．

悪性黒色腫 malignant melanoma

悪性黒色腫はメラノサイト由来の悪性腫瘍で，悪性度が高く，リンパ行性，血行性に転移しやすい．早期から転移を起こし，予後は不良である．褐色ないし黒色の表

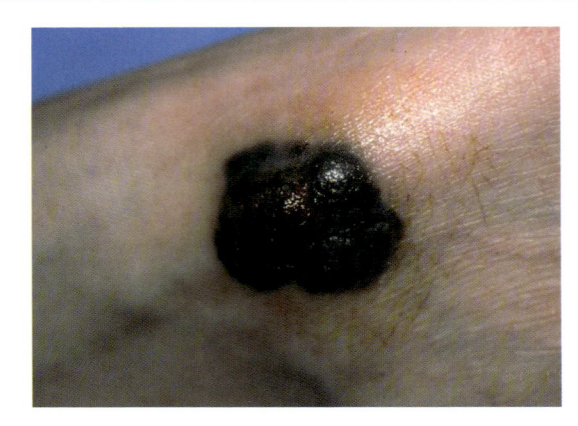

図 11-34 悪性黒色腫
左右非対称で，不整な黒色をきたす病変を認める．

皮面よりほとんど隆起のない斑として認められる早期病変の臨床診断としては，ABCD criteria，すなわち Asymmetry（左右非対称），Border（境界が不明瞭），Color（不均一な色調），Diameter（直径 6 mm 以上）が参考となる．進行すると，さまざまで不均一な色調となり，大型，左右非対称，境界不明瞭，潰瘍化，急速な増大を示す（**図 11-34**）．

古典的には，末端黒子型（手掌，足底，爪下の皮膚にみられ，日本人では最も高頻度にみられる），結節型（短期間で結節を形成し，予後不良なことが多い），表在拡大型（通常は無徴候性で，女性では四肢，男性では体幹部に多い），悪性黒子型（高齢者の顔面などの日光露出部に出現し，5～15 年の長期にわたって徐々に病変が拡大する）の 4 病型に分類される．

組織学的には，病変は左右非対称性で境界不明瞭，表皮内で増殖する異型メラノサイトは，散在性に不均等分布を示し，表皮顆粒層にまで達する．表皮および真皮において，不整形な種々の大きさの胞巣構造を形成して増殖し，それらに融合傾向がみられ，深部でも成熟傾向が認められない（**図 11-35**）．左右非対称性の不均等なメラニン沈着を示す．増殖する異型メラノサイトは，明瞭な大型核小体を有し，核濃染性で核形不整である．また核の多形性を認めるとともに，核分裂像の増加や壊死がみられることがある．

4. 血管系腫瘍

単純性血管腫 hemangioma simplex

単純性血管腫はポートワイン母斑 portwine stain nevus とも呼ばれ，出生時より存在する隆起しない紅色斑で，増殖や自然消退はみられない．組織学的には，真皮上層の毛細血管の拡張と増加を認める．

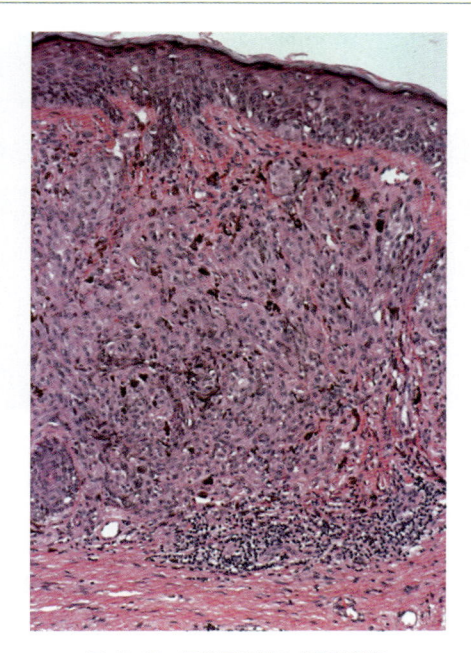

図 11-35 悪性黒色腫の病理組織像
異型細胞からなる胞巣が形成され、浸潤性の増殖を認める。メラニン沈着もみられる。

イチゴ状血管腫 strawberry mark
イチゴ状血管腫は生後3〜4週に急速に増大する鮮紅色の病変で、学童期までに大部分が消退する。

被角血管腫 angiokeratoma
被角血管腫は真皮乳頭層に拡張した血管が多数みられる良性血管系腫瘍で、以下の5つの病型に分類される。
① 外傷後に反応性に生じる単発性被角血管腫
② 若年者の指趾背面に生じる Mibelli 被角血管腫
③ 高齢男性の陰嚢に生じる陰嚢被角血管腫
④ 先天性で四肢に生じる母斑様限局性被角血管腫
⑤ Fabry 病などの代謝異常によって体幹部に多発するびまん性体幹被角血管腫

いずれの病型も組織像はほぼ類似している。

カサバッハメリット症候群 Kasabach-Merritt syndrome
乳児における巨大血管腫に血小板減少症を合併し、播種性血管内凝固症候群 disseminated intravascular coagulation (DIC) を生じたものを Kasabach-Merritt 症候群という。血管腫は四肢、頭頸部に好発する。

化膿性肉芽腫 pyogenic granuloma
化膿性肉芽腫は毛細血管拡張性肉芽腫 telangiectatic granuloma とも呼ばれる。半球状に隆起する径1cmまでの易出血性の鮮紅色結節で、手や口唇部などに好発する。組織学的には、毛細血管が増生する分葉状の境界明瞭な病巣が真皮上層に存在し、その両端を取り囲むように表皮稜の延長がみられる。被覆表皮は菲薄化し、時にびらんや痂皮を伴う。

グロムス腫瘍 glomus tumor
グロムス腫瘍は指趾の爪甲下に好発する暗紅色から青褐色の直径5mm程度の硬い腫瘤で、強い圧痛を伴うことが多い。組織学的には、類円形核のグロムス細胞が充実性に増殖した境界明瞭な結節性病変を形成する。

血管肉腫 angiosarcoma
血管肉腫は高齢者の頭皮や顔面に発生する血管系悪性腫瘍で、外傷、乳癌術後に患側の上肢や肩甲部に続発するもの（Stewart-Treves 症候群）、放射線治療部位に長期間を経て発生するものなどがある。臨床的には、浮腫性紅斑あるいは挫傷様の皮疹として初発し、やがてびらん、痂皮を生じ、進行すると潰瘍、結節を形成する。

組織学的には、分化型のものでは不規則な吻合状ないし類洞様の血管形成を示し、種々の程度に核異型を示し、一見、血管腫様である。低分化型のものでは、紡錘形細胞や多形性、異型性が強い細胞が充実性に増殖し、核分裂像が目立つ。血行性に肺転移しやすく、予後は極めて不良である。

カポジ肉腫 Kaposi sarcoma
Kaposi 肉腫は地理的要因、人種、免疫不全などで発症し、ヨーロッパ（古典）型、アフリカ型、AIDS 関連型などに分けられる。ヒトヘルペスウイルス8型（HHV-8）が発症に関与している。通常、斑状期 patch stage、局面期 plaque stage、腫瘍期 tumor stage の順に進行する。組織学的には、初期は血管の増加、拡張が主体である。扁平な内皮細胞に縁取られた不整形な空隙が形成され、開大した空隙内に既存の小血管が突出して認められることがあり、岬状徴候 promontory sign と呼ばれる。局面期では、不整な大小の脈管腔が増生し、紡錘形の内皮細胞の増殖巣も認められる。ジアスターゼ抵抗性 PAS 陽性のヒアリン滴 hyaline globule がしばしばみられる。腫瘍期では、不整形な脈管腔と紡錘形内皮細胞の増殖が真皮全体を置換し、軽度から中等度の細胞異型を伴う。

5. 神経系腫瘍

神経線維腫 neurofibroma
神経線維腫は軟らかい半球状の腫瘤で、単発性あるい

は多発性に生じる．単発性のものは老人に，多発性のものは神経線維腫症1型 neurofibromatosis type 1（NF1），すなわち Recklinghausen 病患者に生じる（図11-36）．組織像は，主として真皮内に境界明瞭な腫瘤としてみられ，被膜は存在しない．まばらで繊細な結合組織性基質と，その中に散在性に増殖する細長い核を有した紡錘形細胞によって構成される．毛細血管の増生も伴う．

神経鞘腫 neurilemoma

神経鞘腫は，皮内あるいは皮下の神経走行に沿って発生する Schwann 細胞よりなる良性腫瘍で，弾性軟で，しばしば圧痛を伴う．組織学的には，境界明瞭な結節状病変で，周囲間質との間にしばしば裂隙形成がみられる．Antoni A 型（腫瘍細胞が柵状に配列を示す領域）と，Antoni B 型（腫瘍細胞の配列に方向性がなく，ムチン沈着を伴うまばらな領域）に区別されるが両者が混在する．腫瘍細胞は，核の両端が先細りになってみられ，Antoni A 型でみられる柵状に配列する核によって無核の部分が取り囲まれた領域を Verocay 小体という．

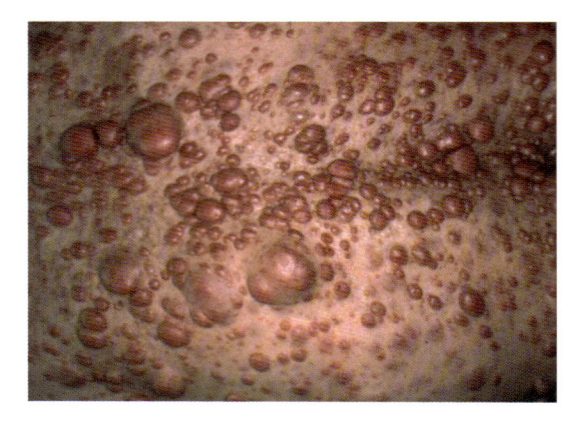

図 11-36 神経線維腫症1型
大小さまざまな軟らかい半球状の腫瘤が認められる．

6．線維組織系腫瘍

軟性線維腫 soft fibroma

軟性線維腫は半球状ないし有茎性の柔軟常色腫瘤で，表面にシワが多い．直径1〜2 cm 程度のものが多いが，時に児頭大に達する．組織学的には，全体像が1乳頭の形態で，真皮に疎な膠原線維の増生がみられ，しばしば拡張した血管がみられる．時に病巣の中心部に脂肪細胞を混じることもある．

皮膚線維腫 dermatofibroma

皮膚線維腫は直径数 mm〜2 cm までの褐色調で，硬く触れる結節性，単発性の良性腫瘍で，成人の四肢に好発する．組織学的には，真皮内に境界不明瞭な結節性病変がみられ，線維芽細胞様紡錘形細胞が組織球様細胞や膠原線維を種々の程度に混じて増殖する．大型で形のやや不規則な花むしろ模様 storiform pattern を伴う．被覆表皮では，表皮突起の延長と基底層のメラニンの増量が認められ，表皮と真皮内の病巣との間に健常な真皮層（Grenz zone）が存在する．

結節性筋膜炎 nodular fasciitis

結節性筋膜炎は，線維芽細胞の反応性増殖と考えられるが，肉腫との鑑別を要する偽肉腫性病変で，外傷が誘因となることがある．青壮年層の上肢に好発し，皮下に1〜2 cm の境界不明瞭な結節としてみられる．
組織学的には，粘液変性の強い部分，細胞密度の高い部分，脂肪組織，出血巣などが混在し，多彩な像を呈する．早期病変では，粘液基質を背景として，腫大した核と明瞭な核小体をもつ幼弱な線維芽細胞の増殖が羽毛状と表現されるような無秩序な増殖を示し，核分裂像も多数認められる．時間の経過とともに，細胞は紡錘形となり細胞密度を増す．基質には膠原線維や血管の増生を伴ってくる．しばしば出血巣には破骨細胞様の多核巨細胞が出現し，核分裂像は減少する．

隆起性皮膚線維肉腫 dermatofibrosarcoma protuberans（DFSP）

隆起性皮膚線維肉腫は，成年男子の体幹や四肢近位部に好発する．初発病変は孤立性の硬結ないし局面で，やがて多発性結節を生じる．表面は平滑で光沢があり，常色から暗紅褐色調を呈し，一見，ケロイドや瘢痕様にみえることがあるが，通常，自覚症状はない．低悪性度腫瘍であり，再発は多いが，転移をきたすことはまれである．

組織学的には，真皮から皮下脂肪組織にかけて病変を認める．ほぼ均一な紡錘形細胞が腫瘍の全体にわたって単調に増殖し，小型で均一な花むしろ模様を呈するのが特徴的である．皮下脂肪組織への浸潤部では腫瘍細胞が個々の脂肪細胞間に複雑に分け入り，蜂巣状を呈する．炎症細胞や多核巨細胞，泡沫細胞などはほとんどみられない．免疫組織染色にてびまん性に CD34 の発現がみられる．

7．脂肪組織の腫瘍

脂肪腫 lipoma

脂肪腫は単発あるいは多発性の皮下の柔軟な腫瘤で，

全身どの部位にも生じうる．増大傾向は緩徐で，自覚症状に乏しい．

　組織学的には，成熟した脂肪細胞が結合組織性被膜によって区画されて増殖して認められる．小血管の増生も伴う angiolipoma は，比較的小型で多発性であることが多く，しばしば圧痛を伴う．

表在性皮膚脂肪腫性母斑
nevus lipomatosus cutaneous superficialis

　表在性皮膚脂肪腫性母斑は出生時から 10 歳ぐらいまでに生じ，帯状の黄色調の結節を認める．腰殿部に好発し，成人期まで増大する傾向がある．組織学的には，真皮表層にまで成熟した脂肪細胞集塊が認められる．

8．造血系腫瘍

偽リンパ腫　pseudolymphoma

　偽リンパ腫は，皮膚リンパ球腫 lymphocytoma cutis とも呼ばれる．直径 1〜2 cm までのドーム状に隆起する暗赤色結節として顔面に単発することが多い．原因としては，細菌感染，化学物質，薬剤，Lyme 病などさまざまなものがあげられている．

　組織学的には，真皮上層を中心にびまん性のリンパ球浸潤がみられ（top heavy pattern），皮下脂肪組織にまで達することもある．浸潤細胞はリンパ球を主体としているが，組織球，形質細胞，好酸球もしばしばみられる．また，胚中心を有するリンパ濾胞も認められる．予後は良好である．

肥満細胞症　mastocytosis

　肥満細胞症は乳幼児期に好発するが，思春期までには退縮するものが多い．主として体幹に爪甲大までの円形ないし紡錐形の褐色色素斑が数個あるいは多数出現する．皮疹部に機械的な摩擦を加えると容易に膨疹が生じる（Darier 徴候）．

　組織学的には，真皮上層から中層にかけて肥満細胞のびまん性の増殖がみられる．肥満細胞は，トルイジンブルー染色や Giemsa 染色にて胞体が異染性を示し，赤紫色に染色される．

ランゲルハンス細胞組織球症
Langerhans cell histiocytosis

　Langerhans 細胞組織球症は，Langerhans 細胞の原因不明の増殖異常であり，かつては組織球症 X histiocytosis X と称されていた．発症年齢，罹患臓器，発疹の特徴によって Letterer-Siwe 病，Hand-Schüller-Christian 病，好酸球性肉芽腫の 3 病型に分類される．組織学的には，いずれも真皮乳頭層から表皮内に組織球様細胞が帯状に浸潤し，表皮・真皮境界部が不明瞭化を呈する．浸潤細胞は，腎臓形にくびれた核と淡好酸性の比較的豊富な胞体を有したものが多くみられる．

1．Letterer-Siwe 病：乳児期に好発し，皮疹が広範囲にみられ，予後不良である．
2．Hand-Schüller-Christian 病：小児期に好発し，眼球突出，頭蓋骨の欠損（punched-out lesion），尿崩症を 3 主徴とする．皮膚病変としては黄色肉芽腫様皮疹が播種状にみられる．
3．好酸球性肉芽腫 eosinophilic granuloma：年長児から成人に好発し，骨に 1 個ないし数個の肉芽腫性病変を形成する．予後は良好である．

悪性リンパ腫　malignant lymphoma

　皮膚は節外性リンパ腫を生じる代表的な臓器の一つであり，特に T 細胞リンパ腫が好発する．皮膚 T 細胞性リンパ腫としては，主として菌状息肉症 mycosis fungoides，Sézary 症候群があり，そのほかに皮膚原発性未分化大細胞リンパ腫やリンパ腫様丘疹症がある．

1．菌状息肉症 mycosis fungoides：40〜60 代の中高年に好発し，皮疹は顔面，躯幹，四肢に多発し，持続することも多いが出没をくり返す傾向がある．紅斑期 erythematous stage として発症し，長い経過で徐々に局面期 plaque stage から腫瘍期 tumor stage へと進展し，末期になるとリンパ節や内臓への浸潤もみられる．紅斑期の組織像は，核に切れ込みが目立ち，核周囲に明るい胞体をもった小型から中型のリンパ球が表皮内に浸潤するが，はっきりとした海綿状変性は伴わない．真皮乳頭層の血管周囲性にリンパ球，組織球の浸潤がみられる．時間の経過とともに，表皮が萎縮し，真皮乳頭層に帯状にリンパ球浸潤，やや太い膠原線維の増生がみられるようになる．局面期には，乾癬様表皮肥厚がみられ，表皮内には異型リンパ球が散在性に浸潤し，異型リンパ球の集簇した Pautrier 微小膿瘍がみられる（図 11-37）．腫瘍期では，真皮から皮下脂肪組織にかけて密な腫瘍細胞浸潤がみられ，表皮は菲薄化する．浸潤細胞は大型化し，芽球様細胞に変化する場合もある．
2．Sézary 症候群：菌状息肉症が白血化したもので，末梢血で白血球増加と異型リンパ球を認める．この異型リンパ球は Sézary 細胞と呼ばれる．紅皮症，表在リンパ節腫脹を認める．
3．原発性皮膚未分化大細胞リンパ腫 primary cutaneous anaplastic large cell lymphoma：多くは限局性の結節として生じる．組織学的には，真皮から皮下組織にかけて単核ないし多核の大型腫瘍細胞がびまん性の増殖を示す（図 11-38）．腫瘍細胞は核小体が目立ち，胞体は比

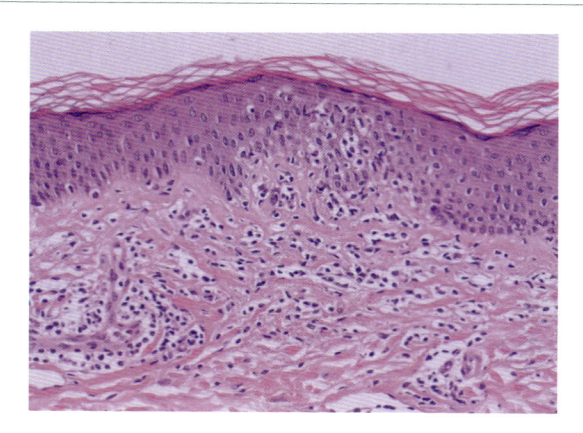

図 11-37 菌状息肉症の病理組織像
表皮内に異型リンパ球の集簇した Pautrier 微小膿瘍が認められる.

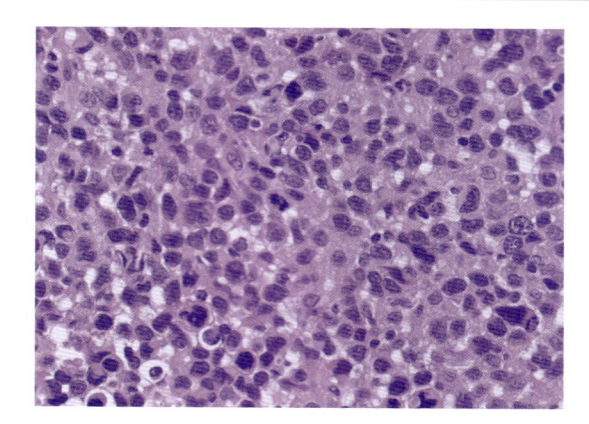

図 11-38 原発性皮膚未分化大細胞リンパ腫の病理組織像
部分的に結合性の様相を呈する大型の異型細胞のびまん性の増殖が認められる.

較的豊富で好塩基性ないし弱好酸性であり，Reed-Sternberg 巨細胞型の大型核に類似したものもみられる．腫瘍細胞の 75％以上が CD30 陽性である．

4．**リンパ腫様丘疹症** lymphomatoid papulosis：直径 1 cm までの出血性丘疹が四肢，体幹に単発ないし多発する．個々の発疹は 2〜6 週間で瘢痕，色素沈着を残して治癒する．組織学的には，深部に頂点を有する逆三角形型の真皮内病変で，好中球，好酸球，組織球，小型リンパ球を種々の程度に伴い，核の切れ込みが目立つ異型 T リンパ球の浸潤像がみられる．5〜10％程度の症例が Hodgkin 病，菌状息肉症，原発性皮膚未分化大細胞リンパ腫などの悪性リンパ腫へ進展するが，通常，臨床経過は良好で，自然治癒する．

5．**成人 T 細胞白血病/リンパ腫** adult T cell leukemia/lymphoma：紅斑，丘疹，小結節などの種々の皮疹がみられる．血清抗 HTLV-1 抗体が陽性を示す．診断には，末梢血の異型リンパ球（flower cell）の存在や，サザンブロット法にて抽出 DNA における HTLV-1 proviral DNA の腫瘍細胞へのモノクローナルな組み込みを証明する必要がある．

6．**原発性皮膚 B 細胞リンパ腫** primary cutaneous B-cell lymphoma：原発性皮膚 B 細胞リンパ腫は，皮膚原発で皮膚病変のみにみられるもの（図 11-39）と，皮膚病変が主体で進行に伴って他臓器に病変が及ぶものとがある．通常，皮膚以外に少なくとも 6 か月間病変が生じない場合を皮膚原発と定義している．皮膚原発の悪性リンパ腫では原発性皮膚 B 細胞リンパ腫の発生頻度は少ない．

9．転移性皮膚癌

多臓器癌の皮膚への転移の頻度は 5％程度とされてい

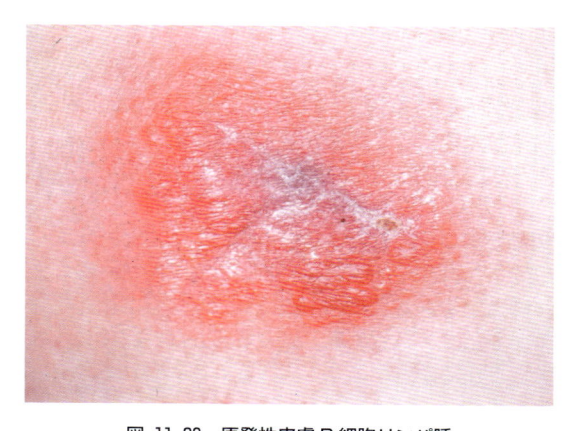

図 11-39 原発性皮膚 B 細胞リンパ腫
単発性の紅色の局面が認められる．本例は組織学的には辺縁帯 B 細胞リンパ腫の像を示した．

る．転移性皮膚癌の臨床像は，皮膚原発のものよりも進行が早く，多発性にみられることが多い．女性では乳癌や肺癌の転移が多く，男性では肺癌，大腸癌，口腔癌などの転移が多い．原発巣に近い領域の皮膚を侵す傾向があり，肺癌では体幹上部に，腎癌では腹部に転移することが多い．

腫瘍が転移性であることを示唆する所見としては，①腫瘍の主座が真皮深層から皮下脂肪組織に存在，②表皮および皮膚付属器との連続性を欠く，③リンパ管，血管内に腫瘍塞栓が多数存在，④既知の皮膚原発性腫瘍との類似性に乏しい，などがある．

病理組織学的にも，腫瘍細胞が明細胞型である場合には，皮膚原発であれば脂腺系腫瘍，転移性腫瘍であれば腎癌などが鑑別上問題となる．また，小細胞型の場合では，皮膚原発であれば Merkel 細胞癌などが考えられ，

転移性腫瘍であれば他臓器の小細胞癌の転移などが考えられる．いずれにしても転移性皮膚腫瘍の診断には，正確な既往歴や臨床所見を得ることが何よりも重要であることはいうまでもない．

◆参考文献

1) Weedon D：Weedon's Skin Pathology, 3rd ed., Churchill Livingstone, 2010.
2) Elder DE, Elenitsas R, Johnson BL Jr., et al.：Lever's Histopathology of the Skin, 9th ed., Lippincott Williams & Wilkins, 2005.
3) 菊地浩吉，吉木 敬編：皮膚．新病理学各論，南山堂，2000.
4) 向井 清，真鍋俊明，深山正久編：皮膚・爪．外科病理学，第4版，文光堂，2006.
5) 清水 宏：新しい皮膚科学．中山書店，2005.
6) 笹野公伸，岡田保典，石倉 浩：皮膚．シンプル病理学，第4版，南江堂，2004.
7) 社団法人日本皮膚科学会学術委員会編：皮膚科用語集（和英・英和）．社団法人日本皮膚科学会，2000.
8) Rapini RP：Practical Dermatopathology., Elsevier Mosby, 2005.
9) David J., Dabbs MD：Diagnostic Immunohistochemistry, 2nd ed., Churchill Livingstone, 2006.
10) Steffen C, Ackerman AB：Neoplasms with Sebaceous Differentiation, 2nd ed., Lea & Febiger, 2004.
11) Ackerman AB, Viragh PA, Chongchitnant N：Neoplasms with Follicular Differentiation., Lea & Febiger, 1993.
12) Requena L, Kiryu H, Ackerman AB：Neoplasms with Apocrine Differentiation., Lippincott-Raven, 1998.
13) Ackerman AB, Chongchitnant N, Sanchez J, et al.：Histologic Diagnosis of Inflammatory Skin Diseases. An Algorithmic Method Based on Pattern Analysis, 2nd ed., Williams & Wilkins, 1997.
14) Massi G, Leboit PE：Histological Diagnosis of Nevi and Melanoma., Springer, 2004.
15) Bozzo P, Miller RC：Dermatology and Dermatopathology. A Dynamic Interface., Lippincott Williams & Wilkins, 1999.
16) Farmer ER, Hood AF：Pathology of the Skin, 2nd ed., McGraw-Hill, 2000.
17) McKee PH：Pathology of the Skin with Clinical Correlation., Mosby, 1996.
18) 日本皮膚悪性腫瘍学会編：皮膚悪性腫瘍取扱い規約．第1版，金原出版，2002.
19) 臨床医と病理医のための皮膚病理．改訂新版，シュプリンガー・フェアラーク東京，1994.
20) 真鍋俊明編：皮膚腫瘍アトラス：病理組織診断とその多彩性．表皮の腫瘍及び類縁疾患，金芳堂，1997.
21) 笹井陽一郎，池田重雄，三木吉治：皮膚病理組織学，改訂第2版，金原出版，1986.
22) 荒田次郎，西川武二，瀧川雅浩編：標準皮膚科学，第6版，医学書院，2001.
23) 真鍋俊明，幸田 衛：皮膚病理診断アトラス．組織像の見方と臨床像，文光堂，1997.
24) 斎田俊明：皮膚病理組織診断学入門，南江堂，2000.

第12章
女性生殖器

A 外 陰

　外陰は性器の一部という面があるとともに皮膚の一部でもあるという視点が必要である．解剖学的にも皮膚としての重層扁平上皮に覆われる部分（恥丘，陰核包皮，大陰唇外面など）と，粘膜としての重層扁平上皮に覆われる部分（腟前庭，外尿道口，小陰唇，大陰唇内面，Bartholin 腺など）とに分けられる．

1．外陰の発生異常

　外陰 vulva の奇形は胎生期における尿生殖洞の発育異常やホルモン異常に起因する．

処女膜閉鎖症 hymenal atresia
◆定　義：処女膜に開口部がなく完全に閉鎖されているものを処女膜閉鎖症という．
◆発生機序：尿生殖洞の発育異常による．
◆臨床的事項：初潮前は無症状である．初潮後は月経血が腟外へ出ないために月経時に一致して下腹部痛を訴えるとともに，腟留血症，子宮留血症さらには卵管留血症をきたす．

女性（仮性）半陰陽
　　female（pseudo-）hermaphroditism
◆定　義：女性（仮性）半陰陽は，染色体が 46,XX の正常女性型であり，卵巣を有し内性器は Müller 管のみの分化・発育を示すにもかかわらず，外陰のみが男性化をきたすものである．以前は男女両性腺，つまり卵巣と精巣とを有する真性半陰陽に対する用語として仮性半陰陽という語が用いられたが，最近では半陰陽を真性と仮性とに分けず，広義に用いることのほうが多い．
◆発生機序：アンドロゲンの過剰により起こり，その原因は次の2つに大別される．
1．先天性副腎過形成：congenital adrenal hyperplasia（副腎性器症候群 adrenogenital syndrome）：主としてステロイド 21-水酸化酵素 21-hydroxylase の欠乏によりコルチゾールが欠如し，そのため下垂体から大量の副腎皮質刺激ホルモンが分泌され，その結果，副腎性アンドロゲンの過剰をきたす．
2．非副腎性男性化症：non-adrenal androgenic syndrome：妊娠時に母親に投与されたホルモンやアンドロゲン産生性卵巣腫瘍などが原因となる．
◆形　態：陰核は肥大し，陰唇は種々の程度に融合する．
◆臨床的事項：先天性副腎過形成は常染色体性劣性遺伝であり，家族内発生を示すことがある．

2．外陰の炎症

　外陰皮膚にはほかの部の有毛部皮膚に生じる炎症のすべてが起こりうる．外陰粘膜の炎症は狭義の外陰炎 vulvitis あるいは外陰腟前庭炎 vulvar vestibulitis と呼ばれ，腟の感染症に続発するものが多い．真菌（カンジダ Candida albicans），原虫（トリコモナス Trichomonas vaginalis），細菌（ブドウ球菌，レンサ球菌，大腸菌，淋菌など），ウイルスなどが原因となる．

外陰ヘルペス herpetic vulvitis
◆定　義：ヘルペスウイルスによる炎症である．
◆発生機序：主として herpes simplex virus 2 型（HSV-2）の感染によって起こるが，HSV-1 のこともある．性行為により伝染する．
◆形　態：丘疹として生じ，それが水疱化し，やがてびらんを形成する（図 12-1）．病変部や水疱内容には核内封入体を含む大型の多核細胞が認められる．粘膜部と皮膚部いずれにも起こる．
◆臨床的事項：初感染は不顕性に経過することも多いが，顕性化する例では感染後2～7日で発症する．腟や子宮頸部などにも同時に病変をみることがある．通常3週間前後で瘢痕を残さずに治癒する．

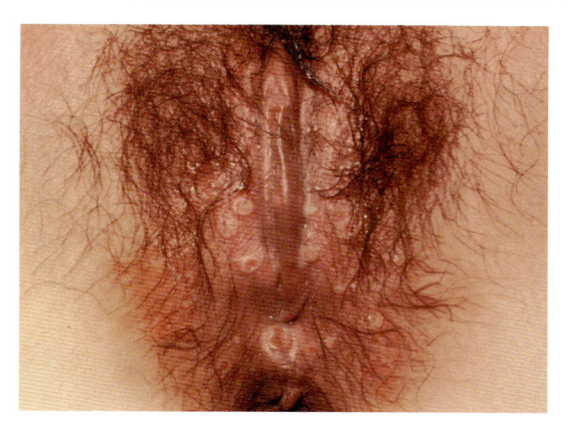

図 12-1 外陰ヘルペス
丘疹の中心部に水疱やびらんがみられる．

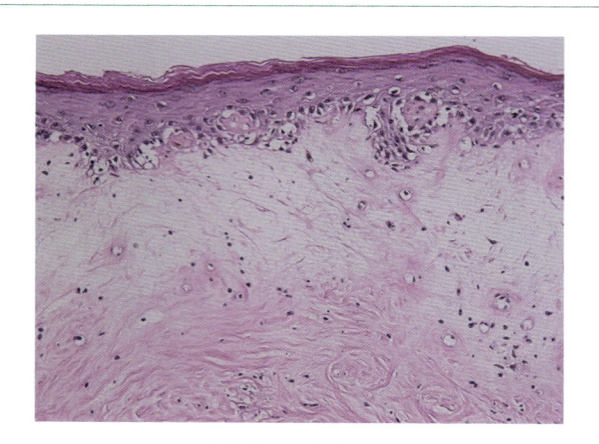

図 12-2 硬化性苔癬
表皮には菲薄化と基底層の液状変性，真皮には上層に浮腫，下層にコラーゲンの増加がみられる．

ベーチェット病 Behçet disease
◆定　義：外陰潰瘍で，皮膚粘膜眼症候群 muco-cutaneo-ocular syndrome とも呼ばれる症候群の主要症候を構成するものである．
◆発生機序：詳細はいまだ不明であるが，細菌やウイルス感染に対する過剰な免疫反応がかかわっていると推測されている．
◆形　態：大陰唇，小陰唇，腟前庭に好発し，はじめ上皮下に硬結を生じ，その後，急速に潰瘍を形成する．組織学的には急性滲出性炎の像を示す．
◆臨床的事項：若年女性に多く，高齢者ではまれである．併発する皮膚病変としては多形滲出性紅斑などであり，粘膜病変としては再発性口腔内アフタ，眼病変としてはぶどう膜炎や前房蓄膿性虹彩炎などがある．

バルトリン腺炎 bartholinitis
◆定　義：Bartholin 腺炎は，大前庭腺（Bartholin 腺）の炎症である．
◆発生機序：ブドウ球菌，レンサ球菌，大腸菌，淋菌などの細菌感染によって起こり，混合感染のこともある．トリコモナスによることもある．
◆形　態：導管開口部の発赤・腫脹に始まるが，炎症が深部に及び，導管が閉塞すると導管部および腺房部に多数の好中球を含む膿様滲出物が貯留する（Bartholin 腺膿瘍）．炎症消退後も，導管の閉塞により分泌物が貯留して管腔が囊胞性に拡大し，Bartholin 腺囊胞と呼ばれる貯留囊胞が形成されることがある．囊胞内面は腺上皮で覆われていることもあれば，化生により生じた扁平上皮によって覆われていることもある．
◆臨床的事項：性成熟期に好発するが，あらゆる年齢層に起こりうる．急性期を自覚しえないまま Bartholin 腺囊胞の形成にいたる例もある．

3．非腫瘍性上皮性疾患（外陰皮膚症）

かつて外陰ジストロフィー vulvar dystrophy と称されていたものから外陰上皮内腫瘍を除いたものにほぼ相当する．重層扁平上皮が萎縮性に菲薄化するものと過形成性に肥厚するものとを含む．

硬化性苔癬 lichen sclerosus
◆定　義：硬化性苔癬は，白色の萎縮性の局面を形成する結合組織の変性を主体とする疾患で，慢性萎縮性外陰炎 chronic atrophic vulvitis，外陰萎縮症 kraurosis vulvae とも呼ばれる．男性の陰茎萎縮症 kraurosis penis に対応する．
◆発生機序：原因はいまだ不明であるが，エストロゲンの不足や自己免疫が要因として指摘されている．真皮のコラーゲンなど結合組織の変性が本症の本質的変化であると考えられている．
◆形　態：白い点状の変化が拡大・融合し，表面は萎縮して羊皮状となる．組織学的には，脚釘の短縮・消失を伴う表皮の菲薄化，基底層の液状変性，真皮のコラーゲンによる置換，真皮のリンパ球浸潤などが主な変化である（図 12-2）．
◆臨床的事項：閉経後に多いが，小児にもある．現在，本症自体は前癌病変とはみなされていないが，近接部位から扁平上皮癌が発生する頻度はやはり高いため，高リスク因子ではあり，特に高齢者では注意深い観察がすすめられている．小児例では初潮後自然に軽快するものが多い．

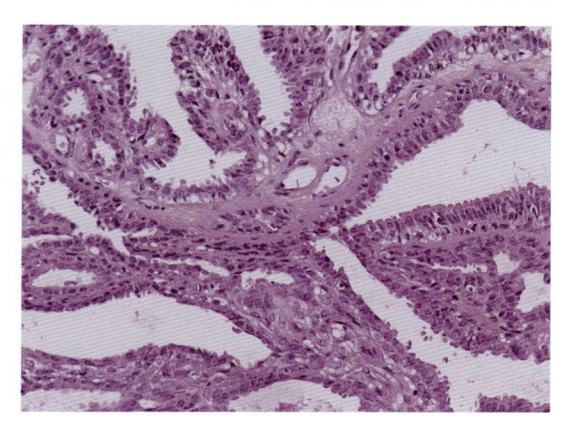

図 12-3　乳頭状汗腺腫
上皮が乳頭状に増殖し，表面は断頭分泌を示す円柱上皮が覆い，その下にはしばしば淡明化した胞体を有する筋上皮細胞がある．

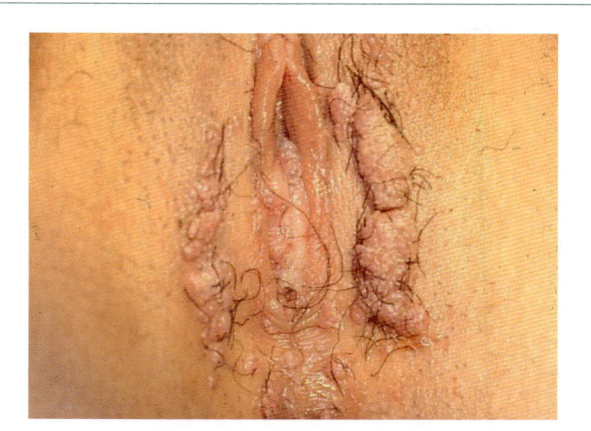

図 12-4　尖圭コンジローマの肉眼像
白色浸軟状のイボ状の隆起が融合傾向を示す．

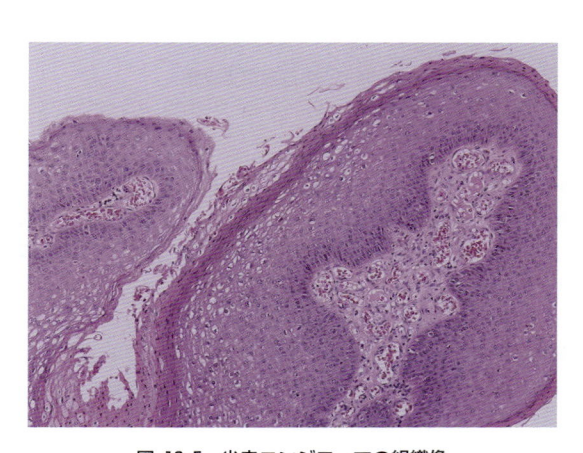

図 12-5　尖圭コンジローマの組織像
線維血管性の組織を芯として重層扁平上皮が乳頭状に増殖している．

扁平上皮過形成　squamous cell hyperplasia
◆定　義：扁平上皮過形成とは表皮が過形成により肥厚した状態の総称である．種々の刺激に対する非特異的な変化であり，特定の疾患単位を示すものではない．臨床的に白斑症 leukoplakia，病理組織学的に過形成性ジストロフィー hyperplastic dystrophy と呼ばれていたものに相当する．皮膚科領域ではしばしば慢性単純苔癬 lichen simplex chronicus という呼び方をする．
◆発生機序：痒みを伴う病変に続発し，掻いたりこすったりする刺激に対する反応と考えられている．
◆形　態：周囲健常皮膚から軽度に隆起し，薄い赤白色を示す．組織学的には，著明な表皮の肥厚と角質の増加，真皮上部の血管周囲性のリンパ球浸潤などをみる．
◆臨床的事項：中年女性に好発し，痒みを伴う病変が先行する．かつては前癌病変と考えられていたが，現在ではそのようには考えられていない．

4．外陰の腫瘍
　外陰にはさまざまな種類の良性あるいは悪性腫瘍が発生しうるが，いずれも発生頻度は低く，またほかの部位に発生するものと組織学的には同様の像を示す．

良性腫瘍
　上皮性腫瘍では，乳頭状汗腺腫，尖圭コンジローマ，Bartholin 腺腫などがあり，非上皮性腫瘍では平滑筋腫，血管筋線維芽腫などがある．

乳頭状汗腺腫　papillary hydradenoma
◆定　義：乳頭状汗腺腫は女性の外陰に好発するため，外陰汗腺腫の名称もある．アポクリン腺への分化を示し，乳頭状に発育する良性腫瘍である．
◆発生機序：不明であるが，アポクリン腺あるいは乳腺類似組織を発生母地とすると考えられている．
◆形　態：大・小陰唇あるいは陰唇間に，通常，表面はドーム状，平滑な腫瘤として認められる．組織学的には真皮内囊胞の中に多数の乳頭状構造が充満している．管腔壁や乳頭状部分を覆う上皮は2層性で，表面はアポクリン腺型の断頭分泌を示す円柱上皮，その下には筋上皮がある（図 12-3）．
◆臨床的事項：中年女性に好発する．大きくなると潰瘍を形成することがあり，その場合，腺癌と誤診されることがある．

尖圭コンジローマ　condyloma acuminatum
◆定　義：尖圭コンジローマはヒトパピローマウイルス human papilloma virus（HPV）の感染によって生じる扁平上皮細胞からなる乳頭腫である．

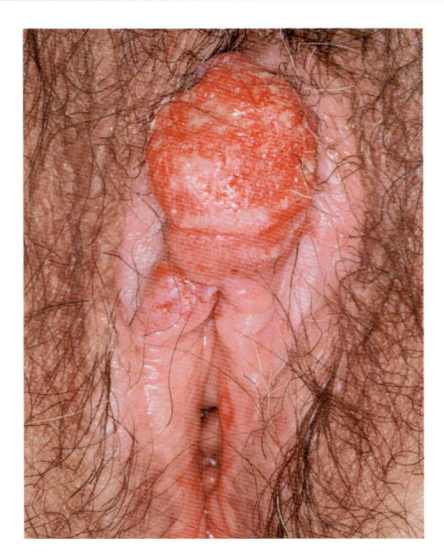

図 12-6　外陰扁平上皮癌
陰核上部に隆起性の病変がみられる．

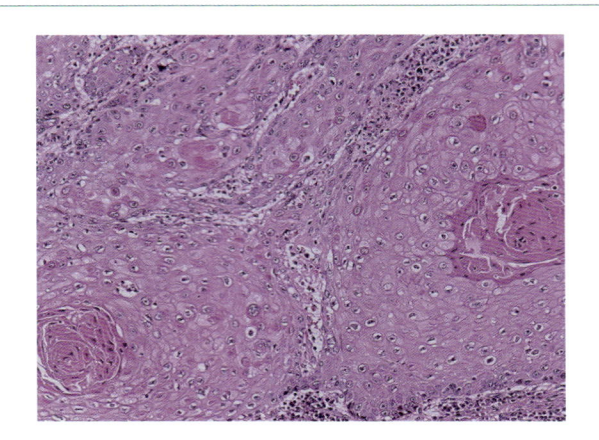

図 12-7　外陰角化型扁平上皮癌
腫瘍細胞は分化傾向を示し，胞巣中心部には角化（角化真珠）がみられる．

◆**発生機序**：HPV6 型あるいは 11 型によって起こる．
◆**形　態**：表面がイボ状の隆起となり，白色浸軟状を呈し，融合傾向を示す（**図 12-4**）．組織学的には線維血管性の組織を芯として重層扁平上皮が乳頭状に増殖している（**図 12-5**）．
◆**臨床的事項**：性感染症である．自然退縮することもあるが，免疫抑制状態にある場合は拡大傾向が強い．

前癌病変と悪性腫瘍

外陰の悪性腫瘍は少なく，わが国では全女性性器癌の 1～2％と推測されている．その 80％以上は扁平上皮癌である．扁平上皮癌の前癌病変として外陰上皮内腫瘍がある．そのほか，上皮性の悪性腫瘍としては，Paget 病，Bartholin 腺癌などがある．非上皮性悪性腫瘍では平滑筋肉腫が比較的多いとされる．局所浸潤傾向が強い境界悪性的腫瘍として侵襲性血管粘液腫 aggressive angiomyxoma があり，良性腫瘍である血管筋線維芽腫 angiomyofibroblastoma との鑑別が問題になることがある．悪性黒色腫も発生する．

外陰上皮内腫瘍 vulvar intraepithelial neoplasia（VIN）
◆**定　義**：外陰上皮内腫瘍は，重層扁平上皮内に扁平上皮系の異型細胞が存在する状態である．
◆**発生機序**：VIN 病変の多くから HPV が検出されており，HPV がかかわっていると考えられている．16 型が検出されることが多い．
◆**形　態**：白色あるいは色素沈着した斑として認められ，組織学的には子宮頸部上皮内腫瘍 cervical intraepithelial neoplasia（CIN）と同様に核異型，核分裂像の増加，表層分化の欠如などの程度によって VIN1，VIN2，VIN3 の 3 段階に分類される．
◆**臨床的事項**：若年者では自然退縮することもあるが，50 歳以上になると扁平上皮癌へと進むリスクは増す．

扁平上皮癌 squamous cell carcinoma
◆**定　義**：扁平上皮癌は，種々の程度の分化を示す扁平上皮細胞よりなる浸潤癌である．
◆**発生機序**：外陰扁平上皮癌の約 80％を占める角化型 keratinizing と非角化型 non-keratinizing（第 1 群）は HPV との関連性に乏しい．一方，約 20％を占める類基底細胞 basaloid あるいはコンジローマ様 warty（condylomatous）の組織亜型を示すもの（第 2 群）は，HPV 特に 16 型との関連が深い（HPV と性器癌の発生との関係は p. 673 参照）．
◆**形　態**：肉眼的には潰瘍を伴う隆起性病変（**図 12-6**）を形成することが多いが，初期には表面への感染による所見しか目立たないこともある．組織学的には前述したように第 1 群の角化型（**図 12-7**）と非角化型，第 2 群の類基底細胞とコンジローマ様（**図 12-8**），そして疣状癌 verrucous carcinoma などがある．第 1 群では硬化性苔癬や扁平上皮過形成をしばしば伴う．第 2 群は VIN をしばしば伴う．
◆**臨床的事項**：第 1 群は 70 歳以上の高齢者に好発し，第 2 群は 60 歳未満の比較的若年に発生しやすい．

外陰パジェット病/乳房外パジェット病
vulvar Paget disease/extramammary Paget disease
◆**定　義**：外陰 Paget 病は，Paget 細胞と呼ばれる特徴的な形態の腫瘍細胞が表皮内に散在している悪性腫瘍で

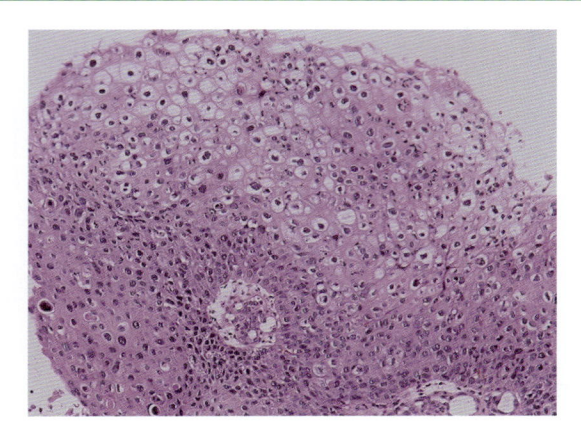

図 12-8 外陰コンジローマ様癌
線維血管性の組織を芯として扁平上皮への分化を示す細胞が乳頭状に増殖し，多数のコイロサイトがみられる．角化はみられない．

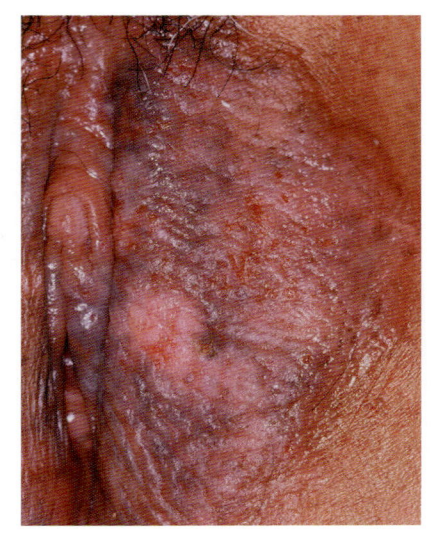

図 12-9 外陰 Paget 病の肉眼像
やや隆起した境界不鮮明な斑状病変が広がる．

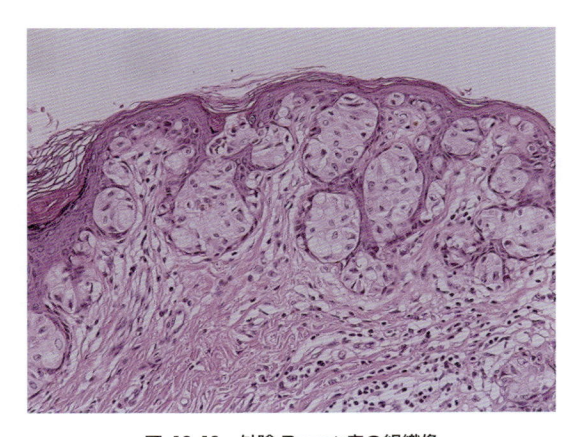

図 12-10 外陰 Paget 病の組織像
Paget 細胞と呼ばれる淡明な胞体をもつ細胞が表皮内にみられ，一部は真皮に入りつつある．

ある．表皮内から間質に浸潤したものを Paget 癌と呼ぶこともあるが，これらすべてを Paget 病と呼ぶことが多い．

◆発生機序：乳房外 Paget 病は，汗腺癌，Bartholin 腺癌など腺癌の表皮内進展のこともあるが，乳房 Paget 病とは異なり，外陰では原発巣を確認できない例がむしろ多い．このような例では，アポクリン細胞や表皮細胞に分化しえる未分化な上皮幹細胞より発生したものと推察されている．

◆形　態：鮮紅色で湿潤し，痂皮を伴う斑を形成する（図 12-9）．組織学的には，表皮内に Paget 細胞と呼ばれる特徴的な細胞が1個から数個の集塊でみられる．Paget 細胞は明瞭な核小体を有する核と大型で微細顆粒状あるいは淡明な細胞質をもつ（図 12-10）．細胞質内には中性ないし酸性の上皮性粘液が含まれ，癌胎児性抗原 carcinoembryonic antigen（CEA）もしばしば陽性となる．

◆臨床的事項：大陰唇に発生することが多く，痒みを伴う．

悪性黒色腫 malignant melanoma

　悪性黒色腫はメラニン産生細胞の悪性腫瘍で，小陰唇や陰核に好発し，50〜60代の女性に多い．早期から転移をきたしやすいことは，ほかの部位に発生するものと同様である．メラニンを有さない黒色腫細胞は Paget 細胞に似ることがあるが，色素の有無にかかわらず黒色腫細胞は S-100 蛋白，モノクローナル抗体 HMB45 で検出されるメラノーマ関連抗原，Melan A などを発現し，一方，CEA は有さず上皮性粘液ももたない．

B　腟

　腟 vagina は交接器であるため，性成熟期においては性交が疾患の誘因になることが少なくない．一方，分娩時には産道となるため，分娩に起因する疾患もある．腟内面は重層扁平上皮によって覆われ，卵巣ホルモンによって肥厚・成熟し，性成熟期では卵巣周期，子宮周期と同調した変化を示す．

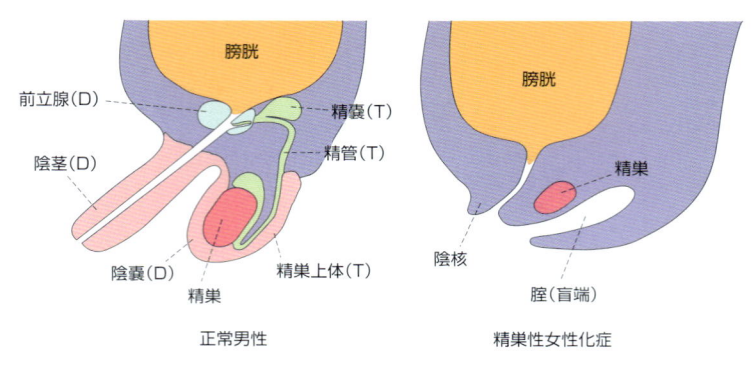

図 12-11　精巣性女性化症の発生
アンドロゲンレセプターが欠如しているため，精巣より男性ホルモンが産生分泌されても，テストステロン依存発生部（T）とジヒドロテストステロン依存発生部（D）とが形成されない．

1．腟の発生異常

　腟の上部 1/3 は Müller 管から，下部 2/3 は尿生殖洞から発生する．両側 Müller 管の上部は離れたままで左右の卵管を形成するが，中・下部は胎生初期に融合して子宮と腟になる．Müller 管や尿生殖洞の形成不全，融合の異常によって種々の奇形が生じる．

腟欠損症 vaginal aplasia, absence of the vagina

　Müller 管形成不全症としての腟欠損症は，染色体構成が 46, XX で生殖腺が完全に卵巣に分化しているにもかかわらず，Müller 管下部由来子宮下半部の発生が障害され，腟の欠損を伴う．排卵があり，二次性徴の発達も認められる．

腟閉鎖症 vaginal atresia

　腟閉鎖症は腟が部分的に欠損する例で，尿生殖洞の発生障害と考えられ，腟下部が欠損する．

精巣性女性化症 testicular feminization

◆定　義：精巣性女性化症は，表現型は女性であるが，男性半陰陽の一つで，アンドロゲン不応性が原因の男性化異常である．
◆発生機序：染色体は 46, XY の正常男性型であり精巣を有しているが，アンドロゲンレセプターが先天的に欠損しているために男性ホルモンの作用が発現されず，女性ホルモン優位の母体内環境により表現型が女性となり（図 12-11），さらに精巣性エストロゲンのために乳房の発育も悪くはない．
◆形　態：外性器は女性型を示すが，腟は短く盲端に終わり，子宮と卵管は欠如する．精巣は腹腔，鼠径管または大陰唇内に存在する．

◆臨床的事項：思春期以降，無月経を訴えることにより発見されることが多い．精巣は腫瘍発生の危険があるため摘出し，通常，女性として扱う．

重複腟，腟中隔 double vagina, vaginal septum

　Müller 管の融合不全によって起こる．腟が完全に 2 つあるものを重複腟，膜様物が腟腔を左右に分離しているものを腟中隔という．いずれも重複子宮 uterus didelphys を伴う（p. 668 参照）．

2．腟の炎症

　性成熟期の女性の腟はエストロゲンの作用により重層扁平上皮が厚くなるため，また腟内容の酸度を高め自浄作用をもたせるため，通常は感染に抵抗性である．しかしながら，性交や生理用品などの異物による機械的刺激がしばしば感染の誘因になる．炎症を起こした腟粘膜には，充血，出血，炎症細胞浸潤，びらんなどをみる．

トリコモナス腟炎 trichomonas vaginitis

　トリコモナス腟炎は，鞭毛原虫の *Trichomonas vaginalis* の感染によって起こり，しばしば細菌感染を混合する．性成熟期に多く，小児や高齢者には少ない．帯下，瘙痒感を起こし，外陰を経て尿路に炎症が波及すると排尿痛，頻尿も訴える．腟内容に虫体を認める．

腟カンジダ症 vaginal candidiasis

　真菌性腟炎 mycotic vaginitis の起因真菌としては *Candida albicans* が重要である．性成熟期に多く，特に妊婦，糖尿病患者で腟の自浄作用が減弱するために罹患しやすい．白色苔状の内容物が増え，痒みが著しい．通常，外陰炎を合併する．腟内容に偽菌糸を認める．

非特異性腟炎 non-specific vaginitis

Trichomonas vaginalis, Candida albicans, Haemophilus vaginalis によるものを除いたブドウ球菌，レンサ球菌，大腸菌などの一般細菌による炎症を非特異性腟炎と呼ぶことがある．混合感染が多い．

小児・老人性腟炎
infantile vaginitis, senile vaginitis

小児や老人ではエストロゲン作用が弱く，粘膜上皮は薄く自浄作用も十分ではないため感染を起こしやすく，特に小児腟炎・老人性腟炎と呼ぶことがある．非特異性炎症が主で，外陰炎を伴うことが多い．老人では大腸菌感染によるものが多い．

3．腟の腫瘍様病変および腫瘍関連病変

腟囊胞 vaginal cysts

腟囊胞は性成熟期に腟内腫瘤として気づかれるものが多い．囊胞内面は，Müller 管型，特に内頚部型上皮に覆われているものが最も多い（Müller 管囊胞）．後天性のものとしては扁平上皮封入囊胞 squamous epithelium inclusion があり，分娩時の裂傷や切開が主原因である．中腎管（Wolff 管）の遺残に由来すると考えられる Gartner 囊胞は，線毛や細胞内粘液をもたない立方状ないし扁平化した細胞に覆われ，側壁に発生する．

腟腺症 vaginal adenosis

◆定　義：腟腺症は，腟粘膜において良性の腺上皮細胞が正常扁平上皮を置換したり，腺管構造を形成したりしている状態である．
◆発生機序：切迫流産の治療薬として用いられた diethylstilbestrol（DES）に母親胎内で被曝した女性に多く発生したという歴史があり，これは DES の催奇形性によるものである．現在，DES は原則として用いられることはない．生下時には 10〜15％の女性の腟上部に腺症が認められるが，通常，思春期までには消失することから，局所的な発育障害ともとらえられている．
◆形　態：赤く顆粒状にみえ，正常扁平上皮は染まるヨードに不染性である．組織学的には内頚部型上皮であることが多いが（図 12-12），類内膜型，類卵管型のこともある．扁平上皮化生を起こすことも多い．
◆臨床的事項：腺癌，特に明細胞腺癌や粘液性腺癌を続発することがある．

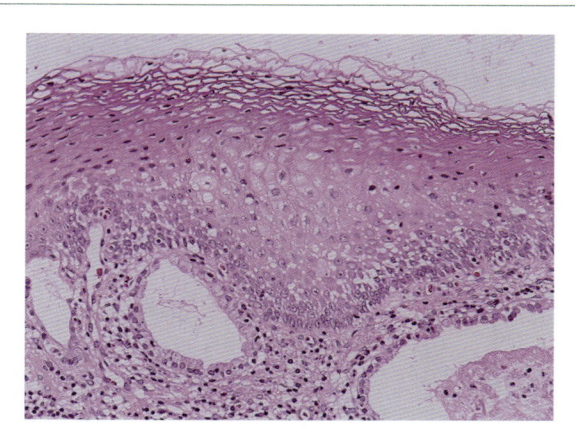

図 12-12　腟腺症
腟の重層扁平上皮下に円柱上皮からなる腺管構造をみる．

4．腟の腫瘍

腟原発の腫瘍は，良性，悪性ともまれである．腟に存在する悪性腫瘍として断然多いのは他癌の浸潤・転移によるものである．子宮頚癌，次いで外陰癌からのものが多く，子宮体部，大腸，卵巣，尿路などの悪性腫瘍からのものもある．

良性腫瘍

上皮性腫瘍では尖圭コンジローマ，紡錘細胞上皮腫 spindle cell epithelioma（良性混合腫瘍 benign mixed tumor）などがあり，非上皮性腫瘍としては平滑筋腫が比較的多くみられる．

前癌病変と悪性腫瘍

原発性悪性腫瘍のほぼ 90％が癌腫であり，そのまたほぼ 90％が扁平上皮癌である．扁平上皮癌の前癌病変として腟上皮内腫瘍が位置づけられている．非上皮性悪性腫瘍としては平滑筋肉腫，横紋筋肉腫，胃腸管外胃腸管間質腫瘍などがある．

腟上皮内腫瘍／扁平上皮癌 vaginal intraepithelial neoplasia（VAIN）/squamous cell carcinoma

腟上皮内腫瘍や扁平上皮癌は，子宮頚部の CIN や扁平上皮癌，外陰の VIN や扁平上皮癌と同様に定義され分類されるので，それらについては子宮頚部や外陰の項を参照されたい（p. 663, 671）．
病変は後壁の上部 1/3 に好発する．VAIN は無症状であることが少なくなく，子宮頚部の検査時などに偶然表皮の肥厚としてみつけだされることが多い．扁平上皮癌は 50 歳以降に発生しやすく，中心部に潰瘍を伴う隆起

性病変としてみつけだされることが多い．初発症状は腟の点状出血や帯下の増量である．リンパ節転移が起こる場合，上部発生では腸骨リンパ節へ，下部発生では鼠径リンパ節に向かいやすい．

腺　癌 adenocarcinoma

腟原発の腺癌は，腺症，子宮内膜症，中腎管（Gartner管）の遺残などに由来する．母親胎内で DES に被曝した女性では 15〜20 歳という若年で明細胞腺癌が多発したが，それは前述した腟腺症を発生母地としていた．DES 非被曝例でも明細胞腺癌（図 12-13）の発生が比較的多いが，粘液性腺癌，類内膜腺癌も発生する．

横紋筋肉腫/ブドウ状肉腫
rhabdomyosarcoma/sarcoma botryoides

5 歳以下の小児に好発する肉眼が特徴的なポリープ状あるいはブドウの房状形態を示す横紋筋肉腫（ブドウ状肉腫）である．小児に発生する横紋筋肉腫では，泌尿生殖器が頭頸部に次ぐ好発部位である．組織学的には胎児型横紋筋肉腫の像を示す．

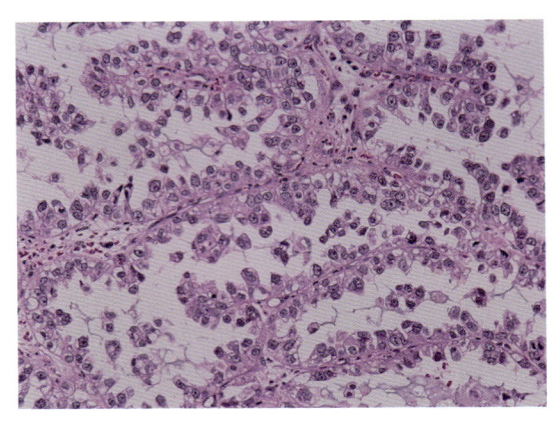

図 12-13　腟に発生した腺癌
腟では明細胞腺癌の発生が多く，淡明あるいは好酸性の胞体をもった細胞が小乳頭状に増殖している．

C　子　宮

子宮 uterus は Müller 管が融合することによってできる．体部と頸部とに 2 大別され，体部は上部 2/3 の部分で洋梨型を呈し，頸部は下部 1/3 の部分で円筒状である．頸部で腟内に突出している部分を特に子宮腟部 portio vaginalis という．その上は腟上部と呼ばれ，外側は傍子宮組織と呼ばれる骨盤底の結合組織に続き，ここを血管や神経が出入りする．子宮の内腔は子宮体腔，峡部，頸管に分けられる．

子宮の機能は，選択的に精子を通過させることと受精卵を着床させ，体外生活可能な児にいたらしめることにある．腟内に射精された精子は頸管粘液内を通過し，子宮体腔を経て卵管に入り，排卵後，卵管に取り込まれた卵子と卵管膨大部で合体（受精）する．受精卵は受精の 3〜4 日後に子宮体腔に入り，7 日目頃に内膜に着床する．

1．子宮の発生異常

Müller 管の形成不全と融合障害により奇形が生じる（図 12-14）．両側 Müller 管の形成不全は極めてまれであるが，一側がまったく分化・発育しないと単角子宮 uterus unicornis となる．融合障害は種々の重複奇形を生じさせる．分離重複子宮 uterus duplex は 2 つの子宮が完全に分離しているもので分離腟を伴う．双頸双角子宮 uterus bicornis bicollis は重複子宮の下部が融合しているものである．単頸双角子宮 uterus bicornis unicollis では子宮体部はそれぞれの筋層をもち，頸部は共通した筋層でできている．中隔子宮 uterus septus は子宮腔内に縦の筋性中隔があるものである．いずれも自覚症状はなく，不妊症や不育症の検査の際に発見されることが多い．中隔子宮や単頸双角子宮では流産率が高く，重複子宮や双頸双角子宮では分娩時に頸管の開大障害が起こりやすい．

2．子宮の後天的位置異常

子宮下垂/子宮脱 decensus uteri/prolapsus uteri
◆定　義：子宮下垂は子宮が正常の位置よりも下に変位した状態で，子宮がまだ腟内にあれば下垂，子宮腟部が腟外にまで脱出すれば子宮脱という（図 12-15）．
◆発生機序：子宮を下方から支える支持組織（骨盤隔膜，尿生殖膜）あるいは懸垂装置（基靱帯，仙骨子宮靱帯，膀胱子宮靱帯など）の弱化による．
◆形　態：子宮頸部は伸長し，粘膜上皮はしばしば表皮化する．
◆臨床的事項：子宮脱は前腟壁脱を伴うことが多く，前腟壁脱はさらに経腟膀胱脱を合併しやすい．

単角子宮　分離重複子宮（分離腟を伴う）　腟中隔を伴う重複子宮

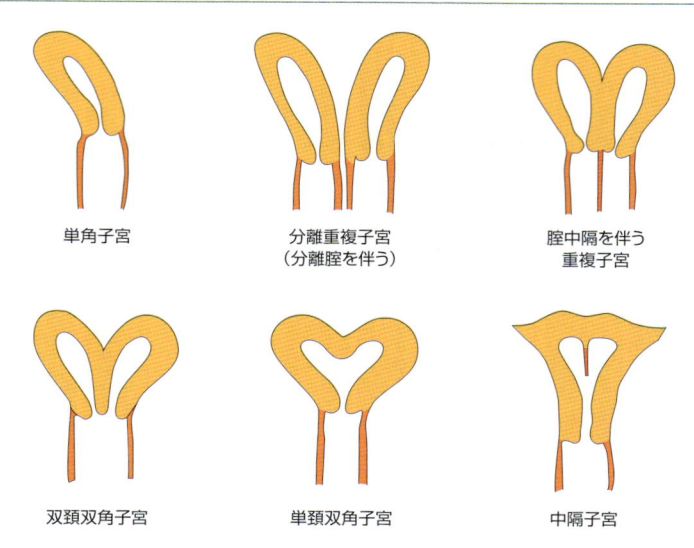

双頸双角子宮　単頸双角子宮　中隔子宮

図 12-14　子宮の主な発生異常

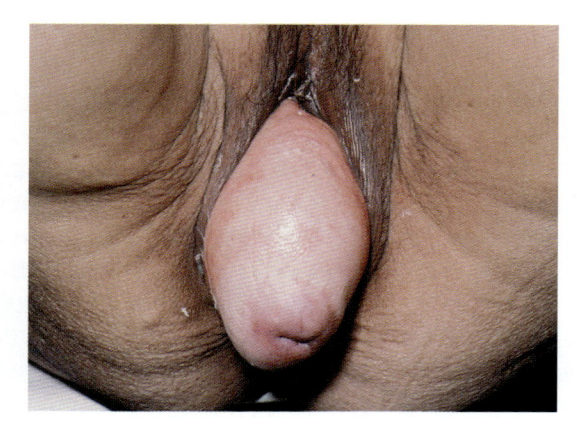

図 12-15　子宮脱
子宮腟部が腟口より外に出ている.

3．子宮の炎症

頸管の炎症と内膜の炎症とが主なものである.

子宮頸管炎 cervicitis

◆定　義：子宮頸管炎は子宮頸管に起こる炎症である. 経過により急性と慢性とに分けられるが, 急性症状を欠き, はじめから慢性経過を示すものが多い.

◆発生機序：淋菌, レンサ球菌, ブドウ球菌, 大腸菌などによるものが多く, 原虫やウイルスも原因となる. 急性炎症の多くは淋菌によって起こり, 性成熟期女性ではほとんど常に性交によって感染する.

◆形　態：臨床的に子宮腟部びらん portio erosion と呼ばれるものの大部分は, 真のびらんすなわち上皮の欠損ではなく, 偽びらん pseudoerosion である. 子宮の発育に伴い外方反転してくる扁平上皮円柱上皮境界 squamo-columnar junction（SCJ）の円柱上皮側がビロード状の赤色面を呈するため習慣的にこのように呼ばれている. 頸管炎はこの偽びらん部から起こる. 円柱上皮は重層扁平上皮に比べて抵抗性が弱いためである. 急性子宮頸管炎では真のびらんがみられることもある. 慢性子宮頸管炎では上皮細胞の脱落と再生のくり返しがあり, それとともに予備細胞増殖 reserve cell hyperplasia から扁平上皮化生 squamous metaplasia への変化がしばしば起こる（図 12-16）. クラミジア感染では, リンパ濾胞の形成を伴う著明なリンパ球浸潤や形質細胞浸潤があるため, 濾胞性頸管炎 follicular cervicitis とも呼ばれる像を示す. 頸管腺の出口が扁平上皮化生などによって塞がれると貯留嚢胞 retention cyst ができ, Nabot 嚢胞とも呼ばれる. 炎症刺激により限局性に上皮と間質の両成分に過形成性の変化が起こると内頸部ポリープ endocervical polyp が形成され, 大きくなるとびらんや出血をみる.

◆臨床的事項：子宮頸管炎は女性性器疾患の中で最も多く, 自覚症状は主として帯下の増量である.

子宮内膜炎 endometritis

◆定　義：子宮内膜炎は子宮内膜に起こる炎症で, 経過により急性と慢性とに分けられる.

◆発生機序：急性子宮内膜炎は, 淋菌, レンサ球菌, ブドウ球菌, 大腸菌などの細菌の上行性感染が原因で, 流産, 人工妊娠中絶, 分娩などが引き金となる. 放線菌感染は子宮内避妊具挿入に伴うことが多い. 慢性子宮内膜炎は急性から移行するものよりもはじめから慢性炎症と

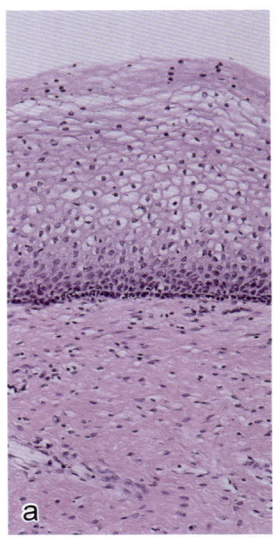

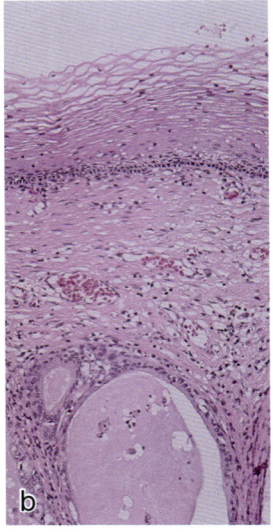

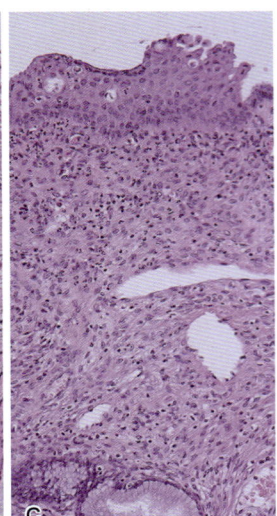

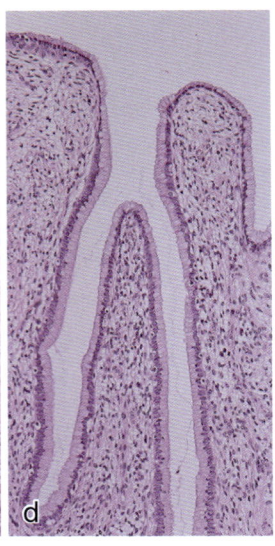

図 12-16　子宮頚部上皮組織
a．外頚部の重層扁平上皮，b．移行帯にみられる成熟扁平上皮化生，c．移行帯にみられる予備細胞増殖から幼若扁平上皮化生への変化，d．内頚部の円柱上皮

して始まるものが多い．結核性子宮内膜炎も慢性に経過し，感染経路は腹腔から卵管を経てくる下行性感染や血行性感染が主である．

◆形　態：急性子宮内膜炎では上皮の剥脱，腺管や間質への好中球浸潤が目立ち，慢性子宮内膜炎では間質への特に組織球浸潤が目立つ．軽度の炎症は内膜機能層に限局するが，高度になると基底層からさらに筋層に及び，筋層炎の像を呈していく．また，老人では頚管の狭窄により子宮留膿腫 pyometra を併発することが多い．
　子宮留膿腫は子宮内膜癌に伴う炎症でも起こることが少なくない．

◆臨床的事項：炎症が内膜機能層に限局する場合は自覚症状がなく月経時の剥脱に伴って自然治癒することもあるが，深部に及ぶと膿性または血性の帯下の増加がある．

4．子宮内膜周期と機能性子宮内膜疾患

　子宮体部の内膜（子宮内膜）の上層 2/3 は機能層と呼ばれ，卵巣ホルモンに反応して周期性の変化を示し，下層 1/3 は基底層と呼ばれ卵巣ホルモンには反応しない．月経後，機能層はエストロゲンの作用によって腺と間質の両方が急速に増える．この増殖期には，高円柱状の腺細胞が直線的な管状構造をつくりながら増え，しばしば核分裂像がみられ，また核は偽重層化する．間質では胞体に乏しい小型の短紡錘形細胞が密に増える．排卵後はプロゲステロンの作用が加わり，受精卵が着床し発育するための態勢を整えていく分泌期の像を示す．すなわち

腺細胞は分泌像を呈し，腺管は屈曲して内腔は鋸歯状となり，間質は浮腫状になる．着床が起こると間質細胞の多くは豊富な胞体を有する多辺形の脱落膜細胞となる（図 12-17）．一方，着床が成立しないと，機能層は基底層より剥脱し，血液とともに機能層内膜が子宮より流れ出る．これが月経期である．このように，性成熟期においては内膜は常に剥脱と再増殖という変化をくり返しているのが正常であり，これは視床下部・下垂体・卵巣系のホルモンによって調節されている．この調節機構に異常が生じると，種々の異常が子宮内膜にも生じることになる．

無排卵周期 anovulatory cycle

◆定　義：無排卵周期は周期性の子宮出血はあるが，排卵をみないものである．

◆発生機序：基礎疾患が不明なものも多いが，多嚢胞性卵巣，高プロラクチン血症，甲状腺疾患，高度の肥満，過少な食事，過激なスポーツなどに伴うことが多い．卵胞がある程度まで成熟するのでエストロゲンの分泌はあるが，排卵が起こらずに退縮するため月経様の消退出血をみる．

◆形　態：エストロゲンの刺激のみを受けプロゲステロンの刺激を受けないため，子宮内膜では間質の出血と崩壊をみるが腺は増殖期の像を示し，分泌像を欠く．放置しておくと子宮内膜増殖症の像へと進んでいく．

◆臨床的事項：不妊症の検査や不正子宮出血で見つかることが多い．正常月経周期とほとんど変わらないものも

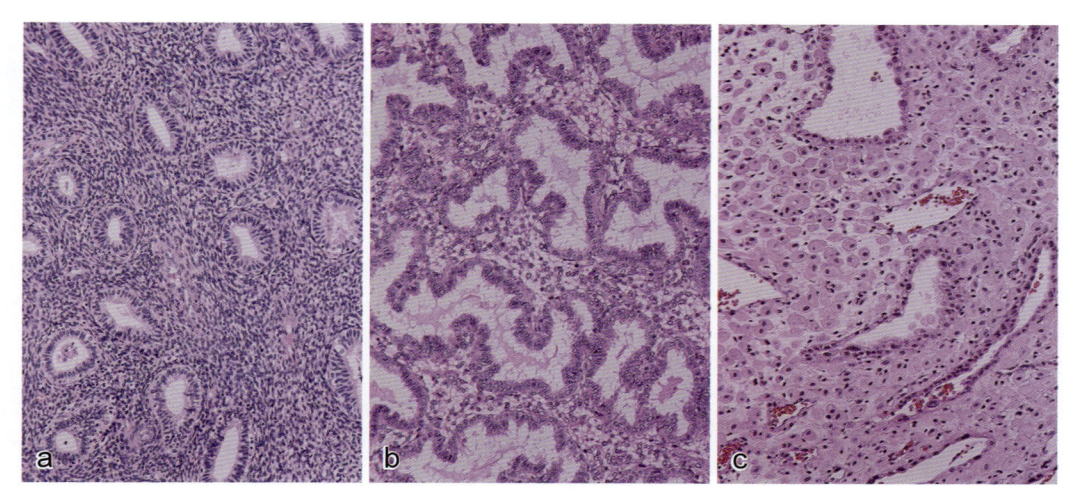

図 12-17 子宮内膜周期の組織
a. 増殖期内膜, b. 分泌期内膜, c. 妊娠期内膜

あるが，次第に月経周期が延長し不順になることが多い．初潮から1～2年間や閉経前には無排卵周期のことが多いが，これは病的なものではない．

黄体機能不全 luteal insufficiency
◆定　義：黄体機能不全は，黄体からのエストロゲンとプロゲステロンの分泌が十分でなく，子宮内膜が完全な分泌期像を示さないものである．
◆発生機序：詳細はいまだ不明であるが，卵胞期における卵胞刺激ホルモン follicle stimulating hormone（FSH）の分泌不足，黄体化ホルモン luteinizing hormone（LH）との比（FSH/LH ratio）の異常，ホルモンレセプターの異常などが指摘されている．
◆形　態：子宮内膜は多少なりとも分泌期像を示すが，排卵後の日数に対応した本来の像は示さない．
◆臨床的事項：不妊症や不育症の検査において発見されることが多く，また不正子宮出血によって発見されることもある．

経口避妊薬による変化
薬の種類や使用量，使用期間などによって変化は多様であるが，よくみられる変化は腺と間質との時相の不一致である．すなわち，腺は非活動性の像を示し，腺管の数が少なく内径も小さく，核分裂像や偽重層はなく，分泌像も示さない．一方で，間質は脱落膜様の変化を示す．

閉経後の変化
閉経後しばらくは増殖期内膜に似た像を示し，腺細胞の核の偽重層化も認められるが，次第に偽重層もなくなり，腺管の数も間質の量も減少し，子宮内膜は薄くなる．数年を経ると薄くなった子宮内膜の中に腺が小囊胞状に拡張してみられることがあり，これは老人性囊胞性萎縮 senile cystic atrophy と呼ばれる．

5．子宮頸部の腫瘍とその関連疾患

子宮頸部の良性上皮性腫瘍には，外陰に比べて発生頻度は低いが尖圭コンジローマがある（p.663 参照）．悪性上皮性腫瘍として最も多いのは扁平上皮癌で，その前癌病変として子宮頸部上皮内腫瘍が位置づけられる．腺癌は悪性上皮性腫瘍の数～10％を占める．非上皮性腫瘍は，良性腫瘍の平滑筋腫が頸部にも発生することはそうまれではないが，そのほかの良性腫瘍は極めてまれである．平滑筋肉腫，胞巣状軟部肉腫，横紋筋肉腫などの悪性非上皮性腫瘍も発生するが，これらも極めてまれである．

現在，HPV は子宮頸部の悪性上皮性腫瘍（頸癌）の発生における最も重要な因子と考えられている（図 12-18）．HPV は性行為により感染するため，本人あるいはパートナーが活発な性行動を有する女性に頸癌も発生しやすい．頸癌の発生からみた高リスク HPV には 16, 18, 31, 33, 35, 39, 45, 51, 52, 56, 58, 59, 68 型など，低リスク HPV には 6, 11, 42, 53, 54, 62, 66 型などがある．高リスク HPV は宿主細胞の DNA に組み込まれるとウイルス遺伝子由来の E6 と E7 蛋白質を高発現し，E6 は $p53$ の不活化やテロメラーゼの活性化に，E7 は Rb の不活化に働くことにより頸癌の発生にあずかっている．

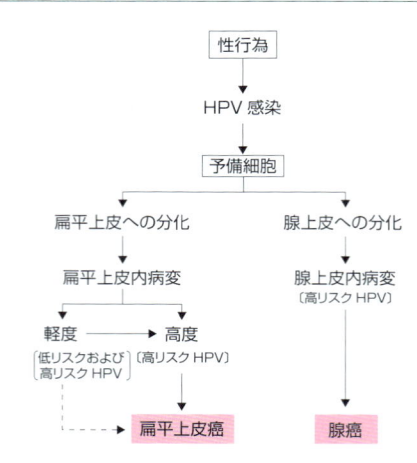

図 12-18 HPV と子宮頸癌発生との関連仮説

胞が子宮頸部の重層扁平上皮内に認められるものであり，CIN1，CIN2，CIN3 の 3 段階に分けられる．同義語的な関連用語である異形成–上皮内癌 dysplasia-carcinoma in situ，細胞診の記載法として始まったベセスダ方式 The Bethesda system（TBS）における扁平上皮内病変 squamous intraepithelial lesion（SIL）との関係は**表 12-1** に示す．

◆**発生機序**：扁平上皮癌の前癌病変である CIN からすでに HPV はかかわっている．HPV 感染後，まず生じる CIN1 病変では HPV-DNA はエピソームとして存在し，E6，E7 の発現も低い．CIN1 の多くは 1 年以内に自然治癒するが，一部は CIN2 さらには CIN3 へと進行する．この過程で HPV-DNA が宿主細胞の DNA に組み込まれ，E6，E7 を高発現する細胞が腫瘍細胞としてクローナルに増殖するようになる．CIN1 あるいは CIN2 では HPV は混合感染であることが少なくない．

◆**形　態**：CIN の病変は肉眼的にはわからない．通常細胞診によって存在が疑われ（**図 12-19a**），コルポスコピーによって存在部位が推測され（**図 12-19b**），組織診によって確認される．大部分は SCJ の円柱上皮側（移行

子宮頸部上皮内腫瘍
cervical intraepithelial neoplasia（CIN）

◆**定　義**：子宮頸部上皮内腫瘍は，子宮頸部扁平上皮癌の前癌病変として位置づけられる．扁平上皮系の異型細

表 12-1　子宮頸部扁平上皮癌前駆病変の各分類法の比較

頸部上皮内腫瘍 cervical intraepithelial neoplasia	異形成／上皮内癌 dysplasia／CIS	扁平上皮内病変 squamous intraepithelial lesion
CIN1	軽度異形成 mild dysplasia	軽度扁平上皮内病変 low grade SIL（LSIL）
CIN2	中等度異形成 moderate dysplasia	高度扁平上皮内病変 high grade SIL（HSIL）
CIN3	高度異形成 severe dysplasia	
	上皮内癌 CIS	

CIN：子宮頸部上皮内腫瘍，CIS：carcinoma in situ，SIL：扁平上皮内病変

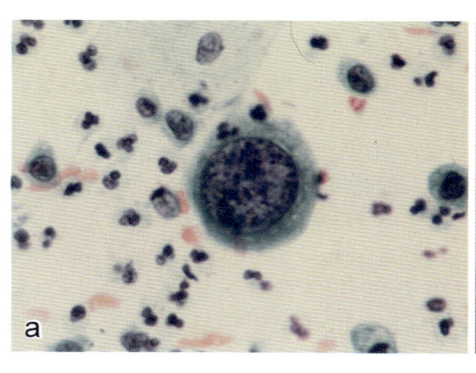

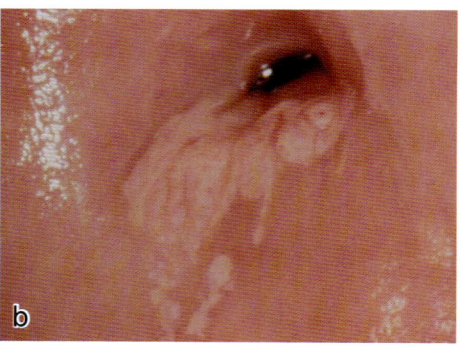

図 12-19　子宮頸部上皮内腫瘍の検出方法
子宮頸部上皮内腫瘍や Ia 期の子宮頸癌は，通常細胞診で異型細胞が出現していることによって疑われ（a），コルポスコピーで酢酸を塗布（酢酸加工）すると核密度が高い部では白色調のコントラストが増すことを利用して病変部を推測していく（b）．

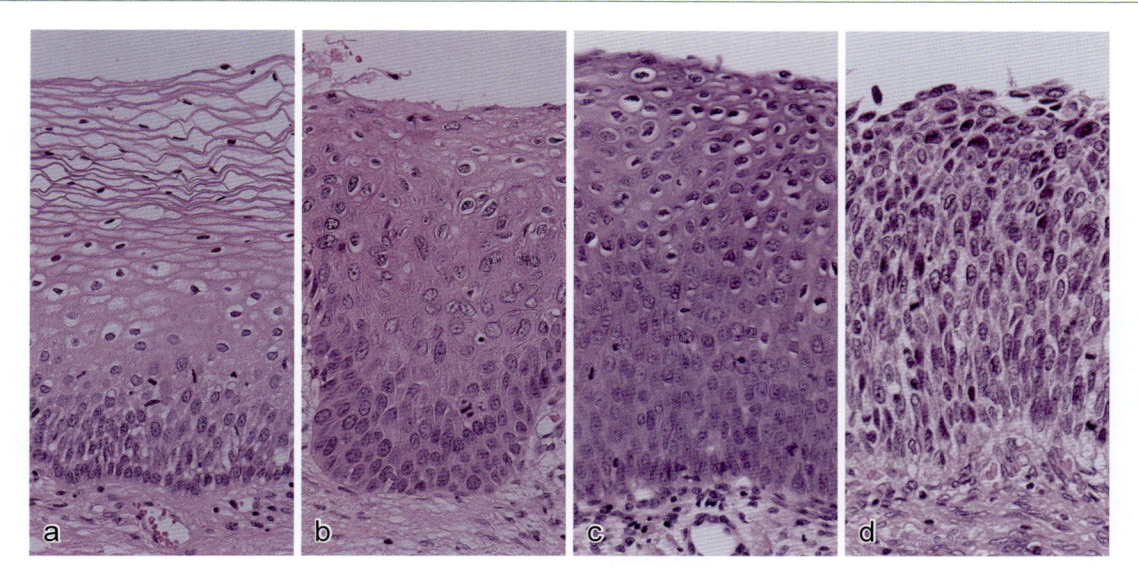

図 12-20　子宮頸部上皮内腫瘍
a. 正常重層扁平上皮，b. CIN1，c. CIN2，d. CIN3

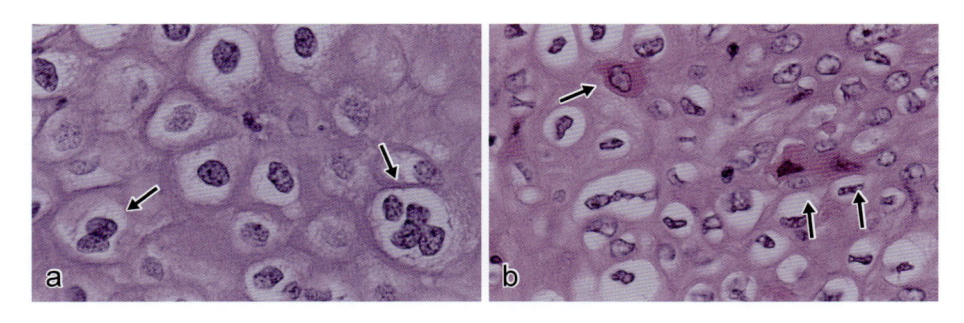

図 12-21　HPV 感染
a．多数のコイロサイト（空洞細胞）に加え，多核細胞（主として2核）がみられる（←）．
b．単個細胞角化（←）がみられる．

帯 transitional zone）に発生する．子宮頸管炎の項で述べたように，この部は易感染性で HPV も感染しやすいからである．組織学的に，CIN1 は増殖活性をもった未熟な細胞が扁平上皮化生によって生じた重層扁平上皮の下 1/3 層内にとどまるもの，CIN2 は増殖活性をもった未熟な細胞が下 2/3 層内にまで広がるもの，CIN3 は増殖活性をもった未熟扁平上皮細胞が上 1/3 層に及ぶものをいう（図 12-20）．HPV 感染そのものに伴う変化は，特に CIN1 でみられやすく，核周囲が抜けてみえるコイロサイト koilocyte，多角化（通常 2 核化），単個細胞角化などが代表的な所見である（図 12-21）．

◆臨床的事項：CIN1 の多くは自然治癒するか，進行せずに同じ状態にとどまることが多いが，CIN3 となると扁平上皮癌に進行するリスクは 15〜20％である．進行に要する時間は，短ければ数か月のこともあるが，長ければ 20 年以上に及ぶこともある．

扁平上皮癌　squamous cell carcinoma

◆定　義：扁平上皮癌は，種々の程度の分化を示す扁平上皮細胞よりなる浸潤癌である．

◆発生機序：多くは HPV と関連し，CIN3 から進行してくる．ただし，HPV との関連が認められないものも少ないながら存在する．

◆形　態：通常型の組織型として角化型と非角化型の 2 型が分類される．それらで全扁平上皮癌の約 95％を占め，最も多い非角化型だけでも 60％を超える．これらは外向性に発育することもあれば内向性に発育することもあり，潰瘍を形成することもある（図 12-22）．角化型は分化した扁平上皮細胞を含んで著明な角化傾向を示し，角化真珠 keratin pearl（癌真珠 cancer pearl）を形成す

る（p.664参照）．非角化型は角化型ほど分化傾向を示さない多辺形の扁平上皮細胞よりなり，角化真珠は形成しない．細胞の大きさには大きなものから小細胞癌に近い小さなものまでかなりの幅がある（図12-23）．

　主な特殊型としては疣状癌 verrucous carcinoma，コンジローマ様 warty（condylomatous）carcinoma，乳頭状扁平上皮癌 papillary squamous cell carcinoma があるが，これらは外向性に発育する．

◆**臨床的事項**：いわゆる先進国においては子宮頸部扁平上皮癌による死亡は減少しているが，世界的には女性癌死の第2位であり，依然として極めて重要な癌である．20代から老年期までいつでも起こりうるが，若年者の活発な性活動により罹患者に若年化傾向がある．

　早期発見のためには，前癌病変の CIN を含め，細胞診による検診と HPV の検査が重要である．HPV ワクチンも開発されてきており，血清中和抗体で HPV が細胞に感染する前に阻止することをねらっている．

腺　癌 adenocarcinoma

◆**定　義**：腺癌は腺細胞よりなる浸潤癌である．
◆**発生機序**：扁平上皮癌同様，多くの例で HPV が関与しているが，扁平上皮癌と比べると，特に18型のかかわ

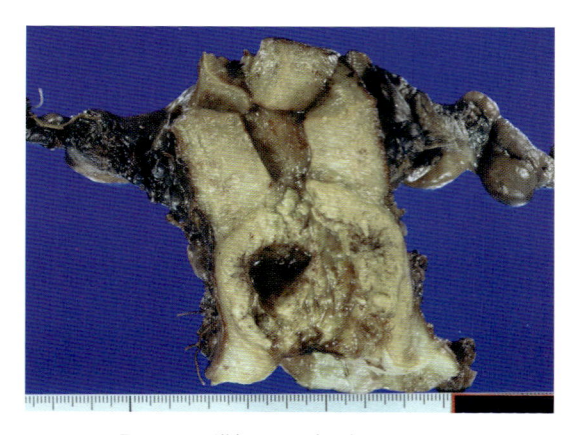

図 12-22　進行した子宮頸部扁平上皮癌
腫瘍は頸部の全周に広がり，さらに体下部に及んでいる．大きな潰瘍形成もみられる．

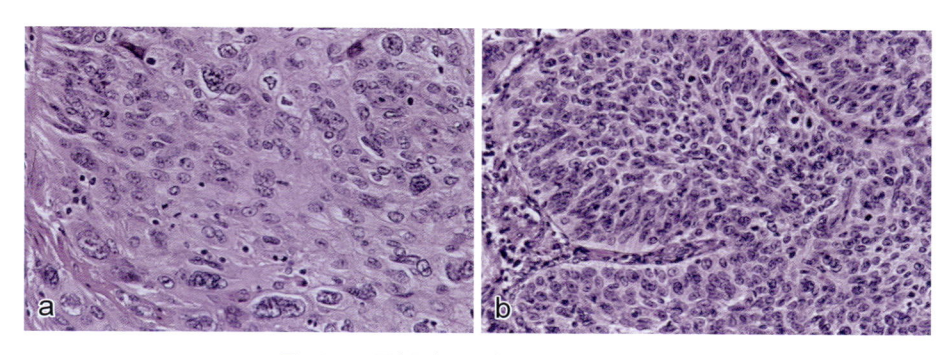

図 12-23　子宮頸部扁平上皮癌の代表的組織像
最も多い非角化型は角化真珠を形成しないものをいうが，細胞の大きさは大きなもの（a）から小さなもの（b）までかなりの幅がある．

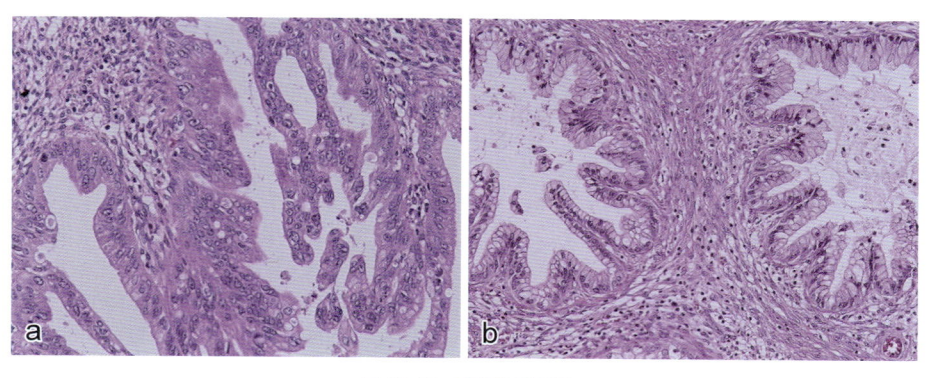

図 12-24　子宮頸部腺癌
a．細胞内に多少なりとも粘液をもつ粘液性腺癌が最も多い．
b．中には極めて形態的分化度の高いものもある．

りがより深い．前癌病変として腺異形成 glandular dysplasia, 上皮内腺癌 adenocarcinoma in situ がある．

◆形　態：特殊なものを除き，肉眼的に扁平上皮癌と区別することは困難である．組織学的に粘液性腺癌 mucinous adenocarcinoma, 類内膜腺癌 endometrioid adenocarcinoma, 漿液性腺癌 serous adenocarcinoma, 明細胞腺癌 clear cell adenocarcinoma などに分けられる．粘液性腺癌が最も多く，少数でも明らかに細胞内粘液を含むものをいい，内頸部の腺細胞に似たものが多いが（図12-24a），腸上皮に似たものもある．粘液性腺癌は時に極めて高分化の組織形態を示すことがあり（図12-24b），超高分化型腺癌 extremely well differentiated adenocarcinoma, 最小偏倚腺癌 minimal deviation adenocarcinoma, 悪性腺腫 adenoma malignum などの名前で呼ばれることもある．これは，良性疾患である内頸部腺過形成 endocervical glandular hyperplasia との鑑別がしばしば問題になる．

◆臨床的事項：臨床進行期が同じである場合，腺癌のほうが扁平上皮癌に比べて予後不良の傾向がある．

6．子宮内膜の腫瘍とその関連疾患

子宮体部の内膜（子宮内膜）から発生する良性上皮性腫瘍はほとんど知られていない．悪性上皮性腫瘍は子宮内膜癌である．良性非上皮性腫瘍には子宮内膜間質結節があり，悪性非上皮性腫瘍には低悪性度子宮内膜間質肉腫，未分化子宮内膜肉腫がある．子宮内膜は上皮性・非上皮性混合腫瘍の好発部位でもある．

子宮内膜ポリープ endometrial polyp

子宮内膜ポリープは，腫瘍や増殖症によるものを除く，子宮内膜組織が内腔に向けて隆起した病変をいう．ただし，この中の一部に腫瘍や増殖症が含まれることはある．数 mm 程度の小さなものが多いが，数 cm に達するものもある．不正子宮出血で発見されることが多い．近年，乳癌患者で抗エストロゲン薬であるタモキシフェンが用いられた例で発生をみることが少なくない．

子宮内膜増殖症 endometrial hyperplasia

◆定　義：子宮内膜が過剰に増殖した状態を子宮内膜増殖症という．腺細胞の異型の有無により異型増殖症 atypical hyperplasia と非異型増殖症 non-atypical hyperplasia との2つの範疇に分け，さらに各々の範疇は腺構造の異常の程度により単純型 simple type と複雑型 complex type とに分類する．このように4つに分類されるが，単純型子宮内膜非異型増殖症と複雑型子宮内膜非異型増殖症および複雑型子宮内膜異型増殖症に比べると単純型子宮内膜異型増殖症は著しく少ない．子宮内膜異型増殖症は類内膜腺癌の前癌病変と位置づけられ，子宮内膜上皮内腫瘍 endometrial intraepithelial neoplasia (EIN) はほぼ同義である．

◆発生機序：子宮内膜増殖症は，その種類を問わず，無排卵周期あるいはエストロゲン産生増加による内膜への長期にわたるエストロゲン刺激が密にかかわっている．このような状態は，閉経，多嚢胞性卵巣，卵巣の顆粒膜細胞腫や莢膜細胞腫，卵巣皮質過形成，ホルモン補充療法などによってつくり出される．癌抑制遺伝子 PTEN の不活化も異型増殖症ではみられることがある．

◆形　態：単純型子宮内膜非異型増殖症は，びまん性の変化として発見されることが多い．増殖期の内膜腺に類似した異型を伴わない腺細胞が種々の大きさの腺管の拡張を伴いながら増殖する（図12-25a）．複雑型子宮内膜異型増殖症は限局性病変としてみつかることが多く，異型を伴う内膜腺細胞の増殖からなり，腺管が密に増殖し，形態も複雑になる（図12-25b）．

◆臨床的事項：いずれの子宮内膜増殖症も不正子宮出血で発見されることが多い．複雑型子宮内膜異型増殖症は20～25％が類内膜腺癌へと進むと推測されている．

子宮内膜癌 endometrial carcinoma

◆定　義：子宮内膜癌は子宮内膜に発生する癌腫である．臨床病理学的に異なる2つの群がある（表12-2）．TypeⅠ群の主たる組織型は類内膜腺癌であり，TypeⅡの主たる組織型は漿液性腺癌と明細胞腺癌である．

◆発生機序：TypeⅠ内膜癌を代表する類内膜腺癌においては，ミスマッチ修復遺伝子の不活化と癌抑制遺伝子 PTEN の不活化とが発癌にかかわっている．TypeⅡ内膜癌を代表する漿液性腺癌においては，癌抑制遺伝子 p53 の変異とこの変異によってもたらされるゲノムの不安定性が発癌に関与している．

◆形　態：子宮内膜癌は肉眼的に限局性にもびまん性にも外向性にも内向性にも発育しうる（図12-26）．組織学的には，体内膜腺に類似した形態を示す類内膜腺癌が最も多く，内膜癌の約80％を占める．類内膜腺癌はしばしば異型増殖症の部分を伴うことがあり，また扁平上皮への分化を示す部分を伴うことがある（図12-27a）．発生頻度は低くなるが，漿液性腺癌（図12-27b）や明細胞腺癌のほかに粘液性腺癌，扁平上皮癌，未分化癌などもみられる．

◆臨床的事項：不正子宮出血によって発見されることが多い．大部分を占める類内膜腺癌は，子宮内膜増殖症同様，肥満や高血圧，糖尿病，無排卵周期，エストロゲン補充療法などと関係していることが多い．漿液性腺癌や明細胞腺癌の予後は，臨床病期を問わず類内膜腺癌に比

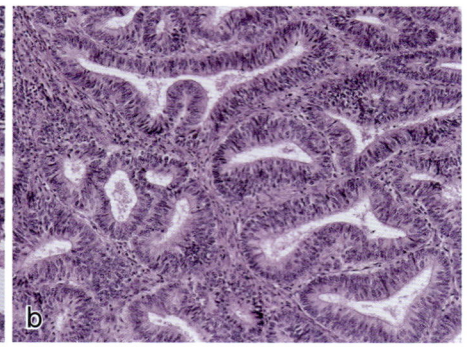

図 12-25 子宮内膜増殖症
a．単純型子宮内膜非異型増殖症：種々の程度の腺管が拡張するのを特徴とし，これが肉眼的にも目立つとスイスチーズパターンと呼ばれる．
b．複雑型子宮内膜異型増殖症：腺管が密に増殖し，内腔の形もさまざまである．細胞異型を有するが，通常，そう高度ではない．

表 12-2 臨床病理学的特徴が異なる子宮内膜癌の2群

	Type Ⅰ	Type Ⅱ
組織型	類内膜腺癌	漿液性腺癌，明細胞腺癌
子宮内膜増殖症の合併	有	無
エストロゲン依存性	有	無
発病時期	閉経前〜閉経期	閉経後
予後	良 好	不 良

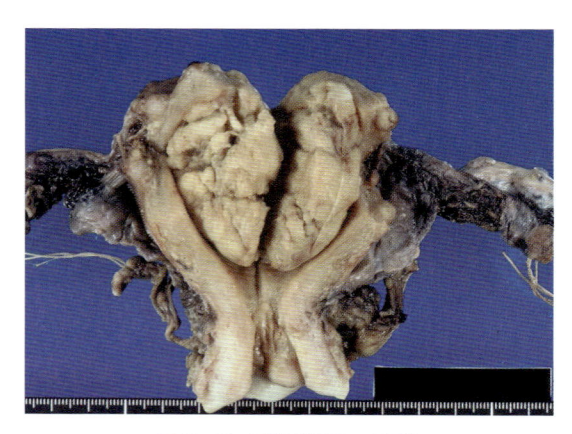

図 12-26 子宮内膜癌の肉眼像
この例では外向性発育が顕著である．

べてはるかに不良である．

子宮内膜間質腫瘍 endometrial stromal tumor

◆定　義：狭義には子宮内膜間質細胞に類似した細胞よりなる腫瘍を子宮内膜間質腫瘍という．良性の子宮内膜間質結節 endometrial stromal nodule，悪性度が低い低悪性度子宮内膜間質肉腫 low grade endometrial stromal sarcoma とに分ける．従来，高悪性度子宮内膜間質肉腫 high grade endometrial stromal sarcoma と呼ばれてきたものは，子宮内膜間質細胞への分化を示すものもあるが子宮内膜間質細胞への類似性に乏しいものもあり，現在，未分化子宮内膜肉腫 undifferentiated endometrial sarcoma と呼ばれる．これも広義には子宮内膜間質腫瘍に含められる．

◆発生機序：転座 t(7；17) による JAZF1 遺伝子と JJAZ1 遺伝子の融合が低悪性度子宮内膜間質肉腫では多くみられている．

◆形　態：子宮内膜間質結節のみならず低悪性度子宮内膜間質肉腫も肉眼的には境界明瞭な腫瘤としてみえることが多い．組織学的にもいずれも子宮内膜間質細胞によく類似し（図 12-28），細胞形態のみで両者を区別することは難しい．しかし，前者では腫瘍・非腫瘍境界は円滑であるが，後者ではところどころ浸潤性境界を示す．未分化子宮内膜肉腫は内腔へ向けての隆起性病変をつくりやすく，腫瘍・非腫瘍境界は前二者に比べると不明瞭である．子宮内膜間質細胞様の形態を示すこともあるが，多形性ははるかに強く，核分裂像や壊死も多い．

◆臨床的事項：低悪性度子宮内膜間質肉腫では，子宮全摘後，長期を経てから局所再発することがある．未分化子宮内膜肉腫は高悪性で平均5年生存率は50％に届かない．

上皮性・非上皮性混合腫瘍
mixed epithelial and non-epithelial tumors

◆定　義：腫瘍が上皮性成分と非上皮性成分とからなるものを上皮性・非上皮性混合腫瘍という．主なものとして上皮性成分と非上皮性成分がともに悪性性格を示す癌肉腫 carcinosarcoma，上皮性成分が良性腺上皮の性格を示すが非上皮性成分が悪性性格を示す腺肉腫 adenosar-

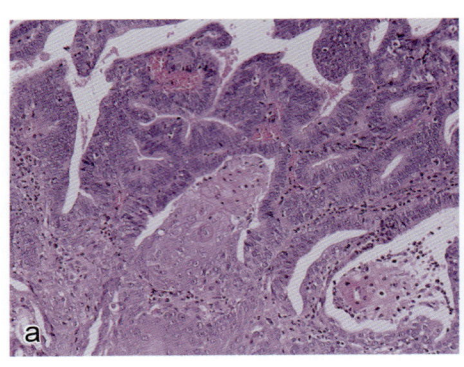

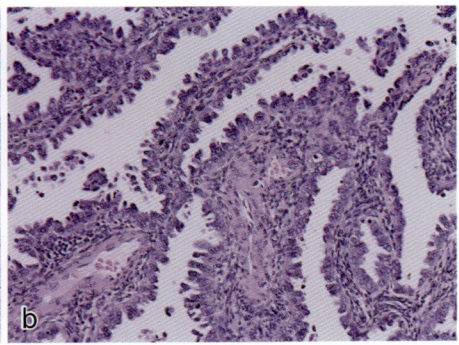

図 12-27 子宮内膜癌の組織像
a．類内膜腺癌：増殖期内膜の腺管に似た腫瘍細胞からなり，扁平上皮への分化を示す部分を伴うことがまれではない．
b．漿液性腺癌：卵巣に発生するものと同様の組織像を示す．

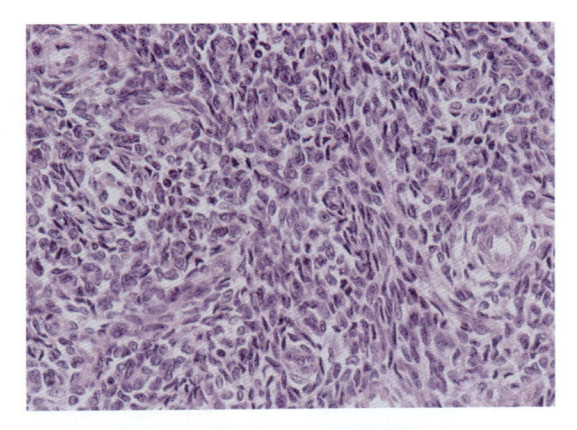

図 12-28 低悪性度子宮内膜間質肉腫
子宮内膜間質細胞に似た小型の細胞が密に増殖している．らせん動脈様の小動脈を腫瘍組織内に多く含むのも特徴の一つである．

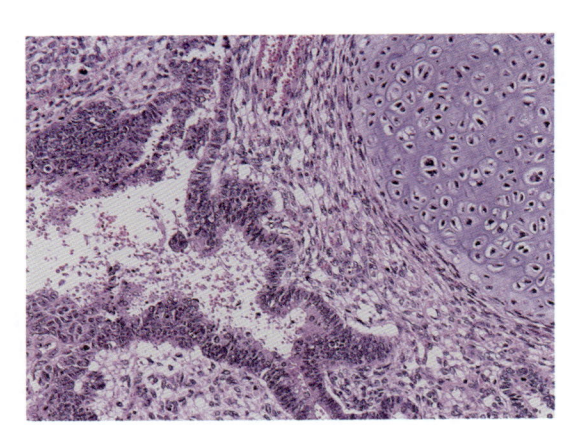

図 12-29 子宮内膜癌肉腫
この例では癌腫成分として類内膜腺癌を，肉腫成分として軟骨肉腫を含むので，細分類は異所性癌肉腫である．

coma，上皮性成分が良性腺上皮の性格を示し非上皮性成分が良性平滑筋の性格を示す筋腺腫 adenomyoma がある．

◆発生機序：最も多い癌肉腫に関しては，80〜85％が癌腫細胞が分化・転換を起こすことにより肉腫成分が生じてくる．残りの 15〜20％はそれぞれ独立して発生した癌腫と肉腫とが衝突することによって 1 個の腫瘍として形づくられる．

◆形　態：癌肉腫は肉眼的には内腔に向かって隆起性の病変をつくることが多い．組織学的に癌腫成分は類内膜腺癌であることが多く，肉腫成分は未分化内膜肉腫であることが多いが（同所性癌肉腫），横紋筋肉腫や軟骨肉腫のこともある（異所性癌肉腫，図 12-29）．

◆臨床的事項：癌肉腫は閉経後に多く，初発症状はほとんど不正子宮出血である．高悪性の腫瘍で，平均 5 年生存率は 25〜30％程度と考えられている．なお転移は，通常，癌腫成分による．

7．子宮体部筋層の腫瘍とその関連疾患

体部筋層には子宮の腫大をきたす病変として，腫瘍性病変ではないが腺筋症がしばしば発生する．真の腫瘍では，平滑筋系の腫瘍が圧倒的に多く，特に平滑筋腫はヒトに発生する良性腫瘍としては最も多いと考えられている．平滑筋腫の発生頻度の高さに比べるとむしろ極めて低頻度といえるが悪性腫瘍としては平滑筋肉腫が多い．

腺筋症 adenomyosis

◆定　義：腺筋症とは子宮内膜組織が筋層内にある状態をいう．

◆発生機序：エストロゲン刺激が関係した子宮内膜の筋層内への非腫瘍性進展が主原因であろうと考えられてい

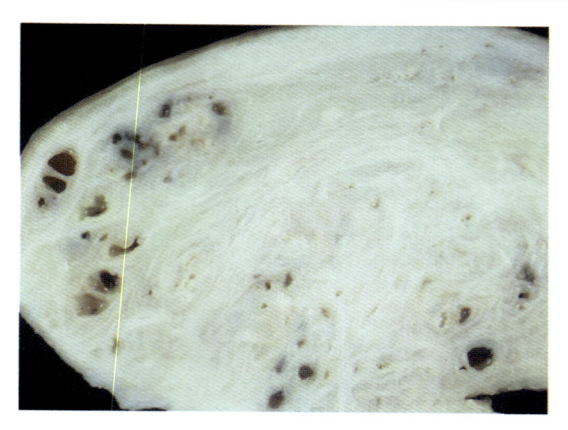

図 12-30　腺筋症の肉眼像
肥厚した筋層の中に小嚢胞状部分や褐色点状部分が認められる．

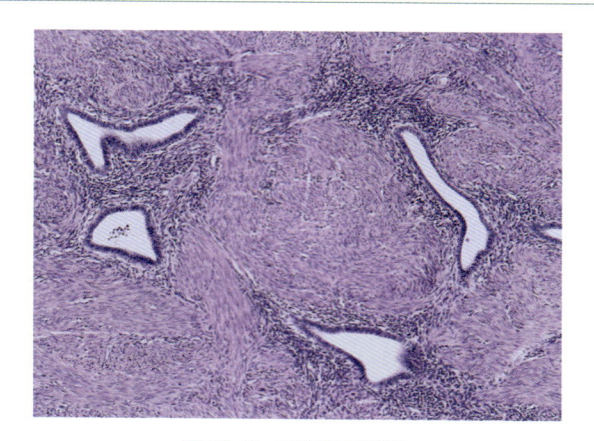

図 12-31　腺筋症の組織像
筋層の中に異所性に子宮内膜組織が認められる．周囲の平滑筋は過形成を起こしている．

る．かつて内性子宮内膜症と呼ばれたこともあったが，外性子宮内膜症つまりエンドメトリオーシスとは発生機序が異なると考えられるようになったため，現在この語は用いられない．

◆形　態：肉眼的に筋層のびまん性あるいは境界不明な限局性肥厚を示し，ところどころに小孔や暗赤色の出血点をみる（図 12-30）．組織学的には，基底層から少なくとも 2〜3 mm 離れて筋層内に不整形の子宮内膜の小島を散在性に認める．これら子宮内膜島では月経に際し出血をきたすため，ヘモジデリンの沈着やヘモジデリンを貪食したマクロファージをみることがある．周囲の平滑筋は過形成性の変化を起こす（図 12-31）．

◆臨床的事項：性成熟期の女性の 10 数％以上は腺筋症を有すると推測されている．腺筋症病巣内での子宮内膜組織の一部剥脱や出血が月経困難症の原因となる．

平滑筋腫 leiomyoma

◆定　義：平滑筋腫は，平滑筋細胞への分化を示す細胞からなる良性腫瘍である．

◆発生機序：発生原因は現在なお不明であるが，エストロゲンの過剰刺激が重要な因子の一つと考えられている．また，HMGIC 遺伝子を巻き込む 12 番染色体長腕の転座，7 番染色体長腕の部分欠損，6 番染色体短腕の再構成など，いくつかの染色体異常が少なからず起こっていることが知られている．

◆形　態：多くの例で多発し，種々の大きさの境界明瞭な円形で硬い結節性腫瘤を形成する．割面は筋状模様や唐草模様を呈する（図 12-32）．通常，体部に発生し（体部筋腫）筋層内にあるもの（筋層内筋腫）が多いが，頚部に発生したり（頚部筋腫），漿膜下（漿膜下筋腫）や粘膜下（粘膜下筋腫）に位置するものもある．組織学的に

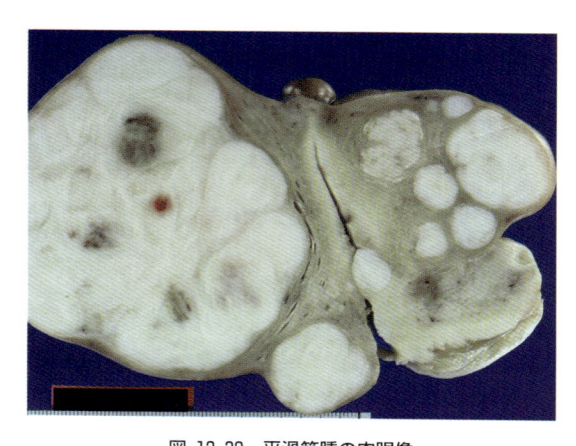

図 12-32　平滑筋腫の肉眼像
多発性に筋腫結節がみられ，大きなものでは内部に循環障害による出血をきたしている．

は，通常型平滑筋腫は胞体が好酸性に染まる紡錘形の平滑筋細胞が束をなして錯綜しながら増殖している（図 12-33）．特殊型として類上皮平滑筋腫 epithelioid leiomyoma，粘液性平滑筋腫 myxoid leiomyoma，富細胞平滑筋腫 cellular leiomyoma，異型平滑筋腫 atypical leiomyoma（変形平滑筋腫 bizarre leiomyoma）などがある．

◆臨床的事項：30〜40 代に好発するが，小さなものまで含めると 30 歳以上の女性の 30％以上に存在すると推測されている．平滑筋腫はかなりの大きさのものでも無症状のことがあるが，漿膜下筋腫では腫瘤感，粘膜下筋腫では不正子宮出血の症状が出やすい．平滑筋肉腫への悪性転換は極めてまれである．

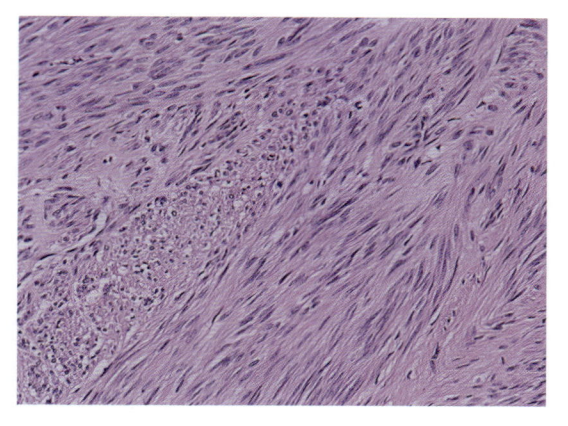

図 12-33 平滑筋腫の組織像
好酸性の胞体をもつ長紡錘形の細胞が束をつくり，錯綜しながら増殖している．

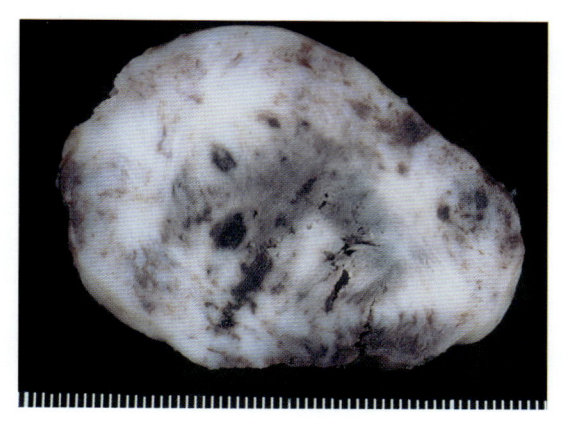

図 12-34 平滑筋肉腫の肉眼像
平滑筋腫とは異なり筋状模様はなく，不規則な出血・壊死巣が広がる．

平滑筋肉腫 leiomyosarcoma

- ◆定　義：平滑筋肉腫は，平滑筋細胞への分化を示す細胞からなる悪性腫瘍である．
- ◆発生機序：平滑筋腫よりはるかに多くの核型異常があることや癌抑制遺伝子 $p53$ の変異がしばしばあることが知られているが，発生にどのようにかかわっているかの詳細はいまだ不明である．
- ◆形　態：筋層内に孤在性の腫瘤としてみられることが多く，通常，平滑筋腫を基盤として発生していることはない．割面では出血や壊死がみられることが多い（図12-34）．通常型平滑筋肉腫は好酸性の胞体をもつ紡錘形の細胞からなり，細胞密度が高く，束を形成する傾向には乏しい（図12-35）．細胞異型は中等度から高度までと広い幅があるため，腫瘍細胞に凝固・壊死があるか否か，ない場合には 400 倍 10 視野で 10 個以上の核分裂像があるかといったことが一応の目安となる．特殊型として類上皮平滑筋肉腫 epithelioid leiomyosarcoma，粘液性平滑筋肉腫 myxoid leiomyosarcoma などがある．

なお，通常の診断基準では良性とも悪性とも確実には区別できない腫瘍が平滑筋系腫瘍には存在する．これらは悪性度不明な平滑筋腫瘍 smooth muscle tumor of uncertain malignant potential（STUMP）と呼ばれる．

- ◆臨床的事項：血行性に肺に転移をきたしやすい．極めて高悪性の腫瘍で平均 5 年生存率は 50％に届かない．

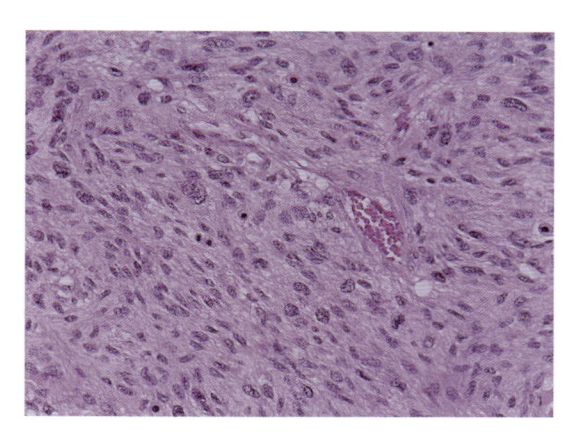

図 12-35 平滑筋肉腫の組織像
平滑筋腫に比べると細胞密度は高く，多形性を示す細胞や核分裂像が多い．紡錘形細胞による束の形成はない．

D 卵　管

1．卵管の発生

卵管は胎生期の Müller 管に由来する粘膜・管腔臓器である．卵管を含めた Müller 管の発生には前後軸に沿って発現する脊椎動物のホメオティック遺伝子である Hox 遺伝子群の時間的空間的な協調的発現が重要である．ヒト・マウス成体個体の卵管の機能発現・維持には Hox 遺伝子群のうち Hoxa9 遺伝子が重要とされる．卵管の欠損は通常，同側の卵巣欠損を伴うことが多い．卵管の閉鎖，重複，発育不全がまれにみられる．Turner 症候群や精巣性女性化症候群などでは，卵管構造はほぼ正常に発達する．

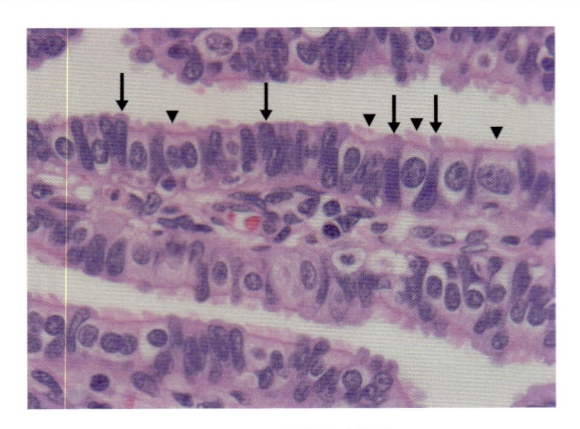

図 12-36 卵管上皮細胞
卵管上皮は自由面に線毛をもつ線毛細胞（▼）と線毛を欠き細長い形をした分泌細胞（↓）からなる．分泌細胞の先端は卵管内腔に突出し，その胞体には多数の分泌顆粒を含む．

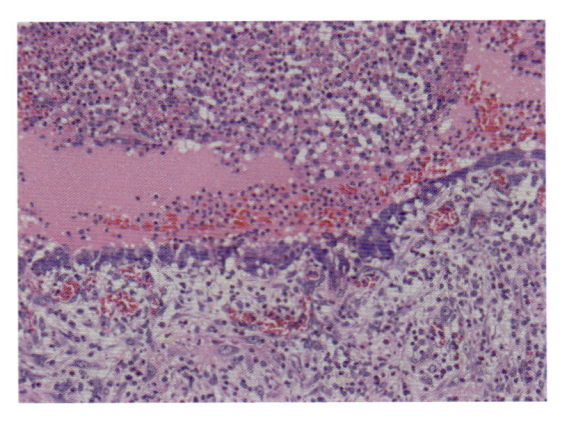

図 12-37 急性化膿性卵管炎
卵管内腔に滲出液とともに，好中球の遊走を認める．粘膜間質にも多数の好中球が浸潤している．

2．卵管の構造と機能

卵管は長さ約 10 cm 前後の組織で，子宮広間膜上縁に一対存在する．卵管は子宮部，峡部，膨大部，漏斗部から構成され，卵管腔は厚い子宮筋層を貫き子宮内腔と連続する．卵管の動脈血は子宮動脈，卵巣動脈の二重支配を受けている．排卵後の卵子・顆粒膜細胞複合体は卵管采部へと吸引され，膨大部付近で受精する．その後，卵割が開始され，子宮内膜に着床する．卵管周囲の結合組織には退縮した Wolff 管の遺残構造である平滑筋束に囲まれた管状構造がみられる．この遺残組織の腺上皮成分からまれに腫瘍が発生する．

卵管は著しく複雑なひだ構造を形成する粘膜臓器で，粘膜筋板を欠き厚い筋層をもつ．ひだは漏斗部で最も発達し，子宮部で最も少ない．卵管筋層は内側の輪走筋，外側の縦走筋から構成され，その協調的運動により卵子の輸送を補助する．子宮部，峡部では内側にも縦走筋が存在する．卵管上皮細胞には少なくとも線毛細胞，分泌細胞の二種類が存在する（図 12-36）．線毛細胞の線毛運動により排卵された卵子・顆粒膜細胞複合体が卵管腔内へ入る．分泌細胞は卵への栄養供給を行う．またリンパ球が上皮間にみられる．線毛細胞は漏斗部に，分泌細胞は子宮部に多い．性ホルモンの影響を受けて卵管粘膜は周期的に変化する．エストロゲンにより粘膜のひだが顕著になり，上皮細胞が分裂し線毛細胞は高円柱化する．閉経以降，エストロゲン濃度の低下により卵管粘膜のひだは萎縮する．

3．卵管の炎症

卵管は腟・子宮内腔を通じて外界と交通をもつため，炎症性変化を受けやすい．卵管に一定以上の程度の炎症が起こり内腔の狭窄や癒合を伴う不完全な再生が起これば，不妊や卵管妊娠の重要な原因となる．また炎症が卵管壁を越えると骨盤腹膜炎となる．

急性化膿性卵管炎 acute suppurative salpingitis
◆定　義：主に化膿性病原体の感染により発生する卵管の急性化膿性炎症を指す．卵管壁および卵管腔に多量の好中球を含む炎症細胞浸潤や炎症性滲出物を形成する．
◆発生機序：大腸菌，ブドウ球菌，レンサ球菌，放線菌などの上行性感染が一般的である．
◆形　態：肉眼的に卵管は充血・腫脹を示す．卵管壁は肥厚し内腔には膿様滲出物が貯留する．病理組織学的には卵管内腔に好中球を含む炎症細胞浸潤や炎症性滲出物の貯留がみられ，粘膜層および筋層間質にも及ぶ（図 12-37）．上皮層の破壊・再生に伴い腺配列が乱れる場合がある．
◆臨床的事項：子宮や腟の炎症からの上行性の波及が多い．タンポンや子宮内避妊具（放線菌が多い）などの使用に伴うものも多い．抗菌薬を投与するが卵管切除が行われる場合もある．

クラミジア性卵管炎
Chlamydia trachomatis salpingitis
◆定　義：クラミジアの卵管感染による卵管炎である．
◆発生機序：細胞内寄生細菌に属する *Chlamydia trachomatis* による女性性器感染症で性行為による感染が多い．子宮頚管炎，尿道炎なども起こす．
◆形　態：炎症反応は概して軽度であり，肉眼的な変化は少なく腹腔鏡による所見も少ない．病理組織学的には種々の程度の炎症反応がみられる．特異抗体による免疫

染色により原因病原体として同定できる場合がある.
◆臨床的事項:若・中年女性の不妊や卵管妊娠の原因として注目される.女性の場合,比較的無症状のことが多く感染蔓延の原因となる.感染した母親から経産道的に感染し新生児に結膜炎を起こす場合が知られている.

結核性卵管炎 tuberculous salpingitis
◆定　義:結核菌の卵管感染による卵管炎である.
◆発生機序:結核菌の血行性感染が卵管感染の原因として重要である.
◆形　態:好発部位は卵管膨大部である(図12-38).両側性に発生することが多い.微小な白色結節の形成がみられることが多い.高度の例では卵管内腔が乾酪壊死物質により充満される.病理組織学的にはLanghans巨細胞や乾酪壊死を伴う類上皮肉芽腫(結核結節)の形成が典型的である.卵管粘膜上皮は時に高度の過形成性変化を示し,腺癌と誤られる場合がある.
◆臨床的事項:以前は不妊の原因として重要であったが,近年その発生が激減した.

卵管留膿腫 pyosalpinx
◆定　義:化膿性炎症などにより卵管腔に膿汁が充満する状態を指す.
◆発生機序:急性・慢性の卵管炎などによる卵管腔の狭小化や閉塞を背景とする化膿性炎症に伴い発生する.
◆形　態:肉眼的に卵管は腫大・緊満し充血する.内腔には種々の濃縮度を示す膿汁が充満する.
◆臨床的事項:淋菌,大腸菌,クラミジアなどが多く,外科切除が行われることが多い.

4. 卵管の炎症以外の非腫瘍性病変

卵管留水腫 hydrosalpinx
◆定　義:卵管腔に漿液性内容物が貯留し緊満した状態を指す.
◆発生機序:卵管の炎症などの治癒機転において内腔の通過障害が引き起こされ,二次的な滲出液漏出により生じると考えられる.
◆形　態:肉眼的に卵管は腫大・緊満し,内腔に漿液性内容をいれる.
◆臨床的事項:卵管上皮機能は大きく障害される.

卵管妊娠 tubal pregnancy
◆定　義:卵管における異所性の受精卵着床である.
◆発生機序:卵管内の受精卵の通過障害によると考えられ,その原因として急性・慢性の卵管炎が重要である.

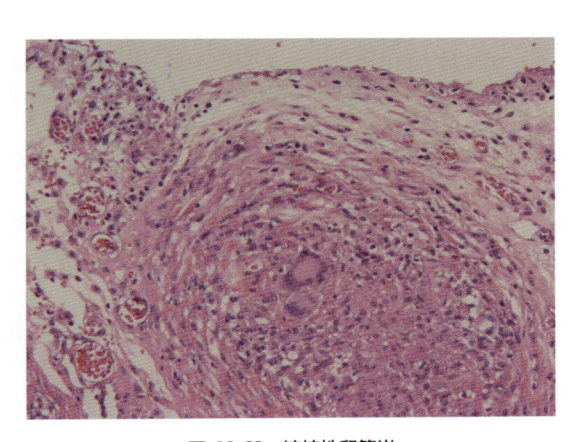

図12-38　結核性卵管炎
粘膜間質に,核が環状に配列するLanghans型巨細胞の出現を伴った結核結節をみる.

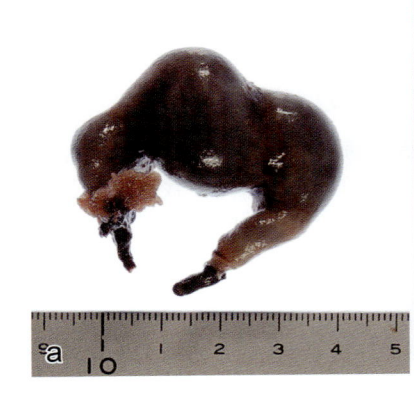

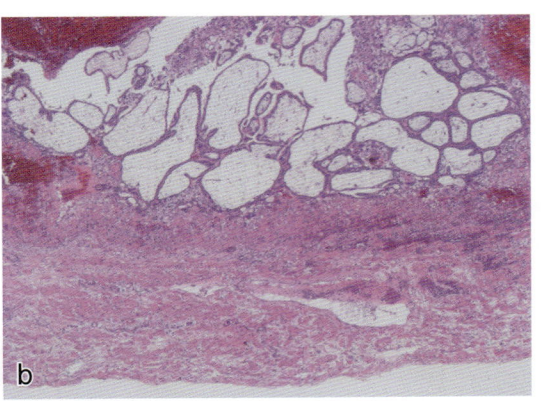

図12-39　卵管妊娠
a. 卵管は腫大し,卵管内外に出血がみられる.
b. 卵管内腔側に栄養膜細胞や絨毛構造を認める.

◆形　態：卵管は腫大し卵管内外に出血がみられ，変性した栄養膜細胞や絨毛構造がみられる（図12-39）．胎芽が確認できる場合もある．脱落膜の形成は不完全である．
◆臨床的事項：異所性妊娠の大部分が卵管妊娠である．卵管妊娠は通常，初期に破裂して急性腹症や腹腔内出血をきたす．

子宮内膜症 endometriosis
◆定　義：異所性の子宮内膜腺・間質組織が卵管に認められる状態である．
◆発生機序：卵巣の子宮内膜症の発生機序を参照されたい（p.686参照）．
◆形　態：卵管壁（筋層あるいは漿膜下）に子宮内膜（内膜腺，間質細胞）が存在する．
◆臨床的事項：通常，他部位の子宮内膜症を伴い，月経困難症などを起こす．

ワルタード細胞巣 Walthard cell nest
◆定　義：卵管あるいは卵巣門部の漿膜において移行上皮層が巣状に形成されるもの．
◆発生機序：腹膜中皮細胞のなんらかの化生過程により形成されると考えられる．
◆形　態：腹膜表面に部分的に移行上皮層と考えられる上皮層が形成される．部分的に周辺の中皮細胞層と連続する．
◆臨床的事項：卵巣のBrenner腫瘍の発生母地と想定する説がある．

5．卵管の腫瘍類似病変

卵管上皮過形成 tubal epithelial hyperplasia
◆定　義：卵管上皮細胞が種々の程度に非腫瘍性に増生したものである．
◆発生機序：軽度のものはエストロゲン刺激などによる．高度のものは炎症による腺上皮の破壊とその再生に伴い，卵管粘膜上皮細胞が不規則に増生することで起こる．
◆形　態：高度の過形成では炎症を背景として不規則な構造を示す卵管上皮の増生がみられる．結核性卵管炎ではこの過程が顕著で腺癌との鑑別が必要な場合がある．このような顕著な例はpseudocarcinomatous hyperplasiaと呼ぶ．

結節性卵管峡部炎 salpingitis isthmica nodosa
◆定　義：卵管峡部に好発する小型の結節性病変で肥厚した卵管筋層に卵管型腺管が散在する．
◆発生機序：機序は不明な点が多く，卵管腔と連続する小型腺管が筋層へと芽出することにより形成される．
◆形　態：卵管の峡部の結節を形成することが一般的であるが肉眼的な変化を示さないことも多い．卵管筋層内の卵管型腺管は異型性が乏しい．
◆臨床的事項：比較的若年女性に両側性に発生することが多い．不妊や卵管妊娠の原因となりうる．

endosalpingiosis
◆定　義：卵管上皮に類似した上皮細胞が卵管やほかの骨盤内臓器の腹膜直下，リンパ節，その他の部位において集簇して存在するもの．しばしば軽度の囊胞状拡張や乳頭状構造を示す．
◆発生機序：腹膜中皮細胞その他の細胞成分の化生性変化とする説，卵管粘膜上皮の良性転移説，Müller管遺残構造説などがあるが，現在は化生説が有力である．腹膜にはまれに卵巣に発生する漿液性腫瘍（境界悪性腫瘍や腺癌）が原発することが知られているが，その発生母地としてendosalpingiosisや化生性卵管様上皮などがあげられる．
◆形　態：肉眼的に小結節や小囊胞に認められる場合がある．病理組織学的には，線毛細胞を含む卵管粘膜上皮細胞とほぼ同一形態を示す上皮細胞が管状，囊胞状，低乳頭状に腹膜近傍の結合組織内に認められる．腹膜表面やリンパ節内に同様の病変がみられる場合もある．いわゆる砂粒小体 psammoma body の形態を示す石灰化小体がしばしば認められる．
◆臨床的事項：ほぼ女性に限って認められ，通常，無症状のことが多いが，高度の場合は痛みなどの症状を示すことがある．腹膜の漿液性腫瘍（境界悪性腫瘍や腺癌）に並存する場合や単独でみられる場合などがある．他病変のために切除された骨盤内組織（卵管を含む），骨盤内リンパ節や大網などに偶然見いだされることが大部分である．

6．卵管の腫瘍

腺腫様腫瘍 adenomatoid tumor
◆定　義：良性の腫瘍．卵管漿膜下に発生する管腔形成，索状配列などを特徴とする低円柱状，立方形あるいは扁平な上皮細胞からなる腫瘍である．
◆発生機序：これまでその形態から内皮細胞由来，中皮細胞由来などの説が唱えられてきたが，calretininなどの中皮細胞マーカーがほぼ一定して陽性となるため，現在では中皮由来の腫瘍の一種とされている．
◆形　態：肉眼的には灰白色〜淡黄色の充実性腫瘤を形成する．卵管漿膜下に数cm以下の腫瘤として認められる．

D. 卵 管

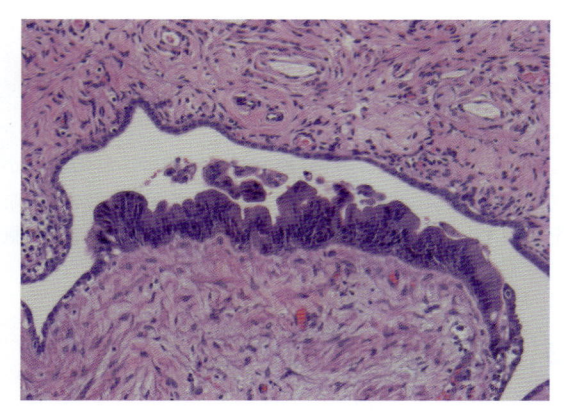

図 12-40 卵管上皮内癌
正常の卵管上皮と連続性に，異型の目立つ漿液性腺上皮細胞がみられる．浸潤像は認められない．

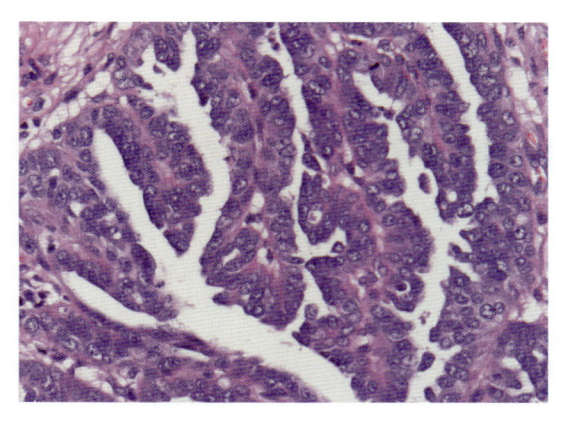

図 12-41 漿液性腺癌
高度な核異型を示す腫瘍細胞が，スリット状の不規則な管腔を形成する．

◆臨床的事項：中高年女性に偶然発見されることが通常である．

その他の良性腫瘍

　子宮内膜様ポリープ endometrioid polyp あるいは腺腫様ポリープ adenomatous polyp，乳頭腫 papilloma，囊胞腺腫 cystadenoma，化生性乳頭状腫瘍 metaplastic papillary tumor などが知られる．化生性乳頭状腫瘍は真の腫瘍か化生性変化かについて不明な点が多い．

悪性腫瘍

　卵管の原発性悪性腫瘍は非常にまれで，卵巣の上皮系腫瘍のスペクトラムとほぼ同一の組織型の腫瘍が発生するが，なかでも漿液性腺癌が最も多い．わが国では移行上皮癌が比較的多いとされる．卵管の慢性炎症を背景に発生する症例が知られているが，その頻度や意義については不明な点が多い．卵管結核では上皮の反応性過形成がみられることがあるが，顕著な場合は腺癌と混同される場合があり，結核に続発した腺癌と診断される症例の一部は反応性過形成である可能性も指摘されている．まれに境界悪性型の漿液性囊胞腺腫が発生する．近年，卵管の上皮内癌が卵巣癌の組織発生を考えるうえで注目されている．卵管の癌腫は共通して腹膜組織，隣接臓器，リンパ節などへ進展する．

上皮内癌 tubal intraepithelial carcinoma
◆定義・発生機序：卵管の上皮内癌で，遠位部，特に采部に多い．BRCA 遺伝子変異の関与が指摘されている．卵巣の高悪性度の漿液性腺癌の多くは卵管采部の上皮内癌に由来するという説が有力となりつつある．
◆形　態：卵管上皮内に単発性あるいは多発性にみられ，既存の上皮と接して連続性に認められる．大型の異型細胞からなり，核の腫大，核分裂像，極性の乱れなどがみられる．漿液性上皮内腺癌が多い（図 12-40）．

漿液性腺癌 serous adenocarcinoma
◆定　義：卵管に限局して発生した高度な異型性を示す漿液性型の腺上皮細胞からなる悪性腫瘍．
◆発生機序：散発例に関しては WT1 シグナル系の異常が卵管漿液性腺癌の発生に関与するとの報告がある．家族発生例については BRCA1，BRCA2 遺伝子異常の関与が指摘されている．
◆形　態：肉眼的には卵管の腫大が通常認められる．卵管内腔は拡張することが多く，その中に白色充実性の腺癌細胞の増殖巣が認められる．出血や壊死を伴う．病理組織学的には卵巣で発生するのと同様の異型性漿液性細胞が乳頭構造，管腔構造，充実性胞巣などを形成して浸潤性発育を示す．管腔構造ではいわゆるスリット状の管腔が特徴的である（図 12-41）．砂粒小体の形成もみられる．
◆臨床的事項：中高年女性に発生する．Ⅰ/Ⅱ期で発見される症例は約 50〜60％，その 5 年生存率は約 50％前後と報告されている．

移行上皮癌 transitional cell carcinoma
◆定　義：卵管に発生する移行上皮型の細胞の悪性病変である．
◆発生機序：不明な点が多いが卵管粘膜の移行上皮化生を発生母地とする可能性が示されている．
◆形　態：肉眼的には前述の漿液性腺癌と同様の肉眼像を呈する．病理組織学的には膀胱などに発生する移行上皮癌と同様の層形成性の上皮細胞胞巣が乳頭状・充実性に浸潤・破壊性の増殖を示す．
◆臨床的事項：上述の漿液性腺癌と同様の臨床像を示す．わが国の卵管癌に比較的多いとの報告がある．

E 卵 巣

1．卵巣の発生とその異常

卵巣は扁平楕円状を呈し，3×2×1 cm，重さ5〜10 gで，皮質，髄質，門から形成されている．皮質は緻密な線維性結合織と紡錘形の線維細胞からなり，多数の原始卵胞を有している．表層には腹膜中皮由来の表層上皮細胞が覆っている．髄質には種々の段階の卵胞，黄体，白体が散見される．発達した血管や神経が髄質から卵巣門にかけて多数存在する．卵巣門には Wolff 管の遺残組織である卵巣網が存在する．またステロイド産生細胞である門細胞も認められ，卵巣門から傍卵管部にかけてWalthard 細胞巣が存在する．

卵巣は精巣と同様に胎生約5週に中腎ひだ内側の尿生殖堤に生じる．原始卵黄嚢壁に起源をもつ原始生殖細胞が尿生殖堤へと遊走し，胎生5〜6週に定着する．尿生殖堤は卵巣原基となり，その腹膜表面からは性索が形成される．尿生殖堤の卵巣への分化は胎生7週に始まるが，性索は卵祖細胞を取り巻いて顆粒膜細胞となる．原始生殖細胞は卵祖細胞を経て一次卵母細胞となり，活発に分裂して母体の妊娠中期に最大数（一側の卵巣に400万個ほど）に達する．やがて卵母細胞の周囲を単層の顆粒膜細胞が覆う原始卵胞となる．原始卵胞は次第に減少し，新生児で一側の卵巣に100万個，思春期には8万個ほどとなる．さらにその大多数は卵胞発達のいずれかの段階で退縮し，実際に排卵まで達するのは400〜500個にすぎない．このように原始卵胞の少数のもののみが二次卵胞を経て最終的に排卵可能な Graaf 卵胞（三次卵胞）にまで成長する．排卵後，卵胞は月経黄体となり，妊娠にいたらない時は，退縮，線維化，硝子化して白体となる．妊娠黄体は月経黄体に比べ，黄体細胞の大型化と分泌活動の旺盛さを示す．また月経黄体が直径1 cm前後であるのに対し，約2〜3 cmである．

卵巣の疾患は，形成不全や分化の異常，循環障害，妊娠関連疾患，炎症性疾患，類腫瘍病変，腫瘍性病変（表12-3）など多岐にわたる．

2．卵巣の循環障害と卵巣妊娠

中等大の卵巣腫大（良性腫瘍や非腫瘍性嚢胞疾患）に際して捻転を生じて出血性梗塞を起こすことがある．子宮内膜症性嚢胞，黄体嚢胞，卵巣妊娠などに際し腹腔内に大量出血をみることがある．

子宮内膜以外の異所性妊娠としては卵管妊娠の頻度が高いが，まれに卵巣に受精卵が着床し腹痛や腹腔内出血をきたす．卵巣表面や黄体を中心に妊娠性の栄養膜細胞や絨毛構造などが認められる．

3．卵巣の炎症

卵管炎が卵巣に及んだものが多いが，そのほか虫垂，腹膜，子宮などの炎症が直達性に卵巣を侵すことがある．急性卵巣炎では皮質表層の浮腫，線維素析出，好中球浸潤，浮腫などをみる．慢性卵巣炎では骨盤内臓器の炎症から持続性に慢性卵巣周囲炎を引き起こし，周囲組織との間に癒着を起こす．黄色肉芽腫 xanthogranuloma，放線菌症，結核，自己免疫性卵巣炎などが認められる．卵巣結核 ovarian tuberculosis は，わが国では近年まれであるが卵巣機能異常や不妊を呈する．自己免疫性卵巣炎 autoimmune oophoritis はわが国での報告は少ない．種々の発達段階の卵胞，特にその内莢膜細胞にリンパ球主体の炎症反応がみられる．

放線菌症 actinomycosis
◆定義・発生機序：子宮内避妊具 intrauterine device（IUD）を長期装着した際に発生する．子宮内膜や卵管の放線菌症と合併することが多い．
◆形　態：好中球や組織球による膿瘍中に放線菌塊が認められる．

4．類腫瘍病変

卵巣の類腫瘍病変はしばしば遭遇する．嚢胞を形成するものと充実性に腫大する病変とがある．機能性病変を示すこともある．

嚢胞形成群として，子宮内膜症，表層上皮封入嚢胞，孤在性卵胞嚢胞および黄体嚢胞，妊娠性および産褥性大型孤在性黄体化嚢胞，多発性卵胞嚢胞，多発黄体化卵胞嚢胞などがある．間質過形成および黄体化群としては妊娠黄体腫，間質過形成，間質性莢膜細胞過形成，線維腫症，広汎性卵巣浮腫などがみられる．表層の上皮が反応性に増生する開花性中皮増生症 florid mesothelial hyperplasia が悪性腫瘍と間違えられることがある．

表 12-3　卵巣腫瘍組織分類

表層上皮性・間質性腫瘍
A．漿液性腫瘍
B．粘液性腫瘍
C．類内膜腫瘍
D．明細胞腫瘍
E．移行上皮腫瘍（Brenner 腫瘍）
F．扁平上皮腫瘍
G．混合型上皮性腫瘍
　a．境界悪性 Müller 型混合上皮性嚢胞腺腫
　b．扁平上皮成分優位の境界悪性 Müller 型混合上皮性乳頭嚢胞腺腫
H．未分化癌

性索間質性腫瘍
A．顆粒膜細胞・間質細胞腫瘍
　1．顆粒膜細胞腫
　2．莢膜細胞腫・線維腫群腫瘍
　　a．莢膜細胞腫
　　b．線維腫
　　c．線維肉腫
　　d．僅少な性索成分を伴う間質性腫瘍
　　e．硬化性間質性腫瘍
B．Sertoli・間質細胞腫瘍
　1．Sertoli・Leydig 細胞腫
　2．Sertoli 細胞腫
C．ステロイド細胞腫瘍
　1．間質性黄体腫
　2．Leydig 細胞腫（門細胞腫）
D．輪状細管を伴う性索腫瘍
E．ギナンドロブラストーマ
F．分類不能

胚細胞性腫瘍
A．未分化胚細胞腫（未分化胚腫）
B．卵黄嚢腫瘍（ヨークサック腫瘍）
C．胎芽性癌
D．多胎芽腫
E．非妊娠性絨毛癌
F．奇形腫
　1．成熟奇形腫
　2．未熟奇形腫
　3．単胚葉性あるいは特徴的な体細胞への分化を示す奇形腫
　　a．卵巣甲状腺腫
　　b．カルチノイド
　　c．甲状腺腫性カルチノイド
　　d．神経外胚葉性腫瘍
　　e．成熟奇形腫の悪性転化（癌腫）
　　f．その他
G．混合型胚細胞腫瘍

胚細胞・性索間質性腫瘍
a．性腺芽腫
b．混合性胚細胞・性索間質性腫瘍

卵巣網の腫瘍

その他の腫瘍
a．小細胞癌（高カルシウム血症型）
b．小細胞癌（肺型）
c．大細胞性神経内分泌癌
d．肝様癌
e．中皮性腫瘍
f．妊娠性絨毛性疾患
g．Wolff 管腫瘍
h．非特異的軟部腫瘍
i．その他

リンパ球系および造血器系腫瘍
1．悪性リンパ腫
2．白血病
3．形質細胞腫

二次性腫瘍（転移性腫瘍）

類腫瘍病変
A．嚢胞形成群
　a．子宮内膜症性嚢胞
　b．表層上皮封入嚢胞
　c．孤在性卵胞嚢胞および黄体嚢胞
　d．妊娠性および産褥性大型孤在性黄体化嚢胞
　e．多発性卵胞嚢胞（多嚢胞性卵巣症候群）
　f．多発性黄体化卵胞嚢胞
　g．単純嚢胞
B．間質過形成および黄体化群
　a．妊娠黄体腫
　b．間質過形成
　c．間質性莢膜細胞過形成
　d．線維腫症
　e．広汎性卵巣浮腫
C．その他
　a．開花性中皮増生症

未分化癌を除く表層上皮性・間質性腫瘍では各組織型で良性，境界悪性，悪性腫瘍が定義されている．微小な浸潤があっても明らかな破壊浸潤がない場合には境界悪性腫瘍に入れる．

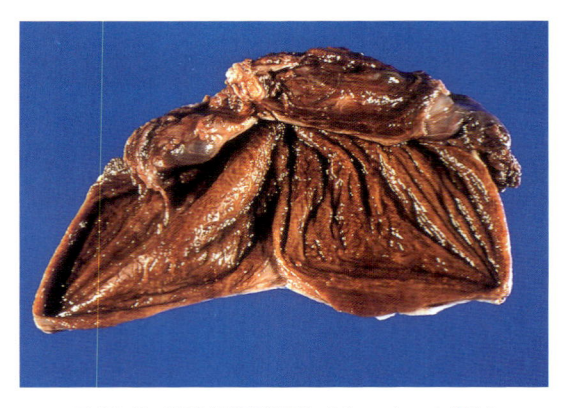

図 12-42 子宮内膜症性嚢胞（チョコレート嚢胞）
嚢胞壁はヘモジデリンの沈着により茶褐色を呈している．

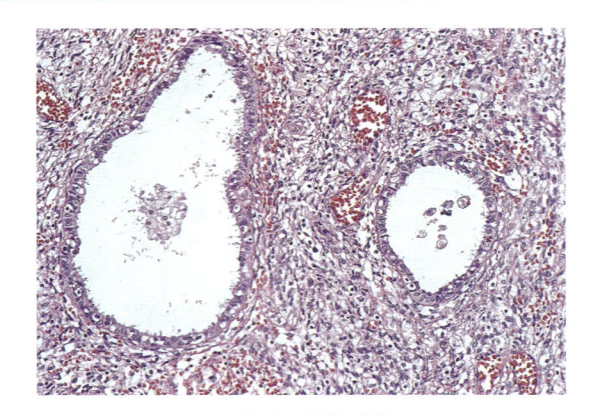

図 12-43 子宮内膜症
子宮内膜と同様の腺と間質よりなる．出血を伴っている．

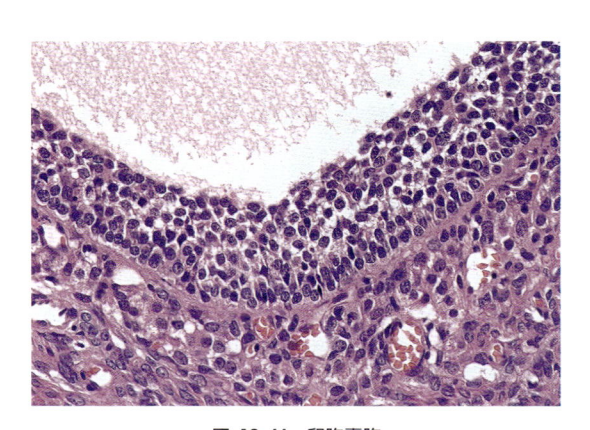

図 12-44 卵胞嚢胞
顆粒膜細胞層の外周に腫大した内莢膜細胞層が認められる．

子宮内膜症 endometriosis
◆定　義：子宮内膜症は，異所性に子宮内膜組織が存在する病変である．卵巣に最も多いが，腸管・膀胱・皮膚・軟部・腹膜などにもみられる．
◆発生機序：子宮内膜移植説と体腔上皮化生・誘導説の2つが有力である．子宮内膜移植説とは，月経時に剥離した内膜組織片が卵管を逆流して腹膜や卵巣に接着・着床して発生するという説である．体腔上皮の化生・誘導説は子宮内膜組織以外に起源を求めている．発生初期に中腎堤を覆う体腔上皮は卵巣表層上皮やMüller管（卵管・子宮体部・頚部・腟上部）へと分化成熟する．したがって卵巣表層上皮がなんらかの刺激によってMüller管への化生が誘導され，子宮内膜症が生ずるとする説である．
◆形　態：肉眼的にはさまざまな大きさのチョコレート嚢胞を形成する（図 12-42）．組織学的に定型像では内膜上皮細胞と内膜間質細胞よりなる（図 12-43）．これに出血，ヘモジデリン沈着，ヘモジデリン貪食マクロファージの出現を伴う．古い病巣では内膜上皮細胞がほとんど欠如し，ヘモジデリン沈着マクロファージや間質細胞のみが観察される．
◆臨床的事項：性成熟期の女性の5〜10％に発生し，主な症状としては骨盤痛，性交痛，月経困難症と不妊があげられる．無症状のことも多い．生活様式の欧米化や検査方法の進歩などで子宮内膜症の罹患率は増加している．類内膜腫瘍や明細胞腫瘍の発生母地と考えられている．

表層上皮封入嚢胞 surface epithelial inclusion cyst
◆定　義：表層上皮封入嚢胞は，卵巣表層上皮が皮質に陥入して形成される嚢胞である．
◆発生機序：排卵後の組織修復により形成されると推測されている．
◆形　態：単層の立方状あるいは円柱状上皮よりなり，卵管上皮に似た線毛をもつ．一部に化生性の粘液上皮，移行上皮あるいは扁平上皮をみることもある．表層上皮性・間質性腫瘍の発生母地と考えられている．
◆臨床的事項：臨床的症状は示さない．

卵胞嚢胞 follicular cyst
◆定　義：卵胞嚢胞は拡張した卵胞よりなる1〜2cmの単発性嚢胞である．時に3〜8cmに達する．
◆発生機序：卵胞が嚢胞化したものである．
◆形　態：嚢胞内壁は数層の顆粒膜細胞，外周は莢膜細胞よりなる（図 12-44）．黄体化を示すこともある．
◆臨床的事項：初経直後や閉経期に多い．胎児期，新生児期にみつかることがある．

黄体嚢胞 corpus luteum cyst
- ◆定　義：黄体から発生する嚢胞である．
- ◆発生機序：黄体が出血を生じて腫大し，のちに出血は吸収されてフィブリンを含む水溶液が貯留し，典型的な黄体嚢胞となる．
- ◆形　態：嚢胞壁は黄体化莢膜細胞の厚い層で囲まれている．
- ◆臨床的事項：多くの場合無症状であるが，まれに腹腔内出血を起こす．

多発性卵胞嚢胞/多嚢胞性卵巣症候群
polycystic ovarian disease/polycystic ovary syndrome
- ◆定　義：両側性多発性卵胞嚢胞の形成と不妊，無排卵性月経異常，低発育乳房，多毛などの軽度の男性化症状と肥満を有するもの．Stein-Leventhal症候群とも呼ぶ．
- ◆発生機序：全身的な代謝疾患の一つと考えられているが，病因の一つには莢膜細胞からのアンドロゲン分泌亢進と顆粒膜細胞からのエストロゲン分泌亢進が関与している．
- ◆形　態：卵巣被膜の厚い膠原線維化，多発性卵胞嚢胞，卵胞性莢膜細胞過形成，間質性莢膜細胞過形成を特徴とする．排卵がないため黄体や白体はみない（図12-45）．
- ◆臨床的事項：20代に多い．エストロゲンの作用により子宮内膜の増殖症や腺癌の発生の危険性が高まる．若年の高分化内膜癌の25％に本症を合併する．

5．卵巣の腫瘍

卵巣腫瘍は，正常卵巣の初期発生との対比の研究をもとに，表層上皮性・間質性腫瘍，性索間質性腫瘍，胚細胞性腫瘍，胚細胞・性索間質性腫瘍，卵巣網の腫瘍やその他の腫瘍に大別され，さらに形態的な類似性をもとに多数の組織型に分類されている．卵巣腫瘍に占める表層上皮性・間質性腫瘍の頻度は60％，性索間質性腫瘍は10％，胚細胞性腫瘍は30％ほどである．

表層上皮性・間質性腫瘍
surface epithelial-stromal tumor

表層上皮性・間質性腫瘍とは，表層上皮成分の増殖が主体であり，時に間質成分の著明な増殖を伴う腺線維腫の形態をとる腫瘍である．形態的特徴からさらに漿液性，粘液性，類内膜，明細胞，Brenner腫瘍などの組織型に分類され，それぞれ良性，境界悪性，悪性腫瘍（癌腫）の3群が存在する．

表層上皮性・間質性腫瘍では腺腫や癌腫に加えて境界悪性腫瘍 tumor of borderline malignancy あるいは低悪性度 low malignant potential と呼ばれる腫瘍が定義されている．その組織学的特徴として，腫瘍細胞は浸潤性を示さず，核異型は良性と悪性の中間程度を示す．また上皮の乳頭状増殖により内腔に上皮細胞塊が浮遊する像がみられる．この概念で重要なのは，境界悪性腫瘍の診断は卵巣原発部の病理形態所見からのみ判断するべきであるという点である．すなわち，播種性転移陽性あるいは臓器転移陽性の境界悪性腫瘍があっても構わないという

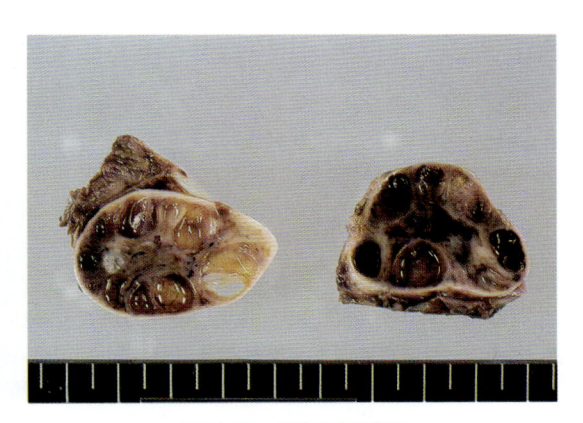

図12-45　多発性卵胞嚢胞
両側卵巣に厚い被膜と多数の卵胞嚢胞が存在する．黄体は認められない．

表12-4　卵巣癌における新分類（I型，II型）

		前駆病変	生じやすい遺伝子変異
I型 （I期が多い）	低異型度漿液性腺癌	境界悪性腫瘍	KRAS, BRAF
	低異型度類内膜腺癌	子宮内膜症	CTNNB1, PTEN
	明細胞腺癌	子宮内膜症	PIK3CA
	粘液性腺癌	境界悪性腫瘍	KRAS
II型 （進行期が多い）	高異型度漿液性腺癌	（卵管上皮内癌）	TP53
	高異型度類内膜腺癌		TP53
	未分化癌		
	癌肉腫		TP53

（Seidmanらによる）

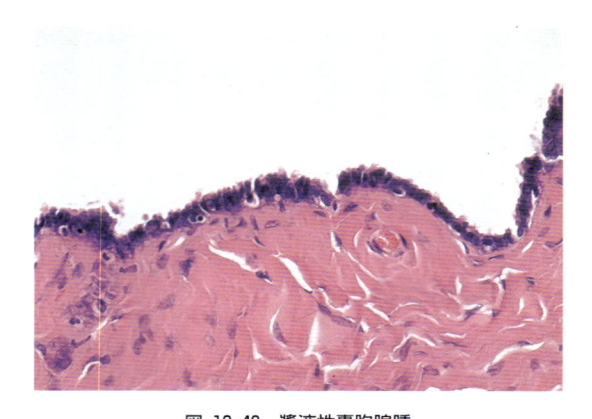

図 12-46　漿液性嚢胞腺腫
内壁は1層の円柱上皮で覆われている．線毛上皮も認められる．

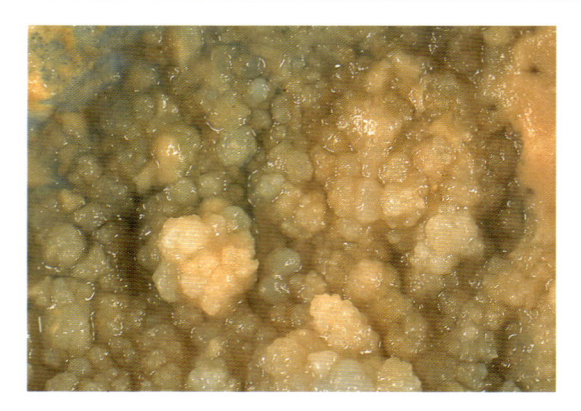

図 12-47　漿液性境界悪性腫瘍
嚢胞内壁に乳頭状増生が認められる．

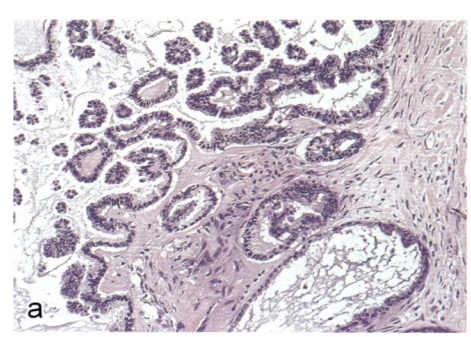

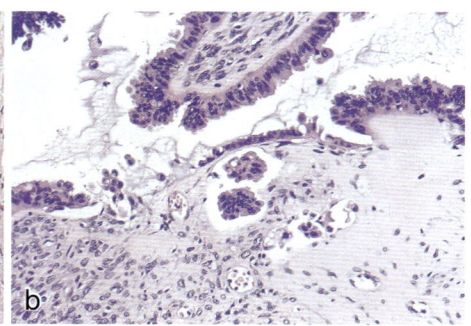

図 12-48　漿液性境界悪性腫瘍
a．腫瘍細胞の増殖が強く，細胞異型や核異型も認められるが，浸潤像がなく，癌とはいえない．
b．微小浸潤があるが，明らかな破壊浸潤がないので境界悪性腫瘍と診断される．

ことである．また微小な浸潤像があっても明らかな破壊性浸潤がない場合，境界悪性腫瘍と定義されている．

漿液性腫瘍　serous tumor

近年，卵巣の表層上皮性・間質性腫瘍の組織発生・分類に関して新しい考えが広まりつつある（**表12-4**）．Ⅰ型癌は一般に発育が緩徐で，前癌病変があり，腫瘍がⅠ期のことが多い．Ⅱ型癌は卵巣に大きな嚢胞性腫瘍をつくることは少なく，発育が速く，進行した状態でみつかることが多い．Ⅱ型癌に含まれる高悪性度の漿液性腺癌は卵管の上皮内癌由来の可能性が考えられてきている（**図 12-46**）．

◆定　義：漿液性腫瘍は卵管上皮または体腔・表層中皮に類似した円柱形・立方形上皮細胞からなる腫瘍で，良性，境界悪性，悪性に分類される．

◆発生機序：表層上皮封入嚢胞が発生母地と考えられている．

◆形　態：良性病変は，1～数個の嚢胞からなる嚢胞性病変である（嚢胞腺腫）．内容液は淡黄色漿液性である．腫瘍細胞は円柱状，立方状で，線毛を有する場合も多い（**図 12-46**）．複雑な乳頭形成や浸潤性増殖は示さない．

境界悪性腫瘍では，嚢胞壁からの上皮の乳頭状の増殖性隆起が多数認められる（**図 12-47**）．嚢胞内面に認められる場合（境界悪性乳頭状嚢胞性腫瘍）と嚢胞外面に外方性に乳頭状に増生する場合（境界悪性表在性乳頭状腫瘍）とがある．しばしば両側性となる．明らかな浸潤性増殖はみないが，微小な浸潤像や卵巣外への波及（腹膜播種）が認められることがある（**図 12-48**）．

悪性病変（腺癌）は肉眼的には一部に嚢胞を伴う白色充実性の腫瘍である（**図 12-49**）．腫瘍細胞は乳頭状，管状，充実性に増殖し間質の線維化を伴い浸潤する．しばしばスリット状の管腔を形成する．腫瘍細胞は核の高度の濃染，大小不同，核小体の明瞭化，異型核分裂などを示す．砂粒小体 psammoma body が時に認められる（**図 12-50**）．卵巣外への浸潤・転移もしばしば認められる．

◆臨床的事項：漿液性腫瘍は卵巣腫瘍の中で最も多く認

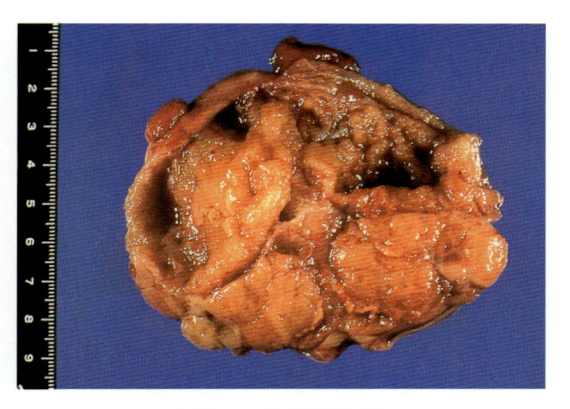

図 12-49　漿液性嚢胞腺癌
嚢胞内面に乳頭状増殖と連続して充実部も認められる．

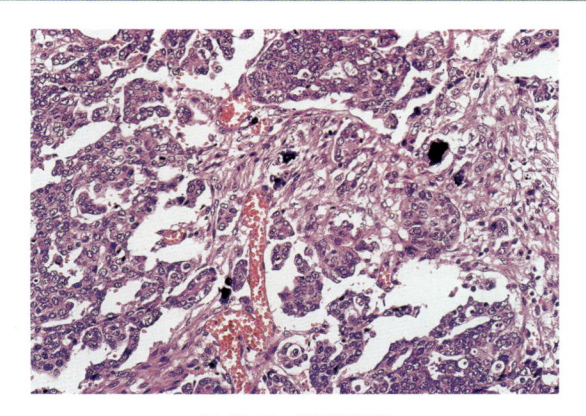

図 12-50　漿液性腺癌
不規則な乳頭状配列を示す．砂粒小体が認められる．

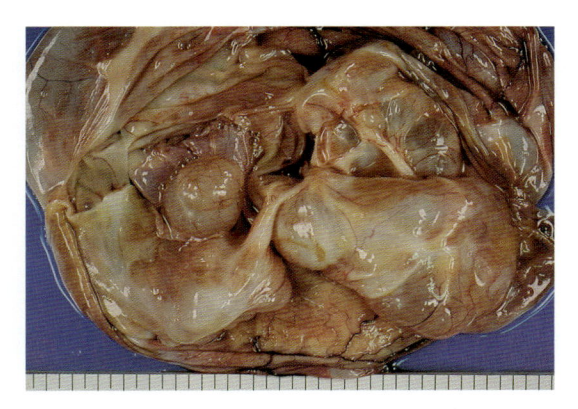

図 12-51　粘液性嚢胞腺腫
多房性の囊胞を形成し，内腔には粘液をいれる．

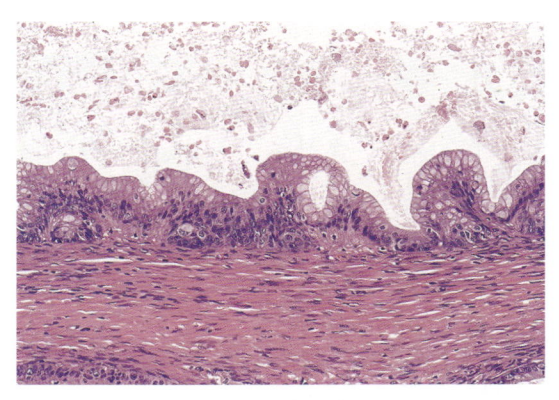

図 12-52　粘液性境界悪性腫瘍，腸上皮型
杯細胞が認められる．

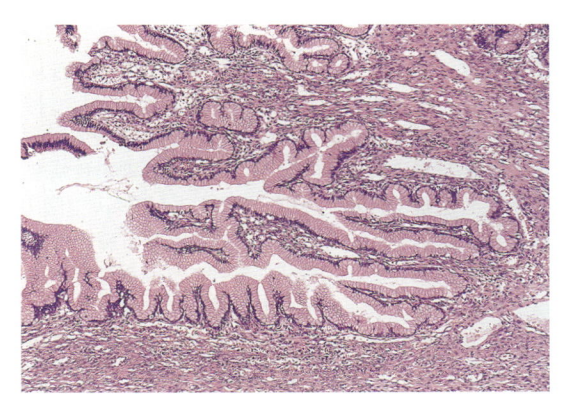

図 12-53　粘液性境界悪性腫瘍，内頚部型
上皮細胞は子宮頚部腺上皮に類似する．

められ，40％ほどを占める．悪性腫瘍（漿液性腺癌）の頻度も悪性卵巣腫瘍の中で最も高く30％ほどである．悪性の表層上皮・間質性腫瘍（腺癌）の約50％が漿液性腺癌である．漿液性腺癌全体の5年生存率は65％前後，Ⅰ期は95％，Ⅳ期10～30％である．

粘液性腫瘍 mucinous tumor

◆定　義：細胞質内粘液を有する高円柱状腺上皮細胞からなる腫瘍で，内頚部型と腸上皮型とに細分される．良性，境界悪性，悪性に分類される．

◆発生機序：封入嚢胞に起源を求められ，腫瘍細胞の化生によって内頚部腺上皮あるいは腸上皮への分化が生じるものと考えられている．

◆形　態：良性腫瘍（粘液性嚢胞腺腫）は肉眼的には単房性あるいは多房性の囊胞を形成し，内腔に粘液を充満する（図12-51）．腫瘍細胞は異型性に乏しい粘液産生円柱上皮細胞であり，核は基底側に配列し大小不同は乏しい．

境界悪性腫瘍は上皮性成分が杯細胞やPaneth細胞を含む腸上皮型と，子宮頚部腺上皮に類似した内頚部型とがある（図12-52，53）．腸上皮型は多房性，内頚部型は単〜寡房性囊胞を形成する．双方の型とも上皮細胞は乳

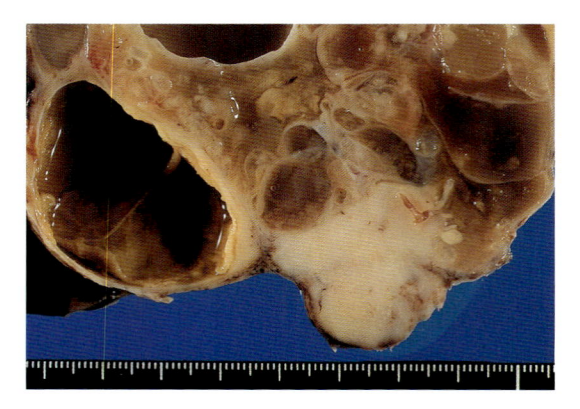

図 12-54 粘液性腺癌の肉眼像
嚢胞部と充実部が認められる．

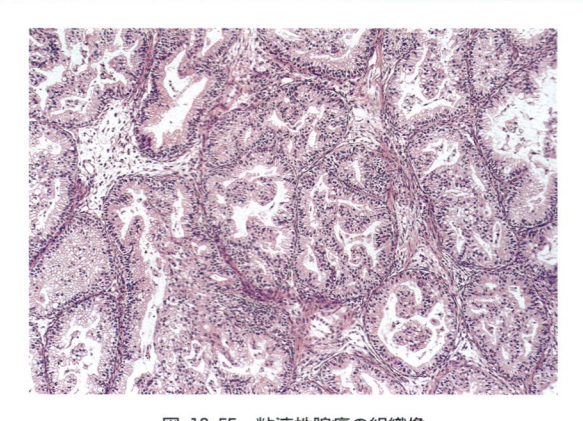

図 12-55 粘液性腺癌の組織像
粘液を有する腺癌細胞が乳頭状，篩状，管状に配列している．

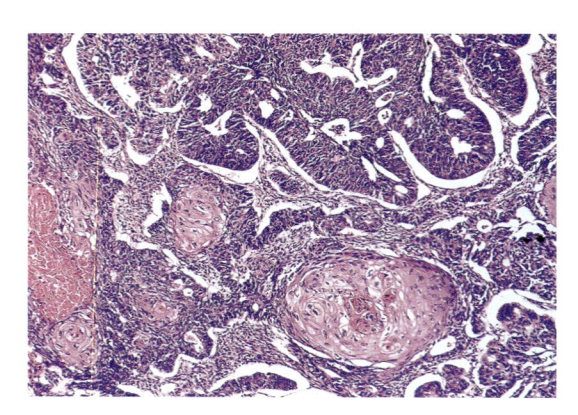

図 12-56 類内膜腺癌
扁平上皮化生を伴う腺癌が認められる．

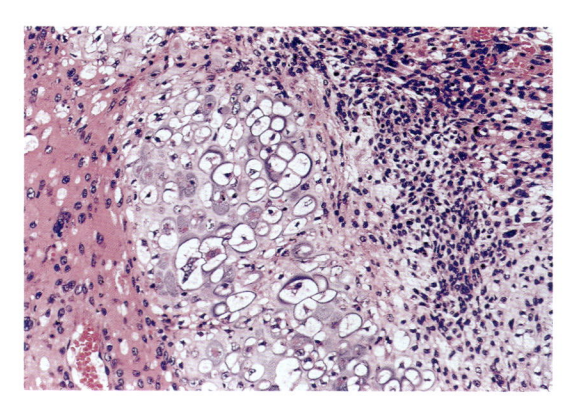

図 12-57 中胚葉性混合腫瘍（癌肉腫），異所性
軟骨肉腫の成分が認められる．

頭状増殖や複雑な分岐を示すが破壊性浸潤はみられない．特に腸上皮型の良性・境界悪性腫瘍は時として長径30〜50 cm以上に大型化し，腹腔を占拠することがある．

悪性腫瘍（粘液性腺癌）は種々の程度の嚢胞性病変を伴う充実性腫瘍で，出血・壊死を伴うことが多い（**図12-54**）．細胞質内に種々の程度の粘液を有する腺癌細胞が嚢胞状，乳頭状，管状，篩状に配列し，浸潤性の増生を示す（**図12-55**）．腫瘍細胞の核は濃染し，高度の核異型を示す．粘液性腺癌においてはその部分像として境界悪性腫瘍あるいは良性の粘液性嚢胞腺腫を併存することが多い．したがって粘液性腫瘍 mucinous tumor においては特に多数の切り出しが必要である．

◆臨床的事項：粘液性腫瘍は卵巣腫瘍の10％ほどの頻度である．粘液性腫瘍の60％ほどが良性，30％が境界悪性，10％ほどが悪性である．粘液性腺癌の80％以上はⅠ期である．粘液性腺癌の5年生存率は75％で，悪性表層上皮性・間質性腫瘍（腺癌）の中では最も予後がよい．

類内膜腫瘍 endometrioid tumor
◆定　義：子宮内膜腺細胞類似の偽重層性高円柱腺上皮細胞からなる腫瘍である．良性，境界悪性，悪性に分類されるが，良性腫瘍は極めてまれ，境界悪性腫瘍もまれで，多くは悪性腫瘍である．
◆発生機序：卵巣表層上皮由来の腫瘍であるが，近年では子宮内膜症から発生するという説が有力である．
◆形　態：良性や境界悪性の類内膜腫瘍として報告されているものは一般に異型性に乏しい腺線維腫の像を示す．扁平上皮化生をみることが多い．破壊性の浸潤増殖は認めない．

類内膜腺癌は出血壊死を伴う嚢胞病変を形成する充実性腫瘍で，核の多列化を示す高円柱上皮細胞の乳頭状，管状，充実状増殖が基本である．しばしば扁平上皮化生あるいは扁平上皮癌様部分を伴う（**図12-56**）．癌の辺縁に子宮内膜症を伴うことが多い．

類内膜腫瘍では間質の細胞成分が悪性を示すことがある．良性の類内膜腺の増殖を背景として間質細胞の肉腫様増殖がみられる場合は腺肉腫 adenosarcoma，悪性の上皮成分と肉腫成分の両方の増殖がみられる場合を中胚葉性混合腫瘍 mesodermal mixed tumor（癌肉腫 carcinosarcoma）という．中胚葉性混合腫瘍において肉腫成分が子宮間質類似肉腫であれば同所性 homologous，軟骨肉腫，横紋筋肉腫・骨肉腫などであれば異所性 heterologous に亜分類される（図 12-57）．
◆臨床的事項：漿液性腺癌に比べて病期Ⅰ期が多く，予後が比較的よい．中胚葉性混合腫瘍は高度悪性である．

明細胞腫瘍 clear cell tumor

◆定　義：淡明な細胞質を有する腫瘍細胞と hobnail 状の腫瘍細胞の 2 点を特徴とする表層上皮性・間質性腫瘍である．腫瘍細胞は妊娠時の内膜上皮の Arias-Stella 反応を表現したものと考えられる．ほとんどが悪性（明細胞腺癌）で，良性や境界悪性例はまれである．

◆発生機序：子宮内膜症やチョコレート嚢胞を伴う頻度が高い．またチョコレート嚢胞壁に小さな明細胞腫瘍をみることがある．それらのことより，明細胞腫瘍の多くは子宮内膜症を発生母地としていると考えられる．
◆形　態：良性腫瘍や境界悪性腫瘍はまれで，その場合には腺線維腫の像を呈する．多くは悪性腫瘍（明細胞腺癌）で，肉眼的に特徴があり，充実性腫瘍をつくる型と，単房性の嚢胞（その多くはチョコレート嚢胞）の内面に塊状，球状の結節をつくる型とがある（図 12-58）．腫瘍細胞は核が細胞の遊離面側へ突出するような形態を示す hobnail 細胞と，細胞質が淡明で細胞境界が鮮明な水様透明細胞 water-clear cell とが特徴である（図 12-59）．腫瘍の間質が硝子化することや PAS 陽性物質をみることも特徴の一つである．
◆臨床的事項：わが国に比較的多い腫瘍で，明細胞腺癌は悪性表層上皮性・間質性腫瘍（腺癌）の 20％ほどを占める．卵巣に限局するⅠ期が 50％ほどの頻度で比較的多い．明細胞癌全体の予後（5 年生存率）は 40〜50％ほどである．Ⅰ期の予後は良好であるが，漿液性腺癌に比べて化学療法に抵抗性のため，進行期症例の予後は漿液性腺癌より不良である．

ブレンネル腫瘍/移行上皮性腫瘍
Brenner tumor/transitional cell tumor

◆定　義：Brenner 腫瘍（移行上皮性腫瘍）は表層上皮性・間質性腫瘍のうち，移行上皮あるいは尿路上皮と同様の上皮成分の増殖を特徴とする腫瘍である．良性，境界悪性，悪性に分類されるが，良性腫瘍が圧倒的に多い．
◆発生機序：表層上皮由来の腫瘍細胞が尿路上皮へ分化したものである．
◆形　態：良性 Brenner 腫瘍の肉眼像は充実性の硬い線維腫様腫瘍で，石灰化を伴うことが多い．一部に嚢胞形成をみることもある．組織学的には，移行上皮の充実

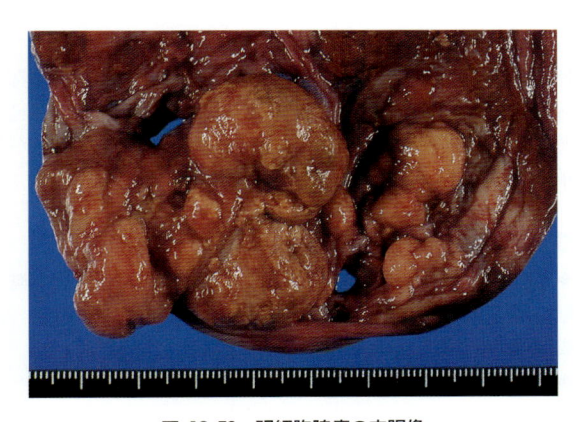

図 12-58　明細胞腺癌の肉眼像
チョコレート嚢胞の内面に大小の球状の結節が認められる．

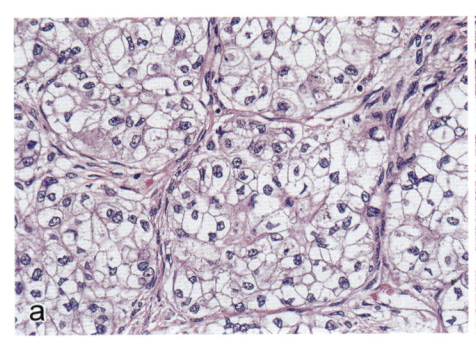

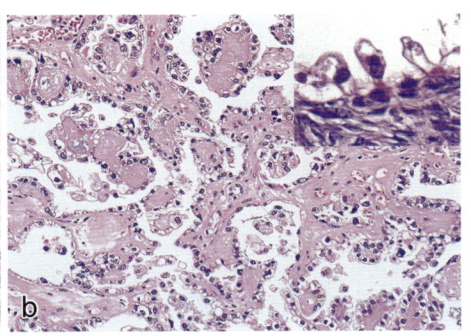

図 12-59　明細胞腺癌の組織像
a．明細胞（水様透明細胞）が充実性に増殖している．
b．明細胞（hobnail 細胞）が乳頭状に増殖している．右上は hobnail 細胞の拡大写真．

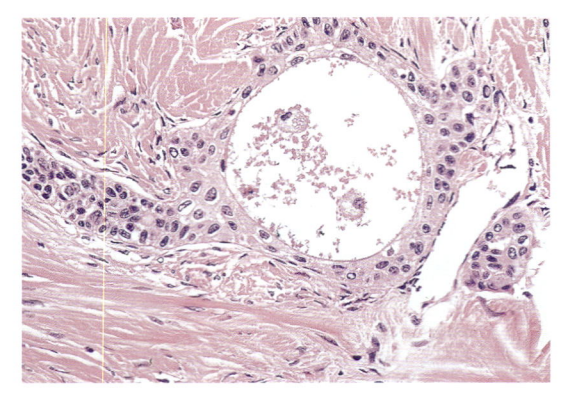

図12-60　Brenner腫瘍の組織像
移行上皮の胞巣内に腺様構造が認められる．

胞巣が主体で，胞巣内に腺様構造を示し，腔内に粘液をいれることもある．コーヒー豆様の縦溝 nuclear groove が入った核 coffee bean nucleus が特徴的である（図12-60）．

境界悪性 Brenner 腫瘍（増殖性 Brenner 腫瘍）では上皮性胞巣が乳頭状または充実性に増生，膀胱乳頭状移行上皮癌に類似した組織像を呈するが間質浸潤を欠く．

悪性 Brenner 腫瘍は浸潤性移行上皮癌の像を示すが，良性あるいは境界悪性 Brenner 腫瘍の部を伴う．純粋の移行上皮癌（非 Brenner 型）もごくまれに認められる．

◆臨床的事項：良性と境界悪性の Brenner 腫瘍の予後は良好である．移行上皮癌（非 Brenner 型）の予後は悪性 Brenner 腫瘍に比べて不良である．

扁平上皮性腫瘍 squamous tumor
◆定　義：表層上皮由来が明らかな扁平上皮性腫瘍である．
◆形態・臨床的事項：まれな腫瘍で，良性の類表皮嚢胞，上皮内扁平上皮癌が覆う嚢胞性腫瘍，浸潤性の扁平上皮癌などが報告されている．子宮頸部の扁平上皮癌の転移を否定する必要がある．

混合型上皮性腫瘍 mixed epithelial tumor
◆定義・発生機序：混合型上皮性腫瘍は2種以上の表層上皮型の混合からなり，第2の上皮成分は少なくとも全体の10％以上を占める必要がある．
◆形態・臨床的事項：良性，境界悪性，悪性のいずれの場合もありえる．類内膜癌に扁平上皮成分がみられる場合は類内膜癌に分類する．境界悪性 Müller 型混合上皮性嚢胞腺腫 mixed epithelial cystadenoma of borderline malignancy of müllerian type や扁平上皮成分優位の境界悪性 Müller 型混合上皮性乳頭嚢胞腺腫 squamous predominance in mixed epithelial papillary cystadenoma of borderline malignancy of müllerian type は，Müller 管表現形の粘液上皮・類内膜上皮・漿液性上皮・扁平上皮などの混合を特徴とする境界悪性の嚢胞腺腫でチョコレート嚢胞内に発生することが多い．

未分化癌 undifferentiated carcinoma
◆定　義：未分化癌は，分化傾向の乏しい上皮性悪性腫瘍である．
◆臨床的事項：漿液性腺癌・類内膜癌・移行上皮癌の低分化型との鑑別が必要である．顆粒膜細胞腫，小細胞癌，大細胞型神経内分泌癌，悪性リンパ腫，低分化な転移性腫瘍なども除外しなければならない．

性索間質性腫瘍

性腺の発生過程中に観察される性索と特殊な間質に由来する腫瘍である．性索は卵巣では胚細胞を包み込むように配列する顆粒膜細胞の起源となる細胞であり，精巣では管状に配列して精細管を形成する．特殊な間質とは，莢膜細胞，性索間質由来の線維芽細胞あるいは Leydig 細胞の起源となる組織を意味する．したがって性索間質性腫瘍には，顆粒膜細胞，莢膜細胞およびこれらの黄体化細胞，Sertoli 細胞，Leydig 細胞，性索間質起源の線維芽細胞およびこれらの幼若細胞からなる腫瘍が単独に，あるいは種々の組み合わせで含まれている．

成人型顆粒膜細胞腫 granulosa cell tumor
◆定　義：顆粒膜細胞を優位に含む腫瘍である．顆粒膜細胞腫を組織像の特徴から成人型と若年型に分けるが，成人型は Call-Exner 小体や核溝が特徴である．
◆発生機序：顆粒膜細胞由来であり，ホルモン（エストロゲン）産生腫瘍であることが多い．
◆形　態：核細胞質比の高い中等大の細胞が濾胞状（微小濾胞と大濾胞），索状，島状，びまん性（肉腫様）に増殖する．微小濾胞は Graaf 卵胞の顆粒膜細胞にみられる特色ある像に類似し，Call-Exner 小体と呼ばれている．核は一定の配列を示さず，不規則な配列を示す．核にコーヒー豆様の縦軸をみる（図12-61）．
◆臨床的事項：中等度の悪性腫瘍で，Ⅰ期症例でも晩発性の再発転移例がみられる．約半数に子宮内膜増殖症を，10％程度に子宮内膜癌を合併する．

若年型顆粒膜細胞腫 granulosa cell tumor
◆定　義：顆粒膜細胞を優位に含む腫瘍．成人型とは異なり Call-Exner 小体や核溝はほとんどみられない．
◆発生機序：顆粒膜細胞由来で，中年以降に多い成人型に対し0〜20歳に好発する．

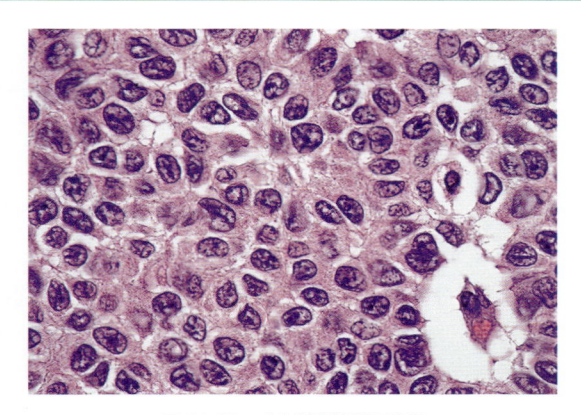

図 12-61　成人型顆粒膜細胞腫
コーヒー豆様の核が特徴的である．

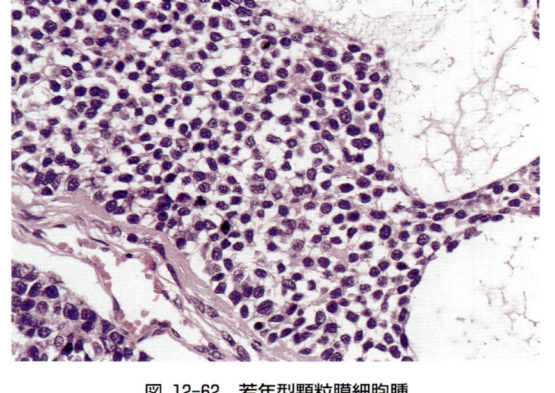

図 12-62　若年型顆粒膜細胞腫
成人型顆粒膜細胞腫とは異なり，腫瘍細胞に核溝はみない．

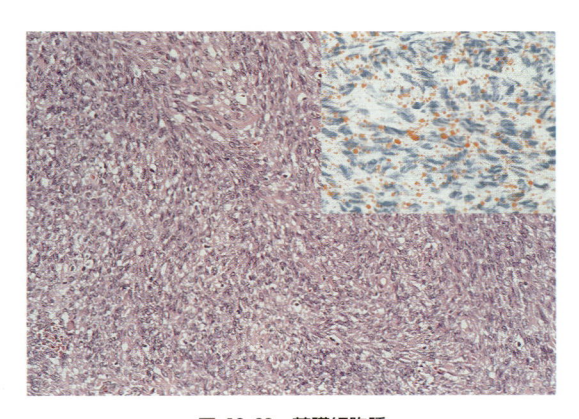

図 12-63　莢膜細胞腫
腫瘍細胞の細胞質に脂肪滴を含む．右上は脂肪染色．

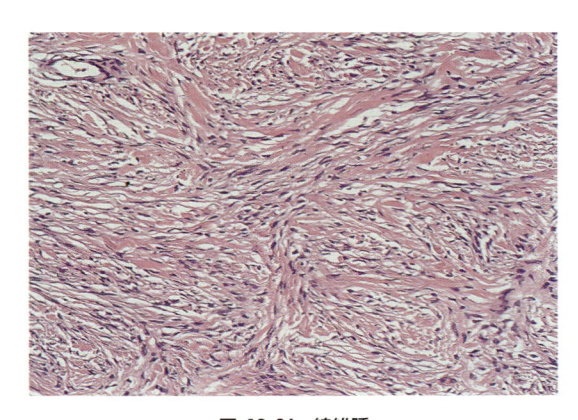

図 12-64　線維腫
異型の乏しい紡錘形細胞が束状に錯綜している．

◆形　態：腫瘍細胞の核は円形から楕円形で，核溝をみることは少ない．多くの例で著しい核異型を示す部があり，核分裂数も成人型より多い（図 12-62）．
◆臨床的事項：思春期前の発症では80％に仮性性早熟症（思春期早発症）を示す．まれに悪性の経過を示すが，再発例は成人型の晩期再発ではなく，比較的短期間での再発である．

莢膜細胞腫 thecoma
◆定　義：莢膜細胞の良性腫瘍でエストロゲン産生性を示す．
◆発生機序：成熟卵胞の辺縁に分布する内莢膜細胞の性格をもった腫瘍である．
◆形　態：黄色の充実性腫瘍である．組織学的には，線維腫細胞に比べて細胞質が豊富で淡明な細胞からなり，広い胞体には多量の脂質が認められる（図 12-63）．線維芽細胞の増生も種々の割合で伴っている．好酸性を増して腫大した黄体化細胞の巣状の出現を伴うものは黄体化莢膜細胞腫 luteinized thecoma と呼ぶ．
◆臨床的事項：40歳以降の中高年層で，特に閉経期以降に多い．エストロゲン効果として，不正出血，月経不順，子宮内膜増殖症，子宮内膜癌などを伴う．

線維腫 fibroma
◆定　義：線維腫は，種々の量の膠原線維を産生する紡錘形の細胞からなる腫瘍である．
◆発生機序：非特異的な線維芽細胞あるいは性索間質由来の線維芽細胞由来と考えられる．莢膜細胞腫との移行がみられる．基底細胞母斑症候群の女性患者の約75％に卵巣線維腫が合併する．
◆形　態：肉眼的に白色硬の充実性腫瘤である．硝子化，石灰化，浮腫，嚢胞性変化を示すことがある．組織学的には，異型の乏しい紡錘形細胞が束状，渦巻様あるいは花むしろ状の増殖を示す（図 12-64）．核分裂はみら

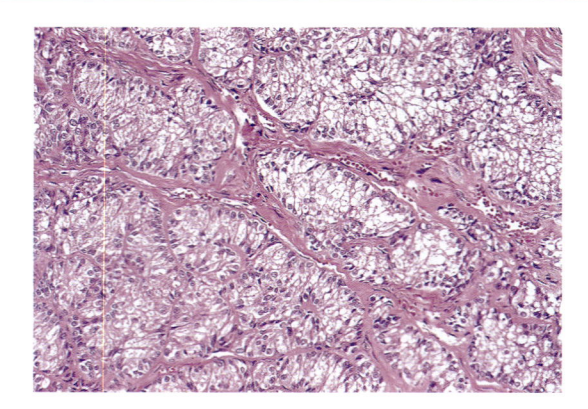

図 12-65　Sertoli 細胞腫，高分化型
充実性腺管を形成している．

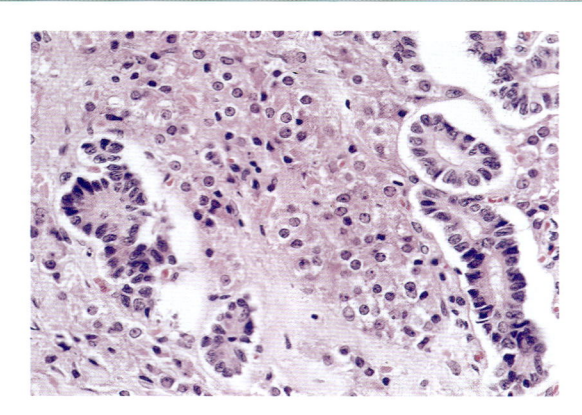

図 12-66　Sertoli-Leydig 腫瘍，高分化型
中空性管腔を形成する Sertoli 細胞と大型円形の Leydig 細胞の両者が認められる．

れない．線維腫性腫瘍の中で細胞密度が高く核分裂がみられれば富細胞性線維腫 cellular fibroma と呼ぶ．
◆臨床的事項：性索間質性腫瘍の中で最も多い．平均発症年齢は 45 歳で閉経期前後に好発する．茎捻転による出血性梗塞を生じることがある．腹水と胸水（Meigs 症候群）をみる例がある．

セルトリ・間質細胞腫瘍 Sertoli-stromal cell tumor
◆定　義：Sertoli・間質細胞腫瘍は，種々の成熟段階の Sertoli 細胞，Leydig 細胞および精巣網上皮細胞に似た細胞からなる腫瘍である．
◆発生機序：精巣系の性索・間質細胞を模倣する腫瘍で，高分化型，中分化型，低分化型に分けられる．高分化な腫瘍は Sertoli 細胞腫と Sertoli・Leydig 細胞腫に分けられる．
◆形　態：Sertoli 細胞が形成する管状構造の増殖に加えて間質に Leydig 細胞をみる．高分化の症例は Sertoli 細胞の管状構造が明瞭で，中空性管腔 hollow tubule と充実性のものとがある（図 12-65, 66）．中分化型，低分化型となるにつれて，管状構造をとることは少なくなり，索状，胞巣状，島状，充実性の配列を示し，さらには線維肉腫様の像を呈する．中分化や低分化なものは異所性成分（粘液性腺管，肝細胞，軟骨，横紋筋細胞など）を含むものもある．精巣網に似た裂隙状の管状構造を示すものを網状型 retiform という．
◆臨床的事項：全卵巣腫瘍に占める頻度は 0.2% 以下のまれな腫瘍である．多くはアンドロゲン産生性で男性化症状を呈するが，まれにエストロゲン産生を伴う．高分化型は良性，中分化型は境界悪性，低分化型は悪性とみなされる．

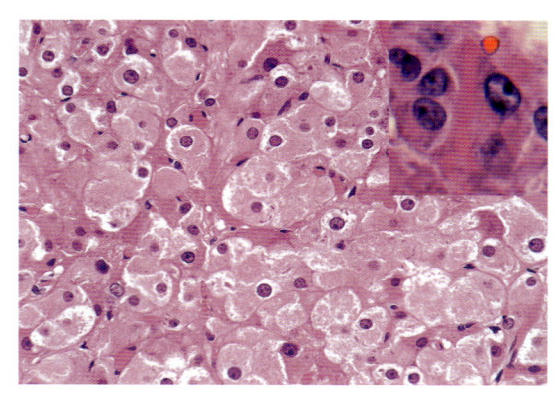

図 12-67　Leydig 細胞腫
右上は Reinke 結晶

ライディッヒ細胞腫 Leydig cell tumor
◆定　義：Leydig 細胞からなる腫瘍である．
◆発生機序：門部に発生するものは門型（門細胞腫 hilus cell tumor），髄質発生のものは非門型，発生部位を決定できない時は，分類不能とする．門型は卵巣門に正常に存在する Leydig 細胞（門細胞）に由来する．非門型は Sertoli・Leydig 細胞腫の一方的発育と，間質細胞由来の両者が考えられる．Leydig 細胞腫と思われるが Reinke 結晶が認められないものはステロイド細胞腫瘍 steroid cell tumor に入れる．
◆形　態：大型円形で豊富な淡好酸性〜淡明胞体と小型円形の核をもつ細胞が小胞巣を形成する．胞体にリポクローム色素あるいは Reinke 結晶を認める（図 12-67）．
◆臨床的事項：通常，閉経後に発生し，多くは男性化徴候を示す．通常，良性に経過する．

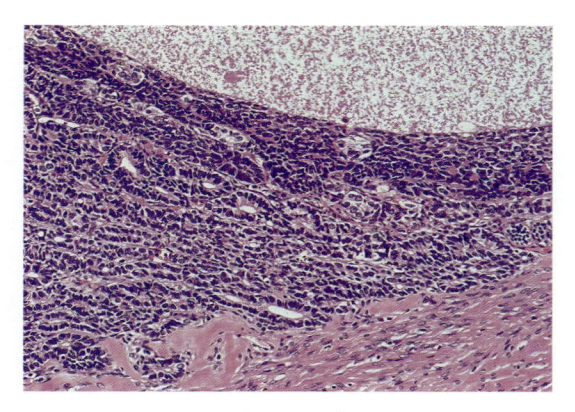

図 12-68　ギナンドロブラストーマ
顆粒膜細胞腫と Sertoli 細胞腫の移行部.

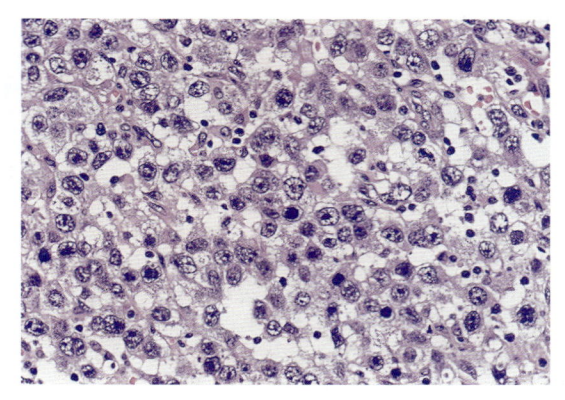

図 12-69　未分化胚細胞腫（未分化胚腫）
腫瘍細胞間にリンパ球をみる.

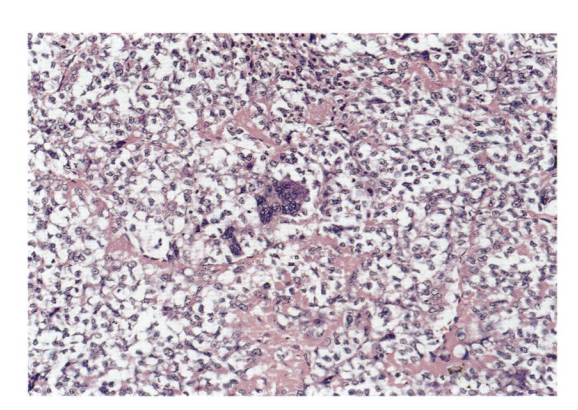

図 12-70　合胞体型栄養膜細胞を伴う未分化胚細胞腫
同細胞は免疫組織学的に hCG が陽性である.

ギナンドロブラストーマ gynandroblastoma

- ◆定　義：ギナンドロブラストーマは，Call-Exner 小体をもつ顆粒膜細胞腫と管状構造をもつ Sertoli 細胞腫の胞巣が共存する腫瘍である．いずれの成分も全体の10％以上を占める場合に診断される．
- ◆発生機序：女性型性索細胞と男性型性索細胞の混合からなる腫瘍である．
- ◆形　態：肉眼的には囊胞形成を伴う黄色腫瘍で，囊胞部は顆粒膜細胞腫，成人型が一般的であるが，若年型顆粒膜細胞腫が混在することもある．Sertoli 細胞腫の成分では明瞭な中空性管腔を確認する（図 12-68）．Leydig 細胞腫に関しては記載のない報告例もみる．
- ◆臨床的事項：性ホルモン産生性の良性腫瘍である．極めてまれな腫瘍で，わが国では十数例の報告をみる．

その他の性索間質性腫瘍

- ◆定　義：まれな性索間質性腫瘍として線維肉腫 fibrosarcoma，僅少な性索成分を伴う間質性腫瘍 stromal tumor with minor sex cord element，硬化性間質性腫瘍 sclerosing stromal tumor，間質性黄体腫 stromal luteoma，輪状細管を伴う性索腫瘍 sex cord tumor with annular tubules なども分類されている．
- ◆形　態：線維肉腫は紡錘形の線維芽細胞が著しい核異型と多数の核分裂像（高倍率 10 視野で 4 個以上）を示す悪性腫瘍である．

胚細胞腫瘍

　胚細胞を起源として発生すると考えられている腫瘍で，未熟な胚細胞に類似する未分化胚細胞腫，体外胚組織を模倣する卵黄囊腫瘍や絨毛癌，胎生初期胚を模倣する胎芽性癌 embryonal carcinoma や多胎芽腫 polyembryoma，さまざまな成熟段階の体組織への分化像を示す奇形腫など，極めて多彩な組織像がみられる．その中で胎芽性癌と多胎芽腫は単独ではほとんどみられず，ほかの胚細胞腫瘍にまれに合併して認められる．

未分化胚細胞腫 dysgerminoma

- ◆定　義：未分化胚細胞腫（未分化胚腫）は，幼弱な胚細胞（原始胚細胞）に類似した大型の腫瘍細胞からなる悪性胚細胞腫瘍である．
- ◆発生機序：卵巣の胚細胞腫瘍において最も原始的な表現形をもつ腫瘍で，精巣のセミノーマと相同である．
- ◆形　態：肉眼的には白色からやや黄色の軟らかい充実性髄様の腫瘍である．組織学的には，腫瘍細胞は大型円形ないし類円形で明瞭な細胞膜とグリコーゲンに富む淡明な細胞質をもつ．充実性あるいは索状に配列し，小型リンパ球の浸潤を伴うことが多い．胎盤性アルカリホスファターゼが証明される．Langhans 巨細胞を含む肉芽

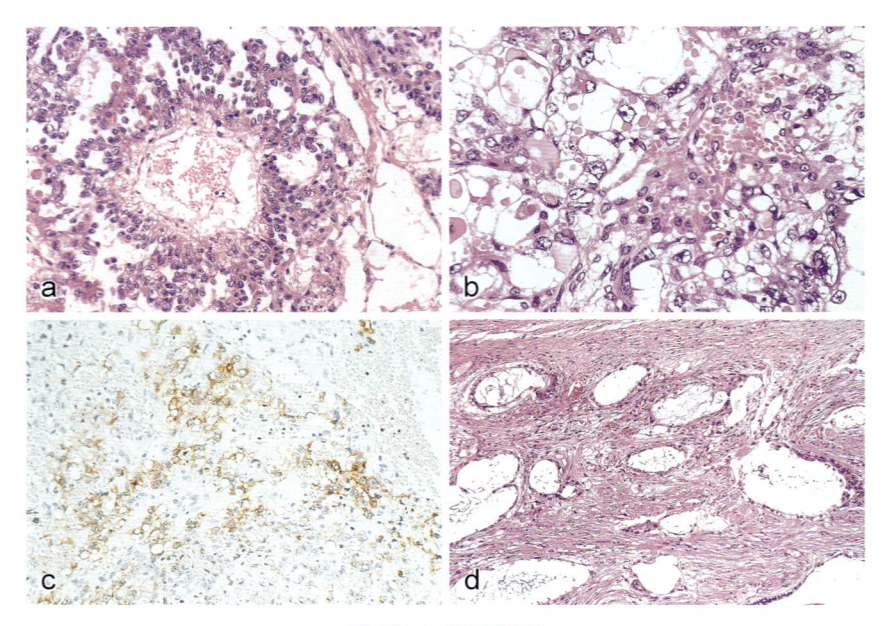

図 12-71 卵黄嚢腫瘍
a．内胚葉洞型．Schiller-Duval 小体が認められる．
b．内胚葉洞型．腫瘍細胞が網目状の配列を示す．硝子様小体が認められる．
c．AFP が免疫組織学的に陽性を示す（AFP 免疫染色）．
d．多嚢性卵黄型．初期卵黄嚢発生期の類似のくびれをもった小嚢胞が特徴的である．

腫や合胞体型栄養膜細胞 syncytiotrophoblast を伴うことがある（図 12-69, 70）．10%ほどの頻度で，絨毛癌や卵黄嚢腫瘍など，ほかの胚細胞腫瘍の合併が認められる．
◆臨床的事項：わが国の報告では全悪性卵巣腫瘍の 5% 程度，悪性胚細胞腫瘍の 44% を占める．Ⅱ期以上の頻度は 38% である．10〜20 代の発生が多い．化学療法が効果的である．

卵黄嚢腫瘍 yolk sac tumor
◆定　義：卵黄嚢腫瘍は，胎生期の卵黄嚢成分と内胚葉の一部の成分が表現型と考えられる胚細胞腫瘍で，αフェトプロテイン（AFP）産生性の腫瘍である．
◆発生機序：内胚葉洞，卵黄嚢，原腸を模倣する悪性胚細胞腫瘍で，20% の症例ではほかの胚細胞腫瘍の成分を含んでいる．
◆形　態：多彩な組織像を呈するが，立方形ないし扁平な細胞が網目状，乳頭状，類洞状に配列し，Schiller-Duval 小体を形成する内胚葉洞型 endodermal sinus pattern，扁平から立方形の細胞がくびれをもった微小嚢胞を形成する多嚢性卵黄型 polyvesicular vitelline pattern，未熟肝細胞類似の好酸性細胞が索状に配列する類肝細胞型 hepatoid pattern，管状，原腸状に立方形細胞が配列する腺型 glandular pattern がある．硝子様小球 hyaline globule の形成がみられることが多い．AFP が免疫組織学的に証明される（図 12-71）．
◆臨床的事項：20 代の若い年齢層に多く，40 歳以上にはまれである．極めて悪性度の高い腫瘍と考えられていたが，化学療法の進歩により予後は著しく改善され，100% 近い 5 年生存率の報告もみる．鑑別診断には明細胞腺癌が最も重要で，AFP 値と年齢が鑑別に大切である．

絨毛癌 choriocarcinoma
◆定　義：胎生期の胎盤絨毛を模倣する悪性胚細胞腫瘍である．
◆発生機序：卵巣に絨毛癌をみた場合，妊娠性の絨毛癌か胚細胞腫瘍性かが問題となる．
　妊娠可能な年齢の純粋な絨毛癌は父方の主要組織適合抗原系（HLA）欠如を証明しない限り，妊娠性絨毛癌の可能性が高い．胚細胞性の絨毛癌は単独で発生するよりもほかの悪性胚細胞腫瘍に合併することが多い．
◆形　態：大きな丸い短核の Langhans 型栄養膜細胞 cytotrophoblast と多核で暗く広い胞体を有する合胞体型栄養膜細胞に類似する腫瘍細胞からなる二細胞構造がみられ，腫瘍胞巣の周囲は直接血液と接し，洞を形成している（図 12-72）．
◆臨床的事項：若年に発生する極めてまれな腫瘍である．腫瘍マーカーとして hCG が有用である．高度悪性

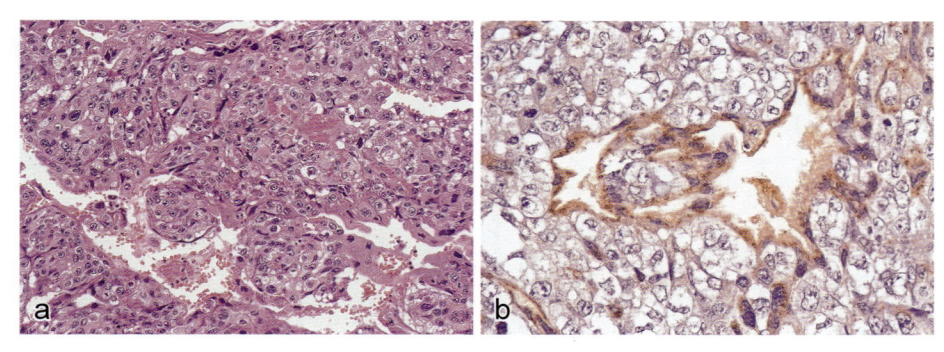

図 12-72 絨毛癌
a．cytotrophoblast と syncytiotrophoblast からなる二細胞性パターンを特徴とする．
b．hCG が主に syncytiotrophoblast に陽性に染まる（hCG 免疫染色）．

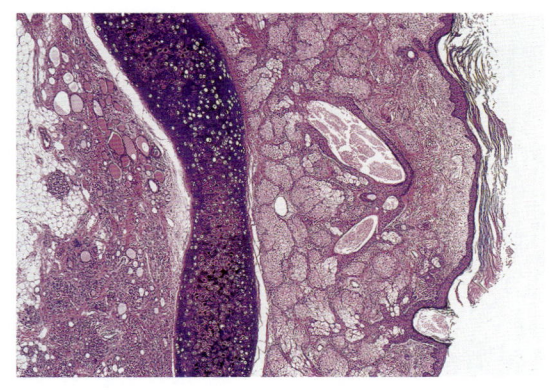

図 12-73 成熟嚢胞性奇形腫
表皮，毛嚢，皮脂腺，軟骨，甲状腺，脂肪組織などの成熟した組織がみられる．

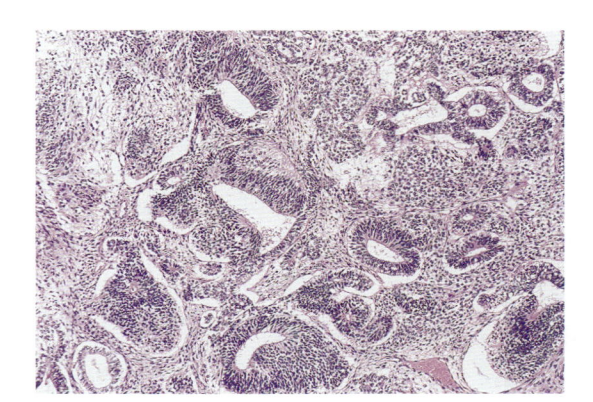

図 12-74 未熟奇形腫
未熟な神経上皮性組織が多量に存在する．

であるが，化学療法が奏効する．

奇形腫 teratoma

◆定　義：奇形腫は胚細胞腫瘍の中で，三胚葉性胚形成後の体組織を模倣した腫瘍である．
◆発生機序：第１減数分裂後の胚細胞から単為生殖性に発生したホモ接合体 2n の腫瘍と考えられる．
◆形　態：成熟奇形腫，未熟奇形腫，単胚葉性奇形腫に大別できる．成熟奇形腫 mature teratoma の多くは嚢胞性で，壁に表皮，脳組織，歯牙などが形成され，内腔に油脂物と毛髪をいれる．組織学的には毛嚢，皮脂腺，汗腺，脂肪，大脳，小脳，脳室，メラニン含有細胞，気管支上皮，消化管粘膜，骨，軟骨，甲状腺などがよく認められる（図 12-73）．表皮と付属器が主体のものは皮様嚢胞腫 dermoid cyst とも呼ばれる．構成細胞は異型を欠き良性であるが，まれに構成成分が悪性転化を示して扁平上皮癌や腺癌を生じることがある．

未熟奇形腫 immature teratoma は未熟な構成成分をさまざまな割合で含む奇形腫で，未熟成分が多いほど，特に未熟な神経組織が多いほど周囲への浸潤転移を示す傾向が強い（図 12-74）．

胚細胞腫瘍の中には奇形腫の一構成成分のみが増殖したと考えられる単胚葉性奇形腫や特徴的な体細胞への分化を示す奇形腫があり，卵巣甲状腺腫 struma ovarii，カルチノイド carcinoid，甲状腺腫性カルチノイド strumal carcinoid，神経外胚葉性腫瘍 neuroectodermal tumor などがこの中に入る．カルチノイドは島状 insular と索状 trabecular を示す型が主に認められる（図 12-75）．

成熟奇形腫や未熟奇形腫に合併して神経膠組織が腹腔内に播種したものを神経膠播種 peritoneal gliomatosis と呼ぶ．

◆臨床的事項：成熟奇形腫は全卵巣腫瘍の 15〜25％，胚細胞腫瘍の中では 80〜90％を占める．30 歳前後にピークを有する．良性腫瘍であるが，茎捻転や被膜破綻などの合併症を防ぐ．未熟奇形腫の有無を検索する，悪性転

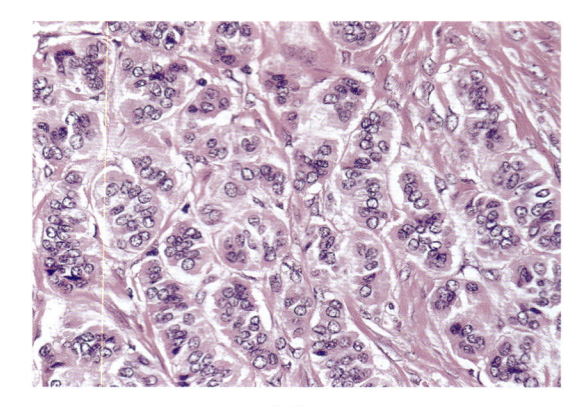

図 12-75　索状カルチノイド
腫瘍細胞が柵状，リボン状に配列している．

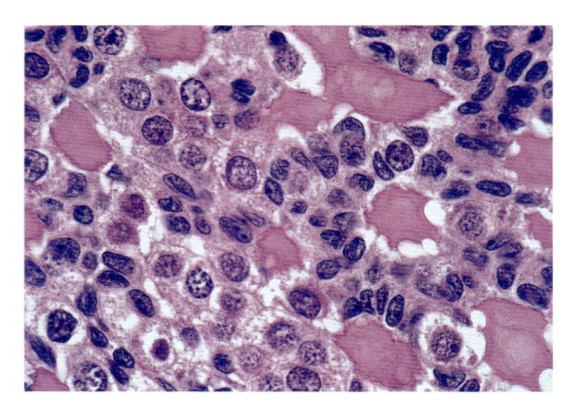

図 12-76　性腺芽腫
未分化胚細胞腫に似た大型の胚細胞と，顆粒膜細胞腫に似た小型の性索性細胞が混在している．

化を防ぐなどの目的で外科治療を必要とする．未熟奇形腫は奇形腫の5%以下の頻度である．
　島状カルチノイドは主にセロトニン産生性，索状カルチノイドは主にペプチドYY産生性であり，前者は皮膚紅潮，下痢などの古典的カルチノイド症候群を，後者は便秘主体の新カルチノイド症候群を起こす．わが国には索状カルチノイドが多い．

胚細胞・性索間質性腫瘍
　胚細胞と性索間質細胞が混在する腫瘍で，性腺芽腫が一般的で，性腺芽腫以外の胚細胞・性索間質性腫瘍は極めてまれに経験されるにすぎない．

性腺芽腫 gonadoblastoma
◆定　義：性腺芽腫は，胚細胞と性索間質細胞の混合性増殖からなるまれな卵巣腫瘍である．
◆発生機序：Y染色体をもつ表現形女性の索状性腺 streak gonad に発生率が高い．
◆形　態：未分化胚細胞腫に類似した大型の細胞が顆粒膜細胞腫に類似した小型の未分化な性索細胞間に散在する胞巣を形成する（図12-76）．本腫瘍では二次的に悪性胚細胞腫瘍を発生することが多い．その多くは未分化胚細胞腫であるが，時に卵黄嚢腫瘍，奇形腫または絨毛癌などのこともある．
◆臨床的事項：発育不全性腺にみられ，その80%は男性核型でY染色体を有し46, XYが多い．小児および若年成人に発生する．純粋型の予後はよいが，二次的に悪性胚細胞腫瘍を合併した場合はそれらに応じた予後をたどる．

卵巣網・起源不明・その他の腫瘍
　卵巣門には腺腫や腺癌が極めてまれに認められる．卵巣には，そのほかに起源不明の腫瘍を含めて，さまざま

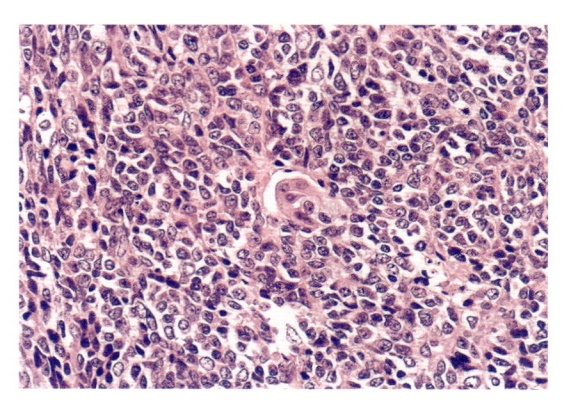

図 12-77　小細胞癌，高カルシウム血症型
小型の腫瘍細胞に混じって大型の上皮性細胞が認められる．

な腫瘍が存在する．小細胞癌（高カルシウム血症型，肺型），大細胞性神経内分泌癌，肝様癌，中皮性腫瘍，妊娠性絨毛性疾患，Wolff管性腫瘍，非特異的軟部腫瘍などである．

高カルシウム血症型の小細胞癌
small cell carcinoma, hypercalcemic type
◆定義・発生機序：小細胞癌には高カルシウム血症型小細胞癌と肺型 small cell carcinoma, pulmonary type の小細胞癌があるが，前者は高カルシウム血症を伴う若年女性に発生する高悪性腫瘍である．
◆形　態：類円形の比較的均一な核をもつ小型の腫瘍細胞の単調な増殖性病変で，核分裂像が顕著である．ところにより微小嚢胞形成を示す．大型の上皮性細胞を含むこともある（図12-77）．
◆臨床的事項：肺型の小細胞癌は肺でみられる小細胞癌と同様の腫瘍である．同様に肺に原発する大細胞型神経

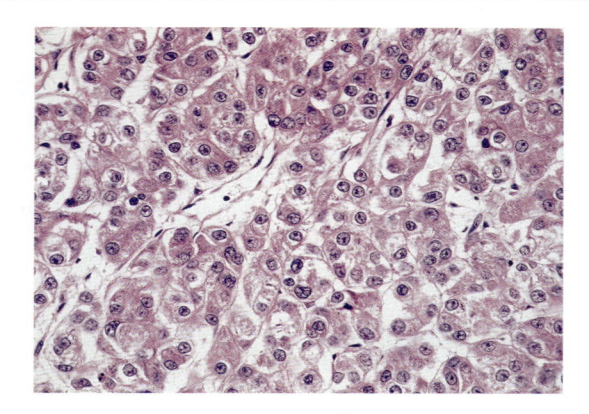

図 12-78　肝様癌
肝細胞索あるいは肝癌様の配列を示す．腫瘍細胞は AFP が陽性に染まる．

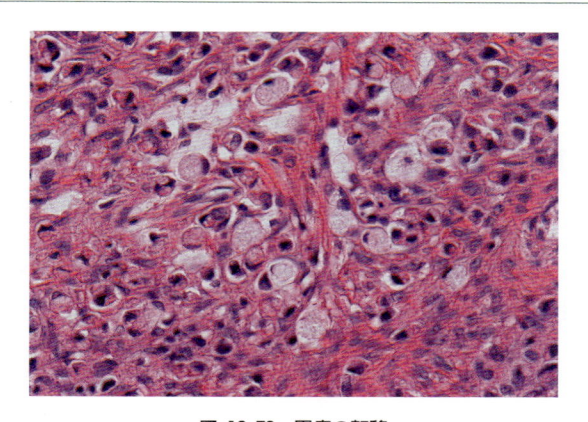

図 12-79　胃癌の転移
Krukenberg 腫瘍．印環細胞癌の転移である．

内分泌癌 large cell neuroendocrine carcinoma と同一の腫瘍も卵巣に原発する．

肝様癌（類肝細胞癌）hepatoid carcinoma
- ◆定　義：肝細胞性の特徴をもつ悪性腫瘍である．
- ◆発生機序：これまで起源不明とされてきたが，現在は表層上皮性・間質性腫瘍が示唆されている．
- ◆形　態：高度異型的な上皮細胞が索状配列を示す（図 12-78）．αフェトプロテインや胆汁色素の産生を認め，肝細胞索や肝細胞癌に類似した所見を示す．
- ◆臨床的事項：肝細胞癌の卵巣転移を否定する必要がある．卵黄嚢腫瘍との鑑別には，肝様癌では患者年齢がはるかに高く，腫瘍細胞の多型性が高いことが参考になる．

悪性リンパ腫

　卵巣に浸潤する悪性リンパ腫で卵巣原発の悪性リンパ腫は極めてまれである．進行した悪性リンパ腫の卵巣浸潤の報告は少なからず経験される．
　びまん性大細胞型 B 細胞性リンパ腫が多い．Burkitt リンパ腫や T 細胞リンパ腫，その他のリンパ腫もみられる．形質細胞腫の報告例も認められる．閉経前の中年層に多いが，小児例では Burkitt リンパ腫が好発する．低分化な腺癌，顆粒膜細胞腫，小細胞癌などとの鑑別を要する．

二次性（転移性）腫瘍

　卵巣は他臓器からの転移を受けやすい臓器の一つである．胃，大腸，膵，胆嚢などの消化器や子宮，肺，乳腺などからの転移の頻度が高い．
　卵巣への転移は，血行性，リンパ行性，播種性および直達性のいずれの経路でも起こりうる．Krukenberg 腫瘍はリンパ行性の転移とする説が優位である．

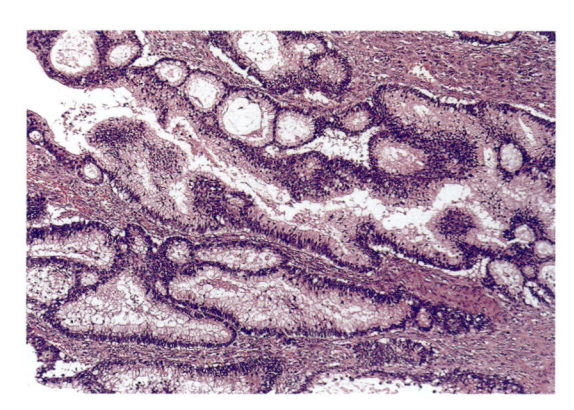

図 12-80　大腸癌の転移
卵巣原発の粘液性腺癌との鑑別が困難なことがある．

　Krukenberg 腫瘍とは消化管，特に胃癌の転移をいう．通常，両側性で，印環細胞を主とした腺癌細胞が線維性間質の増生を背景に認められるもので，軽度の管腔形成を伴うこともある（図 12-79）．大腸癌の転移は卵巣原発の類内膜腺癌や粘液性腺癌に酷似した組織像をとることがある（図 12-80）．
　卵巣転移の発症年齢は，閉経後に比べて閉経前に多い．原発部の発見より前に，腫大した卵巣腫瘍として発見されることも多い．

F 胎　盤

1．胎盤の構造と機能

　絨毛の栄養膜細胞は増殖して子宮内膜に達し，外栄養膜細胞殻を形成して絨毛膜基底部の基底脱落膜とともに胎盤 placenta を形成する．胎盤の基本構造は 16 週ころまでに完成する．

　満期正常産の胎盤は円盤状で，通常は絨毛膜板中央に付着する．長すぎると胎児の頚部にからみついたり（臍帯巻絡），破水前後に脱垂したりして，胎児窒息を起こす．2 本の動脈と 1 本の静脈を有し，臍静脈には動脈血が，臍動脈には静脈血が流れる．臍帯間質は Wharton ジェリーといわれる．単一臍動脈のことがあり，高頻度に内臓奇形を合併する．

2．不妊症と補助生殖医療

　不妊症 infertility とは，妊娠を目指して，2 年間妊娠しない状態をいう．米国では，この期間が 1 年となっており，頻度は，10〜15％といわれている．不妊症一般検査とは，精液検査，頚管粘液検査，性交後試験（Huhner test），超音波検査，子宮卵管造影，子宮内膜組織検査などを指す．一般検査で異常が発見されない場合が 10〜15％程度あり，機能性不妊と呼ばれる．

　妊娠の成立には，卵の発育と成熟，排卵，卵管采でのキャッチ，精子の卵管への進入・受精，胚の子宮への移動，着床という段階があり，このいずれの段階が障害されても不妊となる．

　補助生殖医療 assisted reproductive technology（ART）には，体外受精・胚移植 in vitro fertilization and embryo transfer（IVF-ET），配偶子卵管内移植 gamete intrafallopian transfer（GIFT），接合子卵管内移植 zygote intrafallopian transfer（ZIFT），卵細胞質内精子注入法 intracytoplasmic sperm injection（ICSI）などがあるが，IVF-ET は，1978 年に英国で開始され，現在では最も代表的なものとなっている．しかし，その成功率は，約 25％程度にとどまっている．IVF-ET は，排卵誘発→採卵→媒精→胚移植を黄体ホルモン補充のもとで行う．胚移植の数は 3 個以内とされている．

　最近，IVF-ET による二卵性の男女で，自然界では通常起きにくい一絨毛二羊膜性の胎盤が形成され，双胎間輸血症候群 twin to twin transfusion syndrome（TTTS）を起こした例も報告されている．奇形を含む合併症の正当な評価，移植胚を 1〜2 個にすることによる多胎妊娠の防止，妊娠率の向上が望まれる．

3．流産の分類，組織所見

　流産 abortion の原因を病理からみると，次の 5 型に分類される．
① 染色体異常などによる流産
② 感染症（急性，慢性）が関連する流産
③ 自己抗体などに関連して，止血・凝固異常が関連すると考えられる流産
④ 子宮・胎盤系の血管異常（虚血病変）
⑤ その他

　染色体異常は，初期流産の半分以上を占めるといわれている．流産例で，最もよくみられる所見で，かつ染色体異常が疑われる所見は，トロホブラストの空胞性変化あるいは上皮性配列である．これは，従来より部分胞状奇胎に特徴的な所見といわれ，三倍体の胎盤所見として記載されている．部分胞状奇胎の診断には，流産の標本の解釈においても染色体の分析が通常なされていないゆえにいくつかの問題点が考えられる．

　流産児の病理検査における感染症は，中期以後の胎盤所見と見方が異なる．絨毛膜羊膜炎という形よりも，びまん性の細胞浸潤あるいは膿瘍という形で流産が起こる．中期よりも比較的頻度は低い．

　流産児の胎盤を観察する時に，これがくり返す病変か，母体の合併症が推定できるかが最も重要である．標本をみるポイントは，① 絨毛，② 絨毛間腔，③ 脱落膜である．

1.　絨　毛：絨毛では，トロホブラストの形態，絨毛内の血管・胎児血液，組織球（Hofbauer cell）を観察する．トロホブラストでは，染色体異常の可能性，胞状奇胎の合併の有無をみる．絨毛の近傍に，中間型栄養膜細胞 intermediate trophoblast の集団が層構造をつくってみられるが，ほとんどは病的なものではない．しかし，トロホブラストが層形成をなさずに炎症細胞とともに集塊となっているのがまれにみられるが，異常流産と思われる．絨毛内の血管では，血管の形成が認めがたい時に，胎児死亡後の二次性の変化か胞状奇胎関連のものかを検討する．組織球の異常な増加では，感染などの環境要因の変化を考える．

2.　絨毛間腔：最も重要な点である．絨毛間腔に，出血，フィブリンが局所的に強くみられる場合に流産の原因と考えてよいが，この所見はくり返すことなく 1 回きりの流産の可能性が強い．いわゆる虚血性病変は流産でもみられ，絨毛間フィブリン intervillous fibrin の増加，合胞体結節の増加，小さな絨毛などが観察される時はこのよ

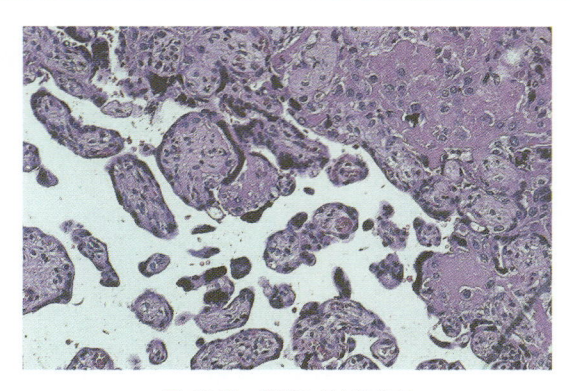

図 12-81 胎盤の虚血性病変
絨毛間フィブリンの増加，合胞体結節の増加，小さな絨毛など虚血性病変の定型像．

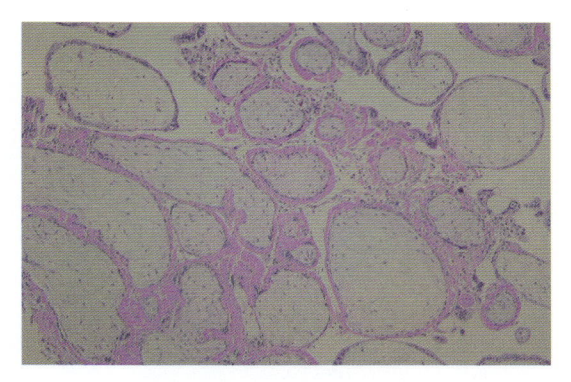

図 12-82 perivillous fibrin deposition
合胞体性トロホブラストの変性とともに，絨毛周囲性にまとわりつくようなフィブリンの沈着が認められる．

うな診断をする（図12-81）．一方，絨毛周囲にまとわりつくようにみられる，いわゆる絨毛周囲フィブリン沈着 perivillous fibrin deposition は，流産をくり返す可能性が高い．絨毛間腔にみられるフィブリンの形態は，絨毛間フィブリン（絨毛間を広く橋渡しするようなフィブリン沈着で，通常はフィブリンと絨毛のトロホブラストとは明瞭に区別される）と絨毛周囲フィブリン沈着（絨毛周囲にまとわりつくようなフィブリンの沈着の形で，しばしばフィブリンの層とトロホブラストの層が一塊となっている）に区別して扱ったほうがよい．

3．**脱落膜**：脱落膜には通常，浮腫がみられるが，この所見におそらく臨床的意義はない．血管を観察して内膜や中膜の肥厚が強い所見は記載するが，くり返す流産と関連するか今後の検討を待ちたい．脱落膜の内腔側のフィブリン沈着は重要な所見で，絨毛周囲フィブリンと同様の臨床的意義があると考えられる．中期以後の母体面梗塞やフィブリンと関連する所見と考える．

4．習慣性流・早産と胎盤病理所見

くり返す子宮内胎児死亡は，胎児側の要因と母体側の要因ともに検索する必要がある．劣性遺伝の奇形症候群などが胎児にみつかることもある．母体側要因として膠原病やそのほかの免疫異常が関連することも多い．抗リン脂質抗体である抗カルジオリピン抗体（ACA）が高値を示す症例があるが，これらの胎盤を検索した結果，絨毛の周囲のトロホブラストにフィブリンが沈着し（図12-82），その部位に IgG の沈着がみられる．この梗塞像は，従来からいわれていた虚血性病変とは病因論的に違うと考え，perivillous fibrinoid change（PVFC）と呼んでいる．この場所での免疫反応の結果生じたものと推定される．Lyden らは抗カルジオリピン抗体の免疫組織

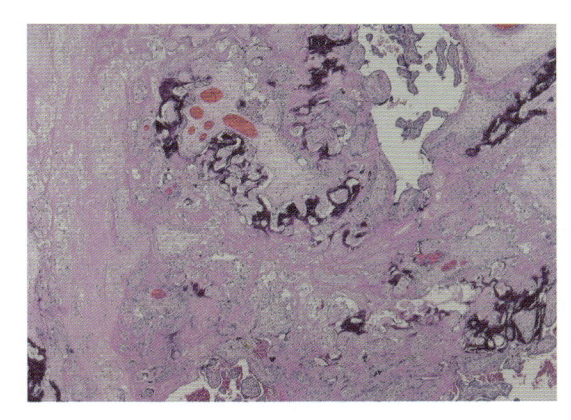

図 12-83 Rohr fibrin
絨毛間全体にびまん性にフィブリンの沈着が認められる．

化学的検討より，この抗体がトロホブラストに直接作用した結果，胎盤内に血栓が生じる過程を説明している．

胎盤から習慣性流・早産がうかがわれる所見として，Rohr fibrin がある（図12-83）．これは絨毛間のフィブリンが，広範囲に，時には胎盤の全面に沈着する．胎盤は全体に硬く，貧血状で，実質臓器の様相を呈する．数か所から標本を作製し，絨毛間にフィブリンがびまん性に沈着しているのを確認する．先に述べた PVFC とは異なり，組織学的にはびまん性の絨毛間フィブリンである．母体の膠原病や凝固異常症と関連する場合もみられる．くり返す流・早産の原因となり，次回妊娠の管理が重要である．

5．双胎の胎盤病理所見

双胎胎盤の分類

双胎胎盤の形式は，次の4型に分類できる．

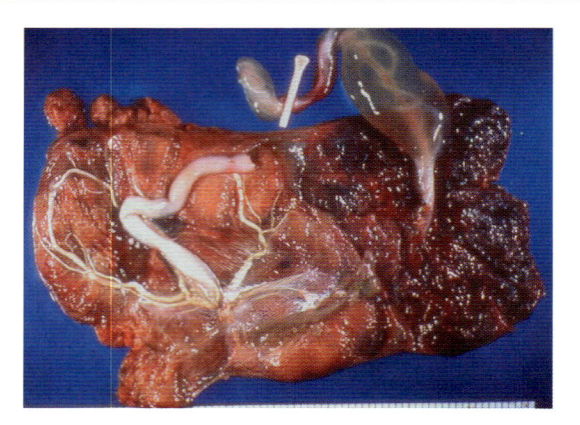

図 12-84　双胎間輸血症候群の典型的な胎盤
左は供血児で貧血，右は受血児で，うっ血と臍帯の著明な浮腫を示す．表面の血管吻合は認めない．

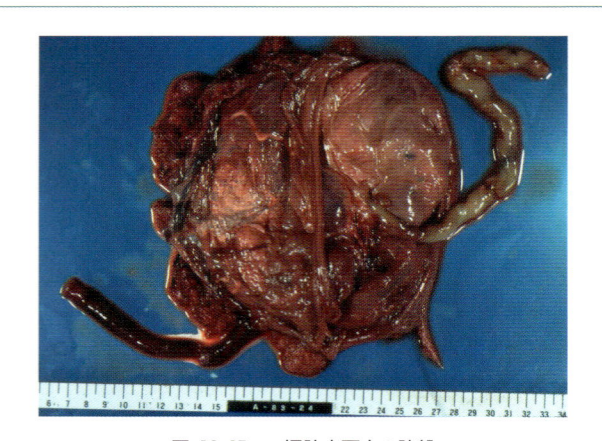

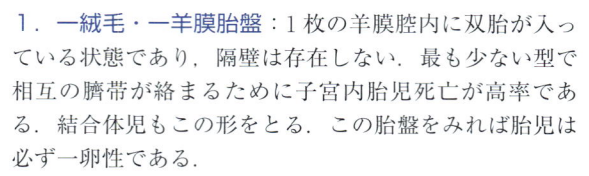

図 12-85　一児胎内死亡の胎盤
左は胎内死亡児のもので，右は生後早期に全身の血栓症による多臓器梗塞を起こして死亡した児の胎盤．表面に太い静脈-静脈吻合をもつ．

1．**一絨毛・一羊膜胎盤**：1枚の羊膜腔内に双胎が入っている状態であり，隔壁は存在しない．最も少ない型で相互の臍帯が絡まるために子宮内胎児死亡が高率である．結合体児もこの形をとる．この胎盤をみれば胎児は必ず一卵性である．

2．**一絨毛・二羊膜胎盤**：完全に癒合した胎盤であり，羊膜腔は2個存在するが，絨毛膜は1個で共有している．隔壁は薄く，2枚の羊膜のみからできており，容易に剝がすことができる．この胎盤をみれば胎児は必ず一卵性である．この場合，必ず血管吻合の状態を確認する必要がある．表面からの観察のみでは不十分で，造影剤・水・空気などを血管内に注入しないと誤診のもととなる．注入は胎盤の表面より，注射針で行う．胎盤の表面での動脈と静脈の見分け方は，2本の血管の交差する部位をみて，上側をまたいで通っているほうが動脈である．

3．**癒合二絨毛・二羊膜胎盤**：胎盤は1個であり，羊膜腔は2個であるが，絨毛膜は2個で癒合状態も不完全なことが多い．隔壁は2枚の羊膜の間に2枚の絨毛膜の延長である結合組織が存在するので厚く，剝離は通常困難である．この胎盤からは胎児が一卵性か二卵性かを決定できない．

4．**分離二絨毛・二羊膜胎盤**：2個に分離した胎盤である．この胎盤も胎児が一卵性か二卵性かを決定できない．

一絨毛膜胎盤に特異的な合併症

1．**双胎間輸血症候群** twin to twin transfusion syndrome：血管の異常吻合により一児から他児へと血液が流入する病態が双胎間輸血症候群（TTTS）である．供血児は，通常，羊水過少を，受血児は通常，羊水過多を呈する．胎盤が一絨毛膜性であることは必須条件である．一絨毛膜の時に胎盤表面の血管吻合の有無と種類（動脈か？　静脈か？）を知ることが，TTTSの理解を助ける．典型例では，供血児から受血児への動脈-静脈吻合が複数存在している．表面の動脈-動脈吻合は，従来考えられていたようなTTTSが成立する条件ではなく，逆に胎児間の輸血を補正するものであると考えられる．TTTSの時にはこの補正血管たる動脈-動脈吻合が欠如する．受血側は臍帯の著明な浮腫があり，供血側は非常に細い臍帯となる（**図 12-84**）．近年，胎児鏡下に胎盤表面の吻合血管レーザー凝固術が行われるようになり，その予後は改善しつつある．

2．**多発性塞栓症候群**：双胎妊娠で一児が胎内死亡した場合，生存児に脳障害をはじめとする重篤な障害をきたす可能性がある．Benirchkeが最初に報告した概念であり，Mooreらがintrauterine disseminated intravascular coagulation（IDIC）という言葉を使用した．しかし，IDICではなく塞栓によって損傷をきたすと考えられる．本症も一絨毛膜性の胎盤に起こる合併症であるが，TTTSと異なり，胎盤表面には太い血管吻合が必ずある．静脈-静脈吻合のみか静脈吻合を含む複雑な吻合の形が多い（**図 12-85**）．この一児胎内死亡はTTTSとは異なるものである．TTTSが比較的長い経過でdiscordantの状態が形成されてくるのに対し，本症は胎盤表面の太い静脈吻合と臍帯の膜（辺縁）付着が一児の死亡に関連している．この死亡にいたる経過は急速であろう．一児胎内死亡より分娩までが5日を過ぎると他児への障害の可能性が高くなる．しかし，一児死亡後2日で起こった例もあり，可及的速やかに分娩にもっていくほうが望ましい．

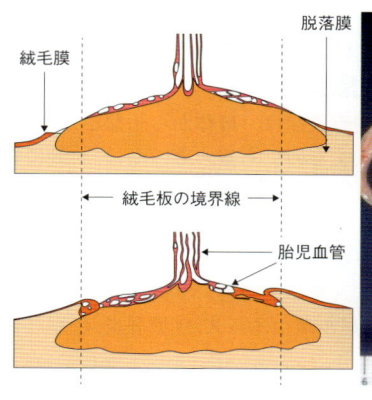

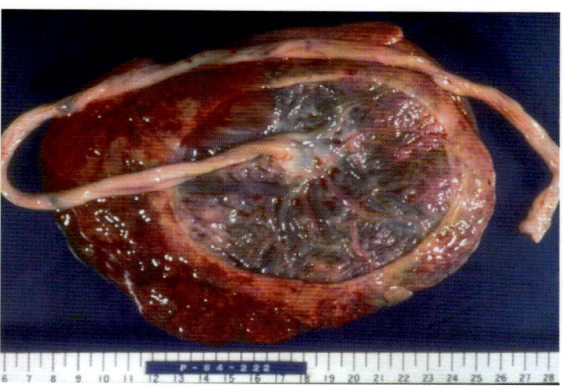

図 12-86　画縁胎盤と周郭胎盤

生後死亡した児は，剖検では脾，腎，脳，肝に多発梗塞像が認められる．胎盤の吻合血管とほぼ同様の太さの結果で閉塞すると考えられる．胎内で死亡した児には剖検で特異的な所見は認められない．臍帯は膜付着あるいは辺縁付着であることが多い．

3．**無心体** acardius：一絨毛膜性双胎で，胎盤血管の一部に吻合が起こる時に，大きな血管の吻合や血管の発生異常によって，一方の児の血液供給に障害をきたすことがある．その結果，両個体の発育が平等でなく，一方の個体形成が極めて悪く，特に心臓の発育が痕跡的かあるいは欠如することがある．このような個体は無心体と呼ばれる．この疾患は，twin reversed arterial perfusion sequence（TRAP）とも呼ばれ，その原因は胎生早期に大きな血管吻合があり，血行動態的に優位な児が供血児になるとされている．

無心体も一絨毛膜性の胎盤にしかみられない特殊型である．胎盤は，一羊膜の場合と二羊膜の場合がある．一羊膜の場合に出生前では双胎の診断がつかずに胎盤の腫瘍などと思われていることもある．二羊膜の場合，無心体の臍帯が隔壁を貫き，根部にて合流が認められる．動脈，静脈ともに大きな吻合をもつのが普通である．無心体の臍帯は，通常，単一臍帯動脈を示す．

6．胎盤・臍帯の発生異常

絨毛膜外性胎盤 placentaextrachorialis

正常では絨毛膜板と基底膜板の長さは同じであるが，絨毛膜板が基底膜板より短いものをいう．表面からみて移行部が平坦なものを画縁胎盤 placenta circummarginata といい，移行部がひだ状になっているものを周郭胎盤 placenta circumvallata という．臨床的な意義のあるのは周郭胎盤であり，胎児発育遅延や早産が増加する（図12-86）．絨毛膜外性胎盤の組織発生には多数の説があるが，深部着床で発生すると考えるのが妥当であろう．

羊膜結節 amnion nodosum

羊水過少が遷延すると，胎盤の胎児面および膜面において小結節がみられる．これが羊膜結節といわれるものである．胎児面羊膜上にみられる薄い黄褐色の小結節として肉眼的に観察される．時に，マッシュルーム様の外観を呈し膜面より茎をもって突出してみられることもある．胎児面に小結節がみられるものとして，この羊膜結節と扁平上皮化生がある．扁平上皮化生は臨床的な意味はない．羊膜結節は，ほとんどが両側性の囊胞腎あるいは尿道閉鎖などの尿形成の障害のある重症の泌尿器系の先天奇形に伴ってみられる．羊膜結節の形成機序として早期には，まず羊水中のケラチンなどの胎児成分が羊膜上皮と付着する．その後，フィブリンの層が羊水成分を核として周りに沈着する．より古いものでは硝子様の無構造の物質となるが，全経過中炎症細胞はまったく浸潤が認められない．

羊膜索症候群 amniotic band syndrome

羊膜索症候群は軽いものでは胎児の腕などにゴム輪の痕がみられる程度のものから，手足の欠損や合指症や頭蓋欠損など大きな奇形を伴うものまで幅広くみられる．胎盤の胎児面より線維性の強靱なヒモが1～数本みられる（図12-87）．その部の羊膜ではひだ形成がみられるのが特徴である．このひだ形成はおそらく妊娠早期に過度の羊水減少が起こったことを示していると思われる．

単一臍動脈 single umbilical artery（SUA）

臍帯の動脈が1本しか認められない奇形である．児の奇形症候群を合併することで有名であるが，母体の糖尿病や多胎などで合併頻度が高い．一般頻度は約0.9％であるのに対して，糖尿病母体児や奇形児では5～10％に

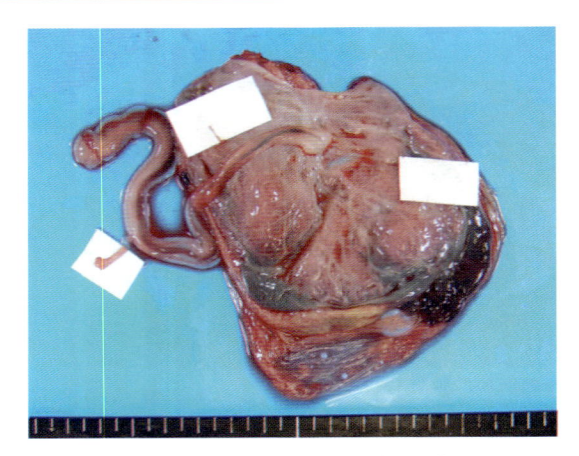

図 12-87　羊膜索症候群の胎盤肉眼像
胎児面に3か所の羊膜索を認める.

単一臍動脈の合併がみられる．染色体異常，特に 18 トリソミーや 13 トリソミーで高頻度であるといわれるが，実際には 10〜20％にみられるにすぎない．

7．胎盤の炎症

子宮内感染症は上行性（経腟性）と血行性感染症に大きく分けられる．

上行性感染症

上行性感染症は，羊水中の感染症であるので胎盤表面の絨毛膜・羊膜や臍帯が主たる炎症の場となる．したがって，絨毛膜羊膜炎 chorioamnionitis（CAM）と呼ばれる．急性の羊膜炎では胎児面および臍帯は汚い灰黄色調でこの混濁の色で診断が可能である．羊膜と絨毛膜との癒着の程度をみることにより，炎症が急性のものか慢性のものかが推測される．

組織学的に，絨毛膜羊膜への白血球の細胞浸潤の程度は，1度から3度までに分類されている．絨毛膜羊膜への浸潤細胞は母体の白血球である．1度は炎症細胞浸潤が絨毛膜下にとどまっているもので，2度は絨毛膜まで，3度は羊膜まで及んでいるものをいう．

臍帯の組織学的所見で，臍帯の血管周囲の白血球は胎児の炎症細胞である．すなわち，胎盤表面と臍帯の組織をみることにより母体および新生児の反応の両方がみられる．臍帯においても同様に，1度は血管内皮まで，2度は血管筋層まで，3度は Wharton 膠質まで炎症細胞が浸潤しているものをいう．臍帯の膠質部の石灰沈着は臍帯の炎症後にみられるもので，亜急性壊死性臍帯炎 subacute necrotizing funisitis（SNF）と呼ばれている．SNF にはしばしば新生児慢性肺疾患（Wilson-Mikity 症候群）が合併する．

血行性感染症

血行性感染症は，母体から胎盤を通過して胎児に感染症を起こすものである．その際に，胎盤に炎症を起こし，その場所で菌やウイルスが増殖し胎児の血管から全身感染を起こす場合と，胎盤は通過するのみで炎症などの痕跡を残さない場合がある．前者の代表は，サイトメガロウイルス，風疹，梅毒，リステリアなどであり，後者の代表は，パルボウイルス，B型肝炎，C型肝炎などである．

サイトメガロウイルス

先天性サイトメガロウイルス感染症は，血行性にも経産道性にも引き起こされる．サイトメガロウイルス感染症は inclusion body disease とも呼ばれ，owl's eye と表現される特徴的な封入体が全身にみられる．封入体は胎盤においてもみられ，これのみでサイトメガロウイルス感染症と診断可能なほど特異性は高いが，感度は高くない．封入体のみられる細胞は，血管内皮細胞や Hofbauer 細胞などである．浸潤細胞はリンパ球とともに形質細胞がみられることが特徴である．サイトメガロウイルスの同定のためには，サイトメガロウイルス抗体を用いての免疫組織学，PCR 法，ISH（in situ hybridization）法などが有用である（図 12-88）．

パルボウイルス

ヒトパルボウイルス B19 は小型 DNA ウイルスで，周産期領域では妊婦に感染すると胎児に致死的な胎児水腫を起こす．その原因は，赤芽球系細胞で増殖し，その細胞を破壊し貧血を起こすためといわれている．ヒトパルボウイルス B19 は，肝炎ウイルスなどと同様に胎盤単純通過型ウイルスであり，絨毛炎を観察することはできないが，胎児の赤芽球系細胞に感染し，その細胞が胎盤の絨毛血管内に認められるので，出生時に胎盤からの病理診断が可能である．免疫組織学的に確定を行うが，HE 標本やギムザ染色においても診断は可能である（図 12-89）．

単純ヘルペスウイルス

先天性単純ヘルペス感染症は新生児感染症の原因として重要であるが，ほとんどが産道感染のため胎盤所見に乏しい．妊娠初期の感染では流産が起こるとされているが，その率は不明である．経産道感染により胎児に感染し，ウイルス播種の結果，絨毛に感染する例が知られ，絨毛にリンパ球や形質細胞が浸潤し，時に封入体をみる．

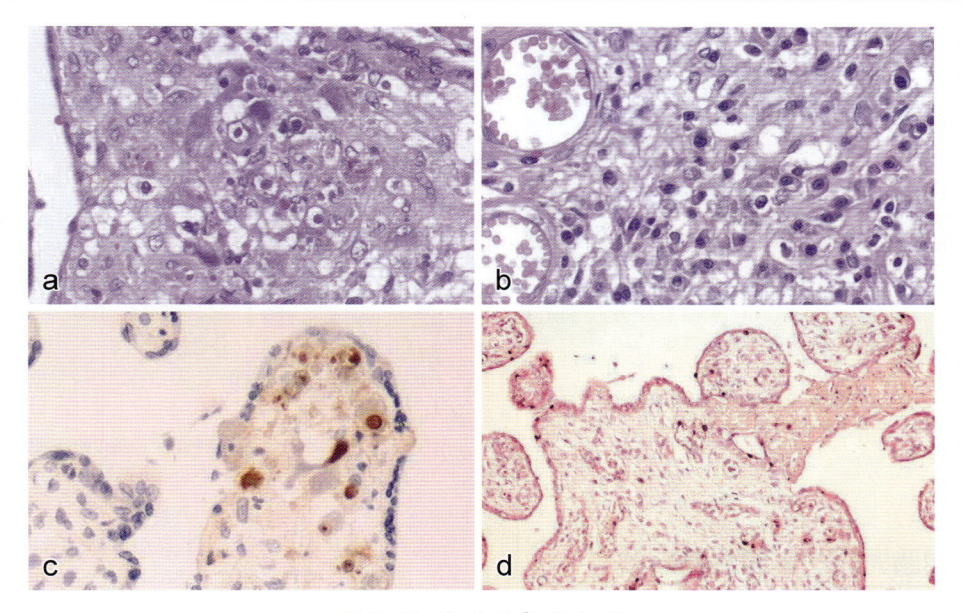

図 12-88　サイトメガロウイルス
a. 特徴的な封入体, b. 形質細胞の浸潤, c. 免疫組織学, d. ISH (*in situ* hybridization)

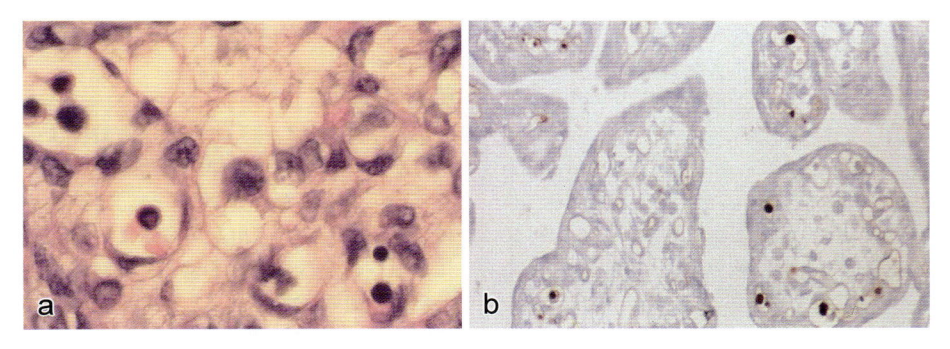

図 12-89　パルボウイルス
a. HE 染色, b. 免疫組織学染色

風疹

　先天性風疹ウイルス感染症は奇形症候群として知られ，心血管系や中枢神経系に奇形をもたらす．妊娠初期の感染であるため出産時にみられる胎盤所見としては種々の程度の線維化であるが，早期の所見としては血管炎を伴う絨毛炎が知られている．

リステリア

　リステリアはグラム陽性桿菌で，*Listeria monocytogenes* による先天性感染症は敗血症や髄膜炎などの急性感染症が代表的である．
　リステリア症の胎盤所見としては，胎盤実質の膿瘍，絨毛壊死がみられ，絨毛膜羊膜炎も伴う．膿瘍は肉眼的に確認できる時もあり，この際にはリステリア症を念頭に置いて細菌学的検査を施行する．

結核

　結核は感染した母親から生後に罹患するが，まれに子宮内感染の報告がある．胎盤に肉芽腫形成がみられることもある．

梅毒

　先天梅毒の胎盤はもろい感じで重い．組織所見では強い壊死性変化を伴う絨毛炎がみられる．血管に増殖性変化がみられる．免疫組織学では免疫複合体や C3 が絨毛内血管に見いだされており，免疫反応による血管障害が病理変化の基礎と考えられる．

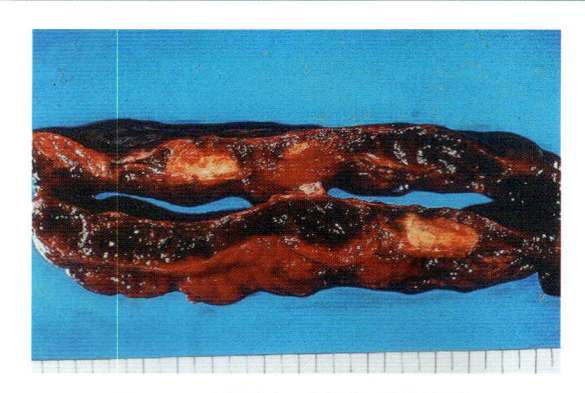

図 12-90 妊娠高血圧症候群の胎盤割面像
多発梗塞像を認める.

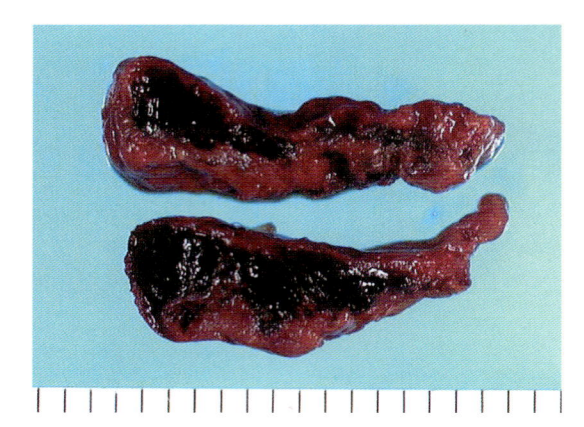

図 12-91 巨大絨毛膜下血腫の胎盤割面像
広範な絨毛膜下血腫を認める.

8. 子宮内胎児死亡・発育遅延と胎盤病理所見

子宮内胎児死亡 intrauterine fetal death (IUFD) の原因は約 2/3 が胎盤早期剥離や臍帯異常などに伴う無酸素性のものである. 染色体異常症や奇形症候群が 10～15% を占める. 初期流産で, 絨毛と染色体異常の関連をみると, 染色体異常症は, 奇形型絨毛 (八つ手の葉様あるいは鋸刃様絨毛) と強く関連している.

子宮内発育遅延 intrauterine growth retardation (IUGR) とは, その週数に見あった体重の増加がみられないものをいう. IUGR の原因として最も多いものは妊娠性高血圧症候群を代表とする胎児胎盤系の虚血性病変である.

IUGR の時の胎盤所見として, 組織学的には, 奇形型絨毛, 虚血型絨毛, 絨毛炎型絨毛あるいは無血管絨毛と正常に大きく分けられる. 奇形型絨毛とは組織的に異形成絨毛や合胞体芽 trophoblastic bud (絨毛の表面の凹凸が強いため, 標本上で絨毛内にトロホブラストからなる腺管構造が認められるものをいう) がみられ, 未熟絨毛もしばしば伴っている. 胎児の奇形とよく相関する.

妊娠高血圧症候群と胎盤梗塞

虚血性の病変で説明した母体面の硬化像にほぼ一致して, 割面では梗塞がみられる. 重症妊娠高血圧症候群では, 多発性の梗塞あるいは巨大梗塞を示す. 肉眼的に梗塞の分布が全胎盤の 10% を超えると胎児の発育に障害がみられるとされている. 梗塞は三角形の底辺が母体面側で, その中央にらせん動脈の硬化部をみる (図 12-90).

妊娠高血圧症候群などの虚血性病変の組織学的異常

妊娠高血圧症候群の組織病変は, 梗塞部内においては各絨毛の間にフィブリン沈着があり, その中に X 細胞の増加 (梗塞部内に出現する, 大きな核をもつ特徴的な細胞で, 中間型栄養膜細胞である) がある. 梗塞の周囲では syncytial knot の増加, 小さな絨毛の増加がある. 絨毛の未熟性, chorangiosis, angiectasis, 小さな絨毛, syncytial knot より虚血性病変の有無と程度を決定する.

胎盤早期剥離

胎盤早期剥離の時, 大部分は胎盤にはっきりした異常所見が認められる. 母体面に胎盤後血腫がみられ, 時に脱落膜部の変形がみられる. 早期剥離における胎盤後血腫は, 脱落膜内への出血から始まる. したがって脱落膜は出血性の変性, 壊死を起こしており, この脱落膜部分と後胎盤血腫は剥がすことができない. この部位を確認することで, 早期剥離の胎盤での病理診断が可能である.

巨大絨毛膜下血腫

巨大な絨毛膜下血腫は Breus mole という別名があり, 死産や強い IUGR をきたす (図 12-91). 母体・胎児の凝固異常はみられず, 病因は不明である. 本症は単発性でくり返さない.

Rohr fibrin

Rohr fibrin は絨毛間のフィブリンの別名であるが, まれにこのフィブリンが広範囲に, 時には胎盤の全面に沈着する場合がある. 胎盤は全体に硬く, 貧血状で, 実質臓器の様相を呈する (図 12-92). 数か所から標本を作製し, 絨毛間にフィブリンがびまん性に沈着しているのを確認する. 母体の膠原病や凝固異常症と関連する場合もみられる. くり返す流・早産の原因となり, 次回妊娠の管理が重要である.

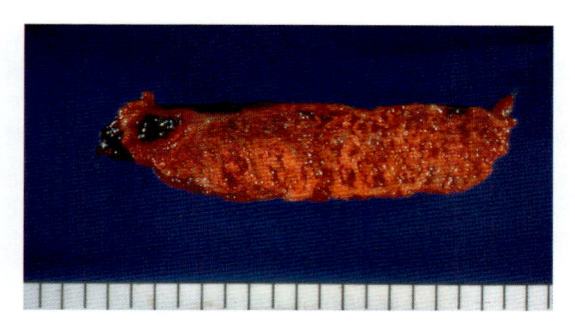

図 12-92 Rohr fibrin の胎盤割面像
硬い，実質臓器様の概観を呈する．

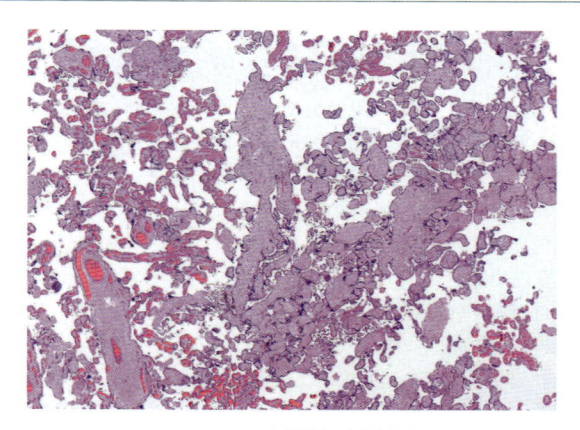

図 12-93 血栓性無血管絨毛
中央に絨毛の壊死がみられ，周辺の絨毛は chorangiosis を示す．

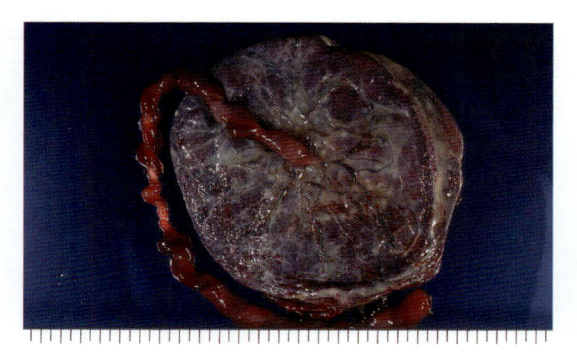

図 12-94 臍帯過捻転
臍帯の一部に 2 cm 程度の過捻転部を認め，これによる子宮内胎児死亡の症例．

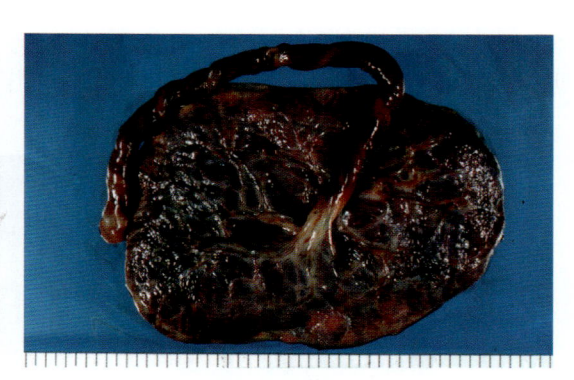

図 12-95 臍帯血栓症
臍帯付着部以外は，暗赤褐色調を呈する．

原因不明の絨毛炎および無血管絨毛

絨毛にリンパ球が浸潤し，時には絨毛構造の破壊がみられる．しかし，絨毛内の血管の増生はなく，リンパ球以外の反応はほとんど認められない．胎児血管血栓性血管病変 fetal thrombotic vasculopathy による無血管絨毛の合併をみることも多く，この所見は，妊娠高血圧症候群を伴うことがなく，IUGR の一つのタイプであると考えられる（図 12-93）．

臍帯の付着異常，臍帯の過捻転・絞扼，血栓症

臍帯の付着異常には，膜付着，辺縁付着と側方付着があるが，膜，辺縁，側方の順に周産期の異常の頻度が高い．胎内発育遅延や早産と相関するのが明確なものは膜付着である．おそらく膜部の胎児血流が障害されて IUGR が発生するものと思われる．膜付着と辺縁付着の分娩周辺の合併症として付着部附近の辺縁出血があり，時に分娩時の大量出血の原因ともなる．

臍帯の過捻転は，死産児ではそれほど珍しいものではない．単発性のものが多いが，時に多発性のこともある（図 12-94）．臍帯静脈に造影剤注入後の X 線観察も診断に役立つこともある．

臍帯の血栓症は，これまであまり認識されていないがまれなものでなく，当科の統計においても重要な原因となっている（図 12-95）．母体糖尿児は時に胎児の突然死をきたすことがあるが，血栓症が関係していると考えられる．胎盤実質内でも血栓症の頻度が高いが，胎児にも血栓形成があり，重篤な結果をきたす．

9．胞状奇胎，絨毛上皮腫

胞状奇胎 hydatidiform mole

全胞状奇胎は，すべての絨毛が嚢胞化して認められる．染色体は，父親由来（精子）のみの二倍体であるとされる．その細胞学的機序は，空胞卵子に精子由来の 23X が二倍体となり，46,YY はその形成過程で消滅し，通常の 46,XX の完全型奇胎が形成される．まれであるが，2つの精子が空胞卵子に出会った時は父親由来で 46,XY の全胞状奇胎になる．胞状奇胎の 2〜5％ が絨毛性癌に

移行するといわれ，逆に絨毛性癌の半分ないし2/3は胞状奇胎ののちに起こっている．典型例での診断は容易であるが，ごく早期の流産例や子宮外妊娠の時にまれに誤診される．妊娠5週までの正常組織像は大きな絨毛とトロホブラストの過形成がみられ，奇胎組織に酷似する．しかし，絨毛内の血管の有無や，トロホブラストの増殖部位が絨毛外層部に限局するかなどによって鑑別される（図12-96）．

部分胞状奇胎 hydatidiform mole, partial とは，肉眼的に一部の絨毛のみが囊胞化しているものをいう．部分胞状奇胎は6～8週ころに，一度は明らかな胎囊形成が認められ，その胎囊壁の一部に比較的小さな異常構造が出現し，経時的に異常像を示す領域が拡大するとされ，胎児の存在，局所的な奇胎様病変，部分的・軽度のトロホブラストの腺腔形成・過形成を特徴とする．部分胞状奇胎は1万例ないし10万例に1例とされており，かなりまれなものである．古くより三倍体との関連は言われていたが，症候群として確立したのは比較的新しい．染色体分析で，三倍体（69, XXY, XXX または XYY）の核型を示す．2組の染色体は父親由来，1組は母親由来である．三倍体は全受精の1～2％に起こるといわれ，満期にいたったり，生児を得ることはごくまれである．Szulman らは三倍体の93例を検索し，79例（86％）が部分胞状奇胎であったという．

部分胞状奇胎と類似する間葉性異形成胎盤

絨毛性疾患の定義および分類は主として肉眼的所見によってなされており，それに従うと胞状奇胎に分類されるが，ほとんどすべての絨毛内に胎児の血管がみられ，かつトロホブラストの増殖はないなど腫瘍性変化の像は乏しく，むしろ循環障害を基盤に発生した病変が存在する．本例の特徴は以下のとおりである（図12-97）．

① 一個の胎盤としての形態を備えている．
② 肉眼的には部分胞状奇胎に類似する．

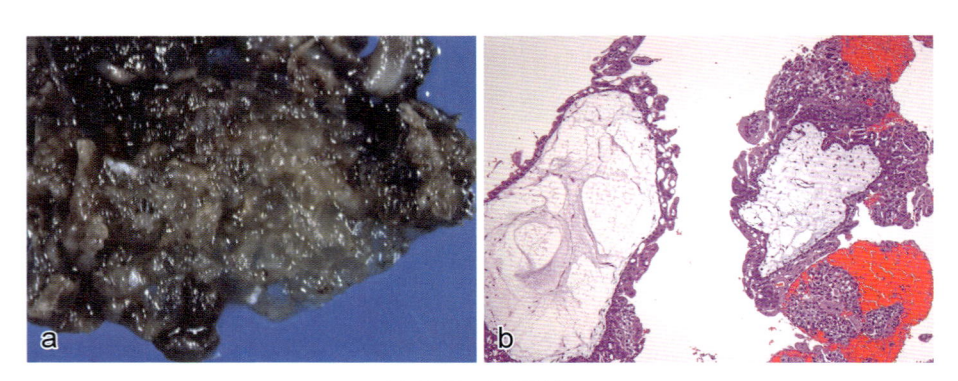

図 12-96　全胞状奇胎
絨毛の浮腫と全周性の栄養膜細胞の増生を示す．
a. 肉眼像．b. 組織像

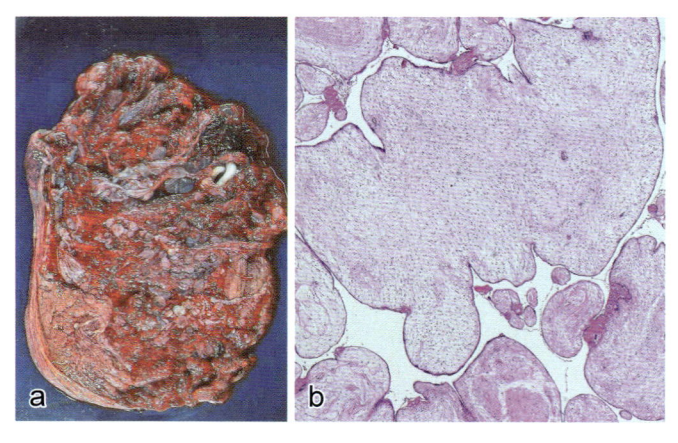

図 12-97　間葉性異形成胎盤
a. 肉眼像．b. 組織像

③ 血管の走行は蛇行し，異形成の概観を呈する．
④ 水腫様変化の絨毛には血管がある．トロホブラストの増殖はない．
⑤ 絨毛血管内に間葉系の細胞の増生があり，血管内には多発性の血栓がみられる．
⑥ 胎児は IUGR, SFD であるが，まったく奇形はない．

このように部分胞状奇胎類似病変にはいくつかの疾患群が混在しているように思われ，分類上の再検討も望まれる．

侵入胞状奇胎/絨毛癌
invasive mole/choriocarcinoma

胞状奇胎は，時に古典的な悪性像とは異なる，"浸潤"あるいは"転移"の形式をとることがある．奇胎絨毛の子宮筋層内への侵入像を示すものを侵入胞状奇胎という．ごくまれには血管内に転移し，血栓を起こすものすら認められる．肉眼的に診断しうることもあるが，確定診断は組織学的になされる．絨毛癌は絨毛細胞からなる悪性腫瘍で，浸潤破壊性増殖を示し，絨毛形態を認めないものをいう．確定診断は摘出物の組織学的検査によってなされる．妊娠合併絨毛癌は胎盤内絨毛癌と胎児・乳児絨毛癌に分類される．

胎盤内絨毛癌は，臨床的に胎児・母体間輸血症候群の時に発見されることが多く，肉眼的に診断は困難であるので，多数の切片を作製する必要がある．絨毛間に異型性をもつトロホブラストの集塊をみる（図12-98）．

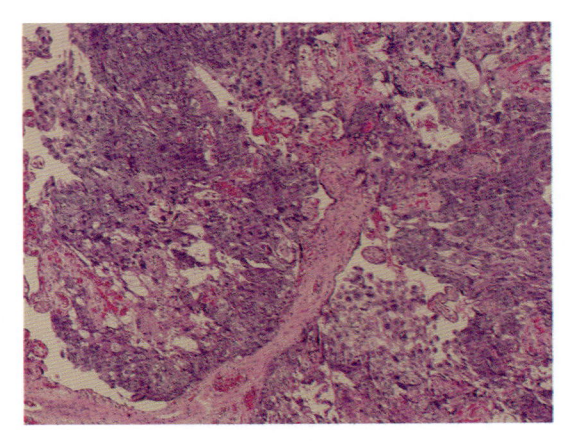

図 12-98 胎盤内絨毛癌
絨毛間に異型な栄養膜細胞の増生が認められる．

PSTT および過大着床部

以前より絨毛癌に似た組織であるが，予後のよい一群の疾患が知られており，種々の名称で呼ばれてきたが，1981年に，Scullyらにより，PSTT（placental site trophoblastic tumor）と命名された．PSTTを構成する細胞は中間型栄養膜細胞である．わが国でも，絨毛性疾患取扱い規約に分類されている．明瞭な腫瘍を形成しない場合，過大着床部 exaggerated placental site や着床部結節 placental site nodule and plaque と呼ばれる．

G 性分化異常

1. 性の決定と分化

性の決定と分化は，染色体から遺伝子，性腺，性器にいたる一連の複雑な段階を踏んで進むカスケード反応によって行われている（p.50参照）．個体の性はまず受精による性染色体の組み合わせによって決定される．卵子とY染色体をもつ精子との受精は遺伝的男性となり，また卵子とX染色体をもつ精子との受精は遺伝的女性となる．受精後7週目くらいまでは男女の形態的区別はない．その後の性の分化は，未分化性腺を精巣に誘導する精巣決定因子 testis determining factor（TDF）に左右される．ヒトの性表現の基本は女性型で，TDF が働かなければ女性になる．1990年に TDF の本体は Y染色体短腕上の SRY（sex determining region on Y）遺伝子産物であることが明らかにされた．SRY 遺伝子は男性化に重要で，SRY 遺伝子が働き始めることで未分化性腺が精巣へ誘導され，男性への性分化が起きる．一方，Y染色体がないか SRY 遺伝子が陰性では女性としての性分化が生じる．SRY 遺伝子は性差をつくるマスター遺伝子であるが，常染色体や X 染色体上にも性を左右するさまざまな遺伝子があり，NR5A1（SF1）（9番染色体長腕），WT1（11番染色体短腕），SOX9（17番染色体長腕）などが知られている．今日では SRY や複数の遺伝子が相互に協力することで性腺の分化が起きると考えられている．

胎児期に性腺の誘導後，性ホルモンが働かなければ内・外性器は女性型へ分化する．性腺が精巣に分化した場合は Leydig 細胞からテストステロンが分泌され Wolff 管を発達させ，Sertoli 細胞から Müller 管抑制因子 müllerian inhibiting substance（MIS）が分泌され Müller 管を退化させ，男性型の内性器（精巣上体・精嚢・精管，前立腺）や外性器（陰嚢・陰茎）が形成される．卵巣に分化した場合はテストステロンや MIS の影響がなく，女性型の内性器（卵管・子宮・腟上部）や外性器

表 12-5　主な性分化異常の分類

I．性の決定機構の異常（一次的性分化の障害）
　1．XX 男性
　2．性腺形成不全
　　　a）XX 型性腺形成不全
　　　b）XY 型性腺形成不全（XY 女性）
　　　c）混合型性腺形成不全
　　　d）Turner 症候群
　3．Klinefelter 症候群
　4．真性半陰陽

II．性の分化機構の異常（二次的性分化の障害）
　A．男性仮性半陰陽
　　1．Leydig 細胞の無形成または低形成
　　2．テストステロン合成酵素の先天的欠損
　　　① 副腎皮質ホルモンおよびテストステロンの合成障害
　　　　a）20,22-desmolase 欠損症
　　　　b）3β-hydroxysteroid dehydrogenase 欠損症
　　　　c）17α-hydroxylase 欠損症
　　　② 精巣におけるテストステロンの合成障害
　　　　d）17,22-desmolase 欠損症
　　　　e）17β-hydroxysteroid dehydrogenase 欠損症
　　3．アンドロゲン標的臓器障害
　　　　a）完全型精巣性女性化症
　　　　b）不完全型精巣性女性化症
　　　　c）アンドロゲン抵抗性不妊症
　　　　d）5α-reductase 欠損症
　　4．Müller 管残存症候群
　　5．女性化腫瘍
　B．女性仮性半陰陽
　　1．副腎性器症候群
　　　　a）21-水酸化酵素欠損症
　　　　b）11β-水酸化酵素欠損症
　　　　c）3β-hydroxysteroid dehydrogenase 欠損症
　　2．胎盤性 P-450 アロマターゼ欠損症
　　3．男性化腫瘍

III．その他
　1．外因性ホルモン投与による性分化異常
　　　　a）男性仮性半陰陽
　　　　b）女性仮性半陰陽
　2．子宮・腟の奇形および発育異常
　3．性同一性障害

（腟下部・陰核，陰唇）への分化がすすむ．

　性分化異常は，染色体の性，胎生期の性腺の性，内性器の性，外性器の性が分化する過程の遺伝的カスケード反応の異常に起因する疾患群の総称である．その解明はいまだ十分とはいえないが，変異遺伝子による性の決定機構の異常（一次的性分化の障害）とテストステロンやMIS の障害，アンドロゲン標的臓器障害などによる内・外性器の表現型の異常（二次的性分化の障害）とに分類される．さらに近年では脳の性分化の異常も認識されている（**表 12-5**）．

2．主な性分化異常

XX 男性　XX male

◆定　義：染色体は 46, XX でありながら精巣を有し，表現型が男性であるものをいう．

◆発生機序：本来 Y 染色体上にあるべき *SRY* 遺伝子が X 染色体上に転座して *SRY* を有する X 染色体が生じ，その TDF 作用により精巣が分化したと考えられるが，*SRY* 遺伝子の存在しない XX 男性も報告されている．

◆形　態：組織学的に精細管は硝子化し，精子形成は認めない．

◆臨床的事項：男性 20,000 人に 1 人の発生頻度である．矮小精巣，無精子症，尿道下裂，女性化乳房などを示す．

性腺形成不全

　性腺形成不全 gonadal dysgenesis とは，一般に索状性腺（線状性腺）を特徴とする疾患全体を意味する．XX 型，XY 型，混合型および Turner 症候群があるが，Turner 症候群が特有の身体症状を伴うのに対し，XX 型および XY 型性腺形成不全ではそのような身体症状を伴わないため単純型性腺形成不全 pure gonadal dysgenesis と呼ばれる．性腺形成不全の表現型の多くは女性である．

XX 性腺形成不全　XX gonadal dysgenesis

◆定　義：染色体は 46, XX で，性腺は索状を呈し，外性器は正常で，発育不良の腟・子宮・卵管を認めるものをいう．

◆発生機序：*SRY* 遺伝子は陰性である．本症の原因遺伝子は明らかではないが，常染色体性劣性遺伝を示す報告もあり，X 染色体のみならず常染色体上の遺伝子も関与していると示唆される．

◆形　態：性腺は索状である．性腺の腫瘍化はみられない．

◆臨床的事項：女性 10,000 人に 1 人の発生頻度である．原発性無月経と性的発育の未熟を示す．

XY 性腺形成不全

　XY gonadal dysgenesis（XY 女性 XY female）

◆定　義：染色体は 46, XY でありながら，やや発育不良の腟・子宮・卵管をみる．性腺は索状である．

◆発生機序：*SRY* 遺伝子の欠損，変異により Y 染色体が存在していても TDF 作用を欠き，女性化が進むと考えられる．しかし *SRY* 遺伝子に分子遺伝学的に異常が認められない症例も多くあり，別の遺伝子の異常も関与していると考えられる．*SRY* 遺伝子以外の原因としては *WT1* 遺伝子の変異や欠損，*SOX9* 遺伝子や *NR5A1* 遺伝子の変異によるものなどが報告されている．

◆形　態：性腺は索状を呈する．加齢とともに性腺芽腫や未分化胚細胞腫などの性腺腫瘍が 25% の頻度で認められる．診断の確定と腫瘍の予防のために索状性腺の摘除が必要である．
◆臨床的事項：多くの症例は原発性無月経を主訴に来院する．

混合型性腺形成不全 mixed gonadal dysgenesis
◆定　義：性腺の一側が精巣で，他側が索状性腺を示し，それに付随する内外性器は不対称な男女中間型を特徴とする．45,X/46,XY の性染色体モザイクが多い．
◆発生機序：45,X/46,XY モザイクが多いが，一方，45,X/46,XY モザイク症には，ほかに両側性腺が索状を呈し Turner 症候群に類似する症例，両側精巣を有し男性仮性半陰陽を示す例，陰嚢内精巣を有し正常男性とみなされる例なども含まれる．
◆形　態：精巣の組織像は通常の停留精巣の像を示すものから精細管の高度の形成不全を示す例までさまざまである．精巣側では精嚢・精管・精巣上体が，索状性腺側では腟・子宮・卵管が生じる．性腺の腫瘍化は 20% に認められる．
◆臨床的事項：出生時の外性器異常でみつかる．

ターナー症候群 Turner syndrome
◆定　義：X 染色体の欠損や構造異常による性の分化異常で，低身長，翼状頸，外反肘を伴う．
◆発生機序：2 つの X 染色体のうちの 1 つの全欠損か一部欠損で，わが国では 45,X は約 30% で，残りは 45,X とほかの核型のモザイクや，46,X,i(Xq)，46,X,Xp- などの構造異型からなり，核型は多彩である．
◆形　態：卵巣は胎生 14～18 週までは正常に発育し，卵祖細胞は正常に存在するが，その後，性腺の発育障害が生じて卵母細胞は急速に減少し，索状性腺となる．
◆臨床的事項：女児 1,000 人に約 1.5 人発生する．性器は発育不全で二次性徴を欠き，低身長，翼状頸，外反肘を伴う．心奇形，腎奇形，糖尿病の合併頻度も高い．

クラインフェルター症候群 Klinefelter syndrome
◆定　義：X 染色体を過剰に有する男性の性染色体異常をいう．
◆発生機序：核型の 90% は 47,XXY で，46,XY/47,XXY モザイクがこれに次ぐ．発生の段階で Y 染色体の *SRY* 遺伝子が働いて男性化する一方で，X 染色体も同時に働き女性化する．
◆形　態：精巣の病変は加齢とともに高度となり，思春期以降では，精細管は硬化・硝子化し，精子形成が認められず Sertoli 細胞も消失する．Leydig 細胞はむしろ増

生し，結節性過形成を認める．
◆臨床的事項：男性新生児の 1,000 人に 1 人の頻度で発生する．新生児期～思春期までは臨床所見に乏しく，成熟期になって性腺機能低下がみられる．外見上は痩せ型で四肢が長く，外性器は男性型であるが，陰茎，陰嚢は小さく，陰毛は女性型を示す．女性化乳房が半数近くにみられる．縦隔胚細胞腫瘍（8%）や骨粗鬆症（25%）などの合併がある．

真性半陰陽 true hermaphroditism
◆定　義：半陰陽とは性腺と外性器との間の性の分化に矛盾のある個体を指す．真性半陰陽は卵巣と精巣を認める極めてまれな疾患で，一側の性腺に卵巣，他側に精巣が存在する場合と，1 つの性腺内に卵巣と精巣が存在する卵精巣 ovotestis が存在する場合とがある．
◆発生機序：30% の患者は 46,XX/46,XY，46,XX/46,XXY，45,X/46,XY などの Y 染色体を含むモザイク例である．60% では 46,XX，10% では 46,XY の核型を示す．本症は遺伝学的に不均質な疾患で，*SRY* 遺伝子をもつ X 染色体と正常 X 染色体のモザイクなど，さまざまな組み合わせや未知の遺伝子異常があると思われる．
◆形　態：精巣は右，卵巣は左に多い．卵精巣は 70% の症例に認められ，卵巣部は正常で，精巣部は発育不全を示す例が多い．子宮は多くの症例で存在する．46,XY の核型では 10%，46,XX では 4% に悪性腫瘍を認め，性腺芽腫が多い．確定診断には性腺の組織学的検索を行うが，同時に性腺の摘出が治療につながる（**図 12-99**）．
◆臨床的事項：出生時の外陰の形態は男性に近い場合が多いが，思春期には女性としての二次性徴を示す例が多く，月経の発来をみる者が約半数とされる．

仮性半陰陽 pseudohermaphroditism
◆定　義：卵巣と精巣の両方を有するものを真性半陰陽と呼ぶのに対し，性腺が精巣でありながら外性器が女性であるものを男性（仮性）半陰陽，性腺が女性でありながら外性器が男性であるものを女性（仮性）半陰陽と呼ぶ．
◆発生機序：男性半陰陽の原因には Leydig 細胞の低（無）形成，テストステロン合成酵素の先天的欠損，アンドロゲン標的臓器障害などがあげられ，女性仮性半陰陽には胎児のコルチゾール生合成系の酵素障害に由来する先天性副腎性器症候群，性ホルモン生合成経路の最終段階の律速酵素であるアロマターゼの欠損症，母体へのホルモン投与や母体の男性化腫瘍などがあげられる．

精巣性女性化症候群 testicular feminization
◆定　義：核型は 46,XY で性腺は両側精巣であり，テ

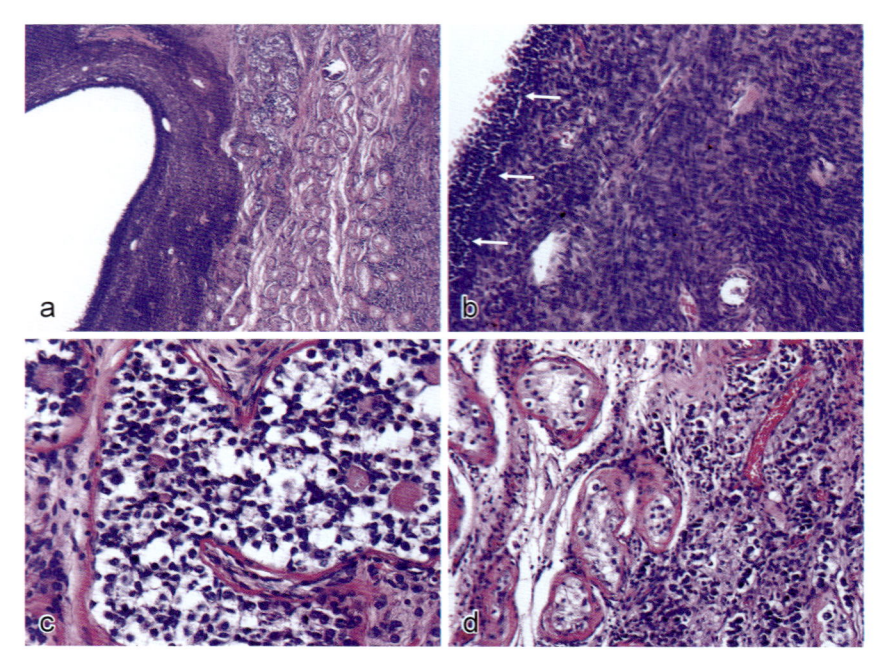

図 12-99 卵精巣
a．男性として育てられた 21 歳 46, XX の右側卵精巣の弱拡像．左側に卵巣（卵胞），右側に精巣（曲精細管）がある．中央上部と右辺縁に性腺芽腫が認められる．
b．卵巣部の強拡像．左側に成熟卵胞の顆粒膜細胞層（矢印），右下に原始卵胞（一次卵胞）が認められる．周囲に広く莢膜細胞がみられる．
c．中央部の性腺芽腫の強拡像．大型の淡明な細胞質を有する胚細胞と小型の性索細胞様の 2 種類の細胞からなる．
d．精巣部の強拡像．幼若な曲精細管内に Sertoli 細胞と大型の胚細胞（精粗細胞）を認める．精子細胞や精子はみられない．右側には浸潤性の性腺芽腫（ディスジャーミノーマ）が認められる．
（写真提供：北海道大学病院病理部　久保田佳奈子先生，山田洋介先生）

ストステロンも分泌されながら，アンドロゲンレセプターの異常により外性器は女性型をとる．
◆**発生機序**：X 染色体上に存在するアンドロゲンレセプター遺伝子の異常がこの疾患の本体であり，これによりアンドロゲンレセプターの機能が欠落または低下する．一方，Y 染色体上の SRY 遺伝子によって精巣形成が誘導され，Leydig 細胞からはテストステロン，Sertoli 細胞からは Müller 管抑制因子が産生されるため，Müller 管は消退する．
◆**形　態**：精巣は腹腔内から鼠径管を通じて大陰唇にいたるまでの間に位置している．精巣上体・精管・精囊・前立腺は欠如する．胚細胞腫瘍や性索間質腫瘍の合併率が特に思春期以後高くなるため，診断されれば両側精巣の切除が行われる．腟はあるが盲端に終わる．
◆**臨床的事項**：完全型では外性器は女性型であり，思春期まで異常に気づかないことも多い．原発性無月経で陰毛，腋毛に乏しい．

副腎性器症候群 adrenogenital syndrome
◆**定　義**：コルチゾール生合成系の酵素障害が原因の遺伝疾患である．
◆**発生機序**：21-水酸化酵素または 11β-水酸化酵素の欠損が主である．その結果として副腎皮質の過形成が生じ，過剰の副腎性アンドロゲンが分泌される．
◆**形　態**：女児において陰核肥大，陰唇癒合などの男性化がみられる．ただし，副腎皮質が活性を示すのは性腺の分化や機能発現より遅いため，内性器自体は女性型を示す．一般に子宮は存在するが小さく，卵胞も発育しない．
◆**臨床的事項**：21-水酸化酵素欠損症は副腎性器症候群の 90％以上を占め，15,000 人に 1 人の発症頻度である．女児では，早期に発見・治療を開始すれば月経が発来し，妊娠も可能である．男児の場合は性器の異常を伴わないため診断がつきにくい．

◆参考文献

1) Yao S. Fu MD：Pathology of the uterine cervix, vagina and vulva. 2nd ed, Elsevier Saunders, 2002.
2) Robboy SJ, Anderson MC, Russell P（eds）.：Pathology of the female reproductive tract. Churchill Livingstone, 2002.
3) Tavassoli FA, Devilee P（eds）.：WHO classification of tumours. Pathology of tumours of the breast and female genital organs. IARC Press, 2003.
4) 宮地　徹，森脇昭介，櫻井幹己：産婦人科病理学図譜 第3版，杏林書院，1998.
5) 石倉　浩，本山悌一，森谷卓也，手島伸一編：子宮腫瘍病理アトラス，文光堂，2007.
6) 日本産科婦人科学会・日本病理学会・日本放射線学会・日本放射線腫瘍学会編：子宮頸癌取扱い規約 改訂第3版，金原出版，2012.
7) 日本産科婦人科学会・日本病理学会・日本放射線学会・日本放射線腫瘍学会編：子宮体癌取扱い規約 改訂第3版，金原出版，2012.
8) 塩見達志，真鍋俊明：外陰に発生する皮膚疾患―炎症性皮膚疾患を中心に―．病理と臨床，20：1010，文光堂，2002.
9) 笹野公伸，今野　良，佐藤信二，他：外陰・腟の悪性腫瘍と関連病変．新女性医学大系 38，外陰・腟の悪性腫瘍（工藤隆一編），中山書店，1998.
10) Osakabe M, Hayashi M, Katayama Y, et al.：Characteristics of vulvar squamous cell carcinoma in Japanese women. Pathol Int, 57：357, 2007.
11) 福永眞治，本山悌一，森谷卓也，他：外陰・腟の悪性腫瘍と関連病変．新女性医学大系 38，外陰・腟の悪性腫瘍（工藤隆一編），中山書店，1998.
12) 八幡朋子，若狭研一：子宮頸部扁平上皮癌および前癌病変の分子生物学．病理と臨床，20：1125，文光堂，2006.
13) 斎藤真子，清野　透：HPVによる発がん機構．細胞，38：522，北隆館・ニューサイエンス社，2006.
14) Prat J, Gallardo A, Cuatrecasas M, et al.：Endometrial carcinoma：Pathology and genetics. Pathology, 39：72, 2007.
15) 田代浩徳，片淵秀隆，岡村　均：子宮体癌の組織分類からみた遺伝子異常の解析．日婦腫瘍誌，22：97，日本婦人科腫瘍学会，2004.
16) Jin Z, Ogata S, Tamura G, et al.：Carcinosarcoma（malignant müllerian mixed tumors）of the uterus and ovary：a genetic study with special reference to histogenesis. Int J Gynecol Pathol, 22：368, Lippincott Williams & Wilkins, 2003.
17) Koontz JI, Soreng AL, Nucci M, et al.：Frequent fusion of the JAZF1 and JJAZ1 genes in endometrial stromal tumors. Proc Natl Acad Sci USA, 98：6348, National Academy of Sciences, 2001.
18) Ligon AH, Morton CC：Genetics of uterine leiomyomata. Genes Chromosomess Cancer, 28：235, 2000.
19) 宮地　徹，森脇昭介，桜井幹己：産婦人科病理学診断図譜．第3版，杏林書院，1998.
20) Embryology of the female genital tract and disorders of abnormal sexual development. Robboy SJ, Bentley RC, Tussell P. In Kurman RJ, ed.：Blaustein's Pathology of the Female Genital Tract. 5th ed., 3-36, Springer Verlag, 2002.
21) Tavassoli FA, Devilee P, eds.：Pathology and Genetics of Tumours of the Breast and Female Genital Organs. World Health Organization Classification of Tumours, IARC Press, 2003.
22) 石倉　浩，手島伸一編：卵巣腫瘍病理アトラス，文光堂，2004.
23) 石倉　浩：卵巣．外科病理学，第4版，1115-1148，文光堂，2006.
24) Kurman RJ, Shih IM：The origin and pathogenesis of epithelial ovarian cancer：A proposed unifying theory. Am J Surg Pathol, 34：433-443, 2010.
25) Seidman JD, Cho K, Ronnett BM, Kurman RJ：Surface epithelial tumors of the ovary. In Kurman RJ ed.,：Blaustein's Pathology of the Female Genital Tract 6th ed., p. 679-784, Springer Verlag, 2011.
26) 中山徹也，牧野恒久，高橋迪雄監修：妊娠の生物学，36-50，永井書店，2001.
27) Miura K, Niikawa N：Do monochorionic dizygotic twins increase after pregnancy by assisted reproductive technology?. J Hum Genet, 50：pp. 1-6, The Japan Society of Human Genetics, 2005.
28) 牧野恒久，松林秀彦，鈴木秋悦，他編集：不育症の原因検索．着床，46-53，メディカルビュー，2000.
29) Dasu S, Igel H, Platt M, Robinson H, Shehata B：Histologic analysis of placental tissue in first trimester abortions. Pediatr Pathol, 8：477-482, International Paediatric Pathology Association, 1988.
30) Abramowsky CR, Vegas ME, Swinehart G, et al.：Decidual vasculopathy of the placenta in lupus erythematosus. N Engl J Med, 303：668-672, The Massachusetts Medical Society, 1980.
31) Kalousek DK, Barrett I：Confined placental mosaicism and stillbirth. Pediat Pathology, 14：151-159, 1994.
32) 中山雅弘，若浜陽子，有澤正義，和田芳直，木戸口公一：自己免疫疾患合併妊婦の胎盤病理所見．周産期シンポジウム，No. 9，55-61，メジカルビュー社，1991.
33) Lyden TW, Vogt E, Ng A-K, Johnson PM, Rote NS：Monoclonal antiphospholipid antibody reactivity against human placental trophoblast. J Reprod Immunol, 22：1-14, Elsevier, 1992.
34) Bane AL, Gillan JE：Massive perivillous fibrinoid causing recurrent placental failure. BJOG, 110：292-295, RCOG, 2003.
35) 竹内　真，中山雅弘：双胎間輸血症候群（TTTS）の胎盤病理．小児外科，37：695-700，東京医学社，2005.
36) Senat MJ, Deprest J, Boulvain M, et al.：Endoscopic lasersurgery versus serial amnioreduction for severe twin-to-twin transfusion syndrome. N Eng J Med, 351：136-144, The Massachusetts Medical Society, 2004.
37) Moore C, McAdams AJ, Sutherland J：Intrauterine disseminated intravascular coagulation：a syndrome of multiple

38) Nakayama M：Intrauterine embolism syndrome：Multiple infarction of co-twin of dead counterpart in utero. Neuropathol, 13：271-278, 1994.
39) Cunningham, FG, Leveno KJ, Bloom SL, et al.：TRAP sequence：Williams Obstetrics, 22nd ed. McGraw-Hill, 2005.
40) Benirschke K, Kaufmann P：The pathology of the human placenta, Springer-Verlag, 1990.
41) 中山雅弘：眼でみる胎盤病理, 医学書院, 2002.
42) 中山雅弘：胎盤の絨毛膜羊膜炎の臨床的意義 — とくに新生児呼吸器疾患との関連. 病理と臨床, 12：417-424, 文光堂, 1994.
43) Kitajima H, Nakayama M, Miyano A, Shimizu A, Taniguchi T, Shimoya K, Matsuzaki N, Fujimura M：Significance of chorioamnionitis. Early Human Development, 29：125-130, Elsevier, 1992.
44) Samson GR, Meyer MP, Blake DRB, et al.：Syphhilitic placentitis：An immunopathy. Placenta, 15：67-77, Elsevier, 1994.
45) 中山雅弘, 藤田富雄：抗リン脂質抗体症候群と胎盤病理所見. 産婦人科の実際, 54：593-599, 金原出版, 2005.
46) Redline RW, Pappin A：Fetal thrombotic vasculopathy：The clinical significance of extensive avascular villi. Human Pathology, 26：80-85, Elsevier, 1995.
47) 中山雅弘：胎盤からみた子宮内胎児発育遅延（IUGR）—IUGR 胎盤の新しい組織学的分類の試み—. 産婦人科治療, 90：263-268, 永井書店, 2005.
48) 福永真治：胎盤病理から臨床へ：流産病理の見方, 全胞状奇胎, 部分胞状奇胎. 病理と臨床, 25：38-42, 文光堂, 2007.
49) Szulman AE, Phimppe E, Bouen JG, Baue A：Human triploidy：association with partial hydatidiform moles and nonmolar conceptuses. Hum Pathol, 12：1016-1021, Elsevier, 1981.
50) Arisawa M, Nakayama M：Suspected involvement of the X chromosome in placental mesenchymal dysplasia. Congenital Anomalies, 42：309-317, The Japanese Teratology Society, 2002.
51) Scully RE, Young RH：Trophoblastic pseudotumor：A reappraisal Am J Surg Pathol, 5：75-76, Lippincott Williams & Wilkins, 1981.
52) 日本産科婦人科学会, 日本病理学会：絨毛性疾患の定義, 分類, 診断基準. 日産婦誌, 34：1806-1812, 日本産科婦人科学会, 1982.
53) McLaughlin DT, et al.：Sex determination and differentiation. N Engl J Med, 350：367-378, The Massachusetts Medical Society, 2004.
54) Robboy SJ, et al.：Embryology of the female genital tact and disorders of abnormal sexual development. In Blaustein's Pathology of Female Genital Tract. Kurman RJ（ed）. 5th edition, 3-36, Springer-Verlag, 2002.
55) 石倉　浩, 手島伸一：性分化異常. 病理と臨床, 17：743-749, 文光堂, 1999.
56) 堤　　治, 他：性分化異常の診療. 産婦人科の実際, 54：1003-1101, 金原出版, 2005.
57) 内藤克輔：真性半陰陽. 日本臨牀, 162：300-308, 日本臨牀社, 2004.

第 13 章
男性生殖器

A 精巣・精巣上体

1. 男性生殖器の発生

　精巣（睾丸）は胎生4週のころ，中腎内側に体腔上皮の肥厚（胚上皮 germinal epithelium）として発生，増殖し，間葉組織内に進入し，細胞索を形成する．胎生5週には一般体細胞から分化した原始生殖細胞 primordial germ cells が同部に移動し，やがて胎生7週ころには細胞索が管状となり，精細管をつくる．胚上皮からは支持細胞（Sertoli 細胞）が分化し，原始生殖細胞は精粗細胞となる．間葉組織から間質が形成され，この中にテストステロンを産生する間質細胞（または Leydig 細胞）が分化する．

2. 精巣の構造と機能

　精巣は一対の長円形の器官であり，精嚢の内部に位置し，精索によって懸垂されている．精巣の表面は強い白色調を呈し，腹膜の一部に相当する漿（鞘）膜 tunica vaginalis と白膜 tunica albuginea で囲まれる．前者は腹膜の一部に相当し，精巣最表面を覆う．漿膜は精巣そのものを覆う精巣上膜（epiorcheum あるいは visceral tunica vaginalis）と陰嚢壁側の精巣漿膜（pericardium あるいは parietal tunica vaginalis）があり，両者は精巣間膜で移行している．白膜は漿膜の直下に存在し，厚い膠原線維と少量の平滑筋細胞からなる比較的強固な膜である．この白膜から連続して隔壁 septum が精巣内に伸び，精巣をおよそ 250 の区画に分けている．また，精巣後方から正中方向には精巣縦隔と呼ばれる構造が走り，この中には精巣網が通る．この精巣網は精細管から精巣輸出管へと精子を送る導管である．精巣の区画の内部には精細管 seminiferous tubules が収められており，精子形成の場となっている．精細管は複雑に蛇行する管からなるループで，その両端が精巣網につながる．ループは単純なものであるが，分岐・吻合・盲端などもみられる．多くは複雑に蛇行する曲精細管であり，ループの根本には直精細管が存在する．曲精細管からは直精細管を介し，前述の精巣網 rete testis，精巣門，精巣輸出管，精巣上体管を経て精管へと続いていく．

　組織学的にはその断面が円状に観察される（図 13-1, 2）．精細管周囲は好酸性に染色される基底膜で明瞭に囲まれる．この内部で精子形成 spermatogenesis が行われる．内部にみられる細胞は大きく2つに分けられる．ひとつは支持細胞（Sertoli 細胞）であり，もうひとつは生殖細胞 germ cells である．

　Sertoli 細胞は精子に分化するわけではなく，生殖細胞を支え，栄養する役割を果たす．基底膜から高く精子形成部まで伸び，生殖細胞の分化を助ける．核は楕円形で切れ込みがあり，クロマチンに乏しく，エオジン好性の大きな核小体をもつ．分泌機能も合わせもち，胎児では Müller 管抑制因子，成人ではアンドロゲン結合蛋白質やインヒビンを産生する．

　原始生殖細胞が生後分裂し，精細胞となる．精粗細胞から分裂し，以降の精子形成過程が始まる．精粗細胞は一定の周期で分裂し，分裂した一方が精子形成に入っ

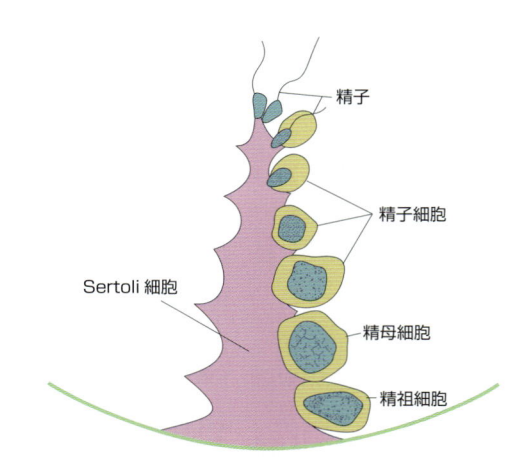

図 13-1　精細管を構成する細胞

図 13-2　正常の精細管

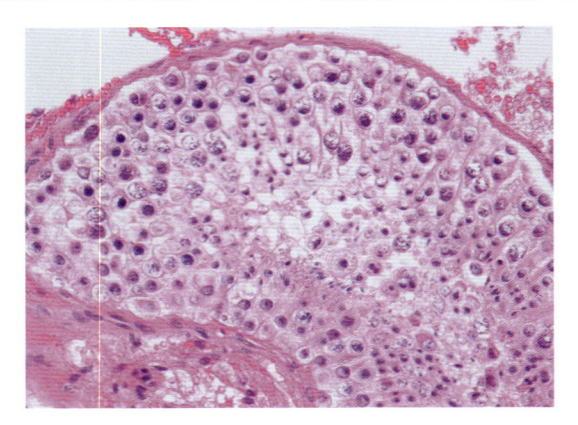

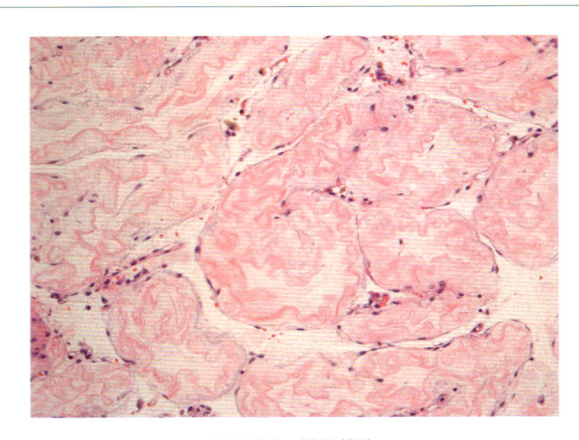

図 13-3　精巣萎縮

た場合は，他方が幹細胞（暗調精粗細胞）として温存されるユニークなしくみをもつ．精子形成過程に入った細胞は精母細胞（一次精母細胞）となり，その後減数分裂して精娘細胞（二次精母細胞），さらに分裂して精子細胞，最後に精子へと分化成熟する．精娘細胞は減数分裂の結果 X 染色体あるいは Y 染色体のいずれかを有するので，受精の際に男女に分かれることとなる．

間質にはまばらな結合組織とともに Leydig 細胞が認められる．この細胞は前述のようにテストステロンを産生する腫瘍であり，好酸性の豊かな胞体をもつ比較的大型の細胞である．毛細血管に沿うように集団をつくり，核は円形で核小体が目立つ．有名な構造物として細胞質内の Reinke 結晶が知られる．

3．精巣，精巣上体の循環障害と退行変性

精巣捻転 testicular torsion
◆定　義：精索がねじれることにより精巣の循環障害をきたす病態をいう．
◆発生機序：精索がねじれることによる．左側に多い．思春期前後の強い運動後，あるいは睡眠中に好発し，突然の疼痛をきたす．発症後 8 時間以内に治療を要し，それを過ぎると精巣梗塞となり，不可逆性となる．
◆形　態：早期であればうっ血，浮腫にとどまるが，時間が経過すれば出血性梗塞となる．出血性梗塞は肉眼では暗赤色調となり，組織学的には出血を伴った組織壊死が観察される．

精巣萎縮 testicular atrophy
◆定　義：さまざまな原因により精巣の萎縮をきたすものをいう．
◆発生機序：停留精巣，精巣炎，肝硬変，ホルモン療法，放射線被曝，抗癌剤など，さまざまな原因で精巣の萎縮

が起きる．その結果として造精機能障害をきたす．
◆形　態：組織学的には精細管の萎縮と基底膜の肥厚，胚細胞減少，間質線維化，Leydig 細胞過形成などをきたす（図 13-3）．

4．男性不妊症

男性不妊症 male sterility は，原因により造精機能障害，精路通過障害，精子機能障害に分けられる．造精機能障害は特発性が最も多く，そのほか，染色体・遺伝子異常，精索静脈瘤，停留精巣，精巣腫瘍，ホルモン性，放射線被曝や抗癌剤などがあげられる．染色体異常の原因として最も多いものは Klinefelter 症候群である．

精路通過障害の原因としては，先天的な精路の閉塞，炎症（特に精巣上体炎後），逆行性射精，あるいは精管結紮その他の手術による人工的な閉塞がある．

原因の探索のため精巣の生検が行われることがある．生検でみられる異常としては成熟停止 maturation arrest，造精機能不全 hypospermatogenesis，Sertoli 細胞単独症 Sertoli cell-only syndrome，精細管硝子化 tubular hyalinization などがあげられる．成熟停止は精粗細胞，精母細胞いずれかの段階で分化が停止しており，精子がみられないもの，造精機能不全は精子はみられるが分化の遅延・不活性によりその数が少ないもの，Sertoli 細胞単独症は Sertoli 細胞のみしかみられないもの，精細管硝子化は精細管がすべて硝子化に陥り，Sertoli 細胞さえみられないものをいう．男性不妊の評価では，実用的には Johnson score count（表 13-1）が広く用いられている．

表 13-1 男性不妊精巣生検における評価基準（Johnson score count）

スコア	所　見
1	精細管内に細胞成分を認めない
2	精細管内には胚細胞を認めず，Sertoli 細胞のみ
3	精祖細胞のみ認める
4	精子・精子細胞を認めず精母細胞を少数みる
5	精子・精子細胞を認めず精母細胞を多数みる
6	精子を認めず精子細胞を少数みる
7	精子を認めず精子細胞が多数みられる
8	精細管管腔内に精子が少数みられる
9	多数の精子を認めるが，細胞配列に乱れがみられる
10	多数の精子を伴う完全な精子形成能

5．精巣および精巣上体の炎症

ウイルス性精巣炎 viral orchitis
◆定　義：ウイルス感染によって惹起される精巣の炎症をいう．
◆発生機序：精巣炎で細菌性は少なく，最も多いものはムンプスウイルスによるムンプス精巣炎である．ムンプスウイルスは流行性耳下腺炎（いわゆるおたふく風邪）の原因ウイルスであり，成人で特に血行性感染による精巣炎の発生が問題となる．成人患者ではその20%程度に精巣炎が合併し，さらにその1/3の患者は両側性となる．
◆形　態：精巣はびまん性に強い炎症により破壊され，最終的には精細管の硝子化に陥る．
◆臨床的事項：耳下腺炎が消退するころに精巣の激痛・腫れ，陰嚢の発赤がみられ，3〜7日間程度持続する．精巣の萎縮を示す場合があり，両側性で障害が高度となれば不妊症の原因となる．

急性精巣上体炎および精巣炎
acute epididymitis and orichitis
◆定　義：細菌によって引き起こされる精巣上体および精巣の急性炎症を指す．
◆発生機序：この領域の細菌性炎症は精巣上体炎が多く，時に精巣に波及する．精管にまで及ぶ場合もある．原因は若年者ではクラミジアや淋菌などによる性感染症であることが多く，高齢者では大腸菌が大部分である．この場合，泌尿器科疾患やカテーテルなどの泌尿器科的処置に続発することが多い．
◆形　態：好中球の著しい浸潤を呈し，膿瘍を伴った著しい炎症性所見を呈する．
◆臨床的事項：精巣上体の一部の軽度の疼痛から，徐々に陰嚢全体へと広がり，陰嚢の腫脹・発赤を示す．発熱も認められる．抗菌薬による治療を基本とするが，慢性化すれば手術の適応となる．

慢性精巣上体炎 chronic epididymitis
◆定　義：前述の急性精巣上体炎が慢性化したものをいう．
◆発生機序：治癒が遷延し，線維化，石灰化をきたす．
◆形　態：精巣上体には強い線維化や石灰化をみる．
◆臨床的事項：痛みが継続し，陰嚢内に結節を触れる．治癒困難な場合には精巣上体摘出にいたる場合もみられる．また，精索などの血管の圧迫や血栓形成により，精巣梗塞を生じることもある．

結核性精巣上体炎 tuberculous epididymitis
◆定　義：結核菌による精巣上体の肉芽腫性炎症をいう．
◆発生機序：同時に腎結核を伴うことが多く，肺の初期感染巣からの血行性感染により，腎より尿路を介して感染すると考えられている．まれに，膀胱癌の治療に用いられるBCG療法により同様の精巣上体炎をきたすことが知られている．
◆形　態：一般的な結核症と同様，乾酪壊死を伴う類上皮肉芽腫の形成を特徴とする．なお，肉芽腫を形成する精巣上体炎は結核症に限らず，ほかの一部の感染症やサルコイドーシスも鑑別となり，ZN染色などによる抗酸菌の証明が必要である．
◆臨床的事項：痛みが比較的乏しく，手術によってはじめて判明する場合も多い．

肉芽腫性精巣炎 granulomatous orchitis
◆定　義：肉芽腫を形成する精巣炎を指す．うち結核性については前述のとおり．
◆発生機序：梅毒，Hansen病，真菌症，寄生虫などさまざまな原因がある．サルコイドーシスも鑑別にあがる．原因のはっきりしない特発性肉芽腫性精巣炎 idiopathic granulomatous orchitis もみられる．
◆形　態：原因によって像が異なるが，類上皮細胞などを中心とする肉芽腫形成を特徴とする（図13-4）．原因の特定には特殊染色や培養を要する．
◆臨床的事項：原因に応じた治療を要する．

陰嚢水腫 hydrocele
◆定　義：精巣漿膜腔に漿液が貯留した状態をいう．
◆発生機序：胎児では精巣が下垂するに従い，腹膜も陰嚢へと下垂していく．これを腹膜鞘状突起と呼ぶ．この構造は精巣が下垂し，出生したのちは精巣漿膜を残して消退していくのが本来であるが，これが陰嚢内に遺残し，漿液が貯留すると小児の陰嚢水腫となる．なお，遺残し

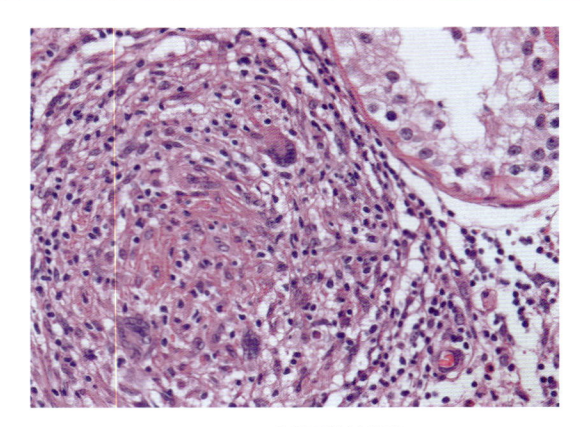

図 13-4　肉芽腫性精巣炎

腹膜鞘状突起に腸管が脱出すれば鼠径ヘルニアとなる．成人では特発性のものもあるが，外傷，炎症，腫瘍など，さまざまな原因によって発生する．
◆形　態：中皮細胞に覆われた囊胞をみる．
◆臨床的事項：先天性にみられる場合と，成人にみられる場合がある．成人では原因のはっきりしない場合も多いが，鼠径ヘルニア，外傷，炎症，腫瘍などに伴って発生する．

精液瘤 spermatocele
◆定　義：精巣輸出管や精巣上体頭部が精子を貯留し，囊胞化したものである．
◆発生機序：壁の脆弱性による．
◆形　態：内腔に精子を含む無色透明の漿液を貯留した囊胞をみる．穿刺において内容物に精子が含まれていることで，陰囊水腫と鑑別する．組織学的には時に線毛を有する扁平化した上皮で裏打ちされた囊胞である．

B 精巣・精巣付属器の腫瘍

1．精巣の腫瘍

　精巣には非常に多彩な腫瘍が発生する．発生する腫瘍で最も重要なのは胚細胞腫瘍 germ cell tumor である．比較的若い男性に好発し，10 代後半から頻度が増加し，30 歳前後に発症のピークがみられる．先進国において同年代では最も頻度の高い腫瘍の一つである．年代によって発生しやすい腫瘍が異なり，5 歳以下では奇形腫 teratoma や卵黄囊腫瘍 yolk sac tumor が多く，15～45 歳ではセミノーマ（精上皮腫）seminoma，胎児性癌 embryonal carcinoma，奇形腫，卵黄囊腫瘍，絨毛癌 choriocarcinoma が多い．50 歳以上では，胚細胞腫瘍では精巣精母細胞性セミノーマ spermatocytic seminoma，非胚細胞腫瘍では悪性リンパ腫が多くなる．
　セミノーマと非セミノーマで治療方針が変わり，両者をまず大別することが非常に重要である．また，さまざまな胚細胞腫瘍の型が混在することがある．組織型が単一であれば単一組織型 tumor of one histological type，複数であれば tumor of more than one histological type (mixed form) あるいは mixed germ cell tumor と呼ぶ．胚細胞腫瘍が性腺外に転移しているにもかかわらず，原発巣には瘢痕様の病変をみるのみで腫瘍細胞を認めない症例があり，燃え尽き腫瘍 burned-out tumor と呼ばれる．原発巣の自然消退による結果と考えられている．

胚細胞腫瘍/精細管内胚細胞腫瘍，分類不能型
germ cell tumor/intratubular germ cell neoplasia, unclassified type
◆定　義：胚細胞腫瘍の前駆病変として位置づけられる．精細管内にみられる胚細胞腫瘍であり，豊富な泡沫状胞体と大きく不整な核，明瞭な核小体をもつ（図 13-5）．精細管内悪性胚細胞 intratubular malignant germ cell や精細管上皮内癌 carcinoma in situ などとも呼ばれる．
◆発生機序：停留精巣の既往を有する成人では 2～4% にこの腫瘍がみられ，特に白人に多い．Klinefelter 症候群の患者にも頻度が高い．また，精巣胚細胞腫瘍の過半数の症例でその周囲に見いだされる．ただし，小児卵黄囊腫瘍および奇形腫，成人の精母細胞性セミノーマでは通常認められない．また，胚細胞腫瘍では対側の精巣に通常の 25～50 倍のリスクで本病変が認められる．後腹膜胚細胞腫瘍の患者の半数弱に本病変がみられるが，縦隔胚細胞腫瘍では通常みられない．
　剖検に基づく調査で，この病変の発生頻度は，通常の胚細胞腫瘍とほぼ同一との報告もみられる．また，50% の症例は 5 年以内，90% の症例は 7 年以内で通常の胚細胞腫瘍へと進展する．
◆形　態：肉眼では病変は認められない．精細管基底膜直上の Sertoli 細胞間に腫瘍細胞が認められる．腫瘍細胞は正常精母細胞よりも大型で，細胞質は淡明でグリコーゲンに富む．大型核，明瞭な核小体が認められる．核分裂像も，高頻度に見いだされる．通常，腫瘍細胞を含む精細管では造精は欠如するが，造精を示しながら正常細胞の下部に Paget 病のように腫瘍細胞が浸潤する

B．精巣・精巣付属器の腫瘍　719

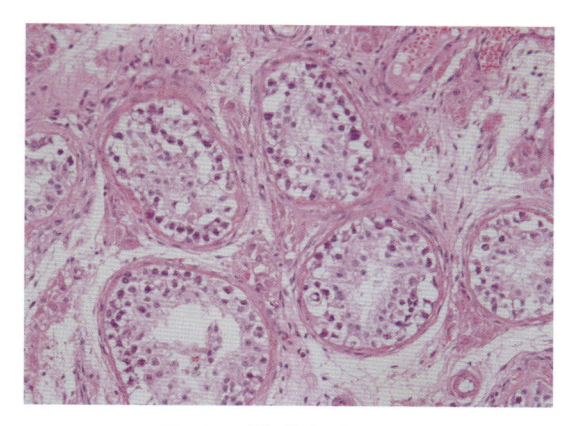

図 13-5　精細管内胚細胞腫瘍

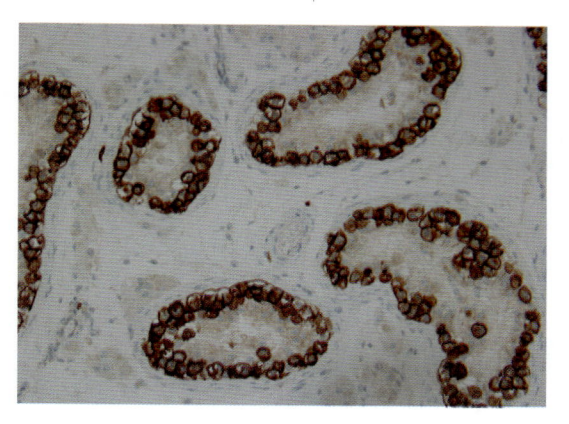

図 13-6　精細管内胚細胞腫瘍（c-kit に対する免疫染色）

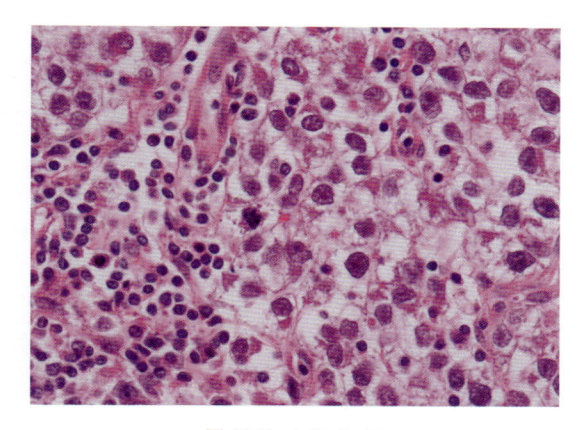

図 13-7　セミノーマ

像をみる時もある．精巣門や精巣上体管にも広がるときがある．時に腫瘍細胞が間質に微小浸潤 microinvasion を示す．HE 染色では腫瘍細胞を見いだすことは比較的困難であるが，胎盤性アルカリホスファターゼ placental alkaline phosphatase（PLAP）や c-kit などに対する免疫染色を用いることにより明瞭化することができる（図 13-5，6）．

セミノーマ（精上皮腫）seminoma

◆定　義：非常に均一な細胞から構成される胚細胞腫瘍の一種であり，腫瘍細胞は典型的には多量のグリコーゲンを含む淡明あるいは泡沫状の細胞質を有し，大型の核，1〜2 個の核小体，明瞭な細胞境界を有する．精巣胚細胞腫瘍のうち最も頻度が高いものである（図 13-7）．
◆形　態：肉眼的には灰白色，クリーム色，あるいは淡いピンク色を呈し，分葉状の結節状病変を形成する．組織学的には均一な形態を有する腫瘍細胞が主として敷石状の増殖を示す．そのほか，索状，偽腺管状などさまざまなパターンを示す場合もある．特徴的な所見として腫瘍細胞に混在してさまざまな程度の小型リンパ球浸潤を伴うことがあげられる．この腫瘍細胞とリンパ球の 2 種類からなる細胞構成は two cell pattern と呼ばれ，有名である．腫瘍細胞の核には 1〜2 個程度の明瞭な核小体がみられ，胞体はグリコーゲンを豊富に含み，淡明にみえる．免疫組織学的には PLAP，c-kit，Oct3/4 などが陽性を示す．25％程度の症例に合胞体性栄養膜巨細胞 syncytiotrophoblastic（giant）cell（STGC あるいは STC）がみられることがある．この細胞は多数の核と好塩基性の胞体をもつ大型の細胞で，hCG が陽性となり，血清 hCG 上昇と関連がある．STGC の有無は予後には影響せず，予後不良となる絨毛癌との鑑別が重要となる．以前は核分裂像の多いセミノーマを退形成性セミノーマ anaplastic seminoma と呼んだが，現在では予後が変わらないことが判明し，この用語を用いることはなくなった．
◆臨床的事項：30〜40 代に好発する．精巣の無痛性腫大で気づかれることが多い．陰嚢水腫を伴うこともある．hCG が 1/5 程度の症例で上昇する．転移はリンパ行性が先行し，傍大動脈から縦隔へと進展する．血行性転移は肝，肺，骨などに多くみられる．

精母細胞性セミノーマ spermatocytic seminoma

◆定　義：リンパ球様の小型の腫瘍細胞から径 100 μm 程度の巨細胞までさまざまな大きさを有する胚細胞から構成される腫瘍である．多くは中間の大きさの腫瘍細胞である（図 13-8）．
◆形　態：軟らかく，境界明瞭な腫瘤を形成し，粘液様，浮腫状の割面が特徴である．分葉状であることが多いが，囊胞様，出血状，壊死状となることもある．精巣外に広がることはまれである．
　組織学的には，通常型のセミノーマの腫瘍細胞が均一な形態を示すのに対し，本症では 3 種類の大きさの細胞

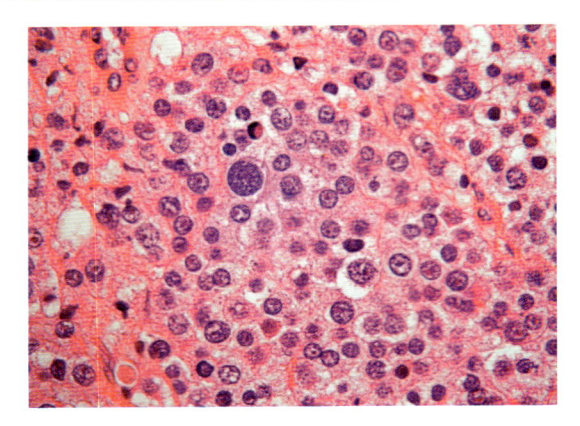

図 13-8　精母細胞性セミノーマ

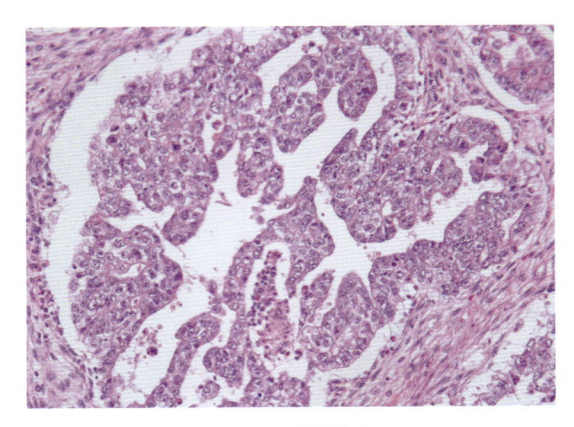

図 13-9　胎児性癌

が混在して認められる．小型で細胞質がほとんどみられず，クロマチンに富む核を有するリンパ球様の細胞，大型で時に多核となる細胞，そしてその中間の細胞である．中〜大型の細胞の核は一次精母細胞のそれに類似し，腫瘍名の由来となっている．非常に多数の核分裂像をみる．セミノーマに特徴的な two cell pattern はみられない．免疫組織学的にもセミノーマとは大きく異なり，PLAP，c-kit，Oct3/4 とも陰性である．

◆臨床的事項：まれな腫瘍でセミノーマの1〜5%を占めるにすぎない．セミノーマがほかの胚細胞腫を少なからず合併するのに対して，本腫瘍は単独で発生すること，精巣以外には発生しないことなど，セミノーマとは異なる点が多く，亜型ではなく独立した組織型として分類されている．発症年齢も50歳以上が多い．ほとんどは片側性である．無痛性精巣腫脹で気づかれる．腫瘍マーカー値の増加はみられない．予後は非常に良好である．

胎児性癌 embryonal carcinoma

◆定　義：淡明ないし顆粒状の豊富な胞体をもつ上皮様の形態を示す腫瘍細胞がさまざまなパターンで増殖する未分化な腫瘍である．混合型胚細胞腫瘍の一部としてみられることが多く，純粋なものはまれである．

◆形　態：肉眼的には軟らかく，部分的に出血や壊死を伴うしばしば境界不明瞭な腫瘍で，割面は膨隆する．
　組織学的には未分化な上皮性腫瘍細胞が管状，充実状，乳頭状など多彩な形態を示しながら増殖する．細胞境界は不明瞭であり，核の重なり合いがみられる．核には明瞭な核小体を有する（図 13-9, 10）．免疫組織学的にはCD30陽性が特徴で，ほかの胚細胞性腫瘍との鑑別に有用である．Oct3/4も陽性となる．時に合胞体性栄養膜巨細胞をみることもある．

◆臨床的事項：思春期から始まり，30歳前後が発症のピークであり，これはセミノーマよりも10年程度早い．

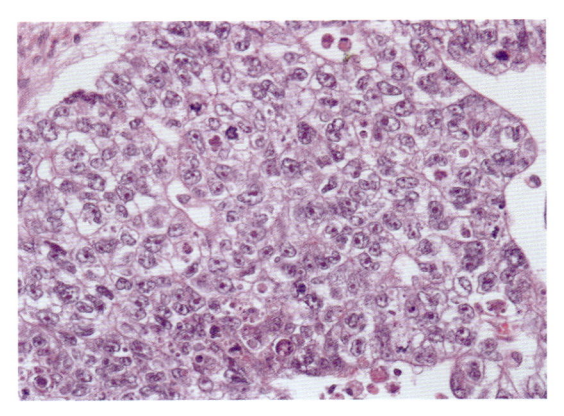

図 13-10　胎児性癌（充実状のパターン）

無痛性精巣腫脹を呈することが多いが，増殖が早く，精巣捻転のような痛みを伴う場合もみられる．hCGやAFPの上昇を伴うことがある．

卵黄囊腫瘍 yolk sac tumor

◆定　義：卵黄囊，尿膜管，胎児外間葉系組織を模倣した多彩な構造を示す悪性腫瘍である．

◆発生機序：小児と成人に発症がみられるが，近年の研究ではおそらく両者は生物学的に異なるものと考えられている．

◆形　態：卵黄囊，尿膜管，胎児外間葉系組織を模倣した多彩な構造を示す悪性腫瘍である．小児では単一組織型が多く，成人では混合性胚細胞腫瘍の一成分としてみられることが多い．組織は多彩であり，下記のようなさまざまなパターンが知られる．

① microcystic or reticular pattern：空胞を有する細胞が蜂巣状の構造を示す（図 13-11）．
② macrocystic pattern：さまざまな大きさの囊胞を形成する．

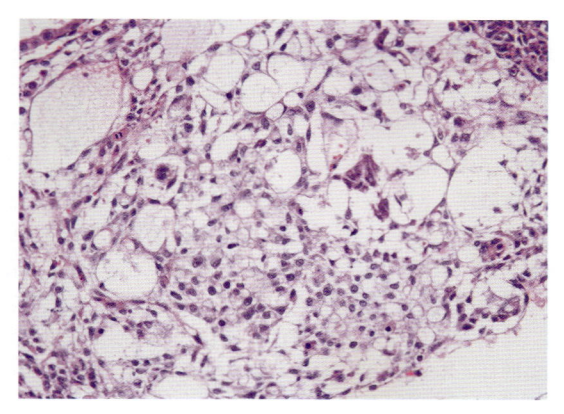

図 13-11 卵黄嚢腫瘍

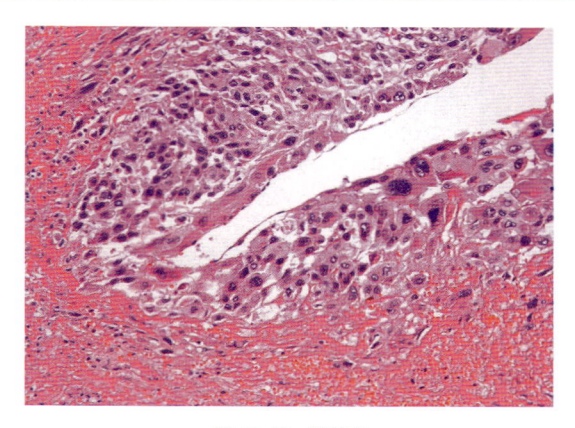

図 13-12 絨毛癌

③ solid pattern：中型の腫瘍細胞が集簇し，結節状の腫瘍細胞集団を形成する．
④ glandular alveolar pattern：扁平化した腫瘍に囲まれた肺胞様，管状構造を示す．
⑤ endodermal sinus pattern：血管結合組織からなる茎を淡明な胞体を有する腫瘍細胞が取り囲む．この構造は Schiller-Duval bodies として有名である．
⑥ papillary pattern：無数の細かい乳頭状構築を示す．
⑦ myxomatous pattern：粘液腫様の基質の中に腫瘍細胞がまばらに存在する．
⑧ polyvesicular vitelline pattern
⑨ hepatoid pattern：肝細胞様の構築を示す．
⑩ enteric pattern：尿膜管，腸管，内膜腺様の腺管をみる．

腫瘍細胞の細胞質内硝子球 hyaline globule や間質の基底膜様物質の沈着が特徴である．腫瘍細胞はさまざまな程度に AFP 陽性であり，血清学的にも AFP 上昇が重要である．セミノーマや胎児性癌と異なり，Oct3/4 は陰性である．

◆臨床的事項：小児においては最も頻度の高い精巣腫瘍である．小児と思春期後成人の二峰性の分布を示す．小児では 1 歳半程度が多いが，11 歳程度までは発症がみられる．右側精巣に多い．大部分は無痛性精巣腫大で発見される．小児では 10～20％の症例で発見時に転移がみられる．血行性転移が主体で，肺に多くみられる．成人ではほかの胚細胞腫瘍と同様，リンパ行性転移が多い．

2. 栄養膜細胞腫瘍

絨毛癌 choriocarcinoma

◆定　義：合胞体性栄養膜細胞 syncytiotrophoblasts，栄養膜細胞 cytotrophoblasts，中間型栄養膜細胞 intermediate trophoblasts から構成される悪性腫瘍である

（図 13-12）．

◆発生機序：単一組織型で出現することはまれで，混合性胚細胞腫瘍の一成分としてみられることがほとんどである．

◆形　態：肉眼的には出血性であることが最も特徴的で，出血巣周囲に白色調ないし灰白色調の腫瘍細胞が認められる．

　組織学的には合胞体性栄養膜細胞，栄養膜細胞，中間型栄養膜細胞が著明な出血を背景としてさまざまな割合で混在する．合胞体性栄養膜細胞と栄養膜細胞の二相性のパターンが基本的組織構築であり，典型的には多核の合胞体性栄養膜細胞が単核の栄養膜細胞を覆うように認められる．これは未熟な胎盤絨毛を模倣する構造であるが，成熟した絨毛は認められない．血管侵襲も高頻度に認められる．免疫組織学的には合胞体性栄養膜細胞に hCG が陽性である．

◆臨床的事項：発見時には多発する転移が認められる進行例であることが多く，胚細胞腫瘍の中でも予後不良なものである．血清 hCG が高値であり，その値が予後と関連する．

その他の絨毛性腫瘍

trophoblastic neoplasm other than choriocarcinoma
　ほとんど多核細胞を認めない単相性パターン monophasic pattern などを呈する腫瘍が報告され，ほぼ栄養膜細胞のみからなる単相性絨毛癌 monophasic choriocarcinoma，中間型栄養膜細胞のみからなる胎盤部栄養膜細胞腫瘍 placental site trophoblastic tumor が組織型として分類されているが，極めてまれなものである．

奇形腫 teratoma

◆定　義：内胚葉，中胚葉，外胚葉それぞれから由来するいくつかの組織から構成される腫瘍である（図 13-

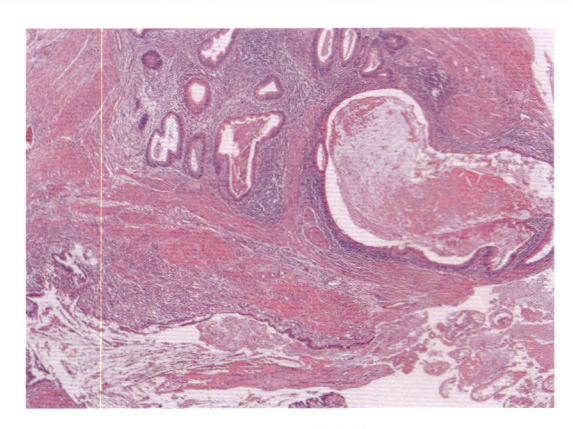

図 13-13　奇形腫

13）．すべて成熟した組織からなる場合と，未熟な胎児様組織を含む場合があるが，現在，両者は1つの概念で考えることが推奨されている．小児奇形腫と皮様嚢腫は良性である．1つの胚葉から由来する組織のみで構成される奇形腫は単胚葉性奇形腫 monodermal teratoma と呼ぶ．セミノーマ，胎児性癌，卵黄嚢腫瘍，絨毛癌の際に分化した組織が単一でみられる場合には teratomatous component と呼ぶ．合胞体性栄養膜巨細胞を含む場合もある．

◆発生機序：1～2歳をピークとする小児と若年成人の2つの発症ピークがある．小児は単一組織型が多く，成人は混合性胚細胞腫瘍の成分としてみられることが多い．

◆形　態：肉眼像は構成組織によってさまざまである．嚢胞，充実様組織が混在し，骨や軟骨をみることもある．
外胚葉由来組織（皮膚，皮膚付属器，神経，網膜色素上皮，脈絡叢など），中胚葉由来組織（骨，軟骨，平滑筋，横紋筋，脂肪など），内胚葉由来組織（大腸粘膜，気道線毛上皮，気管支軟骨など）がさまざまな程度に混在する．すべて成熟した成分からなるものを成熟奇形腫 mature teratoma，未熟な成分を含むものを未熟奇形腫 immature teratoma と呼ぶが，精巣では区別しないことが推奨されている．卵巣で行われる未熟奇形腫の grading も行われない．また，二次的に体細胞性悪性腫瘍が発生したものを teratoma with somatic type malignancy と呼ぶ．

なお，皮膚様構造に囲まれた嚢胞を形成し，ほかの成分を有しないものを皮様嚢腫 dermoid cyst と呼ぶ．

◆臨床的事項：若年では未熟奇形腫であっても転移を示すことはまれである．一方，成人の奇形腫は卵巣奇形腫と異なり，成熟奇形腫であっても転移を示し，悪性腫瘍としての性質を示す．

3．性索性腺間質腫瘍

ライディッヒ細胞腫 Leydig cell tumor

◆定　義：精巣間質に存在するLeydig細胞に類似した形態を示す腫瘍をいう．

◆発生機序：Klinefelter症候群の患者に認められることがある．また，5～10％の症例は停留精巣の既往をもつ．

◆形　態：組織学的には多角形で好酸性の強い胞体を有する腫瘍細胞がびまん性に増殖する．時に索状，リボン状，偽腺管様構造を示す場合もある．正常のLeydig細胞と同様，Reinke結晶をみる場合があるが，1/3程度の症例にとどまる．免疫組織学的にはαインヒビンが陽性となることが診断に役立つ．

◆臨床的事項：性索性腺間質腫瘍の中では最も多い．20～50代の成人に多く，小児にもみられる．多くは良性であるが，10％程度は悪性である．ステロイド産生腫瘍であり，アンドロゲン（テストステロン，アンドロステネジオン，デヒドロエピアンドロステロン）を産生する．また血清のエストロゲン値あるいはエストラジオール値の上昇を示す場合もある．30％程度の症例に女性化乳房を伴う．

セルトリ細胞腫 Sertoli cell tumor

◆定　義：Seltoli細胞と類似した腫瘍細胞からなる腫瘍である．

◆形　態：組織学的にはSeltoli細胞に類似した上皮様腫瘍細胞が管状ないし索状の構造を呈する．核は円形，卵円形から長楕円形を呈する．間質の線維化が強い場合があり，sclerosing type と呼ばれる．

◆臨床的事項：エストロゲン産生腫瘍であり，女性化乳房をきたすこともある．多くは良性であり，悪性は非常にまれである．主に成人に発生し，20歳以下は例外的である．

4．その他の精巣腫瘍

悪性リンパ腫 malignant lymphoma

精巣腫瘍の1～5％を占め，高齢者の精巣腫瘍では最も多いものとなる．多くはびまん性大細胞型B細胞性リンパ腫であり，そのほか形質細胞腫などが知られる．他部位のリンパ腫や白血病の精巣浸潤も認められる（図13-14）．

そのほか，精巣原発の上皮性腫瘍，間葉系腫瘍などが知られているがまれである．また，他部位の腫瘍からの転移性腫瘍もみられ，前立腺癌の頻度が高い．

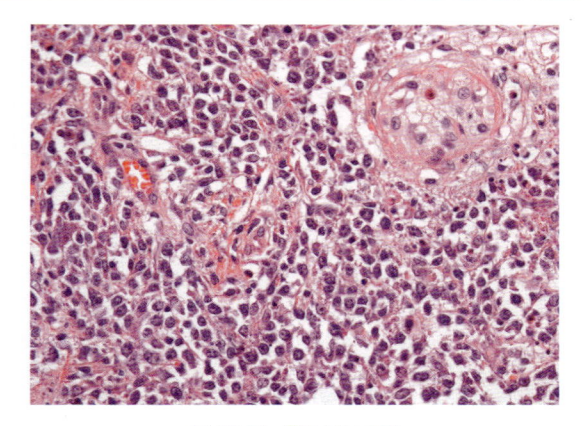

図 13-14　悪性リンパ腫

5．精巣付属器腫瘍

腺腫様腫瘍 adenomatoid tumor
◆定　義：精巣上体の腫瘍として最も多い管腔形成を主体とする良性腫瘍である．
◆発生機序：中皮細胞との連続性が観察されることがあり，中皮由来と考えられている．
◆形　態：硬く，境界明瞭で2cm大までの腫瘍を形成し，精巣上体の頭部から発生することが多い．割面は均一で灰白色である．組織学的には腫瘍細胞が管腔を形成して増殖する．胞巣状，索状の構造を示すこともある．細胞質内に空胞がみられ，それらが大きく拡張し，印環細胞様の形態となる場合もある．免疫組織学的にはカルレチニンなどの中皮マーカーが陽性となり，電子顕微鏡的にも長い微絨毛が観察されるなど，中皮の性格が証明されている．
◆臨床的事項：良性であり，転移能を有さない．局所切除で十分である．

中皮腫 mesothelioma
◆定　義：漿膜の中皮を由来とする腫瘍である．良性のものとしては，良性乳頭状中皮腫 benign papillary mesothelioma がまれに発生する．また，極めてまれに悪性中皮腫 malignant mesothelioma が発生することがある．
◆発生機序：悪性中皮腫では半数近くにアスベスト吸入歴があるとされる．
◆形　態：良性乳頭状中皮腫では，異型に乏しい中皮細胞が間質を伴って乳頭状に増殖する．悪性中皮腫は胸膜などに発生する腫瘍とほぼ同様の組織像を呈する．

C 前立腺

1．前立腺の発生とその異常

　前立腺は泌尿生殖洞より発生し，胎児精巣のテストステロン刺激で分化していき，思春期に成熟する．男性偽半陰陽の場合，アンドロゲンレセプターの欠損により前立腺は無形成 agenesis となり，先天性 5α-reductase 欠損症ではテストステロンをジヒドロテストステロン（DHT）に還元できないため前立腺の低形成 hypoplasia をきたす．精嚢，精巣上体，輸精管，射精管は Wolff 管由来で，先天性嚢胞がまれにみられる．前立腺組織が精巣，膀胱，陰茎や脾に異所性に認められることがあるが，前立腺尿道部と膀胱三角部では発生途上に存在することから異所性とはみなさず，前立腺上皮ポリープ prostatic epithelial polyp と呼ばれる．

2．前立腺の構造と機能

　前立腺は膀胱頸部から尿道起始部を取り囲むように存在する．重量約20gの円錐形臓器で，前面は恥骨弓に接し，後面は直腸膨大部と接するため直腸診によって触知可能である．前立腺は厳密には真の被膜を有しないが，後外側面に沿って基部から尖部に被膜様の線維筋層が存在する．
　前立腺の区分は射精管周囲を取り囲む中心領域 central zone（CZ，約25%）と，この周辺にある辺縁領域 peripheral zone（PZ，約70%），精丘より上部の尿道周囲の移行領域 transition zone（TZ，約5%）および腺構造を欠く前部線維筋性間質よりなる（図 13-15）．前立腺癌は CZ，PZ，TZ のどの領域からも発生するが，PZ 領域に好発し CZ 領域はまれである．一方，前立腺肥大症は TZ 領域のみより発生する．
　腺構造は各領域によって多少異なるが，基本的に内腔面の分泌細胞と外層の基底細胞よりなる2層性構造を呈する．分泌細胞は前立腺特異抗原 prostate specific antigen（PSA）やアンドロゲンレセプターを発現するが，基底細胞は高分子サイトケラチン（34βE12）や p63 がマーカーとなる．また，外層にはごく少数（0.4%）の神経内分泌細胞も存在する（図 13-16）．基底細胞を欠く2層性構造の喪失は，前立腺癌の組織学的診断根拠となる．
　前立腺液は精液の15～30%を占め，精液の pH や浸透圧調節，精子の保護や運動，殺菌作用などにかかわる．

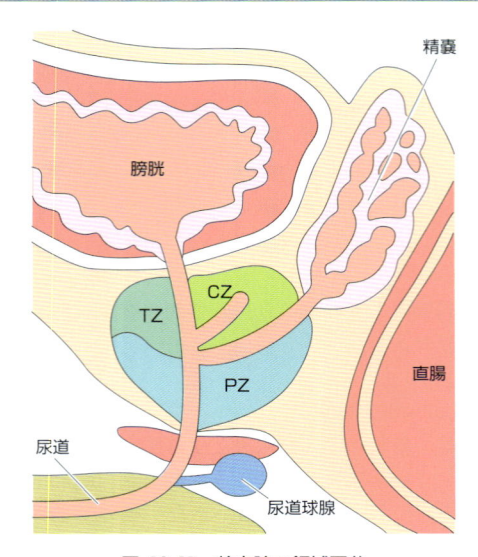

図 13-15　前立腺の領域区分
CZ：中心領域，PZ：辺縁領域，TZ：移行領域

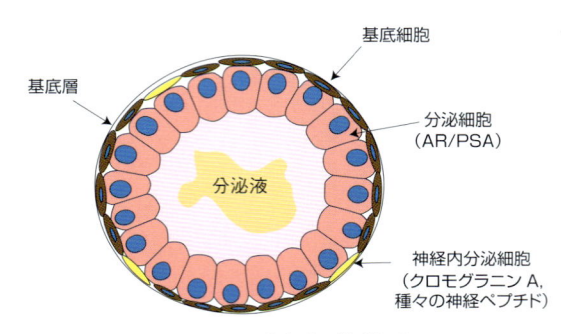

図 13-16　前立腺の構成細胞
分泌細胞はアンドロゲンレセプター（AR）やPSAを発現しており，基底細胞は高分子サイトケラチンやp63がマーカーとなる．神経内分泌細胞はクロモグラニンAや種々の神経ペプチドを発現する．

3．非腫瘍性病変，炎症

前立腺結石 prostatic calculi
◆定　義：前立腺結石は前立腺内に出現する結石で，類デンプン小体 corpora amylacea と結石 calculi がある．
◆発生機序：類デンプン小体は剥離・変性した上皮細胞に濃縮した前立腺分泌液が加わり生じる．リン酸カルシウムなどが沈殿すると結石となる．
◆形　態：大小さまざまで，顕微鏡的サイズから4cm大に達する場合もある．類デンプン小体は淡赤色から黄褐色調の同心円状，層状構造を示す．
◆臨床的事項：50歳以降で約80％にみられ，特定の疾患との関連性はない．前立腺結石のみで臨床症状を呈することはなく，結石に伴う前立腺炎，前立腺肥大症や癌に伴って認められる．

急性前立腺炎 acute prostatitis
◆定　義：急性前立腺炎は前立腺の急性炎症で，主に細菌感染によって発症する．
◆発生機序：下部尿路から尿を介して感染するか，経尿道的に起こる．起炎菌はグラム陰性菌，特に大腸菌が多い．経尿道的には淋菌がある．
◆形　態：前立腺は腫大し，組織的に好中球が腺管内に浸潤し，しばしば微小膿瘍を形成する．進行すると膿瘍形成を伴う壊死となる．
◆臨床的事項：排尿障害と腰痛や会陰痛，発熱を伴う．適切な抗菌薬投与で寛解するが，慢性前立腺炎へ移行することもある．

慢性前立腺炎 chronic prostatitis
◆定　義：慢性前立腺炎には，急性前立腺炎の遷延ないし再発によって生じる慢性細菌性前立腺炎と，起炎菌が臨床的に特定されない慢性非細菌性前立腺炎がある．
◆発生機序：細菌性は急性前立腺炎と同様の起炎菌によって生じるが，非細菌性はクラミジア，トリコモナス，マイコプラズマ，ウイルス感染などが考えられる．
◆形　態：慢性炎症細胞が，主として腺管周囲や間質に浸潤する．腺管はしばしば萎縮したり，扁平上皮化生をみる．
◆臨床的事項：50歳以降に多く，感染の既往がはっきりしない．会陰部，腰部の不快感や排尿困難が持続し，急性前立腺炎に比べ，抗菌薬投与の効果が乏しい．

肉芽腫性前立腺炎 granulomatous prostatitis
◆定　義：肉芽腫性前立腺炎は肉芽腫を形成するさまざまな病変を含んでいる．大別して，① 非特異的 nonspecific，② 特異的 specific，③ 生検/経尿道的切除術 transurethral resection（TUR）後 post-biopsy/resection，④ マラコプラキア malakoplakia，⑤ 全身性肉芽腫症 systemic granulomatous disease によるものがある．
◆発生機序：① 非特異的肉芽腫性前立腺炎が最も多く，約70％を占める．尿路感染などにより前立腺組織の崩壊が生じ，炎症性産物や分泌液が間質に及び，反応性に肉芽を形成する．② 特異的肉芽腫として，結核，梅毒，真菌，ウイルス感染がその原因となるが，膀胱尿路上皮癌に対するBCG膀胱内注入療法後の変化として認められる場合が多い．③ 前立腺針生検後やTUR後においても多発性の小肉芽腫を形成する．④ 大腸菌などの細菌を貪食した組織球性の肉芽よりなる．⑤ Wegener肉芽腫症，サルコイドーシス，喘息や薬物アレルギーなどに随伴する．

◆形　態：前立腺は正常から軽度腫大する．非特異的肉芽腫性前立腺炎では非乾酪性の多発性肉芽を形成する．種々の炎症細胞浸潤とともに，多核巨細胞も混在したり組織球が目立つ場合もある．結核やBCG膀胱内注入療法後では乾酪・壊死を伴う類上皮細胞による結核結節をみる．生検/TUR後肉芽腫性前立腺炎では，中心部にフィブリノイド壊死と周辺に組織球や線維芽細胞の柵状配列 palisading を示す肉芽が特徴となり，リウマチ結節との鑑別を要する．TUR 後，特に早期においては好酸球の浸潤が目立つ．マラコプラキアは黄色調の軟らかい斑状隆起で，大型の貪食細胞（Hansemann 細胞）と細胞内カルシウム，鉄の沈着を伴った層状円形の Michaelis-Gutmann 小体をみる．全身性肉芽腫症に随伴する前立腺炎は，他部位にみられる病変と同様であるが，アレルギー性疾患に伴う場合は生検/TUR 後との鑑別が必要である．

◆臨床的事項：発症年齢は 50～70 歳に多く，出現頻度は 0.4～4% である．診断の数週間前になんらかの尿路感染症の既往がある場合が多い．その際，発熱，悪寒，頻尿や排尿困難を呈するが，無症状のことも多い．肉芽腫性前立腺炎の多くは自然に寛解するが，特異性前立腺炎や全身性肉芽腫症に随伴する場合は薬物投与を要する．

4．過形成性病変，腫瘍

前立腺肥大症 benign prostatic hypertrophy（BPH）

◆定　義：前立腺が肥大する病態を指すが，腺または間質の過形成性結節に基づくもので，結節性過形成 nodular hyperplasia ともいう．発生は 50 歳以降から増加し，60 代で約 70%，70 代で約 80%，80 代で約 90% と年齢とともに頻度を増す．肥大結節の発生部位は TZ であるため，前立腺癌と比べて容易に尿路閉塞症状をきたす．

◆発生機序：厳密にはその発生機序は明らかでない．加齢とともに急増することから，性ホルモンの不均衡であると考えられている．加齢によるアンドロゲンの低下と相対的エストロゲンの上昇が，エストロゲン感受性の高い TZ 領域の増生を引き起こすと説明されている．しかし，思春期前に除睾術を受けアンドロゲンレベルが低下している人や，先天性 5α-reductase 欠損症では BPH は起こらない．また，肝硬変では肝におけるエストロゲンの不活化ができないが，BPH は発生しない．このような事実は単なる相対的高エストロゲン状態で BPH の発生を説明できないことを示唆する．家族性 BPH の報告があり，常染色体性優性遺伝形式をとるが，責任遺伝子はいまだ同定されていない．多くの成長因子が肥大症に関与し，細胞周期や細胞増殖とアポトーシスの阻止が発生にかかわるとされているが，その詳細は不明である．

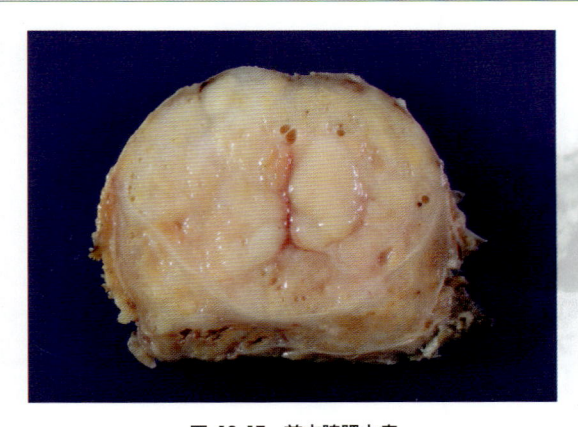

図 13-17　前立腺肥大症
移行領域に黄白調の大小の結節形成があり，尿道は高度に圧排されている．

◆形　態：前立腺は肥大し，ゴム様硬でやや弾力性を有する．肥大は TZ 領域に生じ，腺性成分か間質成分がさまざまの割合で増生する．腺性成分が主体である場合は，黄色調の蜂窩状小結節を密に認め，時に小嚢胞状となり分泌液や結石をいれる．間質成分が主体である場合は灰白色調の硬い結節を形成する．いずれにせよ尿道周囲腺部の過形成のため，尿道は高度に狭窄する（図 13-17）．組織学的には構成成分によって以下の 3 つに大別される．

① 腺性過形成 glandular hyperplasia
② 間質性過形成 stromal hyperplasia
③ 混合性過形成 mixed hyperplasia

間質成分はさらに線維成分と筋成分に分けられ，線維性，線維筋性，筋性に細区分されることもある（図 13-18）．

大きな肥大結節では，栄養血管の圧排による虚血性変化として梗塞がしばしば生じる．赤褐色から灰白色の結節性病変を形成し，組織学的には凝固・壊死よりなる．梗塞はカテーテル留置，感染，動脈硬化症，喫煙などでも生じる．BPH に随伴してみられる組織学的な変化として，腺上皮の扁平上皮化生や基底細胞過形成 basal cell hyperplasia がある．また，辺縁領域においては萎縮後過形成 postatrophic hyperplasia がみられる．小型の腺管が密に増生し，時に拡張している．腺の 2 層構造が時として不明瞭で，癌との鑑別が難しい場合がある．なお，BPH の診断のもとに切除された組織の約 10% に偶発的な癌が発見されるが，肥大症は前立腺癌の前癌病変とは考えられていない．

◆臨床的事項：BPH の組織学的診断と臨床症状は必ずしも一致しない．初期では前立腺部尿道圧迫による膀胱刺激症状であるが，進行すると排尿困難となる．完全尿

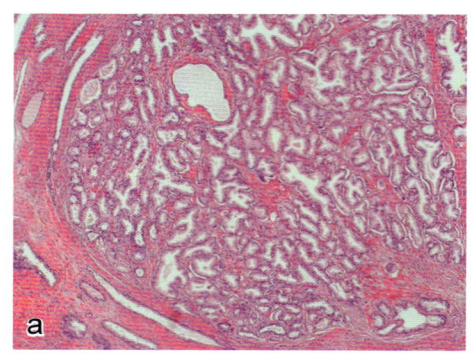

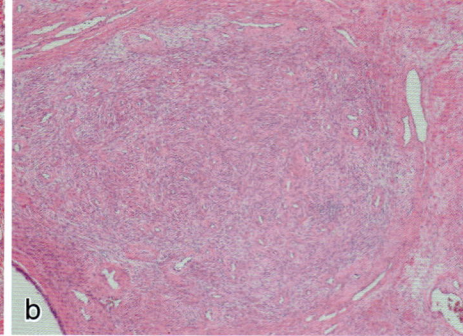

図 13-18　前立腺肥大症の組織像
a．腺性過形成．腺は分泌細胞と基底細胞の2層構造を保持している．
b．間質性（線維性）過形成

閉になると両側の水腎症 hydronephrosis にいたる．
　診断は直腸診や膀胱鏡検査でなされるが，治療は経尿道的前立腺切除術 transurethral resection of the prostate（TURP）と恥骨上前立腺切除術の外科的治療が主体である．内科的には 5α-reductase 阻害薬が用いられる．

前立腺癌 prostate cancer

◆**定　義**：前立腺から発生する悪性腫瘍はほとんどが上皮性の癌であり，98％は腺房由来の腺癌である．特殊な腺癌として導管腺癌，腺様嚢胞癌，粘液腺癌，印環細胞癌などがあるが，頻度は低い．

◆**発生機序**：前立腺癌の発生は 50 歳以下ではまれで，それ以降加齢とともに直線的に増加し，ピークはない．疫学的に欧米では男性の癌死の第 2 位を占めるが，わが国では第 7 位と低い．しかし，近年では増加傾向にあり，近い将来，男性の癌罹患率で肺癌に次いで第 2 位になると推測されている．

　前立腺癌は臨床的に癌と診断される臨床癌 clinical cancer と，剖検（病理解剖）によって発見されるラテント癌 latent cancer や，BPH のような非悪性疾患として切除された際に癌が発見される偶発癌 incidental cancer，諸臓器の転移が先に見つかり原発巣として前立腺癌が同定されるオカルト癌 occult cancer がある．前立腺癌の発生要因を考えるうえで，発生頻度の人種差は興味深い．欧米では米国の黒人に特に多く，次いで白人に多いが，アジア人には少ないとされている．しかし，ラテント癌の発生頻度をみると，わが国は欧米諸外国とほぼ同様で，また日系 2 世の前立腺癌罹患率は欧米とわが国の中間となる．このことは明らかに食事を含む生活環境が，ラテント癌から臨床癌への進展に関与していることを物語っている．

　家族性前立腺癌はすべての前立腺癌の 9％程度を占めていると考えられている．家系解析からいくつかの遺伝子群が同定されてきたが，1 番染色体 1q24-q25 領域の HPC1 遺伝子は散発例においても 30〜40％の症例で増幅している．多くの遺伝子群が網羅的に解析され，多段階発癌としてみた場合，ras 遺伝子の点突然変異は比較的早期から，p53 遺伝子は後期の進展に関与しているようである．また，遺伝子の変異のみならずメチル化のような epigenetic な変化も GST-P や p16 遺伝子で高率に認められている．

　前立腺の区分からみた発生では，PZ 領域が約 70％と好発部位で，TZ 領域は約 15〜25％，CZ 領域は約 5〜10％と低い．前立腺癌はほとんどアンドロゲン依存性の増殖を示し，PZ 領域にアンドロゲン反応性の細胞が多いことからも，その発生にはアンドロゲンによる刺激が一般的に考えられる．しかし，加齢とともに血中アンドロゲンレベルは低下するため，必ずしもこのホルモンの増減のみが直接発癌にかかわるとは考えられていない．

◆**形　態**：不規則で境界不鮮明な黄白調の充実性腫瘍を形成するが，肉眼的には識別しにくい．80％以上は多発性に認められる．

　組織学的には多様性に富むことも前立腺癌の特徴の一つである．同一癌病巣内で分化度が異なったり，さまざまな構造をとることもまれではない．被膜や神経線維周囲への浸潤，脈管への侵襲などがあれば診断は容易である．しかし，小型から中型の単調な腺管からなる高分化な腺癌では，多形性も乏しく，しばしば診断が困難となる．このような場合，2 層性の喪失，すなわち外側の基底細胞の消失が組織学的診断根拠となる．免疫組織学的に基底細胞のマーカーである高分化サイトケラチン（34βE12）や p63 が陰性になることで腺癌としての診断が可能となる（**図 13-19**）．

　前立腺癌の組織分類は，その多様性と臨床的予後との相関などから数多く提唱されてきた．わが国では前立腺癌取扱い規約に基づいて分化度分類が用いられていた．

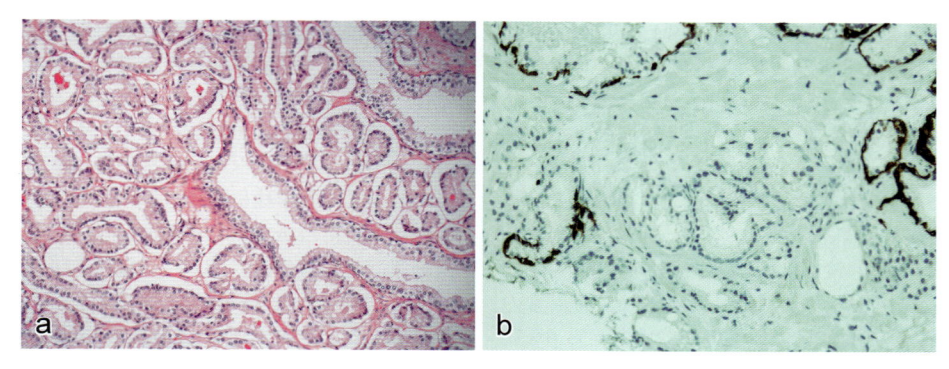

図 13-19 前立腺癌
a. 比較的小型の単純腺管よりなる高分化腺癌（Gleason pattern 3）で，細胞の多形性や構造異型は乏しい．
b. 高分子サイトケラチン（34βE12）による免疫組織染色では，基底層を欠くため陰性となる．

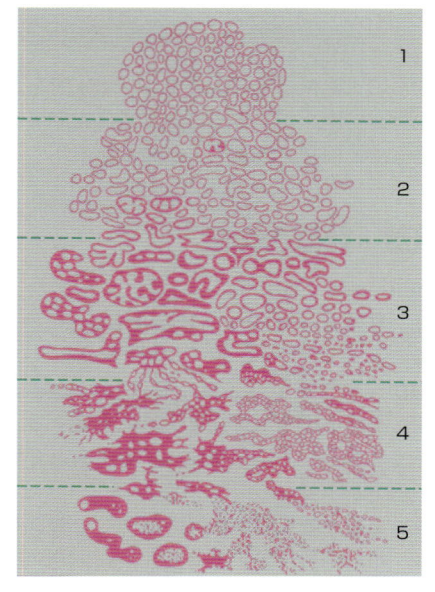

図 13-20 Gleason 分類の模式図
(Gleason DF, Human Pathology., 1992)

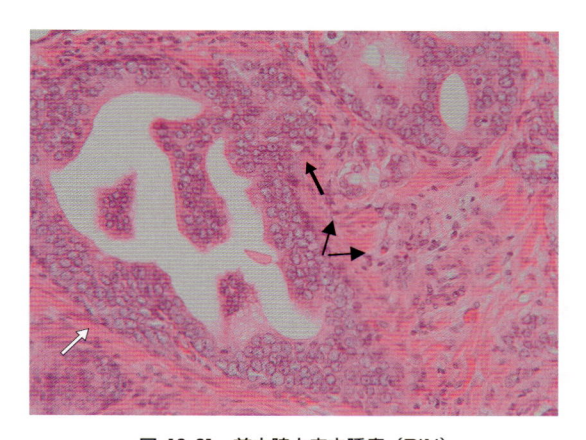

図 13-21 前立腺上皮内腫瘍（PIN）
PIN は部分的に基底細胞を有する（⇦）．部分的に基底細胞を欠き，浸潤像を認め（⬅），周辺の癌（←）へと移行する．

これは WHO 分類に準拠しており，高分化型は均一な管状腺管からなるもの，中分化型は不規則で節状ないし融合状の腺管形成をするもの，低分化型は腺管形成の乏しい充実ないし索状増殖を示す癌としている．また，特殊型として導管腺癌，粘液腺癌，印環細胞癌，小細胞癌，尿路上皮癌，扁平上皮癌が分類されている．
　しかし，近年は欧米を中心として Gleason 分類が広く普及してきており，治療法の選択のうえからも分化度分類よりも用いられるようになってきた．本分類は組織構築と浸潤様式から 5 つの pattern（grade）に分け，最も優勢な組織像を示す pattern と 2 番目に優勢な組織 pattern の和をもって Gleason スコアとする（図 13-20）．

したがって，2〜10 の 9 段階に分類されるが，細分化による不一致例や再現性に乏しいといった問題点もあり，スコアを 2〜4，5〜6，7，8〜10 の 4 群に分けることもある．細胞異型や核異型度は考慮しない前立腺癌のみに適用される特異な分類法で，提唱されてから 40 年が経過したが，Gleason 自身により 2 回の改訂が行われ，2005年の国際泌尿器病理会議を経て今日にいたっている．Gleason スコアは血中のマーカーや臨床病期を組み合わせることで予後の予測が可能であるとされている．
　前立腺癌の前癌病変としては，前立腺上皮内腫瘍 prostatic intraepithelial neoplasia（PIN）が指摘されている．癌との合併が非癌症例の 2 倍程度の約 80％ に認められ，遺伝子変異のレベルで共通性を有し，しばしば移行像も観察される（図 13-21）．核異型により軽度 PIN と高度 PIN に分類され，高度になるほど基底細胞を欠く．
◆臨床的事項：腫瘍マーカーとして PSA が用いられている．ただし，癌特異抗原でないため，BPH や前立腺炎

でもある程度上昇する．そのため，PSAの経時的変動や前立腺容積比の値で判定する工夫がなされている．前立腺性酸ホスファターゼ prostatic acid phosphatase（PAP）は転移症例で高値を示すが，早期癌では感度が低い．

　直腸診では直腸前壁に硬結を触知する．経直腸的超音波検査も前立腺の容積計測および形態の観察に有用である．最終診断は針生検によってなされる．針生検はPSA値が4 ng/mL以上や直腸診，超音波検査で異常の際になされる．経直腸的に，通常は左右両葉から6〜12か所採取されるが，それ以上の場合もある．

　治療は臨床病期に基づいて行われ，前立腺に癌が限局する場合は，前立腺全摘出術か放射線療法がなされ，局所浸潤や転移を示す場合は内分泌療法や化学療法が中心となる．前立腺癌は進行した病期であっても，約80％はアンドロゲン依存性の増殖を示すため，アンドロゲン除去療法として抗アンドロゲン剤や精巣摘出術が有効である．しかし，数年後には半数以上がアンドロゲン非依存性となり，治療抵抗癌として進展し，癌死にいたる．

　転移は骨転移が最も多く，骨盤骨や腰椎などの脊椎にみられ，大部分が転移部で造骨性を示し，X線上骨硬化像を呈する．次いでリンパ節転移が多く，閉鎖リンパ節と内腸骨リンパ節が初発部位である．

D 陰茎・陰嚢

1．陰茎・陰嚢の先天異常

尿道下裂 hypospadias
◆定　義：尿道下裂は，尿道が亀頭部から会陰部にいたる陰茎腹側で開口する状態をいう．
◆発生機序：尿道溝の閉鎖不全による．
◆形　態：陰茎腹側の包皮が欠損し，陰茎は腹側に弯曲する．
◆臨床的事項：停留精巣や陰茎前位陰嚢を合併することがある．

尿道上裂 epispadias
◆定　義：尿道上裂は，尿道が陰嚢背側で開口する．
◆発生機序：膀胱外反症と同様で，亜型と考えられている．
◆形　態：開口部が陰茎恥骨部に近くなるほど，背面へ弯曲する．
◆臨床的事項：尿失禁と感染症が起こりやすいが，亀頭部開口では尿失禁は起こらない．膀胱外反症を合併することがある．

包　茎 phimosis
◆定　義：包茎とは包皮の反転が困難な状態で，反転不可能な真性包茎と反転可能な仮性包茎がある．
◆発生機序：包皮が長く，包皮開口部が狭いために起こる．先天的に開口部が狭い場合もあるが，多くは反復する包皮皮膚炎の結果，狭窄をきたす．
◆形　態：新生児期は亀頭包皮間は生理的に癒着している．小児は，通常，包茎で，思春期に反転可能となる．包皮開口部が狭いにもかかわらず，無理に反転し元に戻らない状態を嵌頓包茎 paraphimosis という．包皮および亀頭の循環障害により浮腫状に腫脹する．
◆臨床的事項：嵌頓包茎は疼痛を伴い，尿閉をきたすため，包皮背面切開を要する．真性包茎は放置すると，反復する感染症と陰茎癌の発生率が高くなる．

2．陰茎・陰嚢の炎症

亀頭包皮炎 balanoposthitis
◆定　義：亀頭炎 balanitis と包皮炎 posthitis は通常，同時に起こる．
◆発生機序：幼小児では包茎に関連して恥垢 smegma がたまり，不潔な環境下で化膿性菌に感染する．成人では淋菌をはじめとする性感染症や，糖尿病患者ではカンジダ菌の感染がみられる．
◆形　態：発赤と腫脹がみられ，滲出液や膿をためることもある．感染が持続すると，包皮の瘢痕や肥厚を生じ，重度の包茎となる．
◆臨床的事項：急性期では抗菌薬の投与などを行い，消炎後は癒着の剥離を行う．

性感染症 sexually transmitted disease（STD）
◆定　義：主として性行為により，感染する疾患をいう．
◆発生機序：それぞれの病原体の感染による（表13-2）．
◆形　態：梅毒は初感染である第1期に，包皮，亀頭，冠状部に無痛性の初期硬結をきたし，やがて潰瘍（硬性下疳）となる．第2期になると扁平コンジローム condyloma lata が包皮や陰嚢にみられる．この時期までは組織学的に血管周囲の形質細胞浸潤にとどまり，肉芽腫は第3期の臓器梅毒からみられる．淋病は感染後3〜8日で亀頭包皮の浮腫や尿道炎による発赤をみる．軟性下疳は感染後1〜5日で亀頭部や包皮に有痛性の潰瘍を形成する．鼠径リンパ肉芽腫は2〜5日間の潜伏後，陰茎

表 13-2　陰茎にかかわる STD と病原体

疾　患	病原体
梅毒 syphilis	梅毒トレポネーマ Treponema pallidum
淋病 gonorrhea	淋菌 Neisseria gonorrhoeae
軟性下疳 chancroid	デュクレイ菌 Haemophilus ducreyi
鼠径リンパ肉芽腫 lymphogranuloma venereum	クラミジア Chlamydia trachomatis
性器ヘルペス genital herpes	単純ヘルペスウイルス herpes simplex virus, type 2
尖圭コンジローマ condyloma acuminatum	ヒト乳頭腫ウイルス human papilloma virus, type 6, 11

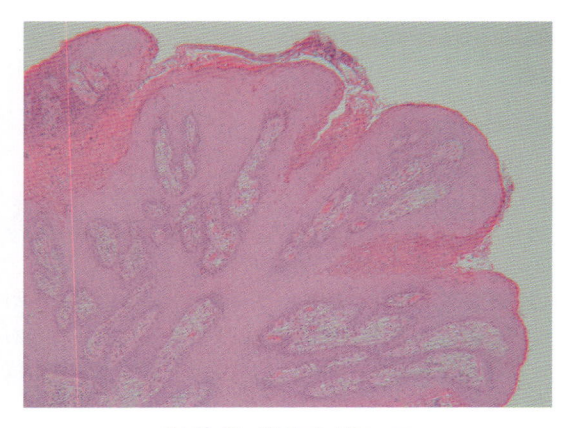

図 13-22　尖圭コンジローマ
扁平上皮の乳頭状増殖を示す．有棘層には空胞化がみられる．

に無痛性丘疹ができ潰瘍化し，やがて鼠径リンパ節炎となる．性器ヘルペスは潜伏後 3〜7 日で発症し，包皮と亀頭の接する部分に小水疱を形成し，自潰する．尖圭コンジローマは通常，亀頭冠状溝に生じる乳頭状の腫瘍で，上皮の乳頭状増殖と有棘細胞の空胞化 koilocytosis が特徴的である（図 13-22）．
◆臨床的事項：陰茎の STD は病変が発見しやすく，それぞれの臨床的な特徴と病原体の同定で診断は容易であるが，不顕性の場合は注意を要する．

象皮病 elephantiasis
◆定　義：陰茎包皮，陰嚢が線維結合組織性に肥厚する．
◆発生機序：バンクロフト糸状虫の感染による寄生で，リンパ管が閉塞され，リンパのうっ滞から真皮結合組織の増生を招く．軟部組織の蜂巣炎やリンパ節摘出でも同様の症状をみることがある．
◆形　態：寄生虫による象皮病の場合は，リンパ管での肉芽腫性炎症から線維化をきたし，やがて硬化を示す．
◆臨床的事項：象皮病患者の血中からミクロフィラリアを検出することはまれである．

ペイロニー病 Peyronie disease
◆定　義：陰嚢背面に斑状，線維性の硬結をきたす疾患で，陰茎硬化症，陰茎形成性硬結ともいう．
◆発生機序：原因は不明で，突発性後腹膜線維症に関連性があるといわれている．
◆形　態：陰茎の海綿体炎から始まり，線維芽細胞の増殖と膠原線維の増加による硬結を形成する．まれに骨や軟骨を含む．
◆臨床的事項：勃起時に疼痛と変形をきたし，排尿困難となることがある．

3．陰茎・陰嚢の腫瘍

ボーエン病 Bowen disease
◆定　義：陰茎体部に発生する上皮内に限局する扁平上皮内癌 carcinoma in situ．亀頭や包皮に発生すると Queyrat 紅色肥厚症 erythroplasia of Queyrat という．
◆発生機序：子宮頸癌と同様に，HPV16, 18 型が約 80% と高率に検出される．ウイルス蛋白質である E6, E7 がそれぞれ p53, RB 遺伝子に作用して細胞の不死化をきたし，癌化にいたる．
◆形　態：Bowen 病は境界明瞭な鱗屑を有する赤褐色の扁平丘疹で，Queyrat 紅色肥厚症は光沢のある紅斑を形成する．組織学的にはいずれも扁平上皮内癌で，核の大小不同を示す異型細胞が全層に増殖し，極性の乱れを伴う．基底膜の破壊はなく，浸潤像は認めない．上皮下はしばしば慢性炎症を伴っている．
◆臨床的事項：約 10% が浸潤癌となる．Bowen 病は中年から老年にかけてみられるが，Queyrat 紅色肥厚症はやや若年者に多い．

陰茎癌 carcinoma of the penis
◆定　義：陰茎に発生する癌はほとんど扁平上皮癌 squamous cell carcinoma である．
◆発生機序：生後まもなく割礼を行うユダヤ教徒では本腫瘍は発生せず，包茎では頻度が高くなることから，恥垢に含まれる発癌因子が推測されている．加えて，

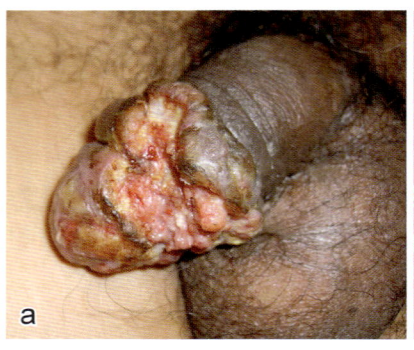

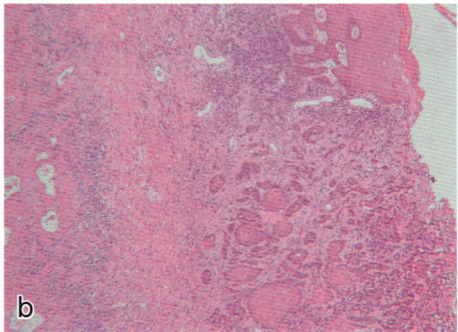

図 13-23　陰茎癌
a．亀頭包皮間に発生した陰茎癌．
b．角化を伴う高分化な扁平上皮癌が表皮から海綿体に浸潤している．

HPV16，18型の感染がBowen病同様，高率に検出される．また，喫煙によっても発生率は増加する．
◆形　態：発生部位は亀頭あるいは包皮内側が多い．乳頭状に増生する場合が多いが，時に硬結から潰瘍化する．組織学的には角化を示す高分化型扁平上皮癌が多い（図13-23）．

疣贅状癌 verrucous carcinoma
◆定　義：疣状に増生する高分化型扁平上皮癌で，表層は角化が著しい．低悪性度で，転移はほとんどない．巨大コンジローマ giant condyloma（Buschke-Löwenstein腫瘍）はこのような高分化型扁平上皮癌とコンジローマとの中間的病変で，癌とは区別される．
◆臨床的事項：欧米では極めてまれであるが，アジアやアフリカでは男性悪性腫瘍の約10％を占める地域もある．予後は臨床病期と相関し，鼠径リンパ節にしばしば転移する．

陰嚢腫瘍 tumors of the scrotum
陰嚢癌が職業癌として煙突掃除人に好発したことは歴史的に有名である．Bowen病やPaget病，悪性黒色腫がみられることがある．

◆参考文献
1) 矢谷隆一，島崎　淳編：取扱い規約に沿った腫瘍鑑別診断アトラス．前立腺．p.96, 文光堂，1992.
2) Humphrey PA, ed.：Prostate pathology. p. 86, Am Soc Clin Pathol Press, 2003.
3) Sanda MG, Doehring CB, Binkowitz B, Beaty TH, Partin AW, Hale E, Stoner E, Walsh PC：Clinical and biological characteristics of familial benign prostatic hyperplasia. J Urol, 157：876-879, AUA, 1997.
4) Konishi N, Shimada K, Ishida E, Nakamura M：Molecular pathology of prostate cancer. Pathol Int, 55：531-539, 2005.
5) Gronberg H, Isaacs SD, Smith JR, Carpten JD, Bova GS, Freije D, Xu J, Meyers DA, Collins FS, Trent JM, Walsh PC, Isaacs WB：Characteristics of prostate cancer in families potentially linked to the hereditary prostate cancer 1（HPC1）locus. JAMA, 15：1251-1255, American Medical Association, 1997.
6) 日本泌尿器科学会，日本病理学会・日本医学放射線学会編：前立腺癌取扱い規約．第4版，金原出版，2010.
7) Epstein JI, Allsbrook WC, Amin MB, Egevad LL：The 2005 international society of urological pathology（ISUP）consensus conference on Gleason grading of prostatic carcinoma. Am J Surg Pathol, 29：1228-1242, Lippincott Williams & Wilkins, 2005.
8) Partin AW, Kattan MW, Subong ENP, Walsh PC, Wojno KJ, Oesterling JE, Scardino PT, Pearson JD：Combination of prostate-specific antigen, clinical stage, and Greason score to predict pathological stage of localized prostate cancer. A multi-institutional update. JAMA, 277：1445-1451, American Medical Association, 1997.
9) Bostwick DG, Montironi R, Sesterhenn IA：Diagnosis of prostatic intraepithelial neoplasia. Prostate Working Group, consensus report, Scand J Urol Nephrol, 2000.

第14章

神 経

A 神経系

　中枢神経系は脳と脊髄からなり，動眼神経以下の脳神経と脊髄神経は末梢神経系を構成する（図 14-1）．中枢神経と末梢神経の違いは，中枢神経は一度障害を受けると原則として再生されないが，末梢神経は再生可能であることである．中枢神経系は主にニューロン（神経細胞）とそれを支持するグリア細胞 glial cell から構成される．一般病理では通常ヘマトキシリン・エオジン（HE）染色が用いられるが，神経病理ではニューロン，軸索，アストロサイト（グリオーシス）などを観察するのに適した特殊染色が用いられる（表 14-1）．また，個別の細胞を特異的に観察するために免疫染色も併用される（表 14-2）．

　中枢神経系は，感覚，運動，記憶，認知など高度な機能をつかさどっており，大脳，脊髄におけるニューロンは機能的に局在する．大脳皮質や基底核などに分布する機能領域はそれぞれ系を形成しており，それらは相互に関連し，複雑なネットワークを形成している．したがって中枢神経系は，脳出血，感染症，変性疾患などさまざまな要因で障害されるが，障害部位に対応した症状を呈すると同時に関連する神経システムの障害をきたす．

1．ニューロンとその病的変化

　ニューロンは局在により多少形態が異なるが，基本的には豊富な細胞質を有し，明瞭な核小体を有する円形核をもつ（図 14-2）．細胞質にはしばしば，好塩基性のNissl 小体と呼ばれる粗面小胞体が目立ち，Nissl 染色やKluver-Barrera 染色で観察できる．また黒質や青斑核ではメラニン色素を含むものもある．ニューロンは神経突起を有しており，これにより情報が伝達される．神経突起には近傍の神経と連携する複雑な樹状突起 dendrite と遠隔の神経細胞との連絡に関与する細長い軸索 axon があり，軸索は長いものでは 1 m 以上ある．HE 染色にて形態的にはニューロンの細胞体は比較的まばらに分布し，細胞体以外の部分は好酸性の基質すなわちニューロピル neuropil（神経網）と呼ばれる部分であるが，このニューロピルは主として神経突起からなり，情報伝達が活発に行われる場である．ニューロンには以下

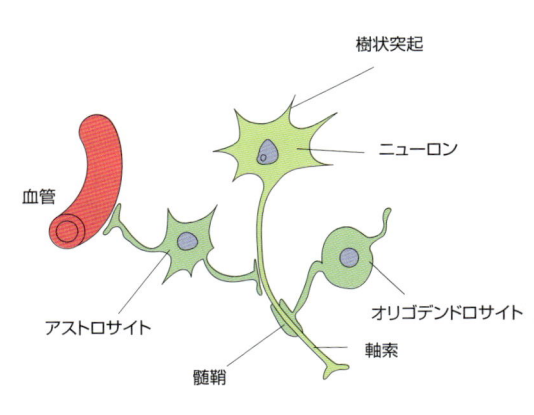

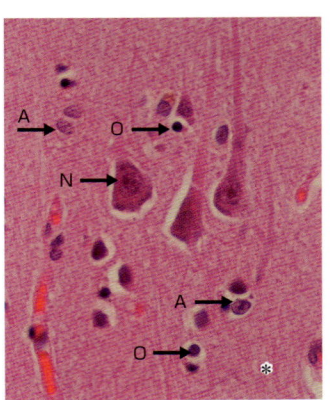

図 14-1　神経系を構成する細胞
右の写真は，HE 像．矢印はニューロン（N），アストロサイト（A），オリゴデンドロサイト（O）．
＊はニューロピルを示す．

表 14-1 神経病理で用いられる特殊染色

染色名	染色対象
ヘマトキシリン・エオジン染色 HE	一般的に病理で最も頻用される染色．ニューロンの細胞体は染色されるが神経突起は不明瞭．アストロサイトの核は判別できるが細胞体は不明瞭なことが多い
ニッスル染色 Nissl	粗面小胞体である Nissl 小体をクレシル紫が青く染色する
ルクソール・ファスト青染色 Luxol-fast bule（LFB）	髄鞘の主成分であるリン脂質を青く染色する
クリューバー・バレラ染色 Kluver-Barrera	ニッスル染色と LFB 染色の2重染色．ニューロンと髄鞘を同時に青く染めるもので最も一般的に用いられる
ボディアン染色 Bodian	ニューロンと神経突起を茶褐色に染色する嗜銀染色
ホルツァー染色 Holtzer	クリスタル紫によりアストロサイトの線維成分を紫色に染色する．特にグリオーシスを明瞭に染色する
ガリアス・ブラーク染色 Gallyas-Braak	異常タウ蛋白質や病的構造を染色する鍍銀染色で正常構造は染色されない．Alzheimer 病の神経原線維変化，進行性核上性麻痺（PSP），皮質基底核変性症（CBD）でのリン酸化タウ蛋白質や多系統萎縮症（MSA）のグリア細胞質封入体としてのαシヌクレインが染色される

表 14-2 神経系の細胞の免疫染色・特殊染色による同定

細　胞	免疫染色	特殊染色
ニューロン	NSE（neuron specific enolase） S-100 Synaptophysin Neu-N MAP-Ⅱ（microtubles associated protein Ⅱ）	ボディアン染色 ガリアス・ブラーク染色（異常構造物）
アストロサイト	GFAP（glial fibrous acidic protein）	ホルツァー染色
オリゴデンドロサイト	Olig2（アストロサイトにも染まることがあるため特異性に乏しい）	NA
髄　鞘	MBP（myelin basic protein）	ルクソール・ファスト青染色 クリューバー・バレラ染色
ミクログリア	CD68	NA
上衣細胞	EMA（epithelial membrane antigen）	NA

NA：not applicable

にあげる要因によりさまざまな変化が生じる．

虚血性変化

急性の虚血状態が生じると約 12〜24 時間でニューロンの細胞質は好酸性を呈し，核は青く濃縮する（pink neuron）．虚血性変化は脳の特定の部位に生じやすく，海馬 CA1 領域の錐体細胞，小脳の Purkinje 細胞，大脳皮質の錐体細胞（特に主幹血管支配領域の境界部である分水嶺 watershed field に位置する錐体細胞）などに起こる．大脳皮質では，表層の血管からの分枝が大脳皮質の第2層，4層に分布することから，虚血性変化は第3層，5層，6層に起こりやすく，層状壊死 lamellar necrosis が生じる（図 14-3d）．第4層には比較的病変が起こりにくい．

軸索障害による変化

神経細胞の発達した粗面小胞体は染色にて紫色に染まり，Nissl 小体と呼ばれる．神経が切断されるとこの Nissl 小体が粉々になり細胞質周囲に押しやられるが，これを中心性染色質融解 central chromatolysis という．また，軸索が断裂すると障害部位より末梢の軸索が急速に崩壊し，脱髄を伴う Waller 変性が生じる．小脳 Purkinje 細胞の変性では軸索が腫大し，その形態が魚雷に類似することからトルペード torpedo と呼ばれる．

変性疾患での変化

Alzheimer 病では鍍銀染色で陽性となる束状の線維が蓄積する神経原線維変化が生じる．神経変性疾患は，近年，蓄積病とも呼ばれ，異常蛋白質が蓄積することで

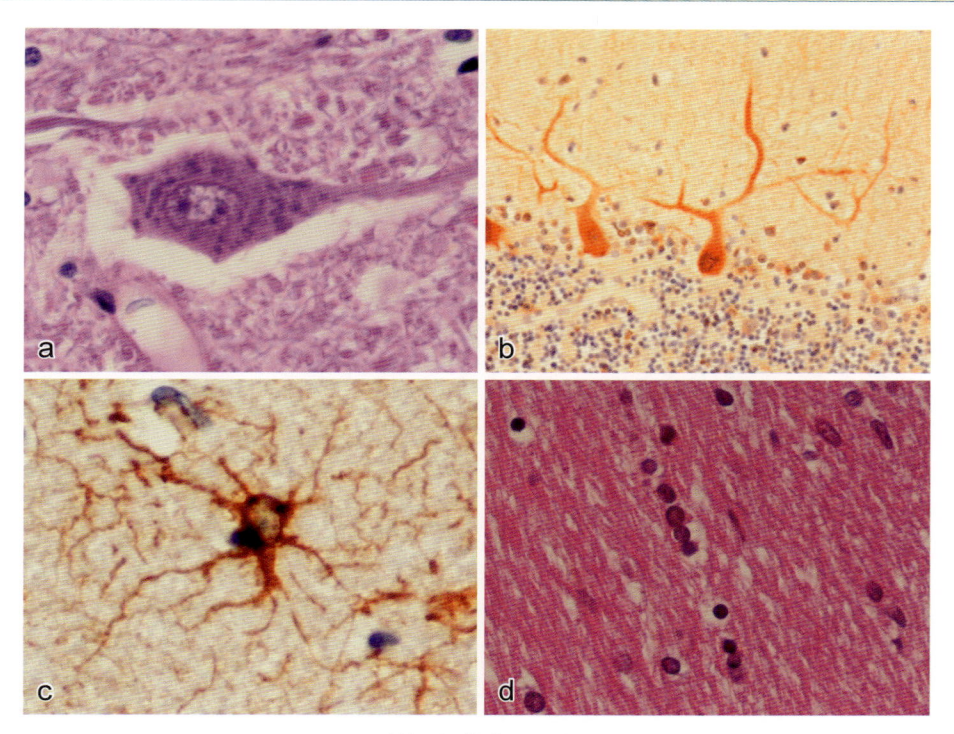

図 14-2 神経系を構成する細胞の組織像
a．ニューロン：細胞質に Nissl 顆粒がみられる（HE 染色）．
b．小脳 Purkinje 細胞：Calbindin 染色．
c．アストロサイト：突起が明瞭に観察される（GFAP 染色）．
d．オリゴデンドロサイト：核が軸索に沿って並んでいる．細胞質は不明瞭（HE 染色）．

ニューロンが障害されると考えられている．Parkinson 病の Lewy 小体，筋萎縮性側索硬化症の Bunina 小体などは HE 染色にて光顕レベルで認識される．

2．グリア細胞とその病的変化

グリア細胞はニューロンと同様，外胚葉に由来し，アストロサイト（星細胞），オリゴデンドロサイト（希突起膠細胞），上衣細胞，ミクログリアからなる．

アストロサイトの変化

1）グリオーシス gliosis　アストロサイトには白質にみられる線維性アストロサイト fibrillary astrocyte と灰白質にみられる原形質性アストロサイト protoplasmic astrocyte がある．アストロサイトの突起は血管と接しており，また一部はニューロンと接することで，ニューロンの栄養をつかさどる．脳組織には線維芽細胞が通常は存在しないため，神経組織が傷害されると，反応性にアストロサイトが増生することで修復を図る．このアストロサイトが増加した状態をアストロサイトーシス astrocytosis という（**図 14-3c**）．また欠損組織はアストロサイトの産生したグリア線維で充填されるがこれをグリア瘢痕 glia scar という．グリア線維が増生していることをグリオーシスと呼ぶが，通常はアストロサイトの増生とグリア線維の増生は共調するため，広義には両者の増生した状態をグリオーシスと呼ぶことが多い．

2）Alzheimer Ⅱ型グリア Alzheimer type Ⅱ astrocyte　アストロサイトの変性時にみられる変化で，核が 15〜20 nm に腫大し，細胞質に PAS 陽性小体を有する．細胞の境界は不明瞭である．肝脳疾患や Wilson 病で特徴的に認められるが特異的なものではない．

3）Rosenthal 線維　毛細胞性星細胞腫にしばしば認められる所見で，好酸性の棍棒状の変性物が散在する．Alexander 病でも認められる．クリスタリンと熱ショック蛋白質などから構成される．さまざまな脳組織の障害時にも出現するため特異的なものではない．

4）アミロイド小体（デンプン小体）corpora amylacea　成人，老人の脳表や脳室周囲に好塩基性の類円形の小体がしばしばみられる（**図 14-3a**）．アストロサイトの突起内に形成された蓄積物で病的意義は少ない．

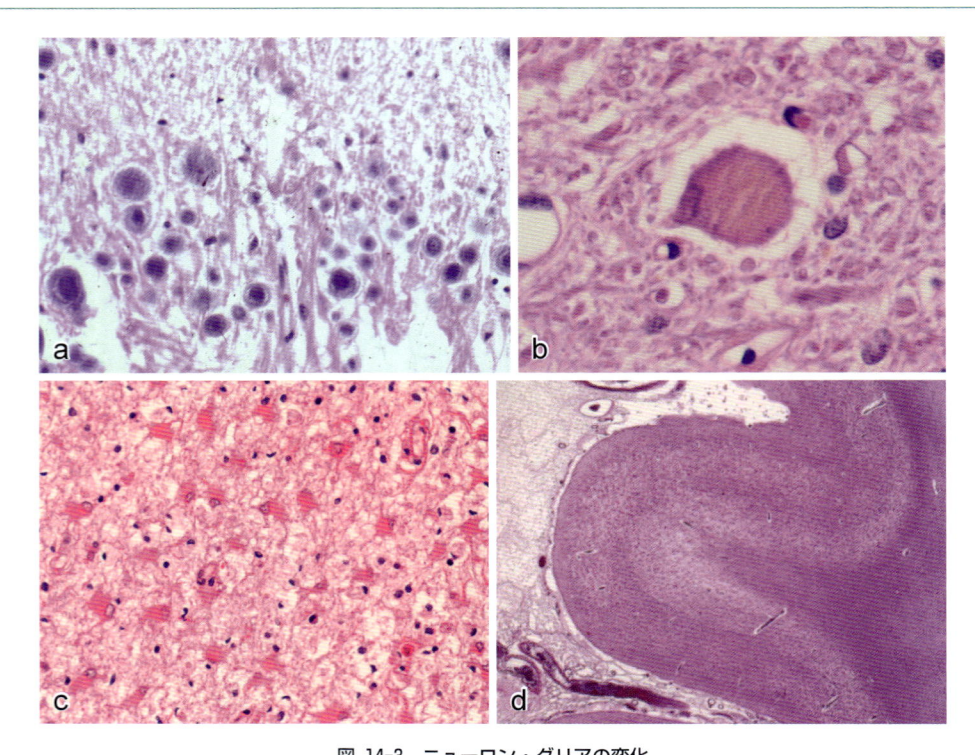

図14-3 ニューロン・グリアの変化
a．デンプン小体：加齢に伴い紫色の円形構造物が目立つ．b．リポフスチン沈着：ニューロンの細胞質の褐色顆粒状変化．c．アストロサイトーシス．d．層状壊死：大脳皮質の虚血による変化．壊死層が白く抜けてみえる．

オリゴデンドロサイトの変化

オリゴデンドロサイトはクロマチンに富む小型円形核を有し，細胞質はほとんどみられない（図14-2d）．しばしばニューロンに隣接してみられる．中枢神経系ではニューロンの軸索はオリゴデンドロサイトの胞体の一部である髄鞘によって被覆される．末梢神経では，Schwann細胞によって髄鞘が形成される．オリゴデンドロサイトの障害は多発性硬化症などで脱髄として認識される．

ミクログリアの変化

脳組織内に存在する単球/マクロファージに由来する細胞で，外傷，梗塞，感染，脱髄などで反応性に増加する．

B 循環障害

脳は頭蓋の中にあり，硬膜に覆われて周囲に脳脊髄液が存在する．硬膜は脳の表面を覆うとともに大脳鎌として左右の大脳半球を区画し，大脳と小脳の間には小脳テントとして存在する．脳組織はある程度の外からの衝撃から守られるしくみになっているが，比較的狭いスペースにあるため，脳出血をはじめとする循環障害に起因するさまざまな要因によって頭蓋内で出血・血腫・浮腫などにより脳容量が増加すると，正常脳実質の圧迫や脳圧亢進が生じ，生命維持が困難な状態となる．

脳の重量は成人で約1,300～1,500 gであり，およそ体重の約2％程度であるが，他臓器と比較して酸素要求が高い．脳は全身の酸素消費量の約20％を必要とし，循環障害が起こると血流低下により直接ニューロンの酸素欠乏を誘導し，低酸素状態，虚血，梗塞と進行し，重篤な脳機能障害を引き起こす．

脳の循環障害は，個々の原因が単独または複数関連し，その結果，脳出血や脳梗塞が生じ，脳浮腫，脳ヘルニアへと病態が進行する（図14-4）．脳出血や脳梗塞を診察・治療するにあたっては，背景となる病理病態を迅速に理解・判断して最も適切な治療を選択しなければならない．

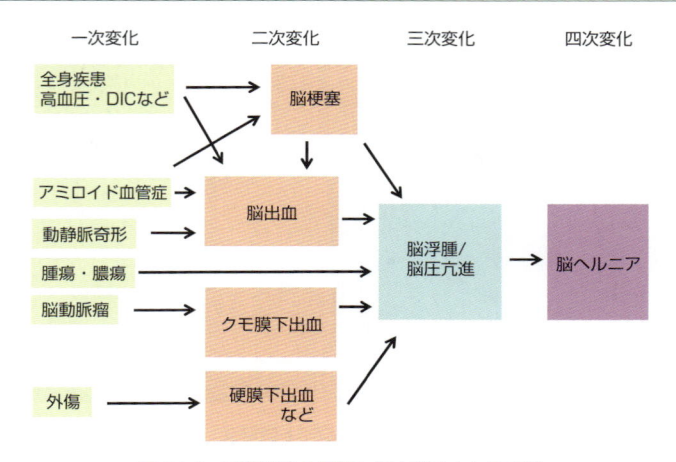

図 14-4 循環障害の原因と引き起こされる病態
一次変化として列挙されるようなさまざまな原因により，脳に出血・梗塞などの二次変化が生じる．適切な治療を行わなければ，脳浮腫，脳ヘルニアと進行して生命予後に重大な支障をきたす．

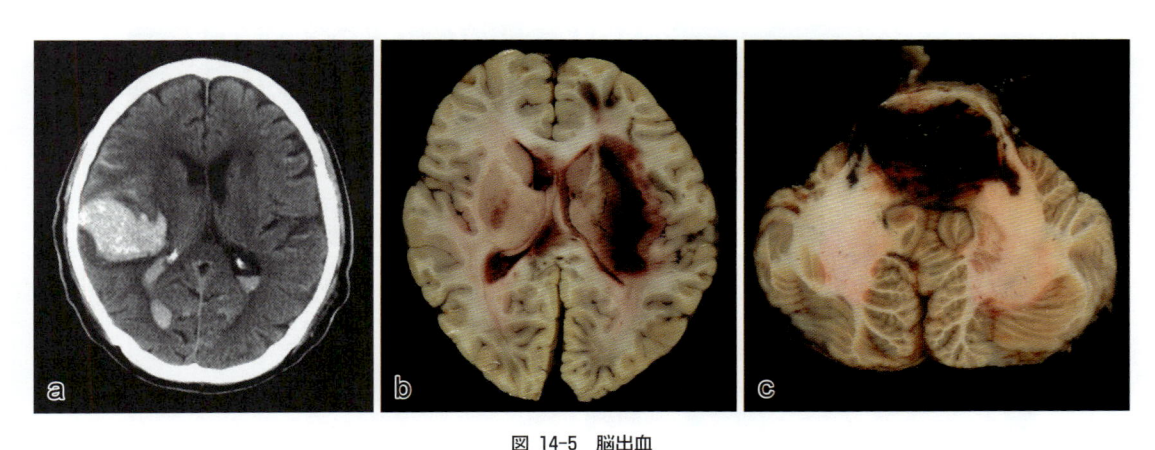

図 14-5 脳出血
a．脳出血の画像：側頭葉出血が high density area（白色）としてみられる（CT 画像）．b．高血圧性脳内出血：レンズ核・線条体動脈の破綻による被殻出血．c．脳幹（橋）出血：橋全体に明瞭な出血がみられる．

1．脳血管障害

脳出血

　脳出血 brain hemorrhage とは脳を灌流する血管が破綻して脳内に出血が生じた状態であり，高血圧，血液疾患（白血病など），脳腫瘍などが原因となる（図 14-5）．
　脳出血は原因により好発部位など病態が異なる．以下に頻度の高い順に述べる．

高血圧性脳出血 hypertensive brain hemorrhage
◆定　義：ほかの器質的疾患がなく高血圧が原因で生じた脳出血．

◆発生機序：血圧上昇のため動脈硬化を生じた血管が破綻することで生じる．
◆形　態：大小の脳血管に動脈硬化性変化がみられる．出血部位は，被殻の頻度が高く，視床，橋，小脳半球がそれに続く．大脳基底核部の出血の責任動脈は基底核を灌流する中大脳動脈から分岐するレンズ核線条体動脈である．
◆臨床的事項：高血圧性の脳出血は一次発症の脳出血の原因としては最も頻度が高く約 50％である．

アミロイド血管症 amyloid angiopathy
◆定　義：脳血管にアミロイドが沈着し，血管壁が脆弱となり出血が生じたもの．壁肥厚により血管腔の閉塞が

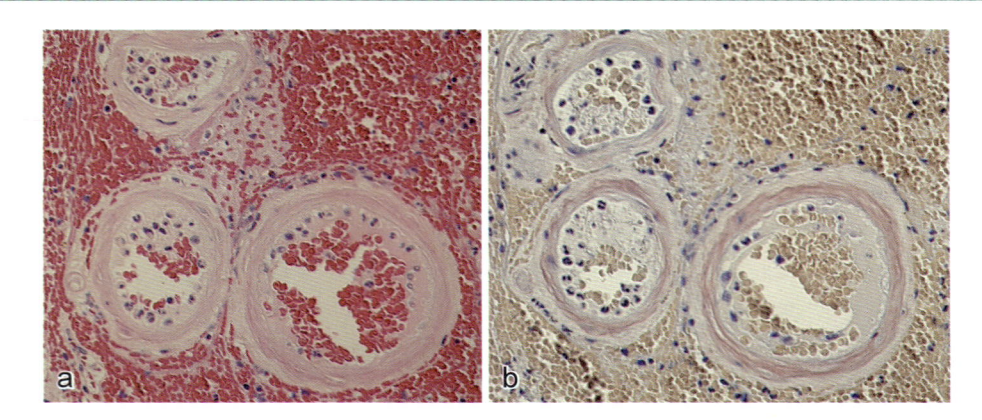

図 14-6 アミロイド血管炎
a．動脈壁に好酸性の無構造物の沈着がみられる．b．アミロイド染色．

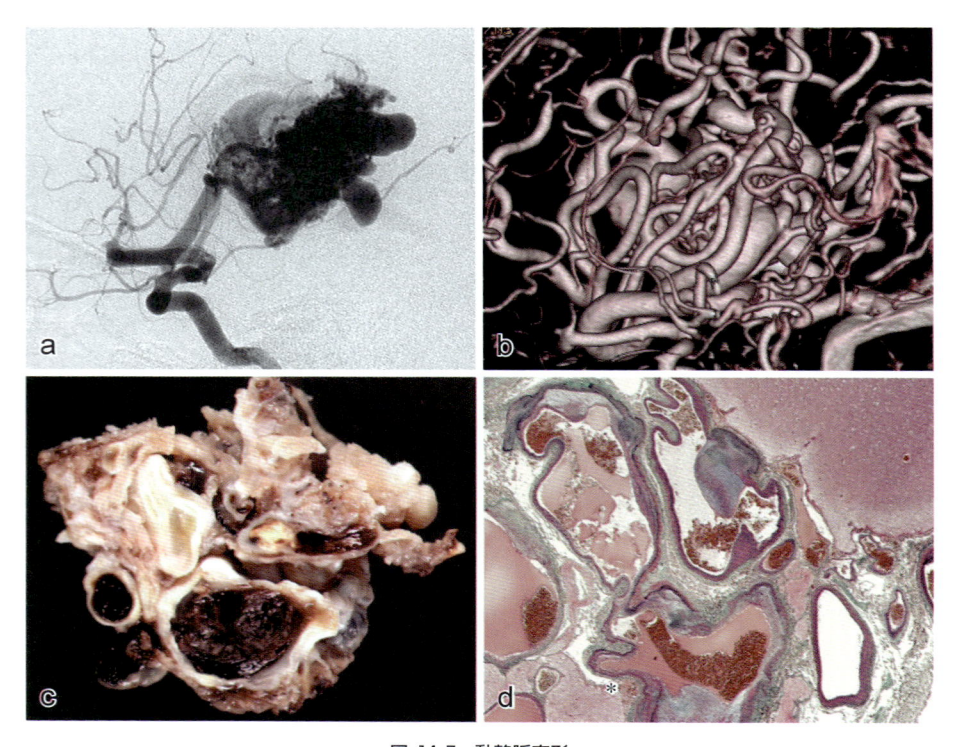

図 14-7 動静脈奇形
a．動静脈奇形：血管造影．b．CT 血管撮影：ナイダスの三次元画像．c．動静脈奇形のナイダス：摘出検体．d．動静脈奇形の組織像：大小の異常血管がみられる（エラスチカ-マッソン染色）．＊は介在する脳組織．
（写真提供：札幌麻生脳神経外科病院　村田純一先生）

起こり脳梗塞となることもある．発生部位は皮質あるいは皮質下が多い．

◆**発生機序**：高齢者で頻度が高い．Alzheimer 病に関連する Aβ40 が沈着する場合が多く，発症はアポリポ蛋白質 E の遺伝子多型と関連する．また遺伝性脳出血の家系では，アミロイド前駆蛋白質 amyloid precursor protein（APP）の遺伝子に変異を認める．そのほかの原因としては 20 種類を超えるアミロイドが報告されており，トランスサイレチン，ゲルゾリン，シスタチン C などの遺伝子変異が知られている．

◆**形　態**：アミロイドはクモ膜あるいは皮質内の小血管壁に HE 染色にてエオジン好性の無構造物として認識され，コンゴーレッド Congo red 染色や DFS（direct fast scarlet）染色などのアミロイド染色後，偏光によりアップルグリーンを呈する（**図 14-6**）．

◆**臨床的事項**：剖検脳に加えて，最近では高齢者の皮質

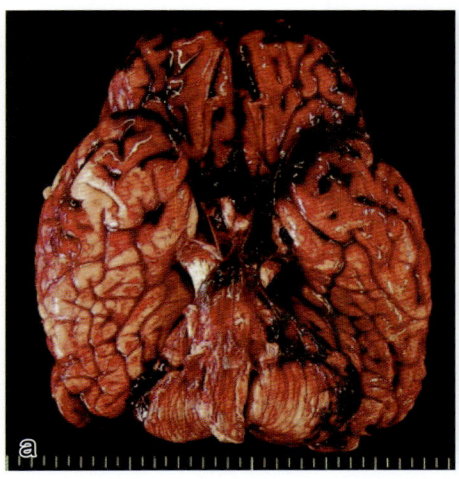

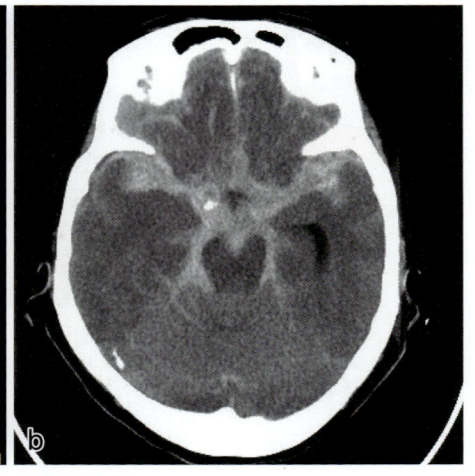

図 14-8 クモ膜下出血
a．脳幹部を中心に血腫がみられ，出血は脳全体に広がる．b．脳幹周囲の脳底部に high density area が広がる（CT 画像）．
（写真提供：札幌麻生脳神経外科病院 村田純一先生）

出血として手術材料で提出される機会も増えてきた．時間的空間的に小出血をくり返し起こすことも多い．

動静脈奇形 arteriovenous malformation（AVM）

◆定 義：構造的に異常な動脈と静脈の短絡が生じたものをいう．大小不同の異常血管が集簇したナイダス nidus が形成される（図 14-7）．
◆発生機序：胎生期に大脳の動脈と静脈が短絡を起こすことにより生じるとされる．
◆形 態：内弾性板が欠落しながらも厚い平滑筋層を有するもの，あるいは明瞭な内弾性板を有するも平滑筋層を欠損するものなど，動脈とも静脈とも確定できない異常血管が集簇する．AVM では組織学的に大小の異常血管の間には正常脳組織が介在するが，この点が海綿状血管腫 cavernous hemangioma とは異なり，診断上有用である．
◆臨床的事項：10～20 代の若年者に痙攣発作または頭蓋内出血として発症する場合が多い．頭蓋内出血はクモ膜下出血が多いが，脳内の出血もきたす．出血で発症し，血腫除去手術時に術者によってナイダスが確認され，発見される場合もある．

クモ膜下出血/動脈瘤破裂
subarachnoid hemorrhage/rupture of aneurysm

◆定 義：脳血管が破綻しクモ膜下腔に出血した状態をいう（図 14-8）．
◆発生機序：非外傷性クモ膜下出血のおよそ 80％は動脈瘤破裂に起因する．中高年では動脈瘤破裂が多く，若年では脳動静脈奇形の破綻が多い．

◆形 態：脳動脈瘤は肉眼形態により，① 嚢状 saccular，② 解離性 dissecting（以前の木の実状 berry），③ 紡錘状 fusiform に分けられる．また成因により，① 先天性，② 動脈硬化性，③ 感染性/細菌性，④ 外傷性に分類される．動脈瘤は脳底動脈および Willis 動脈輪付近に好発し，特に血管の分岐部に生じやすい．中大脳動脈分岐部が約 40％，前交通動脈分岐部が約 30％である（図 14-9）．
◆臨床的事項：突然の激烈な頭痛で発症する．髄膜刺激症状がみられ，脳圧亢進により意識障害が生じ，死亡する場合もある．遅発性に脳血管攣縮による脳虚血や髄液の灌流障害による水頭症を合併することが多い．

脳梗塞

　脳梗塞 cerebral infarction とは脳の血流が血栓，塞栓により遮断されることでその末梢の脳組織が壊死に陥ったものをいう（図 14-10）．血液が遮断されて乏血性梗塞に陥った部分に血液が再流入すると，再灌流障害により壊死組織が崩壊することで出血が生じるが，これを出血性梗塞 hemorrhagic infarction という．

　脳組織が虚血に陥り，不可逆性に障害され壊死となる．脳血流が 30％以下になるとニューロンの電気活動が停止してミトコンドリアから ATP が産生されなくなり，イオンポンプが停止し，細胞膜の脱分極が生じる．シナプスでは過剰にグルタミン酸が放出され，NMDA レセプターを介してニューロンの細胞質内にカルシウムイオンが過剰に流入し，さまざまな蛋白質分解酵素が活性化され，細胞死が起こる．

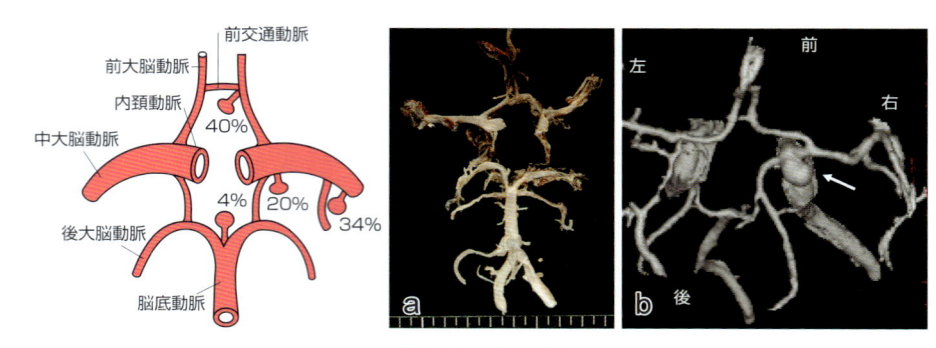

図 14-9　脳動脈瘤
左の図は動脈瘤の発生部位と頻度．a．ウイリスの動脈輪．b．動脈瘤の三次元画像：矢印は右内頚動脈と中大脳動脈の分岐部に生じた動脈瘤（3DCT 画像）．

（写真提供：札幌麻生脳神経外科病院　村田純一先生）

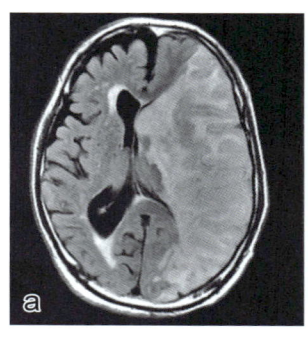

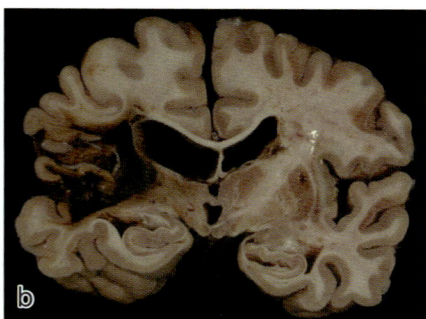

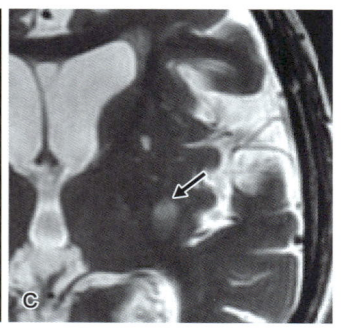

図 14-10　脳梗塞
a．脳梗塞 MRI 画像：左半球の中大脳動脈支配領域に一致して high intensity area がみられる．
b．脳梗塞 肉眼所見：右大脳半球の中大脳動脈支配領域に陳旧性の出血と脳実質の萎縮と瘢痕化がみられる．
c．ラクナ梗塞：基底核部に小梗塞巣がみられる（MRI-T2 強調画像）．

　脳梗塞の原因は，アテローム血栓，心原性の塞栓，高血圧性のラクナ梗塞である．また脳の虚血状態は状況により次の3つに分類される．

　①一過性脳虚血発作 transient ischemic attack（TIA）：虚血状態が一過性で組織の障害を残すことなく神経症状が回復するもの．
　②広範囲大脳虚血：心停止，ショック，急激な血圧低下により脳全体が虚血に陥った状態をいう．
　③局所性大脳虚血：大小の脳血管の血栓・塞栓によってその支配領域が虚血状態となったものをいう．

　血管閉塞の原因としては動脈硬化の頻度が高いが，アテローム血栓性脳梗塞では，血管壁にアテローム性動脈硬化が生じ，血管の狭窄・閉塞により血流が遮断される．あるいは動脈硬化部から微小血栓が遊離して遠位部が塞栓となることもある．塞栓性脳梗塞は，心や血管内で形成された血栓が遊離して血管の末梢で塞栓となることで生じる．
　24 時間以内に不可逆性のニューロンの変化が起こり，その後，血管周囲に好中球浸潤がみられる．脳組織は凝固・壊死に陥り，多数のマクロファージが浸潤して壊死物質を貪食する．また梗塞部の周囲では血管の増生とグリア細胞が反応性に増加するグリオーシスを認める．約 2〜3 週間後に皮質に層状壊死が生じる．それ以後，梗塞巣が大きい場合は囊胞性の空洞となる．
　アテローム性の動脈硬化は内頚動脈起始部に多く生じる．この部位のアテロームでは TIA が生じやすく，この場合，内膜剝離術 endoarterectomy やステント挿入が行われる．心で血栓が生じる場合は心原性脳梗塞と呼ばれるが，その原因としては非弁膜症性心房細動が最も多く，洞不全症候群，リウマチ性心疾患，急性心筋梗塞などが原因となる．脳幹部が梗塞，壊死に陥ると脳死となる．脳の血流が途絶えると，徐々に脳組織に自己融解が生じる．この時，結果として自発呼吸不能となり人工呼吸器が装着されるが，人工呼吸器が原因で脳組織が崩壊するわけではない．

ラクナ梗塞 lacunar infarction
◆定　義：主として大脳基底核，脳幹部に生じる 15 mm

以下の単発性あるいは多発性の小梗塞巣（図 14-10c）．
- ◆発生機序：基底核を灌流する動脈の動脈硬化が関与する．背景に高血圧がみられる．
- ◆形　態：障害部の血管周囲にマクロファージの浸潤とグリオーシスがみられる．
- ◆臨床的事項：高血圧による脳障害の代表的な状態の一つである．CT や MRI で確認される場合もある．無症状である場合が多いが対麻痺や感覚障害が生じることもあり，障害血管により症状はさまざまである．

カダシル CADASIL（cerebral autosomal dominant arteriopathy with subcortical infarcts and leukoencephalopathy）

- ◆定　義：NOTCH3 レセプターの遺伝子変異に基づき脳梗塞が生じるまれな疾患．
- ◆発生機序：NOTCH3 の細胞外領域が脳血管に沈着し，細胞傷害性を有することが病因であると想定されているが，詳細なメカニズムは不明．
- ◆形　態：障害された血管の中膜から外膜に，平滑筋の消失と好塩基性で PAS 染色陽性物質の沈着を認めるのが特徴である．これらは電子顕微鏡にて細胞質に顆粒状物質 granular osmiophilic material（GOM）として観察される．
- ◆臨床的事項：くり返す脳出血（あるいは脳梗塞）と痴呆が特徴．障害される脳血管のサイズ・部位により症状はさまざまで，重症な場合もあれば，subclinical に小出血と自然吸収をくり返す場合もある．

ビンスワンガー病
Binswanger subcortical encephalopathy

- ◆定　義：大脳の深部白質に比較的広範囲に虚血性変化がみられるものをいう．
- ◆発生機序：背景に慢性の高血圧がみられ，穿通枝の高度の動脈硬化のため大脳の深部白質が慢性的に虚血状態に陥ることによる．
- ◆形　態：小動脈の高度の動脈硬化と血管周囲性の脳組織の軟化がみられる．大脳の深部白質に広範な脱髄と軸索の消失を認める．
- ◆臨床的事項：症状は認知症が主体である．慢性の高血圧を背景とする脳の動脈硬化による，いわゆる脳血管性痴呆の状態と考えられている．

2．頭部外傷

頭部に鈍的に強い衝撃を受けると，脳脊髄液に浮かんでいる脳は頭蓋骨に衝突することで打撃を受け，脳振盪，脳挫傷が生じる．脳振盪 cerebral concussion は打撃の

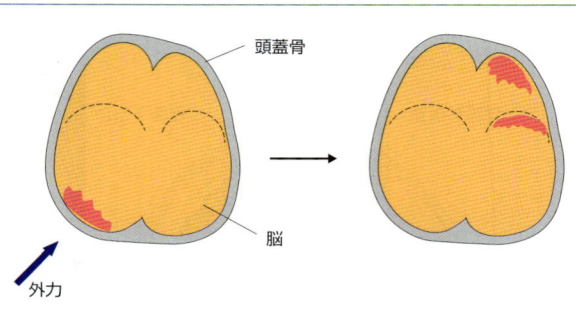

図 14-11 脳挫傷
外力により脳は頭蓋に衝突し挫傷する（coup），その後，反動で反対側の脳は頭蓋および中頭蓋窩に衝突し挫傷する（contrecoup）．

程度が比較的軽い場合に起こるもので，一時的に意識を喪失するものの脳に形態変化はみられない．脳挫傷 cerebral contusion では脳に形態学的な損傷が加わる．外力が加わった直下の脳挫傷は coup contusion であり，その反対側の脳挫傷は対側挫傷 contrecoup と呼ばれる（図 14-11）．脳挫傷では通常出血をきたす．

急性硬膜外血腫 acute epidural hematoma
- ◆定　義：頭蓋骨と硬膜の間に形成される血腫．
- ◆発生機序：外傷により頭蓋骨が骨折し，中硬膜動脈などの動脈が損傷することで生じる動脈出血である（図 14-12）．
- ◆形　態：頭部の X 線で骨折を，CT などの画像により血腫の部位を判定することが臨床的に重要である．
- ◆臨床的事項：側頭骨は頭蓋骨の中で最も薄く，骨折を起こしやすい．ただし小児では頭蓋骨の変形性が高いため骨折がなくても硬膜外血腫が生じることがある．重症の場合は緊急開頭術の適応となる．

硬膜下血腫 subdural hematoma
- ◆定　義：硬膜とクモ膜との間に形成される血腫．
- ◆発生機序：急性硬膜下血腫は損傷部位の血管の破綻によって，慢性硬膜下血腫は主として硬膜下腔の架橋静脈の破綻によって生じる．硬膜は頭蓋骨に付着しておりクモ膜は脳との結合が強いため，強い外力が加わると硬膜下にずり応力（剪断力）が生じ，この部分を通る静脈が破綻する（図 14-12）．
- ◆形　態：数週間で血腫の周囲に内膜が形成される．血腫が小さい場合には吸収されてヘモジデリン沈着が残る．また，くり返す出血により徐々に拡大し，長い経過を経て大きな囊胞状となる場合もある．慢性の場合には硬膜側の血腫周囲に肉芽組織が形成され，やがて外膜が形成される．
- ◆臨床的事項：急性の場合は，落下，暴行，交通事故，

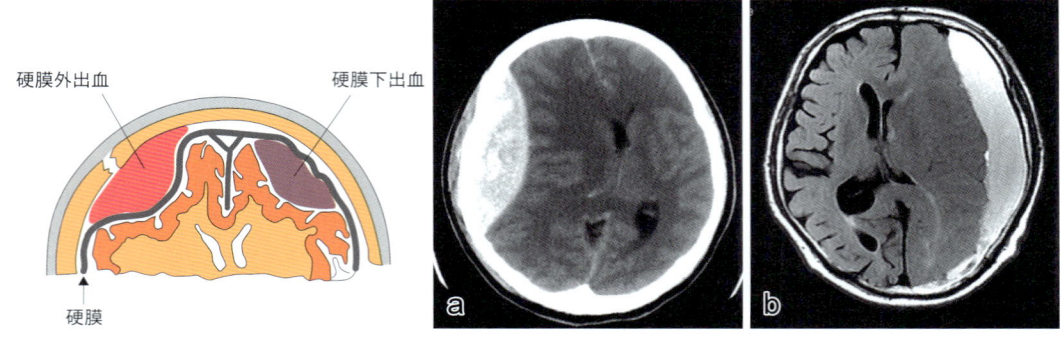

図 14-12 硬膜外血腫と硬膜下血腫
左図は，硬膜外血腫と硬膜下血腫．■の線は硬膜を表す．■は動脈血，■は静脈血．a．急性硬膜外血腫：白色の high density area が出血部．正中線が対側にシフトしている（CT 画像），b：慢性硬膜下血腫：白色の high density area が出血部（MRI 画像）．
（写真提供：札幌麻生脳神経外科病院 村田純一先生）

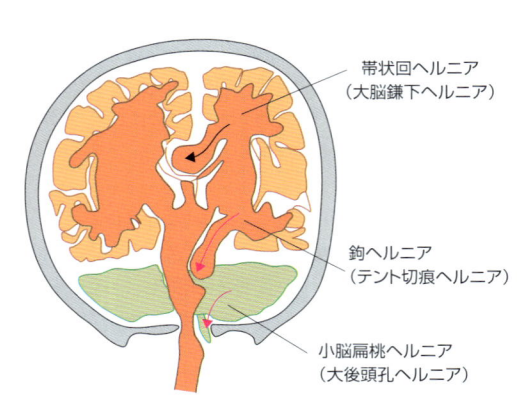

図 14-13 脳ヘルニアの分類

図 14-15 Kernohan 切痕
大脳半球の脳出血（赤）の周囲に脳浮腫が生じ（矢印水色），鉤ヘルニアにより反対側の大脳脚が小脳テントで圧迫され挫傷となる．結果として脳出血と同側の運動麻痺が生じる．

スポーツ事故などの外傷により起こる．慢性硬膜下血腫は外傷後や基礎疾患のある高齢者に生じやすく，高血圧やアルコール飲酒との関連がある．

脳浮腫と脳ヘルニア
brain edema and herniation （**図 14-13，14**）
◆**定 義**：脳浮腫とは循環系の障害が生じて脳実質に浮腫が生じた状態であり，さらに脳が通常ある部位から飛びだした状態が脳ヘルニアである．
◆**発生機序**：脳出血，脳腫瘍などで脳内の容量が急速に増加し，頭蓋内圧が亢進した状態となり，静脈灌流や脳脊髄液による調節が困難となり脳実質に浮腫が生じる．脳出血では脳全体あるいは半球全体の浮腫，脳腫瘍や膿瘍などでは限局性に脳浮腫が生じる．
◆**形 態**：原疾患に加えて，周辺の脳実質に血管周囲を中心とする浮腫状変化を認める．
◆**臨床的事項**：脳浮腫が進むと大脳鎌や小脳テントの縁，大後頭孔近傍に脳実質が突出した状態，すなわち脳ヘルニアの状態となる．帯状回（大脳鎌下）ヘルニアでは前大脳動脈が圧迫されることで支配領域の障害がでる．鉤（テント切痕）ヘルニアでは動眼神経障害，意識障害，瞳孔拡大，片麻痺が起こる．また，障害側と対側の大脳脚が小脳テントで圧迫されて出血など挫滅が生じると（Kernohan 切痕），延髄の錐体交差のため，障害側と同側の麻痺が生じる（**図 14-15**）．小脳扁桃（大後頭孔）ヘルニアでは脳幹，延髄が陥入してきた脳に直接圧迫されることで呼吸中枢が障害され，生命が危険な状態となる．

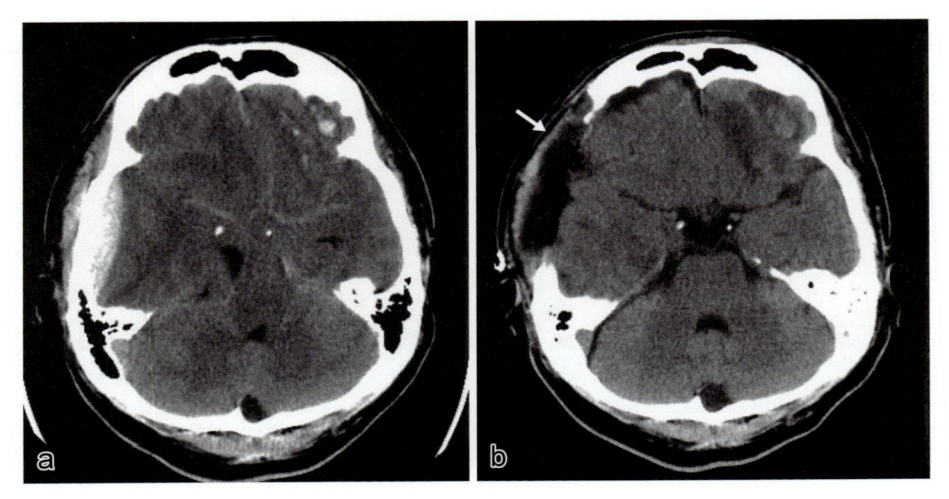

図 14-14 脳ヘルニア
a．急性硬膜外血腫による（脳浮腫とヘルニア）脳幹は腫脹した脳組織で圧排されており，正中線がシフトしている．b．開頭減圧術後．矢印は頭蓋骨欠損部．側頭葉，脳幹，小脳の境界が明瞭となっているのがわかる（CT画像）．

C. 感染症

1．感染症による中枢神経障害と病原体の侵入経路

病原体による中枢神経系の障害のメカニズムは主として，①病原体が直接ニューロンやグリア細胞に感染して細胞を障害する機序，②病原体の産生する毒素による障害，③微生物が誘導する炎症反応による障害，④病原体によって誘導される免疫反応による障害がある．

病原体が中枢神経系に感染する経路は，以下の4つがあげられる．①血行性：最も多い侵入経路，通常は動脈系を介する，②直接侵入：外傷に伴い病原体が直接中枢神経系に侵入する，③局所進展：局所の炎症が波及したもの．鼻腔内の炎症，副鼻腔炎，膿瘍，う歯，頭蓋骨の骨髄炎，脊椎炎などから波及する，④末梢神経系経由：狂犬病ウイルス，ヘルペスウイルスなど，特異的なウイルス感染でみられる．

2．ウイルス感染症

中枢神経系のウイルス感染症は炎症の部位により髄膜炎 meningitis，脳炎 encephalitis，髄膜炎と脳炎 meningoencephalitis，脊髄に炎症が波及した場合には脳脊髄炎 encephalomyelitis と呼ばれる．ウイルスの種類によってはニューロンやグリア細胞に特異的に感染し，細胞特異性を示す．またヘルペスウイルスが大脳辺縁系に親和性を示すように局所親和性を示す場合もある．

ヘルペスウイルスでは潜伏感染が発症に重要な役割を果たす．

急性ウイルス性髄膜炎／無菌性髄膜炎
acute viral meningitis/aseptic meningitis

◆定　義：ウイルス感染による髄膜炎．
◆発生機序：以下のウイルス感染が主である．エコーウイルス，コクサッキーウイルス，エンテロウイルス71型，ムンプスウイルス，単純ヘルペスウイルス，アルボウイルス，麻疹ウイルス，パラインフルエンザウイルス，アデノウイルスなどがあげられる．
◆形　態：組織学的にはうっ血と血管周囲の軽度のリンパ球浸潤がみられる．
◆臨床的事項：脳脊髄液 cerebrospinal fluid（CSF）にはリンパ球浸潤が優位で，蛋白質量は中等度，グルコースレベルはほぼ正常範囲である．

ポリオ／脊髄灰白質炎 poliomyelitis

◆定　義：ピコルナウイルス科エンテロウイルス属の一本鎖RNAウイルスであるポリオウイルスの中枢神経系への感染症．
◆発生機序：ポリオウイルスは脊髄や脳幹の運動神経を選択的に侵襲する細胞溶解性感染を引き起こす．ウイルスレセプターはCD155である．

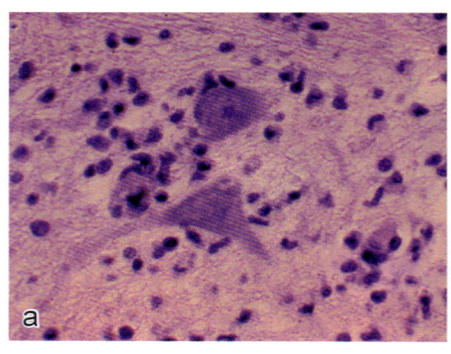

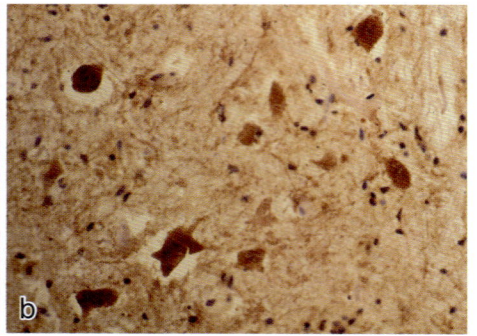

図 14-16 ポリオ
a．HE 染色：神経細胞の周囲に単核球浸潤がみられる．神経食現象 neuronophagia．b．脊髄前角．特異抗体による免疫染色．
（写真提供：元国立感染症研究所所長 倉田毅先生）

◆形　態：感染した神経細胞は染色質融解を示す．ミクログリアが増殖してミクログリア結節がみられ，ミクログリアによってニューロンが貪食される神経食現象 neuronophagia がみられる（図 14-16）．初期には血管周囲にリンパ球浸潤がみられる．
◆臨床的事項：ポリオウイルスは経口にて侵入し，口腔・咽頭・下部消化管・所属リンパ節で増殖してウイルス血症をきたし，風邪症状を呈する．多くは治癒するが進行例では髄膜炎症状が出現し，麻痺にいたる．麻痺は非対称性で下肢に多い．呼吸不全で死にいたる場合もある．20 世紀半ばに Jonas Salk らによりワクチンが開発され発症は激減した．

単純ヘルペス脳炎
herpes simplex virus（HSV）encephalitis

◆定　義：単純ヘルペスウイルス 1 型（HSV1）または 2 型（HSV2）の感染による脳炎で小児や若年者に頻度が高い．
◆発生機序：神経節に潜伏感染しているウイルスの再活性化による場合と新たに感染し，嗅神経由や血行性に脳へ侵入する場合が想定される．
◆形　態：進行する出血性・壊死性脳炎で，神経細胞・グリア細胞ともに標的となる．側頭葉内下部，眼窩回，帯状回など大脳辺縁系に出現することが多い．血管周囲のリンパ球浸潤，浮腫がみられ，感染細胞には halo を有する好酸性の核内封入体（Cowdry A 型）を認める（図 14-17）．
◆臨床的事項：最も多い症状は情緒の変動，記憶障害，行動異常である．脳浮腫による脳圧亢進症状を示す．HSV2 は，活動性の HSV2 型感染を陰部に有する母親から出産時に感染し新生児脳炎として生じることが多い．抗ウイルス薬が有効である．

サイトメガロウイルス感染
cytomegalovirus（CMV）infection

◆定　義：ヘルペスウイルス科のサイトメガロウイルス感染による脳炎．
◆発生機序：胎児の場合は経胎盤的に感染し，子宮内で脳炎を引き起こす．胎児の脳炎は脳室周囲が主で壊死と石灰化が特徴的である．成人では HIV 感染症など免疫力が低下した状態で日和見感染症として CMV 感染が起こり，脳炎が生じる場合もある．
◆形　態：CMV 感染した細胞ではフクロウの目 owl eye と呼ばれる特徴的な核内封入体がみられる（図 14-18）．CMV 感染はニューロン，グリア細胞，血管内皮細胞などさまざまな細胞に生じうる．
◆臨床的事項：妊娠中に母体から胎児に感染する代表的疾患 TORCH（toxoplasma, others, rubella, cytomegalovirus, herpes simplex virus）症候群の一つ．病変が第三脳室や中脳水道近傍に生じた場合は水頭症となる．

狂犬病　rabies

◆定　義：ラブドウイルス科の狂犬病ウイルスによって発症する重症脳炎．
◆発生機序：ヒトが感染動物に咬まれると唾液中に含まれるウイルスが感染し，末梢神経を経由して逆行性に中枢神経系に到達してニューロンを傷害する．
◆形　態：海馬，脳幹のニューロンや小脳の Purkinje 細胞の細胞質に Negri 小体を認める（図 14-19）．リンパ球浸潤は通常みられない．
◆臨床的事項：国内では 1957 年以来感染者はいなかったが，2006 年にフィリピンで犬に咬まれ帰国し発症した輸入例が 2 例報告された．発熱や頭痛に続き，せん妄状態となり速やかにワクチンが接種されなければ脳幹不全で死亡する．

C. 感染症　743

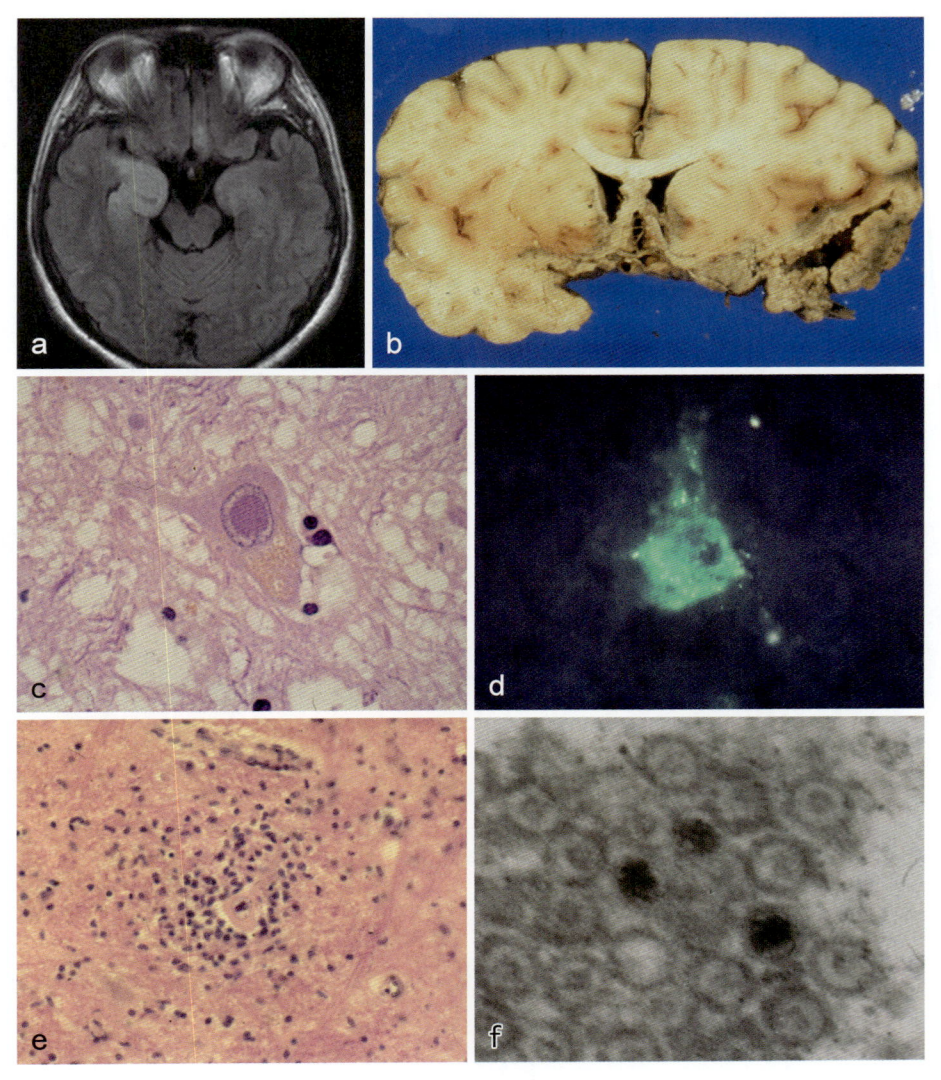

図 14-17　ヘルペス脳炎
a．辺縁系に異常な intensity を認める（MRI-FLAIR 画像），b．剖検脳．マクロ所見．辺縁系，脳底部に壊死がみられる．c．核内封入体．ニューロンの核が腫大し白色の halo を有し，内部はスリガラス様の変化を示す．d．特異抗体による蛍光染色．ニューロンに陽性を示す．e．ニューロンの周囲の単核球浸潤．f．電子顕微鏡．ヘルペスウイルス粒子が多数みられる．

ヒト免疫不全ウイルス関連脳症

HIV-associated encephalopathy（図 14-20）

◆**定　義**：レトロウイルス科レンチウイルス属の一本鎖 RNA ウイルスである HIV 感染により引き起こされる脳症．HIV による免疫不全に伴い中枢神経系に日和見感染（トキソプラズマ・サイトメガロウイルス・単純ヘルペスウイルス・JC ウイルスなど）や悪性リンパ腫がみられるが，それらとは区別される．

◆**発生機序**：HIV がマクロファージ／ミクログリアに感染すると，サイトカインや神経毒性を有する因子が産生され，ニューロンやグリア細胞が傷害される．

◆**形　態**：単球／マクロファージに由来する多核細胞の出現とミクログリア結節を認める．びまん性の脱髄とニューロンの脱落やグリオーシスがみられる．

◆**臨床的事項**：軽度から高度の認知障害をきたすため AIDS 認知症症候群（AIDS dementia complex）と呼ばれる．麻痺や知覚機能喪失もみられる場合がある．HIV の治療として逆転写酵素阻害薬やプロテアーゼ阻害薬な

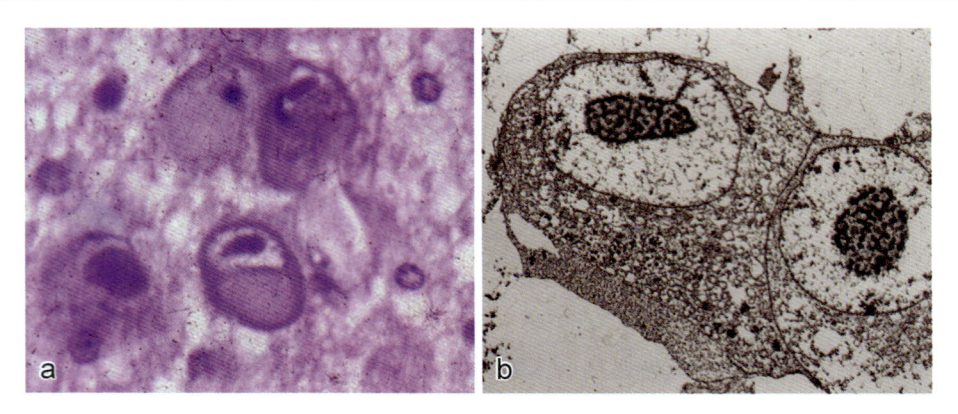

図 14-18　サイトメガロウイルス脳炎の核内封入体
　a．HE 染色：核内に封入体がみられ，その周囲は明るい領域（halo 眩暈）を示し，フクロウの目のようである．　b．電子顕微鏡：封入体部分にウイルス粒子を認める．

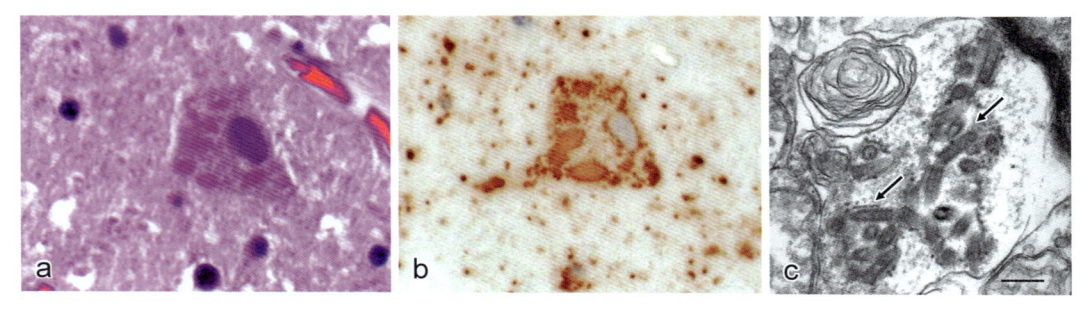

図 14-19　狂犬病ウイルス脳炎
　a．HE 染色：ニューロンの細胞質に好酸性の Negri 小体がみられる．　b．狂犬病ウイルス抗原の免疫染色．　c．電子顕微鏡像：シナプス間隙にウイルス粒子を認める（矢印）．スケールは 200 nm．
（写真提供：国立感染症研究所　佐多徹太郎先生）

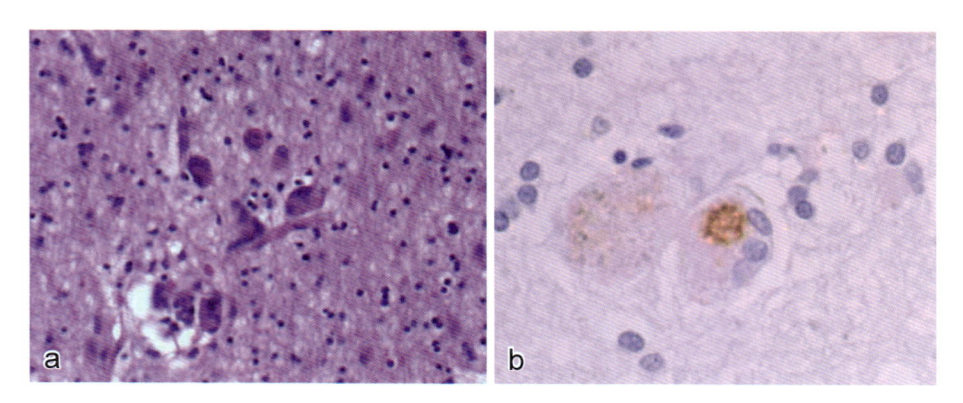

図 14-20　HIV 関連脳症
　a．HE 染色：海綿状変化とミクログリアの増生を認める．　b．HIV の p24 の免疫染色：ミクログリアの細胞質に陽性を示す．
（写真提供：北海道大学名誉教授　長嶋和郎先生）

ど多剤併用療法である HAART 療法（highly active anti-retroviral therapy）が行われるが，HAART 施行後数か月で画像上，脳に病変が出現し，同時に神経症状を示すことがある．この病態は免疫再構成症候群 immune reconstruction syndrome（IRS）と呼ばれ，病変部にはリンパ球などの炎症細胞の浸潤が生じる．

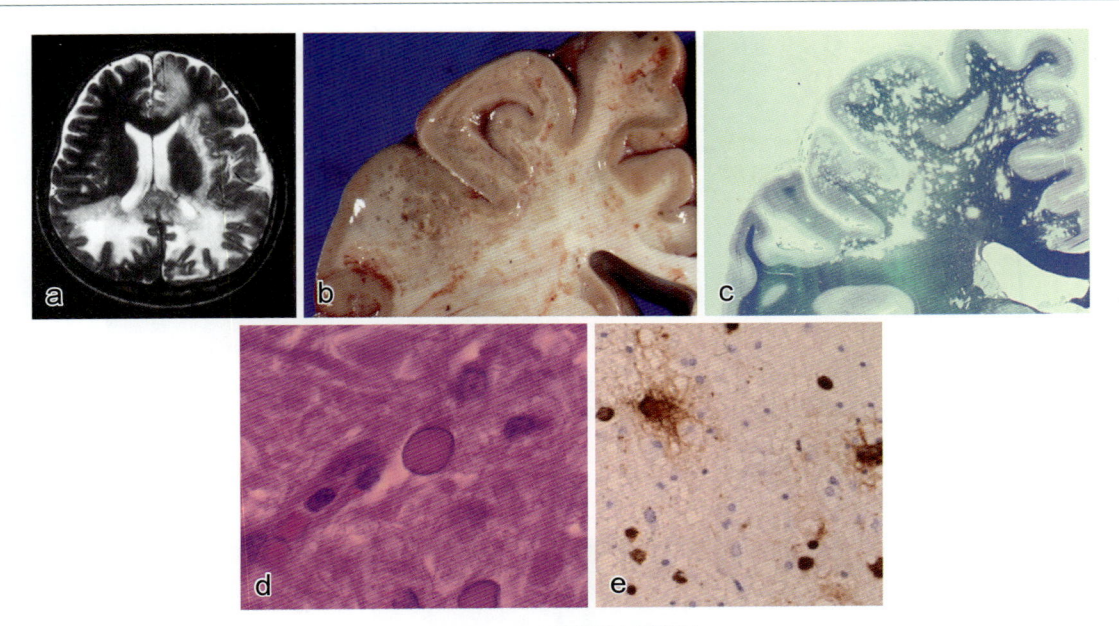

図 14-21 進行性多巣性白質脳症
a．MRI-T2 強調画像：白質に病巣が散在する．b．剖検脳の肉眼像：白質を中心に褐色調の巣状変化がみられる．c．白く抜けている部分に髄鞘の破壊がみられる（Klüver-Barrera 染色）．d．HE 染色：オリゴデンドロサイトの核が腫大しており，均一な薄いクロマチンの染色性を示す核内封入体がみられる．e．JC ウイルス蛋白質（アグノ蛋白質）の免疫染色．多くの核に陽性がみられ，一部では細胞質も染まる．

進行性多巣性白質脳症
progressive multifocal leukoencephalopathy（PML）

◆定　義：ポリオーマウイルス科の二本鎖環状DNAウイルスであるJCウイルスがオリゴデンドロサイトに感染し，障害することで脱髄が生じたもの．病変・症状は進行性で画像的に多巣性を示す（図14-21）．

◆発生機序：腎などに潜伏していたJCウイルスが免疫不全状態により活性化され，中枢神経組織に侵入しオリゴデンドロサイトを傷害することにより脱髄が起こる．

◆形　態：病変部には脱髄とマクロファージの浸潤を認め，残存するオリゴデンドロサイトには均一なクロマチンの増加と軽度の核腫大を伴う核内封入体を認める．異型の強いアストロサイトも出現する．免疫染色にて構造蛋白質であるVP1（viral protein 1）や制御蛋白質であるT抗原，アグノ蛋白質 agnoprotein が確認される．

◆臨床的事項：わが国の成人約80％は抗JCウイルス抗体を保有する．PMLはHIV感染や抗癌剤治療による免疫不全状態で生じる．自己免疫疾患や臓器移植後などでも発症する場合がある．現在，特異的な治療法はない．

亜急性硬化性全脳炎
subacute sclerosing panencephalitis（SSPE）

◆定　義：パラミクソウイルス科の一本鎖RNAウイルスである麻疹ウイルスの変異株によって引き起こされる慢性かつ致死性の感染症．感染から発症までの期間は5～10年と長く，スローウイルス感染症とも呼ばれる．

◆発生機序：細胞外に発芽できないM蛋白質を欠損する不全ウイルスが感染細胞内に蓄積し，細胞融合を介して徐々に感染が進行するため免疫監視機構から逃れ，長年の持続感染により神経変性がきたされる．

◆形　態：脳は硬化・萎縮する．ニューロンやグリア細胞の核内封入体がみられ，遷延化した症例ではグリオーシスを伴う．髄鞘の斑状の脱落や血管周囲のリンパ球浸潤がみられる（図14-22）．

◆臨床的事項：人格・行動の変化で発症し，認知障害，運動・知覚障害が進行し死亡する．わが国では麻疹ウイルスワクチンの普及とともに患者数が減少し，年に数例が報告されるのみとなった．

インフルエンザ脳症
influenza virus-associated encephalopathy

◆定　義：オルトミクソウイルス科に属する一本鎖RNAウイルスであるインフルエンザウイルス感染に伴い発症する脳症．

◆発生機序：ウイルスが，直接，中枢神経系に感染することによって発症するのではなく，サイトカインによる組織傷害や循環障害（サイトカインストーム）による中

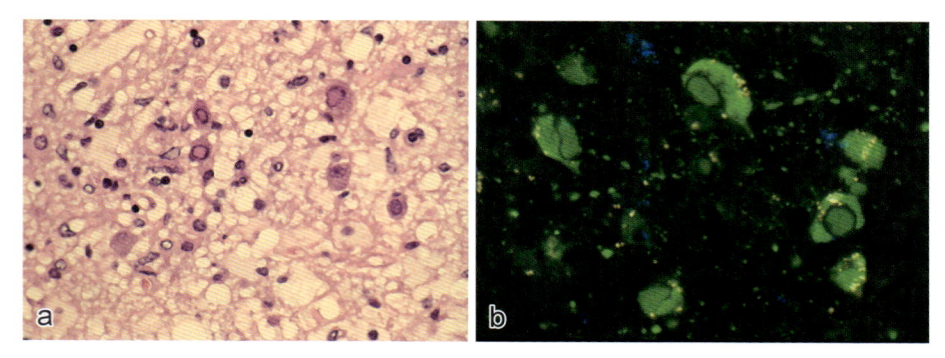

図 14-22 亜急性硬化性全脳炎
a．HE 染色：白質の空胞変性とグリア細胞に核内封入体がみられる．b．麻疹ウイルス特異抗体による蛍光染色：核および細胞質に陽性を示す． （写真提供：元国立感染症研究所所長 倉田毅先生）

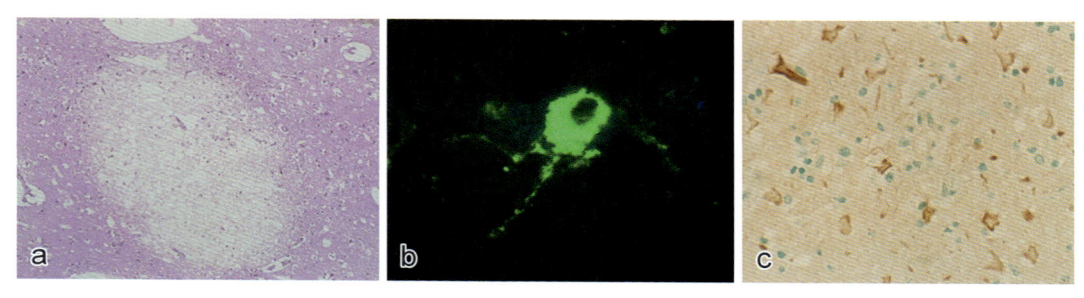

図 14-23 日本脳炎
a．HE 染色：限局性淡明化壊死巣．b．麻疹ウイルス特異抗体による蛍光染色：神経細胞の胞体に陽性を示す．c．特異抗体による免疫染色：神経細胞に陽性を示す（褐色）． （写真提供：元国立感染症研究所所長 倉田毅先生）

枢神経系の障害が要因と考えられている．
◆形　態：脳全体は著明な浮腫が主体であり，顕著な炎症細胞浸潤はみられない．血管周囲への血漿成分の漏出が認められる．
◆臨床的事項：発熱，脳炎症状，脳浮腫による意識障害が起こる．なお，従来の季節性インフルエンザウイルスが主として上気道感染をきたすのに対して，2009年に流行した A 型インフルエンザウイルス（H1N1）感染，いわゆる新型インフルエンザウイルス感染では，ウイルスが 2 型肺胞上皮に感染し成人呼吸窮迫症候群を引き起こすことが国内の剖検症例によって明らかにされた．

日本脳炎 Japanese encephalitis
◆定　義：フラビウイルス科に属する一本鎖 RNA ウイルスである日本脳炎ウイルスがコガタアカイエカに媒介されて感染することで引き起こされる脳炎．節足動物媒介ウイルス arthropod-borne virus（arbovirus）による脳炎の一つ．この種の疾患として，St. Louis 脳炎，東部および西部ウマ脳炎などがある．

◆発生機序：ブタの体内で増殖したウイルスが蚊に媒介されることでヒトに感染し，神経症状を引き起こす．ヒトからヒトへの直接伝播は生じない．
◆形　態：少数のリンパ球浸潤による髄膜炎から灰白質の炎症が強い脳炎まで炎症の程度はさまざまである．弱拡大では限局性に淡明化を示す壊死巣がみられる（図14-23）．核内封入体はみられない．感染した神経細胞をミクログリアが取り囲む神経食現象がみられる．
◆臨床的事項：軽い感冒様症状から，重症例では発熱，頭痛，嘔吐の髄膜刺激症状がみられ，昏睡に陥り死にいたる．

HTLV-I 関連脊髄症
HTLV-I-associated myelopathy（HAM）
◆定　義：レトロウイルス科の一本鎖 RNA ウイルスである成人 T 細胞白血病ウイルス I 型 human T-cell leukemia virus type I（HTLV-I）感染に伴って生じる慢性炎症性脊髄症．カリブ海沿岸など熱帯の HTLV-I 感染がみられる地域で古くから知られていた熱帯性痙性不

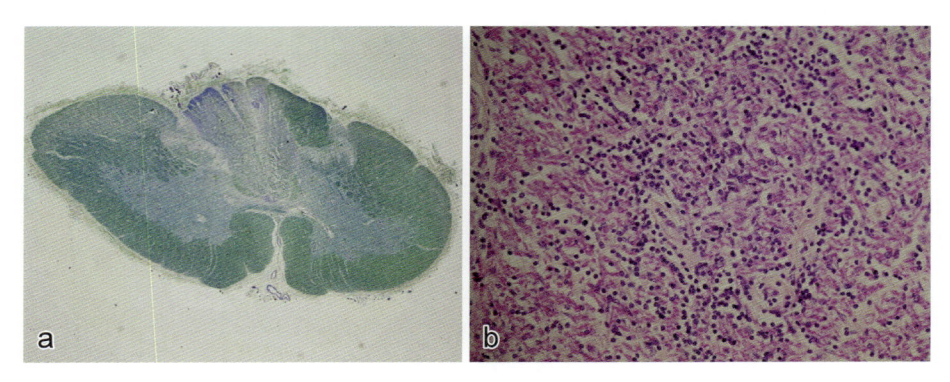

図 14-24 HTLV-I 関連脊髄症
a．側索と後索に著しい脱髄がみられる（Klüver-Barrera 染色），b．後索の拡大：脱髄部にリンパ球浸潤を認める（HE 染色）．

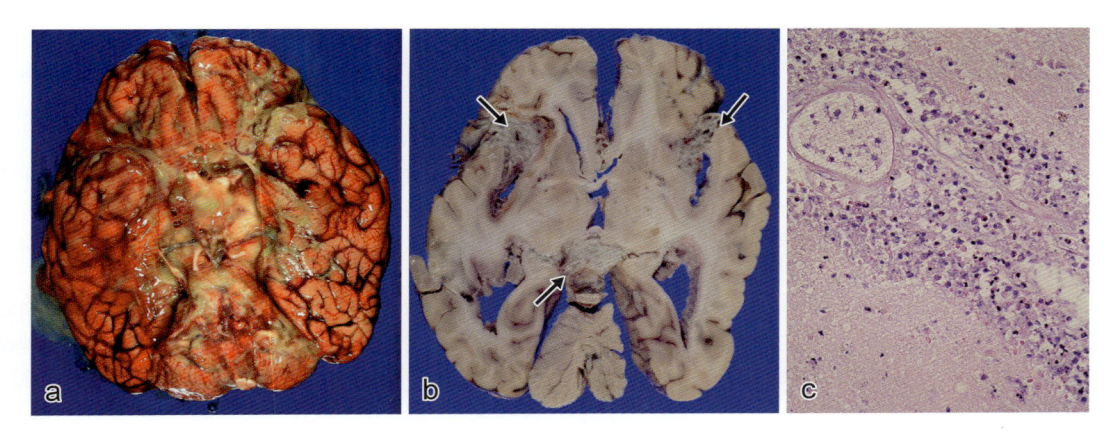

図 14-25 細菌感染（脳膿瘍）
a．脳底部を中心に淡緑色の膿性物質の沈着がみられる，b．滑面では脳実質にも病変がみられる．c．血管周囲を中心に著明な好中球浸潤と変性壊死物質がみられる．バクテリアの集塊がみられることもある．

全対麻痺 tropical spastic paraparesis（TSP）は同一疾患である．
◆**発生機序**：免疫機構が病態に関与すると考えられている．HTLV-I が感染したグリア細胞が発現する抗原に対する CD8$^+$ 細胞の直接傷害，HTLV-I 感染 CD4$^+$ 細胞を介したグリア細胞の自己抗原に対する自己免疫反応，また HTLV-I 感染細胞に対するサイトカイン産生（TNF-α，IL-1，IL-6 など）などが関与する可能性があるが詳細なメカニズムは不明である．
◆**形　態**：脊髄の下部胸髄を中心として側索および後索への単球・リンパ球浸潤と神経線維の変性・脱落がみられる．神経細胞の変性は軽微である（図 14-24）．
◆**臨床的事項**：緩徐進行性の痙性脊髄麻痺をきたし，歩行障害，排尿障害を主徴とする．深部腱反射は亢進し，Babinski 反射・Chaddock 反射が陽性となる．九州や四国地方に多いので出身地も参考となり，女性に多い傾向にある．血清・髄液の抗 HTLV-I 抗体陽性が診断の決め手となる．HTLV-I キャリアの約 2,000 人に 1 人が発症するとされる．

3．細菌感染症

　中枢神経系への細菌感染は，中耳炎や副鼻腔炎など頭蓋の近傍組織の炎症の直接の波及による場合と，心，肺，骨の炎症から血行性に伝播する場合がある．クモ膜下腔の炎症が主体であれば髄膜炎を呈し，脳実質が主体であれば脳膿瘍が生じる．特に細菌性心内膜炎では，脳実質へ播種すると多発性の脳膿瘍が生じる（図 14-25）．また，先天性心疾患で左右シャントが生じた場合は，肺のフィルター機能が失われ，多発脳膿瘍が生じやすい．原因菌としては溶血性レンサ球菌と黄色ブドウ球菌が最も多い．

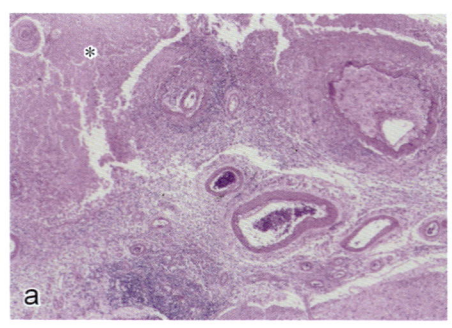

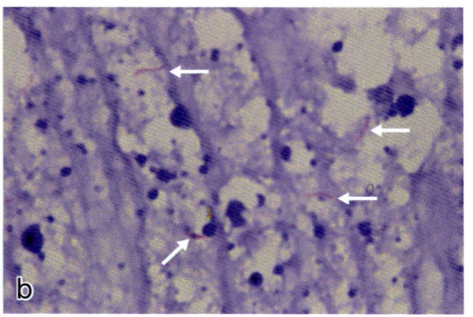

図 14-26 結　核
a．HE 染色：脳表に乾酪壊死（＊），類上皮細胞の増生と血管の狭窄がみられる．b．Ziehl-Neelsen 染色：好酸性（赤色）を示す菌体がみられる（⇦）．
（写真提供：日鋼記念病院病理部長　藤岡保範先生）

細菌性髄膜炎 bacterial meningitis

◆定　義：細菌感染によりクモ膜下腔と軟膜に炎症が生じる髄膜炎 leptomeningitis である．

◆発生機序：病原菌が髄膜で急激に増殖し，腫瘍壊死因子 TNF-α や IL-6 などの炎症性サイトカインの産生が増加し，血管内皮細胞の傷害，白血球の遊走が誘導され，脳浮腫，頭蓋内圧亢進が起こり脳実質の傷害が進行する．

◆形　態：クモ膜下腔は化膿性滲出液により混濁し，病変は脳底や脊髄腔にも広がる．炎症は Virchow-Robin 腔を伝わって脳実質に波及し，髄膜脳炎となる場合もある．脳には浮腫やうっ血がみられる．

◆臨床的事項：急性の頭痛，嘔吐，発熱，痙攣で発症．起炎菌は年齢によって異なり，生後3か月未満ではB群溶血性レンサ球菌と大腸菌が80％，3か月～5歳まではインフルエンザ桿菌と肺炎球菌が多い．6～50歳未満では肺炎球菌が半数以上である．50歳以上ではこれらの菌にさらに黄色ブドウ球菌，緑膿菌も加わる．

結核性髄膜炎 tuberculous meningitis

◆定　義：結核菌 Mycobacterium tuberculosis による髄膜の炎症．

◆発生機序：肺結核などほかの結核性病変からの血行性播種による．脳底部に好発し，閉塞性動脈炎の状態となれば線条体動脈閉塞による梗塞が起こる．また，線維化が生じ脳脊髄液の循環障害による水頭症を引き起こすこともある．

◆形　態：髄膜を中心に乾酪壊死を有する類上皮細胞肉芽腫がみられ，Langhans 巨細胞を認める（図 14-26）．

◆臨床的事項：頭痛，全身倦怠感，精神的混乱，嘔吐がみられる．なお，別な疾患として非定型抗酸菌感染症があるが，HIV 感染者では多臓器に M. avium と M. intracellulare 感染が生じ，MAC（M. avium-intracellulare complex）と呼ばれる．MAC は肺が主な感染部位で後期には全身に播種するが，中枢神経播種はまれである．

神経梅毒 neurosyphilis

◆定　義：梅毒トレポネーマ Treponema pallidum の神経系への感染による数か月から数年単位の神経障害．

◆発生機序：トレポネーマにより髄膜の線維化と血管の内膜炎が誘導され，大脳に多発性の梗塞が生じる．

◆形　態：第2期では髄膜炎，また脳の細動脈に閉塞性動脈内膜炎としての血管炎がみられる（髄膜血管神経梅毒）．第3期では形質細胞，リンパ球優位の炎症性結節であるゴム腫がみられる．晩期梅毒（第4期）では前頭葉の障害が強い脳炎と進行性麻痺 progressive paralysis がみられる（麻痺性神経梅毒）．また脊髄後根と後索が選択的に侵される脊髄癆 tabes dorsalis がみられる．

◆臨床的事項：無治療の梅毒感染者の約10％が神経系への感染症状を呈する．脊髄癆では下肢の位置覚の消失が起こる．

4．真菌感染症

中枢神経系の真菌感染症 fungal infection は免疫不全状態の患者に発症する．HIV 感染症や血液腫瘍の骨髄移植後などに遭遇する場合が多い．呼吸器や皮膚が初感染巣となり，血行性に全身に播種する．中枢神経系の真菌感染は髄膜炎，脳炎，血管炎の3つの形態がある．特に，血管炎はムーコル Mucor やアスペルギルス Aspergillus で起こり，著明な出血がみられる．脳実質への感染は，通常，髄膜脳炎として発症する．原因はクリプトコッカスが多くカンジダもみられる．

クリプトコッカス症 cryptococcosis

◆定　義：Cryptococcus neoformans の感染症．

C. 感染症

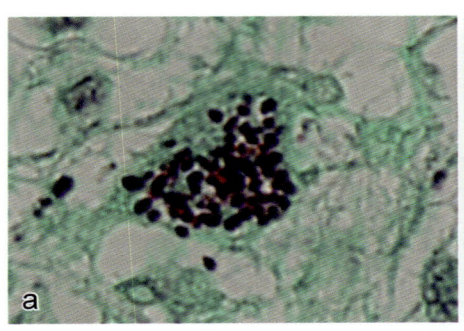

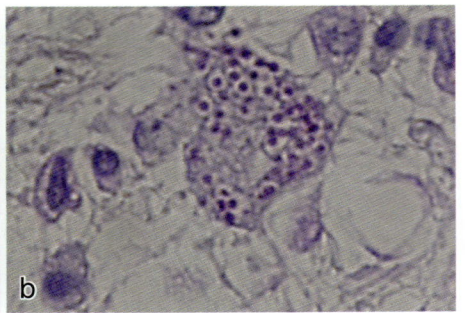

図 14-27　トキソプラズマ
虫体は 3〜7 mm．タキゾイトは Grocott 染色 (a) および PAS 染色 (b)．いずれも陽性．

◆発生機序：鳥類の排泄物を気道から吸入することで肺炎が起こり，血行性に頭蓋内に到達する．
◆形　態：髄膜炎としては脳底部に多く，直径数 mm 大の境界明瞭な白色結節が髄膜にみられる．線維性肥厚を示す場合は脳脊髄液の循環経路である Luschka 孔・Magendie 孔を閉塞し，脳脊髄液の排出を障害する．脳炎は基底核部に多く，割面はゼラチン様で，soap bubble と呼ばれる小囊胞形成がみられる．クリプトコックスは被膜を有する 5〜15 μm の球体で，特に血管周囲の Virchow-Robin 腔に多数みられる．組織学的には周囲に炎症反応やグリオーシスがほとんどないのが特徴である．
◆臨床的事項：HIV 感染など免疫不全状態で発症する．急速に死にいたる場合，年単位の緩徐な進行を示す場合もある．

5．原虫感染症

トキソプラズマ症 toxoplasmosis

◆定　義：原虫 *Toxoplasma gondii* の感染による脳炎．
◆発生機序：通常は免疫不全状態でみられる日和見感染である．経口感染で腸管から侵入した原虫が血行性に全身に広がり感染する．特に妊婦に感染すると経胎盤的に胎児に感染し，先天性トキソプラズマ症となる．
◆形　態：大脳皮質灰白質と白質の境界部に生じ，中心壊死を示し，周囲は炎症細胞浸潤や血管増生がみられる．壊死の辺縁に，急増虫体タキゾイト tachyzoites（図 14-27）や囊胞化した緩増虫体 bradyzoites がみられる．
◆臨床的事項：脳の病変は CT や MRI などの画像でリングエンハンス（腫瘍周囲が造影剤で輪状に増強される画像）を示し，先天性の症例では網脈絡膜炎，小眼球症，水頭症，小頭症，精神発達障害，脳内石灰化，肝脾腫，リンパ節腫大を呈する．妊娠中に母体から胎児に感染する代表的疾患である TORCH 症候群の一つである．後天的にトキソプラズマが感染しても通常は無症状であるが，時に髄膜炎を呈する．

6．プリオン病

クロイツフェルト・ヤコブ病
Creutzfeldt-Jakob disease（CJD）

◆定　義：感染型（スクレーピー型）プリオン蛋白質 PrP^{Sc} と呼ばれる特異な感染因子が脳や脊髄のニューロンに蓄積し神経細胞が変性する．
◆発生機序：1920〜1921 年に Creutzfeldt と Jakob がそれぞれ記載．1957 年 Gajdusek らがパプアニューギニアのフォア族に多発する「ふるえ」を主徴とする致死性疾患を報告した．1982 年 Prusiner は蛋白質性感染因子 proteinacious infectious particle を prion プリオンと命名した．
　ヒトプリオン遺伝子は 20 番染色体に位置し 253 アミノ酸からなる正常プリオン蛋白質 prion protein：PrP^{c} をコードする（図 14-28a）．感染性プリオン蛋白質 PrP^{Sc} はプロテアーゼに耐性である．PrP^{Sc} は立体構造や付加糖鎖が異なり，PrP^{Sc} は正常プリオン蛋白質を PrP^{Sc} に変換することで，PrP^{Sc} が対数的に増殖し神経細胞の変性を引き起こすメカニズムが想定される（図 14-28b）．健常者のプリオン蛋白質のコドン 129 には遺伝子多型が存在し，メチオニン (M) またはバリン (V) をコードする．組み合わせにより MM，MV，VV 型が存在し，孤発性 CJD の罹患しやすさに影響がありホモが感染しやすいとされる．また感染性プリオン蛋白質は proteinase K 耐性バンドに 2 パターンがみられ，21 kDa の 1 型と 19 kDa の 2 型がある（図 14-28c）．
　現在，プリオン病は発病要因から孤発性，遺伝性，感染性に分類される．

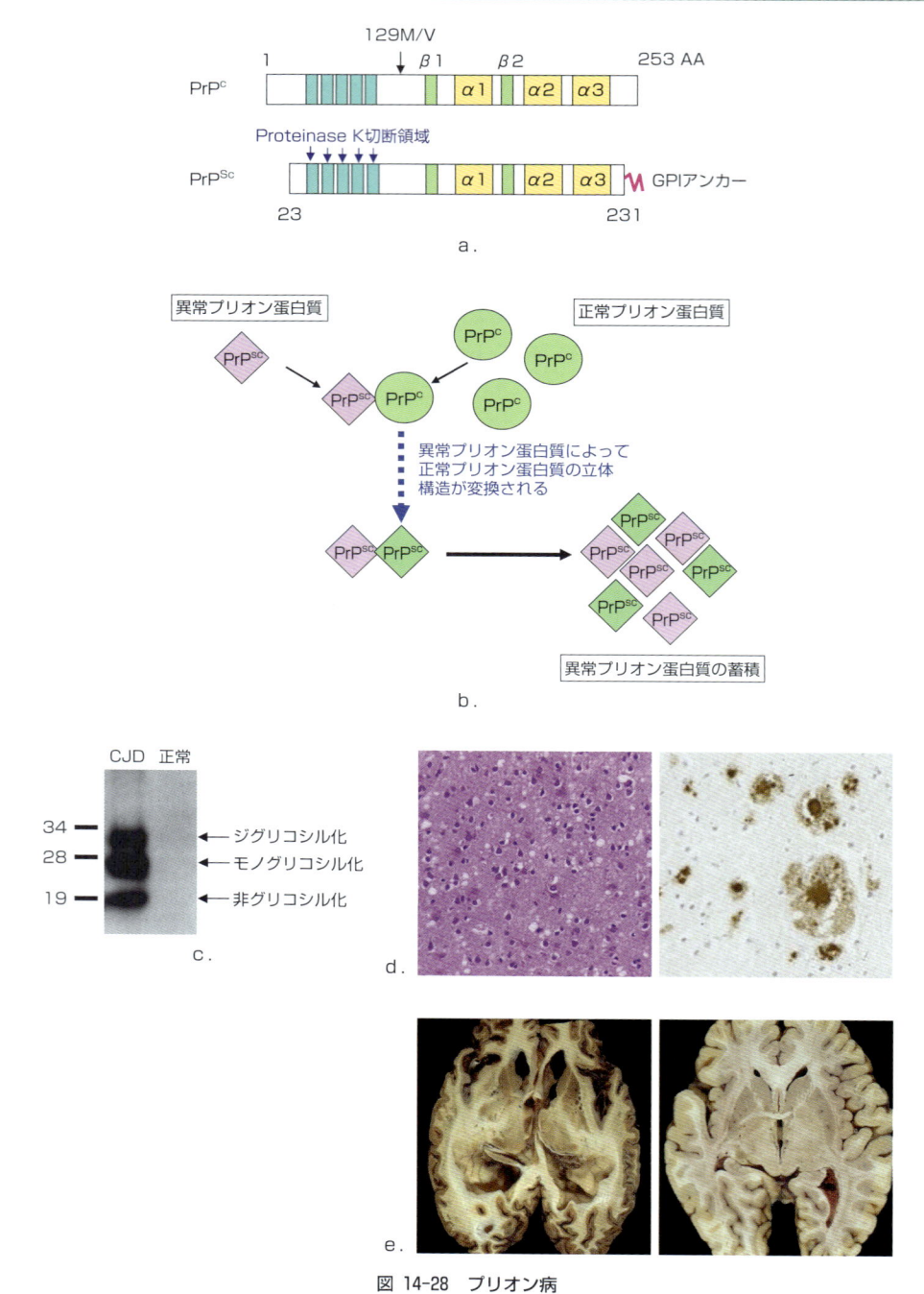

図 14-28 プリオン病
a．プリオン蛋白質の構造の概略図．b．異常プリオン蛋白質の増幅・蓄積のメカニズム．c．ウエスタンブロット法によるプリオン蛋白質の検出：糖鎖修飾により3つのバンドとして検出される．この図に示したのは19kDa型のPrP^{sc}である．（左）CJD脳，（右）正常脳．d．CJDの病理組織像：（左）海綿状変化がみられる（HE染色），（右）プリオンの免疫染色．e．CJD患者脳の肉眼所見：（左）CJD患者脳は高度に萎縮する，（右）正常コントロール

①孤発性CJD, sporadic CJD (sCJD) は全体の約75%を占める．大部分は古典型CJDであるが視床型CJDもある．
②遺伝性CJD（家族性CJD）は全体の約15%．
1. **Gerstmann-Sträussler-Scheinker（GSS）**：小脳失調から発症する．常染色体性優性遺伝を示し，コドン102の変異（プロリン→イソロイシン）がみられる．
2. **致死性家族性不眠症 fatal familial insomnia(FFI)**：難治性不眠が特徴でイタリアの数家系で報告される．コドン178の点変異（アスパラギン酸→アスパラギン）がみられる．

③感染性プリオン病 infectious prion disease：医原性プリオン病 iatrogenic prion disease は角膜移植，硬膜移植，下垂体ホルモンの投与によりプリオン蛋白質が感染し発症したもの．国内では1978～1993年に乾燥硬膜移植を受けた患者に発症している．
3. **変異型プリオン病** variant Creutzfeldt-Jakob disease（vCJD）：1996年にイギリスで報告された．発症年齢は平均26歳と若年者に多く，進行は緩徐．ウシ海綿状脳症 bovine spongiform encephalopathy（BSE）に感染したウシからヒトへ食事を介して感染したとされる．脳波で周期性同期性放電 periodic synchronous discharge（PSD）は認めない．

◆**形　態**：孤発性sCJDはプロトタイプとなる病理像を示す．肉眼的に大脳は著明な萎縮を示す（図14-28e）．組織学的には神経細胞の脱落を伴うニューロピルの海綿状変化，グリオーシスがみられ，免疫染色にてプリオン蛋白質陽性を示すKuru斑を認める（図14-28d）．大脳皮質に病変が目立つ場合や，小脳皮質あるいは基底核や視床の病変が強いものなどがある．

◆**臨床的事項**：孤発性sCJDの有病率はおよそ100万人に1人，平均発症年齢は63歳である．急速進行性認知症，ミオクローヌス，錐体路・錐体外路症状，小脳症状をきたし3～7か月で無動性無言となる．全経過平均3.9か月で死亡する．通常は脳波でPSDを認める．病理学的に海綿状脳症は特徴所見の一つであるが，わが国では海綿状変化は示さず大脳皮質の萎縮が著明な，いわゆる全大脳型としてみられる場合が多い．海綿状変化が著しい場合は亜急性海綿状脳症 subacute spongiform encephalopathy とも表現される．

D 脱髄疾患

多発性硬化症 multiple sclerosis（MS）

◆**定　義**：時間的・空間的多発性を特徴とし，多彩な神経症状の再発・寛解をくり返す脱髄疾患（図14-29）．自己免疫疾患と考えられている．

◆**発生機序**：髄鞘（ミエリン）に対する自己免疫反応によって脱髄が生じる．ただし標的となる分子は同定されていない．CD4⁺ヘルパーT細胞のTh1細胞やTh17細胞が病態の初期に関与する．インターロイキン21

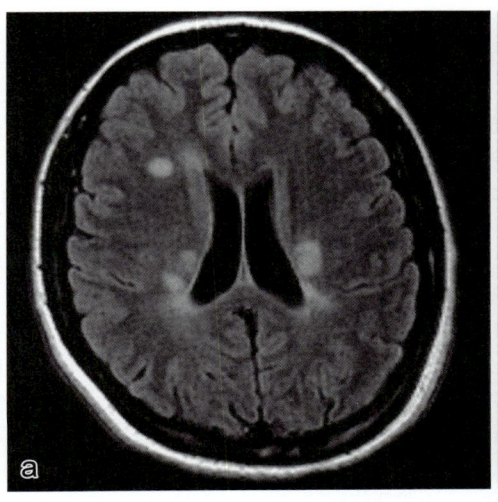

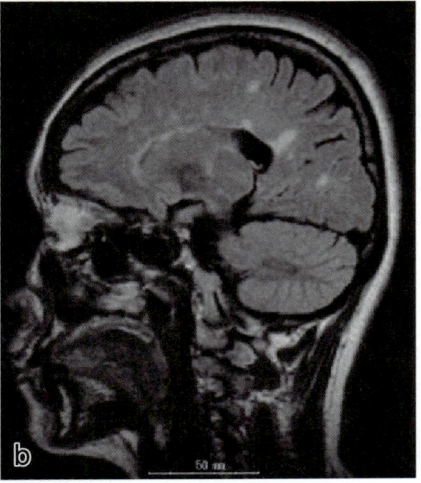

図14-29　多発性硬化症
MRI（FLAIR）にて high density area が多数みられる．
（写真提供：北海道大学医学部神経内科　佐々木秀直先生・矢部一郎先生）

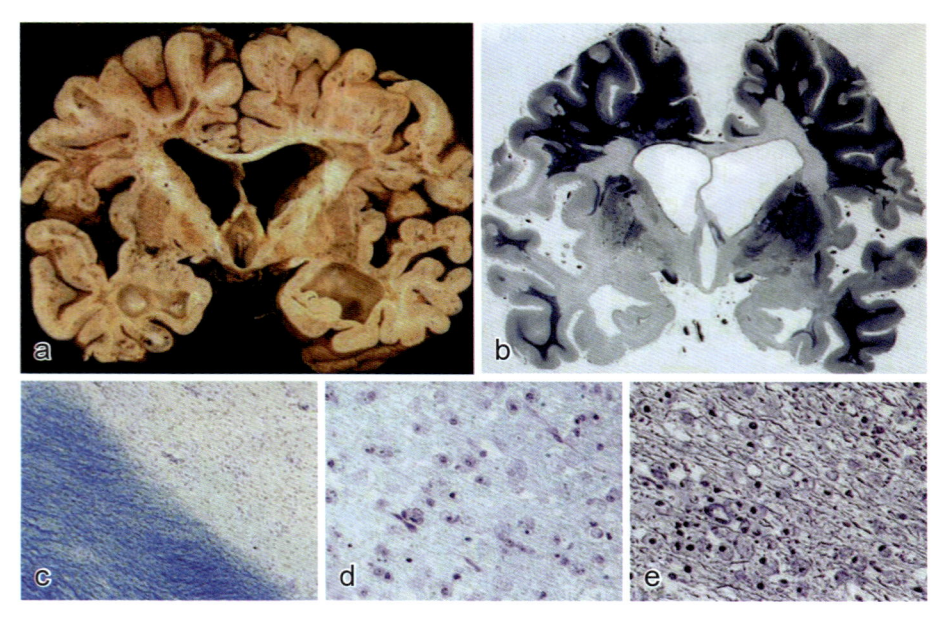

図 14-30 多発性硬化症
a．大脳冠状断：脳室周囲や白質に大小の病巣が多数みられる．b．Woelcke 髄鞘染色：境界明瞭な脱髄巣が多数みられる．c．KB 染色：脱髄巣の境界部．d．脱髄巣は KB 染色に染まらず髄鞘が高度に脱落している．e．脱髄巣は Bodian 軸索染色では陽性となり，軸索は保持されていることがわかる．

（写真提供：新潟大学脳研究所 生田房弘先生）

(IL-21) や TGF-β との関連も示されている．全ゲノム関連解析によって IL-2 や IL-7 レセプターの多型性との関連性も報告されている．

◆**形　態**：プラーク plaque と呼ばれる脱髄斑がみられる．肉眼的には脳の割面にて灰白調の境界明瞭な病変である．大脳全体，側脳室側角，視神経，胸髄側索に好発する．組織学的には脱髄と多数のマクロファージの浸潤がみられる．慢性 MS 病変では血管周囲にリンパ球，マクロファージ浸潤がみられ，$CD4^+$ あるいは $CD8^+$ の T 細胞が多数みられる（**図 14-30**）．

◆**臨床的事項**：中枢神経系の脱髄疾患の中では最も頻度が高く，主として若年成人の脳，脊髄，視神経などに多巣性の脱髄病巣が生じる．有病率は欧米では 10 万人に 30〜80 人と多いが，わが国では 5〜10 人である．HLA-DR2 と相関し，患者の脳脊髄液にはオリゴクローナルな IgG バンドが存在する．発症年齢のピークは 20〜30 代前半である．知覚神経と運動神経の両機能を侵し，再発・寛解を数年間くり返す．男女比は女性が男性の 2〜3 倍多い．臨床経過により，再発寛解型，慢性進行型，良性，急速進行型に分けられる．病理学的には脳病変を呈するものを通常型 MS，視神経と脊髄に病変があるものを視神経脊髄型 MS（Devic 病）としてきたが，近年，視神経脊髄炎 neuromyelitis optica（NMO）が定義され，視神経脊髄型 MS は NMO に包括される．

2010 年に多発性硬化症について，1 人は発症しており，1 人は発症していない双子 1 組の全ゲノム解析が行われたが，ゲノムに違いはみられないという興味深い結果が報告された．遺伝子やヒストンの修飾を含むエピジェネティックな違い，あるいはマイクロ RNA による遺伝子調節などが関与することも想定される．

視神経脊髄炎 neuromyelitis optica（NMO）

◆**定　義**：視神経および脊髄を病変の主座とする急性脱髄性疾患．脊髄に 3 椎体以上の範囲に病変がみられる．

◆**発生機序**：アストロサイトの細胞膜に存在する水チャネル分子であるアクアポリン 4 aquaporin 4（AQ4）に対する IgG4 型の自己抗体が産生され，それによりアストロサイトが傷害され，炎症やサイトカインなどの免疫反応を介してオリゴデンドロサイトが傷害されて脱髄にいたるとされるが，詳細なメカニズムは不明である．

◆**形　態**：視神経，脊髄に脱髄やマクロファージの浸潤が著明にみられ，アストロサイトが傷害される．壊死様の組織崩壊が目立つ場合もある．免疫染色では GFAP の染色性が低下し，さらに抗 AQ4 抗体の染色性も病変およびその周囲で低下する（**図 14-31**）．

◆**臨床的事項**：血清 NMO-IgG（抗 AQ4 抗体）が診断の決め手となる．ただし視神経病変が伴わない場合もあり，その場合はより広く NMO スペクトラム病として 1

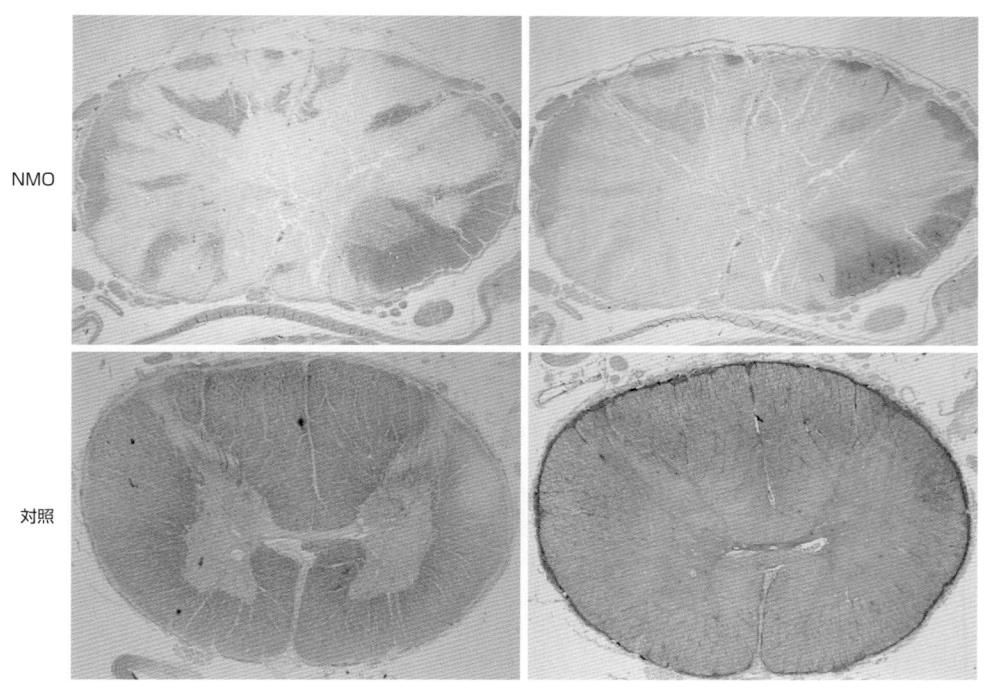

図 14-31 視神経脊髄炎
NMO では髄鞘染色（KB 染色）にて著明な脱髄を認める．アストロサイトの細胞膜に存在するアクアポリン 4（AQ4）に対する染色性も低下している．

つの疾患概念でまとめる考え方があるが，このような場合は MS との異同は必ずしも明瞭ではない．

急性散在性脳脊髄炎
acute disseminated encephalomyelitis（ADEM）
◆定　義：急性に発症する多巣性の症状を呈する単相性の炎症性脱髄疾患である．ウイルスなどの感染後またはワクチン接種後に発症することが多い．
◆発生機序：ウイルスが中枢神経系へ直接浸潤した結果としての障害ではなく，T 細胞を介した免疫反応によって発症すると考えられている．
◆形　態：白質に脱髄がみられるが，脱髄に比べて軸索が残存する傾向がある．初期では好中球浸潤がみられるが，のちに細静脈から小静脈周囲に著明な T 細胞を主体とするリンパ球，マクロファージの浸潤がみられる．マクロファージは髄鞘断片を貪食している．病変は大脳，脳幹，小脳，脊髄の白質に散在性に出現するが MS に比べて炎症が単相性である．
◆臨床的事項：狂犬病やその他のワクチン接種後あるいは，麻疹，風疹，水痘などの急性ウイルス感染後 2 週間以内に発症するまれな急性の脳脊髄炎である．急性壊死性出血性脳脊髄炎 acute necrotizing hemorrhagic encephalomyelopathy（ANHE）は劇症型であり，脱髄に加えて出血がみられ，致死率が高い．

橋中心髄鞘崩壊症 central pontine myelinolysis
◆定　義：橋の境界明瞭な髄鞘融解・脱髄病巣．
◆発生機序：重度の代謝障害や電解質異常で生じる．低ナトリウム血症を補正するために急速に血清ナトリウム値が上昇することも原因の一つと考えられている．
◆形　態：橋核と橋底部白質を侵す．脱髄がみられるが軸索や神経細胞は保たれる．炎症反応は認めず脱髄病巣は単相性である．
◆臨床的事項：急速な四肢麻痺として発症する．アルコール依存症，癌，重度の栄養障害，慢性腎・肺・肝疾患，HIV 感染症に随伴してみられる．

単焦点急性炎症性脱髄疾患
monofocal acute inflammatory demyelination（MAID）
◆定　義：白質を中心とし，急速に増大する単発の腫瘍様脱髄性病変 tumor-like demyelinating lesion である．
◆発生機序：免疫反応による機序が考えられるが原因は特定されていない．
◆形　態：組織学的には，境界明瞭な脱髄がみられ，マ

クロファージ浸潤を主体とし，血管周囲のT細胞主体のリンパ球浸潤を伴う．残存軸索が腫大したスフェロイドspheroidもみられる．反応性アストロサイトを認め，特に腫大した胞体と核に多数の染色質が顆粒状に分布する巨大アストロサイトはCreutzfeldt細胞と呼ばれる．顆粒状核分裂granular mitosisといわれる染色体を有する異常核はアポトーシスとは異なるものである．Creutzfeldt細胞は本脱髄疾患に特異的なものではないが高頻度に認めるため，診断の指標の一つとなる．

◆臨床的事項：脳腫瘍と鑑別を要する急性脱髄病変で，近年増加している．造影画像上，リングエンハンスを示し，臨床的には腫瘍との鑑別が困難である．本症はMSと類似の組織像を示すが，ステロイド反応性がよく再発の報告もない．MSとの異同を含めて病変の本体については議論がある．

E 変性疾患

神経変性疾患は従来，徐々に発症し緩徐ではあるが常に進行する比較的系統だった神経症状を示す疾患群である．病理学的にはニューロンを中心にさまざまな退行性の変化をきたすものとされてきた．神経変性疾患は，原因がわからない難解な疾患で，各疾患の発見の歴史，経緯や神経症状を中心に分類されてきた（表14-3）．しかしながら近年，分子生物学的，ゲノム生物学的手法が研究に取り入れられ，神経変性疾患の原因が次々と明らかにされ，疾患概念も急速に変化している．

神経変性疾患の主体は，異常な蛋白質がニューロンあるいはグリア細胞に蓄積することでアポトーシスが誘導されることである．細胞内で合成された蛋白質は適切な三次元構造（コンフォメーション）をとってはじめて機能する．細胞内ではあたかも工場で部品が大量生産されるかのように細胞に必要な蛋白質が次々と大量につくられるが，蛋白質の折りたたみ（フォールディング）に失敗して適切な三次元構造をとらない不良品は，ユビキチン化という目印をつけられ，プロテアソームという大型シュレッダーで分解処理される．

ところが，この異常蛋白質のユビキチン化とプロテアソームによる処理がうまくいかないと細胞内に異常蛋白質が蓄積して最終的には細胞は死滅してしまう．このようにニューロンが異常な三次元構造を有する蛋白質の蓄積により傷害され死滅するのが神経変性疾患の本体であることが判明してきた．したがって神経変性疾患は，コンフォメーション病，蓄積病（たまり病）などとも呼ばれる．

従来はその歴史や神経症状で分類されてきた神経変性疾患であるが，蓄積する蛋白質として，アミロイドβ，タウ，TDP-43，遺伝子のトリプレットの反復によって産生されるポリグルタミンなどがあり，今日では，蓄積する蛋白質の種類によって分類される（表14-4）．しかし，例えばParkinson病とLewy小体型認知症dementia with Lewy bodies（DLB）ではどちらもαシヌクレインがニューロンに蓄積するが，Parkinson病では黒質のニューロンへの蓄積が主体で，DLBでは主に皮質のニューロンにびまん性に蓄積する．このような蓄積部位の違いがなぜ起こるのか，詳細なメカニズムはまだ不明である．またDLBの一部の症例においてはAlzheimer病でみられる病理学的変化である老人斑を伴うものもあり，蓄積する蛋白質の種類による分類も今後変わっていくことも十分予想される．このような現状の中，ここでは病態機序に重きをおく病理学の立場から，新しく判明してきた蓄積症としての病因による分類を用いて疾患を記載するが，常に従来のようにどのシステムの異常によるものであるかということを念頭に置いておく必要がある（図14-32）．

1. βアミロイド病

アルツハイマー病 Alzheimer disease（AD）

◆定　義：記憶障害で発症する最も頻度が高い認知症で，大脳皮質，海馬の萎縮がみられ，病理学的には老人

表14-3　神経変性疾患の特徴的な神経症状による分類

神経症状	疾患名
運動麻痺	筋萎縮性側索硬化症（ALS）
不随意運動	Huntington病（HD）
錐体外路症状	Parkinson病（PD）
	進行性核上性麻痺（PSP）
運動失調	脊髄小脳失調症（SCA）
	多系統萎縮症（MSA）
	Machado-Joseph病（SCA3）
	歯状核赤核淡蒼球ルイ体萎縮症（DRPLA）
失行	大脳皮質基底核変性症（CBD）
認知症	Alzheimer病（AD）
	Pick病
	前頭側頭葉変性症（FTLD-TDP）
	FTDP-17
	Lewy小体型認知症（DLB）

下線を付した疾患 HD，PSP，DRPLA，CBDは臨床的に認知症も主症状の一つであるが，特徴的な症状で分類した．

表 14-4 蓄積症としての神経変性疾患の分類

蓄積症	疾患名	病理組織
βアミロイド病	Alzheimer 病	老人斑
タウオパチー	Alzheimer 病	神経原線維変化
	Pick 病	Pick 小体
	FTDP-17	
	進行性核上性麻痺	タウ陽性封入体
	大脳皮質基底核変性症	タウ陽性封入体
シヌクレイノパチー	特発性 Parkinson 病	Lewy 小体
	多系統萎縮症	グリア細胞質封入体（GCI）
	Lewy 小体型認知症	Lewy 小体
トリプレットリピート病	Huntington 病	神経細胞内封入体（Huntingtin）
	脊髄小脳失調症 （SCA1, 2, 3, 6, 7, 17）	神経細胞内封入体
	歯状核赤核淡蒼球ルイ体萎縮症	封入体（アトロフィン）
TDP-43 異常症	筋萎縮性側索硬化症	封入体
	前頭側頭葉変性症	

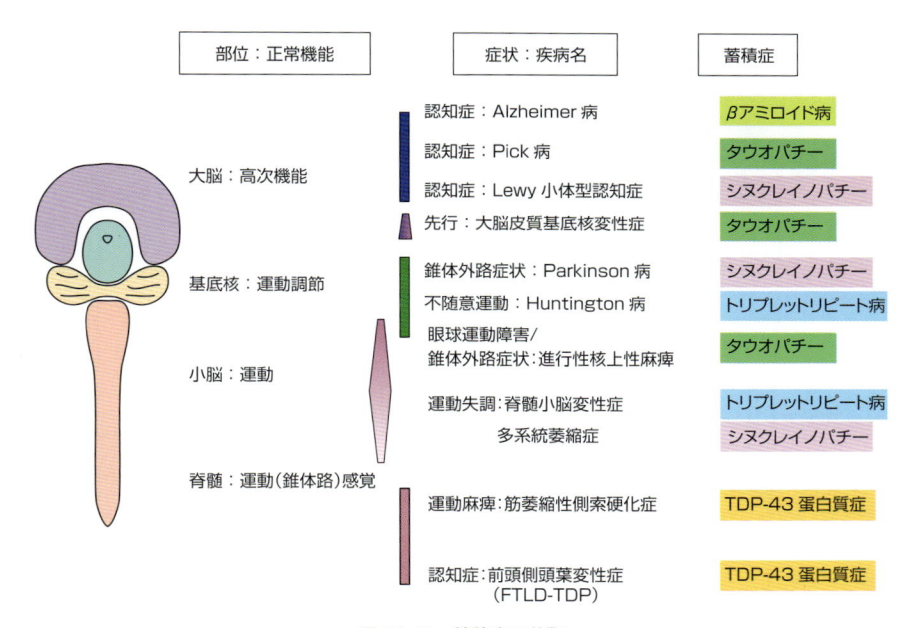

図 14-32 蓄積症の分類

斑 senile plaque，神経原線維変化 neurofibrillary tangle (NFT) で特徴づけられる（**図 14-33a**）．

◆発生機序：原因遺伝子としては，アミロイド前駆体蛋白質遺伝子（amyloid precursor protein：APP，21 番染色体），プレセニリン 1（14 番染色体），プレセニリン 2（1 番染色体）が判明している．アミロイド前駆体蛋白質はまず β セクレターゼにより切断され，さらに γ セクレターゼにより切断されるが，その時 40 個または 42 個のポリペプチドからなる 2 種類のアミロイド β 蛋白質 (Aβ)，Aβ40 と Aβ42 が産生される．そのうち Aβ42 は凝集性が高く細胞内に蓄積する（**図 14-33b**）．プレセニリン 1 は 9 回膜貫通蛋白質であり γ セクレターゼの活性中心を構成する．プレセニリンが細胞膜内で同じ膜内に存在する APP を切断する様式は制御性膜内蛋白質分解 regulated membrane proteolysis（RIP）と呼ばれる．

◆形　態：脳回の萎縮と脳溝の開大を認める．特に海馬，側頭葉内側の萎縮が目立ち，頭頂葉，前頭葉萎縮も時にみられる．組織学的には，大脳皮質の老人斑，ニューロンの神経原線維変化，神経細胞の脱落が 3 大特徴である．老人斑は Aβ を主成分とするアミロイドがニューロ

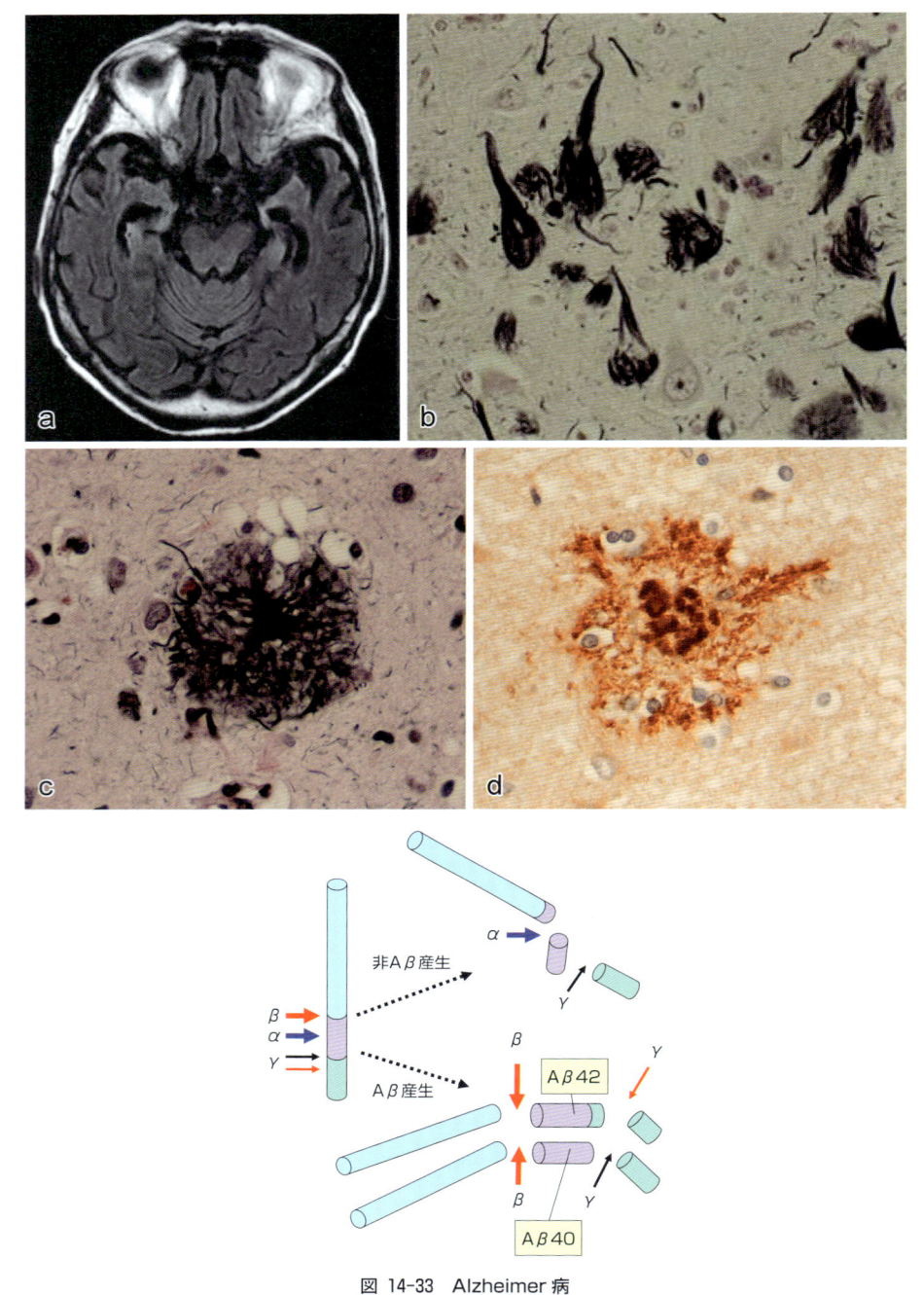

図 14-33 Alzheimer 病

a．MRI（FLAIR）にて海馬の萎縮を認める．b．神経原線維変化（Gallyas-Braak 染色）．c．老人斑（Gallyas-Braak 染色）．d．老人斑（βアミロイド染色）．
下図はアミロイド Aβ42 の産生メカニズム．アミロイド前駆蛋白質（APP）は α, β, γ のセクレターゼにより切断され，Aβ40 と Aβ42 が産生される．γセクレターゼには 2 か所の切断箇所があり，Aβ42 産生の原因となる．

ピルに沈着したものである．典型的な老人斑は，Aβ が球状に集塊として沈着し，それを芯（コア）としてその周囲を Aβ とともに変性した神経突起が取り囲んでいる．Aβ は大脳新皮質に多くみられ，海馬には少ない．また Aβ はクモ膜や皮質の小血管壁にも沈着する．神経原線維変化は大脳皮質第Ⅲ層，Ⅴ層の錐体細胞の胞体に

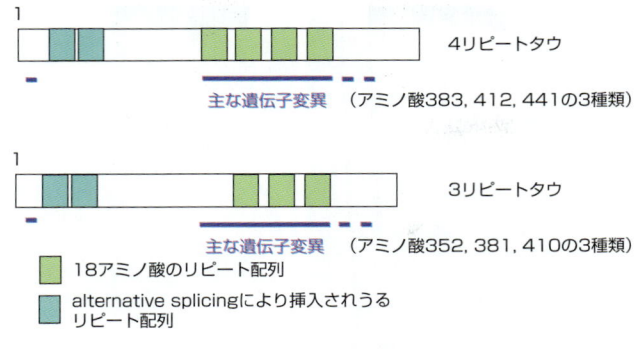

図 14-34 タウ蛋白質
4リピートタウと3リピートタウの概略図．それぞれスプライシングにより3種類の長さの分子が存在する．遺伝子変異は主としてリピート配列近傍にみられる．

太く束状に認められる構造で，銀染色で嗜銀性を示す．電子顕微鏡では80 nm周期のくびれを示すpaired helical filament（PHF）が主成分である．神経原線維変化は免疫染色にてリン酸化タウ蛋白質が陽性である．蓄積するタウ蛋白質は3リピートと4リピートタウのアイソフォームからなる．Alzheimer病の病因は現状では，Aβ42の沈着→ニューロンへのリン酸化タウ蛋白質の蓄積→ニューロンの消失→認知症，というアミロイドカスケード仮説が受け入れられており，さまざまな角度から検証されている．

◆臨床的事項：認知症の中では最も頻度が高い．わが国の認知症患者は200万人を超えており，その半数が本症と考えられている．記憶障害で発症することが多く，言語障害，視空間失認などをきたして数年の経過で死にいたる．1907年，Alzheimerによってはじめて報告された．65歳以下に発症した場合にAlzheimer病，65歳以降のものはAlzheimer型老年期認知症と分類されていたが，現在では，いずれもAlzheimer病と呼ばれる．臨床診断基準は，NINCDS-ADRDA（National Institute of Neurological and Communicative Disorders and Stroke and Alzheimer Disease and Related Disorders Association）のものが信頼性が高いとされ，definite，probable，possible Alzheimer diseaseと分類される．

2．タウオパチー

タウオパチー tauopathy は，微小管結合分子の一つであるタウ蛋白質がリン酸化を受けて不溶性となり，細胞内に蓄積することが発症原因と考えられる疾患の総称である．

タウ蛋白質は55〜60 kDaの微小管結合分子である．アミノ末端の3種類の構造の違いと，カルボキシル末端の3回または4回のリピート構造の違いの組み合わせにより，6種類のアイソタイプが存在する（図 14-34）．タウ蛋白質はリン酸化部位を複数有しており，リン酸化によって難溶性となり，細胞に蓄積することでアポトーシスを誘導すると考えられている．

タウ蛋白質の蓄積は3リピートまたは4リピートのどちらもあり，蓄積はニューロンだけではなくグリアにもみられる．Alzheimer病ではニューロンに3リピートと4リピートからなるタウ蛋白質の蓄積がみられ，進行性核上麻痺や大脳皮質基底核変性症では4リピートタウのグリアへの蓄積，グリア原線維変化がみられる．

タウ蛋白質の分子量は疾患によってさまざまであり，リン酸化タウ蛋白質が蓄積する際にはユビキチン化やグリコシル化を受けており，疾患によってタウ蛋白質の蓄積のメカニズムは異なることが推察される．

ピック病 Alzheimer disease/Pick disease
◆定 義：1892年，Arnold Pickによって記載された人格変化，社会性の欠如，滞続言語を特徴とする進行性の認知症．組織学的にPick球を認めるものをいう．広義の前頭側頭葉変性症 frontotemporal lobar degeneration（FTLD）に含まれる．
◆発生機序：ニューロンにリン酸化3リピートタウが蓄積し，Pick小体を形成する．
◆形 態：前頭葉，側頭葉の萎縮がみられ，葉性萎縮 lobar atrophyと呼ばれる．大脳皮質の残存ニューロンの細胞質や，海馬歯状回の顆粒細胞に好酸性で嗜銀性のPick小体がみられる．腫大した円形ニューロンがみられることもあり，Pick球と呼ばれる．
◆臨床的事項：50〜60歳で発症する認知症．ほとんどの症例は孤発性で，初期には人格・行動の変化などの前頭葉障害が主体で認知機能の障害が徐々に進行するが，のちに側頭葉症状が出現する．臨床的には定型的なPick病の症状を呈するものの，Pick球がみられない症

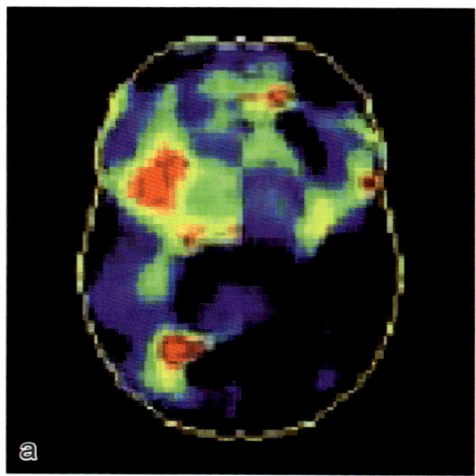

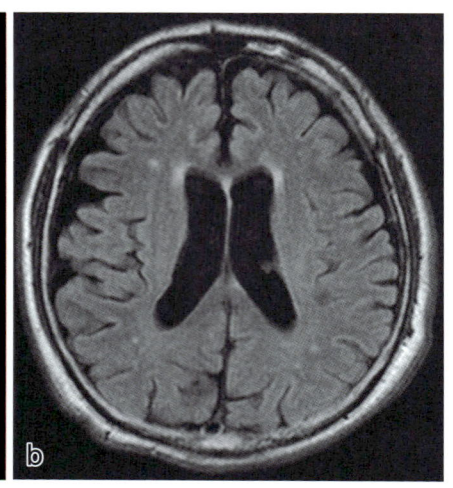

図 14-35 大脳皮質基底核変性症
a．IMP-SPECT の解析では，正常の左側に比べ右の大脳半球で優位に脳血流が低下している（三次元定位脳表面投射法 3DSSP 解析では血流低下部位は赤色を呈する）．b．画像上右の皮質の萎縮を認める．
（写真提供：北海道大学医学部神経内科 佐々木秀直先生・矢部一郎先生）

例は前頭側頭葉変性症に分類される．

17番染色体随伴性前頭側頭葉型認知症およびパーキンソン症候群
frontotemporal dementia with parkinsonism linked to chromosome 17

◆定　義：17番染色体長腕に位置するタウ蛋白質遺伝子に関連した異常がみられる常染色体性優性遺伝疾患である．Parkinson様症状を呈する前頭側頭型認知症である．

◆発生機序：タウ蛋白質の遺伝子変異が明らかにされており，リン酸化された異常タウ蛋白質がニューロンに蓄積することで変性・脱落を示す．

◆形　態：前頭側頭葉萎縮を認めるが，時に尾状核の萎縮もみられる．組織学的には前頭葉皮質のニューロンの脱落とグリオーシスを認める．Alzheimer神経原線維変化やballooned neuron，グリア細胞やニューロンへのタウ蛋白質の蓄積を認める．病理学的には進行性核上性麻痺に特徴的な房状アストロサイトや大脳皮質基底核変性症でみられる星細胞斑を認める．

◆臨床的事項：以前よりParkinson様症状を示すPick病様の認知症を示す家系があることが知られていたが，1994年に17番染色体上のタウ蛋白質の遺伝子座（17q21-11）と連鎖することが報告され，それ以後提唱された疾患概念である．

進行性核上性麻痺
progressive supranuclear palsy（PSP）

◆定　義：体幹に強い筋強剛，姿勢反射異常，認知症および垂直眼球運動障害を特徴とする疾患．

◆発生機序：ニューロンおよびグリア細胞への4リピートタウの蓄積が主体のタウオパチー．

◆形　態：大脳皮質（中心前回）の萎縮は軽度．小脳脚の高度萎縮がみられ，淡蒼球，視床下核，赤核，視蓋，中脳水道周囲灰白質，歯状核のニューロンの脱落がみられる．歯状核にはグルモース変性を認める．リン酸化タウ蛋白質の凝集物である神経原線維変化を認める．アストロサイトの突起にリン酸化タウ蛋白質が蓄積した嗜銀性封入体を有する房状アストロサイト tufted astrocyte はこの疾患に特徴的である．

◆臨床的事項：40歳以降に発症し，やや男性に多い．有病率は10万人に5人程度である．病状は進行性で5～10年で死にいたる．姿勢反射障害により転倒にて発症し，垂直眼球運動の障害が出現する．進行とともに認知障害を呈する．

大脳皮質基底核変性症
corticobasal degeneration（CBD）

◆定　義：無動，筋強剛，運動失行，認知障害を特徴とする疾患で，大脳皮質，基底核，黒質の変性を認めるものをいう．

◆発生機序：ニューロンおよびグリア細胞への4リピートタウの蓄積が主体のタウオパチー．

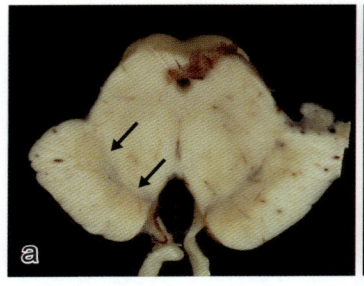

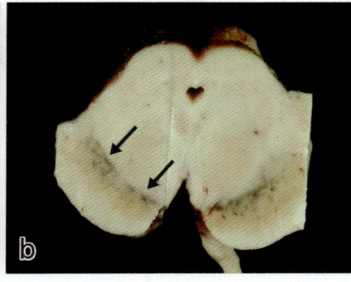

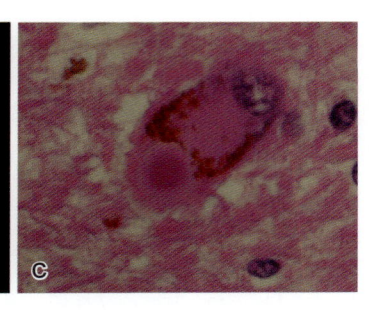

図 14-36 Parkinson 病
a. 黒質の色調が薄くなっている. b. 正常の黒質. c. 黒質のニューロンの細胞質に Lewy 小体を認める. 好酸性円形小体でコアの周囲は淡明な halo を有する.

◆形　態：肉眼的には大脳皮質の非対称的萎縮がみられ, Sylvian 裂に目立つ（図 14-35）. 組織学的にはニューロンの脱落とグリオーシス, 残存ニューロンの腫大 ballooned neuron がみられる. ニューロンの腫大はリン酸化ニューロフィラメントや αβ クリスタリンからなる. 大脳皮質や基底核においてアストロサイトにタウ蛋白質陽性で嗜銀性の沈着物をもつ星細胞斑 astrocytic plaque がみられ, 診断の指標となる.

◆臨床的事項：皮質感覚障害, 他人の手症候群 alien limb syndrome（手足を自分の意思どおりに動かすことが困難な状態を示す重度な失行）などの大脳皮質症状と無動, 筋強剛, 振戦などの基底核症状が出現する.

3. シヌクレイノパチー

パーキンソン病 Parkinson disease（PD）

◆定　義：安静時振戦, 無動（寡動）, 筋固縮, 姿勢反射障害を 4 主徴とする神経変性疾患. 安静時振戦とほかの 3 主徴のうち 2 つが認められる場合に診断される.

◆発生機序：神経細胞に Lewy 小体が形成され, 変性, 脱落することでドパミン産生や代謝が抑制される. Lewy 小体は α シヌクレインが主成分であり, その凝集にはシヌクレインのユビキチン化, リン酸化, メラニン産生時の酸化ストレスによる立体構造の変化などが関与すると考えられている.

家族性 Parkinson 病の家系の解析により複数の原因遺伝子が同定されている. PARK1 は α シヌクレインの変異, PARK4 は α シヌクレインの 3 重複配列がみられる. α シヌクレインは脳に豊富な蛋白質で, ニューロンのシナプス前末端の小胞に近接して存在する. 電子顕微鏡的に α シヌクレインはアミロイド様の線維成分である. 正確な機能は不明だが, ドパミン放出制御に関与する可能性がある. PARK2 はパーキン perkin と呼ばれる蛋白質をコードする. パーキンはユビキチン・プロテアソーム蛋白質分解系に関与する RING 領域をもつ E3 ユビキチンリガーゼである. 近年, 本症と関連するパーキンによってユビキチン化される基質が複数報告されている. PARK5 は脱ユビキチン化酵素 UCH-L1 である. PARK6（PINK1）は癌抑制遺伝子 PTEN が誘導するセリンスレオニンキナーゼであり, 酸化ストレスに応答してシヌクレインのリン酸化に関与すると考えられている. PARK7 は DJ-1 という癌遺伝子産物をコードする. DJ-1 は多機能分子で抗酸化作用を有しており, この欠損が Parkinson 病の病因となる可能性がある.

◆形　態：中脳黒質（ドパミンニューロン）と橋の青斑核（ノルアドレナリンニューロン）の正常の黒色の色調が失われる. 残存ニューロンの細胞質に Lewy 小体を認める（図 14-36）. Lewy 小体は形態的には HE 染色にて好酸性の芯と周囲の halo からなり, 免疫染色にて α シヌクレインが陽性となる.

◆臨床的事項：1817 年にイギリスの医師 Parkinson によって記載された. わが国における有病率は, 10 万人に約 110 人である. 通常は孤発性で, 60〜70 代で発症し緩徐であるが進行性に経過する. Parkinson 病では自発運動が緩慢となり筋が固く, 静止時に振戦を示すが動作開始とともに消失する. 表情に乏しく（仮面様顔貌）, 流涎がみられる. うつ状態や認知症も併発しやすい. 初期にはレボドパ levodopa による治療が奏効するが数年後には無効となる. 近年では電極による深部脳刺激法が注目されている. 検査では, ^{123}I-MIBG 心筋シンチグラフィで集積比の低下を認める. また将来は iPS 細胞を用いた再生医療としてドパミンニューロンの移植法の開発が期待される.

レビー小体型認知症 dementia with Lewy bodies（DLB）

◆定　義：大脳皮質から脳幹部までに多数の Lewy 小体が出現し, 認知症をきたす疾患.

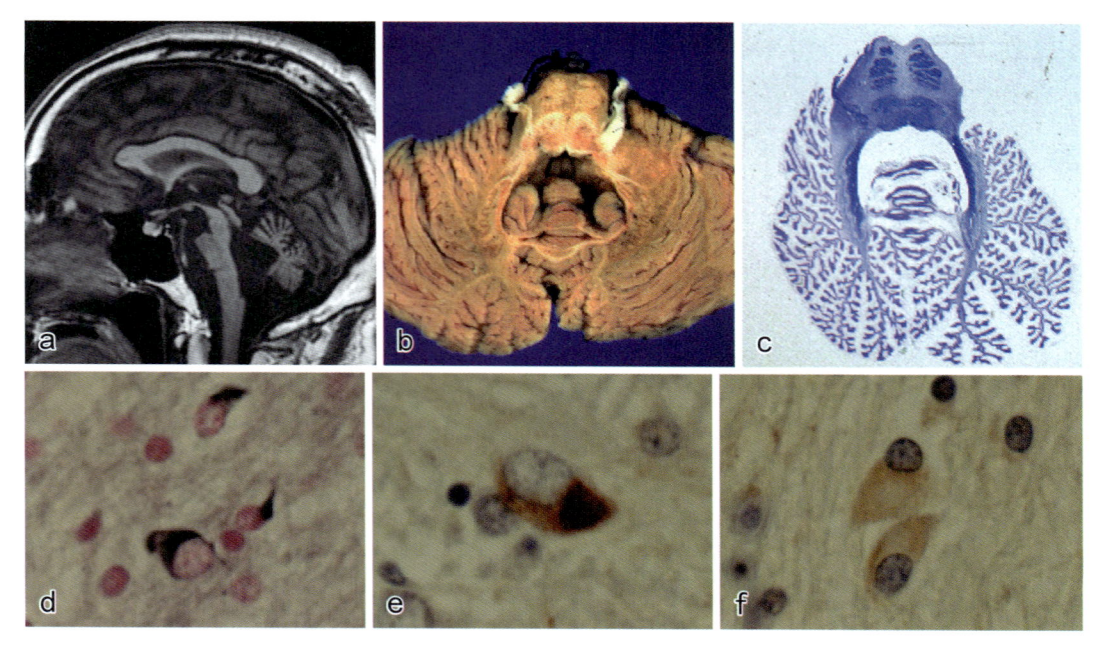

図 14-37 多系統萎縮症
a．脳幹・小脳の高度萎縮がみられる．MRI（T1 強調）画像．b．剖検脳の固定後．小脳・脳幹・小脳脚の萎縮．c．Klüver-Barrera 染色にて小脳の脱髄が目立つ．d．グリア細胞質封入体 GCI（glial cytoplasmic inclusion, Gallyas-Braak 染色），e．GCI の α シヌクレイン染色，f．GCI のユビキチン染色．

（写真提供：北海道大学医学部神経内科　佐々木秀直先生，矢部一郎先生）

◆発生機序：ニューロンへ α シヌクレインが蓄積することによる障害．

◆形　態：Lewy 小体は大脳皮質の帯状回，扁桃体，前頭皮質，側頭皮質，海馬傍回，黒質，青斑核に認められ，さまざまな程度のニューロンの脱落を認める．α シヌクレインはニューロンの神経突起にも沈着を示す（Lewy neurite [LN]）．Lewy 小体および LN を α シヌクレインの免疫染色によって評価し，その分布によって脳幹型，移行型（辺縁系の障害），びまん性新皮質型に分類する．神経原線維変化や老人斑もみられるが Alzheimer 病ほど著明ではない．

◆臨床的事項：主に 60～80 代で発症し，多くは孤発性である．Alzheimer 病に次いで多い認知症で，頻度は約 10～30% である．2005 年に改訂された DLB コンソーシアムの診断基準は，中心症状は認知症で，中核症状は，① 注意力と意識清明度の著明な変動を伴う認知機能の動揺，② 内容が具体的で詳細な幻視の反復，③ パーキンソニズムである．中心症状の認知症に加えて中核症状 2 項目があれば，probable DLB，1 項目であれば possible DLB とする．典型例では認知症が先行しパーキンソニズムが起こるが，パーキンソニズムが先行する例もある．この時，認知症の出現が 1 年以内であれば DLB と診断し，1 年以上であれば認知症を伴う Parkinson 病 Parkinson disease with dementia（PDD）とされる．

また，DLB では Alzheimer 病でみられる老人斑や神経原線維変化が共存する場合があり，DLB の病理所見と Alzheimer 病の病理所見と臨床症状の対比が検討されている．

多系統萎縮症 multiple systemic atrophy（MSA）

◆定　義：小脳橋延髄，黒質線条体，自律神経が障害される非遺伝性の脊髄小脳変性症．臨床症状の異なるオリーブ橋小脳萎縮症，線条体黒質変性症，Shy-Drager 症候群（SDS）を病理学的に総称したもの．最近では欧米の診断基準に従い，小脳症状が主症状であるものを MSA-C，Parkinson 症状が主症状のものを MSA-P と呼ぶ．

◆発生機序：α シヌクレインの蓄積によるニューロンやオリゴデンドロサイトの変性脱落による．

◆形　態：小脳・橋・下オリーブ核の萎縮がみられ，特に橋核から小脳皮質への投射線維が分布する橋横走線維，中小脳脚，小脳白質の萎縮が目立つ（図 14-37）．線条体黒質変性症では被殻の萎縮が，Shy-Drager 症候群では自律神経系の起始核である迷走神経背側核，脊髄中間外側柱，Onuf 核などに病変がみられる．組織学的には，ニューロンの脱落とグリオーシスを認め，小脳では

Purkinje 細胞の変性脱落と Bergmann グリア細胞の増加がみられる．オリゴデンドロサイトの細胞質に α シヌクレインを成分とするグリア細胞質封入体 glial cytoplasmic inclusion（GCI）がみられる．
◆臨床的事項：わが国では脊髄小脳変性症の約 40％ を占める．およそ 7 割は小脳運動失調を初発とし，次いで Parkinson 症候で発症するものが多い．3 大症状は小脳症状，パーキンソニズム，自律神経異常（起立性低血圧や排尿障害）である．

4．トリプレットリピート病

◆定　義：原因遺伝子内で CAG などの 3 塩基単位トリプレットリピートが異常に伸長し，神経障害を惹起する疾患の総称．グルタミンをコードする CAG が原因の場合はポリグルタミン病とも呼ばれる．
◆発生機序：CAG リピートによって産生されるポリグルタミンが分解されず細胞質に蓄積することでニューロンが障害される．
◆形　態：病変部の残存神経細胞にはユビキチン陽性の核内封入体がみられる．
◆臨床的事項：CAG リピートが長いほど発症年齢が低く，症状も重症化し病変も高度となる．また親から子へ遺伝することに伴って発症が若年化すること（表現促進現象 anticipation）も CAG リピートの伸長による．疾患によってはトリプレットは CAG とは限らず，脊髄小脳失調症 8 型と筋強直性ジストロフィー myotonic dystrophy では CTG，Friedreich 失調症では GAA，脆弱 X 染色体症候群では CCG のリピートがみられる．

脊髄小脳失調症 spinocerebeller ataxia（SCA）

従来，脊髄小脳変性症 spinocerebeller degeneration に分類されていた疾患が多い．脊髄小脳変性症は古典的には小脳型，脊髄型，脊髄小脳型に分類されていたが，現在では，非遺伝性疾患と遺伝性疾患に分類され，非遺伝性疾患の代表例はシヌクレオパチーに分類される多系統萎縮症（MSA）で，遺伝性の疾患群が脊髄小脳失調症（SCA）と総称される．
脊髄小脳失調症は 2011 年 1 月現在，SCA1～31 型までが知られるが，主なものは SCA1, 2, 3, 6, 7, 17 である．SCA 14 などのトリプレットが関与しない点変異による SCA もみられる．

1．**SCA1 脊髄小脳失調症 1 型**：原因遺伝子はアタキシン 1（ataxin-1）．運動失調，腱反射亢進，筋萎縮などを呈する疾患で，病理学的にはオリーブ核・橋・小脳萎縮症の病変分布に類似する．

2．**SCA2 脊髄小脳失調症 2 型**：原因遺伝子はアタキシン 2（ataxin-2）．運動失調，眼筋麻痺，感覚神経障害，認知障害を示す．オリーブ核・橋・小脳に加えて黒質，被殻，淡蒼球の変性も強い．

3．**SCA3 Machado-Joseph 病**（MJD）：原因遺伝子はアタキシン 3（ataxin-3）．脊髄小脳失調症の中ではわが国で最も頻度が高い．ポルトガルの 2 つの家系が病名となっている．大脳基底核，黒質などを首座とする遺伝性の神経変性疾患である．幅広い年齢層で発症し，小脳失調，錐体路，錐体外路症状，筋萎縮などを示す．また「びっくり眼」と呼ばれる特徴的な眼症状が現れる．組織学的には小脳歯状核に，ニューロンの細胞質に雲状の無構造物が蓄積するグルモース変性がみられる．抗ユビキチン抗体，抗ポリグルタミン抗体にてニューロンに核内封入体がみられる．

4．**SCA6 脊髄小脳失調症 6 型**：Ca チャネルの α サブユニット遺伝子（CACNA1A）の異常が原因．運動失調性歩行，小脳構音性難聴，四肢の運動失調など小脳症状を呈する．組織学的には小脳皮質の Purkinje 細胞の脱落と下オリーブ核の変性をみる．

歯状核赤核淡蒼球ルイ体萎縮症
dentatorubropallidoluysian atrophy（DRPLA）

原因遺伝子はアトロフィン 1 である．小脳の歯状核から赤核，視床へと投射する遠心路と淡蒼球から Luy 体への遠心路の変性が起こる．小脳脚の萎縮が目立つ．歯状核ではニューロンにグルモース変性がみられる．ニューロンの脱落とグリオーシスがみられ，ユビキチン化された核内封入体がみられる．

ハンチントン病 Huntington disease（HD）

◆定　義：振戦，ジスキネジアなど筋が意思に関係なく収縮することによって生じる不随意運動をきたす疾患．1872 年，Huntington が初めて記載．
◆発生機序：原因遺伝子は 4 番染色体の Huntingtin 遺伝子．Huntingtin 遺伝子の正常の CAG リピート数は 9～37 であるが，Huntington 病の患者では 36～86（平均 46）と増加する．
◆形　態：肉眼的に尾状核，被殻，淡蒼球の萎縮がみられる．組織学的には残存神経細胞にユビキチン陽性物質が核内封入体として認められ，また神経突起にもみられる．
◆臨床的事項：欧米では 10 万人に 4～8 人で，わが国では約 0.33 人である．常染色体性優性遺伝疾患の慢性進行性舞踏病で男性に多い．中高年で舞踏病様不随意運動にて発症し，知能障害や人格障害をきたす．

図 14-38　TDP-43 蛋白症

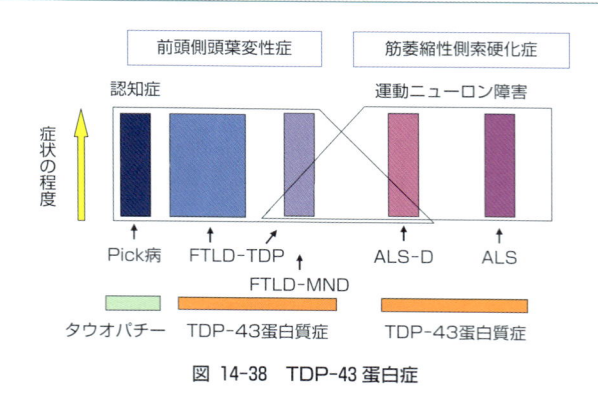

5．TDP-43 蛋白症

　TDP-43 の遺伝子変異とニューロンへの蛋白質蓄積がみられる疾患群であるが，代表的な疾患は筋萎縮性側索硬化症と前頭側頭葉変性症である．これら 2 つの疾患には認知症を伴う筋萎縮性側索硬化症（ALS），運動障害を伴う前頭側頭葉変性症（FTLD）があり，オーバーラップがみられる．また，前頭側頭葉変性症の中でも Pick 病はタウ蛋白質が蓄積するタウオパチーであり，TDP-43 蛋白症 TDP-43 proteinopathy とは機序が異なる（図 14-38）．

筋萎縮性側索硬化症
　amyotrophic lateral sclerosis（ALS）

◆定　義：随意運動の神経路を形成する上位および下位の運動ニューロンが選択的・系統的に変性する神経変性疾患（図 14-39a，b）．1886 年に Charcot がはじめて記載したため Charcot 病とも呼ばれる．米国では著名な野球選手の患者名にちなんで Gehrig 病とも呼ばれる．

◆発生機序：家族性 ALS は常染色体性優性遺伝で 21 番染色体上のスーパーオキシド・ジスムターゼ 1（SOD1）遺伝子に変異を認める．また DNA/RNA 結合蛋白質である TDP-43（transactive response DNA-binding protein 43）や FUS（fused in sarcoma），別名 TLS（translated in liposarcoma）も原因遺伝子として同定されており，RNA の翻訳，輸送，代謝異常も原因の一つと推測されている（図 14-39c）．近年，多機能蛋白質 optineurin（OPTN）が同定され，転写因子 NFκB の抑制などが発症に関与する可能性も示されている．

◆形　態：上位ニューロンの障害としては，大脳皮質運動や中心前回の運動神経である Bets 巨細胞の変性脱落がみられ，グリオーシスを認める．下位ニューロンとしては脳幹のさまざまな核や脊髄前角の運動ニューロンの変性脱落がみられる．仙髄オヌフ核は保たれる．残存ニューロンに Bunina 小体，糸束様（スケイン様）封入体，円形封入体など異常構造物がみられる（図 14-39d）．脊髄側索にグリオーシスがみられ，疾患名はこれに由来する．脊髄前根の萎縮と支配筋には神経原性萎縮がみられる．糸束様（スケイン様）封入体，円形封入体は TDP-43 陽性である．認知症をきたす場合には，運動系ばかりではなく大脳皮質や海馬に TDP-43 が蓄積する．残存するニューロンには免疫染色でリン酸化 TDP-43 の蓄積を認める．

◆臨床的事項：孤発性 ALS は全体の約 90％で，家族性 ALS は約 5％である．発生率は約 10 万人に 1〜7 人．多くは 40 代以降に四肢の筋萎縮，舌筋の萎縮，脱力で緩徐に発症する．ただし知覚神経の障害は軽微で眼筋麻痺はなく，膀胱直腸障害は軽く，褥瘡はできにくいなどの陰性徴候を示す．進行性に経過して最終的には呼吸筋麻痺によって自然経過では 3〜5 年で死亡する．人工呼吸器を使用し，合併症がなければ予後は 10 年以上となる症例もある．

　ALS の特殊型としては，認知症を伴う場合が報告されており，痴呆を伴う ALS（ALS with dementia）と呼ばれる．側頭葉皮質の海綿状変性がみられ，海馬の歯状回の顆粒細胞にユビキチン陽性の封入体を認める．グアムのチャモロ族にみられる ALS では神経原線維変化が多数みられる．

前頭側頭葉変性症
　frontotemporal lobar degeneration（FTLD）

◆定　義：広義には前頭葉と側頭葉に葉性に変性・萎縮がみられる緩徐に発症する認知症の総称で，狭義にはその中で Pick 球がみられないものを指す．Pick 球を認めるものは Pick 病としてタウオパチーに分類される．運動障害を伴う場合と伴わない場合がある．

◆発生機序：TDP-43 蛋白質のリン酸化と異常蓄積によるニューロンの変性・脱落と考えられている．

◆形　態：前頭葉・側頭葉の萎縮とニューロンの変性・脱落がみられる．運動ニューロンの障害を伴わないものでは，変性ニューロンに TDP-43 の蓄積とリン酸化を認める．

◆臨床的事項：性格や行動の変化などを初発症状として緩徐に発症し，徐々に進行して記憶障害，認知症にいたる．臨床的には，性格や行動の変化が初発の前頭側頭葉型，流暢に話せない進行性非流暢性失語，単語の意味がわからなくなる意味性認知症に分類され，脳の萎縮部位との対応がみられる．Pick 病以外の前頭側頭葉変性症のうち運動ニューロンの変性を伴わないものを前頭側頭葉変性症 FTLD-TDP と呼び，運動ニューロンの変性を伴うものを前頭側頭葉変性症 FTLD-MND（motor neuron disease）という（図 14-38 参照）．

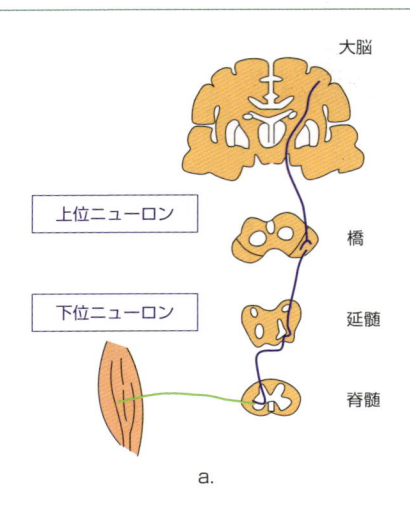

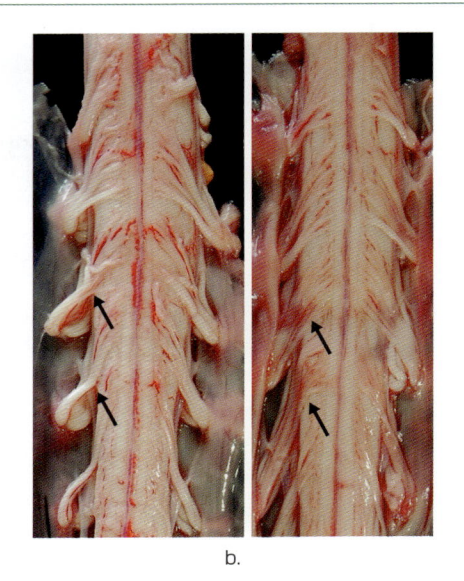

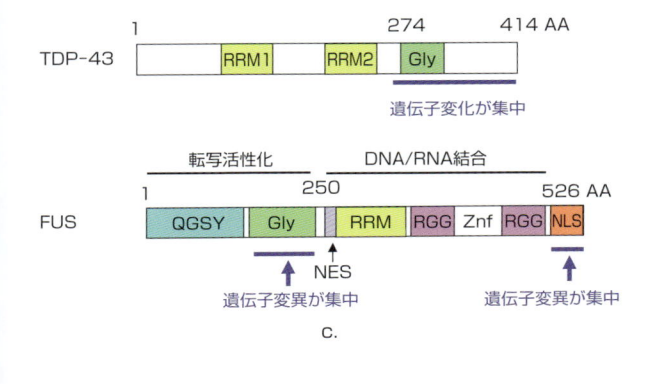

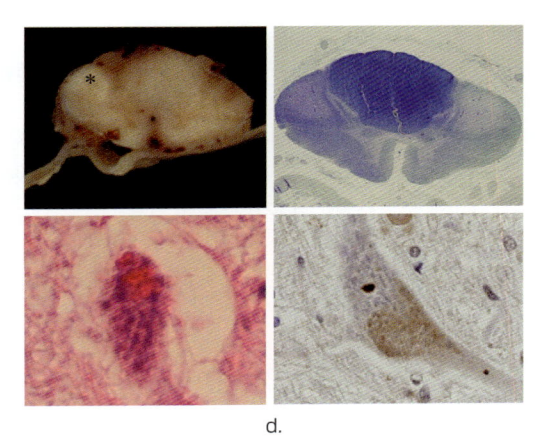

図 14-39　筋萎縮性側索硬化症
a．脊髄運動路；運動の指令は大脳皮質のニューロンからの刺激が，錐体路を通り延髄の錐体交叉にて反対側から下向し脊髄前角へと到達する．下位は脊髄前角の運動ニューロンから末端の骨格筋へ通じている．b．（左）正常の脊髄前根に比較して，（右）ALSでは前根の萎縮がみられる（矢印）．c．TDP-43 および FUS の分子構造の概略：RRM：RNA 認識モチーフ，Gly：glycine-rich 領域，QGSY：QGSY-rich 領域，RGG：RGG-rich 領域，Znf：zinc finger motif，NES：核外移行シグナル，NLS：核移行シグナル．d．（左上）脊髄側索の高度の硬化を認める（*），（右上）脊髄前角，側索の高度の脱色を認める（Kluver-Barrera 染色），（左下）脊髄前角運動ニューロンの Bunina 小体，複数の好酸性の顆粒がみられる（HE 染色），（右下）脊髄前角運動ニューロンの細胞質にリン酸化 TDP-43 陽性を示す封入体がみられる．

（写真 d の提供：釧路労災病院病理部長　高橋達郎先生）

F. 中毒・栄養障害・放射線などによる神経障害

1. エタノール中毒

急性中毒による死亡例では大脳のうっ血，点状出血，浮腫が報告されている．慢性中毒/アルコール依存症には栄養障害と中毒の2つの側面があり，代表的な病変は，① Wernicke 脳症，② 橋中心髄鞘崩壊症，③ 皮質萎縮，④ 小脳上虫部の萎縮である．

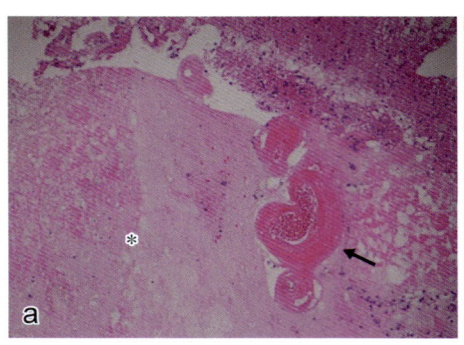

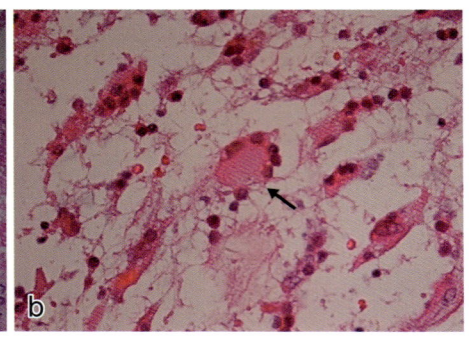

図 14-40 放射線壊死
a．広範な壊死（＊）と血管のフィブリノイド壊死（←），b．多核異型アストロサイトがみられる（←）．

ウェルニッケ脳症　Wernicke encephalopathy
◆定　義：アルコール中毒，腎不全，妊娠高血圧症候群などでビタミン B_1（チアミン）が欠乏することによる栄養障害．
◆発生機序：ビタミン B_1（チアミン）欠乏症による神経障害．
◆形　態：乳頭体，視床下部，中脳水道周囲，第四脳室底に小壊死巣が分布し，毛細血管周囲の点状出血，神経細胞の脱落がみられる．乳頭体は萎縮する．
◆臨床的事項：意識障害，眼球運動障害，運動失調，側頭葉障害による Korsakoff 症候群など多彩な神経症状をきたす．

一酸化炭素中毒　carbon monoxide intoxication
◆定　義：一酸化炭素への曝露による急性の神経障害．
◆発生機序：一酸化炭素によりヘモグロビンの酸素吸着が障害され，低酸素に陥る．
◆形　態：急性死亡例では脳腫脹，うっ血，海綿状変化がみられる．大脳皮質の第Ⅲ層，Ⅴ層の神経細胞，海馬の Sommer sector，小脳の Purkinje 細胞の傷害がみられる．淡蒼球の対称性壊死は一酸化炭素中毒に比較的特徴的である．白質の脱髄は後期に起こる．
◆臨床的事項：都市ガスの不完全燃焼による事故，自殺企図，炭鉱事故などでみられ，後遺症例も多い．

メチル水銀中毒　methylmercury intoxication
◆定　義：有機水銀であるメチル水銀の蓄積による中枢神経系の障害である．
◆発生機序：メチル水銀中毒である水俣病は工場廃液に含まれるメチル水銀が魚貝類に蓄積し，ヒトが摂取することで腸管から吸収され，親和性の高い中枢神経系に蓄積し障害をきたす．
◆形　態：特定の部位での神経細胞の変性脱落がみられる．大脳では後頭葉（鳥距溝），後中心回に変性が強く，小脳では顆粒細胞の変性・脱落による萎縮がみられる．脊髄も障害される場合が多く，錐体路，後索などが変性する．
◆臨床的事項：熊本県で発生した水俣病は 1953 年に最初の患者が報告された．また新潟県阿賀野川流域でも同様の中毒が報告され，第二水俣病といわれる．症状は，求心性視野狭窄，聴力障害，構音障害，協調運動障害，平衡機能障害，感覚障害を認め，重症例では痙攣，妄想などの精神症状も出現する．

亜急性連合性脊髄変性症
subacute combined myelopathy
◆定　義：ビタミン B_{12} 欠乏による脊髄変性症．
◆発生機序：悪性貧血に伴うことが多いが，広範胃切除後やほかの吸収不良症候群に合併することもある．
◆形　態：主病変は脊髄側索および後索の変性である．胸髄で髄鞘，軸索の脱落が対称性に起こり，グリオーシスと萎縮が進行する．
◆臨床的事項：四肢遠位部の刺すような異常感覚を呈し，姿勢保持が困難となり失調性歩行をきたす．

放射線壊死　radiation necrosis
◆定　義：グリオーマに対する放射線照射による遅発性の不可逆的な脳実質の障害である．
◆発生機序：40 Gy 以上の照射後 6 か月〜2 年の間に生じるとされる．
◆形　態：組織学的に凝固・壊死であり，通常，マクロファージは認めず，この点が梗塞や脱髄と異なる（図 14-40）．また血管壁の好酸性肥厚，硝子様変化をきたすフィブリノイド壊死が特徴で，小血管の血栓，肉芽組織の形成，石灰化も時に認める．放射線壊死ではアストロサイトーシスが目立ち，この時，大型異常核を有するグリア細胞，多核細胞が出現するため膠芽腫 glioblastoma

multiforme（GBM）との鑑別が問題となる．参考所見の一つはアストロサイトの増殖能でありMIB1インデックスは低い．また放射線壊死でも毛細血管の糸球体様構築を示す増生がみられる場合もあるが，このときはGBMとの鑑別は極めて困難であるため，注意が必要である．
◆**臨床的事項**：日常診断で，異型グリアが出現し腫瘍との鑑別が難しいものの一つである．造影画像上リングエンハンスを呈し，GBMの再発との鑑別が困難である．

2．その他の金属による中毒

1．**ヒ　素**：三価のヒ素による慢性末梢神経障害は遠位部の知覚神経障害として起こり，運動神経も障害される．軸索変性が主病変である．五価のヒ素中毒では出血性脳症となる．

2．**鉛**：高濃度の無機鉛による中毒では点状出血を伴う脳浮腫が起こり，選択的に運動神経が障害される．有機鉛としては四エチル鉛による慢性脳症が起こり，海馬の神経細胞や小脳のPurkinje細胞の高度の脱落が生じる．

3．**マンガン**：鉱山労働者などがマンガンに曝露されることによりParkinson様症状を呈する．

4．**カドミウム**：慢性中毒により腎障害と引き続く骨軟化をきたす．富山県と岐阜県の県境を流れる神通川に鉱毒が流れ出し，イタイイタイ病を引き起こした．

5．**有機リン**：軸索変性による末梢神経障害．

3．その他の薬物などによる中毒

1．**シスプラチン**：高濃度のcisplatinumによる軸索変性により知覚神経障害が起こる．

2．**メトトレキサート**：葉酸拮抗剤であるが，副作用として大脳白質の壊死性脱髄を引き起こす．ニューロンの軸索障害もみられる．

3．**メチルアルコール**：網膜の充血と浮腫および網膜神経細胞の萎縮により視力障害が起こる．

4．**亜急性脊髄視束神経炎** subacute myelo-optico-neuropathy（SMON）：本症は昭和30年代に整腸剤として使用されたキノリン誘導体であるキノホルムによる中毒である．脊髄後索の変性，側索錐体路変性がみられる．視神経は遠位端に左右対称性に変性がみられ，末梢神経，神経節，自律神経系にも変化がみられる．

5．**サリン**：毒ガスとして開発されたサリン sarin（O-isopropyl methylphosphonofluoridate）は非可逆性のコリンエステラーゼ阻害薬である．神経毒性が強く，吸入すると急速に死にいたる．治療にはプラリドキシムヨウ化メチル（PAM）やアトロピンが使われる．

G 先天性代謝異常に伴う神経疾患

細胞は細胞膜，細胞質，核を有し，細胞質には，蛋白質や脂質を合成する小胞体，その分解に関与するリソソーム，ペルオキシソーム，エネルギー代謝に関与するミトコンドリアなどの細胞内小器官がある．これら細胞内小器官は1950年代にClaude博士が遠心分離法で分離し，Palade博士，Duve博士らが世界で初めて細胞の電子顕微鏡写真を撮影した．神経疾患としての代謝異常症は，リソソームに含まれるさまざまな代謝酵素の遺伝子異常に起因することが判明しており，現在ではリソソーム異常症 lysosomal disorder あるいはリソソーム性蓄積症 lysosomal storage disease と呼ばれる．また，リソソーム異常症，ペルオキシソーム異常症，ミトコンドリア異常症は，いわゆるオルガネラ病 organelle disease と包括される．ここでは，リソソーム異常症，ペルオキシソーム異常症については，その病変の主体が白質である白質ジストロフィーと，ニューロンが主体の神経蓄積病とに分けて記載する．

1．白質ジストロフィー

大脳白質に広範なびまん性の変性を起こす疾患の総称．形成された髄鞘が破壊されるのではなく，正常な髄鞘が形成されない dysmyelinating disease である．

異染性白質ジストロフィー
metachromatic leukodystrophy

◆**定　義**：スルファチドを分解するアリルスルファターゼA arylsulfatase Aの欠損による脱髄疾患で常染色体性劣性遺伝を示す．リソソーム異常症で脳内にスフィンゴ脂質が蓄積するスフィンゴリピドーシスである．

◆**発生機序**：スルファチドが中枢神経系，末梢神経に蓄積することで脱髄が生じる．

◆**形　態**：大脳白質では皮質下白質U-fiberを残して広範な脱髄がみられる．細胞質にはスルファチドが蓄積しており，これらはトルイジンブルー染色にて本来の青色とは異なる赤紫色となる異染色性を示す．こうした異染色性物質がグリオーシスとともに広範にみられる．

◆**臨床的事項**：多くは12〜18か月で筋力低下，筋緊張低

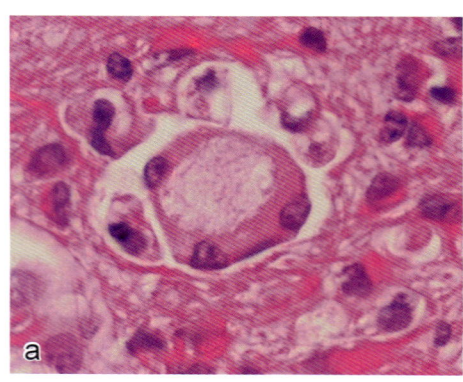

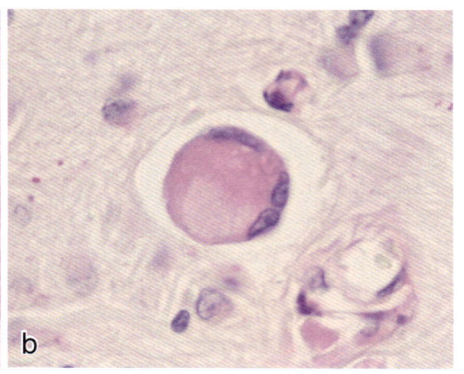

図 14-41 Krabbe 病
細胞質に蓄積した脂質を有するグロボイド細胞（a．PAS 染色，b．HE 染色）．

下で発症するが，若年発症例や成人発症例もある．

クラッベ病 Krabbe disease
◆定　義：ガラクトセレブロシドβガラクトシダーゼ galactocerebroside β-galactosidase の遺伝子欠損による常染色体性劣性遺伝病．リソソーム異常症である．別名，グロボイド細胞白質ジストロフィー globoid cell leukodystrophy という．
◆発生機序：蓄積したガラクトセレブロシドがガラクトシルスフィンゴシン（サイコシン psychosine）となりオリゴデンドロサイトを障害する．
◆形　態：大脳白質に広範に脱髄と有髄線維形成不全が生じ，病変部には主として血管周囲に単核または多核のグロボイド細胞と呼ばれるガラクトセレブロシドを貪食したマクロファージが出現する（図 14-41）．
◆臨床的事項：生後数か月から易刺激性，筋硬直，痙攣で発症し，知能障害，運動障害が進行し，2 歳までには死亡する．

副腎白質ジストロフィー adrenoleukodystrophy
◆定　義：大脳白質の広範な脱髄および副腎皮質機能不全を生じるペルオキシソーム異常症．X 連鎖性劣性遺伝のものと常染色体性劣性遺伝のものとがある．
◆発生機序：極長鎖脂肪酸 very long chain fatty acid（VLCFA）の蓄積による神経細胞と副腎皮質細胞の脱落・変性による．
◆形　態：脱髄は左右対称性に広がり，後頭葉白質から前頭葉へと波及する．有髄線維とオリゴデンドロサイトの脱落・変性を認める．副腎皮質は萎縮性である．
◆臨床的事項：X 連鎖性劣性遺伝を示すものでは学童期に行動異常，性格変化，Addison 病様の副腎皮質機能不全をきたす．常染色体性劣性遺伝のものは新生児期に発症する．

アレクサンダー病 Alexander disease
◆定　義：巨大脳，水頭症，痙攣をきたし進行性の精神運動発達遅滞を生じるもので，病理学的には多数の Rosenthal 線維が出現することが知られている．
◆発生機序：不明であるが，GFAP 遺伝子に変異が報告されている．
◆形　態：白質ジストロフィーであり，アストロサイトが増生し，Rosenthal 線維が多数みられる．
◆臨床的事項：男児に多いが常染色体性劣性遺伝のものもある．

2．神経蓄積病

酵素の異常などにより脂質や糖などの代謝産物が細胞に蓄積することで神経細胞が変性する疾患．

ニーマン・ピック病 Niemann-Pick disease
◆定　義：酸性スフィンゴミエリナーゼ acid sphingo-myelinase の欠損による I 型（A 型，B 型）と遊離型コレステロールの細胞内転送障害による II 型（C 型）がある．リソソーム異常症．
◆発生機序：全身臓器にスフィンゴミエリン，糖脂質，コレステロールが沈着し，細胞障害，臓器障害を起こす．
◆形　態：組織学的には，取り込んだ脂質が蓄積した単球由来の泡沫状細胞が多数観察され，Niemann-Pick 細胞といわれる．
◆臨床的事項：上記のほかに晩期発症の D 型，乳児型に近い E 型，C 型の成人型である F 型まで 6 つの型がある．A 型が最も多く，乳児で発症し精神発達遅延，運動障害，肝脾腫をきたす．

ゴーシェ病 Gaucher disease
- ◆定　義：グルコシルセラミダーゼ glucosylceramidase 欠損によるリソソーム異常症で常染色体性劣性遺伝を示す．
- ◆発生機序：グルコシルセラミドが主としてマクロファージに蓄積する．脳ではニューロンにグルコシルセラミドの蓄積はみられないが，ニューロンの障害がみられる．血管周囲にはマクロファージがみられることから，異常マクロファージから産生される IL-1，IL-6 や腫瘍壊死因子（TNF）などのサイトカインが臓器障害に関与すると想定されている．
- ◆形　態：神経細胞の脱落とグリオーシスがみられる．
- ◆臨床的事項：Ⅰ型からⅢ型に分類されるが，中枢神経系が最も侵されるのはⅡ型である．

テイ・サックス病 Tay-Sachs disease
- ◆定　義：15 番染色体上にある β ヘキソサミニダーゼ β hexosaminidase A の α サブユニットの遺伝子異常により β ヘキソサミニダーゼ A の欠損をきたしたもの．
- ◆発生機序：GM2 ガングリオシドが蓄積するリソソーム異常症．
- ◆形　態：神経細胞は蓄積物質により著明に腫大する．グリア細胞にも蓄積する場合がある．電子顕微鏡にて膜様細胞質小体を認める．
- ◆臨床的事項：網膜の黄斑部の赤色斑チェリーレッドスポットは診断の意味がある．乳児，若年，成人発症がある．乳児発症の場合も生後直後は正常であるが半年程度から症状が出現する．聴力過敏，易刺激性，精神発達遅延，痙攣など多彩な神経症状を呈する．

ムコ多糖症 mucopolysaccharidoses（MPS）
- ◆定　義：ムコ多糖を加水分解するリソソーム酵素が欠損することにより，その基質であるムコ多糖類が全身の結合組織や神経系に蓄積してさまざまな神経障害をきたす病態の総称．リソソーム異常症である．
- ◆発生機序：ムコ多糖の代謝に関する酵素は多数あるがそれらが遺伝子異常で欠損することによる．Harler 症候群（α イズロニダーゼ欠損，MPS-Ⅰ），Hunter 症候群（イズロン酸 2 スルファターゼの欠損，MPS-Ⅱ），Sanfilippo 症候群（欠損する酵素により A，B，C，D 型 MPS-Ⅲ），Morquio 症候群（ガラクトース 6 サルファターゼの欠損が A 型，β ガラクトシダーゼの欠損が B 型，MPS-Ⅳ）などがある．
- ◆形　態：神経細胞内にムコ多糖が沈着する．
- ◆臨床的事項：特異的な顔貌，低身長，関節や骨格の異常をきたす．

3．ミトコンドリア異常症

ミトコンドリアは生命活動の根源となるエネルギー産生をつかさどり，その異常はさまざまな障害を引き起こすが，特に神経系，骨格筋系の細胞は多くのエネルギーを必要とすることから障害されやすい部位でありミトコンドリア脳筋症 mitochondrial encephalomyopathy とも呼ばれる．

メラス mitochondrial myopathy, encephalopathy, lactic acidosis and stroke-like episodes（MELAS）
- ◆定　義：筋症，高乳酸血症，脳卒中発作，易疲労性，嘔吐などを主徴とするミトコンドリア異常症．ミトコンドリア DNA のロイシン転移 RNA（tRNA-Leu）をコードする領域の塩基の点変異によるもの．
- ◆発生機序：細小血管壁の細胞にミトコンドリアの異常な集積がみられることから循環障害が関与すると考えられている．
- ◆形　態：大脳灰白質に多発性で非対称的な血管支配に関連しない小梗塞病変がみられる．基質には浮腫状の変性とアストロサイトの増生がみられ，大脳基底核では血管壁にミネラル沈着がみられる．小脳 Purkinje 細胞の腫大も認める．
- ◆臨床的事項：母系遺伝形式をとる．ただし母親は無症状か軽症のことが多い．

リー脳症 Leigh encephalomyelopathy
- ◆定　義：1951 年，Leigh によって記載された脳幹や大脳基底核に壊死性病変を呈する亜急性の脳症である．
- ◆発生機序：ミトコンドリア DNA ではなく，核の DNA の異常によるミトコンドリア障害と考えられている．ATPase6 遺伝子の変異による．
- ◆形　態：左右対称性の壊死が黒質，下丘，中脳水道周囲，橋被蓋，線条体，下オリーブ核，視床下核に好発する．このため乳幼児亜急性壊死性脳脊髄炎 subacute necrotizing encephalomyelopathy ともいわれる．
- ◆臨床的事項：生後数か月目から授乳困難，呼吸障害がみられ，視力障害や運動失調，筋力低下が生じ，比較的急速に進行する．

キーンズ・セイアー症候群 Kearns-Sayre syndrome
- ◆定　義：進行性の外眼筋麻痺を特徴とするミトコンドリア DNA 異常症．
- ◆発生機序：ミトコンドリア DNA の大きな欠失（4977 塩基対）がみられる．
- ◆形　態：脳幹，小脳髄鞘の海綿状変性をみる．筋ではミトコンドリアの増加に伴う ragged-red fiber を認める．

◆臨床的事項：一般的に孤発性で20歳までに発症する．進行性外眼筋麻痺，網膜色素変性症，心筋伝導障害，四肢筋の筋力低下，小脳症状，錐体路症状，知能低下をきたす．心機能が予後に重要．

赤色ぼろ線維を伴うミオクローヌスてんかん
myoclonus epilepsy associated with ragged-red fibers（MERRF）
◆定　義：ミオクローヌスてんかん，小脳症状，筋萎縮，痙攣，痴呆とともに筋にragged-red fiberを認める．別名，福原病ともいう．
◆発生機序：ミトコンドリアDNAのtRNA-Lysのコード領域に変異を認める．
◆形　態：基底核，脊髄側索，後索に変性がみられる．
◆臨床的事項：母系遺伝で発症年齢は比較的幅広いが，多くは小児期である．

H 金属代謝異常

ウィルソン病 Wilson disease
◆定　義：肝レンズ核変性症 hepato-lenticular degeneration ともいわれる．肝から胆汁への銅排出が障害されるためにさまざまな表現形を示す疾患である．
◆発生機序：銅の細胞内輸送をつかさどる銅輸送P型ATPaseであるATP7Bの異常により肝に銅が沈着する．原因遺伝子は13番染色体長腕14.3にある．
◆形　態：大脳基底核に銅が沈着し，周囲に海綿状変化を呈する．著明に腫大した核を有し，細胞質が目立たないアルツハイマーⅡ型アストロサイトが出現する．基底核には偏在核を有するマクロファージ/ミクログリアがみられ，Opalski細胞と呼ばれる．また銅は角膜にも沈着し，Kayser-Fleischer輪を生じる．
◆臨床的事項：1912年にWilsonによって記載された．常染色体性劣性遺伝病で，出生約4万人に1人程度とされる．肝は肝硬変をきたす．脳病変が進行するとジストニー，アテトーゼをきたす．血清セルロプラスミンは低値となる．

メンケス病 Menkes disease
◆定　義：銅の吸収・転送に関与するP型ATPaseの異常により重篤な神経・精神障害を呈する伴性劣性遺伝病で男児に発症する．
◆発生機序：ATP7Aの異常により脳において銅を必要とするさまざまな酵素活性が低下することで，運動障害，精神発達遅滞が生じる．毛髪がよじれるためkinky hair diseaseとも呼ばれる．原因遺伝子はX染色体長腕q13.4にある．
◆形　態：脳は萎縮し大脳皮質のニューロンに高度の脱落がみられる．小脳Purkinje細胞も脱落するが，カクタスや樹状突起腫脹がみられる．
◆臨床的事項：血清中の銅とセルロプラスミンが低値を示す．

I 脳形成異常

1. 神経管閉鎖障害
神経管の閉鎖は中心部から頭部，尾部の方向に進む．したがって，それぞれの閉鎖不全の状態から以下のさまざまな状態が生じる．
1. 無脳症 anencephaly：胎生3～4週の神経管の閉鎖不全による．脳の全欠損，部分欠損の場合がある．
2. 髄膜脳瘤・髄膜脊髄瘤 myelomeningoencephalocele・meningomyelocele：後頭部の頭蓋骨の欠損部から脳実質が外部に瘤状に脱出した状態．多指症，小眼球症，口唇裂と合併するものはMeckel症候群という．背部の脊髄から脊髄組織と髄膜が突出した場合は髄膜脊髄瘤という．
3. 二分脊椎 spina bifida：神経管の閉鎖から胎生11週ごろまでに脊椎の椎弓が閉鎖するが，この椎弓の閉鎖不全を二分脊椎という．
4. Arnold-Chiari奇形：小脳扁桃，延髄などの脳幹部の組織が大後頭孔から下の脊椎管に突出したもの．小脳扁桃，延髄が脊椎管に陥入しているものをⅠ型，腰仙髄の髄膜瘤を伴っているものをⅡ型，頸椎の二分脊椎と後頭部の脳瘤がみられるものをⅢ型，小脳の低形成のみのものをⅣ型という．
5. Dandy-Walker症候群：第四脳室の拡大，小脳虫部の低形成，後頭蓋窩の拡大がみられる状態で，水頭症の合併が多い．

2. 脳胞形成障害

脳は発生段階で，神経管から前脳，中脳，後脳が形成され，前脳から終脳，間脳が形成されていき，その過程で中隔などもできる．それぞれの形成時期で障害の程度は変わる．

1. **無前脳症/無終脳症** aprosencephaly/atelencephaly：前脳胞が形成されない場合，その後，終脳が形成されない場合があり，瘢痕程度の脳組織がみられるのみである．
2. **全前脳胞症** holoprosencephaly：前脳のまま発達が停止したため，終脳そしてそこから左右の大脳半球が形成されない状態．重症例は無頭葉型であり，単一脳室である．単眼症，口唇裂などと合併する．さまざまな遺伝子座の欠損が報告されている．前脳分化の過程ではソニックヘッジホッグ sonic hedgehog (SHH) が分泌され，それにより細胞のパッチ分子が活性化され転写が制御されるが，本症ではSHH経路の異常が関与すると考えられている．
3. **脳梁欠損症** agenesis of the corpus callosum：脳梁の完全欠損や部分欠損が生じるもので，全前脳胞症，滑脳症を伴う．点頭発作，脈絡膜欠損，精神発達遅滞を呈し，女児にのみみられる Aicardi 症候群では脳梁欠損が特徴である．

3. 神経細胞移動障害

脳胞壁には神経管に近い基底部の胚芽層の神経幹細胞が非対称分裂を行いながら，外套層，辺縁層の外表部へ移動し大脳皮質の神経細胞が構築されるが，その神経細胞の移動障害が生じた状態．

滑脳症 lissencephaly

◆**定 義**：大脳皮質のうち灰白質が著明に厚い厚脳回となり，正常な脳溝，脳回が形成されず大脳表面は平滑な状態である．

◆**発生機序**：17番染色体の *LIS1*，X染色体のダブルコルチン doublecortin *DCX* 遺伝子変異が報告されている．*LIS1* 遺伝子はレセプターG蛋白質をコードしている．顔面奇形が合併する場合は Miller-Dieker 症候群と呼ばれる．*DCX* 遺伝子変異を有するものはX連鎖滑脳症といわれ，形態的に女性は2層の皮質が形成されるため2層皮質症候群とも呼ばれる．

◆**形 態**：神経細胞が脳表に向かって移動し，正常な神経細胞の層状構造が構築されるが，本症ではこの過程途中で停止するため本来，白質となる部位が灰白質となるため，灰白質が厚くなる．組織学的には皮質は正常の6層ではなく4層となる．

◆**臨床的事項**：精神遅滞，発達障害，てんかん発作，低緊張，奇形など重症度はさまざまである．

J 末梢神経の疾患

末梢神経の髄鞘を形成するのはSchwann細胞であり，末梢神経には有髄線維と無髄線維が混在している．末梢神経の障害はニューロパチー neuropathy と呼ばれ，炎症性変化がみられるものは神経炎 neuritis である．病変の広がりがびまん性なものをポリニューロパチー polyneuropathy，単一の神経障害をモノニューロパチー mononeuropathy と呼ぶ．通常は運動神経と感覚神経がともに障害されるが，どちらかが優位な場合もある．また自律神経の障害は糖尿病やアミロイドーシスに伴うものがある．

ギラン・バレー症候群 Guillian-Barré syndrome

◆**定 義**：急性の運動麻痺，深部腱反射減弱・消失を主徴とするポリニューロパチー．

◆**発生機序**：末梢神経の急性脱髄性疾患で自己免疫反応によりSchwann細胞が障害される．

◆**形 態**：大部分の症例では髄鞘が一次的に障害され，軸索障害は二次的変化としてみられる．急性期では，単核球による炎症細胞浸潤がみられ，神経内膜の浮腫を伴う．

◆**臨床的事項**：発症頻度は年間10万人に1～2人である．どの年齢にも発症するが若年者と老人に多い．70％の症例では上気道炎や胃腸炎などの感染症状がみられる．感染としては *Campylobacter jejuni*，マイコプラズマ，サイトメガロウイルス，EBウイルスなどが知られている．多くは1か月程度で症状のピークを迎え，半年後には社会復帰となるが，20％の例ではなんらかの後遺症が残り，死亡例も数％みられる．

慢性炎症性脱髄性多発ニューロパチー
chronic inflammatory demyelinating polyneuropathy

◆**定 義**：慢性進行性に脱髄が生じ，運動・感覚障害をきたす自己免疫疾患．

◆**発生機序**：細胞性免疫，液性免疫が想定される．

◆**形 態**：病変は神経根部に優位に起こる傾向があり，有髄線維の減少がみられる．炎症細胞浸潤はほとんどみ

られない．節性脱髄と髄鞘再形成としてのオニオンバルブ onion bulb がみられる．
◆臨床的事項：小児から高齢者まで幅広く発症し，男性にやや多い．有病率は 10 万人に約 1.6 人．神経障害の分布や治療に対する反応性が一定ではないことから，さまざまな原因により生じる症候群と考えられる．ステロイド，血漿交換，免疫グロブリン大量療法が行われ，多くの場合，反応性は良好である．

K 頭蓋腔内腫瘍

　頭蓋腔内腫瘍は「脳腫瘍」とも呼ばれる．神経外胚葉組織の脳実質から発生する腫瘍のほか，脳に付随する髄膜，末梢神経，下垂体，間葉系組織などに由来する腫瘍や転移性腫瘍も含まれる概念である．腫瘍の発生母地となる細胞が多岐にわたるため，多彩な腫瘍型が存在することが特徴である．

　わが国の疫学調査では，原発性頭蓋内腫瘍は人口 10 万人当たり 8～10 人の発生頻度をもっている．好発年齢は中年以降の成人であるが，小児や若年者に好発する腫瘍型もある．例えば膠芽腫，大脳の星細胞腫，乏突起膠腫，髄膜腫，Schwann 細胞腫，下垂体腺腫，血管芽腫，転移性腫瘍などは成人に多く，小脳の星細胞腫，髄芽腫，頭蓋咽頭腫，脳室上衣腫，脈絡叢乳頭腫，脳幹部腫瘍，視神経膠腫は小児に好発する．組織型により発生頻度に男女差のある腫瘍もあるが，原発性頭蓋内腫瘍の全体では発生頻度に男女差はない．

　頭蓋内の部位により腫瘍の発生頻度には差がある．大脳には膠芽腫，星細胞腫，乏突起膠腫が多く，小脳には小児の星細胞腫，髄芽腫，血管芽腫などが好発する．また，上衣腫，脈絡叢乳頭腫，中枢性神経細胞腫，脳室下巨細胞性星細胞腫，上衣下腫などは脳室壁に好発し，神経節細胞腫，神経節膠腫，多形黄色星細胞腫，胚芽異形成性神経上皮腫瘍などは脳表に好発する．

　脳腫瘍を体系的に分類することは臨床的にも科学的にも重要であり，従来いくつかの脳腫瘍分類法が提唱されてきた．分類の基準からみると，腫瘍の形態に基づいて命名する記述的分類，腫瘍細胞の発生母細胞にちなんだ腫瘍名をつける組織発生学的分類，および腫瘍の臨床的悪性度に基づいて分類する悪性度分類などがある．現在普及している分類法は，WHO によって編纂された中枢神経系腫瘍組織分類（WHO 分類）であり，この中には 133 種類の腫瘍型が含まれている．

1. 膠　腫

　神経膠細胞から発生する腫瘍は膠腫 glioma と総称される．この中には星細胞系腫瘍，乏突起膠細胞系腫瘍，上衣細胞系腫瘍，脈絡叢腫瘍および組織由来不明の膠腫などが含まれる．頭蓋内腫瘍の約 30% を占めており，中枢神経系の実質内に発生し，神経組織を破壊しながら浸潤性に増殖するため，治療の困難な腫瘍である．

星細胞系腫瘍

　原発性頭蓋内腫瘍の 21% を占める頻度の高い膠腫である．浸潤性格が強い，びまん性星細胞腫，退形成性星細胞腫，膠芽腫 glioblastoma および限局性の腫瘍を形成する毛様細胞性星細胞腫 pilocytic astrocytoma，多形黄色星細胞腫，上衣下巨細胞性星細胞腫がある．

びまん性星細胞腫 diffuse astrocytoma
◆定　義：よく分化した細胞からなる星細胞腫であり，増殖能は低いが脳内にびまん性に浸潤する（WHO grade II）．
◆発生機序：78% の症例にイソクエン酸デヒドロゲナーゼ 1（IDH1）の変異が，60% 以上の症例に TP53 の変異が観察される．comparative genomic hybridization （CGH）解析では，染色体 7q と 8q の増幅が最もよく観察されるほか，22q の LOH や 6 番染色体の欠失もみられる．
◆形　態：成人では大脳，小児では脳幹や小脳に，境界不鮮明な腫瘍を形成する．腫瘍細胞は星芒状の繊細な突起を伸ばし，脳実質内にびまん性に浸潤する（図 14-42）．核の異型は軽く，核分裂像はほとんどみられない．MIB-1 陽性率は 4% 以下の低値を示す．細胞質は好酸性で，GFAP（glial fibrillary acidic protein）染色陽性である．組織壊死や微小血管増殖はない．腫瘍細胞の形態の特徴により 3 つの組織亜型；原線維性 fibrillary，原形質性 protoplasmic，大円形細胞性（肥胖細胞性）gemistocytic に分類される．
◆臨床的事項：痙攣症状が初発症状として多く，言語の異常，運動・感覚障害，人格の変化などがみられることもある．脳画像所見では，MRI-T1 で低信号，MRI-T2 で高信号の腫瘍であり，ガドリニウム gadolinium による増強効果はみられない．

退形成性星細胞腫 anaplastic astrocytoma
◆定　義：びまん性に浸潤する悪性の星細胞腫であり，核異型，細胞密度の増加，高い増殖能などを示す（WHO

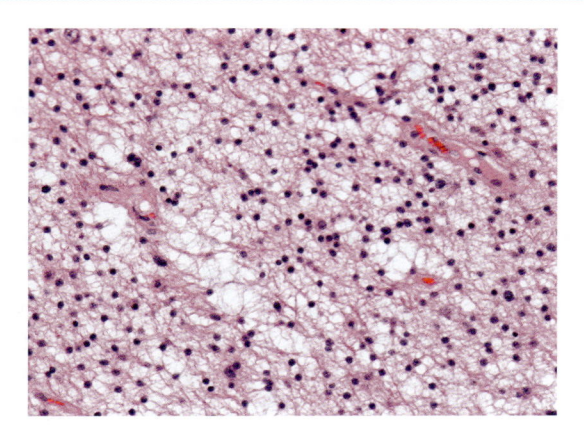

図 14-42　びまん性星細胞腫
小型円形核と細長い多極性突起をもつ腫瘍細胞がびまん性に増殖している．

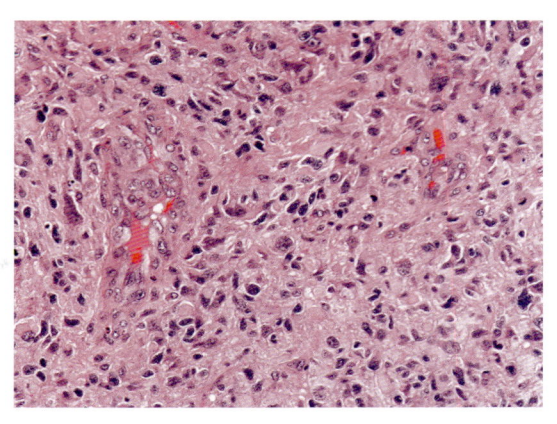

図 14-43　膠芽腫
異型の強いグリア細胞が増殖する腫瘍で，血管内皮細胞の増殖もみられる．

grade Ⅲ）．
◆発生機序：TP53 変異と 17p LOH が高頻度にみられる．IDH1 変異の頻度は 64％ である．また，LOH 10q，PTEN 変異，LOH 22q，LOH 19q，LOH 6q なども随伴する．
◆形　態：腫瘍細胞の退形成性変化がみられ，細胞密度の増加，核の異型性多態性，核分裂像の増加などがみられる．MIB-1 陽性率は 5〜10％ の値を示すことが多い．組織壊死や微小血管増殖はみられない．
◆臨床的事項：脳の MRI 所見では，ガドリニウムによる不均一な増強効果がみられることが多い．最初から本症として発症することもあるが，びまん性星細胞腫の経過中に悪性転化が起こり，本症になることもある．

膠芽腫 glioblastoma
◆定　義：主に星細胞系分化を示す悪性度の高い膠腫である．浸潤性格の強い腫瘍で，増殖能が高く，微小血管増殖と壊死巣を伴うことが多い（WHO grade Ⅳ）．
◆発生機序：最初から膠芽腫として発生する primary glioblastoma と，びまん性星細胞腫あるいは退形成性星細胞腫の経過中に悪性転化の結果として発生する secondary glioblastoma がある．これらにはさまざまな遺伝子異常がみられるが，TP53 変異，LOH 10，LOH 17p，EGFR 増幅などが特に高頻度にみられる．
　IDH1 変異は，primary glioblastoma 5.6％，secondary glioblastoma 78％ と，後者で高頻度である．
◆形　態：肉眼的には多彩な色調を示す境界不明瞭な腫瘤を形成し，浸潤はしばしば反対側の大脳半球にも達し，蝶々に似た外観を呈する（butterfly appearance）．クモ膜下腔や脳室壁に播種することもある．組織学的には，細胞密度の高い腫瘍であり，著明な核異型，細胞多態性，高い核分裂活性，微小血管増殖像，血管の血栓形成，組織壊死などがみられる（図 14-43）．壊死は広範な虚血性壊死（地図状壊死巣 geographic necrosis）と核の柵状配列を示す小壊死（柵状壊死巣 palisading necrosis）とがある．微小血管増殖が顕著な場合，糸球体係蹄に類似の構造（glomeruloid structure）を呈することもある．免疫組織化学的には，GFAP が一部の細胞に陽性であり，MIB-1 陽性率は平均で 15〜20％ の値を示す．小型の細胞が主に増殖する膠芽腫は小細胞膠芽腫 small cell glioblastoma と呼ばれ，EGFR 増幅を伴うことが多い．一部に乏突起膠腫 oligodendroglioma の成分を随伴する膠芽腫（glioblastoma with oligodendroglioma component）もある．
　膠芽腫の亜型には，奇怪な形態の巨細胞が主な構成要素である巨細胞膠芽腫 giant cell glioblastoma と，膠芽腫の部分と肉腫の部分が同一腫瘍内にモザイク状に混在する膠肉腫 gliosarcoma がある．
◆臨床的事項：成人の大脳半球に多い腫瘍である．脳画像所見では，腫瘍辺縁部の輪状増強効果 ring-like enhancement が特徴的であり，腫瘍周囲の大脳白質には MRI-T2 強調像で高密度領域を随伴する．好発部位は，前頭葉（34％），側頭葉（25％），頭頂葉（20％），後頭葉（5％），基底核・視床領域（5％）の順である．浸潤性格の強い腫瘍であり，外科的な全摘出が困難である．放射線治療や化学療法の進歩にもかかわらず予後不良の腫瘍である．年齢は有意な予後因子であり，高齢者の膠芽腫は予後不良である．

毛様細胞性星細胞腫 pilocytic astrocytoma
◆定　義：毛様細胞性星細胞腫は小児と若年成人に発生する増殖の緩徐な星細胞腫で，比較的境界明瞭な腫瘤を

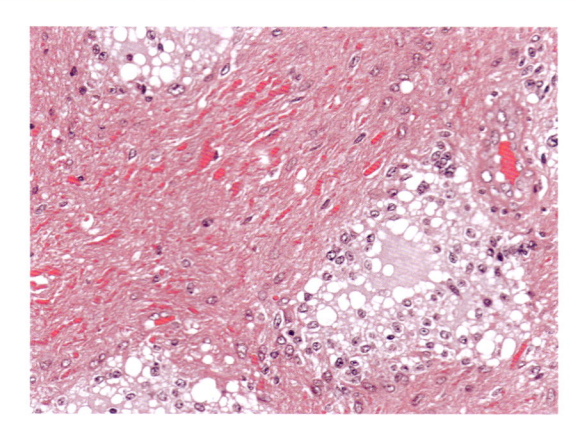

図 14-44　毛様細胞性星細胞腫
細長い突起を伸ばす腫瘍細胞と変性構造物（Rosenthal 線維，好酸性顆粒小体）がみられる．

形成する．組織学的には二相性構造が特徴である（WHO grade Ⅰ）．
◆発生機序：神経線維腫症1型に好発することが知られている．小脳に発生する孤発例では，BRAF 遺伝子と KIAA1549 遺伝子の融合遺伝子が高い確率で認められる．
◆形　態：灰白色の軟らかい腫瘍を形成し，しばしば囊胞を随伴する．細長い突起をもつ紡錘形細胞が Rosenthal 線維を伴って密に配列する緻密領域 compact area と微小囊胞や好酸性顆粒小体 eosinophilic granular bodies を伴いながら多極性の細胞が増殖する海綿状領域 spongy area の二相性構造 biphasic pattern がしばしばみられる（図 14-44）．核の多形性，少数の核分裂像，血管の増殖像，梗塞様の壊死巣，クモ膜下腔への進展などがしばしばみられるが，これらは悪性を意味しない所見である．乏突起膠腫に類似の領域やびまん性星細胞腫に類似の像を伴うこともある．血管の増殖は，毛細血管が密集した像 wickerwork pattern やアーケード状に連なる所見を呈することが多い．
　予後の悪い亜型として毛様類粘液性星細胞腫 pilomyxoid astrocytoma が知られている．大部分が乳幼児と小児にみられ，視床下部，視交叉部に好発する．毛状の腫瘍細胞が血管を取り囲むように増殖し，間質には粘液様基質が豊富で，Rosenthal 線維や好酸性顆粒小体を欠くことが特徴である．
◆臨床的事項：小児に多い腫瘍であり，小脳，視神経，視床下部が好発部位である．頭蓋内圧亢進症状などで発症する．画像所見で腫瘍が造影剤で強く造影されることが特徴である（WHO gread Ⅱ）．

多形黄色星細胞腫 pleomorphic xanthoastrocytoma
◆定　義：若年者の大脳（特に前頭葉と側頭葉）の脳表に好発する腫瘍であり，囊胞を伴う限局性の腫瘍を形成し，腫瘍細胞の多態性，脂肪をもった細胞，線維形成，好酸性顆粒小体などがみられる（WHO grade Ⅱ）．
◆発生機序：CGH 解析では約半数の症例に9番染色体の減少がみられている．TP53 の変異率は6%と低い．
◆形　態：髄膜と脳表にまたがる表在性の腫瘍を形成する．囊胞の壁在結節の形をとることもある．組織学的には星細胞 astrocyte の特徴をもつ単核あるいは多核の腫瘍細胞が増殖し，巨細胞もしばしばみられる．核分裂像は乏しい．細胞質に微細な脂肪滴を含む黄色腫 xanthoma 細胞がみられ，間質に豊富な好銀線維網を随伴することもある．時に神経細胞への分化が観察される．悪性を示唆する所見（高倍率視野に5個以上の核分裂像または壊死巣の存在）がみられる症例は pleomorphic xanthoastrocytoma with anaplastic features と呼んで，膠芽腫とは区別している．
◆臨床的事項：小児と若年成人に，てんかん症状で発症する．

上衣下巨細胞性星細胞腫
subependymal giant cell astrocytoma
◆定　義：増殖の緩徐な側脳室壁の腫瘍であり，結節性硬化症に随伴する．大きな神経細胞様の星細胞から構成される（WHO grade Ⅰ）．
◆発生機序：結節性硬化症の 6〜14% に本症が発生する．
◆形　態：肥胖細胞性星細胞腫様の細胞質と神経細胞様の核をもつ大型細胞が細線維性基質を伴って増殖する．間質には血管がよく発達し，石灰沈着がしばしばみられる．免疫組織化学的には，大型細胞の一部は GFAP 陽性，一部は NFP（neurofilament protein）陽性であり，glioneuronal な性格を示す．
◆臨床的事項：小児と青年にみられる．腫瘍内出血で症状を現すこともある．

乏突起膠細胞系腫瘍
　乏突起膠細胞系腫瘍 oligodendroglial tumors は大脳に好発し，脳内にびまん性に浸潤する腫瘍である．星細胞腫との混合腫瘍がみられることが特徴になっている．

乏突起膠腫 oligodendroglioma
◆定　義：乏突起膠細胞に類似の腫瘍細胞が脳内にびまん性に浸潤しながら増殖する膠腫であり，しばしば染色体 1p と 19q の LOH がみられる（WHO grade Ⅱ）．

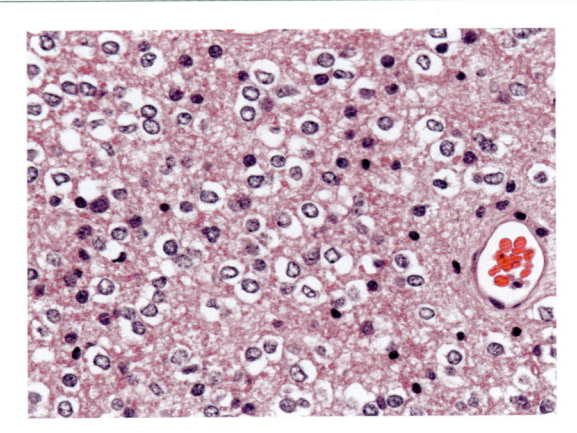

図 14-45　乏突起膠腫
類円形の核と核周囲明暈を示す均一な細胞から構成されている．

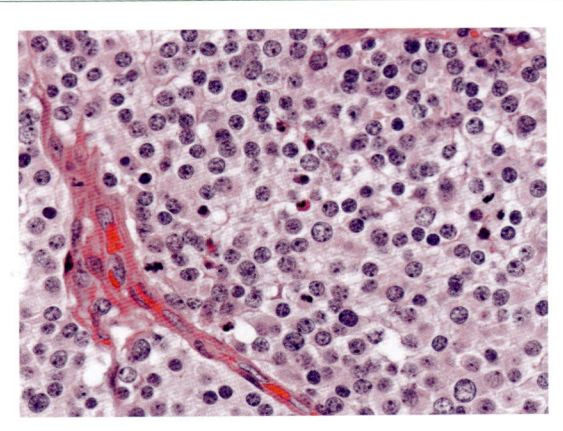

図 14-46　退形成性乏突起膠腫
細胞密度の高い腫瘍で，核異型と核分裂像がみられる．血管内皮細胞は腫大している．

- **発生機序**：約80％の症例に1pと19qの共欠失がみられる．これは染色体1番と19番に不均衡転座[t (1；19)(q10；p10)]が起こるためと説明されている．IDH1の変異は79％の症例に認められる．
- **形　態**：大脳皮質および白質内に淡桃色の比較的境界が不明瞭な軟らかい腫瘍を形成する．石灰沈着を伴うことが多い．組織学的に腫瘍細胞は均一な円形核と明るい細胞質をもち，細胞膜は鮮明である（図14-45）．核の周囲に明暈がみえる所見は，蜂の巣構造 honey-comb appearance，目玉焼き像 fried-egg appearance などと呼ばれる．これはパラフィン切片作製過程の人工産物である．核の異型はあるが，核分裂像は少ない．間質には吻合する毛細血管網（鳥小屋の金網像 chicken-wire pattern），粘液様基質，微小石灰沈着などが認められる．免疫組織化学的に，GFAP, S-100P, Olig2, NKX2.2が陽性である．なお，GFAP染色陽性の細胞は"minigemistocytes", "gliofibrillary oligodendrocytes"などと呼ばれる．MIB-1陽性率は5％以下の低値を示すことが多い．
- **臨床的事項**：成人の大脳，特に前頭葉に好発する．てんかん症状，頭痛などで発症する．MRI-T1で低信号，MRI-T2で高信号を呈する造影されない腫瘍としてみられ，CTでは石灰沈着をしばしば伴う．術後の経過は比較的良好で，再発までの期間は長い（10年生存率は51％）．

退形成性乏突起膠腫　anaplastic oligodendroglioma
- **定　義**：悪性を示唆する所見をもった乏突起膠腫である（WHO grade Ⅲ）．
- **発生機序**：1pと19qの欠失は約2/3の症例にみられる．また，IDH1変異の頻度は67％である．
- **形　態**：退形成所見としては，細胞密度の増加，核の腫大と大小不同，核クロマチン増加，核小体の腫大，多数の核分裂像，微小血管増殖，壊死巣の出現などがあげられる（図14-46）．この中で核分裂像の増加（高倍率10視野中6個以上）と微小血管増殖像は予後不良因子として重要である．免疫組織学的にはGFAP陽性細胞が増加し，refractile eosinophilic granular cell もみられる．MIB-1陽性率は10％以上の高値を示す例が多い．
- **臨床的事項**：最初から退形成性乏突起膠腫として発症する例と，既存の乏突起膠腫の進展により発生する例がある．画像所見では造影剤による増強効果がみられる．

乏突起星細胞腫　oligoastrocytoma
- **定　義**：乏突起膠腫の成分とびまん性星細胞腫の成分が同一腫瘍内に混在する腫瘍である（WHO grade Ⅱ）．このうち悪性所見を示すものは，退形成性乏突起星細胞腫と呼び，WHO grade Ⅲである．
- **発生機序**：遺伝子異常の点では，1p/19qの欠失またはTP53変異，EGFR増幅，10 LOH，7番染色体増加のいずれかを示す例が多い．IDH1変異は80％と，高頻度にみられる．
- **形　態**：乏突起膠腫の成分とびまん性星細胞腫の成分がそれぞれ独立領域をつくって隣接している例（biphasic "compact" variant）もあるが，両者が混在している例（intermingled "diffuse" variant）のほうが多い．退形成性乏突起星細胞腫では，細胞密度の増加，核の多態性，多数の核分裂像，微小血管増殖，壊死巣の出現などが認められる．
- **臨床的事項**：大脳に好発する腫瘍で，臨床像は乏突起膠腫に類似している．壊死を伴う退形成性乏突起星細胞腫は予後不良であり，glioblastoma with oligodendroglioma component と呼ばれる．

上衣細胞系腫瘍

脳室上衣細胞から由来する腫瘍群である．脳室壁に発生し，小児に多い特徴がある．

上衣腫 ependymoma
◆定　義：上衣細胞から発生する腫瘍で，小児と若年者に多い．第四脳室と脊髄が好発部位であり，緩徐に増殖する境界明瞭な腫瘍を形成する（WHO grade Ⅱ）．
◆発生機序：22番染色体の異常が30%の症例にみられ，6qと9qのLOHも多い．神経線維腫症2型 neurofibromatosis type 2（NF2）では脊髄の上衣腫を合併しやすい．
◆形　態：顆粒状のクロマチンが明瞭な類円形核と淡好酸性細胞質をもつ均一な細胞がびまん性に増殖する（図14-47）．核分裂像はほとんどみられない．血管周囲性偽ロゼットがしばしば観察され，頻度は低いが上衣ロゼットは本症に特徴的な細胞配列である．細胞間には電顕的な微小腔に相当する好酸性顆粒がみられることがある．間質には血管壁の硝子化，石灰沈着，粘液様基質などがみられる．免疫組織学的には vimentin, cytokeratin, GFAP, EMA が陽性である．MIB-1陽性率は5%以下の例が多い．電顕的には，微小腔，微絨毛，線毛，ジッパー状の細胞接着装置などの構造が認められる．組織学的亜型には，細胞性上衣腫 cellular ependymoma（細胞密度が高い腫瘍），乳頭性上衣腫 papillary ependymoma（乳頭性細胞配列の目立つ腫瘍），明細胞上衣腫 clear cell ependymoma（乏突起膠腫に類似の淡明な細胞からなる腫瘍），伸長細胞性上衣腫 tanycytic ependymoma（双極性の細長い細胞が束になって錯綜する腫瘍で，脊髄に多い）などがある．
◆臨床的事項：第四脳室腫瘍では水頭症と頭蓋内圧亢進症状が多く，脊髄例では運動感覚障害を呈する．MRI画像ではさまざまに増強される境界明瞭な腫瘤として描画される．

退形成上衣腫 anaplastic ependymoma
◆定　義：退形成上衣腫は悪性の性格をもつ上衣腫であり，増殖能が高く，術後の予後不良な腫瘍である（WHO grade Ⅲ）．
◆発生機序：grade Ⅱの上衣腫が悪性進展することと，初発から grade Ⅲとして発生することがある．
◆形　態：境界は比較的明瞭であるが，浸潤性増殖の傾向がある．組織学的には細胞密度の増加，核異型，核分裂像の増加，血管内皮細胞の増殖，壊死巣の出現などがみられる．MIB-1陽性率は10%以上の高値を示すことが多い．
◆臨床的事項：小児の後頭蓋窩に多い．MRI画像所見

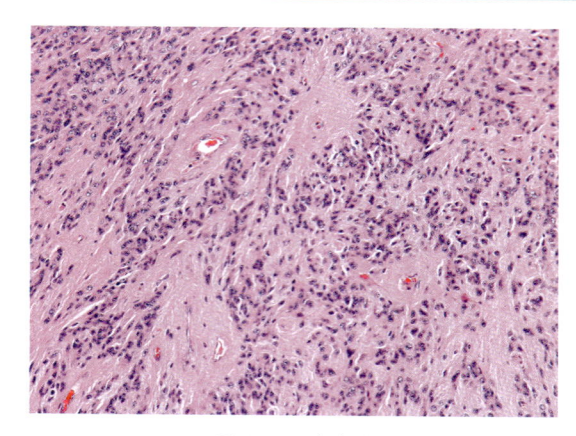

図14-47　上衣腫
小型の均一な細胞からなる腫瘍で，血管周囲を取り巻く配列が特徴である．

では造影効果がみられる．

粘液乳頭状上衣腫 myxopapillary ependymoma
◆定　義：粘液乳頭状上衣腫は脊髄下端に発生する上衣腫で，粘液産生と偽乳頭状増殖を特徴とする（WHO grade Ⅰ）．
◆発生機序：終糸に存在する上衣細胞から発生する．
◆形　態：脊髄下端（脊髄円錐，終糸，馬尾）に被膜をもつ腫瘤をつくる．細長い突起をもつ腫瘍細胞が血管に富む間質の周囲で乳頭状に配列する．血管周囲や腫瘍細胞間に粘液様基質が産生される．細胞の増殖能は低い．
◆臨床的事項：若年成人に背部痛で発症する．上衣腫の約10%を占める．

上衣下腫 subependymoma
◆定　義：上衣下腫は上衣下グリア細胞から発生する，増殖の遅い腫瘍である（WHO grade Ⅰ）．
◆発生機序：腫瘍細胞には星細胞と上衣細胞の特徴がみられ，上衣下グリア細胞からの発生説が有力である．
◆形　態：第四脳室や側脳室の脳室壁に境界明瞭な腫瘤が形成される．細胞密度の低い腫瘍であり，細線維性基質の中に小型の腫瘍細胞が小集団をつくる特徴がある（図14-48）．微小嚢胞の形成もみられる．
◆臨床的事項：頭蓋内圧亢進症状で発症することもあるが，無症状で剖検時に発見される例もある．

脈絡叢腫瘍

脈絡叢腫瘍 choroid plexus tumor は，脈絡叢上皮細胞から発生する脳室内の乳頭状腫瘍である．
発生機序として，さまざまな染色体異常，遺伝子異常が報告されている．simian virus 40（SV40）感染との関

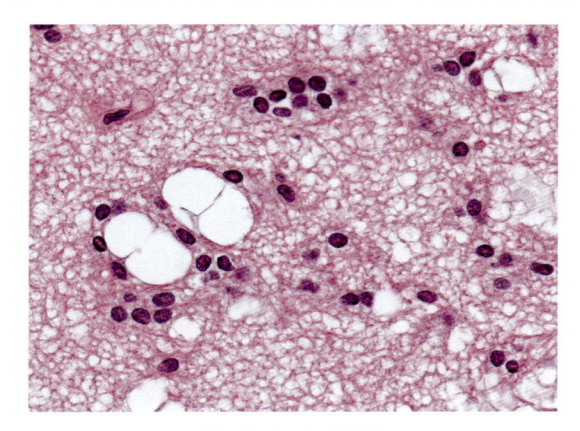

図 14-48　上衣下腫
細胞密度の低い腫瘍で，細胞の小集簇巣，微小囊胞，細線維性基質が特徴である．

係も指摘されたが，確証はない．
　高分化型の脈絡叢乳頭腫 choroid plexus papilloma（WHO grade Ⅰ），増殖能が亢進した異型脈絡叢乳頭腫 atypical choroid plexus papilloma（WHO grade Ⅱ），悪性型の脈絡叢癌 choroid plexus carcinoma（WHO grade Ⅲ）に分類される．側脳室と第四脳室に好発する．脈絡叢の構造をよく模倣する腫瘍で，立方上皮の形態を示す腫瘍細胞が，間質に沿って乳頭状に配列する．免疫組織学的には S-100 蛋白，cytokeratin（CK7＋，CK20－），GFAP，transthyretin，vimentin，podoplanin などが陽性である．異型脈絡叢乳頭腫は，高倍率 10 視野で 2 個以上の核分裂像がみられる腫瘍である．脈絡叢癌は小児に発生し，さまざまな悪性を示唆する所見がみられる腫瘍である．
　脳脊髄液の通過障害をきたし，水頭症や頭蓋内圧亢進症状で発症する．MRI では T1 等信号，T2 高信号で，不規則に造影される境界明瞭な脳室内腫瘤として描画される．

2．神経細胞由来の腫瘍

神経節細胞腫/神経節膠腫
gangliocytoma/ganglioglioma
◆定　義：腫瘍性格をもつよく分化した神経細胞からなる腫瘍であり，腫瘍内のグリア成分が非腫瘍性の場合（神経節細胞腫）と腫瘍性の場合（神経節膠腫）がある．WHO grade Ⅰ（ただし，膠腫成分が退形成を示す退形成性神経節膠腫は WHO grade Ⅲ）．
◆発生機序：特有な遺伝子異常は知られていない．神経線維腫症に合併することもある．
◆形　態：側頭葉に好発する．充実性または囊胞性の腫瘍をつくり，石灰沈着を伴うこともある．神経節細胞腫は大きな多極性の神経細胞が非腫瘍性のグリア組織を背景として集簇している．神経節膠腫では，腫瘍性（奇形性）の神経細胞と膠腫成分（原線維性星細胞腫，乏突起膠腫，毛様細胞性星細胞腫など）が混在する．腫瘍性の神経細胞を膠腫内に巻き込まれた正常の神経細胞と鑑別するためには，配列の乱れ，局在の異常，形態の異常，2 核や多核などの点で判断する必要がある．免疫組織学的に神経細胞には，NeuN，neurofilament，synaptophysin，MAP2 などが発現している．CD34 陽性細胞が高率に観察されることも特徴である．
◆臨床的事項：若年者に多く，長期にわたるてんかん症状を呈する．頻度は頭蓋内腫瘍の 0.4％と低い．
　このほか，小脳の異形成性神経節細胞腫 dysplastic gangliocytoma of cerebellum（Lhermitte-Duclos）は小脳に発生する形成異常性の病変である．線維形成性乳児星細胞腫・神経節膠腫 desmoplastic infantile astrocytoma/ganglioglioma は 2 歳以下の乳幼児の大脳に形成される腫瘍で間質の線維形成が特徴である．乳頭状グリア神経細胞性腫瘍 papillary glioneuronal tumor は成人の大脳腫瘍であり，血管周囲性の細胞配列に特徴がある．第四脳室ロゼット形成性グリア神経細胞性腫瘍 rosette-forming glioneuronal tumor of the fourth ventricle は第四脳室近傍に発生する腫瘍で，小型の細胞からなるロゼット構造が特徴である．

胚芽異形成性神経上皮腫瘍
dysembryoplastic neuroepithelial tumor
◆定　義：胚芽異形成性神経上皮腫瘍は，難治性の部分てんかんを主症状とする小児や若年者の良性腫瘍であり，大脳の脳表に多結節性の病巣を形成する（WHO grade Ⅰ）．
◆発生機序：過誤腫的性格の強い腫瘍と考えられる．
◆形　態：側頭葉と前頭葉に好発する．皮質内に大小の結節が多発し，その一部は小型細胞が集簇性にあるいは柱状に増殖し，その間の粘液腫状基質内に神経細胞（floating neuron）が存在する "specific glioneuronal element" と呼ばれる構造を形成する．小型細胞は類円形の核と狭い細胞質をもち，oligodendroglia-like cell（OLC）と呼ばれる（図 14-49）．そのほか乏突起膠腫や星細胞腫の微小結節もみられる．病巣内には皮質形成異常 cortical dysplasia を伴うことも特徴である．
◆臨床的事項：症状としては薬剤抵抗性部分てんかんが特徴である．画像所見では MRI-T1 低信号，MRI-T2 高信号であり，造影効果を示す例もある．隣接する頭蓋骨の陥凹を伴うこともある．

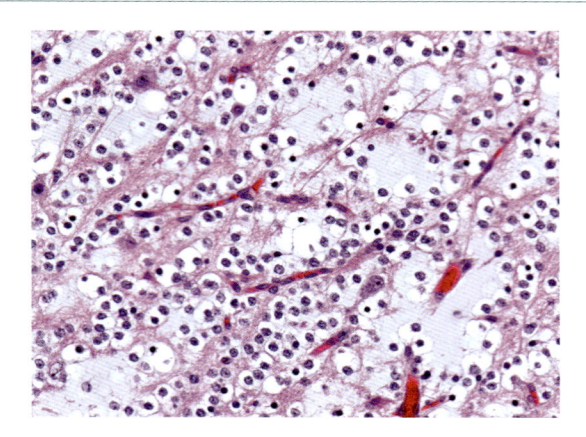

図 14-49　胚芽異形成性神経上皮腫瘍
OLC と呼ばれる小型細胞が粘液様基質をつくって増殖し，粘液内に神経細胞が浮かんでいる．

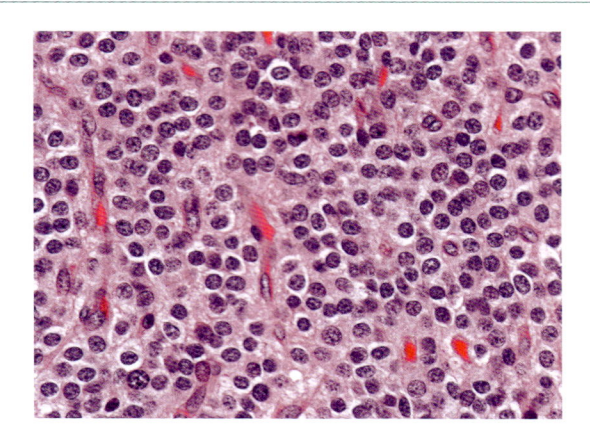

図 14-50　中枢性神経細胞腫
均一な類円形核をもつ腫瘍細胞．核周囲に明暈を伴う細胞もある．

中枢性神経細胞腫　central neurocytoma

◆定　義：中枢性神経細胞腫は，若年成人の側脳室 Monro 孔付近に発生する脳室内腫瘍であり，均一な小型円形の神経細胞からなる（WHO grade Ⅱ）．

◆発生機序：側脳室の脳室下層にある neuroglial precursor cell からの由来が推定されている．遺伝子異常については不明な点が多いが，染色体 7，2p，10q，18q，13q の増加が報告されている．

◆形　態：脳室内に灰白色充実性の腫瘤を形成する．組織学的には類円形小型の均一な腫瘍細胞が細線維性基質を伴って増殖し，しばしば乏突起膠腫に類似の蜂巣様構造を示す（**図 14-50**）．免疫組織学的には NeuN，synaptophysin，class Ⅲ β-tubulin，NFP などの神経細胞系マーカーが陽性である．MIB-1 陽性率は 2％以下の低値を示す．電顕像ではシナプス様構造，clear vesicles，dense-cored vesicles などが観察される．

　同様の形態の腫瘍が脳実質内に発生した場合には脳室外神経細胞腫 extraventricular neurocytoma と呼ばれる．

◆臨床的事項：頭蓋内圧亢進症状で発症する．画像所見では，MRI-T1 で不均一な低信号，MRI-T2 および FLAIR にて高信号を示し，ガドリニウムにより造影効果を示す．術後の予後は比較的良好なものが多い．

3．未分化細胞由来の腫瘍

　未熟な神経組織に類似の組織構築と細胞形態を示す腫瘍群である．頭蓋内腫瘍の 1.4％を占め，小児に限れば 12.7％の発生頻度である．髄芽腫がこの腫瘍群の代表であり，そのほか，髄上皮腫 medulloepithelioma，上衣芽腫 ependymoblastoma，テント上原始神経外胚葉性腫瘍 supratentorial primitive neuroectodermal tumor，大脳神経芽腫 cerebral neuroblastoma，神経節芽腫 ganglioneuroblastoma，非定型奇形腫様・ラブドイド腫瘍 atypical teratoid/rhabdoid tumor などがある．

髄芽腫　medulloblastoma

◆定　義：髄芽腫は，小児に好発する未分化な細胞からなる小脳腫瘍で，主に神経細胞系への分化を示す．浸潤性格と播種能力をもつ悪性の腫瘍である（WHO grade Ⅳ）．

◆発生機序：JC や SV40 などのポリオーマウイルス polyomavirus との因果関係を示唆する報告がある．細胞遺伝学的には 17q の同腕染色体が高頻度にみられる．CGH 解析では，17p，16q，8p，10q，11q などの染色体腕の欠失がみられる．最近の遺伝子発現プロファイリングの結果から，4 群（WNT，SHH，group C，group D）に分類されることが明らかになった．

◆形　態：小脳虫部の下半部が好発部位で第四脳室に突出した桃灰白色の軟らかい腫瘤をつくる．小脳半球に発生するものは限局性で硬い傾向がある．脳室壁やクモ膜下腔への播種がしばしば認められる．組織学的には細胞密度の高い腫瘍であり，クロマチンに富む類円形核と極めて狭い細胞質をもった腫瘍細胞が髄様に密に増殖する（**図 14-51**）．核分裂像とアポトーシス像が多数認められる．Homer Wright rosette は 40％程度に認められる．組織壊死はまれにみられ，壊死巣の周囲に細胞が偽柵状に配列することもある．免疫組織化学的には MAP-2，synaptophysin，class Ⅲ β-tubulin などの神経細胞系抗原が発現される．一部の症例では，GFAP 陽性細胞も観察され，腫瘍の神経細胞系およびグリア系分化を示唆する所見である．増殖能は高く，MIB-1 陽性率は数十％に達する．

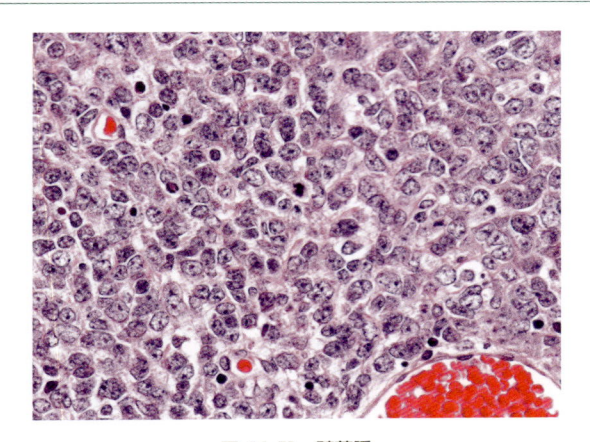

図 14-51　髄芽腫
未熟な神経上皮性細胞からなる細胞密度の高い腫瘍である．

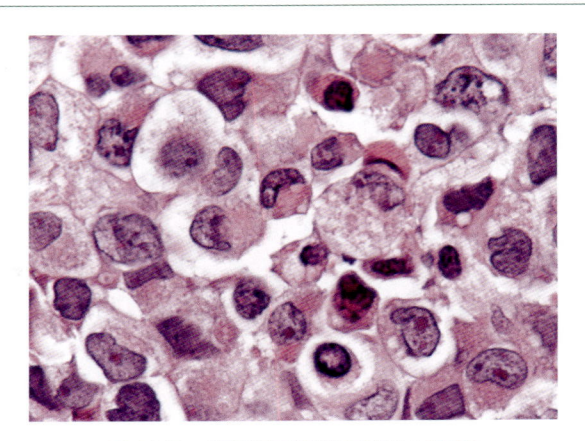

図 14-52　非定型奇形腫様/ラブドイド腫瘍
核異型の強い腫瘍細胞からなり，細胞質に封入体をもつラブドイド細胞がみられる．

　線維形成性・結節性髄芽腫 desmoplastic/nodular medulloblastoma は神経細胞系分化を示す細胞が結節状の pale island をつくる亜型である．より神経細胞系分化が進行すると pale island が拡大し，分葉状の構築をつくる高度結節状髄芽腫 medulloblastoma with extensive nodularity となる．大細胞性・退形成性髄芽腫 large cell/anaplastic medulloblastoma は大型の多態性の強い細胞からなる腫瘍であり，髄筋芽腫 medullomyoblastoma は横紋筋芽細胞が出現する腫瘍である．メラニン含有細胞を含む色素性髄芽腫 melanotic medulloblastoma もまれにみられる．
◆**臨床的事項**：頭蓋内腫瘍の 1.1％，神経上皮性腫瘍の 4.3％を占め，小児の脳腫瘍では 11.9％の頻度をもつ．小脳失調症状や頭蓋内圧亢進症状を示す．

非定型奇形腫様/ラブドイド腫瘍
　　atypical teratoid/rhabdoid tumor

◆**定　義**：非定型奇形腫様/ラブドイド腫瘍は，未熟な神経外胚葉性細胞とラブドイド細胞からなる高悪性度の腫瘍で，主に乳幼児に発生する．組織像と抗原発現は多彩であり，INI1/hSNF5 遺伝子の不活化が特徴である（WHO grade Ⅳ）．
◆**発生機序**：組織由来は不明であるが，多彩な分化を示すことから，多分化能をもつ幼若な細胞から発生すると推定されている．22 番染色体長腕の 11.2 座位にある INI1/hSNF5 遺伝子の変異や欠失が高頻度でみられ，本症の原因と考えられている．
◆**形　態**：テントの上下にみられ，大脳半球，小脳半球，小脳橋角部，脳幹などに発生する．まれに，松果体部や脊髄にもみられる．肉眼的には淡桃色実質性の軟らかい腫瘤をつくり，壊死や出血を伴う．髄液播種が高頻度にみられる．組織像は多彩であり，神経上皮性細胞のほか，上皮様細胞，間葉系細胞などが増殖しており，さまざまな割合にラブドイド細胞が混在している（図 14-52）．ラブドイド細胞は丸みのある細胞であり，その核は偏在しており，細胞質は好酸性スリガラス状を呈する．核は異型が強く核小体が明瞭で，核分裂像が多い．免疫組織学的所見も多彩で，腫瘍細胞は EMA，α-smooth muscle actin，vimentin などを高率に発現するほか，GFAP，NFP，cytokeratin なども陽性になることがある．INI1/hSNF5 遺伝子産物（INI1 蛋白）の免疫染色は本症では陰性であり，ほかの腫瘍との鑑別に有用である．
◆**臨床的事項**：大部分は 5 歳以下の乳幼児に発生し，小児脳腫瘍の約 2.1％を占める．悪性度の高い腫瘍であり，術後の予後は不良である．

4．髄膜の腫瘍

　髄膜に発生する腫瘍 tumor of meningothelial cell には，髄膜皮（クモ膜）細胞に由来する腫瘍と，それ以外の細胞から発生する腫瘍がある．前者は髄膜腫と総称される．髄膜腫は原発性脳腫瘍の 26.8％を占め，組織形態および悪性度の観点から十数種類に分類される．この大部分は良性の髄膜腫であるが，術後の再発率の高い異型性髄膜腫や悪性腫瘍としての臨床病理像を示す退形成性髄膜腫などが少数含まれている．

髄膜腫 meningioma
◆**定　義**：髄膜皮（クモ膜）細胞から発生する腫瘍である（WHO grade Ⅰ～Ⅲ）．
◆**発生機序**：頭部への放射線照射後に髄膜腫が発生することが知られている．遺伝的には NF2 家系に髄膜腫が多発する．22 番染色体の欠失との関係もある．

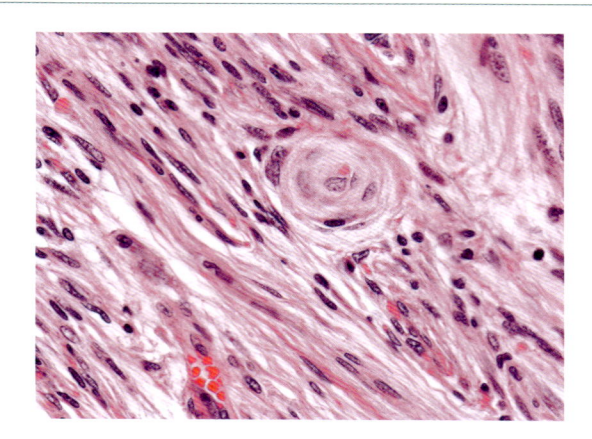

図 14-53　線維性髄膜腫
線維芽細胞に類似の紡錘形細胞が増殖し，中央には渦紋状配列がみられる．

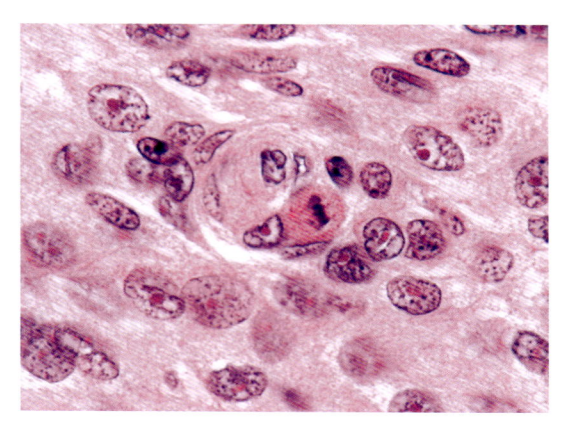

図 14-54　異型性髄膜腫
核小体の腫大した異型核をもち，渦紋の部分には核分裂像がみられる．

◆形　態：充実性の硬い白色腫瘤をつくり境界は明瞭であるが，通常は硬膜内面に強く付着している．組織像は多彩であるが，髄膜皮性髄膜腫 meningothelial meningioma，線維性髄膜腫 fibrous meningioma（図 14-53），移行性髄膜腫 transitional meningioma の 3 亜型の頻度が高い．免疫染色では vimentin と EMA が高率に陽性で，cytokeratin と S-100 蛋白は一部の症例で陽性である．MIB-1 陽性率には幅があり，予後との相関性がある．電顕的には，複雑な指状突起 interdigitation を示す細胞突起と，デスモソーム様の接着装置が特徴である．

低異型度髄膜腫 low grade meningioma や髄膜皮性髄膜腫のほか，線維性髄膜腫，移行性髄膜腫，砂粒腫性髄膜腫 psammomatous meningioma，血管腫性髄膜腫 angiomatous meningioma，微小嚢胞性髄膜腫 microcystic meningioma，分泌性髄膜腫 secretory meningioma，リンパ球・形質細胞に富む髄膜腫 lymphoplasmacyte-rich meningioma，化生性髄膜腫 metaplastic meningioma など多くの亜型がある（WHO grade Ⅰ）．

髄膜皮性髄膜腫は髄膜腫の基本的な組織型であり，クモ膜細胞に類似の腫瘍細胞が胞巣状に配列して集団をつくり，分葉構造を示すこともある．核は類円形で明るく，核小体は小さく目立たない．しばしば空胞状の核内封入体がみられ，また多態性が認められることもある．細胞質は淡好酸性均一で，細胞の境界は不鮮明である．細胞は一部で渦紋構造 whorl formation（玉葱状構造 onion-like formation）を示す．核分裂像はごく少なく，壊死像はみられない．

中間異型度髄膜腫 intermediate grade meningioma（WHO grade Ⅱ）には異型性髄膜腫 atypical meningioma のほか，明細胞髄膜腫 clear cell meningioma，脊索腫様髄膜腫 chordoid meningioma がある．

異型性髄膜腫は再発率の高い腫瘍である（図 14-54）．診断基準は，①核分裂像が 10 視野で 4 個以上ある腫瘍，または，②次の 5 個の所見（細胞密度の増加，核細胞質比の高い小型細胞，明瞭な核小体，組織パターンの消失，壊死巣）のうち 3 個以上が認められる腫瘍，となっている．MIB-1 陽性率は 5% 以上の症例が多い．

高異型度髄膜腫 high grade meningioma（WHO grade Ⅲ）には退形成性髄膜腫 anaplastic meningioma，乳頭状髄膜腫 papillary meningioma およびラブドイド髄膜腫 rhabdoid meningioma が含まれる．

退形成性髄膜腫は，髄膜皮細胞から発生する肉腫様の腫瘍である．細胞密度が高く，腫瘍細胞は明瞭な核異型を示し，核分裂像が多い（強拡大 10 視野中 20 個以上）．血管から離れた部分には巣状ないし地図状の壊死がみられる．脳実質への浸潤もしばしば観察される．細胞は充実性でシート状に配列し，その所々に渦紋形成が認められる．肉腫との鑑別には，この渦紋形成をみつけることが役立つ．渦紋形成のない肉腫様腫瘍でも，初回手術時が典型的髄膜腫であった症例は退形成性髄膜腫に含める．

◆臨床的事項：成人の女性に多く，小児には少ない．発生部位の神経組織を圧迫して症状を呈する．MRI ではガドリニウムによりよく造影され，近傍の硬膜に "dural tail sign" を伴う．テント上の傍矢状洞，大脳円蓋部，蝶形骨縁，大脳鎌，鞍結節，嗅溝に好発し，また後頭蓋窩，小脳橋角部，脊髄にもみられる．まれに側脳室脈絡叢からも発生する．

5．末梢神経の腫瘍

頭蓋内の末梢神経系腫瘍 peripheral nerve sheath tumor としては Schwann 細胞腫の頻度が高い．この亜型

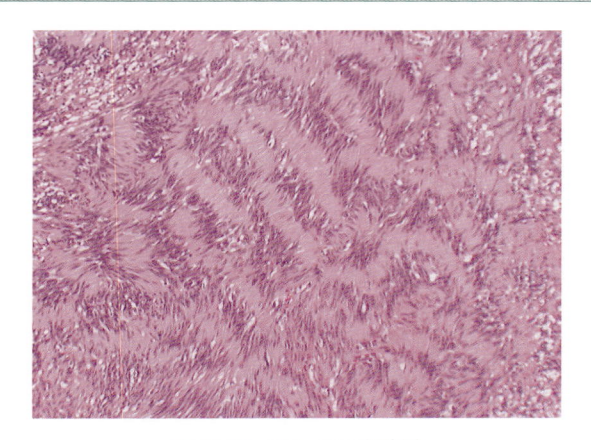

図 14-55　Schwann 細胞腫
紡錘形細胞が線維束をつくって配列し，核に柵状配列が認められる．

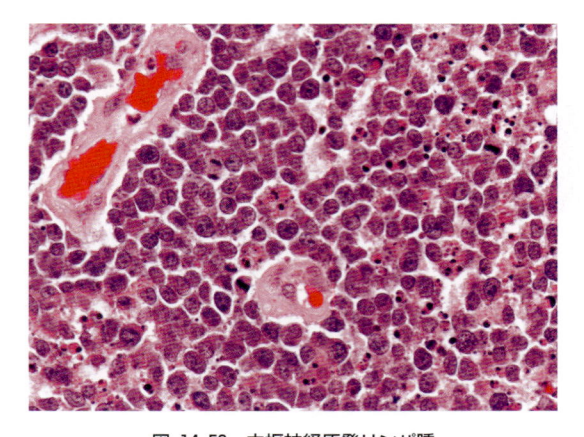

図 14-56　中枢神経原発リンパ腫
異型リンパ球が血管周囲などで密に増殖し，壊死やアポトーシス像が多い．

には，細胞性 Schwann 細胞腫 cellular schwannoma，メラニン性 Schwann 細胞腫 melanotic schwannoma，蔓状 Schwann 細胞腫 plexiform schwannoma などがある．神経線維腫 neurofibroma は神経線維腫症との関連で発生する．悪性型は悪性末梢神経鞘腫瘍 malignant peripheral nerve sheath tumor である．

シュワン細胞腫　schwannoma

◆定　義：よく分化した腫瘍性の Schwann 細胞からなる良性の腫瘍である（WHO grade Ⅰ）．
◆発生機序：NF2 では両側の聴神経に Schwann 細胞腫が発生する．NF2 遺伝子の変異は孤発性 Schwann 細胞腫でも約 60％に認められる．
◆形　態：Schwann 細胞に類似の紡錘形細胞が線維束をつくって増殖する（図 14-55）．細胞はほぼ均一で，核の異型は乏しく，核分裂像はほとんどみられない．細胞が密に配列する部分は Antoni A 型，間質に水腫を伴い細胞の配列がまばらな部分は Antoni B 型と呼ばれている．Antoni A 型の部分では腫瘍細胞の核が横に並ぶ柵状配列 nuclear palisading がみられることがある．鍍銀染色では細胞間に豊富な細網線維が証明される．腫瘍細胞には S-100 蛋白，vimentin，Schwann/2E 抗原などが発現される．間質には嚢胞形成，出血，ヘモジデリン沈着，血管壁の硝子化などがしばしばみられる．
◆臨床的事項：中高年に好発し，第Ⅷ脳神経に最も多く，第Ⅴおよび第Ⅹ脳神経にもみられる．耳鳴，難聴，めまいなどの症状を示す．

6．松果体部腫瘍

松果体の実質細胞に由来する腫瘍には，未分化型の松果体芽腫 pineblastoma と，分化型の松果体細胞腫 pineocytoma および両者の中間的な分化度を示す中分化型松果体実質腫瘍 pineal parenchymal tumor of intermediate differentiation がある．

松果体細胞腫　pineocytoma

◆定　義：よく分化した松果体細胞からなる腫瘍で境界明瞭な腫瘤を形成する（WHO grade Ⅰ）．
◆発生機序：22 番染色体の欠失との関連が指摘されている．
◆形　態：松果体部に境界鮮明な充実性腫瘤を形成する．組織学的には均一な腫瘍細胞が線維性基質を伴ってシート状に増殖し，血管と線維性結合組織によって区画された分葉構造を示すこともある．細胞突起は軸索鍍銀法で好銀性を示し，突起先端はゴルフクラブ状に腫大している．一部に pineocytomatous rosette と呼ばれる大型のロゼットが認められる．神経細胞様の大型細胞が含まれることもある．
◆臨床的事項：あらゆる年齢にみられる．中脳の四丘体を圧迫し，頭蓋内圧亢進症状や眼球運動障害（Parinaud 症状）を呈する．

7．原発性リンパ腫

中枢神経原発リンパ腫　primary CNS lymphoma

◆定　義：中枢神経原発リンパ腫は，脳に原発する節外性リンパ腫である．
◆発生機序：免疫不全症とリンパ腫の発生には関連がある．この場合，EB ウイルス Epstein-Barr virus（EBV）の感染が腫瘍発生に重要と考えられている．
◆形　態：大脳の深部に多いが，小脳や脳幹にも発生す．単発あるいは多発性の境界不鮮明な腫瘤を形成す

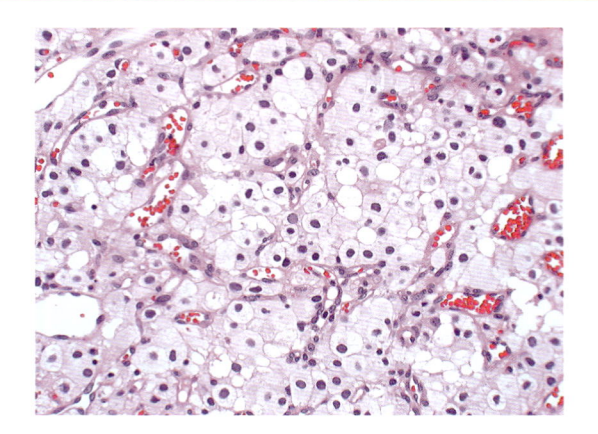

図 14-57 血管芽腫
網目状に増生する毛細血管の間に，淡明な細胞質をもつ「間質細胞」が増殖している．

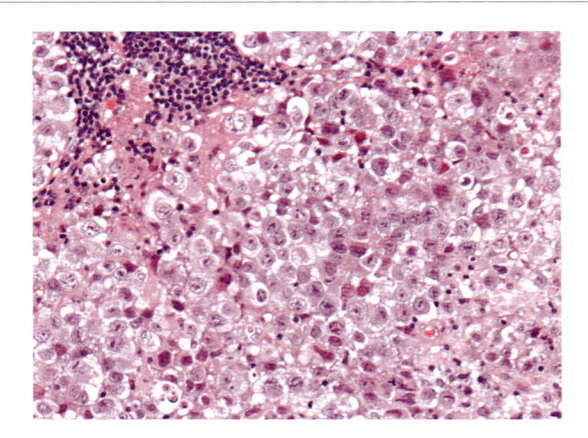

図 14-58 胚細胞腫
大型の腫瘍細胞と小型のリンパ球からなる two-cell pattern が特徴である．

る．組織学的にはびまん性大細胞型 B 細胞性リンパ腫が多い（**図 14-56**）．異型リンパ球は脳実質内で増殖するとともに，血管周囲の Virchow-Robin 腔に浸潤し，血管を中心とする同心円状の好銀線維形成を伴う．脳実質の浸潤部には星細胞の反応性増生が強い．
◆臨床的事項：脳原発腫瘍の約 3% を占め，高齢者に発生し，男性にやや多い．

8．その他の腫瘍

血管芽腫 hemangioblastoma
◆定　義：血管芽腫は，いわゆる間質細胞 stromal cell の腫瘍であり，小脳，脳幹，脊髄などに血管に富む腫瘍を形成する（WHO grade Ⅰ）．
◆発生機序：間質細胞の由来はいまだ不明である．家族性症例では VHL 遺伝子の不活化が原因と考えられる．
◆形　態：充実性あるいは囊胞性の腫瘍を形成する．組織学的には毛細血管が網目状に吻合しながら増生する極めて血管に富む腫瘍である（**図 14-57**）．血管の間に間質細胞と呼ばれる腫瘍細胞が認められる．間質細胞は小型の核と広い泡沫状ないしレース状の細胞質をもち，細胞質には脂質が含まれている．
◆臨床的事項：成人に発生し，孤発例が多いが，von Hippel-Lindau 病の部分症をなすこともある．原発性脳腫瘍の 1.7% を占める．

胚細胞腫 germinoma
◆定　義：胚細胞腫は，原始胚細胞 primordial germ cell に類似の細胞からなる腫瘍で，精巣の精上皮腫 seminoma および卵巣の未分化胚細胞腫 dysgerminoma と同類の腫瘍である．

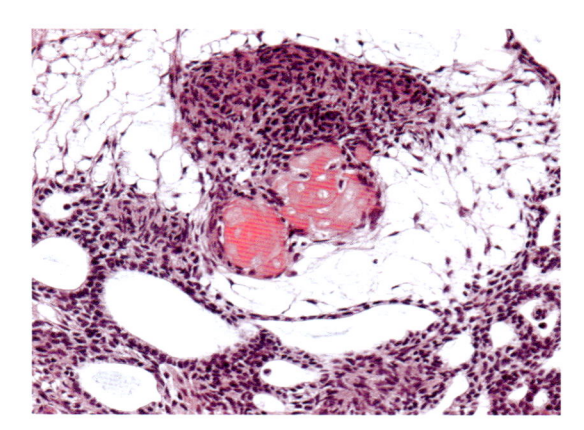

図 14-59 頭蓋咽頭腫
腫瘍細胞が円柱上皮様あるいは重層扁平上皮様に配列し，中央には角化がみられる．

◆発生機序：胎生期に脳内に遊走した原始胚細胞から発生すると考えられている．
◆形　態：灰白褐色の軟らかい充実性腫瘤を形成する．核小体の明瞭な類円形核と明るい細胞質をもつ大きな多角形細胞が敷石状に配列して増殖する（**図 14-58**）．細胞質はグリコーゲンに富んでいる．間質の血管に富む結合組織にはリンパ球の浸潤が常にみられる．syncytiotrophoblastic giant cell が出現する症例もある．腫瘍内に肉芽腫反応がみられ，腫瘍細胞が不明瞭となることもある．免疫組織学的には腫瘍細胞に placental alkaline phosphatase（PLAP），c-KIT，OCT4 などが発現している．
◆臨床的事項：若年男性に好発する．わが国では発生頻度が高く，原発性脳腫瘍の 2.0%，小児脳腫瘍の 9.5% を占める．脳の正中部の第三脳室付近が最も多く，松果体

とトルコ鞍上部にも発生する．

頭蓋咽頭腫 craniopharyngioma
◆**定　義**：頭蓋咽頭腫は，トルコ鞍部に発生する良性上皮性囊胞性腫瘍である（WHO grade Ⅰ）．
◆**発生機序**：ラトケ囊の遺残上皮に由来する腫瘍であり，発生にはβカテニン遺伝子変異との関連が指摘されている．
◆**形　態**：トルコ鞍上部に境界鮮明な石灰化を伴う囊胞性腫瘤を形成する．エナメル上皮腫型 adamantinomatous type と乳頭型 papillary type の2型に分類される．前者では重層扁平上皮様の形態を示す細胞集団が線維性基質の中に増殖し，上皮の基底部では核が一列に規則的に配列し円柱上皮様の形態を示す特徴をもっている．上皮の表層に向かうにつれて細胞間隙が開大し，網目状構造を呈し，表層部には "wet keratin" と呼ばれる角化物が出現する（**図14-59**）．乳頭型頭蓋咽頭腫はよく分化した重層扁平上皮が乳頭状構造をつくりながら増殖する型で，成人に多い．

◆**臨床的事項**：小児にも成人にも発生し，原発性脳腫瘍の3.5%，小児脳腫瘍の8.9%を占める．視力・視野障害や内分泌障害を呈する．

9．転移性腫瘍

　転移性腫瘍 metastatic tumor は，頭蓋外に発生した腫瘍が，血行性あるいは直接浸潤により頭蓋内に到達し，増殖したものであり，原発腫瘍では肺癌（52.3%）が最も多く，大腸・直腸癌（9.3%），乳癌（8.9%），腎癌（5.4%），胃癌（5.2%），頭頸部腫瘍（3.5%）などの順である．海外では悪性黒色腫，絨毛癌などの転移も多い．

　前頭葉，頭頂葉，小脳などが転移の好発部位で，単発性（61%）または多発性（36.2%）の結節を形成する．髄膜にびまん性の播種をきたし，髄膜癌腫症 meningeal carcinomatosis となることもある．

　原発性腫瘍と同数あるいはそれ以上の頻度をもっているといわれている．中高年に多く，大部分が血行性の転移である．

◆**参考文献**
1) Robbins & Cotran：Pathologic Basis of Disease 8th Ed, Saunders, 2009.
2) Seth Love, et al.：Greenfield's Neuropathology 8th Ed. Hodder Arnold, 2008.
3) 青笹克之編：解明 病理学，医歯薬出版，2009．
4) 鈴木利光ほか監訳：ルービン病理学――臨床医学への基盤――，西村書店，2007．
5) 中村，佐藤，石津，田中編：医療系学生のための病理学，第4版，講談社．
6) 新井信隆：神経病理インデックス，医学書院，2005．
7) 平野朝雄，富安斉：神経病理を学ぶ人のために 第4版，医学書院，2003．
8) 村松繁雄監訳：エスクロール 基本神経病理学，西村書店，2009．
9) 水谷俊雄：神経病理形態学 ミクロの世界へのガイドブック，新興医学出版社，2003．
10) 水谷俊雄，望月葉子：神経病理標本の見方・考え方，新興医学出版社，2010．
11) 小林祥泰・水澤英洋編：神経疾患最新の治療 2009～2011，南江堂，2009．
12) 後藤昇ほか：臨床のための神経形態学入門，三輪書店，2008．
13) 高橋良輔編：神経変性疾患のサイエンス，南山堂，2007．
14) 澤 明編：脳神経疾患病態の分子生物学，南山堂，2005．
15) Louis DN, Ohgaki H, Wiestler OD, Cavenee WK（eds）：Pathology and Genetics of Tumours of the Central Nervous System. IARC, 2007.
16) 脳腫瘍全国統計委員会・日本病理学会編：脳腫瘍取り扱い規約 第3版，金原出版，2010．
17) 日本脳腫瘍病理学会編：脳腫瘍臨床病理カラーアトラス 第3版，医学書院，2009．
18) McLendon RE, Rosenblum MK, Bigner DD（eds）：Russell & Rubinstein's Pathology of Tumors of the Nervous System. 7th ed. Hodder Arnold, 2006.
19) Louid DN, et al.：Tumors：introduction and neuroepithelial tumors. In：Love S, Louis DN, Ellison DW（eds）. Greenfield's Neuropathology. 8th ed, pp1821-2001, Hodder Arnold, 2008.
20) Ellison DW, Perry A, Rosenblum M, Asa S, Reid R, Louis DN.：Tumors：non-neuroepithelial tumors and secondary effects. 8th ed, pp2002-2182, Hodder Arnold, 2008.
21) 吉田 純編：脳腫瘍Ⅰ．脳神経外科学大系第6巻，中山書店，2004．

第 15 章

運 動 器

A 骨・関節

1. 骨系統疾患

　骨系統疾患は，骨・軟骨の発生あるいはその成長過程で異常が生じ，骨の形態あるいは機能障害をきたす疾患の総称であり，異骨症 dysostosis と骨異形成症 bone dysplasia に分類される．異骨症は特定の骨のみ障害を生じる病態で，器官形成初期の発現蛋白質の異常により生じる．骨異形成症は全骨格が障害され，器官形成期と恒常性維持に重要な役割を果たす遺伝子の異常により生じる．骨異形成症は致死性の病態から生命予後の良好なものまで含まれ，しばしば低身長を生じる．また，軟骨や骨の形成障害だけでなく代謝性骨関節疾患や骨の腫瘍や腫瘍類似疾患なども含まれる．骨系統疾患は，知られているだけでも 450 種以上とされ，以前は臨床所見の類似性をもとに分類が行われてきた．しかし，各疾患の責任遺伝子の同定が急速に進み 200 以上の疾患遺伝子が同定された結果，変異遺伝子ごとに再分類され，現在は 40 のグループに分類されている（表 15-1）．グループ 1〜32 は骨異形成症に相当し，グループ 33〜40 は異骨症に相当するが，両者の性格を有する疾患も少なくない．ここでは，代表的な骨系統疾患のみ紹介する．

致死性骨異形成症 thanatophoric dysplasia

◆**定　義**：「1. FGFR3 グループ」に属する周産期致死性の小人症の一つで，四肢短縮型小人症を呈する．大腿骨の彎曲の大きいⅠ型と彎曲がないⅡ型に分類される．
◆**発生機序**：常染色体性優性遺伝で，4 番染色体（4p16.3）上の FGFR3 遺伝子の変異により生じる．
◆**形　態**：軟骨内骨化が著しく障害され，成長軟骨板は過形成を示す．軟骨細胞の成熟が障害され，軟骨細胞の柱状構造は不整となる（図 15-1）．
◆**臨床的事項**：骨系統疾患の中では最も発生頻度が高い．頭蓋が大きく，前額部突出・鼻根部陥凹が目立つ．四肢は著しく短縮し，体幹はほぼ保たれている．Ⅰ型では電話の受話器 telephone receiver 型の大腿骨がみられ，Ⅱ型ではクローバー葉様の頭蓋 cloverleaf skull を示す．呼吸不全のため周産期に死亡する．

軟骨無形成症 achondroplasia

◆**定　義**：「1. FGFR3 グループ」に属し，成長軟骨板での軟骨内骨化が選択的に障害されることにより，長管骨の長軸方向への成長が阻害され，四肢短縮型の小人症を生じる．
◆**発生機序**：常染色体性優性遺伝で，4 番染色体（4p16.3）上の FGFR3 遺伝子の変異により生じる．
◆**形　態**：成長軟骨板は薄く，増殖層は欠如あるいは菲薄化している．その結果，軟骨細胞柱形成が乏しく，軟骨内骨化は著しく抑制される（図 15-2）．
◆**臨床的事項**：通常生命予後はよい．膜性骨化は正常のため，短軸径は保たれ，太く短い長管骨となる．頭蓋冠は膜性骨化により成長するが，頭蓋底が低形成のため，頭蓋は二次的に低形成となる．しばしば三尖手 trident hands（2・3 指間あるいは 3・4 指間が開大し，三叉矛様を呈する）を示す．

軟骨外胚葉性異形成/Ellis-van Creveld 症候群
　　　chondroectodermal dysplasia

　遠位・中間肢節の短縮を示す小人症，多指症と爪や歯の外胚葉異常の合併を特徴とする疾患．「9. 短肋骨異形成症（多指合併/非合併）グループ」に分類されている．常染色体性劣性遺伝で，4 番染色体（4p16）上の EVC1 遺伝子および EVC2 遺伝子の変異が関与している．ASD などの心奇形のほか，多くの奇形を合併する．

大理石骨病 osteopetrosis

◆**定　義**：破骨細胞の機能不全のため，骨の改築に異常を生じる遺伝性疾患群である．早発型・中間型・遅発型・尿細管アシドーシスを伴う 4 型に分類されることが多い．「23. 骨変形を伴わない骨硬化性疾患グループ」に分類されている．Albers-Schönberg 病ともいう．

表 15-1　骨系統疾患国際分類表（2010 年）

1	FGFR3 グループ FGFR3 chondrodysplasia group
2	Ⅱ型コラーゲングループ Type 2 collagen group and similar disorders
3	XI 型コラーゲングループ Type 11 collagen group
4	硫酸化障害グループ sulfation disorders group
5	Perlecan グループ Perlecan group
6	Aggrecan グループ Aggrecan group
7	Filamin グループ Filamin group and related disorders
8	TRPV4 グループ TRPV4 group
9	短肋骨異形成症（多指合併/非合併）グループ Short-ribs dysplasias（with or without polydactyly）group
10	多発性骨端異形成症および偽性軟骨無形成症グループ Multiple epiphyseal dysplasia and pseudoachondroplasia group
11	骨幹端異形成症 Metaphyseal dysplasias
12	脊椎骨幹端異形成症 Spondylometaphyseal dysplasias（SMD）
13	脊椎・骨端（・骨幹端）異形成症 Spondylo-epi-(meta)-physeal dysplasia（SE（M）D）
14	重症脊椎異形成症 Severe spondylodysplastic dysplasias
15	遠位肢異形成症 Acromelic dysplasias
16	遠位中間肢異形成症 Acromesomelic dysplasias
17	中間肢・近位肢中間肢異形成症 Mesomelic and rhizo-mesomelic dysplasias
18	彎曲骨異形成症 Bent bones dysplasias
19	狭細骨異形成症グループ Splender bone dysplasia group
20	多発性脱臼を伴う骨異形成症 Dysplasias with multiple joint dislocations
21	点状軟骨異形成症グループ Chondrodysplasia punctata（CDP）group
22	新生児骨硬化性異形成症 Neonatal osteosclerotic dysplasias
23	骨変形を伴わない骨硬化性疾患グループ Increased bone density group（without modification of bone shape）
24	骨幹端，骨幹罹患を伴う骨硬化性疾患 Increased bone density group with metaphyseal and/or diaphyseal involvement
25	骨形成不全症と骨密度低下を示すグループ Osteogenesis imperfecta and decreased bone density group
26	骨石灰化障害を示すグループ Abnormal mineralization group
27	骨変化（多発性異骨症）を伴うリソソーム蓄積症 Lysosomal storage diseases with skeletal involvement（dysostosis multiplex group）
28	骨溶解症グループ Osteolysis group
29	骨格成分の異常発育グループ Disorganized development of skeletal components group
30	過成長症候群グループ Overgrowth syndromes with skeletal involvement
31	遺伝性炎症性/リウマチ様骨関節症グループ Genetic inflammatory/rheumatoid-like osteoarthropathies
32	鎖骨頭蓋異形成症グループ Cleidocranial dysplasia and isolated cranial ossification defects group
33	頭蓋骨癒合症候群 Craniosynostosis syndromes
34	頭蓋顔面骨罹患を主とする異骨症 Dysostoses with predominant craniofacial involvement
35	脊椎，肋骨罹患を主とする異骨症 Dysostoses with predominant vertebral with and without costal involvement
36	膝蓋骨異骨症 Patellar dysostoses
37	短指症（骨外病変を伴う/伴わない）Brachydactylies（with or without extraskeletal manifestations）
38	四肢低形成/欠失グループ Limb hypoplasia-reduction defects group
39	多指，合指，母指三分節症グループ Polydactyly-syndactyly-triphalangism group
40	関節形成不全，骨癒合症グループ Defects in joint formation and synostoses

◆発生機序：早発型は常染色体性劣性遺伝で，50～60%に 11 番染色体（11q13）上の *TCIRG1* 遺伝子の変異がみつかっている．10～15% に 16 番染色体（16p13）上の *CLCN7* 遺伝子の変異が，残りの一部に 6 番染色体（6q21）上の *OSTM1* 遺伝子の変異がみられる．中間型も常染色体性劣性遺伝で，*CLCN7* 遺伝子の変異がみられる．遅発型は常染色体性優性遺伝で，11 番染色体（11q13）上の *LRP5* 遺伝子の変異のほか，*CLCN7* 遺伝子変異も知られている．尿細管アシドーシスを伴う型は常染色体劣性遺伝で，第 8 番染色体（8q22）上の *CA2* 遺伝子の変異を有している．

◆形　態：骨は著しく硬化し，密で不規則な骨梁からなり，骨髄腔形成に乏しい．骨梁は一次海綿骨 primary spongiosa と同様，芯に軟骨を有するサンドイッチ構造を示す．通常破骨細胞は増加するが，これらの破骨細胞は刷子縁がなく骨吸収能を欠く．

◆臨床的事項：破骨細胞の機能不全により，一次海綿骨が吸収・改築されることがないため，成熟骨が形成されない．そのため一次海綿骨による骨硬化が進行し，骨髄腔減少による骨髄機能不全を生じ，出生直後から成長障

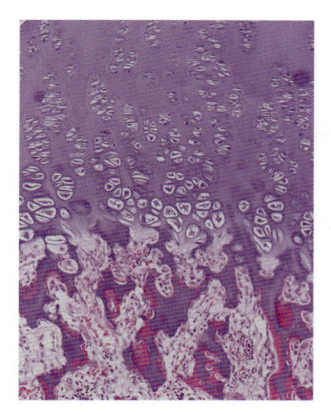

図 15-1 致死性骨異形成症
成長軟骨板での軟骨内骨化が著しく障害され，軟骨細胞の柱状配列も乱れる．

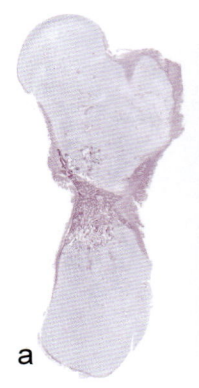

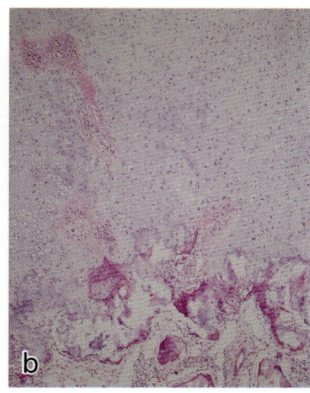

図 15-2 軟骨無形成症
a．在胎 20 週の男児の左大腿骨．近位および遠位骨幹端と骨幹端部の軟骨にほとんど軟骨内骨化を認めない．短い骨幹部のわずかな骨は，骨膜による膜性骨化により生じたものである．成長軟骨板に骨化が生じないことから，長管骨は著しい短縮をきたす．
b．成長軟骨板には軟骨細胞柱の形成がみられず，軟骨内骨化が著しく障害される．

害，貧血，出血傾向，易感染性，肝脾腫，易骨折性を示す．頭蓋底の脳神経孔が狭小化することから，脳神経症状が生じる．トルコ鞍も狭小化する．X線では全身骨の著しい硬化を認める．

骨斑紋症 osteopoikilosis

◆定　義：大小さまざまな骨硬化斑が多発する疾患．「23. 骨変形を伴わない骨硬化性疾患グループ」に分類されている．

◆発生機序：常染色体性優性遺伝で，12 番染色体（12q14）上の LEMD3 遺伝子の変異によるとされる．

◆形　態：骨島と同様に，海綿骨組織内に皮質骨様の緻密骨からなる結節が形成される（p.810 参照）．

◆臨床的事項：小児期に発症し，成人期に偶然発見されることが多い．多くは無症状で，10～15％に播種性結節性皮膚線維腫症 dermatofibrosis lenticularis disseminata（Buschke-Ollendorff 症候群）を合併する．長管骨の骨幹端～骨端，骨盤，手足の小骨に左右対称性に生じる．X線にて，多くは数mm大で多発する骨硬化斑を認める．

流蠟骨症／メロレオストーシス melorheostosis

◆定　義：骨表面に不規則な隆起を生じることにより，溶けた蠟（ろう）がろうそくの表面に滴ったようにみえる皮質骨の硬化性病変．「23. 骨変形を伴わない骨硬化性疾患グループ」に分類されている．

◆発生機序：遺伝性はなく，原因は不明．

◆形　態：皮質骨の表面あるいは内側面に過形成性骨形成がみられ，新生骨には層板骨と未熟骨が混在する．

◆臨床的事項：四肢の長管骨に好発し，単一肢に多発する例が多い．骨膜性および内骨膜性に骨が形成され，dermatome に一致した分布を示す．X線では，皮質骨の内側面と外側面に不規則に隆起し長軸方向に広がる骨肥厚を認め，"wax flowing down a candle" と形容される．骨病変周囲の軟部組織や皮膚に血管腫や異所性骨化，強皮症や色素沈着を伴うことがある．患肢の機能障害を生じるが，生命予後は良好．

骨形成不全症 osteogenesis imperfecta

◆定　義：「25. 骨形成不全症と骨密度低下を示すグループ」に属し，Ⅰ型コラーゲンの形成不全を生じる先天性結合組織障害で，易骨折性，青色強膜，歯牙形成不全，難聴などを症状とする症候群．

長期にわたり Sillence 分類が用いられてきたが，現在ではⅠ～Ⅶ型に分類されている．さまざまな重症度を示し，Ⅰ型が最も軽症で，Ⅱ型が最も重症で周産期に死亡する．

◆発生機序：骨形成不全症の大部分（85～90％）は，Ⅰ型コラーゲンのポリペプチドをコードする 17 番染色体（17q21-22）上の COL1A1 遺伝子と 7 番染色体（7q22.1）上の COL1A2 遺伝子の変異により生じる．

◆形　態：骨は新鮮あるいは陳旧性骨折を伴い変形する．皮質骨は卵の殻様に薄く，海綿骨に乏しい．骨梁は層板構造を欠き，骨細胞密度は高い hyperosteocytosis（図 15-3a）．長管骨の成長軟骨板は断片化し，過形成を生じることがある（図 15-3b）．

◆臨床的事項：骨系統疾患の中で，最も頻度が高い病変の一つである．Ⅰ型の頻度が高く，青色強膜と比較的軽度の骨変化を生じる．学童期以降，耳硬化症により難聴を生じる．Ⅱ型は周産期致死性で，無数の骨折や骨の変

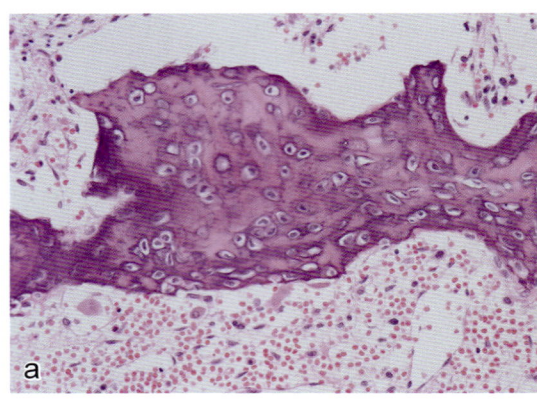

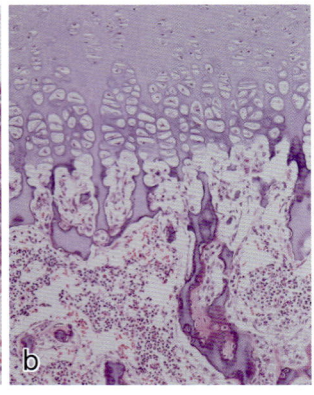

図 15-3 骨形成不全症
a．層板構造を欠く線維骨には多数の骨細胞がみられる．骨形成のため骨芽細胞/骨細胞が多数出現するものの，膠原線維の形成が障害されているため基質が乏しく，そのため骨細胞密度が高くなる．
b．成長軟骨板は保たれ，軟骨細胞の柱状配列もみられるが，軟骨内骨化は著しく障害される．

形を生じ，子宮内発育不全をきたす．Ⅲ型は多発性子宮内骨折と膜様頭蓋を示す．生後骨折を繰り返すことにより重度の四肢変形を生じる．Ⅳ型では強膜は正常で，比較的軽症のことが多く，軽度の低身長をきたす．Ⅴ型はⅣ型に類似し，白色強膜を示し，骨折後は過剰な仮骨形成 hypertrophic fracture callus を示すことが多い．Ⅵ型もⅣ型に類似し，アルカリホスファターゼが軽度上昇し，骨は組織学的に魚鱗様を呈する．Ⅶ型もⅣ型に類似するが，3番染色体上の *CRTAP* 遺伝子の変異により生じる．Ⅷ型はⅡ型あるいはⅢ型に類似し，1番染色体上の *LEPRE1* 遺伝子の変異により生じる．

伴性低リン血症性ビタミンD抵抗性くる病
X-linked hypophosphatemic vitamin D-resistant rickets

◆定　義：遺伝性の骨の石灰化障害をきたす疾患で，著しい低リン血症とビタミンDによる治療抵抗性を特徴とする．「26. 骨石灰化障害を示すグループ」に分類されている．
◆発生機序：X 染色体上（Xp22.2-p22.1）の *PHEX*（phosphate regulating gene with homologies to endopeptidase on the X chromosome）遺伝子変異が原因とされる．
◆形　態：骨の石灰化が障害されるため，類骨量が増加する（p.792 参照）．
◆臨床的事項：遺伝性くる病の中で，最も頻度が高い．歩行開始時の O 脚変形で気づかれ，低身長をきたす．ビタミンD低下によるリンの吸収障害はなく，リンの排泄増加が原因であることから，ビタミンDによる治療に抵抗する．

ハーラー症候群
Hurler syndrome（mucopolysaccharidosis type Ⅰ）

◆定　義：精神遅滞，肝脾腫，小人症，ガーゴイリズム様顔貌 gargoyle-like face を特徴とするムコ多糖症の一型．「27. 骨変化（多発性異骨症）を伴うリソソーム蓄積症」に分類されている．
◆発生機序：常染色体性劣性遺伝．4 番染色体（4p16.3）上の *IDUA* 遺伝子の変異により，α-L-iduronidase が欠損する．その結果 glycosaminoglycan が分解されず蓄積することにより発症する．
◆形　態：骨端軟骨に軟骨内骨化の障害による不規則な変形がみられる．またムコ多糖をもった明るい "gargoyle cell" の網内系組織における存在が特徴的である．
◆臨床的事項：ムコ多糖症に共通する dysostosis multiplex と呼ばれる特有の X 線所見を示す．1 歳頃から角膜混濁が生じ，眼窩上縁の突出，眼間拡大，鞍鼻，顕著な鼻唇溝，上唇の突出，巨舌，前額部突出といったガーゴイリズム様顔貌を呈する．10 歳前後で心肺疾患により死亡することが多い．尿中デルマタン硫酸やヘパラン硫酸が増加する．

モルキオ病
Morquio disease（mucopolysaccharidosis type Ⅳ）

◆定　義：1929 年に Morquio によって報告されたムコ多糖症で，「27. 骨変化（多発性異骨症）を伴うリソソーム蓄積症」に分類されている．ムコ多糖分解酵素の異常により，ムコ多糖が組織内に異常蓄積する病態で，骨端軟骨の発育不全を示し，脊椎椎体と股関節に変形が強い．発生機序により，type ⅣA と type ⅣB に分類される．

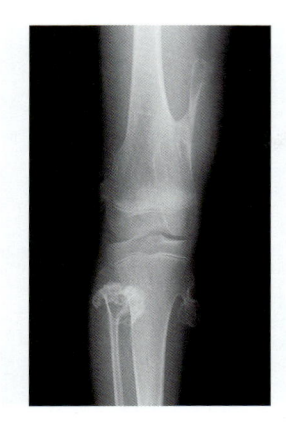

図 15-4 多発性軟骨性外骨腫症（X 線像）
小児の大腿骨遠位骨幹端部および脛骨近位骨幹端部にポリープ状に隆起する骨性腫瘤が多発する．腫瘤先端の軟骨帽は，X 線では確認できない．

連続した骨性隆起の先端に硝子軟骨性の軟骨帽を有し，その表面は骨膜に覆われている．軟骨帽の厚みが 2 cm を超える時には，悪性化を考慮する．
◆**臨床的事項**：約 5 万人に 1 人の頻度で発症し，しばしば罹患骨の変形や短縮を生じる．好発部位は単発性骨軟骨腫と同様であるが，扁平骨を含めより広範な骨に多発する．成長期に増大するが，骨端線閉鎖後も病変が増大するような時には悪性化を疑う．悪性化の頻度は報告施設により異なるが，最大で約 20％とされる．X 線にて，長管骨の骨幹端部からポリープ状に隆起する骨性腫瘤を複数認める（**図 15-4**）．

多発性線維性骨異形成症
polyostotic fibrous dysplasia

線維性骨異形成が多発する疾患であり，「29. 骨格成分の異常発育グループ」に属する．café-au-lait 斑と性的早熟を合併する例を McCune-Albright 症候群という（**表 15-6**，p. 811 参照）．

多発性内軟骨腫症／オリエール病
enchondromatosis/Ollier disease

◆**定 義**：内軟骨腫が多発する疾患で，一側のみが罹患する例が多いが，両側性や交叉性のこともある．軟部の多発性血管腫（血管奇形）を合併する病態を Maffucci 症候群という．「29. 骨格成分の異常発育グループ」に属する．
◆**発生機序**：散発性に発生し，3 番染色体（3p22-21.1）上の parathyroid hormone receptor 1（*PTHR1*）遺伝子の変異が報告されているが，その関与はまだ不明である．
◆**形 態**：境界明瞭な硝子軟骨性腫瘤を骨髄腔内に，また時々骨表面に形成する．組織所見は単発性内軟骨腫に類似するが，細胞密度がより高く核が大型で不整にみえることが多い．軟骨肉腫に悪性転化すると，骨外浸潤を生じる（**図 15-5a**）．
◆**臨床的事項**：小児期に発症し，単骨性や多骨性の多発病変を生じる．手に好発し，重症例では罹患骨の変形や短縮を生じる．X 線では，多発する石灰化を伴う溶骨性病変を示し，しばしば骨の輪郭は膨隆する（**図 15-5b**）．約 25％が悪性化するといわれ，特に Maffucci 症候群ではその頻度が高い．

マルファン症候群 Marfan syndrome
◆**定 義**：細胞外基質の異常により結合組織の脆弱性を生じ，細く長い四肢とクモ状指 arachnodactyly を特徴とする骨格異常や心血管障害・眼症状をきたす疾患．「30. 過成長症候群グループ」に属する．
◆**発生機序**：常染色体性優性遺伝を示し，15 番染色体

◆**発生機序**：常染色体性劣性遺伝．A 型は，16 番染色体（16q24）上の N-acetyl galactosamine-6-sulfatase をコードする *GALNS* 遺伝子の変異により生じる．B 型は，3 番染色体（3p21-pter）上の *GLB1* 遺伝子の変異により生じる．
◆**形 態**：ムコ多糖が軟骨細胞内に蓄積することにより，軟骨内骨化が障害される．骨端軟骨の軟骨細胞は不規則な成熟を示し，成長軟骨板の軟骨内骨化部には骨と軟骨が島状に分布する．
◆**臨床的事項**：N-acetyl galactosamine-6-sulfatase 欠損により生じる A 型は重症型で，β-galactosidase の欠損により生じる B 型は軽症型．多くは 1 歳半頃までに気づかれ，著しい扁平椎をきたし，脊椎後彎や椎体前縁の舌状変形を示す．年長児では環軸椎不安定性・亜脱臼を生じる．著明な体幹短縮型低身長を呈する．その他の骨異常としては股関節の臼蓋形成不全，大腿骨頭の扁平化，胸骨の突出，外反膝，中手骨の短縮や近位端の円錐状変形をみる．四肢の関節の弛緩や進行性難聴，角膜混濁などもみられる．知能は正常である．尿中ケラタン硫酸やコンドロイチン硫酸が増加する．

多発性軟骨性外骨腫症
multiple cartilaginous exostoses
◆**定 義**：常染色体性優性遺伝により骨軟骨腫が多発する疾患．「29. 骨格成分の異常発育グループ」に属する．
◆**発生機序**：8 番染色体（8q23-24.1）上の *EXT1* 遺伝子あるいは 11 番染色体（11p11-12）上の *EXT2* 遺伝子の変異が知られている．
◆**形 態**：個々の病変は骨軟骨腫と同様で，皮質骨から

788　第15章　運動器

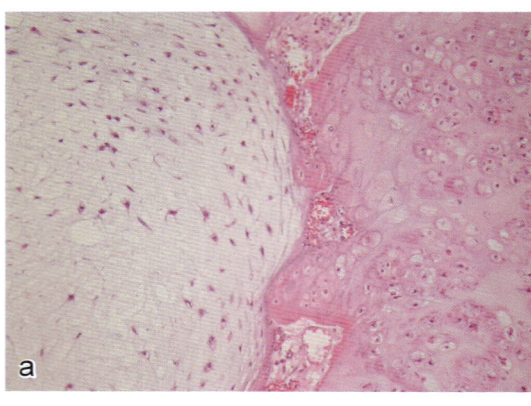

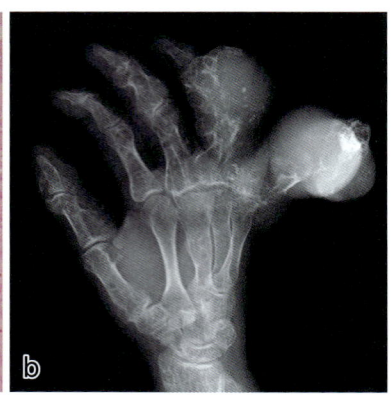

図 15-5　多発性内軟骨腫症（Ollier 病）
a. 多発性内軟骨腫症の悪性転化. 写真右の硝子軟骨基質を有する内軟骨腫と境界明瞭に接する軟骨肉腫を左に認める. 軟骨肉腫の基質は粘液腫状で, 細胞密度が高く, 核クロマチンが増加している.
b. Ｘ線写真. 複数の指骨・中手骨が変形し, 骨内には不規則な透瞭像や石灰化を認める. 環指・小指には悪性化により骨外腫瘤が形成されている.

(15q21.1) 上の fibrillin-1（*FBN1*）遺伝子の変異により microfibril に異常を生じるため発症すると考えられている.
◆形　態：骨や軟骨に組織学的異常はみられない. 最も顕著な所見は, 大動脈中膜の弾性線維断裂や粘液変性である.
◆臨床的事項：長身, 痩せ型で, 四肢や指が長い. 側彎や漏斗胸などの胸郭異常, 関節の異常可動性を示し, 骨粗鬆症を生じる. 骨外病変としては, 水晶体脱臼や解離性大動脈, 大動脈弁閉鎖不全, 僧帽弁逸脱症候群などを生じる. 予後は循環器疾患に左右され, 無治療の場合 30〜40 代で死亡することが多い.

アペール症候群　Apert syndrome
◆定　義：頭蓋骨の早期癒合による尖頭と骨性合指症を特徴とする尖頭合指症 acrocephalosyndactyly の 1 型.「33. 頭蓋骨癒合症候群」に属する.
◆発生機序：常染色体性優性遺伝とされるが, 多くの例は散発的に発生する.
◆形　態：組織学的な形態異常は明らかでない.
◆臨床的事項：尖頭合指症の最重症型で, 尖頭あるいは短頭といった頭蓋変形と著しい合指症を呈する. 顔面骨低形成により, 眼窩が浅いため眼球突出や相対的下顎突出をきたす. 尖頭合指症には, Ⅱ型（Vogt cephalodactyly）, Ⅲ型（Saethre-Chotzen 症候群）, Ⅳ型（Waardenburg 型）, Ⅴ型（Pfeiffer 症候群）, Ⅵ型（Summitt 型）, Ⅶ型（Herrmann-Opitz 型）が含まれる.

クルーゾン症候群　Crouzon syndrome
◆定　義：頭蓋縫合の早期癒合により生じる頭蓋変形や特異顔貌を特徴とする異骨症で,「33. 頭蓋骨癒合症候群」に属する.
◆発生機序：常染色体性優性遺伝性で, *FGFR2* 遺伝子変異が報告されている.
◆形　態：頭蓋縫合の早期癒合という機能的障害の結果生じる骨格変形のため,組織学的な異常所見を認めない.
◆臨床的事項：頭蓋は短頭を呈し, 眼球突出や下顎突出をきたす. Ｘ線にて, 頭蓋縫合癒合, 指圧痕を認める. 知的障害はみられない.
Crouzon 病では指趾を含む四肢に異常を認めない. かつて尖頭合指症 acrocephalosyndactyly としてまとめられていた Apert 症候群や Pfeiffer 症候群もこの頭蓋骨癒合症候群に属する.

奇形症候群　malformation syndrome
かつて奇形症候群と呼ばれた疾患群は, 胎生期あるいは胎生以後の環境因子によるものや遺伝により生じる異骨症で,「38. 四肢低形成/欠失グループ」に分類される. 四肢骨の不全発育（形成不全 aplasia）, 1 つあるいはそれ以上の四肢骨の欠損（四肢欠損 amelia）, 手・足が直接体幹につく奇形（あざらし肢症 phocomelia）などがある. 妊娠一定時期（2〜6 週）にサリドマイドを服用した妊婦の児に多発するあざらし肢症は, 薬害として有名である.

2. 代謝性骨疾患

　代謝性骨疾患 metabolic bone disease は，骨形成と骨吸収のバランスが崩れ骨塩量が増減する全身性の病態であり，多種多様な疾患が含まれる．破骨細胞による骨吸収と骨芽細胞による骨形成は，通常カップリングファクター coupling factor により，お互いをコントロールしバランスを保つ．骨が脆弱化するのは，骨吸収が骨形成に比べ優位なだけでなく，骨の石灰化障害によっても生じる（図15-6）．

骨粗鬆症 osteoporosis

◆定　義：石灰化障害を伴わない骨塩量低下を生じる病態で，わずかな外力でも骨折する危険性が高まった状態．一次性（原発性）と二次性（続発性）に大別され，一次性には特発性若年性骨粗鬆症 idiopathic juvenile osteoporosis，閉経後骨粗鬆症 postmenopausal osteoporosis（Ⅰ型），老人性骨粗鬆症 senile osteoporosis（Ⅱ型）がある（表15-2）．

◆発生機序：閉経後骨粗鬆症は，エストロゲン分泌が低下することにより破骨細胞が活性化し，骨代謝回転が活

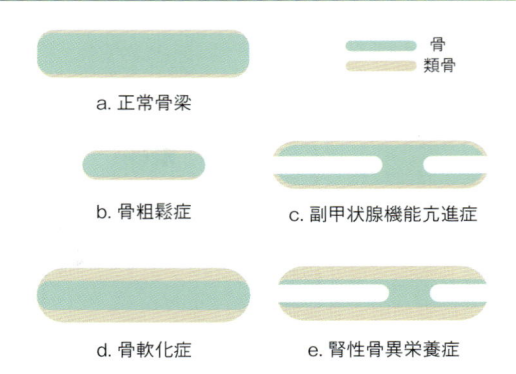

図15-6　骨脆弱化を生じる代表的な代謝性骨疾患の骨梁模式図
a．骨梁の表面に，非石灰化骨からなるわずかな類骨層を示す．
b．骨梁が小さくなり，骨密度が低下する．
c．破骨細胞の機能が亢進し，トンネル状の骨吸収を生じる．
d．石灰化障害のため，非石灰化層である類骨層が増大する．
e．副甲状腺機能亢進症と骨軟化症が合併した病態．

表15-2　二次性骨粗鬆症の主な原因

要　因	病　態
1．内分泌性	副甲状腺機能亢進症，Cushing症候群，甲状腺機能亢進症，性腺機能不全など
2．栄養性	胃切除後，神経性食欲不振症，吸収不良症候群，ビタミンC欠乏症，ビタミンAまたはD過剰
3．薬　物	ステロイド薬，抗痙攣薬，ワーファリン，性ホルモン低下療法治療薬，SSRI，メトトレキサート，ヘパリンなど
4．不動性	全身性（臥床安静，対麻痺，廃用症候群，宇宙旅行），局所性（骨折後など）
5．先天性	骨形成不全症，Marfan症候群
6．その他	糖尿病，関節リウマチ，アルコール多飲（依存性），慢性腎臓病（CKD），肺疾患など

（骨粗鬆症の予防と治療ガイドライン2011年版）

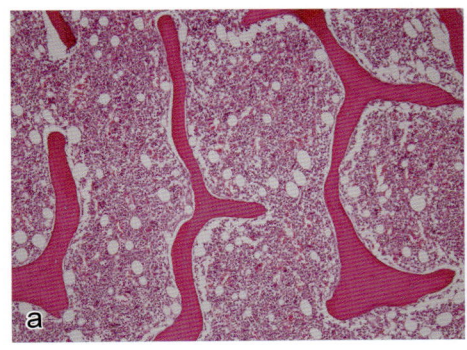

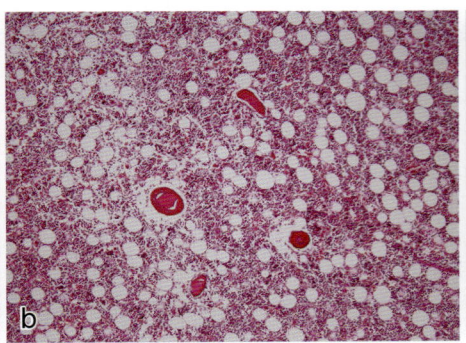

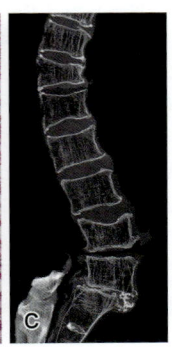

図15-7　骨粗鬆症
a．健常者の椎体骨梁．骨梁は連続性を有し，垂直・水平方向へ延びている．
b．骨粗鬆症患者の椎体骨梁．骨萎縮が著しいため，骨梁の連続性はなくなり島状に点在するのみとなる．
c．椎体X線写真．骨梁が減少した結果，椎体の輪郭が目立ち，椎体変形や圧迫骨折を生じる．水平方向の骨梁減少が著しいため，相対的に垂直方向の骨梁が目立つ．

発化する（高代謝回転型骨粗鬆症）．老人性骨粗鬆症では破骨細胞・骨芽細胞とも減少し，骨代謝回転は低下する（低代謝回転型骨粗鬆症）．どちらも相対的な破骨細胞による骨吸収が上回るため，骨梁は減少する．

◆形　態：骨梁は細り連続性が絶たれるため，島状の骨梁が目立つようになる（図15-7a, b）．しばしば，微小骨折（脆弱骨折）による仮骨形成を認める．高代謝回転型では破骨細胞や骨芽細胞を容易に認めるが，低代謝回転型では破骨細胞や骨芽細胞をほとんど認めない．低代謝回転型骨粗鬆症では，破骨細胞の副甲状腺ホルモンに対する感受性が低下することから，二次性副甲状腺機能亢進症を合併することがある．合併症がない限り，骨塩沈着障害が生じないため類骨層 osteoid seam は肥厚しない．

◆臨床的事項：特発性若年性骨粗鬆症は若年者に，閉経後骨粗鬆症は50代の女性に発症する．老人性骨粗鬆症は60歳以降に発症し男女差は少ない．閉経後骨粗鬆症は，加齢が進むにつれ老人性骨粗鬆症へ移行する．二次性骨粗鬆症の臨床所見は原疾患による．骨粗鬆症による骨折は，脊椎椎体・大腿骨頚部・上腕骨頚部・橈骨遠位部に多く，骨盤には脆弱性骨折が好発する．X線像にて骨透過性が亢進するほか，脊椎椎体では縦方向の骨梁が目立ち vertical striation，輪郭が強調され pencil line appearance，椎体高の減少や扁平化といった椎体変形を示す（図15-7c）．骨粗鬆症の治療にビスホスホネート製剤が使われるようになってから，骨代謝過剰抑制 severely suppressed bone turnover（SSBT）によるとされる大腿骨転子下や骨幹部に生じる非定型骨折が増加している．

パジェット病 Paget disease

◆定　義：局所的な骨代謝回転の亢進により，骨の肥厚・変形をきたす慢性骨疾患で，変形性骨炎 osteitis deformans とも呼ばれる．

◆発生機序：原因は不明．電子顕微鏡にて，破骨細胞の核内にウイルス（paramyxovirus）様封入体が観察されることがあるが，ウイルスによる発症の確証は得られていない．近年，5番染色体（5q35）上の SQSTM1 遺伝子変異が孤立性あるいは家族性 Paget 病にみつかっている．

◆形　態：初期・中期・後期の3期で異なる所見を示す．初期には，核の多い大型破骨細胞による活発な骨吸収がみられ，それに伴い骨芽細胞による反応性骨形成や骨梁間の疎な線維化がみられる．この時期の組織所見は非特異的で，特に副甲状腺機能亢進症との鑑別は困難である．中期では，骨吸収と骨形成が拮抗し徐々に骨形成が上回るようになる．その結果生じた骨梁は，不規則なセメント線を生じモザイク状 mosaic pattern を呈するようになる．モザイク状構造は Paget 病で有名であるが，特異的なものではなく骨代謝回転が著しい疾患でみられる．骨梁間は血管の目立つ線維組織に置換される．後期では骨代謝回転が鎮静化し，顕著な mosaic pattern を示す硬化した不規則な骨梁が目立つ（図15-8）．

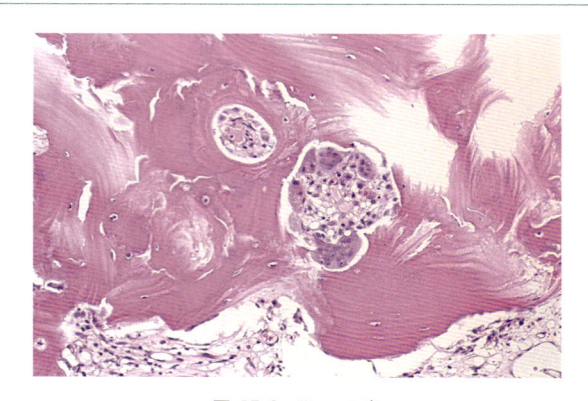

図 15-8 Paget 病
中期の Paget 病では，多数の破骨細胞が出現し，骨芽細胞の活動性は亢進し，肥厚した骨は顕著なモザイク模様を示す．

◆臨床的事項：地理的な発生分布に特徴があり，ヨーロッパ・米国・オーストラリア・ニュージーランドの白人に多く，香港・インドを除くアジアやアフリカに少ない．40歳以降に好発し，男性にやや多い．家族内発生も知られている．すべての骨に発生する可能性があるが，頭蓋骨・脊椎・仙骨などの中心骨と大腿骨・脛骨に多い．長管骨では，骨端部に生じた病変が経時的に骨幹部に広がっていく．臨床的には痛みや骨変形を主訴とし，血清アルカリホスファターゼが高値を示す．まれに高カルシウム血症を生じる．X線像では，病期によりさまざまな所見を示す．初期には活発な骨吸収を反映し透過性が亢進し，osteoporosis circumscripta と呼ばれる所見を示す．後期では，過剰で不規則な骨形成を反映した硬化像を示し，骨径の増大・皮質の肥厚・皮質と骨髄腔境界の不明瞭化・海綿骨の粗糙化などを認める．合併症として病的骨折や変形性関節症を生じる．約1％の頻度で腫瘍の合併が知られており，悪性では骨肉腫・線維肉腫・軟骨肉腫を，良性では巨細胞修復性肉芽腫 giant cell reparative granuloma を生じる（以前は巨細胞腫 giant cell tumor といわれていた）．悪性腫瘍合併例の予後は極めて不良とされる．若年型 Paget 病 juvenile Paget disease と呼ばれる疾患は常染色体性劣性遺伝で，高アルカリホスファターゼ症を伴う骨肥大症 osteoectasia with hyperphosphatasia として骨系統疾患「24. 骨幹端，骨幹罹患を伴う骨硬化性疾患」に分類されている．

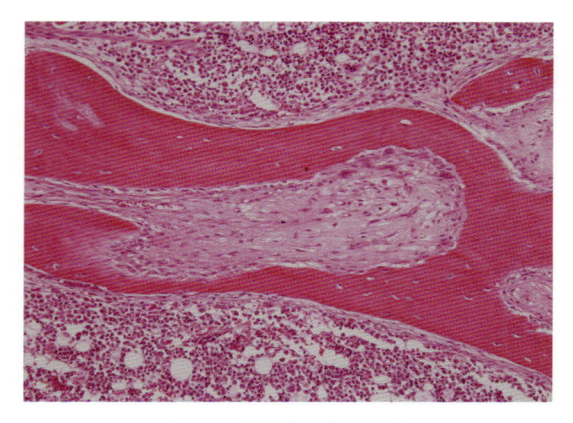

図 15-9　副甲状腺機能亢進症
骨梁にトンネル状の骨吸収がみられ，その先進部には多数の破骨細胞を認める．骨梁周囲には線維化が目立ち，線維性骨炎とも呼ばれる．

副甲状腺機能亢進症　hyperparathyroidism

◆定　義：さまざまな原因により副甲状腺ホルモン parathyroid hormone（PTH）の分泌亢進を生じる病態の総称．osteitis fibrosa cystica あるいは von Recklinghausen disease of bone とも呼ばれる．

◆発生機序：PTH が標的器官である骨と腎に作用し，高カルシウム血症とリンの再吸収抑制により低リン血症を生じる．腺腫など副甲状腺の異常により PTH の分泌亢進をきたす病態を原発性副甲状腺機能亢進症 primary hyperparathyroidism と呼ぶ．慢性腎不全などに続発して PTH 分泌が亢進する病態を二次性副甲状腺機能亢進症 secondary hyperparathyroidism と呼ぶ．また，二次性副甲状腺機能亢進症の経過中に副甲状腺が自立性増殖を生じる病態を三次性副甲状腺機能亢進症 tertiary hyperparathyroidism という．

◆形　態：骨代謝回転が亢進するため，骨芽細胞による骨形成と破骨細胞による骨吸収が目立つ．病変が進行すると溶骨性変化が顕著になり，tunneling bone resorption と呼ばれる骨梁を掘り進むような特徴的な骨吸収像を示す（図15-9）．骨梁周囲の線維化 peritrabecular fibrosis が生じ，線維性骨炎 osteitis fibrosa とも呼ばれる．褐色腫 brown tumor は，出血のため割面が褐色調を呈し，組織所見は巨細胞修復性肉芽腫 giant cell reparative granuloma と区別がつかない（p.810参照）．

◆臨床的事項：血清 PTH 高値，高カルシウム血症，低リン血症，血清アルカリホスファターゼ上昇を示す．軽症例では無症状のことが多く，重症化すると腎結石や骨格変形を生じる．X 線像にて，指骨の骨膜下骨吸収 subperiosteal bone resorption，頭蓋骨の広範な斑状骨吸収像 salt and pepper skull，歯槽硬板の消失をみる．褐色腫はどの骨にも発生するが，特に長管骨の骨幹端部や骨幹部に好発し，多発することも多い．X 線像では，境界明瞭な骨透瞭像を示す．

副甲状腺機能低下症

特発性副甲状腺機能低下症 idiopathic hypoparathyroidism と術後性副甲状腺機能低下症 postoperative hypoparathyroidism がある．副甲状腺ホルモンの低下により，リンの排泄障害，カルシウムの骨から血液への移動障害が生じ，血中リンの上昇，低カルシウム血症，痙攣発作 tetany が起こる．運動器では脊柱靱帯骨化を生じる．

甲状腺機能亢進　hyperthyroidism

甲状腺機能亢進が持続すると高代謝回転型骨粗鬆症を生じる．その結果生じる高カルシウム血症状態により，腎でのカルシウム再吸収が抑制され，カルシウムやリンの排泄亢進や腸管でのカルシウム吸収低下が生じる．

クレチン病　cretinism

◆定　義：著しい身体発育障害と知能障害を生じる先天的な甲状腺機能低下症．

◆発症機序：90％以上は原発性で，甲状腺形成障害 thyroid dysgenesis により生じる．遺伝子変異や地方病としての発症もある．

◆形　態：成長軟骨板の肥大層の成熟が遅れ，増殖層が障害され，軟骨内骨化不全を示す．

◆臨床的事項：成長軟骨板での骨化が障害されるため，長管骨の長軸方向の成長が妨げられる結果，手足の短い小人症を生じる．鞍鼻・眼裂解離・巨舌など特有の顔貌を示し，臍ヘルニアを伴う．血中甲状腺ホルモンは低下し，TSH は高値を示す．X 線像では骨端部の骨核出現が遅れ，しばしば点状となる stippled epiphyses．治療が遅れると知能障害を生じる．

下垂体機能亢進　hyperpituitarism

◆定　義：下垂体からのホルモン過剰分泌により発症する病態．

◆発症機序：下垂体前葉の下垂体腺腫により生じる．成長ホルモンの過剰分泌により巨人症 gigantism や末端肥大症 acromegaly を，副腎皮質刺激ホルモン（ACTH）の過剰分泌により Cushing 病を発症する．

◆形　態：成長ホルモンの過剰分泌では，骨の構造の異常はみられない．Cushing 病では骨粗鬆症を生じる．

◆臨床的事項：成長ホルモンが小児期に継続的過剰分泌されると巨人症を生じ，骨端軟骨閉鎖以降では末端肥大症を生じる．巨人症では均整のとれた過剰発育を示す．

表 15-3 骨軟化症・くる病の原因

要因	病態	
ビタミン D 欠乏	内因性ビタミン D 合成障害	太陽光（紫外線）不足
	食餌性ビタミン D 欠乏	
	ビタミン D 吸収障害	胃切除後
		Celiac 病
		炎症性腸疾患
		肝硬変など
腎尿細管障害	慢性腎不全	
	尿細管性アシドーシス	
先天性	伴性低リン血症性ビタミン D 抵抗性くる病	
	家族性低リン血症	
	低リン血症	
薬剤性	抗痙攣剤	
	水酸化アルミニウム製剤	
腫瘍性	（p. 810 参照）	

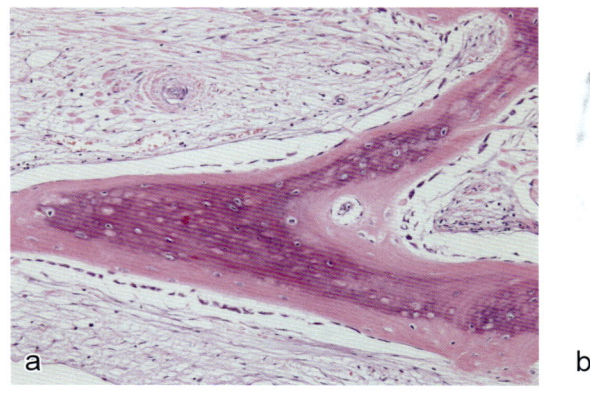

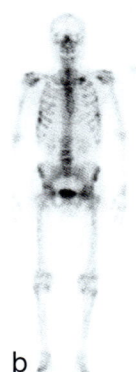

図 15-10 骨軟化症
a．骨梁の石灰化が障害される結果，辺縁部の淡好酸性の類骨層が肥厚する．
b．骨シンチグラフィ．腫瘍性骨軟化症症例で，肋骨に骨折に相当する多数の異常取り込み像をみる．

末端肥大症では下顎や四肢末梢部の肥大を生じる．股関節では，大腿骨骨頭が肥大する結果関節面の適合性が損なわれ，変形性関節症を生じる．Cushing 病では，中心性肥満・高血圧・糖尿病などとともに，骨粗鬆症による大腿骨頸部骨折・橈骨遠位端骨折・椎体圧迫骨折を生じやすい．

下垂体機能低下 hypopituitarism

下垂体前葉の低形成や，頭蓋咽頭腫など腫瘍による下垂体破壊によって下垂体の機能低下をきたす病態．小児期に成長ホルモンの分泌が減少すると下垂体性の小人症 pituitary dwarfism となる．

骨軟化症/くる病 osteomalacia/rickets

◆定　義：骨塩の骨基質への沈着障害により生じる骨変形や易骨折性を生じる病態．くる病は骨端線閉鎖前の小児に発症し，骨端線障害による骨変形や骨の発育障害を生じる．

◆発症機序：遺伝性，非遺伝性がある（表 15-3）．ビタミン D 欠乏，ビタミン D 活性化障害，腎尿細管障害などによるカルシウムとリンの吸収障害のため，骨塩の骨基質への沈着障害を生じる．

◆形　態：海綿骨骨梁の表面にみられる非石灰化層（類骨層 osteoid seam）が増加する hyperosteoidosis を認め，類骨量が骨全体の少なくとも 10％を超える（図 15-10a）．二次性副甲状腺機能亢進症でみられる骨吸収像をしばしば伴う．骨折部の仮骨の石灰化も乏しい．くる

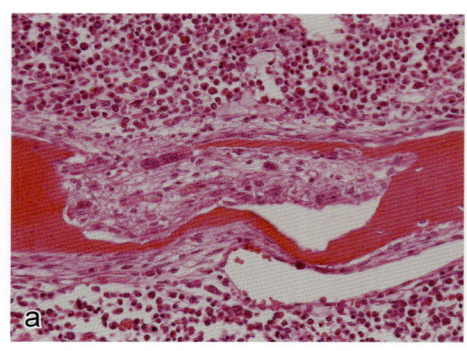

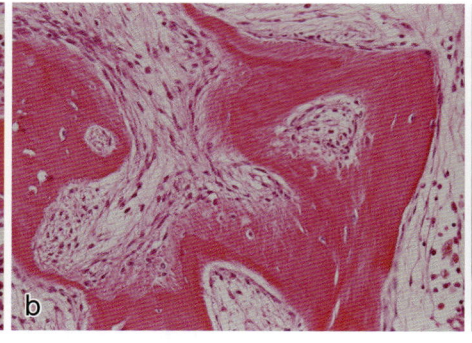

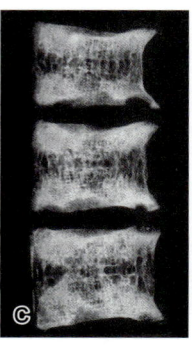

図 15-11　腎性骨異栄養症
　a．副甲状腺機能亢進症に相当する所見．破骨細胞によるトンネル状骨吸収や骨梁周囲の線維化を認める．
　b．骨軟化症に相当する所見．石灰化していない類骨層が目立つ．
　c．椎体のX線写真．椎体終板直下の帯状硬化により，ラガーシャツのような縞模様を呈する．

病では成長軟骨板の軟骨量が増え，軟骨細胞の円柱状配列が不整となる．石灰化軟骨量や一次海綿骨の石灰化も少ない．

◆臨床的事項：しばしば両側対称性に生じる骨痛，近位筋の筋力低下を生じる．血清カルシウムは低値か正常で，血清リンは著しく低下し，血清アルカリホスファターゼは高値を示す．血清 25-OH-D 値は，通常著しく低下する．PTH は血清カルシウム値を保つため高値となる．X線像では，骨塩量の低下を反映して骨陰影が低下し，両側対称性に皮質骨の透瞭像を示す．骨の長軸方向に直行する骨折に相当する透瞭像は Looser zone あるいは Milkman line と呼ばれる．骨折は骨シンチグラムにてその分布が明瞭になる（図 15-10b）．（くる病は p.810，低リン血症性くる病は p.786 参照）．

壊血病　scurvy

◆定　義：ビタミンC欠乏による結合組織の生成障害で，血管脆弱性に起因する出血と骨の障害を生じる．小児壊血病のことを Möller-Barlow 病とも呼ぶ．

◆発生機序：アスコルビン酸（ビタミンC）欠乏によりハイドロキシプロリン hydroxyproline の合成が障害され，膠原線維の分子間結合が阻害される．その結果，血管や骨の障害を生じる．

◆形　態：海綿骨梁の減少，骨髄・骨膜の出血が特徴的とされる．骨芽細胞によるコラーゲン形成が障害されるため，骨膜での線維骨形成が乏しくなる．骨梁の減少とともに骨形成能は低下する．成長軟骨板は保たれ軟骨は石灰化するものの，正常な一次骨梁形成が障害される．骨髄は萎縮減少して結合組織が増加し，骨端部は容易に解離するようになる．

◆臨床的事項：現代では極めてまれな疾患であり，成人では著しい偏食により，乳児では人工栄養により発症することがある．粘膜とくに歯肉，皮下，筋肉内や関節内に出血をみる．小児では骨膜下の出血が顕著で，骨端線離解を生じることもある．ビタミンCの補給により軽快する．

腎性骨異栄養症　renal osteodystrophy（ROD）

◆定　義：慢性腎機能障害により生じる骨病変の総称で，二次性副甲状腺機能亢進症と骨軟化症が混在する病態．アルミニウム沈着により骨塩沈着障害を生じるアルミニウム骨症 alminium bone disease やアミロイド沈着によるアミロイド骨関節症も ROD に通常含まれる．

◆発生機序：さまざまな要素が関与しており，完全に解明されているわけではない．腎障害による活性型ビタミンD $1,25(OH)_2D$ の合成が低下し，低カルシウム血症を生じた結果の骨軟化症と低カルシウム血症に起因する二次性副甲状腺機能亢進症が共存する．アルミニウム骨症によっても骨軟化症の病態をきたす．

◆形　態：副甲状腺機能亢進症による線維性骨炎の所見と骨軟化症の像が共存し，副甲状腺機能亢進症で特徴的とされるトンネル状骨吸収 tunneling bone resorption や骨梁周囲の線維化と骨軟化症の特徴である hyperosteoidosis がみられる（図 15-11a, b）．アルミニウム骨症では，アルミニウム染色により石灰化前線 mineralization front に一致した陽性所見をみる．

◆臨床的事項：長期透析患者に発症する．骨痛や多発骨折を生じ，血清 PTH や血清 P の上昇がみられる．X線では，副甲状腺機能亢進症や骨軟化症の所見を示すが，約20％の症例で骨硬化を生じ，脊椎の帯状硬化像 rugger-jersey spine を示す（図 15-11c）．

アミロイドーシス　amyloidosis

◆定　義：アミロイドが骨・関節・軟部組織に沈着する

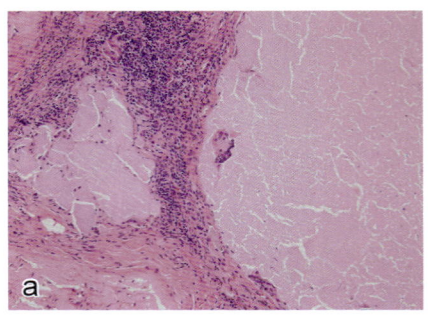

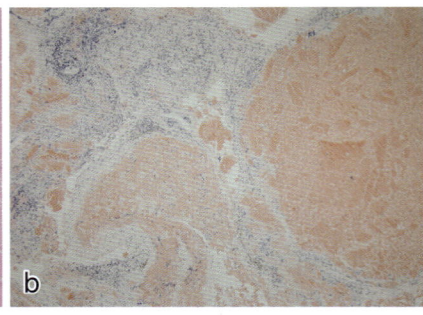

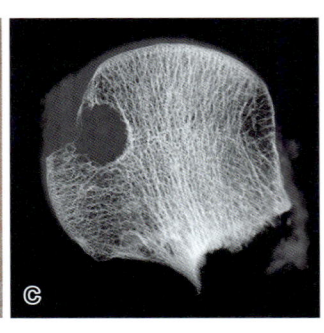

図 15-12 アミロイドーシス
a．アミロイドに相当する淡好酸性の無構造な沈着物がみられ，周囲の線維組織にはリンパ球・形質細胞浸潤や異物巨細胞の出現をみる．
b．コンゴーレッド染色にて，アミロイドは橙色に染色される．
c．大腿骨頭X線像．軟骨下骨内に，アミロイド沈着による境界明瞭な骨透瞭像を認める．

代謝性疾患．
◆発生機序：長期の透析により発症することが多く（透析アミロイドーシス dialysis-related amyloidosis），β_2-microglobulin が骨・関節組織に沈着する．
◆形　態：骨アミロイドーシスでは，罹患骨は吸収され溶骨像を示す．滑膜や腱鞘ではわずかな組織肥厚を生じるが，肉眼的には認識できない．HE 染色では，無構造な好酸性沈着物がみられ，コンゴーレッド Congo red 染色にて橙色に染色される（図 15-12a，b）．偏光顕微鏡下では apple green と形容される淡緑色の偏光を示す．
◆臨床的事項：10 年以上の透析歴を有することが多く，手関節に発症する手根管症候群 carpal tunnel syndrome，手指に発症するばね指 trigger finger，X線像にて囊胞様を呈する骨アミロイドーシス（図 15-12c），脊椎に発症する破壊性脊椎症 destructive spondyloarthropathy を呈する．骨アミロイドーシスは，手根骨・上腕骨骨頭・大腿骨骨頭などに多くみられる．

3．骨・関節の外傷

骨関節の外傷により骨折や脱臼を生じる．骨は再生能力が高く，旺盛な修復所見を示す．また，解剖学的構造のため栄養血管の障害を生じやすい部位では，しばしば骨壊死を生じる．

骨　折

骨折とは，骨の構造が破綻した状態を意味し，大きく外傷性骨折と病的骨折に分けられる．

外傷性骨折　traumatic fracture
◆定　義：外力により生じる骨折で，直達外力と介達外力によるものがある．
◆発生機序：直達外力による骨折は，外力が直接骨に作用した結果生じ，介達外力による骨折は，外力が直接作用しない部位に生じる．

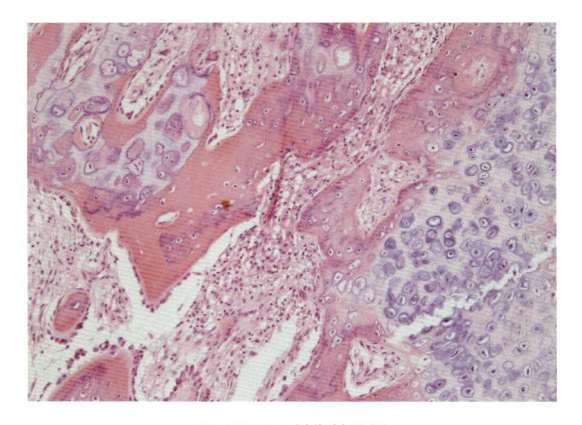

図 15-13 外傷性骨折
修復期には，骨折部肉芽組織内に骨芽細胞や軟骨による活発な仮骨形成をみる．新生骨の表面には，骨芽細胞が縁取るようにみられる．

◆形　態：骨折の治癒過程により，炎症期 inflammatory phase・修復期 reparative phase・再造形期 remodeling phase に分類される．炎症期の最初期には，骨折・血管損傷・結合組織損傷に伴い，出血・血腫形成・急性炎症が生じる．骨折部の骨片は，微小循環の破綻により壊死に陥る．その後数日以内に，組織球による貪食，肉芽組織の形成や血腫の器質化が始まる．受傷から 2〜3 週間たった修復期には，仮骨 callus と呼ばれる未熟骨 immature bone（線維骨 woven bone）や軟骨が肉芽組織内に形成される（図 15-13）．3 週間を過ぎると，軟骨内骨化による骨形成や未熟骨吸収後の新たな成熟骨 mature bone（層板骨 lamellar bone）形成がみられ仮骨が成熟する．3 か月以降の再造形期には，修復により径の増大した骨が，本来の骨と同様の皮質骨や海綿骨に再構築され修復が完了する．

◆**臨床的事項**：骨折の部位は，受傷機転によりさまざまで，全身すべての骨に生じる可能性がある．また，さまざまな合併症を伴い，開放骨折 open fracture（複雑骨折 compound fracture）では感染のリスクが高く，大腿骨や骨盤骨の骨折では大出血により出血性ショックを生じることもある．小児の骨端線損傷を伴う骨折では，骨成長障害を生じることがある．骨形成不全症では，仮骨が過剰に形成されることにより腫瘤を形成し腫瘍のようにみえることがあり，仮骨過形成 exuberant（hyperplastic）fracture callus と呼ばれる．

疲労骨折 stress fracture, fatigue fracture

くり返される軽微な外力により骨皮質の損傷や完全な骨折を生じる病態．思春期に多く，スポーツや過度なトレーニングにより中足骨・脛骨骨幹部・腓骨・大腿骨などに生じる．脊椎分離症も疲労骨折の一種である．症状は運動時痛で，X線像では，初期に異常を認めず，経過とともに骨膜反応や骨皮質の途絶あるいは骨折線がみられるようになる．組織所見は外傷性骨折と同様である．

裂離骨折 avulsion fracture

◆**定　義**：腱付着部の骨が剝離し生じる骨折．
◆**発生機序**：腱に急激な伸展力が働いた結果，腱付着部の骨が腱に引っ張られ剝離し生じる．
◆**形　態**：剝離部には仮骨や肉芽組織形成・線維化がみられる．
◆**臨床的事項**：スポーツにより生じることが多く，青少年の指骨・上前腸骨棘・坐骨結節・大転子・小転子などにみられる．骨膜性デスモイド periosteal desmoid と呼ばれた大腿骨遠位骨幹端部内側にみられる骨膜不整像 cortical irregularity syndrome は，大内転筋付着部の裂離骨折と考えられている．脛骨粗面部痛を生じる Osgood-Schlatter 病は，膝蓋腱付着部の裂離骨折と解釈できる．X線像にて，腱の付着部に小骨片あるいは骨膜の不整像をみる．

脆弱性骨折 insufficiency fracture

◆**定　義**：骨が脆弱な状態で生じる骨折．
◆**発生機序**：骨粗鬆症など骨が脆弱な状況下で，本人がそれと認識しない程度の軽微な外力で生じる．
◆**形　態**：骨折とともに，罹患骨は骨粗鬆症 osteoporosis の所見を示し，骨折周囲の骨梁に既往微小骨折に対する微小仮骨 microcallus 形成をしばしば認める（図15-14）．
◆**臨床的事項**：骨粗鬆症患者の坐骨・恥骨・仙骨・寛骨といった骨盤に好発する．X線像での骨折の同定は困難なことが多く，骨シンチグラフィやMRIで診断が可能となる．小児期にくり返し生じる多発骨折では，骨形成不全症 osteogenesis imperfecta，大理石骨症 osteopetrosis，くる病 rickets などの骨異形成や代謝性骨疾患を，成人では腫瘍性骨軟化症 oncogenic osteomalacia などを考慮し鑑別する必要がある（関節に生じる脆弱性骨折については p.803 参照）．

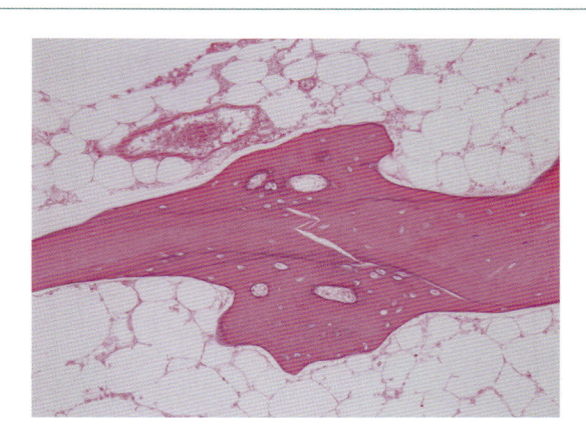

図 15-14 脆弱性骨折
骨粗鬆症による細い骨梁に生じた微小骨折周囲に，微小仮骨形成をみる．

病的骨折 pathologic fracture

◆**定　義**：腫瘍・感染により骨の構造の変化あるいは破壊が生じた結果起こる骨折．
◆**発生機序**：先行疾患により骨が脆弱化し，外力なしであるいは微弱外力をきっかけとして骨折が生じる．
◆**形　態**：通常の骨折の所見のほか，先行疾患の所見を認める．高齢者では，転移性骨腫瘍や骨粗鬆症による骨折の頻度が高いので，その鑑別を常に心がける必要がある．
◆**臨床的事項**：好発年齢や好発部位は，先行する疾患によりさまざまである．転移性腫瘍による病的骨折は中・高年者に多く，脊椎例ではしばしば脊髄神経障害を生じる．小児や若年成人では，Ewing 肉腫/未分化神経外胚葉性腫瘍，骨肉腫，巨細胞腫など原発性骨腫瘍や，神経芽細胞腫 neuroblastoma，横紋筋肉腫 rhabdomyosarcoma，悪性リンパ腫などの転移が考えられる．

遷延治癒/偽関節 delayed union/pseudoarthrosis

◆**定　義**：骨折後，想定される期間を過ぎても骨癒合が不完全なものを遷延治癒，まったく骨癒合が得られないものを偽関節という．
◆**発生機序**：感染，粉砕骨折，被覆軟部組織の不良，不完全な固定，早期の荷重，不適切な手術などにより生じ

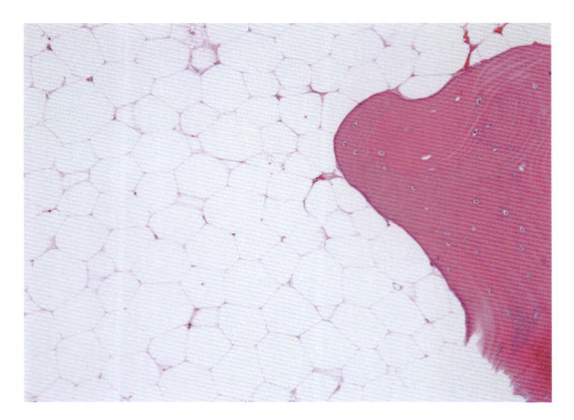

図 15-15　外傷後骨壊死
一見すると異常がないようにみえるが，髄腔の脂肪細胞は壊死により核が消失し，細胞膜の染色性が低下している．外傷後数週間は，骨小窩内に核が残存するため骨壊死を生じたようにはみえないので注意を要する．

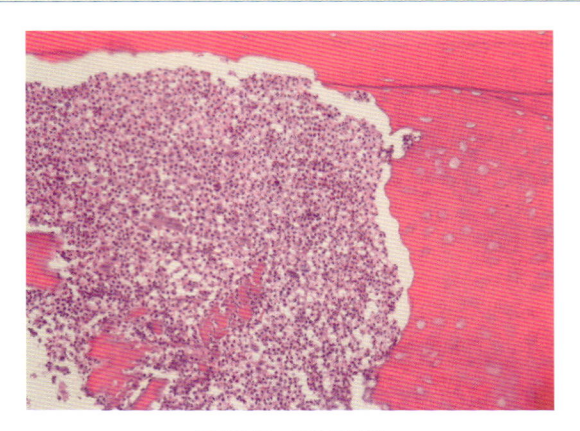

図 15-16　急性骨髄炎
骨髄腔に膿瘍が形成され，既存骨梁の骨小窩に骨細胞はなく骨壊死を生じている．

る血流障害，骨膜損傷，仮骨の骨化障害などが原因と考えられる．
◆形　態：遷延治癒部あるいは偽関節部から採取された組織には，不良肉芽組織や瘢痕様線維組織形成がみられる．仮骨の反応として軟骨形成がみられることもあるが，骨化は乏しい．
◆臨床的事項：遷延治癒では，患部の適切な固定により治癒が得られるが，偽関節では，骨移植などの外科的治療が必要とされる．

外傷後骨壊死　post-traumatic osteonecrosis
◆定　義：骨折や脱臼に続発して骨壊死が生じる病態．
◆発生機序：骨折や脱臼により，骨を還流する栄養動脈が切断された結果，骨が壊死に陥る．
◆形　態：外傷直後には組織学的変化は明らかではない．徐々に骨髄組織に虚血性変化が現れ，最終的には骨髄・骨梁ともに完全な壊死となる（図 15-15）．
◆臨床的事項：大腿骨頚部内側骨折や股関節脱臼後の大腿骨頭壊死，膝蓋骨横骨折後の膝蓋骨上極骨片の壊死，距骨頚部骨折や足関節脱臼・脱臼骨折後の距骨体部壊死，舟状骨骨折後の近位骨片壊死などが知られている．適切な治療が行われないと，壊死骨は最終的には圧壊し，変形性関節症を生じる．

脱　臼

外力あるいは関節の構造や周囲軟部組織の異常により本来の関節を形成する骨の位置に異常を生じた状態．外傷によることが多いが，関節の形成不全や Ehlers-Danlos 症候群など内的要因によることもある．外傷性脱臼では，骨折を伴うことも多い．先天性股関節脱臼 congenital dislocation of the hip（CDH）は，乳幼児に発症する股関節脱臼で環境因子が強く，ほとんどの症例は保存的に治療される．適切な治療がなされないと，臼蓋形成不全を生じ変形性股関節症になる．

4．骨・関節の感染症

骨・関節の感染症はそれぞれ骨と関節に生じる感染症であるが，化膿性骨髄炎から化膿性関節炎を生じることもあり，起炎菌も共通のものが多い．

急性骨髄炎　acute osteomyelitis
◆定　義：骨および骨髄の急性化膿性炎症．
◆発症機序：他部位の感染巣からの血行性感染と，開放骨折・手術あるいは隣接組織の感染巣からの直接感染がある．
◆形　態：骨髄腔内に好中球浸潤や膿瘍形成をみる（図 15-16）．罹患骨梁は壊死に陥り（腐骨 sequestrum），肉芽組織が形成され骨吸収が進む．壊死骨梁間に細菌塊が充満していることもある．病変部周囲には反応性骨形成や骨膜反応を認め，病変部をほぼ全周性に取り巻くように骨膜下に形成される反応骨を骨柩 involucrum と呼ぶ．
◆臨床的事項：起炎菌には，黄色ブドウ球菌 Staphylococcus aureus，レンサ球菌属 Streptococcus，インフルエンザ菌 Haemophilus influenzae が多い．免疫不全状態や薬物乱用状態では，グラム陰性桿菌や真菌などの弱毒菌感染が増加する．血行性感染は小児に多く，長管骨の骨幹端部に生じやすい．そのため小児では，大腿骨遠位・脛骨近位・大腿骨近位・上腕骨近位，橈骨遠位に好発し，罹患肢の短縮・過成長・変形などが生じることが

ある．成人では，免疫不全状態などを除き血行性感染は少なく，脊椎・足部の小骨・大腿骨骨幹部が好発部位である．放線菌症 actinomycosis は，歯根部から感染し顎骨に骨髄炎を生じやすい．骨髄内の感染巣は皮質骨に波及すると Volkmann 管を通じて骨膜下膿瘍を形成したり，隣接する関節に化膿性関節炎を惹起することがある．骨髄炎はかつて難治性疾患であったが，治療法の進歩により慢性化や再燃の頻度は低くなってきた．

慢性骨髄炎 chronic osteomyelitis
- **定　義**：慢性的に持続する骨や骨髄の炎症．
- **発症機序**：外傷などによる開放性骨折（複雑骨折）や急性化膿性骨髄炎からの遷延による．
- **形　態**：線維化を背景に，リンパ球・形質細胞を主体とした慢性炎症細胞浸潤や組織球の集簇を示す．腐骨周囲では遷延する化膿性炎症所見もみられる．
- **臨床的事項**：慢性骨髄炎とはいっても，急性や亜急性骨髄炎の所見が混在することが多く，明確な区別は困難なことがある．腐骨周囲に感染が持続する結果，排膿のための瘻孔が皮膚に形成される．Brodie 膿瘍や硬化性骨髄炎などの特殊な臨床像を示したり，瘻孔癌が生じることがある．

1. **Brodie 膿瘍**：長管骨の骨幹端部に限局して生じ，膿瘍によるほぼ円形の溶骨像とその周囲の骨硬化を特徴とする亜急性あるいは慢性骨髄炎の特殊型．類骨骨腫との鑑別を要することがある．
2. **硬化性骨髄炎**（Garré 型）Garré sclerosing osteomyelitis：長管骨の骨幹部に生じ，骨硬化を特徴とし，肉芽形成や排膿の乏しい慢性骨髄炎の特殊型．
3. **瘻孔癌**：まれに瘻孔から扁平上皮癌が発生する（図15-17）．長期間の排膿による刺激の結果生じると考えられ，高分化なことが多い．

化膿性脊椎炎 pyogenic spondylitis
- **定　義**：椎体・椎間板が侵される脊椎椎体の化膿性炎症．
- **発症機序**：血行性および隣接する組織からの直接進展による感染が脊椎に生じる．血行性感染では，椎体の骨端部に感染巣を生じることが多く，そのため炎症は早期に椎体終板を破壊し隣接椎間板へと波及し，しばしば多椎体が罹患する．転移性脊椎腫瘍の発生機序と同様に，Batson 脊椎静脈叢の存在が椎体の血行性感染に重要な役割を果たしているという．
- **形　態**：急性期には，椎体から椎間板に広がる膿瘍形成を伴う好中球浸潤をみる（**図 15-18a，b**）．亜急性期や慢性期では，肉芽組織形成や線維化がみられ，炎症細胞浸潤は主にリンパ球・形質細胞となる．罹患骨は腐骨となり，椎体が圧壊すると，骨・軟骨片の混じった肉芽組織あるいは線維化をみる．
- **臨床的事項**：中高年者に多い．症状は叩打痛を生じる罹患部痛であることが多く，しばしば発熱を伴う．X 線像では早期に椎間板腔の狭小化がみられ，診断には MRI

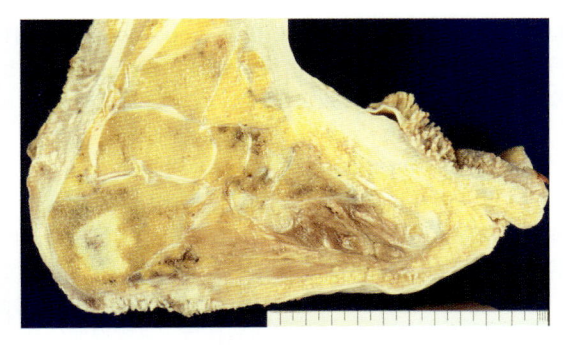

図 15-17　慢性骨髄炎に発生した瘻孔癌
踵骨に骨髄炎がみられ，踵部足底皮膚に扁平上皮癌の浸潤性増殖を，足背部には乳頭状を呈する扁平上皮癌の表層性増殖をみる．

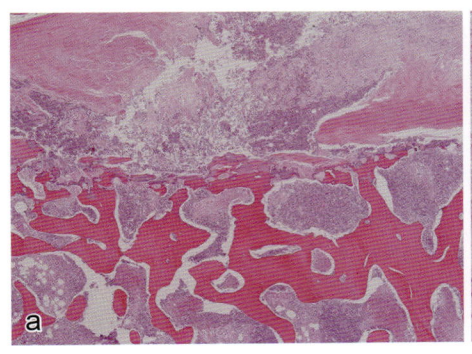

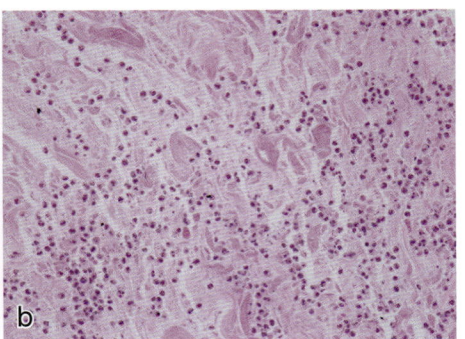

図 15-18　化膿性脊椎炎
a．椎体の骨梁間を充満する化膿性炎症細胞が，椎体終板を越え椎間板内に浸潤している．
b．椎間板内の線維軟骨組織内に，好中球がびまん性に浸潤している．

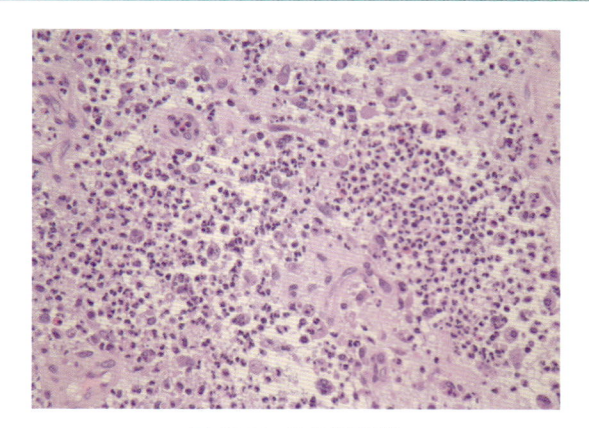

図 15-19 化膿性関節炎
滑膜に，膿瘍形成を伴う化膿性炎症所見を示す．

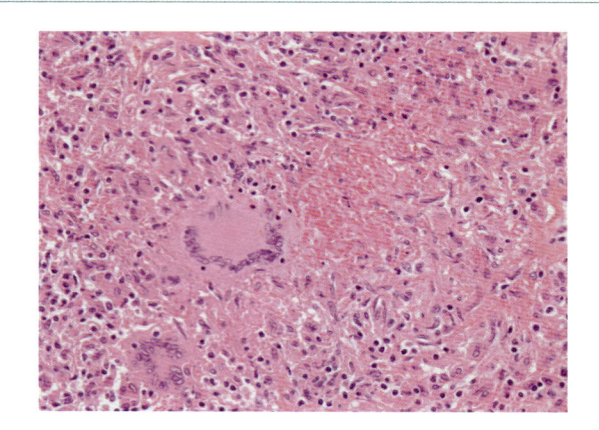

図 15-20 骨関節結核
乾酪壊死を示す類上皮肉芽腫が形成され，リンパ球浸潤やラングハンス型多核巨細胞を伴う．

が有用である．保存的に治療されることが多い．

化膿性関節炎 septic arthritis
◆定　義：細菌感染により関節炎を生じた病態．
◆発症機序：血行性の細菌の散布や不衛生環境下での関節穿刺により発症する．乳児の化膿性股関節炎は，大腿骨上端部の骨髄炎が骨皮質を穿破し関節腔内に感染が波及する結果生じる．
◆形　態：滑膜にはびまん性の好中球浸潤や膿瘍形成がみられ，滑膜被覆細胞の重層化や剥脱を生じ，関節面には好中球の混じったフィブリンの析出をみる（図15-19）．関節破壊が進行すると破砕骨軟骨片沈着性滑膜炎の所見を示す．
◆臨床的事項：年齢を問わず膝・股関節に好発し，成人では肩関節にも多い．関節の腫脹・疼痛・可動域制限などが生じる．起炎菌は急性骨髄炎同様，黄色ブドウ球菌 Staphylococcus aureus，レンサ球菌属 Streptococcus，インフルエンザ菌 Haemophilus influenzae によるものが多い．通常，保存的に治療されるが，関節破壊が著しい時には手術的治療の対象となる．

人工関節置換術後感染 post-prosthesis infection
◆定　義：人工関節置換術後に生じる感染症で，早期感染 early infection・遅発性感染 late infection に分類される．
◆発症機序：早期感染は手術時の感染により術後数日から3か月以内に発症する．遅発性感染は術後数か月後から数年後に感染が明らかになるもので，他部位の感染巣からの細菌の血行性散布が原因と考えられている．
◆形　態：金属・ポリエチレン摩耗粉あるいは骨セメントや組織球の混じった線維組織に，高度の好中球浸潤・膿瘍形成・フィブリンの析出を認める．慢性炎症細胞浸潤を伴うことも多い．
◆臨床的事項：黄色ブドウ球菌 Staphylococcus aureus や大腸菌 Escherichia coli によるものが多く，表皮ブドウ球菌 Staphylococcus epidermidis などの弱毒菌や嫌気性菌・真菌による発症もみられる．遅発性感染には，しばしば感染による人工関節の緩み septic loosening を伴う．治療は抗菌薬による治療が行われるが，感染源となっている人工関節の抜去が必要なことも多い．

骨関節結核 tuberculosis of bone and joint
◆定　義：結核菌による骨・関節感染症．
◆発症機序：肺あるいはその他の結核感染病巣から，血行性に骨髄あるいは関節に感染を生じ発症する．脊椎では椎体終板，関節では骨端や滑膜に感染巣を生じやすく，それぞれ結核性脊椎炎・骨型関節結核・滑膜型関節結核を呈する．
◆形　態：癒合性の乾酪壊死性類上皮肉芽腫が形成され，ラングハンス型多核巨細胞 Langhans giant cell が出現する（図15-20）．骨・関節結核では，Ziehl-Neelsen 染色での抗酸菌の同定は困難なことが多い．流注膿瘍 gravitation abscess は，貯留した乾酪壊死性物質に相当する．
◆臨床的事項：脊椎（結核性脊椎炎），特に下部胸椎や腰椎椎体に好発し，次いで股関節（結核性股関節炎）や膝関節周囲（結核性膝関節炎），手指骨に多い．多発性骨病変を生じることもある．脊椎病変は脊椎カリエス spinal caries と呼ばれ，通常複数の椎体や椎間板が侵され，椎体圧壊による後彎 kyphosis や強直を生じ，この変形は亀背 gibbus と呼ばれる．しばしば腸腰筋に沿った流注膿瘍を形成する．椎体破壊と硬膜外腔の膿瘍貯留により生じる対麻痺をポット麻痺 Pott paraplegia という．手

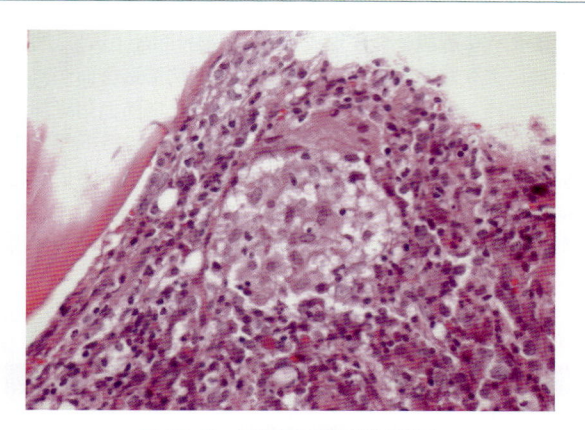

図 15-21　骨関節非結核性抗酸菌症
非乾酪壊死性の小型類上皮肉芽腫を骨梁間に認める．この症例では，*Mycobacterium intracellulare* が検出されている．

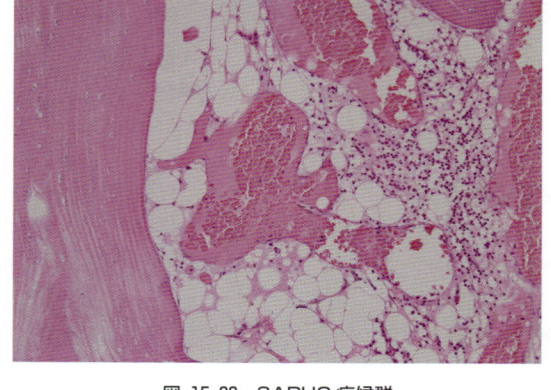

図 15-22　SAPHO 症候群
肥厚した骨梁間に，リンパ球・形質細胞が浸潤している．

指骨例は小児など若年者に多く，しばしば周囲の腱鞘に炎症が波及し，結核性指炎 tuberculous dactylitis を生じる．罹患部組織の細菌培養や，PCR（polymerase chain reaction）法により確定診断される．治療は抗結核薬療法が基本となる．

骨関節非結核性抗酸菌症
mycobacterial infection of bone and joint

　免疫不全状態などで生じる非結核性抗酸菌による感染症．非結核性抗酸菌は結核菌と癩菌を除く抗酸菌で，日本では *Mycobacterium avium* complex（MAC）と *Mycobacterium kansasii* が大部分を占める．ヒトからヒトへ感染することはない．組織所見は，結核に類似するが必ずしも乾酪壊死を生じない（図 15-21）．本疾患では，後天性免疫不全症候群などの基礎疾患を考慮する必要がある．

真菌性感染症

　免疫不全状態での日和見感染は，カンジダ *Candida*，クリプトコッカス *Cryptococcus*，アスペルギルス *Aspergillus* などにより生じることが多い．脊椎に好発する．

その他の骨関節感染症

　現代の日本では極めてまれではあるが，梅毒・淋菌・寄生虫・ウイルスによっても骨関節感染症が生じる．かつては頻度の高かった梅毒や淋病は，現在ではほとんど遭遇する機会がない．寄生虫では包虫 *Echinococcus* によるものが知られている．ウイルス感染やワクチン接種後に，多発関節炎を生じることがある．

SAPHO 症候群

◆**定　義**：掌蹠膿疱症性骨関節症，胸肋鎖骨肥厚症，慢性再発性多巣性骨髄炎などを包括する骨関節疾患で，滑膜炎 synovitis，痤瘡 acune，膿疱症 pustulosis，骨化症 hyperostosis，骨炎 osteitis を主徴とする．

◆**発症機序**：原因は不明であるが，痤瘡にみられる *Propinonibacterium acnes* の関与や細菌アレルギーなどの説がある．また，seronegative spondyloarthropathy との関連も指摘されている．

◆**形　態**：慢性骨髄炎に類似し，リンパ球・形質細胞を主体とする炎症細胞浸潤がみられ，罹患骨の肥厚・骨髄腔の線維化を示す（図 15-22）．微小膿瘍形成がみられることもある．

◆**臨床的事項**：小児から成人までどの年齢層にも発症し，やや女性に多い．消退・再発をくり返す骨病変を特徴とし，炎症による痛み・腫脹・運動制限をきたす．骨病変はどの骨にも生じるが，胸鎖関節（胸骨・鎖骨・肋骨）・仙腸関節・恥骨結合・脊椎・四肢関節に多い．治療は対症療法が主体となる．

1．**掌蹠膿疱症性骨関節症** pustulotic arthro-osteitis（PAO）：掌蹠膿疱症 palmoplantar pustulosis（PPP）による骨関節疾患で，成人の四肢の関節に症状をきたしやすい．PPP 患者の約 20% に骨関節症状を生じる．

2．**胸肋鎖骨肥厚症** sternocostoclavicular hyperostosis（SCCH）：30〜40 代の女性に好発し，胸鎖関節部の骨肥厚を特徴とする．PPP や IgA 腎症を併発することも多い．

3．**慢性再発性多巣性骨髄炎** chronic recurrent multifocal osteomyelitis（CRMO）：10 歳前後の小児に発生し，女児に多い．異時性・多発性に骨病変が生じ臨床経過は長く，自然消退する．

5. 骨・関節の変性疾患

加齢や過剰な負荷により生じる骨関節が変性する疾患で，罹患部位や発症機序により特有の臨床所見や組織所見を呈する．

変形性関節症

osteoarthritis（degenerative joint disease）

◆定　義：加齢などにより生じる関節軟骨の機械的摩耗による疾患．

◆発生機序：原因不明のものを一次性，外傷，感染，形成不全などに続発するものを二次性という（**表 15-4**）．過剰な荷重負荷あるいは関節面の不適合により，関節軟骨が変性・摩耗し発症する．遺伝因子が関与する例もあるが，環境因子がより重要な発症要素となる．

◆形　態：初期には関節軟骨の摩耗がみられ，進行すると関節軟骨が消失し，硬化した関節下骨（関節軟骨が消失した状態の軟骨下骨を関節下骨と呼ぶ）が露出する．関節縁には骨棘を形成する（**図 15-23a**）．組織学的に，関節軟骨の細線維状変化 fibrillation やひび割れが生じ，変性軟骨の再生変化により新生軟骨細胞の集簇像 clustering をみる（**図 15-23b**）．関節軟骨の骨接合面に沿ってみられる石灰化線である tide mark は重層化する．露出した関節下骨は著しく硬化し，象牙化 eburnation と呼ばれる（**図 15-23c**）．象牙化した関節面の小陥凹を埋めるように線維軟骨が形成される（cartilage tuft）．関節摩耗により関節面の曲率が変化すると関節適合面が減少するため，関節適合面を増大させようと関節面辺縁部に骨棘 osteophyte が生じる（**図 15-23d**）．関節下骨あるいは軟骨下骨には，肉芽組織や粘液を内容とする偽嚢胞 subchondral pseudocyst が形成される．関節軟骨が摩耗・消失するにつれ，二次的な滑膜炎を生じるため，滑

表 15-4　変形性関節症の主な成因

一次性
原因不明
二次性
外傷（関節内骨折・脱臼など）
先天性（先天性股関節脱臼など）
代謝性疾患（オクロノーシス・ヘモクロマトーシスなど）
内分泌性（肥満・末端肥大症など）
結晶沈着性（痛風・CPPD 沈着症など）
臼蓋異形成
放射線障害
感染
Legg-Calvé-Perthes 病
大腿骨頭すべり症
大腿骨頭壊死
関節リウマチ
Paget 病
神経原性（シャルコー関節など）

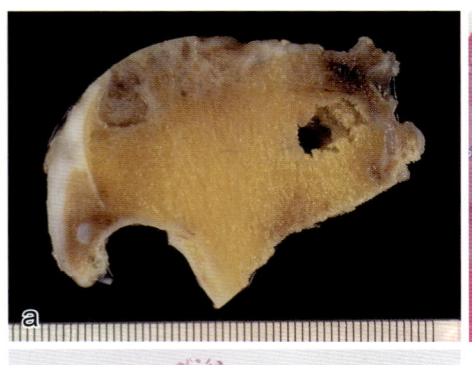

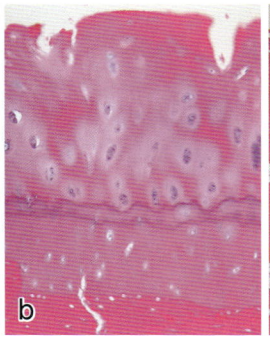

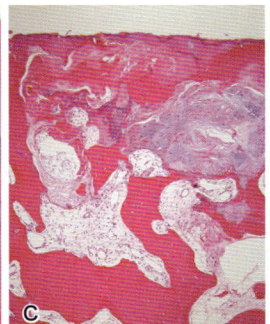

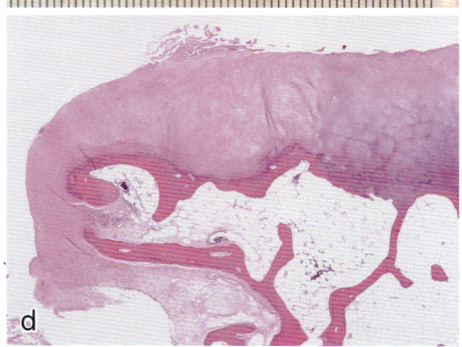

図 15-23　変形性関節症
a．大腿骨骨頭の前額断割面．本来の関節面は摩耗し，関節下骨は露出し象牙化を生じる．関節面内側縁（写真左）には，本来の関節軟骨の上に骨棘を，荷重部関節下骨には偽嚢胞を形成する．
b．関節軟骨面にひび割れが生じ，tide mark が二重化する．軟骨の再生変化により，軟骨細胞は数個ずつ集合化する．
c．関節軟骨は完全に摩耗し，骨梁の肥厚した関節下骨が露出する．
d．関節縁では，適合性の減少した関節面を補完するために骨棘が形成される．骨棘を覆う軟骨は線維軟骨で，この新生関節面にも細線維状変化が生じている．

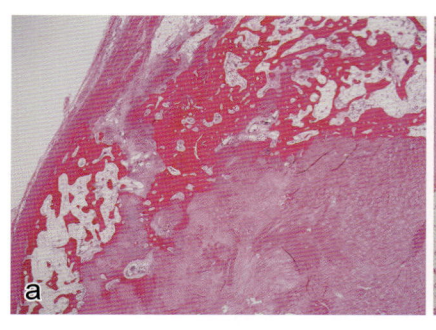

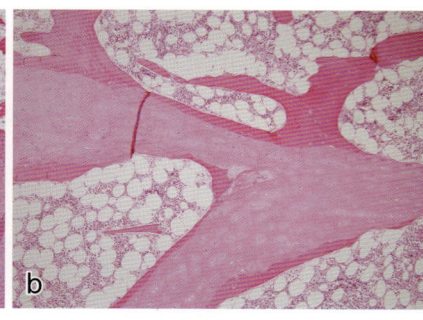

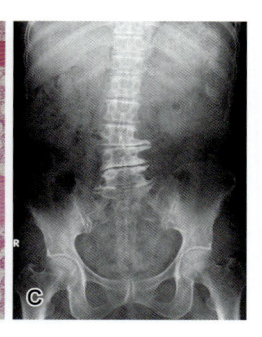

図 15-24 変形性脊椎症
a．椎間板面の椎体骨梁は著しく硬化し，椎体縁からくちばし状の骨棘が形成されている．
b．椎間板が骨化し，本来の椎間板の領域に造血髄をみる．
c．椎間板腔は狭小化し，椎体の椎間板面は硬化し，椎体縁にくちばし状の骨棘を形成する．その結果，脊椎は側彎を生じる．

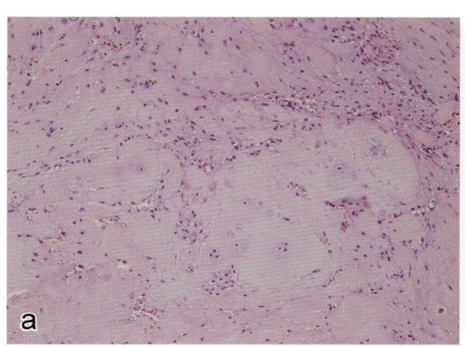

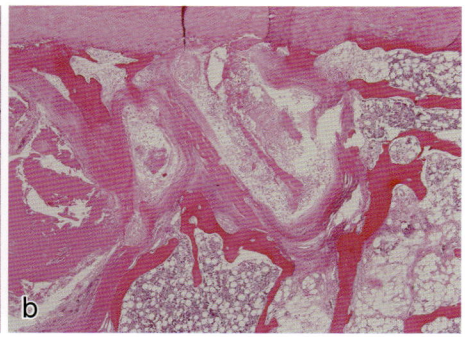

図 15-25 椎間板ヘルニア
a．脱出した椎間板組織．変性した軟骨組織に肉芽組織形成がみられ，軟骨細胞は再生による集合化を示す．
b．Schmorl 結節．椎間板組織が椎体内に脱出する．脱出組織には，髄核や終板が含まれている．

膜は絨毛状を呈し，リンパ球・形質細胞浸潤や骨軟骨片の沈着をみる．関節血症を生じるとヘモシデリンが沈着する．炎症が高度になると，関節リウマチの所見に類似する．
◆**臨床的事項**：中年以降に発症し，加齢とともに増加する．すべての関節に生じる可能性があるが，加重負荷のかかる膝関節や股関節に好発する．手指の遠位指節間関節に生じるものを Heberden 結節，近位指節間関節に生じるものを Bouchard 結節と呼ぶ．症状は痛みであり，関節水腫や関節血症を生じることがある．病状が進行すると関節可動域の制限や関節の変形を生じる．X線は，関節列隙の狭小化，軟骨下骨の硬化，偽囊胞形成，骨棘形成を示す．偽痛風や二次性滑膜軟骨腫症を合併することがある．

変形性脊椎症 spondylosis deformans
◆**定　義**：加齢などによる脊椎椎体および椎間板の変性により生じる脊髄あるいは神経根を障害する疾患．
◆**発生機序**：神経障害は，椎間孔や脊柱管の変形による神経・神経根の直接的圧迫や血液循環障害，あるいは両者の合併が原因と考えられている．
◆**形　態**：椎体端や靱帯付着部の骨棘形成，偽囊胞形成，椎間板変性をみる（図 15-24a）．椎体終板は変性し破壊され，椎体から椎間板に血管が侵入するため椎間板は骨化を生じ，最終的には融合椎を形成する（図 15-24b）．
◆**臨床的事項**：50歳で50％以上の人に発生しているといわれ，加齢とともにさらに増加する．男性により多い．骨棘や変性椎間板脱出により脊柱管や椎間孔の狭窄が生じ，脊柱管狭窄症・椎間関節症・馬尾障害・椎間板ヘルニア・変形性側彎症・椎間板症などさまざまな病態をきたす．X線像は，椎間板腔の狭小化・骨棘形成・椎体変形などを示す（図 15-24c）．

椎間板ヘルニア disk herniation
◆**定　義**：椎間板が脱出し神経根や脊髄を圧迫する状態．
◆**発生機序**：椎間板が変性すると，線維輪が脆弱化し内圧の高い髄核が線維輪を破り脱出する．椎間板はいずれ

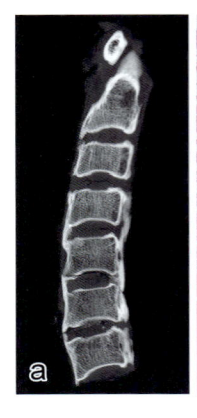

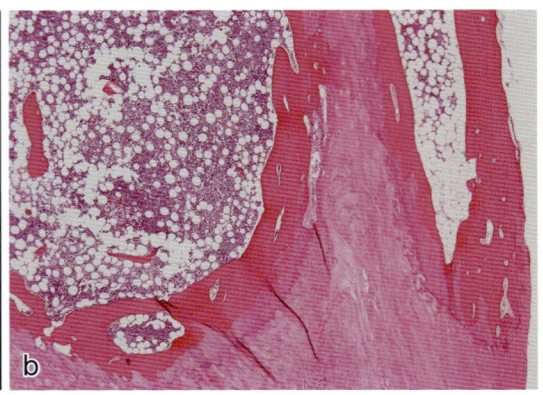

図 15-26 脊椎靱帯骨化症
a．連続性あるいは分節性に頸椎後縦靱帯の骨化をみる（X線写真）．前縦靱帯にも骨化がみられる．
b．後縦靱帯が骨化し，新生骨内には脂肪髄あるいは造血髄がみられる（写真右，下方は椎間板）．

の方向にも脱出する可能性があるものの，力学的に弱い後縦靱帯の側方から後側方へ脱出することが多い．そのため脊髄から分岐した神経根部を圧迫し根症状を生じる．
◆形　態：脱出した椎間板には，髄核や線維輪に相当する線維軟骨，椎体終板に相当する硝子軟骨，あるいは骨組織が混じる（図 15-25a）．これらの組織の多くは変性や壊死を生じ，再生像が加わると軟骨細胞の集合化 chondrocytic cloning を示す．脱出軟骨が器質化すると，新生血管をみる．
◆臨床的事項：発症年齢は幅広く，30～50代に最も多い．男性に優位で，下部腰椎に好発する．頸椎では下部頸椎に多い．発生部位により頸部痛，背部痛，腰痛を生じるほか，脊髄症状や神経根症状を生じる．椎体内に椎間板組織が脱出する状態を Schmorl 結節と呼ぶ（図 15-25b）．

脊柱靱帯骨化症 ossification of spinal ligaments
◆定　義：後縦靱帯，前縦靱帯，黄色靱帯など脊柱の靱帯に一致して骨化が生じる病態．それぞれの靱帯に限局した病態は，後縦靱帯骨化症 ossification of posterior longitudinal ligament（OPLL），前縦靱帯骨化症 ossification of anterior longitudinal ligament（OALL），黄色靱帯骨化症 ossification of yellow ligament（OYL）と呼ぶ．多椎体に及ぶ骨化症を diffuse idiopathic skeletal hyperostosis（DISH），ankylosing spinal hyperostosis（ASH）とする考えもある．
◆発生機序：明らかではないが，加齢，機械的刺激，遺伝的背景など多因子的要因により発症すると考えられている．

◆形　態：骨化の形態により，① 連続型，② 分節型，③ 混合型，④ その他（椎間板限局型）の4型に分類される（図 15-26a）．組織学的には靱帯が骨化し，病態が完成すると成熟骨である層板骨となり，隣接する骨と一体化する（図 15-26b）．多椎体に骨化が連続してみられる場合でも，介在する椎間板は保たれていることが多い．
◆臨床的事項：60歳以降に好発し，男性に多い．OPLL は頸椎に，OYL は胸椎に，OALL は胸腰椎に多い．加齢とともに有症率が高くなるが，全例が症状を呈するわけではない．症状は，発生部位により頸部痛・背部痛・腰痛やこり，脊椎の可動域制限を生じ，OPLL や OYL では脊柱管狭窄症を生じ，上下肢のしびれなど脊髄圧迫症状を示す．

脊柱管狭窄症 spinal canal stenosis
靱帯骨化や脊椎変性すべり症などさまざまな要因により，脊柱管が狭小化した結果生じる脊髄障害．高齢者に多く，頸・胸椎部では四肢あるいは両下肢の疼痛・しびれ，筋力低下，歩行障害など，腰椎部では間欠性跛行をきたす．手術により椎弓など脊髄狭窄部周囲の骨・靱帯組織が摘出されるため，組織学的には原疾患による変性所見や靱帯の骨化・石灰化を認める．

脊椎分離症／すべり症
spondylolysis/spondylolisthesis

脊椎椎体が前後にずれる病態で，分離すべり症と変性すべり症に大別される．分離すべり症は，椎弓分離により該当椎体が前方にすべる病態で，変性すべり症は椎間関節や椎体の変性によるすべりを指す．分離すべり症は若年者にも生じ脊柱管狭窄症を生じる頻度は低い．変性

すべり症は高齢者に多く脊柱管狭窄症を生じる．変性すべりで症では，手術により椎弓が摘出されることがあり，組織学的に椎間関節の変形性関節症性変化を認める．

離断性骨軟骨炎 osteochondritis dissecans
- ◆定　義：骨軟骨小片が関節面から分離・遊離した状態．
- ◆発生機序：くり返す外力による外傷で発症すると考えられており，スポーツ障害であることが多い．
- ◆形　態：離断した骨軟骨片の母床との関係により，①非分離型，②分離型，③遊離型に分類される．組織学的に観察され得るのは遊離型の骨軟骨片であり，free bodyとして提出される．比較的新鮮な骨軟骨片は，通常の関節軟骨と軟骨下骨からなっている．長期間関節内にとどまっていた骨軟骨片は，全周を白色の軟骨に覆われ，中心部に壊死性の軟骨下骨と被覆軟骨には年輪様の石灰化層を示し，二次性滑膜骨腫症の所見を呈する（p.833参照）．
- ◆臨床的事項：10代に多く発症し，男性に多い．膝関節，肘関節，足関節の頻度が高く，膝では大腿骨内顆関節面の顆間窩に発生することが多い．両側性に生じることもある．運動時痛が特徴的で，骨軟骨片が分離あるいは遊離すると関節水腫や遊離物の嵌頓による関節の可動域制限を生じる．X線像にて，剝離骨片を認める．

軟骨下脆弱性骨折に伴う関節症 arthritis associated with subchondral insufficiency fracture
- ◆定　義：骨粗鬆症などの骨脆弱性を背景とし発生する軟骨下骨折を主因とする関節症．
- ◆発生機序：骨粗鬆症などによる骨の脆弱性が，荷重負荷や軽微な外力により関節軟骨下に骨折を生じさせる．
- ◆形　態：関節軟骨下骨に骨梁骨折とそれに伴う仮骨形成や肉芽組織形成が特徴とされる（図15-27）．骨折による骨梁単位の小壊死がみられることはあるが，大腿骨頭壊死のような広範な壊死を認めない．
- ◆臨床的事項：骨粗鬆症や肥満傾向を示す高齢女性に多い．大部分は大腿骨頭に発生し，上腕骨頭例も報告されている．誘因がないかあるいは軽微な外傷を契機とした高度の痛みで発症する．X線像では異常所見を認めないことが多く，MRIでの診断が推奨されている．この疾患の多くは，今まで大腿骨頭壊死症と診断されてきたと考えられる．現在では，膝大腿骨顆骨壊死 osteonecrosis of femoral condyle や一過性大腿骨頭骨萎縮 idiopathic transient osteoporosis of the hip の本態である可能性も示唆されている．

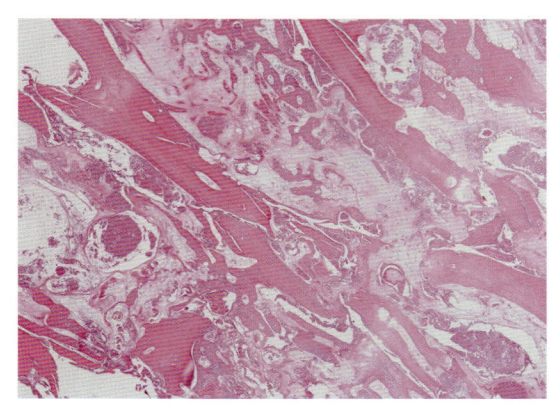

図15-27　軟骨下脆弱性骨折に伴う関節症
軟骨下骨に，骨梁骨折と骨折に対する活発な仮骨形成を示す．

急速破壊性股関節症 rapidly destructive coxarthrosis（RDC）
- ◆定　義：股関節が急速に破壊される関節症で，通常半年～1年で大腿骨骨頭が崩壊する．
- ◆発生機序：決定的な病因は未だ不明とされるが，軟骨下脆弱性骨折がその契機となる説が有力になっている．
- ◆形　態：しばしば大腿骨頭は断片化し，壊死に陥っている．比較的構造が保たれている時には，関節軟骨が消失し関節下骨が硬化していることが多い（図15-28a）．この所見は，壊死に陥る前の骨折に対する反応と考えられ，軟骨下脆弱性骨折が先行していた可能性を示唆している．関節腔内には無数の骨・軟骨片が充満し，滑膜は破砕骨軟骨片沈着性滑膜炎 detritic synovitis を示す．
- ◆臨床的事項：高齢女性に好発し，さまざまな程度の股関節痛を生じる．多くは片側性で，痛みを生じる．X線像では，初期には骨粗鬆症を示すのみで骨破壊は明らかでないが，急速な経過で骨頭の扁平化や崩壊をみる（図15-28b）．

神経因性関節症／シャルコー関節 neuropathic arthrosis/Charcot joint
- ◆定　義：中枢あるいは末梢神経障害により発生する破壊性関節症．
- ◆発生機序：神経障害の結果生じる関節や周囲軟部組織の知覚・痛覚の減弱や消失により，反復する過剰な外力に対する防衛力が低下し，関節破壊にいたると考えられている．
- ◆形　態：無数のさまざまな大きさの骨軟骨片がみられ，関節軟骨が摩耗し象牙化を示す壊死性骨片も含まれる．滑膜は，これらの骨軟骨片の沈着による破砕骨軟骨片沈着性滑膜炎を呈する．

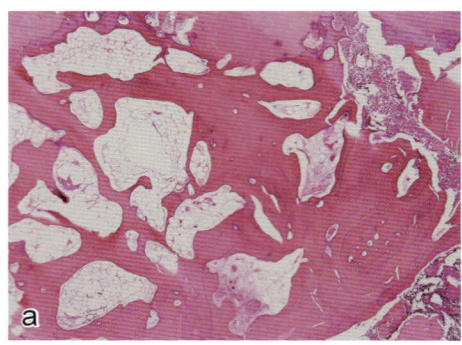

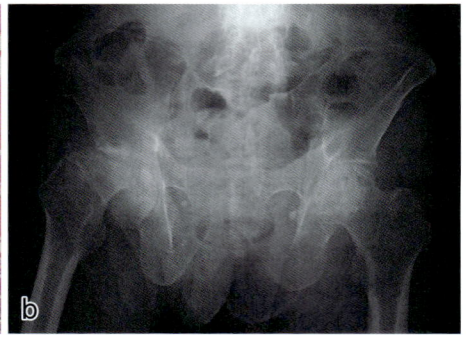

図 15-28　急速破壊性股関節症
a．関節腔内に壊死性骨軟骨片がみられ，それらの軟骨下骨の骨梁が硬化していることから，壊死を生じる前に脆弱性骨折によると思われる骨折に対する修復機序があったと考えられる．
b．股関節X線像．右大腿骨頭は圧壊し原形をとどめていない．関節腔に一致した骨片を散見する．左大腿骨頭の輪郭は保たれているものの分節化している．

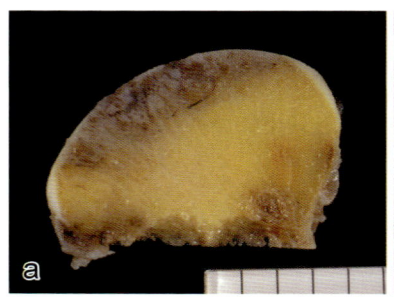

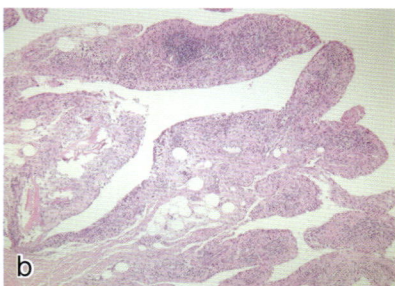

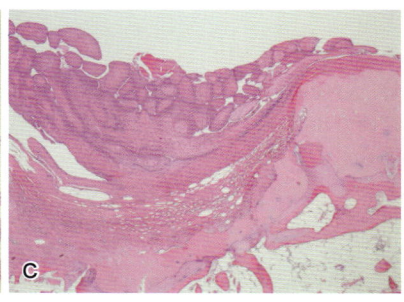

図 15-29　関節リウマチ
a．大腿骨頭の前額断割面．二次性変形性関節症性変化により関節軟骨は摩耗しているが，骨棘の形成はなく関節下骨の硬化所見も乏しい．
b．滑膜は乳頭状あるいは絨毛状を呈し，リンパ濾胞形成を伴うリンパ球・形質細胞浸潤を示す．
c．関節軟骨はパンヌスにより吸収破壊され，関節面は陥凹している．

◆**臨床的事項**：脊髄癆，脊髄空洞症，糖尿病，先天性無痛覚症が原疾患として多く，糖尿病やアルコール過剰摂取に起因する末梢神経炎によるものが増加している．脊髄癆や糖尿病では下肢に，脊髄空洞症では上肢の関節に生じやすく，膝関節の頻度が最も高い．罹患関節は，高度の関節水腫，関節の動揺性や異常可動性・変形を示し，臨床所見に比し疼痛が弱い．X線像にて，関節内遊離体を伴う著しい関節破壊や脱臼・変形をみる．

6．炎症性骨・関節疾患

　内因性の炎症が骨関節に生じる疾患で，多くの膠原病や自己免疫疾患が関節症状を呈する．関節へのさまざまな結晶沈着によっても関節炎が生じ，組織学的に特徴的な結晶体がみられる．

関節リウマチと関連疾患

関節リウマチ rheumatoid arthritis（RA）
◆**定　義**：膠原病の一種で，滑膜に対する自己抗体反応により生じる炎症の結果，多発性破壊性関節障害をきたす自己免疫疾患．
◆**発生機序**：*HLA-DR4* 遺伝子の過剰発現やT細胞関連蛋白質である PTPN22（protein tyrosine phosphatase, non-receptor type 22）の異常が知られているが，発生機序は明らかでない．遺伝的背景・液性免疫・細胞性免疫・感染性病原体など複合的要因により発症すると考えられている．
◆**形　態**：活動期の滑膜面は乳頭状/絨毛状を呈し，関節軟骨面はびらん状となる．病変が進行すると，二次性変形性関節症を生じるが，通常骨棘の形成は乏しい（**図15-29a**）．組織学的な特異的所見は乏しく，病勢や病期により所見が異なる．活動期では，血管増生を示す滑膜

表 15-5 関節リウマチの ACR/EULAR 新分類基準（2010年）

関節病変	
中・大関節に1つ以下の腫脹または疼痛関節あり	0点
中・大関節に2～10個の腫脹または疼痛関節あり	1点
小関節に1～3個の腫脹または疼痛関節あり	2点
小関節に4～10個の腫脹または疼痛関節あり	3点
少なくとも1つ以上の小関節領域に10個を超える腫脹または疼痛関節あり	5点
血清学的因子	
RF, ACPA ともに陰性	0点
RF, ACPA の少なくとも1つが陽性で低力価	2点
RF, ACPA の少なくとも1つが陽性で高力価	3点
滑膜炎持続期間	
6週間未満	0点
6週間以上	1点
炎症反応	
CRP, ESR ともに正常	0点
CRP, ESR のいずれかが異常	1点

が絨毛状あるいは乳頭状となり，高度のリンパ球・形質細胞浸潤やリンパ濾胞形成を示す（図15-29b）．Russell 小体もしばしばみられる．フィブリンが関節面に沈着し，器質化を生じたり，関節腔内に遊離した米粒状のフィブリン塊である米粒体 rice body を認める．関節軟骨や軟骨下骨は，肉芽組織からなる膜状のパンヌスの被覆によりびらん状の吸収破壊を生じる（図15-29c）．関節破壊が進行すると，破砕骨軟骨片沈着性滑膜炎をきたす．リウマチ結節 rheumatoid nodule は，palisading granuloma と呼ばれる長円形の肉芽腫で，中心にフィブリノイド壊死がみられ，その周囲を組織球が柵状に取り巻く．
◆臨床的事項：20～40代の女性に好発し，高齢発症例では男性の比率が高くなる．全身の関節に生じるが，手指・足趾・手・膝・環軸椎関節に多い．継続する朝のこわばりが特徴的で，関節腫脹・関節水腫・疼痛を生じる．病勢が強いと関節近傍伸側の皮下組織や軟部組織に無痛性のリウマチ結節を形成する．血清 RA 因子が陽性を示す．2010年の ACR/EULAR 新分類基準（表15-5）により，各項目の総合点が6点以上で RA 確診例と診断される．なお，1987年の ACR 改定基準以降，関節リウマチの診断基準に組織所見は含まれていない．X線像では，関節列隙の狭小化や関節面および bare area と呼ばれる滑膜付着部近傍の骨のびらんを示す．軟骨下骨は，変形性関節症と異なり硬化性変化は乏しくむしろ萎縮性である．病変が進行すると変形・脱臼や強直を生じ，二次性変形性関節症の所見を伴うようになる．血管炎を伴う関節リウマチを悪性関節リウマチ malignant rheumatoid arthritis という．治療は内科的に行われるが，膝などの大関節の障害が著しい時には関節置換などの外科的治療が選択される．感染症・アミロイドーシス・骨粗鬆症・間質性肺炎・Sjögren 症候群を合併することがある．

若年性特発性関節炎 juvenile idiopathic arthritis

若年性関節リウマチ juvenile rheumatoid arthritis と呼ばれていた小児に生じる多発関節炎で，原因は不明．全身型・多関節炎型・少関節炎型に分類され，RA 因子は陰性のことが多い．予後は良好で，滑膜の炎症所見も成人の RA に比し軽度のことが多い．

RA 因子陰性の脊椎関節疾患
seronegative spondyloarthropathy

血清 RA 因子陰性でありながら関節リウマチと類似した臨床症状を呈する疾患群で，その他のリウマチ性疾患としてまとめられることもある．強直性脊椎炎 ankylosinig spondylitis，乾癬性関節炎 psoriatic arthritis，Reiter 症候群，炎症性腸疾患に伴う関節症 enteropathic arthropathy（潰瘍性大腸炎，Crohn 病など）などが含まれる．

強直性脊椎炎 ankylosing spondylitis

◆定 義：腱や靱帯の骨化により仙腸関節や脊椎の進行性強直を生じる骨関節症．
◆発生機序：HLA-B27 の関与が推測されているが，原因は不明である．
◆形 態：腱や靱帯付着部の骨化（enthesopathy）が特徴的で，骨化が進行すると関節は強直を生じる．
◆臨床的事項：10～20代の男性に好発する．疼痛と運動制限が主症状で，RA と異なり脊椎や股関節など大関節が罹患しやすい．人種間での発症率に差があり，白人に多く黒人に少ない．通常，仙腸関節に初発し，上行性

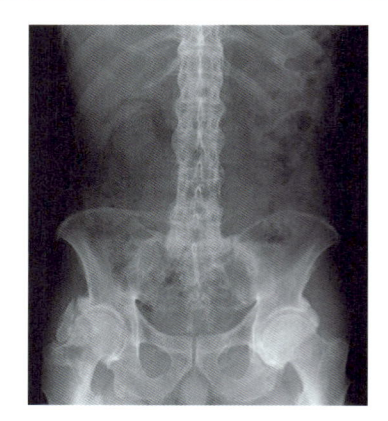

図 15-30 強直性脊椎炎
腰椎・骨盤部 X 線像．胸腰椎は強直し竹の節状を呈している．仙腸関節は消失し，腱や靱帯付着部に骨化をみる．

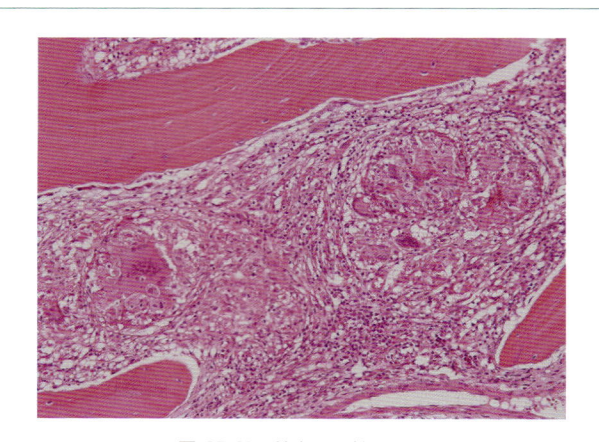

図 15-31 サルコイドーシス
骨梁間に，乾酪壊死を示さない類上皮肉芽腫形成がみられ，多核巨細胞やリンパ球浸潤を伴っている．

に脊椎全体の強直にいたる．HLA-B27 が 80% 以上の症例で陽性を示す．骨関節のほか，虹彩炎・アミロイドーシス・Crohn 病を合併することがある．X 線では，仙腸関節の消失や竹節状脊椎 bamboo spine が特徴的所見とされる（図 15-30）．内科的治療や理学療法が行われる．

その他の膠原病として関節リウマチを除く膠原病（全身性エリテマトーデス systemic lupus erythematosus，進行性全身性硬化症 progressive systemic sclerosis，多発性筋炎 polymyositis，皮膚筋炎 dermatomyositis，結節性多発動脈炎 polyarteritis nodosa，混合性結合織病 mixed connective tissue disease，Sjögren 症候群など）も骨関節症を生じる．

サルコイドーシス sarcoidosis
◆定　義：肺，リンパ節，皮膚，眼に好発する全身性の肉芽腫性疾患（p.931 参照）．
◆発生機序：原因は不明であるが，抗原に対する T 細胞の過剰な免疫応答反応が主因と考えられている．
◆形　態：多数の非乾酪性類上皮肉芽腫が形成される（図 15-31）．リンパ球浸潤を伴い，多核巨細胞が出現する．
◆臨床的事項：若年成人に多く，約 10% の頻度で骨関節に病変を生じる．骨病変は，手・足の小幹骨に多く，X 線像では溶骨像を示す．関節病変としては，急性あるいは慢性多発関節炎を生じる．膝関節など大関節に生じる場合，結核との鑑別を要する．

滑液包・腱・靱帯・腱鞘の炎症
滑液包炎 bursitis
◆定　義：滑液胞に生じる炎症．
◆発生機序：滑液包に対する過剰な負荷，膠原病，感染などにより発症する．
◆形　態：滑膜被覆細胞 synovial lining cell の多層化，慢性炎症細胞浸潤や内腔面へのフィブリン沈着を示す．滑膜被覆細胞が剥脱しているとガングリオンとの鑑別を要する．滑液包炎では細血管の増生が目立つのに対し，ガングリオンでは血管は目立たないことが鑑別点となる．また，感染性滑液包炎では膿瘍形成を伴う化膿性急性炎症所見を，結核性あるいは非定型抗酸菌による滑液包炎では乾酪壊死を伴う類上皮肉芽腫形成をみる．
◆臨床的事項：滑液包の存在部位に一致して発生し，特に膝蓋前・肘頭・大転子・踵部に多く，痛み・波動性の腫瘤形成・関節の可動域制限を生じる．内腔に液体が貯留し囊胞状になると，滑液囊胞 bursal cyst と呼ばれる．膝窩部の腓腹筋内側滑液包あるいは半膜様筋滑液包に生じるものは膝窩囊腫 popliteal cyst（Baker 囊胞）といわれ，膝関節腔と交通しており，交通部はチェックバルブ様になっていることから，内容液が膝関節腔から流入してくるものの，逆流することはないとされる．

ばね指 trigger finger
◆定　義：手指の屈筋腱と腱鞘の不均衡により生じる屈筋腱の滑動障害．
◆発生機序：慢性的な機械的刺激により腱鞘が肥厚し，その結果腱鞘腔内が狭小化すると，腱の滑走が円滑に行えなくなる．
◆形　態：腱鞘組織の線維性肥厚や粘液変性，慢性炎症

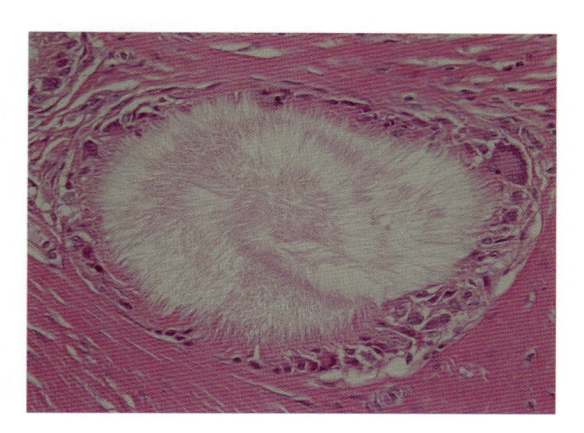

図 15-32 痛風
ホルマリン固定検体のため結晶が溶出してしまっているが，特徴的な針状結晶沈着の痕跡が残り，その周囲には異物反応をみる．

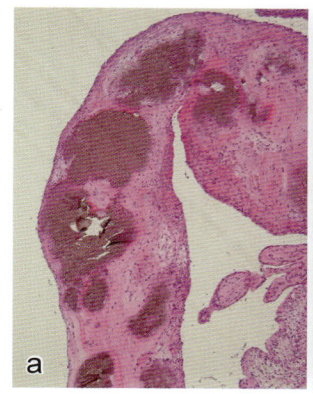

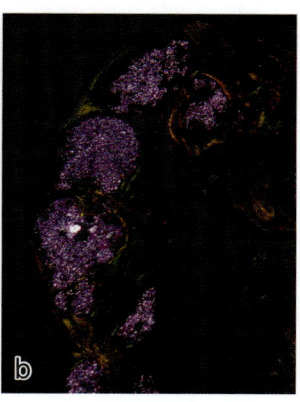

図 15-33 ピロリン酸カルシウム結晶沈着症
a．滑膜にピロリン酸カルシウム結晶の島状沈着をみる．
b．偏光顕微鏡下で，ピロリン酸カルシウム結晶は白色に輝く．

細胞浸潤を認める．
◆**臨床的事項**：中年に多く，女性に好発する．MP関節 metacarpophalangeal joint に多く，圧痛や腱性腫瘤の触知のほか，罹患指のロッキングを生じる．ADLの障害がある時には腱鞘切開が行われる．

手根管症候群 carpal tunnel syndrome
◆**定　義**：手根管の狭小化により生じる正中神経の圧迫障害．
◆**発症機序**：手根骨と横手根靱帯から形成される手根管がさまざまな要因により狭小化をきたし，手根管内を通る浅・深屈筋腱とともに正中神経が圧迫される．要因は多岐に及び，骨折・脱臼・変形性関節症・関節リウマチ・結晶沈着性疾患・腱鞘炎・アミロイド沈着・腫瘍などがある．
◆**形　態**：腱鞘の線維化や慢性炎症細胞浸潤のほか，原疾患の所見がみられることがある．長期人工透析や関節リウマチではアミロイド沈着による手根管症候群を生じやすいため，コンゴーレッド染色で確認する必要がある．
◆**臨床的事項**：正中神経領域の知覚障害や母指球筋の萎縮や筋力低下を生じる．原因によっては手術的治療が行われる．

結晶沈着性疾患
痛　風 gout
◆**定　義**：高尿酸血症により尿酸ナトリウム結晶 monosodium urate crystal が関節軟骨や関節近傍に沈着するために起こる急性関節炎で，尿酸性関節炎 arthritis urica ともいわれ主に趾骨関節に起こる．
◆**発症機序**：家族性（先天性）プリン代謝異常による高尿酸血症を背景とし，プリンの代謝産物である尿酸が排泄能力を超えて産生された結果，尿酸ナトリウム結晶 monosodium urate crystal が沈着し発症する．
◆**形　態**：急性期は，非特異的な急性関節炎の所見が主体で，罹患関節の関節液内に尿酸ナトリウム結晶を認めることがある．慢性期に形成される痛風結節 gouty tophus には，針状の結晶を取り囲んで異物巨細胞を有する異物肉芽腫がみられる（図15-32）．ホルマリン固定検体では，尿酸ナトリウム結晶は溶出し，針状結晶の抜けた痕跡となって確認できる．
◆**臨床的事項**：成人男性に多く女性に少ない．過食，アルコール過飲が誘因となって発症し，急激な腫脹発赤，激痛が第1趾MP関節に好発する．症状の消退をくり返し，徐々に痛風結節 tophus が形成される．血清尿酸値の上昇と腎の尿酸排出機能低下がみられ，腎結石，慢性腎炎，腎硬化症を合併する．通常，内科的薬物治療が選択される．

ピロリン酸カルシウム結晶沈着症 calcium pyrophosphate dihydrate（CPPD）crystal deposition disease
◆**定　義**：関節内，特に軟骨にピロリン酸カルシウムの結晶が沈着する病態で，偽痛風 pseudogout とも呼ばれる．
◆**発症機序**：加齢性変化と考えられるが，機序は不明である．まれな例ではあるが，常染色体性優性遺伝で発症する遺伝性疾患では，無機リンの代謝にかかわるANKH遺伝子やCOLの変異が知られている．
◆**形　態**：肉眼的には，線維軟骨・硝子軟骨・関節包・腱・靱帯などにチョーク様の白色沈着物を認める．組織学的に，紫色の石灰化物質が島状に沈着する（図15-33a）．偏光顕微鏡下では，白色に輝く長斜方形の結晶がみられる（図15-33b）．脱灰を行うと結晶は溶出してし

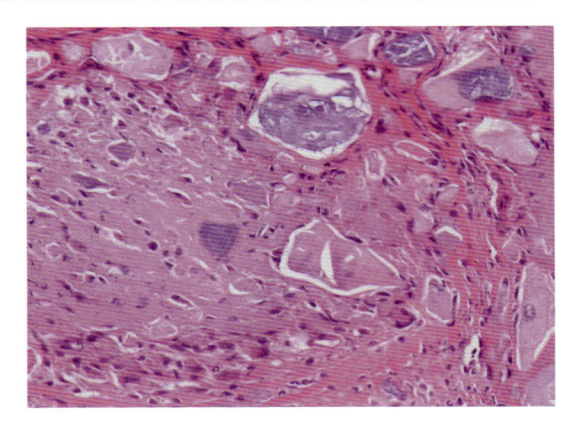

図 15-34 ハイドロキシアパタイト結晶沈着症
紫あるいは淡赤色に染色される無構造な石灰化物が沈着し，異物反応を伴う．

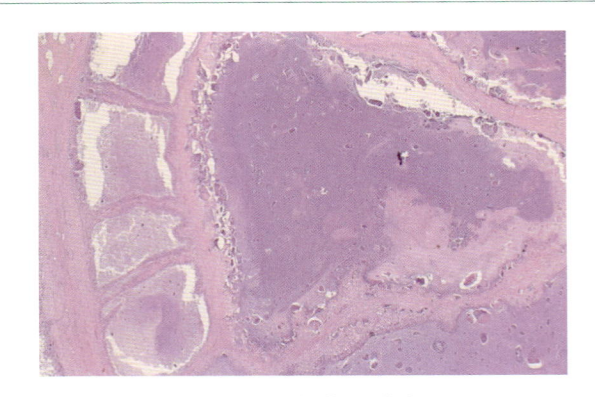

図 15-35 腫瘤性石灰化症
紫色の石灰化物が塊状あるいは島状に沈着し，周囲に異物反応をみる．

まい同定できないため，本疾患が疑われる時には脱灰を避ける必要がある．急性期の罹患関節には好中球浸潤が著しく化膿性関節炎様を呈することがあるので，偏光顕微鏡下で結晶体を確認し鑑別診断を行う．CPPD沈着組織に生じる化生性軟骨性腫瘤は，結節性偽痛風 tophaceous pseudogout と呼ばれる．

◆臨床的事項：高齢者に多く，X線像にて軟骨石灰化症 chondrocalcinosis として同定される．膝関節の半月板や脊椎椎間板に好発し，恥骨結合や手関節など多くの関節に生じる．多くは無症状であるが，発症すると痛風を思わせる関節腫脹や疼痛といった急性炎症症状を生じる．保存的治療がなされるが，治療抵抗性や結節性偽痛風では摘出されることもある．変形性関節症の摘出検体に，偶発所見としてみられることも多い．

ハイドロキシアパタイト結晶沈着症
hydroxyapatite crystal deposition disease

◆定　義：ハイドロキシアパタイト結晶が腱内に沈着することにより発症する関節症．
◆発生機序：腱の軟骨化生をきっかけとしてカルシウム沈着が起こり，二次的に滑膜炎を生じ発症すると考えられている．
◆形　態：ハイドロキシアパタイトやリン酸カルシウムなどの石灰化物として認識される好塩基性の沈着物がみられ，さまざまな程度の異物多核巨細胞反応や軟骨化生を示す（図15-34）．石灰化物は，偏光顕微鏡下で複屈折性を示さない．
◆臨床的事項：臨床的に石灰性腱炎 calcific tendinitis とも呼ばれ，40〜50代女性に多く，棘上筋腱や棘下筋腱に石灰が沈着する．夜間に突然始まる著しい疼痛を生じ，関節の自動運動が困難になる．X線像では，肩峰下に石灰沈着をみる．穿刺やステロイド注入など保存的に治療されることが多い．

腫瘤性石灰化症 tumoral calcinosis

◆定　義：炭酸カルシウムやリン酸カルシウムなど無機石灰が腫瘤状に関節近傍に沈着する疾患．
◆発生機序：非遺伝性であり，*FGF23*，*GALNT3*，*KL*遺伝子が関与するといわれる．
◆形　態：肉眼的に，黄白色調で境界明瞭な石灰性腫瘤が軟部組織内にみられ，分葉状を呈する．組織学的に，小塊状あるいは顆粒状の好塩基性石灰化物が塊状あるいは島状に沈着し，石灰周囲には異物型多核巨細胞がみられる（図15-35）．偏光顕微鏡下で，複屈折性を示さない．
◆臨床的事項：10〜20代に多く，股関節・肘関節・肩関節などに無痛性腫瘤として生じる．両側発生あるいは多発することもある．X線像にて，比較的境界明瞭な石灰化物の集合体としてみられる．手術的に摘出され予後は良好であるが，再発することもある．

7．虚血性骨・関節疾患

骨関節には，さまざまな部位や年齢層に虚血性疾患が生じる．代表的な疾患は特発性大腿骨頭壊死症であり，同様な骨壊死が長管骨の骨幹端や骨幹部に生じるものは骨梗塞 bone infarction と呼ぶ．潜水夫に発症する多発性の骨梗塞は，潜函病 caisson disease として知られている．

特発性大腿骨頭壊死症
idiopathic osteonecrosis of the femoral head

◆定　義：大腿骨頭の虚血性壊死により生じる破壊性関節症．
◆発生機序：ステロイド服用あるいはアルコール過剰摂

A. 骨・関節　809

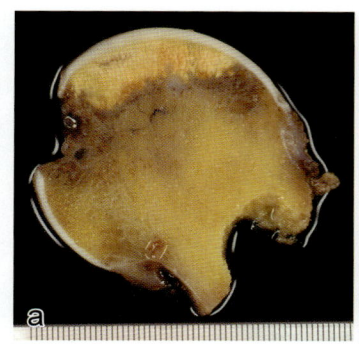

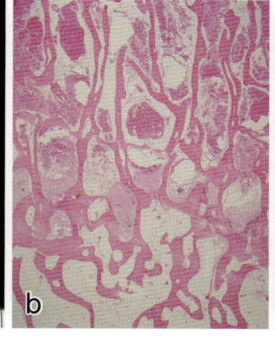

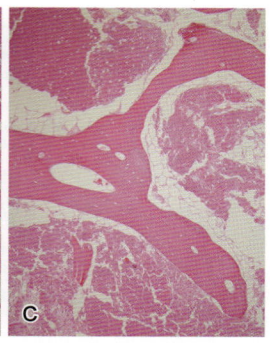

図 15-36　特発性大腿骨頭壊死症
a．大腿骨頭の前額断割面．荷重部関節軟骨直下に，黄白色調の壊死がみられる．黄色の脂肪髄との境界部には，帯状の褐色域が修復反応層に相当する．
b．写真の上から順に壊死層・修復反応層・健常層がみられる．壊死層の骨梁間には好酸性物質がみられ，修復反応層の骨梁間には肉芽組織や線維化をみる．修復反応層と健常層の境界部では，骨梁が肥厚する．
c．壊死層では，骨梁・脂肪髄ともに壊死に陥り，骨梁間には好酸性で顆粒状の変性・壊死物質をみる．

取により発症する．ステロイド服用歴やアルコール愛飲歴のない狭義の特発例もある．虚血を引き起こす直接の原因はわかっていない．

◆形　態：肉眼所見，組織所見共に，壊死層・修復反応層・健常層の3層構造を示す（図15-36a）．肉眼では壊死層は黄白色を，修復反応層は褐色調を，健常層は年齢により脂肪髄あるいは赤色髄を示す．組織学的には，壊死層では骨細胞壊死により領域性をもって骨梁の骨小窩が空胞化 empty lacunae する（図15-36b, c）．壊死性骨梁間組織が変性すると，好酸性で顆粒状となる．関節軟骨直下の骨折はしばしば関節面に達する．修復反応層では，骨髄腔に肉芽組織が形成され，骨梁は添加骨形成 creeping substitution による骨硬化を示す．修復反応層内の肥厚した骨梁と壊死層内の本来の太さの骨梁の接合部では，骨梁の強度が異なることから骨折を生じやすく，この骨折が契機となり骨頭の圧潰を生じる．

◆臨床的事項：ステロイド性は20代に多く，男女差はない．非ステロイド性は40代をピークとし，男性に好発する．両側発生率は50～60％と高頻度で，特にステロイド性で高い．大腿骨遠位・上腕骨骨頭・脛骨近位・距骨などに多発性の骨壊死を生じることもある．通常，急激な股関節痛で発症し，二次的変化が生じることにより持続的疼痛を訴えるようになる．病期はStage 1～4に分類され，Stage 1は，X線像にて異常所見がみられず，MRI・骨シンチグラム・組織診にて異常を示す．Stage 2は，X線像で異常所見が示すものの骨頭の圧潰を認めない．Stage 3は，骨頭に圧潰が生じているものの関節列隙が保たれている．Stage 4は，二次性変形性関節症変化を伴う．X線像は，Stage 2以降で不規則な骨硬化・軟骨直下の骨折を反映する軟骨下線状透過陰影 crescent sign を，Stage 3で骨頭の扁平化を，Stage 4で変形性関節症所見を示す．MRIや骨シンチグラムでは，より早期の診断が可能である．進行例では，人工関節置換術の適応となる．

ペルテス病
Perthes disease/Legg-Calvé-Perthes disease

小児の大腿骨近位骨端部に生じる阻血性壊死症．3～8歳に好発し，男児に多い．原因は明らかでないが，股関節支帯動脈の血流障害・外傷・先天性要因・環境要因などが考えられている．骨壊死の病態は特発性大腿骨頭壊死症に類似するが，小児はリモデリング能力が高いため，通常関節破壊には至らない．

月状骨軟化症/キーンベック病
lunatemalacia/Kienböck disease

◆定　義：月状骨の無腐性壊死で，月状骨周囲の関節に変形性関節症性変化を示すことが多い．

◆発生機序：くり返す外的刺激により月状骨の栄養血管が障害されることにより発症すると考えられている．

◆形　態：罹患月状骨は壊死を示し，進行すると圧壊し断片化する．

◆臨床的事項：20～30代男性の利き手に好発し，手を使う仕事やスポーツをしていることが多い．手関節の運動時痛・関節可動域の減少・握力低下がみられ，月状骨に一致した圧痛や腫脹をみる．X線像は，初期には変化が乏しいが，進行するにつれ月状骨の硬化や圧壊を示す．

ビスホスホネート系薬剤関連顎骨壊死

ビスホスホネート系薬剤投与が一般化されるにつれ，

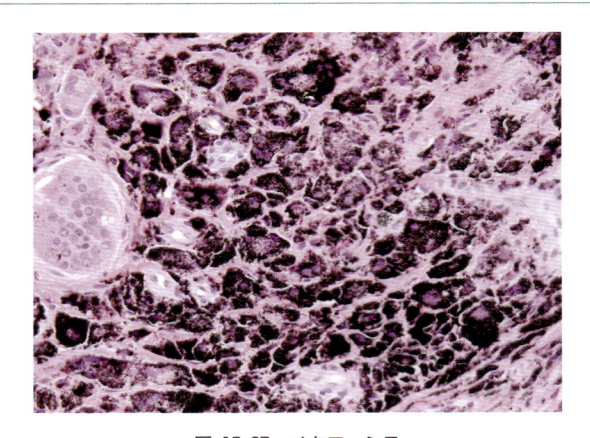

図 15-37　メタローシス
黒色の金属摩耗分を貪食した組織球が集簇し、異物型多核巨細胞が散在する．

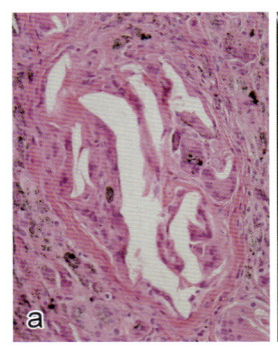

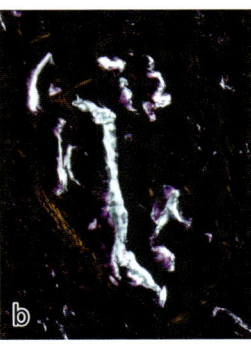

図 15-38　ポリエチレン片に対する反応
a．組織空隙がみられ、その周囲に異物反応をみる．
b．偏光顕微鏡下で、白色に輝くポリエチレン片が明らかになる．

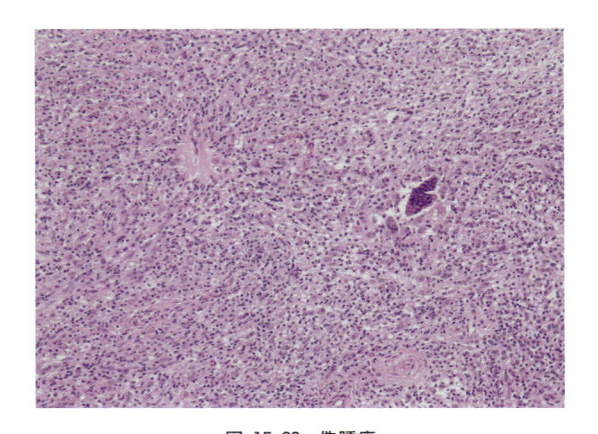

図 15-39　偽腫瘍
高度のリンパ球・形質細胞浸潤を示す肉芽組織で、異物反応を伴う．

顎骨壊死が生じることが知られるようになってきた．歯槽骨の骨代謝が抑制されることにより、口腔内細菌に対する感染抵抗性が低下し、骨髄炎を発症した結果骨壊死にいたると考えられている．

8．人工物に対する反応

人工関節置換術が日常的に行われるようになった今日、人工関節の再置換や抜去の機会が増加し、人工関節による独特の組織反応を目にする機会が増えてきた．人工関節は人工物のため、置換術後から摩耗が始まり、摩耗物質は生体に異物反応を引き起こし、さまざまな組織反応を生じる．極めてまれではあるが、人工関節置換後に発生した骨肉腫や未分化多形肉腫の報告もある．

人工関節に対する組織反応
tissue reaction for artificial joint

◆定　義：人工関節置換後の人工関節の摩耗粉による反応などを指し、金属摩耗粉による反応をメタローシス metallosis という．
◆発生機序：人工関節はチタンを主体とする金属とポリエチレンから構成され、摩耗した金属粉やポリエチレン片が周囲組織に沈着し、異物反応を生じる．
◆形　態：メタローシスでは、滑膜は黒褐色調で、多数の組織球により金属摩耗粉が貪食される（図 15-37）．ポリエチレン片は無色透明で異物巨細胞に囲まれた組織欠損として認識されるが、偏光顕微鏡下では白色の強い複屈折性を示す（図 15-38a, b）．骨セメント polymethylmethacrylate は、複屈折性を示す顆粒状物質として観察される．
◆臨床的事項：人工関節の非感染性の緩み loosening を生じる．

偽腫瘍 pseudotumor

人工関節の緩みや摩耗物質に対する過剰な生体反応により、偽腫瘍が生じることがある．広範な溶骨性変化を生じ、腫瘍性病変と鑑別を要する．組織学的に、リンパ球・形質細胞浸潤の目立つ肉芽組織で、異物型多核巨細胞が散在する（図 15-39）．

9．骨腫瘍

骨腫瘍の発生頻度は、上皮性組織における腫瘍の発生頻度に比較すればはるかに低い．しかし骨腫瘍として取り扱われているものには真性腫瘍のほかに、遺伝性を示す骨形成の異常や、本態不明な腫瘍様疾患も含まれるため多様である．造血は骨の重要な機能の一つであり、血液の腫瘍も骨に発生する．遺伝性骨疾患、慢性骨髄炎、Paget 病、骨梗塞、放射線照射などを背景として発生す

表 15-6　骨腫瘍を合併する症候群

疾患	遺伝形式	染色体	遺伝子	腫瘍の種類
Bloom 症候群	常染色体性劣性	11p15	complex (CDKN1C, IGF2)	骨肉腫
家族性脊索腫	常染色体性優性	7q33		脊索腫
diaphyseal medullary stenosis with malignant fibrous histiocytoma	常染色体性優性	9p21-22		悪性線維性組織球腫
familial adenomatous polyposis	常染色体性優性	5q21	APC	頭蓋顔面骨骨腫・線維腫症
familial expansile osteolysis	常染色体性優性	18q21	TNFRSF11A	骨肉腫
Langer-Giedion 症候群	散発性	8q24	EXT1	骨軟骨腫・軟骨肉腫
Li-Fraumeni 症候群	常染色体性優性	17p13 22q11	TP53 CHEK2	骨肉腫・横紋筋肉腫など
Maffucci 症候群	散発性			内軟骨腫・軟骨肉腫・血管腫・血管肉腫
Mazabraud 症候群	散発性	20q13	GNAS1	多骨性線維性骨異形成・骨肉腫・筋肉内粘液腫
McCune-Albright 症候群	散発性	20q13	GNAS1	多骨性線維性骨異形成・骨肉腫
多発性骨軟骨腫症	常染色体性優性	8q24 11p11-12	EXT1 EXT2	多発性骨軟骨腫・軟骨肉腫
Ollier 病	散発性	3p21-22	PTHR1	多発性内軟骨腫・軟骨肉腫
家族性 Paget 病	常染色体性優性	18q21 5q31 5q35	TNFRSF11A — —	骨肉腫
網膜芽細胞腫	常染色体性優性	13q14	RB1	骨肉腫・軟部肉腫
Rothmund-Thomson 症候群	常染色体性劣性	8q24	RECQL4	骨肉腫
Werner 症候群	常染色体性劣性	8p11-12	WRN	骨・軟部肉腫

ることもある．骨腫瘍を合併しやすい先天性あるいは遺伝性の疾患・症候群を**表 15-6** に示す．骨腫瘍の多くは好発年齢や好発部位に特徴がみられる．臨床像，X 線像も診断上重要であり，CT や MRI などの画像所見を参照し，病理組織学的検査所見に基づいて確定診断がなされる．骨腫瘍の分類は発生母組織および細胞系によりなされ，治療法の選択や予後の判定など臨床的に役立つ分類を求めて改良が加えられている．現在では 2002 年に出版された WHO 分類が一般的であり，発生起源と考えられる細胞あるいは組織により分類され，さらに個々の腫瘍あるいは腫瘍類似疾患に細分類されている．本章は WHO 分類を基本とし，WHO 分類では触れられていない項目を追加している．

軟骨性腫瘍

単発性骨軟骨腫 solitary osteochondroma

◆**定　義**：骨表面に生じ，軟骨帽 cartilage cap を先端に有する外向性隆起性良性骨病変．

◆**発生機序**：明らかではないが，異所性の成長軟骨板組織に似た病態と考えられている．

◆**形　態**：軟骨帽を有する隆基性骨病変で，表面は骨膜に被覆されている（**図 15-40a**）．組織学的には，成長軟骨板類似の硝子軟骨帽の基底に軟骨内骨化がみられ，連続性に骨性の茎部に移行している（**図 15-40b**）．茎部の骨梁間には脂肪髄あるいは造血髄がみられ，罹患骨の骨髄と交通している．

◆**臨床的事項**：最も頻繁にみられる骨腫瘍で，良性骨腫瘍の約 1/3 を占める．長幹骨の骨幹端に好発し，大腿骨

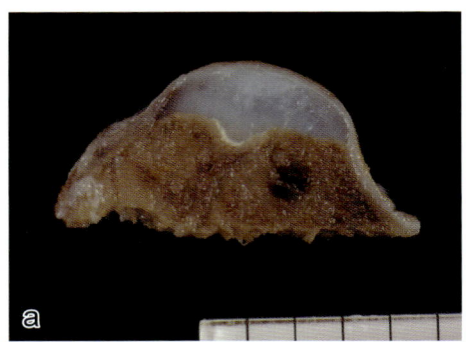

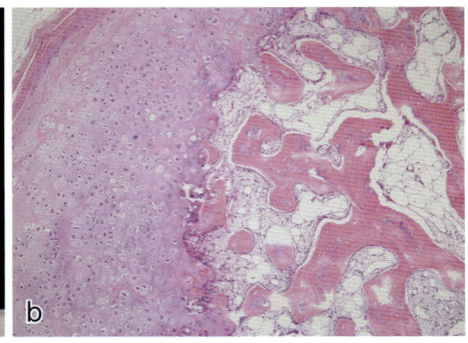

図 15-40　骨軟骨腫
a．肉眼所見．先端に関節帽を有する隆基性骨病変で，表面は骨膜に覆われている．
b．関節帽は硝子軟骨からなり，軟骨内骨化により骨梁が形成される．

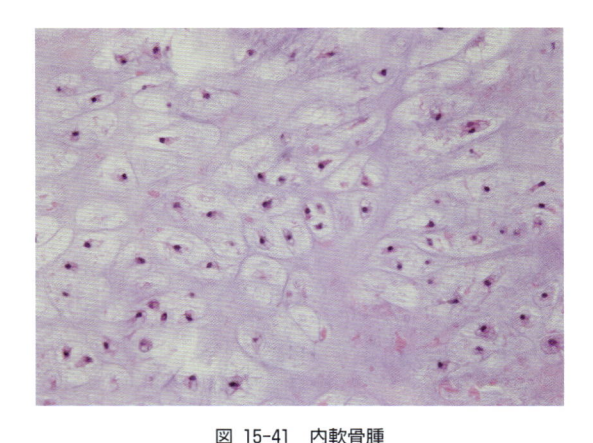

図 15-41　内軟骨腫
細胞密度のやや高い硝子軟骨組織からなり，少数の2核細胞をみる．核の腫大や異型を認めない．

遠位，上腕骨近位，脛骨近位に多い．扁平骨では腸骨，肩甲骨にみられる．小児期に発生し，無症状で経過した後，成長期に増大し，骨端線の閉鎖とともに腫瘍の増大も停止する．多発性軟骨性外骨腫症ほど高率ではないが，悪性化を生じることがある．X線像は，骨表面から外向性に発育する骨性腫瘍を示す．CTやMRIでは先端部に軟骨帽を認め，茎部の骨髄は罹患骨骨髄と連続する．

内軟骨腫 enchondroma
◆定　義：骨内に発生する良性の硝子軟骨性病変．
◆発生機序：明らかではない．真の腫瘍というより過誤腫的な性格を有している．
◆形　態：分葉状増生を示す硝子軟骨組織からなる（図15-41）．細胞密度は低〜中等度で，腫瘍細胞核は小型で濃縮している．核分裂像をみることはなく，2核細胞も乏しい．30歳を越えると，変性，石灰化/骨化，壊死が目立つようになる．足指骨の内軟骨腫は，他の部位の病変に比べ，細胞密度が高く，2核細胞が目立つことが多いので診断には注意を要する．
◆臨床的事項：最も頻度の高い骨腫瘍の一つで，小児や30歳以下の成人にみつかることが多い．好発部位は手足の短管骨で，次いで上腕骨近位，大腿骨近位/遠位骨幹端部に多い．X線像は，限局性の溶骨性病変内にリング状の石灰化/骨化をしばしば示す．

骨膜性軟骨腫 periosteal chondroma
◆定　義：骨膜下に生じる骨表面の良性硝子軟骨性腫瘍．
◆発生機序：明らかではない．
◆形　態：分葉状の硝子軟骨からなり，底部は骨皮質に接し，表面は骨膜に覆われている．内軟骨腫に比べ，細胞密度がやや高く，2核細胞が目立つ傾向がある．
◆臨床的事項：軟骨腫の1%未満とまれな病変で，10〜20代の長管骨骨幹端部に好発する．特に上腕骨近位に多い．X線像は，辺縁の硬化した皮質骨の平皿状陥凹がみられ，CTやMRIは骨表面の軟骨性腫瘤を示す．

内軟骨腫症 enchondromatosis
内軟骨腫が多発する病態で，Ollier病やMaffucci病が知られている．真の腫瘍というより，骨系統疾患と考えられる．

軟骨芽細胞腫 chondroblastoma
◆定　義：若年者の長管骨骨端部に好発する軟骨形成性良性骨腫瘍．
◆発生機序：5番および8番染色体の異常が報告されているが，発生機序は明らかではない．
◆形　態：類円形核を有し細胞境界の明瞭な円形細胞が密に増殖し，破骨細胞型多核巨細胞が混在する（図15-

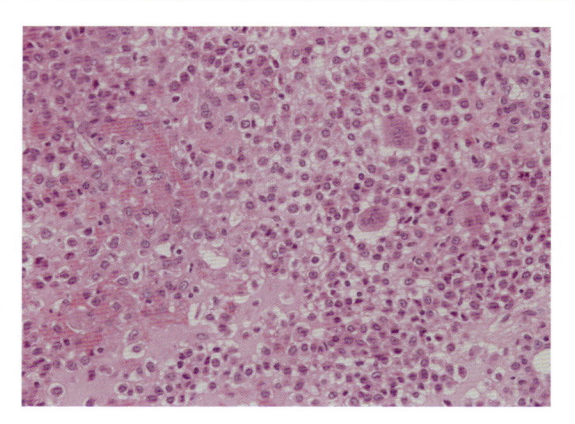

図 15-42　軟骨芽細胞腫
核に核溝を有する軟骨芽細胞が密に増生し，破骨細胞型多核巨細胞が散在する．

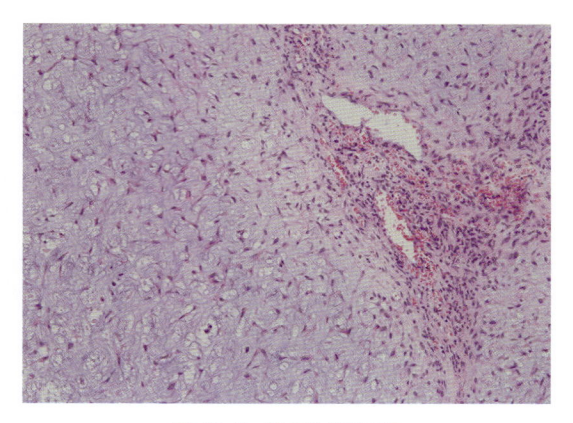

図 15-43　軟骨粘液線維腫
豊富な粘液基質を背景に，星芒状腫瘍細胞が疎に増生する．血管周囲では細胞密度が高くなり，破骨細胞型多核巨細胞がみられる．

42）．細胞質は淡好酸性で，核には核溝がみられる．chicken-wire と形容される，腫瘍細胞を取り囲むような線状の石灰化が特徴的である．硝子軟骨を形成することはまれで，類骨に類似した淡好酸性から淡好塩基性に染色される無構造な軟骨様基質を形成することが多い．二次性動脈瘤様骨嚢腫 secondary aneurysmal bone cyst と呼ばれる出血性嚢胞形成をしばしば伴う．基質形成に乏しく多核巨細胞が目立つ例は巨細胞腫に類似するが，免疫染色にて単核腫瘍細胞が S-100 蛋白に陽性を示すことにより鑑別できる．

◆**臨床的事項**：全骨腫瘍の約 1〜2% を占め，10 代に好発し，男性にやや多い．多くは大腿骨遠位・脛骨近位，上腕骨近位，大腿骨近位に発生する．あまり腫瘍の発生しない踵骨や膝蓋骨といった扁平骨にもみられる．X 線像は，骨端部に偏在する境界明瞭な溶骨性病変を示し，しばしば辺縁硬化像を伴う．治療は搔爬・骨移植が選択されることが多い．

軟骨粘液線維腫 chondromyxoid fibroma

◆**定　義**：軟骨様粘液基質を背景に，紡錘形あるいは星芒状細胞が分葉状に増生する良性骨腫瘍．

◆**発生機序**：6 番染色体の異常が報告されているが，発生機序は明らかではない．

◆**形　態**：分葉状を呈し，豊富な粘液基質を背景に紡錘形あるいは星芒状腫瘍細胞が増生する（図 15-43）．分葉中心部では細胞密度がやや低く，辺縁部では高くなる傾向がある．分葉間には血管がみられ，破骨細胞型多核巨細胞が出現する．腫瘍細胞核の大小不同が目立ち，悪性腫瘍と鑑別を要することもある．硝子軟骨形成や石灰化を生じることは少ない．

◆**臨床的事項**：全骨腫瘍の 1% 未満とまれな腫瘍で，10〜20 代に多い．長管骨では骨幹端部に好発し，脛骨近位，手足の小管骨に多い．扁平骨では腸骨に好発する．X 線像は，偏心性で境界明瞭な溶骨像を示し，scalloping を示す薄い硬化縁を有する．病変内に石灰化を示すことは少ない．搔爬・骨移植が行われるが，再発率は約 25% と高い．

原発性・続発性軟骨肉腫
primary and secondary chondrosarcomas

◆**定　義**：通常型軟骨肉腫とも呼ばれ，腫瘍全体が軟骨分化を示す悪性骨腫瘍．原発性と先行する良性病変に続発する二次性に分類され，原発性には傍骨性に発生する骨膜性軟骨肉腫 periosteal chondrosarcoma という亜型がある．

◆**発生機序**：軟骨肉腫は単一の腫瘍グループではなく，複数の軟骨形成性腫瘍が含まれると考えられている．染色体の核型はさまざまで多数の遺伝子変異が報告されているが，軟骨肉腫の発生機序を一元的に説明できるものはみつかっていない．悪性度が上昇するにつれ，核型は複雑になる．Indian hedgehog（IHH）と PTHLH（parathyroid hormone-like hormone）が関与する軟骨細胞の増殖・分化の不均衡が腫瘍化の要因の一つと考えられている．6 番染色体の欠失と 12 番染色体（12q12）の増幅は，高悪性軟骨肉腫によくみられる．p16 の不活化や p53 変異は，腫瘍の進行や悪性度の増加に関与しているとされる．二次性軟骨肉腫では，17 番染色体（17p13）上の TP53 遺伝子変異が関与しているといわれる．

◆**形　態**：分葉状に発育する軟骨様腫瘍で，境界は明瞭なことが多く，骨外に膨張性腫瘤を形成することもある（図 15-44a）．組織学的に，腫瘍は一様に軟骨基質を形成し，骨梁間に浸潤し，石灰化や軟骨内骨化を伴う．腫

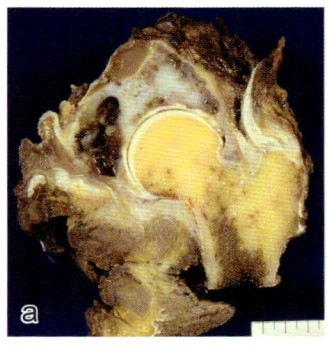

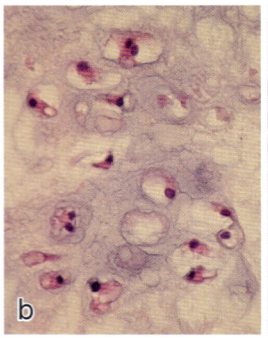

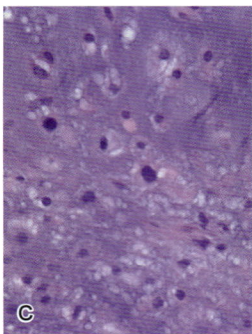

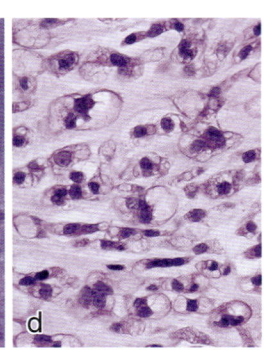

図 15-44 軟骨肉腫
a．肉眼所見．臼蓋に，境界明瞭で出血を伴う軟骨性腫瘍を認める．
b～d．組織所見．Grade 1（b）は，細胞密度が低く，腫瘍細胞核は小型で濃縮していることが多く，2核細胞を散見する．Grade 2（c）は，細胞密度がやや高くなり，核の大小不同が目立ち，軟骨基質は粘液状を示す．Grade 3（d）は，細胞密度が高く，核の異型・多形や核小体が目立ち，核分裂像を容易に認める．

瘍性骨形成を認めない．組織学的悪性度は，核異型や細胞密度に応じて Grade 1～3 に分類される（図 15-44b）．Grade 1 は内軟骨腫に類似し，基質は硝子様で細胞密度は低く核異型に乏しく，2核細胞を散見する．Grade 2 は細胞密度が中等度で，核の腫大やクロマチン増加がみられ，基質はしばしば粘液状を示す．Grade 3 は細胞密度が高く，核の異型・多形がみられ，核分裂像を散見する．若年者の軟骨性悪性腫瘍で，腫瘍細胞核の異型・多形が強い症例は，軟骨形成型骨肉腫の可能性があるので鑑別に注意を要する．

◆臨床的事項：原発性悪性骨腫瘍の約 20% を占め，骨肉腫に次いで多い．中高年者，特に 50 代に好発し，男性にやや多い．二次性は，20 歳以降に発生することが多い．扁平骨や長管骨の骨幹端部～骨幹部に好発し，骨盤，肩甲肢体，大腿骨近位，上腕骨近位が約 2/3 を占める．胸郭，特に肋骨に比較的よく発生する．症状は痛みと腫脹で，長期に及ぶことがある．X 線像は，骨皮質が内骨膜側から圧排（endosteal scalloping）され菲薄化した不規則な溶骨像を示し，リング状の石灰化や骨化を伴う．Grade 1～2 の軟骨肉腫には化学療法の適応はなく，手術的摘出が選択される．遠隔転移のリスクは悪性度に比例し，Grade 1 ではほとんど転移を生じることはないが，Grade 3 では 70% に達する．二次性軟骨肉腫の主な先行病変は，骨軟骨腫・骨軟骨腫症・多発性内軟骨腫症である．なお，骨内に発生する中心性軟骨肉腫 central chondrosarcoma に対し，骨軟骨腫から二次性に発生した骨表在性の腫瘍を辺縁性軟骨肉腫 peripheral chondrosarcoma と呼ぶ．

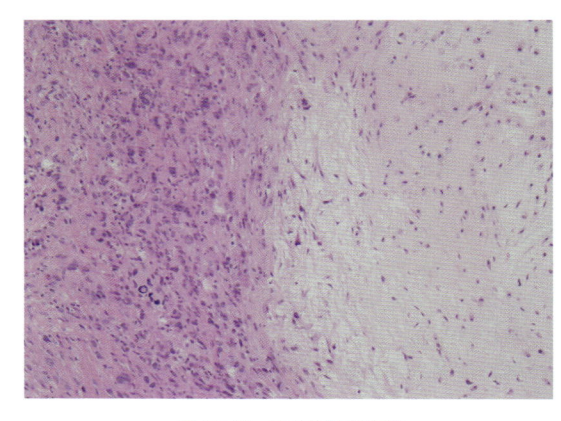

図 15-45 脱分化軟骨肉腫
低悪性軟骨肉腫（写真右）と境界明瞭に接して，脱分化した未分化多形肉腫の増殖を示す（写真左）．

脱分化軟骨肉腫 dedifferentiated chondrosarcoma

◆定　義：低悪性軟骨肉腫から生じる軟骨分化の形質を失った高悪性腫瘍．

◆発生機序：通常型軟骨肉腫に比べ異数体，LOH，遺伝子の増幅や欠失がみられ，cyclin D1，p53，PAI-1（plasminogen activator inhibitor 1），CD44 などが脱分化腫瘍部に過剰発現する．通常型軟骨肉腫になんらかの発癌機序が加わり発生すると考えられる．

◆形　態：低悪性軟骨肉腫と脱分化腫瘍の境界は明瞭で，脱分化腫瘍は悪性線維性組織球腫に類似した紡錘形/多形肉腫や通常型骨肉腫を示すことが多い（図 15-45）．

◆臨床的事項：全軟骨肉腫の約 10% を占め，50～60 歳に好発する．大腿骨，骨盤，上腕骨に多い．CT や MRI は，通常の軟骨肉腫の特徴を示す腫瘍に隣接して非軟骨

A. 骨・関節　815

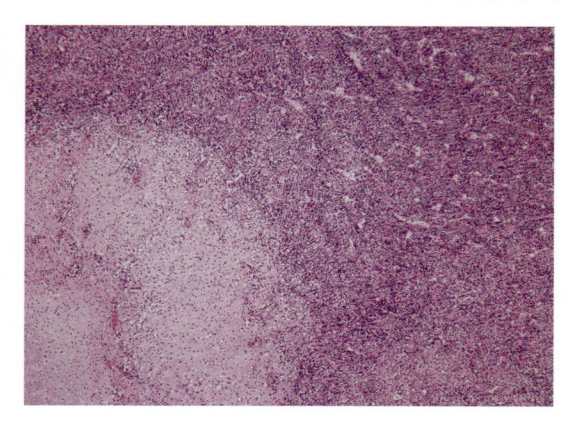

図 15-46　間葉型軟骨肉腫
細胞密度の高い軟骨島の周囲に，小円形腫瘍細胞が密に増殖する．小円形腫瘍細胞領域には，血管周皮腫様と形容される拡張した血管構造が目立つ．

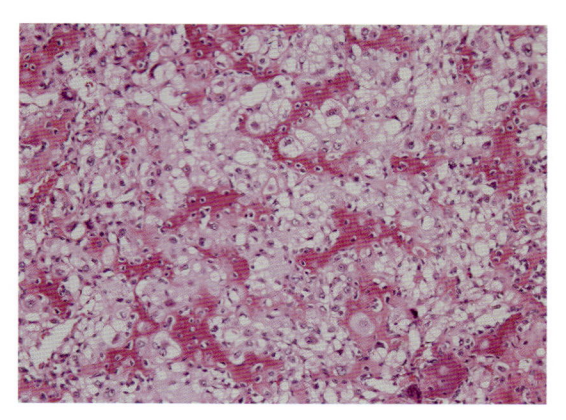

図 15-47　淡明細胞軟骨肉腫
淡明で豊富な細胞質を有する腫瘍細胞がシート状に増殖し，幼弱な骨梁形成や破骨細胞型多核巨細胞の出現を伴う．

性腫瘤形成を示す．治療は手術的摘出であるが，早期に転移を生じるため生命予後は極めて悪い．

間葉型軟骨肉腫　mesenchymal chondrosarcoma
◆定　義：分化の乏しい小円形細胞の増殖とよく分化した硝子軟骨島形成を特徴とするまれな軟骨肉腫の亜型．
◆発生機序：der(8)(q13.3q21.1) による *HEY1-NCOA2* 融合遺伝子形成がみられる．13 番染色体と 21 番染色体のロバートソン転座 der(13;21)(q10;q10) の報告もあり，約 60％の症例で p53 の過剰発現がみられる．
◆形　態：未分化な円形または短紡錘形腫瘍細胞が密に増殖する中に，境界明瞭なよく分化した硝子軟骨組織が島状に散在する（図 15-46）．小円形細胞は Ewing 肉腫/PNET に類似し，血管周皮腫様の拡張血管が目立つ．免疫染色にて，小円形細胞は CD99 に，軟骨細胞は S-100 に陽性を示す．
◆臨床的事項：骨だけでなく約 1/3 の症例は軟部組織に発生する．通常の軟骨肉腫より若い 10～30 代に多く発症し，顎骨，脊椎，腸骨，肋骨，大腿骨遠位部に好発する．X 線像は，著しい溶骨像を示すことが多い．治療は手術的切除が選択されるが，再発転移しやすいため予後不良例が多い．

淡明細胞軟骨肉腫　clear cell chondrosarcoma
◆定　義：長管骨の骨端部に好発する低悪性度軟骨肉腫の亜型．淡明な細胞質を有する腫瘍細胞増殖を特徴とする．
◆発生機序：p53 あるいは CDKN2A の異常や PTHLH (parathyroid hormone-like hormone)，PDGF，PDGFR-α の発現がみられる．
◆形　態：豊富で淡明な細胞質を有する腫瘍細胞がシート状に増殖する（図 15-47）．核は大型類円形で，細胞境界は明瞭．2 核細胞が混在し，核分裂像は乏しい．骨芽細胞に縁取りされた幼弱な骨梁が散在し，破骨細胞型多核巨細胞が出現する．さまざまな程度に通常型軟骨肉腫の像が混在する．
◆臨床的事項：全軟骨肉腫の約 2％を占め，通常型軟骨肉腫より若い 20～50 歳に好発する．男性にやや多い．長管骨の骨端部を好発部位とし，上腕骨骨頭，大腿骨骨頭に多い．頭蓋骨，脊椎，手指骨にも発生する．X 線像は，骨端部の比較的境界明瞭な溶骨病変を示すことが多い．治療は手術的切除が第 1 選択で，10 年生存率は約 90％と予後は良好である．

骨原性腫瘍
類骨骨腫　osteoid osteoma
◆定　義：皮質骨内に発生する骨形成性の良性骨腫瘍で，2 cm を超えて大きくなることはない．
◆発生機序：明らかではない．
◆形　態：肥厚した皮質骨内にみられる nidus と呼ばれる病変内に，骨芽細胞が増生しを不規則な類骨や骨を形成する（図 15-48）．骨芽細胞は細胞質が豊富で，核に異型はない．血管に富み，破骨細胞型多核巨細胞が出現する．
◆臨床的事項：20 歳以下の小児や青年に好発し，男性に多い．大腿骨の頚部や骨幹部・脛骨骨幹部に多く，脊椎では椎弓に発生する．手指骨にも生じる．症状は強い痛みで，特に夜間増悪し，隣接する関節に関節炎症状を生じることもある．非ステロイド性消炎鎮痛薬が有効とされる．X 線像は，硬化・肥厚した皮質骨内に nidus に相当する透瞭像を示す．nidus は，さまざまな程度の硬化

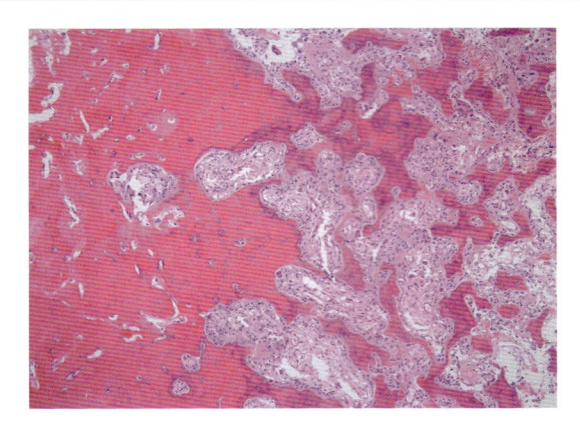

図 15-48 類骨骨腫
硬化した皮質骨（写真左）に接して，nidus（写真右）内に腫瘍を認める．nidus では，骨芽細胞が増生し未熟骨梁を形成する．

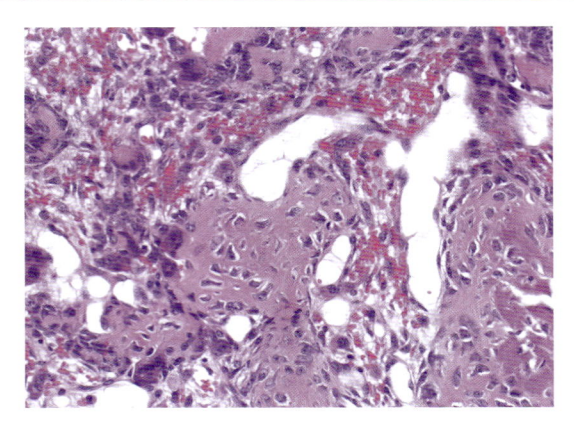

図 15-49 骨芽細胞腫
血管に富み，骨芽細胞が幼弱骨を形成し，破骨細胞型多核巨細胞が散在する．腫瘍の組織所見は，類骨骨腫と区別がつかない．

を示すこともある．MRIでは，病変周囲に強い浮腫性変化をみる．手術適応がある時には，nidusを完全摘出する．通常nidusの大きさは1.5 cmまでで，2 cmを超える病変は骨芽細胞腫と考える．

骨芽細胞腫 osteoblastoma
◆定　義：骨形成性良性骨腫瘍で，大きさは2 cmを超える．
◆発生機序：明らかではない．
◆形　態：nidusがない点を除き，組織所見は類骨骨腫と同様で，区別することはできない．骨芽細胞による骨形成を特徴とし，血管が豊富で，破骨細胞型多核巨細胞の出現をみる（**図15-49**）．しばしば内腔に血液をためる二次性動脈瘤様骨嚢腫を伴う．骨芽細胞がシート状に増生する症例は再発を生じやすいことから，aggressive osteoblastomaとする考えもある．
◆臨床的事項：20代までの小児や若年成人に好発し，男性に多い．仙椎を含む脊椎，特に椎弓棘突起に好発する．大腿骨近位，下顎骨（cementoblastomaと呼ばれることもある），踵骨などにも多い．症状は強い痛みで，脊椎発生例では神経症状を伴うこともある．X線像は，2 cmを超える比較的境界明瞭な限局性溶骨性病変を示し，しばしば膨張性に発育する．MRIにて，周囲の浮腫をみる．治療は手術的摘出が選択されることが多い．不完全な切除により再発を生じることがある．

骨肉腫
骨肉腫は骨原発悪性腫瘍の中で最も頻度の高い腫瘍であり，腫瘍性類骨あるいは骨を形成する悪性腫瘍という定義でくくられた腫瘍群である．そのため，さまざまな臨床的・組織学的特徴を有する亜型に分類され，骨内に発生する腫瘍と骨表面に発生する腫瘍に大別される．網膜芽細胞腫やLi-Fraumeni症候群など遺伝性癌症候群として発生する骨肉腫もある（**表15-6参照**）．悪性度は，組織学的にGrade 1～4に分類される．Grade 1とGrade 2が低悪性，Grade 3とGrade 4が高悪性で，骨内には高悪性骨肉腫が多く，表在性には低悪性骨肉腫が多い．

通常型骨肉腫 conventional osteosarcoma
◆定　義：骨内に発生する高悪性度の骨形成性肉腫で，特殊型を除いたもの．Grade 3～4に相当する．
◆発生機序：複雑な染色体の核型を示し，染色体の構造あるいは数の異常がしばしばみられるが，発生機序は明らかになっていない．1p11-p13，1q10-q12，1q21-q22，11p15，12p13，17p12-p13，10q13，22q11-q13の再構成の頻度が高い．通常型とされる骨肉腫にもさまざまな腫瘍型が含まれていると考えられる．
◆形　態：骨内に発生した腫瘍は，通常骨膜を挙上し骨外腫瘤を形成する（**図15-50a**）．腫瘍割面は多彩で，骨や軟骨を形成し出血・壊死・嚢胞形成を示す．腫瘍細胞には，核の異型・多形が目立ち，異型分裂像を含む多数の核分裂像を認める．いずれの組織型でも，最も重要な所見は悪性腫瘍による類骨・骨形成であり，腫瘍細胞間にレース状の類骨・骨を形成する．骨や軟骨形成の程度により，骨形成型 osteoblastic type，軟骨形成型 chondroblastic type，線維形成型 fibroblastic typeに分類され，それぞれの組織型がさまざまな程度に混じり合う（**図15-50b～d**）．骨肉腫でみられる軟骨は，通常型軟骨肉腫に比べ軟骨腫瘍細胞核の異型・多形がより目立つ．手術後の化学療法を計画するうえで術前化学療法後の組織学的効果判定は必須であり，変性・壊死の分布をマッピングする．組織学的効果判定基準を**表15-7**に示す．

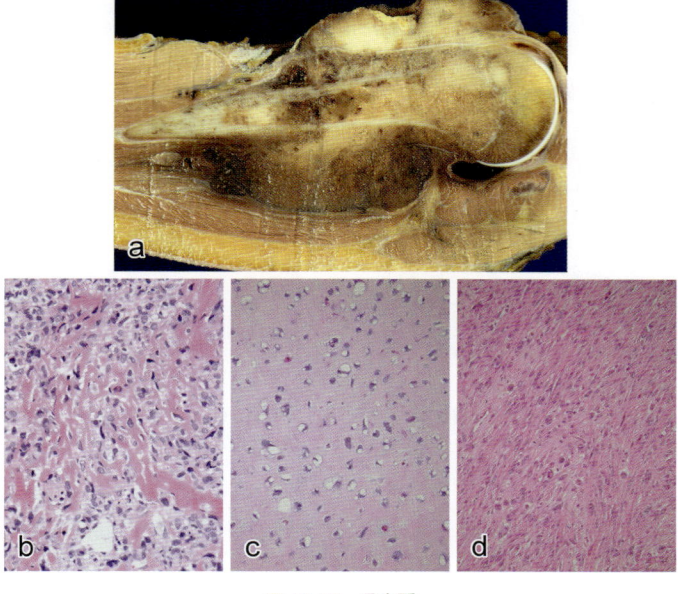

図 15-50 骨肉腫
a. 上腕骨近位部に発生した骨肉腫の割面像．骨形成性腫瘍が骨外や骨端線を越えて骨端部に浸潤している．写真左側の骨膜は腫瘍により挙上されている．
b. 骨形成性骨肉腫．核異型の目立つ紡錘形腫瘍細胞間に，網の目状の腫瘍性骨/類骨が形成される．
c. 軟骨形成性骨肉腫．軟骨性基質内に異型腫瘍細胞が増殖する．軟骨肉腫に比べ，腫瘍細胞のより核異型は高度とされる．
d. 線維芽細胞性骨肉腫．線維肉腫に類似し，異型紡錘形腫瘍細胞が束状に増生する．このような領域では，腫瘍性骨形成は目立たない．

表 15-7 骨肉腫化学療法の組織学的効果判定

Grade	所　見
Grade 0	腫瘍のかなりの範囲に viable tumor cell が残るもの（目安として 50〜100%）
Grade 1	腫瘍細胞の変性，壊死像，および二次変性が目立つが，まだ viable tumor cell が比較的残るもの（目安として 10〜50%）
Grade 2	広範囲の腫瘍細胞の壊死，融解，消失，およびその二次変性をみるが，viable tumor cell がごく一部に残るもの（目安として 10%以下）
Grade 3	viable tumor cell をまったく認めないもの

Rosen & Huvos

Grade	所　見
Grade I	まったくあるいはほとんど治療効果を認めないもの
Grade II	部分的に治療効果のみられるもの．しかし，viable tumor が残っている
Grade III	90%以上の腫瘍壊死を認めるもの．しかし，わずかながら viable tumor が残っている
Grade IV	viable tumor をまったく認めないもの

（日本整形外科学会）

化学療法後，腫瘍の硬化が顕著になることがある．
◆**臨床的事項**：骨髄腫を除き原発性悪性骨腫瘍の中で最も頻度の高い腫瘍で，約35％を占める．10代に好発し，男性にやや多い．長管骨の骨幹端部に発生し，膝関節周囲がほぼ半数を占める．大腿骨遠位が最も多く，脛骨近位，上腕骨近位，顎骨，骨盤が続く．症状は痛みと腫脹で，血中アルカリホスファターゼ値が高値を示すことが多い．X線所見は，骨形成の程度により硬化性病変から溶骨性病変までさまざまで，通常硬化像と溶骨像が不規則に入り混じる．皮質骨を破壊し，軟部腫瘤形成を示す，

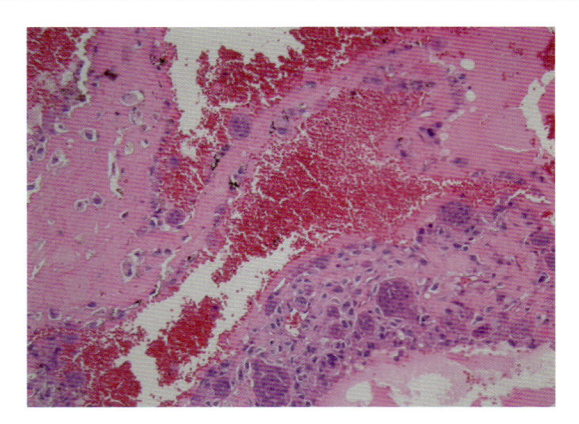

図 15-51　血管拡張型骨肉腫
動脈瘤様骨嚢腫に類似する嚢胞壁がみられ，クロマチンに富む大型核を有する異型細胞が増殖する．腫瘍性骨形成は目立たないことが多い．

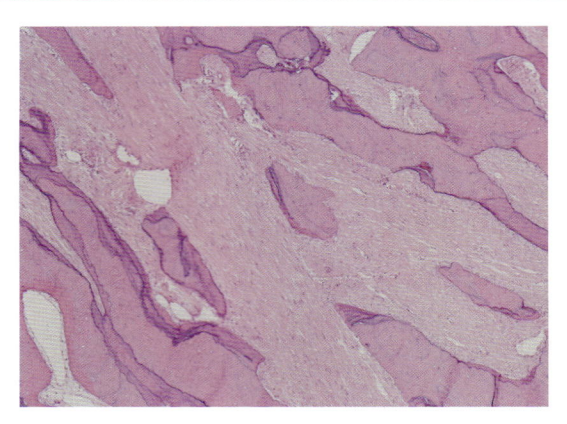

図 15-52　低悪性中心性骨肉腫
不規則な石灰化を示す新生骨梁間に，異型の乏しい紡錘形腫瘍細胞が束状に増殖する．

さまざまな骨膜反応がみられ，中でも Codman 三角は有名である．治療は，術前化学療法後の広範切除による患肢温存手術と術後化学療法が基本となる．遠隔転移は肺に生じやすく，生命予後を左右する．治療法の進歩により予後は大きく改善され，初診時肺転移のない症例の5年生存率は約 70% である．

血管拡張型骨肉腫　telangiectatic osteosarcoma
◆定　義：大部分が血液を貯留する多数の嚢胞からなる高悪性度骨形成性腫瘍．
◆発生機序：明らかではない．
◆形　態：肉眼的に血液を貯留する多数の嚢胞を形成し，充実性腫瘍成分に乏しい（図 15-51）．組織学的に，動脈瘤様骨嚢腫に類似した破骨細胞型多核巨細胞を含む嚢胞壁に，異型・多形の強い腫瘍細胞が増殖する．腫瘍性骨形成は目立たないことが多い．
◆臨床的事項：骨肉腫の約 3% を占める．好発年齢や好発部位は通常型骨肉腫と同様で，10代の大腿骨遠位骨幹端部に多く，病的骨折を伴いやすい．X線所見は著しい溶骨性変化を示し，腫瘍内硬化は目立たない．MRI は，しばしば液面形成 fluid-fluid level を示す．疾患概念が提唱された時には，予後不良な骨肉腫と考えられていたが，疾患概念の普及や治療の進歩により通常型骨肉腫と予後に変わりはなくなった．治療は通常型骨肉腫に準じる．通常型骨肉腫も部分的に動脈瘤様骨嚢腫変化を示すことがあるため，鑑別診断には注意を要する．

小細胞型骨肉腫　small cell osteosarcoma
◆定　義：小型円形腫瘍細胞の増殖を特徴とする高悪性度骨形成性腫瘍．
◆発生機序：明らかではない．

◆形　態：Ewing 肉腫/PNET や非 Hodgkin リンパ腫に類似する円形細胞が密に増殖し，レース状の腫瘍性類骨を腫瘍細胞間に形成する．
◆臨床的事項：骨肉腫の 1% 未満とまれな腫瘍で，好発年齢や好発部位は通常型骨肉腫と同様．浸潤性増殖が顕著で骨幹部へ進展する傾向がある．治療は通常型骨肉腫に準じる．

低悪性中心性骨肉腫　low-grade central osteosarcoma
◆定　義：骨内に発生する低悪性度の骨肉腫で，悪性度は Grade 1〜2 に相当する．
◆発生機序：傍骨性骨肉腫と同様，*MDM2*，*CDK4*，*SAS* 遺伝子の増幅が報告されている．
◆形　態：細胞密度は低く，核異型の乏しい線維芽細胞様紡錘形腫瘍細胞が束状に増殖し，さまざまな程度の類骨/骨や線維性基質を形成する（図 15-52）．腫瘍の増大に従い，皮質骨を破壊し周囲軟部組織に浸潤する．骨形成が多いと傍骨性骨肉腫の組織像に類似する．骨形成が少ないと線維性骨異形成様の組織像を示すため，鑑別に注意を要する．再発時に通常型骨肉腫になることがある．
◆臨床的事項：骨肉腫の約 1% とまれで，通常型骨肉腫に比べ好発年齢が 10 歳ほど高く，20代に多い．長管骨の骨幹端部に発生し，遠位大腿骨と近位脛骨に好発する．痛みが長期にわたることがあり，X線像は境界不明瞭で不規則な硬化像を混じた溶骨像を示す．腫瘍境界が明瞭な場合でも，しばしば皮質骨の破綻をきたす．治療は，広範切除術による完全切除を基本とする．再発時に悪性度が上昇した場合を除き，化学療法や放射線治療の適応はない．

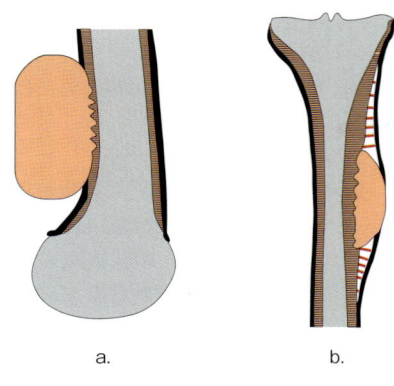

図 15-53 骨表在性骨肉腫の模式図
a. 傍骨性骨肉腫．骨幹端部の骨表面に，骨形成が著しい塊状の腫瘍を形成する．
b. 骨膜性骨肉腫．骨幹部の骨表面に，なだらかに隆起する軟骨性腫瘍を形成する．

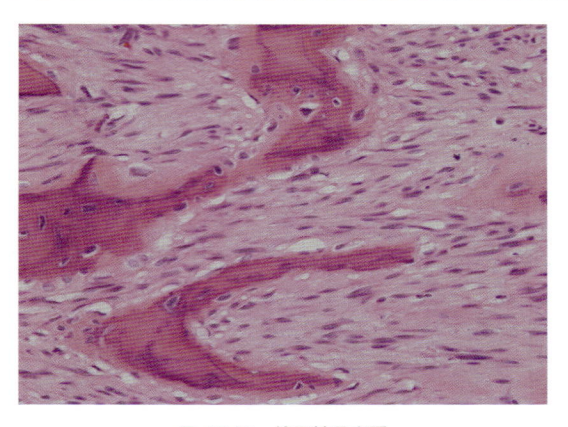

図 15-54 傍骨性骨肉腫
著しい骨形成を示し，新生された未熟骨梁間に異型の乏しい紡錘形腫瘍細胞が疎に増殖する．腫瘍周囲の骨膜は挙上され，骨膜反応を示す．

二次性骨肉腫 secondary osteosarcoma

◆定　義：先行する良性骨病変に続発して生じる高悪性骨形成性腫瘍．
◆形　態：通常型骨肉腫と同様の所見を示す．摘出検体では，先行病変の組織所見がみられる．
◆発生機序：p53 の関与などが考えられているが，明らかではない．
◆臨床的事項：Paget 病，放射線照射後，骨梗塞，線維性骨異形成，人工関節置換術後，骨軟骨腫，内軟骨腫症，慢性骨髄炎などからの発生が知られている．通常高齢者に発症することが多く，通常型骨肉腫の好発部位とは異なる部位にも発生する．治療は通常型骨肉腫に準じるが，予後は極めて不良．

傍骨性骨肉腫 parosteal osteosarcoma

◆定　義：骨表面に隆起性腫瘍を形成する低悪性骨形成性腫瘍．Grade 1〜2 に相当する．
◆発生機序：ring/marker chromosome の形成により第12 番染色体（12q13-q15）上の MDM2，CDK4，SAS 遺伝子が増幅している．
◆形　態：肉眼的に，骨表面から発生・膨隆する骨性腫瘍で，分葉状を呈し骨膜が被覆する（図 15-53）．組織学的に細胞密度は低く，核の異型・多形の乏しい紡錘形腫瘍細胞が新生骨梁間に増殖する（図 15-54）．核分裂像は少なく，良性病変と誤られやすい．骨梁は平行あるいは放射状によく発達し，層板構造を示すこともある．骨軟骨腫の軟骨帽に類似した軟骨形成を伴うことがある．腫瘍が進行すると，皮質骨を破壊し骨髄浸潤を生じたり，悪性度が高くなり通常型骨肉腫の所見を伴うこともある．

◆臨床的事項：骨肉腫の約 4% を占める．20〜30 代に好発し，女性に多い．約 70% の症例が大腿骨遠位骨幹端部に発生し，特に後面に多い．次いで，上腕骨近位・脛骨近位に多い．腫瘍は，長期にわたる痛みのない腫瘤で気づかれる．X線像は，骨皮質から連続性に隆起する骨性腫瘤を示す．CT では，比較的境界明瞭な骨性腫瘤が骨表在性にみられ，通常罹患骨骨髄腔に病変を認めない．定型例では，広範切除による患肢温存術が行われ，化学療法や放射線療法は用いない．完全摘出例の予後は極めて良好．不完全摘出例では再発を生じ，悪性度が高くなることがある．

骨膜性骨肉腫 periosteal osteosarcoma

◆定　義：骨表面に平皿状の扁平隆起性腫瘍を形成する低悪性骨肉腫で，軟骨形成が著しい．Grade 2〜3 に相当する．
◆発生機序：明らかではない．
◆形　態：骨表面に軟骨性の扁平隆起性腫瘍を形成する（図 15-53）．組織学的に，中等度異型を示す腫瘍性軟骨形成が著しく，通常型骨肉腫の軟骨形成型に類似する（図 15-55）．少なくとも一部には，レース状の腫瘍性類骨・骨形成を認める．
◆臨床的事項：骨肉腫の 1.5% 程度とまれで，10〜20 代に好発し，女性にやや多い．大腿骨と脛骨に多く，骨幹部に発生する傾向がある．症状は痛みや膨隆で，X線像は罹患皮質骨の平皿状陥凹と骨外の扁平隆起性腫瘍形成を示す．スピクラ状の骨膜反応を伴うことが多い．CT では，腫瘍は骨表面に限局し，通常骨髄に異常を認めない．治療は傍骨性骨肉腫に準じる．完全切除にて予後は良好．

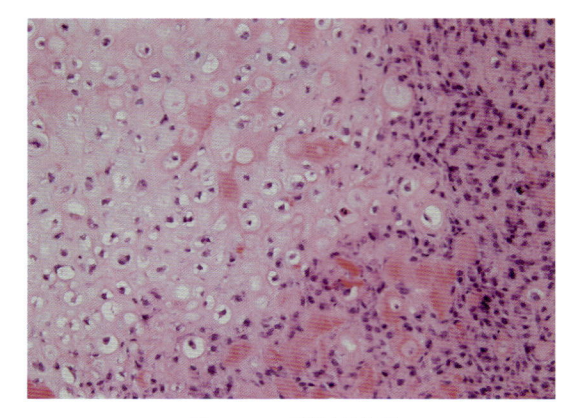

図 15-55　骨膜性骨肉腫
軟骨形成性骨肉腫で，所々で腫瘍細胞による骨形成を示す．

高悪性表在性骨肉腫
high-grade surface osteosarcoma
- ◆定　義：骨表面に発生する高悪性骨肉腫．
- ◆発生機序：明らかではない．一部の症例では，MDM2の過剰発現が知られている．
- ◆形　態：組織所見は，通常型骨肉腫の像を呈する．
- ◆臨床的事項：骨肉腫の1%未満のまれな腫瘍で，10代の男性に発症することが多い．大腿骨遠位骨幹端部や上腕骨や脛骨に発生し，骨幹部に生じることもある．X線像では，骨表面に限局した境界不明瞭な骨形成性腫瘍として認められる．治療は通常型骨肉腫に準じる．

線維原性腫瘍
類腱線維腫　desmoplastic fibroma
- ◆定　義：異型の乏しい線維芽細胞様紡錘形細胞が，豊富な膠原線維を伴い増生するまれな良性骨腫瘍．
- ◆発生機序：8番染色体や20番染色体のトリソミーが報告されている．軟部発生線維腫症の一部でも同様の染色体異常が報告されており，共通の発生機序である可能性が指摘されている．
- ◆形　態：豊富な膠原線維を背景に，線維芽細胞あるいは筋線維芽細胞が比較的疎に錯綜状に増生する．核異型や多形性は乏しく，核分裂像は少ない．線維性基質はしばしば硝子様を呈する．
- ◆臨床的事項：原発性骨腫瘍の0.1%と極めてまれな腫瘍で，10～20代に多い．男女差はない．下顎骨に比較的好発するとされるが，どの骨にも発生する．X線像は，境界明瞭で膨張性の溶骨性病変を示す．掻爬術では再発率が高い．

線維肉腫　fibrosarcoma
- ◆定　義：線維芽細胞様異型紡錘形細胞の一様な増殖を示す悪性骨腫瘍．
- ◆発生機序：明らかではない．
- ◆形　態：多形性の乏しい異型紡錘形細胞が束状・錯綜状に増殖し，杉綾模様あるいは魚骨様 herringbone pattern と形容される配列を示す．腫瘍細胞間に膠原線維を産生するが，類骨/骨あるいは軟骨を形成することはない．悪性度が低いと細胞密度が低く膠原線維が豊富になる．悪性度が高いと，細胞密度は著しく高くなり核分裂像が増加する．粘液腫状を呈することもある．
- ◆臨床的事項：原発性悪性骨腫瘍の4%を占め，10～60代の幅広い年齢層に発生し，男性にやや多い．好発部位は骨肉腫とほぼ同じで，大腿骨遠位骨幹端部，脛骨近位骨幹端部に多く，腸骨，上腕骨近位骨幹端部，顎骨，仙骨などが次ぐ．症状は，痛みや腫脹が多い．X線像は，境界不明瞭な地図状あるいは虫喰い状の溶骨像を示し，皮質骨を破壊し，軟部に腫瘤を形成する．骨膜反応は乏しい．

線維組織球性腫瘍
良性線維性組織球腫
benign fibrous histiocytoma of bone
- ◆定　義：線維芽細胞様細胞が花むしろ状配列 storiform pattern を示し増生する良性骨腫瘍で，破骨細胞型多核巨細胞や泡沫細胞を伴う．
- ◆発生機序：真の腫瘍であるか，あるいは先行病変に伴う反応性病変であるか議論があり，現在では反応性病変とする意見が強い．
- ◆形　態：線維芽細胞様紡錘形細胞が花むしろ状に増生し，破骨細胞型多核巨細胞，泡沫様組織球，リンパ球浸潤，出血，hemosiderin 沈着をさまざまな程度に伴う．細胞密度は高いが，核異型は乏しい．組織学的には，非骨化性線維腫に類似する．
- ◆臨床的事項：幅広い年齢層に発生し，男女差はない．大腿骨遠位，脛骨近位，腸骨，肋骨に好発する．症状は痛みで，長期にわたることもある．X線像は，骨幹端部から骨幹部にかけて境界明瞭な溶骨性病変を示し，辺縁硬化像を伴うことが多い．非骨化性線維腫や変性した巨細胞腫と組織学的な鑑別が困難なため，確定診断にはこれらの腫瘍の可能性を画像所見から除外する必要がある．

悪性線維性組織球腫
malignant fibrous histiocytoma of bone（MFH）
- ◆定　義：多形の著しい腫瘍細胞や花むしろ状配列を示

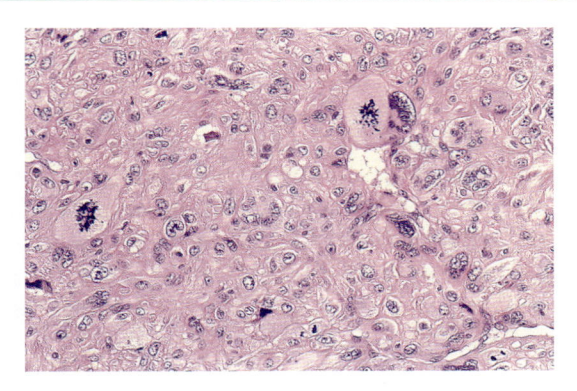

図 15-56　悪性線維性組織球腫
核の異型・多形の目立つ紡錘形腫瘍細胞が密に増殖し，骨軟骨基質を形成しない．腫瘍細胞は，しばしば泡沫状で豊富な細胞質を有する．異型分裂を含む多数の核分裂像をみる．

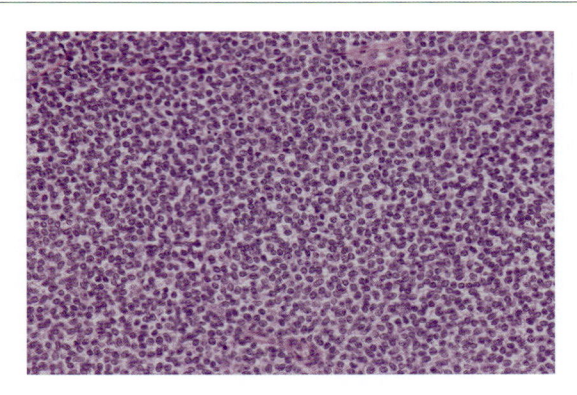

図 15-57　Ewing 肉腫/PNET
小型円形腫瘍細胞が一様に増殖する．核の多形は乏しく，細胞質は目立たない．

す異型紡錘形細胞の増殖を特徴とする高悪性腫瘍で，類骨/骨あるいは軟骨基質を形成しない．
◆発生機序：線維芽細胞あるいは筋線維芽細胞由来と考えられているが，単一の疾患概念なのか，あるいは低分化骨肉腫や低分化線維肉腫などさまざまな病態が混じっているのか結論が出ていない．
◆形　態：多形の著しい異型核を有する腫瘍細胞や花むしろ状配列を示す異型紡錘形細が密に増殖し，泡沫様細胞質を有する腫瘍細胞も含まれる（図 15-56）．核分裂像は多く，しばしば異型分裂像を示す．壊死もみられる．時に破骨細胞型多核巨細胞や炎症細胞の顕著な浸潤を認める．腫瘍細胞間に膠原線維をみるが，類骨/骨あるいは軟骨基質形成を認めない．本腫瘍に特異的マーカーはなく，免疫染色では，平滑筋肉腫などへの分化を示す腫瘍あるいは転移の可能性を除外する目的で行う．
◆臨床的事項：原発性悪性骨腫瘍の約 2％を占める．発生年齢は幅広いが，50 歳以降に多い．長管骨の骨幹端部，特に大腿骨遠位，脛骨近位，上腕骨近位に好発する．扁平骨では腸骨に多い．約 20％は，放射線照射，骨梗塞，線維性骨異形成など先行病変に続発する二次性肉腫として発生する．X 線像は，境界不明瞭な地図状の溶骨性病変を示し，骨膜反応は乏しい．皮質骨を破壊し，しばしば軟部腫瘤を形成する．骨化・石灰化を認めない．肺転移を生じやすく，予後は不良．特に二次性 MFH の予後は一次性より悪い．軟部腫瘍分類では，その名称の不適切さから MFH が未分化肉腫 undifferentiated sarcoma と名称が変わりつつあり，今後，骨 MFH も undifferentiated sarcoma of bone とされる可能性がある．

ユーイング肉腫/原始神経外胚葉腫瘍 Ewing sarcoma/primitive neuroectodermal tumor（PNET）
◆定　義：小円形細胞の増殖を示す腫瘍で，特異的染色体相互転座を特徴とする腫瘍群．少なくとも一部は神経外胚葉分化を示すとされる（p.867 参照）．
◆発生機序：85％の症例で t(11；22)(q24；q12) による EWSR1-FLI1 融合遺伝子形成を認める．ほかにも，主に EWSR1 遺伝子を一方に含む数種類の融合遺伝子形成が知られている．
◆形　態：細胞質が乏しく，境界不明瞭な小円形腫瘍細胞が密に増殖する（図 15-57）．円形あるいは類円形核のクロマチンは繊細で均等に分布する．細胞質にはグリコーゲンがみられ，PAS 染色にて陽性を示す．類骨/骨あるいは軟骨基質を形成しない．Homer Wright ロゼットを形成することがある．免疫染色にて，CD99（MIC2, O13）に対し細胞膜に強陽性を示す．
◆臨床的事項：悪性骨腫瘍の約 8％で，幼小児に好発し，20 歳以下が大部分を占める．やや男性に優位．四肢長管骨の骨幹端部〜骨幹部や扁平骨に好発し，大腿骨，腸骨，脛骨，上腕骨に多い．症状は痛みと腫瘤が代表的で，発熱など炎症所見を伴い骨髄炎様を呈することもある．X 線像は，境界不明瞭で浸潤性あるいは虫喰い状の溶骨性病変を示し，onion skin と呼ばれる多層性の骨膜反応を伴う．治療は化学療法，手術，放射線照射を組み合わせて行い，5 年生存率は約 50％である．

血液性腫瘍

骨髄腫 plasma cell myeloma（p.284 参照）
◆定　義：骨髄を主座とする，形質細胞様分化を示す腫瘍である．
◆発生機序：MGUS（monoclonal gammopathy of undermined significance）が前駆病変として知られ，その 10〜20％の症例が数年から 10 数年の経過で骨髄腫になるとされる．著しい染色体不安定性を示し，14 番染色体（14q32）上の重鎖領域を含む染色体相互転座が半数以上

の症例でみられる．cyclin D1（11q13），C-MAF（16q23），FGFR3/MMSET（4p16.3），cyclin D3（6p21），MAFB（20q11）の癌原遺伝子異常が約40％の症例にみつかり，免疫グロブリン重鎖・軽鎖遺伝子の再構成がみられる．

◆形　態：円形腫瘍細胞が骨髄内にびまん性あるいは結節状に増殖する（図15-58）．高分化な腫瘍細胞は形質細胞に類似し，偏在する車軸様状核と好塩基性細胞質に核周明庭をみる．核内偽封入体であるDutcher小体や細胞質内好酸性球状体のRussell小体がしばしばみられる．低分化な腫瘍では，核の異型・多形が目立ち，2核細胞や核分裂像が増加する．免疫染色にて，CD38，CD56/58，CD79a，CD138が陽性を示す．CD19，CD20は陰性のことが多い．機能性骨髄腫ではκ鎖・λ鎖のどちらか一方が陽性を示す．

◆臨床的事項：骨に原発する悪性腫瘍としては最も頻度が高く，50〜60代に好発する．男性にやや多い．脊椎椎体，肋骨，頭蓋骨，骨盤，大腿骨，鎖骨，肩甲骨などに多発する．単骨性の腫瘍は，solitary plasmacytoma of boneと呼ばれる．骨病変は溶骨性で，骨痛，病的骨折，高カルシウム血症，貧血や椎体圧壊などによる脊髄症状を生じる．骨髄腫腎，クリオグロブリン血症，アミロイドーシスを合併することがある．臨床検査にて，M蛋白血症・尿中Bence-Jones蛋白出現をみる．X線は，びまん性の溶骨性病変や骨粗鬆症様変化を示し，頭蓋骨では特徴的な打ち抜き像punched-out lesionを認める．多発神経炎（polyneuropathy），臓器腫大（organomegaly），内分泌症状（endocrinopathy），M蛋白血症（monoclonal gammopathy），皮膚症状（skin changes）を伴った骨髄腫はPOEMS症候群と呼ばれ，非定型的な骨硬化を示す．

悪性リンパ腫 malignant lymphoma

◆定　義：リンパ球形質を発現し，骨に発生する悪性腫瘍．

◆発生機序：悪性リンパ腫には複数の遺伝子変異が知られており，Bリンパ腫ではt(3；14)(q27；q32)による免疫グロブリン重鎖遺伝子と*BCL6*の融合遺伝子形成が代表的である．

◆形　態：通常のリンパ節に発生する悪性リンパ腫に準じる．さまざまな亜型があり，骨悪性リンパ腫ではびまん性大細胞型B細胞リンパ腫 diffuse large B-cell lymphomaが多い（図15-59a）．大型異型リンパ球様細胞がびまん性に骨梁間に浸潤する．Hodgkin細胞の出現を特徴とするHodgkinリンパ腫の発生もあり，特に欧米では発生頻度が高い（図15-59b）．

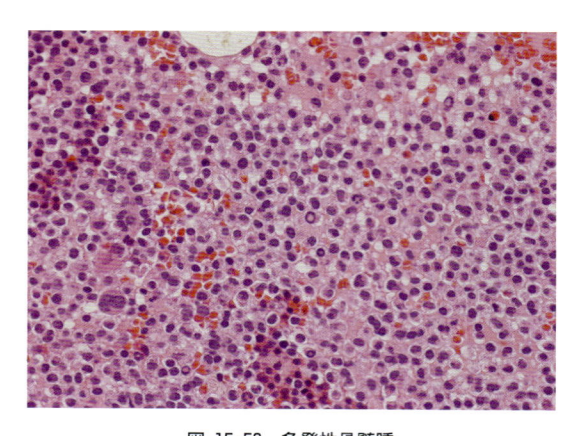

図 15-58　多発性骨髄腫
既存骨髄組織を置換し，異型形質細胞様細胞がびまん性に増殖する．円形核は偏在し，Dutcher小体もみられる．

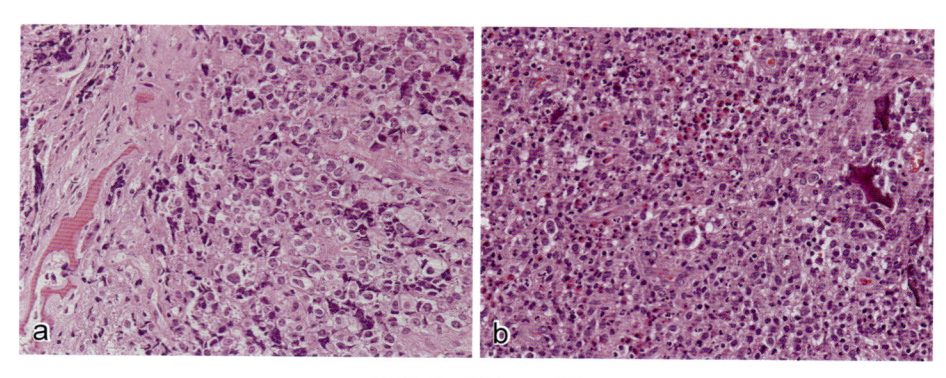

図 15-59　悪性リンパ腫
a．非Hodgkinリンパ腫（びまん性大細胞型B細胞リンパ腫）．大型異型リンパ球様細胞が，骨を破壊し密に増殖する．
b．Hodgkinリンパ腫．成熟リンパ球や好酸球を背景に，大型のHodgkin細胞が散在性にみられる．骨梁は破壊されている．

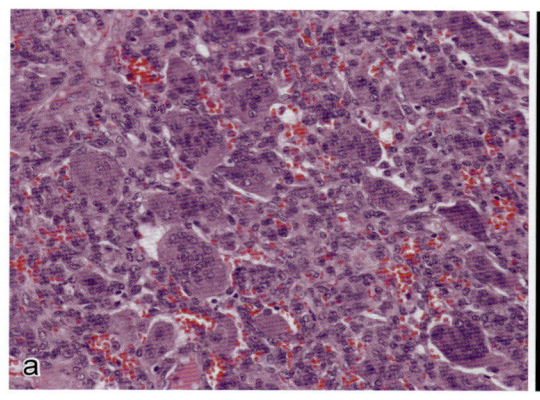

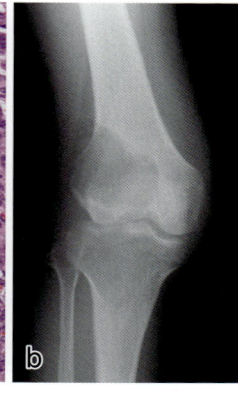

図 15-60 巨細胞腫
a．一様にばらまかれたように散在する多核巨細胞と単核腫瘍細胞の増殖を示す．単核細胞と巨細胞の核は類似している．
b．X線像．長管骨の骨幹端部〜骨端部に偏心性の溶骨性病変を示す．腫瘍境界は明瞭で，辺縁硬化像は乏しく，腫瘍は関節軟骨直下に達する．

◆臨床的事項：原発性骨悪性腫瘍の約7%を占める．中高年者に好発し，男性にやや多い．造血髄を有する骨，特に大腿骨近位，脊椎椎体，骨盤に発生しやすい．手足の小骨発生は極めてまれである．症状は痛みや腫瘍形成のことが多く，脊椎例では神経症状を生じることがある．X線像は，虫喰い状の溶骨像を示すことが多く，まったく骨破壊を呈さないこともある．CTやMRIでは，皮質骨の破壊が目立たないにもかかわらず軟部腫瘍を形成することが多い．化学療法や放射線照射など非観血的治療が一般的であるが，切迫骨折や脊髄障害時には手術的治療も選択される．予後は病期に左右され，5年生存率は約60%とされる．

巨細胞腫
巨細胞腫 giant cell tumor
◆定　義：骨端線閉鎖後の長管骨骨幹端部から骨端部にかけて生じる多核巨細胞の豊富な溶骨性腫瘍．
◆発生機序：未分化間葉系細胞に由来する単核細胞増殖が腫瘍本態と考えられているが，その機序は明らかでない．
◆形　態：一様にばらまかれたような破骨細胞様多核巨細胞間に，腫大した類円形核を有する単核細胞の増殖を示す（図15-60a）．巨細胞は大型で多数の核を有し，50〜100個あるいはそれ以上のこともある．単核細胞の核は巨細胞の核に類似している．核分裂像が高頻度にみられ，核小体もみられるが，核異型は目立たない．類骨/骨あるいは軟骨基質を形成することはないが，しばしば辺縁部に反応性骨形成を示す．出血や泡沫細胞の出現がみられ，変性による二次的所見として，動脈瘤様骨囊腫，巨細胞修復性肉芽腫，良性線維性組織球腫の所見を伴うことも多い．血管内にしばしば腫瘍細胞がみられるが，予後に影響することはないとされる．
◆臨床的事項：原発性骨腫瘍の約4%とされ，骨端線閉鎖後の20〜30代の長管骨骨幹端部〜骨端に好発する．大腿骨遠位，脛骨近位，橈骨遠位，仙椎に多い．幼小児での発生や仙椎を除く椎体や扁平骨での発生は例外的であり，そのような巨細胞病変をみた時には他の疾患をまず考えるべきである．症状は痛みや腫脹で，関節可動域制限が生じ，病的骨折を伴うこともある．X線所見は特徴的で，骨端部から骨幹端部に及ぶ偏心性で膨張性の溶骨性病変を示す（図15-60b）．腫瘍は関節軟骨直下に進展し，皮質骨は菲薄化し途絶することもある．腫瘍境界は明瞭であるが，辺縁硬化は乏しい．骨化・石灰化を示さない．治療は，凍結療法やフェノール処理を加えた掻爬術を行うことが多い．約25%が2年以内に再発するとされ，掻爬だけでは60%に再発を生じる．1〜2%の頻度で肺転移を生じる．転移巣の進行は緩徐で，自然消退することもある．

悪性巨細胞腫 malignancy in giant cell tumor
◆定　義：巨細胞腫に高悪性肉腫を合併する病態で，初診時の巨細胞腫に悪性所見を認める原発性悪性巨細胞腫 primary malignant giant cell tumor と巨細胞腫治療後に高悪性肉腫を生じる二次性悪性巨細胞腫 secondary malignant giant cell tumor がある．
◆発生機序：明らかではないが，二次性悪性巨細胞腫には，放射線照射の既往があることが多く，p53変異の関与が指摘されている．
◆形　態：原発性悪性巨細胞腫は，定型的な巨細胞腫と領域を境して紡錘形細胞肉腫が増殖する．肉腫領域での

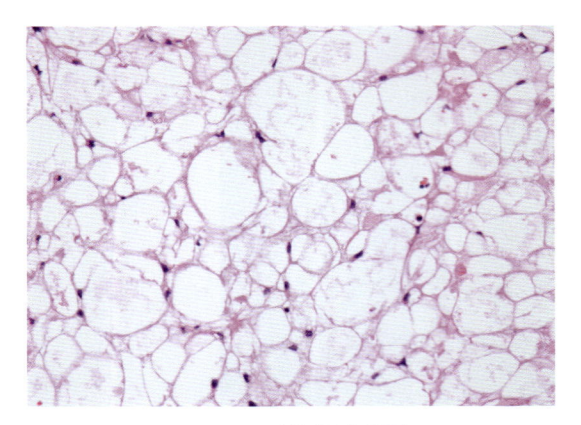

図 15-61 良性脊索細胞腫
成熟脂肪細胞類似の空胞状腫瘍細胞がシート状に増生する．腫瘍細胞核は濃縮し，核異型に乏しく，腫瘍細胞間に粘液基質を産生しない．

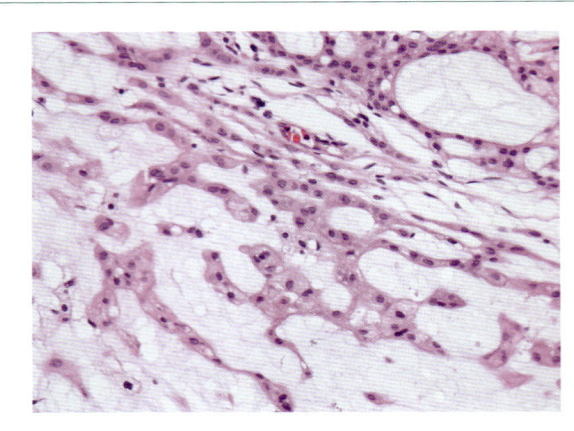

図 15-62 脊索腫
豊富な粘液基質を背景に，淡好酸性の空胞状細胞質を有する類上皮様腫瘍細胞が索状・小胞巣状に増殖する．

破骨細胞型多核巨細胞の多寡は問わない．二次性では，通常高悪性肉腫の増殖のみを認める．
◆臨床的事項：悪性巨細胞腫は巨細胞腫の5％の発生頻度とされ，好発年齢は巨細胞腫より10歳ほど高く，女性にやや多い．好発部位は，巨細胞腫と同様，長管骨骨幹端部〜骨端にかけてであり，特に膝関節周囲に多い．二次性が原発性より予後が不良とされる．

脊索性腫瘍
良性脊索細胞腫
benign notochordal cell tumor（BNCT）
◆定　義：脊索細胞由来の良性骨腫瘍．脊索腫の前駆病変となる．
◆発生機序：発生機序は明らかではない．胎児期の脊索組織の遺残ではなく，出生後に生じる可能性が示唆されている．
◆形　態：骨内に限局し，皮膜を有さず，成熟脂肪細胞類似の空胞状細胞がシート状に増生し，粘液基質を欠き分葉状増殖を示さない（図15-61）．核は類円形で異型は目立たず，核分裂像はほとんどみられない．骨破壊を示すことはなく，むしろ既存骨梁は添加性骨形成により硬化像を示す．病変内に骨髄組織が島状に残存する．免疫染色は脊索腫と同様の染色性を示し，brachyury, vimentin, S-100，上皮系マーカーに陽性となる．
◆臨床的事項：臨床例は頚椎や腰椎に多いが，微小病変の分布は脊索腫と同様で仙尾椎および斜台部に多い．頚部痛・腰痛でみつかることが多く，画像検査で偶然みつかることもある．X線像は，病変が同定できないかあるいは軽度の硬化像を示す．MRIの所見が特徴的で，T1強調像で低信号，T2強調像で高信号を示し，造影効果は乏しい．外科的な治療の必要はなく，まれではあるものの脊索腫への悪性転化に対する経過観察が求められる．斜台部の硬膜内に発生する ecchordosis physaliphora spheno-occipitalis の組織所見はBNCTに極めて類似していることから，BNCTの骨外病変とする意見もある．

脊索腫 chordoma
◆定　義：仙尾椎，頭蓋底に好発する脊索細胞由来の悪性骨腫瘍．
◆発症機序：胎児脊索 notochord の遺残から発生すると長いこと考えられてきたが，先行病変である良性脊索細胞腫が悪性転化し生じると推測される．3p, 1pの欠失や7q, 20, 5q, 12qの増幅が知られている．家族性脊索腫では，6番染色体（6q27）上の brachyury 遺伝子の増幅の報告がある．
◆形　態：骨を破壊し，薄い線維性皮膜に覆われた巨大な分葉状骨外腫瘤を形成する．組織学的に，酸性ムコ多糖を含む豊富な粘液基質を有し，細胞質内に多数の空胞を有する"あぶく状細胞"と形容される腫瘍細胞 physaliphorous cell が索状，敷石状，あるいは充実性に増殖する（図15-62）．軟骨分化を示す軟骨性脊索腫 chondroid chordoma の存在も知られている．脱分化脊索腫 dedifferentiated chordoma は，脊索細胞への分化傾向を欠く多形肉腫や骨肉腫が脊索腫に隣接して生じる．免疫染色にて，brachyury に特異的な陽性を示すほか，vimentin, S-100，上皮系マーカーに陽性を示す．軟骨肉腫との鑑別にも brachyury は有用である．
◆臨床的事項：悪性骨腫瘍の約6％を占める．40歳以降の中心骨，特に仙尾椎や頭蓋底に好発し，まれに頚椎や腰椎にも発生する．例外的に末梢性に発生する腫瘍を chordoma periphericum と呼ぶ．男性にやや多い．痛み

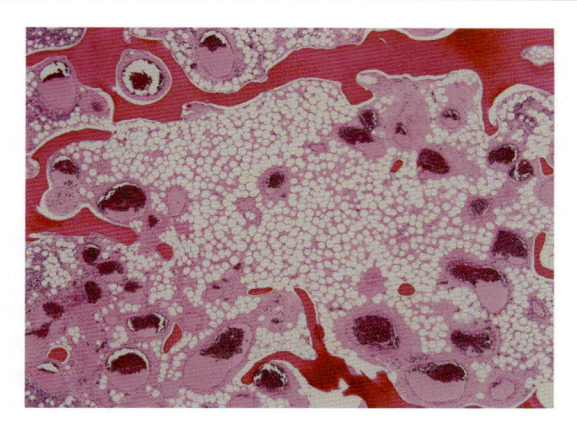

図 15-63 血管腫
脂肪組織を背景に，拡張性の血管が集簇性に増生する．骨量は肥厚することが多い．

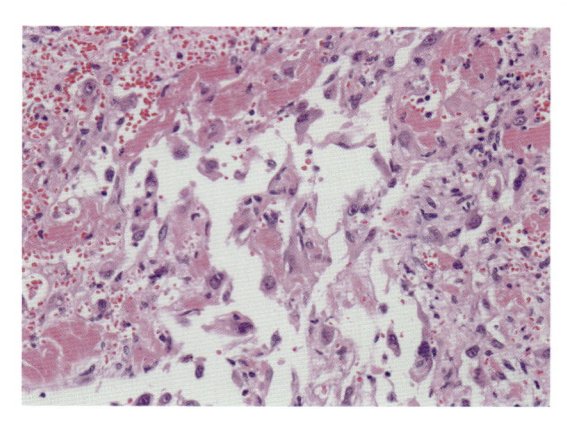

図 15-64 血管内皮腫
出血を背景に，異型内皮様細胞が増殖し不整な血管腔を形成する．

や腫瘍形成のほか，発生部位に応じた神経症状を示す．X線像は溶骨像を示し，CTやMRIでは巨大な骨外腫瘍を認めることが多い．治療は，手術的腫瘍切除が選択されることが多い．しかし，局所再発をきたしやすく，経過中に肺転移を生じることもある．重粒子線による治療が有効とされる．

血管性腫瘍

血管腫と関連疾患 hemangioma and related lesions

◆**定　義**：血管形成性良性腫瘍あるいは血管の発生異常による良性病変．関連疾患には，類上皮血管腫 epithelioid hemangioma, Gorham 病，リンパ管腫 lymphangioma などがある．

◆**発生機序**：明らかではないが，発生過程での血管形成異常に起因すると考えられている．

◆**形　態**：毛細血管あるいは海綿状に拡張した血管が集簇し，血管壁は薄く内皮細胞に異型を認めない（図 15-63）．骨周囲軟部組織に広がることもある．まれに罹患骨の著しい反応性骨形成を示す．

◆**臨床的事項**：頻度の高い病変であるが，無症状のことが多いため臨床例は少なく，原発性骨腫瘍の約1%にすぎない．中高年者に多く，女性にやや頻度が高い．脊椎椎体に頻度が高く，次いで頭蓋顔面骨に多い．長管骨では骨幹端部に多い．病変の多くは画像検査にて偶然みつかる．まれに痛みや脊椎椎体例では脊髄症状を生じることがある．X線像は，境界明瞭な骨透瞭像を示し，内部に粗い骨梁構造を認めることが多い．椎体のCTでは，荷重負荷のかかる垂直方向の肥厚した骨梁のみが目立つ polka-dot appearance をみる．

血管肉腫/血管内皮腫
angiosarcoma/hemangioendothelioma

◆**定　義**：血管内皮細胞への分化を示す悪性骨腫瘍で，血管肉腫は高悪性病変を，血管内皮腫は低悪性あるいは境界悪性病変を指すことが多い．

◆**発生機序**：明らかではない．

◆**形　態**：血管内皮腫では，腫大した内皮細胞が増生し，スリット状の血管腔を形成する（図 15-64）．核異型は弱く，細胞質内空胞を有することもある．細胞質が豊富で類上皮様を呈する腫瘍は，類上皮血管内皮腫 epithelioid hemangioendothelioma と呼ばれる．血管肉腫は，核異型の著しい腫瘍細胞が乳頭状あるいは充実性に増殖し，出血性で不整な血管腔を形成する．免疫染色は，CD31, CD34, factor VIII related antigen に陽性を示す．血管肉腫では，cytokeratin や EMA が陽性を示すこともある．

◆**臨床的事項**：原発性悪性骨腫瘍の1%未満とまれな腫瘍で，幅広い年齢層に発生する．四肢の長管骨や脊椎に好発する．しばしば多発し，痛みを生じる．X線像は非特異的で，境界不明瞭な溶骨性病変を示す．血管内皮腫の進行は緩徐で5年生存率が約75%とされる．血管肉腫は急速進行性で，予後は悪い．

平滑筋性腫瘍

平滑筋腫 leiomyoma of bone

極めてまれな平滑筋分化を示す良性骨腫瘍．症例報告があるものの，まとまったデータはなく，骨発生腫瘍とすべきか疑問が残る．

平滑筋肉腫 leiomyosarcoma of bone
◆定　義：平滑筋分化を有する紡錘形腫瘍細胞の増殖を示す悪性骨腫瘍．
◆発生機序：明らかではない．
◆形　態：軟部発生平滑筋肉腫と同様の組織所見を示す．異型・多形核と好酸性で細線維状の細胞質を示す紡錘形腫瘍細胞が束状・錯綜状に増殖する．核はしばしば両端が鈍で，細胞境界は不明瞭である．核分裂像が目立ち，壊死を有する．基質形成を認めない．免疫染色は，smooth muscle actin, desmin, h-caldesmon が陽性を示す．
◆臨床的事項：まれな原発性骨腫瘍で，幅広い年齢層に発生する．男女差はない．大腿骨遠位骨幹端部や脛骨近位骨幹端部に好発し，次いで頭蓋顔面骨に多い．症状は非特異的で，痛みを訴えることが多い．X線像は，石灰化や骨化を伴わない境界不明瞭な溶骨像を示す．脊椎例では，まず転移を疑う．特に女性では子宮発生平滑筋肉腫の転移であることが多く，平滑筋腫と診断された手術歴をもつことがある．

脂肪原性腫瘍
脂肪腫 lipoma of bone
◆定　義：成熟脂肪細胞からなる良性骨病変．
◆発生機序：明らかではない．真の腫瘍というより，過誤腫的な要素が多い病変と考えられている．
◆形　態：成熟脂肪細胞からなり，脂肪髄と形態が類似するため，生検では病変と認識できないこともある．周囲の骨組織に比べ，病変内の骨梁は乏しい．中心部では，骨梗塞に類似した無構造な石灰化を伴うことがある．
◆臨床的事項：原発性骨腫瘍の0.1%未満と極めてまれな骨腫瘍で，幅広い年齢層の成人に発生し，男女差はない．踵骨に比較的多く，頭蓋骨や大腿骨を含む長管骨に発生する．症状は乏しく，画像検査で偶然発見されることが多い．X線像は，辺縁硬化を伴う境界明瞭な透瞭像を示し，典型例では中心部に硬化像を示す．MRIのT1強調像で高信号を示す．

脂肪肉腫 liposarcoma of bone
　脂肪分化を示す悪性骨腫瘍．極めてまれなため，まとまった報告はない．組織型は atypical lipomatous tumor/well differentiated liposarcoma, myxoid liposarcoma, pleomorphic liposarcoma が報告されている（p.850参照）．

神経性腫瘍
神経鞘腫 schwannoma/neurilemmoma
◆定　義：骨に生じる，神経鞘細胞（Schwann細胞）由来の良性腫瘍．
◆発生機序：明らかではない．
◆形　態：細胞成分に富む Antoni A 領域と細胞成分の乏しい Antoni B 領域が混在する．Antoni A 領域では，紡錘形腫瘍細胞が束状に増生し，核の柵状配列 nuclear palisading や verocay body 形成をみる．核は濃縮し大小不同が目立つこともあるが，核分裂像は乏しい．細胞質は淡好酸性で細線維状を示す．Antoni B 領域では，腫瘍細胞が疎に増生し粘液腫様を呈する．免疫染色は，S-100 に陽性を示す．
◆臨床的事項：良性骨腫瘍の1%未満とまれな腫瘍で，すべての年齢層に発生するが若年者に比較的多い．下顎骨と仙椎が好発部位で，頭蓋骨，大腿骨，肩甲骨などに生じる．骨由来の腫瘍というより，オトガイ神経などの骨内を走行する末梢神経から発生するため骨発生のようにみえるのではないかと考えられる．X線像は，骨皮質の菲薄化した境界明瞭な溶骨像を示し，しばしば辺縁硬化を伴う．

その他の腫瘍
アダマンチノーマ adamantinoma
◆定　義：上皮と間葉系細胞分化の二相性を示し，脛骨に好発する低悪性骨腫瘍．
◆発生機序：明らかではないが，13q14 を含む染色体相互転座の報告がある．
◆形　態：古典的アダマンチノーマ classic adamantinoma と分化型アダマンチノーマ differentiated adamantinoma に大別される．古典的アダマンチノーマは，腫瘍胞巣の最外層に立方状細胞層 peripheral palisading を有する類基底細胞型 basaloid，紡錘形腫瘍細胞が束状・錯綜状に増殖する紡錘形細胞型 spindle，腫瘍細胞が管状構造を示す管状型 tubular，扁平上皮様を呈する類扁平上皮型 squamoid，骨線維性異形成に類似した疎な線維組織を背景に少数の類上皮細胞が散在する類骨線維性異形成型 osteofibrous dysplasia-like の5型に分けられ，これらの所見がさまざまな程度に混在する（図15-65）．免疫染色にて，腫瘍細胞は cytokeratin と vimentin に陽性を示す．分化型アダマンチノーマは皮質骨内に生じ，純粋な類骨線維性骨異形成型の所見を示す．
◆臨床的事項：原発性骨腫瘍の0.4%とまれな腫瘍．広範な年齢層に発症するが，20代に最も多い．古典的アダマンチノーマは20歳以降に多く，分化型アダマンチノーマは20歳未満に多い．男性にやや多い傾向がある．約

90％の症例が，脛骨骨幹部前方骨皮質内から髄内に生じる．その他の多くは腓骨に生じ，多発することもある．症状は腫脹・疼痛のことが多い．X線像は，脛骨前方の皮質骨を主座とする溶骨像と硬化像が混在した分葉状腫瘍を示し，罹患脛骨はしばしば前方に凸の彎曲 bowing を示す．アダマンチノーマは緩徐進行性で25％に肺などに遠隔転移を生じるが，分化型アダマンチノーマの転移例は知られていない．

phosphaturic mesenchymal tumor

◆定　義：fibroblast growth factor-23（FGF23）を産生することにより骨軟化症，くる病を生じる腫瘍群を指し，骨あるいは軟部に発生する．良性のことが多いが，悪性例もある．

◆発生機序：腫瘍の発生機序は明らかではない．骨軟化症，くる病に関しては，腫瘍で産生された FGF23 が血中リンの排泄を促進することにより生じる．

◆形　態：さまざまな形態を示し，今まで線維性骨異形成，血管周皮腫，骨肉腫，軟骨芽細胞腫などと報告されてきたが，mixed connective tissue variant という phosphaturic mesenchymal tumor の代表的な組織型に集約されつつある．細胞密度が低く，粘液腫状を呈し，異型の乏しい紡錘形細胞が増生する．軟骨形成，石灰化，骨化，血管周皮腫様拡張血管，嚢胞形成，破骨細胞型多核巨細胞の出現といった多彩な所見を示す（図 15-66a, b）．

◆臨床的事項：まれな腫瘍で，発症年齢は幅広く，小児から高齢者に及ぶ．女性にやや多い．大腿骨に比較的発生頻度が高いが，さまざまな骨に発生する．症状は伴性低リン血症性ビタミン D 抵抗性骨軟化症，くる病と同様で，腫瘍摘出により劇的に回復する．腫瘍は顕在化しないこともあるので，この病態が疑われた時には腫瘍の精査が求められる．

乳児色素性神経外胚葉性腫瘍
melanotic neuroectodermal tumor of infancy

◆定　義：新生児あるいは乳児の顎骨に好発するまれなメラニン色素を有する神経外胚葉性腫瘍．retinal anlage tumor，melanotic progonoma の名称で呼ばれることもある．

◆発生機序：詳細は不明であるが，神経堤 neural crest 由来と考えられている．

◆形　態：粗な線維組織を背景に，小型円形核を有する立方状腫瘍細胞が胞巣状に増殖する（図 15-67）．細胞質はさまざまな程度のメラニン色素を有し，胞巣はしばしば管腔様を呈する．免疫染色は，上皮系マーカー，HMB45 に陽性を示す．

◆臨床的事項：新生児あるいは乳児の顎骨に好発するほか，頭蓋骨，精巣上体，縦隔，脳などの発生が知られている．X線像は，嚢胞状の骨透瞭像を示す．摘出術後約

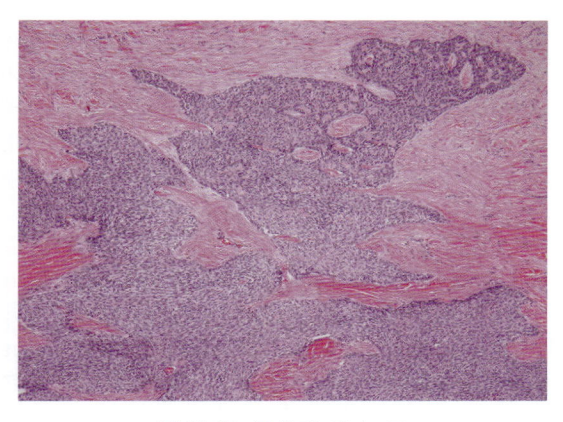

図 15-65　アダマンチノーマ
粗な線維性間質内に，紡錘形の類上皮様腫瘍細胞が充実性胞巣を形成する．

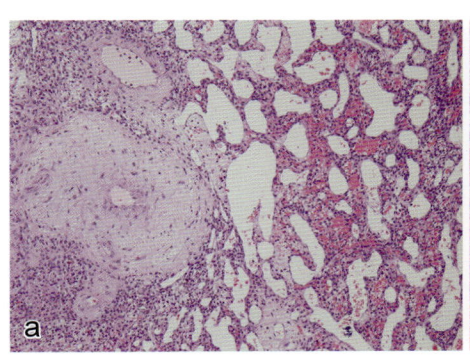

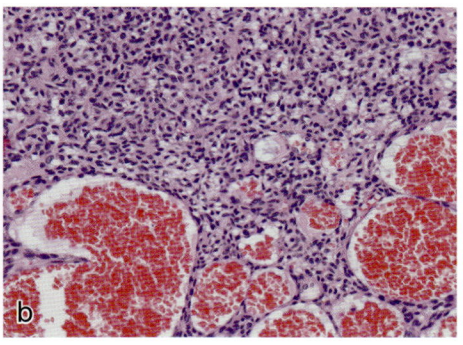

図 15-66　phosphaturic mesenchymal tumor
a．拡張血管に富む腫瘍で，低倍率では血管性腫瘍を思わせる．
b．異型の乏しい小型類円形核を有する腫瘍細胞が充実性に増殖し，血管内皮腫様を呈する．

半数が再発し，5〜10％の症例で転移を生じる．

転移性腫瘍 metastatic malignancy

◆定　義：他部位に生じた悪性腫瘍が血行性に骨転移を生じた病態で，癌腫がその多くを占める．

◆発生機序：血管に侵入した腫瘍細胞が血流に乗り，骨に生着することにより生じる．脊椎静脈叢（Batson plexus）は血流量が多いにもかかわらず圧が低く弁構造もないため，腹腔内圧や胸腔内圧の変化により容易に逆流を生じる．そのため腫瘍細胞が脊椎静脈に入ると脊椎などの体幹骨に転移が生じやすくなると考えられている．

◆形　態：腫瘍は骨髄に播種した後，増大するに従い罹患骨骨梁にさまざまな変化を与える．その変化により，骨梁間型 intertrabecular，溶骨型 osteolytic，硬化型 osteoplastic，混合型 mixed の所見を示す（図 15-68a, b）．肺小細胞癌は骨梁間型を，腎癌は溶骨型を，前立腺癌は硬化型を示す傾向が強い．骨転移の頻度の高い肺癌や乳癌は，さまざまな程度に溶骨像と硬化像が混在することが多い．

◆臨床的事項：好発年齢や男女差は原発腫瘍の種類によるが，一般的に 50 歳以降の中高年者に多い．赤色髄を有する骨に転移しやすく，脊椎椎体，肋骨，頭蓋骨，骨盤，上腕骨近位，大腿骨近位に発生しやすい．転移性腫瘍は通常多発性で，診断時に単発であっても経時的に多発化することが多い．肺癌・乳癌・前立腺癌などは骨転移の頻度が高いとされる．症状は痛みや病的骨折で，椎体圧壊を生じると脊髄神経麻痺を生じる．悪性腫瘍随伴高カルシウム血症 malignancy-associated hypercalcemia（MAH）を伴うことがある．MAH には扁平上皮癌・乳癌・成人 T 細胞白血病などでみられる腫瘍細胞が分泌する PTH-related protein（PTHrP）により発症する humoral hypercalcemia of malignancy（HHM）と肺癌や骨髄腫などで生じる局所の骨破壊の結果生じる local osteolytic hypercalcemia（LOH）がある．X 線像は，不規則な骨破壊や骨硬化を示し，脊椎転移での椎弓根の消失像 pedicle sign は有名である．しかし，骨梁間型を含む多くの病変は X 線像での診断は困難であり，MRI での診断が推奨される．近年，破骨細胞による骨吸収を抑制するビスホスホネート製剤 bisphosphonate が治療に用いられるが，顎骨壊死や骨折などの副作用が問題となっている．

　そのほかに胞巣状軟部肉腫 alveolar soft part sarcoma，淡明細胞肉腫 clear cell sarcoma，滑膜肉腫 synovial sarcoma，傍神経節腫 paraganglioma，上衣腫 ependymoma，混合腫瘍 mixed tumor（parachordoma を含む）などが原発性骨腫瘍として報告されている．

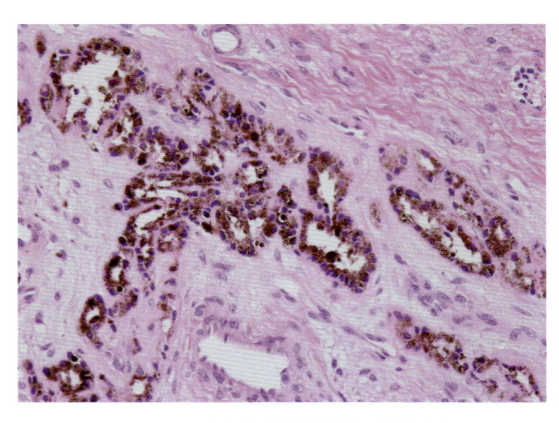

図 15-67　乳児色素性神経外胚葉性腫瘍
メラニン色素を有する立方状腫瘍細胞が，管腔様胞巣を形成し増殖する．

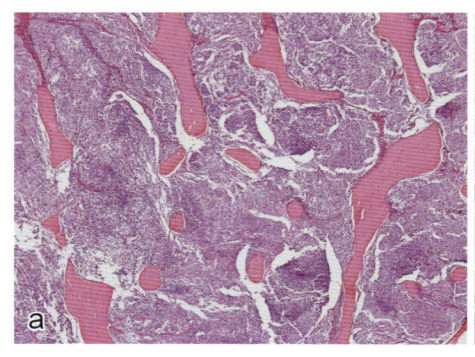

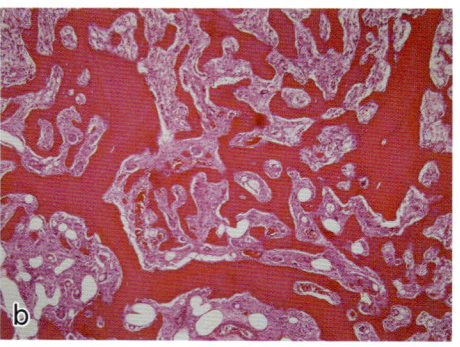

図 15-68　転移性腫瘍
a．骨梁間型転移．既存骨梁が保たれたまま，転移性腫瘍細胞が骨梁間にびまん性の浸潤を示す．
b．造骨型転移．転移性腫瘍増殖に伴い，既存骨梁間に高度の新生骨形成を示す．

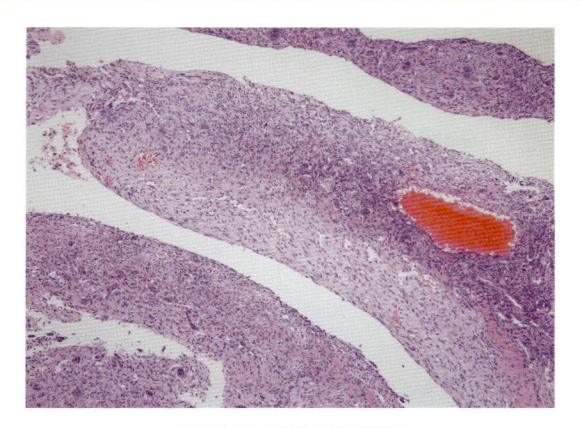

図 15-69 動脈瘤様骨囊腫
囊胞壁は細胞成分に富み，壁内に破骨細胞型多核巨細胞や反応性骨形成を示す．

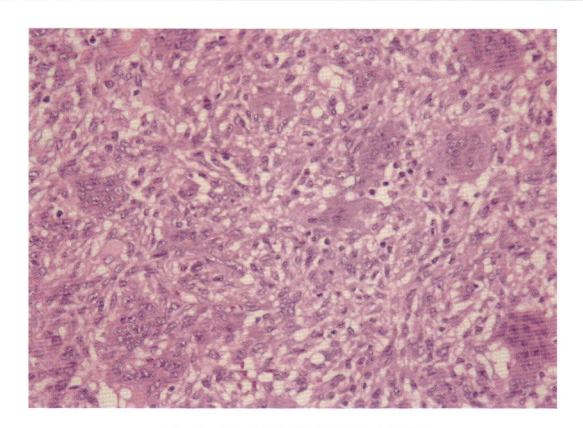

図 15-70 巨細胞修復性肉芽腫
線維芽細胞/筋線維芽細胞様紡錘形細胞が，破骨細胞型多核巨細胞を伴い増生する．巨細胞腫とは単核細胞の性状が異なり，巨細胞の分布も不均一である．

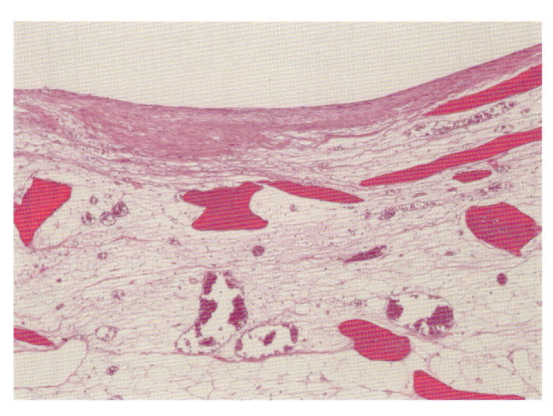

図 15-71 単発性骨囊腫
線維性の薄い囊胞壁は平滑で，細胞成分に乏しい．囊胞壁を，既存骨の骨梁が裏打ちしている．

腫瘍類似疾患

動脈瘤様骨囊腫 aneurysmal bone cyst（ABC）

◆**定　義**：内腔に血液を貯留する多囊胞性病変で，原発性と考えられる一次性と先行病変に続発する二次性に分類される．

◆**発生機序**：t(16;17)(q22;p13)による *CDH11-USP6* 融合遺伝子形成が知られている．

◆**形　態**：血液を貯留する多房性囊胞の壁は線維性で，多数の破骨細胞型多核巨細胞，ヘモジデリン沈着，反応性骨形成を示す（**図 15-69**）．二次性では，潜在する線維性骨異形成，軟骨芽細胞腫，骨芽細胞腫などの組織所見を認める．

◆**臨床的事項**：20歳以下に好発するが，どの年齢層にも発生する．大腿骨遠位や脛骨近位などの長管骨骨幹端部や脊椎椎弓に多い．X線像は，偏心性で膨張性の溶骨性病変としてみられ，CTやMRIでは液面形成 fluid-fluid level をしばしば認める．

巨細胞修復性肉芽腫 giant cell reparative granuloma（GCRG）

◆**定　義**：破骨細胞様多核巨細胞が多数出現する線維芽細胞の反応性増殖病変．動脈瘤様骨囊腫の充実成分と類似の組織所見であることから，solid variant of ABC と呼ばれたこともある．

◆**発生機序**：明らかではない．

◆**形　態**：破骨細胞様多核巨細胞が多数出現するが，巨細胞腫の一様な分布とは異なり出現にムラがある（**図 15-70**）．単核細胞は線維芽細胞様の紡錘形細胞で，しばしば束状あるいは錯綜状増生を示す．出血，ヘモジデリン沈着，単核球浸潤，反応性骨形成を伴う．

◆**臨床的事項**：原発性の単独病変としては若年者の顎骨や手の小管骨に好発する．続発性としては，線維性骨異形成，軟骨芽細胞腫，巨細胞腫など多くの良性骨病変内でみられる．X線所見は非特異的で，溶骨性を示し石灰化や骨化は乏しい．予後は良好であるが，不完全摘出による再発率が高い．

骨囊腫 simple bone cyst

◆**定　義**：漿液性内溶液を有する単房性囊胞性骨病変．

◆**発生機序**：骨内の静脈還流障害などが考えられているが，明らかではない．

◆**形　態**：単囊胞状で，内腔には黄色調透明な漿液を貯留している．囊胞壁は薄く疎な線維組織からなり，フィブリン沈着，石灰化，反応性骨形成をみる（**図 15-71**）．病的骨折により出血を生じると，ヘモジデリンが沈着し

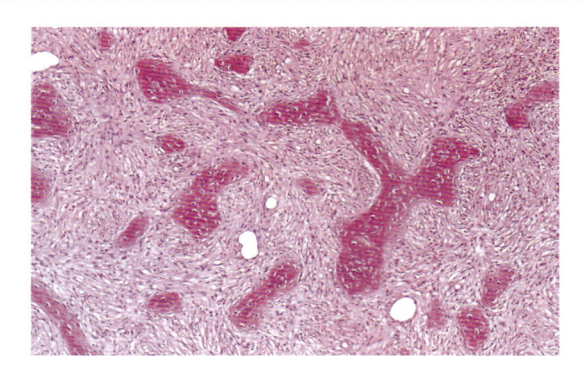

図 15-72 線維性骨異型性
不規則な形をした幼弱な骨梁が形成される．骨梁は骨芽細胞の縁取りを欠き，背景には異型のない紡錘形細胞が錯綜状に増生する．

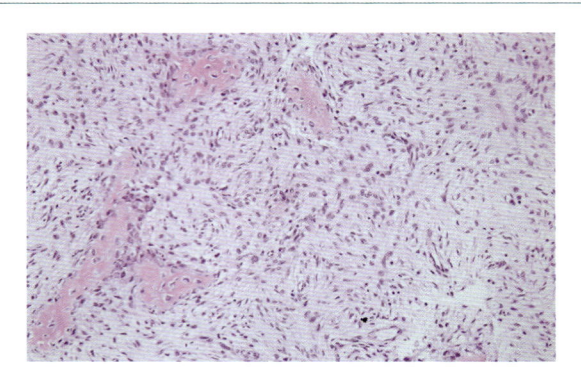

図 15-73 骨線維性異形成
線維性骨異型性に類似するが，新生骨梁には骨芽細胞の縁取りを認める．免疫染色にて，上皮系抗体に陽性を示す細胞が間質内に散在性にみられることが多い．

たり動脈瘤様骨嚢腫様の所見を示す．
◆**臨床的事項**：小児の骨幹端部に発生する．男児に多く，上腕骨近位，大腿骨近位，脛骨近位に好発し，骨の成長とともに骨幹部へ移動することが知られている．症状は痛みが多く，病的骨折をしばしば合併する．X線像は，骨幹端部の骨髄腔内に境界明瞭な骨透瞭像を示し，皮質骨は菲薄化するが保たれている．骨折後に，自然退縮することもある．

線維性骨異形成 fibrous dysplasia

◆**定　義**：骨に単発あるいは多発する代表的な線維-骨病変 fibro-osseous lesion．
◆**発生機序**：*GNAS1* 遺伝子の変異により亢進したcAMP産生が，紡錘形細胞の増生と異常な骨形成を生じると考えられている．
◆**形　態**：線維芽細胞様紡錘形細胞の増生する線維組織を背景に，アルファベット様と形容される不整型骨梁形成をみる（図15-72）．骨梁には骨芽細胞の縁取りがみられない．紡錘形細胞には核異型を認めず，核分裂像も乏しい．骨梁形成の程度はさまざまで，極めて乏しいものから著しい骨形成を示すものまである．破骨細胞型多核巨細胞の出現や泡沫細胞の集簇を伴うこともある．しばしば二次性動脈瘤様骨嚢腫様変化を生じる．
◆**臨床的事項**：すべての年齢層にみつかるが，30歳以前に多い．単骨性 monostotic と多骨性 polyostotic があり，多骨性には片側上下肢に生じる monomelic type と両側性に発生する polymelic type がある．単骨性では，大腿骨近位，肋骨，顔面骨，顎骨に多く，多骨性では四肢骨を主体にどの骨にも生じる．多くは無症状であるが，骨の変形や病的骨折を生じることがある．症候群として，筋肉内粘液腫を合併するMazabraud症候群や内分泌症状を伴うAlbright-McCune症候群がある．X線像は，境界明瞭なスリガラス様の骨透瞭像を髄腔内に示す．皮質骨は菲薄化・膨隆し，辺縁硬化像を示す．ごくまれに悪性化し，骨肉腫や悪性線維性組織球腫様の未分化肉腫を生じる．

骨線維性異形成 osteofibrous dysplasia

◆**定　義**：小児の脛骨骨幹部の前方皮質骨内に好発する良性の線維-骨病変 fibro-osseous lesion．
◆**発生機序**：7染色体，8染色体のトリソミーが報告されているが，明らかではない．アダマンチノーマとの関連が指摘されている．
◆**形　態**：線維性骨異形成に類似するが，骨芽細胞に縁取られた新生骨梁形成と骨梁間の線維芽細胞様紡錘形細胞の増生を特徴とする（図15-73）．紡錘形細胞は異型に乏しく，花むしろ状配列を示す．上皮様細胞を認めることはないが，免疫染色にて cytokeratin 陽性細胞が約80%の症例で散在する．
◆**臨床的事項**：乳児から小児，特に男児に多い．成人には極めてまれ．発生部位はほぼ脛骨に限られ，骨幹部前方皮質骨内に生じる．罹患骨は，しばしば前方に凸の彎曲を示す．まれに腓骨や尺骨にも発生する．症状は罹患肢の腫脹や痛みのない変形のことが多い．X線像は，脛骨前方皮質骨内の多発性の溶骨性病変を示し，周囲は硬化する．15歳まで緩徐に増大するが，それ以降は退縮・消退することが多い．

ランゲルハンス細胞組織球症
Langerhans cell histiocytosis（LCH）
◆**定　義**：骨に単発あるいは多発する Langerhans 細胞の増殖性疾患で，好酸球肉芽腫 eosinophilic granuloma，Hand-Schüller-Christian病，Letterer-Siwe病など多彩な病型を含む総称．

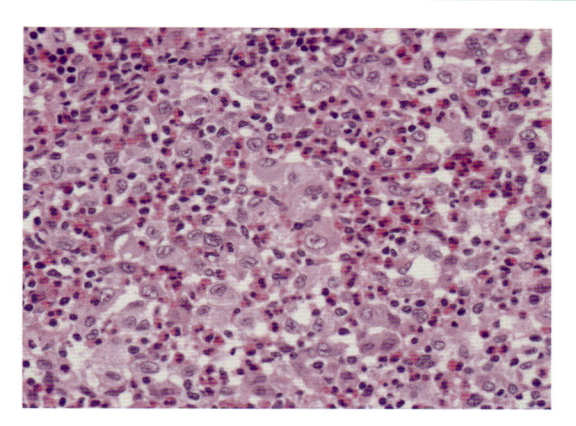

図 15-74 Langerhans 細胞組織球症
腎型の核と豊富な淡好酸性細胞質を有する Langerhans 細胞が，多数の好酸球やリンパ球とともに増生する．

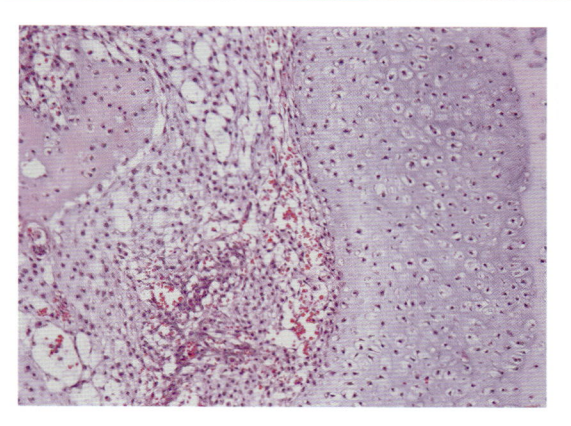

図 15-75 胸壁過誤腫
硝子軟骨が分葉状に増生し，所々基質は粘液状を示す．分葉間には，紡錘形細胞の増生や血管形成が目立つ．

◆発生機序：遺伝傾向はなく，明らかではない．
◆形　態：コーヒー豆様と形容される核溝や腎型にくびれた核を特徴とする Langerhans 細胞が，リンパ球，形質細胞，好酸球といった多彩な炎症細胞を伴い増殖する（図 15-74）．破骨細胞型多核巨細胞もしばしば出現する．免疫染色にて，Langerhans 細胞は S-100，CD1a に陽性を示す．電子顕微鏡にて，テニスのラケット状を呈する Birbeck 顆粒を認める．
◆臨床的事項：小児に好発し，成人には極めてまれ．頭蓋骨，大腿骨，脊椎椎体，下顎骨が好発部位で，成人では肋骨にもみられる．X 線像は溶骨性病変を示し，頭蓋骨では打ち抜き像を，脊椎椎体では扁平椎を示す．好酸球肉芽腫は LCH の約 70% を占める限局型で，20 歳までに発症し，単発あるいは多発する．疼痛を伴う腫瘤は病変は急速に進行するが，最終的に自然治癒する．Hand-Schüller-Christian 病は LCH の約 20% で，幼児に発症する．全例ではないが頭蓋骨の打ち抜き像，尿崩症，眼球突出の 3 徴とする．Letterer-Siwe 病は LCH の約 10% で，乳児に好発する．顕著な肝脾腫，リンパ節腫大，貧血などを生じ，死にいたることもある．

エルドハイム・チェスター病
Erdheim-Chester disease

◆定　義：四肢長管骨に対称性に生じる骨硬化性の組織球増殖性疾患．
◆発生機序：明らかではない．
◆形　態：線維化を背景に，泡沫様組織球の骨髄浸潤を示し，リンパ球，形質細胞，多核巨細胞浸潤を伴う．Langerhans 細胞の小集簇を示すこともある．免疫染色にて，泡沫様組織球は CD68 に陽性，Langerhans 細胞は CD1a に陽性を示す．

◆臨床的事項：40 歳以降の大腿骨や脛骨あるいは上腕骨に対称性に生じる．男性に多い．約半数の症例で，縦隔・肺などの骨外病変を有する．無症状のことが多いが，骨痛・後腹膜線維化・尿崩症・眼球突出などを生じることがある．X 線像は，罹患長管骨の骨幹部から骨幹端部にかけて左右対称性のびまん性骨硬化を示す．骨シンチグラムで病変の広がりがわかりやすい．

胸壁過誤腫 chest wall hamartoma

◆定　義：新生児の肋骨に発生し，軟骨を主体とする間葉系組織からなる過誤腫．
◆発生機序：明らかではない．
◆形　態：分葉状の成熟した硝子軟骨組織からなり，さまざまな程度に線維芽細胞様紡錘形細胞の増生や血液を貯留する囊胞腔形成を伴う（図 15-75）．
◆臨床的事項：多くは出生時に存在し，出生前に診断されることも多い．多発例，両側例や複数の肋骨にまたがる例も知られている．動脈瘤様骨囊腫変化を合併することが多く，病変の増大や胸郭の変形により呼吸障害をきたすことがある．

骨　腫 osteoma

◆定　義：腫瘤を形成する皮質骨の限局性肥厚性病変．
◆発生機序：明らかではないが，過誤腫的病変あるいは骨異形成と考えられている．
◆形　態：層板状の成熟骨からなる腫瘤で，罹患骨に移行していく．通常は骨芽細胞をほとんど認めないが，骨芽細胞が目立つ例もある．
◆臨床的事項：成人の頭蓋骨，顔面骨，顎骨に好発する．長管骨の表面に生じる例も知られている．X 線像は，象牙様に硬化した骨性腫瘤を示すことから，ivory exosto-

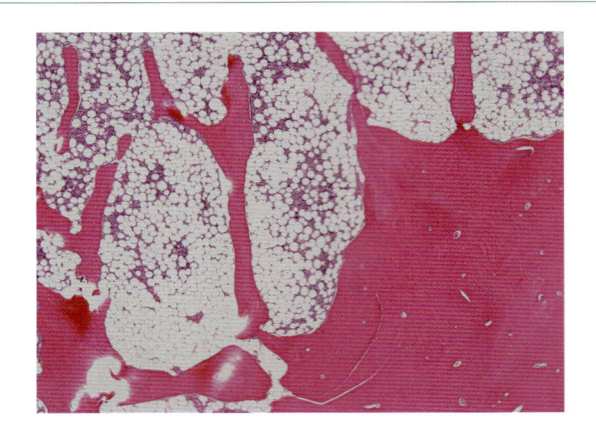

図 15-76 骨 島
皮質骨に相当する緻密骨からなる腫瘤が骨髄腔内に形成され，辺縁部は既存骨梁に移行し棘状にみえる．

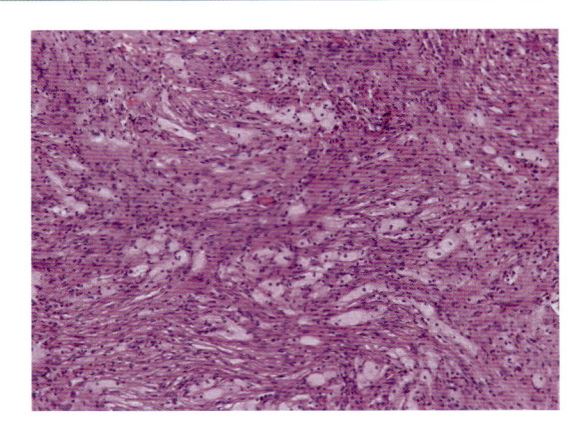

図 15-77 非骨化性線維腫
核異型の乏しい紡錘形細胞が束状あるいは花むしろ状に増生し，泡沫細胞が混在する．

sis とも呼ばれる．Gardner 症候群では，骨腫を合併することが知られている．

骨 島 bone island（enostosis）
◆定 義：海綿骨に生じる限局性肥厚性骨病変で，骨内に発生する骨腫に相当する．
◆発生機序：骨腫同様，過誤腫的病変あるいは骨異形成と考えられている．
◆形 態：層板状の成熟骨からなる腫瘤を形成する（図15-76）．周囲の骨梁と連続しているため，腫瘤から棘が生えているようにみえる（thorny spicules）．
◆臨床的事項：脊椎椎体や長管骨にみられる．大部分は直径 2 cm 以下であるが，2 cm を超えるものもあり giant bone island と呼ばれる．通常無症状のため，大部分は偶発病変として発見される．転移性骨腫瘍や骨形成性骨腫瘍と鑑別を要することもある．

非骨化性線維腫 non-ossifying fibroma
◆定 義：metaphyseal fibrous defect, fibrous cortical defect とも呼ばれる自然治癒傾向を有する良性線維性骨病変．骨内に偏在し，画像検査にて皮質骨が欠損したようにみえる．
◆発生機序：真の腫瘍ではなく，骨の成長過程で骨形成不全が局所的に生じたのではないかと考えられている．
◆形 態：肉眼的に黄色調を呈する．組織学的に，線維芽細胞様紡錘形細胞が花むしろ状配列を示し，泡沫細胞・破骨細胞様多核巨細胞やヘモジデリン沈着を伴う（図15-77）．核は腫大するも異型に乏しく，通常核分裂像は目立たない．骨形成や石灰化を認めない．
◆臨床的事項：臨床的に比較的高頻度に遭遇する病変ではあるが，自然治癒が期待されることから手術適応は少ないため，病理診断をする機会は少ない．大部分が10代に発生し，やや男性に多い．長管骨の骨幹端部に好発し，特に大腿骨遠位，脛骨近位，脛骨遠位に多い．多発することがある．X 線像は，骨幹端部の偏在する骨透瞭像を示し，辺縁は硬化し，皮質骨は菲薄化し輪郭はやや膨隆する．多発性非骨化性線維腫に café-au-lait 斑，骨外奇形，精神発育遅滞を伴う疾患を，Jaffe-Campanacci 症候群という．

BPOP
bizarre parosteal osteochondromatous proliferation
◆定 義：手足の小管骨表面に好発する反応性骨軟骨増殖性病変．報告者の名前に由来する Nora lesion とも呼ばれる．
◆発生機序：反応性と考えられており，florid periostitis と acquired osteochondroma（turret exostosis）の中間的病変とされる．t(1;17)(q32;q21) や t(1;17)(q42;q23) の報告がある．
◆形 態：著しい骨膜性の骨化・軟骨形成がみられ，特に軟骨は細胞密度が高く，核が腫大し 2 核細胞が目立つことから悪性との鑑別に注意を要する（図15-78）．
◆臨床的事項：20～30 代に多く，手足の小管骨に好発する．まれではあるが，大腿骨などの長管骨や扁平骨の発生例も知られている．X 線像では，骨表面から隆起する比較的境界明瞭な骨化あるいは石灰化を示す腫瘤形成を示す．

爪下外骨腫 subungual exostosis
◆定 義：足趾末節骨に生じ，爪下に突出する反応性隆起性骨軟骨腫瘤．Dupuytren exostosis とも呼ばれる．
◆発生機序：明らかではないが，くり返す外傷の結果生

A. 骨・関節　833

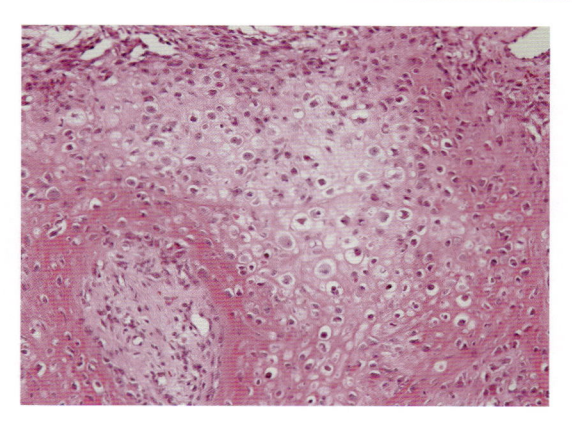

図 15-78　BPOP
核が腫大し，細胞密度の高い軟骨組織が増生する．軟骨肉腫や軟骨形成性骨肉腫と間違えないよう注意を要する．

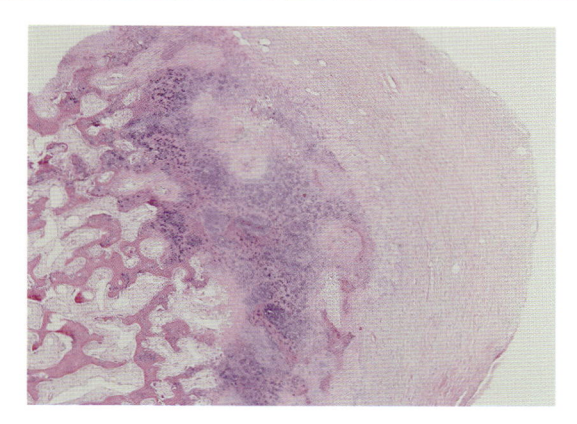

図 15-79　爪下外骨腫
軟骨帽を有する隆起性骨病変で，骨軟骨腫に類似する．

じると考えられている．
◆形　態：骨軟骨腫に類似し，罹患骨から連続性に隆起する骨性腫瘤の先端に硝子軟骨成分を有する（図 15-79）．病変が陳旧化すると軟骨が目立たなくなることもある．
◆臨床的事項：10〜20代の足趾，特に第1趾末節骨に好発する．X線像では，末節骨背側面から突出する骨性腫瘤を認める．

骨内ガングリオン　intraosseous ganglion

粘稠性の高い粘液を内容とするガングリオン様の骨内囊胞性病変．成人の関節軟骨下に生じる．組織学的に，薄く血管の乏しい線維性囊胞壁を有し，内腔に被覆細胞を認めない．変形性関節症にみられる軟骨下偽囊胞に類似し鑑別が困難なことがあるため，変形性関節症を示さない関節部に生じた囊胞性病変を骨内ガングリオンと呼ぶ．治療を要することは少ないが，搔爬骨移植が必要なこともある．

10. 関節の病変

関節は骨・軟骨・滑膜・半月板・腱・靱帯などから形成され，関節腔内には関節液が貯留している．独特の構造体である関節あるいは関節近傍には，特異的な疾患が発生する．

非腫瘍性病変

滑膜軟骨腫症　synovial chondromatosis
◆定　義：滑膜内で多数の軟骨性結節が形成される疾患で，一次性 primary と二次性 secondary に分類される．しばしば結節に骨形成がみられることから，滑膜骨軟骨腫症 synovial osteochondromatosis とも呼ばれる．
◆発生機序：一次性は，滑膜の軟骨化生により生じる．二次性は，変形性関節症など先行する関節疾患により生じた関節軟骨小片あるいは骨軟骨小片を芯に，関節液中で軟骨が培養されることにより生じる．
◆形　態：関節腔内に，数個〜多数の軟骨性小結節がみられ，同様の結節が滑膜組織内にもみられる．一次性での軟骨小結節は，分葉状を呈する化生性硝子軟骨からなる（図 15-80a）．化生性軟骨では軟骨細胞核の腫大や二核細胞がみられ，軟骨肉腫に類似することがある．二次性では，骨軟骨小片を中心として形成された軟骨に年輪様の同心円状石灰化層を示す（図 15-80b）．滑膜内など血流のある状況下での軟骨結節には，しばしば骨化を生じる．
◆臨床的事項：10〜40代の男性に多く，膝関節・肘関節・肩関節・股関節・足関節・顎関節に好発する．罹患関節の痛みや，嵌頓により関節のロッキングを生じる．X線像にて関節腔の腫脹・関節のびらんがみられることがあり，骨化を生じると関節腔内に多数の輪状石灰化像を示す．滑膜軟骨腫症の類縁疾患として，傍関節に大型の骨軟骨結節を形成する傍関節骨軟骨腫 para-articular osteochondroma という概念がある．

関節内遊離体　loose body
関節内に浮遊する組織片を指し，滑膜軟骨腫症の軟骨・骨軟骨結節，離断性骨軟骨炎により生じた骨軟骨片，関節リウマチでみられる米粒体など，さまざまな疾患で生じる．

破砕骨軟骨片沈着性滑膜炎　detritic synovitis
◆定　義：破壊性関節症により関節腔内に脱落した骨・軟骨片が滑膜に沈着し生じる滑膜炎．

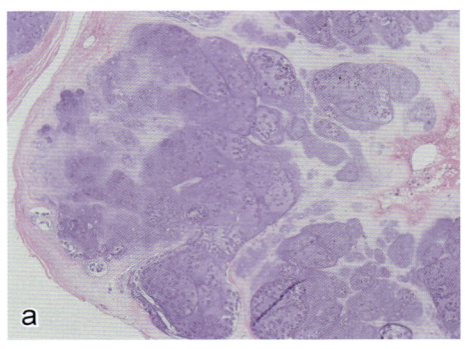

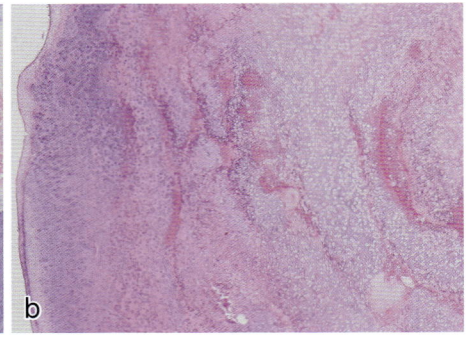

図 15-80 滑膜軟骨腫症
a．一次性滑膜軟骨腫症．滑膜内に形成された軟骨結節は，分葉状の化生性硝子軟骨からなる．
b．二次性滑膜軟骨腫症．軟骨性結節は，年輪様の同心円状石灰化を示す．

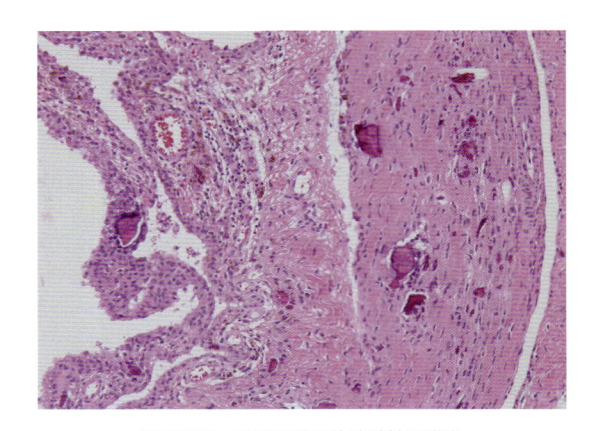

図 15-81 破砕骨軟骨片沈着性滑膜炎
破砕された多数の小骨片が滑膜に沈着している．滑膜被覆細胞は重層化し，反応性過形成を生じる．

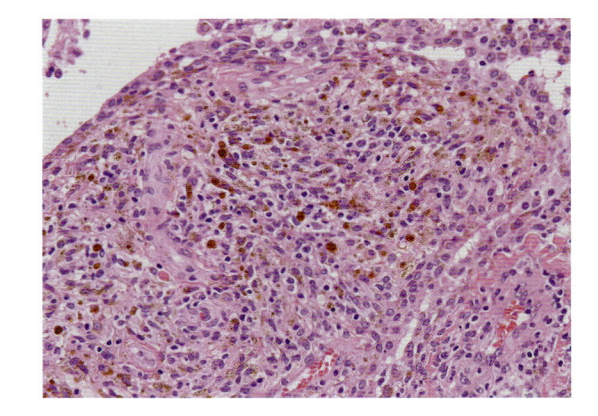

図 15-82 ヘモシデリン沈着性滑膜炎
過形成性の滑膜組織に，茶褐色のヘモシデリン色素の沈着や軽度のリンパ球浸潤を認める．関節血症の既往を示唆している．

◆発生機序：関節破壊により関節腔内に遊離した関節軟骨片や骨片が滑膜に取り込まれ，その結果滑膜に炎症を生じる．
◆形　態：変性・壊死性の多数の骨・軟骨片を滑膜組織内に認める（図 15-81）．しばしば異物巨細胞が出現し，慢性炎症細胞浸潤を示す．
◆臨床的事項：破砕骨軟骨片沈着性滑膜炎は，罹患関節に破壊性関節症があることを意味する．無数の骨・軟骨片沈着は，急速破壊性股関節症・神経因性関節症・圧壊した大腿骨頭壊死症などを示唆する．発生年齢や罹患関節は，原疾患に準じる．

ヘモシデリン沈着性滑膜炎 hemosiderotic synovitis

関節血症を生じると，滑膜に著しいヘモシデリン結晶の沈着やヘモシデリンを貪食した組織球の集簇を認め，滑膜の過形成を生じる（図 15-82）．血友病によるものは血友病性関節症 hemophilic arthropathy と呼ばれる．

樹状脂肪腫 lipoma arborescens

滑膜の被覆細胞直下に成熟脂肪細胞がびまん性に増生する病態で，滑膜面は樹状を呈する（図 15-83）．Hoffa 病としても知られている．脂肪腫という名称で呼ばれるが，真の腫瘍ではなく反応性病変と考えられている．

半月板損傷 meniscal injury

外傷や変性により生じる半月板の亀裂や断裂で，疼痛や膝関節の可動域制限を生じる．半月板の末梢側には血管がないため，障害された半月板の修復が期待できず摘出術の適応となる．組織学的に，線維軟骨の細線維化 fibrillation，粘液変性 myxoid change，再生軟骨細胞の集合化 chondrocytic cloning を認める．

タナ障害 shelf disorder

膝関節滑膜に遺残する滑膜ひだ synovial plica に起因

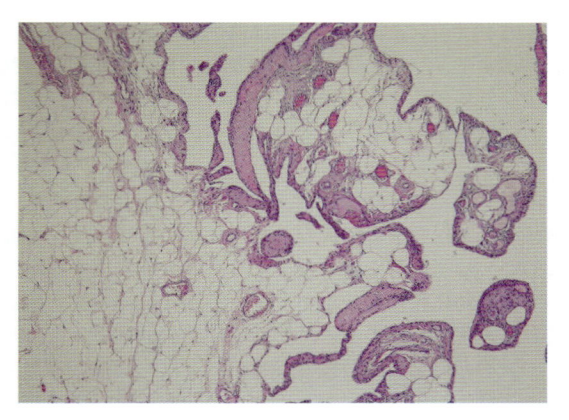

図 15-83　樹状脂肪腫症
絨毛状を呈する滑膜組織の被覆細胞直下に，成熟脂肪細胞がびまん性に増生する．

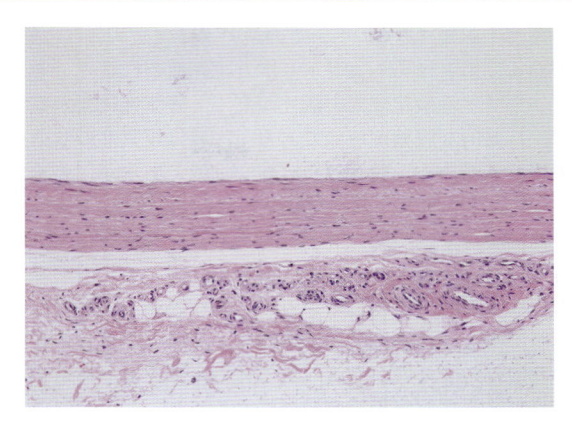

図 15-84　ガングリオン
囊胞壁は薄い線維性で被覆細胞を欠き，壁内に血管は乏しい．

する障害を指す．組織学的に，滑膜被覆細胞に被われた粗な膠原線維からなるひだ状組織で，障害に応じて線維化や炎症細胞浸潤をみる．

ガングリオン ganglion

粘稠性の高い粘液を内容とする囊胞性病変で，関節近傍に生じる．関節周囲の腱鞘などの線維組織の変性により生じると考えられている．組織学的に，囊胞壁は細胞成分や血管の乏しい線維組織からなり，被覆細胞を欠く（図 15-84）．

腫瘍性あるいは腫瘍類似疾患

関節を構成する細胞組織から発生する良性腫瘍または腫瘍様病変として腱鞘巨細胞腫，色素沈着性絨毛結節性滑液胞炎，線維性組織球腫，結節性筋膜炎，黄色腫，脂肪腫，線維腫，血管腫，軟骨腫などがある（p.850 参照）．

B　骨格筋

1．骨格筋の構造と機能

骨格筋は骨格や関節包などと結合している横紋筋であり，随意筋として個体の姿勢保持，運動機能を担う．多数の筋線維（筋細胞）muscle fiber が束になった筋束 muscle fascicle の集合体で，結合組織の筋外膜 epimysium で包まれている．この結合組織は，各筋束間に侵入してこれを包み筋周膜 perimysium を形成する．これらの結合組織にはコラーゲンのほか細網線維，弾性線維がみられ，血管，神経が分布している．筋周膜は，さらに各筋線維間に分け入り筋内膜 endomysium となって個々の筋線維を包んでいる．筋線維は筋細胞膜（筋鞘）sarcolemma と呼ばれる繊細な細胞質膜とその内部の筋形質 sarcoplasm および筋原線維（筋細線維）myofibril に分けられる．筋形質には辺縁に位置する核のほか，筋小胞体 sarcoplasmic reticulum，よく発達した大型のミトコンドリア，Golgi 装置，グリコーゲンなどがみられる．筋内膜と筋細胞膜の間には基底膜があり，基底膜と筋細胞膜の間には筋衛星細胞 muscle satellite cell が存在する．

筋原線維は直径 14～16 nm の比較的太いミオシン細糸 myosin filament, thick filament と直径 5～8 nm のアクチン細糸 actin filament, thin filament が互い違いに規則正しく配列してできており，それにより横紋が形成される．複屈折性をもち暗くみえる A (anisotropic) 帯と，複屈折性を示さない I (isotropic) 帯に区別され，A 帯の中央に明るい H 帯があり，また H 帯の中央に M 線が，I 帯の中央に暗い Z 線がある．この特有な構造はミオシン細糸とアクチン細糸の配列によるもので，両細糸のすべり運動で筋収縮が営まれる．収縮時 I 帯は短縮しほとんどみえなくなるが，A 帯は短縮しない．

筋線維はミオシン，アクチン，トロポミオシン，トロポニン，筋型クレアチンキナーゼ，ホスホリラーゼ，ニコチン性アセチルコリン受容体などの分子を発現する．その発現は一群の調節遺伝子によって制御されている．

筋線維にはミオグロビンに富みグリコーゲンの少ない

タイプ1線維（赤筋）と，その逆のタイプ2線維（白筋）がある．前者はミトコンドリアと毛細血管に富み，ミトコンドリア系酸化酵素の活性が高く，好気性代謝が盛んで，持続的な収縮が可能である．後者は嫌気性の解糖系酵素活性が高く，瞬発的な収縮が可能であるが，タイプ1線維に比べて疲労しやすい．一つのニューロンに属する筋線維はすべて同一タイプであるが，骨格筋は複数のニューロンの支配を受けているので，両タイプの筋線維がモザイク状に混在している．いずれのタイプの線維が優勢であるかは筋によって異なり，赤筋優位の骨格筋と白筋優位の骨格筋がある．ある種の疾患では，特定のタイプの筋線維が選択的に侵される．

筋線維のタイプを分別するためにミオシンATPase染色が広く用いられている．本染色によりヒトの筋線維はタイプ1，2A，2B，2Cに分類されるが，赤筋はタイプ1に，白筋はタイプ2にほぼ相当する．正常な成人骨格筋はタイプ1，2A，2Bのみからなり，タイプ2Cは胎児や乳幼児の未熟な筋，再生筋，分化障害を伴った筋疾患（先天性ミオパチー，筋強直性ジストロフィーなど）において認められる．

筋は中胚葉の間葉細胞より発生する単核の筋芽細胞myoblastから生ずる．分裂増殖を重ねた筋芽細胞はやがて融合し，多核の筋管細胞myotubular cellとなり，細胞の辺縁に筋原線維が形成される．その後，神経支配を受けて，筋原線維の筋形質中心部への移動，基底膜の形成，核の筋形質周辺への移動などが生じ，成熟した筋線維へと分化する．胎生20週目までの筋線維はすべてタイプ2Cであるが，それ以降タイプ1が分化し，さらにタイプ2A，2Bが分化する．筋線維数の増加は出生後停止するが，容積の増加は続く．

2．筋の病変

筋の病変は大きく二つのカテゴリーに分けられる．一つは筋自体に原因があって生じる病変であり，ミオパチーmyopathyと呼ばれる．筋ジストロフィー，先天性ミオパチー，炎症性ミオパチーなどさまざまな筋疾患が含まれる．もう一つは，筋の運動を支配し，筋に栄養を供給している下位運動ニューロンあるいはその軸索の傷害によって生じる神経原性筋疾患である．

筋の疾患は多岐にわたるが，傷害に対して示す筋線維の反応は比較的限られている．萎縮，肥大，壊死，再生，空胞変性などが主なものである．

萎　縮 atrophy

ミオパチーでは筋線維の変性，壊死を伴う萎縮がみられる．神経原性筋疾患ではタイプ1，2線維のモザイク状分布パターンが減弱あるいは消失し，筋線維が領域性に萎縮する（p.844参照）．筋は加齢，機械的圧迫，運動制限などによっても萎縮するが，これらの萎縮では筋線維の小型化が主たる所見であり，主にタイプ2線維が侵される．

萎縮筋線維は横断面で細くなり，縦断面で短縮する．横紋は長く保存されて固有の構造を保つが，高度な萎縮においては横紋もついに消失する．筋線維の細小化に伴い，相対的に核の数が増え，長い核が互いに相接して連続してみえることがある．萎縮筋は肉眼的にミオグロビンの減少とともに灰白色となるが，しばしば著しく褐色調を帯びる．平滑筋にみるような消耗性色素が微細顆粒状に筋原線維内に沈着するためである．これを褐色萎縮brown atrophyという．主としてリポフスチンの沈着によるが，時にミオグロビンから生じる含鉄性のミオジデリン沈着をみることがある．筋間結合組織は筋萎縮時にも残存し，時に容積を増す（仮性肥大pseudohypertrophy）．また，萎縮した筋線維外の脂肪組織が増殖することがある．その高度なものを筋脂肪症muscular lipomatosisという．

肥　大 hypertrophy

筋線維，筋組織の容量の増大をいう．筋の肥大は生理的には運動などに伴ってみられるが，筋線維が傷害される病的状態では，相対的な負荷増大に対する代償的応答として生じることがある．

壊　死 necrosis, myonecrosis

筋線維の壊死は通常，長大な筋線維の一部が破壊されるsegmental necrosisの形をとる．組織学的に壊死部は染色性が低下し，横紋を失い無構造となる．壊死後12〜24時間にはマクロファージが浸潤し，壊死組織の清掃が始まる．清掃が終わると筋線維の再生が始まる．

再　生 regeneration

筋の再生に中心的な役割を果たしているのは，「眠れる筋芽細胞」dormant myoblastとも呼ばれる筋衛星細胞である．筋細胞膜と基底膜の間に存在する筋衛星細胞は普段は休止状態にあるが，筋の損傷によって活性化され分裂を始める．再生筋線維は好塩基性の胞体と胞体の中心に位置する複数の大型核をもち，しばしば明瞭な核小体が認められる．筋の欠損が大きい場合や壊死が再生を上回って進行する場合には，壊死・欠損部は結合組織や脂肪組織によって置換される．

蠟様変性 waxy degeneration（Zenker degeneration）

筋に特有な凝固壊死であり，腸チフス患者の腹直筋，

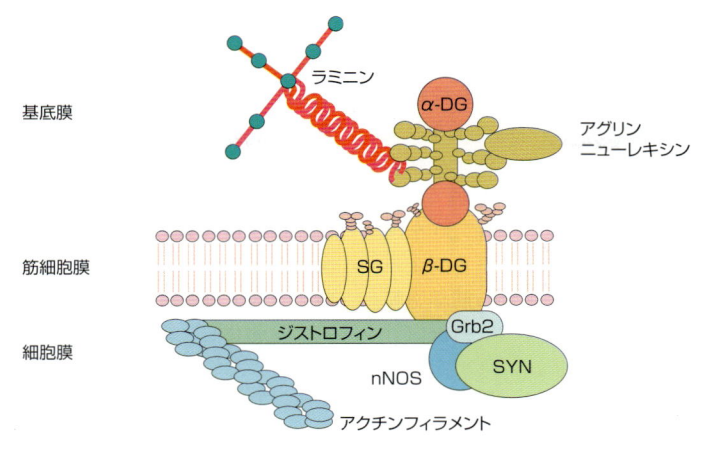

図 15-85　ジストロフィン-糖蛋白質複合体（DGC）
筋ジストロフィーはジストロフィン，ラミニン α_2，サルコグライカン，ジスフェルリン，カベオリン3などの異常やジストログリカンの糖鎖異常によって生じる．
α-DG：αジストログリカン，β-DG：βジストログリカン，SG：サルコグリカン，SYN：シントロフィン，nNOS：神経型一酸化窒素合成酵素，Grb2：growth factor receptor-bound protein 2

大腿外転筋で特徴的にみられるが，ほかに Weil 病，痘瘡，破傷風，回帰熱などの急性伝染病でもみられる．筋は肉眼的に淡紅色，魚肉様の光沢を呈して蠟のようにみえる．

混濁腫脹　cloudy swelling
筋組織が光沢を失い，白く混濁した状態を指す．形態学的にはミトコンドリアの膨化を認める．急性の系統的炎症，持続性発熱，化学物質・薬物による中毒，高度の酸素欠乏などでみられる．

空胞変性　vacuolar degeneration
グリコーゲンや脂質が蓄積し，HE 染色で空胞として認められることがある．グリコーゲンの蓄積はⅡ，Ⅲ，Ⅴ，Ⅶ型糖原病，脂質の蓄積は脂質蓄積ミオパチーで認められる．

筋核の変化　alterations in the nucleus
正常筋の核は扁平な形状をしており筋線維の辺縁部に位置している．病的状態では核が円形化したり，筋線維の中心部に移動したりする．正常筋の組織切片（10 μm 厚）では1本の筋線維断面に0～3個の核が認められるが，筋強直性ジストロフィーなどの疾患では核の数が増加する．

3．筋の形成異常
筋の先天性形成不全，欠損
congenital defect（absence）of muscle

上眼瞼挙筋 M. levator palpebrae superioris の発育不全は先天性眼瞼下垂症 blepharoptosis をきたす．側彎症 scoliosis を伴って胸筋が欠損していることもある．横隔膜筋の欠損は横隔膜ヘルニアの原因となる．

先天性筋性斜頚
congenital muscular torticollis（wry neck）
◆定　義：胸鎖乳突筋の先天的拘縮と硬結によるもので，頭が患側に傾き健側に回旋している．
◆発生機序：子宮内における頭部の位置異常，胸鎖乳突筋の損傷などが推測されているが，病因は不明である．
◆臨床的事項：新生児の1％以下が罹患する．80～90％は1歳半までに自然治癒する．

先天性内反足
congenital club foot, congenital talipes equinovarus
◆定　義：出生時に片足または両足が内反した状態．尖足，内転を伴う．
◆発生機序：不明である．
◆臨床的事項：内反足は1,000人に1人の発生率で，男児に多い．約半数は両側性である．

4. 筋ジストロフィー

　筋ジストロフィー muscular dystrophies は筋線維の変性，壊死を示し，臨床的に進行性の筋力低下をきたす遺伝性疾患の総称である．従来，初発年齢，臨床症状，病変の分布，遺伝様式によって分類されてきたが，遺伝子異常に基づく分類に移行しつつある．すでに30を超える原因遺伝子が同定されているが，筋ジストロフィーのほとんどは，収縮・弛緩に伴うストレスから筋細胞膜を保護する役割を担っているジストロフィン-糖蛋白質複合体 dystrophin-glycoprotein complex（DGC）を構成する分子群の異常によって引き起こされる（図15-85）．DGCの異常により細胞骨格系と基底膜が連結不全を起こすため，筋細胞膜が脆弱化し筋線維が崩壊すると考えられている．

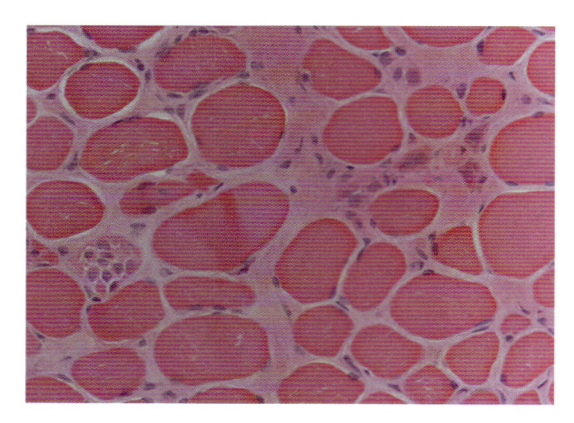

図15-86　Duchenne型筋ジストロフィー
筋線維の円形化と大小不同が目立ち，筋内膜結合組織の増生をみる．
筋線維の壊死と再生像が認められる．
（写真提供：北海道大学大学院医学研究科神経内科　佐々木秀直先生）

デュシェンヌ型筋ジストロフィー
Duchenne muscular dystrophy（DMD）

◆**定　義**：ジストロフィン dystrophin の欠損による筋ジストロフィー．

◆**発生機序**：ジストロフィン遺伝子（遺伝子名 *DMD*，染色体局在 Xp21.2-p21.1）は79個のエクソンからなる巨大遺伝子である．本症では欠失などの遺伝子変異のため，ジストロフィンが産生されない．その結果，筋細胞膜は脆弱化し，細胞外Caイオンの細胞内流入を招き細胞死をきたす．

◆**形　態**：筋線維の壊死と再生を特徴とする．病初期より筋線維の円形化と大小不同が目立ち，結合組織の増生をみる（図15-86）．筋細胞の壊死部はマクロファージに貪食されることによって清掃され，筋衛星細胞の分裂増殖により筋線維が再生される．壊死が再生を上回るため，筋線維は次第に失われ，筋組織が結合組織と脂肪組織によって置換されていく．免疫染色でジストロフィンを染めると，患者の筋細胞膜は陰性である（図15-87）．保因者の女性ではジストロフィン陽性線維と陰性線維がモザイク状に認められる．

◆**臨床的事項**：小児で最も高頻度にみられる筋ジストロフィーである（有病率は人口10万人に対して約4人）．X連鎖劣性遺伝病で主として男児に発症する．通常は母親が保因者であるが，母親に遺伝子変異が認められないこともある．この場合，患児に *de novo* に生じた遺伝子変異によって発症したものと考えられる．乳幼児期に発症し，骨盤帯，肩帯の筋力低下を示し，10歳前後で歩行不能となり，呼吸不全，心筋障害をきたす．時に軽度から中等度の知能低下がみられる．患者には血清クレアチンキナーゼの上昇がみられ，保因者にも同酵素の血清濃度の中等度の上昇が認められる．

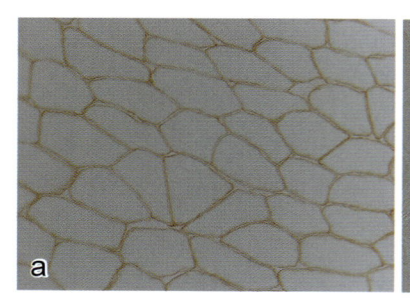

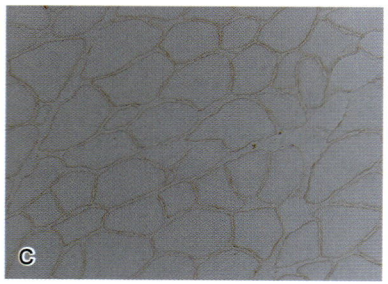

図15-87　Duchenne型筋ジストロフィー，Becker型筋ジストロフィーにおけるジストロフィンの発現
a．正常筋のジストロフィン染色．ジストロフィンは筋細胞膜に局在しているため，筋線維の辺縁が染色される．
b．Duchenne型筋ジストロフィー患者筋のジストロフィン染色．ジストロフィンが欠損しているため，ジストロフィンがまったく染色されない．
c．Becker型筋ジストロフィー患者筋のジストロフィン染色．ジストロフィン反応は弱陽性で，よく染まる部分と染まらない部分が混在している．
（写真提供：北海道大学大学院医学研究科神経内科　佐々木秀直先生）

ベッカー型筋ジストロフィー
Becker muscular dystrophy（BMD）

◆**定　義**：Duchenne 型筋ジストロフィーと同様，ジストロフィン遺伝子の異常によって引き起こされるが，ジストロフィンの完全欠損を伴わないため症状が比較的軽い．

◆**発生機序**：ジストロフィンは存在するが，量の減少と分子サイズの変化（通常は低下，時に増大）をみる．構造異常をきたしたジストロフィンが少量，存在する病態である．

◆**形　態**：筋線維の大小不同，壊死，再生を認めるが，その程度は Duchenne 型筋ジストロフィーにおけるよりはるかに軽度である．免疫染色では筋細胞膜のジストロフィン反応は弱陽性である（図 15-87）．よく染まる部分と染まらない部分が混在しているのが特徴である．

◆**臨床的事項**：Duchenne 型筋ジストロフィーに比べて発症は 5〜25 歳と遅く，進行も緩慢である．

先天性筋ジストロフィー
congenital muscular dystrophies（CMD）

◆**定　義**：生下時または生後間もなく筋緊張低下，筋力低下を呈するジストロフィー．福山型，非福山型，Ullrich 型など成因を異にする疾患を含む．

◆**発生機序**：福山型はフクチン fukutin 遺伝子（遺伝子名 *FKTN*，染色体局在 9q31）の異常に起因する常染色体性劣性遺伝疾患である．非福山型にはいくつかの病型があるが，メロシン欠損型はラミニン α-2 遺伝子（遺伝子名 *LAMA2*，染色体局在 6q22.33）の異常による．Ullrich 型は Ⅵ 型コラーゲンの欠損によって生じる．3つの Ⅵ 型コラーゲン遺伝子（遺伝子名 *COL6A1*，*COL6A2*，*COL6A3*）のいずれかの異常に起因する．

◆**形　態**：筋生検で進行性筋ジストロフィーと同様，壊死，再生像が認められる．

◆**臨床的事項**：筋力低下を伴う floppy infant の臨床像を呈する．先天性ミオパチー，脊髄性筋萎縮症との鑑別が必要である．福山型はわが国で多く，筋ジストロフィーのなかでは，Duchenne 型筋ジストロフィーに次ぐ頻度で認められる．中枢神経障害を伴うのが特徴で，痙攣発作，言語発達障害，精神遅滞を認める．

肢帯型筋ジストロフィー　limb-girdle dystrophies

◆**定　義**：Duchenne 型筋ジストロフィー，Becker 型筋ジストロフィー，先天性筋ジストロフィーなどの臨床的に特徴ある疾患を除外した後に残るジストロフィー．多様な疾患が含まれる．主に近位筋が侵される．

◆**発生機序**：カルパイン 3，サルコグライカン，ジスフェルリン，カベオリン 3 をはじめ多くの原因遺伝子が同定されているが，原因遺伝子のわかっていない肢帯型筋ジストロフィーも少なくない．カベオリン 3 の異常によるものは常染色体性優性遺伝で伝わるが，症例の大部分（90％）は常染色体性劣性遺伝である．

◆**形　態**：筋線維の大小不同，壊死，再生像などを呈する．

◆**臨床的事項**：通常は青年，あるいは成人になって発症し緩徐に進行する．

筋強直性ジストロフィー
myotonic dystrophy, dystrophia myotonica

◆**定　義**：筋力低下，筋萎縮とともに，一度収縮した筋が弛緩しがたい状態（筋強直状態 myotonia）を呈する常染色体性優性遺伝病である．筋強直性ジストロフィー 1 型 myotonic dystrophy 1（DM1）と筋強直性ジストロフィー 2 型 myotonic dystrophy 2（DM2）の原因遺伝子を異にする 2 疾患からなる．わが国ではほとんどの症例は DM1 である．

◆**発生機序**：DM1 は dystrophia myotonica protein kinase 遺伝子（遺伝子名 *DMPK*，染色体局在 19q13.32）の 3′ 非翻訳領域に存在する 3 塩基反復配列（CTG）n の反復回数が異常に増加することによる．反復回数が 50 を超えると発症し，反復回数が大きいほど重症化する．DM2 は zinc finger protein 9 遺伝子（遺伝子名 *ZFP9*，染色体局在 3q21.3）のイントロン 1 に存在する 4 塩基反復配列（CCTG）n の反復回数が増加することによる．

◆**形　態**：筋線維の大小不同をみる．壊死，再生所見は目立たない．核が筋線維の胞体辺縁ではなく内部に認められ，核の数が増加するのが特徴である（図 15-88）．胞体の辺縁に HE 染色で強く好酸性に染まる sarcoplasmic

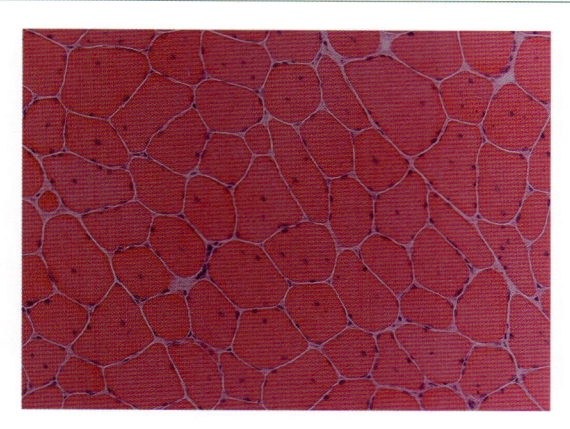

図 15-88　筋強直性ジストロフィー
筋線維の大小不同と胞体内部に位置する核の増加を認める．
（写真提供：北海道大学大学院医学研究科神経内科　佐々木秀直先生）

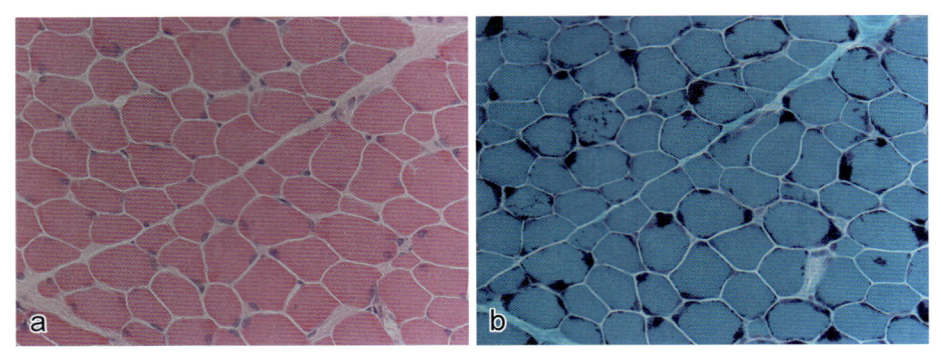

図 15-89 ネマリンミオパチー
a．HE 染色．筋線維の大小不同が目立つ．
b．Gomori トリクローム変法染色．ネマリン小体が赤黒色の糸くず状の構造として認められる．
（写真提供：北海道大学大学院医学研究科神経内科　佐々木秀直先生）

mass がみられる．輪状線維もみられる．

◆**臨床的事項**：有病率は人口 10 万人に 5 人．通常，10 代で症状が顕在化する．筋萎縮は DM1 では遠位筋に強く，DM2 では近位筋に強い．顔面の随意筋の強直，萎縮を伴うため独特の顔貌を呈する．白内障，早期前頭部脱毛，過眠傾向，精神症状，精巣萎縮，不整脈など多様な合併症をみる．なお，筋強直症候群 myotonic syndrome には，本症のほか先天性筋強直性ジストロフィー congenital myotonic dystrophy，先天性ミオトニー myotonia congenita，先天性パラミオトニー paramyotonia congenita が含まれる．

5．先天性ミオパチー

生下時または乳児期早期から筋力低下があり，floppy infant を呈する疾患群である．経過は多様であるが，大部分は非進行性ないし緩徐進行性である．先天性ミオパチー congenital myopathy は光顕的電顕的に認められる病理学的な特徴によって分類されているため，鑑別診断には筋生検が必須である．個々の疾患には病因を異にする臨床的にも遺伝的にも多様性な疾患が包含されている．臨床的には，各疾患に乳児重症型，良性先天型，成人発症型の 3 型が存在する．先天性ミオパチーのほとんどは筋の収縮・弛緩に関与する蛋白質の変異によって生じる．

ネマリンミオパチー／小桿状体性ミオパチー
nemalin myopathy/rod body myopathy

◆**定　義**：筋組織を Gomori トリクローム変法で染色すると，筋線維内に赤黒色の糸くず（nema はギリシャ語で糸を意味する）のような封入体（ネマリン小体 nemalin body）が認められるミオパチー．

◆**発生機序**：常染色体性優性遺伝するものと劣性遺伝するものがある．ネブリン，α トロポミオシン，β トロポミオシン，トロポニン T1 遺伝子など，複数の原因遺伝子が知られている．

◆**形　態**：筋線維の大小不同がみられ，太い線維と細い線維が二峰性の分布を示すのが特徴である．ネマリン小体は筋細胞膜下にみられることが多い（**図 15-89**）．電顕的にネマリン小体は縦横に周期性を示す縞模様を呈する方形の線維状構造物として認められる．構造的に Z 線と類似している．

◆**臨床的事項**：先天性ミオパチーのなかでは最も頻度が高い．臨床的には小児期に発症し予後良好な良性先天型が多い．

セントラルコア病 central core disease

◆**定　義**：筋線維の中心部に筋小胞体やミトコンドリアがなく，酸化酵素染色で中央部が染色されず，果物の芯 core のように抜けてみえるのを特徴とするミオパチー．

◆**発生機序**：90％以上の症例でリアノジン受容体遺伝子（遺伝子名 *RYR1*，染色体局在 19q13.2）に変異が認められる．多くは常染色体性優性遺伝を示す．

◆**形　態**：正常の骨格筋ではタイプ 1 線維とタイプ 2 線維がモザイク状に存在するが，本症ではほとんどの筋線維が，酸化酵素染色で濃染するタイプ 1 線維となる．さらに，上述のように筋線維の中心から酵素活性が失われ，果物の芯のように抜けてみえる（**図 15-90**）．

◆**臨床的事項**：臨床的にはネマリンミオパチーと大差ないが，乳児期に死亡することはなく，比較的軽症である．リアノジンレセプター遺伝子の変異に起因する悪性高熱症を発症しやすい．

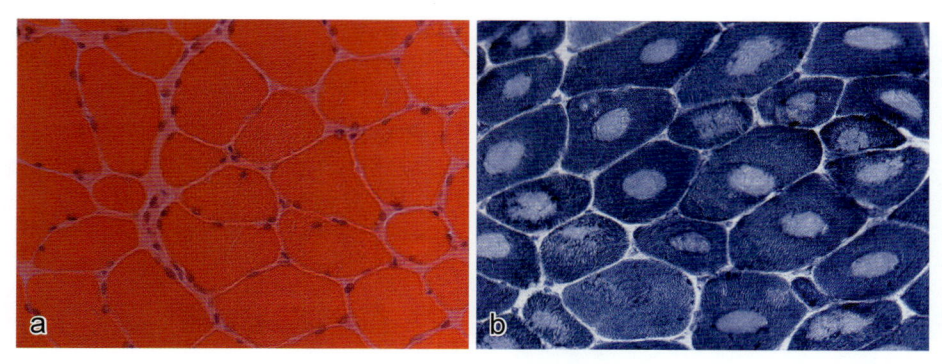

図 15-90　セントラルコア病
a．HE 染色
b．NADH-TR（NADH-tetrazolium reductase）染色．ほとんどの筋線維がタイプ1線維となるため，筋線維は均一に染まっている．ただし，筋線維の中心部は抜けてみえる．
（写真提供：北海道大学大学院医学研究科神経内科　佐々木秀直先生）

中心核病 centronuclear myopathy

◆定　義：中心部に核をもつ胎生期の筋管細胞に類似した筋線維が認められるミオパチー．筋管細胞との形態学的類似性から，ミオチュブラーミオパチーとして報告されたが，常染色体優性あるいは劣性遺伝を示す病型は筋線維に未熟性が認められないことから中心核病と呼ばれるようになった．

◆発生機序：常染色体性優性遺伝を示す症例では dynamin 2 遺伝子（遺伝子名 DNM2，染色体局在 19p13.2）に変異が認められる．常染色体性劣性遺伝を示す症例では bridging integrator 1 遺伝子（遺伝子名 BIN1，染色体局在 2q14.1）に変異が認められる．これらの遺伝子に変異が認められない症例もある．

◆形　態：核が筋線維の中心部に鎖状に配列し，その周囲に輪状の淡明帯がみられる．酸化酵素染色を行うと，筋原線維が中心核から放射状に広がっているのが認められる．電顕像では，淡明帯に相当する部は筋原線維を欠き，ミトコンドリアなどの細胞小器官が集簇している．本症でもタイプ1線維が優位となる．

◆臨床的事項：比較的良性の経過をとる．約10％の症例で精神遅滞を伴う．

重症乳児型ミオチュブラーミオパチー
severe infantile myotubular myopathy

◆定　義：筋管細胞に類似した筋線維が認められる X 連鎖劣性遺伝を示すミオパチー．

◆発生機序：myotubularin 遺伝子（遺伝子名 MTM1，染色体局在 Xq28）の変異による．

◆形　態：中心核は10％前後にみられ目立たないことが多い．タイプ1線維優位が認められる．

◆臨床的事項：乳児期から重篤な症状を呈し，出生前後に呼吸不全をきたして高率に死亡する．

6．代謝性筋疾患

グリコーゲン代謝の異常によるミオパチー
myopathy due to abnormal glycogen metabolism

◆定　義：グリコーゲン蓄積症（糖原病）glycogen storage disease で認められるミオパチー．

◆発生機序：グリコーゲンは主に肝臓と骨格筋で代謝されるため，グリコーゲン代謝異常では筋が侵される．特に骨格筋が強く侵されるのは，Pompe 病（糖原病II型：酸性 α-1,4-グルコシダーゼ欠損），Forbes 病（糖原病III型：脱分枝酵素欠損症），McArdle 病（糖原病V型：筋ホスホリラーゼ欠損），Tarui 病（糖原病VII型：筋ホスホフルクトキナーゼ欠損）である．

◆形　態：Pompe 病，Forbes 病では筋線維にグリコーゲン蓄積をみる．McArdle 病，Tarui 病では筋線維の大小不同をみるが，グリコーゲンの大量蓄積はみられない．

◆臨床的事項：Pompe 病の乳児型は floppy infant の臨床像を呈する．酵素欠損を生化学的あるいは組織化学的に証明することによって診断が確定する．

脂質蓄積ミオパチー lipid storage myopathy

◆定　義：筋線維内に脂質が蓄積することに起因するミオパチー．

◆発生機序：筋線維に蓄えられたトリグリセリドは必要に応じて加水分解され脂肪酸となる．脂肪酸はミトコンドリアに輸送され，そこで β 酸化を受け ATP が産生されるが，この過程が障害されることによって筋が侵される．原因不明が約70％を占める．よく知られている原

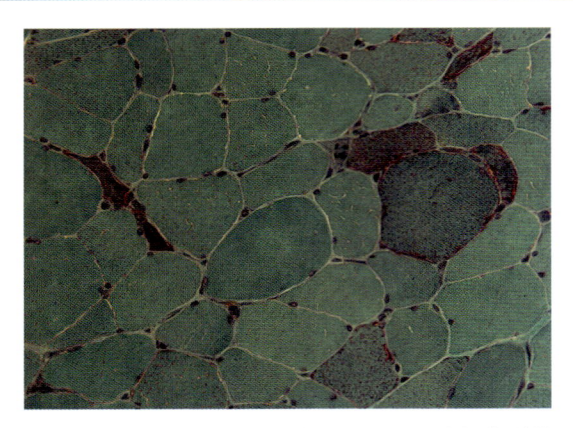

図 15-91　ミトコンドリアミオパチーでみられる赤色ぼろ線維
ミトコンドリアの異常集積を示す赤色ぼろ線維をみる．Gomoriトリクローム変法染色．
（写真提供：北海道大学大学院医学研究科神経内科　佐々木秀直先生）

因疾患にカルニチン欠損症 carnitine deficiency がある．本症では，筋細胞膜に局在するカルニチントランスポーターをコードする organic cation transporter 2（遺伝子名 *OCTN2* または *SLC22A5*，染色体局在 5q31.1）に変異があり，筋細胞質内にカルニチンが取り込まれない．その結果，長鎖遊離脂肪酸のミトコンドリアへの輸送が障害される．
◆形　態：筋線維の大小不同，脂肪滴蓄積をみる．
◆臨床的事項：カルニチン欠損症では L-カルニチン投与が奏効する．

ミトコンドリアミオパチー　mitochondrial myopathy
◆定　義：ミトコンドリアの形態および機能異常がみられる筋疾患の総称．種々の病型がある．ミトコンドリアの数が代償的に増加する．
◆発生機序：ミトコンドリアの酸化的リン酸化に関連する分子は核 DNA とミトコンドリア DNA の二重支配下にあるため，核遺伝子の異常によってもミトコンドリア遺伝子の異常によっても起こりうる．DNA 異常がわかっている疾患は DNA 診断が可能である．ミトコンドリア DNA の異常に基づく疾患は母性遺伝である．最終診断には変異遺伝子の同定が必要である（p.13 参照）．
◆形　態：筋線維の大小不同と赤色ぼろ線維 ragged red fiber が認められる（図 15-91）．後者は生検筋の凍結切片を Gomori トリクローム変法により染色した際に得られる所見である．増加したミトコンドリアが胞体内に赤紫色顆粒状斑点として認められ，さらに脂肪滴やグリコーゲンの蓄積などにより筋線維はぼろ線維のようにみえる．ミトコンドリアは筋細胞膜直下に集積しやすいため，筋線維の細胞膜は赤く縁取られたようにみえる．

電顕像ではミトコンドリアの異常な増加，大きさ，形の異常がみられる．このような変化は骨格筋に限らず脳，末梢神経，肝，腎にもみられることがある．
◆臨床的事項：ミトコンドリアの酸化的リン酸化に関連する分子の異常は，特に大量のエネルギーを必要とする脳と筋を障害する．ミトコンドリア脳筋症 mitochondrial encephalomyopathy と呼ばれる．

7．内分泌性筋疾患

ステロイドミオパチー　steroid myopathy
◆定　義：ステロイド（グルココルチコイド）治療の副作用としてみられるミオパチーである．Cushing 症候群においてもみられる．
◆発生機序：ステロイドはグルコース取り込み低下，蛋白質合成の低下，ユビキチンを介した蛋白質分解の促進などの異化作用を有するため，その過剰は筋萎縮をもたらす．
◆形　態：ステロイドによる筋萎縮ではタイプ 2 線維の萎縮が顕著である．壊死はみられない．
◆臨床的事項：近位筋優位の筋力低下，萎縮がみられる．ステロイドの減量あるいは投与中止によって軽快する．

甲状腺中毒性ミオパチー　thyrotoxic myopathy
◆定　義：甲状腺機能亢進症に伴うミオパチー．
◆発生機序：蛋白質の異化の亢進によると考えられるが，詳細は不明である．
◆形　態：タイプ 2 線維の萎縮がみられる．特異的所見に乏しい．
◆臨床的事項：近位筋優位の筋力低下，萎縮がみられることが多い．重症筋無力症，低カリウム性の周期性四肢麻痺などが合併することがある．

甲状腺機能低下性ミオパチー　hypothyroid myopathy
◆定　義：先天性甲状腺機能低下症（クレチン症）あるいは後天性甲状腺機能低下症に伴うミオパチー．
◆発生機序：詳細は不明である．
◆形　態：タイプ 2 線維の萎縮，グリコーゲンの蓄積などがみられる．特異的所見に乏しい．
◆臨床的事項：成人の甲状腺機能低下症では高率に認められる．クレチン症にびまん性の筋肥大を伴うものは，Kocher-Debré-Sémélaigne 症候群と呼ばれる．

8．炎症性ミオパチー

　臨床的に筋力低下と筋痛，病理学的に筋線維の壊死と炎症細胞浸潤を認める疾患である．

多発筋炎/皮膚筋炎 polymyositis/dermatomyositis

◆**定　義**：自己免疫を基盤として発症すると考えられる筋炎．皮膚筋炎では筋症状に加えて皮膚症状を伴う．

◆**発生機序**：自己免疫現象を背景としていると考えられている．

◆**形　態**：筋内膜，筋周膜，血管周囲にリンパ球を中心とする炎症細胞浸潤を認めるのが特徴である（図15-92）．壊死に陥った線維と再生線維が認められ，筋線維の大小不同がみられる．

浸潤細胞の主体は多発筋炎では活性化された $CD8^+$ T細胞であり，筋内膜への浸潤が顕著である．皮膚筋炎では，B細胞と $CD4^+$ T細胞が筋内膜，筋周膜の血管周囲を中心に浸潤し，血管炎の所見を呈する．しばしば筋束周辺萎縮 perifascicular atrophy（筋束周辺の筋線維の萎縮），小梗塞など，血管炎に伴う虚血性変化が認められる．

◆**臨床的事項**：成人女性に好発するが，全年齢にみられる．特発性のものと，膠原病や悪性腫瘍に合併するものがある．多発筋炎では，頚筋，咽頭筋，顔面筋，四肢近位筋の筋力低下をみる．

筋萎縮は一般に軽度である．急性型では筋痛，嚥下困難，発熱，関節痛を伴う．皮膚筋炎では，筋症状に加えて，浮腫性紅斑が顔面，項部，前胸部などに出現する．上眼瞼の浮腫性紅斑はヘリオトロープ疹と呼ばれる．多発筋炎，皮膚筋炎ともにステロイドが奏効する．

封入体筋炎 inclusion body myositis（IBM）

◆**定　義**：筋線維の細胞質と核内に線維性封入体が認められる特異な筋炎．主として50歳以降に発症し，皮膚筋炎，多発筋炎とは異なり男性に多い．

◆**発生機序**：ウイルス感染説などがあるが不明．

◆**形　態**：光学顕微鏡では筋内膜を中心としたリンパ球浸潤とともに，縁取り空胞 rimmed vacuole をもった筋線維を認める（図15-93）．空胞をもった筋線維を電子顕微鏡で観察すると，細胞質と核内に直径20 nmの細い管状の封入体が高率に認められる．封入体にはアミロイド，リン酸化タウ蛋白質が証明され，Alzheimer病でみられる沈着物との類似性が指摘されている．浸潤するリンパ球は $CD8^+$ T細胞である．

◆**臨床的事項**：全身の筋力低下を呈し，発症から数年で車いす生活となる．白人に多いが，わが国でも増加している．ステロイド治療は効果がないか，あっても一時的である．

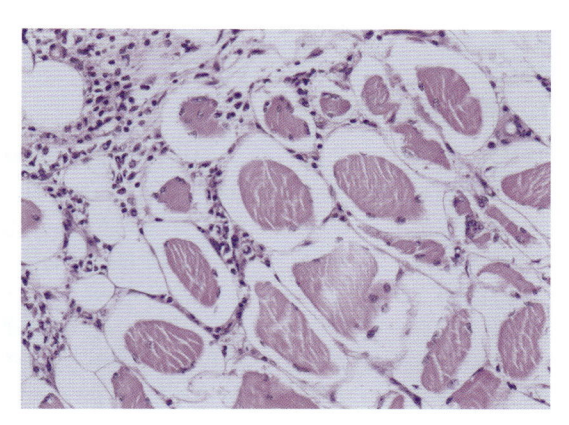

図15-92　多発筋炎
筋内膜，筋周膜にリンパ球を主体とした炎症細胞浸潤を認める．

9．感染性ミオパチー

化膿性筋炎 pyomyositis, suppurative myositis

◆**定　義**：化膿菌の感染による筋炎．

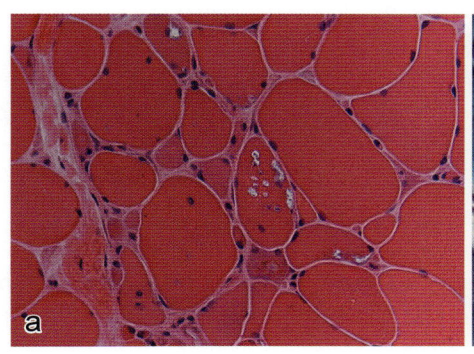

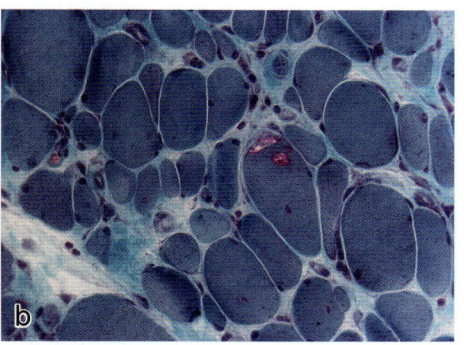

図15-93　封入体筋炎
a．HE染色．筋線維に好塩基性の顆粒で縁取られた空胞を認める．
b．Gomoriトリクローム変法染色．封入体が明瞭に認められる．
（写真提供：北海道大学大学院医学研究科神経内科　佐々木秀直先生）

◆発生機序：血行性感染によるものが多いとされるが，感染経路が不明のものが少なくない．初期には炎症は漿液線維素性で，筋間質にみられるが，進行とともに膿瘍を形成する．蜂窩織炎となることもある．
◆形　態：筋線維は局所的に変性，壊死に陥り，また腐敗性となり，筋腐片として分離する．
◆臨床的事項：黄色ブドウ球菌，特にメチシリン耐性黄色ブドウ球菌によるものが多い．

ウイルス性筋炎 viral myositis
◆定　義：ウイルス感染によって引き起こされる筋炎．
◆発生機序：インフルエンザウイルス，コクサッキーウイルス，HIV-1，HTLV-1（human T lymphotropic virus 1）などの感染による．
◆形　態：筋生検では特異的所見に乏しい．炎症細胞浸潤は軽度であることが多く，認められないことも少なくない．筋細胞の壊死の程度はさまざまである．
◆臨床的事項：コクサッキーBウイルス感染では，胸膜痛，腹膜痛など横隔膜に接する部位の発作性の痛みを訴える（epidemic pleurodynia，Bornholm 病）．

10．イオンチャネル病

周期性四肢麻痺 periodic paralysis
◆定　義：四肢，体幹に一過性の筋力低下，麻痺がくり返して発生するイオンチャネル病である．麻痺の持続は数時間から数日とさまざまであり，発作の間隔は不規則である．
◆発生機序：イオンチャネルの異常により，膜電位が低下し，筋の興奮性が失われるために生じる．発作時の血清カリウムの値により，低カリウム性，高カリウム性周期性四肢麻痺に分類され，遺伝性の有無により一次性（遺伝性），二次性（非遺伝性）周期性四肢麻痺に分類される．低カリウム性周期性四肢麻痺にはCaチャネル遺伝子 *CACNA1S*（染色体局在 1q32.1），Naチャネル遺伝子 *SCN4A*（染色体局在 17q23.3）の変異が，高カリウム性周期性四肢麻痺には，*SCN4A* 遺伝子の変異が関与している．
◆形　態：筋線維の大小不同と細胞内に空胞と tubular aggregates を認める．
◆臨床的事項：高カリウム性周期性四肢麻痺は10歳以前に発症することが多いが，低カリウム性周期性四肢麻痺は10～20代での発症が多い．四肢や体幹の骨格筋の麻痺をきたすが，通常，呼吸，発語，嚥下は障害されない．東洋人では甲状腺機能亢進症に合併する周期性四肢麻痺が多くみられるが，疾患感受性は *CACNA1S* 遺伝子の単塩基置換と相関している．

悪性高熱症 malignant hyperthermia
◆定　義：通常，常染色体優性形質として遺伝する疾患で，麻酔時に高熱，筋強直，頻脈，代謝性アシドーシス，横紋筋融解などを示す．
◆発生機序：ほとんどの場合，リアノジン受容体をコードする *RYR1* 遺伝子（染色体局在 19q13.2）の点変異によって生じるが，電位依存性L型カルシウムチャネルαサブユニット遺伝子（遺伝子名 *CACNA1S*，染色体局在 1q32.1）の変異によっても生じる．筋細胞内のCa制御の異常が原因である．
◆形　態：筋線維の大小不同，筋原線維間網の乱れ，タイプ2線維萎縮などをみるが，特異的所見は乏しい．
◆臨床的事項：ハロタンなどの吸入麻酔薬，サクシニルコリンなどの脱分極性筋弛緩薬によって生じる麻酔合併症である．迅速に適切な処置を講じなければ高率に死亡する．発症率は全身麻酔手術およそ10,000例に1例．劇症型は若年男性に多い．

11．横紋筋融解症

横紋筋融解症 rhabdomyolysis は横紋筋細胞が融解し，ミオグロビンやクレアチンキナーゼなどの筋細胞内成分が血中に放出される病態である．軽症のものから電解質のインバランス，腎不全をきたし死亡にいたるものまで重症度はさまざまである．

本症はさまざまな原因で起きるが，外傷（挫滅症候群 crush syndrome），過度な運動，熱中症，薬剤や毒素，感染症，電解質異常などが主な原因である．ATPの欠乏や筋細胞膜の傷害により細胞内Caイオン濃度が上昇し，筋線維が壊死に陥る．

筋線維は壊死に陥り，マクロファージによる貪食像をみるが，リンパ球や好中球などの炎症細胞浸潤は認めない．

筋肉痛，筋力低下，ミオグロビン尿がみられる．クレアチンキナーゼなどの筋原酵素の血中濃度の上昇をみる．

12．神経原性筋疾患

神経系の異常により，筋線維が萎縮する疾患をいう．特に下位運動ニューロン（脊髄前角細胞と骨格筋へ伸びる遠心性軸索）の異常によって生じる．このような萎縮を神経原性萎縮 neurogenic atrophy という．

運動ニューロンは支配する筋線維に対してさまざまな栄養因子を供給している．神経細胞の変性や神経線維の切断などが生じると，支配下の筋線維は壊死には陥らな

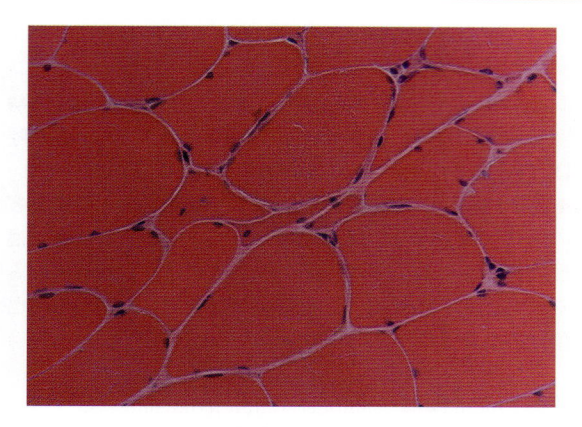

図 15-94　筋原性萎縮でみられる小角化線維
写真中央に角張った細い筋線維を認める.
(写真提供：北海道大学大学院医学研究科神経内科　佐々木秀直先生)

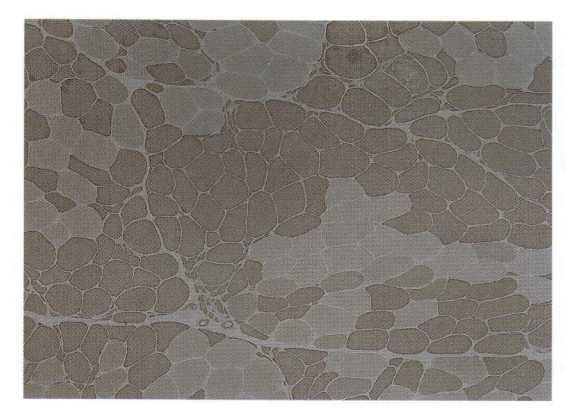

図 15-95　筋原性萎縮でみられる筋線維タイプ群化
タイプ1，タイプ2線維のモザイク状分布が失われつつあり，特定のタイプの線維の集簇がみられる．ほとんど染まっていないのがタイプ1線維，濃染しているのがタイプ2線維，中間色の線維は筋線維の再生に伴って出現するタイプ2C線維である．ミオシンATPase染色（pH 10.6）
(写真提供：北海道大学大学院医学研究科神経内科　佐々木秀直先生)

いものの，顕著に萎縮する.

　神経支配を失った筋線維は小型化し，その横断面は角張り，三角形に近い形状を呈する（小角化線維 small angular fiber）（図15-94）．筋原線維の減少と配列不整がみられる．疾患の初期には萎縮した筋線維は散在性に認められる．疾患が慢性に経過すると，近傍の健常な軸索から神経末端が分枝 sprouting し，神経支配を失った筋線維は再び神経支配を受けるようになる．この際，同一ニューロンに属する筋線維はすべて同一タイプに変換されるため，正常筋で認められるタイプ1，タイプ2線維のモザイク状分布が次第に失われ，タイプ1あるいはタイプ2線維のみから構成される筋線維の集団（筋束）がみられるようになる（図15-95）．この所見は筋線維タイプ群化 fiber type grouping と呼ばれ，神経原性筋疾患診断の重要な根拠となる．運動ニューロンの変性が進行すると，健常ニューロンの軸索が近傍に存在しなくなるため，筋線維の再神経支配は阻害され，筋線維が領域性に萎縮する．これを群萎縮 group atrophy という（図15-96）．また，神経再支配を受けた筋線維の中心部が淡明にみえることがある．このような所見を呈する筋線維を target/targetoid fiber という．神経原性筋疾患では，一般に間質結合組織の増加や脂肪組織の増加は筋原性疾患に比べて弱い．

　一般に上位運動ニューロンの異常では筋萎縮の程度は軽く単純萎縮にとどまる．下位運動ニューロンあるいは末梢神経の異常による筋萎縮は高度であり，主として四肢遠位筋が侵される．舌や手足の筋の細かいふるえ（線維束性収縮 fasciculation），手指の振戦 tremor は神経原性疾患に特徴的にみられる．筋電図では高電位で幅が広い巨大スパイクなどの異常波の出現をみる．

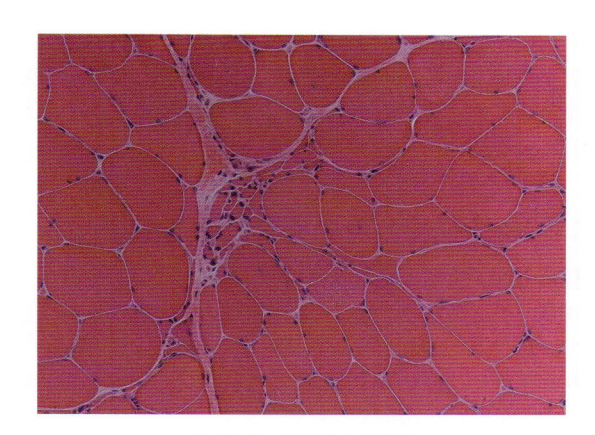

図 15-96　筋線維の群萎縮
神経支配を失って細小化した筋線維が群をなして認められる.
(写真提供：北海道大学大学院医学研究科神経内科　佐々木秀直先生)

筋萎縮性側索硬化症
amyotrophic lateral sclerosis（ALS）

◆**定　義**：上位ならびに下位運動ニューロンが選択的に侵される進行性の疾患で，脊髄，特に頸髄で前根の萎縮が目立つ.

◆**発生機序**：5～10％程度は家族性であり，SOD1（superoxide dismutase-1）をはじめとする複数の責任遺伝子が同定されている．残りは孤発性であり，原因は不明である.

◆**形　態**：病初期には小角化線維をみる．しばしば target fiber が出現する．進行例では筋線維タイプ群化が

著明に認められる．
◆臨床的事項：中年以降に発症する予後不良の疾患で，通常3〜5年で呼吸不全，肺炎などで死亡する．

脊髄性筋萎縮症 spinal muscular atrophy（SMA）
◆定　義：脊髄前角細胞の変性と脱落をきたす常染色体性劣性遺伝性疾患である．発症年齢，臨床症状により，乳児型（SMA1型あるいはWerdnig-Hoffmann病），小児型（SMA2型），若年型（SMA3型あるいはKugelberg-Welander病），成人型（SMA4型）に分類される．
◆発生機序：いずれの型も5q13.2に位置する*SMN1*（survival motor neuron 1）遺伝子の欠損あるいは変異によって生じる．本症の重篤度は失われた*SMN1*遺伝子の機能を代償すると考えられる*SMN2*遺伝子を何コピー保有しているかによって左右される．保有する*SMN2*遺伝子のコピー数が増えるにつれて症状は軽くなる．
◆形　態：神経原性萎縮の所見を呈する．しばしば筋束全体の著明な萎縮 panfascicular atrophy をみる．
◆臨床的事項：乳児型は生後3か月以内に floppy infant として気づかれる．予後不良で乳児期に死亡する．小児型，若年型，成人型の順に発症年齢が高くなり，予後も良好となる．

13. 神経筋接合部の異常による疾患

重症筋無力症 myasthenia gravis（MG）
◆定　義：全身の骨格筋の易疲労性と筋力低下を特徴とする自己免疫疾患である．
◆発生機序：神経筋接合部 neuromuscular junction のシナプス後膜に存在するアセチルコリンレセプターまたは筋特異的レセプター型チロシンキナーゼ muscle-specific receptor tyrosine kinase（MuSK）に対して自己抗体が産生されることにより，神経筋伝達が障害される．最も頻度が高いのはアセチルコリンレセプター抗体陽性MGであり，全症例の80〜85%を占める．アセチルコリンレセプター抗体陰性MGの40〜70%においてMuSK抗体が証明される．アセチルコリンレセプター抗体，MuSK抗体のいずれも検出されないMGは double seronegative MG と呼ばれている．
◆形　態：電子顕微鏡で神経筋接合部をみると，シナプス後膜上の第2裂溝が平板化しており，アセチルコリンレセプターの数が減少している．組織学的に筋組織の病変は目立たないことが多いが，時に lymphorrhage と呼ばれる限局性リンパ球浸潤がみられる．
◆臨床的事項：初発症状としては，眼瞼下垂，複視などの眼症状を訴えることが多い．MGの約80%に胸腺過形成が認められ，胚中心を伴ったリンパ濾胞の形成をみる．また，約10〜20%に胸腺腫が合併する．ほかの自己免疫疾患を合併することも少なくない．

筋無力症症候群 Lambert-Eaton syndrome（LEMS）
◆定　義：神経筋接合部におけるアセチルコリン放出障害によって，筋無力症を呈する自己免疫疾患である．
◆発生機序：神経筋接合部のシナプス前膜に存在する電位依存性カルシウムチャネルに対して自己抗体が産生される．自己抗体によってチャネル機能が阻害されると，カルシウム依存性のアセチルコリンの放出が阻害され，筋無力症をきたす．
◆形　態：電子顕微鏡で神経筋接合部をみると，神経終末の active zone 粒子（電位依存性カルシウムチャネル）の配列の乱れやシナプス後膜の過形成がみられる．
◆臨床的事項：症例の約70%に悪性腫瘍の合併がみられる．特に，肺小細胞癌に合併する頻度が高く，女性性器癌，消化器癌，悪性リンパ腫・白血病などとの合併もみられる．自己免疫疾患（甲状腺機能異常，SLE，Sjögren症候群など）との合併もみられる．

14. 筋の腫瘍

骨格筋の構成細胞から発生する原発性腫瘍と，他臓器に原発した腫瘍の直接浸潤，または転移により発生する続発性腫瘍がある．

原発性良性腫瘍には筋原性の横紋筋腫 rhabdomyoma があるがまれである．奇形腫や混合腫瘍としてみられることもある．筋の間質から線維腫，血管腫，脂肪腫，デスモイド腫瘍などが発生する．横紋筋原性悪性腫瘍は横紋筋肉腫 rhabdomyosarcoma である．極めて悪性で，しかも広い年齢層において発生頻度の高い重要な腫瘍である（p.861参照）．

◆参考文献

1) Bullough PG：Orthopaedic Pathology, 5th Eds. Mosby, 2010.
2) DiCarlo EF, Kahn LB：Inflammatory diseases of the bones and joints. Semin Diagn Pathol, 28：53-64, 2011.
3) Dorfman HD, Czerniak B：Bone Tumors. Mosby, St Louis, 1998.
4) Fletcher CDM, Unni KK, Mertens F（eds）：World Health Organization Classification of Tumours. Pathology and Genetics of Tumours of Soft Tissue and Bone. IARC Press, Lyon, 2002.
5) Garcia RA, Inwards CY, Unni KK：Benign bone tumors-recent developments. Semin Diagn Pathol, 28：73-85, 2011.
6) Hameed M, Dorfman HD：Primary malignant bone tumors-recent developments. Semin Diagn Pathol, 28：86-101, 2011.
7) Hennekam RCM, Krantz ID, Allanson JE：Gorlin's syndromes of the Head and Neck, 5th Eds. Oxford University Press, New York, 2010.
8) Spranger JW, Brill PW, Poznanski A：Bone Dysplasias：An Atlas of Genetic Disorders of Skeletal Development, 2nd Eds. Oxford University Press, New York, 2002.
9) Unni KK, Inwards CY, Bridge JA, Kindblom L-G, Wold LE：Tumors of the Bones and Joints. AFIP/ARP, Washington DC, 2005.
10) Warman ML, Cormier-Daire V, Hall C, Krakow D, Lachman R, LeMerrer M, Mortier G, Mundlos S, Nishimura G, Rimoin DL, Robertson S, Savariraya R, Sillence D, Spranger J, Unger S, Zabel B, Superti-Furga A：Nosology & classification of genetic skeletal disorders：2010 revision. Am J Med Genet A, 155A：943-968, 2011.
11) Yamaguchi T, Iwata J, Sugihara S, McCarthy EF, Karita M, Murakami H, Kawahara N, Tsuchiya H, Tomita K：Distinguishing benign notochordal cell tumors from vertebral chordoma. Skeletal Radiol, 37：291-299, 2008.
12) 石田　剛，今村哲夫：非腫瘍性骨関節疾患の病理．文光堂，2003.
13) 西村　玄，室月　淳，澤井英明：骨系統疾患-出生前診断と周産期管理．メジカルビュー，2011.
14) 大塚隆信，福田国彦，小田義直：骨・軟部腫瘍-臨床・画像・病理．診断と治療社，2011.
15) 折茂　肇 編：骨粗鬆症の予防と治療ガイドライン2011年版，ライフサイエンス出版，2011.
16) 飯島宗一ほか 編：現代病理学大系，21A〔運動器Ⅰ〕筋肉（骨格筋）．中山書店，1992.
17) 埜中征哉：臨床のための筋病理．第4版，日本医事新報社，2011.
18) 檜沢一夫，埜中征哉，小沢鐶二郎 編：筋病理学．文光堂，1989.
19) Preedy VR, Peters TJ：Skeletal Muscle：Pathology, Diagnosis and Management of Disease, Greenwich Medical Media, London & San Francisco, 2002.
20) Ropper A, Samuels M：Adams and Victor's Principles of Neurology, 9th Ed., McGraw-Hill, New York, 2009.
21) Rowland LP, Pedley TA：Merritt's Neurology, 12th Ed., Lippincott Williams & Wilkins, Philadelphia, 2009.
22) 遠藤玉夫：筋ジストロフィーと糖鎖．生化学，79：1105-1119，2007.
23) Nance JR, Dowling JJ, Gibbs EM, Bönnemann CG：Congenital myopathies：an update. Curr Neurol Neurosci Rep, 12：165-174, 2012.
24) DiMauro S, Hirano M：Mitochondrial encephalomyopathies：an update. Neuromuscul. Disord, 15：276-86, 2005.
25) Griggs RC, Askanas V, DiMauro S, Engel A, Karpati G, Mendell JR, Rowland LP：Inclusion body myositis and myopathies. Ann. Neurol, 38：705-713, 1995.
26) Kullmann DM：Neurological channelopathies. Annu. Rev. Neurosci, 33：151-172, 2010.
27) Markowitz JA, Singh P, Darras BT：Spinal muscular atrophy：a clinical and research update. Pediatr. Neurol, 46：1-12, 2012.
28) Conti-Fine BM, Milani M, Kaminski HJ：Myasthenia gravis：past, present, and future. J. Clin. Invest, 116：2843-2854, 2006.
29) 日本整形外科学会骨・軟部腫瘍委員会 編：整形外科・病理悪性軟部腫瘍取扱い規約．第3版．金原出版，2002.
30) Fletcher CDM, Unni KK, Mertens F：Pathology and Genetics of Tumours of Soft Tissue and Bone. IARC Press, Lyon, 2002.

第16章
軟部組織

A 軟部組織の遺伝性疾患

　軟部組織，特に結合組織構成成分の一要素を支配する遺伝子の異常に由来する全身性疾患には，Marfan症候群，Ehlers-Danlos症候群，弾性線維性仮性黄色腫 pseudoxanthoma elasticum（PXE）などが知られる．

　Marfan症候群はやせ形で身長が高く，骨格異常（クモ指，長い四肢），眼症状（水晶体脱臼など），心血管系の異常（大動脈根部の拡張，解離性大動脈瘤，僧帽弁閉鎖不全など）を主徴とする．*fibrillin-1* 遺伝子異常による常染色体性優性遺伝形式をとるが，遺伝歴のない偶発例も15〜30%存在する．

　Ehlers-Danlos症候群は全身の結合組織形成不全をきたし，関節の過伸展性，皮膚の過弾力性，皮膚・毛細血管の脆弱性を特徴とする．通常，常染色体性優性遺伝であるが，病態は不均質であり，コラーゲンの構造や組み合わせに関与するさまざまな遺伝子の突然変異に基づく9つの亜型が知られる．

　弾性線維性仮性黄色腫は弾性線維の変性により，皮膚，眼，血管などの強度が障害される先天性の遺伝性疾患である．皮膚真皮，網膜，血管壁における弾性線維の変性とカルシウム沈着が特徴である．皮疹が黄色調を呈することから仮性黄色腫と呼ばれる．網膜の色素性線条，血管病変による間欠性跛行，冠不全，腎出血，消化管出血など多彩な症状を呈する．

B 軟部組織の炎症

1. 感染症

　軟部組織の感染症は皮膚，内臓，骨の病巣から直接波及するものあるいは外傷や手術の合併症として生じるものが多い．まれに遠隔病巣からの血行性波及によるものがある．細菌感染症として，A群β溶血レンサ球菌（溶連菌）が真皮浅層に感染する丹毒，主として黄色ブドウ球菌が真皮に感染し，真皮深層から皮下組織に及ぶ広範囲の感染症を引き起こす蜂巣炎（蜂窩織炎），溶連菌や混合感染による真皮から皮下組織にかけての感染症で，浅層筋膜を中心として急速に周辺へ拡大する壊死性筋膜炎に分類される．結核，非定型抗酸菌症，放線菌症などによって軟部組織の肉芽腫性炎症が生じる．

2. 免疫異常に関連する疾患

　結合組織を侵すことが多い多系統疾患には関節リウマチ，全身性エリテマトーデス systemic lupus erythematosus（SLE），結節性多発性動脈炎，強直性脊椎炎，多発性筋炎と皮膚筋炎，リウマチ性多発筋痛症，頭蓋（巨細胞性）動脈炎，全身性硬化症（強皮症），混合性結合組織病 mixed connective tissue disease（MCTD）などがある．共通の特徴として，結節性多発性動脈炎と強直性脊椎炎を除いて女性がかかりやすく，遺伝的傾向は弱い．慢性の臨床経過をとり，抗炎症薬に反応する．最初に症状が現れるのは思春期や成人早期である．循環自己抗体，もしくは免疫複合体沈着を示す免疫学的異常が多く存在する．これらの疾患は最初，皮膚および皮下の変化が著明な臨床的特徴であることを強調して膠原病と呼ばれたが，筋肉，関節，漿膜，心・血管，腎など諸臓器に病変がみられる．

C 軟部腫瘍

1. 軟部腫瘍 総論

◆定　義：軟部組織とは骨・軟骨，細網内皮系，中枢性神経膠組織および実質臓器の支持組織を除く非上皮性組織の総称名である．軟部には中胚葉由来の骨格筋組織，平滑筋組織，脂肪組織，線維性組織，血管などがあり，さらには神経外胚葉由来の末梢神経も含まれる．これらの組織から発生するあるいは分化を示す腫瘍を軟部腫瘍と呼んでいる．

◆分　類：現在，軟部腫瘍の病理組織分類にはWHOによる軟部腫瘍分類が広く用いられている．軟部腫瘍の中には，染色体相互転座を中心とする特徴的な染色体異常と，それらに由来するキメラ遺伝子（融合遺伝子）と称される遺伝子異常を伴う腫瘍が存在することが知られている（**表16-1**）．このような染色体・遺伝子異常の多くは腫瘍の組織型に特異的であり，腫瘍の発生機序に深く関与していると推定されている．さらに，染色体・遺伝子異常の発見は，軟部腫瘍の分類や生物学的態度の理解にも大きな影響を与えてきた．このWHO分類では軟部腫瘍は，線維性腫瘍，線維組織球性腫瘍，脂肪性腫瘍，平滑筋性腫瘍，血管周皮細胞性腫瘍，横紋筋性腫瘍，血管・リンパ管性腫瘍，末梢神経性腫瘍，軟骨・骨形成性腫瘍，その他の腫瘍の各項目に大別されている．また，WHO分類では良性と悪性の間に位置する良悪性中間群を，デスモイドなどの再発を起こしやすい良悪性中間型（局所侵襲性）intermediate category（locally aggressive）と，乳児型線維肉腫などのまれに転移を生じる良悪性中間型 intermediate category（rarely metastasizing）の2つに分け，臨床的対応を容易にしている．

◆頻度・発症年齢：軟部腫瘍の中では良性腫瘍が圧倒的に多い．悪性腫瘍の頻度は人口10万人当たり約2人と低い．良性腫瘍では脂肪腫，神経鞘腫，血管腫，皮膚線維腫などが多く，これらで全体の約半数を占めている．一方，悪性腫瘍は中高年者などの成人に発生するものが多くを占め，横紋筋肉腫，脂肪肉腫，粘液線維肉腫，悪性線維性組織球腫が多い（**表16-2**）．横紋筋肉腫，

表 16-1　主な軟部腫瘍における染色体異常とキメラ遺伝子

組織型	キメラ遺伝子		
	遺伝子の組み合わせ	染色体異常	感度（％）
Ewing肉腫/原始神経外胚葉性腫瘍	EWSR1-FLI1	t (11;22) (q24;q12)	90
	EWSR1-ERG	t (21;22) (q22;q12)	5
軟部淡明細胞肉腫	EWSR1-ATF1	t (12;22) (p13;q12)	95
	EWSR1-CREB1	t (2;22) (q34;q12)	5
線維形成性小円形細胞腫瘍	EWSR1-WT1	t (11;22) (p13;q12)	100
骨外性粘液型軟骨肉腫	EWSR1-NR4A3	t (9;22) (q22;q12)	75
	TAF2N-NR4A3	t (9;17) (q22;q11)	15
胞巣型横紋筋肉腫	PAX3-FOXO1A	t (2;13) (q35;q14)	80
	PAX7-FOXO1A	t (1;13) (p36;q14)	20
胞巣状軟部肉腫	ASPSCR1-TFE3	der (17) t (x;17) (p11;q25)	100
粘液型脂肪肉腫	FUS-DDIT3	t (12;16) (q13;p11)	95
	EWSR1-DDIT3	t (12;22) (q13;q12)	5
滑膜肉腫	SS18-SSX1	t (x;18) (p11;q11)	67
	SS18-SSX2	t (x;18) (p11;q11)	33
隆起性皮膚線維肉腫	COL1A1-PDGFB	t (17;22) (q22;q13)/r (17;22)	100
炎症性筋線維芽細胞性腫瘍	TPM3-ALK	t (1;2) (q25;p23)	
	TPM4-ALK	t (2;19) (q23;q13)	
乳児型線維肉腫	ETV6-NTRK3	t (12;15) (p13;q25)	100
低悪性線維粘液性肉腫	FUS-CREB3L2	t (7;16) (q33;p11)	95
	FUS-CREB3L1	t (11;16) (p11;p11)	5
類血管腫線維性組織球腫	EWSR1-CREB1	t (2;22) (q34;q12)	70
	EWSR1-ATF1	t (12;22) (p13;q12)	20
	FUS-ATF1	t (12;16) (q13;p11)	5
類上皮血管内皮腫	WWTR1-CAMTA1	t (1;3) (p36;q25)	100
間葉性軟骨肉腫	HEY1-NCOA2	del (8) (q13;q21)	100

表 16-2 主な悪性軟部腫瘍の組織型別頻度および予後

組織型	症例数	頻度（%）	男：女	年齢区分	平均年齢	5年生存率（%）	10年生存率（%）
横紋筋肉腫	194	26.0	1：0.7	0〜75	7.8	34.4	27.5
脂肪肉腫	159	21.3	1：0.7	17〜87	52.0	86.0	72.4
粘液線維肉腫	67	9.0	1：0.8	29〜87	61.0	83.2	62.2
悪性線維性組織球腫	53	7.1	1：0.5	26〜86	59.0	46.7	36.4
滑膜肉腫	50	6.7	1：1.3	10〜72	33.0	61.9	48.1
平滑筋肉腫	32	4.3	1：1.7	30〜83	55.0	33.6	—
血管肉腫	30	4.0	1：1.8	42〜96	68.0	15.4	—
悪性末梢神経鞘腫瘍	25	3.4	1：1.8	28〜74	51.0	45.2	36.1
類上皮肉腫	25	3.4	1：0.4	13〜74	37.0	40.1	26.7
Ewing 肉腫/原始神経外胚葉性腫瘍	21	2.8	1：0.7	9〜51	25.8	50.4	37.8
線維肉腫	20	2.7	1：0.7	2〜87	45.0	71.8	35.9
胞巣状軟部肉腫	20	2.7	1：1.2	2〜40	23.0	83.3	55.6
骨外性粘液型軟骨肉腫	20	2.7	1：1.3	32〜79	56.0	100.0	80.0
軟部淡明細胞肉腫	16	2.1	1：0.6	8〜69	38.0	36.5	7.3
骨外性骨肉腫	13	1.7	1：1.2	30〜75	50.0	72.9	72.9
合　計	745	100.0					

（国立がん研究センター，2004 年まで）

Ewing 肉腫/原始神経外胚葉性腫瘍，胞巣状軟部肉腫は 10〜20 代の若年者に多い．

2．線維性腫瘍，腫瘍様病変

線維腫 fibroma
◆定　義：線維腫は，結合組織からなる限局性の良性腫瘍様病変である．
◆発生機序：真の腫瘍と考えられるものは少なく，反応性ないしは炎症性の増殖とみられるものが多い．
◆形　態：皮膚あるいは粘膜の表層近くに生じ，ポリープ状形態を示す．硬くて緻密な膠原線維に富む硬性線維腫，線維成分がまばらで軟らかい軟性線維腫がある．後者にはしばしば脂肪組織が混在する．
◆臨床的事項：成人の身体各部に生じるが，体幹，頸部に多い．

ケロイド keloid
◆定　義：ケロイドは皮膚の外傷後の瘢痕部あるいはその周辺に生じる線維性増殖性病変である．
◆発生機序：細菌感染，ワクチン接種，刺青，灸，手術操作などが発症誘因となる．
◆形　態：注射ののち，腹壁の手術創部などの皮膚が盛り上がり，組織学的に太い硝子化した膠原線維の束が錯綜・増殖している．
◆臨床的事項：緩徐に増大するが，退縮することはない．摘出後に再発することがある．

結節性筋膜炎 nodular fasciitis
◆定　義：結節性筋膜炎は，偽肉腫性筋膜炎 pseudo-sarcomatous fasciitis ともいわれる．皮下組織に生じる反応性線維芽細胞の増殖性病変である．
◆発生機序：外傷後に生じるとの報告もあるが，多くは不明である．頭蓋筋膜炎では分娩外傷が原因と考えられている．
◆形　態：肉眼的に筋膜を中心に周囲の皮下脂肪組織や筋層に広がって，境界不鮮明な孤在性結節をつくる．割面では粘液状から線維状までさまざまである（図 16-1）．組織学的には豊富な血管，粘液状基質，炎症細胞浸潤を背景として，線維芽細胞が不規則な配列を示して増殖する．ケロイド様の膠原線維束がみられる場合もある．浸潤性に発育し，核分裂像が目立つことから，低悪性度の線維肉腫と誤られる可能性があるが，まったくの良性病変である．
◆臨床的事項：1〜2 か月で急速に増大するが，5 cm を超えることはない．自発痛または圧痛がある．上肢，体幹，頭頸部に多く生じる．単純切除のみで治癒し，再発することはほとんどない．

弾性線維腫 elastofibroma
◆定　義：弾性線維腫は高齢者の肩甲骨と胸郭との間に発生し，太い弾性線維の増生を特徴とする腫瘍様病変である．
◆発生機序：肩甲骨と肋骨との摩擦による結合組織の反応性増殖と考えられているが，沖縄に多く，遺伝的要因も指摘されている．

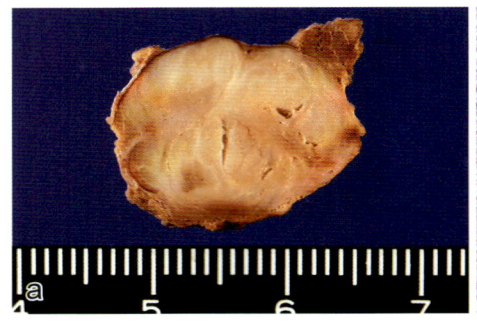

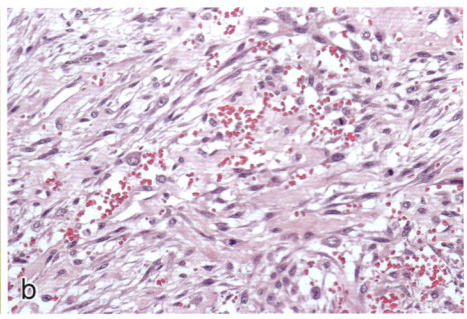

図 16-1　結節性筋膜炎
a．筋肉内に比較的境界明瞭な直径 2 cm 程度の多結節状腫瘤を形成する．
b．線維芽細胞が不規則な配列を示して増殖する．核分裂像が目立つ．

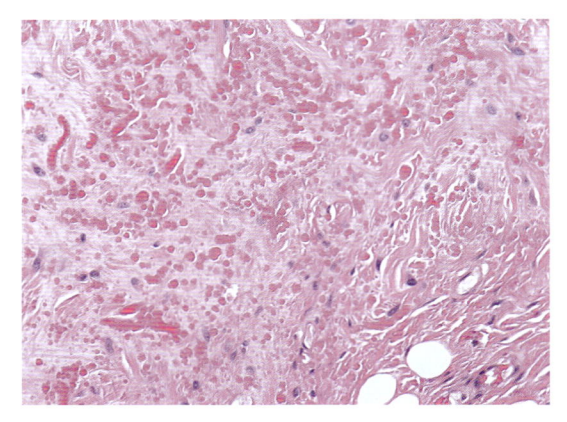

図 16-2　弾性線維腫
まばらな線維芽細胞とビーズ状に並んだ好酸性の弾性線維が増生する．

◆形　態：割面では白色調で，部分的に黄色の脂肪組織を交える．組織学的には細胞成分の乏しい線維組織の中にビーズ状に並んだ好酸性，小球状の弾性線維が多数みられる（図 16-2）．部分的に粘液状基質や取り込まれた成熟脂肪組織を伴う．
◆臨床的事項：60～70 代の女性に多く，肩甲骨下端に徐々に増大する無痛性の弾性軟の腫瘤を形成する．

頚線維腫症 fibromatosis colli
　乳幼児の胸鎖乳突筋に境界不明瞭な腫瘤を形成する．組織学的には線維性組織の増殖で，生下時あるいはその直後から出現し，増生した線維性組織の収縮により斜頚が起こる．

石灰化腱膜線維腫 calcifying aponeurotic fibroma
　小児および若年成人にみられ，男子に多い．手掌，手関節などに好発し，硬い結節を形成する．組織学的には線維芽細胞の増殖で，骨様形成を伴い，その中心部に石灰化がみられる．

乳児指趾線維腫症 infantile digital fibromatosis
　乳児の手指あるいは足趾末節の伸側に発生する半球状の隆起性病変で，生下時から認めるものもある．組織学的には真皮内に限局性の線維組織の増殖があり，線維芽細胞の胞体内にアクチン線維から構成される球状の封入体を認める．

成人性線維腫症 adult fibromatoses
◆定　義：成人性線維腫症は浅在性（デュプイトラン型）とデスモイド型（類腱腫型）がある．浅在性線維腫症は発生部位により，手掌線維腫症，足底線維腫症，ナックル・パッド，陰茎線維腫症に分けられる．手掌および足底線維腫症は腱膜を侵す結節性浸潤性病変で，線維芽細胞の増殖からなる．手掌ではのちに瘢痕状となり，デュプイトラン拘縮として知られる手指の屈曲・拘縮をきたす．デスモイド型線維腫症は深部軟部組織に発生する線維芽細胞の増殖性病変である．
◆発生機序：デスモイド型線維腫症には家族発生例がみられ，特に腸間膜線維腫症は大腸ポリポーシスを伴った Gardner 症候群に発生することから，家族例や散発例で APC 遺伝子異常や関連する β-カテニン遺伝子異常の関与が指摘されている．
◆形　態：デスモイド型線維腫症は肉眼的に腫瘤の境界が不明瞭で，割面では光沢のある白色調の硬い線維性腫瘤を形成する（図 16-3）．いずれの線維腫症も均一な紡錘形の線維芽細胞が膠原線維とともに緩やかな束状配列をとり，増殖する．核分裂像はほとんどみられない．間質は小血管を豊富に含み，時に粘液変性，硝子化を示す．辺縁部では周囲の脂肪，筋組織に浸潤する．免疫組織化学的に β-カテニンが核に陽性となる．
◆臨床的事項：腹壁デスモイドは若年女性（特に経産婦

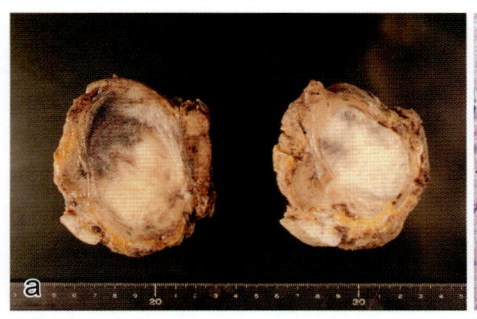

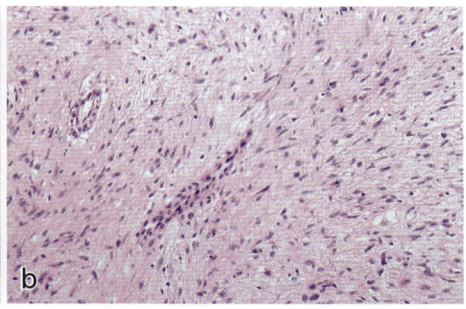

図16-3 デスモイド型線維腫症
a. 筋肉内に出血巣を交えた白色調の硬い線維性腫瘤を形成する．
b. 線維芽細胞が膠原線維とともに緩やかな束状配列を示す．介在する小血管が豊富である．

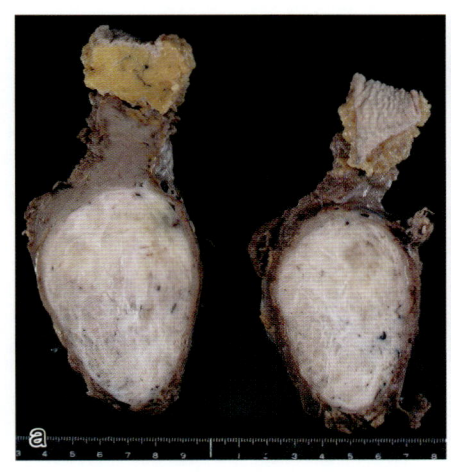

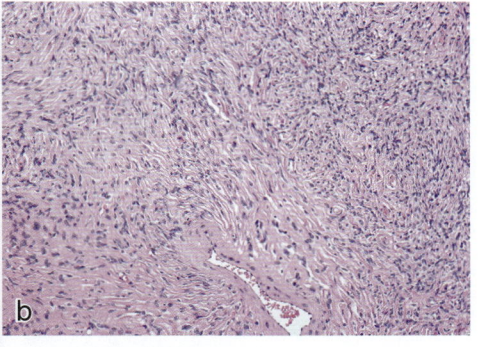

図16-4 孤立性線維性腫瘍
a. 筋肉内に境界明瞭な白色調の多結節状腫瘤を形成．
b. 小型紡錘形細胞が硝子化膠原線維を伴い，特定の配列を示さず増殖する．

の腹直筋などに，腹腔外デスモイドは年長児や若年成人の肩，上腕，大腿，胸壁などの筋肉に生じる．周囲の筋肉内への浸潤性増殖を示すことから，摘出後の局所再発が多い．ただし，転移はみられない．再発は腹壁外デスモイドに多い．腹腔内デスモイドは上述した腸間膜線維腫症と呼ばれ，成人の腸間膜，結腸間膜などに生じ，時に大きな腫瘤を形成する．

孤立性線維性腫瘍 solitary fibrous tumor

◆定　義：孤立性線維性腫瘍は胸膜に好発する病変と同じ形態を示す，軟部発生の線維芽細胞性腫瘍である．多くはかつて血管周皮腫と診断されてきた．
◆発生機序：血管周囲の未熟な間葉細胞が由来と考えられている．
◆形　態：肉眼的に周囲との境界が明瞭な白色調の硬い多結節状病変で，大きさは5～10 cm径のものが多い（図16-4）．組織学的には硝子化した厚い膠原線維束の間に短紡錘形の線維芽細胞様腫瘍細胞が不規則に配列する．血管周皮腫様の分枝した血管腔が散在する．核異型は乏しく，核分裂像は少ないことが多い．免疫組織化学的にCD34およびBcl-2が陽性である．
◆臨床的事項：成人に多く，四肢・体幹の皮下および深部軟部組織，骨盤，後腹膜，腹腔，眼窩および髄膜などの頭頸部に発生する．辺縁明瞭な徐々に増大する無痛性腫瘤として現れる．多くの症例は予後良好であるが，10～15％は再発や遠隔転移をきたすので長期間の経過観察が欠かせない．

乳児型線維肉腫 infantile fibrosarcoma

◆定　義：乳児型線維肉腫は組織学的に成人型線維肉腫に類似するが，予後良好である．
◆発生機序：染色体相互転座 t（12；15）（p13；q25）がみられ，その結果生じたキメラ遺伝子 ETV6-NTRK3 が検出される．

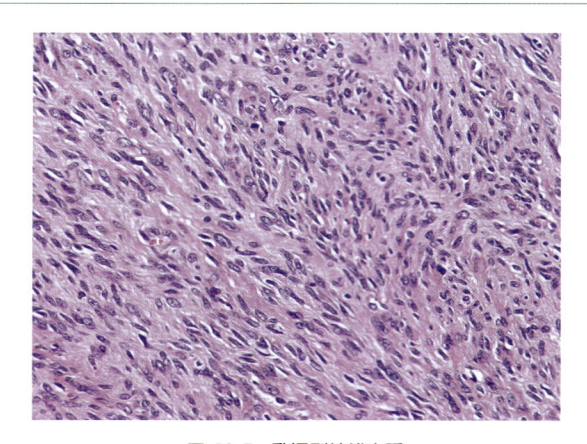

図 16-5　乳児型線維肉腫
紡錘形細胞が不明瞭な杉綾模様をとり，束状に増殖する．

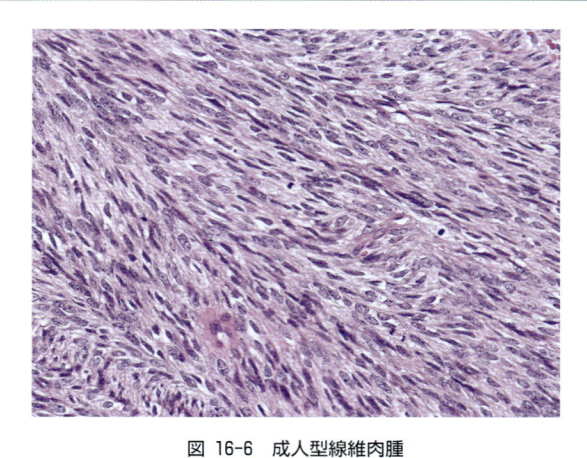

図 16-6　成人型線維肉腫
紡錘形細胞が杉綾模様を形成して，束状に錯綜する．核分裂像が多い．

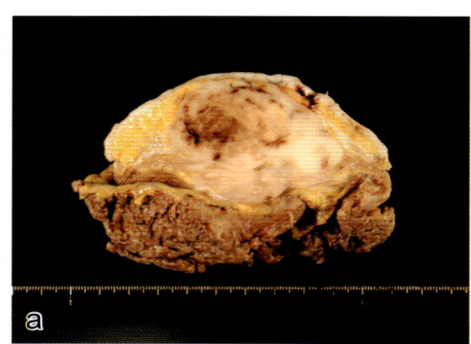

図 16-7　粘液線維肉腫
a．皮下に粘液状部分を交えた白色調の多結節状腫瘤を形成する．
b．紡錘形細胞が粘液状基質と豊富な小血管網を背景に増殖する．

◆形　態：肉眼的に境界不明瞭な腫瘤を形成し，周囲の組織へ浸潤する．組織学的には均一な紡錘形細胞からなり，細胞成分に富み，核分裂像が多い．束状に配列するが，杉綾模様は不明瞭である（図16-5）．
　間質の裂隙状ないしは拡張した血管腔が目立ち，血管周皮腫に類似する．
◆臨床的事項：ほとんどすべて生後2年以内に発生し，男児にやや多い．四肢，特に前腕，下腿などに好発するが，体幹，後腹膜などにも発生することがある．腫瘍の発育は急速である．再発はみられるが，転移はまれである．

成人型線維肉腫 adult fibrosarcoma
◆定　義：成人型線維肉腫は，種々の程度に膠原線維を産生し，杉綾模様を示す線維芽細胞からなる悪性腫瘍である．
◆発生機序：不明で，特異的な染色体異常も明らかでない．外傷後，あるいは放射線照射後に発生する症例がある．
◆形　態：肉眼的に限局した灰白色の充実性腫瘤を形成するが，周囲組織に浸潤性である．しばしば出血，壊死を伴う．組織学的には紡錘形の線維芽細胞が膠原線維を伴って束状に錯綜し，杉綾模様を形成する（図16-6）．腫瘍細胞の核は腫大し，核分裂像を多数認める．ただし，多形性はみられない．免疫組織化学的には特異的なマーカーの発現はない．
◆臨床的事項：中高年の男性に好発する．発生部位は四肢，腹壁や背部などの体幹，頭頸部である．再発率は高く，高悪性度の症例は肺などに血行性転移をきたしやすく，予後不良である．

粘液線維肉腫 myxofibrosarcoma
◆定　義：粘液線維肉腫は，成人に発生する最も頻度が高い悪性軟部腫瘍の一つで，粘液型悪性線維性組織球腫

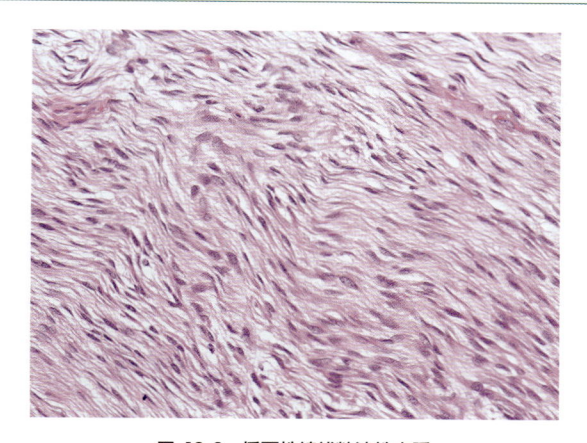

図 16-8 低悪性線維粘液性肉腫
紡錘形細胞が流れるような束状配列をとり，増殖する．

ともいわれる．粘液状基質に富み，多形性が目立たず低悪性度から中等度悪性度のものが主体を占める悪性線維芽細胞性腫瘍である．
◆発生機序：不明で，特異的な染色体異常も明らかになっていない．
◆形　態：肉眼的に多結節状のゼラチン状あるいは粘液状の腫瘍を形成する（図 16-7）．組織学的には紡錘形あるいは多形細胞が粘液状基質と豊富な小血管網を背景に多結節状に発育する．リンパ球を主体とする炎症細胞浸潤もみられる．脂肪芽細胞に類似するが，酸性ムコ多糖類をいれた偽脂肪芽細胞が出現する．
◆臨床的事項：中高年の男性優位に発生する．四肢，殿部，肩，上腕，体幹などの皮下に生じるものが多くを占める．これらは臨床的に認められる以上に広範に切除断端に浸潤し，再発率が極めて高い．

低悪性線維粘液性肉腫 low grade fibromyxoid sarcoma
◆定　義：低悪性線維粘液性肉腫は一見良性のようにみえるが，悪性の経過をとる頻度の低い線維肉腫の亜型である．
◆発生機序：多くの症例で染色体相互転座 t（7；16）(q33；p11）がみられ，キメラ遺伝子 *FUS-CREB3L2* が高頻度に検出される．
◆形　態：肉眼的に境界明瞭な光沢のある黄白色調の多結節状腫瘤を形成する．組織学的に膠原線維束の目立つ部位と粘液状基質が目立つ部位が交じり合い，異型性の乏しい紡錘形の線維芽細胞が比較的まばらに束状ないしは渦巻き状に配列して増殖する（図 16-8）．時に上皮様の線維芽細胞が結節状の硝子化膠原線維を取り囲みロゼット様構造を呈することがある．
◆臨床的事項：若～中年層の四肢近位部あるいは体幹に好発する．深部軟部組織に発育の遅い無痛性腫瘤として現れる．腫瘍径は 5～10 cm と大きいものが多い．手術後長期間経過して再発や転移をきたす症例がある．

3．線維組織球性腫瘍，腫瘍様病変

黄色腫 xanthoma
◆定　義：黄色腫とは脂肪滴を含んだ組織球が局所に集簇し，黄色の腫瘤状病巣をつくるものを指す．
◆発生機序：真の腫瘍というより，反応性の組織球の増殖である．多くのものは特別の全身性代謝障害を伴わないが，糖尿病および高コレステロール血症に合併するものがある．
◆形　態：細胞質が明るく泡沫状にみえる泡沫細胞，すなわち黄色腫細胞が出現し，種々の割合で線維芽細胞が増生する．
◆臨床的事項：皮膚，眼瞼発生が多く，肉眼的に小平板状隆起を形成する．深部の関節，腱鞘発生例では腫瘤をつくる．

若年性黄色肉芽腫 juvenile xanthogranuloma
◆定　義：若年性黄色肉芽腫は小児期に発生し，多くは自然消退する組織球性病変である．
◆発生機序：代謝障害との関係はなく，反応性の組織球の増殖と考えられている．
◆形　態：肉眼的に皮膚の小結節性隆起を形成する．組織学的には表皮直下に組織球性の卵円形ないし紡錘形細胞と多核の Touton 型巨細胞が増殖する．
◆臨床的事項：大部分は乳幼児の頭頸部，体幹に多発する．一部青年期以降にみられるものがある．

皮膚線維腫 dermatofibroma
◆定　義：皮膚線維腫は皮膚良性線維性組織球腫ともいわれる線維芽細胞と組織球様細胞が混在した良性の皮膚病変である．
◆発生機序：反応性病変というより，組織球性もしくは線維芽細胞性腫瘍と考えられている．
◆形　態：真皮に生じ，皮膚表面より少し盛り上がる．肉眼的に最大径 1～2 cm の境界不明瞭な硬い黄白色調の結節性腫瘤を形成する．組織学的には線維芽細胞が主体となって花むしろ状あるいは車軸状に配列し，間質は膠原線維増生が目立つ（図 16-9）．種々の程度の炎症細胞，泡沫細胞，ヘモジデリン貪食細胞を混在する．
◆臨床的事項：若年から中年成人の体表の各所に生じるが，体幹より四肢が多い．切除後にまれに再発するが，転移はみられない．

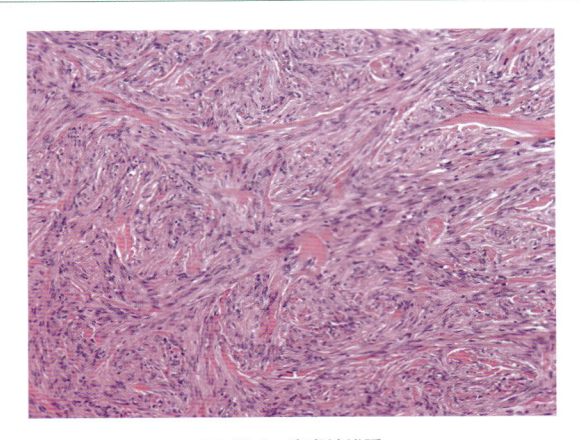

図 16-9　皮膚線維腫
真皮の膠原線維を取り込んで，線維芽細胞が花むしろ状に増殖する．

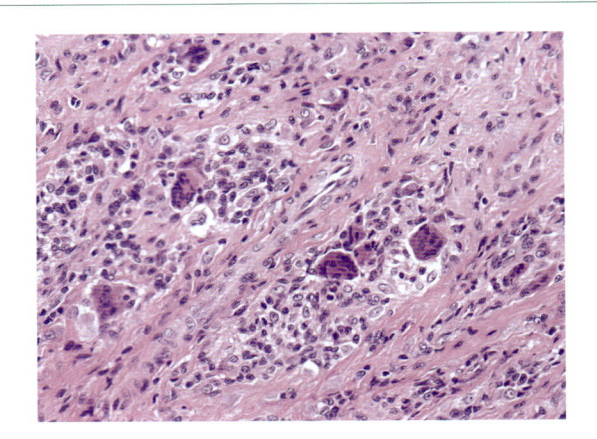

図 16-10　腱鞘巨細胞腫
単核細胞と多核巨細胞が多結節状に増殖する．

腱鞘巨細胞腫 giant cell tumor of tendon sheath
◆定　義：腱鞘巨細胞腫は腱鞘または滑膜より生じる滑膜様細胞の増殖からなる病変である．
◆発生機序：反応性あるいは炎症性というより，腫瘍性病変と考えられている．
◆形　態：肉眼的に最大径4cm以下の黄褐色調の結節性腫瘤を形成する．組織学的には組織球様の類円形単核細胞と破骨細胞型多核巨細胞からなる（**図 16-10**）．泡沫細胞やヘモジデリン貪食細胞も出現する．
◆臨床的事項：成人の手，特に指の関節部に無痛性腫瘤として発生する．腫瘍の増大は緩やかである．X線像で近接する骨の侵食がみられることがある．

びまん型巨細胞腫 diffuse-type giant cell tumor
◆定　義：びまん型巨細胞腫は，従来は色素性絨毛結節性滑膜炎と呼ばれていた病変である．腱鞘巨細胞腫と同様に，滑膜様細胞が組織破壊性に増殖する．
◆発生機序：反応性あるいは炎症性というより，腫瘍性病変と考えられている．
◆形　態：肉眼的に最大径5cm以上の硬いあるいはスポンジ状の白色，黄色あるいは褐色調の多結節状腫瘤を形成する．関節内外ないし周囲軟部組織へ浸潤性に増殖し，隣接する骨を侵食する．関節内では絨毛結節状を示し，ヘモジデリン貪食細胞を多く含んで褐色調を呈する．組織学的には腱鞘巨細胞腫とほぼ同一であるが，滑膜腔を模した裂隙形成が目立つ（**図 16-11**）．
◆臨床的事項：40歳以下の若年成人の大関節，特に膝関節に好発する．局所再発率は高いが，遠隔転移はみられない．治療は広範切除である．

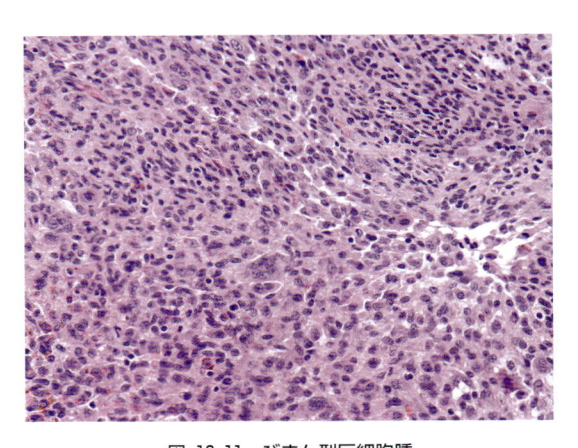

図 16-11　びまん型巨細胞腫
単核細胞がびまん性，シート状に増殖する．ヘモジデローシスと裂隙形成がみられる．

隆起性皮膚線維肉腫
dermatofibrosarcoma protuberans
◆定　義：隆起性皮膚線維肉腫は，真皮および皮下に生じる表在性の低悪性度軟部肉腫である．
◆発生機序：染色体相互転座 t（17；22）（q22；q13）がみられ，その結果生じるキメラ遺伝子 *COL1A1-PDGFB* が検出される．
◆形　態：皮膚表面より結節状ないし塊状に隆起してしばしば潰瘍をつくる（**図 16-12**）．肉眼的に皮膚と皮下を巻き込み，最大径5cm程度の隆起性の灰白色調の単結節性腫瘤を形成する．組織学的には多形性がみられない比較的均一な紡錘形細胞が細胞密度の高い花むしろ状，車軸状に配列する．皮下へ浸潤すると脂肪細胞を腫瘍内に取り込み，蜂の巣状の構造を示す．核分裂像が多数み

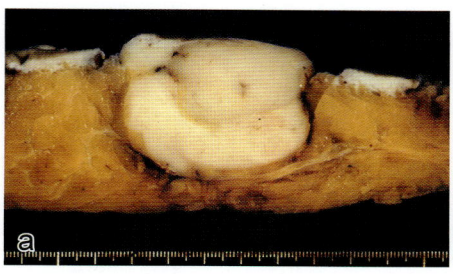

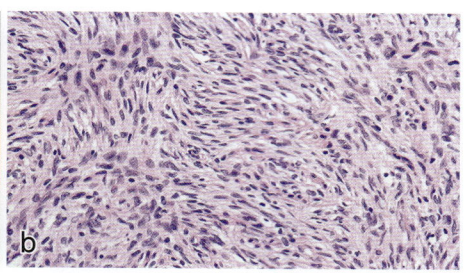

図 16-12 隆起性皮膚線維肉腫
a．真皮と皮下を巻き込んで隆起した白色調の均一な結節性腫瘤を形成する．
b．よく揃った紡錘形細胞が花むしろ状，車軸状に配列する．

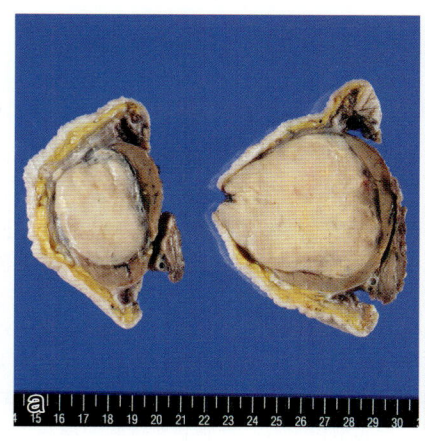

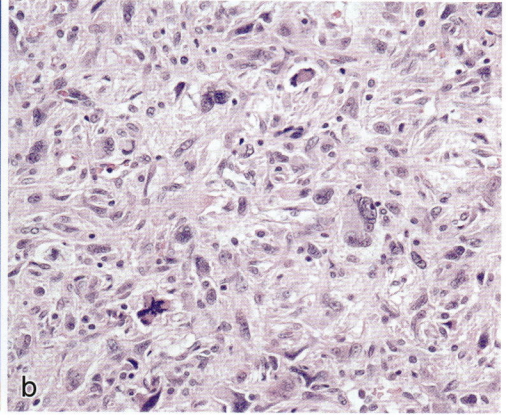

図 16-13 悪性線維性組織球腫
a．筋肉内に壊死を交えた灰白色，充実性腫瘤を形成する．
b．紡錘形細胞，類円形細胞および大型多形細胞が花むしろ状に配列する．

られることがある．時にメラニン色素を含んだ細胞が出現する．免疫組織化学的にCD34が陽性である．
◆**臨床的事項**：10～40歳で初発することが多く，胸壁，背部，腹壁などの体幹に好発する．単純摘出後には約30%が再発するが，転移はまれである．治療は広範切除である．

悪性線維性組織球腫
malignant fibrous histiocytoma（MFH）
◆**定 義**：悪性線維性組織球腫は未分化多形性肉腫が同義語で，明らかな分化傾向を見いだせない悪性度の高い肉腫である．
◆**発生機序**：発生起源は組織球性ともいわれたが，現在は未分化間葉系細胞起源と考える人が多い．放射線照射後に発生する症例がある．
◆**形 態**：組織形態の違いから以下の3型に分類されている．
1．**通常型 MFH**：肉眼的に深部筋肉内に最大径5～10 cmの多結節状腫瘤を形成し，割面では灰白色，充実性で，出血および壊死部分を交える（**図 16-13**）．組織学的に紡錘形の線維芽細胞様細胞と類円形の組織球様細胞が種々の割合で混在し，花むしろ状に配列する．核は異型性，多形性が強く，核分裂像が多い．時に奇怪な核をもつ単核あるいは多核の巨細胞が出現する．泡沫細胞，ヘモジデリン貪食細胞を含んだ炎症細胞浸潤がみられる．
2．**巨細胞型 MFH**：通常型の像に加えて破骨細胞型多核巨細胞がみられる．
3．**炎症型 MFH**：後腹膜に発生することが多く，巨大な黄色調腫瘤を形成する．組織学的に多数の泡沫細胞が出現し，炎症細胞浸潤が目立つ．
◆**臨床的事項**：50歳以上の中高年者に多く，好発部位は四肢，特に大腿で，殿部，肩などにも発生する．数か月で徐々に増大する無痛性腫瘤として現れる．手術後の局所再発率は高く，約40%に転移が生じる．5年生存率は約50%である．

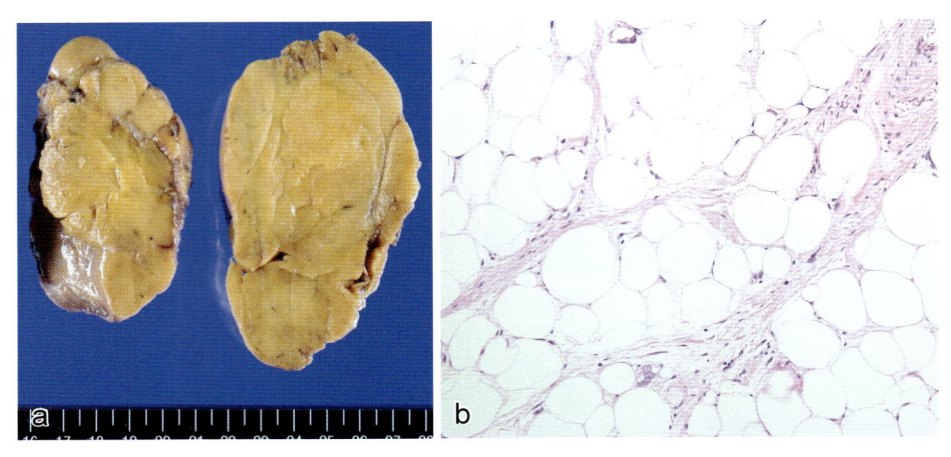

図 16-14 高分化型脂肪肉腫
a．黄白色の分葉状腫瘤を形成する．
b．大小不同のみられる成熟脂肪細胞および多空胞状の脂肪芽細胞からなる脂肪腫類似型．

4．脂肪組織の腫瘍

脂肪腫 lipoma
◆定　義：成熟脂肪細胞からなる良性腫瘍である．
◆発生機序：不明である．肥満者に多い．
◆形　態：皮下に黄色調の軟らかい分葉状腫瘤を形成する．組織学的には成熟脂肪細胞が増殖する．筋肉内脂肪腫 intramuscular lipoma は骨格筋内に生じた脂肪腫 lipoma が筋線維間に浸潤性に発育する．
◆臨床的事項：最も多い軟部腫瘍の一つである．40～60代の体幹，頸部に好発する．

紡錘形細胞脂肪腫 spindle cell lipoma
◆定　義：紡錘形細胞脂肪腫は，多形性脂肪腫 pleomorphic lipoma とほぼ同一の疾患概念である．
◆発生機序：13番あるいは16番染色体長腕の欠失が高頻度にみられる．
◆形　態：肉眼的に境界明瞭な灰白色の部分を交えた黄色調腫瘤を形成する．組織学的には成熟脂肪細胞と小型の紡錘形細胞が膠原線維束とともに混在して増殖する．多核巨細胞が多数出現すると多形性脂肪腫と呼ばれる．免疫組織化学的に紡錘形細胞は CD34 が陽性である．
◆臨床的事項：40～70代の中高年男性の後頸部または肩部の皮下に生じ，限局した無痛性腫瘤を形成する．

高分化型脂肪肉腫 well differentiated liposarcoma
◆定　義：高分化型脂肪肉腫は，異型脂肪腫様腫瘍 atypical lipomatous tumor とも呼ばれ，成熟脂肪細胞が増殖する再発を起こしやすい良悪性中間型腫瘍である．
◆発生機序：高率に増幅した12番染色体長腕領域からなる余剰環状染色体および巨大マーカー染色体が見いだされる．
◆形　態：肉眼的に黄色から黄白色の巨大な分葉状腫瘤を形成する（図 16-14）．組織学的に腫瘍の大部分は大小不同のみられる成熟脂肪細胞からなり，クロマチンが増量した異型核を有した脂肪芽細胞が混在する脂肪腫類似型 lipoma-like type と，線維化の著しい硬化型 sclerosing type とがある．
◆臨床的事項：中年以降，特に高齢者に好発し，最も発生頻度の高い肉腫の一つである．脂肪肉腫全体では約40％を占め，最も多い．四肢の深部軟部組織に好発し，次いで後腹膜に多い．数か月から数年にわたって徐々に増大する無痛性腫瘤として現れる．四肢では再発をくり返すことがあるが，腫瘍死はほとんどない．

脱分化型脂肪肉腫 dedifferentiated liposarcoma
◆定　義：脱分化型脂肪肉腫は，高分化型脂肪肉腫部分から脂肪産生のみられない肉腫部分へ移行を示す悪性腫瘍である．
◆発生機序：高分化型脂肪肉腫と同様の染色体・遺伝子異常が認められる．
◆形　態：肉眼的に充実性で境界明瞭な灰白色の脱分化部分を含んだ多結節状の黄色調腫瘤を形成する（図 16-15）．組織学的には高分化型脂肪肉腫の像から通常は悪性度の高い悪性線維性組織球腫あるいは線維肉腫の像への移行が認められる．
◆臨床的事項：脂肪肉腫全体では約20％を占める．高分化型脂肪肉腫と同じ年齢層にみられ，後腹膜に好発す

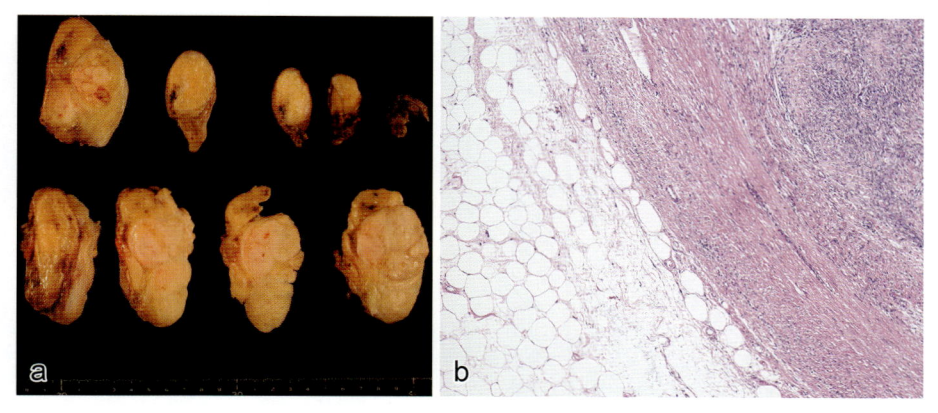

図 16-15　脱分化型脂肪肉腫
a．灰白色で多結節状の脱分化部分とその周囲の黄色調の高分化型部分からなる腫瘍である．
b．高分化型脂肪肉腫部分（左下）から脂肪産生のみられない線維肉腫部分（右上）へ移行を示す．

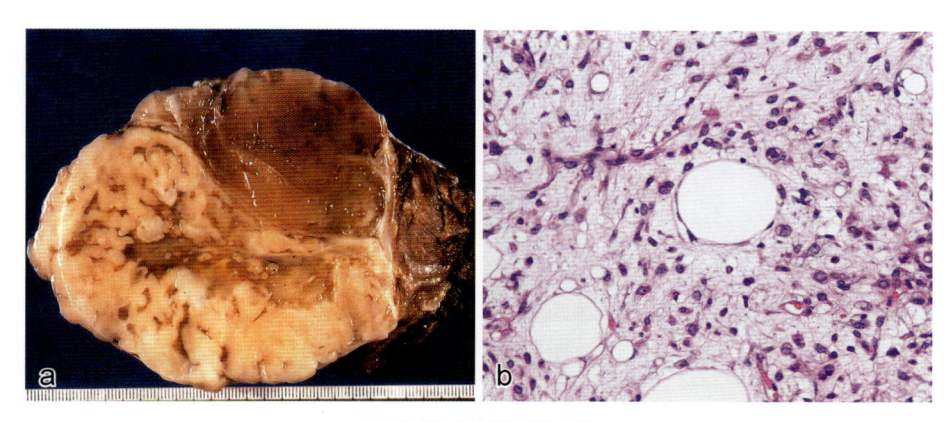

図 16-16　粘液型脂肪肉腫
a．筋肉内に細胞成分の多い白色調部分を交えたゼラチン様の分葉状腫瘤を形成する．
b．豊富な粘液状基質と毛細血管を背景に，均一な円形細胞と空胞状の脂肪芽細胞が増殖する．

る．巨大な無痛性腫瘤として偶然気づかれることが多い．X線画像で，脂肪性の腫瘤と非脂肪性の充実性腫瘤が隣接して認められる．長期間にわたって再発をくり返して腫瘍死することが多く，10年生存率は約40%である．

粘液型脂肪肉腫　myxoid liposarcoma
◆定　義：粘液型脂肪肉腫は，粘液状基質を背景に種々の程度に脂肪産生を示す脂肪芽細胞からなる悪性腫瘍である．円形細胞型脂肪肉腫 round cell liposarcoma は高悪性度粘液型脂肪肉腫に相当する．
◆発生機序：染色体相互転座 t (12;16) (q13;p11) ないし，まれに t (12;22) (q13;q12) を有し，その結果，*FUS-DDI3* ないし *EWSR1-DDI3* キメラ遺伝子が形成される．

◆形　態：肉眼的に分葉状で，透明光沢感のあるゼラチン様外観を示す筋肉内腫瘤を形成する（**図16-16**）．組織学的には，豊富な粘液状基質と網目状毛細血管の中に，均一な円形あるいは卵円形細胞が小型の空胞状の脂肪滴をもった脂肪芽細胞とともに増殖している．円形細胞型では，背景の粘液状基質は少なく円形細胞の割合が高い．核分裂像が比較的多くみられる．
◆臨床的事項：高分化型脂肪肉腫に次いで多く，全体の1/3以上を占める．若年成人の四肢，特に下肢の膝窩部，大腿内側筋層内の大きな無痛性腫瘤として現れる．5年生存率は80%以上であるが，円形細胞型では転移の頻度が高く予後不良である．

多形型脂肪肉腫　pleomorphic liposarcoma
◆定　義：多形型脂肪肉腫は，多形性のみられる脂肪芽

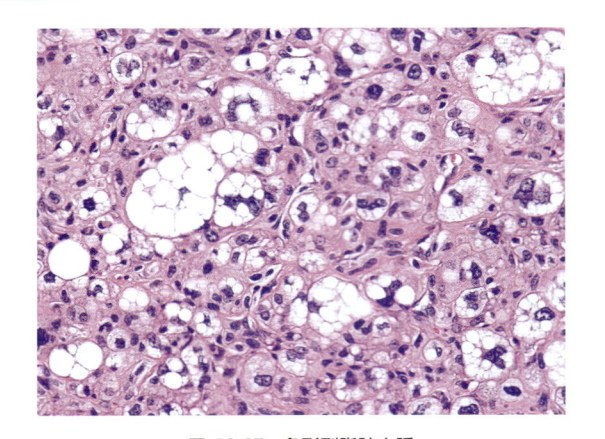

図 16-17　多形型脂肪肉腫
脂肪滴を含む多空胞状胞体と奇怪な核をもった脂肪芽細胞が出現する.

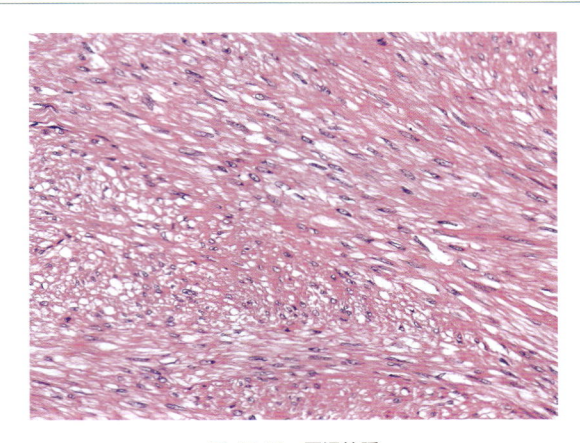

図 16-18　平滑筋腫
好酸性胞体をもった紡錘形細胞が細胞密度は低く束状に配列する.

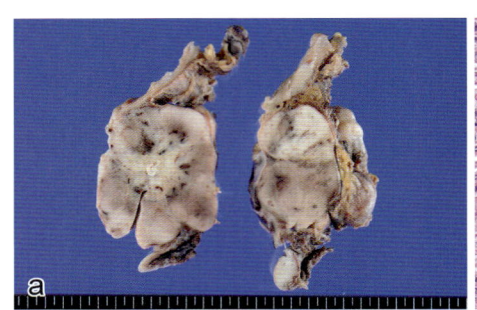

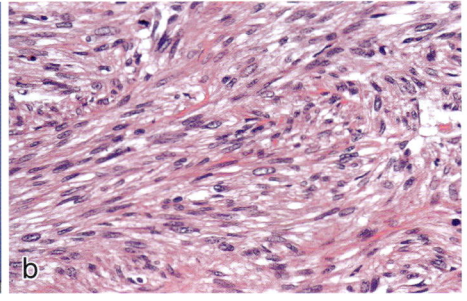

図 16-19　平滑筋肉腫
a．直腸壁に出血，壊死を交えた灰白色の多結節状腫瘤が形成されている．
b．好酸性胞体と棍棒状の核をもった紡錘形細胞が束状に錯綜する．核分裂像が目立つ.

細胞を含んだ高悪性度腫瘍である．
◆発生機序：ほかの脂肪肉腫と異なり，特異的な染色体異常は明らかでない．
◆形　態：肉眼的に充実性，黄白色の多結節状腫瘤を形成する．組織学的には多形性に富む紡錘形および巨細胞からなり，細胞質内に種々の量の脂肪滴を含む（図 16-17）．核分裂像が多く，出血，壊死の傾向が強い．
◆臨床的事項：脂肪肉腫全体では最も頻度が低く，約5％を占める．高齢者の四肢深部軟部組織に好発する．30〜50％に転移が生じ，5 年生存率は約 60％である．

5．平滑筋の腫瘍

平滑筋腫 leiomyoma
◆定　義：平滑筋腫は頻度の高い良性の平滑筋性腫瘍である．
◆発生機序：不明であるが，高濃度のエストロゲンが増殖を促進すると考えられている．

◆形　態：肉眼的に境界明瞭な灰白色の腫瘤を形成する．組織学的には紡錘形細胞が束状に配列し，それが縦横に交錯する（図 16-18）．細胞質は好酸性で筋原線維を有し，核は細長い葉巻状で，細胞境界は明瞭である．免疫組織化学的に平滑筋アクチンおよびデスミンが陽性である．
◆臨床的事項：軟部に発生するものは少なく，多くは子宮，消化管，特に胃に発生するものがほとんどである．

血管平滑筋腫 angioleiomyoma/vascular leiomyoma
◆定　義：血管平滑筋腫は血管平滑筋細胞からなる良性腫瘍である．
◆発生機序：不明で特異的な染色体異常も明らかでない．
◆形　態：肉眼的に最大径 2 cm 以下の境界明瞭な灰白色の腫瘤を形成する．組織学的には血管腔の周囲とその間に増殖する平滑筋細胞からなる．
◆臨床的事項：四肢の皮下，特に下肢に多い．30〜50 代の女性に好発する．しばしば発作性の自発痛を伴う．

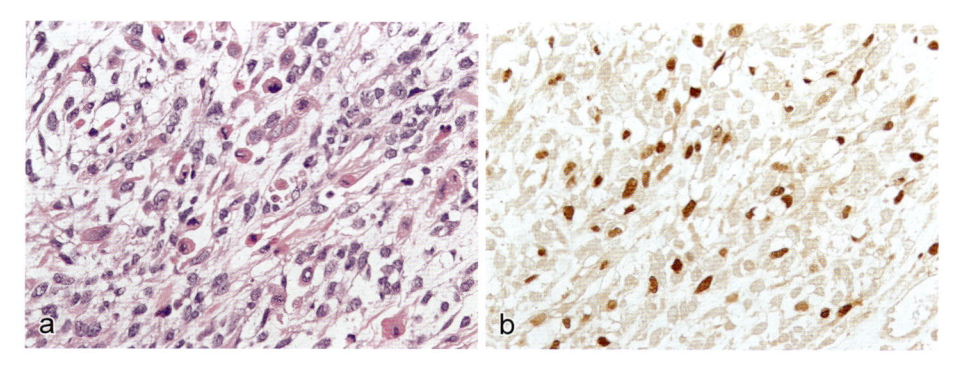

図 16-20 胎児型横紋筋肉腫
a．円形細胞，短紡錘形細胞とともに好酸性胞体をもった横紋筋芽細胞が出現する．
b．免疫組織化学染色では，いくつかの腫瘍細胞の核に myogenin が陽性となる．

平滑筋肉腫 leiomyosarcoma
◆定　義：平滑筋肉腫は平滑筋の特徴を示す細胞からなる悪性腫瘍である．
◆発生機序：女性ホルモンの影響が考えられているが，正確な機序は不明である．特異的な染色体異常も明らかでない．
◆形　態：肉眼的にはしばしば巨大な多結節状腫瘤を形成し，灰白色から褐色調で，出血，壊死が高度である（図16-19）．組織学的に好酸性胞体と棍棒状あるいは両切りタバコ状の核をもった長紡錘形細胞が束状に錯綜する．細胞密度は高く，多形性がみられ，核分裂像が多い．腫瘍内に拡張した血管が目立つ．免疫組織化学的に平滑筋アクチンおよびデスミンが陽性となることが多い．
◆臨床的事項：中年から高齢者の女性に多く，後腹膜が好発部位である．次いで大血管，特に下大静脈および下肢の静脈に発生する．内臓では子宮，消化管，肺などに生じる．後腹膜発生例は予後不良である．転移は肺，肝に多い．

6．横紋筋の腫瘍

横紋筋腫 rhabdomyoma
◆定　義：心以外で発生する良性の横紋筋腫は極めてまれである．成人型，胎児型および性器型に分けられるが，単に横紋筋腫といわれるものは成人型を指す．
◆発生機序：心の横紋筋腫とは異なり，結節性硬化症との関連はない．
◆形　態：肉眼的に最大径 3 cm 程度の境界明瞭な赤褐色調の軟らかい腫瘤を形成する．組織学的には細胞境界が明瞭で，好酸性あるいは明るい空胞状の豊富な胞体をもった大型多角形細胞からなる．時に，横紋構造がみられる．

◆臨床的事項：40 歳以降の男性に多く，咽頭，喉頭，舌下部に好発する．

胎児型横紋筋肉腫 embryonal rhabdomyosarcoma
◆定　義：胎児型横紋筋肉腫は，胎児期の種々の分化段階を示す横紋筋芽細胞の特徴をもった悪性腫瘍である．亜型として紡錘形細胞型，ブドウ状肉腫型，退形成型がある．
◆発生機序：11 番染色体短腕 15 領域の欠失が高頻度にみられる．
◆形　態：肉眼的に境界不明瞭，白色調でみずみずしい腫瘤を形成する．ブドウ状肉腫型は粘膜表面からポリープ状に突出し，ブドウの房状形態を示す．組織学的には小型で未分化な円形から短紡錘形細胞が増殖し，ラケット状の好酸性胞体と偏在する核をもった横紋筋芽細胞が出現する（図16-20）．腫瘍細胞の分布は不規則で，時に粘液状基質を伴う．ブドウ状肉腫型では粘膜上皮下に未分化な小型円形細胞が密に集合する部分がみられる．免疫組織化学的にデスミン，筋特異アクチンに加えて未熟な横紋筋芽細胞のマーカーである myogenin や MyoD1 などが陽性である．
◆臨床的事項：横紋筋肉腫は小児で最も多い軟部肉腫である．胎児型は，小児の横紋筋肉腫の約 60％を占める．0〜20 歳までに最も多く発生するが，いずれの年齢にもみられる．発生部位は眼窩，鼻腔，口腔，中耳などの頭頸部に多くみられ，次いで膀胱，腟，精索，前立腺などの泌尿生殖器である．後腹膜，四肢にも発生する．化学療法の進歩により，5 年生存率 70〜80％と向上しているが，局所再発，転移が起こると予後不良である．

胞巣型横紋筋肉腫 alveolar rhabdomyosarcoma
◆定　義：胞巣型横紋筋肉腫は，横紋筋への分化を部分

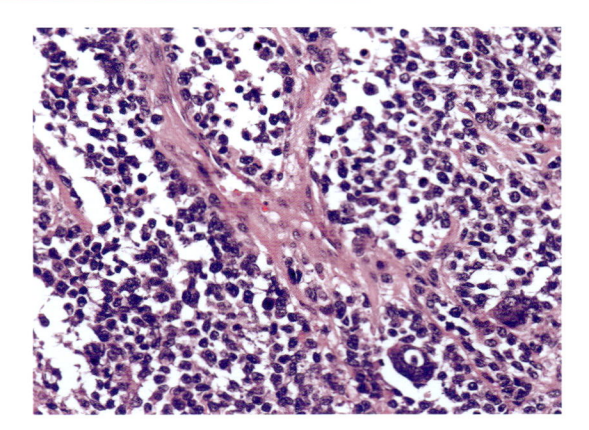

図 16-21　胞巣型横紋筋肉腫
小型円形細胞が多核巨細胞を交えて胞巣状配列を示す．

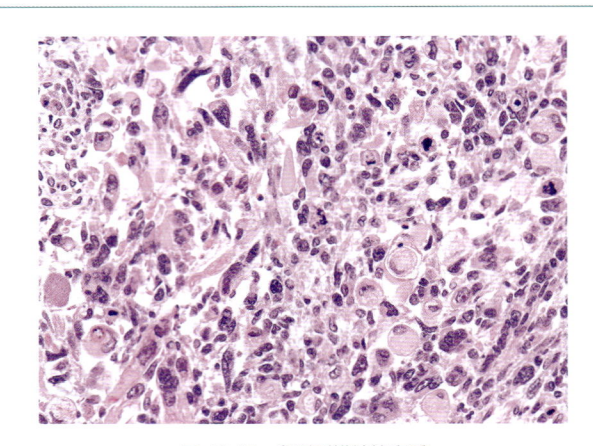

図 16-22　多形型横紋筋肉腫
奇怪な核と好酸性胞体をもつ多角形，円形あるいは紡錘形細胞が増殖する．

的に示す未分化な悪性円形細胞腫瘍である．
◆発生機序：多くの症例で染色体相互転座 t（2；13）（q35；q14）ないし，まれに t（1；13）（p36；q14）がみられ，その結果，*PAX3-Foxo1A* ないし *PAX7-Foxo1A* キメラ遺伝子が形成される．
◆形　態：肉眼的に深部筋肉内に線維性組織を含んだ灰褐色の腫瘤を形成する．組織学的にはクロマチンに富む核をもつ小型円形細胞が結合組織の隔壁で囲まれた胞巣状配列を示す（図 16-21）．胞巣中心部では腫瘍細胞はまばらであるが，辺縁部では隔壁に付着して一列に並んだつるし柿状にみえる．腫瘍細胞の細胞質は乏しいが，ラケット状の好酸性胞体と偏在する核をもった横紋筋芽細胞が出現する．これらの特徴を示す多核巨細胞もみられる．
◆臨床的事項：横紋筋肉腫の約 30％を占める．胎児型より発生年齢がやや高く，若年成人に発生することもまれではない．発生部位は四肢筋層内が最も多く，次いで頭頸部，体幹，骨盤，会陰部である．急速に増大する腫瘤として現れる．時に原発巣が不明で，白血病のように全身に播種性病変として出現する場合がある．胎児型と異なり胞巣型は治療抵抗性で，5 年生存率は約 50％である．

多形型横紋筋肉腫 pleomorphic rhabdomyosarcoma
◆定　義：多形型横紋筋肉腫は，成人に発生する悪性度の高い多形性肉腫である．非常にまれな組織型である．
◆発生機序：不明で特異的な染色体異常も明らかでない．
◆形　態：肉眼的に深部筋肉内に最大径 10 cm 以上の境界明瞭な白色調の硬い腫瘤を形成し，出血，壊死が認められる．組織学的には高悪性度多形型悪性線維性組織球腫と同一の組織像を示し，奇怪な多角形，円形あるいは紡錘形細胞が束状，花むしろ状に増殖する（図 16-22）．核分裂像は多い．大型で豊富な好酸性胞体をもつ横紋筋芽細胞が出現する．
◆臨床的事項：40 歳以上の成人に多く発生する．四肢，特に大腿に好発する．数か月で徐々に増大する無痛性腫瘤として現れる．治療にかかわらず早期に肺転移をきたし，予後は極めて不良である．

7．血管・リンパ管性腫瘍および腫瘍様病変

血管内乳頭状内皮過形成症
intravascular papillary endothelial hyperplasia
◆定　義：血管内乳頭状内皮過形成症は血管内皮細胞の乳頭状増殖を特徴とする特異な良性病変である．
◆発生機序：血栓の特異な器質化過程と考えられ，腫瘍ではない．
◆形　態：肉眼的に線維性被膜で囲まれ，血液をいれた赤紫色の小型の多嚢胞性腫瘤を形成する．組織学的には拡張した血管内腔に内皮細胞の乳頭状増殖がしばしば血栓とともにみられる．
◆臨床的事項：手指の皮下に好発するが，頭頸部，体幹にもみられる．

乳幼児血管腫 infantile hemangioma
◆定　義：乳幼児血管腫は増殖した毛細血管からなる良性病変である．若年性血管腫 juvenile hemangioma とも呼ばれる．
◆発生機序：真の腫瘍か，組織奇形（過誤腫）かの区別が明瞭でない．
◆形　態：多数の毛細血管が集簇して小葉構造をとりながら増殖する．時に内皮細胞が重層化し，血管内腔が明瞭でなく，核分裂像が目立つ．

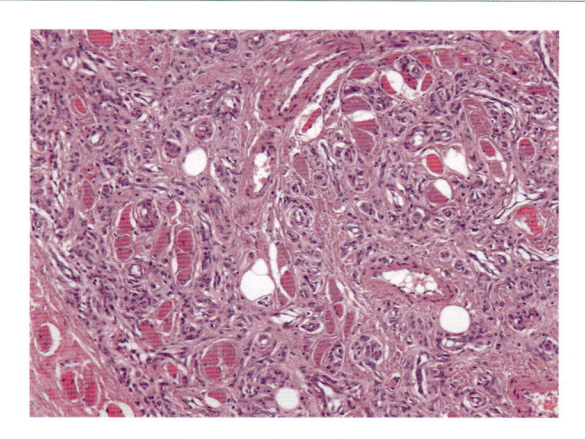

図 16-23 筋肉内血管腫
筋線維の萎縮を伴って毛細血管および静脈性血管が増殖する.

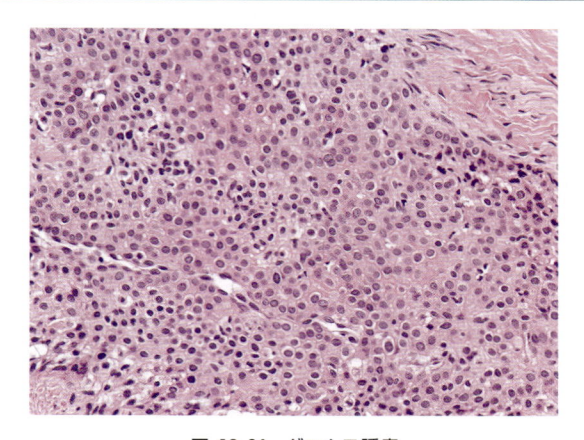

図 16-24 グロムス腫瘍
好酸性の明るい胞体をもち，細胞境界の明瞭な円形細胞が増殖する.

◆臨床的事項：乳幼児の頭頸部，次いで体幹，四肢の皮膚および皮下に発生する．約30％が先天性で，皮膚表面が赤色，顆粒状に隆起し，いちご状母斑と呼ばれる．急速に増大するが，その後発育は止まり，数年で退縮する．

膿原性肉芽腫 pyogenic granuloma
◆定　義：膿原性肉芽腫は外向性に急速に発育する血管性病変である．肉芽組織型血管腫 granulation tissue-type hemangioma とも呼ばれる．
◆発生機序：表面の微小な外傷に対する過形成変化と考えられている．
◆形　態：肉眼的に皮膚や粘膜の表面から著明に隆起するもろくて出血しやすい赤紫色の腫瘤を形成する．組織学的には毛細血管が分葉状に増殖し，その表面には潰瘍が形成される．そのため増生した毛細血管を交えて好中球を含む炎症細胞浸潤を伴った肉芽組織を形成する．
◆臨床的事項：成人の手足の皮膚や口腔粘膜に好発する．

筋肉内血管腫 intramuscular hemangioma
◆定　義：筋肉内血管腫は筋肉内に血管腔が増生する良性病変である．
◆発生機序：組織奇形と考えられている．外傷との関連はない．
◆形　態：肉眼的に筋肉内に境界不明瞭な黄褐色の充実性腫瘤を形成する．組織学的にさまざまな大きさの毛細血管，海綿状血管，静脈性血管，リンパ管が入り交じって増殖する（図16-23）．血栓形成もみられる．筋線維は萎縮し，脂肪組織が浸潤する．
◆臨床的事項：小児および若年成人の下肢，特に大腿，次いで頭頸部，上肢，体幹に好発する．
　徐々に増大する腫瘤として現れ，X線像で静脈石の石灰化陰影が認められる．筋線維間に浸潤性に発育するので，手術後の取り残しのため約30％に再発が生じる．

リンパ管腫 lymphangioma
◆定　義：リンパ管腫はリンパ管が増生する小児の良性病変である．
◆発生機序：多くは先天性で，リンパ管系の組織奇形と考えられる．
◆形　態：肉眼的に多嚢胞状あるいはスポンジ状腫瘤を形成し，内腔には水あるいはミルク様液体をいれている．組織学的に海綿状・嚢胞状リンパ管腫はさまざまな大きさの壁が薄い拡張したリンパ管からなり，内腔は1層の内皮細胞で覆われている．内腔は空か，あるいはリンパ液をいれている．間質にはリンパ組織を伴うことが多い．
◆臨床的事項：嚢胞状リンパ管腫はヒグローマとして知られ，乳児の頸部に発生する．リンパ流のうっ滞のためにそこが嚢状に腫脹する．海綿状リンパ管腫は口腔粘膜，皮下，後腹膜，縦隔などに発生し，巨舌症，象皮症など当該部位の巨大化をみる．

グロムス腫瘍 glomus tumor
◆定　義：グロムス腫瘍は，皮膚末梢の小動静脈吻合部のグロムス細胞（modified 平滑筋細胞）が増殖した良性腫瘍である．
◆発生機序：毛細血管の先端にある神経筋性装置（血管球）に由来する．
◆形　態：好酸性の明るい細胞質をもった均一な円形細胞が毛細血管周囲に上皮様配列をとり，増殖する（図16-24）．間質は時に硝子化あるいは粘液状変化を示す．免疫組織化学的に平滑筋アクチンには陽性であるが，デスミンは陰性である．
◆臨床的事項：若年成人の四肢，特に爪床に数mm径の小さな赤紫色の病巣を形成し，発作性の激痛を伴う．

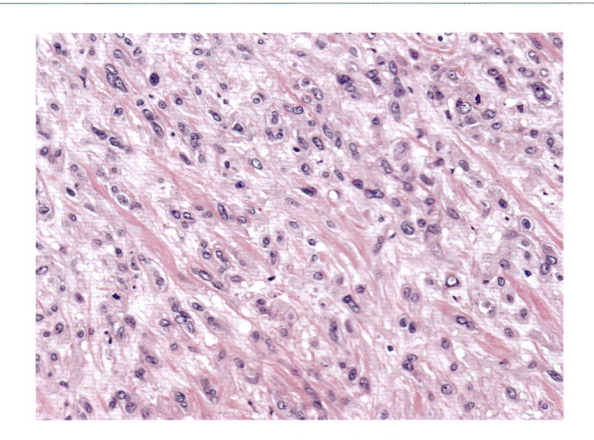

図 16-25　類上皮血管内皮腫
上皮様細胞が線維粘液状基質を背景に索状に配列する．

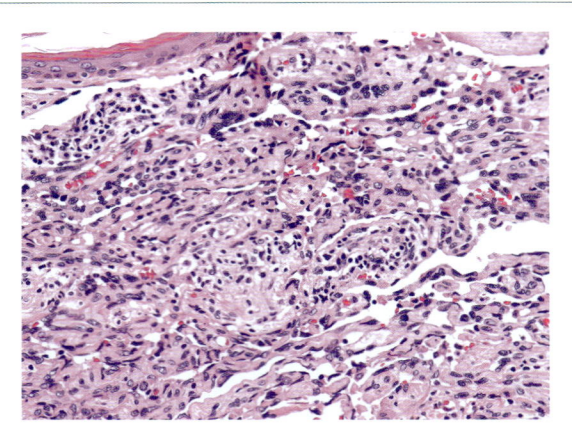

図 16-26　血管肉腫
皮膚真皮に不整な融合状血管網を形成する．

カポジ肉腫 Kaposi sarcoma
◆定　義：Kaposi肉腫は，皮膚またはほかの臓器に発症する多中心性の血管性腫瘍である．
◆発生機序：血管内皮細胞にヒトヘルペスウイルス8型（HHV-8）が感染し，免疫，遺伝子および環境因子の相互作用によって発症すると考えられている．
◆形　態：初期像は真皮内に1層の内皮細胞で縁取られた不整形の小管腔が増生する．次いで不規則な血管の間に紡錘形細胞が束状に増殖し，細胞間に小さな裂隙を形成する．出血あるいはガラス滴様顆粒が認められる．免疫組織化学的に内皮細胞のマーカーであるCD34およびCD31が陽性であるが，第VIII因子関連抗原は陰性である．
◆臨床的事項：南ヨーロッパの白人またはユダヤ人の男性，赤道アフリカ地方の黒人男性，腎移植後などの免疫抑制患者およびAIDS患者に発症する．下肢遠位側に紫紅色の紅斑あるいは紫斑として初発し，次いで局面あるいは結節を生じる．一時期消退することもあるが，再発をくり返し経過が長い．
　AIDS患者は進行が速く，皮膚だけでなく口腔粘膜，リンパ節，内臓に病変が多発する．

類上皮血管内皮腫 epithelioid hemangioendothelioma
◆定　義：類上皮血管内皮腫は血管中心性に発生し，上皮様形態をとるため癌腫と誤られやすい転移の危険性のある血管性腫瘍である．
◆発生機序：肝病変では経口避妊薬との関係が示唆されている．染色体相互転座 t（1；3）（p36；q25）による wwTR1-CAMTA1 キメラ遺伝子が検出される．
◆形　態：肉眼的に紡錘状の血管内腫瘤を形成し，基質化血栓に類似するが，周囲の軟部組織と強固に癒着する．組織学的には上皮様形態を示す類円形の内皮細胞が小胞巣状あるいは索状に配列する（図16-25）．

細胞質は好酸性で，赤血球をいれた管腔形成がみられる．間質は粘液状あるいは硝子化を示す．時に核異型が高度で分裂像が多く，紡錘形細胞形態が目立ち，悪性像を示すこともある．免疫組織化学的にCD34およびCD31が陽性である．
◆臨床的事項：成人の四肢浅層あるいは深部軟部に疼痛を伴った腫瘤として生じ，小静脈から発生することが多い．軟部以外に肺，肝，骨にも発生する．転移率は20〜30％，死亡率は10〜20％である．

血管肉腫 angiosarcoma
◆定　義：血管肉腫は内皮細胞への分化を示す悪性腫瘍である．リンパ管肉腫も同義語である．
◆発生機序：頭部外傷，慢性リンパ浮腫および放射線照射が病因と考えられている．特異的な染色体異常は明らかでない．
◆形　態：皮膚血管肉腫は肉眼的に境界不明瞭な出血性病変として認められ，時に皮膚潰瘍を伴う．割面では微小嚢胞状あるいはスポンジ状の血腫様外観を示す．
　組織学的に血管形成の度合いに応じて，未分化な部分から分化した部分まで混在してみられる（図16-26）．分化した部分では，異型内皮細胞が単層から多層に配列して増殖し，不規則に吻合した小血管腔を形成する．未分化な部分では上皮細胞に類似した多角形細胞が充実性に増殖する．間質には赤血球漏出と炎症細胞浸潤が高度である．免疫組織化学的にCD34，CD31，第VIII因子関連抗原などの内皮細胞マーカーが陽性である．
◆臨床的事項：皮膚血管肉腫は血管肉腫の中では最も頻度が高い．高齢者の男性の頭皮あるいは顔面に好発し，初発は不明瞭な淡紅色斑で，紫斑を伴い，次第に易出血性隆起性局面を形成する．リンパ浮腫を伴う血管肉腫は，乳癌術後の障害として手術側上肢にリンパ浮腫が生

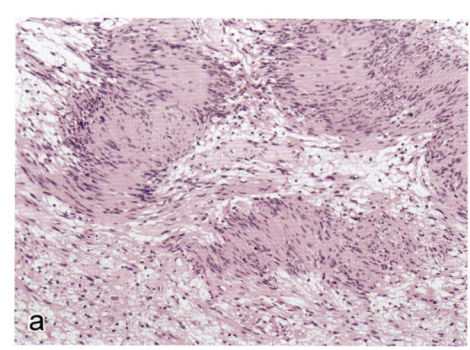

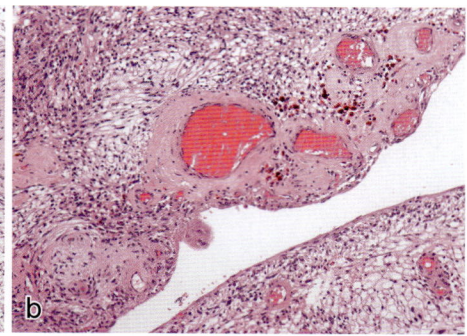

図 16-27 神経鞘腫
a．Antoni A 型および Antoni B 型の像が混在してみられる．
b．二次的変性による嚢胞形成，ヘモジデローシス，血管周囲の硝子化．

じ，これが長期間持続したのちに生じる血管肉腫で，Stewart-Treves 症候群と呼ばれる．下肢のリンパ浮腫に続発する血管肉腫もある．血管肉腫の予後は極めて悪く，早期に局所再発，さらに肺転移をきたして患者は2年以内に死亡する．5年生存率は 10〜20% である．

8．末梢神経性腫瘍，腫瘍様病変

外傷性神経腫 traumatic neuroma

◆定　義：外傷性神経腫は神経幹が切断されたのち，切断部が腫大して腫瘍様腫瘤を形成したものである．切断神経腫 amputation neuroma とも呼ばれる．

◆発生機序：真の腫瘍ではなく，一種の修復過程である．

◆形　態：肉眼的に神経幹の近位断端側に比較的境界明瞭な灰白色の結節性腫瘤を形成する．組織学的には神経線維束に含まれる軸索，Schwann 細胞，神経周膜細胞が線維性結合組織の間質を伴って種々の配列を示しながら増殖する．

◆臨床的事項：四肢に多くみられ，外傷以前の部位に発生する．圧痛や自発痛を伴う硬い結節として出現する．

神経鞘腫 schwannoma

◆定　義：神経鞘腫は末梢神経に発生する腫瘍性 Schwann 細胞からなる良性腫瘍である．

◆発生機序：不明の点が多いが，22 番染色体長腕に位置する NF2 遺伝子の異常および NF2 蛋白（Merlin/schwhannomin）の発現消失が関係していると考えられている．

◆形　態：肉眼的に境界明瞭で被膜を有する孤在性腫瘤を形成する．割面では褐色あるいは部分的に黄色調を呈する．神経幹が被膜に沿って密着してみられる．嚢胞状になることがまれではない．組織学的には，細長い紡錘形の腫瘍性 Schwann 細胞が核の柵状配列を示しながら束状に錯綜し，あるいは渦巻き状に配列する（Antoni A 型）．細胞の分布がまばらで，基質は粘液状の部分（Antoni B 型）もみられ，これら2型が種々の割合で混在する（図 16-27）．出血，血栓形成などがあり，ヘモジデリンあるいは脂肪を貪食したマクロファージが出現する．嚢胞状変性，血管周囲の硝子化などの二次的変化もよくみられる．これらの変化は特に大きい腫瘍あるいは陳旧性腫瘍に現れる．免疫組織化学的に S-100 蛋白が陽性である．

◆臨床的事項：四肢，体幹，頭頸部などの軟部深層に末梢神経と関連して発生する．縦隔，後腹膜，脊髄後根あるいは脳神経，特に聴神経（小脳橋角部）にもみられる．発育は緩徐で，大きさは 1〜数 cm 径のものが多いが，縦隔，後腹膜のものは大きい．腫瘍が小さいものは無症状であるが，大きいものや脊髄後根に生じたものは麻痺あるいは持続性疼痛をきたす．

神経線維腫 neurofibroma

◆定　義：神経線維腫は末梢神経に発生する腫瘍性 Schwann 細胞，線維芽細胞などが交じり合って構成する良性腫瘍である．

◆発生機序：多彩な細胞から構成されているが，17 番染色体長腕に位置する神経線維腫症1型 neurofibromatosis type 1（NF1）遺伝子の異常が関係していると考えられている．NF1 遺伝子がつくる蛋白質は neurofibromin である．

◆形　態：肉眼的に被膜はなく，灰褐色調，均一な割面を呈し，神経鞘腫で特徴的な二次的な変性所見はみられない．組織学的に腫瘍性 Schwann 細胞，神経周膜細胞，線維芽細胞が増殖し，これらの細胞の束が不規則かつうねった走行を示す（図 16-28）．間質にはまばらな膠原線

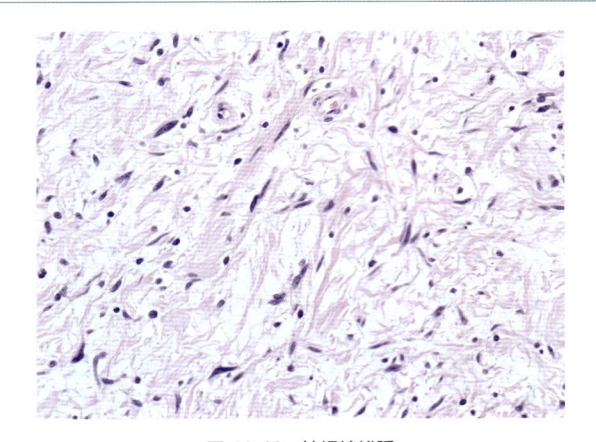

図 16-28　神経線維腫
膠原線維と浮腫状基質を背景に紡錘形細胞がうねった走行を示す．

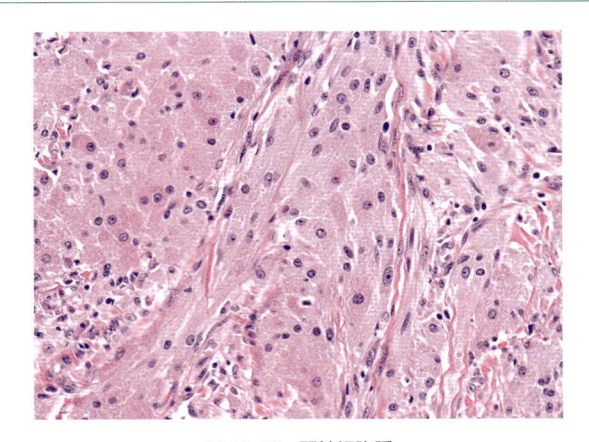

図 16-29　顆粒細胞腫
豊富な好酸性顆粒状胞体をもった大型細胞が集簇する．

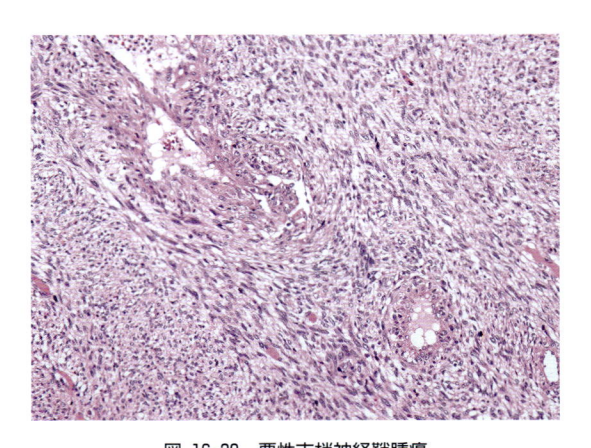

図 16-30　悪性末梢神経鞘腫瘍
紡錘形細胞が血管周囲に渦巻き状，柵状に配列して錯綜する．

維あるいは浮腫状の基質を伴う．
◆臨床的事項：孤立性神経線維腫 solitary neurofibroma は皮膚および皮下に多く発生する．神経との関係は不明なことが多い．蔓状神経線維腫 plexiform neurofibroma は末梢神経に沿って数珠状につながる腫瘤を形成し，神経線維腫症1型に合併することが多い．

神経線維腫症 1 型　neurofibromatosis type 1（NF1）
◆定　義：神経線維腫症1型は，多発性の神経線維腫と皮膚の色素沈着を特徴とする常染色体性優性の遺伝的疾患である．
◆発生機序：NF1 の患者にはすべての細胞に *NF1* 遺伝子異常（胚細胞変異）があり，神経線維腫は二次的な *NF1* 遺伝子異常（体細胞変異）が加わった結果生じると考えられている．
◆形　態：皮膚に多発する神経線維腫は被膜をもたない限局性腫瘤を形成する．組織学的には通常の神経線維腫と同様で，腫瘤内に血管，汗腺，毛根などを取り込む．浸潤する肥満細胞が多い．
◆臨床的事項：神経線維腫は全身の皮膚に生じるが，内臓にもみられる．さらに，皮膚にコーヒー色をしたカフェオレ斑 café-au-lait spots をみるのが特徴的である．蔓状神経線維腫を合併したり，皮膚腫瘤がびまん性に広がって象皮病を示すことがある．脊椎側弯症などの骨格変形を伴うこともある．さらに，悪性末梢神経鞘腫瘍あるいは神経膠腫を合併する．

顆粒細胞腫　granular cell tumor
◆定　義：顆粒細胞腫は顆粒状の胞体をもった細胞の増殖からなる良性腫瘍である．
◆発生機序：Schwann 細胞由来の神経性腫瘍と考えられている．

◆形　態：肉眼的に比較的境界明瞭な硬い灰白色の結節性腫瘤を形成する．組織学的には円形あるいは多角形の大型細胞からなり，細胞質に豊富な好酸性の顆粒をもち，核は小さく偏在している（図 16-29）．これらの腫瘍細胞は集簇し，その周囲を細い膠原線維で区画されている．免疫組織化学的に S-100 蛋白が陽性である．
◆臨床的事項：発生部位は舌に最も多く，乳房，消化管，特に食道，皮膚，皮下などである．大きさは 1〜2 cm 程度である．本腫瘍は基本的に良性であるが，極めてまれに悪性型をみる．

悪性末梢神経鞘腫瘍
　malignant peripheral nerve sheath tumor（MPNST）
◆定　義：悪性末梢神経鞘腫瘍は，末梢神経から発生，あるいは末梢神経への分化を示す悪性腫瘍である．
◆発生機序：NF1 の患者に併発するものが過半数を占めている．その場合は神経線維腫から発生すると考えら

れている．NF1 の患者に続発した MPNST に *NF1* 遺伝子の変異が検出されている．
◆形　態：肉眼的に坐骨神経などの神経幹から発生する場合は神経と連続する紡錘状腫瘍を形成する．腫瘍径は 5 cm 以上と大きい．割面では白色から黄褐色で，出血，壊死をしばしば認める．多くの MPNST は深在性であるが，NF1 の患者で表在性の神経線維腫から発生した場合は皮膚から膨隆する腫瘍を形成する．組織学的には長紡錘形の腫瘍細胞の密な束状配列からなる（図 16-30）．これらの細胞束は相互に錯綜し，粘液に富むまばらな部分と密な細胞増殖を示す部分が混在する疎密配列を示す．柵状ないしは渦巻き状配列もみられる．細胞境界は不明瞭で，細長く伸びた好酸性胞体とクロマチンの増量した紡錘形ないしは楕円形の核を有する．一般的に紡錘形細胞が単調に増殖し核の多形性は乏しいが，時に奇怪な巨細胞の出現を伴うことがある．核分裂像は多い．免疫組織化学的に S-100 蛋白は MPNST の 50〜90% に陽性となる．ただし染色性は限局的で，陽性細胞も少数である．
◆臨床的事項：大多数の MPNST は 20〜50 代の成人の四肢近位部，躯幹，頸部に好発する．NF1 に合併する群は，合併のない群に比べて発生年齢が低い．ほかの高悪性度肉腫と同様に，局所再発や遠隔転移の頻度が高い．5 年生存率は 30〜40% である．

ユーイング肉腫/原始神経外胚葉性腫瘍
primitive neuroectodermal tumor（PNET）
◆定　義：Ewing 肉腫/原始神経外胚葉性腫瘍は，神経外胚葉性分化を示す小型円形細胞肉腫である．
◆発生機序：染色体相互転座 t（11；22）（q24；q12）ないし t（21；22）（q22；q12）がみられ，その結果生じるキメラ遺伝子 *EWSR1-FLI1* ないし *EWSR1-ERG* がほとんどの症例で検出される．
◆形　態：肉眼的に腫瘍は，通常，深部筋肉内にあり，軟らかく，髄様で，灰白色の多結節状腫瘍を形成し，壊死や出血を交える．組織学的に均一な小型円形細胞がびまん性，シート状に密に増殖する（図 16-31）．細胞境界は不明瞭で，細胞質は乏しく淡明で，核クロマチンは繊細である．腫瘍細胞は胞巣状に配列することが多いが，中心部は無細胞性で細線維をもつ Homer-Wright 型ロゼット配列を示すことがある．免疫組織化学的に NSE および MIC-2 遺伝子蛋白（CD99）が陽性である．
◆臨床的事項：骨の Ewing 肉腫/PNET と同様に，年長児と若年成人に多い．傍脊椎領域，胸壁，後腹膜，下肢などに好発する．肺，腎などの内臓，皮膚にも発生する．高悪性度腫瘍であるが，多剤併用全身化学療法と，外科的切除または放射線照射療法の集学的治療によって，発症時非遠隔転移例では約 70% の 5 年無病生存率が得られている．

9．軟骨・骨形成性腫瘍
間葉性軟骨肉腫 mesenchymal chondrosarcoma
◆定　義：間葉性軟骨肉腫は，未熟な間葉組織と島状の軟骨組織との二相性形態を示すまれな悪性腫瘍である．
◆発生機序：染色体欠失異常 del（8）（q13；q21）によるキメラ遺伝子 *HEY1-NCOA2* が検出される．
◆形　態：肉眼的に境界明瞭な分葉状の灰白色調腫瘍を形成する．割面では軟骨形成がみられることもある．組織学的には未熟間葉組織は未分化な小型円形細胞が，血管周皮腫に類似した裂隙状ないし拡張した多数の血管を伴ってびまん性に増殖する（図 16-32）．軟骨組織はよく分化した硝子化軟骨基質をもち，両組織には移行がなく，軟骨島の境界は明瞭である．

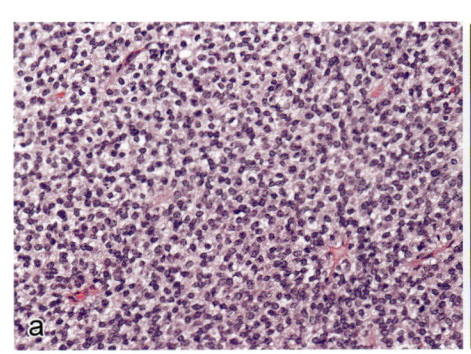

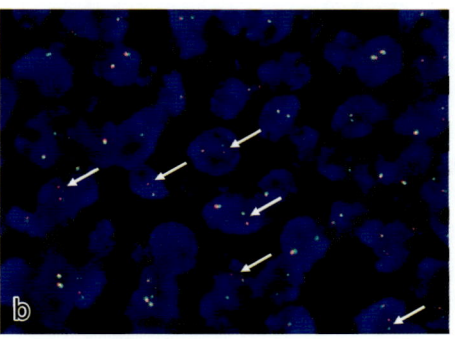

図 16-31　Ewing 肉腫/原始神経外胚葉性腫瘍
a．均一な小型円形細胞がシート状に増殖する．
b．EWSR1 プローブを用いた FISH 解析では，EWSR1 遺伝子変異（転座）による二色分離シグナルが認められる（⇦）．

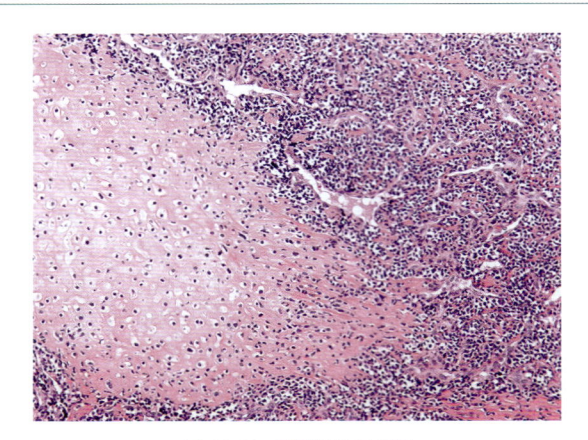

図 16-32 間葉性軟骨肉腫
未分化な小型円形細胞と島状の分化した軟骨組織からなる.

図 16-33 骨外性骨肉腫
異型性の強い紡錘形細胞.大型の多形細胞がレース状の類骨を産生する.

◆臨床的事項：20〜30代の若年者に好発し，眼窩などの頭頸部に多い．X線像あるいはCT画像で腫瘍内に石灰化陰影が認められることが多い．悪性度が高い腫瘍で，局所再発や遠隔転移が多い．経過が長いのが特徴で，10年以上経ってから転移が生じる例もある．

骨外性骨肉腫 extraskeletal osteosarcoma
◆定　義：骨外性骨肉腫は軟部組織に発生し，骨あるいは類骨を産生する高悪性度腫瘍である．
◆発生機序：不明で特異的な染色体異常も明らかでない．外傷後あるいは放射線照射後に発生する症例がある．
◆形　態：肉眼的に骨様に硬い部分を交えた灰白色調の腫瘤を形成し，部分的に出血，壊死を伴う．腫瘍径は平均8〜10 cmと大きい．組織学的には通常の骨肉腫と類似し，異型性の強い核をもつ紡錘形ないし不整形細胞が増殖し，種々の程度に類骨および石灰化を伴った幼弱骨が形成される（図16-33）．軟骨形成，骨芽細胞様腫瘍細胞，悪性線維性組織球腫様の線維芽細胞様腫瘍細胞などを伴うものもある．
◆臨床的事項：40歳以降の成人の四肢，特に下肢の軟部深層に増大する腫瘍として気づかれることが多い．X線像あるいはCT画像では，不規則な斑状またはわずかな骨化を伴う軟部腫瘍陰影を呈する．通常の骨肉腫と同様に，広範切除術と抗癌剤化学療法が行われる．しかし，高齢者では化学療法が困難なことがある．予後は不良で，肺転移などが生じて5年生存率は30％程度である．

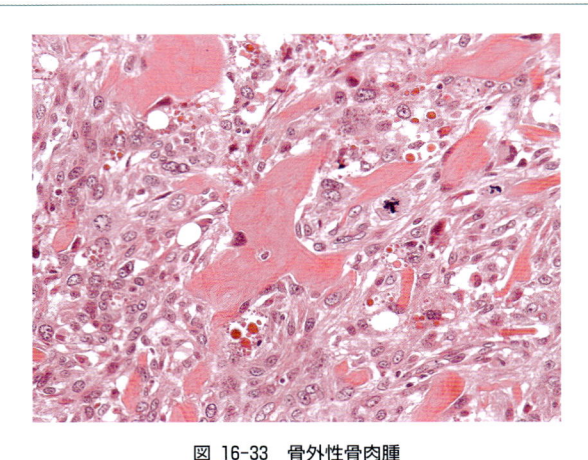

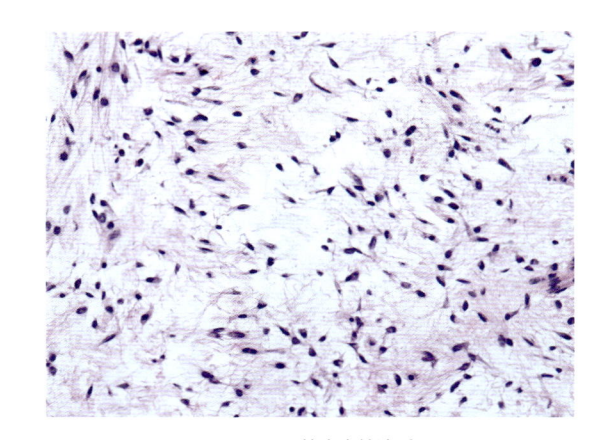

図 16-34 筋肉内粘液腫
豊富な粘液状基質を背景に小型の紡錘形細胞がまばらに増殖する.

10. その他の腫瘍

筋肉内粘液腫 intramuscular myxoma
◆定　義：筋肉内粘液腫は，豊富な粘液状基質と異型の乏しい紡錘形細胞からなる良性腫瘍である．
◆発生機序：線維性骨異形成と同じ $Gs\alpha$ 遺伝子変異が認められ，この遺伝子異常が腫瘍発生に関係していると推測されている．
◆形　態：腫瘍は最大径5 cm以上の大きさのものが多く，割面では粘性のある分葉状腫瘤を示す．組織学的には均一で核異型が軽度の小型の紡錘形ないし星型の細胞が豊富な粘液状基質を背景にまばらに増殖する（図16-34）．血管形成は乏しい．
◆臨床的事項：成人の大腿，肩，殿部の筋肉内に好発する．周囲の骨格筋へ浸潤性に発育するが，切除後の再発

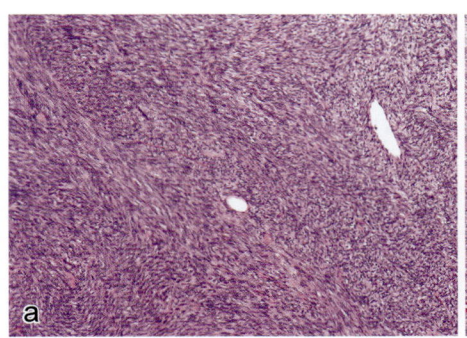

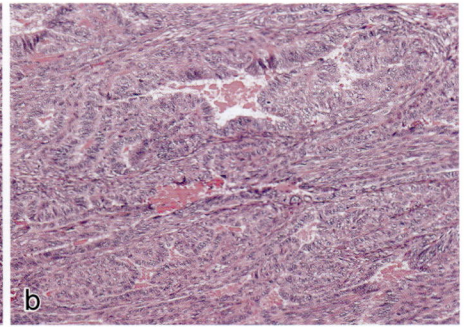

図 16-35 滑膜肉腫
a．均一な短紡錘形細胞が単調に束状配列を示す単相型．
b．短紡錘形細胞間に上皮様細胞が腺腔形成を示す二相型．

はまれで，転移をきたすことはない．線維性骨異形成と合併例は Mazabraud 症候群と呼ばれる．

滑膜肉腫 synovial sarcoma

◆定　義：滑膜肉腫は間葉系腫瘍でありながら，さまざまな上皮性分化を示す紡錘形細胞腫瘍である．

◆発生機序：染色体相互転座 t（X；18）（p11；q11）がみられ，その結果生じるキメラ遺伝子 *SS18-SSX* が検出される．

◆形　態：肉眼的に白色調の多結節状腫瘍を形成し，周囲組織へ浸潤する．組織学的には単相型，二相型，低分化型に亜分類される（図16-35）．単相型は比較的小型で均一な卵円形核をもつ短紡錘形細胞が単調に束状配列を示す．多くの症例で血管形成が目立ち，血管周皮腫様形態がみられる．二相型はこれらの短紡錘形細胞間に卵円形核と豊富な胞体をもつ上皮様細胞が腺腔形成あるいは乳頭状構造を示す．低分化型の頻度は低いが，未分化な小型円形細胞が密にシート状に増殖し，Ewing 肉腫/PNET に類似する．免疫組織化学的にビメンチン以外に上皮性マーカーであるサイトケラチンおよび EMA が陽性である．

◆臨床的事項：主に 15～35 歳の若年成人の四肢軟部組織，特に膝周囲，関節近傍，腱鞘に好発する．まれに頭頸部および肺，腎，前立腺，消化管などの内臓に発生する．有痛性腫瘤として現れ，X線像で不規則な石灰化陰影が認められる場合がある．発育は比較的遅いが，所属リンパ節への転移とともに，末期には広範な血行性転移をきたす．5 年生存率は 36～76% といわれる．

類上皮肉腫 epithelioid sarcoma

◆定　義：上皮様細胞形態を示す軟部肉腫である．

◆発生機序：22 番染色体長腕に位置する *INI1* 遺伝子の欠失変異が検出される．約 20% が外傷に関連して発生

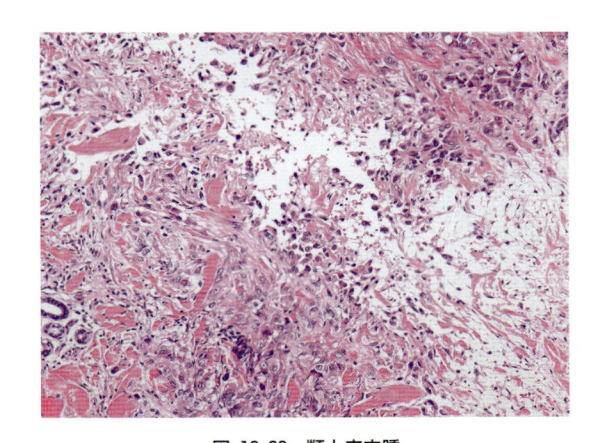

図 16-36 類上皮肉腫
上皮様細胞と紡錘形細胞が壊死巣を取り囲む肉芽腫パターン．

している．

◆形　態：肉眼的に皮膚あるいは皮下の小型の境界不明瞭な結節として認められる．腱あるいは筋膜を巻き込み，壊死，出血を示すより大型の多結節状腫瘍を形成する場合もある．組織学的には腫瘍細胞は大型類円形ないし多角形で，好酸性で豊富な胞体と大型の明るい核と核小体の明瞭な上皮様形態を示す（図16-36）．これらの上皮様細胞が一部紡錘形細胞形態をとり，結節中心部の硝子化，壊死巣を取り囲む肉芽腫様パターンがみられる．時に核が偏在し，細胞質内に硝子様封入体をもったラブドイド細胞が出現する．免疫組織化学的にビメンチン，サイトケラチンおよび EMA が陽性である．

◆臨床的事項：20～40 歳の比較的若年成人に多く発生する．四肢の末梢，特に前腕と手指に好発する．単発あるいは多発して現れ，皮膚潰瘍を伴う場合もある．体幹の深部に生じる例もある．腫瘍の発育は遅いことが多い．経過は長く，再発傾向が強い．10 年以上経ってから再発や転移をきたすものがある．転移は肺，リンパ節，

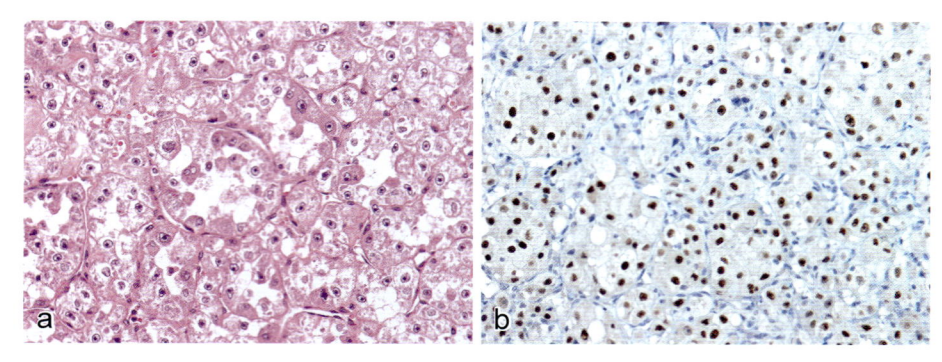

図 16-37 胞巣状軟部肉腫
a．大型の類円形から多角形細胞が胞巣状配列を示す．
b．免疫組織化学染色では，腫瘍細胞の核に TFE3 が陽性となる．

皮膚に多い．治療は，早期に広範切除を行うか，あるいは不可能であれば切断が必要である．

胞巣状軟部肉腫 alveolar soft part sarcoma

◆定　義：胞巣状軟部肉腫は内分泌組織に似た類臓器構造を示す軟部肉腫である．

◆発生機序：起源は不明である．相互転座を含む染色体異常 der (17) t (X ; 17) (p11 ; q25) と，その結果生じるキメラ遺伝子 *ASPSCR1-TFE3* が検出される．

◆形　態：肉眼的に骨格筋内に比較的大きな灰白色または灰黄色の軟らかい腫瘤を形成する．出血，壊死巣を伴う．組織学的には大型の類円形あるいは多角形細胞が豊富な毛細血管によって区画された胞巣状形態を示す（図 16-37）．腫瘍細胞の核は空胞状で核小体が目立ち，核分裂像は少ない．細胞質には好酸性でジアスターゼで消化されない PAS 陽性の顆粒ないし針状の結晶構造が認められる場合が多い．免疫組織化学的に TFE3 が核に陽性となる．

◆臨床的事項：15～35 歳の女性に多く，四肢，特に大腿および殿部に好発する．乳児・小児発生例は頭頸部，特に眼窩，舌に好発する．血管に富む腫瘍であることから，拍動を触知したり，聴診により雑音が聴取される場合がある．腫瘍の発育は遅いが，長期的に生命予後はよくない．肺や脳へ遠隔転移することが多い．

軟部淡明細胞肉腫 clear cell sarcoma of soft tissue

◆定　義：軟部淡明細胞肉腫は，淡明細胞が特徴的なメラノサイトへの分化を示す軟部肉腫である．

◆発生機序：神経堤細胞を起源にすると考えられている．染色体相互転座 t (12 ; 22) (p13 ; q12) がみられ，その結果生じる融合遺伝子 *EWS-ATF1* が検出される．

◆形　態：肉眼的に腱，腱膜と癒着した多結節，灰白色調腫瘤を形成する．組織学的には類円形あるいは短紡錘形細胞が線維性結合組織で区画されて胞巣状に増殖する（図 16-38）．核は空胞状で，明瞭な核小体をもち，細胞質は淡明ないしは弱好酸性である．腫瘍性多核巨細胞が出現することがある．時に胞体内にメラニン色素が認められる．免疫組織化学的に S-100 蛋白およびメラニン産生関連蛋白（HMB-45）が陽性である．

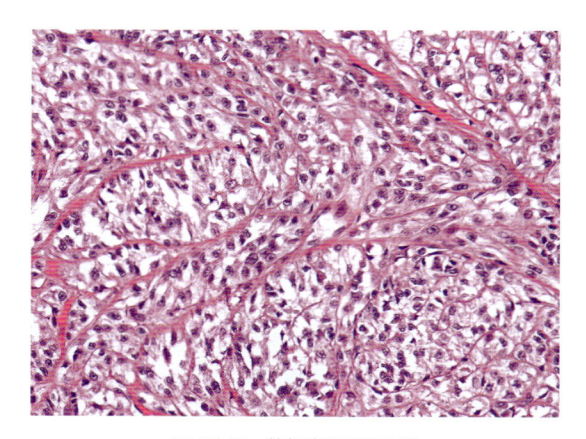

図 16-38 軟部淡明細胞肉腫
淡明な胞体をもつ類円形から短紡錘形細胞が小胞巣状に増殖する．

◆臨床的事項：20～40 代の若年成人の四肢遠位，特に足部，足関節，膝関節に好発する．腫瘤は徐々に増大し，約半数は疼痛や圧痛を伴う．経過は長く，再発率が高い．リンパ節転移を生じることが多い．そのほか，肺，骨への転移がみられる．予後は不良で，5 年生存率は約 50% である．

骨外性粘液型軟骨肉腫
extraskeletal myxoid chondrosarcoma

◆定　義：骨外性粘液型軟骨肉腫は命名とは異なり，軟骨細胞への分化の乏しい比較的低悪性度の軟部肉腫である．

◆**発生機序**：起源は不明であるが，神経外胚葉への分化が示唆されている．染色体相互転座 t（9；22）（q22；q12）ないし t（9；17）（q22；q11）がほとんどの例でみられ，その結果生じるキメラ遺伝子 *EWS-CHN* ないし *TAF2N-CHN* が検出される．

◆**形　態**：肉眼的に境界明瞭な分葉状，多結節状腫瘍を形成する．内部は灰白色調，ゼラチン状で，出血，囊胞形成を示す．組織学的には分葉状構造がみられ，豊富な粘液状基質の中に好酸性胞体をもった小型の円形あるいは短紡錘形細胞が索状ないしレース状に配列する（**図16-39**）．核分裂像は少ない．

◆**臨床的事項**：成人の四肢近位部，特に大腿および体幹の深部軟部組織に発生する．徐々に増大する腫瘍として自覚される．腫瘍の発育は遅いが，不十分な切除では局所再発をきたすので十分な広範切除が必要である．10年生存率は 60～70％ である．

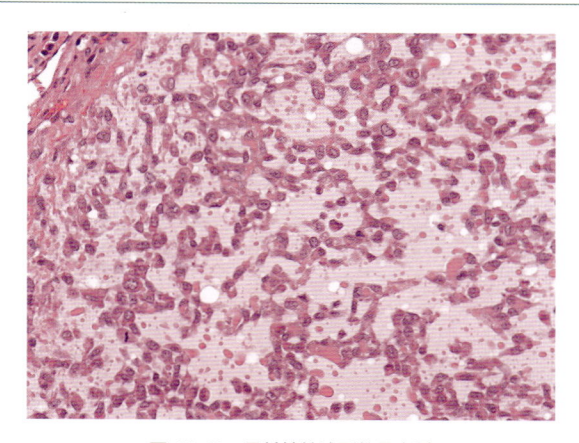

図 16-39　骨外性粘液型軟骨肉腫
豊富な粘液状基質を背景に好酸性胞体をもった短紡錘形細胞が索状に配列する．

◆**主要文献**

1) 長谷川匡，小田義直編：軟部腫瘍．腫瘍病理鑑別診断アトラス，文光堂，2011．
2) Weiss SW, Goldblum JR：Enzinger and Weiss's Soft Tissue Tumors. 5th ed, Mosby Elsevier, 2008.
3) 吉川秀樹，越智隆弘編：骨・軟部腫瘍および関連疾患．最新整形外科学大系，中山書店，2007．
4) Scheithauer BW, Woodruff JM, Erlandson RA：Tumors of the Peripheral Nervous System, Atlas of Tumor Pathology, Third Series, Fascicle 24, Armed Forces Institute of Pathology, 1999.
5) Fletcher CDM, Unni KK, Mertens F：Pathology and Genetics of Tumours of Soft Tissue and Bone. World Health Organization Classification of Tumours, IARC Press, 2002.
6) LeBoit PE, Burg G, Weedon D, Sarasin A：Pathology and Genetics of Skin Tumours. World Health Organization Classification of Tumours, IARC Press, 2006.
7) Louis DN, Ohgaki H, Wiestler OD, Cavenee WK：WHO Classification of Tumours of the Central Nervous System. 4th ed, IARC Press, 2007.

第17章
小児疾患

A 非腫瘍性疾患

1. 先天異常（先天奇形・染色体異常・遺伝性疾患）

先天異常 congenital anomaly

◆定　義：出生時に存在する正常でない発生発達の状態で，構造，行動，機能および代謝の異常を表し，先天奇形 congenital malformation とは同義語である．異常の型としては奇形 malformation，破壊 disruption，変形 deformation がある．複数の奇形が生じた場合は多発奇形症候群 malformation syndrome と呼び，連鎖 （sequence；第一段階の異常が原因となって，第二，第三の奇形が引き起こされたもの），症候群（syndrome；ある特異的な共通した原因によって起こる多発異常の併存したもの），連合（association；2つ以上の異常が偶発的ではなく併発するが，相互にどのような関連性があるのかいまだに解明されていないもの）に分類される．

◆発生機序：先天異常の発生原因は遺伝因子と環境因子に分けることができる．このうち遺伝因子は先天異常の原因の15％程度である．遺伝因子による先天異常はさらに染色体異常症，単一遺伝子異常，多因子遺伝異常，隣接遺伝子症候群に分類される．環境因子による先天異常は催奇形因子に母体が曝露されて生じる．催奇形因子の作用は母体と胎児の遺伝子型，曝露時の発生段階，量と曝露期間によって左右される．催奇形因子は発生途上の組織，細胞に特異的な機序で作用し，異常な胚子形成をもたらす．環境因子は先天異常の原因の10％程度である．遺伝的および環境的影響の相互作用は先天異常の25％程度とされる．先天異常の発生原因を明確に区別することは困難なことが多く，全先天異常の50％程度は原因が明らかでない．

◆形　態：

1. 奇　形：器官形成の間に起こる異常で，1つの器官ないし器官の一部，または体の広範な領域の形態異常をいう．遺伝因子，環境因子，あるいはその両者によって起こり，これらの因子が独立して作用する場合と協調して作用する場合がある．

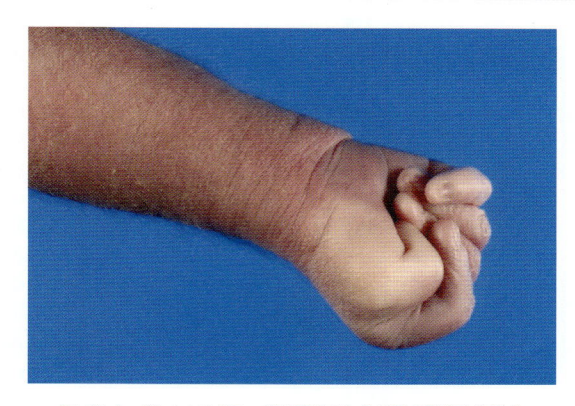

図 17-1　18トリソミー症候群にみられる手指屈曲重合

2. 破　壊：いったん形成された正常な構造が破壊過程によって形態的な変化をきたしたものをいう（循環障害による消化管閉鎖，羊膜索症候群による体の一部の欠損など）．

3. 変　形：機械的な力によって生じる，体の一部分の異常な形状，形態あるいは位置をいう（彎曲足，先天性股関節脱臼など）．

　染色体異常症のうち，常染色体異常症では21トリソミー trisomy による Down 症候群，18トリソミー症候群，13トリソミー症候群の頻度が高い．トリソミーは過剰な染色体が1個あることをいい，1個足りないとモノソミー monosomy という．21トリソミーは Down 症候群の95％を占め，精神発育遅滞，特異な顔貌（つり上がった眼，内眼角贅皮，鞍鼻，短頭，短頸など），心奇形，筋緊張低下，短い四肢・指趾などをみる．Down 症候群の頻度は25歳未満の女性では妊娠2,000例に1例の割合であるが，母体の年齢とともに頻度は増して，35歳では妊娠300例に1例，40歳では妊娠100例に1例となる．Down 症候群を起こす染色体異常はほかに，21番染色体と13，14または15番染色体との間での不均衡転座

表17-1 ヒトに先天異常を起こすことに関連する主な催奇形因子

催奇形因子	先天異常
薬剤	
アミノプテリン	子宮内胎児発育不全 intrauterine growth restriction (IUGR)，無脳症，水頭症，口唇・口蓋裂
アルコール	胎児性アルコール症候群，IUGR，小頭症，精神発育遅滞
アンフェタミン	口唇・口蓋裂，心異常
イソトレチノイン（13-シス-レチノイン酸）	頭蓋顔面異常，心血管異常
コカイン	IUGR，小頭症，腹壁破裂
サリドマイド	四肢異常，心異常
バルプロ酸	神経管奇形，心異常，頭蓋顔面異常
ブスルファン	口唇・口蓋裂，骨格異常，器官低形成
メトトレキサート	多発奇形，骨格異常
リチウム	心異常
ワーファリン	鼻低形成，眼異常，精神発育遅延
化学物質	
有機水銀	脳性麻痺類似神経症状
鉛	IUGR
ポリ塩化ビニル	IUGR，皮膚変色
感染症	
HIV	IUGR，小頭症
サイトメガロウイルス	小頭症，脳室周囲石灰化，感覚神経障害
水痘ウイルス	IUGR，四肢低形成，精神発達遅滞
トキソプラズマ	小頭症，精神発育遅延，小眼球症，大脳実質石灰化
梅毒	精神発達遅滞，水頭症，先天性聴覚障害
風疹	IUGR，白内障，緑内障，心血管異常
ホルモン	
男性化ホルモン（合成プロゲスチン）	女性胎児生殖器の男性化
ジエチルスチルベストロール	子宮，卵管および腟上部の異常
電離性放射線	精神発育遅滞，小頭症，骨格異常

（4%），有糸分裂での不分離から生じるモザイク現象（1%）がある．18トリソミー症候群では精神発達遅滞，心奇形，耳介低位，手指屈曲などをみる（図17-1）．13トリソミー症候群では精神発育遅滞，全前脳胞症，心奇形，口唇・口蓋裂などをみる．18トリソミー症候群，13トリソミー症候群の乳児が6か月以上生存することは極めてまれである．性染色体異常症にはTurner症候群（45,XO），Klinefelter症候群（47,XXY），superfemale（3倍体X染色体症候群，47,XXX，48,XXXXなど）のほか，47,XYY，46,XX maleなどがあり，性腺の異常を伴うことが多い．

単一遺伝子異常はメンデル式遺伝を示し，家系調査が可能である．優性，劣性，伴性遺伝の遺伝様式に分けることができ，非常に多くの疾患が知られており，異常の種類も異なる．環境因子としての催奇形因子は多数あり，異常の形態もさまざまである（表17-1）．

◆臨床的事項：催奇形因子に対する感受性が最も高く異常を発生しやすい時期は胚子形成期で，受精後3週から8週である．大部分の先天異常は胚子形成期に起こるものの，この前後の期間でも異常を誘発する可能性がある．多くの先天異常は予防が可能である．

奇形症候群の中に，特定の小児腫瘍の発生頻度の高いものが知られている．代表的なものとして，Beckwith-Wiedemann症候群（臍部内臓脱出，巨舌，巨人症，片側肥大，悪性腫瘍），Denys-Drash症候群（男性仮性半陰陽，ネフローゼ症候群，腎芽腫など），Perlman症候群（巨人症，膵島過形成，内臓肥大，両側性腎芽腫症など）などがある．

胎児水腫 fetal hydrops

◆定　義：全身の浮腫と体腔内水分貯留を主徴とする胎児の異常．母児間血液型不適合（主としてRh不適合妊娠）による免疫性胎児水腫と，それ以外の非免疫性胎児水腫に大別される．

◆発生機序：母児間血液型不適合による免疫性胎児水腫は，Rh（D）陰性の母親がRh（D）陽性の胎児を妊娠した場合に発生する．Rh（D）陽性の胎児の血液が経胎盤的にRh（D）陰性の母体血液に移行した場合，母親には

A．非腫瘍性疾患　875

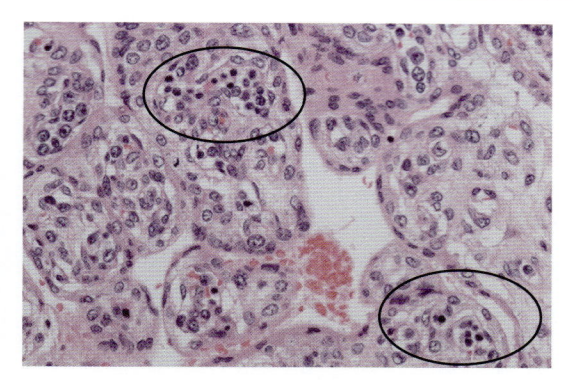

図 17-2　Rh（D）型不適合妊娠にみられた胎児赤芽球症
胎盤絨毛血管内に多数の赤芽球を認める（○内）．

抗 Rh 抗体がつくられる．この抗体が胎児の血液に移行すると胎児血球を攻撃して溶血を起こし，新生児溶血性疾患（胎児赤芽球症 erythroblastosis）を引き起こし，胎児に溶血性貧血が起こる（図 17-2）．この貧血が高度になると免疫性胎児水腫が起こり，重篤な場合は子宮内胎児死亡にいたることがある．Rh（D）以外の抗原も抗体反応を惹起する可能性はあるものの，まれである．

非免疫性胎児水腫の発症原因は心血管奇形（大動脈縮窄症，左心低形成症候群など），染色体異常症（Turner 症候群，21 トリソミー，18 トリソミー，13 トリソミーなど），貧血（双胎間輸血症候群，サラセミアなど），胸腔異常（先天性嚢胞性腺腫様奇形，肺分画症など），感染症（パルボウイルス B19，サイトメガロウイルス，トキソプラズマ，単純ヘルペス，風疹など），先天腫瘍（神経芽腫，肝芽腫，仙尾部奇形腫，胎盤血管腫など），その他（泌尿生殖器異常，腸回転異常，代謝性疾患など）など多岐にわたる．

◆**形　態**：免疫性胎児水腫をきたす溶血性貧血では赤芽球造血が亢進するため，肝のほか脾，腎，副腎などにおける高度の髄外造血がみられる．非免疫性胎児水腫は原因によって形態は異なる．

◆**臨床的事項**：免疫性胎児水腫は血液型不適合妊娠の機序の解明とともに，抗体のスクリーニング検査，抗Dヒト免疫グロブリンの投与により予防が可能となり，現在はまれである．

非免疫性胎児水腫の診断には，胎児感染症の有無，心奇形，染色体異常などの有無を順次行い，原因を検索する必要がある．

2．呼吸器疾患

小児の呼吸器疾患には先天的要因によるものが多く，周産期，乳幼児期における後天的な障害に基づいて発生する疾患との鑑別が困難な場合もある．

気管支狭窄・閉鎖 bronchial stenosis/atresia

◆**定　義**：葉気管支または区域気管支の狭窄もしくは閉鎖をいう．しばしば末梢領域の過膨張による大葉性肺気腫 lobar emphysema を合併する．

◆**発生機序**：気管支内腔の先天性もしくは後天性狭窄・閉鎖（気管支軟骨欠損，慢性気管支炎など），外からの圧迫（嚢胞，腫瘍，異常血管，肺動脈拡張など）が原因として考えられているが，先天性と後天性の鑑別はしばしば困難である．

◆**形　態**：気管支の狭窄もしくは閉鎖によって air trap が生じ，末梢領域が過膨張し，大葉性肺気腫を合併する．閉鎖気管支領域に閉塞性肺炎を生じる．気管支閉鎖部に接する末梢気管枝領域には粘液貯留を伴った嚢胞形成がみられる．

◆**臨床的事項**：くり返す肺炎は，外科的切除の適応となる．

肺分画症 pulmonary sequestration

◆**定　義**：本来の肺気道系と連続がなく，隔絶した気管支肺胞組織があり，大動脈またはその枝を介して横隔膜の上または下から大循環系血液を供給する異常動脈 aberrant artery が存在するもの．肺葉外（正常の肺から完全に分離して形成されているもの），肺葉内（分画肺が正常肺と同一の胸膜で被包され，肺葉内に組み込まれているもの）の 2 型がある．

◆**発生機序**：いずれの型も前腸に由来する副肺原基より生じると考えられているが，詳細は明らかになっていない．肺葉内肺分画症では局所の炎症によって胸膜の癒着が起こり，病変部に異常動脈が侵入して形成される可能性が考えられている．

◆**形　態**：肺葉外肺分画症 extralobar sequestration（ELS）は正常の肺とは完全に分離して形成された分画肺の形成を認めるもので，左下葉に多く発生する．発生部位は縦隔内，食道周囲および横隔膜内などで，腹腔内に生じることもある．大循環系からの動静脈還流を受ける．リンパ管の拡張を伴うことが多い．肺葉内肺分画症 intralobar sequestration（ILS）は既存肺と同じ胸膜内に存在し，大循環系からの動脈血供給を受けるが，静脈は肺静脈に還流する．異常動脈流入部近傍を起始とする気管支系の形成がある．隣接する正常肺からの側副換気による空気の流入により嚢胞が形成される．

◆**臨床的事項**：ELS は ILS と比較して新生児，乳児に多く発見され，横隔膜ヘルニア，漏斗胸の合併がある．食道，胃との結合，気管・食道瘻や胃腸管の重複症に合併する症例などについて，気管肺の形成異常を包括的に説

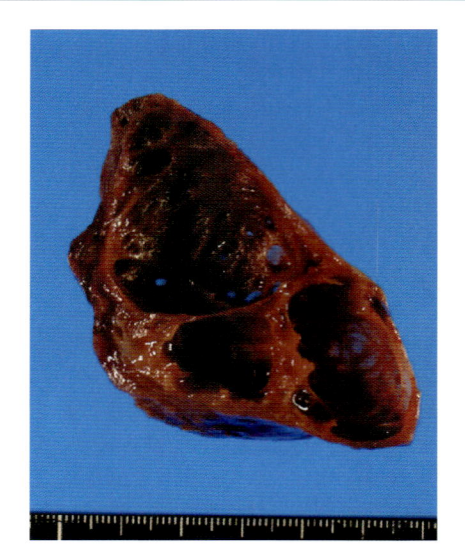

図 17-3 先天性嚢胞性腺腫様肺奇形（CCAM）
　　　　　1型
肺葉全体に及ぶ大型の嚢胞形成を認める．

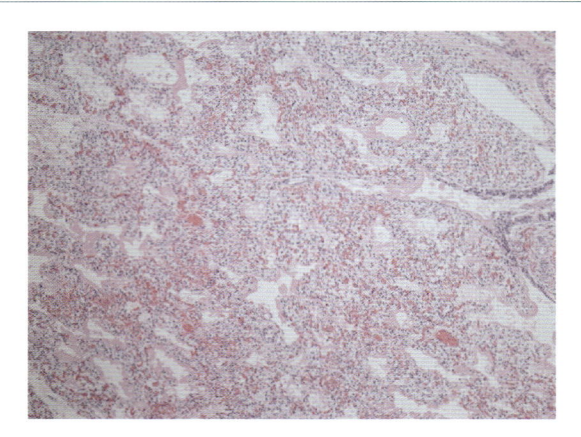

図 17-4 先天性横隔膜ヘルニアに伴った低形成肺にみられた肺硝子膜症

明する気管支肺前腸奇形 bronchopulmonary forgut malformation syndrome の概念が提唱されている．

先天性嚢胞性腺腫様奇形
congenital cystic adenomatoid malformation（CCAM）
◆定　義：肺内に多数の嚢胞を形成する過誤腫性の多房性肺嚢胞性病変．
◆発生機序：過誤腫説や異形成説があるが，不明である．
◆形　態：Stocker は気管気管支のレベルに応じて 0〜4 型の 5 型に分類している．0 型は気管および主気管支レベルに相応し，充実性，気管支様構造と豊富な軟骨を認める．1 型は葉気管支〜近位細気管支レベルに相応する．一葉またはそれ以上の葉にわたる巨大な嚢胞を含む多発性の大小の嚢胞よりなる（図 17-3）．組織学的には特徴的な粘液産生細胞を認め，軟骨を伴うことがある．2 型は細気管支〜呼吸細気管支レベルに相応し，比較的大きさのそろった小型の嚢胞よりなる．3 型は終末細気管支〜肺胞道レベルに相応し，充実性塊状病変を形成する．4 型は肺胞嚢レベルからの発生とされており，Ⅰ型肺胞上皮と扁平な上皮によって覆われた菲薄な壁を有する大型の嚢胞を形成する．
◆臨床的事項：胎生期において胎児水腫を伴う症例は予後不良である．母体の羊水過多を伴うことも多い．新生児期・幼児期には気腫性に拡張した嚢胞の圧迫による呼吸窮迫を生じる．

新生児呼吸窮迫症候群
neonatol respiratory distress syndrome（NRDS）
◆定　義：新生児にみられる胸骨および肋骨下胸壁の陥凹を伴う多呼吸，チアノーゼ，呼吸性喘鳴および特徴的な胸部 X 線写真所見（無気肺，びまん性網状顆粒状浸潤影）を示す病態．早期産低出生体重児に発症し，正期産児にはほとんどみられない．
◆発生機序：肺胞Ⅱ型上皮細胞より合成・分泌される肺サーファクタントが早期産児などでは肺が未熟であるために産生されない．肺サーファクタントは在胎 32 週以後に分泌が促進され，肺胞表面を覆い，呼気終末にも肺胞の安定性を保つ．早期産児では肺サーファクタントが欠乏し，無気肺（肺虚脱）を生じ，重篤な呼吸不全を生じる．
◆形　態：典型的な症例では呼吸細気管支の表面に血漿成分の滲出に伴って生じたフィブリンおよび変性した気管支上皮よりなる硝子膜 hyaline membrane の形成がみられる（図 17-4）．さらに，細気管支の拡張，終末肺胞嚢の虚脱もみられる．これらは生後 1 日以内の肺でみられる．生後 2 日以降には内因性肺サーファクタントが産生され，修復が開始され肺機能は回復に向かう．
◆臨床的事項：かつては予後不良の病態であったが，人工サーファクタント（人工肺表面活性物質）が開発され，補充療法が可能となり，予後は著しく改善した．NRDS の治療に際しての酸素投与と呼吸管理によって生じる肺損傷を気管支肺異形成 bronchopulmonary dysplasia（BPD）という．BPD では気管や主気管支に壊死性気管・気管支炎がみられ，終末細気管支の閉塞性気管支炎，肺胞壁の線維化・肥厚がみられる．
　後期呼吸窮迫症候群として子宮内感染に起因すると考えられている Wilson-Mikity 症候群（WMS）がある．

表 17-2 日本 SIDS 学会の解剖による診断分類

Ⅰ．乳幼児突然死症候群（SIDS）
　Ⅰa．典型的 SIDS：解剖で異常を認めないか，生命に危機を及ぼす肉眼的所見を認めない．軽微な所見を認めるものの死因とは断定できない．
　Ⅰb．非典型的 SIDS：無視はできないものの死因とは断定できない病変を認める．
Ⅱ．既知の疾患による病死
　急死を説明しうる基礎疾患を証明できる．
Ⅲ．外因死
　剖検において外因の根拠が示される．
Ⅳ．分類不能の乳幼児突然死
　Ⅳa．剖検施行症例：死亡状況調査や剖検を含むさまざまな検討でも，病死と外因死の鑑別ができない．
　Ⅳb．剖検非施行症例：剖検が実施されず臨床経過や死亡状況調査からも死因を推定できない．

表 17-3 乳児の突然死をきたす疾患

全身性疾患	感染症（敗血症など），DIC，先天性代謝異常症（脂肪酸代謝異常症など），貧血，多血，栄養失調
循環器疾患	心筋炎，心奇形，大動脈弁狭窄，心内膜線維弾性症，心筋症，横紋筋腫（結節性硬化症），不整脈
呼吸器疾患	気管支肺炎，細気管支炎，気道閉塞（異物，甲状舌管嚢胞，血管腫）
消化器疾患	脱水・電解質異常（腸炎），消化管閉鎖（腸捻転，腸重積），横隔膜ヘルニア（遅発性），巨細胞性肝炎
中枢神経疾患	重篤な奇形，髄膜炎，脳炎，動静脈奇形，神経筋疾患，外傷
外 因	外傷，事故，窒息，溺水，うつ熱，凍死，虐待，中毒，殺人など

これは，在胎 32 週以下の早期産児に発症し，NRDS を伴わず，陥没呼吸や多呼吸が 4 週間以上持続し，特徴的な X 線写真所見（びまん性小円形気腫像）を呈する．

新生児の慢性肺障害 chronic lung disease（CLD）は上記の BPD と WMS に大別されてきたが，現在では「胸部 X 線写真でびまん性不透亮像，泡沫状陰影，不規則索状陰影，気腫状陰影などの明らかな異常を伴う，慢性肺障害のある場合」と定義されている．

胎便吸引症候群
meconium aspiration syndrome（MAS）

◆定　義：胎便に汚染された羊水を吸引することによって生じる呼吸障害．

◆発生機序：臍帯巻絡や分娩の遷延などにより胎内で低酸素が生じると呼吸中枢が刺激され，あえぎ呼吸という強い吸気努力が生じ，同時に児は胎便を羊水中に排泄する．この混濁した羊水を胎児が吸引し，気道内さらに肺に入る．胎便は粘張度が高く刺激が非常に高いために，化学性肺炎を惹起し，呼吸障害を起こす．

◆形　態：末梢気道から肺胞内に胎脂・胎便を含んだ羊水吸引に由来する角化物を多数認める．

◆臨床的事項：胎便による羊水混濁は全出生の 10～15%にみられ，そのうち 5%が胎便吸引症候群を発症する．呼吸障害は出生直後より出現し，進行性に悪化する．

乳幼児突然死症候群
sudden infant death syndrome（SIDS）

◆定　義：それまでの健康状態および既往歴から死亡が予測できず，しかも死亡状況調査および解剖検査によっても死因が同定されない，原則として 1 歳未満の児に突然の死をもたらす症候群である．

◆発生機序：主として睡眠中に発症する．日本での発症頻度はおおよそ出生 4,000 人に 1 人と推定される．生後 2 か月から 6 か月に多いが，まれには 1 歳以上で発症することがある．

組織学的に発症前の慢性低酸素症の存在が示唆されていたことから，睡眠中に無呼吸をくり返すことが原因ではないかと考えられてきた．さらに，脳幹部神経伝達物質の異常，睡眠に随伴する覚醒反応の低下，循環器系調節異常などが原因として考えられているが，いまだ解明には至っていない．

◆形　態：肉眼的には外表上，口腔・鼻腔に少量の血液，粘液，泡沫液がみられることがある．口唇や指先のチアノーゼもしばしばみられる．点状出血が胸腺，胸膜，心膜にみられる．

組織学的に SIDS でみられることの多い所見として以下のようなものがある．

1. **中枢神経系**：死因となるほどの神経病理学的異常所見は認められないが，下記のような所見が比較的高頻度に認められる．軽度のうっ血・出血，新生児症例ではクモ膜下出血を伴っていることがある．脳幹被蓋部の星細胞の反応性増加，髄鞘形成の遅延，限局性の皮質下白質軟化，限局性の脳形成異常および小脳外顆粒層の遺残などがみられる．

2. **呼吸・循環器系**：肺では高度の肺炎や間質線維化といった所見は認めない．うっ血，水腫を認めるが斑状，散在性である．心臓には間質の軽度浮腫を伴うことがある．いずれも，肉眼所見を考え合わせ，死因となりうるかの検討が必要になる．

◆臨床的事項：診断は剖検および死亡状況調査に基づいて行う（表 17-2）．原因不明の乳幼児の突然死と判断されたら，警察に届け出る．検視ののち法医解剖あるいは病理解剖を行う．

鑑別診断は乳幼児突然死症候群は除外診断ではなく 1 つの疾患単位であり，その診断のためには，乳幼児突然

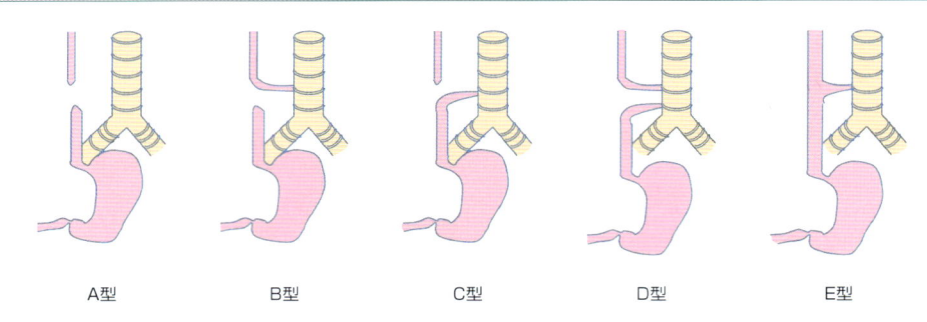

図 17-5 先天性食道閉鎖症の Gross 分類
このうち C 型の頻度が最も高く（80%以上），次いで A 型が多い．

死症候群以外に突然の死をもたらす疾患および窒息や虐待などの外因死との鑑別が必要である（**表 17-3**）．

3．消化器疾患

先天性食道閉鎖症 congenital esophageal atresia
- ◆定　義：先天的に食道が閉鎖した疾患．約 90％が気管食道瘻 tracheo-esophageal fistula を伴う．
- ◆発生機序：前腸として存在する食道と気管は胎生 4 週に前腸腹壁から呼吸器原基が出現し，そののちに食道気管支中隔が出現して食道と気管が分離されるが，この分離に異常があることで生じる．
- ◆形　態：一般的に用いられる Gross 分類では 5 型に分けられる（**図 17-5**）．このうち C 型が 80％を占め，A 型が 10％，そのほかの型が残りを占める．
- ◆臨床的事項：食道が途中で途絶しているため，嚥下ができない．治療は分離食道の吻合と気管食道瘻閉鎖である．ほかにも合併奇形がある場合はこれらの治療を行う．

　症例の約半数は心血管系，消化管などの合併奇形を伴う．VACTER（vertebral anomalies, anal atresia, tracheo-esophageal fistula with atresia, renal anomalies）連合では食道閉鎖のほか多くの奇形を合併する．

食道狭窄 esophageal stenosis
- ◆定　義：食道壁の異常による先天性食道狭窄と，外科的手術（瘻孔，閉鎖など），潰瘍，薬物の誤嚥による線維化などによる後天性食道狭窄がある．後天性のものが先天性に比して多い．
- ◆発生機序：消化管再疎通障害，前腸分離不全などが原因として考えられるが，詳細は不明である．
- ◆形　態：先天性狭窄における食道壁の異常は，①筋性線維性肥厚型狭窄 fibromuscular thickening，②膜様狭窄 membranous web，③気管原基迷入型狭窄 tracheo-bronchial remnants，④その他，に分類される．筋性線維性肥厚型狭窄では著明に肥厚した筋層と線維性結合組織の増生による狭窄がみられる．気管原基迷入型狭窄では狭窄部筋層内に軟骨，気管支腺が存在する．
- ◆臨床的事項：先天性食道狭窄は数十万人に 1 症例と非常にまれな疾患である．気管原基迷入型狭窄が最も多く，次いで筋性線維性肥厚型狭窄が多い．気管原基迷入型狭窄は全例が食道下部にみられ，筋性線維性肥厚型狭窄は半数以上が食道下部に存在する．

肥厚性幽門狭窄 hypertrophic pyloric stenosis
- ◆定　義：幽門部の筋層が数 cm にわたり輪状に肥厚するために，胃から十二指腸への通過障害をきたし，くり返す吐乳を特徴とする疾患である．
- ◆発生機序：原発性筋層肥厚説，痙攣説などが挙げられているが幽門筋肥厚の原因は不明である．
- ◆形　態：内輪筋層の著明な肥厚がみられ，外縦筋の関与はあまりみられない．粘膜には組織学的異常を認めない．
- ◆臨床的事項：生後 2～3 週から 3 か月くらいまでの乳児に発症する．500 人に 1 症例程度で，男児が女児の 3～4 倍多い．進行すると母乳やミルクを勢いよく吐くようになる（噴水状嘔吐）．幽門筋を切開拡張する幽門筋切開術（ラムステット手術）が行われる．

腸管閉鎖・狭窄　intestinal atresia/intestinal stenosis
- ◆定　義：腸管の閉鎖もしくは狭窄で，全腸管のいずれの部位にも生じうる．十二指腸，回腸に多い．
- ◆発生機序：胎生 2 か月ころに腸管には内腔の一過性閉塞とその後の再疎通が生じる．腸回転異常，腸捻転，腸重積，腹壁破裂などによる循環障害に伴った再疎通障害が腸管閉鎖・狭窄の原因と考えられる．
- ◆形　態：閉鎖は肉眼的に膜様閉鎖，索状型閉鎖（線維性索状物と腸間膜のみよりなる），離断型閉鎖（索状物を欠き，腸間膜の欠損を伴う）に分類され，このうち索状

型閉鎖が最も多い（50％）．離断型閉鎖の特殊型として肛門側盲端腸管がコイル状となる apple-peel 型がある．これらの閉鎖は単独でみられることも，多発してみられることもある．
◆臨床的事項：胎生期に小腸閉鎖や腸捻転，腸重積などが原因になり，腸穿孔を起こすことで胎便性腹膜炎を発症する．

消化管重複症 duplication of the alimentary tract
◆定　義：正常腸管とは別に腸管が存在すること．消化管全長にわたって発生がみられるが，回腸末端部に高頻度に認められる．腸間膜付着部にみられることが多い．重複腸管と正常腸管の交通はあるものとないものがある．
◆発生機序：不明．
◆形　態：球状と管状に分けられ，球状の頻度が高い．正常腸管と交通のあるものでは，交通部の位置により両側交通性，口側交通性，肛門側交通性に分類される．また，存在する腸管との関係で管腔内性，壁内性，管腔外性に分類される．組織学的には正常腸管粘膜を有するが，必ずしも近傍の腸管粘膜と同じではない．
◆臨床的事項：消化管閉鎖，鎖肛，腹壁破裂，臍帯ヘルニアなど，ほかの奇形を合併することが多い．

臍腸管遺残 persistent omphalomesenteric duct
◆定義・発生機序：胎生期に中腸と卵黄嚢と交通する臍腸管（卵黄腸管）の残存．
◆形　態：Meckel 憩室（回腸憩室）のほか，卵黄腸管囊胞，卵黄臍腸瘻がある．
◆臨床的事項：Meckel 憩室では胃粘膜の混入や膵組織の迷入により，潰瘍形成，出血などを生じる．

鎖　肛 anal atresia
◆定　義：正常な位置に肛門が存在せず，直腸が盲端になっている先天奇形．頻度は出生 5,000 人に対し 1 症例．
◆発生機序：不明．
◆形　態：直腸周囲の筋肉群との関連から高位，中間位，低位の 3 型に分類される．
◆臨床的事項：心奇形，食道閉鎖，脊椎奇形，兎唇口蓋披裂，腎尿管欠損などの合併奇形が存在することが多い．

新生児壊死性腸炎 necrotizing enterocolitis（NEC）
◆定　義：新生児，特に低出生体重児の未熟な腸管，特に遠位回腸および右側結腸にみられる，出血あるいは虚血性壊死を伴う腸炎．
◆発生機序：腸管の未熟性，腸管局所の虚血が主要な原因と考えられている．低出生体重児の腸管では消化酵素の分泌能，免疫能，運動機能などすべてが未熟であり，腸管の感染を起こしやすい．さらには低酸素血症をきたす疾患に伴った腸管虚血，腸管壁血管網の未発達などによる虚血も発症に関与していると考えられる．
◆形　態：症例によって，さらに病期によって所見は異なり，多様である．回腸末端から盲腸が好発部位で約80％を占めるが，全結腸に及ぶものや結腸に限局したものもみられる．肉眼的には出血，壊死，潰瘍が混在して認められ，腸管は暗赤色調，壁構造は菲薄化する．組織学的には壁全層にわたる粘膜の凝固壊死，出血，潰瘍および偽膜形成などがみられる．粘膜下層や漿膜下に炎症反応をほとんど伴わない壁内気泡像を認めることがある．
◆臨床的事項：NEC は生後 7 日以内に約半数が発症するといわれ，授乳開始後に発症することが多い．哺乳不良，胃内容停滞，腹部膨満，嘔吐，下血などを生じる．発症後，約 1/3 の症例が腸穿孔やショック，敗血症を起こし予後不良である．穿孔例では，外科的治療が必要である．

ヒルシュスプルング病/先天性無神経節細胞症
Hirschsprung disease
◆定　義：消化管蠕動を制御する下部消化管の粘膜下神経叢（Meissner 神経叢）および筋間神経叢（Auerbach 神経叢）における神経節細胞の先天的欠損（無神経節細胞腸管）により，腸管蠕動運動が起こらずに高度の便秘や腸閉塞を起こす機能的腸閉塞症．無神経節細胞腸管は肛門側に限局する．
◆発生機序：消化管の神経節細胞は胎生 5 週から 12 週ころにかけ，食道口側より肛門に向かって延長して直腸に到達するが，この過程になんらかの異常が起こり途中で分布が止まり，それ以下の範囲に無神経節腸管が生じる．延長過程の障害が起きる原因についてはいまだに不明である．遺伝因子もかかわっていると考えられ，神経堤細胞の遊走に関与するチロシンキナーゼレセプターの *RET* 遺伝子やエンドセリン B レセプター *EDNRB* 遺伝子などが原因遺伝子として報告されているが，単一遺伝子の異常によって発症するものではなく，多因子遺伝によるものと考えられている．
◆形　態：無神経節細胞腸管より口側の腸管は著しく拡張するため巨大結腸を呈する．組織学的には無神経節細胞腸管では壁内神経叢内に神経節細胞が認められない．無神経節細胞腸管は直腸側腸管に連続性にみられ，skip lesion はない．移行部腸管を経て正常腸管にいたると，神経節細胞の数，大きさとも正常となる．無神経節細胞腸管では粘膜下層から粘膜固有層にかけて神経細線維の

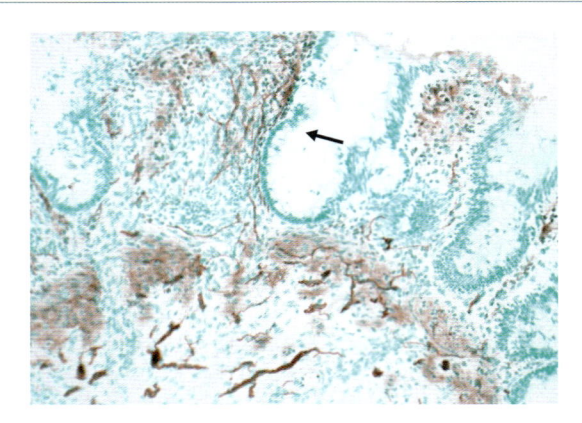

図 17-6　Hirschsprung 病無神経節腸管
生後 22 日の Hirschsprung 病無神経節細胞腸管におけるアセチルコリンエステラーゼ染色．粘膜固有層内に陽性線維の増生がみられる（←）．

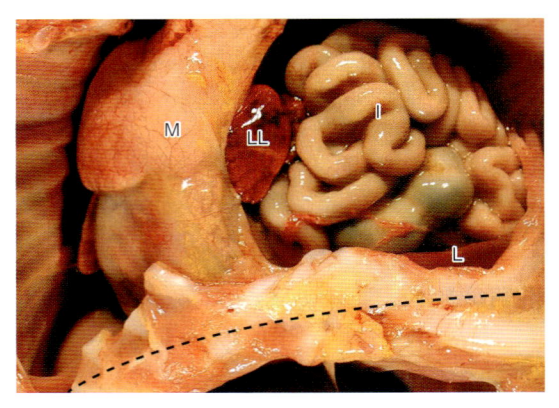

図 17-7　先天性横隔膜ヘルニア（Bochdalek 孔ヘルニア）
左横隔膜欠損孔より左胸腔内に腸管（I），肝の一部（L）が脱出している．左肺（LL）の低形成，縦隔（M）は右方に偏位している．点線は横隔膜面．

増生が認められる．これらの線維はコリン作動性神経線維と考えられ，アセチルコリンエステラーゼ染色にて陽性所見を示す（図 17-6）．

◆**臨床的事項**：便秘などの臨床所見とともに，注腸造影による caliber change（正常腸管と無神経節細胞腸管の口径差）の存在，直腸肛門内圧反射の消失および神経叢における神経節細胞の欠如によって診断される．無神経節細胞腸管の範囲により short segment aganglionosis（直腸，S 状結腸に限局するもの），long segment aganglionosis（下行結腸より口側の結腸に及ぶもの），total colon aganglionosis（結腸全体に及ぶもの），extensive aganglionosis（小腸まで及ぶもので，Treiz 靱帯，胃に及ぶこともある）などの病型に分けられている．80％以上は short segment aganglionosis 型である．無神経節細胞腸管の切除により，多くの症例が救命可能である．

　また，Hirschsprung 病様の腸管運動不全を示す種々の機能的腸閉塞疾患として，Hirschsprung 病類縁疾患 pseudo-Hirschsprung disease がある．microcolon，semimicrocolon などの所見を示す壁内神経減少症 hypoganglionosis，小さな神経節と小さな神経節細胞を示す壁内神経未熟症 immature ganglionosis，巨大神経節細胞や粘膜固有層の異所性神経節細胞を認める IND（intestinal neuronal dysplasia），組織学的には明らかな異常を呈さない CIIPS（chronic idiopathic intestinal pseudo-obstruction syndrome），MMIHS（megacystic microcolon intestinal hypoperistalsis syndrome）といったものがある．これら Hirschsprung 病類縁疾患では，神経節細胞数が減少していても増加していても，また，あるいは神経節細胞には組織学的な異常が認められなくても適切な腸管運動が起こらない．病因はさまざまであるが，結果的に腸管運動不全が起こり腸閉塞症状を呈する．Hirschsprung 病類縁疾患の重症度は出生後早期から腹部膨満と嘔吐，胎便排泄遅延，重篤なイレウス症状を呈するものから頑固な便秘を臨床症状とするものまで多彩である．また，イレウス腸炎をくり返すこともしばしばある．

先天性横隔膜ヘルニア
congenital diaphragmatic hernia（CDH）

◆**定　義**：横隔膜の発生異常により生じた欠損孔を通り，腹腔内臓器が胸腔内へと脱出する疾患．

◆**発生機序**：不明．染色体異常，心大血管奇形，気管・気管支異常，中枢神経系奇形，臍帯ヘルニア，肺葉外肺分画症，腸回転異常などを合併することが多い．

◆**形　態**：欠損孔の部位によって，Bochdalek 孔ヘルニア（後外側部），Morgagni ヘルニア（胸骨後部），食道裂孔ヘルニア（食道裂孔部），心囊内ヘルニア（心囊下部）などに分類されるが，Bochdalek 孔ヘルニアが頻度も重症度も最も高い．

◆**臨床的事項**：胸腔内へ脱出した臓器が肺の成長を阻害することでしばしば肺低形成を合併する．重症度は症例によってさまざまであるが，肝臓が胸腔内に脱出している場合などでは，肺低形成が高度で予後不良である（図 17-7）．

臍帯ヘルニア/内臓脱出症 omphalocele

◆**定　義**：臍帯の腹壁付着部で拡大した臍輪をヘルニア門として，腹部臓器が脱出した状態．脱出臓器は羊膜，Wharton 膠質および腹膜からなるヘルニア囊によって覆われる．小腸のほかしばしば肝臓の脱出を伴う．

◆発生機序：胎生初期（3〜4週）における腹壁形成障害による．
◆形　態：形成異常の生じる腹壁皺襞の位置により，臍上部型，臍部型，臍下部型の3型に分類される．
　腹壁形成後に生理的ヘルニアで脱出した腸管の還納障害と臍輪閉鎖不全によって生じる小型のヘルニアは臍帯内ヘルニアとされ，臍帯ヘルニアとは区別される．
◆臨床的事項：染色体異常症に多くみられる．臍上部型は心奇形，大血管異常，心逸脱，横隔膜前部欠損など，臍部型は腸閉塞，卵黄腸管異常など，臍下部型には膀胱外反，鎖肛，膀胱腸瘻などの合併奇形が多い．

腹壁破裂 gastroschisis
◆定　義：出生時に腹壁の孔から腹腔内臓器が体外に脱出している状態．脱出した臓器はヘルニア嚢に包まれない．ほとんどが右側腹壁に発生する．
◆発生機序：胎生4〜10週における体壁中胚葉の分化発育障害に伴った体壁欠損，腹直筋形成不全が原因と考えられている．
◆形　態：臍帯は正常に腹壁に付着し，腹壁破裂孔と臍帯との間には正常皮膚が存在する．脱出臓器は主として小腸で，ほかに胃，膀胱，子宮，子宮付属器がある．通常，肝，脾の脱出はない．
◆臨床的事項：低出生体重児に多い．遺伝性は認められず，散発例がほとんどである．臍帯ヘルニアと異なり，染色体異常やほかの合併奇形を伴うことは少ない．

新生児肝炎 neonatal hepatitis
◆定　義：新生児肝炎は，乳児期早期の肝内胆汁うっ滞を主徴とする肝炎の総称であり，単一の疾患ではないことから，新生児肝炎症候群 neonatal hepatitis syndrome と呼ばれている．
◆発生機序：新生児肝炎症候群は，サイトメガロウイルス，単純ヘルペスウイルスなどによるウイルス性肝炎，$α_1$-アンチトリプシン欠損症，チロシン血症などの代謝性疾患，下垂体機能低下症，新生児ループス，胆道閉鎖症，進行性家族性肝内胆汁うっ滞症 progressive familial intrahepatic cholestasis（PFIC），neonatal intrahepatic cholestasis caused by sitrin（NICCD）などのさまざまな原因によるが，約30％は原因不明で，特発性新生児肝炎と称される．
◆形　態：いわゆる巨細胞性肝炎の像を呈し，肝細胞の風船様腫大・多核化，肝細胞や毛細胆管内の胆汁うっ滞，肝細胞の変性・壊死，Glisson鞘の炎症細胞浸潤，髄外造血が認められる（図17-8）．肝細胞の巨細胞化 giant cell transformation は，乳児期早期に特徴的な所見で，12か月以降はほとんど認められなくなる．巨細胞の出現は，

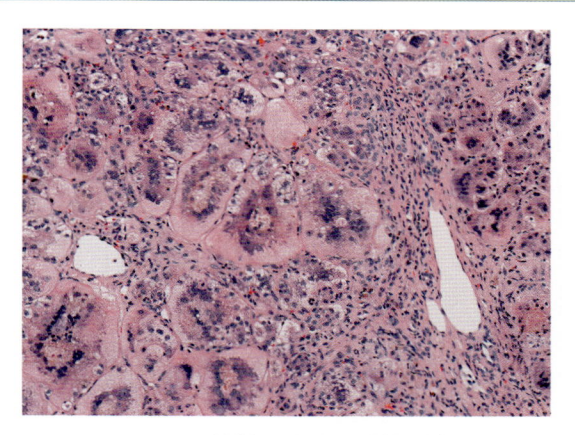

図 17-8　新生児肝炎（巨細胞性肝炎）

幼若な肝細胞の種々の障害因子に対する特異な反応と考えられ，胆道閉鎖症などの胆汁うっ滞性肝障害のほか，溶血性貧血や薬剤性肝障害でも認められる．巨細胞は4〜40個の核を有し，高度に腫大した胞体内にはビリルビン，ヘモジデリンの沈着がみられ，時に細胞膜の残存が認められる．これらの巨細胞では，細胞増殖マーカーである PCNA や Ki-67 陽性率が正常の肝細胞より低く，抗 CEA 抗体により canalicular membrane が染色されることから，巨細胞化の原因は，ロゼットを形成した肝細胞の融合と考えられている．$α_1$-アンチトリプシン欠損症，チロシン血症（type I），シトルリン血症，Niemann-Pick disease（type C），胆汁酸合成異常，胆汁酸代謝異常症（progressive familial intrahepatic cholestasis type 2），新生児ヘモクロマトーシス，特発性新生児肝炎などでは，高度な肝細胞の壊死・炎症反応を示すことがある．
◆臨床的事項：広範な肝細胞の壊死により，いわゆる劇症肝不全を引き起こせば致死的となるが，近年，部分生体肝移植により救命される症例が増えてきている．なお，特発性新生児肝炎は一般に予後良好で，90％以上は完全に回復すると報告されている．

先天性胆道閉鎖症/肝外胆道閉鎖症
　　extrahepatic biliary atresia
◆定　義：肝外胆道閉鎖症（以下，胆道閉鎖症と略）は，新生児期の重篤な肝障害の原因として最も重要な疾患で，年少児では主要な肝移植適応疾患である．
◆発生機序：新生児期の直接ビリルビンの上昇を示す黄疸のうち，約30％が胆道閉鎖症とされ，女児に多く，出生8,000〜10,000人に1人の割合で発生する．原因は不明．インターフェロンγやオステオポンチンなどの Th1 リンパ球分化関連分子の発現が高く，発症における免疫機序が示唆されている．また，3型レオウイルス，

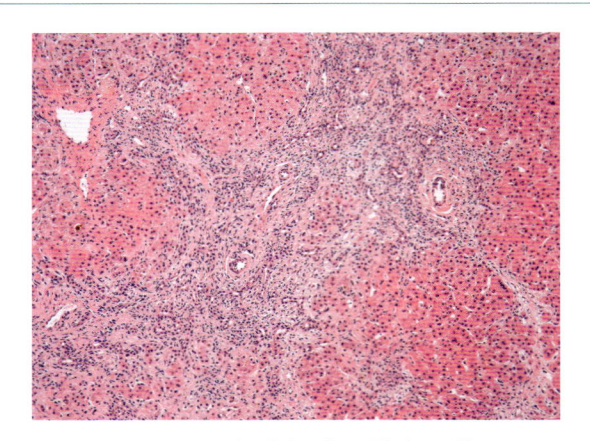

図 17-9　胆道閉鎖症の葛西手術時肝組織

ロタウイルス，サイトメガロウイルスなどのウイルス感染も原因として考えられている．

◆形　態：門脈域の線維性拡大，細胆管の増生，肝細胞の腫大・巨細胞化，小葉内胆汁うっ滞，髄外造血などが認められる（図17-9）．胆道閉鎖症の鑑別診断には，新生児肝炎症候群を呈する疾患すべてが挙げられるが，胆道閉鎖症では，特発性新生児肝炎に比べて，門脈域の線維化と細胆管増生が強いことが特徴で，進行すると胆汁性肝硬変の像を呈する．肝細胞の pseudo-xanthomatous transformation, bile lake, Mallory body，銅の沈着が認められ，肝動脈の中膜の肥厚もよく観察される．小葉間胆管の減少や ductal plate malformation に似た細胆管反応がみられることもある．合併症として上行性胆管炎，胆管炎性肝膿瘍が認められる．細胆管の増生は，通常，病変の進行とともに減少し，剖検時の肝ではほとんど認められないこともある．肝門部空腸吻合術（葛西手術）が成功した症例で，のちに肝硬変や門脈圧亢進症により移植適応となった場合には，限局性結節性過形成に似た過形成性結節が肉眼的に認められることがある．

◆臨床的事項：胆道閉鎖症は，生後 2〜3 か月までに，黄疸，淡黄色便，濃黄色尿で発症するが，時に臍出血，頭蓋内出血で発見されることもある．病変が総胆管（Ⅰ型），肝管（Ⅱ型）あるいは肝門部（Ⅲ型）であるかによって分類される（図17-10）．胆道閉鎖症は一般的に，embryonal/fetal type と perinatal (acquired) type に分けられる．前者は 10〜30％ を占め，多脾症，心血管系奇形，18 トリソミーなどの奇形に合併し，家族内発症も報告されている．後者は，いったん形成された肝外胆管が胎生末期あるいは新生児期に閉塞し，線維組織に置換されていくものと考えられている．生後 60 日以内に葛西手術による治療を行うが，黄疸が消失し，肝移植せずに 10 年以上生存するのは 1/3 の症例にすぎない．20 歳までに生存率は 10〜20％ に低下する．1/3 の症例は葛西手術によっても胆汁排泄がみられず，急速に進行する線維化のため，肝移植の適応となる．葛西手術の際に肝門部組織の採取と肝生検が行われる．肝門部組織については，肝門部から総胆管に向かう索状物の横断切片を全長にわたって作製し，胆管の存在とその太さを組織学的に確認する．肝門部組織には，線維化してまったく胆管の認められないもの，約 1 mm 径の胆管が存在しているものなどがあるが，多くの場合，径 50〜300 μm の小型胆管が認められる．葛西手術時の肝門部胆管の組織所見と術後の胆汁の排泄については，150 μm 以上の内腔をもつ胆管があれば，減黄効果が得られるとされているが，胆管の閉鎖所見と予後には関連がないという報告もある．

肝内胆管減少症 paucity of intrahepatic bile duct （Alagille 症候群，非症候性肝内胆管減少症）

◆定　義：乳児期発症の慢性胆汁うっ滞，各種奇形を認め，組織所見として 10 以上の門脈域を含む肝組織において，50％ 以上の門脈域に小葉間胆管が認められないものを指す．Alagille 症候群は，arteriohepatic dysplasia とも呼ばれ，肝内胆管の減少に特徴的な顔貌，末梢性肺動脈狭窄を主体とする先天性心疾患，椎骨前弓の異常（butterfly vertebra），眼球の後部胎生環などを伴う症候群を指す．

◆発生機序：Alagille 症候群では，20 番染色体短腕欠損があり，Notch 1 のリガンドをコードする JAG 1 遺伝子の変異が認められる．Notch 1/JAG 1 は，epithelial-mesenchymal interaction が重要な組織における細胞の運命を決定する働きをもつとされ，これらの奇形の発生との関連が示唆されている．

◆形　態：門脈域における小葉間胆管減少が特徴的所見である．門脈枝はむしろ拡張していることが多い．

◆臨床的事項：ほとんど無症状の症例から胆汁うっ滞性肝硬変による肝不全をきたす症例までが認められる．肝移植を必要としない症例では，長期合併症として腎不全や脳出血が報告されている．

先天性肝線維症 congenital hepatic fibrosis (CHF)

◆定　義：門脈域の線維化がびまん性に肝全体に及ぶものを指す．

◆発生機序：常染色体性劣性遺伝形式をとる多嚢胞腎（ARPKD）は，腎の集合管と胆管の分化に関与する fibrocystin/polyductin をコードする PKHD1（polycystic kidney and hepatic disease 1）遺伝子の異常が原因で，CHF は ARPKD の亜型 juvenile type とされている．

◆形　態：肝は，通常，腫大しており硬く，肉眼的に網目状の線維化が認められる場合もある．組織学的にはびまん性に門脈域の線維化がみられ，この中には多数の小

A. 基本型分類	頻度	B. 下部胆管分類	頻度	C. 肝門部胆管分類	頻度
I型 総胆管閉塞	10%	a. 総胆管開存	19%	α 拡張肝管	5%
II型 胆管閉塞	2%	b. 総胆管索状閉塞	63%	β 微小肝管	4%
				γ bile lake	3%
				μ 索状肝管	15%
III型 肝門部閉塞	88%	c. 総胆管欠損	14%	ν 結合織塊	67%
		d. 特殊形	4%	o 無形成	6%

図 17-10 胆道閉鎖症の分類

(葛西森夫, 他：日小外会誌, 12：327-331, 1976 より)

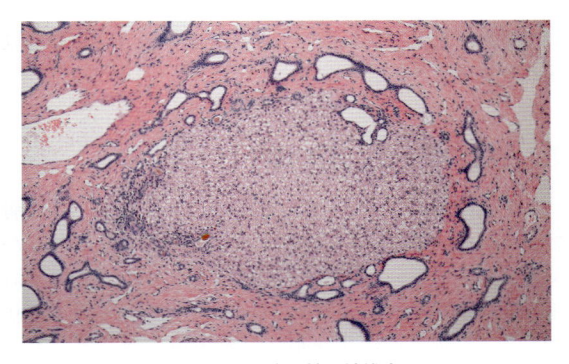

図 17-11 先天性肝線維症

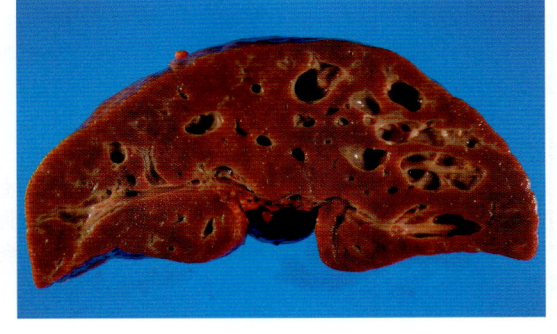

図 17-12 Caroli 病

型胆管が認められるが，門脈域には炎症細胞浸潤や胆汁うっ滞はみられない．不規則に輪状に増生する胆管（ductal plate malformation）がしばしば認められる（図17-11）．

◆**臨床的事項**：先天性肝線維症（CHF）は小児期から思春期に発症し，乳児では，臓器腫大による腹部膨満，呼吸窮迫，高血圧を呈する．年長児では，肝脾腫，食道静脈瘤破裂，胆管炎，黄疸が認められるが，無症状のこともある．腎病変として，medullary tubular ectasia, 成人型多嚢胞腎，ネフロン癆がみられる．

カロリ病 Caroli disease
◆**定 義**：Caroli 病は，肝内胆管の拡張を示す常染色体性劣性遺伝性疾患で，胆管造影，超音波検査，CT などの画像検査により診断される．

◆**発生機序**：不明．

◆**形 態**：肉眼的には線維索を有する直径 1.0〜4.5 cm 程の嚢胞状胆管拡張が認められる（図17-12）．組織学的には，拡張した胆管は，高度の慢性炎症細胞浸潤を伴い，上皮はしばしば剥脱している．時に膿瘍の形成が認められる．Caroli 病と先天性肝線維症が合併した場合は，Caroli 症候群と称され，ductal plate malformation が認められる．

◆**臨床的事項**：くり返す発熱や痛みを訴え，胆泥や胆石によって総胆管が閉塞しないかぎりは，黄疸や肝機能異常を呈することはほとんどない．

膵島細胞症 nesidioblastosis（p.614 参照）

膵島細胞過形成 islet cell hyperplasia
膵島細胞過形成は正常な膵島構成を保ちながら細胞数が増加する状態を指す．Beckwith-Wiedemann 症候群，

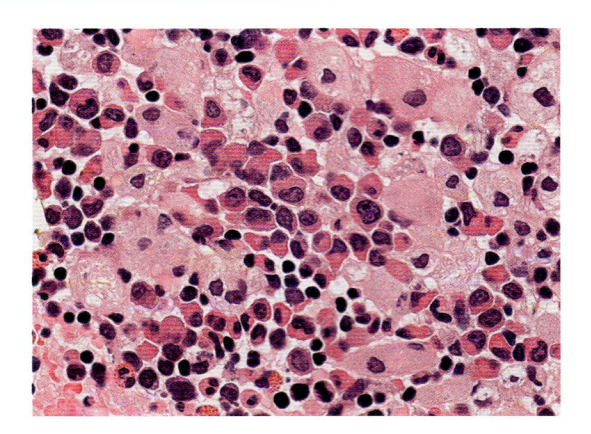

図 17-13　Gaucher 病（骨髄 Gaucher 細胞）

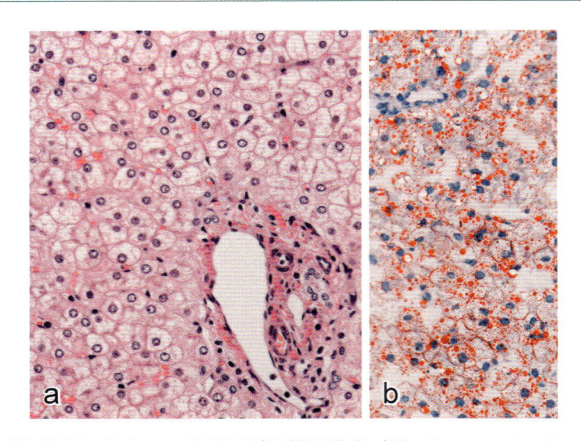

図 17-14　ミトコンドリア呼吸鎖異常症（肝 microvesicular steatosis）
a. HE 染色，b. オイルレッド染色

Perlman 症候群，胎児赤芽球症，糖尿病の母親から生まれた児では，膵島の肥大（200 μm 以上の大きな膵島が 10% 以上を占める）や B 細胞の増殖（過形成）が認められる．無脳児においては，母親が糖尿病でも膵島細胞過形成はみられないとする報告があることから，視床下部-下垂体の役割を重視する考え方もある．糖尿病の母親から生まれた児の膵島には，好酸球浸潤，膵島の線維化が認められることもある．

小児糖尿病

年長児の糖尿病は単一の疾患ではないが，大部分はインスリン依存性（1型）糖尿病である．膵島には B 細胞の減少，膵島炎の所見が認められ，病因として自己免疫疾患やウイルス感染が示唆されている．

4．血液疾患

生理的黄疸

生理的黄疸は，生後 2 日から 1 週間ほどの間にみられ，胎児型ヘモグロビンの分解に基づく一過性の間接ビリルビンの上昇がみられる．原因として，赤血球寿命の短縮，肝の glucuronyl transferase の活性低下，抱合ビリルビンの胆汁への排泄障害などが考えられている．

クリグラー・ナジャー症候群
Crigler-Naijar syndrome

先天的に glucuronyl transferase が欠損するために，肝でのグルクロン酸抱合ができず，高間接ビリルビン血症をきたす．常染色体性劣性遺伝性疾患であり，2 番染色体長腕の uridine diphosphoglucuronate-glucuronosyltransferase 1A1；$UGT1A1$ 遺伝子の異常が原因と考えられている．glucuronyl transferase の活性が完全に欠如し，新生児期に血清ビリルビン値が 20 mg/dL 以上となり，光線療法や肝移植の適応となる I 型と，酵素活性は正常の 1/10 以下となるが比較的予後良好な II 型とに分けられる．Gilbert 症候群も同様に $UGT1A1$ 遺伝子の異常が原因とされているが，軽度の黄疸を認める以外は無症状であることが多い．

5．先天性代謝異常症

先天性代謝異常症は，Gaucher 病，Niemann-Pick 病などのように歴史的には形態学的所見により診断された疾患も少なくないが，最近では蓄積物質の同定，酵素活性の測定などの生化学的診断や遺伝子診断が主流となりつつある．絨毛や羊水を用いた出生前診断（遺伝子診断），新生児マススクリーニングで発見される以外には，発育・発達遅滞，神経・消化器症状，肝脾腫，心肥大などの症状がある場合に，先天性代謝異常症が疑われ，種々の検査が行われる．形態学的検索には，末梢血・骨髄，皮膚，肝，骨格筋などが用いられる．

肝は先天性代謝異常症の診断に際して生検されることが最も多い臓器で，最近は先天性代謝異常症に対して肝移植が実施されるようになった．先天性代謝異常症の肝には，肝炎型（$α_1$-アンチトリプシン欠損症，Zellweger 症候群，囊胞性線維症 cystic fibrosis，Niemann-Pick 病 C 型，チロシン血症，Wilson 病など），胆汁うっ滞型（肝炎型と合併することが多い），胆管減少型（$α_1$-アンチトリプシン欠損症，Zellweger 症候群，囊胞性線維症など），蓄積型（ムコ多糖症，糖原病，Gaucher 病，Niemann-Pick 病，新生児ヘモクロマトーシスなど），脂肪沈着型（ミトコンドリア呼吸鎖異常症，脂肪酸酸化異常症，尿素サイクル異常症など），肝硬変型（チロシン血症，ガラクトース血症，糖原病IV型，Zellweger 症候群など）といっ

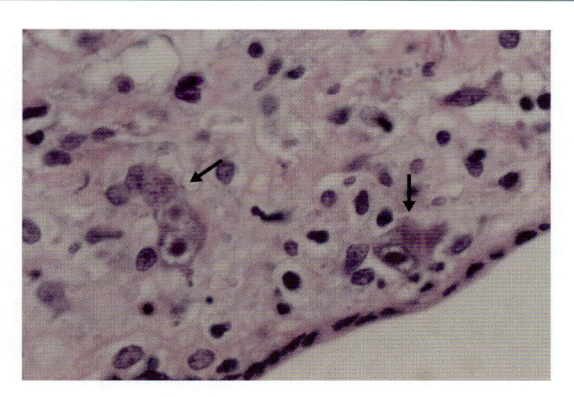

図 17-15 先天性サイトメガロウイルス感染症
胎盤絨毛内に典型的な核内封入体を有する感染細胞を認める（矢印）．

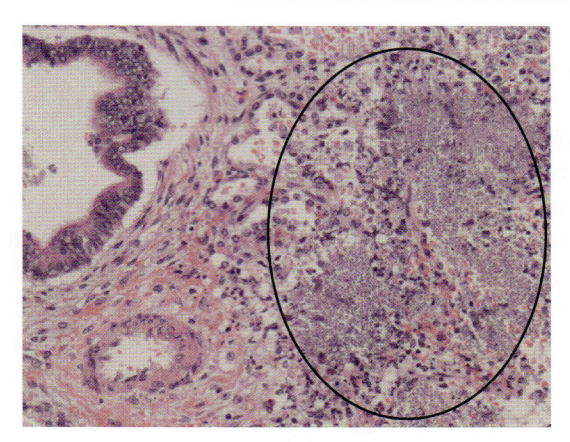

図 17-16 重症免疫不全症の肺にみられたカンジダ感染巣（○内）

たさまざまな病理所見が認められる．先天性代謝異常症では，限局性結節性過形成などの良性肝細胞性過形成病変が認められることもある（図 17-13, 14）．

6．感染症

ウイルス感染症

◆定　義：胎児期，周産期における感染である先天性ウイルス感染症と出生後の感染症である後天性ウイルス感染症がある．

◆発生機序：先天性ウイルス感染症は子宮内感染，産道感染および胎盤を介する血行性感染などにより，胎児，新生児に障害をきたす．後天性ウイルス感染の場合は無症状のことが多く，免疫力の低下に伴って再活性化され，症状が出現する．

◆形　態：小児領域で重要なウイルスのうち，DNA ウイルスにはパルボウイルス科（パルボ），ヘパドナウイルス科（B 型肝炎），ヘルペスウイルス科（単純ヘルペスウイルス 1 型と 2 型，水痘・帯状疱疹，サイトメガロ，EB），パポバウイルス科（JC，BK，パピローマ），ポックスウイルス科（伝染性軟属腫）などがある．ほとんどが 2 本鎖 DNA ウイルスであるが，パルボウイルス科は 1 本鎖 DNA，ヘパドナウイルス科は不完全 2 本鎖 DNA を有する．

RNA ウイルスにはパラミクソウイルス科（麻疹，ムンプス，RS），トガウイルス科（風疹），オルソミクソウイルス科（インフルエンザ A，B 型），ピコルナウイルス科（ポリオ 1, 2, 3，コクサッキー B，A16，エンテロ 70, 71, 72），レトロウイルス科（HIV-1, 2，HTLV-1），フラビウイルス科（日本脳炎，C 型肝炎），カリシウイルス科（E 型肝炎），ラブドウイルス科（狂犬病），ブニヤウイルス科（ハンタ）などがある．

◆臨床的事項：先天性ウイルス感染症のうち，妊娠初期に子宮内感染をした場合に胎児に重篤な障害をきたす病原体としてトキソプラズマウイルス *Toxoplasma*（先天性トキソプラズマ症），風疹ウイルス rubella virus（先天性風疹症候群），サイトメガロウイルス cytomegalovirus（先天性サイトメガロウイルス感染症），単純ヘルペスウイルス herpes simplex virus（先天性単純ヘルペスウイルス感染症）があり，これに others（その他）として B 型肝炎ウイルス，HIV，パルボウイルス B19 などがあり，これらは頭文字をとって TORCH 症候群と呼ばれている．

このうち，*Toxoplasma gondii* は原虫で，胎児水頭症，脈絡網膜炎，頭蓋内石灰化などを生じる．先天性風疹症候群では子宮内胎児発育不全 intrauterine growth restriction（IUGR）のほか，肝脾腫，血小板減少，心奇形，難聴などを生じる．特に妊娠 8 週までの感染で発症頻度は高まる．先天性サイトメガロウイルス感染症は TORCH 症候群の中でも最も頻度が高く，IUGR，肝脾腫がみられ，難聴，精神発達遅滞などをきたす（図 17-15）．単純ヘルペスウイルス感染は母児間垂直感染（経胎盤感染，産道感染），出産後の水平感染が重要で，全身感染を生じ，副腎，肝に出血壊死をきたすことがある．また，パルボウイルス B19 は胎児赤芽球症・胎児水腫の原因となる．

非ウイルス感染症

◆定　義：細菌，真菌など，ウイルス以外の病原体による感染症である．新生児，乳幼児，小児および免疫状態が低下している児など，児の状態によって感染源となる病原体の頻度が異なる．

◆発生機序：新生児では大腸菌，レンサ球菌，ブドウ球菌による感染症が多く，乳幼児期ではヘモフィリス，イ

ンフルエンザ菌，肺炎球菌，髄膜炎菌などによる感染症が多い．小児期になると肺炎双球菌，ナイセリア菌などによる感染症がみられる．免疫状態の低下している児には日和見感染症として緑膿菌感染，カリニ肺炎，真菌感染をみる（図17-16）．

◆形　態：大腸菌（グラム陰性桿菌）のうち病原性大腸菌（O157）は乳幼児に急性下痢を引き起こす．レンサ球菌（グラム陽性球菌）のうちA群レンサ球菌は扁桃腺炎，中耳炎の原因となる．B群レンサ球菌は溶連菌として知られ，菌血症を生じやすく，心内膜炎，髄膜炎，骨髄炎および腎炎を発症させることがある．インフルエンザ菌（グラム陰性桿菌）は肺炎のほか，敗血症，髄膜炎などを生じることがある．肺炎球菌（グラム陽性球菌）も肺炎のほか，中耳炎，髄膜炎を生じることがある．髄膜炎菌（グラム陽性球菌）は髄膜炎のほか両側副腎皮質を侵すことがある（Waterhouse-Friderichsen症候群）．緑膿菌（グラム陰性桿菌）は弱毒菌であるが，免疫不全状態児に日和見感染症を起こし，肺炎，中耳炎をきたし，敗血症，髄膜炎を起こすこともある．

真菌症は皮膚などを障害する表在型 superficial mycosisと内臓を障害する深在型（内臓型）deep mycosisに分類される．表在型の多くは皮膚糸状菌（白癬菌，小胞子菌など）の感染である．深在型は栄養状態の不良な未熟児，乳幼児，先天性免疫不全症候群や，小児癌などの治療（放射線療法，化学療法）に続発する二次性免疫不全状態に合併する場合が多い．深在型真菌症の原因菌としてはカンジダ Candida，アスペルギルス Aspergillus，クリプトコッカス Cryptococcus およびムーコル Mucor が挙げられる．カンジダは大きさ2〜4μmで仮性菌糸と胞子を有し，分岐はない．アスペルギルスは10μm前後，隔壁を有する真菌糸と分生子頭といわれる芽胞が集中して分布する構造を形成する．クリプトコッカスは直径4〜20μm，円形，ムーコルは種々の大きさを呈し，変形した菌糸，芽胞が間質結合織内をびまん性に広がり血管内へ侵入することが特徴的である．

◆臨床的事項：小児期には免疫状態の低下が容易に起こりうる．さらには，抗癌剤治療や臓器移植における強力な免疫抑制療法の進歩は，一方でますます日和見感染発症のリスクを高めていくものであり，予後不良な汎発性真菌症の発症を予防する必要がある．

B　腫瘍性疾患

1．小児腫瘍 総論

小児腫瘍は胎生期に発生母地を求めることでよりよく理解できる．良性，悪性にかかわらず小児腫瘍は器官形成過程でのなんらかの成熟の逸脱の結果生じると考えられる．したがって，胎児期の臓器の組織を模倣することがある．また，器官形成不全であるいわゆる奇形を合併する場合がある．

小児悪性腫瘍は，成人と異なり，非上皮性悪性腫瘍，すなわち，肉腫がほとんどである．成人の悪性腫瘍は，胃癌，肺癌，大腸癌，乳癌，子宮頸部癌など外界に接する場所に好発するのに対し，小児の悪性腫瘍は，白血病，神経芽腫，横紋筋肉腫，腎芽腫，Ewing肉腫など体の深部に発生することが多い．また，肉腫の特徴として発生部位が一定せず予想外の部位に発生することがある．例えば，横紋筋肉腫の好発部位は，骨格筋以外に鼻腔や膀胱などである．

小児悪性腫瘍の細胞形態は一般に未分化で核細胞質比が大きく増殖能が高い．したがって，急速に増大する場合がある．しかしながら，抗癌剤に対する反応が極めて良好な場合もあり，治療開始後急激に縮小する場合があることも特徴である．大量の腫瘍細胞の急激な崩壊により大量の核酸が放出され，その分解産物の尿素が急速に血中で増加し，透析が必要な場合もある（腫瘍崩壊症候群 tumor lysis syndrome）．

2．小児腫瘍 各論

血管腫 hemangioma

◆定　義：正常の血管に類似した脈管の増殖よりなる病変である．

◆発生機序：良性の血管腫には，真の腫瘍，反応性病変，形成異常が含まれていると考えられる．

◆形　態：増殖する血管の種類によって，毛細血管腫，海綿状血管腫，静脈性血管腫，類上皮血管腫に分類される．毛細血管腫の中には，急速に増大するがのちに自然退縮するタイプがあり，若年性血管内皮腫とも呼ばれる．

◆臨床的事項：血管性腫瘍には，良性，中間群，悪性腫瘍があるが，小児の血管性腫瘍の多くは良性の血管腫であり，悪性腫瘍である血管肉腫はまれである．良悪性中間型の腫瘍として血管内乳頭状内皮腫，類上皮血管内皮腫，カポジ肉腫様血管内皮腫がある．

線維性腫瘍 fibrous tissue tumors

◆定　義：線維芽細胞あるいは筋線維芽細胞の形質を示す間葉系腫瘍である．小児に特徴的に発生する腫瘍とし

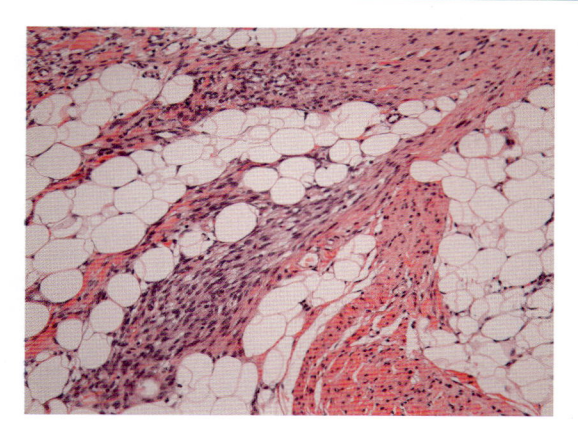

図 17-17　乳児線維性過誤腫
線維性組織，未熟な紡錘形細胞の増殖巣，成熟脂肪組織の3成分が，類器官構造を形成する特徴的な組織像を呈する．

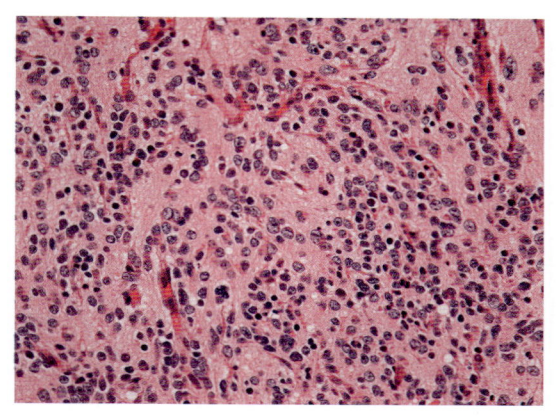

図 17-18　neuroblastoma, poorly differentiated, low MKI
未熟な神経芽細胞が神経細線維を伴って増殖する．核分裂像・核崩壊像は目立たない．

て，乳児線維性過誤腫，筋線維腫（症），頭蓋筋膜炎，乳児線維腫症（中間群），乳児型/先天性線維肉腫が挙げられる．

◆**発生機序**：多くは不明．
◆**形　態**：
1．**乳児線維性過誤腫** fibrous hamartoma of infancy：線維性組織，未熟な紡錘形細胞の増殖巣，成熟脂肪組織の3成分が，類器官構造を形成する特徴的な組織像を呈する（図17-17）．
2．**筋線維腫（症）** myofibroma(tosis)：単発と多発型がある．（多）結節状に腫瘍細胞が増殖し，未分化な紡錘形の腫瘍細胞と，筋への分化を示す好酸性の胞体を示す腫瘍細胞の2相性がみられる．
3．**頭蓋筋膜炎** cranial fasciitis：結節性筋膜炎に類似する反応性病変である．
4．**乳児線維腫症** infantile fibromatosis：単発の線維性腫瘍で，周囲に浸潤性に増殖する．異型の乏しい線維芽細胞，筋線維芽細胞が膠原線維の増生を伴って増生する．

◆**臨床的事項**：乳児線維性過誤腫は乳児の皮下に生じる．体幹，四肢近位部に好発する．筋線維腫（症）は乳児の皮膚および皮下に発生する．頭頸部に好発する．多発型は筋肉や内臓にも発生する．頭蓋筋膜炎は乳児の頭皮，頭蓋骨に発生する．乳児線維腫症は中間群腫瘍であり，不完全に切除した場合，局所再発することがある．

神経芽腫群腫瘍 peripheral neuroblastic tumors

◆**定　義**：神経芽腫群腫瘍は，未分化な腫瘍（神経芽腫 neuroblastoma）から神経節細胞に分化した腫瘍（神経節腫 ganglioneuroma）までが含まれる．神経芽腫は，副腎髄質，交感神経節に発生する神経芽細胞に類似した細胞からなる腫瘍である．神経芽腫の国際的な病理組織分類として国際神経芽腫病理分類 International Neuroblastoma Pathology Classification（INPC）がある．

◆**発生機序**：神経堤に由来する細胞が，副腎髄質あるいは交感神経節に分化する途中で腫瘍化したものと考えられている．家族性の神経芽腫も報告されているが，まれである．一部の腫瘍では MYCN 遺伝子の増幅が知られている．また，染色体 1p loss, 11q loss, 17q gain などの異常が知られている．家族性神経芽腫において胚細胞系列にレセプター型チロシンキナーゼである ALK の変異が同定されており，また，散発性の神経芽腫の一部でも ALK の変異が同定されており，ALK が神経芽腫の発生に関与していると考えられている．

◆**形　態**：副腎内に限局する小さな腫瘍から，周囲組織に浸潤する大型の腫瘍まである．割面は，灰白色調ないし褐色調で軟らかい．しばしば，出血，壊死，嚢胞化がみられる．

神経芽腫では，小型の類円形の核をもった神経芽細胞がびまん性に増殖する（図17-18）．細胞質は乏しい．ほとんどの腫瘍では背景に神経細線維がみられる．しばしば Homer-Wright 型ロゼットを形成する．しばしば，核分裂像や核崩壊像（karyorrhexis，細胞の核の断片化など）が豊富である（図17-19）．神経節細胞様に分化しつつある腫瘍細胞を混じることもある．細胞質が豊富で，明瞭な核小体と水疱状の核を有する腫瘍細胞は，神経節細胞への分化を示すと考えられる．

神経節への分化を伴う腫瘍では，Schwann 細胞様の細胞が間質に出現する傾向があり，腫瘍組織の50%が間質（成熟した Schwann 細胞様の細胞）で占められる腫瘍は神経節芽腫 ganglioneuroblastoma とされる（図17-20）．本腫瘍では，未熟な神経芽細胞と神経節細胞への分化を示す腫瘍細胞が混在する．

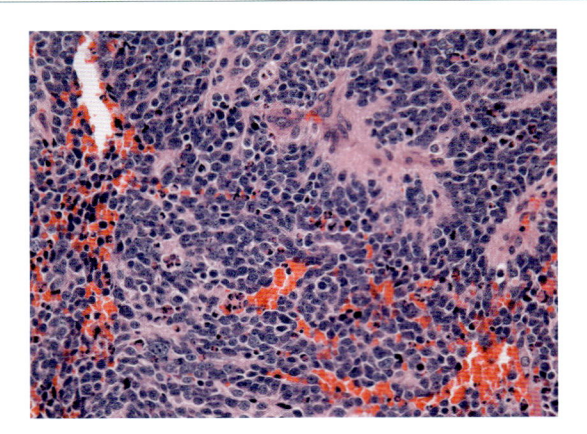

図 17-19 neuroblastoma, poorly differentiated, high MKI
未熟な神経芽細胞が神経細線維を伴って増殖する．多数の核分裂像・核崩壊像を認める．

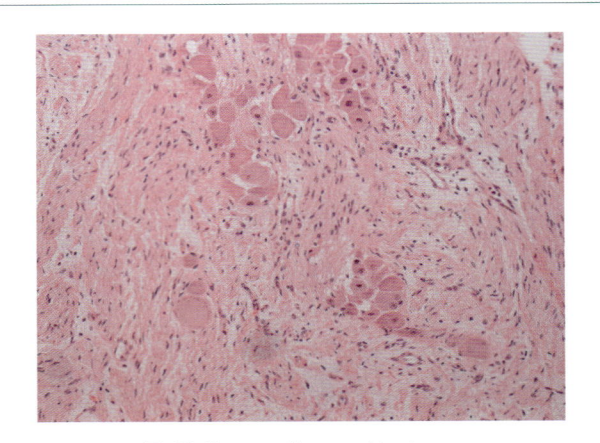

図 17-20 ganglioneuroblastoma
Schwann 細胞様の細胞からなる間質を伴って神経芽細胞の胞巣がみられる．

　神経節腫では，Schwann 細胞様細胞からなる間質が大部分を占める．神経芽細胞や神経節細胞に類似した腫瘍細胞がみられる．未熟な神経芽細胞が存在する場合は ganglioneuroma, maturing，成熟した神経節細胞のみの場合は ganglioneuroma, mature とされる．
　ganglioneuroblastoma, nodular では，神経節腫，神経節芽腫を背景として神経芽腫の結節が存在する．また，原発巣が神経節腫，神経節芽腫で，転移巣が神経芽腫の場合も，本腫瘍に分類される．
　◆**臨床的事項**：神経芽腫は，5歳以下に多く，わが国では年間200人程度の発症と推測されている．副腎髄質発生が最も多いが，頸部，後縦隔，後腹膜の交感神経節からも発生する．腹部腫瘤や転移によって発見されることが多く，血行性に肝，肺，骨，骨髄などへ，あるいはリンパ行性に転移する．大部分の神経芽腫はカテコールアミンを産生し，尿中にその代謝物である VMA（vanillylmandelic acid），HVA（homovanillic acid）が排泄され，腫瘍マーカーとして使用される．
　神経芽腫には，自然に分化・成熟する腫瘍から，進行して患児を死に至らしめる腫瘍まで含まれ，生物学的に多様な腫瘍が含まれる．予後を予測するためにいくつかの因子が同定されている．年齢1歳6か月未満で発症した腫瘍は予後が良好．病理組織学的に核分裂像と核崩壊像が多い腫瘍は予後が不良，Schwann 細胞様間質の多い腫瘍は予後良好とされている．Shimada 分類をもとに，INPC が提唱され，年齢，間質量，核分裂像，核崩壊像の量の組み合わせにより，Favorable histology と Unfavorable histology に分類している（表17-4, 5）．分子遺伝学的には，*MYCN* 遺伝子が増幅している腫瘍は予後不良であり，DNA ploidy が3倍体の腫瘍は予後が良好で，2倍体，4倍体の腫瘍は予後が不良，11q の loss がある腫瘍は予後不良であることが知られている．また，病期が Stage 3, 4 は予後不良である．これらの予後因子を組み合わせて治療方針が立てられるため，病理医は正確な INPC を付す必要がある．

網膜芽腫 retinoblastoma
◆**定　義**：片側あるいは両側の網膜に発生する悪性腫瘍で，網膜の視細胞への分化を示す．散発性と家族性がある．
◆**発生機序**：網膜の神経細胞から発生すると考えられている．染色体13q14 に存在する *RB* 遺伝子の両アレルの不活性化が，腫瘍発生に関与している．*RB* 遺伝子産物は，細胞周期を調節することが知られている．家族性網膜芽腫は，常染色体優性であり，患児は，胚細胞系列に *RB* 遺伝子の片側アレルに変異があり，網膜の細胞で他方のアレルに変異が生じると腫瘍化すると想定されている．散発性の腫瘍では，網膜細胞で両アレルに変異が生じると考えられている．Knudson の2ヒット理論として知られている．
◆**形　態**：小型類円形の網膜芽細胞類似の腫瘍細胞がロゼットを形成しながら増殖する（図 17-21）．視細胞への分化を模倣し，Flexner Wintersteiner rosette（腫瘍細胞が腔を取り囲むように一層に配列する）を形成する．しばしば石灰化を伴っている．
◆**臨床的事項**：小児の眼内の腫瘍としては最も頻度が高い．家族性は，*RB* 遺伝子の胚細胞変異を有する場合，両側発症が多く，骨肉腫など，ほかの腫瘍の発生率も高い．視神経を介して脳へ侵入，ぶどう膜・強膜を経て眼窩内へ進展することがある．治療法は，放射線療法，化学療法，光凝固などである．

表17-4 INPCによる神経芽腫の病理分類

1. Neuroblastoma（NB）
2. Ganglioneuroblastoma（GNB），intermixed
3. Ganglioneuroma（GN）
4. Ganglioneuroblastoma（GNB），nodular

Neuroblastomaのsubtype組織亜型（neuroblastomaおよびGNB，nodularのNB部分）
  (1) Undifferentiated
  (2) Poorly differentiated（≦5% differentiating neuroblasts）
  (3) Differentiating（>5% differentiating neuroblasts）

MKI（Mitosis Karyorrhexis index）
  (1) Low（100個以下/5000細胞）
  (2) Intermediate（100～200個/5,000細胞）
  (3) High（200個以上/5,000）

Ganglioneuromaの亜分類
  Mature, maturing

表17-5 INPCによる予後分類

Favorable group			
組織型	亜型	年齢	MKI
NB	poorly	<1.5y	low or intermediate
NB	differentiating	<1.5y	low or intermediate
NB	differentiating	1.5y≦, <5y	low
GNB intermixed		any	
GN, maturing or mature		any	
GNB, nodular（NB結節が上記を満たす）			

Unfavorable group			
組織型	亜型	年齢	MKI
NB	undifferentiated	any	any
NB	any	any	high
NB	poorly	1.5y≦, <5y	any
NB	differentiating	1.5y≦, <5y	intermediate
NB		5y≦	
GNB, nodular（NB結節が上記を満たす）			

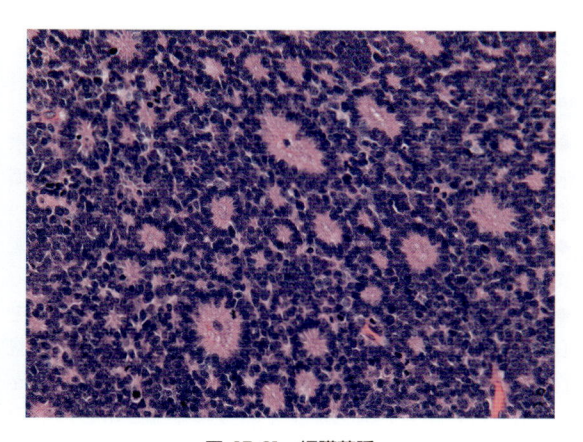

図17-21 網膜芽腫
小型類円形の腫瘍細胞がロゼットを形成しつつ増殖する．

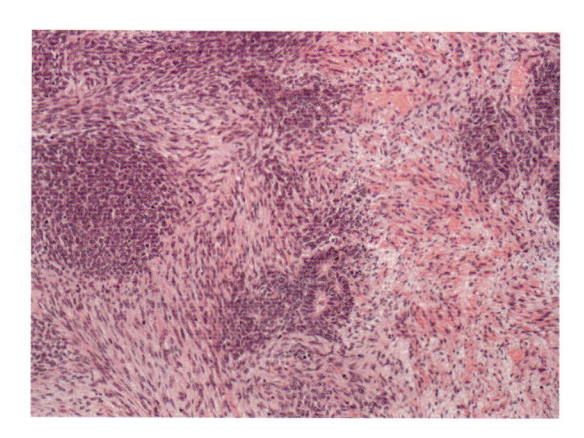

図17-22 腎芽腫

腎芽腫 nephroblastoma

◆**定　義**：後腎芽組織に由来する悪性胎児性腫瘍で，胎児期の腎組織を模倣した組織構築を示す．Wilms腫瘍とも呼ばれる（p.555参照）．

◆**発生機序**：本腫瘍は，腫瘍奇形症候群に合併することがあり，その解析より*WT1*遺伝子が同定された．一部の腎芽腫は，*WT1*遺伝子の両アレルの不活性化が関与していると考えられている．さらにβカテニン遺伝子の異常も関係していると考えられている．また，染色体11p15の*H19/IGF2*遺伝子のインプリンティング（刷り込み）の異常が本腫瘍の発生に関与していると考えられている．同領域のインプリンティング異常を示し，腎芽腫発症を伴う症候群としてBeckwith-Wiedemann症候群が知られている．

腎芽腫を伴う腫瘍奇形症候群として以下の症候群がよく知られている．

1．**WAGR症候群**：腎芽腫（Wilms腫瘍），無虹彩症（Aniridia），泌尿生殖器奇形（Genitourinary malformation），精神発達遅滞（mental Retardation）を主徴とする症候群．染色体11p13領域に欠失があり，その領域からWilms腫瘍の原因遺伝子の1つである*WT1*遺伝子が単離された．

2．**Denys-Drash症候群**：乳児期に発症する進行性腎障害，泌尿生殖器奇形，腎芽腫を特徴とする症候群．*WT1*遺伝子のzinc finger領域の点突然変異（ミスセンス変異）が原因とされている．

3．**Beckwith-Wiedemann症候群**：巨大児，臍ヘル

ニア，巨舌を主徴とする症候群．11p15 に存在するインプリンティングを受ける遺伝子の異常が原因と考えられている．本症例群では腎芽腫を伴うリスクが高い．*H19/IGF2* のインプリンティング異常が腎芽腫でも報告されている．

また，腎芽腫の前駆病変として，造腎組織遺残 nephrogenic rest（出生後の後腎組織が遺残する状態）が知られている．しばしば腎芽腫に併存し，腎芽腫の発生母地となる．多発する場合は腎芽腫症 nephroblastomatosis と呼ばれる．

◆形　態：腎芽腫は，肉眼的にほぼ球形で，しばしば周囲に偽被膜を形成している．組織学的には，後腎芽細胞，上皮成分，間葉成分が，さまざまな割合で混じているが（三相性），そのうちの1つ，あるいは2つの成分のみのことも多い（図 17-22）．後腎芽細胞は，胎児期の後腎組織の blastemal cell に類似した細胞で，小型，楕円形でクロマチンが繊細な核を有する腫瘍細胞である．腎芽腫では，後腎芽細胞が，びまん性，結節性に増殖する．上皮成分としては，尿細管や糸球体に類似した上皮成分が多いが，扁平上皮や粘液上皮のような正常腎にはみられない成分がみられることもある．間葉成分としては，分化系列の明らかではないまばらな間葉系成分のほか，横紋筋，軟骨，骨などが認められる．

退形成腎芽腫 anaplastic nephroblastoma（周囲の腫瘍細胞の3倍以上の大きさの核を有する腫瘍細胞と多極性の核分裂像が存在する）は，治療抵抗性であることが知られている（図 17-23）．頻度は全腎芽腫の数％と低いが，2歳以降では頻度が上昇するので，見逃さないように注意する必要がある．

造腎組織遺残は，葉内造腎組織遺残 intralobar nephrogenic rest（ILNR），辺葉造腎組織遺残 perilobar nephrogenic rest（PLNR）に分類される．わが国では，ILNR が多い．ILNR では，主に腎葉の内部に後腎芽細胞と上皮や間葉に分化した組織が遺残している（図 17-24）．しばしば，正常腎組織成分と混在する．PLNR では，腎葉の辺縁部に後腎芽細胞が遺残している．

◆臨床的事項：腎芽腫は0〜5歳に好発する．腎芽腫のほかに，小児の腎に好発する腫瘍として，腎ラブドイド腫瘍（0〜3歳），腎明細胞肉腫（0〜5歳），先天性間葉芽腎腫（0〜2歳，出生直後に多い，多くは1歳未満．2歳以上は極めてまれ）などがある．これらの腫瘍は，腎芽腫に比較するとまれであるが，術後の治療法が異なり，腎芽腫と鑑別が重要である．年長児では，比較的小型の類円形ないし楕円形細胞がびまん性に増殖している場合，Ewing 肉腫ファミリー腫瘍，滑膜肉腫，悪性リンパ腫，線維形成性小細胞腫瘍，横紋筋肉腫の可能性があるので，慎重に鑑別する必要がある．また，副腎や腎の神経芽腫との鑑別が必要となることもある．

治療は，手術療法，化学療法，放射線療法を組み合わせて行われる．わが国では，まず手術によって腎を摘出し，腫瘍の組織型と病期（腎洞浸潤，被膜外進展，リンパ節転移，切除断端などによって判断される）を決定してから，次の治療法が決定される．腎芽腫の予後は，集学的治療によって大きく改善した．

腎明細胞肉腫 clear cell sarcoma of the kidney
◆定　義：小児の腎臓に発生する肉腫で，未分化な腫瘍細胞が繊細な血管網を背景に索状，巣状に増殖する．
◆発生機序：遺伝子異常はほとんどわかっていない．
◆形　態：腫瘍は肉眼的に比較的均質で，腫瘍被膜をもたない．未分化で類円形核を有し，胞体が明るくみえる腫瘍細胞が索状，巣状に増殖する．背景に粘液型脂肪肉腫に類似した繊細な血管網がみられることが特徴である．
◆臨床的事項：乳幼児に好発するが年長児に発生することもある．骨転移をきたしやすい．

腎ラブドイド腫瘍 rhabdoid tumor of the kidney
◆定　義：乳幼児に好発する高悪性度の肉腫である．水疱状のクロマチンを有する核と大型核小体を有する腫瘍細胞からなり，rhabdoid feature が特徴的である．
◆発生機序：染色体 22q11 上の *INI1* 遺伝子の欠失，変異による不活性化が腫瘍化に関与している．
◆形　態：水疱状のクロマチンと大型核小体を伴う核を有する腫瘍細胞がびまん性に増殖する．しばしば，細胞質が広く，好酸性の封入体がみられる（rhabdoid feature）．ラブドイド細胞が多くみられる部とほとんどみられない部があり，また，ラブドイド細胞が目立たないこともある．腎実質へ浸潤性に増殖することが特徴である．免疫組織学的に上皮系や筋系，神経系などの複数のマーカーが，部分的に陽性となることが特徴である．また，免疫染色による INI1 陰性（間質細胞や炎症性細胞，ほかのほとんどの腫瘍は陽性）が診断の参考となる．
◆臨床的事項：腎外においても主に軟部組織にラブドイド腫瘍が発生することが知られている．また，中枢神経系の atypical teratoid/rhabdoid tumor（AT/RT）も類縁疾患と考えられる．まれに germline に *INI1* 異常があり，中枢神経系の AT/RT と腎のラブドイド腫瘍を合併することもある．

肝芽腫 hepatoblastoma
◆定　義：乳幼児の肝臓に発生する悪性腫瘍で，胎児期の肝組織に類似した腫瘍細胞からなる．
◆発生機序：家族性大腸腺腫症患者で肝芽腫のリスクが

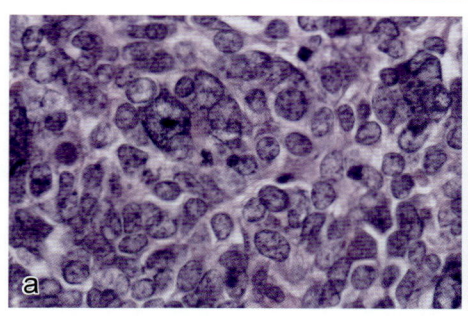

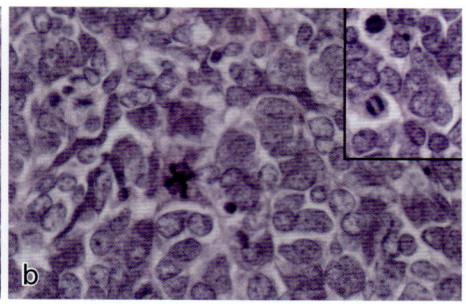

図 17-23　退形成腫瘍
 a．大型の核を有する腫瘍細胞．
 b．多極性核分裂像（右上は通常の核分裂像）

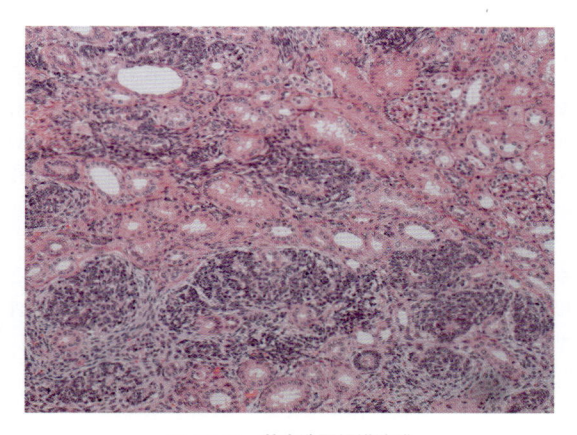

図 17-24　葉内造腎組織遺残

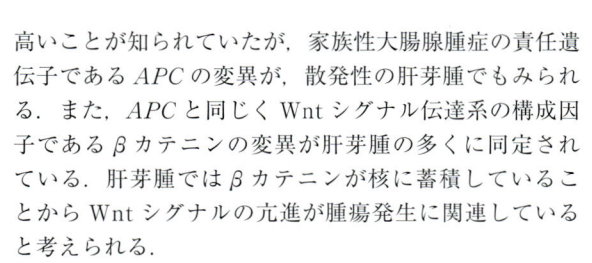

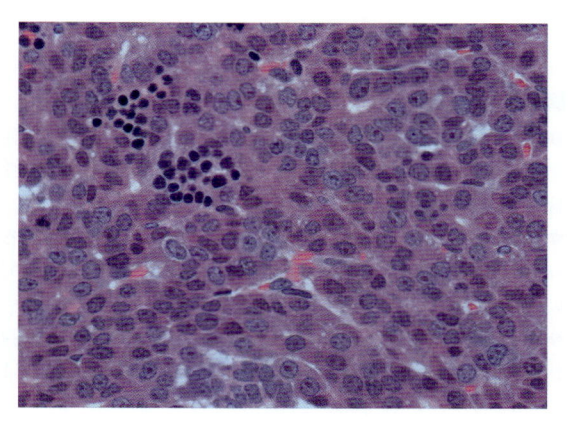

図 17-25　肝芽腫

高いことが知られていたが，家族性大腸腺腫症の責任遺伝子である APC の変異が，散発性の肝芽腫でもみられる．また，APC と同じく Wnt シグナル伝達系の構成因子である β カテニンの変異が肝芽腫の多くに同定されている．肝芽腫では β カテニンが核に蓄積していることから Wnt シグナルの亢進が腫瘍発生に関連していると考えられる．

◆形　態：肉眼的に充実性で境界明瞭な腫瘤を形成する（図 17-25）．単発性が多い．組織学的には，胎児の肝細胞に類似した腫瘍細胞が，シート状，索状に増殖する．大きく胎児型 fetal type，胎芽型 embryonal type に分類される．胎児型では，胎児肝細胞に類似した肝細胞がシート状に増殖し，胎児肝に類似した組織像を示す．胎芽型は，より未熟な充実性，索状増殖を示し，ロゼットもみられる．胎児型，胎芽型の成分が混在することも多い．大索状型パターンに増殖することもある．しばしば髄外造血が観察される．一部の肝芽腫では，上皮成分に加え，間葉系の成分がみられる（骨，軟骨，未熟な間葉系成分など）．

◆臨床的事項：乳幼児では，胎児性腫瘍である肝芽腫が多いが，年長児では肝細胞癌の発生もみられる．年長児では，肝芽腫と肝細胞癌の中間的な組織像を示す腫瘍も発生する．肝芽腫は，片側肥大の患者や家族性大腸腺腫症の患者で発生リスクが高く，成人の肝細胞癌と異なり，ウイルス性肝硬変との関連はない．しばしば，血清 α フェトプロテインが上昇する．近年，化学療法後に切除されることが多くなっている．肝静脈から下大静脈に進展することがあり，転移は主に肺に生じる．

膵芽腫 pancreatoblastoma

◆定　義：小児の膵臓にまれに発生する悪性腫瘍で，主に上皮成分の増生からなる．

◆発生機序：β カテニン変異や 11p loss が報告されている．

◆形　態：上皮細胞がシート状，巣状に増殖する部と，管状に増殖する部が混在する．

◆臨床的事項：小児の膵腫瘍では最も頻度が高い．Beckwith-Wiedemann 症候群や家族性大腸腺腫症との関連が報告されている．

　α フェトプロテイン高値である．

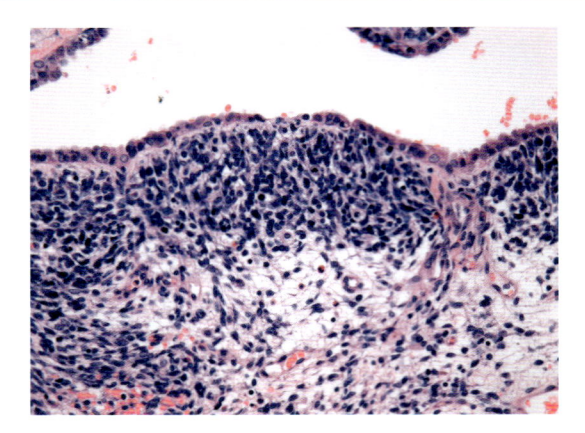

図 17-26 胸膜肺芽腫

胸膜肺芽腫 pleuropulmonary blastoma
◆定　義：胸膜や肺に原発する幼児期に好発する悪性腫瘍で，種々の割合で未熟な芽株 blastema 様の部と肉腫様の部が混在する．
◆発生機序：small non-coding RNA の産生に関連するリボヌクレアーゼである DICER1 の変異が報告されている．
◆形　態：type Ⅰ〜Ⅲに分類される．type Ⅰは多嚢胞状，type Ⅱは充実性部と嚢胞状の部が混在，type Ⅲは充実性部のみからなる．type Ⅰでは異型のない線毛円柱上皮によって嚢胞は裏打ちされるが，上皮下に小型で未熟な間葉系の腫瘍細胞の増殖を認める（図 17-26）．しばしば胎児型横紋筋肉腫のように形成層 cambium layer を形成する．横紋筋や軟骨への分化を示す細胞もみられる．type Ⅱと type Ⅲの充実性部では，小型で未熟で細胞質に乏しい腫瘍細胞が巣状に間質成分を伴って増殖する blastema 様の部と肉腫様の部がみられる．一部で横紋筋や軟骨組織への分化を伴う．
◆臨床的事項：type Ⅰは乳児，type Ⅱ，Ⅲは幼児に好発する．type Ⅱ，Ⅲのほうが予後が悪い．

乳児型／先天性線維肉腫
infantile/congenital fibrosarcoma（p.853 参照）

白血病
　白血病は血液細胞の悪性腫瘍を指す．白血病は，未分化な形態を示し芽球と呼ばれる細胞が速い速度で増殖して急性の転帰をとる急性白血病と，成熟した形態を示す細胞が遅い速度で増殖し比較的緩慢な経過をたどる慢性白血病に大別されるが，小児の白血病はほとんどが急性白血病である．急性白血病は，リンパ球系，骨髄球系および分類不能型に分類されるが，各々の病型はさらに細分類される．小児の慢性白血病は慢性骨髄性白血病がほとんどを占める．白血病と診断するための基準は，骨髄有核細胞中に 25％ 以上の芽球を認めることである．一般に末梢血中に白血病細胞を多数認めるが，時にごく少数あるいは肉眼的には同定できない場合もある．白血病の診断には骨髄検査が必須である．
　French-American British（FAB）分類は，血液塗抹標本の Giemsa 染色および組織化学染色の情報をもとにした形態学的基準に基づく分類である．急性リンパ性白血病は L1〜L3，急性骨髄性白血病は M1〜M7 および M0 に分類される．WHO 国際分類では分子遺伝学的分類が主流だが，臨床現場では依然として FAB 分類は重要である．

B 細胞性急性リンパ性白血病
B-acute lymphoblastic leukemia（B-ALL）
◆定　義：B 細胞分化が明確な前駆細胞由来の芽球の増殖を指す．B 細胞分化は，terminal deoxynucleotidyl transferase（TdT）陽性，CD19 陽性，CD79a 陽性，骨髄ペルオキシダーゼ反応 myeloperoxidase（MPO）reaction 陰性で明確となる．
◆発生機序：特定の染色体転座や遺伝子変異がみつかる場合が多い．t（9；22）(q34；q11.2) を伴う BCR-ABL1 型，t（v；11q23）を伴う MLL 再構成型，t（12；21）(p13；q22) を伴う TEL-AML1（ETV6-RUNX1）型，高 2 倍体型，低 2 倍体型などが代表的である．
◆形　態：細胞は核細胞質比が高く，一般に裸核状の形態を示す．核は核網が繊細でクロマチンの凝集は少ない．均一な大きさで細胞質がわずかな細胞からなる白血病を FAB 分類 L1 型と呼ぶ．一方，L1 型よりも細胞の大小不同があり，細胞質もやや広く淡青性に染色されるものを FAB 分類 L2 と呼ぶ．
◆臨床的事項：好発年齢は 2〜5 歳で，血小板減少，貧血，顆粒球減少を示す．しばしば，リンパ節腫大や肝脾腫を示す．多剤併用療法により治療成績は全般によくなったが，BCR-ABL1 型，MLL 再構成型，低 2 倍体型などの治療成績は不良であり，造血幹細胞移植が必要な場合もある．

T 細胞性急性リンパ性白血病
T-acute lymphoblastic leukemia（T-ALL）
◆定　義：T 細胞分化が明確な前駆細胞由来の芽球の増殖を指す．T 細胞分化は，terminal deoxynucleotidyl transferase（TdT）陽性，CD2 陽性，細胞質 CD3 陽性，CD5 陽性，CD7 陽性，MPO 反応陰性で明確となる．
◆発生機序：T 細胞レセプター遺伝子が関与する遺伝子異常を認める場合が多い．一卵性双生児の両者に発症した T-ALL で同一クローンであることが証明された報

告があり，胎児期発生が示唆されている．
◆形　態：B-ALL と同様である．FAB 分類では，L1 または L2 形態を示す．
◆臨床的事項：若年男子に多い．縦隔腫瘍を伴うこともある．T 細胞性リンパ芽球性リンパ腫と鑑別が難しい場合がある．骨髄有核細胞のうち 25％以上に芽球を認めれば，T-ALL として扱う．多剤併用療法で治療成績は相当向上している．

急性骨髄性白血病
acute myelogenous leukemia（AML）

◆定　義：未分化な骨髄球由来の芽球の増殖を指す．骨髄球由来は，CD13, CD33 などの骨髄球マーカー陽性，MPO 反応陽性，エステラーゼ陽性などの所見を組み合わせて証明できる．

◆発生機序：t（8；21）（q22；q22）を伴う RUNX1-RUNX1T1 型（骨髄芽球性，FAB を伴う M2 に相当），t（15；17）（q22；q12）を伴う PML-RARA 型（前骨髄球性，FAB を伴う M3 に相当），inv（16）（p13.1q22）または t（16；16）（p13.1；q22）を伴う CBFB-MYH11 型（骨髄単球性，FAB を伴う M4 に相当），t（9；11）（p22；q23）に伴う MLLT3-MLL 型（単球性，FAB を伴う M5 に相当），t（1；22）（p13；q13）に伴う RBM15-MKL1 型（巨核芽球性，FAB を伴う M7 に相当）など病型特異的な染色体転座をみることが多い．これら以外に，KIT, FLT3, WT1 などの遺伝子に変異や欠損が上記転座と組み合わさって認められる場合がある．

◆形　態：従来，FAB 分類で M0 から M7 に分類されていたものが，最近では，上述の遺伝子変異に基づく分類に移行しつつある．FAB 分類と遺伝子型とは一致する場合が多い．成人の AML と同一である（p.277 参照）．なお，後述の慢性骨髄性白血病との鑑別として白血病裂孔 hiatus leukemicus という言葉が使用される．これは，通常，骨髄では骨髄芽球から成熟白血球までの各段階の血球がすべて認められるのに対し，急性白血病では，特定の成熟段階の血球が異常に増加している所見を指す用語である．

◆臨床的事項：骨髄抑制による血小板減少，貧血，顆粒球減少による症状が現れる．PML-RARA 型は播種性血管内血液凝固症候群（DIC）を認める場合が多いが，ビタミン A 誘導体の all-trans retinoic acid（ATRA）による分化誘導療法が著効する．AML の治療は ALL と同様，多剤併用療法が主で，難治性の場合は造血幹細胞移植が適応される．

慢性骨髄性白血病
chronic myelogenous leukemia（CML）

◆定　義：末梢血で白血球の著しい増加がみられる疾患で，染色体転座 t（9；22）を示すものを指す．緩慢な経過をたどり，無治療では軽快することはない．

◆発生機序：染色体転座 t（9；22）（q34；q11.2）に伴い BCR-ABL1 融合遺伝子が形成され，ABL1 遺伝子がコードするチロシンキナーゼが恒常的に過発現されることが原因と考えられている（この遺伝子異常が造血幹細胞のレベルで生じていると考えられている）．染色体分析ではフィラデルフィア染色体を認める．

◆形　態：末梢血で成熟した白血球の著増を認める．骨髄では，骨髄芽球から成熟好中球までの各段階の細胞がみられる．すなわち，白血病裂孔は認めない．

◆臨床的事項：臨床経過からは慢性期と急性転化に分類される．慢性期で発見されることが多く，検診で白血球増多を指摘される．易疲労感などの不定愁訴でみつかる場合がほとんどである．経過中に AML や ALL の形で急激に進展する場合があり，急性転化と呼ばれる．同様に ABL 転座を示しながら最初から急性白血病として発症するものをフィラデルフィア染色体陽性急性リンパ性白血病（Ph-ALL）と呼ぶ．チロシンキナーゼ ABL に対する阻害薬であるイマチニブが著効する．ただし，イマチニブは白血病細胞を枯渇させる効果はなく，また，効果が減弱する場合がある．造血幹細胞移植が根治療法である．

若年性骨髄単球性白血病
juvenile myelomonocytic leukemia（JMML）

◆定　義：骨髄球および単球増殖を示す疾患で，芽球と前単球を合わせた比率が，骨髄，末梢血ともに 20％未満の場合を指す．骨髄異形成症候群の一種とする考え方もあり，前白血病状態ともいえる．

◆発生機序：多くの症例で RAS や MAPK 遺伝子の変異を認める．また，NF1 や Noonan 症候群を合併することがある．

◆形　態：末梢血塗抹標本所見が診断的価値をもつ．末梢血中に顆粒球および単球が異常に増多し，その中に明確な芽球の出現をみる．前単球を含む芽球は 20％未満である．そのほか，赤血球では有核細胞の出現や巨大赤血球などがみられる場合がある．

◆臨床的事項：乳児期発症例が多い．また，男子に多い．抗癌剤である程度進行を抑制できるが，根治療法は造血幹細胞移植である（表17-6）．

表 17-6　JMML 診断基準

1. 末梢血単球数＞1,000/μL
2. 芽球（前単球を含む）が 20％未満（末梢血および骨髄）
3. フィラデルフィア染色体または BCR-ABL1 陰性
4. 以下の 2 項目以上を認める
　・HbF が年齢に比較して増加
　・未熟顆粒球の末梢血出現
　・白血球数＞10,000/μL
　・クローナルな染色体異常（モノソミー7 など）
　・骨髄前駆細胞の GM-CSF への感受性亢進（コロニー形成能）

骨髄異形成症候群 myelodysplastic syndrome（MDS）

◆定　義：異型造血幹細胞のクローナルな増殖を伴う疾患を総称する名称であり，白血球減少，1 つ以上の骨髄球系の異形成，無効造血および AML への高頻度の移行を特徴とする．

◆発生機序：発症要因は明らかではない．複数の染色体異常が認められている．

◆形　態：赤芽球系，顆粒球系，巨核球系の各系統の形態異常や芽球の頻度などに応じて複数の病型に分類される．

◆臨床的事項：小児でもまれに発生する．抗癌剤療法や免疫抑制療法が試みられるが，根治療法は造血幹細胞移植である．

B 細胞性リンパ芽球性リンパ腫

B lymphoblastic lymphoma（B-LBL）

◆定　義：B 細胞分化が明確な前駆細胞由来の芽球が腫瘍をつくり，増殖する疾患を指す．B 細胞性急性リンパ芽球性白血病（B-ALL）と同一の分化段階の細胞由来である．

◆発生機序：明確ではない．また，B-ALL で判明している多様な遺伝子異常にかかわる報告はない．

◆形　態：中等大からやや大きめの裸核状の腫瘍細胞がびまん性に組織に増殖する．核のクロマチンは繊細で凝集は少ない．核小体を認めることは少ない．骨発症の場合は，Ewing 肉腫などほかの骨好発腫瘍との鑑別が重要である．また，皮膚原発の場合は，びまん性大細胞型 B リンパ腫や横紋筋肉腫との鑑別が重要である．

◆臨床的事項：リンパ節発症は少なく，骨，皮膚などに好発する．小児のリンパ芽球性リンパ腫のうちの 10〜15％を占める．B-ALL と同様の抗癌剤療法が奏効する場合が多い．

T 細胞性リンパ芽球性リンパ腫

T lymphoblastic lymphoma（T-LBL）

◆定　義：T 細胞分化が明確な前駆細胞由来の芽球が腫瘍をつくり，増殖する疾患を指す．T 細胞性急性リンパ芽球性白血病（T-ALL）と同一の分化段階の細胞由来である．

◆発生機序：明確ではない．T-ALL で判明している遺伝子異常にかかわる系統的な報告はない．

◆形　態：裸核状の腫瘍細胞のびまん性増殖像を認める．形態学的には，B-LBL と区別がつかない．

◆臨床的事項：若年男児に多い．縦隔および頸部リンパ節に好発する．縦隔病変の進展により腫瘍細胞を含む胸水貯留を認める場合もある．T-ALL で述べたように，白血病との鑑別が難しい場合も多く，骨髄有核細胞中の芽球が 25％未満の場合をリンパ腫として扱う．最近は，リンパ芽球性リンパ腫かリンパ芽球性白血病か，T か B かの区別なく同一の抗癌剤療法が行われており，良好な治療成績が期待できる．

バーキットリンパ腫 Burkitt lymphoma

◆定　義：成熟 B 細胞由来で増殖速度が極めて速い腫瘍細胞が，しばしば節外性部位に腫瘤として，あるいは急性リンパ性白血病として発症するものを指す．*MYC* 遺伝子の転座が特徴的だが特異的ではない．細胞マーカーでは，CD19，CD20，CD10 が陽性，TdT が陰性の形質を示す．また，MIB1 陽性率が 100％に近い．

◆発生機序：アフリカ，パプア，ニューギニアなどで好発する endemic 型と欧米や日本などでみられる sporadic 型に分かれ，endemic 型では EB ウイルスやマラリアの関与が想定されている．一方，sporadic 型での EB ウイルス検出は 30％程度であり，原因は不明である．

◆形　態：FAB 分類 L3 に相当する芽球が増加する．すなわち，腫瘍細胞は中等大で均一な大きさの細胞で青染性細胞質が明瞭で複数の空胞を認める．リンパ腫の場合，このような細胞がびまん性に増殖するが，その中に崩壊した腫瘍細胞を貪食し腫大したマクロファージを混じる．あたかも暗青色の背景の中に明るい星が浮かぶように見えるため，starry sky 像とも呼ぶ．

◆臨床的事項：好発年齢は 4〜7 歳で男子に多い．節外性発症が多く，回盲部腸管，卵巣，腎などが好発部位である．抗癌剤治療が奏効するが，急激に腫瘍が崩壊するため腎不全の管理が必要となる場合がある（腫瘍崩壊症候群 tumor lysis syndrome）．

びまん性大細胞型 B リンパ腫

diffuse large B-cell lymphoma（DLBCL）

◆定　義：成熟 B 細胞由来で大型の腫瘍細胞がびまん性に増殖するものを指す．腫瘍細胞の核の大きさはマクロファージの核と同等かそれ以上，あるいは正常リンパ球の核の 2 倍以上である．細胞マーカーでは，CD19，

CD20が陽性，TdTが陰性の形質を示す．MIB1陽性率は種々だが一般に低い．
◆発生機序：原因は不明である．BCL6の転座を認める場合がある．
◆形　態：中心芽細胞亜型 centroblastic variant，免疫芽球亜型 immunoblastic variant，未分化大細胞亜型 anaplastic variant などの亜型が存在し，各々特徴的な組織像を示す．最も典型的な中心芽細胞亜型では，腫瘍細胞は大型で，淡明で広い細胞質を有する．核は円形ないし卵円形で水疱性である．核小体を明瞭に認める場合が多い．免疫芽球亜型は細胞質が青染性を増し，核の中心に明瞭な核小体を認める．未分化大細胞亜型は後述する未分化大細胞型リンパ腫に類似の細胞形態を示し，類洞への浸潤や接着性のある増殖を示す．
◆臨床的事項：特別な症状はなく，腹部，扁桃，副鼻腔，リンパ節，骨，皮膚，精巣など，さまざまな部位に発生する．骨髄浸潤はまれである．病期にもよるが，抗癌剤への反応は一般に良好である．

未分化大細胞型リンパ腫
anaplastic large cell lymphoma（ALCL, ALK⁺）

◆定　義：豊かな細胞質としばしば馬蹄形を示す多型性核をもつ大型細胞からなり，ALK遺伝子の転座ならびにCD30発現を示すリンパ腫を指す．腫瘍細胞はT細胞形質を示す．細胞マーカーでは，CD30, EMA, ALK, CD2, CD5, CD4, granzyme B, TIA1, perforinなどが陽性となる．
◆発生機序：染色体2p23に位置するALK遺伝子が種々の転座を示す．ALK-NPM融合遺伝子を形成するt(2;5)(p23;q35)，TPM3-ALK融合遺伝子を形成するt(1;2)(q25;p23)，ALK-ATIC融合遺伝子を形成するInv(2)(p23q35)などが多い．転座の結果，ALK蛋白質がリンパ腫細胞で異所性に発現する．
◆形　態：細胞質が豊富な大型細胞である．細胞質は一般に淡染性だが，青染性の場合もある．核は大きく，馬蹄形やドーナツ形のような著しい変形を示す場合もある．このような腫瘍細胞が接着性を示しながら増殖する．リンパ節では辺縁洞などのリンパ洞に好んで浸潤するため，上述の接着性所見とあわせて転移性癌と紛らわしい場合がある．好中球浸潤，線維化を伴うこともある．
◆臨床的事項：10～15歳が好発年齢で男子にやや多い．発生部位は一定せず，リンパ節，縦隔，骨，皮膚などに発生し，しばしば多発する．組織学的には類似だが，皮膚に原発し転移しない病型がある．これらは皮膚原発未分化大細胞リンパ腫 primary cutaneous anaplastic large cell lymphoma と呼ばれ ALK, EMA が陰性である．

節外性NK/T細胞性リンパ腫，鼻型
extranodal NK/T-cell lymphoma, nasal type

◆定　義：NK細胞あるいは明確なT細胞形質をもつ腫瘍細胞が血管破壊性増殖を示し，壊死形成も著明なものを指す．ほとんどの場合，腫瘍細胞にはEBウイルスが感染している．
◆発生機序：EBウイルス感染が証明されるが発症との関係は明確ではない．
◆形　態：皮膚や粘膜に潰瘍を形成しながら組織崩壊性の像を呈する．顕微鏡所見では，核異型性を示す小型～中型腫瘍細胞が血管向性，血管破壊性に浸潤・増殖する．凝固壊死像や細胞崩壊像もしばしば認められる．
◆臨床的事項：鼻腔，鼻咽頭，副鼻腔，顔面皮膚および頭皮などに好発する．

ホジキンリンパ腫

　Hodgkinリンパ腫は，主として頸部を中心にリンパ節を系統的に侵す疾患であり，組織中に少数認められるHodgkin細胞あるいはReed-Sternberg細胞が腫瘍細胞である．近年の分子生物学的解析により，成熟B細胞の形質がより明確な病型（結節性リンパ球優勢型Hodgkinリンパ腫）が独立した．

結節性リンパ球優勢型ホジキンリンパ腫
nodal lymphocyte predominant Hodgkin lymphoma（NLPHL）

◆定　義：クローナルなB細胞が，結節性あるいはびまん性と結節性の増生を示すリンパ球の中にポップコーン細胞あるいはL&H（lymphocytic and/or histiocytic）細胞と呼ばれる形態を示すものを指す．
◆発生機序：不明．
◆形　態：リンパ節は全体にあるいは部分的に小リンパ球が不明確な結節を形成しながら増生している．その結節の中あるいは周辺に，分葉したようにみえる核を有した腫瘍細胞（ポップコーン細胞 popcorn cell）が散見される．結節を構成する小リンパ球は主としてB細胞であるが，腫瘍細胞の周りはしばしばT細胞が取り囲んでいる．腫瘍細胞はCD20, EMA, J-chain, OCT-2などが陽性となるが，CD30やEBウイルスは陰性である．
◆臨床的事項：ほとんどの場合，病期ⅠまたはⅡの限局病変である．

古典的ホジキンリンパ腫
classical Hodgkin lymphoma（CHL）

◆定　義：大型細胞で豊かな細胞質をもち，大型核と赤く大きな核小体を認める典型的なHodgkin細胞あるい

はその多核細胞にあたる Reed Sternberg 細胞が，小リンパ球，形質細胞，好酸球，好中球，線維化などが種々の割合で混在する像を背景として少数認められるものを指す．

◆**発生機序**：不明だが，30〜50％の症例で EB ウイルスが証明されるため，なんらかの関係があると考えられている．

◆**形　態**：定義で述べた診断的価値の高い典型的な Hodgkin 細胞あるいは Reed-Sternberg 細胞を認める．これらの細胞は，CD30 陽性，CD15 陽性の細胞形質を示し EB ウイルスが時に陽性となる．CD20 は一部に陽性となる場合もある．線維化の有無，背景細胞の多様性により，結節性硬化型 nodular sclerosis，混合細胞型 mixed cellularity，リンパ球豊富型 lymphocyte-rich，リンパ球減少型 lymphocyte-depleted の 4 型に細分類されている．結節性硬化型は線維束が明確な隔壁を形成する場合を指す．混合細胞型は小リンパ球，好酸球，好中球，形質細胞，組織球が種々の比率で混在するものを指す．リンパ球豊富型は小リンパ球が不明確な結節を形成しながら増加する中に腫瘍細胞が散在するもので，NLPHL と類似の像を示す場合もある．リンパ球減少型は Hodgkin 細胞や Reed-Sternberg 細胞が優位に増殖するものを指すが，臨床病理学的意義が確立しているとは言い難い．

◆**臨床的事項**：頸部を中心として表在リンパ節腫大を認める場合が多い．縦隔に病変を認める場合は結節性硬化型であることがほとんどである．症状としては特記すべきものはなく，いわゆる B 症状（発熱，夜間盗汗，体重減少）を示すことが多い．抗癌剤による治療が奏効する場合が多い．

その他腫瘍類縁疾患
膵島細胞組織球症
Langerhans cell histiocytosis（LCH）

◆**定　義**：CD1a，Langerin が陽性，電顕で Birbeck 顆粒が証明される Langerhans 型組織球が種々の臓器で増殖し，浸潤しているものを指す．悪性とは言い難いがクローナルな細胞の増殖であることが示されている．

◆**発生機序**：不明．

◆**形　態**：卵円形の細胞で，核のクロマチンは繊細で，核形状がくびれている．溝がある．折り重なっているなどの変形を示す．このような細胞が臓器破壊性に増殖するが，背景には，好酸球，時に多核となるマクロファージ，破骨細胞の増多をしばしば認める．また線維化も多い．

◆**臨床的事項**：病変の広がりにより，単一臓器型と多臓器型に分類する．単一臓器型のほとんどは骨病変であるが，皮膚やリンパ節が侵されることもある．一方，多臓器型の場合は，皮膚と骨病変を主体として，肝，脾，肺，胸腺，骨髄などさまざまな臓器に病変がみられる．視床下部や下垂体部の病変では尿崩症をはじめとする各種ホルモン分泌障害が生じる．多臓器型の場合，生命予後が不良の場合もあるため，悪性腫瘍に準じた化学療法が行われる場合が多い．治療が奏効しても再燃する場合も多く，治癒，再燃をくり返して長い経過をたどることもある．

◆参考文献
1) McKieman PJ：Neonatal cholestasis. Semin Neonatol, 2：153-165, 2002.
2) Portmann BC, Roberts EA：Developmental abnormalities and liver diseases in childhood. In MacSween's Pathology of the Liver 5th ed. pp. 147-198, Elsevier Philadelphia, 2007.
3) Harada K, Saito Y, Itatsu K, et al.：Innate immune response to double-stranded RNA in biliary epithelial cells is associated with the pathogenesis of biliary atresia. Hepatology, 46：1146-1154, 2007.
4) Stocker T, Dehner LP：The Pancreas. In Pediatric Pathology 2nd ed. pp. 817-824, Lippincott Williams & Wilkins Tokyo, 2002.
5) Portmann BC, Roberts EA：Crigler-Najjar syndrome. In MacSween's Pathology of the Liver 5th ed. pp. 285-286, Elsevier Philadelphia, 2007.
6) Dimmick JE, Vallance HD：Inborn error of metabolism. In Pediatric Pathology 2nd ed. pp. 159-196, Lippincott Williams & Wilkins Tokyo, 2002.
7) 日本病理学会小児腫瘍組織分類委員会編：骨軟部腫瘍，金原出版，2005.
8) Shimada H, Ambros IM, Dehner LP, Hata J, Joshi VV, Roald B, Stram DO, Gerbing RB, Lukens JN, Matthay KK, Castleberry RP：International neuroblastoma pathology classification（the Shimada system）. Cancer, 86（2）：364-72, Wiley, 1999.
9) 日本病理学会小児腫瘍組織分類委員会編：神経芽腫群腫瘍, pp.6-13, 金原出版，2004.
10) 日本病理学会小児腫瘍組織分類委員会編：小児腎腫瘍，金原出版，2005.
11) Murphy WM, Grignon DJ, Perlman EJ：AFIP Atlas of Tumor Pathology, Series 4, Tumors of the Kidney, Bladder, and Related Urinary Structures, American Registry of Pathology, pp. 1-100, Washington, DC, 2004.
12) Christopher DM, Fletcher K, Unni K, Mertens F：World Health Organization Classification of Tumours, Pathology & Genetics, Tumors of of Soft Tissue and Bone, IARC Press, 2002.

第18章
主要な全身性疾患

A 混合性結合組織病

1. 定 義

混合性結合組織病 mixed connective tissue disease (MCTD) は，全身性エリテマトーデス (SLE)，全身性強皮症 (SSc)，多発性筋炎/皮膚筋炎 (PM/DM) などの臨床所見が混在することを特徴とし，ほとんどの場合，血清抗U1-RNP抗体が陽性を示す．Raynaud現象があり，手指の皮膚が浮腫状で，筋力低下と筋痛があり，しかも腎障害を伴わず予後のよい疾患として，1972年Gordon Sharpが提唱した．わが国は肺高血圧症 pulmonary hypertension が高率に集積しているなどの点からSLEとは異なる独立疾患と考えているが，欧州はこれに一定の理解を示す一方，米国は独立疾患と認めていない．

2. 疫 学

わが国における有病率は人口10万人当たり5.7人，推定患者数は6,840人，男女比は1：14である．5年生存率は97%と予後良好であるが，死因は肺高血圧症とこれに関連した呼吸不全，次いで心不全，中枢神経疾患（髄膜炎，脳出血，クモ膜下出血），感染症である．小児の有病率は成人の1/10，男女比は1：10である．

3. 病理形態

臓器病変は，肺，唾液腺，食道，肝，心，副腎，皮膚，脾，中枢神経などに及ぶ（表18-1）．肺は肺線維症が50%，肺高血圧症の原因となる血管性肺動脈病変が43%を占める．後者は膠原病の中でもMCTDに多い死因である．食道病変も高頻度で，食道下部筋層の萎縮と線維化をみる．唾液腺には導管周囲のリンパ球浸潤，腺萎縮がみられ，進行するとSjögren症候群のそれに似る．心は心外膜炎が56%，心筋壊死・萎縮が25%，その他，線維化や心外膜に軽度のリンパ球浸潤と線維化をみる．骨格筋には軽度の筋線維の変性，萎縮およびリンパ球浸潤をみるが，PM/DMより軽い．本症の皮膚には全身性強皮症の浮腫期に相当する変化がみられ，組織学的に浮腫性硬化，膠原線維の膨化があるが萎縮像はない．小血管周囲にリンパ球浸潤と一部の血管壁に内膜肥厚を認める．腎には糸球体腎炎，動脈病変，間質性腎炎がみられ，ループス腎症IV型に相当する膜性糸球体腎炎が多く，ここに免疫グロブリンの沈着をみる．腎症は一般に軽度であるが，Sharpの報告と違って重症例も散見される．肝は脂肪変化が44%にみられる．

表 18-1 組織の有病変率と病変の程度

	有病変率（%）			障害程度の score 平均値**
1	肺	100.0	1 肺	2.59
2	食道	96.2	2 唾液腺	1.95
3	脾	96.2	3 食道	1.74
4	唾液腺	95.5	4 肝	1.59
5	副腎	93.1	5 心	1.50
6	皮膚	93.1	6 副腎	1.48
7	肝	90.6	7 皮膚	1.48
8	筋	89.3	8 脾	1.41
9	心	84.3	9 CNS*	1.30
10	腎	74.2	10 リンパ節	1.21
11	胃	72.7	11 小腸	1.11
12	CNS*	69.2	12 筋	1.11
13	骨髄	62.5	13 腎	1.03
14	血管	59.0	14 血管	0.89
15	膀胱	57.8	15 胃	0.86
16	尿道	57.8	16 骨髄	0.83
17	小腸	56.5	17 甲状腺	0.64
18	リンパ節	51.2	18 膵	0.63
19	甲状腺	51.2	19 膀胱	0.63
20	関節	51.2	20 大腸	0.54

* 中枢神経系の有病変率は検索した症例のうち病変の程度にかかわらず変化が認められた場合．
** 3：高度，2：中等度，1：軽度，0：なしとしている
障害程度の score 平均値は，組織病変の程度を score で表現したもの（粕川による）．

（塩沢俊一：膠原病学 改訂5版，丸善，2012）

表 18-2　混合性結合組織病診断の手引き

共通所見	1. Raynaud 現象 2. 指ないし手背の腫脹 3. 肺高血圧症
免疫学的所見	抗 U1-RNP 抗体陽性
混合所見	全身性エリテマトーデス様所見 　1. 多発性関節炎 　2. リンパ節腫脹 　3. 顔面紅斑 　4. 心膜炎または胸膜炎 　5. 白血球数減少（4,000/μL 以下）または血小板減少（100,000/μL 以下） 強皮症様所見 　1. 手指に局限した皮膚硬化 　2. 肺線維症，拘束性換気障害（%VC＝80% 以下）または肺拡散能低下（%DLco＝70% 以下） 　3. 食道運動低下または拡張 多発性筋炎様所見 　1. 筋力低下 　2. 筋原性酵素（CK）上昇 　3. 筋電図における筋原性異常所見
診断	1. Ⅰの1所見以上が陽性 2. Ⅱの所見が陽性 3. ⅢのA，B，C項のうち，2項以上につき，それぞれ1所見以上が陽性 　以上の3項を満たす場合を混合性結合組織病と診断する． 　　　付記：1. 抗 U1-RNP 抗体の検出は二重免疫拡散法あるいは酵素免疫測定法（ELISA）のいずれでもよい．ただし，二重免疫拡散法 　　　　　　　が陽性で ELISA の結果と一致しない場合には，二重免疫拡散法を優先する． 　　　　　　2. 以下の疾患標識抗体が陽性の場合は混合性結合組織病の診断は慎重に行う． 　　　　　　　　1）抗 Sm 抗体，2）高力価の抗二本鎖 DNA 抗体，3）抗トポイソメラーゼⅠ抗体（抗 Scl-70 抗体），4）抗 Jo-1 抗体 　　　　　　3. 肺高血圧症を伴う抗 U1-RNP 抗体陽性例は，臨床所見が十分に揃わなくとも，混合性結合組織病に分類される可能性が 　　　　　　　高い． 混合性結合組織病の概念として，全身性エリテマトーデス，強皮症，多発性筋炎などにみられる症状や所見が混在し，血清中に抗 U1-RNP 抗体がみられる疾患であると規定される．

（厚生労働省：2004年）

　関節炎は関節リウマチ（RA）に比べて軽度で，滑膜にリンパ球浸潤をみるが，関節変形は少ない．血管の筋型動脈に内膜肥厚や中膜肥大を認め，時に全身性強皮症に似た動脈内膜の浮腫性，ムコイド肥厚がみられる．長期経過すると全身性強皮症様変化が前景に出て強皮症腎類似の変化がみられる．

4. 病因と発生機序

　病因は明らかでない．抗 U1-RNP 抗体の産生機序にはいくつかの指摘があり，U1-RNP の 68 kDa 蛋白質とレトロウイルス p30gag やインフルエンザウイルスの間，C 蛋白質とヘルペスウイルスの間，および D 蛋白質と EB ウイルスの間にアミノ酸配列の分子相同性が見いだされ，ウイルス感染が引き金となる可能性が指摘される．

5. 症　状

　Sharp は，① 抗 ENA 抗体が高値で，② 全身性強皮症，筋炎および SLE の混合症状をもち，③ 腎障害がなく抗 Sm 抗体陰性で，④ ステロイドによく反応する，⑤ 予後のよいリウマチ性疾患，とした．わが国は 2004 年改訂の厚生労働省 MCTD 調査研究班の診断の手引きが診断に用いられる（**表 18-2**）．

1. 皮膚病変：Raynaud 現象がほぼ全例にみられ，寒冷曝露・精神的動揺の際，指趾血管が可逆性に攣縮し皮膚の色調が白色から紫色に変色する．本症に特異的でなく，ほかの膠原病にもみられる．指の腫脹（ソーセージ指）と手背の腫脹は本症の 80% 以上にみられ，特徴的である（**図 18-1**，**表 18-3**）．

　ソーセージ指は，指が指関節より腫脹してソーセージ様を呈する所見で，指の末節部はしばしば先細り状を示す．本症には手指の MP 関節以端の皮膚硬化がみられ

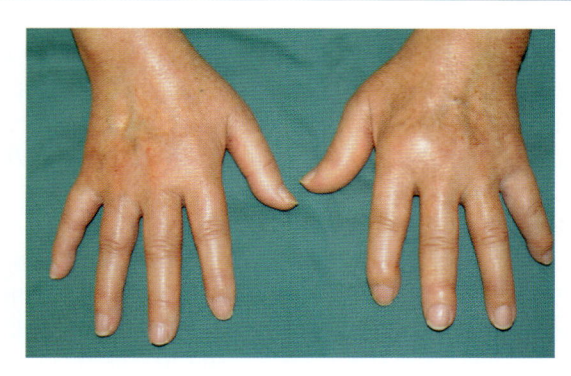

図 18-1　MCTD 患者の手
手掌と手指の浮腫性腫脹がみられる．

表 18-3　MCTD にみられる臨床・検査所見．全国調査 1,016 例の集計結果

臨床像	%	臨床像	%
Raynaud 現象	97.8	抗 U1-RNP 抗体	100
多発性関節炎	78.6	白血球数減少	46.8
手・指腫脹	76.6	血小板減少	12.3
筋力低下	41.4	抗 Sm 抗体	18.0
肺線維症	27.7	蛋白尿	21.4
食道運動低下	24.8	細胞性円柱尿	10.6
顔面紅斑	32.8	肺拡散能低下	37.1
リンパ節腫脹	29.6	肺拘束性障害	26.8
胸膜炎	11.1	筋電図異常	40.3
心膜炎	10.9	筋原性酵素上昇	35.0

（厚生省［現 厚生労働省］研究班：1985 年）

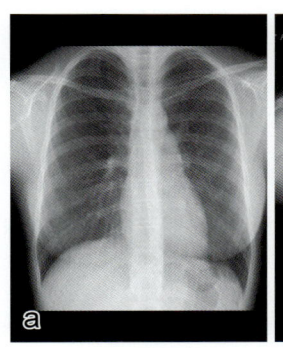

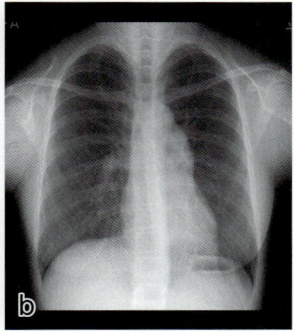

図 18-2　MCTD に伴う肺高血圧症
a．発症前．
b．左 II 弓が拡大し，上肺野が肺動脈壁肥厚による血流不足のために明るくなる．

るが，硬化は中枢側にはいたらない．

2．**関節炎**：約 70％ の例にみられ，程度は RA に比べて軽いが，RA と同様に高度の関節破壊を呈する例もある．

3．**リンパ節腫脹**：発熱とともに，頸部などに母指頭大以下の弾性軟のリンパ節腫脹を約 30％ の例にみる．

4．**顔面紅斑**：紅斑はあっても明らかな蝶形紅斑はなく，手指先端の皮膚紅斑もみられない．

5．**消化器病変**：Sjögren 症候群を 30％ の例にみる．食道の機能低下をみる．嚥下時のつかえ感を自覚するが，逆流性食道炎にはいたらない．

6．**肺病変**：慢性に経過し無症状のことが少なくないが，進行すると乾性咳，労作時息切れを呈する．聴診で両肺下野にベルクロラ音を聴取し，間質影を X 線で 30％，CT で 50％ の例にみる．間質性肺炎を合併した MCTD は指尖瘢痕，食道機能低下，CK 高値を呈する．肺機能検査では拘束性障害（％VC の低下），肺拡散能障害（D_{LCO} の低下）を認め，進行すると PaO_2 が低下する．急性進行型では LDH，CRP が上昇する．病理所見は UIP（usual interstitial pneumonia）が多く，そのほか縮小肺型，急性型および器質化肺炎を伴う閉塞性細気管支炎 bronchiolitis obliterans organizing pneumonia（BOOP）型がある．縮小肺型は肺野が線維化のため縮小し，治療に抵抗性であるが進行せず生命予後はよい．BOOP は，発熱，労作時呼吸困難，乾性咳を呈し，亜急性の経過をたどる．胸部 X 線上両側非対称性の斑状浸潤陰影を呈し，陰影が経過とともに移動する．診断は開胸肺生検によるが，ステロイドが奏効する．一般に肺病変の広がりが大きいと予後は悪いが，呼吸不全が死因となるのは 4％ と少ない．

肺高血圧症の頻度は 7％ と少ないが，右心不全をきたして重篤に経過し，死因の第 1 位を占める．肺高血圧症を合併する頻度は，膠原病の中で MCTD が抜群に高頻度である．自覚症状として労作時の息切れ，次いで疲れやすさ，胸骨後部痛がみられる．進行すると顔面・下肢の浮腫など右心不全の徴候を示す．聴診で肺動脈 II 音の亢進，胸部 X 線で左第 2 弓の突出，心電図で右室肥大，心エコー図で右室負荷の所見をみる（図 18-2）．予後は不良である．

漿膜炎は，心膜炎と胸膜炎が共存することが多く，約 10％ の例にみられる．活動時にみられ，胸痛，呼吸困難，易疲労感，動悸，浮腫などを呈する．心嚢水は，胸部 X 線で氷嚢状の心拡大，心電図で ST 上昇・低電位を呈する．安静，利尿薬のほかプレドニゾロン 20 mg/日が奏効する．

7．**神経・筋病変**：四肢近位筋の筋力低下や筋痛，軽度の筋酵素上昇をみる．三叉神経痛と無菌性髄膜炎を約 10％ の例にみるが，予後はよい．

8．**腎障害**：一般に軽症であるが，重症の腎障害による腎不全が死因の一つとなりうる．蛋白尿・円柱を 20％ の例にみる．膜性腎症や免疫複合体の沈着の証明される例もある．

9. **小児のMCTD**：患児はRaynaud現象が先行し，発熱，関節炎，皮疹，筋力低下などで発症する．Raynaud症状，強皮症様症状，肺高血圧症は少ない．腎炎が10％以下，Sjögren症候群が30％に合併する．抗核抗体斑紋型100％，抗U1-RNP抗体100％，高γグロブリン血症90％，リウマトイド因子80％などがみられる．

6．検査所見

白血球数は正常ないしやや低下し，血小板は減少する例がある．CRPは活動期に上昇し，この点がSLEと異なる．補体値は正常のことが多い．

抗U1-RNP抗体は本症の99％以上にみられる（表18-3）．抗体陽性者は，Raynaud現象や手の腫脹が高頻度で，関節炎が強い傾向にあるが，重症腎障害が少なく予後はよい．

7．治　療

関節痛が，非ステロイド性抗炎症薬 nonsteroidal anti-inflammatory drugs（NSAIDs）に反応しない場合，特に発熱，全身倦怠感，リンパ節腫脹，あるいは筋炎症状の強い場合は，少量のプレドニゾロン（10〜20 mg/日以下）を処方する．奏効しない場合は増量する．

Raynaud症状には，PGI$_2$製剤を用いる．肺高血圧症には，特発性肺高血圧症と同様に静注プロスタサイクリン製剤を用いるが，同時にプレドニゾロン20 mg/日と免疫抑制薬（シクロホスファミド50〜100 mg/日など）を処方するのがよい．循環動態の異常には血管拡張薬，利尿薬，カルシウム拮抗薬などで対処する．無菌性髄膜炎には大量ステロイド投与を行う．

B　全身性エリテマトーデス

1．定　義

全身性エリテマトーデス systemic lupus erythematosus（SLE）は，1942年Klempererにより提唱された膠原病の中核疾患である．若い女性に好発し，紅斑，全身倦怠感，発熱，多発性関節痛などを呈し，腎，中枢神経，感覚器，肺，肝，膵，消化管，漿膜など多臓器が傷害される慢性疾患で，抗DNA抗体など種々の細胞構成成分に対する多彩な自己抗体の出現を特徴的とする．

2．疫　学

男女比は1：10で，20代の女性に好発するが，小児や老年者にもみられる．有病率は人口10万人当たり33人，推定患者数は5万人である．家族一親等の発症率が高く，双生児の片方がSLEの場合，他方がSLEとなる確率は一卵性で25〜50％，二卵性で5％と遺伝素因が示唆される．本症の5年生存率（5生率）は95％，主な死因は感染症，播種性血管内凝固症候群（DIC），心不全，肺高血圧症である．

3．病理形態

病理像はステロイド治療により修飾されているので注意がいるが，皮膚では上皮基底細胞層の液状変化 liquefaction（基底細胞が膨化してその細胞質がエオジン好性に染色される変化）がみられる．真皮上層部に浮腫とリンパ球，好中球，組織球の浸潤がみられ，コラーゲン線維にフィブリノイド変性がみられる．同部位に免疫複合体 immune complex（IC）が沈着し，表皮基底膜層に帯状に免疫グロブリン（Ig）や補体が沈着している（図18-3）．脾は濾胞中心動脈や中心動脈周囲にICの沈着したコラーゲンや細網線維が円周状に厚く取り巻いてタマネギ皮状病変 onion skin lesion（図18-4）を呈するが，ここにもIg，補体，フィブリノゲンが沈着しており，免疫応答亢進の結果と考えられる．

急性期には，血管壁にフィブリノイド壊死 fibrinoid necrosisと炎症細胞浸潤をみる．

IC沈着が臓器傷害となって現れる典型的臓器が腎であり，病理学的にメサンギウム性，巣状，膜性，びまん性増殖性腎炎など多彩な病変がみられる．腎糸球体の毛細血管内皮下に多量のICが沈着して wire-loop lesion が形成される（図18-5）．ICは糸球体内皮下のみならず上皮下，メサンギウム領域あるいは血管内皮にも沈着して腎不全をきたす．心には心外膜炎がみられ，少量の心嚢水が貯留する．Libman-Sacks心内膜炎は本症の特徴的病変として知られ（図18-6），病理学的には弁膜基部の疣贅形成と白色血栓があって，周囲にフィブリノイド変性，ヘマトキシリン体 hematoxylin body などの変性所見をみる．心筋炎もみられ，筋線維間にフィブリノイド変化があってAschoff体と紛らわしいことがある．剖検集計では心外膜炎が60％，心内膜炎が50％の例にみられる．血管病変は，古典的な onion skin lesion のほか，中〜小型動脈に壊死性血管炎，閉塞性動脈内膜炎，白血

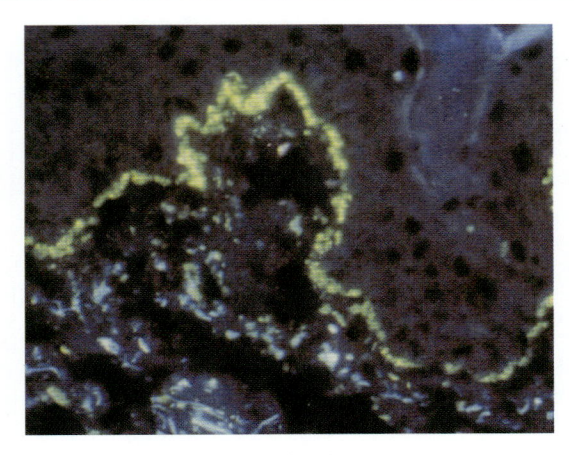

図 18-3 ループスバンドテスト
皮膚の基底膜に免疫グロブリンが沈着（蛍光抗体染色）

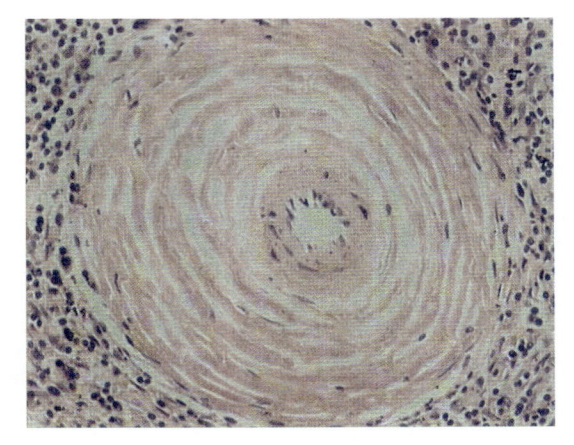

図 18-4 脾の onion skin lesion

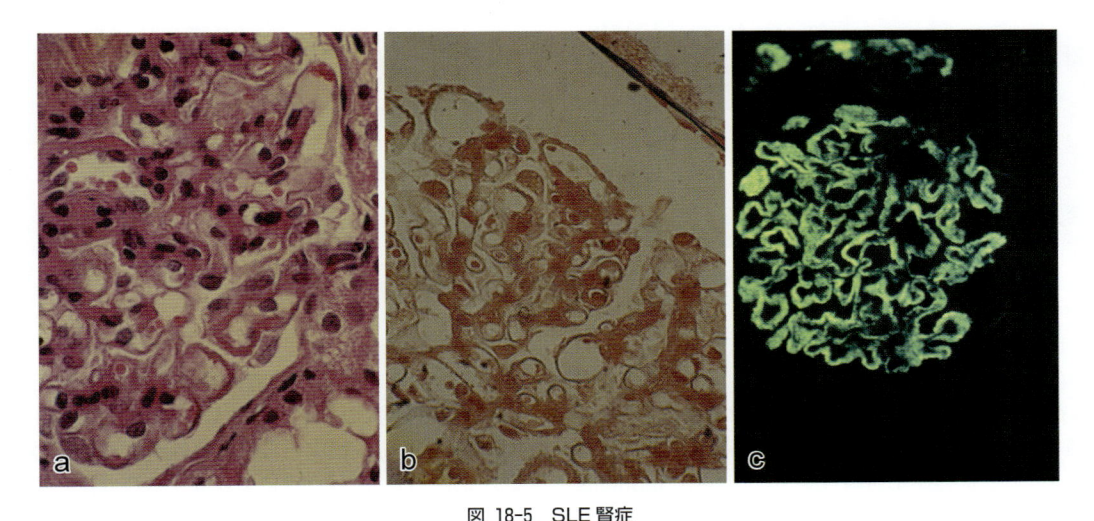

図 18-5 SLE 腎症
a. は沈着が厚い．b. は沈着が薄い．c. 蛍光抗体法で免疫複合体あり．wire-loop lesion となっている．

球破砕性血管炎 leukocytoclastic vasculitis がみられ，諸臓器の虚血性病変をきたす．中枢神経にも微小血栓，小血管の閉塞，壁肥厚，血管炎の存在がみられる．

SLE の病理所見を特徴づけるものは，フィブリノイド壊死とヘマトキシリン体とされ，フィブリノイドは，HE 染色で好酸性無構造状，フィブリン染色と PAS 染色が陽性，Azan 染色で赤染する物質で，胸膜，心外膜，腹膜，滑膜などの結合組織線維間や血管壁に沈着し，同部位にフィブリン，DNA および IC を認める（図 18-7）．ヘマトキシリン体は，HE 染色でヘマトキシリンに淡く赤紫色に染色される球形ないし不定形の核物質で，組織球などに貪食されて，心，腎，リンパ節などにみられる（図 18-8）．

4．病因と発生機序

1948 年，Hargraves は SLE の患者血中に好中球が自分の核を貪食した LE 細胞を見いだした（図 18-9）．このことは自分の核への攻撃を意味し，やがて抗核抗体 anti-nuclear antibody（ANA）および抗二本鎖 DNA 抗体の発見につながった．この「自己への攻撃」を踏まえて，クローン選択説でノーベル医学生理学賞を受賞した Burnet は Mackay とともに「自己免疫疾患」学説を提唱し，以来自己免疫疾患という概念が定着した．現象（自己への攻撃）がそのまま原因とみなされ，「自己抗原は何か」「なぜ自己が攻撃されるのか」がその後探求されたが今も原因不明である．問題は，「現象＝原因か」にある．私たちは 2009 年，抗原のくり返し刺激（すなわち自己免

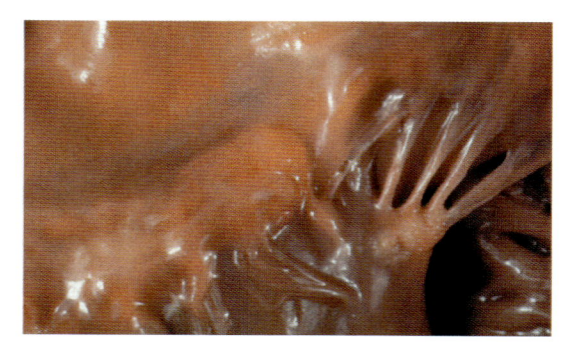

図 18-6　僧帽弁後尖の Libman-Sacks 心内膜炎

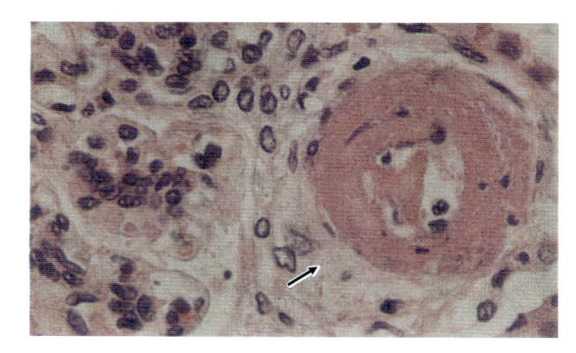

図 18-7　細動脈のフィブリノイド壊死（矢印）（HE 染色）

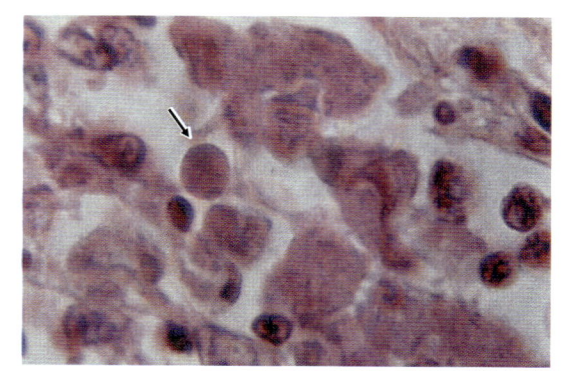

図 18-8　ヘマトキシリン体（HE 染色）
リンパ節洞内に球形ないし不定形の凝集塊がみられる（矢印）.

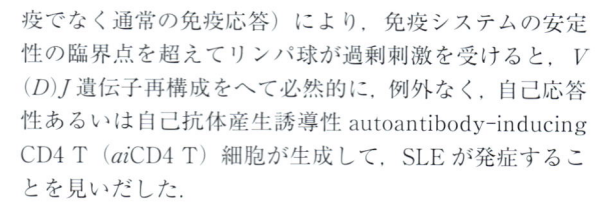

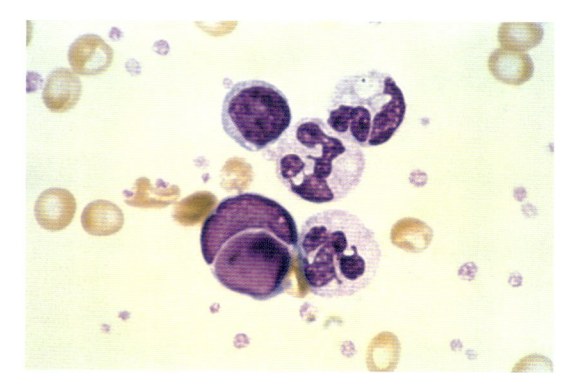

図 18-9　LE 細胞

疫でなく通常の免疫応答）により，免疫システムの安定性の臨界点を超えてリンパ球が過剰刺激を受けると，V(D)J 遺伝子再構成をへて必然的に，例外なく，自己応答性あるいは自己抗体産生誘導性 autoantibody-inducing CD4 T（aiCD4 T）細胞が生成して，SLE が発症することを見いだした．

　この「自己臨界点説 self-organized criticality theory」は，感染に対する通常の防御応答が過剰で，域値（臨界点）を超えると SLE にいたる．すなわち，SLE を惹起する抗原は個々人で異なってよいが，ある抗原刺激が特定の個人に過剰刺激となるか否かは，個々人の HLA および抗原の cross-presentation 機構の個性に依存するとする．

　SLE の発症病因の根本命題は，なぜ自己応答性クローンが生成するかの理由である．これについて，自己免疫疾患説は，①胸腺で負の選択を逃れた少数の自己応答性クローンあるいは，②いったん胸腺を通過して自己非応答性となったのち免疫寛容が破綻し自己応答性を獲得したクローンのいずれかが該当するとする．自己臨界点説は，抗原のくり返し刺激を受けてランダムな V(D)J 遺伝子再構成をへて自己応答性クローンが新たにできて多

様性が生じるとする．前者の場合，限定されたレセプターをもつ少数のリンパ球クローンから，SLE にみる 140 種類を超える幅広い自己応答性が生じないのは明白であるが，自己臨界点説によれば，SLE は抗原特異的に始まるが過剰刺激の結果，遺伝子再構成をへて aiCD4 T 細胞が生じる．したがって自ずと多彩な自己抗体が生成し結果的に抗原非特異的応答となる．これに対して，ほかの膠原病は多くても数種類の自己抗体しかみられない点からも抗原特異的応答に終始する（すなわち Guillain-Barré 症候群のように特定の病原体に対する防御応答に起因する）可能性が考えられ，そうであれば，後者の病因解明も，自己免疫疾患の呪縛から逃れて，容易になると期待される．

　抗原のくり返し刺激が現在の生命体にとって現実的か否かについては，感染が起きるとまず病原体による組織傷害が生じるが，感染防御応答によっても組織は傷害される．戦場が自身の体だからである．したがって生命体は，長い進化の過程で，病原体を感染症状を示さない検出限界以下に抑えると同時にこれを殲滅しない不完全な防御機構を備えるに至った．したがって，私たちの炎症は完全には治癒せず，水面下での病原体の侵入が許容さ

B．全身性エリテマトーデス

表 18-4　全身性エリテマトーデス分類のための 1982 年改訂基準（1997 年に一部修正）

皮膚関節症状	1.	頬部の皮疹（蝶形紅斑）
	2.	円板状紅斑（discoid 疹）
	3.	光線過敏症：病歴または診察所見
	4.	口腔潰瘍：上咽頭潰瘍を含む．無痛性．いずれも医師の診断による．
	5.	関節痛：関節変形がない．2 関節以上に圧痛または腫脹を医師が認める．
臓器障害	6.	漿膜炎（胸膜炎，心膜炎）：確実であれば病歴でもよい．
	7.	腎障害（持続性蛋白尿 0.5 g／日以上または定性で＋＋＋以上，細胞性円柱）
	8.	神経学的異常（痙攣，精神症状）：基礎に電解質異常や基礎疾患がないこと．
	9.	血液学的異常（溶血性貧血，白血球数減少 4,000/mm^{3}以下，リンパ球減少 1,500/mm^{3}以下，血小板減少 100,000/mm^{3}以下）：白血球とリンパ球は 2 回以上の検査で確認する．
免疫異常	10.	免疫学的異常（抗 dsDNA 抗体高値，抗 Sm 抗体陽性，抗リン脂質抗体陽性）
	11.	抗核抗体（蛍光標識免疫抗体法など）：臨床経過のいずれの時点でもよい．

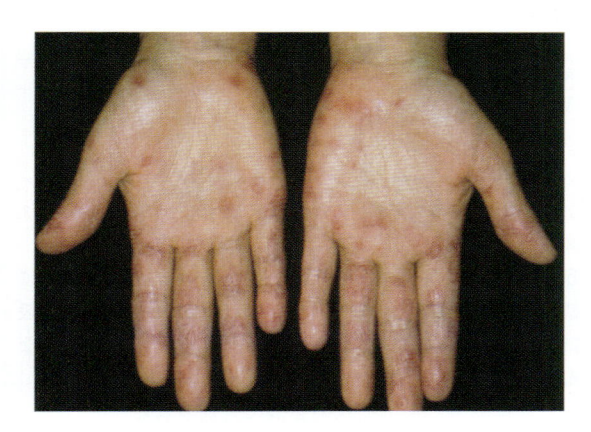

※観察期間中に 11 項目中 4 項目を満たせば SLE と診断される．

図 18-10　手掌のうっ血性紅斑
本症に特異性が高い紅斑．

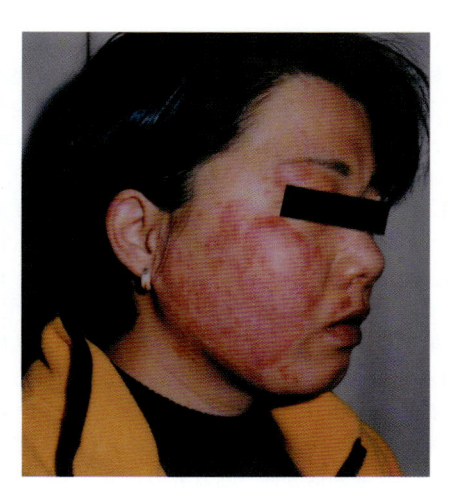

図 18-11　全身性エリテマトーデスの蝶形紅斑

れて，抗原によるくり返し刺激が生じやすい状況にある．

5．症　状

　初期には紅斑，多発性関節痛，発熱，全身倦怠感などが自覚され，数週をかけて徐々に進行する．SLE は思春期の疾患であり，急性期を乗り切って病状は 40 歳を超えてほぼ安定するが，高年発症例はこの限りでない．診断は米国リウマチ学会の診断基準（**表 18-4**）を参考にする．

1. **発熱・全身倦怠感**：活動時には 38℃ 以上の発熱がみられるが，特徴的熱型はない．全身倦怠感は臥床を要するほど強い．
2. **皮膚・粘膜病変**：lupus（狼瘡）erythematosus（紅斑性）の病名のとおり紅斑が特徴的で，初診時に瘙痒を伴わない手指先端（**図 18-10**）や足趾あるいは爪周囲の紅斑が 70％，特徴的な蝶形紅斑 butterfly rash（**図 18-11**）

が 40％ の例にみられる．蝶形紅斑は境界が比較的明瞭で，皮膚紅斑部に軽度の浸潤をみる．皮膚の表皮と真皮の境界部分すなわち表皮の基底細胞層に IC の沈着が認められるループスバンドテスト lupus band test は本症の診断に役立つ（**図 18-3** 参照）．光線過敏症 photosensitivity は，日光の露光部に紅斑を生じたり，全身倦怠感，発熱，関節炎などが悪化する変化で，初発時には頻度は低いが症状完成時には半数にみられる．亜型の亜急性皮膚エリテマトーデス subacute cutaneous lupus erythematosus は，皮膚病変が強く皮膚露出部に紅斑や鱗屑を伴う浸潤性の紅斑をみるが，内臓病変は軽い．円板状紅斑 discoid lupus（**図 18-12**）や脱毛 alopecia を 10％ 程度にみる．深在性 LE（皮下脂肪組織の血管炎の結果，皮膚が陥凹する），口腔潰瘍，四肢先端の皮膚潰瘍・壊死，爪床梗塞，鼻中隔穿孔をみることがある．

3. **骨・関節病変**：活動期に多発性関節痛 polyarthralgia をみるが，関節腫脹を伴う明確な関節炎は通常認め

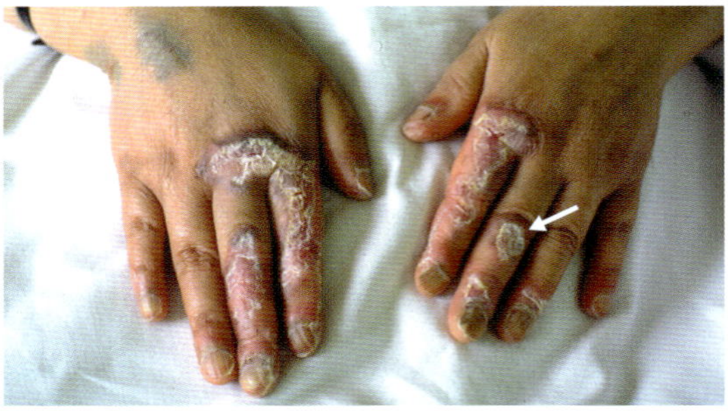

図 18-12 全身性エリテマトーデスの discoid 疹
元々の個疹（⇦）がやがて癒合する．

表 18-5 ループス腎炎の改訂 WHO 分類

組織分類
Ⅰ．微小メサンギウムループス腎炎
Ⅱ．メサンギウム増殖性ループス腎炎
Ⅲ．巣状ループス腎炎
Ⅲ（A）
Ⅲ（A/C）
Ⅲ（C）
Ⅳ．びまん性ループス腎炎
メサンギウム沈着物は常に存在し，上皮下沈着物もしばしば認められ，多量のこともある
ⅣS（A）
ⅣG（A）
ⅣS（A/C）
ⅣS（C）
ⅣG（C）
Ⅴ．膜性ループス腎炎
Ⅵ．進行した硬化性ループス腎炎

ない．ステロイド長期使用例に大腿骨頭や膝の無菌性骨壊死 aseptic necrosis をみるが，これは本症の血管病変を基盤にステロイドが誘因となって生じる．

4．**腎障害**：腎障害は本症の予後と治療方針を決めるうえで重要である．腎障害では1日0.5g以上の蛋白尿，尿円柱，血尿，血清クレアチニン上昇がみられ，病理学的には6型に分類される（WHO分類，**表 18-5**）．Ⅰ型は光顕，電顕のすべてで異常が見いだせない．Ⅱ型（メサンギウム型）は約25％にみられ，メサンギウム領域に蛍光抗体法でIgと補体（C3からmembrane attack complex まで），電顕で高電子密度物質が沈着している．Ⅲ型（巣状ループス腎炎）は約20％にみられ，Ⅱ型の所見に加えて，糸球体の一部に内皮細胞増殖による糸球体毛細管腔の狭小化（面積の50％以下）や壊死巣をみるが，病変を有する糸球体数は全体の50％以下にとどまる．この中で主病変が活動性であるものをA，慢性をC，混合型を A/C とする．病変を有する糸球体数が全体の50％を超えるのがⅣ型（びまん性ループス腎炎）で，約40％にみられ，この中で1個の糸球体の全体に病変があるものが50％以上であれば global（G），50％以下であれば segmental（S）とする．糸球体内皮細胞の増殖による毛細管腔の狭小化，wire loop 病変，半月体形成がみられ，炎症が高度で，糸球体の血管ループとメサンギウムにIC が沈着し，高電子密度物質がメサンギウム，内皮細胞下および上皮細胞下に沈着している．Ⅴ型（膜性ループス腎炎は約15％にみられ，糸球体 loop が肥厚（wire-loop lesion）し，PAM 染色で基底膜からボーマン嚢上皮側へ IC が沈着して顕微鏡下にスパイクがみられる．Ⅵ型（硬化性糸球体腎炎）は約20％にみられ，全糸球体の90％以上が硬化性病変を呈し，腎病変の終末像である．所見が重複する場合は，例えばⅢ＋Ⅳなどと記載する．このほか SLE では，間質の炎症や線維化もみられる．

臨床的にはⅠ型，Ⅱ型，Ⅲ型は軽症型，Ⅳ型とⅤ型は重症型でネフローゼ症候群を呈する場合が多い．治療については，Ⅳ型はステロイドと免疫抑制薬の併用がいいが，Ⅴ型は糸球体膜肥厚の程度に応じてステロイドを加減すればこれが奏効し，腎不全へ進行しない．

5．**精神神経症状**：SLE の25～75％を占め，頻度の順に精神症状，脳血管障害，痙攣，髄膜炎がみられる．一般に神経障害は精神症状より予後が悪くしばしば死因となる．本症は診療上，片麻痺や痙攣発作 seizure などを呈する神経障害と精神症状の2つに大別される．

神経症状として無菌性髄膜炎，脳血管障害，横断性脊髄炎などをみるが，特徴的なのは全身が硬直し弓状に反り返る grand mal 型の痙攣発作で，若年者に多くみられる．血管炎が原因と考えられ，重篤で痙攣の重積により死亡することがある．神経障害は病理学的に梗塞，出血，皮質に散在性の微小梗塞などをみるが，脳実質には散在性に血管壁のヒアリン化，内膜肥厚，血管周囲の細胞浸潤などがあって血管炎が原因で脳出血などにいたると考えられ，髄液の IL-6 が上昇している．このほか chorea, ballismus, 舞踏病（Sydenham 舞踏病に似ている），視力障害，失明，乳頭浮腫，眼振，眼瞼下垂，耳鳴，めまい，網膜病変，脳神経障害，Guillain-Barré 症候群，多発性単神経炎，下垂手，下垂足にいたらない軽度の不全麻痺，眼球運動障害，三叉神経痛，顔面神経麻痺などをみる．

精神症状は，① acute confusional state, ② anxiety disorder, ③ cognitive dysfunction, ④ mood disorder, ⑤ psychosis の5型に分類される．acute confusional state では，意識あるいは覚醒レベルに障害があって，急性または亜急性に記憶や見当識など認知機能が障害されたり，情動不安や集中力低下がみられる．anxiety disorder は，不安，パニック状態，強迫観念を呈し，注意力，記憶，空間認知，言語の明瞭性，思考過程，情動応答の速度，あるいは企画立案能力などの認知機能が障害され，しばしば日常生活に不具合を生じる．cognitive dysfunction は，注意・集中力低下，記憶障害，TPO に矛盾する発語など，周囲の現状が正しく認識できず増悪と改善をくり返す．mood disorder は，うつ状態あるいは躁状態など気分が極端に変動し，しばしば終日持続する．psychosis は，現実の把握が極めて困難な病態で，妄想や幻覚を伴う．うつ状態を基盤に，妄想，幻覚を呈し，imagination の世界に遊ぶ特有の精神症状である．本症は，時期的に SLE の全身症状がステロイド治療で改善し始めたころに発症するのが特徴的で，ステロイド精神症と混同されやすいが，本症はうつ状態を基盤とし，たとえ躁症状が前景に立っても決して興奮状態に陥らない点で異なる．典型例では全身症状が治療により消失しかけたころ，暗く塞ぎ込んだ様子となり周囲との受け答えが「ずれて」くるように，本症は「疎通性 rapport を欠く」のが特徴で，医師などが患者の心の中へ立ち入れない自閉症状態を呈する．誰かがベッド脇に立っている，囁いているなど統合失調症様の妄想・幻覚も高頻度である．しかし本症の幻覚は攻撃的でなく，単に人がそばに居るといった他愛ない幻覚である．精神症状単独の剖検例は少ないが，多発性の微小血栓と血管周囲のグリオーシスのみが存在して血管炎を認めず，精神症状は病理学的変化では説明されない．したがって interferon-α などメディエーターが本症の原因である可能性が高い．抗 DNA 抗体も中枢神経の NR2 グルタミン酸塩レセプター（NMDA）に結合して神経細胞を破壊できるとされる．

SLE の精神症状は急性期を過ぎても残存するが，回復に月余を要しても死の転帰をたどることはなく次第に回復する．

6．心肺病変：胸膜炎と心膜炎を約 40％の例にみる．胸膜炎は胸水貯留のために軽度の息苦しさまたは鋭い吸気時の胸痛を自覚する．胸水は通常少量であるが，剖検ではほぼ全例に胸膜肥厚をみる．心膜炎は中等度までの心嚢水，X 線で氷枕のような像，心電図で低電位を示すが，収縮性心膜炎は例外的である．

肺では肺高血圧症が約 1％の例にみられ，SLE の症状に遅れて出現する．肺出血と肺塞栓は重篤で，咳とともに喀血し，肺浸潤影が急速に出現・増悪して呼吸不全にいたる．予後不良で致死率は 38％に達する．

心では心筋炎，心内膜炎，動脈硬化・石灰化症，心筋梗塞をみる．心筋炎はしばしば重篤化し診断も困難で，原因不明の頻脈や心肥大があれば本症を疑う．Libman-Sacks 心内膜炎は，病理学的に変性細胞，フィブリン，線維性組織，顆粒状のヘマトキシリン体を認め，疣贅は房室弁の閉鎖縁（僧帽弁後尖）や腱索に多い（**図 18-6** 参照）．ステロイド導入により心内膜炎は臨床的にほとんど問題とならなくなったが，弁膜の疣贅は亜急性心内膜炎の素地になる．本症では長期罹患・重症例で動脈硬化が促進され，冠動脈硬化症，心筋梗塞，心不全，脳血管障害が増加する．冠動脈や内頚動脈，大動脈などには異所性石灰化がみられる．

7．消化器障害：多くの例で膵酵素がわずかに上昇しており，実際に膵炎を呈するものは少ないが存在する．ループス肝炎を呈する例があり，この場合，鑑別診断に自己免疫性肝炎が問題となる．門脈圧亢進症がまれに，そして結節性再生性過形成が特徴的にみられる．ループス腹膜炎が患者の数％に活動性に一致してみられ，中等度以下の腹水を伴う．急性型は腹痛，嘔吐，下痢を呈し，血管炎が基盤にあると考えられ，ステロイド薬が奏効する．腸間膜血管炎はしばしば潜行性の経過をたどり，腸穿孔にいたることがある．

8．泌尿器系障害：ループス膀胱炎 lupus cystitis がみられ，頻尿など泌尿器症状のほか，しばしば嘔吐，腹痛，鼓腸，腹水などの消化器症状を伴う．

6．合併症

1．血栓性血小板減少性紫斑病 thrombotic thrombocytopenic purpura（TTP）：血栓性血小板減少性紫斑病は，血小板減少，微小血管性溶血性貧血 microangiopathic hemolytic anemia（MAHA），精神神経症状，腎機能障害，発熱を5主徴とする，まれで予後不良の病態である．全身諸臓器の微小血管に血小板性血栓が生じて，循環不全そのほかの病態を呈し，多くは急性の経過をたどる．本症は血管内皮障害が基本病態で，血小板凝集の亢進による全身性血栓形成が機序の第一をなし，その結果，消費性血小板減少による出血傾向，血栓のフィブリン網を通過する際にできる破砕赤血球による MAHA が生じる．この点，フィブリン形成から始まる DIC と異なる．

本症の中核症状は血管傷害性の溶血性貧血と血小板減少で，発熱や神経障害，腎不全は必ずしも最初にみられない．はじめに血小板減少があって，しばしば腹痛など腸の虚血を思わせる所見ののちに中枢神経障害が突然に現れる．意識障害がありながら意識清明にみえて，キョロキョロと視線が定まらない特有の中枢神経症状である．この時期に貧血，破砕赤血球などをみる．腎不全はしばしば軽症であり，PT，PTT，フィブリノゲン値は正常である．治療は血漿交換が必須で，時期を逸すると致命的になる．

2．Evans 症候群：自己抗体による自己免疫性溶血性

貧血と自己免疫性血小板減少症を呈する．本症はまれである．

3．**抗リン脂質抗体症候群**：重症のSLEまたは心障害，舞踏病，痙攣，てんかん，横断性脊髄炎，TTP，流産などに合併し，SLEの症状のうち血管系の症状，血小板減少症の一部，血栓症などの多くが抗リン脂質抗体によって生じると考えられる．本症では，抗カルジオリピン抗体またはループス抗凝固因子 lupus anticoagulant（LAC）が陽性となり，しばしば重症で救命のために速やかなステロイド大量治療または透析を要する．

4．**妊　娠**：流産，早産，子宮内胎児死亡の頻度が高い．妊娠時にSLEが悪化する例がある．悪化は全期間を通じてみられ，妊娠の前・中期に多いが，治療により改善する．疾患活動時には妊娠を避けて，妊娠は十分量以上のステロイド治療により疾患活動性を完全に鎮静化してから試みるのがよい．SLEの母親から生まれた子どもには，新生児心ブロックが起こりうる．第1児が心ブロックであった場合，第2児がそうである確率は25％と高い．完全心ブロックは母親が抗SS-A抗体陽性，特に抗SS-A抗体と抗SS-B抗体両者が陽性の場合に多い．

7．検査所見

活動期には汎血球減少症を呈する．白血球，特にリンパ球が活動性に一致して減少するが，これは抗リンパ球抗体が原因と考えられる．貧血は約半数にみられ，一部は抗赤血球抗体による自己免疫性溶血性貧血を示す．骨髄の有核細胞数は正常である．血小板は10～20％の例で減少する．本症では特徴的に，CRPはSLEの活動期にも上昇しない．

抗二本鎖DNA（dsDNA）抗体と抗Sm抗体が特異的に認められる．前者は腎症をはじめ活動性とよく相関し，診断の重要な指標となる．抗DNA抗体を含む抗ヌクレオソーム抗体は一般に，DNAとICを形成して腎症を惹起する．抗Sm抗体は，mRNAのスプライシングにかかわるU-RNPの共通蛋白質に対する自己抗体で，頻度は30％と低いが，特異的で本症の疾患標識抗体となる．抗体陽性例では，腎障害が遅れて出現する傾向がある．

補体CH50，C3，C4が低下する．補体の低下は，血中の免疫複合体ICの増加を意味し，活動性を鋭敏に反映するほか，将来の臓器障害の予測に役立つ．血中ICの測定は技術的難点があるため，補体価がSLEの病状の悪化と改善，そして治療経過のモニタリングに用いられ，実際これを指標にステロイド薬が加減される．

抗カルジオリピン抗体は約20％にみられ，Wassermann反応が偽陽性を示す．しかし，本症ではTPIあるいはFTA-ABS試験など梅毒の確定試験は陰性である．

LE細胞は，患者末梢血中に核を貪食した白血球（LE細胞）が存在することをHargraveが指摘し研究の契機になったという歴史的意義を除くと，自己免疫性肝炎などに広くみられて特異性が低く，診断には用いられない．本症では特徴的に，抗核抗体は核の周辺が染色される周辺型（またはシャギー型）がみられ，この対応抗原はds DNA，ssDNA，ポリADPリボースである．このほか，抗U1-RNP抗体，抗poly（ADP-ribose）polymerase（PARP）抗体，抗ヒストン抗体，抗SS-A，SS-B抗体，抗リボソームP抗体などがみられる．

8．治　療

予後はステロイドにより著しく改善されたのは確かであるが，医原性感染症を防止するために必要最小量のステロイドが用いられ，投与量は尿蛋白と血清補体価を指標に決定される．尿蛋白は現在の腎障害を，そして補体の低下は血中免疫複合体の存在を意味するため将来の腎障害悪化を予測する指標となる．したがって，両者が正常なら1日30 mg以下のプレドニゾロンが処方され，両者とも異常ならば大量（50～60 mg/日）が処方される．ステロイドが奏効した場合の減量も，補体価の改善を目安に加減するのがよい．また，同意が得られるならば腎生検が望ましい．ネフローゼ症候群を呈した場合などは，ステロイドが有効なV型（膜性ループス腎炎）か無効のIV型（びまん性ループス腎炎）かが区別できると，後者の場合はPSLを20 mg/日程度とし，免疫抑制薬（シクロホスファミドあるいはアザチオプリン50～100 mg/日）を併用すれば優れた効果が期待できる．免疫抑制薬はSLE全般によく奏効し，中でも腎症および血管炎には特に有効である．

C 関節リウマチ

1．定　義

関節リウマチ rheumatoid arthritis（RA）は寛解と再燃をくり返して慢性かつ進行性に経過する原因不明の多発性関節炎である．関節炎は対称性で，リウマトイド因子 rheumatoid factor（RF）が陽性を示すことを特徴と

する．活動期には関節の腫脹と疼痛が強く，耐え難く強い疼痛のため，あるいは関節破壊による関節変形のために患者の日常生活動作 activity of daily living（ADL）が制限される．したがって治療は，①炎症の鎮静化（および疼痛の除去）と，②関節破壊の抑制を主眼とし，③生じた関節変形には整形外科的な是正と，④生活状況の改善によって，患者の quality of life（QOL）の向上が図られる．

2．疫　学

わが国における有病率は0.33％，男女比は1：5と女性に多い．推定患者数は70〜100万人で，罹患率は加齢とともに増加し60歳を越えて減少する．

患者は，食事，電話，排泄などの身の回りは自立可能であるが，炊事，洗濯，掃除，買い出し，通院などの家庭生活は病初期から不自由で，これまでは手術と装具を要する重症例が少なくなかったが，関節破壊の進行が治療により抑えられつつある現在，予後も改善している．死亡時年齢は65歳と一般集団より若い．死因は感染症，次いで心血管疾患，肺線維症，アミロイドーシス，腎疾患，脳血管障害，悪性腫瘍などで，アミロイドーシスが増えている．感染症は肺炎，心血管疾患は心不全，腎疾患は腎不全が多い．悪性腫瘍の中では，リンパ腫，特にびまん性大細胞型B細胞性リンパ腫が多い．最近は治療で死亡年齢とADLが改善されたとする報告がある．

3．病理形態

RAは病理学的に中胚葉組織の表面すなわち関節滑膜が裏打ちする関節腔，腱鞘，関節包などを場とする慢性炎症性疾患である．Fassbenderはリウマチ結節（図18-13）にみる原発性壊死過程がRAに特異的であるとしている．時間経過をみると，はじめに病原因子が血中より関節滑膜に到達して関節局所で免疫応答が開始すると考えられ，病理形態上，浮腫と血管新生，血管内皮細胞の膨化，滑膜間葉系細胞の増殖がみられる．次いで血管を伴い充血した滑膜が増生して，滑膜絨毛が肥厚・充血し，血中からマクロファージ，リンパ球，好中球などが遊出してCD4 T細胞を主体にした慢性炎症が展開し，これが臨床的にみた関節腫脹となる．同じころ，軟骨辺縁から軟骨表面に向かって滑膜間葉系細胞からなる肉芽組織のパンヌスpannus（図18-14）が侵入し，関節周囲の骨粗鬆症が認められるようになり，関節は，①炎症滑膜から放出されたプロテアーゼによる破壊，②パンヌス侵入，③炎症滑膜から出たシグナル分子によって活性化された骨・軟骨細胞による骨・軟骨内部からの破壊によっ

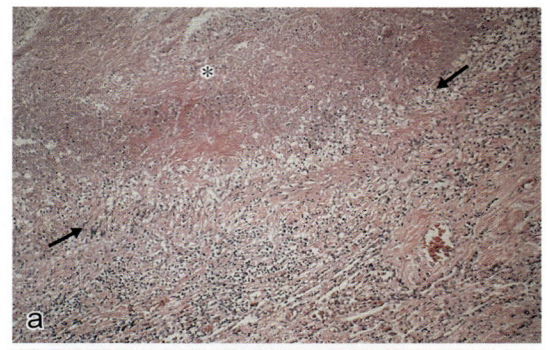

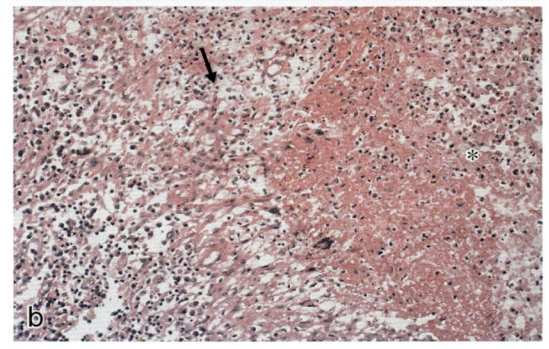

図 18-13　リウマチ結節の病理組織像
a．低倍率．HE染色．壊死部分（＊）を取り囲むようにしてpallisade像（←）がみられる．b．高倍率．HE染色．pallisade（矢印）をはさんで左にリンパ球系細胞の浸潤，右に壊死（＊）がみられる．
（写真提供：大阪大学　桜井幹己先生）

て変形をきたす．要するに病理学的に，①滑膜間葉系細胞の増生と，②血管新生に伴ったCD4 T細胞を主体にした慢性炎症が展開し，T細胞集塊にやがて follicular dendritic cell（FDC）やNK細胞が取り込まれて胚中心が形成され，リンパ濾胞にRussell小体（形質細胞の細胞質に免疫グロブリンが充満してHE染色でエオジン好性に染まる）が特徴的に認められたりして，リンパ球集団の中でCD8 T細胞の比率が高まるようになる．RAはTh1病といわれるように肉芽性炎症が展開しやすい状況にあり，なかば自律性に増生した滑膜間葉系細胞が増殖性転写因子に支持されて関節を破壊してゆく．Fassbenderはこの滑膜細胞の増生がRAに特徴的であるとして mesenchymoid transformation と呼んだ．

4．病因と発生機序

関節炎は，蛋白質のシトルリン化とシトルリン化蛋白質抗原に対する免疫応答により始動すると考えられる．RAの発症にはHLA上に提示されるシェアードエピトープと呼ばれる共通のアミノ酸配列をもったペプチド（QKRAA，QRRAA，RRRAAなど）の関与が示唆され

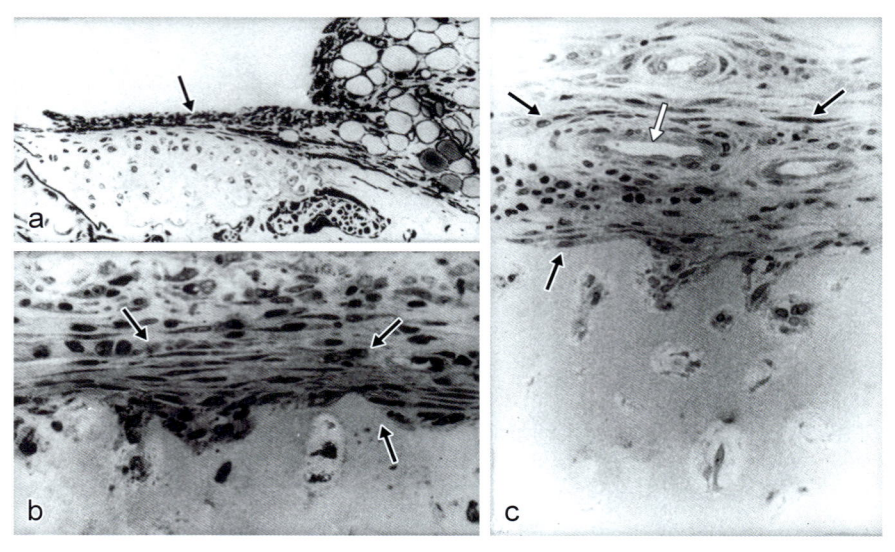

図 18-14 パンヌスの侵入
a. 関節軟骨の辺縁部から増殖した炎症性滑膜組織が軟骨表面に沿って侵入する．最初は血管を伴わない（←）が，やがて a, b, c と時間的経過を経るうちに毛細血管（⇔）が生じて，これを通してリンパ球などの炎症細胞が浸潤してくる．

ているが，最近の研究はシトルリン化ペプチドがシェアードエピトープよりも強力に HLA 疾患感受性遺伝子に関連して HLA 上に抗原提示される可能性を示唆した．

本症のその後の病態は，関節破壊と関節炎を分けて考えるとわかりやすい．関節破壊についてみると，発症のごく早期から関節破壊の終末まで，炎症性サイトカイン IL-1b と転写因子 c-Fos/AP-1 が持続的に亢進し，発症早期には本症に特徴的な関節周囲の骨粗鬆症や関節裂隙の狭小化をきたす（図 18-15）．骨・軟骨など硬組織の破壊には，コラゲナーゼなどの matrix metalloproteinase（MMP）が最初に作動する必要があるが，これら骨・軟骨破壊にかかる種々の MMP は IL-1b と c-Fos/AP-1 刺激を受けて増加する．こうした IL-1b と c-Fos/AP-1 および古来本症に特徴的とされた滑膜の「腫瘍様増殖」をきたす Wee 1 キナーゼを軸とした経路のほかに，滑膜腫瘍の原因となる関節炎については，IL-1b, TNFa, IL-6, IL-17 などの炎症性サイトカインとその間の相互作用が主体となる．IL-6 にはまた，肝から CRP を産生させるなどの作用がある．こうした炎症性サイトカインの関節炎における重要性は，臨床で用いられるこれら炎症性サイトカインに対する抗体製剤の著明な有効性からもみてとれる．

5. 症 状

主訴は関節の疼痛と腫脹である．初発部位は肩，近位指節間（PIP），中足趾節（MTP），手，膝，中手指節（MCP）および足関節で，遠位指節（DIP）関節は侵されにくく，股関節と頚椎は年余を経て侵される[注1]．単関節炎に始まり，増悪と寛解をくり返して移動性（流れる rheumatism）に多関節炎にいたる．初発時は非対称性でも症状が完成すると対称性関節炎になる．身体所見では，体温は 38℃ を超えない．診断は米国リウマチ学会の診断基準を参考にする（表 18-6）．ならびに ACR/EULAR の新分類基準を参考にする（表 18-7）．

1. 関節病変：手指の朝のこわばり morning stiffness は初診時に 10%，症状完成時にすべての患者にみられ，活動性に一致して消長する．滑膜炎による疼痛は重くうずく痛みで，朝方に強く午後に軽快し，低気圧時に悪い．屈曲位で関節内圧が低下して疼痛が軽減されるので，患者は自然屈曲位の関節姿位をとる．

関節炎 arthritis の診断は関節の触診による関節の疼痛と腫脹，すなわち，関節の圧痛または関節を動かした際の痛み，あるいはしばしば圧痛を伴う軟らかい活動性の腫れによって行う．手関節（手首）は早期から背屈が障害される．手首で正中神経が圧迫されると，母指，人さし指，中指および薬指の橈骨側の知覚異常あるいは屈筋力低下が生じ，母指球が次第に萎縮する（手根管症候群 carpal tunnel syndrome）．その際，手根部（屈側）を

注1：指関節は inter-phalangeal（IP）joint で，基節骨と中節骨の間を proximal IP（PIP），中節骨と末節骨の間を distal IP（DIP）と呼ぶ．

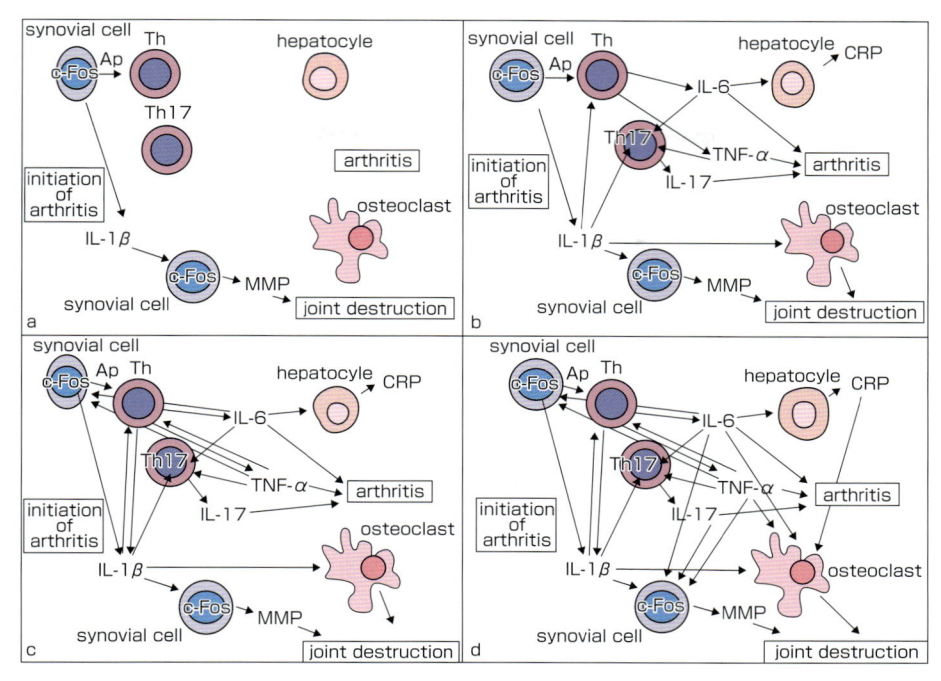

図 18-15 炎症性サイトカイン，マトリックスメタロプロテイナーゼ（MMP）と関節炎，関節破壊の関係

a．関節炎の初期．c-Fos/AP-1 が増加して IL-1b と MMPs が放出される．IL-1b と c-Fos/AP-1 の増加は破骨細胞を活性化して骨破壊を起こす．注目されるのは関節は関節炎の初期から破壊されること．AP：antigen presentation.

b．関節炎の最盛期．IL-1b は Th に作用して IL-6，TNF-α を放出させる．IL-1b，IL-6，TNF-α は次いで Th17 を活性化して IL-17 を放出させる．こうして炎症性サイトカイン IL-6，TNF-α，IL-17 が関節炎を増悪させる．これと別に，IL-6 は肝臓に働いて CRP を増加させる．

c．さらに進行すると，IL-6 と TNF-α は滑膜間葉系細胞に作用して IL-1b を放出させて，IL-1b，IL-6，TNF-α の間のクロストークが成立する．

d．関節破壊の段階には，IL-1b（IL-6 と TNF-α は作用が弱い）などが破骨細胞，滑膜細胞に働いて MMP を増やして関節破壊が進行する．

表 18-6 1987 年改訂の米国リウマチ学会による関節リウマチ診断基準

診断項目
① 朝のこわばりが少なくとも 1 時間（≧6 週）
② 3 つ以上の関節の腫れ（≧6 週）
③ 手首，中手指節関節または近位指節関節の腫れ（≧6 週）
④ 対称性の関節の腫れ（≧6 週）
⑤ 手の X 線変化
⑥ 皮下結節
⑦ リウマトイド因子

上記 7 項目中 4 項目以上あれば RA として分類される．除外項目なし

叩打して手指に放散する知覚異常が生じる Tinel 徴候を認める．進行すると，手根骨全体の骨性癒合，あるいは手根骨が吸収されて掌側脱臼が生じる（図 18-16a）．MCP 関節が破壊されると尺側偏位 ulnar deviation が生じる．PIP 関節が破壊されると，スワンネック swan neck 変形（図 18-16b，c）やボタンホール buttonhole 変形あるいは母指が IP で過伸展した母指の Z 変形をきたす．また手指には特徴的に早期から X 線上関節周囲の骨粗鬆症がみられる．肘は屈曲拘縮が比較的早期からみられ，伸側にリウマチ結節（図 18-17）が生じるが，これは数か月で自然消退する．

膝関節に多量の関節液が貯留すると，膝蓋骨を上から圧して膝蓋骨が浮遊して触知される膝蓋跳躍 patella dancing がみられる．関節炎が持続すると大腿四頭筋は萎縮する．股関節は特徴的に年余を経過してから障害され，歩行時の痛みと跛行を呈する．

足関節障害は距舟関節と距踵関節で高度になりやすく，前足部 MTP 関節の関節炎や外反母趾変形（図 18-18）が高頻度にみられる．脊椎病変は頸椎に多く，頸椎は数年以上経過してから侵される．歯突起後方の十字靱帯が侵食されて生じる水平方向の環軸椎亜脱臼があると，首の屈曲時に頸髄が圧迫されて急死する恐れがある（図 18-19）．症状はめまいと後頸部の鈍痛である．顎関

表 18-7　ACR/EULAR の新分類基準（2010 年）

診断対象者：少なくとも 1 関節に確実な滑膜炎（関節腫脹）を有し，他の疾患に当てはまらない患者

分類基準：

	スコア
A．関節病変	
1 大関節	0
2-10 大関節	1
1-3 小関節（大関節罹患はあってよい）	2
4-10 小関節（大関節罹患はあってよい）	3
10 以上の関節（少なくとも 1 小関節罹患が要る）	5
B．血清学的所見	
RF および ACPA 陰性	0
RF および ACPA 低値	2
RF および ACPA 高値	3
C．急性期反応所見	
CRP および血沈正常	0
CRP または血沈亢進	1
D．症状の持続期間	
6 週未満	0
6 週以上	1

ACPA：anti-CCP antibody
判定：上記診断対象者のうち，スコア 6 以上を示すものを陽性（difinite RA）とする

節が侵されると耳前方に圧痛をみる．関節破壊が急速に進行し骨吸収が著しい指変化は，ムチランス mutilans 変形と呼ばれる．この際，指を引っ張ると伸び縮みするのでオペラグラス変形とも呼ばれる（**図 18-20**）．

2．呼吸器病変：間質性肺炎が患者の 10% 強にみられ，これには RA 固有のものと薬剤性のものがある．症状は無症状または乾性咳と呼吸困難で，肺底部の胸膜直下から始まり漸次上方に拡大し，肺底部に聴診上ベルクロラ音を聴取し，X 線で網状影，小粒状影，蜂巣肺をみる．病理学的に通常型間質性肺炎（UIP）と非特異的間質性肺炎（NSIP）が主病変で，前者はステロイド抵抗性，後者はステロイドが奏効する．RA の UIP は通常の UIP と違い組織学的にリンパ球浸潤が強く，しばしば胚中心を伴うリンパ球過増生が気道近くにみられ，原則として進行しない．しかし，安易にステロイド，メトトレキサート，金製剤などを使うと，例えばステロイド治療もわずかな減量や感染など些細な契機で急性増悪をきたして致命的となりうる．

薬剤アレルギー性のものは，急速進行性で過敏反応が原因と考えられ，メトトレキサート，注射用金製剤（金チオリンゴ酸ナトリウム）による Gold lung，ブシラミン

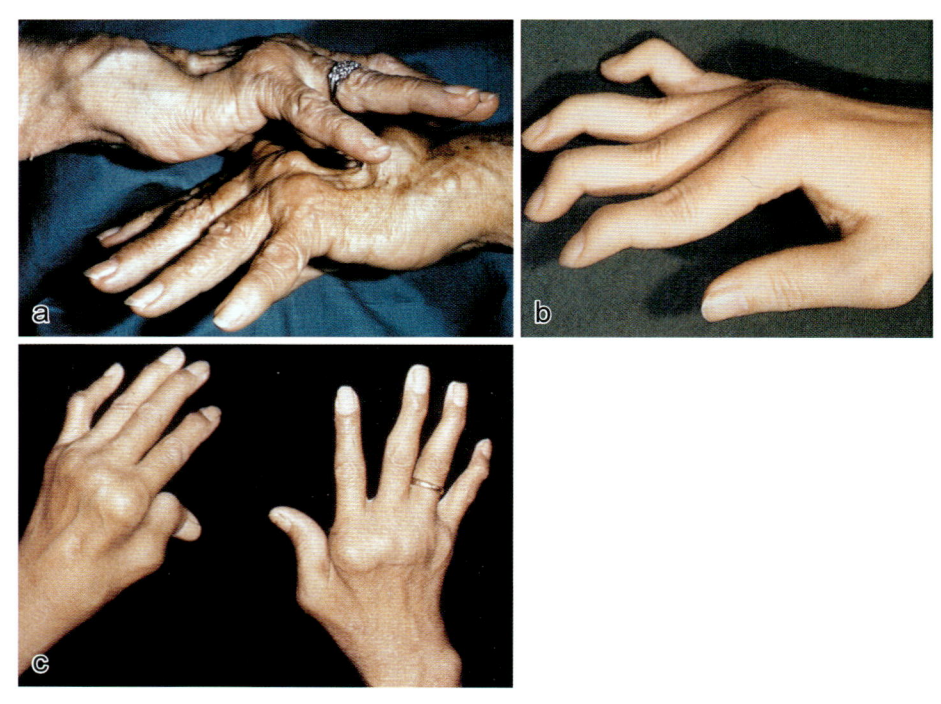

図 18-16　関節リウマチの手
a．右指Ⅲ，Ⅳ指にスワンネック変形，左指Ⅴ指にボタンホール変形，左手母指には IP で過伸展した姿位の Z 変形がみられる．b．MCP 関節に腫脹が認められる．c．（右）Ⅴ指にボタンホール変形，Ⅱ～Ⅳ指にスワンネック変形がみられる．

C．関節リウマチ　911

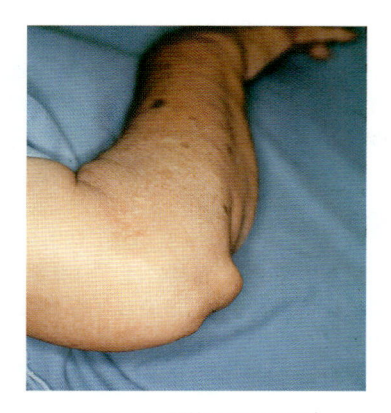

図 18-17　関節リウマチの肘
滑膜の腫脹に加えて，前腕の伸側に直径約 3 cm の
リウマチ結節がみられる．

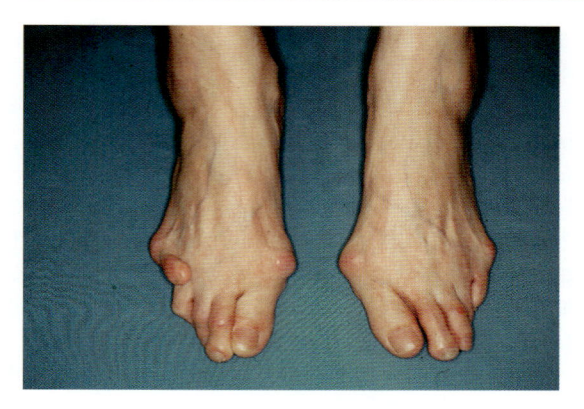

図 18-18　足指の外反母趾変形
小趾には内反変形がみられる．

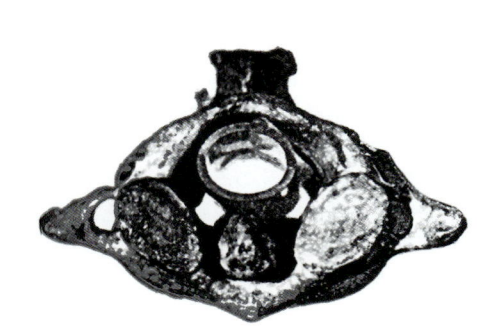

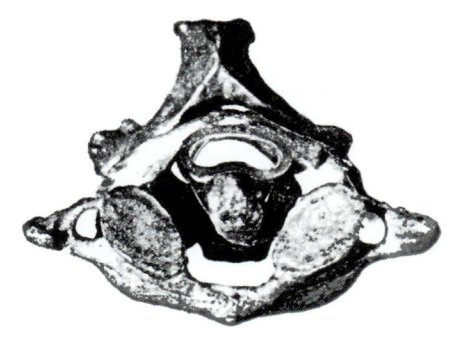

図 18-19　水平方向の環軸椎亜脱臼
左図は後方にある脊髄が正常の状態．右図は，歯状突起が後方に突出することによって圧排されているのがみてとれる．
歯状突起を後方から支持していた十字靱帯の断裂が原因である．この場合，患者は即死する．

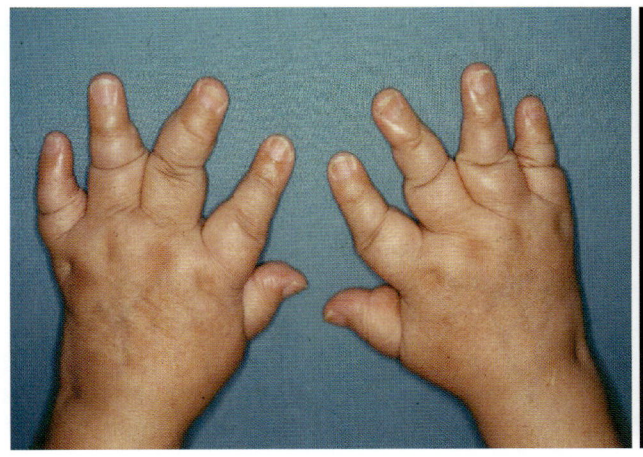

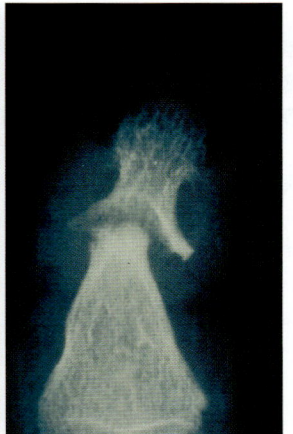

図 18-20　オペラグラス変形

などが知られている．通常，中止により回復しステロイドが奏効する．

細気管支病変は，器質化肺炎を伴う閉塞性細気管支炎 bronchiolitis obliterans organizing pneumonia（BOOP），びまん性汎細気管支炎 diffuse panbronchiolitis（DPB），閉塞性細気管支炎 bronchiolitis obliterans（BO）の順でみられる．BOOPは開胸肺生検で器質化を伴う閉塞性細気管支炎と肺胞隔壁へのリンパ球などの浸潤を認める原因不明の間質性肺炎で，経過は亜急性で，2〜10週間にわたる乾性咳と呼吸困難，発熱，感冒様症状を呈し，ベルクロラ音を聴取する．X線上 diffuse patchy ground glass 型陰影が特徴的で，病理学的診断は，①閉塞性細気管支炎，②器質化肺炎，③間質性肺炎の三者が要件となる．ステロイドに反応し予後はよい．

細気管支は直径2 mm以下の気道域と定義され，細気管支の中に肺胞を含むものを呼吸細気管支，肺胞を含まない上流を非呼吸細気管支と呼ぶが，DPBは下流の呼吸細気管支に生じる感染起因性の気管支炎で，病理学的に炎症が内腔，壁，周囲結合組織など細気管支全層に及ぶので汎細気管支炎と呼ばれる．X線上両側の中・下肺野中心の小粒状影に過膨張所見が加わるのが特徴で，しばしば鼻咽頭症状を伴い，アジアに多く，エリスロマイシンが奏効する．進行すると中枢側気管支の壁肥厚を示すトラムライン tram line や気管支拡張症を示す輪状影を示す．BOは非呼吸細気管支の炎症で，非呼吸細気管支から軟骨を有する小気管支にかけて肉芽組織による内腔の狭窄，閉塞を伴うまれな疾患である．肺にみられるリウマチ結節は，無症状でRF陽性の男性に多いが，わが国に少ない．胸膜病変は約5％にみられ，通常片側性で，少量の胸水中にRFが検出される．

3．心病変：心膜炎が多く，女性に多くみられる．少量の心囊水貯留をみるが，普通は治療を要さない．このほか冠動脈硬化症，心筋梗塞のほか，心筋線維間，心内膜あるいは弁膜などにリウマトイド結節をみることがある．

4．消化器病変：消化性潰瘍はNSAIDsやステロイドの使用と相まって胃潰瘍15.5％，十二指腸潰瘍1.9％と高頻度にみられる．

5．眼病変：強膜表面に微細網状の毛細血管が増殖する上強膜炎 episcleritis，強膜全層が侵され，しばしば融解して下のぶどう膜がみえる強膜炎 scleritis がみられる．

6．腎病変：RAの腎障害はアミロイドーシス，薬剤性，RA自体によるものがある．約半数が尿潜血反応陽性を示し，10〜20％に顕微鏡的血尿をみるが，これはRA特有の病変として腎糸球体膜の菲薄化によるものである．蛋白尿は膜性腎症やアミロイドーシスを示唆する．肉眼的血尿が合併するとメサンギウム増殖性糸球体腎炎であることが多い．薬剤性のものは金製剤，D-ペニシラミン，ブシラミンによる．多くは中止によって改善する．腎乳頭壊死はNSAIDsによる薬剤性腎障害に特徴的である．

6．合併症

1．骨粗鬆症：RAの骨粗鬆症には，①発症早期にみられる傍関節性骨粗鬆症，②関節炎のために関節運動が制限されて生じる不動性骨粗鬆症，③ステロイド治療による骨粗鬆症がある．RAでは発症後数か月の早期からX線で手指の関節周囲に傍関節性骨粗鬆症 juxta-articular osteoporosis が特徴的に認められ，診断に役立つ．全身性の骨粗鬆症も軽度認められ，骨折の頻度も高い．脊椎骨折はステロイド使用者に多い．RAでは骨代謝回転が亢進し，骨形成が低下し破骨細胞性骨吸収が亢進し，この基盤にRAの滑膜間葉系細胞と活性化T細胞から産生されたODF（RANKL）による破骨細胞活性化がある．治療は疾患活動性を抑制する一方，ステロイド使用を控える．ビスホスホネート製剤が奏効する．

2．血管炎：活動性の高いRAに，発熱，足背浮腫，皮膚潰瘍，末梢神経障害，胸膜炎などを伴う例は，わが国で悪性関節リウマチ malignant RA（MRA）としてRAに血管炎を伴った病態とされる．男女比は1：1.5で，50歳を中心に発症する．

3．アミロイドーシス：続発性アミロイドーシスが，長期罹患の活動性RAに合併してみられ，続発性アミロイドーシスの半数を占める．RAの重要な死因で，診断後の余命は短い．RAのAA型アミロイドーシスは，肝およびマクロファージにおいて炎症性サイトカインの作用を受けて活性化されたプロテアーゼが serum amyloid A を分解してできた76アミノ酸からなるAA蛋白質で，AL型と違って血管壁に沈着しやすい．消化管に100％，次いで心，腎，甲状腺，脾，副腎，膵，肺，肝などに沈着するが，臨床上は消化管と腎が問題で，頑固な下痢，消化不良あるいは蛋白尿，血尿さらに腎不全などを呈す．治療は困難であるが，早期にRAの活動性を抑えることが重要である．

4．Sjögren症候群：約10％に合併する．症状は原発性のものより軽症で唾液が減少しにくい．

5．Felty症候群：RAに白血球減少と脾腫を伴うが，ほかにリンパ節腫大，体重減少，貧血，全身の色素沈着，下腿潰瘍などがあることから，独立疾患でなく，Still病，SLE様病態，門脈圧亢進症などの合併が推定される．わが国で10年間に27例しかみられていない．

6．悪性腫瘍：非Hodgkinリンパ腫のうちびまん性大細胞型B細胞性リンパ腫がみられ，これは原疾患によっ

て生じると考えられる．

7．検査所見

　正球性または小球性貧血を約60％の例にみる．原因は慢性疾患の貧血 anemia of chronic disease（ACD）によるものが60％，鉄欠乏性貧血が20％で，前者は，① 血清鉄が低値，② 総鉄結合能と不飽和鉄結合能がやや低値，③ 血清フェリチン値の著増を特徴とし，慢性炎症による赤血球造血 erythropoiesis の低下による．後者は消化性潰瘍による慢性失血が原因である．本症では骨髄からの血球動員に応じて，血小板も活動時に増加する．さらに，関節炎症巣から放出されるIL-1, IL-6, TNF-α などの炎症性サイトカインに刺激されて肝で合成されるCRPおよび血沈が関節炎の活動性を反映して増加する．

　RAはRF陽性の多発性関節炎と定義されている．RFはRAに特異的でなく，癌，肝疾患，加齢，ほかの膠原病でも陽性を示すとはいえ，RFが陽性（seropositive）であることが本症の診断に重要である．RFは抗原と結合して活性化されたヒトIgGのFc部分に対して生じた抗体で，IgG, IgM, IgA, IgEの各アイソタイプがあるが，RAでは凝集反応で検出されるIgM型のRFが特徴的で，IgM型RFは赤血球あるいはラテックス粒子にウサギまたはヒトの加熱したIgGを結合させ，これに血清を加えて凝集を調べるWaaler-Rose法，RAテスト，RAHAテストなどで検出される．最近は定量性に富むEIA法，免疫比濁法，レーザーネフェロメトリーが用いられる．また，RAではCH2ドメインに結合している分子量約180 kDaのN-グリコシド型糖鎖にガラクトースを欠損したIgGが多く存在し，ガラクトース欠損IgGに対するRFがみられる．シトルリン化されたペプチドcyclic citrullinated peptide（CCP）に対する特異性の高い抗CCP抗体が陽性であると，一般に関節破壊が進行することが多い．

　RAの関節液は，炎症性プロテアーゼによって関節液の粘稠度にかかわるヒアルロン酸が切断されるため粘度は低く，補体も低下している．

8．治　療

　治療の目標は，① 関節炎を抑制して疼痛を除去する，② 関節破壊の進展を阻止する，③ 生じた変形に対しては整形外科的処置を講じて患者のQOLを向上させる，の3点にある．したがって治療には，非可逆的変形をきたす前の早期から寛解導入を目指して遅効性抗リウマチ薬 disease-modifying anti-rheumatic drug（DMARD）治療を開始し，治療の有効性を客観的に評価する．関節痛や軽度の関節炎には，鎮痛目的でNSAIDsが処方される．メトトレキサート，タクロリムス，サラゾスルファピリジンなどが用いられる．また，早期より生物学的製剤が用いられ，関節破壊の阻止が目指される．炎症性サイトカインのTNF-αの阻害薬があり，IL-6拮抗薬にトシリズマブ，CTLA4-Ig製剤としてアバタセプトがある．

　患者教育も重要で，疾病に対する理解度は治療効果を左右する．食事の禁忌はないが，関節や身体を冷やさない，疲労を避ける，家族団らん，楽しい笑いなどの気分転換を心がけ，炎症のある関節を安静に保ち，運動は関節炎が鎮静化してから適度のストレッチや筋肉トレーニングから開始するよう指導する．

　RAの手術は，治療の3本柱（薬剤，リハビリテーション，手術）のバランスの中に位置づけて考えられ，薬物治療とリハビリテーションが十分になされたうえで行う．単に除痛だけではなく，ADLやQOLに与える手術の効果を総合的に考慮し，術式と時期を選んで行う．上肢の再建は，手による把持・巧緻運動機能，肩・肘によるリーチ機能，上肢全体の方向調節機能，の3点を踏まえて全体の動きをみる．下肢の再建もほぼ同様であるが，上肢ほど巧緻運動が要求されないので，除痛，関節の可動域の確保，変形の是正による関節安定性の保持，の3点を目標とする．

　手指の腱鞘炎は，NSAIDsによる除痛と安静を基本とするが，薬剤無効例では，指は巧緻性の確保を目指して，次善策に滑膜切除術を考慮する．再建術は，神経障害の併発，手根管症候群，腱断裂の予防などを目的とする．スワンネック，ボタン穴変形に対するよい手術はないので，前者にはMCP関節炎の抑制のためリング型装具による安静，後者には腱のバランス再建を考える．手関節はあらゆる方向の運動をする関節であるためにADL上，掌屈（掌側への屈曲）と回外運動が重要である．この動作により洗顔などができるため理学療法も掌屈と回外運動の回復が図られる．滑膜切除術は適応があり除痛効果に優れるが，汎用されない．手関節の安定には装具も大きく寄与する．肘が曲がらないと洗顔，食事などADLに著しい支障をきたすので，肘の再建は特に重要で，直角方向を基軸に屈曲30度，伸展30度の可動範囲を回復・維持する．肩は挙上や回旋運動を主体に理学療法が優先され，手術は人工関節置換術を行う．環軸椎亜脱臼の整復可能なものは，環軸椎間の後方固定術を行う．

　足関節は，荷重がかかるため人工関節の成績が悪く，足関節固定術が選択される．装具や履き物の工夫も重要である．縦または横の足アーチの消失には，靴や足趾の突出部分のパッドによる免荷などが工夫される．手術は外反母趾に対して中足骨切り術，中足骨頭切除術，関節

固定術や人工関節置換術が用いられる．膝関節の滑膜切除術はあまり行われなくなり，立位の X 線写真で関節裂隙狭小が明瞭で，痛みによる歩行障害または関節の不安定性が著しい例に人工関節置換術が行われる．股関節の人工関節置換術は臼蓋の破壊などが進行し過ぎない時期に行われるべきである．

RA のリハビリテーションは，WHO の「健康とは単に疾病がないだけではなく，身体的にも精神的にも，また社会的にもよい状態」という定義を一歩進めて，患者が自身の能力を健康な時と同様に発揮できる状態を目指して，関節の一部が廃絶しても装具などで補い可及的に現状に近い完全復帰を目指す．RA の機能障害回復の目標はリーチ機能であり，四肢の実用的移動動作の改善と除痛が重要な要素である．

薬物治療の有効性は，米国リウマチ学会による ACR コアセットで測定される．ACR 20％改善率，ACR 50％あるいは ACR 70％改善率などが用いられ，患者自身による評価法が多く取り入れられているのが特徴で，患者の QOL を図る HAQ（health assessment questionnaire）などの主観的指標が薬効評価にも重要視されるようになっている．

D 糖尿病

糖尿病は，さまざまな原因によりインスリンの働きが低下し，正常値以上の血糖値が持続する症候である．糖尿病の診断には慢性高血糖の確認が不可欠で，空腹時血糖が 126 mg/dL 以上，75 g ブドウ糖負荷試験 2 時間値が 200 mg/dL 以上，あるいは随時血糖値が 200 mg/dL 以上のいずれかが持続した場合に，糖尿病と診断される．糖尿病は，①1 型（膵島 β 細胞破壊），②2 型（インスリン分泌低下とインスリン感受性低下），③その他の特定の機序，疾患による糖尿病（遺伝子異常によるもの，ほかの疾患，病態に伴うもの），④妊娠糖尿病の 4 型に分類される（日本糖尿病学会診断基準，**表 18-8**）．糖尿病患者は全世界人口の 3％（約 2 億人）におよび，その内訳は 1 型が約 5～10％，2 型が約 90～95％，その他は 2～3％とされている．糖尿病は慢性化すると，虚血性心疾患，脳血管障害，腎不全などの原因となり，寿命を短縮させる．

1 型糖尿病

1．定　義

1 型糖尿病 type 1 diabetes mellitus は，自己免疫，または，不明の原因による膵島 β 細胞の破壊を特徴とする．1 型糖尿病の頻度には地理的な格差がみられ，欧米で高く，アジア，南米では低い．症例の約半数は，20 歳以下で発症するが，ほかはさまざまな年齢で発症する．1 型糖尿病の頻度は全世界的に急速に増加する傾向にあり，また，発症年齢が若年化する傾向にある．

2．病　因

膵島細胞に対する自己免疫，または不明の理由により，膵島 β 細胞が破壊され，それによるインスリンの絶対的不足が原因となる．膵島 β 細胞の傷害には，遺伝的素因，特に HLA 型および環境因子が深くかかわっている（**図 18-21**）．自己免疫性 1 型糖尿病では，20％の症例で，橋本病，Basedow 病，Addison 病などの自己免疫疾患を合併しており，1/3 の症例で甲状腺機能低下がみられる．

3．発生機序と病理形態

HLA 型については，日本人では DRB1*0405（DR4）-DQB1*0401（DQ4），DRB1*0901（DR9）-DQB1*0303（DQ9）の人は感受性が高く，DRB1*1501（DR15），DRB1*1502（DR15），DRB1*0601（DQ6），DQB1*0602（DQ6）の人は抵抗性である．しかし，HLA 型との相関は人種による違いがあり，白人では DQA1*0301-

表 18-8　糖尿病の分類

1 型糖尿病
自己免疫性
特発性
2 型糖尿病
その他の機序によるもの
遺伝子異常が同定されたもの
・β 細胞機能にかかわる遺伝子異常
・インスリン作用の伝達機構にかかわる遺伝子異常
その他の疾患に伴うもの
・膵外分泌疾患
・内分泌疾患
・肝疾患
・薬剤や化学物質によるもの
・感染症
・免疫機序によるまれな病態
・その他の遺伝的症候群で糖尿病を伴うことが多いもの
妊娠糖尿病

（日本糖尿病学会診断基準による）

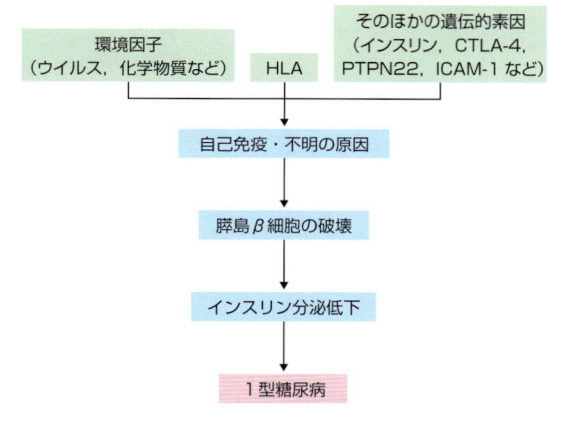

図 18-21　1 型糖尿病の成因
環境因子，HLA 型，およびその他の遺伝素因により，膵島 β 細胞が破壊される．インスリン分泌能の低下が 1 型糖尿病の原因となる．

病理形態的には，自己免疫によるものでは，初期には膵島およびその周囲に，リンパ球，好酸球，マクロファージを主体とする炎症細胞浸潤がみられ，リンパ球は，$CD4^+$ および $CD8^+$ T リンパ球が主体となる．一方，慢性化すると膵島が線維化し，膵島 β 細胞の減少，脱顆粒がみられるようになり，長い経過を経たものでは，膵島数が減少する．これらの変化は，個々の膵島により程度の違いがあり，正常のものから変化の著しいものまでの種々の移行がみられる．

1 型糖尿病では，膵島 β 細胞関連自己抗体が陰性のものがあり，これらの症例では膵島 β 細胞が傷害されるが，膵島炎はみられない．また，1 型糖尿病には，約 10 % に劇症型および緩徐進行型という特異な臨床経過を示すタイプがある．劇症型は，急激に発症し，発症時から著明な高血糖，インスリン低下を示し，ケトアシドーシスに陥りやすく，診断が遅れると生命予後にかかわる．劇症型では，膵島関連抗体が陰性で，膵島炎は認めないが，膵外分泌腺に T リンパ球を主体とした単核球の浸潤がみられ，血中膵外分泌酵素が上昇する．また，緩徐進行型は，通常，大人に発症し，2 型糖尿病と同様の病態を示すが，膵島 β 細胞関連抗体が陽性である．しかし，典型的な自己免疫性 1 型糖尿病とは異なり，HLA 型との関連は乏しい．したがって，1 型糖尿病の発生機序は複数あると考えられている．

DQB1*0302（DQ8），DQA1*0501-DQB1*0201（DQ2）の人は感受性が高く，DQA1*0102-DQB1*0602（DQ6）の人は抵抗性である．そのほかの遺伝的素因では，インスリン遺伝子の 5′ 非翻訳領域のくり返し配列の短い人は罹患率が高く，長い人は低い．その理由は，インスリン遺伝子の 5′ 非翻訳領域くり返し配列が短い場合には，胸腺でのインスリン発現が低く，インスリンに対する免疫寛容が発達しにくいためと考えられている．これらのほか，T リンパ球活性化を抑制する CTLA-4 および PTPN22（protein tyrosine phosphatase, non-receptor type 22）遺伝子の発現低下や，T リンパ球と抗原提示細胞との反応を促進する細胞間接着分子 ICAM-1 の発現亢進も関与しており，これらは自己免疫の成立のしやすさに関係すると考えられている．

環境要因としては，ウイルスが重要で，特にエンテロウイルス，ロタウイルス，風疹ウイルス感染との関連が指摘されており，先天性風疹では 1 型糖尿病の罹患率が高い．また，エンテロウイルス（コクサッキー B ウイルス）については，ウイルスが蔓延している発展途上国では，低い年齢で感染を受けて自然免疫が発達するために自己免疫疾患に発展しにくく，1 型糖尿病の罹患率が低いと考えられている．

1 型糖尿病では多くの症例で，抗グルタミン酸カルボキシラーゼ GAD65 抗体，抗チロシンホスファターゼ様分子 IA-2 抗体，および抗インスリン抗体などの膵島 β 細胞関連抗体が少なくとも 1 種類は検出される．これらの自己抗体は，発症の約 5 年前から出現しており，膵島 β 細胞の破壊が約 80 % に達した時に発症する．したがって，患者の近縁者で HLA 型が高リスクタイプのものについては自己抗体検査が重要で，陽性の場合には発症前から予防対策をとる必要がある．

2 型糖尿病

1．定　義

2 型糖尿病 type 2 diabetes mellitus は，インスリン分泌能の低下，およびインスリンに対する反応性の低下（インスリン抵抗性）によるもので，肥満，脂質異常症，高血圧，高血糖を特徴とするメタボリック症候群との関連が深い．2 型糖尿病は通常，成人で発症するが，最近では 20 歳以下の若年で発症するものも増加しつつある．

2．病　因

複数の遺伝的要因と，不適切な生活習慣との重なりが原因と考えられている（**図 18-22**）．1 型糖尿病よりも遺伝的要因が強く関与し，一卵性双生児での発症一致率は 60～80 % であるが，HLA 型との相関は乏しい．

3．発生機序と病理形態

1．インスリン分泌能低下：健常人では，ブドウ糖負荷試験により，血中インスリンが 2 相性に上昇し，1 相目は膵島 β 細胞に蓄積しているインスリンが放出される

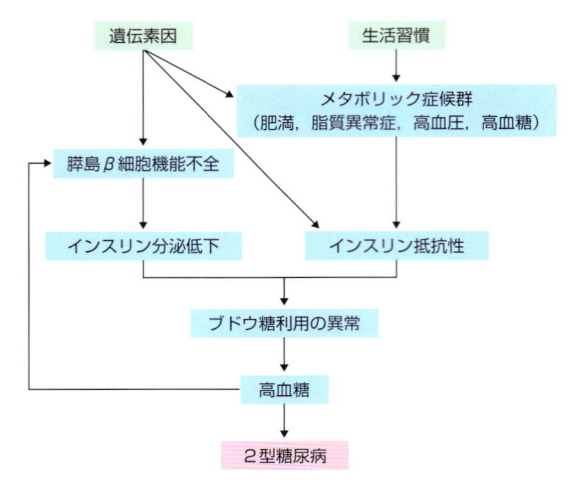

図 18-22　2型糖尿病の成因
膵島β細胞のインスリン分泌低下とインスリン抵抗性が原因となる．インスリン抵抗性は，遺伝素因とメタボリック症候群が深くかかわっており，後者には生活習慣もかかわっている．一方，インスリン分泌低下の遺伝素因とともに，長期にわたる高血糖によるβ細胞の機能不全障害も原因となる．

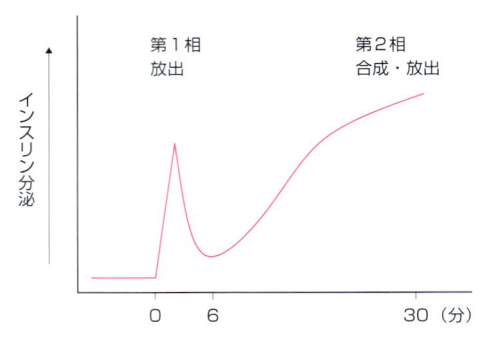

図 18-23　ブドウ糖負荷後の血中インスリンの変化
ブドウ糖投与後，血中インスリンは急速に上昇して，6分後には低下し，その後，緩やかに上昇して30分後にはプラトーに達する．2型糖尿病では初期には1相目が低下し，進行すると2相目も低下する．

ことにより，2相目は新たに合成されたインスリンが分泌されることによる（**図18-23**）．2型糖尿病では，初期には1相目の反応が低下し，病期が進行すると2相目も低下する．また，血中のインスリン値は，正常よりも低下している場合と高値の場合があるが，高値を示す場合でも，多くの患者では肥満があるために，体重当たりのインスリン量は低下していることが多い．インスリン分泌能低下は，β膵島細胞数の減少，インスリン合成能の低下，インスリン分泌機能の異常によるもので，これらは遺伝的要因によるほか，持続する高血糖，脂質異常症によるβ細胞の機能障害も一因と考えられている．

　一方，食事やブドウ糖負荷後の膵島β細胞からのインスリンの分泌は血中グルコースによる直接作用のほかに，消化管内分泌細胞から分泌されるインクレチン incretin 因子による．古くからブドウ糖の静脈内投与よりも経口投与のほうが血中インスリン濃度を効率よ上げることから消化管細胞はブドウ糖を感知してインスリン分泌促進因子を放出する可能性が想定されており，インクレチン効果と呼ばれていた．インクレチンには上部消化管に存在する K 細胞から分泌される glucose-dependent insulinotropic polypeptide（GIP）と空腸，回腸，大腸の L 細胞から分泌される glucagon-like peptide-1（GLP-1）があり，これらは膵島β細胞に発現しているそれぞれのレセプターに結合してインスリンの分泌，合成を促進するほか，膵島β細胞のアポトーシスを阻止し，胃が空になるのを遅らせ，また中枢神経に働いて食欲を低下させる．したがって，GIP，GLP-1 は食後の血糖の上昇を抑制する．しかし，いずれの因子も血中のジペプチジルペプチダーゼ-4 dipeptidyl peptidase-4（DPP-4）によって速やかに分解され，分泌後2分程度で消滅する．2型糖尿病ではGIPに対する感受性は著しく低下しているが，GLP-1に対する感受性は保たれている．近年，分解耐性GLP-1レセプターアゴニストおよびDPP-4阻害薬が2型糖尿病治療薬として使用されている．

2．インスリン抵抗性：インスリン抵抗性の機序の一つは，ヘキソサミン経路の活性化である（**図18-24**）．細胞内のブドウ糖濃度が上昇すると，細胞内にグルコサミン-6-リン酸 GlcN-6-P が上昇し，さらに GlcN-6-P はウリジン-2リン酸 UDP と結合して，UDP-アセチルグルコサミン（UDP-GlcNAC）となる．UDP-GlcNAC は，UDP-N-アセチルグルコサミニルトランスフェラーゼ（OGT）により，さまざまな蛋白質のセリン，スレオニン残基に添加され，それらの働きを変える．その結果，インスリンレセプターから，GLUT4の細胞膜への移行にかかわるシグナル伝達経路が抑制され，ブドウ糖の取り込みが低下する．

　一方，2型糖尿病では肥満を伴うことから，脂肪細胞に中性脂肪が蓄積し，それが分解されて血中の遊離脂肪酸が増加する．遊離脂肪酸は，インスリンレセプター以降のシグナル伝達経路を抑制し，インスリン抵抗性の原因となる．そのほか，脂肪細胞から分泌されるアディポネクチンは，そのレセプターを介してアデノシン一リン酸活性化蛋白キナーゼ AMP-dependent protein kinase（AMPK）を活性化する（**図18-25**）．AMPK は，細胞内の ATP 量の低下を感知して，ATP を消費する代謝系を抑制して，ATP 産生を促進する代謝系を活性化する．その結果，ATP を消費する蛋白質，脂質，糖質などの合成が抑制され，ブドウ糖の取り込みおよび脂質の燃焼

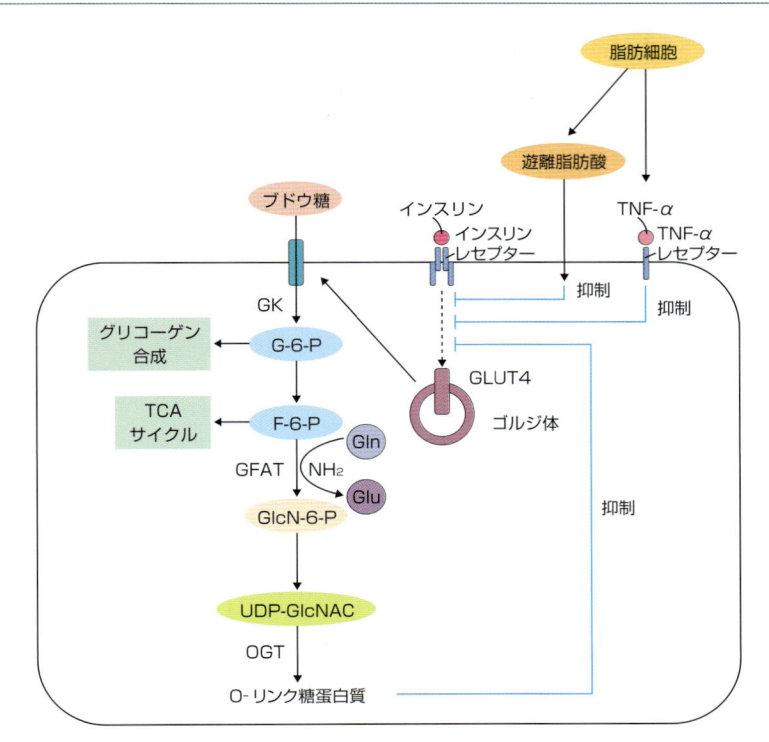

図 18-24 インスリン抵抗性の機序

ブドウ糖が細胞内に取り込まれると，ヘキソサミン経路が活性化して，さまざまな蛋白質に糖が添加される．その結果，インスリンレセプター以降のシグナル伝達が阻害され，GLUT4 の細胞膜への移行が低下し，ブドウ糖の取り込みが低下する．そのほか，遊離脂肪酸や脂肪細胞から分泌される TNF-α などのリポカインも，インスリンシグナル伝達を阻害して，インスリン抵抗性の原因となる．
GK：グルコキナーゼ，G-6-P：ブドウ糖-6-リン酸，F-6-P：フルクトース-6-リン酸，Gln：グルタミン，Glu：グルタミン酸，GFAT：グルタミン-フルクトース-6-リン酸-アミドトランスフェラーゼ，GlcN-6-P：グルコサミン-6-リン酸，UDP-GlcNAC：UDP-N-アセチルグルコサミン，OGT：UDP-N-アセチル-グルコサミニルトランスフェラーゼ

よる ATP 合成経路が活性化して，インスリン感受性を高める．肥満者ではアディポネクチンが低下しており，インスリン抵抗性の原因となる．さらに，肥満者では脂肪組織から，TNF-α，IL-6，IL-1，MCP-1，MIP-α，MIF，レジスチン，レプチンなどのさまざまなアディポカインが分泌されており，これらもインスリン抵抗性にかかわっている．

3. 肥満：肥満は，エネルギーの蓄積が消費を上回ることによるもので，過剰な食物摂取と運動不足が原因である．特に腹腔内の脂肪蓄積（内臓脂肪）は，2型糖尿病との関連が深い．肥満者では，上記のように，遊離脂肪酸の増加やリポカインの異常がインスリン抵抗性を促進する一方，アディポネクチンやレプチンは視床下部に存在する食欲中枢を調節することから，それらの異常は食欲中枢を介して肥満を助長し，悪循環となる．

4. 遺伝素因：2型糖尿病には多数の遺伝素因が関与する．アディポネクチンおよびアディポネクチンレセプター遺伝子の一塩基多型 SNP は，これらの発現量の寡多に影響し，発現量の低い人は罹患しやすい．そのほか，$β_3$ アドレナリンレセプター，PPARγ（peroxisome proliferator-activated receptor γ），HNF（hepatocyte nuclear factor）の遺伝子型も関与するとされている．これらの遺伝子は，次項に述べる遺伝性糖尿病にも深くかかわっている．

5. 膵島の病理形態学的変化：2型糖尿病では，初期には膵島の目立った変化はないが，長い経過を経たものでは，膵島の間質にアミロイドの沈着をみる（**図 18-26**）．このアミロイドの原因物質は，インスリンとともに膵島β細胞から分泌されるアミリンである．アミリンは，インスリンおよびグルカゴンの分泌を調整して，血糖値をコントロールする．アミロイドの沈着は，糖尿病のない高齢者の膵島にもみられるが，2型糖尿病ではその程度

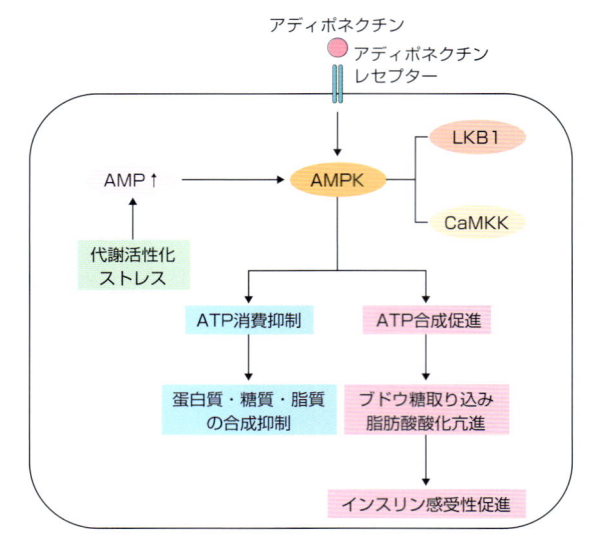

図 18-25　AMPK の働き
AMPK は，細胞内の AMP の増加によって活性化するほか，アディポネクチンレセプターからのシグナルを受けて活性化する．AMPK は ATP を消費する代謝経路を抑制し，ATP 産生を促進する代謝経路を活性化する．
AMPK：アデノシン一リン酸依存蛋白キナーゼ，LKB1：LKB1 キナーゼ，CaMKK：カルモデュリン依存キナーゼ-キナーゼ

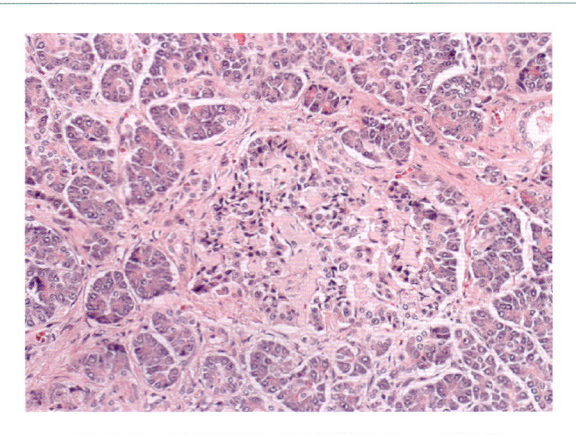

図 18-26　2 型糖尿病における膵島アミロイド沈着
アミロイド物質は，インスリンとともに膵 β 細胞から分泌されるアミリンに由来する．

は広範で，量も多い．

特定の原因または疾患による糖尿病

1．定　義

遺伝子異常によるもの，およびほかの疾患，病態に伴う糖尿病を含む．

2．病　因

膵島 β 細胞の機能障害，インスリンシグナルの障害，インスリンの不足などによる．

3．発生機序

1．**遺伝子異常による糖尿病**：遺伝子異常が同定された糖尿病には，インスリン分泌障害によるものと，インスリン作用の伝達障害によるものが知られている（**表 18-9**）．前者には，maturity-onset diabetes of the young （MODY），およびミトコンドリア遺伝子異常によるもの

表 18-9　遺伝子異常が同定された糖尿病

遺伝子	障害	症　状
HNF-4α（MODY1）	インスリン分泌障害	ヘテロ：糖尿病，小血管障害，血清トリグリセライド低下，apoAⅡ・apoCⅢ・Lp（a）リポ蛋白低下
glucokinase（MODY2）	〃	ヘテロ：糖尿病，空腹時血糖上昇，耐糖能低下，血清プロインスリン/インスリン比正常 ホモ：新生児期から生涯糖尿病
HNF-1α（MODY3）	〃	ヘテロ：糖尿病，小血管障害，腎尿細管変性，スルホニルウレア高感受性，血清プロインスリン/インスリン比亢進
IPF-1α（MODY4）	〃	ヘテロ：糖尿病 ホモ：膵島無形成，新生児期から生涯糖尿病
HNF-1β（MODY5）	〃	ヘテロ：糖尿病，腎嚢胞，腎機能不全，腎・生殖器奇形
BETA2/NeuroD1（MODY6）	〃	ヘテロ：糖尿病
ミトコンドリア遺伝子	〃	糖尿病，聾唖，ほかの神経障害
インスリンレセプター	インスリン作用の伝達障害	糖尿病，黒色棘細胞症，男性化
PPARγ	〃	糖尿病，リポジストロフィー，脂質異常症，高血圧，脂肪肝
AKT2	〃	糖尿病，リポジストロフィー

が含まれる．MODYは常染色体性優性遺伝性の疾患で，通常25歳未満で発症する．MODYには6つのタイプがあり，そのうち1型はHNF-4α (hepatocyte nuclear factor 4α)，2型はグルコキナーゼ，3型はHNF-1α，4型はIPF-1α (insulin promoter factor 1α)，5型はHNF-1β，6型はBETA2/NeuroD1遺伝子の突然変異による．MODY2型では，グルコキナーゼの突然変異により，ブドウ糖からブドウ糖-6-リン酸への変換が阻害され，ブドウ糖がエネルギー源として利用されないために，膵島β細胞の重大な機能障害が起こる．また，IPF-1αおよびBETA2/NeuroD1は，インスリン遺伝子の転写を促進するとともに，膵島の発生にも重要な働きをもつため，MODY4型と6型では，膵島β細胞の機能が障害される．しかし，MODY1型，3型，5型におけるHNFの突然変異と，糖尿病との関係については詳しくわかっていない．ミトコンドリア遺伝子（ロイシンtRNA遺伝子）突然変異によるものでは，糖尿病とともにろう唖およびさまざまな神経障害を示す．一方，インスリン作用の伝達障害に関するものでは，インスリンレセプターやPPARγ遺伝子の変異によるものが知られている．

2．その他の特定の機序，疾患による糖尿病：従来，2次性糖尿病と呼ばれていたもので，膵炎などの膵疾患によるもの，サイアザイド系利尿，ステロイドなどの薬剤によるもの，Cushing症候群，褐色細胞腫などの内分泌器疾患によるものなどが含まれる．

妊娠糖尿病

1．定　義

妊娠中に発症，またははじめて発見された耐糖能異常で，妊娠中に新たに発症した糖尿病や，妊娠前に見逃されていたものも含まれる．また，妊娠糖尿病 gestational diabetes mellitusでは胎児が過剰発育して巨大児になり，母児合併症の原因となる．

2．病　因

妊娠後期のインスリン抵抗性の亢進と，肥満などによるインスリン抵抗性が重要な要因と考えられている．

3．発生機序

妊娠に伴うさまざまな代謝の変化，および内分泌状態の変化により，インスリン抵抗性が亢進する．正常妊娠でもインスリン抵抗性が亢進するが，肥満があるとその影響はさらに強い．母体の高血糖により胎児に対して過剰のブドウ糖が供給されるために，胎児膵島β細胞のイ

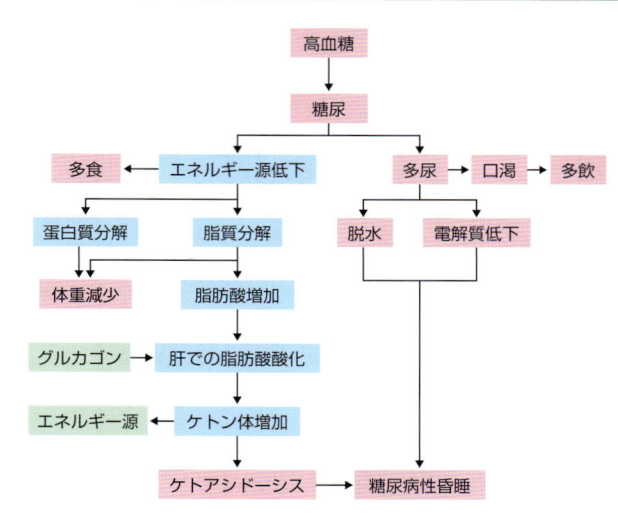

図18-27　1型糖尿病における代謝障害
脂質が分解された結果生じる脂肪酸は，肝で代謝されてケトン体になる．ケトン体はエネルギー源として利用されるが，過剰になるとケトアシドーシスの原因となる．ケトアシドーシス，脱水，電解質異常が重なると，糖尿病性昏睡が起こる．

ンスリン産生が亢進し，胎児が過剰発育して巨大児となる．巨大児は肩甲難産の原因となり，分娩時の骨折や上腕神経叢障害を引き起こす．

糖尿病の症状

1型糖尿病は，全身倦怠感と口渇で発症し，尿中にブドウ糖が排泄されるために尿浸透圧が亢進して多尿となり，その結果，多飲となる．また，エネルギー源であるブドウ糖が尿へ漏出するために，多食となり，ブドウ糖の代わりに脂肪や蛋白質がエネルギー源として消費されるため，体重が減少する（**図18-27**）．一方，2型糖尿病では糖尿病そのものによる症状は乏しいが，メタボリック症候群を伴うことが多く，高血糖とともに肥満，脂質異常症，高血圧症を示す．

1．糖尿病合併症

急性合併症

脂肪の分解により脂肪酸が増加すると，肝で酸化されて，3-ヒドロキシ酪酸，アセト酢酸などのケトン体に変化する（**図18-25**）．1型糖尿病では，ケトン体の産生を促進するグルカゴンが上昇しており，ケトン体が生じやすい．ケトン体は，中枢神経，心筋，骨格筋などでエネルギー源として利用されるが，過剰になるとケトアシドーシスの原因となる．多尿による電解質異常および脱水が生じたところにケトアシドーシスが重なると，中枢神経が障害され，糖尿病性昏睡を引き起こす．ケトアシ

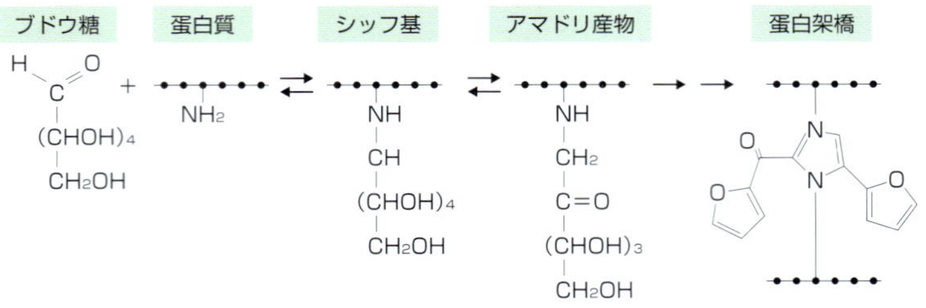

図 1-28 AGE の生成

ブドウ糖が蛋白質のリジン残基に結合して，シッフ基，アマドリ産物を形成し，蛋白架橋の原因となる．これらの反応は非酵素的に行われる．

ドーシスは 2 型糖尿病ではほとんどみられないが，清涼飲料水の多飲などによって起こりうる（ペットボトル症候群）．

慢性合併症

糖尿病は，病型のいかんにかかわらず，発症後 10～15 年経過すると，さまざまな器官に種々の障害が生じる．

1. **微小血管障害** microangiopathy：微小血管の基底膜に，PAS 陽性の基底膜様物質が沈着して肥厚する．この変化は，一般に老齢者にみられるが，糖尿病では特に強くみられる．この変化に伴って血漿蛋白に対する透過性が亢進し，また，血管壁が脆弱化するため，微小動脈瘤が形成され，糖尿病性網膜症や糖尿病性腎症の原因となる．

2. **動脈硬化症** arteriosclerosis：糖尿病では動脈硬化が正常に比べて早く強く進行し，動脈瘤，心筋梗塞，脳梗塞，下肢壊疽などの動脈硬化による合併症の頻度が高い．動脈硬化が強く起こる要因としては，最終糖化産物 advanced glycation end product（AGE）による基底膜の変化，ソルビトールの増加による血管細胞の変性に加えて，2 型糖尿病では，肥満，高血圧，脂質異常症，高血糖（メタボリック症候群）を伴うことがあげられる．特に，脂質異常症に伴って増加する LDL などの血清リポ蛋白が糖化されると，細胞内への取り込みが低下し，酸化リポ蛋白が増加して，動脈壁に沈着し，動脈硬化を促進する．

3. **腎障害** nephropathy：糖尿病では，糖尿病性腎硬化症〔結節性糸球体硬化症（Kimmelstiel-Wilson 病），びまん性糸球体硬化症，滲出性変化〕を高頻度に伴うほか，動脈硬化性病変，および感染症（間質性腎炎，壊死性乳頭炎）がみられる．尿糖値が高い例では，遠位尿細管上皮にグリコーゲンが蓄積して，細胞質が明るく腫大することがある（Armanni-Ebstein 病変）．

4. **眼障害**：網膜症，白内障，緑内障をきたし，視力障害，失明の原因となる．発症からの期間と相関し，高齢者ほど頻度が高い．

5. **神経障害** neuropathy：中枢神経，末梢神経の両方が障害され，下肢の知覚，運動神経が対称的に障害され，時には小骨盤臓器の支配神経にも及び，インポテンス，腸・膀胱の運動障害をきたすこともある．Schwann 細胞の変性・脱落，軸索の変性がみられ，その原因は，神経栄養血管の障害，AGE の蓄積，ソルビトールの蓄積が考えられている．また，中枢神経障害については，これらのほかに，動脈硬化症，ケトアシドーシス，脱水なども要因となる．

6. **易感染性**：糖尿病では一般的な感染症の頻度が高く，かつ重症となりやすく，肺炎，尿路，皮膚，軟部組織などの感染症が高頻度にみられる．易感染性の要因としては，高血糖に伴う細胞性免疫能の低下，マクロファージの機能低下および慢性の血流障害が考えられている．

細胞傷害の機序

1. **酵素非依存性糖添加**：高血糖が持続すると，ブドウ糖は蛋白質のアミノ基に反応してシッフ基を形成し，さらにアマドリ産物となり，架橋をつくって AGE を形成する（図 18-28）．この反応はリジンのアミノ基に起こりやすく，さまざまな蛋白の構造的安定性や活性に障害をきたす．このような反応はコラーゲンなどの細胞外基質蛋白質にもみられ，組織傷害の原因となる．

　AGE は蛋白質分解酵素に対して抵抗性のため，新陳代謝が遅延して組織内に沈着する．さらに，AGE が増加すると，AGE レセプター receptor for AGE（RAGE）を発現する単球，マクロファージなどが浸潤し，組織傷害を促進する．

2. **ポリオール形成**：細胞内に取り込まれたブドウ糖は，ヘキソキナーゼにより，ブドウ糖-6-リン酸に転換されてからほかの代謝系に利用されるが，末梢神経，レンズ，腎，血管などのアルドース還元酵素を発現している組織では，細胞内にブドウ糖が増加すると，ポリオール経路により，ソルビトールが形成される（図 18-29）．ソルビトールは，フルクトースに変化してエネルギー代謝に利

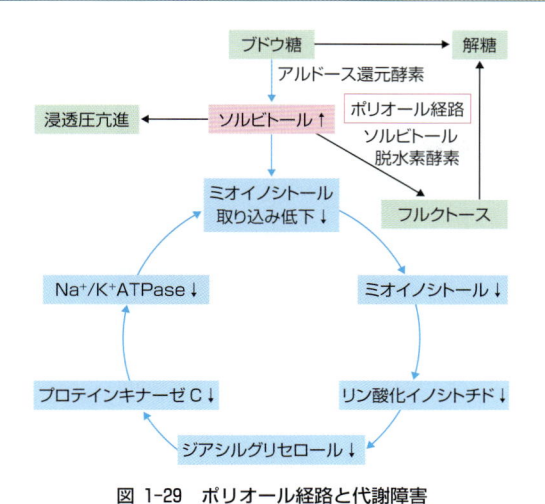

図 1-29 ポリオール経路と代謝障害
アルドース還元酵素を発現する細胞では，ブドウ糖はソルビトールとなり，さらにフルクトースに変化する．ソルビトールが過剰になると，ミオイノシトールの取り込みが阻害され，プロテインキナーゼC，Na^+/K^+ATPase 活性が低下する．

用されるが，ソルビトールが過剰になるとミオイノシトールの取り込みを阻害するため，リン酸化イノシチド，ジアシルグリセロールが低下してプロテインキナーゼC，Na^+/K^+ ATPase 活性が低下し，神経障害や網膜症の原因になる．また，レンズ細胞ではソルビトールの増加により，細胞内の浸透圧が亢進して細胞内水腫が起こり，白内障の原因となる．

2．糖尿病の検査所見

1型糖尿病ではインスリンの合成が低下しているために，プロインスリンがインスリンになる際に切断されるCペプチドが低下しており，尿中のCペプチド値が低い．また，自己免疫性1型糖尿病では，抗GAD抗体，抗IA-2抗体，抗インスリン抗体などの膵島β細胞関連抗体が陽性となる．一方，2型糖尿病では，糖負荷試験に際して同時に測定する血中インスリン値の低さが指標となる．また，2型糖尿病では，高血糖とともに，肥満，脂質異常症，高血圧（メタボリック症候群）を示すことが多い．病態の判定には，糖尿病のタイプにかかわらず，ヘモグロビンA1c（HbA1c）が重要である．

3．治療と予後

1型糖尿病には，インスリンの静脈内・皮下投与，またはマイクロポンプによる持続投与が行われる．また，インスリン製剤には即効性，遅効性のものがあり，血糖値の変化に合わせて，適切に組み合わせて使用される．一方，免疫抑制剤投与と組み合わせた膵島細胞移植や，単クローン抗体を用いて活性化Tリンパ球を抑制する方法も試みられている．

2型糖尿病の治療は，食事制限によりエネルギー源の摂取を制限することと，運動によりエネルギー消費を促進することが基本である．また，食事後，小腸からブドウ糖の吸収を遅らせるα-グルコシダーゼ阻害薬のほか，PPARγを活性化するチアゾリジンジオン（ロシグリタゾン）や，AMPKを活性化するメトホルミンなど，標的細胞のインスリン抵抗性を改善させる薬剤も使用される．一方，膵島β細胞からのインスリン分泌を促進するためにSU剤が用いられてきたが，近年，前述のGLP-1レセプターアゴニスト，およびDPP-4阻害薬も用いられている．しかし，これらの薬剤の効果が不十分な場合には，インスリンを投与する．

糖尿病の予後は，タイプにかかわらず合併症に依存する．したがって長期にわたる血糖の管理が重要な要因となる．

E アミロイドーシス

Virchowにより提唱されたアミロイドーシスは，種々の病態に伴い線維構造をもつ異常な蛋白性物質であるアミロイドが細胞外の細線維性蛋白質に沈着した状態をいい，障害が高度な場合，臓器の機能は荒廃する．アミロイドーシスは単一の病変ではなく，正常蛋白質として生体内に存在する前駆物質が種々の異なる過程を経て，形態の類似したアミロイドとなり沈着する疾患群である．アミロイドは，また，特定の形態的特徴と染色性を示す物質の総称である．

光学顕微鏡では，HE染色により無構造，好酸性，硝子様構造を呈する沈着物として観察される．コンゴーレッド染色により橙赤色となり，コンゴーレッド陽性物質は偏光顕微鏡を用いると，特徴的な緑色（アップルグリーン）の複屈折を示す（図18-30）．

電子顕微鏡による超微形態観察では径7〜15 nmの細線維が錯綜し集積している（図18-31）．疾患によってアミロイド蛋白質は異なり，現在では少なくとも20種類以上が知られている．細胞内沈着物でアミロイド様の形態を示すものも知られている．特に神経原線維変化（neurofibrillary tangle）はコンゴーレッド陽性でアミロ

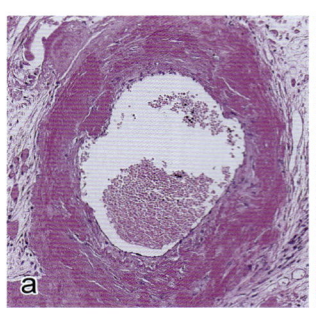

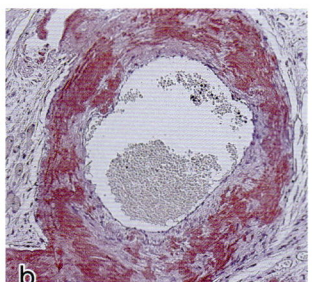

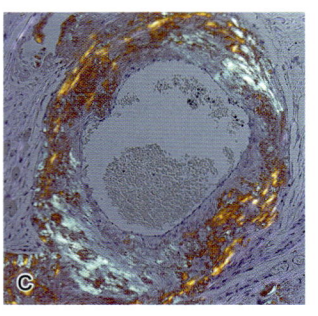

図 18-30 動脈壁に沈着するアミロイド
HE染色では単一無構造なピンクの物質として染色される（a）．コンゴーレッド染色では橙赤色を呈し（b）．偏光顕微鏡により緑色（アップルグリーン）の偏光を発する（c）．

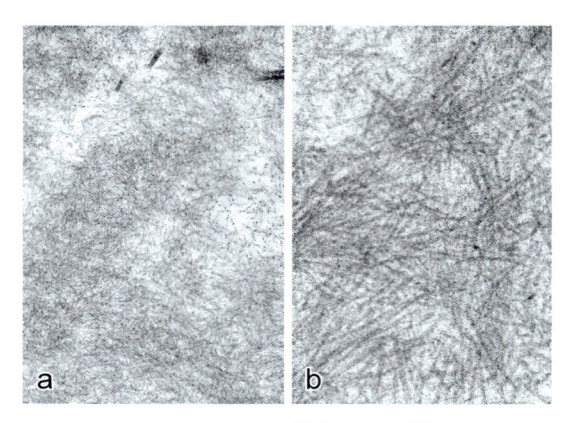

図 18-31 アミロイド線維の電子顕微鏡写真
径7〜15 nmの細線維が錯綜配列している．

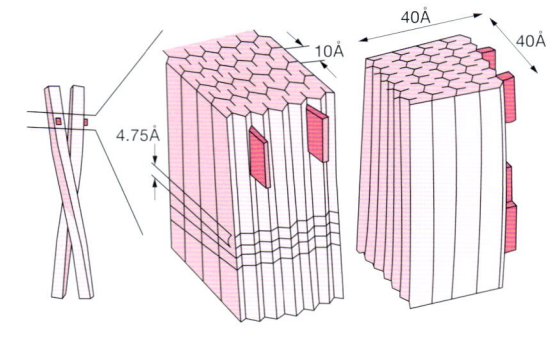

図 18-32 アミロイドのβシート構造

イドと同じ複屈折を示すが，細胞外物質ではないことからアミロイドとしては扱わない．

1．アミロイドの構造

前駆蛋白質の種類にかかわらず，すべてのアミロイド蛋白質は同一の微細構造をもつ．交叉β-pleated sheet（βシート）構造（アンチパラレルβシート構造）をとり，直線的な線維の網状構造を示す．コンゴーレッドなどに対する特異的な結合部位をもち，偏光複屈折を示す（図18-32）．アミロイドの大半が前駆物質由来の線維性アミロイド蛋白質よりなるが，高度に荷電した糖蛋白質，基底膜成分，apoE，アミロイドP因子など，少量ではあるがアミロイドに共通する複数の成分が含まれている．これらはアミロイド前駆蛋白質と相互に作用し安定性を決定している．アミロイドの構造は前駆蛋白質のみにより決まるのではなく，ほかの共通成分との相互作用も重要な因子となっている．

2．分 類

アミロイドーシスは臨床的に，前駆物質が沈着にいたる機構が不明である場合，あるいは原疾患が不明である場合を一次性（原発性）アミロイドーシス，先行疾患の明らかな場合を二次性アミロイドーシス，遺伝的背景をもつものを遺伝性（家族性）アミロイドーシスに分類する．実際には骨髄腫やマクログロブリン血症などが臨床的に確認できない免疫グロブリンに由来するアミロイドーシスが一次性（原発性）アミロイドーシス，先行する炎症性疾患が明らかな反応性アミロイドーシスが二次性アミロイドーシスとされる．しかし，一次性（原発性）アミロイドーシスでは，明らかにアミロイド前駆物質がわかっており，この名称は混乱を招きやすい．最近ではより整合性をもたせるため，アミロイドーシスを約20種類の前駆蛋白質により区分する分類を用いる方向にある．**表18-10**に厚生省（現 厚生労働省）特定疾患調査研究班による新分類を示す．

アミロイドーシスは沈着する部位により，多数の臓器にわたる全身性アミロイドーシスと，一定の臓器に限局する限局性アミロイドーシスに分けられる．

表 18-10 アミロイドーシスの分類

アミロイドーシスの病型	アミロイド蛋白質	前駆体
I．全身性アミロイドーシス		
1．免疫グロブリン性アミロイドーシス		
1）AL アミロイドーシス	AL	免疫グロブリン軽鎖（κ, λ）
2）AH アミロイドーシス	AH	IgG1（$\gamma 1$）
2．反応性アミロイドーシス	AA	アポ SAA
3．家族性アミロイドーシス		
1）FAP* I	ATTR	トランスサイレチン
2）FAP II	ATTR	トランスサイレチン
3）FAP III	AApoA I	アポ A I
4）FAP IV	AGel	ゲルソリン
5）家族性地中海熱（FMF）	AA	アポ SAA
6）Muckle-Wells 症候群	AA	アポ SAA
4．透析アミロイドーシス	Aβ2M	β_2ミクログロブリン
5．老人性アミロイドーシス	ATTR	トランスサイレチン
II．限局性アミロイドーシス		
1．脳アミロイドーシス		
1）アルツハイマー型痴呆（Down 症候群）	Aβ	β前駆体蛋白質
2）脳血管アミロイドーシス	Aβ	β前駆体蛋白質
3）遺伝性アミロイド性脳出血（オランダ型）	Aβ	β前駆体蛋白質
4）遺伝性アミロイド性脳出血（アイスランド型）	ACys	シスタチン C
5）Creutzfeldt-Jakob 病　Gerstmann-Sträussler-Scheinker 症候群	APrP	プリオン蛋白
2．内分泌アミロイドーシス		
1）甲状腺髄様癌	ACal	カルシトニン
2）2 型糖尿病・インスリノーマ	AIAPP	アミリン
3）限局性心房アミロイド	AANF	心房ナトリウム利尿ペプチド
3．皮膚アミロイドーシス	AD	ケラチン？
4．限局性結節性アミロイドーシス	AL	免疫グロブリン軽鎖（κ, λ）

＊FAP：家族性アミロイドポリニューロパチー　　　　　　（厚生省特定疾患調査研究班による新分類）

　全身性アミロイドーシスは免疫グロブリン性（AL 沈着），反応性（AA 沈着），家族性（ATTR などの沈着），透析性（Aβ_2M 沈着），老人性アミロイドーシス（ATTR 沈着）が含まれ，限局性アミロイドーシスは沈着部位により脳（Aβ などの沈着），内分泌（calcitonin など），皮膚，角膜，限局性結節性アミロイドーシスに分類され，それぞれ特異的な前駆蛋白質が同定されている．

全身性アミロイドーシス

1．免疫グロブリン性アミロイドーシス：免疫グロブリン由来のアミロイド（軽鎖由来 AL アミロイドおよび重鎖由来 AH アミロイド）が沈着するアミロイドーシスである．AL アミロイドーシスが大半を占める．わが国では骨髄腫の 30％に合併する．骨髄腫では κ 軽鎖をもつ骨髄腫蛋白質が産生されやすいが，AL アミロイドは 70〜80％が λ 鎖由来である．免疫グロブリン性アミロイドーシスの多くは B 細胞性腫瘍をみいだせない，いわゆる，一次性（原発性）アミロイドーシスである．しかし，ほとんどの場合，血清中・尿中に単クローン性免疫グロブリンを含んでおり，形質細胞異形成 plasma cell dyscrasia に相当する病態であると考えられている．

2．反応性アミロイドーシス：血清アミロイド A 蛋白質（SAA）由来の AA アミロイドが沈着する．感染・非感染性炎症によって組織破壊が恒常的に起こるような場合に続発する．SAA は 12 kDa の蛋白質で主として肝で産生され，高比重リポ蛋白質（HDL）に結合し血中を循環する．SAA には 3 種類のアイソタイプ（SAA1, 2, 4）が存在し，AA アミロイドの前駆体は SAA1, 2 である．SAA1, 2 は急性期炎症蛋白質として知られる．炎症性サイトカインである IL-1β，IL-6，TNF-α により誘導され，急性炎症時に著しく産生が亢進する．アミロイドーシス発症には SAA の持続的な過剰産生が背景となるが，SAA から AA がつくられる過程は完全には解明されていない．AA アミロイドーシスでは結核，気管支拡張症，慢性骨髄炎などが代表的な先行疾患とされていた．しかし，現在では関節リウマチ，炎症性腸疾患，慢

性感染症などの自己免疫疾患を含めた慢性炎症性疾患が主な基礎病変である．腎癌，Hodgkin リンパ腫などの腫瘍に続発することもある．

3．**家族性アミロイドーシス**：まれな家族性全身性アミロイドーシスで地域性がある．

4．**家族性地中海熱（家族性発作性多漿膜炎）**：腹膜炎，胸膜炎，滑膜炎などを伴う発熱発作性疾病であり，AA アミロイドが沈着する全身性アミロイドーシスを合併する．アルメニア人，スペイン・ポルトガル系ユダヤ人，アラブ系人種に濃厚発生する．機能の確定していないピリンが責任遺伝子とされている．

5．**家族性アミロイドポリニューロパチー（FAP）**：変異トランスサイレチンに由来する異常蛋白質が主に末梢神経にアミロイドとして沈着する．トランスサイレチンはサイロキシン，ビタミン A などの輸送に関与し，主として肝で合成される血漿蛋白質である．プレアルブミンと呼ばれ，14 kDa の蛋白質が四量体を形成する．遺伝子変異により産生された変異トランスサイレチンが前駆蛋白質（ATTR）となる．これまでに 100 か所以上の点変異が知られているが，Val130Met 変異を示すものの頻度が最も高い．

6．**透析アミロイドーシス**：β_2ミクログロブリン由来の $A\beta_2M$ が沈着する全身性アミロイドーシスである．滑膜，関節，腱鞘などにアミロイドの沈着をみる．特徴的な手根管症候群を呈する．透析アミロイドーシスは長期透析患者の 60〜80％にみられるとの報告もある．β_2ミクログロブリンはすべての有核細胞に発現し，代謝や細胞が崩壊する際に血中に放出される．腎で濾過・再吸収されたのち，尿細管上皮で分解される．腎不全時，血中 β_2ミクログロブリンは腎透析膜で除去しきれないため血中に蓄積する．血中濃度の上昇は重要なアミロイドーシスの発症因子であるが，それだけでは不十分であり，成因にはまだ不明な点が多い．

7．**老人性アミロイドーシス**：遺伝子変異のないトランスサイレチンに起因する．多くは非症候性である．心への沈着を起こしやすく，以前は老人性心アミロイドーシスと呼ばれていた．しかし，肺，消化管などの全身血管壁にも加齢とともにアミロイドの沈着が起こり，全身性老人性アミロイドーシスとされる．70〜80 代の老人に発症する．拘束型心筋症や不整脈から心不全をきたしやすい．老人性心アミロイドーシスとは異なり，変異トランスサイレチン由来で心中心に沈着するアミロイドーシスも知られている．

限局性アミロイドーシス

単一臓器あるいは組織にアミロイドが沈着する病態である．結節を形成し肉眼的・画像的に同定されるものから顕微鏡的なものまである．

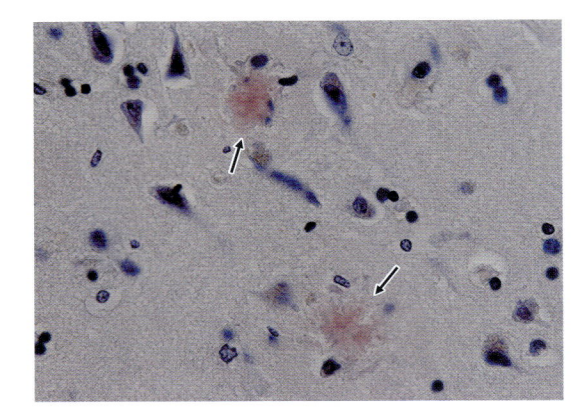

図 18-33 Alzheimer 病の老人斑（コンゴーレッド染色）
（写真提供：帝京大学ちば総合医療センター神経内科 尾野精一先生）

1．**Alzheimer 病（Down 症候群）**：Alzheimer 病の病理学的変化はアミロイド沈着とリン酸化タウからなる神経原線維変化と神経細胞死である．アミロイドの沈着から神経細胞死・痴呆にいたるアミロイドカスケード仮説が提唱されている．β アミロイド前駆蛋白質（APP）由来の $A\beta$ 蛋白質がアミロイドを形成し血管壁および老人斑として沈着する（図 18-33）．APP は 21 番染色体にコードされる膜貫通型の糖蛋白質である．β セクレターゼおよび γ セクレターゼにより切り出された膜貫通部分の N 末端断片が $A\beta$ 蛋白質として分泌される．$A\beta$ 蛋白質産生量が増え濃度が一定量を超えると，$A\beta$ 蛋白質は凝集しアミロイド蛋白質となり老人斑を形成すると考えられている．家族性 Alzheimer 病では各種 APP 変異による $A\beta$ 蛋白質産生の亢進が，孤発例では，$A\beta$ 蛋白質の分解低下が発症の原因と推定されており，ほかにもプレセニリン遺伝子変異との連鎖や apoE（$\varepsilon 4$ アリル）との関連が知られている．また，21 番染色体の trisomy をもつ Down 症候群では 35 歳までに病理組織上 Alzheimer 病を呈する．

2．**脳血管アミロイドーシス（脳アミロイドアンジオパチー** cerebral amyloid angiopathy：CAA）：高齢者や Alzheimer 型痴呆に認められる脳血管へのアミロイド沈着症である（図 18-34）．脳出血などの脳血管障害の原因となる．大脳の髄膜と皮質の小動脈，細動脈を主体に沈着する．$A\beta$ 蛋白質，シスタチン C（ACys），ゲルゾリン（AGel）など，6 種類のアミロイド沈着が知られている．

3．**プリオン病**：感染力を有する異常プリオン蛋白質がアミロイド化し沈着する脳アミロイドーシスである．生理的に存在するプリオン蛋白質が異常型プリオン蛋白質に変換することにより起こる．異常プリオン蛋白質と正常プリオン蛋白質が会合し高次構造に変化をきたす異常

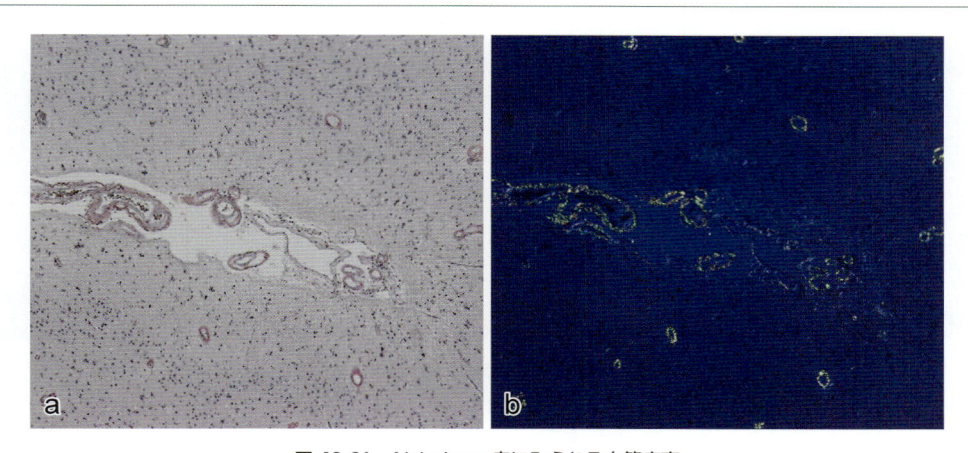

図 18-34　Alzheimer 病にみられる血管病変
中小血管壁にアミロイドの沈着が証明される．a．コンゴーレッド染色，b．コンゴーレッド染色の偏光像
（写真提供：帝京大学ちば総合医療センター神経内科　尾野精一先生）

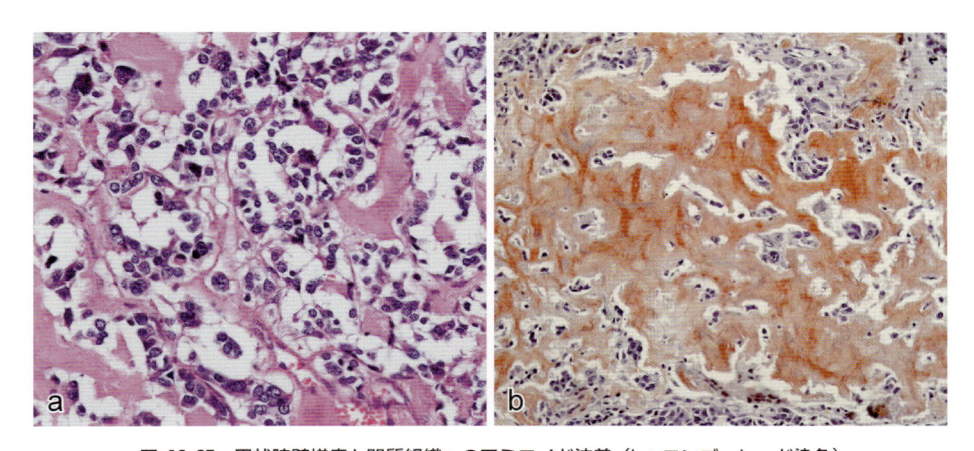

図 18-35　甲状腺髄様癌と間質組織へのアミロイド沈着（b：コンゴーレッド染色）
a．甲状腺髄様癌
b．アミロイド沈着（コンゴーレッド染色）

プリオン蛋白質に転ずるとする仮説はあるが，異常プリオン蛋白質のアミロイド化を含め，機序の大半は不明である．

4．**内分泌性アミロイドーシス**：甲状腺髄様癌および2型糖尿病でLangerhans島にみられるアミロイドーシスがよく知られている．

甲状腺では髄様癌に伴いアミロイド沈着が起こり，腫瘍の診断根拠にもなる（図18-35）．髄様癌は甲状腺C細胞由来とされ，腫瘍化に伴い過剰に産生されたカルシトニンからアミロイドが形成される．非腫瘍性病変では慢性炎症に伴い，AAアミロイドが沈着することがある．

2型糖尿病では膵島に種々の程度でアミロイド沈着が起こる（図18-36）．前駆蛋白質はインスリン作用の調節機能をもつアミリンである．アミロイド沈着自体が直接糖尿病の発症を促すのではなく，増悪因子の一つとされている．

5．**限局性結節性アミロイドーシス（アミロイドーマ）**：全身性アミロイドーシスの確認できない局所腫瘤を形成するアミロイドーシスを指す．全アミロイドーシスの1％以下で，膀胱，肺，皮膚，喉頭，舌などを中心として多彩な臓器に及ぶ．大半がALアミロイドの沈着による．局所の持続的刺激によって限局性に形質細胞の集簇と免疫グロブリンの過剰産生が起こり，アミロイドが沈着するという機序が疑われている．

3．成因と形成機序

アミロイドーシスの形成機序は完全には解明されていない．しかし，およそ以下の条件が必要とされている．
①アミロイド前駆物質が過剰あるいは持続的に形成さ

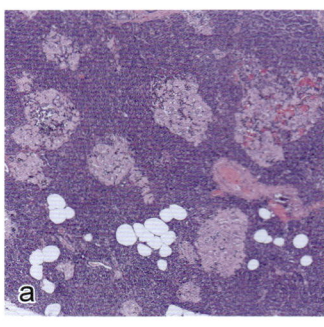

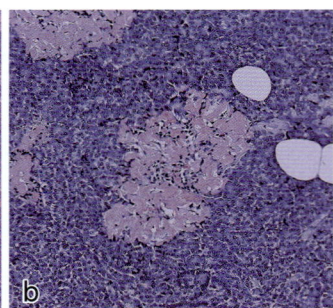

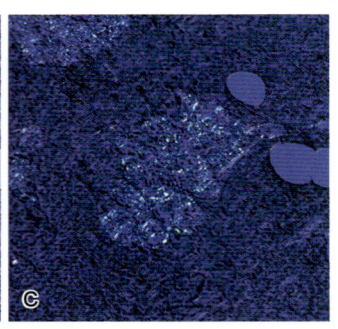

図 18-36　2 型糖尿病における膵島へのアミロイド沈着
　a．アミロイド沈着が起きている．
　b．コンゴーレッド染色
　c．コンゴーレッド染色の偏光像

れること，②不要・過剰な産物の蛋白質分解処理が不十分であること，③前駆蛋白質にアミロイド原性があり構造が不安定化すること，④アミロイド蛋白質以外の構成成分，沈着を促進する周囲組織環境の付加が起こること，などである．これらが揃うと可溶性の前駆蛋白質が折りたたみの異常から細胞外組織内に非可溶性の線維として蓄積すると考えられている．

　免疫グロブリン性アミロイドーシスでは前駆蛋白質である免疫グロブリンの産生亢進があり，反応性アミロイドーシスでは持続する炎症反応から誘導されるSAAの過剰産生を伴う．

　アミロイド原性は，折りたたみ不全から前駆蛋白質が構造に変化をきたし，主としてβシート構造を伴う異常な凝集物質となる特質を指し，この性質はアミロイド蛋白質の多くにみられる．例えば，トランスサイレチン（TTR）ではβシート構造を形成しやすいβストランド構造を多数含んでおり，$Aβ_2$ミクログロブリンやAβは前駆蛋白質から折りたたみ構造をとりにくい断片が切り出される．変異トランスサイレチンは血中で性状の安定な四量体を形成できずアミロイド化する．異常トランスサイレチンをもつ家族性アミロイドーシスでは通常，前駆蛋白質の産生亢進はみられない．

　透析アミロイドーシスと関節・滑膜，家族性アミロイドニューロパチーと末梢神経などのようにアミロイド沈着には組織親和性がみられる．親和性を決定する分子機構は解明されていないが，アミロイド原性蛋白質の構造変化，凝集を促す因子として，沈着部位のpHやアミロイド原性蛋白質の局所濃度の上昇といった微小環境，沈着の足場となる分子の存在やアミロイド線維の凝集・線維化に関与する分子との相互作用などが考えられている．

　一方，AEF（amyloid-enhancing factor）として知られていたアミロイドの沈着促進因子は，微小アミロイド線維そのものであり，アミロイド沈着の核となる．さらにこの核は，体内に散布されることでプリオン蛋白質の伝播と同質なアミロイドーシスの拡散が起こるととらえられつつある．アミロイドの毒性も元来アミロイド線維が細胞外基質に沈着し，細胞を含む構造を破壊することによるとされてきたが，Aβアミロイドではむしろ，アミロイド線維が形成される前の可溶性成分であるAβオリゴマーが細胞傷害に中心的な役割を果たすとの考えもでている．

アミロイドーシスの肉眼・組織像

　アミロイドは特に血管壁や基底膜に沈着するため，生体の多くの器官・臓器が侵される（図18-37）．反応性アミロイドーシスは最も高度に全身臓器を巻き込み，免疫原性アミロイドーシスでは，心，腎，消化管，末梢神経，皮膚，舌などを侵す傾向があるとされている．しかし，実際には症例によって多彩であり，障害臓器の分布，組織像からアミロイドの種類を決定することはできない．

　アミロイド沈着により間質の容量は増すが，血管への沈着から血流が減少し，臓器は逆に萎縮する．障害臓器の容積の変化はさまざまであり一定ではない．障害臓器はしばしば硬度を増し，血流の減少から貧血様となる．沈着が高度な場合はワックス様割面を呈する．

　アミロイドは特徴的な好酸性無構造な沈着物を含む組織像，コンゴーレッド染色およびその偏光特性，電子顕微鏡による微細線維構造の同定により診断される（図18-30，31）．コンゴーレッド陽性沈着物があっても特異な緑色偏光が確認できない場合はアミロイドとしない．

1．腎：糸球体は初期より侵され，最も強いアミロイド沈着が起こるが，同時に，尿細管周囲，間質組織，血管壁も巻き込まれる．糸球体病変はメサンギウム細胞周囲の基質に起こり，内皮下に拡大する（図18-38）．毛細血管基底膜が肥厚し，光顕的には膜性腎症に類する形態を

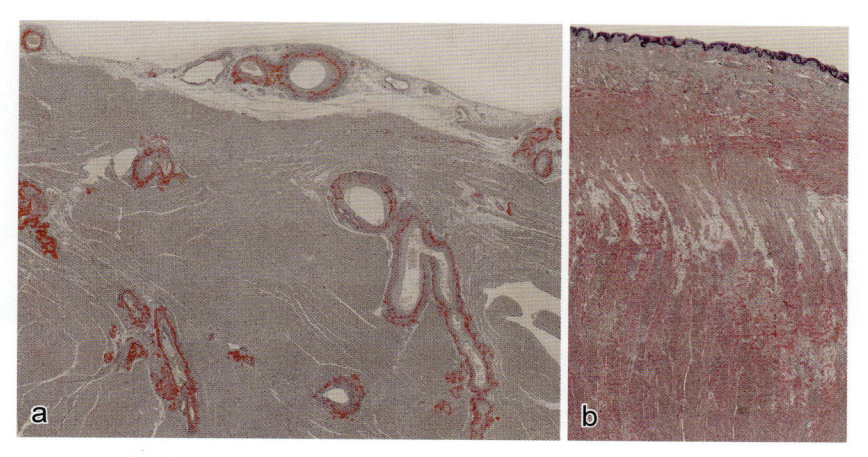

図 18-37 反応性アミロイドーシスと免疫原性アミロイドーシス
a. アミロイドは血管壁に広範な沈着を示し,全身臓器に広がる(心血管への沈着).
b. 各臓器の細胞外結合組織に沈着し,実質細胞は萎縮し置換される(舌への沈着と横紋筋の萎縮).

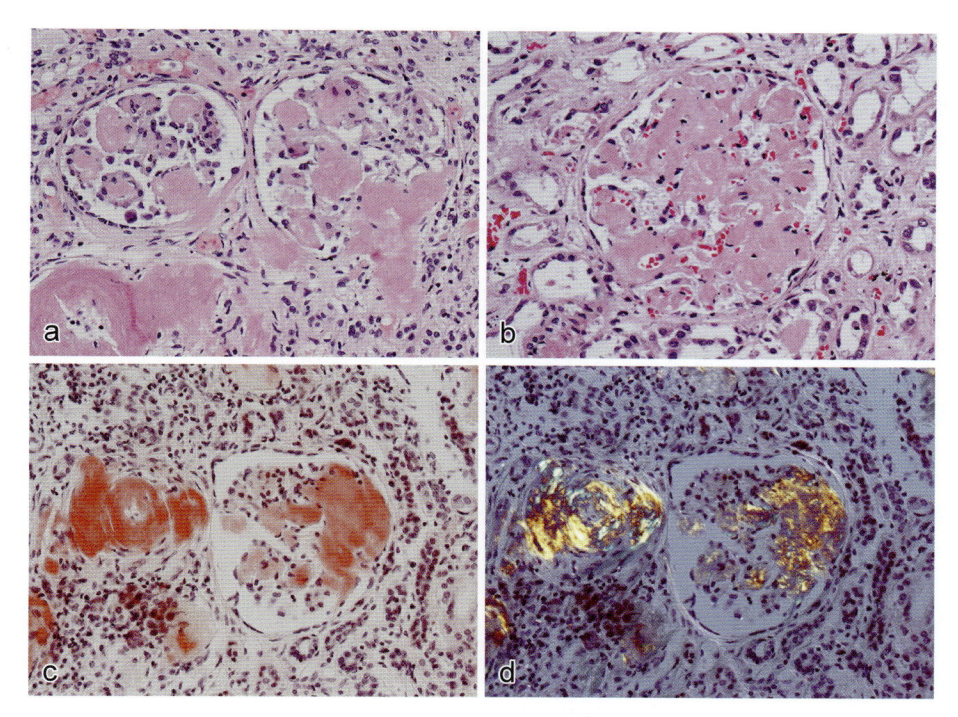

図 18-38 腎糸球体メサンギウム領域から毛細血管基底部へのアミロイド沈着
糸球体外の血管壁,尿細管基底部にも高度の沈着がみられる(a, b).コンゴーレッド染色(c).
コンゴーレッド染色の偏光像(d).

示すこともある.進行すると毛細血管腔は狭小化し,最終的には閉塞をきたし糸球体は荒廃する.違いを観察するのは容易ではないが,AA アミロイドはメサンギウム領域に結節状に沈着し,AL アミロイドはメサンギウム基質と毛細血管壁に沈着する傾向があるとする報告もある.

2. 心:心へのアミロイド沈着はどの型の全身性アミロイドーシスでも起こりうる.免疫グロブリン性アミロイドーシスではより頻度が高く,老人性アミロイドーシスでは主要な標的臓器である.割面では房室が肥大し硬化することもあるが,多くは明らかな異常を示さない.心内膜下あるいは心筋間質に沈着しやすく(図 18-39),間

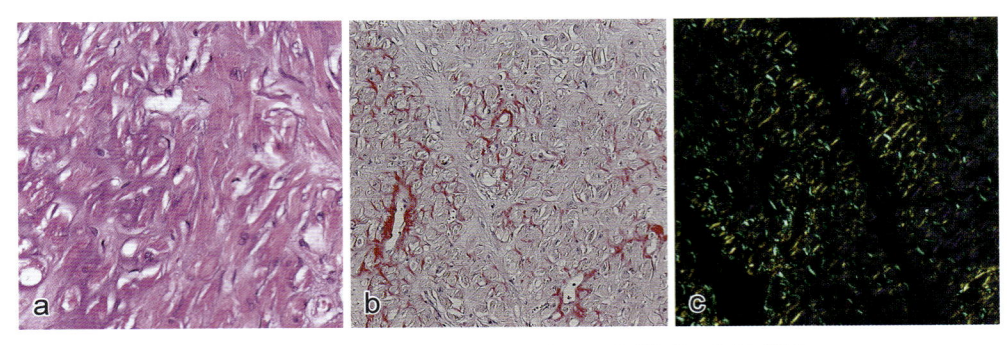

図 18-39　心筋間質へのアミロイド沈着による心筋細胞の高度な萎縮
a．HE 染色，b．コンゴーレッド染色，c．b の偏光像

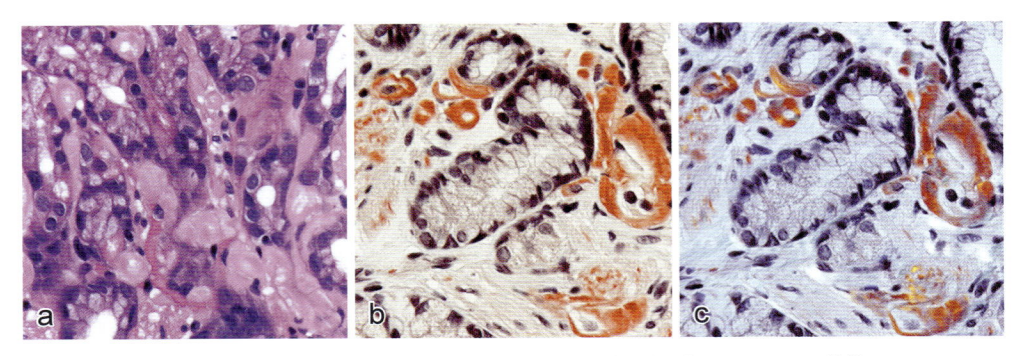

図 18-40　胃粘膜固有層内にみられる小血管壁および間質組織へのアミロイド沈着
a．HE 染色，b．コンゴーレッド染色，c．b の偏光像

質への沈着により心筋細胞は萎縮する．高度なものは定型的な拘束性心筋障害を呈する．また，内膜下沈着により伝導系に障害をきたす．免疫グロブリン性アミロイドーシスではアミロイドによる心機能障害が予後を左右しやすい．

3．肝：全身性アミロイドーシスではしばしば沈着が起こる臓器である．しかし，肝機能障害を起こすことはまれである．アミロイドは門脈領域および肝動脈枝や Disse 腔の類洞に沿って沈着する．高度な場合，類洞周辺への沈着により間質はアミロイドにより置換される．肝細胞索の萎縮・変形・消失，類洞の狭小化をきたす．脈管侵襲，Kupffer 細胞内への沈着はしばしばみられる．肝細胞内胆汁うっ滞や門脈圧亢進をきたすこともある．

4．脾：白脾髄を主体として高度の沈着を起こす場合と赤脾髄を中心としびまん性に沈着する場合があり，古典的に前者はサゴ脾 sago spleen，後者はラード状脾 lardaceous spleen と呼ばれる外観を呈する．

5．その他の臓器：全身性アミロイドーシスでは多種の臓器にアミロイド沈着をみる．

6．内分泌器：副腎・甲状腺・下垂体はよく沈着の起こる臓器である．副腎では皮質顆粒層間質に始まり，皮質全体を置換する．甲状腺・下垂体でも同様のパターンを示す．

7．消化管：口腔（舌・歯肉）から肛門部にいたる各レベルに沈着が起こる．初期は血管壁に始まり周囲の粘膜下層・固有筋層間質に広がり漿膜下層にいたる（**図 18-40**）．老人にはしばしば局所性に微小病変として観察される．時に全身性アミロイドーシスの一環としてびまん性に起こる．巨舌症（**図 18-41**）あるいは局所性の腫瘤を形成する．食道では限局性アミロイド腫瘤（粘膜下腫瘍）を形成することがある．胃では局所性あるいはびまん性に沈着し，びらん・出血・潰瘍を形成することがある．粘膜下層に主に沈着する．粘膜上皮下に沈着するとコラーゲン蓄積大腸炎に類する形態を示す．しばしば，沈着により虚血性変化をきたす．

8．唾液腺：全身性アミロイドーシスの一部ないしは局所性アミロイドーシスとしてアミロイド結節を形成する．時に乾燥症候群をきたす．

9．呼吸器系：喉頭から細気管支にいたるまで局所性あるいはびまん性に沈着する．大半が AL アミロイドーシスである．肺胞にびまん性に沈着することがあり（**図 18-42**），高度になれば重篤な臨床症状をきたす．

10. **骨・関節**：高齢者では全身性アミロイドーシスとは関係なく，滑膜，関節軟骨，半月板，関節周囲組織，椎間板などにアミロイドの沈着をみることがある．全身性アミロイドーシスではより高度の沈着を起こす．アミロイドの多くはATTRである．血液透析に関連するアミロイドーシスでは手首の手根骨靱帯にしばしば発生し，手根管症候群の原因となる（図18-43）．同様に全身の関節に及ぶことがある．

11. **尿路・膀胱**：壁内に限局した結節（類デンプン腫）として観察され，臨床的にも膀胱鏡的にも腫瘍と誤認されることが多い（図18-44）．大半がALアミロイドである．

12. **末梢神経**：全身性ALアミロイドーシス，家族性アミロイドーシスでアミロイドの沈着をみる．

4．臨床症状

臨床症状は多様である．初期は体重減少，衰弱，浮腫，貧血，めまいなどの非特異的症状を示すが，進行すると末梢神経症状，腎不全，心不全症状，起立性低血圧，手根管症候群，肝腫大，巨舌，皮下出血などを呈する．まったく無症候のまま経過することもある．沈着する部位，

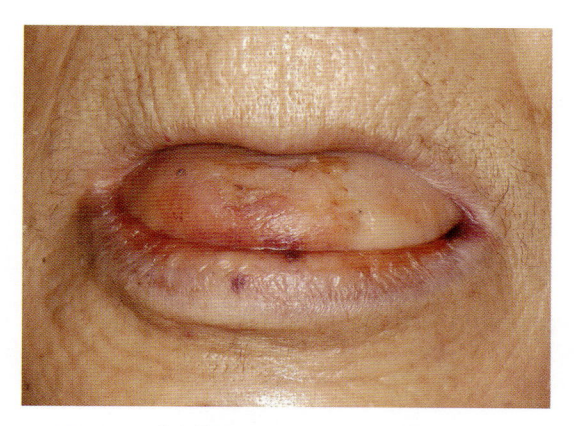

図 18-41 全身性アミロイドーシス（免疫グロブリン性）にみられた巨舌症
舌は口腔内に収まらず，粘膜のびらんを呈する．

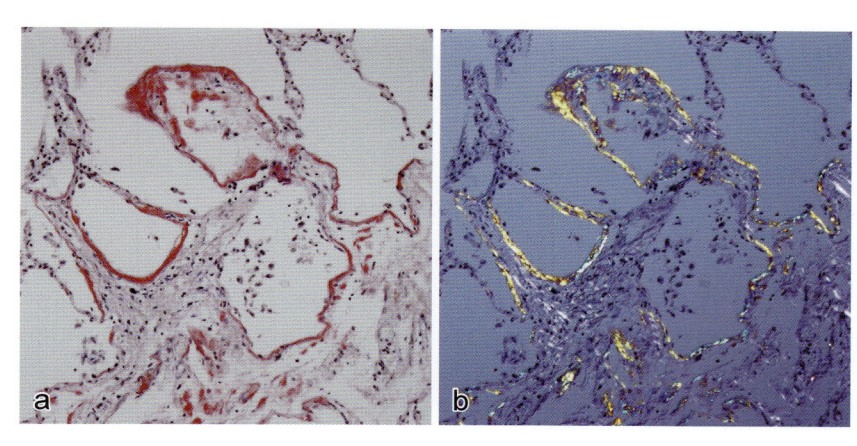

図 18-42 肺胞壁にみられるアミロイド沈着
a．コンゴーレッド染色，b．aの偏光像

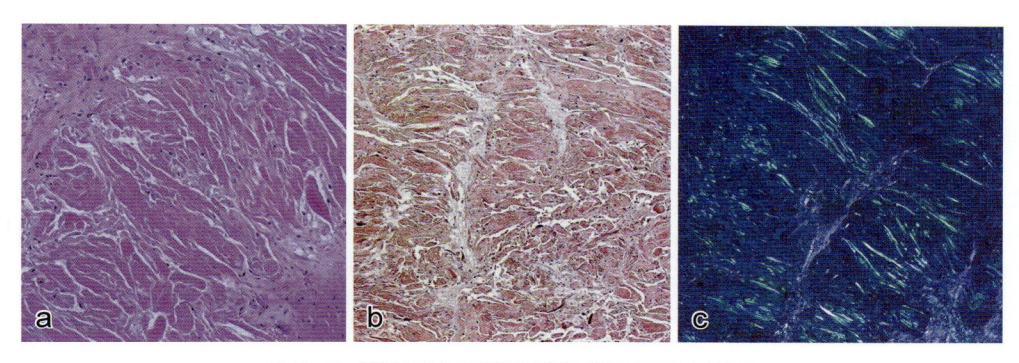

図 18-43 透析患者の手根管症候群に伴うアミロイド沈着
a．HE染色，b．コンゴーレッド染色，c．bの偏光像

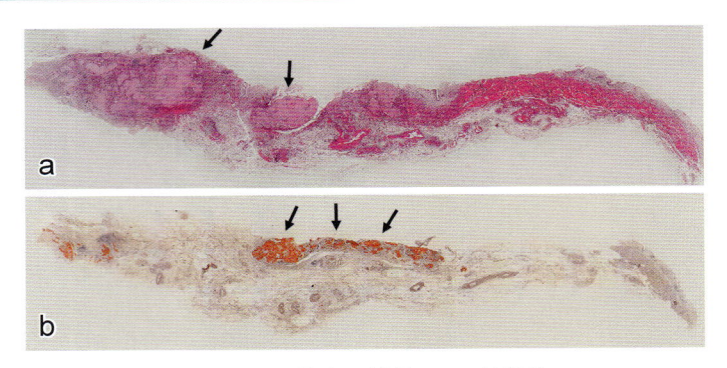

図 18-44　尿管壁の孤立性アミロイド沈着
a．HE染色，b．コンゴーレッド染色（←）

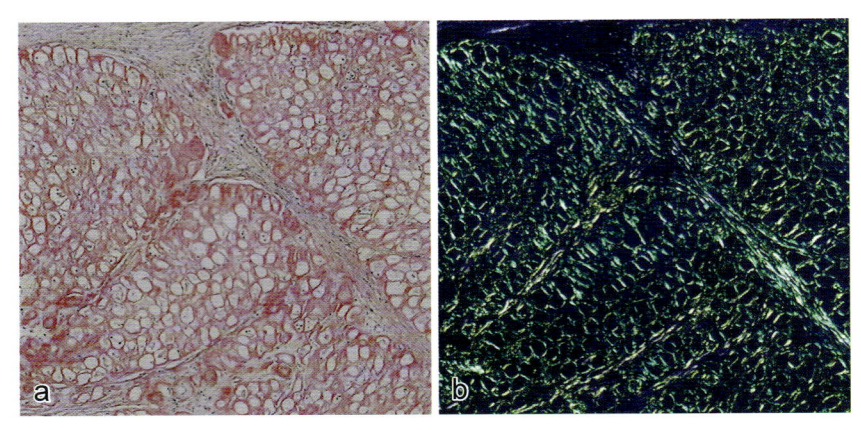

図 18-45　脂肪組織に沈着するアミロイド
a．コンゴーレッド染色，b．aの偏光像

程度，アミロイドの種類により症状に違いが出る．症状からまったくアミロイドーシスを推定できないこともまれではない．

1．**腎症状**：腎アミロイドーシスは頻度が高く，障害（臨床症状）が強い．最も一般的な初期症状は血尿を伴わない蛋白尿である．AL アミロイドーシスでは最終的には半数近くがネフローゼ症候群を呈する．すでに Bence Jones 蛋白質が出現している場合は診断がつきにくい．AA アミロイドーシスの多くが腎不全状態やネフローゼ症候群などの腎病変を初発症状とする．関節リウマチなどの慢性炎症性疾患が先行し蛋白尿を呈する時にはアミロイドーシスを疑うべきである．糸球体の荒廃から腎不全，無尿となる．心機能障害とともに腎機能障害はアミロイドーシスの主たる死因になる．

2．**心症状**：AL アミロイドーシスでは心筋間への沈着が多く，拘束型心筋障害，心不全に発展しやすい．AA アミロイドーシスでは心内膜下・伝導系へ沈着し，不整脈などの伝導障害をきたしやすい．伝導障害からの突然死はアミロイドーシスの死因の一つである．

3．**消化管症状**：高頻度に侵されるが，臨床症状の出現しないことも多い．不快感，食思不振，体重減少などの非特異的症状，消化・吸収障害を呈する．舌への沈着から巨舌（図 18-41 参照）を呈することもある．

4．**神経症状**：家族性アミロイドポリニューロパチーでは末梢神経症状を初発とし，温痛覚麻痺，しびれ感，疼痛などの異常知覚が出現する．また，自律神経障害として起立性低血圧などがみられる．

5．診　断

診断には臨床経過，画像・生化学データとともに，適切な生検材料からアミロイドを病理組織形態的に証明しなければならない．腎機能障害時の腎生検，消化管病変での歯肉・直腸生検，皮疹からの皮膚生検などが必要である．脂肪生検（図 18-45）は診断価値が高いとされているが検出率は低い．AL，AA，ATTR に対する抗体によりアミロイド蛋白質の鑑別が可能である．

6．治療と予後

アミロイド線維の生成阻害，除去，アミロイド前駆蛋白質の安定化，産生の抑制，免疫学的手法など種々の方法が試みられているが，一部を除きまだ有効な治療法はない．家族性アミロイドーシスに対しては生体肝移植，原疾患が不明な免疫グロブリン性アミロイドーシス（原発性アミロイドーシス）の初期には自己末梢幹細胞の移植，関節リウマチに続発するアミロイドーシスでは抗炎症性サイトカイン療法などが奏効することがある．

全身性アミロイドーシスの生命予後は悪い．ALアミロイドーシスは最も悪く，腫瘍を原疾患とする場合はその病勢に左右される．心・腎機能障害により診断後1〜2年で死亡する．AAアミロイドーシスはややよいが，診断後，心・腎機能障害により5年以内に死亡する．家族性アミロイドポリニューロパチーはより長い経過をとる．

F　サルコイドーシス

1．定　義

サルコイドーシス sarcoidosis は慢性に経過する多臓器疾患である．罹患臓器ではTリンパ球，貪食細胞を混じる特徴的な非乾酪性上皮性肉芽腫を発生する．Th1ヘルパーT細胞の機能の亢進がみられるが，細胞性免疫能は低下し，皮膚アレルギーが認められる．最も罹患頻度の高い臓器は肺であり，皮膚，眼，肝，リンパ節も罹患することがある．多くは慢性の経過をとるが，急性または亜急性に経過し自然に消退することもある．

2．病　因

病因は不明である．感染症などの因子があげられるが特異的なものは明らかになっていない．しかし，ある種の抗原に対する細胞性免疫の過剰応答と推測されている．

3．病態生理と病理形態

サルコイドーシスの初病変は，$CD4^+$Th1細胞や単核貪食細胞などの炎症性単核細胞の当該臓器への集積から始まる．次いでマクロファージ，類上皮細胞および多核細胞からなる肉芽腫が形成されると考えられている．形態学的には，サルコイド結節と呼ばれる肉芽腫を形成する慢性炎症所見を呈する．大きさの比較的揃った類上皮細胞が結節を形成し密集して当該臓器に認められる．その一部は融合して不整形を呈することもある．リンパ球がその外側を囲み，巨細胞が混在することが多い．また巨細胞内に求心性層状構造を有する小体（Schaumann body）やエオジン好性の星状小体 asteroid body がみられることもあるが必発所見ではない．乾酪化は認められず，乾酪壊死もみられないが，結節の中心に壊死を認めることはまれではない．治癒に伴い結節は線維性の瘢痕となる．サルコイドーシスの肉芽腫は単核貪食細胞を取り囲む $CD4^+$ Tリンパ球とわずかなBリンパ球からなる．肉芽腫の形成，単核貪食細胞やT細胞の集合は疾患の活動性を表し，陳旧化した症例を除き，その容積や占拠部位が臓器の障害程度を決める（図 18-46）．

サルコイドーシスの臓器障害は，炎症細胞による罹患臓器の構造破壊が主体であり，罹患臓器実質細胞などを

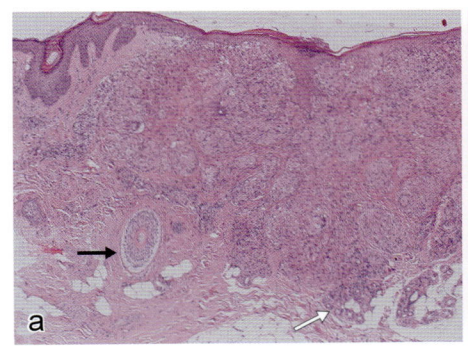

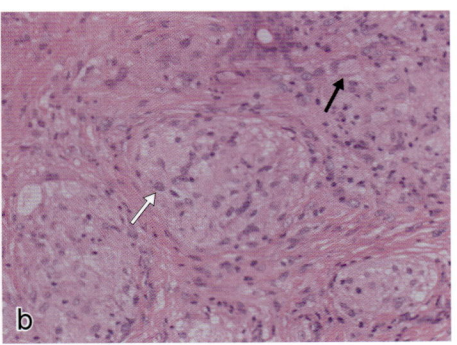

図 18-46　皮膚に認められたサルコイドーシス
a．毛包（⬅）と汗腺（⇦）にはリンパ球浸潤はみられない．
b．星状小体 asteroid body（⬅）と肉芽腫（サルコイド結節）（⇦）を示す．

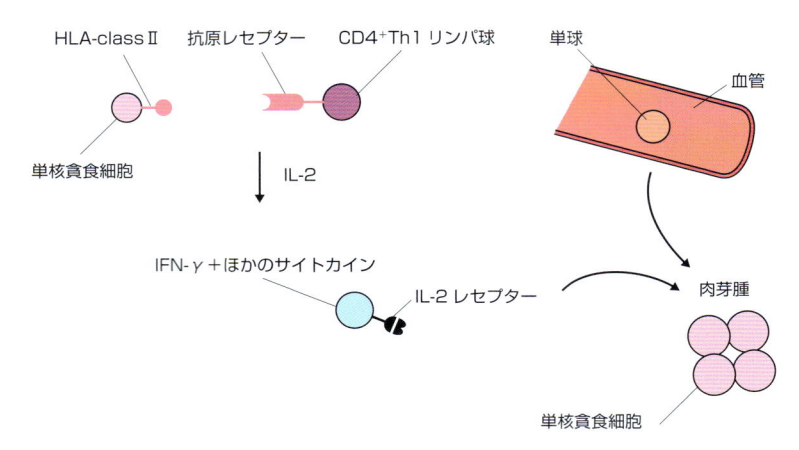

図 18-47 肉芽腫形成のメカニズム
CD4⁺Th1リンパ球による抗原認識に引き続いて起こる単球などを巻き込んだ反応が，肉芽腫形成を引き起こす．

障害する炎症メディエーターなどの関与は否定的である．解剖結果からサルコイドーシスの患者では，ほぼすべての臓器に程度の差はあれ，ある程度の病変が認められるという．しかし，肺や眼のようにサルコイドーシスの臓器浸潤が機能障害に直結する場合に臨床症状が認められることになる．肺では，肺胞壁，気管支，血管構造などが破壊され，ガス交換に一定の異常をもたらすことにより症状を現す．一方，肝においては肉芽腫形成を認めても，その予備能により患者は臓器障害を起こすことはまれである．

治療または自然治癒によりサルコイドーシスが改善されると，肉芽腫における炎症細胞浸潤は軽減し，肉芽腫も消失する．治療後に線維芽細胞が瘢痕を形成することがある．慢性に経過する場合には，炎症は数年余りにわたることがあり，単核細胞浸潤も遷延する．活動性炎症が長期的に持続すると線維化による瘢痕形成が臓器の不可逆的な機能障害を引き起こすことがある．

サルコイドーシスの病態は，自己抗原を含む各種抗原によって引き起こされる細胞性免疫の過剰を中心とする．病態の形成には，CD4⁺Th1リンパ球の活性化とTh1細胞からの炎症メディエーターの放出による単核貪食細胞の浸潤集積が重要である．すなわち，肉芽腫の形成には，過剰なTh1細胞の活性化が中心的役割を果たしていると考えられる（図18-47）．しかし，この考え方には，いくつかの不明な点が残されている．いずれもTh1細胞の活性化機序に関するもので，関連抗原に対する細胞性免疫にTh1細胞以外の関連はないのか，なぜTh1細胞の活性化に抑制的な制御が起こらないのか，さらに免疫関連遺伝子の異常など，抗原に対する生体反応の制御機構に関して不明な点が多い．

サルコイドーシスは，閉ざされた免疫異常ともいうべき特徴的な臨床像を有する．罹患臓器ではTh1細胞が盛んにIL-2を放出し，Th1細胞の過剰増殖が起こっている．しかし，血中などのほかの部位ではほぼ正常である．さらに病巣ではTh1細胞の盛んな増殖が認められるにもかかわらず血中Th1細胞は通常とほぼ同じであることが多い．当該臓器ではCD4⁺対CD8⁺比は10対1であるにもかかわらず，血中では正常臓器と同様に，ほぼ2対1である．さらに，活性化Th1細胞は，単核貪食細胞の遊走活性化を促すリンホカインを産生する．それらにはインターフェロンγなども含まれている．インターフェロンγはサルコイドーシス局所で産生されるIL-12などのサイトカインとともに血中の単球の遊走を促し，肉芽腫形成を促進する．さらに，サルコイドーシスでは高γグロブリン血症を示すことも知られているが，病態における意義は不明な点が多い．

4．症　状

サルコイドーシスは，全身のどの臓器にも起こりうる全身性の疾患である．また，1つ以上の臓器を同時に侵すこともある．多くの場合，肺病変を伴うため臨床症状の中心は呼吸器症状として始まることが多い．そのほか，無症候性に発見されることもある．全症例の70％以上は40歳以下に認められる．急性または亜急性サルコイドーシスは，全体の約20％に認められ，発熱，全身倦怠，食欲不振などの全身症状を呈する．結節性紅斑と両側肺門リンパ節腫脹を伴うものをLöfgren症候群と呼び，北欧白人に多いとされている．発熱，耳下腺腫大，（両眼性）前部ぶどう膜炎，顔面神経麻痺を合併するもの

はHeerfordt-Waldenström症候群と呼ばれる．
　以下に，代表的な障害臓器別の臨床像を述べる．
1．肺：サルコイドーシスの90％は胸部X線に異常所見が認められる．約50％では不可逆的な肺障害に進展し，10％前後では肺実質の線維化が起こる．サルコイドーシスは間質性肺疾患であり，肺胞，小気管支，小血管に病変が生じる．胸膜病変が1～5％に認められ，片側性の胸水を伴う．
2．リンパ節：リンパ節腫脹は頻繁に認められる症状である．胸腔内リンパ節腫脹は，全症例の90％程度に認められ，肺門リンパ節において最も高頻度にみられる．末梢リンパ節腫脹も高頻度に認められる．頸部，腋窩，鼠径部は高頻度にリンパ節腫脹がみられる．周囲の組織への癒着はなく圧痛のない腫脹が特徴的であり，結核と異なり潰瘍形成はほとんどみられない．
3．皮　膚：サルコイドーシスの25％で皮膚病変が認められ，結節性紅斑，プラーク，丘疹，皮下結節として認められる．時に急性のサルコイドーシスで全身症状，多発性関節炎とともに皮膚病変がみられることがある．
4．眼：病変は約25％に認められ，時に失明の原因になることもある．障害部位として，ぶどう膜，虹彩，網様体，脈絡膜があげられる．
5．その他：上気道，骨髄，脾，肝，腎，神経系，筋骨格系，心，内分泌，生殖系，消化管などにもサルコイドーシスは認められることがある．それぞれの臓器に無症候性から部位占拠性障害または浸潤性の障害を起こすことがある．

5．合併症

　サルコイドーシスにおいて最も重篤な合併症は，間質性肺病変であり，呼吸困難や酸素供給欠乏の原因となる．肺組織の破壊によりブラが形成され，アスペルギローマの原因となることもある．肺に次いで眼に合併症が多い．しかし，治療による失明はまれである．ほかの重篤な合併症として中枢神経系障害と心不全による突然死が知られている．

6．検査所見

　血液異常所見としてリンパ球減少，軽度の好酸球増加症，赤沈の亢進，高γグロブリン血症，アンジオテンシン変換酵素 angiotensin-converting enzyme（ACE）上昇がある．リウマチ因子や抗核抗体の偽陽性もみられる．

7．治療と予後

　サルコイドーシスの治療にはグルココルチコイドが用いられる．活性化Th1リンパ球の作用の抑制にグルココルチコイドが有効であるが，本症の50％に自然治癒を認めることから，治療の開始そのものの決定が重要な課題となる．また，持続的な臓器障害はグルココルチコイド治療に不応答性であることが多いので，サルコイドーシスの活動性の適切な評価と合わせて慎重な治療計画が望まれる．

G　AIDS

1．定　義

　後天性免疫不全症候群 acquired immunodeficiency syndrome（AIDS）はレトロウイルス科のレンチウイルスに属するヒト免疫不全ウイルス human immunodeficiency virus（HIV）による感染症であり，$CD4^+T$細胞減少による重篤な免疫不全，悪性腫瘍，中枢神経系症状を特徴としている．しかし，HIV感染とAIDSとは同義ではない．1999年厚生省（現 厚生労働省）の「サーベイランスのためのHIV感染症/AIDS診断基準」ではHIV感染者に種々の日和見感染，Kaposi肉腫やリンパ腫などの悪性腫瘍，HIV脳症など23の指標疾患のうち1つ以上が明らかに認められる場合にAIDSと診断される．一方，1993年に改訂された米国疾病予防管理センター（CDC）のHIV感染の病期分類は，臨床所見カテゴリーと末梢血$CD4^+T$細胞数の組み合わせに基づいており，成人の場合，末梢血$CD4^+T$細胞数が$200\mu L$以下になると指標疾患がなくてもAIDSと診断される．

2．HIVとAIDSの発生機序

　AIDS患者から分離されるHIVには，大きく分類すると1型と2型がある．HIV-1が広く全世界で流行している型で，HIV-2は主として西アフリカで分離される．HIVはほかのレトロウイルスと同様に球形である．直径は100～120 nm程度であり，宿主の細胞膜由来のエンベロープによって包まれた電子密度の高い桿状のコアをもっている（図18-48）．コアにはいくつかのコア蛋白質，2本のRNA鎖，逆転写酵素，プロテアーゼ，インテグラーゼが含まれ，エンベロープにはgp120および

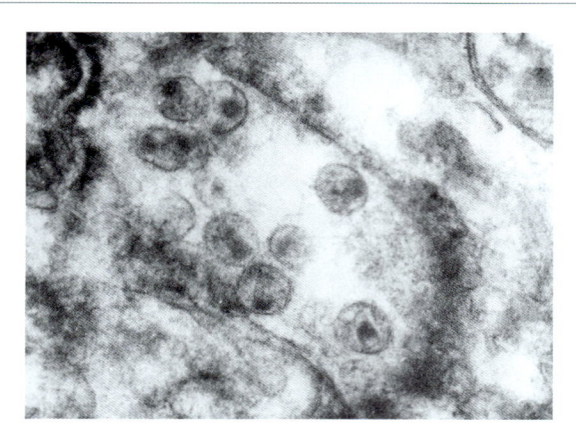

図 18-48　HIV の電顕像
HIV 脳症例の大脳白質に浸潤するマクロファージにみられた HIV. 直径 100～120 nm の球形のウイルスで，宿主の細胞膜由来のエンベロープによって包まれた電子密度の高い桿状のコアをもっている．

gp41 が存在する．標的細胞への結合と侵入後，ウイルス RNA は逆転写酵素により DNA となり，次にインテグラーゼにより細胞の DNA に組み込まれ，プロウイルスとなる．HIV プロウイルスは構造遺伝子として *gag*，*pol* および *env* 遺伝子をもっており，それぞれコア蛋白質，逆転写酵素やプロテアーゼなどの酵素およびエンベロープ蛋白質をコードしている．*gag* および *pol* 遺伝子産物は最初に大きな前駆蛋白質に翻訳され，次にウイルスプロテアーゼにより切断されて成熟した蛋白質となる．新しくつくられたウイルスの遺伝子 RNA とそれらの蛋白質が集まって完全なウイルス粒子が形成され，細胞膜から芽出する．HIV-1 プロウイルスはこれらのレトロウイルスとしての標準的な遺伝子に加えて，*tat*，*rev*，*vif*，*nef*，*vpr*，*vpu* の修飾遺伝子をもっている．

HIV の主たる標的細胞は $CD4^+$ T 細胞と単球/マクロファージである．しかし，$CD4^+$ T 細胞は免疫応答の中で中枢的役割を果たしていることから，その減少はほかの免疫系細胞にも重大な影響を及ぼす．$CD4^+$ T 細胞が細胞死をきたす機序についてはさまざまな議論があり，ウイルスの直接的な細胞傷害以外にいくつかの機序が考えられている．マクロファージは $CD4^+$ T 細胞と異なり，HIV 感染に抵抗性であり，HIV の貯蔵庫としての役割をもつ．HIV の細胞内侵入は gp120 と CD4 分子の結合から始まる．しかし，HIV が細胞内に侵入するには CD4 分子に結合するだけでは不十分であり，ケモカインレセプター CXCR4 や CCR5 との結合も重要な役割を果たしている．CXCR4 を補助レセプターとして利用する HIV は T 細胞指向性，CCR5 を利用する HIV はマクロファージ指向性と大別されるが，CCR5 は T 細胞にも発現しており，CCR5 の細胞質内ドメインを欠く個体は

HIV に感染しにくいという報告がある．また，HIV の感染と維持には粘膜の Langerhans 細胞やリンパ節胚中心の濾胞樹状細胞も重要な役割をもっている．Langerhans 細胞は CD4 を発現しており，HIV に感染した Lnagerhans 細胞がリンパ節に移動することで $CD4^+$ T 細胞が HIV に感染する．一方，濾胞樹状細胞はその突起間に抗体で覆われた多数の HIV を捕捉している（図 18-49a）．この捕捉された HIV も $CD4^+$ T 細胞に感染する能力を有しており，マクロファージと同様に HIV の重要な貯蔵庫および供給源となっている．

HIV の感染経路としては，性的感染，輸血あるいは血液製剤，母子感染の 3 つがある．初感染時にはウイルスは活発に増殖し，末梢血 $CD4^+$ T 細胞は急速に減少する．その後，細胞性および液性免疫が確立すると血中のウイルス量は低下し，末梢血 $CD4^+$ T 細胞数は回復するが，HIV は全身のリンパ組織に播種し，$CD4^+$ T 細胞やマクロファージ内に残存し，また，濾胞樹状細胞の突起間に捕捉される．急性期には発熱，咽頭痛，発疹，時には無菌性髄膜炎のような非特異的症状がみられる．免疫が確立するとこのような徴候は消失し，無症候性キャリア期に入る．無症候性キャリア期は無治療で経過した場合には，個人の免疫力などにもよるが数年～10 数年にわたる．しかし，この時期にも HIV は宿主の免疫監視機構から逃避し，リンパ組織内でのウイルス複製と $CD4^+$ T 細胞の破壊は持続している．感染の初期では免疫系は死滅する T 細胞を補給できるが，やがて $CD4^+$ T 細胞プールは減少し，発熱，体重減少，下痢などのみられる AIDS 関連症候群期から最終的には，種々の日和見感染症，悪性腫瘍，HIV 脳症を発症し，AIDS と診断される時期にいたる．

3．合併症および病理形態

AIDS にみられる主要な病変を HIV が関連している病変，日和見感染，日和見悪性腫瘍（生体の免疫機能が低下している時に発生する悪性腫瘍）に分けて解説する．

HIV が関連する病変

HIV が関連する病変で重要なものはリンパ節と中枢神経系である．そのほかに，腎症，心筋症なども HIV との関連性が問題となっている．

1．**リンパ節の病理組織像**：病期進行に応じて，持続性全身性リンパ節腫脹にみられるリンパ濾胞増生，日和見感染症を発症する時期にみられる傍皮質の T 細胞減少とリンパ濾胞の萎縮，剖検時にみられる著明なリンパ球減少を伴う萎縮へと変化する．持続性全身性リンパ節腫脹は鼠径部を除く 2 個以上のリンパ節が HIV 以外の感

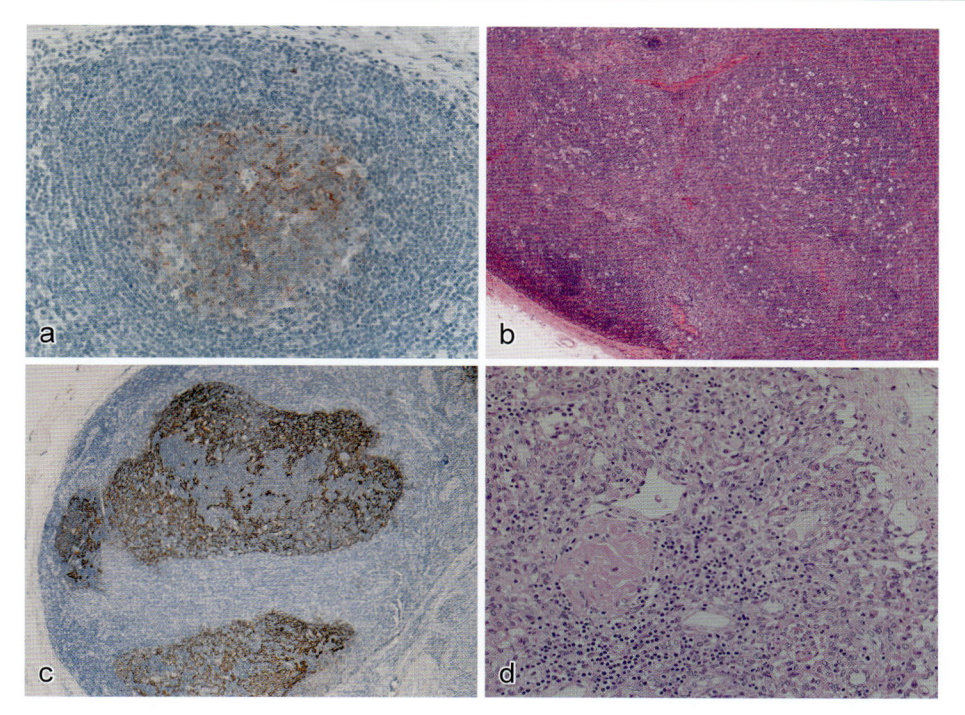

図 18-49　リンパ節の変化

a. リンパ節胚中心の HIV：濾胞樹状細胞の突起網に沿って網目状の陽性像が認められる．無症候性キャリアにみられたものでマクロファージとともに HIV の重要な貯蔵庫である．抗 HIV p24 免疫染色．

b. HIV リンパ節症の組織像：いびつな形の濾胞過形成があり，濾胞内には核片を貪食したマクロファージが多い．外套層は不明瞭である．

c. HIV リンパ節症における濾胞樹状細胞の虫食い状破壊像：濾胞樹状細胞の突起は部分的に消失している．抗 CD21 免疫染色．

d. 剖検時の萎縮リンパ節：AIDS の末期ではリンパ節の萎縮が高度で，リンパ球の減少，濾胞の消失，胚中心の硝子化がみられる．

染や腫瘍など，ほかに原因となる疾患がないのに直径 1 cm 以上に腫大し，それが 3 か月以上持続する病態を指す．リンパ節には高度の濾胞過形成があり，濾胞は皮質にも髄質にも認められる．胚中心には活発な核分裂とともにアポトーシスがみられ，核片を貪食したマクロファージが多い．外套層は不明瞭であり，時間が経つと胚中心は癒合していびつな形となり，小型リンパ球が浸潤し，濾胞樹状細胞の突起は虫食い状に脱落，胚中心は壊れ始める（図 18-49b，c）．さらに進行すると濾胞は萎縮し，傍皮質では CD4/CD8$^+$ リンパ球比が低下する．剖検時のリンパ節は萎縮が強く，リンパ球減少，濾胞の消失，胚中心の硝子化がみられ，リンパ洞や髄索は明瞭となり，洞組織球症や赤血球貪食像も認められる（図 18-49d）．

2．中枢神経系病変：HIV 感染者には高頻度に認知，運動，行動の異常を中核とする中枢神経系症状が認められ，末期には高度の認知症へ進行する例がある．臨床的に HIV 関連認知症や HIV 脳症と呼ばれるもので，AIDS の初発症状のこともある．組織学的には，大脳白質の淡明化，星状膠細胞の増生，特に血管周囲性のマクロファージやマクロファージ由来の多核巨細胞の浸潤，ミクログリアの増生などがみられる（図 18-50a）．大脳皮質，基底核，脳幹も侵される．HIV はマクロファージ，多核巨細胞，ミクログリアに検出されるが，そのほかの細胞にはほとんど認められないことからマクロファージやミクログリアから分泌される種々のサイトカインや HIV 蛋白質などが中枢神経系傷害に関与していると考えられる（図 18-50b）．また，AIDS の末期に進行性の痙性対麻痺，失調性歩行，尿失禁，後索症状などを示す例がある．組織学的には，後索と側索を中心に多数の髄鞘内空胞が出現しており，空胞性脊髄症 vacuolar myelopathy と呼ばれる（図 18-51）．しかし，病変部に HIV 感染細胞はほとんどなく，空胞性脊髄症と HIV との直接の関連性については否定的な意見が多い．

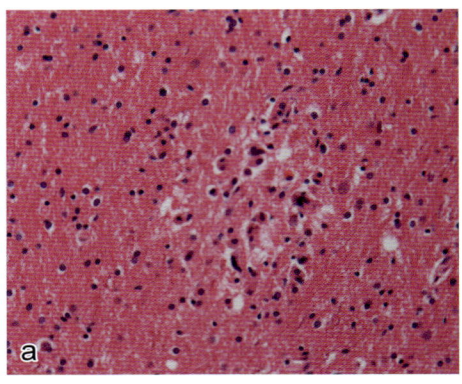

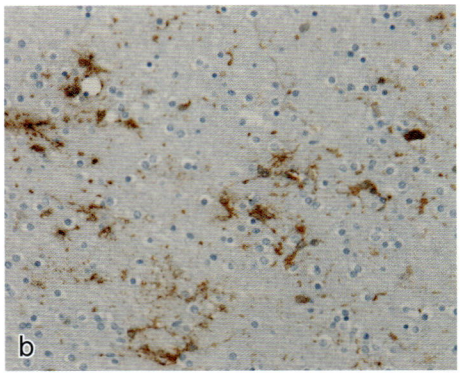

図 18-50 HIV 脳症
a．大脳白質病変の組織像：大脳白質にはマクロファージ，多核細胞の浸潤，ミクログリアの増生，白質の淡明化，星状膠細胞の増生がみられる．
b．HIV 脳症にみられる HIV 感染細胞：HIV はマクロファージ，多核細胞，ミクログリアに陽性であるが，そのほかには陽性細胞はほとんど認められない．抗 HIV p24 免疫染色．

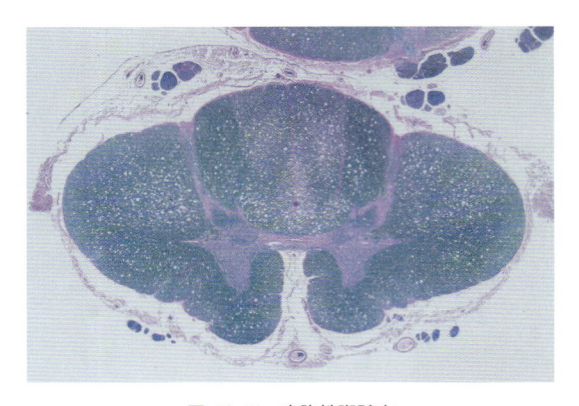

図 18-51 空胞性脊髄症
脊髄後索および側索を中心に髄鞘内空胞が出現．

日和見感染症

1．真菌症：口腔内カンジダ症は最もよくみられる感染症の一つであるが，カンジダ症が食道，気管，気管支，肺に認められた時に AIDS と診断される．

ニューモシスチス肺炎 *Pneumocystis* pneumonia（PCP）は *Pneumocystis jiroveci* による感染症である（以前は *Pneumocysitis carinii* と呼ばれ原虫に分類されていたが，DNA の解析から真菌に再分類され，名称も変更された）．多くの HIV 感染者が PCP で AIDS を発症する．初期には乾性咳嗽と呼吸困難が生じ，その後，多呼吸，チアノーゼ，発熱などが出現してくる．肺は含気が乏しく充実性で，胸膜直下に空洞形成を伴い，気胸を合併する例もある（図 18-52a）．組織学的には，肺胞腔内の好酸性泡沫状滲出物が特徴的であり，その内部に好塩基性に染まる *P. jiroveci* を認める（図 18-52b）．*P. jiroveci* が胞隔，血管周囲間質や血管内に浸潤し，まれには肺外へ播種することもある．

クリプトコッカスは経気道的に吸入され，肺に初感染巣が生じる．そののちに髄膜炎，全身感染症など多彩な症状を呈する．クリプトコッカスは球形で，酸性ムコ多糖からなる厚い莢膜を有している．酸性ムコ多糖類に富むことから，肉眼的にはゼリー状の病変を形成する．

2．原虫感染症：トキソプラズマ *Txoplasma gondii* はネコを終宿主とする原虫であり，ヒトを含む哺乳類，鳥類が中間宿主となる．経口感染によって腸から侵入し，全身に播種するが，多くの場合は不顕性感染へと移行する．ほとんど増殖を止めた嚢子の状態で，脳，リンパ節，筋肉に存在しているが，免疫不全状態となると再活性化し，AIDS では主に脳炎を生じる．多巣性散在性の壊死性脳炎の組織像を呈し，散乱したタキゾイトや偽嚢子を認める（図 18-53）．

クリプトスポリジウム症，イソスポラ症は慢性下痢の原因となる．クリプトスポリジウムは AIDS 患者に難治性の下痢を生じることから一躍注目されるようになった．その後，各地で実施された疫学調査では，本症は世界中に分布し，小児下痢症，旅行者下痢症，人獣共通感染症としても重要であることが明らかにされた．消化管や胆管の粘膜上皮表面に，HE 染色でやや好塩基性，PAS 染色陽性の球状の虫体として認められる．

3．細菌感染症：細菌感染症では再発性肺炎や結核，全身性非定型抗酸菌症などが指標疾患である．

結核症は免疫不全が強いほど播種性結核を呈しやすく，組織学的にも肉芽腫の形成が不良で，Langhans 巨細胞の出現はほとんどなく，好中球と核片の多い壊死性病変を形成する．

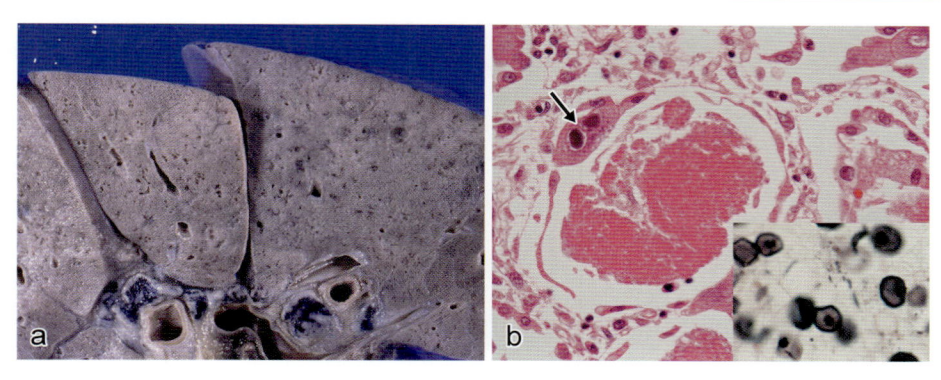

図 18-52 ニューモシスチス肺炎
a．肉眼像：肺は含気が乏しく充実性である．
b．組織像：胞隔は肥厚し，肺胞内には好酸性泡沫状滲出物が充満．サイトメガロウイルス（矢印）など，ほかの日和見感染を合併することも多い．P. jiroveci は壁の一部が円盤状に肥厚するのが特徴（右下挿入図，グロコット染色）．

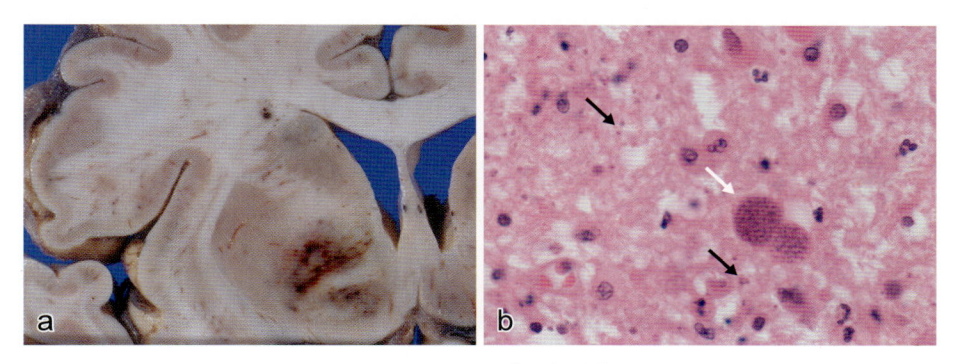

図 18-53 トキソプラズマ脳炎
a．肉眼像：基底核にみられる出血を伴う壊死性病変．
b．組織像：壊死巣内には散乱した砂粒状のタキゾイト（矢印）や偽嚢子（白矢印）を認める．

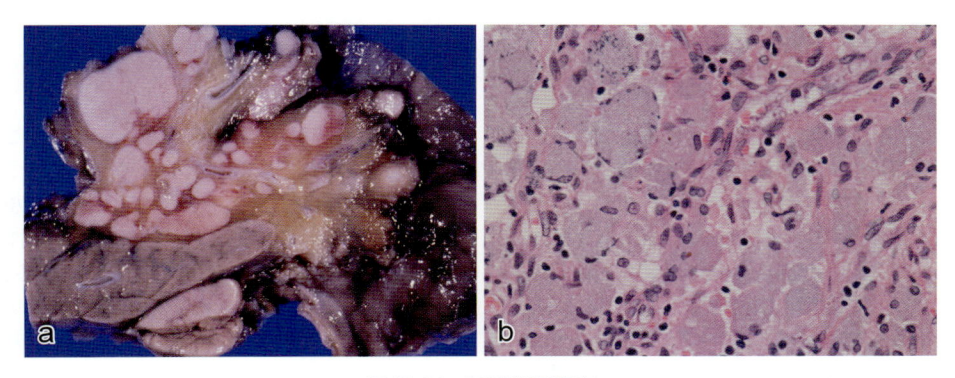

図 18-54 非定型抗酸菌症
a．肉眼像：Mycobacterium avium complex による広範なリンパ節腫大．
b．組織像：細胞質内に多数の抗酸菌を貪食し，ヘマトキシリンで淡染する縞模様を呈する組織球の集簇．

非定型抗酸菌症は CD4$^+$ T 細胞が 50 μL 以下で発症する例が多い．大多数は Mycobacterium avium complex によるもので，全身，特にリンパ網内系や消化管に広がり，リンパ節は腫大し，脾や消化管粘膜には白色調の結節性病巣が多発する（**図 18-54a**）．組織学的には，多数の抗酸菌を貪食した組織球が集簇している（**図 18-54b**）．肉芽腫がみられることはまれである．

4．**ウイルス感染症**：最も頻度の高いウイルス感染症は

図 18-55　進行性多巣性白質脳症
　a．肉眼像：白質に多発・融合する軟化性病変．皮質にも小さな病巣が散見される．
　b．組織像：髄鞘は脱落し，泡沫細胞の浸潤と乏突起膠細胞に核内封入体（←）がみられる．

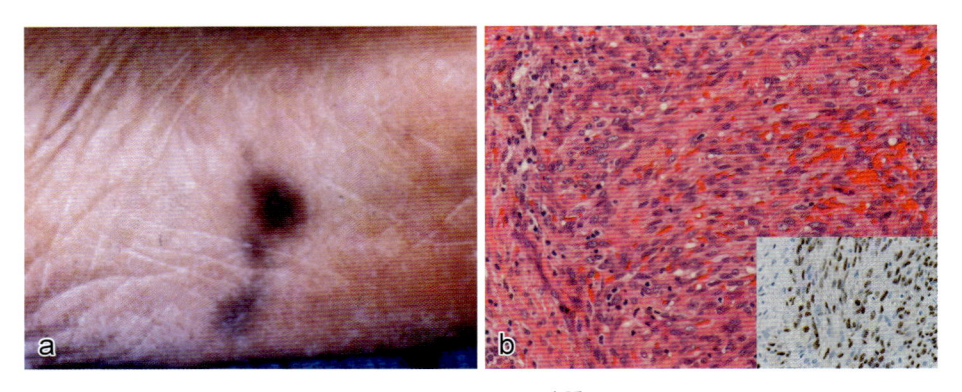

図 18-56　Kaposi 肉腫
　a．肉眼像：足底に斑状の暗褐色病変が多発している．
　b．組織像：紡錘形の腫瘍細胞が赤血球をいれた狭い血管性間隙を形成して密に増殖している．HHV 8 のコードする
　　　潜伏感染蛋白質に対する免疫染色で腫瘍細胞の核が陽性である（右下挿入図）．

サイトメガロウイルス cytomegalovirus（CMV）によるものである．CMV 感染症の多くは $CD4^+T$ 細胞が 50 μL 以下で発症する．全身臓器に播種していることが多いが，特に，網膜，肺，脳，消化管，副腎の感染が臨床的には重要である．網膜炎は失明の原因となり，消化管では，打ち抜き状の潰瘍を形成して穿孔を生じる例がある．脳では脳室壁に沿った脳炎の像を示すことが特徴的であり，ミクログリア結節も多発する．

パポバウイルス科の JC ウイルス（JC polyomavirus）による進行性多巣性白質脳症は，悪性リンパ腫や膠原病などでもみられるが，AIDS では壊死性変化が強く，また，病変も広範であり，白質だけではなく，皮質内有髄線維も侵される（図 18-55a）．脱髄，泡沫細胞の浸潤，乏突起膠細胞の核内封入体，奇異な形の星状膠細胞の出現が特徴的組織像である（図 18-55b）．

日和見悪性腫瘍

日和見悪性腫瘍としては，Kaposi 肉腫，非 Hodgkin リンパ腫，浸潤性子宮頸癌があげられる．これらの腫瘍発生にも，それぞれ別なウイルスが関与している．

AIDS に合併する Kaposi 肉腫の発症は男性同性愛者がほとんどである．皮膚が好発部で，多発性の淡紅色から赤褐色の斑状や結節状病変を形成するが，古典的 Kaposi 肉腫と異なり，口腔，消化管，肺，リンパ節などさまざまな臓器に生じる（図 18-56a）．臨床病期によって組織像が異なるが，基本的には不整な形をした異常血管と紡錘状細胞の増生からなる．Kaposi 肉腫の腫瘍細胞は血管あるいはリンパ管内皮由来説が有力である（図 18-56b）．Kaposi 肉腫の発症にはヒトヘルペスウイルス 8 human herpes virus 8（HHV8）が関与している（図 18-56b）．

HIV 感染関連リンパ腫の発生頻度や発生部位は後述

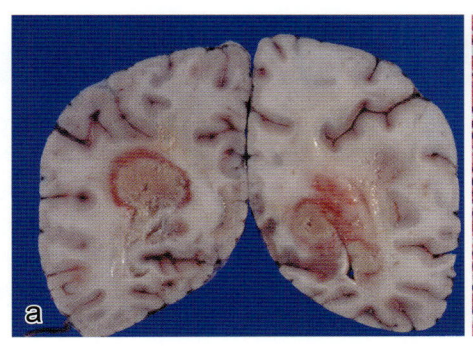

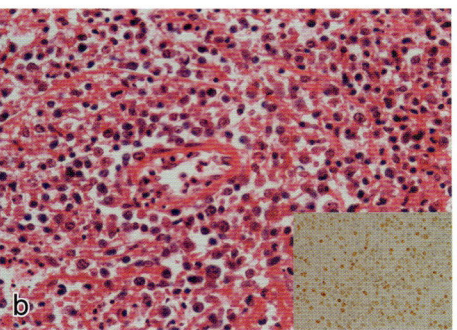

図 18-57　脳悪性リンパ腫
a．肉眼像：左右の大脳半球にみられる壊死性結節．
b．組織像：大型の腫瘍細胞からなる B 細胞性リンパ腫で，EBV が陽性（右下挿入図，EBER1 *in situ* hybridization）．

の多剤併用療法 highly active anti-retroviral therapy（HAART）の施行以前と以後ではかなり異なっている．HAART 施行以前は，中枢神経系やさまざまな節外部位を侵すびまん性大細胞型 B 細胞性リンパ腫 diffuse large B-cell lymphoma（DLBCL）が多数を占めていた．DLBCL は $CD4^+$ T 細胞が減少した末期に発症し，進行が速く予後不良であり，特に脳原発のリンパ腫の頻度は極めて高く，そのほとんどが EB ウイルスに関連したものであった（図 18-57）．しかし，HAART 導入以後は DLBCL の減少とともに節外性・節性ともその頻度の差異がなくなってきた．Burkitt リンパ腫は $CD4^+$ T 細胞が比較的保たれた時期に発症し，DLBCL よりもリンパ節，骨髄に浸潤する頻度が高く，EB ウイルスの検出率は約 30% 程度と報告されている．HAART 施行後には Hodgkin リンパ腫も増加しているという報告もあるが，否定する意見もある．また，HIV 感染関連リンパ腫として特異性の高いリンパ腫に，EB ウイルスに関連し特に口腔に発生することの多い形質芽細胞性リンパ腫や HHV8 に関連し腫瘤を形成せず体腔液に浮遊しながら増殖する（体腔外に腫瘍を形成する亜型もある）原発性体液性（滲出性）リンパ腫 primary effusion lymphoma，さらには $HHV8^+$ で多中心性 Castleman 病に発生するリンパ腫がある．子宮頚癌はヒトパピローマウイルス human papilloma virus（HPV）と関連が深い．HIV も HPV も性感染症としての面をもつことから，女性 HIV 感染者の増加とともに子宮頚部異形成や子宮頚癌が増加する可能性が指摘されている．

4．治療と予後

核酸系逆転写酵素阻害薬，非核酸系逆転写酵素阻害薬，プロテアーゼを組み合わせた多剤併用療法（HAART）

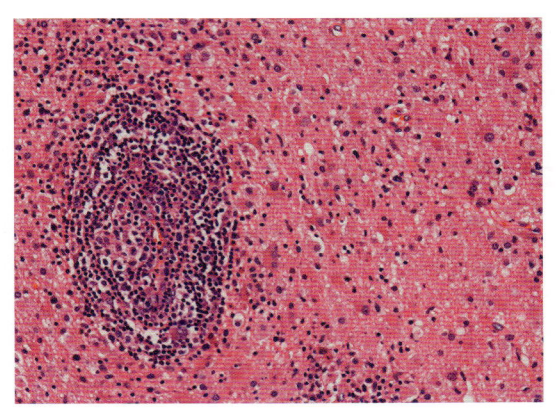

図 18-58　免疫再構築症候群による炎症性進行性多巣性白質脳症
血管周囲を中心に多数のリンパ球浸潤がみられる．ほとんどが $CD8^+$ T 細胞である．

により，全身性日和見感染症や HIV 脳症を含む神経合併症の発症頻度は著明に減少し，生存期間の延長が期待できるようになった．しかし，ウイルス量を低下させることはできるが，HIV を個体から完全に排除することは不可能なために治療が長期化し，副作用が問題となってくることも多い．また，薬剤耐性変異株の出現も重要な問題である．

免疫不全が進行した状態で HAART を開始した時に，HIV 量の急激な減少とともに日和見感染の原因となる病原体などに対する免疫反応が急激に回復することにより病状の悪化をきたす例がある．免疫再構築症候群 immune reconstitution inflammation syndrome（IRIS）と呼ばれる現象である．IRIS は特に結核，クリプトコッカス髄膜炎，進行性多巣性白質脳症，CMV 網膜炎などにおいて HAART 導入後の臨床症状の悪化に重要な役割を果たしている（図 18-58）．

H ウイルス関連血球貪食症候群（VAHS）

1．定 義

血球貪食症候群 hemophagocytic syndrome（HPS）は，骨髄，肝，脾，リンパ節において組織球が増殖・活性化して血球貪食をきたし，発熱，汎血球減少，播種性血管内凝固症候群（DIC）などの臨床症状を呈する疾患の総称である．HPS は，一次性の常染色体劣性遺伝による家族性血球貪食性リンパ組織球症 familial hemophagocytic lymphohistiocytosis（FHL）と，感染症，悪性腫瘍，自己免疫疾患，薬剤に関連して起こる二次性とに分類される（表 18-11）．感染症関連血球貪食症候群 infection-associated HPS（IAHS）の中で，ウイルス感染に続発する HPS をウイルス関連血球貪食症候群 virus-associated HPS（VAHS）という．

2．病因ウイルス

1979 年に，Risdall らによって報告された 19 症例が VAHS の最初の報告である．19 症例のうち，14 症例がヘルペス属ウイルス，1 例がアデノウイルスによるものであった．現在では，原因となるウイルスとして多種類が報告されているが（表 18-12），その中ではヘルペス属ウイルス（EB ウイルス，サイトメガロウイルス：CMV，水痘帯状疱疹ウイルス，単純ヘルペスウイルス，HHV-6）が代表である．特に，EB ウイルスによる VAHS は EBV-AHS と呼ばれ，わが国を含むアジアでは幼児から小児に多くみられ，VAHS の原因ウイルスとして重要である．ほかに，アデノウイルス，A 型肝炎ウイルス，HIV や，デングウイルスなどの新興・再興ウイルスが原因となることが報告されている．ただ，これらのウイルスによる VAHS の発症頻度については今のところ明らかではない．

3．発生機序と病態

HPS の病態は，免疫応答にかかわって産生されるサイトカインがなんらかの原因により過剰産生され，持続する高サイトカイン血症を生じる結果，組織球が活性化されて血球貪食をきたし引き起こされると考えられている．通常，ウイルス感染が起こるとウイルスに対する免疫応答によりウイルス感染細胞が除去され，この過程におけるサイトカイン産生は感染細胞除去とともに一過性に終息する．しかし，VAHS の場合には，ウイルス感染に対する免疫応答が正常に行われず，ウイルス感染細胞が有効に除去されないため，サイトカイン産生が終息せずに高サイトカイン血症が持続すると考えられている．ウイルスに対する免疫応答には，NK 細胞，HLA-クラス I 拘束性 CD8$^+$ 細胞傷害 T 細胞 CD8$^+$ cytotoxic T cell（CTL），HLA-クラス II 拘束性 CD4$^+$CTL，およびこれらの細胞の動員・活性化や抗原提示に働くマクロファー

表 18-11 血球貪食症候群（HPS）の分類

1．一次性 HPS	家族性血球貪食性リンパ組織球症（FHL）	
	X 連鎖リンパ増殖性症候群（XLP）	
	その他	
2．二次性 HPS	a）感染症関連 HPS（IAHS）：	ウイルス（VAHS）
		細菌（BAHS）
		真菌
		リケッチア
		原虫，その他
	b）悪性腫瘍関連 HPS：	悪性リンパ腫（LAHS）その他
	c）自己免疫疾患関連 HPS：SLE，成人 Still 病，関節リウマチ，その他	
	d）薬剤関連 HPS	
3．血液幹細胞移植後 HPS	a）移植後早期	
	b）移植後遅発（生着後）	

表 18-12 VAHS の原因となるウイルス

1．ヘルペス属ウイルス
 a）EB ウイルス（EBV）
 b）サイトメガロウイルス（CMV）
 c）単純ヘルペスウイルス
 d）水痘帯状疱疹ウイルス
 e）ヒトヘルペスウイルス-6（HHV-6）
 f）ヒトヘルペスウイルス-8（HHV-8）
2．アデノウイルス
3．インフルエンザウイルス
4．パラインフルエンザウイルス
5．SARS コロナウイルス
6．コクサッキーウイルス
7．エコーウイルス
8．麻疹ウイルス
9．風疹ウイルス
10．A 型肝炎ウイルス
11．HIV
12．デングウイルスなど新興・再興ウイルス

ジがかかわっている．NK 細胞は細胞内のパーフォリン・グランザイムという傷害顆粒により誘導されるアポトーシス，$CD8^+CTL$ は細胞内傷害顆粒と Fas/Fas リガンドを介したアポトーシス，$CD4^+CTL$ は Fas/Fas リガンドを介したアポトーシスによりウイルス感染細胞を除去する．VAHS を引き起こすウイルス感染に対する免疫応答性の破綻の原因については明らかにはされていないが，これらの機構の異常が一つの要因であることが推測されている．

　ウイルス感染細胞除去にかかわる NK 細胞，$CD8^+$ CTL，$CD4^+CTL$，およびマクロファージは各細胞間において複雑なサイトカインネットワークを形成している．これを反映して血清中にはインターフェロンγ（IFN-γ），腫瘍壊死因子α（TNF-α），IL-1，IL-2，IL-6，IL-10，IL-12，IL-18，マクロファージコロニー刺激因子（M-CSF）などさまざまなサイトカインが上昇することが報告されている．血球貪食のみでなく，HPS では多彩な臨床症状を呈するが，これらの病像を理解するには，血清中に上昇するサイトカイン個々の作用について知ることも重要である．

　なお，EB ウイルスは通常 EB ウイルスレセプターである B 細胞上の CD21 を介して感染するが，それ以外の感染経路により T 細胞，NK 細胞にも感染することが知られている．EB ウイルスが関与するリンパ増殖症には B 細胞が増殖する場合と T/NK 細胞が増殖する場合があり，EBV-AHS は後者により引き起こされる．この場合，T/NK 細胞はクローナルな増殖を示しており，この点でほかの VAHS とは異なっている．

4．臨床症状

　一般にウイルス感染症状が基本となるので，病因ウイルスにより臨床症状は異なる．共通してみられる臨床症状としては，①発熱，②リンパ節腫大，③皮膚の発疹，④軽度の肝脾腫，⑤肝機能障害，⑥脳症などの神経症状があげられ，これに HPS に基づく血球減少を伴う．

5．検査所見

　汎血球減少，あるいは 2 系統の血球減少がみられる．血清値では，高フェリチン血症，高 LDH 血症，高トリグリセリド血症，凝固異常（低フィブリノゲン血症），肝機能異常がみられる．DIC のみられることもある．また，IFN-γ，TNF-α などのサイトカインの上昇，可溶性 IL-2 レセプター（sIL-2R），可溶性 Fas リガンドの高値もみられる．

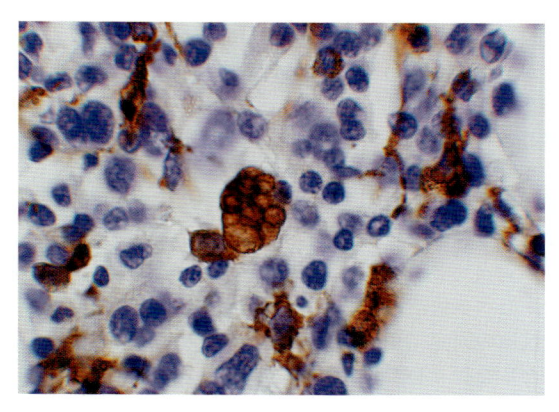

図 18-59　赤血球を貪食する組織球（骨髄：CD68 免疫染色）
CD68 陽性の組織球が胞体内に多数の赤血球をいれ，膨らんで大型化している．

6．組織学的所見

　骨髄，脾，肝，リンパ節において組織球が増殖し，血球貪食像が認められる．血球を貪食した組織球は胞体内に多数の血球をいれ，膨らんで大型化している（**図 18-59**）．

1．**骨　髄**：病初期では少数の組織球の浸潤がみられ過形成性であるが，のちには血球貪食を示す組織球の増殖を種々の程度に伴い，低形成性のことも過形成のこともある．骨髄塗抹標本上，組織球の割合は多いこともあるが10％前後であることが多く，著明な血球貪食を示し，赤血球，白血球，血小板，赤芽球などを貪食している．
2．**リンパ節**：病初期には免疫芽球の反応性増殖がみられるが，後期にはリンパ濾胞は萎縮性となり，傍皮質，洞内に血球貪食を示す組織球がみられる．
3．**肝**：門脈域にリンパ球，組織球の浸潤を伴っており，特に血球貪食を示す組織球は類洞内で多くみられる．
4．**脾**：赤脾髄において血球貪食を示す組織球の増殖がみられる．

7．診　断

　HPS の診断には，Henter らの診断基準が国際的に汎用されているが，わが国ではこれを基に今宿が修正した二次性 HPS 診断基準（**表 18-13**）が広く用いられている．この診断基準では，持続する 7 日以上の高熱，汎血球減少，高 LDH 血症，高フェリチン血症，および骨髄，脾，リンパ節などで血球貪食を示す組織球を認めることが根拠となっている．臨床的には，持続する高熱と汎血球減少に肝機能障害を伴っている場合に，HPS の存在を疑うことが重要とされる．次に，血清学的に HPS を疑う所

見がえられれば，病理組織学的に血球貪食を確認することが必要となるが，これには骨髄穿刺が有用である．HPSは**表18-11**に示したように多くの原因により引き起こされる病態であり，ウイルス感染以外の原因によるHPSとの鑑別を確実に行うことが重要である．VAHSと確定診断するためには，HPSと診断された患者のウイルス感染，ウイルス再活性化の有無を明らかにすることが不可欠である．このために，①ウイルス抗体価の測定，②ペア血清によるウイルス抗体価の推移，③ウイルス抗原の同定（PCRを用いたウイルスゲノムの直接証明など）を行う必要がある．

場合には，HPSの診断とともにリンパ腫細胞の有無を検索することが重要である．

2）ウイルス以外の感染症によるHPS　ウイルス以外でHPSを引き起こす感染症には，細菌，真菌，マイコプラズマ，リケッチア，原虫によるものが報告されているが，いずれも発症頻度は不明である．細菌感染では，結核菌のほか，メチシリン耐性黄色ブドウ球菌（MRSA），緑膿菌による日和見感染に留意が必要である．

3）自己免疫疾患関連HPS　原疾患の活動性に関連して発症し，自己抗体が陽性となる．SLE，成人Still病，関節リウマチ，若年性関節リウマチなどでの合併が報告されている．

4）薬剤アレルギーによるHPS　薬剤アレルギーが疑われる場合に注意を要する．

8．鑑別診断

1．家族性血球貪食性リンパ組織球症 familial hemophagocytic lymphohistiocytosis（FLH）：一次性のHPSで常染色体劣性遺伝を示し，ほとんどが2歳までに発症する．VAHSとの鑑別には家族歴が重要となる．FLHでは，低NK活性，中枢神経症状が認められることが多い．責任遺伝子として *PRF1*（perforin），*UNC13D*（Munc13-4），*STX11*（syntaxin 11）の3つが同定されている．

2．その他の二次性HPS：

1）悪性腫瘍関連HPS lymphoma-associated hemophagocytic syndrome（LAHS）　LAHSは成人の二次性HPSでは最も頻度が高い．このうち，EBウイルス陽性のT/NK cell lymphomaが多く約50％程度を占めており，そのほか，血管内大細胞B cell lymphomaを代表とするB cell lymphomaに認められる．LAHSが疑われる

9．治療と予後

VAHSの治療は，原因ウイルス，高サイトカイン血症に対処することが原則であり，抗ウイルス剤，免疫グロブリンのほか，副腎ステロイド，シクロスポリン，エトポシドが単剤，あるいは併用で使用される．これで効果がえられない場合には血漿交換も併用されるが，治療抵抗性（特にEBV-AHS）の場合には悪性リンパ腫に準じた化学療法や造血幹細胞移植も行われる．EBV-AHSの予後は不良であるが，EBウイルス以外のウイルスによる場合では適切な治療が行われれば比較的予後は良好である．

表18-13　二次性血球貪食症候群の診断基準

A．臨床的診断基準
発熱持続（7日以上，ピークが38.5℃以上）
B．検査診断学的診断基準
血球減少（末梢血で2系統以上に異常を認めるが，骨髄の低形成，異形成は除く）
ヘモグロビン値（<90 g/L）
血小板数（<100×10^9/L）
好中球数（<1.0×10^9/L）
高フェリチン血症（>年齢相応正常値+3 SD，通常>1,000 ng/mL），高LDH血症（>年齢相応正常値+3 SD，通常>1,000 IU/mL）
C．病理学的診断基準
骨髄，脳脊髄液，脾，リンパ節などにみられる特徴的な血球貪食細胞の増加
＊A，B，Cすべての項目を満たすもの．

（今宿，1996）

多発性内分泌腫瘍症

多発性内分泌腫瘍症 multiple endocrine neoplasia は複数の内分泌臓器に腫瘍を発生する遺伝性疾患であり，発生する腫瘍の組み合わせにより 1 型，2A 型，2B 型に分類される．1 型は副甲状腺，膵，下垂体のうち少なくとも 2 つの臓器に腫瘍が発生し，2A 型，2B 型は甲状腺髄様癌，褐色細胞腫などの腫瘍を発生する（表 18-14）．いずれも常染色体優性遺伝を示し，1 型は癌抑制遺伝子の *MEN1* 遺伝子の変異により発症し，2A 型，2B 型は癌原遺伝子の *RET* 遺伝子に変異により発症する．

1 型

1. **定　義**：副甲状腺腫瘍，膵内分泌腫瘍，下垂体腫瘍のうち，2 つの腫瘍が発生した場合に診断される．そのほか，胸腺，気管支，胃のカルチノイド，脂肪腫，甲状腺腺腫，副腎腫瘍などを合併する例もある．

2. **病　因**：1997 年にポジショナルクローニングにより，原因遺伝子として 11 番染色体長腕に存在する *MEN1* 遺伝子が同定された．MEN 1 患者の約 70％にミスセンス変異，ナンセンス変異，フレームシフト変異など機能喪失型の胚細胞変異 germline mutation が検出されている．この胚細胞変異に加え，もう一方の対立遺伝子に欠失あるいは変異が生じ，腫瘍が発生する．遺伝子変異のタイプと臨床像との関連は見いだされていない．*MEN1* 遺伝子の蛋白質産物は Menin と呼ばれ，主に核に局在する．Menin は核蛋白質である JunD と結合し，JunD の転写活性を抑制し，細胞増殖を制御している．また，JunD 以外にも多くの Menin 結合蛋白質が同定され，アポトーシス，DNA 修復，転写調節にかかわると考えられている．

3. **形態・臨床的事項**：副甲状腺腫瘍は 90％以上に認められ，過形成を背景として複数腺に腺腫が発生する．副甲状腺機能亢進症により高カルシウム血症をきたし，腎結石や尿路結石を生じやすい．膵内分泌腫瘍の発生は約 80％であり，ガストリノーマ（40％），インスリノーマ（20％），非機能性腫瘍（20％）が多い．腺腫あるいは癌腫の発生がみられ，特にガストリノーマでは散発例と異なり，十二指腸，膵頭部に発生することが多く，癌腫の発生が半数以上を占める．ガストリノーマを有する症例では難治性消化性潰瘍と下痢をきたし，Zollinger-Ellison 症候群と呼ばれる病像を呈する．膵内分泌腫瘍は MEN 1 の死亡原因として最も重要である．下垂体腫瘍は半数以上の症例で発症し，PRL 産生腫瘍（20〜40％），GH 産生腫瘍（5％），非機能性腫瘍（5％）などが多い．このほか，皮膚の血管線維腫（85％），コラゲノーマ（70％）を高い頻度で合併する．胸腺，気管支，胃のカルチノイド，脂肪腫，副腎腫瘍，甲状腺腫，脳腫瘍の合併もみられる（表 18-14）．

2A 型

1. **定　義**：甲状腺髄様癌，褐色細胞腫，副甲状腺腫瘍を家族性に発生する疾患である．わが国では MEN 2 の約 80％が MEN 2A 型である．甲状腺髄様癌のみを家族性に発生する家族性甲状腺髄様癌 familial medullary thyroid carcinoma（FMTC）も MEN 2 の亜型として知られており，MEN 2 の約 10％を占める（表 18-14）．

2. **病　因**：10 番染色体長腕に存在する癌原遺伝子 *RET* の変異により発症する．*RET* 遺伝子は膜貫通型蛋白質であるレセプター型チロシンキナーゼをコードしており，そのリガンドであるグリア細胞由来神経栄養因子 glial cell line-derived neurotrophic factor（GDNF）が結合し，活性化される．MEN 2 型では，*RET* 遺伝子の特定の部位（hot spot）に変異が同定されている．大部

表 18-14　多発性内分泌腫瘍症の臨床像

MEN 1	MEN 2A	MEN 2B	FMTC
常染色体優性遺伝	常染色体性優性遺伝	常染色体性優性遺伝	常染色体性優性遺伝
副甲状腺腫瘍	甲状腺髄様癌	甲状腺髄様癌	甲状腺髄様癌
膵内分泌腫瘍	褐色細胞腫	副腎褐色細胞腫	
下垂体腫瘍	副甲状腺腫瘍	粘膜神経腫	
カルチノイド		消化管神経節腫	
脂肪腫		角膜神経肥厚	
副腎腫瘍		Marfan 様体型	
甲状腺腺腫			
血管線維腫			
コラゲノーマ			

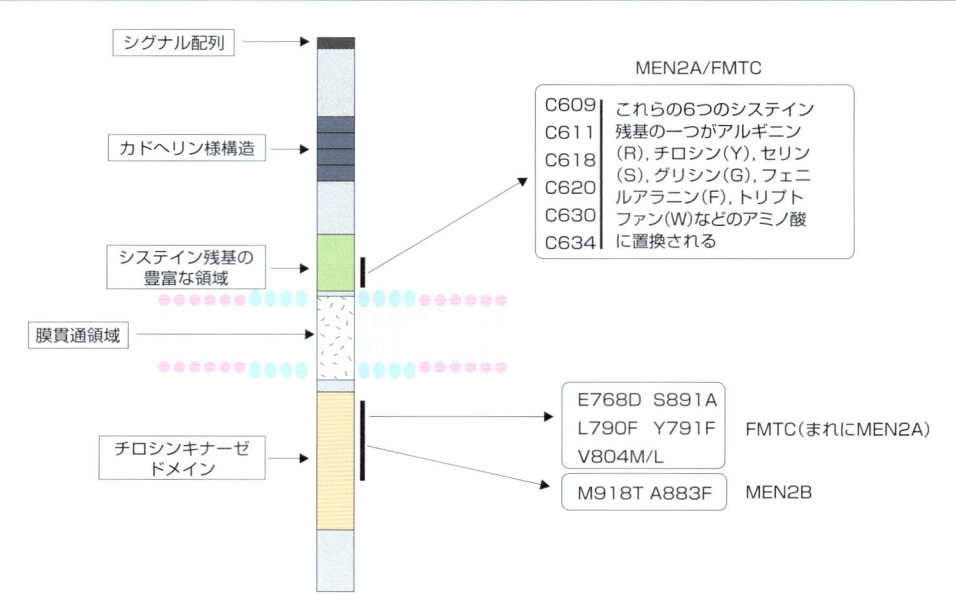

図 18-60 *RET* 遺伝子の構造と多発性内分泌腫瘍症 2 型において検出された点突然変異

分の症例（95％以上）において *RET* 遺伝子のコドン 609，611，618，620，630，634 の 6 つのシステイン残基のどれか 1 つにミスセンス変異が同定され，発症前遺伝子診断も可能になっている．これらの変異はいずれも機能獲得型変異であり，RET 蛋白質が癌蛋白質として活性化される．FMTC では MEN 2A 型と同じシステイン残基の変異や RET のチロシンキナーゼドメインに存在するアミノ酸の変異（コドン 768，790，791，804，891 など）が報告されている（**図 18-60**）．

3．**形態・臨床的事項**：MEN 2A 型では甲状腺カルシトニン分泌細胞（C 細胞）の悪性化した甲状腺髄様癌がほぼ全例で認められる．髄様癌は C 細胞の過形成を背景として，両側，多発性に発生してくる．褐色細胞腫は約半数の症例でみられ，多くは髄様癌より遅れて（平均年齢 28 歳）発生する．髄様癌と同様に多発する傾向がみられるが，悪性例や副腎外発生はまれである．褐色細胞腫からのカテコールアミンの過剰分泌により高血圧，心悸亢進，発汗などの症状を呈する．副甲状腺腫瘍（過形成，腺腫）の合併率は低く（10～20％），副甲状腺機能亢進症も遅れて出現する．FMTC においてはその名前のとおり，髄様癌のみを発症する．欧米において *RET* の遺伝子診断でコドン 611，618，620，634 の変異が確認された場合，5 歳以前での甲状腺の予防的摘出術が標準治療になっている．わが国においては欧米に比べ甲状腺髄様癌の予後がよいと考えられており，予防的摘出術のコンセンサスはえられていない．

2B 型

1．**定 義**：甲状腺髄様癌，褐色細胞腫に加え，粘膜神経腫，消化管神経節腫，角膜神経肥厚，骨格異常（Marfan 様体型）を合併する疾患である（**表 18-14**）．わが国では MEN 2 型の約 10％が MEN 2B 型である．

2．**病 因**：MEN 2A 型と同じく癌原遺伝子 *RET* の変異により発症する．大部分の症例（95％以上）において *RET* 遺伝子のコドン 918 のメチオニン残基がスレオニンに置換するミスセンス変異が同定され，少数例にコドン 883 のアラニンがフェニルアラニンに置換する変異が検出されている（**図 18-60**）．これらの変異も MEN 2A 型と同様に機能獲得型変異である．

3．**形態・臨床的事項**：甲状腺髄様癌は MEN 2A 型よりも若年発症で（しばしば 5 歳以前），悪性度も高いと考えられている．褐色細胞腫の発症については MEN 2A 型とほぼ同様である．MEN 2B 型の特徴としては，舌，口唇，頬粘膜などに粘膜神経腫がほぼ全例に認められることである．全消化管に及ぶ多発性の神経節神経腫症も特徴であり，蠕動運動異常により便秘，下痢を呈し，巨大結腸症を伴う．また痩せ型で身長が高く，四肢が長いといった Marfan 様体型もしばしば認められる．しかし Marfan 症候群でみられる水晶体脱臼や大動脈弓異常は伴わない．角膜神経肥厚も特徴の一つである．欧米では遺伝子診断で確定された場合，生後 6 か月までに甲状腺の予防的摘出術が行われる．

◆参考文献
1) 塩沢俊一：膠原病学，改訂第5版，丸善，2012.
2) 横田俊平：小児結合組織病—自験例3例を含む本邦23例の臨床的分析—．リウマチ，34：947-954，科学評論社，1994.
3) Sawai T, Murakami K, Kasukawa R, Kyogoku M：Histopathological study of mixed connective tissue disease from 32 autopsy cases in Japan. Japanese Journal of Rheumatology, 7：279-292, Japan College of Rheumatology, 1997.
4) 沢井高志，ほか：厚生省特定疾患混合性結合組織病調査研究班昭和61年度研究報告書．p.240，1987.
5) 武井修治：小児膠原病—その病態の特徴と成人例との違い．臨床リウマチ，14：197-204，日本臨床リウマチ学会，2002.
6) 横田俊平，今川智之，森　雅亮，ほか：混合性結合組織病　診断と治療の進歩　病態と診断　小児期発症混合性結合組織病　全国調査の結果から．日内会誌，85：1217-1222，1996.
7) Higenbottam T, Wheeldon D, Wells F, Wallwork J：Long-term treatment of primary pulmonary hypertension with continuous intravenous epoprostenol (prostacyclin).The Lancet, infectious disease (8385)：1046-1047, Elsevier, 1984.
8) Okano Y, Yoshioka T, Shimouchi A, Satoh T, Kunieda T：Orally active prostacyclin analogue in primary pulmonary hypertension. The Lancet, 349：1365, 1997.
9) Nagaya N, Uematsu M, Okano Y, Satoh T, Kyotani S, Sakamaki F, Nakanishi N, Miyatake K, Kunieda T：Effect of orally active prostacyclin analogue on survival of outpatients with primary pulmonary hypertension. Journal of the American College of Cardiology, 34：1188-1192, JACC, 1999.
10) mixed connective tissue disease：Am J Med., 52(2)：148-159, 1972.
11) 塩沢俊一：膠原病学，改訂第5版，丸善，2012.
12) 塩沢俊一，塩沢和子：SLEの精神神経症状．総合臨牀，43：1140-1145，永井書店，1994.
13) Weening JJ, D'Agati VD, Schwartz MM, Seshan SV, Alpers CE, Appel GB, Balow JE, Bruijn JA, Cook T, Ferrario F, Fogo AB, Ginzler EM, Hebert L, Hill G, Hill P, Jennette JC, Kong NC, Lesavre P, Lockshin M, Looi LM, Makino H, Moura LA, Nagata M：The classification of glomerulonephritis in systemic lupus erythematosus revisited. Kidney Int, 65：521-30, NPG, 2004.
14) Shiozawa S, Kuroki Y, Kim M, Hirohata S, Ogino T：Alpha-interferon in lupus psychosis. Arthritis Rheum, 35：417-422, ACR, 1992.
15) DeGiorgio LA, Konstantinov KN, Lee SC, Hardin JA, Volpe BT, Diamond B：A subset of lupus anti-DNA antibodies cross-reacts with the NR2 glutamate receptor in systemic lupus erythematosus. Nat Med, 7：1189-1193, NPG, 2001.
16) Tsumiyama K et al.：PLoS ONE, 4 (12)：e8382, 2009.
17) Nathan C et al.：Cell, 140：871, 2010.
18) Shiozawa S.：Joint Bone Spine, in press.
19) 塩沢俊一：膠原病学，改訂第2版，丸善，2005.
20) Yamane T, Hashiramoto A, Tanaka Y, Tsumiyama K, Miura Y, Shiozawa K, Chihara K, Shiozawa S：Easy and accurate diagnosis of rheumatoid arthritis using anti-cyclic citrullinated peptide 2 antibody, swollen joint count, and C-reactive protein/rheumatoid factor. J Rheumatol, 35：414-420, 2008.
21) Freed BM, Schuyler RP, Aubrey MT：Association of the HLA-DRB1 epitope LA with rheumatoid arthritis and citrullinated vimentin binding. Arthritis Rheum, 63：3733-3739, 2011.
22) Shiozawa S, Tsumiyama K, Yoshida K, Hashiramoto A：Pathogenesis of joint destruction in rheumatoid arthritis. Arch Immunol Ther Exp (AITE), 59：89-95, 2011.
23) Aikawa Y, Morimoto K, Yamamoto T, Chaki H, Hashiramoto A, Narita H, Hirono S, Shiozawa S：Treatment of arthritis with a selective inhibitor of c-Fos/activator protein-1. Nature Biotechnol, 26：817-823, 2008.
24) Kawasaki H, Komai K, Nakamura M, Yamamoto E, OuYang Z, Nakashima T, Hashiramoto A, Shiozawa K, Ishikawa H, Kurosaka M, Shiozawa S：Human wee 1 kinase is directly transactivated by and increased in association with c-Fos/AP-1：Rheumatoid synovial cells overexpressing these genes go into aberrant mitosis. Oncogene, 22：6839-6844, 2003.
25) Gilespie KM：Type 1 diabetes：pathogenesis and prevention. CMAJ, 175：165-170, Canadian Medical Association. 2006.
26) Daneman D：Type 1 diabetes. The Lancet, 367：847-858, 2006.
27) Marshall S：Role of insulin, adipocyte hormones, and nutrient-sensing pathways in regulating fuel metabolism and energy homeostasis：a nutritional perspective of diabetes, obesity, and cancer. Science's STKE.
28) Long YC, Zierath JR：AMP-activated protein kinase signaling in metabolic regulation. J Clin Invest, 116：1776-1783, ASCI, 2006.
29) Kadowaki T, Yamauchi T, Kubota N, Hara K, Ueki K, Tobe K：Adiponectin and adiponectin receptors in insulin resistance, diabetes, and metabolic syndrome. J Clin Invest, 116：1784-1792, ASCI, 2006.
30) Malecki MT：Genetics of type 2 diabetes mellitus. Diabetes Research and Clinical Practice, 68S1：S10-S21, Elsevier, 2005.
31) Fanans SS, Bell GI, Polansky KS：Molecular mechanisms and clinical pathophysiology of maturity-onset diabetes of the young. N Engl J Med, 345：971-980, MMS, 2001.
32) Baggio LL, Drucker DJ：Biology of incretins, GLP-1 and GIP. Gastroenterology, 132：2131-2157, 2007.
33) 石原得博監修，池田修一編：アミロイドーシスの基礎と臨床，金原出版，2005．
34) Toward terminology classification Report from the Nomenclature Committee of the international Society of Amyloidosis. Amyloid, 12：1-4, ISA, 2005.

35) Eisenberg D, Jucker M：The Amyloid State of Proteins in Human Disease. Cell, 148：1188-1203, Elsevier, 2012.
36) サーベイランスのためのHIV感染症/AIDS診断基準（厚生省エイズ動向委員会, 1999）
37) 1993 Revised Classification System for HIV Infection and Expanded Surveillance Case Definition for AIDS Among Adolescents and Adults
38) Risdall RJ, Mckenna RW, Nesbi ME, et al.：Virus-associated hemophagocytic syndrome. Cancer, 44：993-1002, ACS, 1979.
39) Fisman DN：Hemophagocytic syndromes and infection. Emerg Infect Dis, 6：601-608, 2000.
40) 河 敬世：Epstein-Barr（EB）ウイルス感染症の診断と治療. 最新医学, 60：171-178, 最新医学社, 2005.
41) 河 敬世：血球貪食症候群：オーバービュー. 血液・腫瘍科, 52：237-244, 科学評論社, 2006.
42) Kawaguchi H, Miyashita T, Herbst H, et al.：Epstein-Barr virus-infected T lymphocytes in Epstein-Barr virus-associated hemophagocytic syndrome. J. Clin. Invest, 92：1444-1450, ASCI, 1993.
43) Henter JI, Elinde G, Ost A：Diagnostic guidelines for hemophagocytic lymphohistiocytosis. The FHL Study Group of the Histiocyte Society. Seminars in Oncology, 18：29-33, Elsevier, 1991.
44) Imasyuku S：Differential diagnosis of hemophagocytic syndrome：underlying disorders and selection of the most effective treatment. International Journal of Hematology, 66：135-151, Japanese society of Hematology, 1997.
45) 今宿晋作：血球貪食症候群と高サイトカイン血症. Molecular Medicine, 33：1072-1079, 中山書店, 1996.
46) 石井榮一, 上田育代, 山本 健：家族性血球貪食症候群 本邦の実態とその病態. 血液・腫瘍科, 52：251-258, 科学評論社, 2006.
47) Allory Y, Challine D, Haioun C, et al.：Bone marrow involvement in lymphomas with hemophagocytic syndrome at presentation：a clinicopathologic study of 11 patients in a Western institution. Am J Surg Pathol, 25：865-874, Lippincott Williams & Wilkins, 2001.
48) Dhote R, Simon J, Papo T, et al.：Reactive hemophagocytic syndrome in adult systemic disease：report of twenty six cases and literature review. Arthritis Rheum, 49：633-639, ACR, 2003.
49) 津田弘之：ウイルス関連血球貪食症候群. ウイルス, 52（2）：233-238, 日本ウイルス学会, 2002.
50) Chandrasekharappa SC, et al.：Positional cloning of the gene for multiple endocrine neoplasia type 1. Science, 276：404-407, AAAS, 1997.
51) Marx SJ：Molecular genetics of multiple endocrine neoplasia types 1 and 2. Nat Rev Cancer, 5：367-375, npg, 2005.
52) Mulligan LM, et al.：Germ-line mutations of the *RET* proto-oncogene in multiple endocrine neoplasia type 2A. Nature, 363：458-460, 1993.
53) Donis-Keller H, et al.：Mutations in the RET proto-oncogene are associated with MEN 2A and FMTC. Hum Mol Genet, 2：851-856, Oxford Univ Press, 1993.
54) Treanor JJS, et al.：Characterization of a multicomponent receptor for GDNF. Nature, 382：80-83, npg, 1996.
55) Jing S, et al.：GDNF-induced activation of the Ret protein tyrosine kinase is mediated by GDNFR-alpha, a novel receptor for GDNF. Cell, 85：1113-1124, Elsevier, 1996.
56) Kodama Y, et al.：The *RET* proto-oncogene：A molecular therapeutic target in thyroid cancer. Cancer Sci, 96：143-148, Japanese Cancer Association, 2005.
57) Asai N, et al.：RET receptor signaling：Dysfunction in thyroid cancer and Hirschsprung's disease. Pathol Int, 56：164-172, Japanese Society of Pathology, 2006.

第19章
主な統合病態

A 動脈硬化

1. 定　義

　動脈硬化は動脈壁に炎症，変性が起こり，脂質，細胞外基質，カルシウム塩が沈着して壁が肥厚し，弾力性が失われた状態である．動脈硬化では，動脈の内腔が狭小化して血流が低下するだけでなく，血栓，塞栓，動脈瘤を合併して突然の虚血や出血の原因となる．動脈硬化に起因する病態を総称して動脈硬化症 arteriosclerosis と呼び，特に心，脳，腎では重篤な疾患の原因になりやすい．動脈硬化症には，① 内膜に脂質が沈着する粥状硬化症 atherosclerosis，② 小・細動脈の壁が肥厚する細動脈硬化症 arteriolosclerosis，③ 大・中動脈の中膜へのカルシウム塩の沈着を特徴とする Mönckeberg 中膜硬化症があり，それぞれで病態が異なる．これらのうち粥状硬化症は最も多くみられる重要な病変である．

2. 発生機序

粥状硬化症 atherosclerosis

　粥状硬化症はアテローム atheroma と呼ばれる動脈内膜の黄白色の平坦な隆起を特徴とする．アテロームの中心部は，多量の脂質（主にコレステロールとコレステロールエステル）を含む壊死物質および遊走細胞（主にマクロファージ，Tリンパ球，平滑筋細胞）で占められており，それらを平滑筋細胞とコラーゲン線維からなる被膜 fibrous cap が覆っている．

　1. **血管内皮の傷害**：アテロームの形成は動脈内皮の傷害がきっかけになる（図 19-1, 2）．動脈内皮は常にさまざまなストレスに曝されており，傷害因子の働きが防御因子を上回ると傷害され，内皮層の透過性が高まるとともに白血球や血小板が付着しやすくなる．血管内皮傷害因子としては，血流の乱れ，酸化 LDL oxidized LDL (OxLDL)，細菌毒素，サイトカイン，高血圧，喫煙，ウイルス，免疫複合体，内因性代謝物質などが含まれ，防

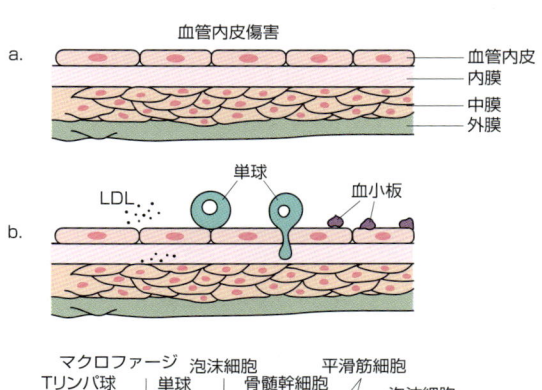

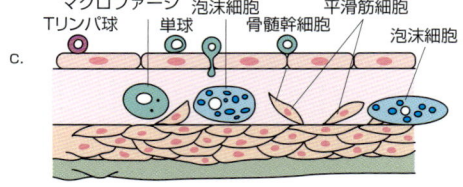

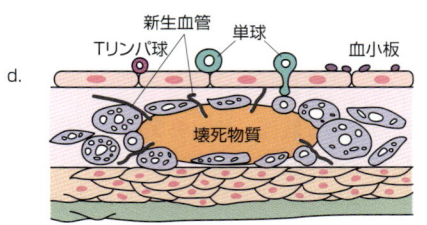

図 19-1　アテロームの形成過程

a. さまざまな因子によって血管内皮が傷害される．
b. 傷害部位では LDL が内膜に取り込まれる．また，傷害された血管内皮に単球や血小板が接着する．
c. 血管内皮に接着した単球は内膜に浸潤してマクロファージに分化し，さらに酸化 LDL を取り込んで泡沫細胞となる．マクロファージが産生するサイトカインや増殖因子は血管内皮に働いて単球，リンパ球などの接着を促すとともに平滑筋細胞の内膜への遊走，増殖，細胞外基質の産生を刺激する．また，平滑筋細胞も酸化 LDL を取り込んで泡沫細胞となる．
d. 泡沫細胞は死滅して脂質を多量に含む壊死物質となって蓄積し，それを平滑筋細胞とコラーゲン線維からなる線維被膜が取り囲む．また，周囲から新生血管が進入する．

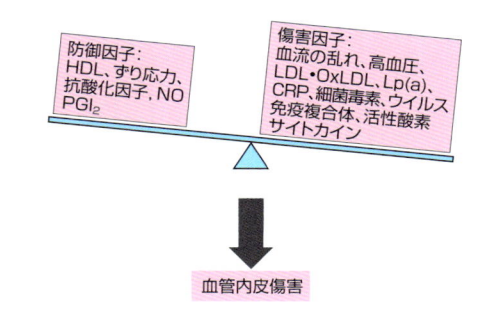

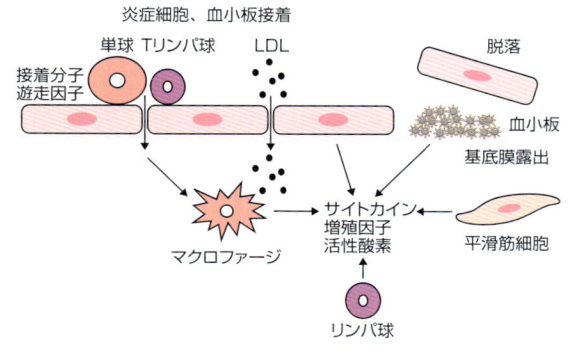

図 19-2 血管内皮の傷害

血管内皮に対する傷害因子の働きが防御因子の働きを上回ると傷害が生じる．また，炎症性細胞の産生するサイトカインや増殖因子の影響により細胞接着分子が発現して単球やリンパ球が接着する．血管内皮が脱落した部分では基底膜が露出して血小板が凝集する．

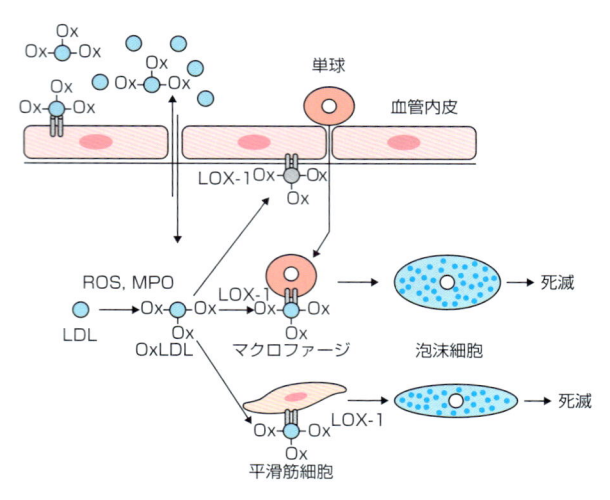

図 19-3 酸化 LDL と LOX-1 による取り込み

血中の酸化 LDL（OxLDL）は血管内皮のレクチン様酸化 LDL レセプター（LOX-1）に結合して取り込まれる．内膜では LDL はマクロファージに由来する活性酸素（ROS）やミエロペルオキシダーゼ（MPO）によって酸化されて酸化 LDL になり，LOX-1 を介して血管内皮，マクロファージ，平滑筋細胞に取り込まれる．酸化 LDL を取り込んだマクロファージ，平滑筋細胞は泡沫細胞になって死滅する．

御因子は HDL-コレステロール，血流の生理的ずり応力 shear stress，ビタミン A，C，E などの抗酸化因子，一酸化窒素 nitric oxide（NO），プロスタサイクリン prostacyclin（PGI$_2$）などがあげられる．血管内皮傷害因子で特に重要なのは血流の乱れと酸化 LDL である．

アテロームは動脈の分岐部，輸出動脈の開口部，腹部大動脈の後壁など血流が乱れる部分に起こりやすい．血管内皮の遺伝子発現は表面に平行に流れる血流 laminar flow のずり応力によって調節されており，アテロームを抑制する遺伝子の発現が維持されている．したがって，血流が乱れると血管内皮のアテロームを防止する機能が低下する．

一方，高 LDL-コレステロール（悪玉コレステロール）血症では酸化 LDL が生じやすく，それが血管内皮のフリーラジカル産生を促して傷害し，また NO や PGI$_2$ の産生を抑制して血管拡張機能を低下させる．酸化 LDL はレクチン様酸化 LDL レセプター 1 lectin-like OxLDL receptor-1（LOX-1）に結合する（**図 19-3**）．LOX-1 は一種のスカベンジャーレセプターで血管内皮，マクロファージ，平滑筋細胞，血小板の細胞膜表面に発現しており，IL-1β，TNF-α などのサイトカインのほか，酸化 LDL によっても発現が亢進する．LOX-1 に酸化 LDL が結合すると，酸化 LDL の細胞内への取り込みが活性化するだけではなく，さまざまな細胞内シグナルが活性化されてアテロームを促進する遺伝子が発現する．

また，傷害された血管内皮が剥離すると基底膜が露出し，そこに血小板が凝集して血液凝固が起こるとともにさまざまな増殖因子やサイトカインが産生される．

2．脂質の沈着：内膜に取り込まれた LDL はマクロファージに由来する活性酸素，ミエロペルオキシダーゼ myeloperoxidase（MPO）などによって酸化されて酸化 LDL となる．酸化 LDL は凝集しやすく，LOX-1 を介してマクロファージ，平滑筋細胞，血管内皮に取り込まれる．酸化 LDL を取り込んだマクロファージは泡沫細胞 foamy cell に変化し，活性酸素を産生して血管内皮や平滑筋細胞を傷害するとともに死滅して壊死物質となって蓄積する．また，マクロファージはさまざまな増殖因子，サイトカインを産生して局所への白血球の遊走および血小板の凝集を促進して悪循環を生む．

3．炎症環境の形成（**図 19-4**）：血管内皮に吸着した単球は内膜に浸潤してマクロファージに分化して増殖因子，サイトカインを産生し，血管内皮に働いて血管内皮での白血球遊走因子や接着分子の発現を促進して，さらに血管内皮への単球，T リンパ球の接着および内膜への浸潤を促進する．また，浸潤した T リンパ球はマクロファージによって活性化されてサイトカインを産生し，

図 19-4 アテロームにおける炎症ネットワーク

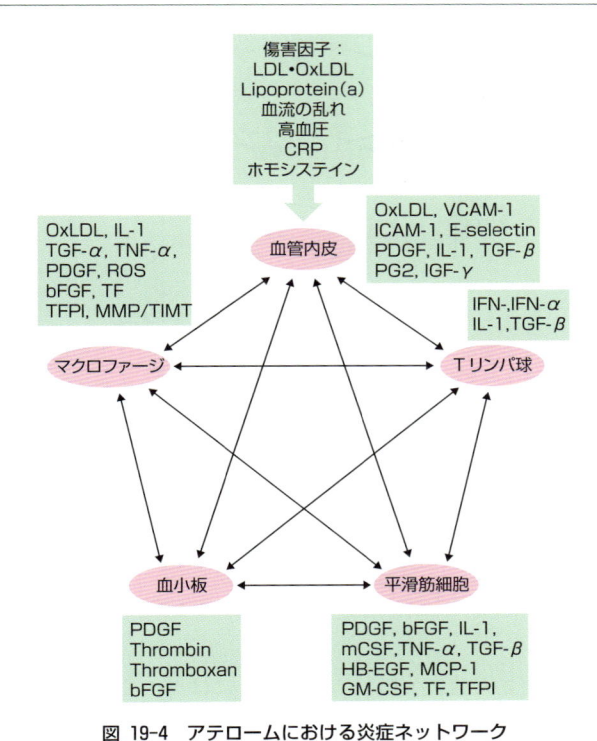

アテロームでは血液中のさまざまな因子によって血管内皮が傷害され，血管内皮，マクロファージ，平滑筋細胞，血小板，Tリンパ球が産生するサイトカイン，増殖因子を介して炎症ネットワークが形成される．

それによりマクロファージ，血管内皮，平滑筋細胞が活性化される．また，血小板，マクロファージ，血管内皮などから産生される血小板由来増殖因子 platelet-derived growth factor（PDGF）や塩基性線維芽細胞増殖因子 basic fibroblast growth factor（bFGF）は平滑筋細胞の内膜への遊走と増殖を刺激する．したがって，アテローム内ではマクロファージ，Tリンパ球，平滑筋細胞，血小板，血管内皮がサイトカイン，増殖因子，接着分子を介して炎症ネットワークを形成し，アテローム形成を助長する．

4. **平滑筋細胞の遊走/増殖と細胞外基質の増加**：アテロームに遊走した平滑筋細胞はコラーゲン，プロテオグリカン，エラスチンなどの細胞外基質を産生する．これらの平滑筋細胞は中膜から遊走するもののほかに，骨髄幹細胞に由来するものもあると考えられている．一方，炎症細胞が産生する活性酸素は平滑筋細胞のアポトーシスを誘導し，壊死物質となって蓄積する．

アテロームを包む被膜は主に平滑筋細胞とコラーゲン線維からできているため，平滑筋細胞が死滅するとコラーゲン線維の量も減少して被膜の強度が低下し，アテローム不安定化（後述）の要因となる．また，アテローム被膜のコラーゲン量は合成と分解のバランスによって左右されており，マクロファージの産生するメタロプロテイナーゼ metalloproteinase（MMP）は分解に働き，血管内皮，平滑筋細胞，マクロファージで産生されるメタロプロテイナーゼインヒビター tissue inhibitor of MMP（TIMP）は MMP を抑制する．したがって，MMP と TIMP の活性比はアテロームの安定性/不安定性にかかわっている．

5. **血管新生**：アテロームではサイトカインや増殖因子の影響により血管新生が起こる．血管内皮細胞は脈管栄養血管 vasa-vasorum に由来するもののほかに骨髄からの血管内皮前駆細胞 endothelial progenitor cell（EPC）に由来するものもあると考えられている．アテロームでは血管が壊死に陥って出血を起こし，塞栓や梗塞の原因となる．

アテロームを促進する要因には，次のようなものがあげられる．

1. **年齢と性**：アテロームの最も早期像と考えられる脂肪線条 fatty streak は1歳以下の小児の時期からみられ，また，アテロームは年齢とともに増加・増大することから一種の生理的現象とみなされる．しかし，40～60歳になると心筋梗塞や脳梗塞の頻度が急速に上昇することからアテローム形成が加速すると考えられる．加齢とアテロームとの因果関係については老化に伴って動脈の線維化や弾性線維の破壊などの不可逆的障害が蓄積するほか，血管修復能が低下し，特に骨髄由来の EPC の補給が減少することがアテローム形成の一因と考えられている．一方，閉経前の女性は同年齢の男性に比べてアテロームの程度は軽いが，閉経後アテロームは男性と同様に加齢とともに進む．

2. **遺伝**：家族歴はアテローム形成の強い要因となるが，家族性高コレステロール血症のような Mendel の法則に従う単一遺伝子病であることは少なく，多くは多遺伝子性であり，高血圧症や糖尿病家系との関係が深い．

3. **糖尿病**：糖尿病では酵素非依存的糖添加やポリオール形成により血管内皮細胞が傷害され，アテロームが進みやすい．

4. **高血圧**：高血圧は物理的に血管内膜を傷害するためにアテローム形成の要因となるとともに，アテロームによる動脈内腔の狭小化や弾性低下は高血圧の原因となる．

5. **喫煙**：喫煙は血管内皮を傷害する一酸化炭素 CO の血中濃度を上げるほか，HDL コレステロール低下，LDL コレステロール増加，血管収縮，血小板粘着性亢進などの作用があるため，アテローム形成の重要な要因となる．

6. **感染症**：アテローム内にヘルペスウイルス herpesvirus，サイトメガロウイルス cytomegalovirus，ヘリコ

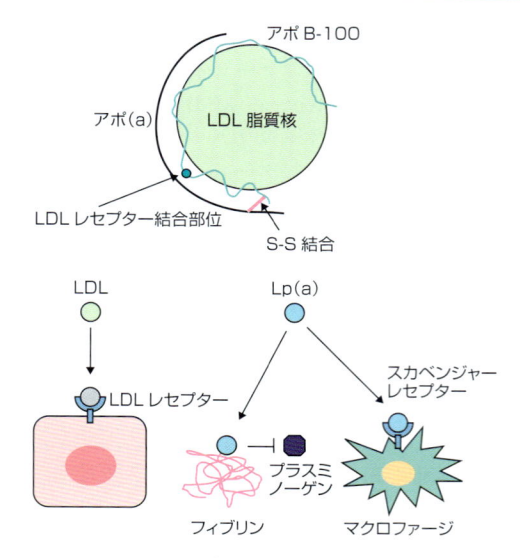

図 19-5 リポ蛋白質(a)の構造と働き
アポ(a)蛋白質はS-S結合によってLDLのアポB-100蛋白質に結合し，アポB-100蛋白質のLDLレセプター結合部位を覆い隠す．LDLは，アポB-100蛋白がLDLレセプターに結合して細胞に取り込まれるが，アポ(a)蛋白質が結合したLp(a)はフィブリンに結合してプラスミノーゲンの結合を阻止してフィブリン線溶化を阻止するとともにスカベンジャーレセプターを介してマクロファージに取り込まれる．

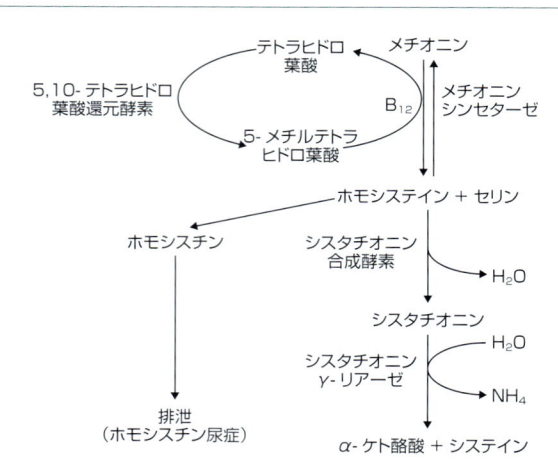

図 19-6 ホモシステインの代謝経路
ホモシステインはメチオニンおよびシステイン生成の中間代謝物である．ホモシステインからメチオニンの生成にはビタミン B_{12}（B_{12}）と葉酸を必要とするため，それらが不足するとホモシステインが増加する．

バクターピロリ菌 *Helicobacter pylori*，肺クラミジア菌 *Chlamydia pneumoniae* などの病原体が検出されることから，これらの感染とアテロームとの関係が注目される．しかし，これらの感染症の頻度は比較的高いことから，アテロームの原因であるのか，単に偶然に存在しているのかについては不明である．

7. **リポ蛋白質(a) lipoprotein(a)（図 19-5）**：リポ蛋白質(a)［Lp(a)］は，LDLのアポB-100蛋白質にアポ(a)蛋白質 apo(a) protein が結合したもので，高LDL血症のうちLp蛋白質(a)が高い人はアテロームが強く起こる．アポ(a)蛋白質はアポB-100蛋白質のLDLレセプターに認識されるアミノ酸配列を覆い隠すように結合するため，LDLレセプターを介したLDLの取り込みを抑制してスカベンジャーレセプターを介する取り込みを助長する．また，アポ(a)蛋白質はプラスミノーゲン plasminogen と共通のアミノ酸配列を有するためにフィブリンに結合して，プラスミノーゲンのフィブリンへの結合を阻害して線溶経路を抑制する．さらにフィブリンを介して血管内皮傷害部にLDL-コレステロールが沈着する要因となる．アポ(a)蛋白質の発現量は遺伝的に決定されており，1～140 mg/dLと個人差が大きい．

8. **高ホモシステイン血症（図 19-6）**：ホモシステインはメチオニンおよびシステインが生成される際に生じる中間代謝物で，この代謝にかかわるシスタチオニン合成酵素が先天的に欠損している場合には高ホモシステイン・ホモシスチン血症をきたし，ホモシスチン尿症と呼ばれる病気になる．ホモシスチン尿症では精神遅滞や眼の水晶体の傷害とともに若年からアテロームが強くみられる．血中ホモシステイン濃度は正常でも加齢とともに増加し，また女性では閉経後に上昇する．ホモシステインの代謝にはビタミン B_{12}，葉酸がかかわっており，これらが不足するとホモシステインが増加する．また，乳癌などの一部の癌，腎不全，乾癬，喫煙，特定の薬剤［イソニアジド（抗結核薬），メトトレキサート（抗癌薬，抗炎症薬），フェニトイン（抗てんかん薬）など］の服用などによっても増加する．

9. **C-反応性蛋白質 C-reactive protein（CRP）**：アテロームでは炎症反応が起こっているため，CRPが上昇する．CRPは肝で産生され，細菌などの病原体をオプソニン化してマクロファージによる貪食を助けるが，酸化LDLにも結合してマクロファージへの取り込みを促進する．

細動脈硬化症 arteriolosclerosis

高血圧症や糖尿病により動脈内皮が傷害され，そこから血漿蛋白質が内膜に漏れ出るとともに，平滑筋細胞が過剰に増殖して細胞外基質を産生することによる．

メンケベルグ中膜硬化症 Mönckeberg medial sclerosis

メンケベルグ中膜硬化症は，大中動脈の中膜の石灰化を特徴とする．カルシウム沈着の要因としては，骨粗鬆

症に伴う高カルシウム血症および血管平滑筋細胞における無機リン酸イオンの取り込み，骨形成に関わるオステオポンチン，オステオカルチン，骨グラ蛋白 bone gra protein（BGP）などの発現亢進，骨芽細胞への分化に関わる転写因子 core binding factor 1a（Cbfa 1）の活性化などが上げられているが，詳しいメカニズムは分かっていない．

3．形　態

粥状硬化症

◆**脂肪線条** fatty streak：大・中動脈に存在するほとんど隆起しない黄色の 1 cm 以下の線状の病変で，1 歳以下の小児にもみられるが，10 歳までにはほとんどすべてのヒトで観察される．組織学的には内膜に脂質を含む泡沫細胞が充満している．

◆**アテローム**：黄白色の平坦な隆起性病変で内膜の肥厚と脂肪沈着を特徴とする．小さいものは 0.3〜1.5 cm 大であるが，それらが互いに癒合して大きな病変となる．アテロームの形成には血流の乱れがかかわることから，動脈の分岐部や開口部および腹部大動脈の後壁に強くみられる．通常，アテロームは腹部大動脈下部，冠動脈，膝窩動脈，内頚動脈，willis の大脳動脈輪 arterial circle of willis の順に強くみられるのに対し，上腕動脈，腸間膜動脈，腎動脈では開口部を除いて程度が軽い．組織学的には，① 脂質を含む壊死物質，② 細胞成分，③ 細胞外基質からなり，その割合は病変ごとに異なる．病巣は平滑筋細胞，コラーゲン線維からなる被膜で包まれており，また，周囲から血管新生がみられる．被膜の側方と下部では平滑筋細胞のほかにマクロファージ，T リンパ球が多くみられ，中心部は大量の脂質（主にコレステロールとコレステロールエステル）を含む壊死物質，泡沫細胞，T リンパ球，フィブリン，器質化した血栓からなる．コレステロールは結晶化してマクロファージに貪食されるが，組織標本作製過程で溶出するため針状の空隙（コレステロール・クレフト）として観察される．また，壊死物質にはカルシウム塩が沈着して石灰化し，それが骨化 osseous metaplasia することがある．

◆**不安定アテローム** vulnerable atheroma（図 19-7）：アテロームには以下のような二次的変化が起こり，しばしば臨床的に重篤な症状をきたす．

1. **血栓症** thrombosis：アテロームの血管内皮側が破れると血栓が形成されて内腔を閉塞し，虚血状態 ischemia になる．もし，虚血の急性期を乗り切ることができると，血流が再開して血栓は表面が血管内皮に覆われ，器質化してアテローム内に取り込まれる．
2. **出血** hemorrhage：アテローム内の毛細血管が破綻

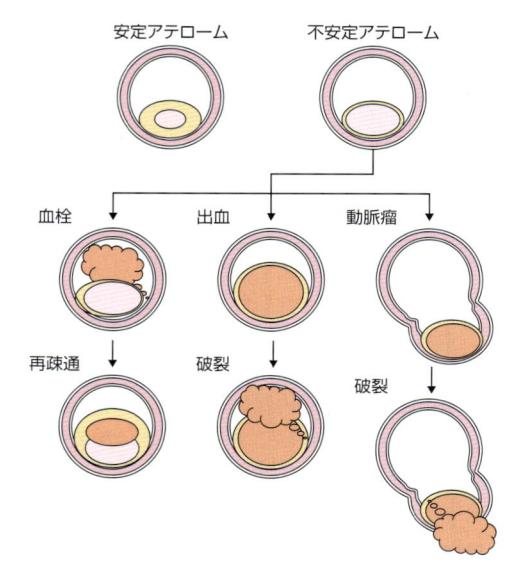

図 19-7　安定アテロームと不安定アテローム
安定アテロームでは中心の壊死物質を包む被膜が厚く丈夫にできているが，不安定アテロームでは薄く弱い．不安定アテロームでは被膜が破綻して血栓が生じて虚血となる．急性障害の時期を乗り切ると血流が再開し，血栓は血管内皮に覆われて器質化してアテローム内に取り込まれる（左下）．また，アテローム内の血管が破綻してアテローム内に出血が起こると膨隆し，時にはアテローム全体が破綻する（中央下）．さらに，アテロームの基底側で弾力線維が破壊されるために弾性が低下して外側に押し出されて動脈瘤となり，それが破綻して大出血を起こす（右下）．

すると出血が起こり，膨隆して動脈内腔を閉塞し，さらにアテローム全体が破綻する．

3. **塞栓症** embolism：アテロームが破綻すると血液凝固が起こり，アテロームの内容物とともに凝血塊が下流に流れて塞栓症 embolism を起こす．
4. **動脈瘤** aneurysm：アテロームの下部では中膜の弾性線維 elastic fiber が破壊されるために血管壁の強度が低下する．そのような部分は動脈圧によって外側に押し出され，動脈瘤となり，破綻して大出血を引き起こすことがある．

細動脈硬化症

動脈壁がヒアリン様細胞外基質に置換されるヒアリン性細動脈硬化症 hyaline arteriolosclerosis と平滑筋細胞がタマネギ状に増殖する過形成性細動脈硬化症 hyperplastic arteriolosclerosis があり，いずれも内腔が狭小化する．

ヒアリン性細動脈硬化症は高齢者では高血圧に関係なく観察されるが，高血圧症や糖尿病ではより若い年齢から観察され，その程度も強い．ヒアリン性細動脈硬化症は良性腎硬化症の原因となり，高血圧症を助長する．過

形成性細動脈硬化症は重症の高血圧者に見られる病変で，平滑筋細胞が肥大・増殖し，増加した基底膜物質が平滑筋細胞間を埋める．この病変は特に腎で強くみられ，中にはフィブリノイド壊死を示す動脈もある．そのような腎病変は悪性高血圧の原因となり，高度の高血圧と腎不全をきたす（p.965 参照）．

メンケベルグ中膜硬化症

大・中動脈の中膜が変性してカルシウム塩が沈着する病変で，高齢者にみられ，主に上下肢の動脈に生じる．動脈は硬くなり，内腔が拡張する．組織学的には中膜にヒアリン様物質および同円状にカルシウム塩の沈着が観察され，しばしば骨化を起こす．メンケベルグ中膜硬化症では通常，臨床症状を伴うことはない．

4．臨床的事項

◆病　態

1. 虚血：アテロームにより動脈内腔が狭小化すると虚血状態になる．虚血の影響は臓器の酸素必要量によって異なり，心では70％以下になると症状が現れる．虚血は，心では労作時の胸痛（狭心症 stable angina），脳ではめまい・意識障害（一過性虚血性脳発作），下肢では歩行時の運動障害（間欠性跛行）などの症状となって現れる．
2. 血栓，塞栓，出血：アテロームが破綻すると血栓，塞栓により突然に血流が断たれる．そのような現象は必ずしも先行する動脈内腔狭小化の程度と比例するわけではなく，無症状の人に突然に起こることも多い．アテロームの破綻はアテロームの構造，特に被膜の強度が関係するほか，血圧の上昇や動脈の攣縮などが引き金となる．特に早朝起床時では副交感神経から交感神経の緊張が主体となるため，心拍数や血圧が上昇し，さらに血小板の凝集能が高まって線溶機能が低下して心筋梗塞や脳梗塞が起こりやすい．また，急に精神的緊張が高まる地震などの災害時にも同様である．しかし，アテロームの破綻による影響は臓器によって異なり，まったく自覚されないままに起こっているものも多くあると考えられている．

動脈瘤は大動脈および脳動脈で起こりやすく，脳動脈瘤の破綻による脳出血は脳卒中の15％を占める．

◆予　防：アテロームの予防には生活習慣を修正することによって，喫煙，高血圧，高LDL-コレステロール血症，肥満，運動不足，糖尿病，精神的ストレスなどのあらゆる危険因子を取り除くことが重要である．特に食事習慣では適正体重が維持されるようにカロリー摂取量を調節し，食塩摂取量は7g/日以下にして正常血圧を維持することが大切である．また，脂肪については50g/日以下とし，多価不飽和脂肪酸と飽和脂肪酸の比を1:2に維持し，コレステロールについては300mg/日以下にすることが望ましい．さらに海藻，キノコ，柑橘類などに含まれるグアガム，マンナン，ペクチンなどの水溶性食物繊維はコレステロール最終代謝物である胆汁酸に結合して便中への排泄を促進するためコレステロール値を低下させる働きがあり，またビタミンA，C，E，ポリフェノール，カテキンなどは抗酸化作用により酸化LDLの生成を防止する．

アテローム形成の程度は超音波による内頚動脈内膜の肥厚やCT，MRIによる大動脈の石灰化の程度によって測定できるが，突然に起こる心筋梗塞や脳卒中の危険度を予測することは難しい．

◆治　療：薬物治療では，コレステロール合成酵素であるHMG-CoA 還元酵素 HMG-CoA reductase を阻害するスタチン statin はLDL-コレステロールを低下させるだけでなく，アテローム内の炎症を抑制してアテロームを安定化する働きがある．また，フィブレート fibrate は脂質代謝にかかわる転写因子ペルオキシソーム増殖因子活性化レセプター peroxisome proliferator-activated receptor（PPAR）を活性化して血清脂質濃度を低下させる．

B 高血圧症

1．定　義

血圧は健常人でも精神的緊張，興奮，運動，ストレスなどによりさまざまに変動する．高血圧症とは原因のいかんを問わず血圧の高い状態が持続することをいう．高血圧症は長年気づかれないままに無症状に経過したのち，脳卒中，心筋梗塞，腎障害などの合併症が現れることがあることから「静かな殺し屋 silent killer」と呼ばれる．血圧は収縮期血圧と拡張期血圧で表し，日本高血圧学会の分類によると安静時の収縮期血圧が130mmHg以下，拡張期血圧が85mmHg（130/85mmHg）以下の両方を満たすものを正常とし，140/90mmHg以上のどちらか一方または両方の場合を高血圧症としている（表19-1）．しかし，130〜139/85〜89mmHgの正常高値血圧という境界領域を設けており，この範囲でもメタボリック症候群がある場合や，糖尿病，慢性腎疾患，臓器

表 19-1 高血圧症の分類

分類	収縮期血圧（mmHg）		拡張期血圧（mmHg）
適正血圧	<120	かつ	<80
正常血圧	<130	かつ	<85
正常高値血圧	130〜139	または	85〜89
第一期（軽症）	140〜159	または	90〜99
第二期（中等症）	160〜179	または	100〜109
第三期（重症）	>180	または	>110
収縮期高血圧	>140	かつ	<90

（日本高血圧学会）

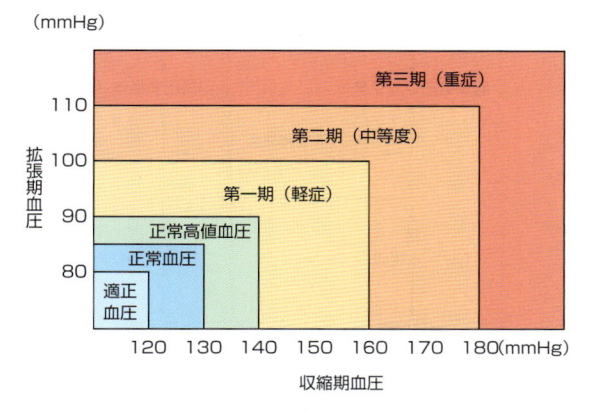

図 19-8 高血圧症の分類

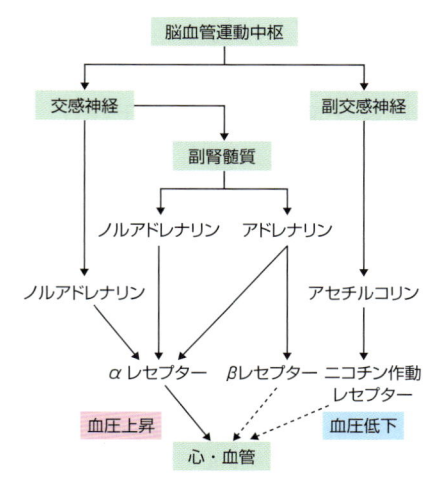

図 19-9 自律神経-副腎髄質系

交感神経の緊張は心血管系のノルアドレナリン-αレセプターを介して血圧を上る．また交感神経の緊張は副腎髄質からのノルアドレナリン，アドレナリンの分泌を促進し，ノルアドレナリンはαレセプターに作用し，アドレナリンはα，βレセプターに作用する．低濃度のアドレナリンはβレセプターの働きが優位となって血圧を低下させ，高濃度のアドレナリンはαレセプターの働きが優位となって血圧を上昇させる．一方，副交感神経の緊張はアセチルコリン-ニコチン作動レセプターを介して血圧を低下させる．

障害を伴う心血管病変がある場合はリスクが高いとされている．また，正常血圧よりももっと低い 120/80 mmHg 以下を適性血圧としている．高血圧症は程度により第一期（軽症），第二期（中等症），第三期（重症）の三段階に分類され，程度が高いほど合併症のリスクが高くなる（図 19-8）．さらに，高齢者の高血圧は拡張期血圧が 90 mmHg 以下であっても収縮期血圧が 140 mmHg 以上であることが多く，そのようなものを収縮期高血圧と呼ぶ．また，180/110 mmHg 以上でも特に症状がない場合を高血圧急迫症と呼び，直ちに降圧薬治療が必要とされている．さらに，血圧が極めて高い 210/120 mmHg 以上は悪性高血圧としており，放置しておくと約 90％が 1〜2 年以内に合併症により死亡する．

高血圧症のおよそ 95％ではその成因を特定することが難しく，本態性高血圧症 essential hypertension と呼ばれる．一方，約 5％では原因が明らかであり，そのようなものを二次性高血圧症 secondary hypertension または症候性高血圧症 symptomatic hypertension と呼ぶ．

2．発生機序

血圧調節のメカニズム

血圧（P）は血流量（V）と末梢血管抵抗（R）の積（P＝V×R）で決定する．生体はさまざまなメカニズムにより血圧を調節する機能を備えており，その主な要素は，① 心拍出量，② 末梢脈管抵抗，③ 循環血流量である．これらは多数の因子によって調節されており，神経性調節，体液性調節，局所性調節に大別される．

◆神経性調節

1. 交感神経-副交感神経系（図 19-9）：心血管の働きは自律神経によって調節されており，交感神経の緊張は血管収縮，心拍数・心筋収縮力を増加して血圧を上げるのに対し，副交感神経の緊張は血管弛緩，心拍数・心筋収縮力の低下により血圧を下げる．精神的に緊張したり，寒冷，温熱，痛み，出血などのストレスにさらされると

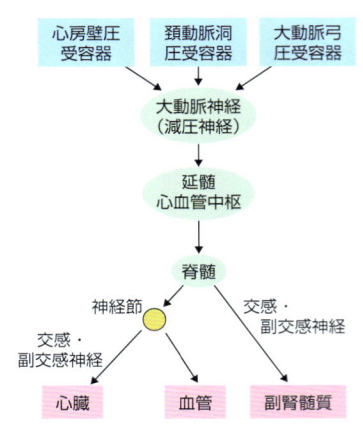

図 19-10　大動脈・心臓壁の圧受容器
頚動脈洞，大動脈弓，心房に存在する圧受容体は血圧の変動を感知し，その情報は迷走神経を介して延髄の心血管中枢に伝えられ，脊髄，交感神経，副腎髄質の遠心性シグナルを介して血圧が調節される．

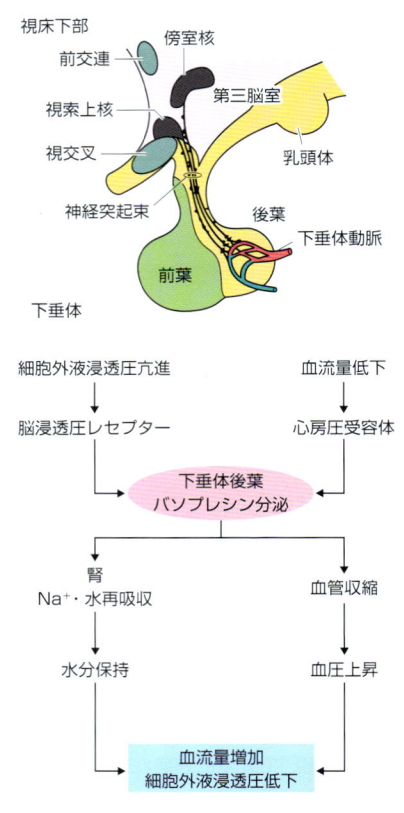

図 19-11　視床下部-バソプレシン系

交感神経が緊張して血圧が上昇する．一方，就寝時などの安静状態では副交感神経の働きが優位になり，血圧が低下する．

交感神経節後線維の終末は血管壁，心臓壁に収束しており，神経伝達物質としてノルアドレナリンを放出する．また，交感神経節前ニューロンの終末は副腎髄質に延びていて交感神経の緊張により副腎髄質からアドレナリン，ノルアドレナリンの分泌が亢進する．交感神経終末から分泌されるカテコールアミンは1～2秒しか働かないのに対して，副腎髄質から分泌されるものは全身に行きわたり1～2分間作用する．ノルアドレナリンがαレセプターに作用して血圧を上げるのに対して，アドレナリンはαレセプター，βレセプターの両方に作用し，αレセプターへの結合は血圧を上昇させるが，βレセプターへの結合は血圧を低下させる．アドレナリンによるレセプターの活性化はαレセプターよりもβレセプターのほうが低い濃度で起こり，低濃度のアドレナリンではβレセプターの効果が優位になって血圧が低下し，高濃度ではαレセプターの効果が優位になって血圧が上昇する．α，βレセプターはいずれの血管にも発現しているが，その割合や数はそれぞれの部位によって異なり，したがって交感神経緊張による血管への影響は体の部位によって異なる．一方，副交感神経の終末からはアセチルコリンが分泌され，ニコチン作動レセプターの働きにより心拍数，心筋収縮力が低下して血圧が低下する．

2．圧受容体 baroreceptor（**図 19-10**）：圧受容体は頚動脈洞 carotid sinus 大動脈弓 aortic arch および心房壁などに存在し，組織学的には大型の神経終末が集簇して動脈外膜・心筋に接している．これらの神経終末は血圧の上昇に応じて活動電位（インパルス）を生じ，大動脈神経（減圧神経）を介して延髄の心血管運動中枢（孤束核および腹外側野）に伝わり，そこから脊髄を経て交感神経・副交感神経の緊張度および副腎髄質からカテコールアミンの分泌を調節する．その結果，心拍数，心収縮力，末梢抵抗が変化して血圧が瞬時に生理的範囲に調節される．本態性高血圧症の一部ではこの機能が低下している．

3．バソプレシン系 vasopressin system（**図 19-11**）：バソプレシンは9個のアミノ酸からなるペプチドで，視床下部の傍室核 paraventricular nucleus および視索上核 supraoptical nucleus の大型神経細胞で産生され，軸索中を輸送されて下垂体後葉の神経終末に蓄積する．バソプレシンは，心房の圧受容体によって感知された血流量の低下および脳浸透圧レセプターによって感知された細胞外液浸透圧の上昇が刺激となって分泌され，腎尿細管上皮に作用して集合管での水・ナトリウムの再吸収を促進するとともに血管平滑筋細胞に働いて血管を収縮する．また，バソプレシンの分泌は上位中枢からも視床下部を経由して制御されており，精神的ストレス，低血糖，

体温上昇，嘔吐などによっても上昇する．

◆体液性調節

1．レニン-アンジオテンシン-アルドステロン系 renin-angiotensin-aldosterone system（図19-12）：腎糸球体の輸入動脈に存在する傍糸球体細胞 jaxtaglomerular cell は圧受容器機能をもつ平滑筋由来なので，血圧の低下を感知してレニンを分泌する．また，傍糸球体細胞に接した尿細管には背の高い尿細管上皮が密集している緻密斑 macula densa があり，この部分は遠位尿細管内の Cl^-，Na^+ 濃度の上昇を感知し，交感神経を介して傍糸球体細胞からのレニン分泌を刺激する．レニンは蛋白質分解酵素であり，主に肝でつくられる血漿アンジオテンシノーゲンを分解して10個のアミノ酸からなるアンジオテンシンⅠ（$Ang^{1\sim10}$）を生成する．さらにアンジオテンシンⅠは血管内皮（特に肺の血管）に発現しているアンジオテンシン変換酵素 angiotensin-converting enzyme（ACE）によってカルボキシル末端のアミノ酸2個が切り離されてアンジオテンシンⅡ（$Ang^{1\sim8}$）となる．

　アンジオテンシンⅡはアンジオテンシンレセプター1（ATR1）に結合して血管を収縮し，末梢抵抗を上げるとともに静脈系にも作用して収縮させ，静脈系から心への還流量（静脈還流量）を増加する．また，アンジオテンシンⅡは副腎皮質からのアルドステロン分泌を促進するほか，尿細管での水，ナトリウムの再吸収を促進して血流量を増加させる．さらに，アンジオテンシンⅡは中枢神経に働いて交感神経の緊張を高めるほか，下垂体後葉からのバソプレシン分泌を促進し，さらに摂水中枢に働いて水分摂取を刺激する．

　レニン-アンジオテンシン系は全身的なもののほかに，各臓器でも発現しており，これらはパラクライン，オートクラインに作用する．またアンジオテンシンにはアンジオテンシンⅠ（$Ang^{1\sim10}$），アンジオテンシンⅡ（$Ang^{1\sim8}$）のほかにアンジオテンシンⅢ（$Ang^{1\sim7}$），$Ang^{2\sim8}$ などがあり，さらにアンジオテンシンレセプターにはATR1のほかにATR2，Masが知られている．ATR2，Masにアンジオテンシンが結合すると血管内皮の一酸化窒素 nitric monoxide（NO）産生を刺激して血管を拡張する働きがあり，アンジオテンシンⅡの働きに拮抗する．

2．キニン-カリクレイン系 kinin-kallikrein（図19-13）：カリクレインは血液凝固因子Ⅻa（Hageman因子）によりプレカリクレインから生成され，血漿中の高分子キニノーゲンに働いてブラジキニン bradykinin を生成する．ブラジキニンは多くの細胞に発現しているG蛋白質共役型結合レセプター G protein-coupled receptor に結合してさまざまの細胞内シグナルを活性化する．特にホスホリパーゼ A_2 を活性化してプロスタグランジンを生成するため，ブラジキニンの活性化はプロスタグラ

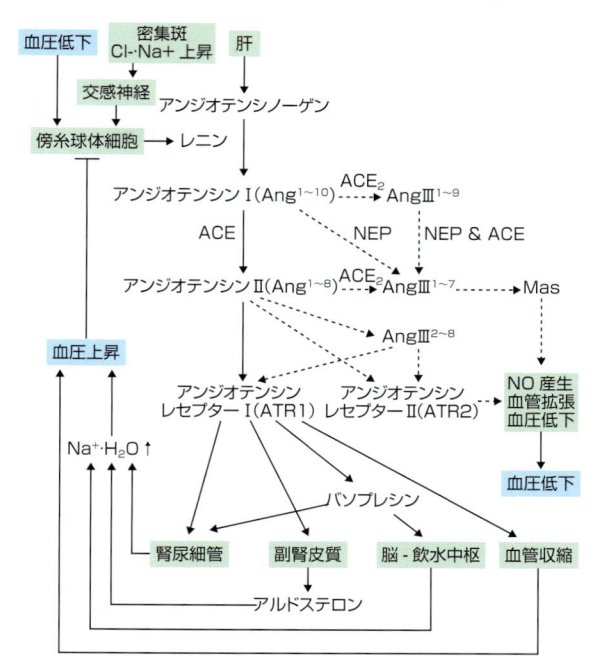

図 19-12　レニン-アンジオテンシン-アルドステロン系

血圧低下および尿中ナトリウム・塩素イオンの上昇に応じて傍糸球体細胞からレニンが分泌される．レニンは，血漿中のアンジオテンシノーゲンを分解してアンジオテンシンⅠを生成し，アンジオテンシンⅠは血管内皮に発現しているACEによりアンジオテンシンⅡ（Ang2）に変換される．アンジオテンシンⅡは，アンジオテンシンレセプター（ATR1）に結合して腎尿細管上皮の水・ナトリウムの再吸収，副腎皮質からのアルドステロンの分泌，下垂体後葉からのバソプレシンの分泌および血管平滑筋に働いて血管収縮を促進し，これらの効果が合わさって血圧が上昇する．一方，アンジオテンシンⅠからは Ang2 のほかに Ang3 が生成され，アンジオテンシンレセプター2（AT2R）や Mas レセプターに結合してNO産生，血管拡張により血圧を低下させる．

ンジンの働きとして現れる．腎ではキニン-カリクレイン系が特に発達しており，生成されたプロスタグランジンは腎血管を拡張して血流量を増加させて水・ナトリウムの排泄が亢進して血圧が低下する．ブラジキニンは生成されたのち，短時間でキニナーゼによって分解されるが，キニナーゼはアンジオテンシン変換酵素（ACE）と同一分子であるため，血圧を上げるアンジオテンシンの活性化と低下させるブラジキニンの不活性化は密接に関係している．

3．心房性ナトリウム利尿ペプチド atrial natriuretic peptide（ANP）（図19-14）：ANPは心房の特殊に分化した心筋細胞の分泌顆粒中に含まれるペプチドで，心筋の伸展に反応して分泌される．ANPと類似の働きをもつ因子には，ほかに脳性ナトリウム利尿ペプチド brain natriuretic peptide（BNP），C型ナトリウム利尿ペプチド C-type natriuretic peptide（CNP）が知られている．ANPは，細胞表面に発現するANPレセプターに結合し

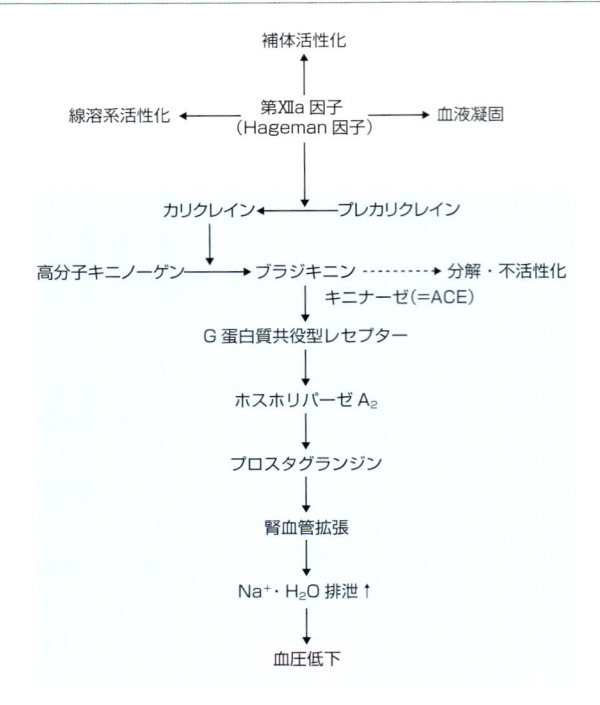

図 19-13 キニン-カリクレイン系
血漿中のプレカリクレインは，第XIIa 血液凝固因子により分解されてカリクレインとなり，血漿中の高分子キニノーゲンからブラジキニンを生成する．ブラジキニンは，腎では G 蛋白共役型レセプターに結合してホスホリパーゼ A2 を活性化してプロスタグランジンを生成する．プロスタグランジンは腎血管を拡張して，腎からの水・ナトリウムの排泄を促進，血圧を低下させる．一方，ブラジキニンは，キニナーゼによって分解され不活化する．

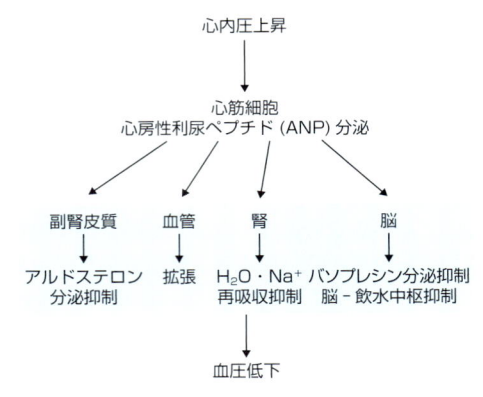

図 19-14 心房性ナトリウム利尿ペプチド
心内圧の上昇により特殊に分化した心房の心筋細胞から心房性利尿ペプチド（ANP）が分泌される．ANP は副腎皮質からのアルドステロンの分泌を抑制し，血管を拡張させ，腎での水・ナトリウム吸収，脳飲水中枢，バソプレシン分泌を抑制することにより血圧を低下させる．

てサイクリック GMP（cGMP）をセカンドメッセンジャーとして細胞内のさまざまなシグナル経路を活性化する．ANP は尿細管上皮では水・ナトリウムの再吸収を抑制し，血管においては平滑筋を弛緩して血管を拡張する．また，ANP は副腎皮質からのアルドステロン分泌を抑制し，さらに中枢神経においては摂水中枢に働いて飲水を抑制するとともにバソプレシンの分泌を抑制する．すなわち，ANP はレニン-アンジオテンシン-アルドステロン系に拮抗する働きをもつ．

4．その他のホルモンの働き：糖質コルチコイド glucocorticoid には血圧を上昇させる働きがあり，Cushing 症候群の約 80％に高血圧を伴う．これは，糖質コルチコイドがアルドステロンレセプターに結合してアルドステロン作用を発揮するためである．アルドステロンが働く尿細管上皮では細胞内に取り込まれたコルチゾール（糖質コルチコイド）は 11-β-ステロイド脱水素酵素タイプ 2（11β-HSD2）によりコルチゾンに不活化されるが，この酵素の活性が先天的に欠損している場合（顕発性アルドステロン過剰症）や Cushing 症候群のようにコルチゾールが過剰の場合にはアルドステロンレセプターを介してアルドステロン作用を発揮する（図 19-15）．

甲状腺ホルモン（T_3，T_4）には心拍数・心拍出量を増加する働きがあり，甲状腺機能亢進症では頻脈と高血圧を伴う．これは交感神経の緊張と甲状腺ホルモンの心筋細胞に対する直接作用によるもので，これにより基礎代謝が亢進している末梢組織へ必要量の酸素と栄養が供給される．しかし，この状態が持続するとやがて，心は代償不全に陥り，特に高齢者では心不全となって不整脈が現れる．

1）**局所性調節** 血管運動機能は全身的なメカニズムのほかに局所的なメカニズムにより調節される．心，筋肉への運動負荷や中枢神経における精神活動の活性化のように組織の代謝が高まると，局所的に血管運動を調節するしくみが活性化して血流が増加する．

2）**血管内皮因子**（図 19-16） エンドセリン endothelin は血管の拡張や血流亢進に応じて血管内皮細胞で産生される．エンドセリンは血管平滑筋のエンドセリン A レセプター endothelin A receptor に働いて血管を収縮させ，局所の血圧を上昇させる．一方，エンドセリンが血管内皮のエンドセリン B レセプター endothelin B receptor に結合するとエンドセリンの分泌が抑制されるとともに NO のような血管弛緩因子が放出されて血管が拡張する．エンドセリン B レセプターは腎尿細管上皮に発現しており，水・ナトリウムの排泄を促進して血圧低下に働く．

NO は血管内皮によって産生されるガス状分子で血管を拡張する働きがあり，狭心症の治療に用いられるニトログリセリンは生体内で分解されて NO を発生する．

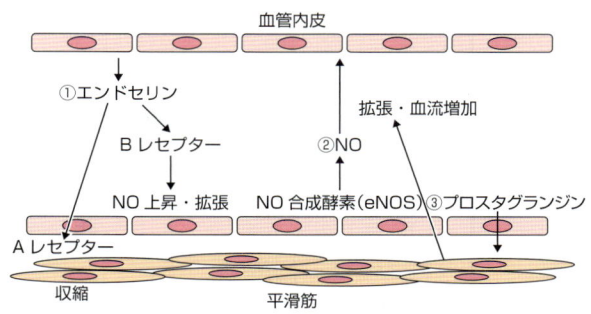

図 19-16 血管由来血圧調節因子
① エンドセリンは血管拡張・血流亢進に反応して血管内皮で産生される．エンドセリンはエンドセリン A レセプターに結合すると血管を収縮させて血圧を上げ，B レセプターに結合するとエンドセリンの産生を抑制するとともに NO の産生を促進し，血管を拡張させて血圧を低下させる．② NO は，アセチルコリン，サブスタンス P，セロトニンなどにより活性化する血管内皮 NO 合成酵素（eNOS）によって産生され，血管を拡張することにより血圧を低下する．③ 内皮細胞で産生されるプロスタグランジンは血管平滑筋細胞に働いて血管を拡張して血圧を低下する．

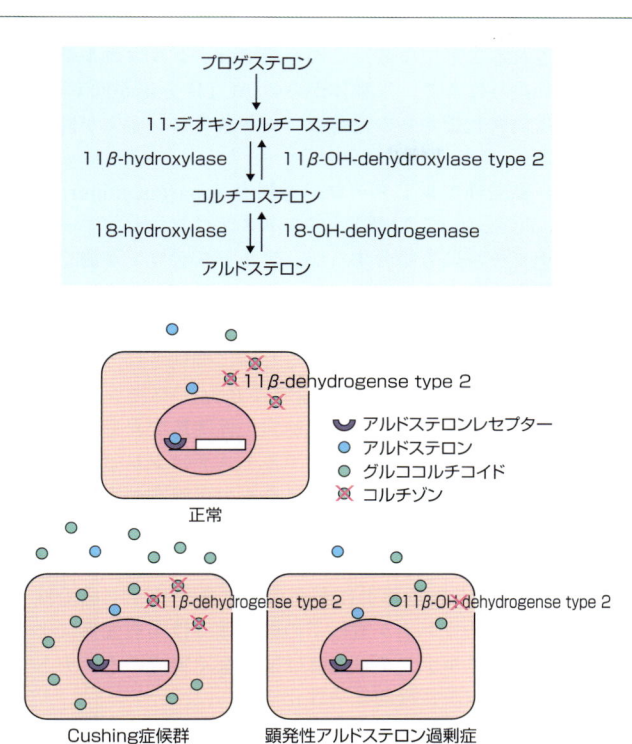

図 19-15 グルココルチコイドのアルドステロン様作用
a．グルココルチコイドの働きの 95%はコルチゾールによる．コルチゾールは 11β-水酸化ステロイド脱水素酵素タイプ 2 11β-hydroxysteroid dehydrogenase type 2 (11β-HSD2) によりコルチゾンに不活化される．一方，コルチゾンは 11β-水酸化ステロイド脱水素酵素タイプ 1 11β-hydrosteroid dehydrogenenase type 1 (11β-HSD1) によりコルチゾールに活性化される．11β-HSD1, 11β-HSD2 はいずれの細胞にも発現しているが，肝臓，脂肪組織では活性化酵素 11β-HSD1 が主に発現しているのに対して腎では不活化酵素 11β-HSD2 が主に発現している．
b．コルチゾールはアルドステロンと同程度にアルドステロンレセプターに結合してアルドステロン作用を示す．正常の尿細管上皮ではコルチゾールは 11β-HSD2 によりコルチゾンに不活化されるが，11β-HSD2 が先天的に欠損する顕発性アルドステロン過剰症 (apparent mineralocorticoid excess (AME)) やコルチゾールが過剰になるクッシング症候群ではコルチゾールはアルドステロンレセプターに結合してアルドステロン作用を発揮して高血圧症となる．

NO の産生はアセチルコリン，ATP，サブスタンス P，セロトニンなどの刺激によって亢進し，血管内皮に発現する血管内皮 NO 合成酵素 endothelial NO synthetase (eNOS) によって産生される．NO は細胞膜を自由に通過して血管平滑筋細胞に作用し，可溶性グアニルシクラーゼ soluble guanyl cyclase を活性化して cGMP を産生し，ミオシン軽鎖キナーゼ myosin light chain kinase (MLCK) のリン酸化を抑制することにより血管平滑筋を弛緩する．

プロスタグランジンはさまざまな細胞で産生されるが，血管内皮でも産生され，特にプロスタグランジン A，B，C は平滑筋に働いて血管を拡張し，局所の血流を増加させる．

3）そのほかの局所性調節因子　心，筋肉への運動負荷や中枢神経における精神活動の活性化のように組織の代謝が高まると局所的に血流が増加する．これは炭酸ガス（CO_2）分圧の上昇，酸素（O_2）分圧の低下，乳酸，アデノシン，pH の低下などによる．しかし，その働きは臓器によって異なり，例えば中枢神経血管では CO_2 分圧上昇・pH 低下，筋肉血管では CO_2 分圧上昇・pH 低下・O_2 分圧低下・乳酸，冠動脈ではアデノシン・O_2 分圧低下により拡張し，肺血管では O_2 分圧低下により収縮する．

本態性高血圧症

本態性高血圧症は遺伝要因と多数の環境要因の相互作用による．

◆遺伝要因：本態性高血圧症に遺伝要因が強くかかわっていることは家系や一卵性双生児に関する調査により古くから知られている．しかし，本態性高血圧症は単一遺伝子の異常によるものではなく，複数遺伝子の相乗効果によると考えられている．一方，食塩負荷による血圧上昇（食塩感受性）には個人差があり，またまれな遺伝性高血圧症の原因遺伝子には水・ナトリウム代謝にかかわるものが多いことから，それらの遺伝子機能のちがいが本態性高血圧症にかかわっている可能性が考えられている．

1．遺伝性高血圧症：

1）グルココルチコイド反応性アルドステロン症 glucocorticoid-remediable aldosteronism（GRA）（図 19-17）常染色体優性遺伝疾患で過剰にアルドステロンが産生さ

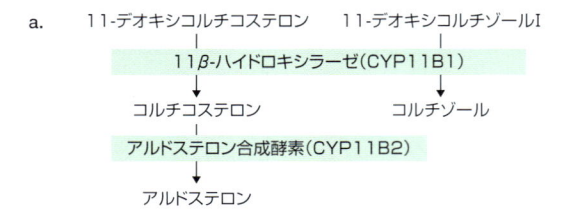

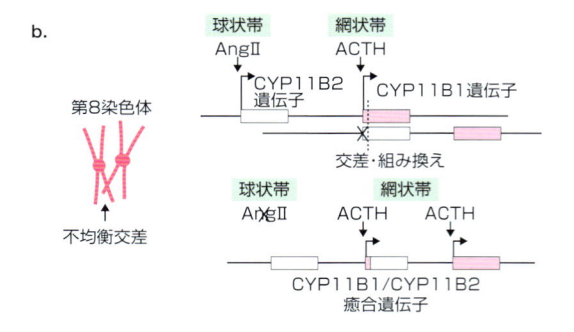

産生されることによる．この疾患では，グルココルチコイドの投与により，下垂体からのACTH分泌が低下し，副腎皮質網状帯からの過剰なアルドステロン産生が抑制される．

2）顕発性アルドステロン過剰症 apparent mineralocorticoid excess（AME） アルドステロンレセプターはコルチゾールにも結合するが，アルドステロンが働く腎尿細管上皮のような細胞では，コルチゾールの働きはβ-ヒドロキシステロイド脱水素酵素タイプ（2β-HSD2）によりコルチゾンに不活化されるために抑制されている．顕発性アルドステロン過剰症ではβ-ヒドロキシステロイド脱水素酵素タイプ2が機能喪失性突然変異を起こしているためにコルチゾールがアルドステロンレセプターを活性化して腎での水・ナトリウムの再吸収が亢進して高血圧になる（図19-15参照）．

3）Liddle症候群 Liddle syndrome 常染色体優性遺伝疾患で第16染色体上に存在するアミロイド感受性ナトリウムチャンネル遺伝子の機能獲得性突然変異によるもので，アルドステロンには関係なく腎での水・ナトリウム再吸収が持続的に活性化する．

◆そのほかの遺伝要因：アンジオテンシノーゲン遺伝子の235番目のアミノ酸には遺伝子多型 genetic polymorphism があり，メチオニン methionine（M）をコードするものとスレオニン threonine（T）をコードするものがある．TTホモ接合体ではMMホモ接合体に比べてアンジオテンシノーゲン蛋白質の発現量が多い．そのほか，アンジオテンシン変換酵素（ACE）や，アンジオテンシンレセプター1（AT1）などの遺伝子多型との相関も報告されている．高血圧症の頻度が高い．

◆その他の要因：

1．**インスリン抵抗性（2型糖尿病）と脂質異常症**：インスリン抵抗性（2型糖尿病）と脂質異常症はメタボリック症候群 metabolic syndrome の指標となり，高血圧症との関連が深い．インスリンは血管内皮のインスリンレセプターに結合して血管内皮NO産生酵素eNOSを活性化してNO産生を促進することから，インスリン抵抗性はインスリンのこの働きを低下させる．また，脂質異常症では遊離脂肪酸がインスリンレセプター以後のシグナル伝達を抑制するためにインスリン抵抗性を助長する．

2．**加齢**：加齢とともに動脈硬化症が進むと，末梢血管抵抗性が増大して高血圧症が進む．次頁の動脈硬化症も参照されたい．また，動脈硬化症に伴って血管内皮のNO産生能やプロスタグランジン産生能が低下することも高血圧症の要因となる．

3．**生活習慣**：食塩摂取過剰，高脂肪食，喫煙，過度の飲酒，精神的ストレスは高血圧症を増悪させる．

図 19-17 グルココルチコイド反応性アルドステロン症

a．副腎網状帯では下垂体前葉から分泌されるACTHの働きにより11β-ハイドロキシラーゼ（CYP11B1）が活性化して11-デオキシコルチコステロン，11-デオキシコルチゾールからそれぞれコルチコステロン，コルチゾールが合成される．一方，副腎球状帯ではアルドステロン合成酵素（CYP11B2）によりコルチコステロンからアルドステロンが生成される．

b．グルココルチコイド誘導アルドステロン症（GRA）では第8染色体上に近接している11β-ハイドロキシラーゼ（CYP11B1）とアルドステロン合成酵素（CYP11B2）が相同染色体組み換えにより癒合遺伝子を形成する．この癒合遺伝子はACTHにより活性化するため，網状帯で過剰のアルドステロンが産生される．

c．正常副腎皮質では球状帯細胞からはアンギオテンシンⅡ（AngⅡ）によりアルドステロン合成酵素（CYP11B2）が活性化してアルドステロンが合成され，網状帯からはACTHによりコルチゾール合成酵素（CYP11B1）が活性化してコルチゾールが合成される．一方，グルココルチコイド誘導アルドステロン症（GRA）では高アルドステロン血症によるネガティブフィードバックによりレニン分泌が低下してAngⅡが低下するため，球状帯からのアルドステロン分泌が低下する．これに対して網状帯ではACTHの働きにより癒合アルドステロン遺伝子（CYP11B1/CYP11B2）とコルチゾール合成酵素遺伝子（CYP11B1）が活性化されてそれぞれからアルドステロンとコルチゾールが合成される．

れることによる．そのメカニズムは第8染色体上に近接して存在するアルドステロン合成酵素 aldosterone synthetase（CYP11B2）遺伝子とコルチコステロンの合成にかかわるステロイド11-βヒドロキシラーゼ steroid 11-β-hydoxylase（CYP11B1）遺伝子が棚染色体組みにより癒合遺伝子 fusion gene を形成してACTHの働きにより副腎皮質網状帯で異所性にアルドステロンが過剰

表 19-2 高血圧症の原因別分類

A．本態性高血圧症（95%）
B．二次性（症候性）高血圧症（5%）
　1）腎性高血圧症
　　腎実質性
　　　糸球体腎炎
　　　慢性腎盂腎炎
　　　糖尿病性糸球体硬化症
　　　多発性囊胞腎
　　　妊娠高血圧症候群
　　腎血管性
　　　腎動脈狭窄
　　　悪性腎硬化症
　2）内分泌性高血圧症
　　原発性アルドステロン症（Conn 症候群）
　　褐色細胞腫
　　Cushing 症候群
　　甲状腺機能亢進症
　　甲状腺機能低下症
　3）心血管性高血圧症
　　動脈硬化症
　　大動脈縮窄症
　　動脈炎症候群
　　大動脈弁閉鎖不全
　　心拍出量亢進
　4）神経性高血圧症
　　精神的緊張
　　脳圧亢進
　　睡眠時無呼吸

二次性高血圧症（表 19-2）

1．腎性高血圧症 renal hypertension：腎性高血圧症は腎実質性高血圧症と腎血管性高血圧症に大別される．腎実質性高血圧症は糸球体腎炎，慢性腎盂腎炎，糖尿病性糸球体硬化症，多発性腎囊胞などにより腎実質が荒廃することによるもので，糸球体濾過率 glomerular filtration rate（GFR）の低下による体液量の増加のほか，レニン-アンジオテンシン-アルドステロン系の活性化，キニン-カリクレイン-プロスタグランジン系の機能低下が原因となる．また，妊婦の約 10% に妊娠 8 か月以後に蛋白尿，高血圧症，浮腫を特徴とする妊娠中毒症（妊娠高血圧症候群）が現れるが，そのメカニズムについては詳しくはわかっていない．

腎血管性高血圧症は，動脈硬化による腎動脈狭窄や細動脈硬化症などにより腎血流が低下してレニン-アンジオテンシン-アルドステロン系が活性化することによる．

2．内分泌性高血圧症 endocrine hypertension：原発性アルドステロン症（Conn 症候群）は，副腎皮質アルドステロン産生細胞の腺腫によりアルドステロンが過剰に産生されることによる．原発性アルドステロン症では尿細管からの水，ナトリウムの再吸収が上昇するとともにカリウム排泄が亢進して低カリウム血症となるために筋肉の脱力・麻痺が起こり，重篤化すると呼吸筋麻痺により死亡することがある．原発性高アルドステロン血症ではレニン-アンジオテンシン-アルドステロン系のネガティブフィードバックが働くために低レニン血症，低アンジオテンシン血症となる．症状は副腎皮質腺腫の摘出により劇的に改善する．

褐色細胞腫 pheochromocytoma は副腎髄質または神経節のクロム親和性細胞に由来する腫瘍で，後者から発生するものは傍神経節細胞腫 paraganglioma とも呼ばれる．これらの腫瘍では腫瘍細胞からカテコールアミンが分泌されるために高血圧症となり，体動などにより腫瘍から一時に大量の昇圧物質が放出されて血圧が急激に上昇することがある．カテコールアミンの代謝産物であるバニリルマンデル酸 Vanillyl manderic acid（VMA）の尿中への排泄は診断上重要な手がかりになる．

前述の Cushing 症候群や甲状腺機能亢進症も高血圧症の原因となるが，甲状腺機能低下症でも粘液浮腫 myxedema により血管壁が肥厚して内腔が狭小化するため高血圧症になる．

3．心血管性高血圧症 cardiovascular hypertension：動脈硬化症，大動脈縮窄症 coactation of aorta，大動脈炎症候群，精神的緊張による心拍出量の増大などが原因となる．

4．神経性高血圧症 neurologic hypertension：精神的緊張やストレスは交感神経を刺激して血圧を上昇させるほか，さまざまの脳疾患に伴う脳圧上昇や脳幹の器質的障害は血管運動中枢を刺激して血圧を上昇させる．また，脳の低酸素状態でも血管運動中枢が刺激されるため，睡眠時無呼吸症候群 sleep apnea syndrome では血圧が上昇する．

3．形　態

心肥大

高血圧症では心に後負荷がかかるため，心の仕事量が増加する．心への仕事負荷は特に左心室に強いため，左室壁が肥厚し，心筋線維の直径および短径が増加する．一方，心筋の毛細血管の数は必ずしも心肥大に比例して増加しないため，運動負荷による心筋の酸素需要の増加に対応できず，心の予備力が低下する．

動脈硬化症

動脈硬化症は高血圧症の原因となるとともに，高血圧症によって悪化するため悪循環となる．動脈硬化症は臓器組織への血流低下または虚血を招き，心，腎，脳への血流障害は生命予後を左右する．

腎硬化症

1．良性腎硬化症 benign nephrosclerosis：腎は両側性に重量がやや低下して表面は細顆粒状になる．組織学的には小・細動脈の壁がヒアリン化して内腔が狭小化する．顆粒の凹部分では腎実質が瘢痕化しており，顆粒の凸部

分では比較的正常な腎組織がみられるため，障害部と健常部が交互にみられる．糸球体はさまざまの程度に線維化しており，高度のものは線維塊として観察される．良性腎硬化症では腎不全をきたすことはないが，糖尿病や高血圧症を合併している場合には悪性腎硬化症に進むことがある．

2．**悪性腎硬化症** malignant nephrosclerosis：腎は萎縮し，表面は顆粒状で点状出血を示す．組織学的には小・細動脈のフィブリノイド壊死 fibrinoid necrosis がみられ，軽度の炎症細胞浸潤をみることもある．動脈平滑筋がタマネギ状に増殖して壁が肥厚し，血漿蛋白質が沈着する．悪性腎硬化症では脳卒中，心筋梗塞，腎不全，網膜症などが高率に起こり，放置した場合の死亡率は1～2年以内で90％に達する．

高血圧性脳障害

1．**ラクナ梗塞** lacunar infarct：大脳基底核，大脳白質，脳幹部などに小梗塞巣が多発するもので，1.5 cm 以下の小囊胞を形成する．囊胞の周囲には，ヘモジデリンを含むマクロファージおよびグリア細胞の集簇がみられる．発生部位により臨床症状が異なり，通常は無症状であるが，重篤な機能障害を伴うことがある．

2．**線状出血** slit hemorrhage：微小血管の破綻による微小出血巣が吸収されて線状の空隙を形成するもので，しばしば多発性にみられる．病変部周囲にはヘモジデリンを含むマクロファージとグリア細胞の集簇がみられ，肉眼的に褐色調を呈する．

3．**高血圧性脳症** hypertensive encephalopathy：血圧が 210/120 mmHg 以上になる悪性高血圧症に伴うもので強い頭痛，錯乱，嘔吐，痙攣を示し，時には昏睡状態となり，救急処置を必要とする．脳は強い浮腫に陥り，テント下および小脳扁桃ヘルニアを伴う．大脳灰白質および白質には点状出血がみられ，小・細動脈はフィブリノイド壊死を示す．

4．**脳出血** cerebral hemorrhage：脳出血の約50％は高血圧症による脳血管障害に起因し，高血圧患者の死因の約15％を占める．高血圧症では動脈瘤（Charcot-Bouchard 小動脈瘤）ができやすく，脳出血のもととなる．

4．臨床的事項

◆**予　防**：高血圧症の初期では，通常，特別な症状が現れないため，普段から血圧の状態を知っておくことが大切である．血圧は絶えず変動するため，定期的，継続的に測定することが望ましい．特に，血圧は年齢が進むに従って上昇するため高齢者では血圧の管理が重要である．

血圧は生活習慣によって左右されるため，生活習慣を修正することにより高血圧症の要因を取り除くことが大切である．特に食事ではカロリー摂取量を調整し，適度の有酸素運動を組み合わせて肥満をなくし，標準体重を維持することに心がける．また，食事内容では塩分を7 g/日以下に制限し，ナトリウム，マグネシウム，カリウムなどの電解質のバランスを維持する．そのほか喫煙，過度のアルコール摂取は避け，精神的緊張や興奮を避ける生活上の配慮も大切である．高血圧症の要因となる糖尿病については血糖管理を十分行い，血糖値を正常に維持し，インスリン抵抗性を解消するように努める．

◆**治　療**：降圧薬ではサイアザイド利尿薬，アドレナリン抑制薬，中枢作用性アルファ作動薬，アンジオテンシン変換酵素（ACE）阻害薬，アンジオテンシンⅡレセプター拮抗薬など多種類のものが用いられているが，年齢，冠動脈疾患の有無，糖尿病の有無，副作用などを考慮し，血圧の目標値を設定して使い分ける必要がある．

C　心不全

1．定　義

心不全は心からの血液拍出量の低下した状態が持続して全身臓器への必要な循環血流量を保てない病態を指す．心不全の症状は主にうっ血によるため，うっ血性心不全ともいう．心不全は進行の速度により急性心不全と慢性心不全に大別される．また，左心と右心の機能低下ではそれぞれ循環動態に及ぼす影響が異なるために，心不全は左心不全と右心不全に区別される．しかし，多くの場合，左心不全では右心に負担が加わり，やがて代償不全となって両心不全に陥る．また，心には収縮により血液を押し出す働きと拡張により取り込む働きがあり，主に収縮機能が低下する収縮不全と，主に拡張機能が低下する拡張不全に分けられる．

2．発生機序

心の代償機能

生体は常に循環血流量と血圧の変動をモニターして適正範囲に維持する機能を備えており，それらが低下する

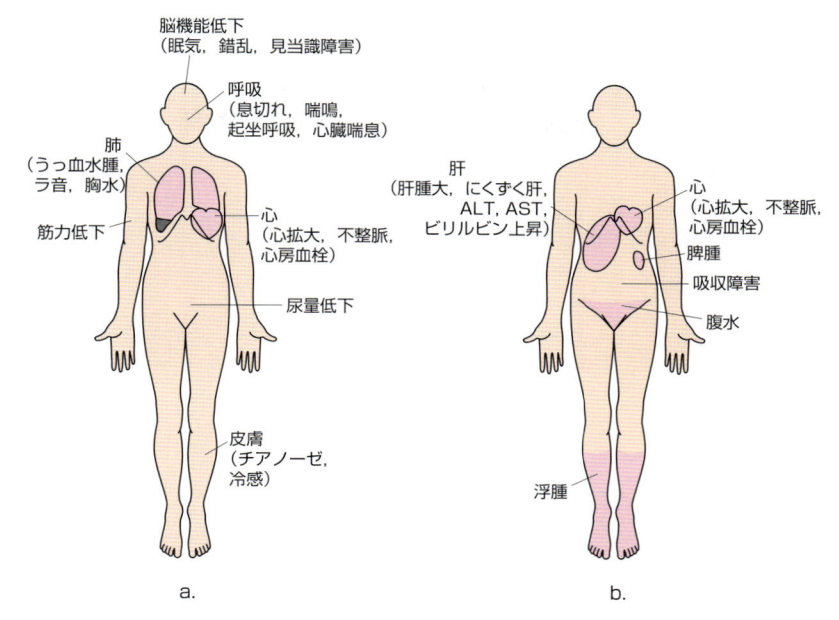

図 19-18 左心不全と右心不全
a．左心不全．心拍出量の低下により各臓器の血流が低下して機能不全に陥る．また肺うっ血により呼吸機能が低下する．
b．右心不全．静脈系に血流が停滞し，特に腹部臓器，下肢にうっ血が強く現れる．

と心拍数，心筋収縮力および体液量の増加により補正しようとする．しかし，このような代償機構が長期間持続すると心にストレスを与え続けることになり，やがて心筋細胞が傷害されて心不全に陥る．また心不全では，しばしば不整脈が起こって突然死の原因となる．

左心不全と右心不全

1．左心不全（図 19-18）：左心不全は虚血性心疾患（狭心症，心筋梗塞），高血圧症，心弁膜症（大動脈弁，僧帽弁機能不全），心筋症などの場合にみられる．左心不全により各臓器への血流が不足するとさまざまな機能障害が生じる．筋肉の働きが低下して脱力感，易疲労感が現れる．また，皮膚ではチアノーゼや手足の冷感が現れ，中枢神経の障害により眠気，錯乱，見当識障害などの症状がみられる．また，腎血液量の低下により尿量が減少して尿への老廃物の排泄が低下する．

一方，肺うっ血により血漿成分が肺胞内および胸膜外に漏れ出て肺水腫となり胸水が貯留する．その結果，肺における換気効率が低下して軽い運動によってもすぐに息が切れ（労作時呼吸困難），しつこい咳嗽や喘鳴が現れ，夜間就寝時に突然息が苦しくなる（発作性夜間呼吸困難）．また，肺うっ血の場合には仰向けに寝ている状態よりも上半身を起こしている状態のほうが呼吸は楽になり，このような呼吸状態を起坐呼吸という．肺水腫が急速に進むと呼吸困難，速い呼吸，皮膚蒼白，不穏感，窒息感などの症状が現れ，そのような状態を心臓喘息という．心不全が高度に進行するとCheyne-Stokes呼吸が現れる．これは最初深く速い呼吸で始まり，ゆっくりした浅い呼吸に移行してやがて呼吸が停止し，このサイクルをくり返す．これは脳の呼吸中枢の虚血による．

左心室の機能低下は左心房の拡張と機能低下を招き，心房性不整脈の原因となる．また左心耳内に血液がうっ滞すると壁に血栓が形成され，それが血流にのって他臓器に到達し，脳梗塞など塞栓症の原因になる．

2．右心不全：右心不全の多くは，左心不全による肺うっ血を右心が取り除こうと代償しているうちに代償不全をきたすことによるものが多いが，まれに肺性心 cor pulmonale や肺梗塞などの肺循環不全や三尖弁，肺動脈弁の機能不全に起因することもある．

右心不全では全身の静脈系に血流が停滞するために静脈系のうっ血が起こる．静脈圧の亢進により血漿成分が血管外に漏れ出るために浮腫が現れ，重力の影響により特に下腿に強く，また寝たきりの患者の場合には背部に現れる．また，門脈系のうっ血により腹部臓器のうっ血と腹水がみられる．肝は重量が増加し，いわゆるにくずく肝の様相を呈し，消化管のうっ血水腫は吐気や食欲不振の原因となり，栄養吸収が低下して体重減少，筋肉萎縮が起こる．そのような状態を心臓性悪液質という．

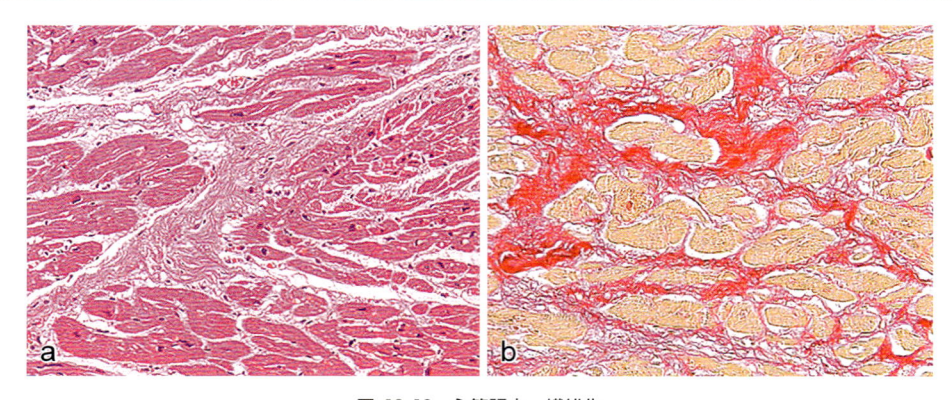

図 19-19 心筋肥大・繊維化
a. HE 染色, b. シリウスレッド染色

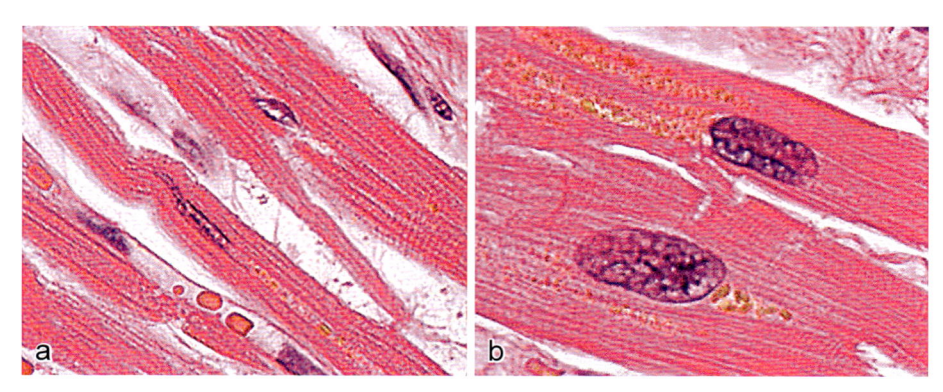

図 19-20 肥大心筋細胞・巨大核（正常心筋との比較）
a. 正常心筋, b. 肥大心筋

収縮不全と拡張不全

左心室では拡張期に心室を満たした血液のうち 1 回の拍出で 60% が押し出される．この割合を駆出分画という．収縮不全では心室内の血液を十分に押し出すことができないために心が拡大して駆出分画が低下する．収縮不全は心筋梗塞，拡張型心筋症，高血圧症の代償不全期などにみられ，はじめに左心室が拡張し，やがて左右両心室が拡張することが多く，左室の駆出分画は 40〜50% になる．一方，拡張不全は心の壁が厚く，硬くなることによって血液を取り込むスペースが減少することによるが，駆出分画は正常であることが多い．このような状態は肥大型心筋症，拘束型心筋症などでみられる．

3．形　態

形態変化

1．心：心不全の形態学的特徴はそれぞれの疾患によって異なるが，多くの場合，左心室壁の肥厚と拡張がみられる．組織学的には心筋細胞が肥大化して巨大核をもち，間質はさまざまな程度に線維化を示す（**図 19-19, 20**）．収縮不全の場合には心筋細胞は主に長軸方向に伸長するのに対して拡張不全の場合には心筋細胞は幅，長さともに増加する．心筋細胞の肥大は細胞分裂を伴わないで細胞質と核成分が増加することによる．

肺：肺うっ血があると，初期では肺胞隔壁の毛細血管周囲に浮腫が起こり，胸部 X 線画像でカーリー B 線 Kerley B line が現れる．さらにうっ血が進むと肺胞隔壁が肥厚するとともに肺胞腔内に滲出液が貯留する（**図 19-21**）．さらに赤血球が漏れ出てマクロファージに貪食され，ヘモジデリンとなって細胞質に蓄積する．このようなマクロファージは心不全細胞 heart failure cell と呼ばれ，鉄染色でブルーに染め出すことができ，肺うっ血があったことを示す重要な所見となる．

2．腹部臓器：腹部臓器には門脈圧亢進によるうっ血と低酸素の影響が現れる．肝では肝細胞が傷害され，血清 ALT（GPT），AST（GOT），ビリルビン値が軽度に上昇する．小葉中心部ではうっ血と肝細胞の出血性壊死のた

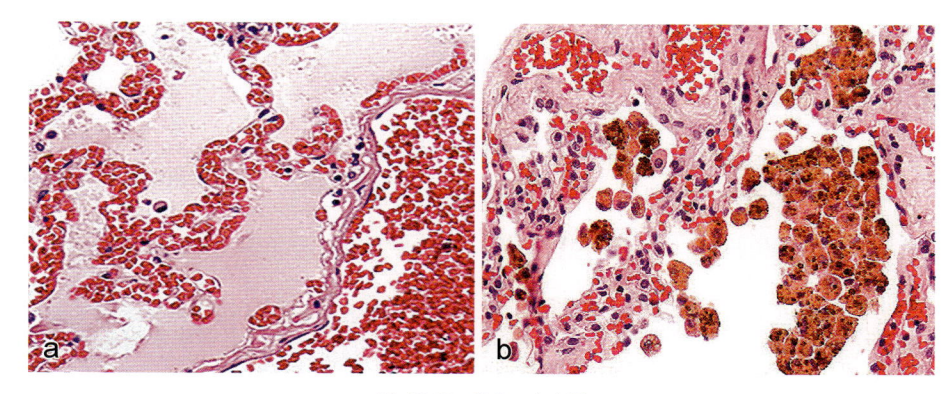

図 19-21 肺うっ血水腫
a. 肺胞隔壁のうっ血と肺胞内の侵出液の貯留. b. ヘモジデリンを含む肺胞内マクロファージ（心不全細胞）

めに赤くみえ，小葉周辺部では低酸素の影響により肝細胞に脂肪が蓄積して黄色調になるために，香辛料のナツメグ nutmeg（和名：にくずく）の実を割った様子に似ることからにくずく肝と呼ばれる．この状態が持続すると小葉中心の壊死部で線維化が進み，そのような状態を心臓性肝硬変症と呼ぶ．しかし，これは通常のウイルス性肝炎から進展する肝硬変症とは異なり，線維化は小葉中心部に限られ，再生結節や小葉改築像はさほど目立たない．

脾はうっ血によりしばしば300〜500gに重量が増し，類洞が拡大して隔壁が線維化により肥厚する．消化管ではうっ血，浮腫が起こり，栄養吸収障害をきたす．

3．**浮腫**：静脈圧亢進の結果，血漿成分が血管外に漏れ出て，胸水，心囊水，腹水が貯留する．皮下組織にも浮腫がみられ，下腿前面に現れやすいが，長期寝たきりの患者では仙骨背部にみられる．

心筋肥大と代償不全の分子メカニズム

1．**心筋肥大**（図19-22）：心筋細胞に対する機械的ストレス biomechanical stress はイオンチャネルやインテグリンなどを介して細胞外基質，細胞骨格，筋小胞体，カルシウム調節蛋白質，核を結ぶ複雑なシグナルネットワークに影響を与える．また，機械的ストレスを受けた心筋細胞からはインスリン様増殖因子Ⅰ insulin-like growth factor Ⅰ（IGF-1），アンジオテンシンⅡ angiotensin Ⅱ，エンドセリン1 endothelin 1 などの因子が産生され，それらがパラクリンまたはオートクリンに心筋細胞に働く．さらに，交感神経の緊張によって上昇するアドレナリン，ノルアドレナリンは直接的に心筋細胞に作用するだけでなく，さまざまなホルモン，サイトカイン，増殖因子を活性化し，それぞれのレセプターを介して心筋細胞のさまざまな細胞内シグナルを活性化する．

肥大心筋細胞では正常心筋細胞と遺伝子発現が大きく

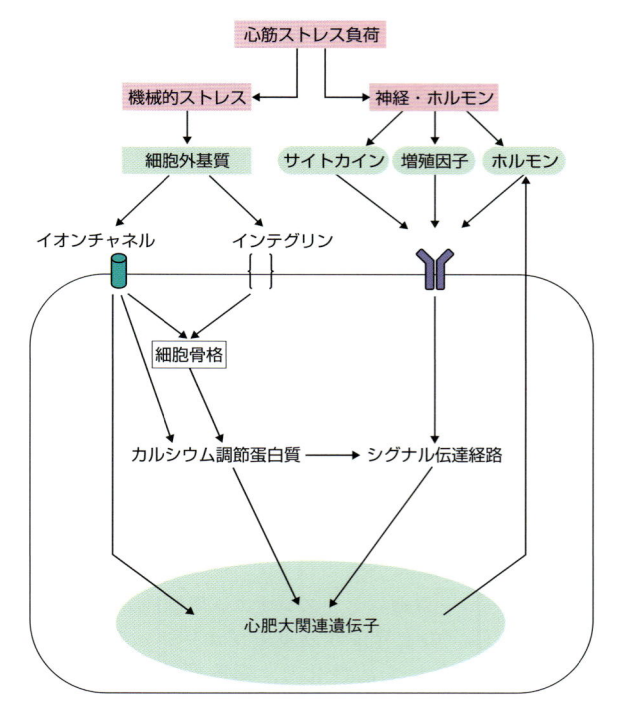

図 19-22 心肥大のメカニズム
機械的ストレスや神経・ホルモン的ストレスは細胞外基質，サイトカイン，増殖因子，ホルモンなどに影響を与える．また，ストレスを受けた心筋は増殖因子やサイトカインを産生し，それらはオートクライン，パラクラインに働く．さらにそれらは心筋細胞のイオンチャネル，インテグリン，サイトカイン・増殖因子・ホルモンなどのレセプターを活性化し，細胞内で細胞骨格，カルシウム調節蛋白，細胞内シグナル伝達経路を活性化する．これらの変化は最終的に心筋肥大関連遺伝子の発現を促進する．

異なっており，全体的に胎児心筋と類似したパターンを示す．これは NFAT，GATA-4，MEF-2 などの転写因子の活性化に関係する．特に脱リン酸化酵素 serine threonine phosphatase であるカルシニューリン calcineurin は心肥大に重要な役割を果たす（図19-23）．カ

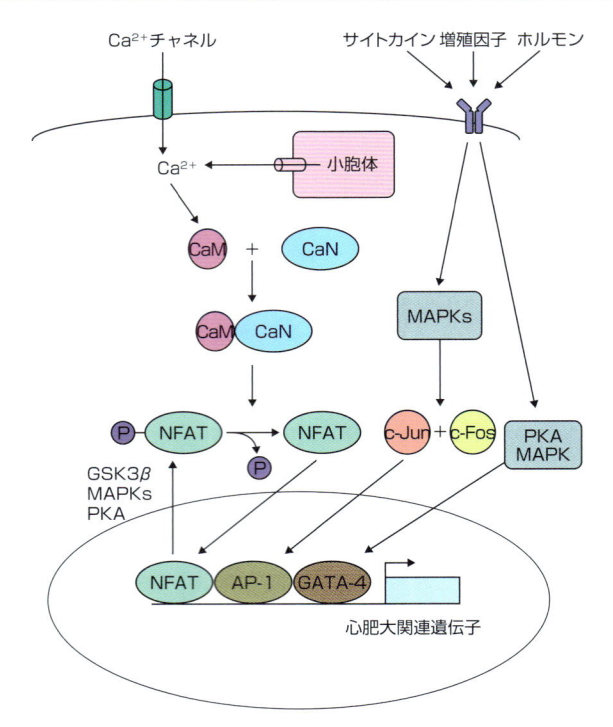

図 19-23　カルシニューリン-NFAT 経路

カルシニュウリン (CaN) は Ca2+ 上昇により活性化するカルモジュリン (CaM) と結合することにより活性化する．細胞質に存在するリン酸化 NFAT (P-NFAT) は活性化カルシニュウリンによって脱リン酸化されて核内に移行する．NFAT はサイトカイン，増殖因子，ホルモンなどの作用によって活性化するマップキナーゼ (MAPKs)，プロテインキナーゼ A (PKA)，c-Jun，c-Fos などを介して活性化する activator protein-1 (AP-1)，GATA binding protein 4 (GATA-4) などの転写因子と共同して心肥大関連遺伝子の発現を促進する．一方，核内の活性化 NFAT は，glycogen synthetase kinase 3β (GSK3β)，MAPKs，PKA などによりリン酸化されて不活性化し，核内から細胞質に移行する．

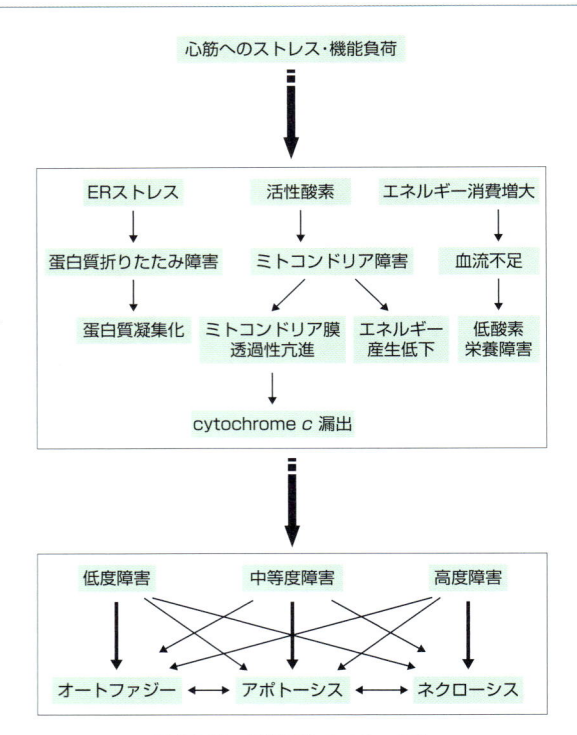

図 19-24　代償不全のメカニズム

心筋へのストレスおよび過剰な機能付加は心筋細胞の ER ストレスによる蛋白折りたたみ障害，活性酸素によるミトコンドリア障害，エネルギー過剰消費による酸素・栄養不足などの原因となる．これらのストレスはオートファジー，アポトーシスおよびネクローシスを来す．

ルシニューリンはセニン・スレオニン細胞内のカルシウムイオン Ca^{+2} の上昇よりカルモジュリン calmodulin (CaM) と結合して活性化し，細胞質内に存在する NFAT (nuclear factor of activated T cell) を脱リン酸化する．次に NFAT は核内に移行して転写因子として働くが，単独ではその働きは弱く，GATA-4，AP-1 などの転写因子と共同して働く．一方，AP-1 や GATA-4 はサイトカイン，増殖因子，ホルモンなどによりマップキナーゼ (MAPKs) 経路やプロテインキナーゼ A〔protein kinase A (PKA)〕経路などを介して活性化される．したがって，カルシニューリン-NFAT 経路は複数のシグナルネットワークと合流して心筋肥大にかかわるさまざまな遺伝子の転写を活性化する．一方，カルシニューリンは glucose synthetase kinase 3β (GSK3β)，c-jun terminal kinase (c-JTK)，protein kinase A (PKA) などによって C-末端近くのセリン残基がリン酸化されて核外に移送されて不活化する．

マイクロ RNA microRNA (miR) は mRNA に結合して翻訳を制御したり，mRNA の不安定化を促進する小型の非暗号 RNA であるが，肥大心筋では miR の発現が正常と異なっており，心肥大の一因となる．miR-195 は心肥大を促進し，発現が低下している miR-208 は，心肥大を抑制される．

2．代償不全：心筋細胞に対するストレスが持続すると肥大心筋はやがて死滅して結合組織に置きかえられ，収縮力が低下して，心室が拡大し心不全に陥る．心筋細胞の障害は活性酸素によるミトコンドリア障害，ER ストレス，蛋白質折りたたみ障害と凝集化，血流不足による低酸素栄養障害などに基因すると考えられている．これらの要因はその強さの程度により心筋細胞のオートファジー，アポトーシス，壊死を引き起こす（**図 19-24**）．

オートファジー autophagy（自己貪食）は変性したや細胞小器官を膜で包み，ライソゾーム酵素によって分解し，アミノ酸，単糖類，ヌクレオチドなどの分解産物を介して新しい蛋白質や小器官の合成に役立てるメカニズムで，生命維持に重要な役割を果たす．オートファ

ジーは正常心筋細胞でも低頻度にみられるが，特に心肥大の代償不全期ではオートファジーが亢進しており，過剰なオートファジーは心筋細胞に有害に働いてアポトーシス経路を活性化する．

4．臨床的事項

◆**臨床症状と診断**：弱く速い脈拍，低血圧，聴診による肺ラ音，下腿の浮腫，胸水，心肥大，静脈の拡張，肝腫大，腹水などがあると心不全を疑う．胸部X線画像では心陰影の拡大と肺うっ血の程度を判定し，また心エコー検査では心の拍動状態，弁の動き，心室壁の肥厚，駆出分画などを把握することができる．心電図では心拍の状態，心室壁の肥厚，虚血性変化の有無などを評価する．さらに血液生化学検査による心房性ナトリウム利尿ペプチド（ANP）の低下および脳性ナトリウム利尿ペプチド前駆体（NT-proBNP）の上昇は，心不全の重要な指標となる．また，心カテーテル検査により肺動脈楔入圧（PCWP），中心静脈圧，心拍出量を測定して心機能を評価し，心カテーテル検査では必要に応じて心筋組織を採取してバイオプシー検査を行い，心筋炎，アミロイドーシスなどの心不全の原因の究明に役立てることもある．

◆**予　防**：肥満は心に対する負荷を増大させ，心不全の要因の一つとなる糖尿病を悪化させることから適正体重になるようにカロリー摂取量を制限する．また，喫煙は心血管系の障害因子となることから禁煙とし，アルコールも心への負荷を増大させることから禁酒とする．さらに過剰な塩分は体液量を増加させて心に負担を与えることから食塩量を制限する．心不全患者は毎日体重を測定して体液の貯留状況を常時モニターすることが大切で，1日に1kg以上の体重増加がみられた場合には心不全が悪化している徴候となる．肺うっ血がある場合にはベッドの頭のほうを高くして上半身が起き上がった状態で就寝させる．激しい運動は禁忌であるが，心不全の程度に応じて軽い運動をすることは体力維持に役立つ．

◆**治　療**：心不全の治療は原因疾患によって異なるが，主に薬剤によって行われる．ナトリウム，水の貯留に関しては利尿薬により腎からの排泄を促進するとともにアンジオテンシン変換酵素 angiotensin-converting enzyme（ACE）阻害薬によりアンジオテンシンの活性化を抑制する．また，β_1-アドレナリンレセプター阻害薬を用いて血管壁の緊張を低下させて末梢抵抗を軽減する．さらにジギタリス薬により心筋線維の収縮力を強化して心拍出量を増加する．また，ANPが低下している場合にはANP製剤を投与する．

そのほか，心筋梗塞に対するは経皮的冠動脈形成術，拡張型心筋症に対する左室縮小形成術（バチスタ手術），心弁膜症に対する人工弁置換術のように原因疾患に応じた治療が行われる．また，急性心不全に対しては原因に応じて酸素吸入，ニトログリセリン投与，利尿薬静脈内投与，モルヒネ投与などが行われる．

D 腎不全

1．定　義

腎機能（特に糸球体濾過率；GFR）の低下によって，本来，腎から排泄されるべき窒素化合物の停滞によって高窒素血症をきたす疾患で，検査的にはBUN，血清クレアチニンの高値で診断される．臨床経過から急性腎不全と慢性腎不全に分けられる．

急性腎不全 acute renal failure

急激な腎機能低下をきたし発症するもので尿量が減少するもの（乏尿性急性腎不全）と尿量が減少しないもの（非乏尿性急性腎不全）に分けられる．また，発生機序から①腎前性，②腎性，③腎後性に分類される．

1．**腎前性急性腎不全**（**表19-3**）：腎血流の急激な低下による腎不全でショック腎とも呼ばれる．全身症状の一部分症として発症する場合と，腎血管の閉塞などで発症する場合とがある．具体的には，①心拍出量の減少（心筋梗塞，心タンポナーデ，心不全，不整脈など），②循環血漿量の減少（嘔吐，下痢，出血，多尿，火傷など），③細胞外液の分布異常（浮腫，末梢血管の拡張，腹膜炎など）が原因となって腎を還流する血液量が減少する．

表19-3　腎前性急性腎不全の原因

心拍出量低下	心筋梗塞
	心タンポナーデ
	心不全
	不整脈
循環血漿量減少	嘔吐
	出血
	多尿
	火傷
	利尿薬
細胞外液分布異常	浮腫
	末梢血管拡張
	腹膜炎

表 19-4　腎性急性腎不全の原因

1. 急性尿細管壊死	
2. 急性糸球体腎炎症候群	
3. 毒性物質，薬剤による急性尿細管障害	
4. 腎内血管障害	
腎皮質壊死	
妊娠高血圧症候群（妊娠中毒症）	
thrombotic microangiopathy（TMA）	
hemolytic uremic syndrome（HUS）	
thrombotic thrombocytopenic purpura（TTP）	
anti-phospholipid syndrome（APS）	
全身性強皮症（PSS/SScl）	
悪性高血圧症	

表 19-5　腎後性急性腎不全の原因

上部尿路	結石
	悪性腫瘍
	後腹膜線維症
	凝血塊
	尿管損傷
下部尿道	前立腺肥大症
	前立腺腫瘍
	膀胱腫瘍
	結石
	凝血塊
	尿道損傷

2．腎性急性腎不全（**表 19-4**）　腎実質の障害から GFR の低下をきたす場合をいう．具体的には，① 急性尿細管壊死，② 急性糸球体腎炎症候群，③ 毒性物質，薬剤による急性尿細管障害，④ 腎皮質壊死や悪性高血圧による腎実質の血管障害が原因となるが，③ の急性尿細管障害が代表的であり，狭義の急性腎不全を意味する場合が多い．組織学的に尿細管上皮の核が消失したり，細胞質の変性所見を認める（**図 19-25**）尿細管上皮の丈が低くなる場合もある．

3．腎後性急性腎不全（**表 19-5**）　尿路の狭窄・閉塞による無尿・乏尿から二次的に発症する．具体的に，① 上部尿路通過障害の原因として，結石，悪性腫瘍，凝血塊，手術時尿管損傷などがあり，② 下部尿路通過障害の原因として前立腺肥大症，前立腺腫瘍，膀胱腫瘍，結石，凝血塊，尿道損傷などがある．

　尿路の通過障害は尿細管内圧の上昇から GFR の低下をきたし，高窒素血症を生じる．

慢性腎不全

　腎機能の低下が徐々に進行し，不可逆性となった場合を慢性腎不全 chronic renal failure と呼ぶが，臨床的呼称である場合が多く，組織学的変化については終末期腎

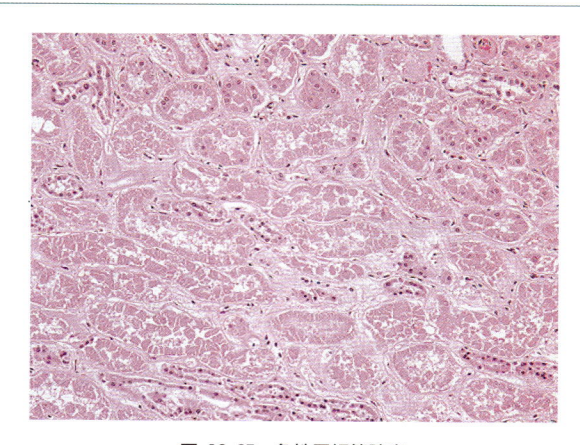

図 19-25　急性尿細管障害
尿細管上皮の変性，核の消失を認める．

疾患 end stage renal disease（ESRD）と呼ぶ場合が多い．具体的に機能を有するネフロンの絶対数が減少することで GFR の低下をきたし，内部恒常性の維持ができない状態をいう．尿量の減少，高窒素血症に伴う症状のほか，腎性貧血（エリスロポエチン不足），カルシウム代謝異常（ビタミン D 活性化低下や高リン酸血症による）あるいは二次性副甲状腺機能亢進症などの腎外症状を伴うことに注意する必要がある．

1．慢性腎臓病 chronic kidney disease（CKD）：慢性に経過する腎疾患が心血管障害などの全身性疾患の原因になることが臨床的に問題となり，CKD と総称されるようになってきた．糖尿病・慢性腎炎などの各種基礎疾患を背景とする場合でも基礎疾患の内容については問わない．近年，CKD は eGFR によって評価がなされるが，年齢・性別・身長・体重などの影響を受けるので推算 GFR（eGFR）が用いられ，eGFR によって病期分類がなされている（**表 19-6**）．eGFR 90 以上を正常，60〜89 を軽度低下群，30〜59 を中等度低下群，15〜29 を高度低下群，15 未満を腎不全と規定している．組織学的には次に述べる ESRD の種々の程度の変化が混在してみられる．

2．終末期腎疾患（ESRD）：慢性腎不全によって腎機能が低下し，透析あるいは腎移植が必要となった腎を ESRD と総称する．原因疾患として，① 高血圧性腎疾患，② 糖尿病性腎硬化症，③ 慢性腎盂腎炎，そして ④ 慢性糸球体腎炎などがあげられるが，わが国では糖尿病によるものの頻度が増加している．

3．尿毒症 uremia：腎不全において多彩な症状（消化器症状，呼吸器症状，循環器症状，神経症状など）を呈する場合を尿毒症という（**表 19-7**）．実際には基礎となった疾患による変化と，二次性高血圧あるいは二次性副甲状腺機能亢進症に伴った高カルシウム血症による変化などが加わっている．

表 19-6 慢性腎臓病の分類

CKD 病期	腎障害の程度（GFR）	eGFR 値（mL/min/1.73 m²）	評価・対策
I	GFR 正常か軽度増加	≧90	診断・進行の遅延・心血管系合併症危険性の評価
II	GFR 軽度低下	60〜89	進行の評価
III	GFR 中等度低下	30〜59	合併症の治療
IV	GFR 高度低下	15〜29	透析・移植などの可能性を考慮
V	腎不全	<15	透析・移植など

表 19-7 慢性腎不全（尿毒症）の症状

全身症状	悪心・嘔吐	消化管	びらん・潰瘍
	栄養障害		虚血性変化
	筋肉痛		アミロイドーシス
心	うっ血性心不全	膵	膵炎
	冠動脈疾患	造血系	低形成
	尿毒症性心障害		血小板異常
心外膜	線維素性心外膜炎	中枢神経系	脳血管障害
	収縮性心外膜炎		尿毒症性脳症
	心タンポナーデ		透析後痴呆
血管	動脈硬化症		せん妄状態・昏睡
肺	うっ血・水腫	副甲状腺	二次性過形成
	びまん性肺胞障害		
	異所性石灰化		

呼吸器では胸部 X 線写真で尿毒症肺 uremic lung という特徴的所見を認めるが，循環血漿量の増加とうっ血性心不全に加え，尿毒症物質による肺胞毛細血管の透過性亢進の結果である．肉眼的に肺は重量，硬度を増し，表面に線維素の析出を認めることがある（線維素性胸膜炎）．割面では含気に乏しく，水腫状である．組織では毛細血管にうっ血があり，血管周囲の間質や胞隔に浮腫を認め，肺胞内に淡好酸性の滲出液が充満している．うっ血性心不全が加わった場合には胞隔に沿って硝子膜の形成を認めることがある．このような状態が長く続くと，肺胞内に器質化した Masson 体の形成を認める．二次性高カルシウム血症を合併する症例では無症状ながら，肺内に異所性石灰沈着を認めることがある．組織では胞隔基底膜に沿って微小な石灰化を認める．

循環器では心囊液貯留を伴う心外膜炎を認めることがあり，組織学的に線維素性心外膜炎の型をとる．ESRD により血管透過性の亢進をきたし，線維素が析出した結果と考えられる．高血圧症を合併した例では求心性肥大を認めることがある．また，高カルシウム血症に伴い冠動脈の石灰化や弁の石灰化も多い．透析患者の 10〜59% において僧帽弁に，28〜55% において大動脈弁の石灰化を認めたという報告もある．その結果，大動脈弁狭窄症や僧帽弁狭窄症をきたし，心負荷が増大する．

中枢神経系では血管障害，尿素窒素・グアニジン誘導体などの尿毒症物質の沈着，透析不均衡症候群などの原因により神経症状を生じる．神経症状は嗜眠，昏迷，昏睡など多彩で，腎不全の進行が急激な場合に多くみられる．脳血管障害は ESRD 患者の死因の 5% を占めるといわれる．高度の高血圧症を合併した症例の剖検例では中枢神経系 central nervous system（CNS）の小血管にフィブリノイド壊死があり，高血圧性脳症を示す例もある．透析不均衡症候群は新たに透析導入された患者に多くみられる．透析に伴う痴呆状態は透析液に含まれるアルミニウムが関係するといわれたが，透析液の改善で減少している．

皮膚・軟部組織では二次性副甲状腺機能亢進症の結果，皮下の小動脈に石灰沈着を認め，カルシウム尿毒症性細動脈症 calcemic uremic arteriopathy（CUA）と呼ばれ，末梢血管の狭窄をきたすと潰瘍や末梢の壊死をきたすこともある．また，透析アミロイドーシスと呼ばれる病態もみられる．体成分を構成する細胞には HLA クラス I 分子の発現があり，その light chain は β_2-microglobulin という 11.8 kDa の蛋白質である．細胞が破壊されると β_2-microglobulin は血中に放出されるが，透析患者では β_2-microglobulin が腎から排出されず，組織に沈着してアミロイドへと変化し，主として手根管や肩や膝関節に沈着する．その結果，臨床的に手根管症候群や関節痛を生じる．心内膜や心筋内への沈着も報告されている．

消化管では出血性胃炎や消化性潰瘍を示すことがある．血流不全による虚血性変化の影響があり，虚血性腸炎や消化管の梗塞もみられる．透析アミロイドーシスに伴い消化管壁にアミロイド沈着を認めることがあるが，臨床症状とは直接結びつかない．透析患者では高率に急性膵炎を合併する．組織学的には膵管の拡張と好酸性物質の内腔貯留が認められ，周囲の外分泌組織は二次性に変性に陥る．二次性の線維化や萎縮も認められる．

2．腎不全における腎の変化

◆肉眼所見：腎重量の減少，腎容量の減少が特徴的で，表面は細顆粒状を呈するほか小囊胞形成を認める．割面では皮質の菲薄化があり（図 19-26），動脈壁の石灰沈着が特徴的である．動脈硬化症を基盤とした場合は陳旧化梗塞の瘢痕による大小の陥凹を表面に認める．糖尿病を

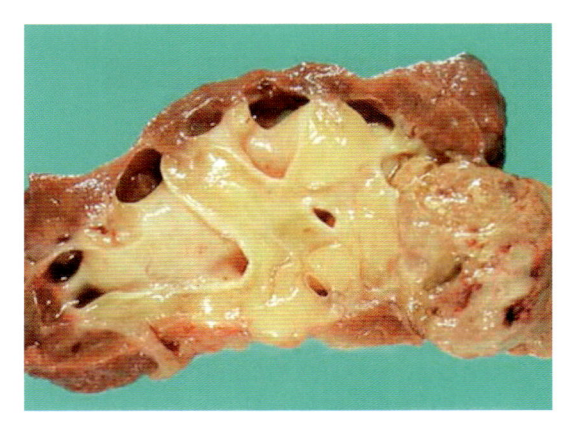

図 19-26　腎不全患者の萎縮腎
腎実質の菲薄化が著しい．
この症例では下極に腎細胞癌の合併を認めた．

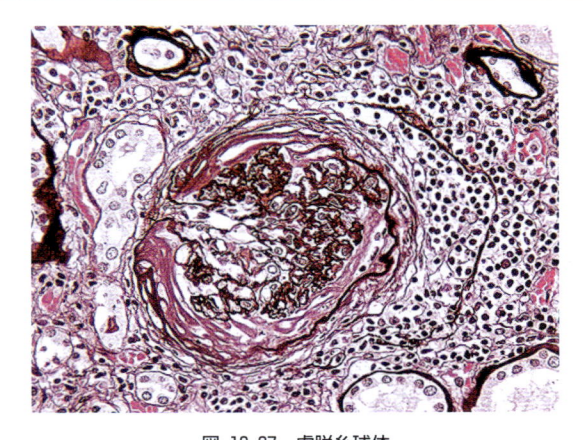

図 19-27　虚脱糸球体
毛細血管係蹄の蛇行があり，糸球体は糸くず状を呈し，ボーマン嚢には線維性半月体形成を認める．

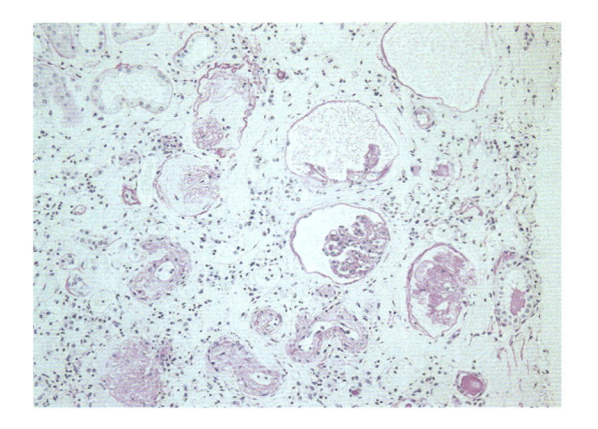

図 19-28　ESRD の組織像
虚脱糸球体やボーマン嚢の囊胞状拡張を認める．尿細管の萎縮，小動脈の壁肥厚や蛇行がみられる．

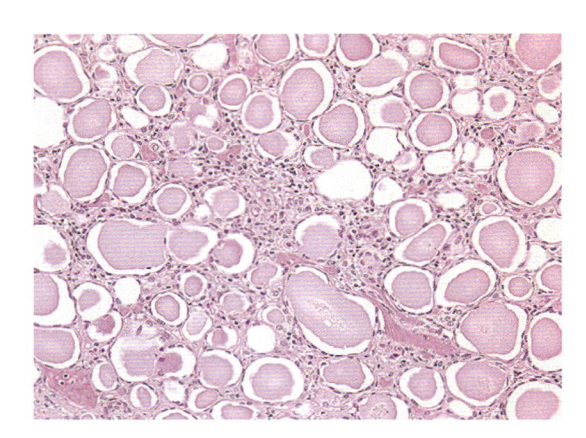

図 19-29　尿細管の萎縮による甲状腺類似変化

基盤とする場合にはあまり小さくならないことがあり，透析を長期間施行した場合には多数の囊胞形成を伴う腫大した腎を認め，後天性囊胞腎 acquired cystic disease of the kidney（ACDK）と呼ばれる（後述）．ACDK は腎細胞癌の発生母地となることがあり注意が必要である．

◆光顕所見：腎機能低下にみられる所見は，① ネフロンの減少，② 糸球体の虚脱，③ 尿細管の萎縮，硝子円柱形成，④ 間質の線維化，炎症細胞浸潤，⑤ 動脈壁の肥厚と内腔の狭小化などである．これらの変化は原疾患による一次性変化と二次性変化に分かれるが，実際には両者の区別は明瞭ではない．例えば，腎盂腎炎では尿細管変化が一次的で動脈の変化は二次的と考えられ，高血圧性変化では動脈の肥厚が一次的で尿細管萎縮は二次的ととらえうる．実際の組織で，① ネフロンの減少は糸球体数の減少としてとらえられ，単位面積当たりの糸球体数が少なくなる．梗塞などの変化では尿細管の萎縮が高度になるため，逆に虚脱糸球体数が増加したようにみえる場合もあり，注意が必要である．② 糸球体の虚脱では毛細血管係蹄壁の細かい蛇行 wrinkling，糸球体自体の硬化性変化としてとらえられる（図 19-27），PAM 染色で Bowman 囊 Bowman capsule が存在するが糸球体が消失する場合や，虚脱した糸球体基底膜が糸くず状にみられる場合もある．また拡張し緊満したボーマン嚢内に収縮した糸球体としてみられることもある（図 19-28）．③ 尿細管の萎縮は初期では尿細管基底膜の PAS 陽性肥厚・二重化として始まり，尿細管上皮の萎縮，硝子円柱形成，進行すると尿細管の消失をきたす．場合によっては小型尿細管が密に分布し，内分泌細胞様尿細管になることもある．円柱を多量に認め，上皮細胞の平坦化を示すと甲状腺組織に類似した形態 thyroid-like appearance を示す（図 19-29）．④ 間質の線維化は線維を染める特殊染色（Masson trichrome 染色など）で明瞭になる．

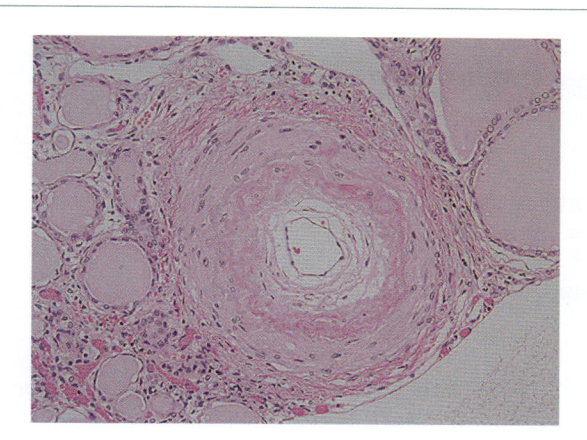

図 19-30　ESRD の動脈変化
壁の肥厚，内腔の狭小化を認める．

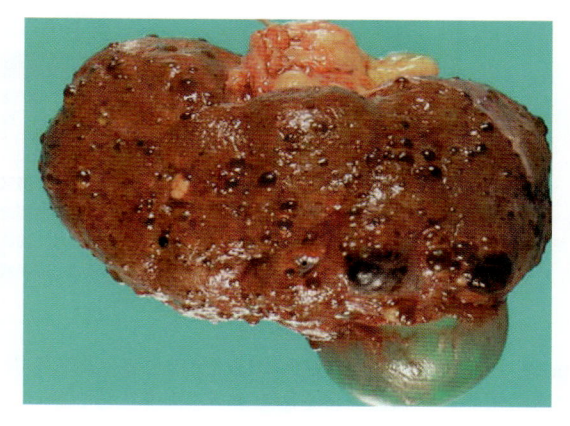

図 19-31　透析後嚢胞腎
透析患者では通常，腎は廃用性萎縮を示すが，嚢胞形成を伴って腫大しACDKと呼ばれる．腎細胞癌の発生母地となる．

場合によっては間質に均一な Tamm-Horsfall 糖蛋白質が貯留することがある．間質にはリンパ球主体の炎症細胞浸潤を認め，リンパ濾胞の形成を認めることがある．
⑤ 動脈壁の肥厚は最初に動脈の蛇行としてみられ，次第に内皮下の線維性肥厚，中膜平滑筋の肥大による壁の肥厚と内腔の狭小化を認める（図 19-30）．ネフロンの減少，尿細管萎縮が加わると組織中に占める動脈の割合（面積）が増加する．動脈壁の石灰沈着を高率に認める．

3. 後天性嚢胞腎

後天性嚢胞腎 acquired cystic disease of the kidney（ACDK）は透析開始後約3年間は腎の萎縮が進行するが，4年を経過すると腎容積が増し ACDK と呼ばれる病態を生じる（図 19-31）．ACDK の頻度は透析患者の10〜67％にみられると報告されている．画像的に5〜10年以上透析を受けた患者の60〜90％にみられたという報告もある．透析中の萎縮腎にも嚢胞形成はみられるが，ACDK と診断するには全腎の少なくとも40％に嚢胞形成を認めることが必要といわれている．ACDK の発生機序については不明の点が多いが，なんらかの増殖因子［上皮細胞増殖因子（EGF），肝細胞増殖因子（HGF）など］の関与が示唆されている．

腎は容積・重量を増し，平均 134 g，最大では 800 g を超えるという報告がある．肉眼的に小型の嚢胞が腎にほぼ均一に分布するほか，2 cm を超える大型嚢胞が散在性にみられる．常染色体優性多発嚢胞腎との鑑別には透析歴という臨床経過が重要になる．組織学的に近位尿細管類似の上皮で覆われた嚢胞と遠位尿細管類似の上皮で覆われた嚢胞が混在する．ボーマン嚢の拡張による嚢胞形成もみられる．嚢胞上皮の増生による乳頭状増生もみられる．

ACDK は腎細胞癌の発生母地となることがあり注意が必要である．ACDK 患者にみられる腎細胞癌は非ACDK 患者に比べ 6 倍の頻度差があり，発症年齢も 10〜12 歳若いといわれる．また，多発する症例も多い．組織学的に通常は少ない乳頭状腎細胞癌が多いという特徴があり，通常最も高頻度にみられる明細胞癌は 2 番目の頻度を占めている．

E 呼吸不全

1. 定　義

呼吸不全 respiratory failure とは呼吸器系の機能障害により酸素摂取や二酸化炭素排出が不十分となり，正常な生体機能を維持できない状態である．わが国の臨床的診断基準では室内空気吸入時の動脈血 O_2 分圧が 60 Torr 以下となる呼吸障害と定義され，さらに CO_2 分圧が 45 Torr 以上の高二酸化炭素血症を伴うタイプと伴わないタイプに分けられている．臨床経過からは，突然に発症し急性の経過をとる急性呼吸不全と，徐々に進行する慢性呼吸不全に分類される．

酸素はあらゆる臓器の機能維持に不可欠である．二酸化炭素は血液の酸塩基平衡を酸性方向に傾ける．そのため，呼吸機能障害による低酸素血症 hypoxemia, hy-

表 19-8 呼吸不全の原因疾患

	疾患例
神経筋肉系の疾患	脳卒中，筋萎縮性側索硬化症，Guillain-Barré 症候群，薬物中毒
胸郭・胸膜の疾患	胸部外傷，胸水，気胸，胸膜悪性腫瘍
気道・肺疾患	
気道病変	慢性気管支炎，肺気腫，喘息，気管腫瘍，気管軟化症
肺胞性病変	肺炎，急性呼吸窮迫症候群，肺水腫，肺癌，肺硝子膜症
肺血管性病変	肺動脈塞栓症，肺高血圧症，肺動静脈奇形
心疾患	左心不全（心筋梗塞，心筋症）

percapnia や高二酸化炭素血症は諸臓器に機能障害を引き起こしたり，機能障害を増悪させる因子として働く．そして，これがまた呼吸機能の障害を進行させるという悪性サイクルを形成し，多臓器不全に進行する可能性を内包している．

2．原因疾患

原因疾患は，① 呼吸運動を調節・維持する神経筋肉系および胸郭・胸膜疾患，② 換気，ガス交換の場である気道・肺の疾患，③ 肺循環系と直結する心の疾患に大別できる（表19-8）．

3．発生機序・病態生理

呼吸不全の発生機序・病態生理は，肺胞低換気と，ガス交換障害に大別される．疾患によりこれらのメカニズムは単独で，あるいは複合して呼吸不全に関与する．

肺胞低換気 alveolar hypoventilation

体内で産生される CO_2 量に比べ，肺胞換気量が不十分な状態である．肺胞内の CO_2 分圧が上昇し，高二酸化炭素血症をきたすとともに肺胞内 O_2 分圧が低下し，低酸素血症となる．肺胞低換気をもたらす障害には，① 化学レセプター（CO_2，O_2）や呼吸中枢ニューロンの障害による呼吸ドライブ低下，② 神経筋肉疾患による呼吸筋運動の障害，③ 胸郭の運動障害，④ 気道の高度狭窄・閉塞による抵抗増大がある．高二酸化炭素血症は血液 pH 値を低下させ，呼吸性アシドーシスを引き起こす．慢性的な肺胞低換気では腎による代償機構が働き，pH 値の低下は軽度にとどまる．

ガス交換障害

肺胞内と肺胞毛細血管血液内のガス交換が不十分な状態である．
これには，① 換気血流比（$\dot{V}_A/\dot{Q}$）不均等，② シャント（血流短絡），③ 拡散障害，の3つの機序がある．

1．**換気血流比（$\dot{V}_A/\dot{Q}$）不均等** ventilation-perfusion inequality：低酸素血症の発生機序として最も重要なものであり，肺胞レベルでの換気と毛細血管血流の比が不均等な状態である．それぞれの分時換気量（$\dot{V}_A$），血流量（$\dot{Q}$）を同一単位で表せば正常肺ではどの領域でもこの比が約1となる（重力の影響により実際の肺では肺尖部は肺底部よりも比が高値となる）．慢性閉塞性肺疾患 chronic obstructive pulmonary disease（COPD），肺炎などほとんどの肺疾患で，肺の領域によりこの比が低値あるいは高値となる．低値の領域が存在するとヘモグロビン酸素解離曲線（S字状）の特性上，高値領域での代償が効かず，低酸素血症の原因となる．動脈血 CO_2 分圧は正常領域での換気量の増加によって代償が働くことで，通常は O_2 分圧ほどの影響を受けない．

2．**シャント（血流短絡）** shunt：右左シャントが存在すると混合静脈血が酸素化を受けないまま動脈血と混じり，低酸素血症をきたす．シャントは肺炎，肺水腫など肺胞が炎症性滲出物や水腫で充満する状態や無気肺（肺胞虚脱）の存在（$\dot{V}_A/\dot{Q}$ が0），肺動静脈奇形などで生じる．心奇形による心内右左シャントも低酸素血症の原因となる．シャント率が大きいと高濃度の酸素吸入によっても低酸素血症が改善しない．シャント血が酸素化されないまま動脈血に混合する一方，正常の肺胞毛細血管血中の酸素含量の増加はヘモグロビン酸素解離曲線の特性上軽微のためである．この酸素吸入の無効果性は，ほかの機序による呼吸不全とは異なる点であり，臨床的に重要である．

3．**拡散障害** diffusion impairment：肺胞内と毛細血管内血液中のガス交換は肺胞上皮，肺胞壁間質，毛細血管内皮細胞からなるバリアの拡散による移動によって行われる．この機能が障害されると肺胞内と毛細血管内血液の O_2 分圧が平衡に達せず，低酸素血症を生じる．CO_2 の拡散は極めて速く問題とならない．通常，肺拡散能は CO 吸入による拡散能（D_{LCO}）によって測定される．この値に影響を与える因子としては肺毛細血管面積，毛細血管血液量，ヘモグロビン量，$\dot{V}_A/\dot{Q}$ 不均等などがある．したがって D_{LCO} は肺気腫，肺線維症，肺血栓塞栓

表 19-9　低酸素症の分類

低酸素血症性低酸素症	吸気中の酸素分圧低値や呼吸障害が原因で血中酸素分圧が低下することによる低酸素症
貧血性低酸素症	血中のヘモグロビン濃度が低値のために生じる低酸素症
うっ血性低酸素症	静脈の還流障害や心拍出量の低下が原因で組織にうっ血が生じることによる低酸素症
虚血性低酸素症	動脈の閉塞・狭窄などが原因で組織に供給される血液量が不足することによる低酸素症
組織毒性低酸素症	シアン中毒など細胞内での呼吸経路が障害されて生じる低酸素症

症，肺水腫，貧血など多くの疾患で低値となり，必ずしも肺胞壁レベルでの拡散能を反映するものではない．高度の肺線維症患者の労作時などを除き，低酸素血症の原因として拡散障害の臨床的意義は比較的低いと考えられている．

4．肺胞気動脈血酸素分圧較差（A-aDO$_2$）：肺胞気酸素分圧（PaO$_2$）と動脈血酸素分圧（PaO$_2$）との圧較差を肺胞気動脈血酸素分圧較差（A-aDO$_2$）といい，正常では 10 Torr 以下である．A-aDO$_2$ の開大は肺胞低換気では認められないが，肺胞レベルのガス交換障害である換気血流比不均等，シャント，拡散障害ではいずれもその開大を認める．したがって，その値は呼吸不全のタイプを鑑別するのに有用である．

5．低酸素症 hypoxia：本項の解説は主に呼吸器系の機能障害によって生じる狭義の呼吸不全を対象としている．しかし，広義の呼吸不全は原因のいかんにかかわらず組織・細胞レベルでの酸素不足，すなわち低酸素症による臓器の機能不全を意味する．したがって，肺での吸入から細胞内ミトコンドリアでの酸化的リン酸化によるアデノシン三リン酸 adenosine triphosphate（ATP）合成が行われるまで，酸素輸送と利用経路のどこに障害があっても呼吸不全となる．エベレスト登山など高地での吸気中酸素分圧の低下，貧血による酸素運搬量の低下，シアン中毒によるミトコンドリア内シトクロム酵素の阻害などがその例である（**表 19-9**）．実際の生体では組織の低酸素症を起こすこれらの要因がしばしば複数関与して呼吸不全の病態を呈するので，診断・治療上注意が必要である．通常，酸素飽和度，ヘモグロビン量，心拍出量が最も重要な因子である．各組織・臓器でその固有の性質や代謝状態により機能維持に必要な酸素量が異なることも重要であり，生体における低酸素症の顕在化は一律ではない．

4．臨床像

急性呼吸不全

脳卒中などの急性脳障害，胸部外傷，誤嚥による気道閉塞，肺炎，急性呼吸窮迫症候群 acute respiratory distress syndrome（ARDS）など種々の肺疾患で生じる．ARDS に代表されるような急性肺損傷では急速に進行する高度の低酸素血症を特徴とする．厳重な呼吸管理を行っても，敗血症や多臓器不全などが原因となって死亡する率が高い．肝や腎など重要臓器に既存の障害があると死亡率が高まる．一方，Guillain-Barré 症候群や薬物中毒などによる急性の神経疾患では肺胞低換気による高二酸化炭素血症と中等度の低酸素血症を呈する．肺実質そのものには障害がないので，適切な呼吸管理を行い，原疾患の障害が回復すれば治癒が期待できる．

慢性呼吸不全

基礎疾患としては COPD が最も高頻度である．COPD は慢性気管支炎，肺気腫あるいはこの両者が混在する病態に対する臨床的診断名である．慢性呼吸不全の原因として，かつて多かった肺結核後遺症は減少傾向にあり，肺線維症/間質性肺炎や肺癌が増加傾向にある．

慢性呼吸不全では徐々に進行する低酸素症や高二酸化炭素血症に対し代償機構が働き，生体の恒常性がかろうじて維持されている．このような予備能の低下した状態に比較的軽度でも感染症や心不全などの負荷が加わると代償機構が破綻し，急性の呼吸不全状態，急性増悪をきたす．

5．症　状

低酸素血症の急性症状として，呼吸困難，不穏，頻脈，頻呼吸，チアノーゼなどが認められる．高度になると意識消失，ショックなどを呈する．慢性の経過では特異的な症状に乏しく，チアノーゼなどが時に認められる．高二酸化炭素血症では頭痛，末梢血管拡張，意識障害（CO$_2$ ナルコーシス）などが現れる．

6．続発症

慢性呼吸不全の続発症としては，① 肺毛細血管床の荒

廃や低酸素血症がもたらす肺血管攣縮による肺高血圧と右心肥大，右心不全，② 右心不全による肝うっ血，③ 負荷・仕事量の増大と低酸素血症による呼吸筋疲労，④ 高二酸化炭素血症がもたらす血液 pH 低下による脳症（CO_2 ナルコーシス），⑤ 低酸素血症に対する代償反応としての多血症，⑥ 心不全による循環障害や低酸素血症がもたらす腎機能障害，⑦ 消化管障害，などがあげられる．
肺性心 cor pulmonale：COPD や間質性肺疾患などで肺血管抵抗が増加し（肺高血圧），右心肥大をきたしたものをいう．最終的には右心不全を呈する．

7．病理組織像と呼吸不全

呼吸不全をきたす疾患は**表 19-8** に示すように多岐にわたり，その病理組織像もさまざまである．しかし，これらが呼吸不全を呈するメカニズムは前述のようないくつかの基本的要素の組み合わせとして理解できる．

F 黄　疸

1．定　義

黄疸 jaundice とは，血中ビリルビン濃度が上昇し，全身の組織が黄染した状態をいう．血清総ビリルビン濃度が 1 mg/dL を超える状態を高ビリルビン血症という．通常，血清総ビリルビン濃度が 2〜3 mg/dL を超えると眼球結膜の黄染を認め，顕性黄疸となる．

2．病　因

溶血性貧血などビリルビンの産生過剰，ウイルス性肝炎や薬剤性肝障害などの胆汁排泄障害，体質性黄疸，胆石症や腫瘍による胆道の閉塞などによる．

3．発生機序

ビリルビンは組織をびまん性に着色し，細胞内で黄褐緑色の顆粒として認められる．肝障害の際，最も一般的にみられる．ビリルビンが血液中に増加し，皮膚，結膜など全身の諸組織，特に網内系が強く着色されるが，軟骨，角膜，成人の脳組織は例外的に着色されない．肝では Kupffer 細胞が色素を摂取するほか，毛細胆管内で胆汁成分が濃縮して胆汁栓 bile thrombus を形成し（**図 19-32a**），さらに肝細胞内にも多量の色素塊を認めるようになる．また各漿液も強く黄染し，尿中にも多量に排泄されてビリルビン尿症 bilirubinuria となる．一方，腸への胆汁酸排泄の減少は，脂肪の吸収障害を起こし，便は脂肪便 steatorrhea となる．同時に脂溶性のビタミン K の吸収障害が起こり，肝でのプロトロンビン形成の障害のため出血性素因を生じる．しばしば黄疸に際して重症の脳症状を合併する．これを肝性昏睡 hepatic coma といい，腸における異常分解産物，特にアンモニアの吸収，肝の解毒機能の障害などによると考えられている．ビリルビン自身も強い細胞毒性を有する．新生児黄疸では脂溶性である非抱合型ビリルビンが時に脳神経細胞を黄染し，これが脳幹部にみられることから核黄疸 nuclear icterus と呼ばれる．

4．黄疸の分類

成因による分類が広く用いられている（**表 19-10**）．

溶血性黄疸 hemolytic jaundice
◆定　義：赤血球の崩壊が高度なために過剰なビリルビ

表 19-10　黄疸の成因

ビリルビン産生過剰	溶血性黄疸：先天性遺伝性溶血性貧血，免疫性溶血性貧血，胎児赤芽球症
	シャント高ビリルビン血症：悪性貧血，ポルフィリン症，慢性骨髄性白血病
ビリルビン排泄異常	肝細胞性黄疸：ウイルス性肝炎，薬剤性肝障害，アルコール性肝障害，自己免疫性肝炎，劇症肝炎，肝硬変
	閉塞性黄疸
	肝内胆汁うっ滞性黄疸：ウイルス性肝炎，薬剤性肝障害，アルコール性肝障害，原発性胆汁性肝硬変，原発性硬化性胆管炎，妊娠，消化管外科手術，うっ血性心不全，敗血症
	肝外閉塞性黄疸：胆石症，原発性硬化性胆管炎，胆管癌，膵頭部癌，Vater 乳頭部癌
	体質性黄疸（上記を除く遺伝性の黄疸）
	肝細胞におけるグルクロン酸抱合の異常　Crigler-Najjar 症候群 I 型，II 型，Gilbert 症候群
	肝細胞におけるビリルビンの輸送，排泄の異常　Dubin-Johnson 症候群，Rotor 症候群

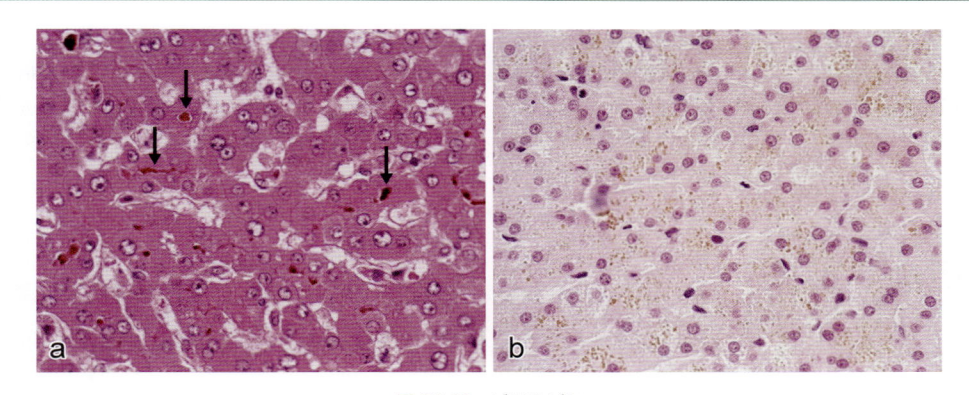

図 19-32　ビリルビン
a. 胆汁栓の形成，b. リポフスチン様色素の沈着

ンが生成され，肝からの排泄に異常がなくても起こる黄疸をいう．
◆病因：家族性溶血性黄疸，悪性貧血，新生児黄疸，血液 Rh 因子不適合による赤芽球症に伴う新生児黄疸（胎児赤芽球症 erythroblastosis fetalis または新生児重症黄疸 icterus gravis neonatorum）がある．
◆発生機序：肝のビリルビン処理能は通常大きな余力をもち，正常の代謝量の数倍のビリルビンを与えても血中濃度が 5 mg/dL 以上になることはない．したがって黄疸の発生には肝細胞の傷害，特に赤血球崩壊のための貧血による肝傷害が関与すると考えられる．新生児黄疸 icterus neonatorum の場合には，肝細胞が未熟なために UDPG-T 活性が低いことも原因となっている．黄疸の原因が肝細胞以前にあるという意味で肝前性黄疸とも呼ばれる．増加するビリルビンは，非抱合型ビリルビンである．

肝細胞性黄疸 hepatocellular jaundice
◆定義：肝細胞のビリルビン代謝に関する機能低下によって起こる黄疸．
◆病因：ウイルス性肝炎，薬剤性肝障害，アルコール性肝障害，自己免疫性肝炎など．
◆発生機序：この中には肝細胞によるビリルビンの取り込みの低下，肝細胞傷害によるグルクロン酸抱合や毛細胆管への胆汁排泄の低下，肝細胞の壊死・脱落による胆汁の類洞への流出などの病態を含むため，増加するビリルビンは抱合型と非抱合型が，種々の割合で混じっている．

閉塞性黄疸 obstructive jaundice
◆定義：胆汁の十二指腸への流出が妨げられて内圧が高まり，胆汁路が破綻して起こる黄疸．

◆病因：胆石や腫瘍によって胆汁の機械的通過障害が起こる場合と，薬物によって起こる場合がある．ともに血中の抱合型ビリルビンが増加する．問題になるのは破綻の部位で，肝外胆管や肝内の太い胆管に閉塞が起こると胆管膨大部の破綻が生じ，大量のビリルビンが流出する．一方，ミクロで識別する太さの肝内胆管に閉塞が生じた場合には，毛細胆管の破綻が生じる．前者を肝外胆汁うっ滞 extrahepatic cholestasis，後者を肝内胆汁うっ滞 intrahepatic cholestasis と呼んで区別する．肝内胆汁うっ滞の原因には，薬物，ウイルス性肝炎，胆管炎を特徴とする原発性胆汁性肝硬変 primary biliary cirrhosis（PBC）などがある．
◆臨床的事項：閉塞性黄疸では胆汁中のコレステロールが皮下に沈着して黄色腫をつくり，水溶性の抱合型ビリルビンが腎から排泄されて濃黄色尿となり，逆に便は灰白色（acholia）になる．アルカリホスファターゼをはじめとするいわゆる胆道系酵素の血中での上昇を伴う．血中に増加した胆汁酸によって皮膚の瘙痒感 pruritus をきたすことも閉塞性黄疸の特徴の一つとされる．特に原発性胆汁性肝硬変では，全身の激しい皮膚瘙痒感が黄疸発症に先行して出現することがしばしばある．

遺伝性高ビリルビン血症/体質性黄疸 constitutional jaundice
◆定義：溶血，肝細胞傷害，胆道閉塞などを伴わない反復性の遺伝性黄疸．Crigler-Najjar 症候群（CNS）I 型，II 型，Dubin-Johnson 症候群（DJS），Gilbert 症候群（GS），Rotor 症候群（RS）がある．
◆病因および病態：CNS-I，CNS-II，GS ではグルクロン酸転移酵素（UDPG-T）遺伝子の変異が原因で，UDPG-T 活性はそれぞれ 0％，10％，30％にまで低下している．DJS は毛細胆管膜にあるトランスポーター MRP2 遺伝

子の変異による．肝は黒色を呈し（黒色肝），組織学的には肝細胞の網膜胆管周囲にリポフスチン様色素が沈着している（図19-32b）．RSは，肝細胞細胞質のビリルビンキャリア蛋白質リガンディンをコードする遺伝子の変異と考えられている．CNS-Ⅰ，CNS-Ⅱ，GSは，高非抱合型ビリルビン血症を，DJS，RSは，高抱合型ビリルビン血症を示す．CNS-Ⅰ型は重篤な新生児黄疸をきたし極めて予後が悪いが，それ以外のものは予後が比較的良好で，GS，DJS，RSでは，無症状のことが多い．

G 肝不全

1．定　義

肝不全 hepatic failure とは，種々の原因により高度に肝細胞機能が低下した状態で，精神神経症状，黄疸，出血傾向，腹水などの臨床症状を伴う症候群．急性と慢性に分けられる．

2．病　因

急性肝不全の約90％はウイルス（主にB型肝炎ウイルス），約10％は薬剤による．慢性肝不全は肝硬変と同義語である．約75％がウイルス（主にC型肝炎ウイルス），約15％がアルコールによる．

3．発生機序と病態

肝は，糖，蛋白質，脂質，ビタミン，ホルモンの代謝，血清蛋白質や凝固因子の合成，胆汁の排泄，解毒，循環血液量の調節，IgA分泌を含めた免疫調節などを行う生存に不可欠な臓器である．したがって急性肝機能不全は，これらの肝機能の急激な低下のために全身に生じた病態である．肝ではKupffer細胞がビリルビン色素を摂取するほか，毛細胆管内で胆汁成分が濃縮して胆汁栓 bile thrombus を形成し，さらに肝細胞内にも多量の色素塊を認めるようになる．一方，腸への胆汁酸排泄の減少も重要である．消化障害，特に脂肪の吸収障害を起こし，便は脂肪便 steatorrhea となる．同時に脂溶性ビタミンの吸収障害が起こる．特にビタミンKの低下は，肝でのプロトロンビン合成低下を引き起こし出血性素因を生じる．

慢性肝不全ではさらに門脈-大循環シャント形成による循環障害が加わり，病態は複雑である（図19-33）．門脈-大循環シャント形成により門脈圧亢進症となる．これは，食道や腹壁などに側副血行路の形成や脾腫を引き起こす．食道静脈瘤の破裂は，血液凝固因子の低下と脾腫による血小板減少により止血が困難で，慢性肝不全の死因の約40％を占める．アミノ酸を利用する際，アンモニアが生じ，通常，肝で尿素に変換される．急性肝不全の時は，広範囲な肝細胞壊死により高アンモニア血症が起こる．アンモニアは腸内細菌によっても大量に産生されるので，慢性肝不全では門脈-大循環シャント形成により，側副血行路を経てアンモニアが大循環に入る．メルカプトンも腸内細菌がメチオニンから産生するので，アンモニアと同様に血中に増加し，肝性口臭の原因となる．エストロゲンやアルドステロンは，通常，肝で代謝されるが，門脈-大循環シャントにより，血中濃度が上昇する．エストロゲンは女性化乳房，クモ状血管腫，手掌紅斑を引き起こす．アルドステロンは，腎におけるナトリウムと水の再吸収を亢進させ，低アルブミン血症，門脈圧亢進症とともに，腹水や浮腫の原因となる．

肝不全による精神神経症状は肝性脳症と呼ばれ，意識障害，昏睡などの精神症状，羽ばたき振戦を引き起こす．血中アンモニアの上昇や分岐アミノ酸の低下，芳香族アミノ酸の増加などが原因と考えられている．高アンモニア血症や低ナトリウム血症などは，アストロサイトを膨張させアストロサイトの機能低下を招き，これが神経細胞や血液脳関門の機能低下を招く．一方，モノアミン代謝異常，内因性オピオイドや神経ステロイドなど神経刺激伝達関連物質の発現異常なども肝性脳症の原因として注目されている．

肝腎症候群 hepatorenal syndrome は，肝不全で乏尿と尿毒症が急速に進行する致死的な病態である．肝不全では，アルブミン合成の低下による浮腫や腹水，門脈圧亢進症による内臓のうっ血などで，全身の有効循環血液量が低下し，加えてアルドステロン代謝の低下により高アルドステロン血症となる．そのため腎ではナトリウムと水の再吸収が亢進する．肝腎症候群は，そこに消化管出血，感染，腹水穿刺などで起こる有効循環血液量の急激な低下によって誘発される．病理組織学的に腎には明らかな変化がない．

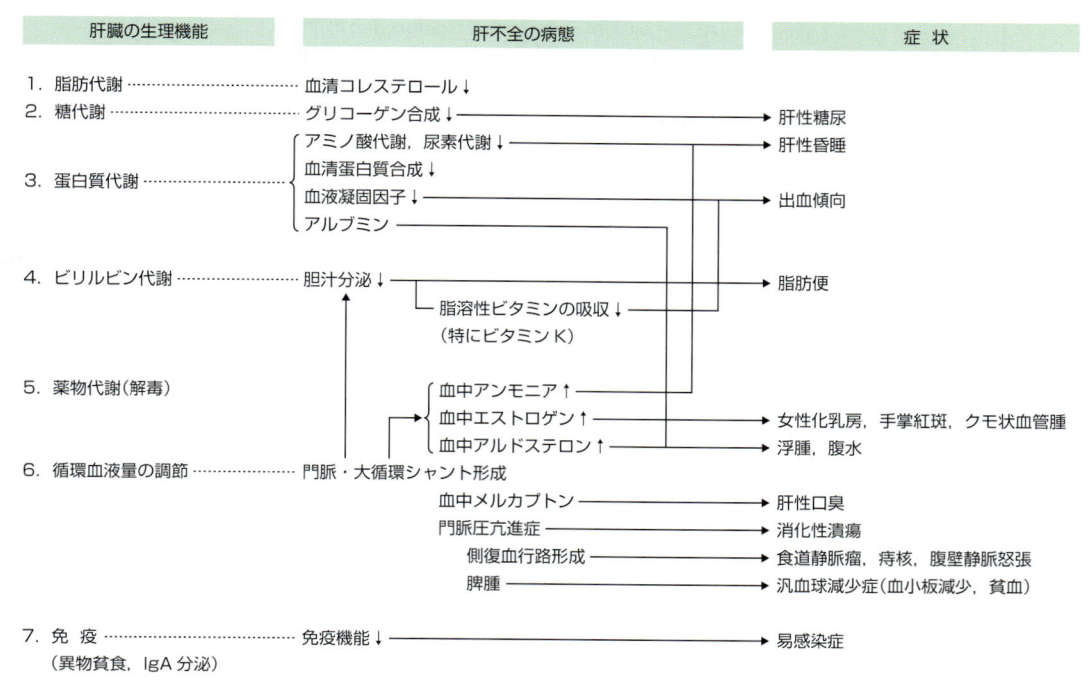

| 肝臓の生理機能 | 肝不全の病態 | 症　状 |

1. 脂肪代謝 …………………… 血清コレステロール↓
2. 糖代謝 ……………………… グリコーゲン合成↓ ──────→ 肝性糖尿
3. 蛋白質代謝 ………………… アミノ酸代謝，尿素代謝↓ ──→ 肝性昏睡
　　　　　　　　　　　　　　　血清蛋白質合成↓
　　　　　　　　　　　　　　　血液凝固因子↓ ──────→ 出血傾向
　　　　　　　　　　　　　　　アルブミン
4. ビリルビン代謝 …………… 胆汁分泌↓ ────────→ 脂肪便
　　　　　　　　　　　　　　　脂溶性ビタミンの吸収↓
　　　　　　　　　　　　　　　（特にビタミンK）
5. 薬物代謝（解毒）　　　　　 血中アンモニア↑
　　　　　　　　　　　　　　　血中エストロゲン↑ ─────→ 女性化乳房，手掌紅斑，クモ状血管腫
　　　　　　　　　　　　　　　血中アルドステロン↑ ────→ 浮腫，腹水
6. 循環血液量の調節 ………… 門脈・大循環シャント形成
　　　　　　　　　　　　　　　血中メルカプトン ─────→ 肝性口臭
　　　　　　　　　　　　　　　門脈圧亢進症 ───────→ 消化性潰瘍
　　　　　　　　　　　　　　　側副血行路形成 ──────→ 食道静脈瘤，痔核，腹壁静脈怒張
　　　　　　　　　　　　　　　脾腫 ─────────→ 汎血球減少症（血小板減少，貧血）
7. 免　疫 ……………………… 免疫機能↓ ────────→ 易感染症
　　（異物貪食，IgA 分泌）

図 19-33　肝不全における病態

H　多臓器機能不全症候群

1．定　義

　1970 年代に腹部大動脈瘤破裂手術後 18 例が基礎疾患と直接関係のない複数の重要臓器に次々と機能不全を来たし死亡したのを契機として，一連の臓器や系が関連性をもって機能をしなくなる致死的状態を一疾患単位とする多臓器不全 multiple organ failure（MOF）の概念が Eiseman により提唱され，広く用いられた．しかし，MOF やその前段階の敗血症やショックなどの用語に混乱があり，1992 年米国胸部疾患学会と米国集中治療医学会の合同カンファレンス（ACCP/SCCM Consensus Conference）において，各種用語の定義が統一された（**表 19-11**）．

SIRS

　systemic inflammatory response syndrome
　SIRS（全身性炎症反応症候群）は侵襲に対する全身性炎症反応である．明らかな感染がなくとも全身性炎症を反映した 4 項目（体温，心拍数，呼吸数，白血球数）のうち 2 項目以上に異常のある状態を SIRS という（**表 19-11**）．sepsis は感染症が原因となって起こる SIRS と定義され，菌血症は必要条件ではない．一方，sepsis の従来の日本語訳「敗血症」は血中病原菌の検出される菌血症で重症の全身症状を伴う状態と定義される．ここでは菌血症の有無にかかわらず感染性 SIRS の意味で sepsis を用いる．SIRS の概念が広く受け入れられたのは，感染症，ショック，組織損傷など異なった原因による重症の病態 critical illness の背景に共通の病態生理があるとの認識が広まってきたためである（**図 19-34**）．すなわち，SIRS は非感染性 SIRS と感染性 SIRS（sepsis）に分類される．前者はショック，外傷，熱傷，急性膵炎などで起こり，後者は種々の病原菌による菌血症やそのほかの重症感染症で起こる．

ショック shock

　ショックは急性全身性循環障害で，重要臓器機能や細胞機能を維持するのに十分な血液循環がえられない心血管系の機能不全に起因する病態である．出血性ショック，感染性ショック，心原性ショックなどを含む．参考までに，一酸化炭素中毒は末梢のアノキシアが循環障害に先行し，低血糖発作は組織のエネルギー源不足が循環障害に先行する点がショックと異なる．severe sepsis

表 19-11 ACCP/SCCM Consensus Conference の定義

用　語	日本語	定　義
infection	感染	微生物およびほかの生物の侵入に対して宿主が炎症反応を起こした状態
bacteremia	菌血症	血液中に生きた細菌が存在する状態（viremia, fungemia, parasitemia も同様）
SIRS	全身性炎症反応症候群	さまざまな重症侵襲に対する全身性炎症反応 ほかの明らかな原因がなくて，以下の2項目以上を満たせば SIRS と診断 (1) 体温　　＞38℃あるいは＜36℃ (2) 心拍数　＞90/分 (3) 呼吸数　＞20/分または $PaCO_2$＜32 Torr (4) 白血球数＞12,000/μL または＜4,000/μL，あるいは桿状核球＞10%
sepsis	敗血症	感染に対する全身性炎症反応．感染による SIRS（上記基準を満たす）
severe sepsis	重症敗血症	臓器不全を伴う sepsis．循環不全（低灌流，灌流異常）を含む 乳酸アシドーシス，乏尿，急性意識障害を含む
septic shock	敗血症性ショック	適切な補液にもかかわらず低血圧を伴う sepsis
sepsis-induced hypotension	敗血症性低血圧	収縮期血圧＜90 mmHg またはほかの低血圧の原因がなしに平時の収縮期血圧より 40 mmHg 以下に低下
MODS	多臓器機能不全症候群	急性重症患者で治療しなければ恒常性が保たれない臓器機能障害

Accp, American College of Chest Physicians；SCCM, Society of Critical Care Medicine

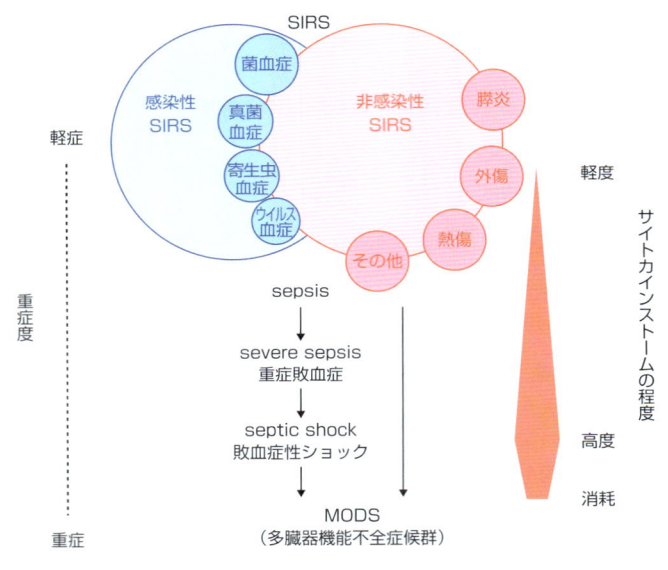

図 19-34 感染，SIRS，MODS の概念図

は臓器機能障害，組織低灌流，血圧低下を合併した状態である．さらに組織の細胞が必要とする酸素が十分に供給できない心血管系の重篤な循環障害（ショック）を合併した状態が感染性ショック septic shock である．循環障害に基づくショックの分類を**表 19-12** に示す．ショックの原因は多様で一定の診断基準はないが，Swan らが提唱した心原性ショックの診断基準が参考になる（**表 19-13**）．

臓器機能不全 organ dysfunction

特定の臓器の細胞傷害が生じ，その臓器機能を十分に果たせない重篤な状態を臓器不全と呼ぶ．生命活動に必須な重要臓器の単一臓器不全（心不全，呼吸不全など）は不可逆性の致死性変化と考えられ死因とされることもあるが，クリティカルケア critical care（救命救急）やインテンシブケア intensive care（集中治療）の進歩により，蘇生例では回復後ほぼ正常に復帰し組織学的壊死もないので臓器機能不全という用語が使われるようになった．

多臓器機能不全症候群 multiple organ dysfunction

表 19-12　循環障害に基づくショックの分類（相原らによる）

I	血液分布異常性ショック　distributive shock
	A．感染性ショック（septic shock）
	B．アナフィラキシーショック（anaphylactic shock）
	C．神経原性ショック（neurogenic shock）
II	循環血液量減少性ショック　oligemic shock
	A．出血性ショック（hemorrhagic shock）
	B．体液喪失（fluid depletion）
III	心原性ショック　cardiogenic shock
	A．心筋性（myopathic）
	1．心筋梗塞（myocardial infarction）
	2．拡張型心筋症（dilated cardiomyopathy）
	B．機械性（mechanical）
	1．僧帽弁閉鎖不全症（mitral regurgitation）
	2．心室瘤（ventricular aneurysm）
	3．心室中隔欠損症（ventricular septal defect）
	4．大動脈弁狭窄症（aortic stenosis）
	C．不整脈（arrhythmia）
IV	心外閉塞・拘束性ショック（extracardiac obstructive shock）
	A．心タンポナーデ（pericardial tamponade）
	B．収縮性心膜炎（constrictive pericarditis）
	C．重症肺塞栓症（massive pulmonary embolism）
	D．緊張性気胸（tension pneumothorax）

表 19-13　ショックの診断基準

1．収縮期血圧：90 mmHg 未満，または平時の 30 mmHg 以下
2．血流量減少による以下の症候をすべて認める
　1）時間尿量 20 mL 未満（Na 濃度低下）
　2）意識障害
　3）末梢血管収縮（冷たく湿った皮膚）
＊以下による血圧低下も含む（Swan 基準だと含まない）
　疼痛，薬物，循環血液量減少，迷走神経反射

（Swan らの心原性ショックを参照）

syndrome（MODS）は，複数の重要臓器あるいは系の機能障害が同時に発生している状態の症候群と定義される．侵襲を受けた臓器だけでなく，遠隔臓器（腎，肺，肝）や系（心血管系，中枢神経系，消化器系，血液凝固系など）の機能が短時間のうちに連続して機能不全に陥り，治療介入なしには救命できない状態である．MODS は最初の原因（侵襲）を克服しつつある患者の生命を脅かすので，早期の診断・治療が極めて重要である．

MODS の診断基準・重症度の評価のため，Goris のスコア，MODS スコア，SOFA スコアなどさまざまなスコアリングシステムが工夫されている．SOFA は敗血症の評価のため欧州集中治療医学会が作成した sepsis-related organ failure assessment の略であったが，その後 sepsis 以外の MODS の重症度評価に有用であることが示され，現在 SOFA は sequential organ failure assessment を意味する．肺，心，肝，血液凝固系，腎，GCS（glasgow coma scale）の 6 項目を対象に 0〜4 点を分配する．MODS スコアは，呼吸，腎，肝，心血管，血小板数，GCS の 6 項目を対象に 0〜4 点を分配し，点数が高くなるほど重症である．

MODS は一次性と二次性に分類され，一次性 MODS は重要臓器の局所傷害に続発するもので，酸素摂取や心拍出量の低下など臓器障害を直接的に起こす原因が明確である．肺挫傷，心挫傷，横紋筋融解などの侵襲により，腎不全や肝不全などを合併する場合である．二次性 MODS は SIRS で合併してくる血管内皮細胞傷害や凝固線溶異常により引き起こされる．

2．病因

感染，外傷（事故，手術），熱傷，低灌流と代謝亢進が MODS 発症の引き金となる．最初の原因が，制御できない全身性の炎症反応を誘発する．手術の有無にかかわらず，敗血症は最も頻度が高い原因であり，感染性ショックを生じる可能性がある．SIRS と sepsis の両者とも MODS へ進行する可能性がある．しかしながら，MODS 患者の 3 分の 1 において，原発となる病巣が不明である．MODS は「SIRS ⟶ Sepsis ⟶ Severe sepsis ⟶ MODS」といった一連の病態の最終段階で最も重症である．

3．発生機序

SIRS，ショック，MODS の発生には，感染，組織損傷などの侵襲に引き続いて起こる炎症，虚血再灌流，酸素欠乏やアポトーシスによる細胞死などの病態が関与している．種々のメディエーターが互いに影響し合って複雑な病態を形成している．サイトカイン，ケミカルメディエーター，血管内皮と微小循環障害，虚血再灌流障害，組織酸素代謝障害などのさまざまな因子が，原因や原発臓器によってさまざまな程度に関与する．感受性の遺伝的あるいは非遺伝的な個人差も関与すると推定されている．

侵襲により局所の応答が開始される．例えば，病原体由来のリポ多糖 lypopolysaccharide（LPS），リポテイコ酸 lipoteichoic acid（LTA），toxic shock syndrome toxin 1（TSST-1）や補体活性化によりマクロファージが活性化され，中枢性サイトカイン TNF-α と IL-1β が産生される．両者は T 細胞，NK 細胞，単球，好中球，血管内皮，血小板，線維芽細胞などに働きかけ，宿主由来の二次的メディエーターである炎症性サイトカイン IL-2，IL-6，IL-8，マクロファージ遊走阻止因子 macrophage migration inhibitory factor（MIF），IFN-γ やそのほかの

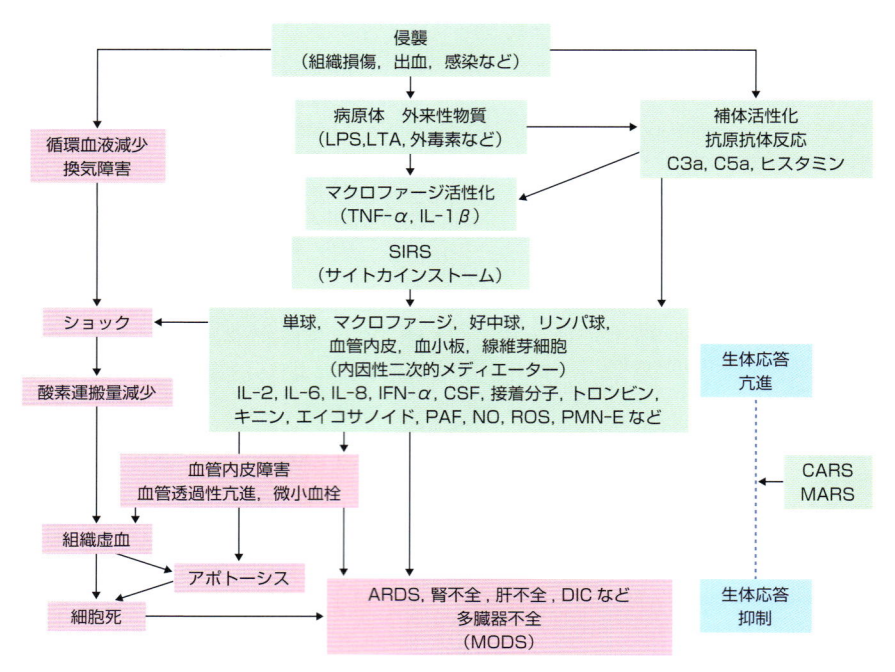

```
侵襲
(組織損傷，出血，感染など)
          ↓
病原体 外来性物質        補体活性化
(LPS, LTA, 外毒素など)    抗原抗体反応
          ↓              C3a, C5a, ヒスタミン
マクロファージ活性化
(TNF-α, IL-1β)
          ↓
        SIRS
   (サイトカインストーム)

循環血液減少
換気障害

単球，マクロファージ，好中球，リンパ球，
血管内皮，血小板，線維芽細胞
(内因性二次的メディエーター)
IL-2, IL-6, IL-8, IFN-α, CSF, 接着分子，トロンビン，
キニン，エイコサノイド，PAF, NO, ROS, PMN-E など

ショック
酸素運搬量減少

血管内皮障害
血管透過性亢進，微小血栓

組織虚血
アポトーシス
細胞死

ARDS, 腎不全，肝不全，DIC など
多臓器不全
(MODS)

生体応答亢進
  ↓
CARS
MARS
  ↓
生体応答抑制
```

図 19-35　侵襲から SIRS, MODS への進行

メディエーターを産生・放出させる．IL-6 は肝に働きかけ，急性相蛋白質（CRP，凝固因子，セルロプラスミン）の産生を誘導する．G-CSF，GM-CSF は骨髄での好中球産生を促進する．TNF-α と IL-1β は血管内皮上の接着分子（セレクチン）の発現を促し，さらに IL-8，血小板活性化因子 platelet-activating factor（PAF）の誘導を介して白血球を活性化し接着分子（インテグリン）の発現を上昇させ，好中球の内皮への rolling, sticking を促し，血管外組織への浸潤を増し傷害局所に遊走させる．血漿成分に由来するトロンビンとキニン系は血管内外の凝固を促進し，後者は細胞のアラキドン酸カスケードを活性化しエイコサノイド（PG，LT）を産生させる．PAF や NO は血小板や局所の血管に働きかけ血栓形成を促す．活性化好中球からの過剰な活性酸素種 reactive organ species（ROS）や好中球エラスターゼ polymorphonuclear leukocyte elastase（PMN-E）の放出は細菌などの病原微生物を傷害・除去するのみならず自己組織をも破壊する．MIF はマクロファージや T 細胞のみならず下垂体などでも産生され，tautomerase 酵素活性を有し炎症誘発性効果を有する．MIF 欠損マウスではエンドトキシンショックが起きない．生体には 150 以上の炎症伝達物質（サイトカイン，活性酸素，凝固因子など）がある．これらの内因性のメディエーターの過剰産生と致死的相互作用はサイトカインストーム cytokine storm と呼ばれ，直接の感染や損傷がない遠隔臓器に甚大な傷害を与え，機能障害を引き起こす．以上が侵襲から，SIRS, MODS にいたるシナリオである（図 19-35）．心血管手術後などの非感染性 SIRS の場合，SIRS の状態が 3〜4 日間以上持続あるいは SIRS が再燃した場合に重症化しやすい．重症化の多くは感染の併発による．臓器障害の発症にはある程度の経時的傾向がある．呼吸不全は，最初の侵襲から 72 時間後によくみられる．これに続き，肝機能不全（5〜7 日），消化管出血（10〜15 日）と腎不全（11〜17 日）がみられる．

SIRS が起こると，一方では過剰に産生された炎症性サイトカインを抑制するため抗炎症性サイトカイン（可溶性 TNF レセプター sTNF-R, IL-4, IL-1 レセプター・アンタゴニスト IL-1ra, IL-10 など）が過剰になる状態が起こりうる．例えば，sTNF-R, IL-1ra はそれぞれ TNF-α と IL-1β を中和する．これを代償性抗炎症反応症候群 compensatory anti-inflammatory response syndrome（CARS）と呼び，生理的フィードバックである．SIRS では宿主の免疫応答は亢進し，一方では自分の組織傷害も起こすが，CARS は自己傷害を抑えるが過剰になると免疫能が低下し，免疫麻痺 immunoparalysis と呼ばれる免疫抑制状態になる．全身性炎症が遷延すると SIRS と CARS が混在した状態（mixed antagonistic response syndrome：MARS）になる．患者の背景により敗血症 sepsis でも異なる免疫状態が生じると考えられる（図 19-36）．多くの敗血症の臨床治療試験においてサ

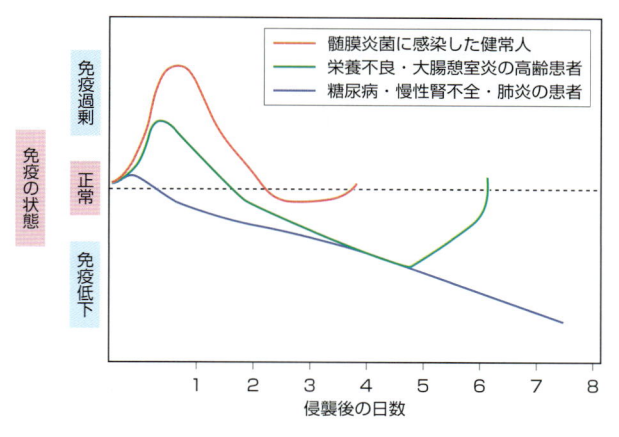

図 19-36 敗血症における免疫状態

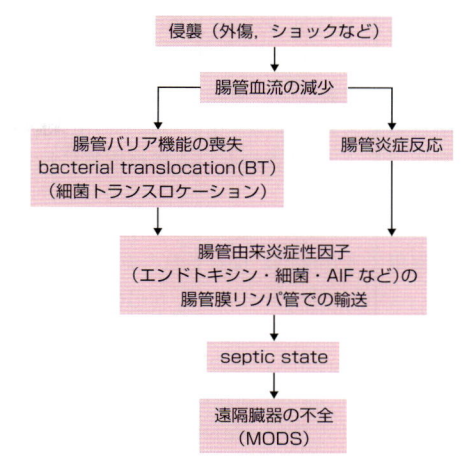

図 19-37 腸管仮説

イトカイン反応を制御し炎症を抑制するプロトコルが死亡率を有意に下げなかったのは，時相を含めた複雑な病態生理の把握が十分でないことを示している．MODS 発症にいたる代表的な仮説を以下にあげる．これらは排他的なものではなく，相互補完的なものである．

腸管仮説 gut hypothesis

非常に重篤な患者における MODS を説明する最もポピュラーな理論は腸管仮説である．概略すると，内臓の低灌流と引き続く腸粘膜の虚血のために，粘膜周辺の構造と細胞機能が変化し，腸透過性の増大，腸の免疫能変化と後述の細菌トランスロケーション bacterial translocation（BT）が増加する．肝機能障害は，毒素の大循環への放出と免疫応答の活性化につながり，最終的に，組織損傷と臓器機能障害をきたすというものである．

1980 年代に，腸内細菌とその産物が重篤な外傷や火傷患者における敗血症と MODS の発症の重要な誘因であるという「gut-induced sepsis（腸管誘発敗血症）」の仮説が提示された．生体はショックまたはストレス状態の間，腸への血流量を減少させることでより重要な臓器（例えば心と脳）への十分な血流量を確保する．この腸血流量の減少が腸管傷害と通常の腸バリア機能の喪失につながり，腸が leaky（漏れやすい）になるという考えである．初期には細菌とその毒素（例えばエンドトキシン）が腸から抜け出して大循環に入り，全身敗血症を引き起こし MODS にいたると単純に考えられた．正常の腸管が宿主を数千回も殺すのに十分な細菌とエンドトキシンを含むことを考えれば，腸管透過性のわずかな増加でさえ著明な病態生理的結果を引き起こすのは当然ともいえる．腸内細菌が腸の粘膜バリアを通過して全身に広がる機構は不明だが，その過程を BT と称した．BT は，臨床的に感染の原病巣のない MODS 患者の血液中に細菌が検出されたり，あるいは感染性微生物の証拠がないのに敗血症の臨床像を呈するという臨床的なパラドックスをよく説明する．さらに，栄養分投与のルート，感染と腸バリア機能の関係が指摘され，高リスク患者，特に熱傷，外傷と ICU 患者に対する経腸栄養の重要性が認識されるようになった．すなわち，経腸栄養の不足による腸バリア機能障害と BT を防ぐため多くの新しい腸内投与薬が開発され，腸管栄養（feeding gut）の利点および対照的に経静脈栄養の危険性が認識された．

BT の概念は，腸管由来細菌とその産物の全身性播種として多くのデータをよく説明するが，大規模な臨床試験で MODS 発症者あるいはハイリスク患者の門脈血内に細菌またはエンドトキシンが証明されず謎とされた．その後，腸管が体内最大の免疫臓器であることが再認識され，多くの腸管由来因子（細菌を含む）が門脈枝経由ではなく腸管リンパ管経由で腸から放出されるという実験事実から，腸間膜リンパと腸管自身の炎症誘発性の性質が示され，MODS の腸管仮説のミッシングリンクが補完された．出血性ショック，外傷または広範囲の熱傷後，腸管は炎症性の組織傷害性因子を放出し，急性肺損傷，骨髄不全，心筋機能障害，好中球活性化，赤血球傷害，内皮細胞活性化と傷害を引き起こす．すなわち，腸管から放出され腸間膜リンパで運ばれる因子は大きな外傷や熱傷患者で観察される所見を再現し，MODS を引き起こすのに十分だった．出血性ショックと外傷において，門脈あるいは大循環において検出可能なバクテリアまたはエンドトキシンが存在しない場合に，これらの中毒性腸管由来因子の産生が引き起こされることがわかった．腸管仮説は当初の腸管の細菌が遠隔臓器に到達して傷害を起こすという理論（BT）から，細菌，腸管虚血ま

たはその両方が MODS の一因となる腸の反応を引き起こすという理論へと進化した（図 19-37）．このパラダイムによれば腸管虚血は腸の血流量の減少という局所的な血行力学反応により，腸間膜リンパ管への生理活性因子の放出を誘導し，全身性炎症という免疫応答に転換する．

エンドトキシン・マクロファージ説

毒素や細菌に進化学的に保存された病原体関連分子パターン pathogen-associated molecular pattern (PAMPs) あるいは PAMPs と壊死組織から放出される細胞内蛋白質（alarmins）を合わせた damage-associated molecular patterns (DAMPs) と呼ばれる構造を，パターン認識レセプター pattern-recognition receptor (PRR) を保有する細胞が認識することにより自然免疫系が活性化することが sepsis の発症に大きな役割を果たしている．典型例がエンドトキシンショックである．グラム陰性感染症は MODS 患者に比較的よくみられ，エンドトキシン（LPS）は主なメディエーターとして働く．LPS は LPS 結合蛋白質（LBP）と血中で結合し，流血中の可溶性 CD14 (sCD14) やマクロファージ細胞表面上の GPI アンカー蛋白質 CD14 の働きにより，Toll-like レセプター（TLR4）に結合することにより MyD88-IRAK-TRAF6 経路を介する MAPK の活性化と NF-κB の転写活性化により，LPS に接して 30〜90 分の間に IL-1 と TNF-α が産生される（図 19-35 参照）．

sCD14 は sepsis 患者では，sCD14 の血中レベルが増加しており，CD14 陰性の細胞（血管内皮細胞，線維芽細胞，平滑筋細胞，樹状細胞）の LPS による活性化に関与すると考えられている．サルのエンドトキシンショックでは sCD14 に対する抗体が致死率を下げる効果があった．しかし，一般にヒトのエンドトキシンショックではこういった毒素や初期のレセプター認識や細胞活性化に関与するサイトカインを標的とした治療はあまり奏効していない．重症患者ではすでに進行しているためと考えられ，後期に働く物質 late mediator の重要性が認識されつつある．マウスの LPS 投与敗血症モデルにおいて，TNF-α 刺激によりマクロファージから分泌される HMGB1 (high mobility group B1) が敗血症のメディエーターであることが証明された．HMGB1 は非ヒストン核蛋白質の主要成分として知られていたが，敗血症時に核外へと遊離された場合には細胞障害性を示し，TNF-α や IL-1β よりも遅れて出現する．

組織低酸素微小血管仮説

大血管と微小血管の変化の結果，組織への酸素供給不足が起こる．循環血液量の減少や血圧低下が起これば大循環では高心拍出により代償が開始される．血液動態の中枢化と呼ばれる変化により，重要臓器への血流を維持し，腎・消化管・筋・皮膚などへの臓器血流が減少する．微小循環において酸素拡散障害が生じる原因には，以下の ①〜⑤ が関与している．① 水素イオン濃度，2,3-diphosphoglycerate 濃度低下，低体温は酸素解離曲線の左方移動を誘発し酸素解離を低下させる．赤血球周囲の環境変化により赤血球変形能が低下し，血液粘度が上昇する．② 組織の灌流圧が低下することにより末梢細動静脈間のシャント血流量が増加し，過度の血管拡張・収縮物質の産生により，微小循環調節が破綻し血流の不均等配分が生じる．③ 毛細血管内皮における血小板凝集，顆粒球接着，微小血栓などにより，毛細血管の閉塞，内皮損傷が起きれば酸素拡散の低下を生じる．④ NO などのメディエーターによる毛細血管透過性亢進は局所代謝物質の放出・蓄積による細胞間浮腫を招き，酸素拡散が低下する．⑤ 細胞内でミトコンドリア基質までの酸素運搬障害により，細胞内アシドーシスが生じ，ミトコンドリアの酸素化能は代償的に増大する．

sepsis では酸素拡散障害に加え，組織の酸素要求量の増大が酸素負債を生じる．原因治療が奏効して酸素摂取率が改善すれば，大循環の高拍出性の代償機転は改善する．しかし，血流の中枢化により犠牲にされた臓器はしばらく酸素負債が続き，代償性ショックの状態になるので注意が必要である．

生体システムの統御機構の破綻

侵入した病原体産物のみでなく宿主由来の炎症性メディエーターを介する生体内システムの統御機構の破綻が SIRS 発症に重要である．自然免疫系のみならず，獲得性免疫，内分泌系，凝固系，補体系，自律神経系が複雑に関与している．それらの系をつなぐキーとなる分子の関係を示す（図 19-38）．

補体経路の初期段階で活性化される C5a はアナフィラトキシンであり，血管透過性亢進や好中球走化因子として働く以外に多くの機能を示す．C5a は MIF の分泌，HMGB1 の放出を促すとともに凝固系の組織因子発現を増加させ，内因系の活性化に関与する．また C5a は TLR4 の発現を抑制し TLR4 媒介性サイトカイン産生を減少させる．HMGB1 は内因性の alarmin の一つで有核細胞に存在する．特にマクロファージ，好中球が主なソースであり，核でアセチル化されたのち細胞質に移行し分泌されるかあるいは壊死細胞から放出される．これは PRRs（TLR4，TLR2，receptor for advanced glycation end-products：RAGE）リガンドとして特異的にレセプターに結合して自然免疫細胞にシグナル伝達し，炎症サイトカイン産生を促進するとともに腸粘膜バリアの破壊に関与する．HMGB1 の分泌は自律神経系の影響下

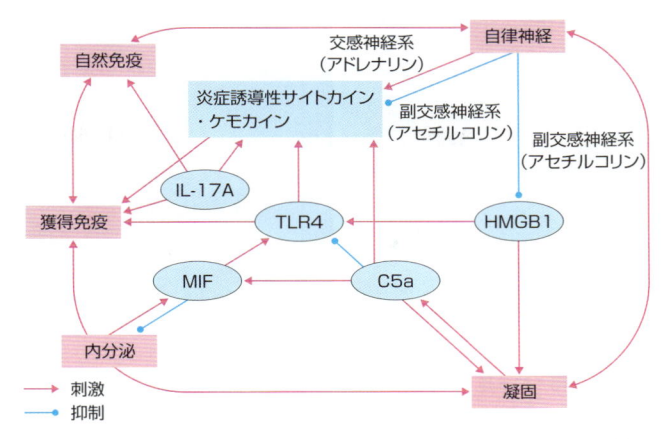

図 19-38　敗血症における生体システムとキーとなる炎症因子の関係

にあり，コリン作動性の抗炎症経路の活性化により分泌が抑制される．MIF は白血球細胞内に構成的に貯蔵されているが，細菌毒素（内毒素・外毒素）や TNF，IFN-γ，C5a などの炎症誘発性サイトカインはその分泌を強力に誘導する．MIF は dopachrome の tautomerase 活性（変換活性 isoform）によりインドール誘導体として pro-inflammatory 効果を発揮し，また貪食細胞上の TLR4 発現を増強する．興味深いことに MIF はエンドサイトーシスされ細胞内シグナル伝達に関与するが，CD74 レセプター複合体に結合したのちに CD44 を介するシグナル伝達を行うことも報告されている．

sepsis（感染性 SIRS）が生じると，獲得免疫系は IFN-γ と IL-12 産生に特徴づけられる Th1 反応から，IL-4，IL-5，IL-10 と IL-13 産生を伴う Th2 反応へのシフトを行い，免疫抑制が生じる．最近，IL-17 を産生する Th17 細胞の発見により，獲得免疫と自然免疫のリンクがより明確に理解できるようになった．IL-17 A は Th17 細胞のほかに，好中球，CD8$^+$T 細胞，NK 細胞，γδT 細胞などにより産生される炎症誘発性サイトカインである．IL-17 レセプターは線維芽細胞，上皮細胞，血管内皮細胞，骨芽細胞，単球・マクロファージなどさまざまな細胞に発現しており，標的細胞により異なるサイトカイン（CSF，CXC ケモカイン，メタロプロテアーゼ MMP，IL-6，IL-1β，TNF など）が産生される．

免疫細胞も神経伝達物質を合成したりそのレセプターを有することがわかり，自律神経系との関係が明らかにされつつある．迷走神経から分泌されるアセチルコリンあるいは α7nAChR レセプターのアゴニストはマクロファージのサイトカイン産生を抑制する（コリン作動性抗炎症経路）．交感神経から分泌されるカテコールアミンは血管系に作用するだけでなく，アドレナリンレセプターをもつマクロファージの TNF 産生を促進する．

sepsis が進行して動員された白血球からもカテコールアミンが分泌され，腸管では細菌増殖に関与する可能性も示され，炎症反応が増幅される．このような生体システムの相互関係は今後さらに理解が進むと考えられる．

4．壊死物質の影響

壊死が生じた時に細胞から放出される因子が局所あるいは遠隔臓器に影響を与えることが最近注目を集めている．前述の DAMPs あるいは Alarmins の一つである HMGB1 は TNF 刺激でマクロファージが分泌して DNA を結合，ほかの蛋白質（レセプター）と相互作用をすることが明らかになった．多くある新規治療薬のなかで APC（活性化プロテイン C）のみがヒトの敗血症性ショック septic shock に奏功することが知られていたが，敗血症モデル動物の解析からヒストンが血管内皮を傷害すること，APC がヒストンを分解してショックを抑えることが判明した．また，古細菌共生の遺残と推定されているヒトミトコンドリア由来 DAMP として，フォルミル化ペプチドと Mt DNA（CpG rich）がある．それぞれ formyl peptide receptor-1 と TLR9 を介して好中球に認識され，カルシウム流入と MAP キナーゼ活性化により，好中球遊走と脱顆粒が生じる．好中球媒介性の臓器傷害を起こしうる．

活性化好中球は活性酸素で細菌を殺す機能を有するが，さらに，クモの糸のようなファイバー Neutrophil extracellular traps（NETs）を分泌し殺菌することが報告された．NETs は，さまざまな DAMPs を捕捉して局所濃度を上げることで炎症の増悪ないしは局在化に重要であると考えられている．

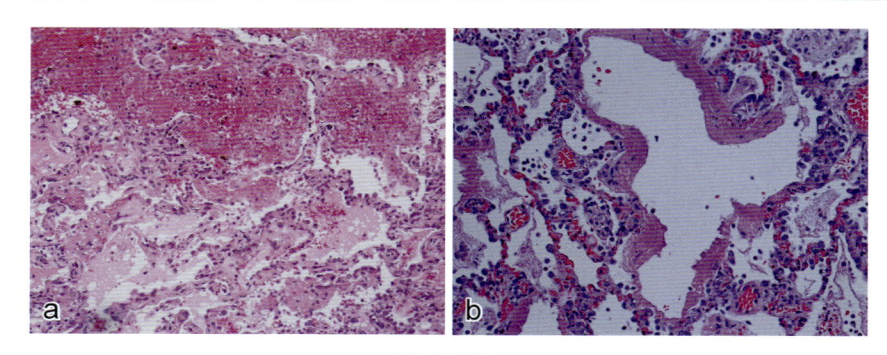

図 19-39 肺の
a. 肺うっ血水腫・出血（HE 染色），b. 肺胞内硝子膜形成（HE 染色）

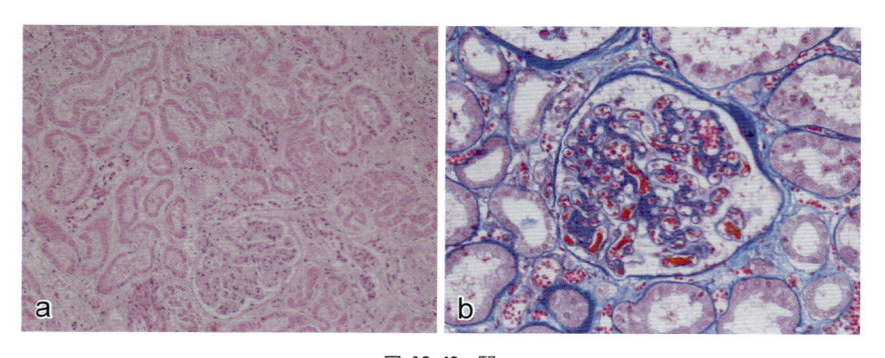

図 19-40 腎
a. 急性尿細管壊死（HE 染色），b. 糸球体係蹄毛細血管内微小血栓（アザン染色）

5．病理形態

MODS で死亡した症例を剖検すると，死亡前の検査値と実際の臓器障害の程度が異なっていることが多い．死亡直前の各臓器に関連した検査では重度の臓器障害を示唆する異常値があっても，剖検臓器においては細胞の広範な壊死（傷害）などが認められないことがある．死後変化も加わり難しい面もあるが，最近の注意深い組織学的解析により，組織のアポトーシスと壊死が有意に増えていることが明らかにされつつある．臓器自体の病変により機能不全に陥ったものではなく，侵襲が及ぼした悪影響に対して，各臓器を構成する細胞が自分自身を守るため活動を停止し臓器機能が低下する可能性が推測されている．また，一次性 MODS で原発臓器が明らかな場合には，各臓器の病変は原因によって多少異なるが，共通してみられる基本病変は，実質細胞の変性壊死，血管透過性亢進，血管壊死による出血，フィブリン血栓である．以下に各臓器のショックに特徴的な所見を示す．

1. 肺：初期には代謝性アシドーシスと酸素不足から呼吸数の増加や換気亢進がみられる．次いで肉眼的にはうっ血水腫が斑状に広がりびまん性の変化となり，肺重量の増加と水分含量が増加する．毛細血管透過性が上昇し，顕微鏡的には肺胞内水腫・出血，肺胞毛細血管内に好中球の貯留がみられる（**図 19-39a**）．肺胞血流が低下し，蛋白質漏出によりサーファクタント蛋白質が減少すると換気障害が生じる．さらに毛細血管内皮細胞や肺胞上皮細胞の傷害壊死が加わり呼吸不全となる．この状態を ARDS（adult respiratory distress syndrome）あるいはショック肺 shock lung と呼ぶ．播種性血管内凝固症候群（DIC）が起こった場合，肺胞毛細血管にフィブリン微小血栓がみられる．薬剤や特発性間質性肺炎による急性肺傷害 acute lung injury（ALI）による死亡例では，肺胞内にフィブリンが析出し硝子膜を形成するびまん性肺胞傷害 diffuse alveolar damage（DAD）の所見を呈することが多い（**図 19-39b**）．肺自身が過剰な炎症（SIRS）により非心原性に傷害されているのか，心不全や静水圧性肺水腫などにより呼吸不全が生じているのかを適切に判断することは臨床的に極めて重要であり，また，病態生理の把握にも注意すべきである．

2. 腎：循環代償機転による腎血流量の低下が起こりやすく，ほかの臓器・組織の挫滅で生じた腎毒性物質が流れ込む臓器であり，ショックの重要な標的臓器である．

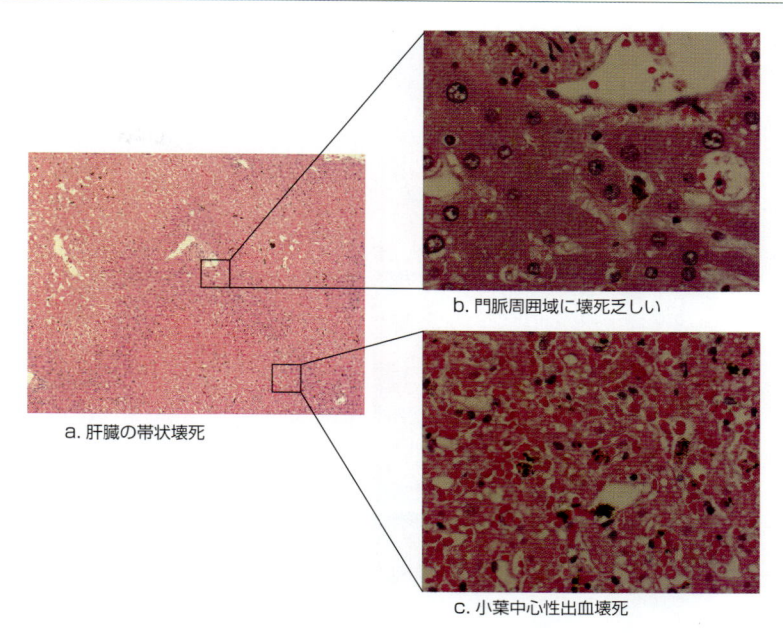

a. 肝臓の帯状壊死
b. 門脈周囲域に壊死乏しい
c. 小葉中心性出血壊死

図 19-41　帯状壊死

糸球体濾過圧の低下，血流分布の異常，腎毒性物質による急性尿細管壊死 acute tubular necrosis（ATN）が起こる（図 19-40a）．腎虚血の場合，近位尿細管を中心に障害が起こり，尿細管上皮の壊死・脱落・閉塞，間質浮腫がみられる．DIC では糸球体係蹄毛細血管内にフィブリン血栓が生じやすく，その周囲の巣状の皮質壊死も特徴的である（図 19-40b）．挫滅症候群 crush syndrome は，阪神淡路大震災で救出された患者に多発し，社会問題となった．血漿中にミオグロビンなどの分解産物が流入し，遠位尿細管を中心に巣状の傷害が起こる．筋肉中のカリウム流入による高カリウム血症により心停止をきたすこともある．典型的なものは著明な水腫による腎腫大で大白腎と呼ばれる．

3．肝：肝の血流は門脈終末枝から肝細胞索周囲の類洞を経て中心静脈にいたる．循環障害が生じると中心静脈周囲からうっ血・水腫，肝細胞傷害が始まる．肝実質細胞は代謝・合成能，排泄能の障害をきたし，Kupffer 細胞は貪食能が低下し，類洞壁内皮細胞の細胞表面は過凝固状態となる．小葉中心性壊死を特徴とする病変が成立し，門脈域周囲の肝細胞は比較的保たれているのが特徴である（帯状壊死，図 19-41）．正常では Kupffer 細胞は肝マクロファージの大部分を占め，活発な貪食能を示し，解毒に重要な役割を示すと同時にサイトカイン，ROS，アラキドン酸代謝物（PG, LT），プロテアーゼ類似物質などを放出して局所の環境に大きな影響を与える．肝類洞内皮細胞，伊東細胞，類洞内リンパ球（pit 細胞，NK 細胞，NKT 細胞），浸潤してくる流血中の T 細胞や好中球も炎症の増強に関与する．非常に高度の肝傷害が急速に起こる劇症肝炎（急性肝不全）では肝細胞の一義的傷害のみでなく，炎症機転が重症化に関与していると考えられる．

4．消化管：上部消化管のストレス潰瘍，特に熱傷後の Curling 潰瘍，中枢神経障害時の Cushing 潰瘍が注目される．潰瘍や破綻血管など特定の部位がないのに腸管内に大量の出血がみられることがある．DIC が消化管微小血管に発生し，消費性凝固障害による出血傾向，毛細血管透過性の亢進と毛細血管内皮の壊死，虚血による腸管絨毛先端の表層上皮の脱落により，消化管内に広範囲の出血（漏出性出血 oozing）が生じるためと考えられている．死後変化も加わっているが，図 19-42 に示すように胃，小腸，大腸にわたり広範囲に循環障害と粘膜脱落壊死，出血がみられる場合，BT が生じやすいことは理解しやすい．Hotchkiss らは死亡直後（30〜90 分以内）にインフォームドコンセントを得て採取した腸管の組織学的解析により，腸管上皮細胞のアポトーシスの増加を HE 染色での核濃縮・核断片化や，TUNEL 法やアポトーシスの最終効果産物である cleaved caspase 3 の存在により証明している．また，Bcl-2 の過剰発現による消化管上皮細胞のアポトーシスの抑制がマウス感染性ショックモデルの死亡率を有意に減少させることから，さまざまな方法による消化管上皮アポトーシス抑制が BT の減少をもたらし MODS に有効である可能性がある．

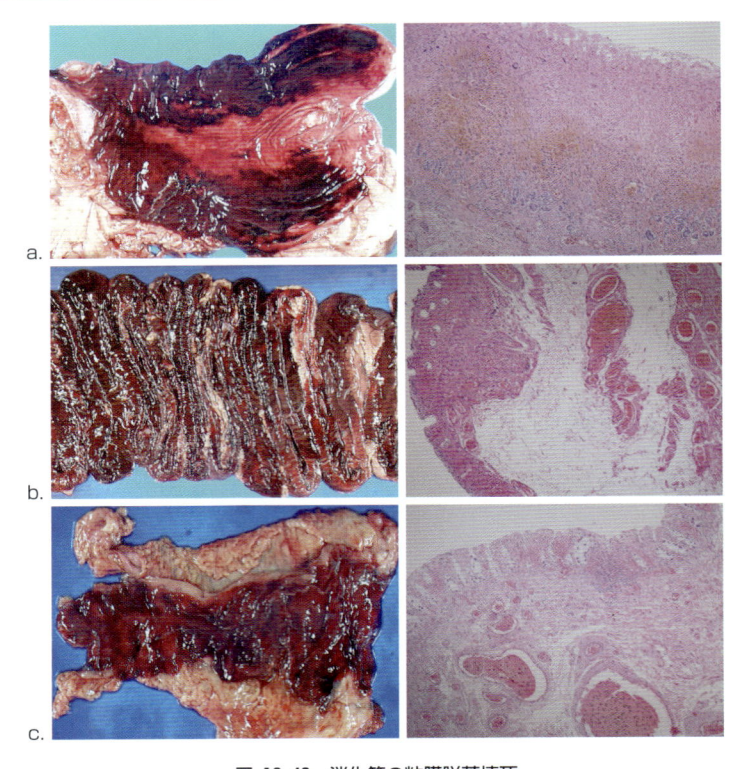

図 19-42 消化管の粘膜脱落壊死
a. 胃出血壊死の肉眼所見（左）と HE 染色（右），b. 小腸出血壊死の肉眼所見（左）と HE 染色（右），c. 大腸出血壊死の肉眼所見（左）と HE 染色（右）．

5．**リンパ系臓器**：外傷性と感染性ショックでは共にリンパ球が減少する．しかし脾の組織所見は両者間で異なっている．感染性の場合，B リンパ球のアポトーシスによるリンパ濾胞の数と大きさの減少が特徴的にみられ（図 19-43），また $CD4^+$ T 細胞，$CD8^+$ T 細胞，樹状細胞もアポトーシスにより減少する．$CD4^+$ T 細胞の減少は T 細胞ヘルパー活性の低下とマクロファージや B 細胞の活性化の低下をもたらし，$CD8^+$ T 細胞の減少はキラー活性の低下と細胞内感染性病原体に対する殺傷能低下を生じる．濾胞樹状細胞 follicular dendritic cell（FDC）の減少は B 細胞への抗原提示能の低下を，T 細胞依存域に存在する指状嵌入樹状細胞 interdigitating dendritic cell（IDC）の減少は T 細胞への抗原提示の低下をもたらし，B 細胞や T 細胞の活性化を抑制する．実験的にはアポトーシス細胞および崩壊産物を貪食・消化したマクロファージや樹状細胞は T 細胞不応答（anergy）を引き起こしたり，Th2 シフトによる抗炎症性サイトカイン産生の増加を生じる（CARS）．こういった免疫系細胞のアポトーシス亢進による自然免疫・獲得免疫両者の低下による広範な免疫麻痺 immunoparalysis は，最初の危機を乗り越え，入院後比較的時間の経った患者に生体防御能の低下により院内感染を起こりやすくさせると考えられる．アポトーシス抑制薬による死亡率減少が期待されている．

1．**中枢神経**：海馬アンモン核，線条体，皮質などに神経細胞変性があり，大脳皮質の層状壊死 cortical laminar necrosis を見ることがある．特に小脳の Purkinje 細胞は低酸素に感受性が高く，変性，消失がみられる．

2．**心**：心は心筋梗塞などによる一次性（初期）MODS の重要な臓器であり，またほかの侵襲に起因する二次性（後期）MODS の標的としても重要である．後期にはカテコラミンの相対的不足や代償不能な血圧低下による虚血壊死，凝固亢進による向血栓形成性に状態となる．最近，C5a とレセプター C5AR を介する心筋細胞のミトコンドリア機能障害やアドレナリンレセプター-G 蛋白質-adenyl cyclase 系の阻害，カルシウムチャンネル阻害，収縮能低下などが心機能低下 septic cardiomyopathy に直接関与する可能性が示唆されている．septic cardiomyopathy の概念は，心筋組織の変性・壊死の目立たない MODS 症例の心筋機能低下による死亡を一部説明しうる．

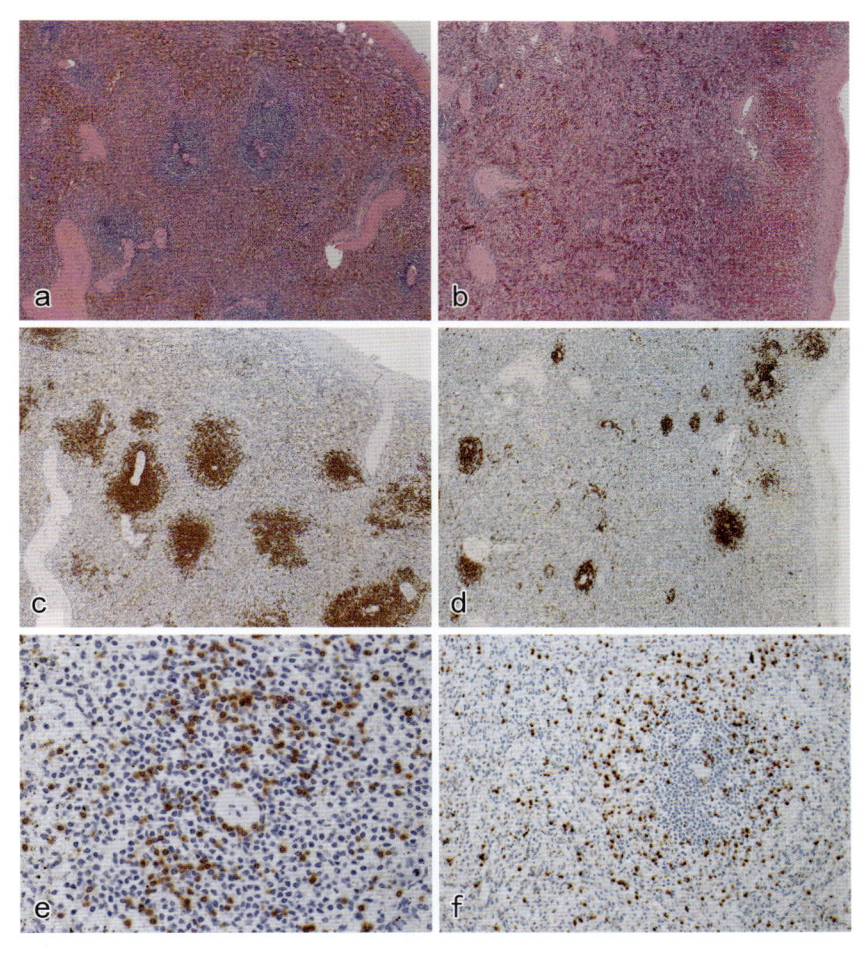

図 19-43 脾の組織所見
a. 外傷性ショックの HE 染色，b. 感染性ショック の HE 染色（培養陽性）では，濾胞の減少がみられる．
c. 外傷性ショックの L26 免疫染色，d. 感染性ショックの L26 免疫染色（培養陽性）では，B 細胞の減少が
みられる．e. 外傷性ショックの CD3 染色，f. 感染性ショックの CD3 染色（培養陽性）では T 細胞，特に
$CD4^+$ の減少がみられる．

◆参考文献

1) Libby P, Theroux P：Pathophysiology of coronary artery disease. Circulation, 111：3481, AHA, 2005.
2) Holvoet P, Keyzer DD, Jacobs Jr DR：Oxidized LDL and the metabolic syndrome. Future Lipidol, 3：637, Future Medicine, 2008.
3) Dunn S, Vohra RS, Murphy JE, et al.：The lectin-like oxidized low-density-lipoprotein receptor：a pro-inflammatory factor in vascular disease. Biochem J, 409：349, Portland Press, 2008.
4) Ishigaki Y, Katagiri H, Gao J, et al.：Impact of plasma oxidized low-density lipoprotein removal on atherosclerosis. Circulation, 118：75, AHA, 2008.
5) Reiss AB, Anwar K, Wirkowski P：Lectin-like oxidized low density lipoprotein receptor 1（LOX-1）in atherogenesis：a brief review. Curr Med Chem, 16：2541, Bentham Science Publishers, 2009.
6) Chang EI, Loh SA, Ceradini DJ, et al.：Age decreases endothelial progenitor cell recruitment through decreases in hypoxia-inducible factor 1a stabilization during ischemia. Circulation, 116：2181, AHA, 2007.
7) Keller C：Apheresis in coronary heart disease with elevated Lp(a)：a review of Lp(a) as a risk factor and its management. Ther Apher Dial, 11：2, Willey-Blackwell, 2007.
8) マシューズ，ホルダ，アハーン．監訳：清水孝雄 他：カラー生化学，西村書店，2003.

9) Tabuchi M, Inoue K, Usui-Kataoka H, et al.: The association of C-reactive protein with an oxidative metabolite of LDL and its implication in atherosclerosis. J Lipid Res, 48:768, ASBMB, 2007.
10) Reilly DF, Westgate EJ, Fitzgerald GA: Peripheral circadian clocks in the vasculature. Arterioscler Thromb Vasc Biol, 27:1694, AHA, 2007
11) Maemura K, Takeda N, Nagai R: Circadian rhythms in the CNS and peripheral clock disorders: role of the biological clock in cardiovascular diseases. J Pharmacol Sci, 103:134, The Japanese Pharmacological Society 2007.
12) Ray KK, Cannon CP, Ganz P: Beyond lipid lowering: what have we learned about the benefits of statins from the acute coronary syndromes trials? Am J Cardiol, 98:18, Elsevier, 2006.
13) Libby P, Sasiela W: Plaque stabilization: can we turn theory into evidence? Am J Cardiol, 98:26, Elsevier, 2006.
14) Atlass SA: The renin-angiotensin aldosterone system: pathophysiological role and pharmacologic inhibition. J Manag Care Pharma, (Suppl.) 9:3481, AMCP, 2007.
15) Jeunemaitre X: Genetics of the human renin angiotensin system. J Mol Med, 86:637, Springer, 2008.
16) Aguayo MA, Fardella C: Genetics of hypertensive syndrome. Horm Res, 71:253, KARGAR, 2009.
17) Norata GD, Pirillo A, Catapano AL: Statins and oxidative stress during atherogenesis. J Cardiovas Risk, 10:181, Lippincott Williams & Wilkins, 2003.
18) Fyhrquist F, Saijonmaa O: Renin-angiotensin system revisited. J Int Med, 264:224, Wiley-Blackwell, 2008.
19) Deussen A, Brand M, Pexa A, et al.: Metabolic coronary flow regulation-current concepts. Basic Res Cardiol, 101:453, Springer, 2006.
20) Stepp DW: Impact of obesity and insulin resistance on vasomotor tone: nitric oxide and beyond. J Cardiovasc Risk, 10:181, Lippincott Williams & Wilkins, 2006.
21) Zafarmand MH, Schouw YT, Grobbee DE, et al.: The M235T polymorphism in the AGT gene and CHD risk: evidence of a Hardy-Weinberg equilibrium violation and publication bias in a meta-analysis. PLoS ONE, 3:1, Public Library of Science 2008.
22) Baron AD: Insulin resistance and vascular function. J Diab Compl, 16:92, 2002.
23) Rosskopf D, Schürks M, Rimmbach C and Schäfers R: Genetics of arterial hypertension and hypotension. Naunyn-Schmiedeberg's Arch Pharmacol, 374:429, 2007.
24) Oka T, Xu J, Molkentin JD: Re-employment of developmental transcription factors in adult heart disease. Sem Cell Dev Biol, 18:117, Elsevier, 2007.
25) Molkentin JD, Lu JR, Antosm CL, et al.: A calcineurin-dependent transcriptional pathway for cardiac hypertrophy. Cell, 93:215, Elsevier, 1998.
26) Thum T, Catalucci D, Bauersachs J: MicroRNAs: novel regulators in cardiac development and disease. Cardiovasc Res, 79:562, Oxford Univ. Press, 2008.
27) Hill JA, Olson E: Mechanism of disease. Cardiac plasticity, New Engl J Med, 358:1370, MMS, 2008.
28) Nishida K, Kyoi S, Yamaguchi O, et al.: The role of autophagy in the heart. Cell Death Diff, 16:31, npg, 2009.
29) Nishida K, Yamaguchi O, Otsu K: Crosstalk between autophagy and apoptosis in heart disease. Cir Res, 343, AHA, 2008.
30) Rothermel BA, Hill JA: Autophagy in load-induced heart disease. Circ Res, 103:1363, AHA, 2008.
31) 日本腎臓学会編：エビデンスに基づくCKD診療ガイドライン2009，東京医学社，2009
32) Jennette JC, Olson JL, Schwartz, Silva FG（eds）: Heptinstll's Pathology of the Kidney. 6th ed. Lippincott Williams & Wilkins, 2007
33) Colvin RB, Chang A, Farris AB. et al（eds）: Diagnostic pathology kidney disease. 1st ed. Amirsys, 2011
34) West JB: Pulmonary Pathophysiology. The Essentials. 7th ed., Lippincott Williams & Wilkins, a Wolters Kluwer business, 2008.
35) Weinberger SE, Drazen JM: Disturbances of respiratory function. In: Kasper DL, Fauci AS, Longo DL, et al.: eds. Harrison's Principles of Internal Medicine. 16th ed., McGraw-Hill, 2005.
36) Lilly C, Ingenito EP, Shapiro SD, Respiratory failure. In: Fauci KAS, Longo DL, et al.: eds. Harrison's Principles of Internal Medicine. 16th ed. Ovid, McGraw-Hill, 2005.
37) 日本呼吸器学会 肺生理専門委員会，日本呼吸管理学会 酸素療法ガイドライン作成委員会編：酸素療法ガイドライン，メディカルレビュー社，2006.
38) 巽浩一郎，栗山喬之：呼吸不全の診断と病態．診断へのアプローチ．日内会誌，88：4-10，1999．
39) 金沢 実：呼吸不全の診断と病態．肺機能からみた病態生理．日内会誌，88：11-17，1999．
40) 小林由直，安達幸彦：体質性黄疸．肝臓，44：483，2003．
41) 持田 智：我が国における急性肝不全の実際と治療．日本臨床分子形態学会（編）：病気の分子形態学，東京，104-108，学際企画，2011.
42) Laleman-W, Verbeke L, Meersseman P, Wauters J, van Peilt J, Cassiman D, Wilmer A, Verslype C, Nevens F: Acute-on-chronic liver failure: current concepts on definition, pathogenesis, clinical manifestations and potential therapeutic interventions., Expert Rev Gastroenterol Hepatol journal 5:523-537, Expert Reviews, 2011.
43) Butterworth R, and Vaquero J: Hepatic encephalopathy. The liver biology and pathophysiology 5th ed, edited by Arias IM, Alter HJ, Boyer JL, Cohen DE, Fausto N, Shafritz DA, and Wolkoff AW, 599-617, Willy-Blackwell, 2009.

44) O'Leary JG, Lepe R, and Davis GL：Indications for liver transplantation. Gastroenterology 134：1764-1776, Elsevier 2008.
45) 相川直樹，青木克憲編：クリティカルケア SIRS・ショック・MODS. 医学書院, 東京, 2001.
46) Anderson RW, Vaslef SN：Shock；Causes and management of circulatory collapse. In：Textbook of Surgery, 15th edition. Sabiston DCJr（ed）, WB Saunders, pp68-91, 1997.
47) Hotchkiss RS, Karl IE：The pathophysiology and treatment of sepsis. N Engl J Med 348：138-150, MMS, 2003.
48) Brinkmann V, Reichard U, Goosmann C, Fauler B, Uhlemann Y, Weiss DS, Weinrauch Y, Zychlinsky A：Neutrophil extracellular traps kill bacteria. Science 303：1532-1535, AAAS, 2004.
49) Hotchkiss RS, Nicholson DW：Apoptosis and caspases regulate death and inflammation in sepsis. Nat Rev Immunol 6：813-822, npg, 2006.
50) Deitch EA, Xu D, Kaiser VL：Role of the gut in the development of injury- and shock-induced SIRS and MODS：the gut-lymph hypothesis, a review. Front Biosci 11：520-528, Frontiers in Bioscience, 2006.
51) Rittirsch D, Flierl MA and Ward PA：Harmful molecular mechanisms in sepsis. Nat Rev Immunol 8：776-787, npg, 2008.
52) Xu J, Zhang X, Pelayo R, Monestier, M, Ammollo CT, SEmeraro F, Taylor FB, Esmon NL, Lupu F, Esmon CT：Extracellular histones are major mediators of death in sepsis. Nat Med 15：1318-1322, npg, 2009.
53) Zhang Q, Raoof M, Chen Yu, Sumi Y, Sursai T, Junger W, Brohi K, Itagaki K, Hauser CJ：Circulating mitochondrial DAMPs cause inflammatory responses to injury., Nature 464：104-107, 2010.

日本語索引

(**太数字**は大項目ページ)

あ

青色母斑　654
アカラシア　400
亜急性壊死性リンパ節炎　253
亜急性硬化性全脳炎　745
亜急性甲状腺炎　584
亜急性細菌性心内膜炎　201
亜急性脊髄視束神経炎　765
亜急性連合性脊髄変性症　764
悪液質　71
悪性胸膜中皮腫　**386**
悪性巨細胞腫　823
悪性黒色腫　411, 654, 665
悪性絨毛性腫瘍　441
悪性腫瘍　161
悪性上皮性腫瘍　404
悪性腎硬化症　541, 960
悪性心内膜炎　200
悪性線維性組織球腫　820, **857**
悪性軟部腫瘍　484
悪性貧血　245
悪性末梢神経鞘腫瘍　866
悪性リンパ腫　275
　　——（胃）　443
　　——（胸膜）　389
　　——（精巣）　722
　　——（腸管）　478
　　——（内分泌器）　596
　　——（乳腺）　631
　　——（皮膚）　**657**
　　——（骨・関節）　822
悪玉アディポサイトカイン　73
アスベスト　65
アスペルギルス症　**367**
アダマンチノーマ　826
圧迫性無気肺　355
アディポサイトカイン　73
アデノマトイド腫瘍　386
アトピー性皮膚炎　637
アナフィラクトイド紫斑　639
アニサキス胃炎　420
アニサキス症　457
アフタ性口内炎　337
アペール症候群　788
アポクリン化生　23, 620
アポクリン癌　626
アポクリン腺癌　653
アポトーシス　18, **30**
アミロイドーシス　452, 912, **921**
　　——（運動器）　793
　　——（泌尿器）　543
　　——（皮膚）　643

アミロイドーマ　925
アミロイド血管症　735
アミロイド甲状腺腫　590
アミロイド小体　733
アメーバ症　509
アメーバ性肝膿瘍　502
アメーバ赤痢　456
アルコール性肝炎　500
アルコール性肝硬変　501
アルコール性脂肪肝　500
アルツハイマー病　**754**
アレクサンダー病　766
アレルギー性気管支肺アスペルギルス症　370
アレルギー性肉芽腫性血管炎　223, 370

い

胃炎　**416**
　　——, アニサキス　420
　　——, 急性　417
　　——, 好酸球性　420
　　——, コラーゲン性　421
　　——, 肉芽腫性　420
　　——, 肥厚性　420
　　——, 吻合部　421
　　——, 慢性　417
　　——, 薬剤性　420
イオンチャネル病　844
胃潰瘍　**422**
胃型腺腫　430
胃癌　424
異形成　330
異型乳管過形成　619
医原性クッシング症候群　603
医原性肺炎　**372**
移行上皮癌　683
移行上皮性腫瘍　691
萎縮　20, 516, 634, 836
異常角化　634
異常蛋白沈着症　**544**
移植心　212
移植腎　550
胃食道逆流症　400
移植片対宿主病　421
異所性胃粘膜　449
異所性過誤腫性胸腺腫　260
異所性胸腺　259
異所性甲状腺　582
異所性膵　415, 449, **516**
異所性唾液腺　317
石綿肺　374
異数体　50

移性腫瘍　390
異染性白質ジストロフィー　765
一塩基多型　37
1型糖尿病　**608**, 914
イチゴ状血管腫　655
一次性膜性腎症　533
一次線溶　252
胃腸管間質腫瘍　446
一酸化炭素　64
一酸化炭素中毒　764
一般媒介物感染　134
遺伝
　　——, 常染色体優性　45
　　——, 常染色体劣性　45
　　——性下垂体腫瘍　576
　　——性球状赤血球症　239
　　——性血管神経性浮腫　114
　　——性高血圧症　957
　　——性高ビリルビン血症　973
　　——性黒血症　240
　　——性疾患　**7**, 43
　　——性腎炎　552
　　——性大腸癌　171
　　——性楕円赤血球症　239
　　——性乳頭状腎細胞癌　556
　　——性ヘモクロマトーシス　492
　　——性有口赤血球症　239
　　——性溶血性貧血　239
　　——的多型　37
遺伝子
　　——, RNA　36
　　——, 癌　166
　　——, 癌抑制　168
　　——, 偽　36
　　——, ヒト　36
　　——, ミトコンドリア　45
　　——, 融合　41
遺伝子異常　27
遺伝子座異質性　44
胃嚢胞　393
胃蜂窩織炎　419
胃ポリープ　424
イムノタクトイド腎症　545
陰茎癌　729
インスリノーマ　609
咽頭　329
院内感染　135
陰嚢腫瘍　730
陰嚢水腫　717
陰嚢浮腫　95
インフルエンザ脳症　745

う

ヴィスコット-オールドリッチ症候群　113
ウィップル病　453
ウイルス
　——，DNA腫瘍　175
　——，RNA腫瘍　175
　——，Rous肉腫　175
　——関連血球貪食症候群　**940**
　——性炎　337
　——性肝炎　497
　——性筋炎　844
　——性心外膜炎　218
　——性心筋炎　207
　——性精巣炎　717
　——性腸炎　457
ウイルス感染症　151
　——（小児疾患）　885
　——（皮膚）　646
ウィルソン病　492, 768
ウィルソン・ミキティ症候群　355
ウェゲナー肉芽腫症　109, 223, 326, 360, 370
ウェルニッケ脳症　764
右胸心　188
う蝕　334
うっ血　77

え

栄養失調　70
栄養障害　27
エーラース・ダンロス症候群　645
液化壊死　30
液状変性　635
エクリン汗孔癌　653
エクリン汗孔腫　650
壊死　836
　——性筋膜炎　647
壊疽　30
　——性感染症　145
エタノール中毒　62
エチレングリコール　64
エナメル上皮癌　343
エナメル上皮腫　339
エナメル上皮線維歯牙腫　341
エナメル上皮線維腫　341
エナメル上皮線維象牙質腫　341
エプーリス　338
エルシニア感染症　456
エルシニアリンパ節炎　255
エルドハイム・チェスター病　831
嚥下性肺炎　362
炎症　117
　——，乏反応性　141
　——，慢性肉芽腫性　147
　——，無反応性　141
炎症細胞浸潤　636

　——性筋線維芽細胞腫　384, 392
　——性筋線維芽細胞性腫瘍　484
　——性線維性ポリープ　429, 464
　——性乳癌　624
　——性腹部大動脈瘤　227
　——性ミオパチー　842
円柱状細胞癌　595
エンドトキシン・マクロファージ説　980
円板状エリテマトーデス　641

お

黄色腫　643, 855
黄色肉芽腫性腎盂腎炎　547
黄体機能不全　671
黄体囊胞　687
黄疸　491, 972
黄疸腎　547
横紋筋腫　216, 861
横紋筋肉腫　314, 668
横紋筋融解症　**844**
黄リン　65
太田母斑　654
オンコサイトーマ　321, 555

か

外陰上皮内腫瘍　664
外因性感染症　**135**
外陰パジェット病　664
外陰ヘルペス　661
壊血病　793
外傷後骨壊死　796
外傷性骨折　794
外傷性神経腫　865
塊状巣　374
疥癬　159, 648
海綿状態　635
潰瘍　634
　——性大腸炎　459
　——性大腸炎の胃病変　420
外来性色素沈着　337
解離性動脈瘤　220
カウデン病　429
化学的因子　27
化学的腹膜炎　483
芽球性NK細胞リンパ腫　293
核ゲノム　33
角質増殖　634
拡張型心筋症　210
獲得免疫応答　**100**
獲得免疫系　97
核濃縮　29
核崩壊　29
核溶解　29
過形成　19
過形成性ポリープ　424, 463
下行性壊死性縦隔炎　390
過誤腫　385, 621

カサバッハメリット症候群　655
下垂体壊死　89
下垂体機能亢進　791
下垂体機能低下　792
下垂体茎切断　577
下垂体腺腫　570
下垂体卒中　577
ガス交換障害　970
ガストリノーマ　612
化生　**21**
　——性胸腺腫　308
仮性動脈瘤　220
仮性囊胞　520
仮性半陰陽　661, 711
家族性アミロイドーシス　924
家族性アミロイドポリニューロパチー　924
家族性下垂体腫瘍　**576**
家族性血球貪食性リンパ組織球症　942
家族性大腸腺腫症　469
家族性多血症　247
家族性地中海熱　924
家族性発作性多漿膜炎　924
家族性良性慢性天疱瘡　644
カダシル　739
芽中心進展性異形成　301
滑液包炎　806
角化囊胞性歯原性腫瘍　341
褐色細胞腫　**605**
滑脳症　769
滑膜軟骨腫症　833
滑膜肉腫　314, 869
カドミウム　765
化膿菌感染症　145
化膿菌性膿瘍　502
化膿性肝炎　502
化膿性関節炎　798
化膿性筋炎　843
化膿性心外膜炎　218
化膿性心筋炎　207
化膿性脊椎炎　797
化膿性肉芽腫　148, 655
化膿性脾炎　257
化膿性リンパ節炎　253
痂皮　634
過敏性尿細管　547
過敏性肺臓炎　372
貨幣状皮膚炎　637
カポジ肉腫　229, **655**, 864
ガマ腫　348
鎌状赤血球症　38
カリウム喪失性腎症　549
顆粒細胞腫　630, 866
顆粒層肥厚　634
顆粒変性　635
カルチノイド　311
　——腫瘍　382, 436
カロリ病　883
川崎病　222
癌遺伝子　166
肝エキノコックス症　509

肝炎　495, 497
　　—, A 型　497
　　—, B 型　498
　　—, C 型　499
　　—, D 型　500
　　—, E 型　500
　　—, アルコール性　500
　　—, ウイルス性　**497**
　　—, 化膿性　502
　　—, 急性　497
　　—, 自己免疫性　502
　　—, 肉芽腫性　503
　　—, 慢性　497
肝外胆管癌　514
肝外胆道閉鎖症　881
肝芽腫　**508**, **890**
癌幹細胞　**163**
汗管腫　650
肝吸血症　509
ガングリオン　835
肝血管腫　506
汗孔角化症　644
肝硬変　**503**
　　—, アルコール性　501
　　—, 原発性胆汁性　505
肝細胞壊死　495
肝細胞癌　506
肝細胞性黄疸　973
カンジダ症　338, 367
間質性腫瘍　687
間質性腎炎　547
間質性肺炎　362
間質性膀胱炎　562
間質肉腫　630
肝紫斑病　494
管状癌　627
管状腺腫　620
環状肉芽腫　642
肝性 IgA 腎症　540
肝性脳症　505
関節内遊離体　833
関節浮腫　95
関節リウマチ　110, 128, 804, 906
乾癬　639
感染　27
　　—, 一般媒介物　134
　　—, 院内　135
　　—, 業務　135, 136
　　—, 空気　134
　　—, 経皮　134
　　—, 血中ウイルス　134
　　—, 実験室　135, 136
　　—, 接触　134
　　—, 潜伏　135
　　—, 飛沫　134
　　—, 病院　135
　　—, 母子　134
　　—性心内膜炎　144, 185
　　—性腸炎　**455**
　　—性ミオパチー　**843**
感染経路　**134**
肝腺腫　506

感染症　**131**
　　—, ウイルス　151
　　—, ウイルス（小児疾患）　885
　　—, ウイルス（皮膚）　646
　　—, 壊疽性　145
　　—, 外因性　**135**
　　—, 化膿菌　145
　　—, 急性　135
　　—, 急性腸管　146
　　—, クラミジア　149
　　—, 劇症型 Gram 陽性球菌　145
　　—, 血行性　704
　　—, 持続　135
　　—, 上行性　704
　　—, 真菌　325
　　—, 新興　137
　　—, 人畜共通　138
　　—, 性　728
　　—, 腸管　146
　　—, 内因性　**135**
　　—, 非ウイルス（小児疾患）　885
　　—, 日和見　140
　　—, ピロリ菌　146
　　—, 慢性　135
　　—, 輸入　137
　　—, リケッチア　149
感染防御機構　**138**
肝蛭症　509
冠動脈異常　190
冠動脈硬化症　194
冠動脈不全　**196**
管内増殖性糸球体腎炎　534
肝内胆管癌　507
肝内胆管減少症　882
癌肉腫　407
肝脾 γδT 細胞リンパ腫　293
カンピロバクター腸炎　456
肝不全　**974**
間葉型軟骨肉腫　815
肝様癌　699
間葉性軟骨肉腫　867
肝様腺癌　441
癌抑制遺伝子　168
乾酪壊死　30

き

偽遺伝子　36
キーンズ・セイアー症候群　767
キーンベック病　809
期外収縮　213
機械的合併症　198
気管炎　**353**
気管支拡張症　**353**
気管支狭窄　875
気管支性肺腫瘍　364
気管支喘息　356
気管支嚢胞　352, 393
気管支肺異形成　876
気管支肺炎　362, 363
気管支閉鎖　875

偽関節　795
気管嚢胞　393
気胸　387
奇形
　　—, 心の　**182**
　　—, 大動脈弓　185
奇形腫　**697**, **721**
奇形症候群　788
キサンチン尿症　554
器質化　25
基質分泌癌　627
気縦隔　392
偽腫瘍　810
騎乗塞栓　90
寄生虫　91
基底細胞癌　651
基底細胞腺腫　320
基底膜肥厚　636
基底膜菲薄化病　552
亀頭包皮炎　728
ギナンドロブラストーマ　695
機能獲得性変異　7, 43
機能性子宮内膜疾患　670
機能喪失性変異　7, 41
機能的充血　77
偽嚢胞　393, 520
偽膜性腸炎　146
木村病　319
逆説的塞栓症　90
脚ブロック　214
逆流性食道炎　400
逆行性塞栓症　90
キャッスルマン病　300
吸引性肺炎　362
吸収無気肺　355
球状変性　635
丘疹　633
嗅神経芽腫　328
急性胃炎　417
急性胃粘膜病変　147
急性ウイルス性髄膜炎　741
急性炎症　**117**
急性化膿性甲状腺炎　583
急性化膿性卵管炎　680
急性肝炎　497
急性感染症　135
急性気管支炎　**353**
急性期蛋白質　124
急性胸腺退縮　259
急性拒絶　550
急性硬膜外血腫　739
急性呼吸不全　971
急性骨髄炎　796
急性骨髄巨核球性白血病　279
急性骨髄性白血病　268, 277, 893
急性細菌性心内膜炎　200
急性散在性脳脊髄炎　753
急性縦隔炎　390
急性出血　238
急性腎盂腎炎　546
急性腎炎症候群　530
急性進行性腎炎症候群　530

急性心不全 **215**
急性腎不全 546,965
急性膵炎 517
急性精巣上体炎 717
急性前骨髄球性白血病 278
急性前立腺炎 724
急性唾液腺炎 317
急性胆囊炎 511
急性腸管感染症 146
急性乳腺炎 617
急性尿細管壊死 547
急性脾炎 257
急性非特異性心外膜炎 218
急性副腎皮質機能低下症 600
急性閉塞性化膿性胆管炎 511
急性膀胱炎 561
急性リンパ性白血病 279
急性リンパ節炎 253
急速破壊性股関節症 803
吸虫症 158,**509**
境界母斑 653
胸管囊胞 394
狂犬病 742
凝固壊死 30
狭心症 **196**
胸水 95
胸腺異形成 259
胸腺外分化 T 細胞 139
胸腺過形成 260
胸腺癌 **309**
胸腺脂肪腫 314
胸腺腫 305
　——．AB 型 306
　——．A 型 305
　——．B1・2 型 306
　——．B3 型 307
　——．化生性 308
　——．顕微鏡的 308
　——．硬化性 308
胸腺内異所性組織 259
胸腺無形成 259
胸腺リンパ腫 **312**
橋中心髄鞘崩壊症 753
強直性脊椎炎 805
強皮症肺 372
胸壁過誤腫 831
胸膜炎 **386**
莢膜細胞腫 693
胸膜肺芽腫 892
業務感染 135,136
胸肋鎖骨肥厚症 799
局所性浮腫 94
局所免疫 138
棘融解 635
虚血 27,**78**
　——性心疾患 195
　——性大腸炎 452
　——性腸炎 451
　——性変化 732
虚血障害 79
巨細胞腫 **823**
巨細胞修復性肉芽腫 829

巨細胞性動脈炎 221
巨赤芽球性貧血 245,246
巨大絨毛膜下血腫 706
巨大先天性色素性母斑 653
魚鱗癬 **644**
ギラン・バレー症候群 769
偽リンパ腫 657
亀裂 634
筋萎縮性側索硬化症 762,845
筋強直性ジストロフィー 839
菌血症 143
菌交代現象 131
筋ジストロフィー **838**
筋腫
　——．横紋 861
　——．血管平滑 860
　——．平滑 860
　——．平滑（子宮） 678
　——．平滑（骨・関節） 825
菌状息肉腫 294
菌状息肉症 657
筋上皮癌 323
筋上皮腫 320
筋線維腫 887
筋肉内血管腫 863
筋肉内粘液腫 868
筋無力症症候群 846

く

空気感染 134
空気塞栓症 90
空胞変性 837
クッシング症候群 601
グッドパスチャー症候群 109,224,
　　　　　　　　　　　359,**538**
クモ膜下出血 737
クラインフェルター症候群 56,711
クラッベ病 766
クラミジア感染症 149
クラミジア性尿道炎 565
クラミジア性卵管炎 680
グリオーシス 733
クリオグロブリン血症 544
　——性血管炎 225
くり返す虚血 197
クリグラー・ネイジャー症候群 884
グリコーゲン代謝異常によるミオパチー 841
クリプトコッカス症 367,748
クリプトスポリジウム症 156
クルーゾン症候群 788
グルカゴノーマ 610
グルコース-6-リン酸脱水素酵素欠損症 248
くる病 792
グレーブス病 589
クレチン病 791
クロイツフェルト・ヤコブ病 **749**
グロムス腫瘍 228
クローン病 459

グロムス腫瘍 655,863
クロロホルム 64
クロンカイト・カナダ症候群 427
クワシオルコル 71

け

鶏眼 634
脛骨前部粘液水腫 643
軽鎖沈着症 544
形質芽細胞リンパ腫 299
形質細胞腫 286
形質細胞性乳腺炎 617
頸線維腫症 852
軽度糸球体異常群 532
珪肺症 374
経皮感染 134
ケイラット紅色肥厚症 651
劇症型 Gram 陽性球菌感染症 145
血圧調節 953
血液凝固因子 83
血液性腫瘍 **821**
結核 705
　——性心外膜炎 218
　——性髄膜炎 748
　——性精巣上体炎 717
　——性膀胱炎 562
　——性卵管炎 681
　——性リンパ節炎 254
結核症 147,337
血管運動神経性充血 77
血管炎 912
血管炎症候群 220
血管拡張因子 119
血管拡張型骨肉腫 818
血管芽腫 780
血管筋脂肪腫 555
血管腫 **228**,886
血管新生 24,**172**
血管性腫瘍 **825**
血管透過性亢進因子 119
血管内 B 大細胞型リンパ腫 291
血管内乳頭状内皮過形成症 862
血管内皮 80
血管内皮腫 825
血管肉腫 229,631,655,825,864
血管囊胞腫 520
血管平滑筋腫 860
血管免疫芽球型 T 細胞リンパ腫 295
血球貪食症候群 246,940
血胸 387
血行性感染症 704
血行性転移 164
血行停止 78
月状骨軟化症 809
血小板 81
血小板減少症 250
血小板蛋白質 83
血小板放出異常症 85
結石形成 548
結節 633

日本語索引 993

―― 性筋膜炎 630,656,851
―― 性硬化症 645
―― 性紅斑 638
―― 性再生性過形成 506
―― 性多発動脈炎 128,221,639
―― 性卵管峡部炎 682
―― 性リンパ球優位型ホジキンリンパ腫 297,895
血栓症 86
血栓性潰瘍性心内膜炎 200
血栓性血小板減少性紫斑病 85,227,250,541,905
血栓性微小血管症 540
血栓塞栓症 90
血中ウイルス感染 134
血尿 525
血友病 86,250
血流短絡 970
ゲノムインプリンティング 46
下痢性膵腫瘍 613
ケルビズム 344
ケロイド 851
限局型悪性中皮腫 389
限局性アミロイドーシス 924
限局性結節性アミロイドーシス 925
限局性結節性過形成 506
嫌色素性腎細胞癌 559
嫌色素性腺腫 571
原始神経外胚葉性腫瘍 821,867
腱鞘巨細胞腫 856
顕性ヘテロ接合体 45
原虫症 154
原発疹 633
原発性アルドステロン症 603
原発性気管腫瘍 386
原発性血小板血症 284
原発性硬化性胆管炎 505,512
原発性骨内扁平上皮癌 343
原発性色素結節性副腎皮質異形成 602
原発性糸球体腎炎 532
原発性縦隔腫瘍 394
原発性縦隔セミノーマ 397
原発性縦隔リンパ腫 395
原発性食細胞機能不全症 248
原発性滲出性リンパ腫 291
原発性体腔液リンパ腫 390
原発性胆汁性肝硬変 505
原発性軟骨肉腫 813
原発性肺癌 376
原発性皮膚 B 細胞リンパ腫 658
原発性皮膚未分化大細胞型リンパ腫 294,657
原発性補体系異常症 114
原発性慢性副腎皮質機能低下症 600
原発性免疫不全症 112
腱斑 217
顕微鏡的胸腺腫 308
顕微鏡的多発血管炎 222
顕微鏡的多発動脈炎 539

こ

高悪性表在性骨肉腫 820
高エストロゲン血症 505
好塩基球 123
好塩基性腺腫 571
抗炎症性ステロイドホルモン 120
硬化型リンパ球性乳腺炎 618
膠芽腫 771
硬化性胸腺腫 308
硬化性血管腫 385
硬化性骨髄炎 797
硬化性苔癬 662
硬化性ループス腎炎 536
硬癌 624
抗癌剤 66
抗基底膜抗体腎症 538
抗菌薬起因性感染性大腸炎 454
抗菌薬起因性偽膜性腸炎 454
抗菌薬起因性出血性大腸炎 454
抗菌薬起因性大腸炎 453
高血圧 525
―― 性脳出血 735
―― 性脳障害 960
―― 脳症 960
高血圧症 952
向血栓性 80
抗血栓性 80
膠原病 128
膠原病関連肺疾患 371
好酸球 123
好酸球性胃炎 420
好酸球性肉芽腫 657
好酸球性肉芽腫症 370
好酸球性肺炎 369
好酸性腺腫 571
合指状細胞肉腫 303
膠腫 770
甲状舌管嚢胞 348,582
甲状腺機能亢進 791
甲状腺機能低下性ミオパチー 842
甲状腺腫 588
甲状腺中毒性ミオパチー 842
甲状腺内胸腺腫 595
甲状腺ホルモン合成障害性甲状腺腫 589
光線角化症 651
梗塞 91
――,出血性 92
――,心筋 92,196
――,胎盤 706
――,内膜下 197
――,脳 92,737
――,肺 92,360
――,貧血性 92
――,ラクナ 738
拘束型心筋症 211
拘束性肺疾患 357
拘束性無気肺 355
好中球 97,122

後天性凝固異常 251
後天性胸腺嚢胞 259
後天性憩室 450
後天性再生不良性貧血 246
後天性水疱症 640
後天性嚢胞腎 969
後天性嚢胞腎症 556
後天性表皮水疱症 640
後天性無気肺 355
後天性免疫不全症候群 933
後天性溶血性貧血 242
喉頭 329
喉頭炎 329
喉頭結節 330
喉頭乳頭腫 330
喉頭嚢胞 329
喉頭扁平上皮癌 331
高分化型脂肪肉腫 858
高分化型神経内分泌癌 311
高分化乳頭状中皮腫 389
硬膜下血腫 739
肛門管癌 482
抗利尿ホルモン不適合分泌症候群 578
抗リン脂質抗体症候群 227,250,540,906
コーガン症候群 226
ゴーシェ病 767
呼吸不全 969
コクサッキーウイルス性心筋炎 207
コクシジオイデス症 368
孤在性線維性腫瘍 484
骨外性骨肉腫 868
骨外性粘液型軟骨肉腫 870
骨芽細胞腫 816
骨関節結核 798
骨関節非結核性抗酸菌症 799
骨形成性線維腫 343
骨形成不全症 42,785
骨原性腫瘍 815
骨腫 831
骨髄 236
骨髄異形成症候群 268,281,894
骨髄脂肪腫 604
骨髄腫 821
骨髄腫腎 548
骨髄単球白血病 278
骨性異形成症 343
骨折 68,794
骨線維性異形成 830
骨粗鬆症 789,912
骨島 832
骨内ガングリオン 833
骨軟化症 792
骨肉腫 816
――,血管拡張型 818
――,高悪性表在性 820
――,骨外性 868
――,骨膜性 819
――,小細胞型 818
――,淡明細胞軟 815
――,通常型 816

——, 低悪性中心性 818
——, 二次性 819
——, 傍骨性 819
骨嚢腫 829
骨斑紋症 785
骨膜性骨肉腫 819
骨膜性軟骨腫 812
古典的ホジキンリンパ腫 297,895
コラーゲン性胃炎 421
コラーゲン大腸炎 462
孤立性心筋炎 208
孤立性線維性腫瘍 383,386,853
孤立線維腫瘍 314
コレステローシス 512
コレステロールポリープ 513
コレラ 455
コンカト病 217
混合型胸腺上皮性腫瘍 312
混合型上皮性腫瘍 692
混合型性腺形成不全 711
混合型肺炎 362
混合血栓 87
混合髄様濾胞癌 594
混合性結合組織病 897
根尖性歯周炎 335
混濁腫脹 29,837

さ

再灌流障害 79
細気管支炎 353
細菌 91
——性心内膜炎 199
——性髄膜炎 748
——性赤痢 146,455
——性肺炎 363
——性腹膜炎 483
細菌尿 546
サイクリン 17
——依存性キナーゼ 17
再生 24,836
鰓性嚢胞 583
再生不良性貧血 246
臍帯ヘルニア 880
臍腸管遺残 879
細動脈硬化症 219
サイトカイン 13,14,99
サイトメガロウイルス 704
サイトメガロウイルス感染 742
鰓嚢胞 348
再発性持続性血尿 530
細胞外マトリックス 13,14
細胞癌
——, 遺伝性乳頭状腎 556
——, 円柱状 595
——, 肝 506
——, 基底（皮膚） 651
——, 嫌色素性腎 559
——, 小（高カルシウム血症型の）
  698
——, 小（肺） 379

——, 腎 556
——, 腺房 321,522
——, 大（肺） 380
——, 淡明細胞型腎 556
——, 内分泌（胃） 438
——, 乳頭状腎 558
——, 紡錘 626
——, メルケル 653
——, 類肝（卵巣） 699
——, 類基底（食道） 407
細胞死 18
細胞腫
——, 悪性巨 823
——, 炎症性筋線維芽 384,392
——, 顆粒 630
——, 顆粒（軟部組織） 866
——, 巨 823
——, 莢膜 693
——, 腱鞘巨 856
——, 骨芽 816
——, 若年型顆粒膜 692
——, シュワン 779
——, 上衣下巨細胞性星 772
——, 松果体 580,779
——, 神経芽 606
——, 神経節 775
——, 成人型顆粒膜 692
——, セメント芽 342
——, セルトリ（精巣） 722
——, 退形成性星 771
——, 多形黄色星 772
——, 中間型松果体 580
——, 中枢性神経 776
——, 軟骨芽 812
——, 胚（神経） 780
——, びまん型巨 856
——, びまん性星 770
——, 傍神経節 606
——, 乏突起星 773
——, 未分化胚（卵巣） 695
——, 毛様細胞性星 772
——, ライディッヒ 694
——, ライディッヒ（精巣） 722
——, 良性脊索 824
細胞周期 16,165
細胞周期チェックポイント 166
細胞傷害 27,29
細胞診 4
細胞病理学 3
細胞膜透過性 28
鎖肛 879
サザンブロット法 266
左心症 188
挫滅症候群 68
左右異常（心） 192
サラセミア 241
サリン 765
サルコイドーシス 254,369,931
——（皮膚） 642
——（骨・関節） 806
三尖弁疾患 204
三尖弁閉鎖 189

し

シアン（青酸）化合物 64
シェーグレン症候群 318,921
四塩化炭素 64
自家感作性皮膚炎 637
痔核 481
歯牙腫 341
色素性乾皮症 171,645
子宮 668
子宮下垂 668
子宮頚管炎 669
子宮頚部上皮内腫瘍 672
子宮腺筋症 677
糸球体基底膜 523
糸球体腎炎 530
子宮脱 668
子宮内膜炎 669
子宮内膜癌 675
子宮内膜間質腫瘍 676
子宮内膜周期 670
子宮内膜症 464,682,686
子宮内膜増殖症 675
子宮内膜ポリープ 675
軸索反射 120
歯原性腫瘍 339
歯原性線維腫 342
歯原性粘液腫粘液線維腫 342
歯原性嚢胞 345
死後凝血 87
自己免疫疾患 105
自己免疫性下垂体炎 578
自己免疫性肝炎 502
自己免疫性膵炎 520
自己免疫性水疱症 640
自己免疫性溶血性貧血 109
歯根嚢胞 345
脂質代謝異常 549
脂質代謝障害 489
脂質蓄積症 490
脂質蓄積ミオパチー 841
歯周炎 336
思春期後縦隔 GCT 396
思春期前縦隔 GCT 396
歯状核赤核淡蒼球ルイ体萎縮症 761
指状嵌入樹状細胞腫瘍 314
指状嵌入樹状細胞肉腫 303
視神経脊髄炎 752
歯髄炎 334
シスチン尿症 554
シスプラチン 765
脂腺癌 652
脂腺母斑 649
自然免疫応答 97
自然免疫系 97
持続感染症 135
肢帯型筋ジストロフィー 839
実験室感染 135,136
歯肉炎 336
シヌクレイノパチー 759

紫斑病性腎症　537
ジフテリア性心筋炎　207
ジベルばら色枇糠疹　640
脂肪原性腫瘍　826
脂肪腫　656, 826, 858
脂肪心　205
脂肪浸潤　517
脂肪線維腺腫　308
脂肪塞栓症　90
脂肪塞栓症候群　68
脂肪肉腫　826
脂肪変性　205
若年型顆粒膜細胞腫　692
若年型血管線維腫　327
若年性黄色肉芽腫　855
若年性癌　627
若年性骨髄単球性白血病　893
若年性特発性関節炎　805
若年性ポリープ　427, 464
シャルコー関節　803
シャント　970
縦隔気腫　392
縦隔血管筋脂肪腫　397
縦隔原発大細胞型B細胞性リンパ腫
　　312
縦隔原発平滑筋肉腫　397
縦隔神経原性腫瘍　394
縦隔神経内分泌癌　397
縦隔内甲状腺腫　395
縦隔胚細胞腫瘍　395
縦隔発生B大細胞型リンパ腫　290
縦隔副甲状腺腺腫　395
縦隔リンパ節腫瘤　394
習慣性早産　701
習慣性流産　701
周期性四肢麻痺　844
充血　76
住血吸虫症　158, 509
集合管癌　559
充実腺管癌　624
重症筋無力症　109, 846
重症乳児型ミオチュブラーミオパチー
　　841
重症複合免疫不全症　112
修正大血管転位　188
十二指腸潰瘍　450
重複症候群　53
重複腔　666
重複腸管　449
絨毛　700
絨毛癌　696, 709
絨毛間腔　700
絨毛癌（精巣）　721
絨毛膜外性胎盤　703
ジューリング疱疹状皮膚炎　641
粥状硬化症　218
手根管症候群　807
樹状細胞腫瘍　313
樹状細胞肉腫　304
樹状脂肪腫　834
出血　79
出血性梗塞　92

術後性上顎囊胞　346
出産後甲状腺炎　586
腫瘍　161
——，ACTH産生　573
——，悪性絨毛性　441
——，悪性上皮性（食道）　404
——，悪性軟部（腹膜）　484
——，悪性末梢神経鞘　866
——，アデノマトイド　386
——，移行上皮性（卵巣）　691
——，移性　390
——，遺伝性下垂体　576
——，陰嚢　730
——，炎症性筋線維芽細胞性（腹膜）
　　484
——，家族性下垂体　576
——，角化囊胞性歯原性　341
——，カルチノイド　382, 436
——，間質性　687
——，偽　810
——，グロムス　228, 655, 863
——，血液性　821
——，血管性　825
——，下痢性膵　613
——，原始神経外胚葉　821
——，原始神経外胚葉性　867
——，原発性気管　386
——，原発性縦隔　394
——，孤在性線維性（腹膜）　484
——，骨原性　815
——，孤立性線維性　853
——，孤立性線維性（胸膜）　383,
　　386
——，孤立性線維　314
——，混合型胸腺上皮性　312
——，混合型上皮性（卵巣）　692
——，子宮頚部上皮内　672
——，子宮内膜間質　676
——，歯原性　339
——，指状嵌入樹状細胞　314
——，脂肪原性　826
——，縦隔神経原性　394
——，縦隔胚細胞　395
——，樹状細胞　313
——，漿液性　688
——，漿液性囊胞性　520
——，松果体　580
——，硝子化索状　594
——，上皮性　344
——，上皮性混合（子宮）　676
——，上皮内　330
——，小葉　619
——，女性化副腎皮質　604
——，腎　555
——，神経芽腫群　887
——，腎ラブドイド（小児疾患）
　　890
——，膵管内乳頭粘液性　521
——，膵神経内分泌　609
——，膵ポリペプチド産生　612
——，精管内胚細胞　718
——，星細胞系　770

——，性索間質性　692
——，成熟B細胞　285
——，成熟B細胞性　268
——，成熟T細胞性　268
——，性腺刺激ホルモン産生　575
——，精巣　718
——，成長ホルモン産生　573
——，脊索性　824
——，石灰化上皮性歯原性　341
——，石灰化囊胞性歯原性　342
——，セルトリ間質細胞　694
——，線維原性　820
——，線維性（小児疾患）　887
——，線維組織球性　820, 820
——，腺腫性歯原性　341
——，腺腫様（精巣）　723
——，腺腫様（卵管）　682
——，男性化副腎皮質　604
——，腟上皮内　667
——，転移性　781
——，転移性（運動器）　828
——，転移性肝　508
——，軟部　850
——，軟部（内分泌器）　595
——，乳児色素性神経外胚葉性
　　827
——，粘液性　689
——，粘液性囊胞性　520
——，胚芽異形成性神経上皮　775
——，胚細胞　718
——，胚細胞（卵巣）　695
——，非機能性副腎　604
——，非上皮性　345
——，非上皮性混合（子宮）　676
——，非上皮性（泌尿器）　564
——，非浸潤性乳頭状　563
——，表層上皮性　687
——，ブレンネル　691
——，プロラクチン産生　571
——，平滑筋性　825
——，扁平上皮性（卵巣）　692
——，ホルモン非産生下垂体　575
——，脈管　314
——，明細胞　691
——，葉状　629
——，ラブドイド　777
——，卵黄嚢　397, 696
——，良性上皮性（食道）　404
——，類内膜　690
——，ワルチン　321
腫瘍化生　23
腫瘍浸潤　164
腫瘍様病変　463
腫瘤性石灰化症　808
シュワン細胞腫　779
循環障害　75, 734
循環免疫複合体沈着　531
上衣下巨細胞性星細胞腫　772
上衣下腫　774
上衣腫　774
漿液性腫瘍　688
漿液性線維素性心外膜炎　217

漿液性腺癌　683
漿液性嚢胞性腫瘍　520
消化管重複症　879
消化性潰瘍　422
松果体芽腫　580
松果体細胞腫　580,779
松果体腫瘍　**580**
小桿状体性ミオパチー　840
上行性感染症　704
小細胞型骨肉腫　818
小細胞癌
　　──（高カルシウム血症型の）　698
　　──（肺）　379
硝子化索状腫瘍　594
脂溶性ビタミン欠乏症　72
掌蹠膿疱症　640
　　──骨関節症　799
常染色体欠失症候群　53
常染色体優性遺伝　**45**
常染色体優性多発嚢胞腎　554
常染色体劣性遺伝　**45**
常染色体劣性多発嚢胞腎　555
上大静脈症候群　392
条虫症　158
小腸癌　470
小腸腺腫　464
小滴性脂肪肝　489
小児急性熱性皮膚粘膜リンパ節症候群
　　　　　　　　　　　195
小児腔炎　667
小児糖尿病　884
上皮間充織転換　23
上皮間葉転換　**23**
上皮筋上皮癌　323
上皮性混合腫瘍　676
上皮性腫瘍　344
上皮性前駆性病変　330
上皮内癌　563,683
上皮内腫瘍　330
象皮病　729
静脈性血栓　87
静脈性塞栓症　89
静脈瘤　**228**
小葉過形成　619
小葉腫瘍　619
小リンパ球性リンパ腫　285
食細胞機能異常症　114
食中毒　146
食道狭窄　878
食道静脈瘤　400
食道嚢胞　393
処女膜閉鎖症　661
女性化乳房症　617
女性化副腎皮質腫瘍　604
女性半陰陽　**661**
ショック　975
シラミ症　649
痔瘻　481
脂漏性角化症　649
脂漏性皮膚炎　637
心　181
心アミロイドーシス　205

心萎縮　192
腎盂癌　559
腎盂腎炎　**546**
心外膜炎　217
心拡張　193
腎芽腫　889
心奇形　**182**
心筋炎　**207**
真菌感染症　325
心筋梗塞　92,196
真菌症　149,338
心筋症　**209**
　　──，拡張型　210
　　──，拘束型　211
　　──，肥大型　**209**
　　──，不整脈源性右室　211
真菌性心筋炎　208
真菌性心内膜炎　202
心筋石灰沈着　204
心筋断裂　204
神経因性関節症　803
神経芽細胞腫　606
神経芽腫群腫瘍　887
神経下垂体　569
　　──障害　578
神経原性萎縮　844
神経鞘腫　826,865
　　──（胃）　448
　　──腫（皮膚）　656
神経性高血圧症　959
神経性腫瘍　**826**
神経節膠腫　775
神経節細胞腫　775
神経線維腫　865
　　──（皮膚）　655
神経腸管嚢胞　394
神経梅毒　748
神経変性疾患　754
神経有棘赤血球症　240
腎結核症　546
腎血管系　524
心血管性高血圧症　959
腎硬化症　959
人工関節置換術後感染　798
新興感染症　137
進行性核上性麻痺　758
進行性全身硬化症　539
進行性全身性硬化症　128
進行性多巣性白質脳症　745
深在性真菌症　648
腎細胞癌　556
心室細動　214
心室粗動　214
心室中隔欠損　184
腎腫瘍　**555**
浸潤性小葉癌　625
浸潤性乳管癌　**624**
浸潤性尿路上皮癌　563
浸潤性微小乳頭癌　627
尋常性魚鱗癬　644
尋常性痤瘡　647
尋常性天疱瘡　338,640

尋常性疣贅　646
腎静脈血栓症　541
腎生検　**526**
腎性高血圧症　959
腎性骨異栄養症　793
腎性骨軟骨異栄養症　526
新生児壊死性腸炎　451,879
新生児肝炎　881
新生児呼吸窮迫症候群　354,876
真性赤血球増加症　247,284
真性多血症　247
真性動脈瘤　219
腎性尿崩症　549
真性半陰陽　711
腎性貧血　526
腎性浮腫　525
心臓血管ホルモン　76
人畜共通感染症　138
浸透圧性腎症　548
心内膜炎　198
心内膜床欠損　**184**
心内膜線維症　204
心内膜線維弾性症　204
侵入胞状奇胎　709
心囊炎　217
心囊気腫　216
心囊血腫　216
心囊水腫　216
心囊浮腫　95
腎膿瘍　546
塵肺症　373
心肥大　193,959
真皮内母斑　653
真皮メラノサイト系母斑　**654**
心ファブリー病　205
心不全　77,197,214,960
腎不全　**965**
心弁膜症　**202**
心房細動　214
心房粗動　214
心房中隔欠損症　**184**
心膜嚢胞　392
蕁麻疹　638
腎明細胞肉腫　890
腎ラブドイド腫瘍　890

す

スイート病　638
膵炎　517
　　──，急性　517
　　──，自己免疫性　520
　　──，慢性　519
髄芽腫　776
　　──（小児疾患）　891
膵癌　521
膵管癌　521
膵管内乳頭粘液性腫瘍　521
膵管癒合不全　516
水胸　387
髄質海綿腎　555

髄質線維腫　555
膵神経内分泌腫瘍　609
水腎症　**549**
膵胆管合流異常　510, 516
水酸化酵素欠損症　598, 599
垂直伝播　134
水痘　646
膵島細胞過形成　883
膵島細胞症　614
膵島細胞組織球症　896
水頭症　95
膵囊胞　393
水平伝播　134
水疱　633
水疱型先天性魚鱗癬様紅皮症　644
水疱性類天疱瘡　640
膵ポリペプチド産生腫瘍　612
髄膜腫　777
髄膜脊髄瘤　768
髄膜脳瘤　768
髄様癌　594, 625
水溶性ビタミン欠乏症　71
ステロイドミオパチー　842
すべり症　802

せ

精液瘤　718
性感染症　728
生検　4
制限酵素断片長多型　38
精細管内胚細胞腫瘍　718
星細胞系腫瘍　**770**
性索間質性腫瘍　692
脆弱性骨折　795
成熟B細胞性腫瘍　285, **268**
成熟T細胞性腫瘍　268
成熟T細胞性リンパ腫　313
成熟奇形腫　396
精上皮腫　719
成人T細胞白血病　292, 658
成人型顆粒膜細胞腫　692
成人型線維肉腫　854
成人型多発嚢胞腎　554
成人呼吸窮迫症候群　89
成人性線維腫症　852
性腺芽腫　698
性腺形成不全　**710**
性腺刺激ホルモン産生腫瘍　575
精巣萎縮　716
精巣炎　717
精巣腫瘍　**718**
精巣性女性化症　666
精巣性女性化症候群　711
精巣捻転　716
声帯ポリープ　330
成長ホルモン産生腫瘍　573
性分化異常　709, 710
精母細胞性セミノーマ　719
生理的黄疸　884
赤芽球癆　246

脊索腫　824
脊索性腫瘍　**824**
脊髄灰白質炎　741
脊髄小脳失調症　761, **761**
脊髄性筋萎縮症　846
脊柱管狭窄症　802
脊柱靱帯骨化症　802
脊椎分離症　802
赤白血病　279
石綿肺　374
癤　647
石灰化腱膜線維腫　852
石灰化上皮性歯原性腫瘍　341
石灰化嚢胞性歯原性腫瘍　342
節外性粘膜関連濾胞辺縁帯リンパ腫
　　　　312
節外性鼻型NK/T細胞リンパ腫　292
石灰沈着　548
石灰沈着症　643
赤血球酵素異常　240
赤血球増加症　247
接触感染　134
接触皮膚炎　637
節性辺縁帯B細胞リンパ腫　288
セミノーマ　719
セメント芽細胞腫　342
セリアック病　453
セルトリ細胞腫瘍　**694, 722**
セルトリ細胞腫　722
線維筋性異形成　228, 541
線維原性腫瘍　820
線維腫
　──, エナメル上皮　341
　──, 筋（小児疾患）　887
　──, 骨形成性　343
　──, 歯原性　342
　──, 歯原性粘液腫粘液　342
　──, 若年型血管　327
　──, 神経　865
　──, 髄質　555
　──, 石灰化腱膜　852
　──, 弾性　851
　──, 軟骨粘液　813
　──, 鼻咽喉血管　327
　──, 皮膚　855
　──, 類腱　820
　──（軟部組織）　851
　──（卵巣）　693
線維性異形成症　343
線維性胸膜炎　386
線維性骨異形成　830
線維性縦隔炎　392
線維性腫瘍　886
線維性乳腺症　620
線維腺腫　629
線維組織球性腫瘍　820, 820
線維素性胸膜炎　386
線維素性心外膜炎　217
線維素性肺水腫　361
線維肉腫　820
線維囊胞症　**619**
遷延治癒　795

腺窩上皮型ポリープ　424
腺癌
　──, アポクリン　653
　──, 肝様　441
　──, 多形低悪性度　323
　──, バレット　409
　──, 鼻　**327**
　──（子宮）　674
　──（脂腺）　652
　──（前立腺）　**726**
　──（唾液腺）　324
　──（腟）　668
　──（肺）　377
　──（泌尿器）　564
潜函病　70
腺筋上皮腫　621
前駆型Bリンパ芽球白血病　268
前駆型Tリンパ芽球白血病　268
尖圭コンジローマ（外陰）　663
前子癇腎症　541
腺腫
　──, アミロイド甲状　590
　──, 胃型　430
　──, 下垂体　**570**
　──, 肝　506
　──, 管状　620
　──, 基底細胞　320
　──, 嫌色素性　571
　──, 好塩基性　571
　──, 好酸性　571
　──, 甲状腺内胸　595
　──, 縦隔内甲状　395
　──, 縦隔副甲状腺　395
　──, 小腸　464
　──, （乳腺）　629
　──, 腺腫様甲状　587
　──, 大腸　465
　──, 唾液腺型　376
　──, 多形　**319**
　──, 多ホルモン産生　576
　──, 地方病性甲状　588
　──, 腸型　429
　──, 転移性多形　324
　──, 乳管　555
　──, 乳頭管状　555
　──, 乳頭状汗　663
　──, 乳頭部　620
　──, 粘液性嚢胞　376
　──, 肺胞　376
　──, 非機能性副腎　604
　──, 濾胞　590
　──（甲状腺）　**588, 589**
　──（胆嚢）　513
　──（肺）　376
腺腫様甲状腺腫　587
腺腫様歯原性腫瘍　341
腺腫様腫瘍　682, 723
線状出血　960
腺上皮化生　23
染色体異常　50, 51
染色体構造　51
染色体断裂症候群　**57, 58**

全身倦怠　124
全身性アミロイドーシス　923
全身性エリテマトーデス　109,128,
　　　　　　　　　　　　　　900
　──（皮膚）　641
全身性炎症反応症候群　144
全身性強皮症　128
全身性真菌症　151
全身性浮腫　94
腺性下垂体　568
全前脳胞症　769
善玉アディポサイトカイン　73
線虫症　158
蠕虫症　157
前腸嚢胞　393
先天異常　873
先天性胃嚢胞症　416
先天性横隔膜ヘルニア　880
先天性肝線維症　882
先天性胸腺嚢胞　259
先天性筋ジストロフィー　839
先天性筋性斜頸　837
先天性血小板機能異常症　249
先天性股関節脱臼　796
先天性再生不良性貧血　246
先天性食道閉鎖症　878
先天性心血管疾患　182
先天性水疱症　640
先天性線維肉腫　892
先天性代謝異常症　553,884
先天性胆道閉鎖症　881
先天性腸狭窄　449
先天性腸閉鎖　449
先天性内反足　837
先天性ネフローゼ症候群　553
先天性嚢胞状腺腫様形成異常　352
先天性嚢胞性膵線維症　516
先天性嚢胞性膵腫様奇形　876
先天性表皮水疱症　645
先天性副腎過形成　661
先天性副腎皮質過形成　598
先天性副腎皮質低形成　598
先天性片側肺動脈枝欠損　187
先天性ミオパチー　840
先天性無神経節細胞症　879
先天性幽門狭窄　414
先天性溶血性貧血　239
前頭側頭葉変性症　762
セントラルコア病　840
潜伏感染　135
腺扁平上皮癌　381
腺房拡張　517
腺房細胞癌　321,522
腺様嚢胞癌　322,625
前立腺癌　**726**
前立腺結石　724
前立腺肥大症　**725**

そ

爪下外骨腫　832

早期胃癌　424
臓器機能不全　**976**
創傷治癒　24
巣状分節性糸球体硬化症　533
巣状分節性疾患群　**532**
巣状ループス腎炎　536
増殖因子　14,24
増殖シグナル　**166**
増殖性炎　124
双胎間輸血症候群　702
双胎胎盤　**701**
総動脈幹遺残　187
僧帽弁逸脱症候群　203
僧帽弁狭窄　189
僧帽弁狭窄症　202
僧帽弁疾患　202
僧帽弁閉鎖不全　203
促進型急性拒絶　550
塞栓　91
　──性肺腫瘍　364
塞栓症　89,90
　──，逆説的　90
　──，逆行性　90
　──，空気　90
　──，血栓　90
　──，脂肪　90
　──，静脈性　89
　──，動脈性　90
側頭動脈炎　221
続発疹　633
続発性アルドステロン症　603
続発性血管炎　228
続発性再生不良性貧血　246
続発性軟骨肉腫　813
続発性慢性副腎皮質機能低下症　600
続発性免疫不全症　115
鼠径リンパ肉芽腫　255
組織球性腫瘍　313
組織球性肉腫　302
組織修復　24,25
組織低酸素微小血管仮説　980
ソマトスタチノーマ　611
ゾリンジャー・エリソン症候群　424

た

ターナー症候群　57,711
大気汚染　**61**
退形成　162
　──上衣腫　774
　──性星細胞腫　771
　──性乏突起膠腫　773
大血管転位　187
大細胞型　**380**
体細胞変異　38
胎児型横紋筋肉腫　861
胎児消化管上皮類似癌　441
胎児水腫　874
胎児性癌　720
胎児性無気肺　354
体質性黄疸　973

退縮　20
帯状疱疹　646
胎生期血液循環　**181**
苔癬状粃糠疹　640
苔癬状変化　636
大腸癌　471
大腸腺腫　465
大腸メラノーシス　453
大滴性脂肪肝　489
大動脈弓奇形　185
大動脈弓離断症　190
大動脈縮窄　**189**
大動脈中隔欠損　**185**
大動脈弁逆流　185
大動脈弁狭窄　**189**,203
大動脈弁閉鎖不全　203
大脳皮質基底核変性症　758
胎盤　700
胎盤梗塞　706
胎盤早期剥離　706
胎便吸引症候群　877
大葉性肺炎　363
大理石骨病　783
対立遺伝子異質性　43
多因子疾患　**48**
タウオパチー　**757**
ダウン症候群　**52**,922
唾液腺型癌　327,383
唾液腺型腫　376
唾液腺癌　324
唾液腺導管癌　323
高安動脈炎　221
多形黄色星細胞腫　772
多形型横紋筋肉腫　862
多形型脂肪肉腫　859
多形滲出性紅斑　638
多形性紅斑　338
多形腺腫　**319**
多形腺腫由来癌　324
多形低悪性度腺癌　323
多系統萎縮症　760
唾石症　317
多臓器機能不全症候群　**975**
脱臼　796
脱髄疾患　751
脱水症　96
脱分化型脂肪肉腫　858
脱分化軟骨肉腫　814
脱落膜　701
タナ障害　834
多乳房症　617
多嚢胞性卵巣症候群　687
たばこ中毒　**62**
多発筋炎　843
多発性硬化症　111,751
多発性骨髄腫　284
多発性漿膜炎　217
多発性線維性骨異形成症　787
多発性塞栓症候群　702
多発性内軟骨腫症　787
多発性内分泌腫瘍症　**576**,613,943
多発性軟骨性外骨腫症　787

多発性卵胞囊胞　687
多脾症　**188**
多房性胸腺囊胞　259
多ホルモン産生腺腫　576
ダリエー病　644
単一遺伝子疾患　**43**
単一臍動脈　703
胆管炎性膿瘍　503
単球　97, 122
単球白血病　279
単純黒子　654
単純性潰瘍　459
単純性血管腫　654
単純性骨嚢胞　344
単純ヘルペス　646
　　──ウイルス　704
　　──脳炎　742
単焦点急性炎症性脱髄疾患　753
単心房　184
男性化副腎皮質腫瘍　604
弾性線維腫　851
弾性線維性仮性黄色腫　645
男性乳癌　628
男性不妊病　716
胆石症　**512**
胆嚢癌　514
炭肺症　374
蛋白尿　525
単発性骨軟骨腫　811
淡明細胞型腎細胞癌　556
淡明細胞軟骨肉腫　815

ち

チェジアック・東症候群　114
致死性骨異形成症　783
地中海貧血　241
腟カンジダ症　666
腟欠損症　666
腟上皮内腫瘍　667
腟腺症　667
窒息　**68**
腟中隔　666
腟囊胞　667
腟閉鎖症　666
地方病性甲状腺腫　588
中隔欠損症　191
鋳型気管支炎　353
中間型松果体細胞腫　580
中間型ホジキンリンパ腫　313
中心核病　841
中心性うっ血　257
中心性巨細胞病変　344
中心性染色質融解　732
虫垂炎　454
虫垂癌　470
虫垂粘液腺腫　464
虫垂粘液瘤　464
中枢神経原発リンパ腫　779
中枢性神経細胞腫　776
中毒性間質性腎炎　547

中毒性肝傷害　502
中毒性腺腫様結節　588
中皮腫　**484, 723**
腸炎　455
腸型腺腫　429
腸管仮説　979
腸管感染症　**146**
腸管狭窄　878
腸管症型T細胞リンパ腫　292
腸管囊胞　393
腸管閉鎖　878
腸管ベーチェット病　458
腸間膜脂肪織炎　483
長期血液透析患者腎　556
超急性拒絶反応　550
腸結核　456
腸重積症　453
腸上皮化生　**21, 22**
腸チフス　146, 455
腸嚢胞状気腫症　453
腸閉塞　**453**
貯留囊胞　520
沈下性肺炎　363
沈着症　637

つ・て

椎間板ヘルニア　801
通常型骨肉腫　816
痛風　807
痛風結節　644
ツツガムシ病　255, 649
手足口病　338
低悪性線維粘液性肉腫　855
低悪性中心性骨肉腫　818
低悪性度B細胞性MALTリンパ腫
　　　　443, 478
低悪性度辺縁帯B細胞リンパ腫　384
テイ・サックス病　767
低酸素　27
ディジョージ症候群　114
低分化型神経内分泌癌　311
低分化癌　593
低補体血症性蕁麻疹様血管炎　226
鉄芽球性貧血　245
鉄欠乏性貧血　244
デュシェンヌ型筋ジストロフィー　838
デュラフォイ潰瘍　424
テロメア　**171**
転移　164
転移性エナメル上皮腫　343
転移性肝腫瘍　508
転移性腫瘍　397, 781
　　──（運動器）　828
転移性多形腺腫　324
転移性皮膚癌　658
伝染性単核球症　254
伝染性軟属腫　646
伝染性膿痂疹　647

と

頭蓋咽頭腫　578, 781
頭蓋筋膜炎　887
ドゥ・ケルバン甲状腺炎　584
糖原病　205, 491, 549
糖質コルチコイド　120
同種腎移植　**550**
凍傷　69
動静脈奇形　737
透析アミロイドーシス　924
糖代謝異常　**490**
疼痛因子　120
動的変異　41
糖尿病　110, 607, 914
　　──, 1型　**608**
　　──, 2型　**608**
　　──, 小児　884
　　──性糸球体硬化症　542
糖尿病合併症　919
洞不全症候群　214
動脈管開存　185
動脈硬化　**943**
動脈硬化症　218, 959
動脈性血栓　87
動脈性塞栓症　90
動脈瘤　**219**
動脈瘤破裂　737
動脈瘤様骨囊腫　829
トキソプラズマ症　**156, 255, 369, 749**
特異性炎　**337**
特異的感染防御機構　**138**
特殊型乳癌　625
特発性間質性肺炎　357
特発性後腹膜線維症　483
特発性再生不良性貧血　246
特発性縦隔線維症　392
特発性大腿骨頭壊死症　808
特発性妊娠脂肪肝　490
特発性肺ヘモジデリン沈着症　359
突然変異　**38**
トリコモナス腟炎　666
トリソミー　50, 52, 56
トリパノソーマ症　156
トリプレットリピート病　48, 761
トルコ鞍空虚　578

な

内因性感染症　**135**
内因性色素沈着　**337**
内臓脂肪型肥満　72
内臓脱出症　880
内軟骨腫　812
内軟骨腫症　812
内皮細胞　523
内分泌攪乱物質　65
内分泌細胞癌　438
内分泌性高血圧症　959

内分泌性アミロイドーシス　925
内膜下梗塞　197
ナチュラルキラー細胞　97
鉛　765
鉛中毒　65
軟骨外胚葉性異形成　783
軟骨芽細胞腫　812
軟骨下脆弱性骨折に伴う関節症　803
軟骨性腫瘍　811
軟骨粘液線維腫　813
軟骨無形成症　783
軟性線維腫　656
ナンセンス変異　39
軟部腫瘍　850
――（内分泌器）　595
軟部組織腫瘍　383
軟部淡明細胞肉腫　870

に

ニーマン・ピック病　766
肉芽腫　636
　――，化膿性　655
　――，環状　642
　――，巨細胞修復性　829
　――，好酸球性　657
　――，若年性黄色　855
　――，鼠径リンパ　255
　――，膠原性　863
　――性胃炎　420
　――性炎　124
　――性肝炎　503
　――性精巣炎　717
　――性前立腺炎　724
　――性リンパ節炎　254
肉芽組織　25
肉腫
　――，横紋筋　314,668
　――，滑膜　314,869
　――，カポジ　229,655
　――，カポジ（軟部組織）　864
　――，癌　407
　――，間質　630
　――，間葉型軟骨　815
　――，間葉性軟骨　867
　――，菌状息　294
　――，血管　229,631,655,825,864
　――，原発性軟骨　813
　――，合指状細胞　303
　――，骨外性粘液型軟骨　870
　――，指状嵌入樹状細胞　303
　――，脂肪　826
　――，縦隔原発平滑筋　397
　――，樹状細胞　304
　――，腎明細胞（小児疾患）　890
　――，成人型線維　854
　――，線維　820
　――，先天性線維　892
　――，続発性軟骨　813
　――，胎児型横紋筋　861
　――，多形型横紋筋　862
　――，脱分化軟骨　814
　――，低悪性線維粘液性　855
　――，軟部淡明細胞　870
　――，乳児型線維　853
　――，粘液線維　854
　――，ブドウ状　668
　――，平滑筋　861
　――，平滑筋（子宮）　679
　――，平滑筋（腹膜）　485
　――，平滑筋（骨・関節）　826
　――，胞巣型横紋筋　861
　――，胞巣状軟部　870
　――，ユーイング　821,867
　――，ランゲルハンス細胞　303, 313
　――，隆起性皮膚線維　656,856
　――，類上皮　869
　――，濾胞樹状細胞　303
　――様癌　310
にくずく肝　494
2型糖尿病　608,915
二次性高血圧症　959
二次性骨肉腫　819
二次性赤血球増加症　247
二次性巣状分節性病変　533
二次性ヘモクロマトーシス　492
二次性膜性腎症　533
日光角化症　651
二分脊椎　768
日本住血吸虫症　457
日本脳炎　746
乳癌　622
乳管拡張症　618
乳管過形成　619
乳管腺腫　620
乳管内乳頭腫　620
乳管乳頭腫症　619
乳児型線維肉腫　853
乳児型多発嚢胞腎　555
乳児色素性神経外胚葉性腫瘍　827
乳児指趾線維腫症　852
乳児線維腫症　887
乳児線維性過誤腫　887
乳児突然死症候群　215
乳腺炎　617
乳腺症　619
乳頭癌　591
乳頭管状腺腫　555
乳頭腫　326
　――（肺）　376
乳頭腫症　635
乳頭状汗腺腫　663
乳頭状腎細胞癌　558
乳頭状腺癌　310
乳頭腺管癌　624
乳頭部癌　514
乳頭部腺腫　620
乳び胸　387
乳房外パジェット病　652,664
乳房パジェット病　652
ニューモシスティス肺炎　368
乳幼児血管腫　862
乳幼児突然死症候群　877
尿円柱　546
尿細管機能障害　549
尿酸沈着症　547
尿中蛋白　546
尿道　564
尿道カルンクル　565
尿道下裂　728
尿道上裂　728
尿毒症性心外膜炎　218
尿毒症性肺　363
尿毒症性肺炎　363
尿濃縮能減退　546
尿崩症　578
尿膜管癌　564
尿路上皮癌　562
尿路上皮乳頭腫　562
妊娠高血圧症候群　706
妊娠腎　541
妊娠糖尿病　919

ね

ネイルパテラ症候群　552
ネコひっかき病　255
熱傷　69
熱中症　69
ネフローゼ症候群　525,531
ネマリンミオパチー　840
粘液型脂肪肉腫　859
粘液癌　625
粘液腫　216
粘液性腫瘍　689
粘液性嚢胞性腫瘍　520
粘液性嚢胞腺腫　376
粘液線維肉腫　854
粘液乳頭状上衣腫　774
粘液嚢胞　319,348
粘液瘤　319
粘表皮癌　322
　――（胸腺）　309
　――（内分泌器）　595
粘膜関連リンパ装置　139
粘膜脱症候群　458
粘膜免疫　138

の

脳アミロイドアンジオパチー　924
膿胸関連リンパ腫　389
脳血管アミロイドーシス　924
脳血管障害　735
膿原性肉芽腫　863
脳梗塞　92,737
嚢腫　633
脳出血　735,960
嚢状リンパ管腫　394
脳卒中　91
脳浮腫　740
脳ヘルニア　740

膿疱　633
　　　，仮性　520
　　　，偽　520
　　　，甲状舌管　582
　　　，鰓性　583
　　　，貯留　520
　　　，ラトケ　578
　　　，類表皮　578
囊胞腎　549
囊胞膵　520
囊胞性腫瘍　520
膿瘍　634
脳梁欠損症　769
ノルマルヘキサン　64

は

バーキットリンパ腫　265，291，894
パーキンソン症候群　758
パーキンソン病　759
バージャー病　226
ハーラー症候群　786
肺炎　361
　　　，医原性　372
　　　，嚥下性　362
　　　，間質性　362
　　　，気管支　363
　　　，吸引性　362
　　　，好酸球性　369
　　　，混合型　362
　　　，細菌性　363
　　　，大葉性　363
　　　，沈下性　363
　　　，ニューモシスティス　368
　　　，尿毒症性　363
　　　，肺胞性　362
　　　，閉塞性　362
　　　，慢性関節リウマチ性　371
胚芽異形成性神経上皮腫瘍　775
肺化膿症　364
肺気腫　356
肺吸虫症　369
肺結核症　364
敗血症　143
　　　——性血栓性心内膜炎　88
　　　——性血栓性動（静）脈炎　88
肺高血圧　185
肺高血圧症　361
肺好酸球症　369
肺梗塞　92，360
胚細胞腫瘍　695，718，780
肺静脈還流異常　190
肺水腫　360
肺塞栓症　360
肺卒中　91
肺動脈狭窄　188
肺動脈縮窄　186
肺動脈弁狭窄　204
梅毒　148，337，648，705
ハイドロキシアパタイト結晶沈着症　808

肺囊胞　352
肺分画症　351，875
肺胞性肺炎　362
肺胞腺腫　376
肺胞蛋白症　358
肺胞低換気　970
肺胞微石症　358
肺葉内肺分画症　875
白癬　648
破砕骨軟骨片沈着性滑膜炎　833
バザン硬結性紅斑　638
パジェット病　627，790
橋本病　584
播種性血管内凝固　540
播種性血管内凝固症候群　88，251
バセドウ病　109，589
白血球減少症　247
白血球浸潤　122
白血球走化因子　119
白血球増加症　247
白血球増多症　124
白血球粘着異常症　114
白血球粘着不全症　248
白血病　268，892
　　　——，B細胞性急性リンパ性（B-ALL）　892
　　　——，T細胞性急性リンパ（芽球）性（T-ALL）　893
　　　——，急性骨髄巨核球性　279
　　　——，急性骨髄性　268，277
　　　——，急性骨髄性（小児疾患）　893
　　　——，急性前骨髄球性　278
　　　——，急性リンパ性　279
　　　——，骨髄単球　278
　　　——，若年性骨髄単球性　893
　　　——，成人T細胞　292
　　　——，赤　279
　　　——，前駆B細胞リンパ芽球型　285
　　　——，前駆型Bリンパ芽球　268
　　　——，前駆型Tリンパ芽球　268
　　　——，単球　279
　　　——，慢性骨髄性　268，283
　　　——，慢性骨髄性（小児疾患）　893
　　　——，慢性骨髄単球性　282
　　　——，慢性リンパ性　285
発疹　633
発熱　124
ばね指　806
ハプロ不全　42
パラガングリオーマ　606
パラコート　65
パラチフス　146，455
バルトリン腺炎　662
パルボウイルス　704
バレット食道　402
バレット腺癌　409
斑　633
半月板損傷　834
瘢痕　634
瘢痕形成　26
伴性遺伝性魚鱗癬　644
伴性低リン血症性ビタミンD抵抗性

くる病　786
ハンセン病　147，647
ハンター舌炎　337
ハンチントン病　761
反応性アミロイドーシス　923
汎発性強皮症　642
汎発性粘液水腫　643

ひ

非Hodgkinリンパ腫　395
鼻悪性黒色腫　328
非アルコール性脂肪性肝疾患　501
鼻咽喉血管線維腫　327
鼻咽頭癌　345
非ウイルス感染症　885
脾外膜炎　258
被角血管腫　655
比較的閉鎖不全　204
皮下脂肪型肥満　72
皮下脂肪組織炎様T細胞リンパ腫　293
非角化型上咽頭癌　331
脾機能亢進症　258
非機能性副腎腫瘍　604
非機能性副腎腺腫　604
鼻型節外性NK/T細胞リンパ腫　329
非結核性抗酸菌症　147，366
鼻口蓋管囊胞　346
肥厚性胃炎　420
肥厚性幽門狭窄　878
非骨化性線維腫　832
微細欠失　53
鼻歯槽囊胞　346
脾腫　257
微小循環系　75
非上皮性混合腫瘍　676
非上皮性腫瘍　345，564
微小メサンギウムループス腎炎　536
非浸潤性小葉癌　622
非浸潤性乳管癌　622
非浸潤性乳頭状腫瘍　563
非水疱型先天性魚鱗癬様紅皮症　644
ビスホスホネート系薬剤関連顎骨壊死　809
鼻腺癌　327
ヒ素　765
肥大　19，836
　　　——型心筋症　209
ビタミン　71
ピック病　217，757
非定型奇形腫様/ラブドイド腫瘍　777
非定型抗酸菌症　366，647
ヒト遺伝子　36
非特異性炎　337
非特異性多発性小腸潰瘍　457
非特異性腟炎　667
非特異の感染防御機構　138
ヒトゲノム　33
ヒト腫瘍抗原　177
ヒト免疫不全ウイルス関連脳症　743
非乳頭状腺癌　310

皮膚アレルギー性血管炎　639
皮膚カンジダ症　648
皮膚筋炎　128, 642, 843
非副腎性男性化症　661
皮膚結核　647
皮膚真菌症　150
皮膚石灰沈着症　643
皮膚線維腫　656, 855
皮膚瘙痒症　638
皮膚病性リンパ節症　253
脾辺縁帯リンパ腫　286
鼻扁平上皮癌　326
鼻ポリープ　**325**
飛沫感染　134
肥満　**72**
びまん型巨細胞腫　856
肥満細胞　123, 657
びまん性悪性中皮腫　387
びまん性硬化性糸球体腎炎　535
びまん性星細胞腫　770
びまん性大細胞型B細胞性リンパ腫
　　　　　266, 289, 329, 395, 445, 894
びまん性肺炎　362
びまん性肺胞出血症候群　**359**
びまん性半月体形成性糸球体腎炎　535
びまん性汎細気管支炎　356
びまん性メサンギウム硬化症　553
びまん性メサンギウム毛細血管性糸球
　　体腎炎　534
びまん性ループス腎炎　536
病院感染　135
表在性皮膚脂肪腫性母斑　657
表層上皮性腫瘍　687
表層上皮封入嚢胞　686
病的骨折　795
表皮下水疱　636
表皮内細胞浸潤　635
表皮内水疱　635
表皮内微小膿瘍　635
表皮【剝】離　634
表皮肥厚　635
病理解剖学　3
病理学　3
　　　──．細胞　3
　　　──．分子　4
病理専門医制度　**5**
病理組織学　3
日和見悪性腫瘍　938
日和見感染症　140, 936
びらん　634
ヒルシュスプリング病　449, 879
疲労骨折　795
ピロリ菌感染症　146
ピロリン酸カルシウム結晶沈着症　807
貧血　237, 243
　　　──．悪性　245
　　　──．遺伝性溶血性　239
　　　──．巨赤芽球性　245, 246
　　　──．後天性再生不良性　246
　　　──．再生不良性　246
　　　──．先天性再生不良性　246
　　　──．先天性溶血性　239

　　　──．続発性再生不良性　246
　　　──．鉄芽球性　245
　　　──．鉄欠乏性　244
　　　──．特発性再生不良性　246
　　　──．不応性　282
　　　──．溶血性　238
　　　──性梗塞　92
ビンスワンガー病　739

ふ

ファブリー病　553
不安定血色素症　241
フィブリン血栓　87
風疹　705
封入体筋炎　843
ブールハーフェ症候群　390
フェニルケトン尿症　553
不応性貧血　282
副甲状腺機能亢進症　791
副甲状腺機能低下症　791
複合母斑　653
副腎器官症候群　661, 712
副腎白質ジストロフィー　766
副腎皮質癌　**604**
副腎皮質機能亢進症　601
腹水　95
副副腎　598
腹壁破裂　881
腹膜炎　**483**
浮腫　**94**
　　　──．Quincke　95
　　　──．遺伝性血管神経性　114
　　　──．陰嚢　95
　　　──．関節　95
　　　──．局所性　94
　　　──．腎性　525
　　　──．心嚢　95
　　　──．全身性　94
　　　──．脳　740
　　　──性硬化症　643
腐蝕性食道炎　65
不整脈　197, **213**
　　　──源性右室心筋症　211
不全角化　634
物理的因子　27
ブドウ球菌性腸炎　455
ブドウ状肉腫　668
不妊症　**700**
部分的大血管転位　187
部分胞状奇胎　708
プリオン病　153, **749**, 924
フレームシフト変異　39
ブレンネル腫瘍　691
プロラクチン産生腫瘍　571
分化　162
分化転換　23
吻合部胃炎　421
分子病理学　4
粉塵　65
分節性動脈中膜融解　227, 541

糞線虫症　457
分泌癌　627
分葉脾　256
粉瘤　649

へ

平滑筋腫　860
　　　──（子宮）　678
　　　──（骨・関節）　825
平滑筋性腫瘍　**825**
平滑筋肉腫　861
　　　──（子宮）　679
　　　──（腹膜）　485
　　　──（骨・関節）　826
平滑性腫瘍　447
平均赤血球血色素濃度　237
閉鎖不全　189
閉塞性黄疸　973
閉塞性大腸炎　452
閉塞性肺炎　362
閉塞性肺疾患　**355**
閉塞性病変　549
閉塞性無気肺　355
ペイロニー病　729
ベーチェット病　226, 662
壁血栓　198
ベッカー型筋ジストロフィー　839
ヘテロプラスミー　46
ヘノッホ・シェーンライン紫斑病　225
ヘモグロビンLepore症　41
ヘモグロビン異常　240
ヘモグロビン尿症　547
ヘモクロマトーシス　206, **492**, 517
ヘモシデリン沈着性滑膜炎　834
ペリオーシス　494
ベリリウム沈着症　375
ペルテス病　809
ヘルニア　483
ヘルペス性口内炎　337
変異　38
　　　──型プリオン病　751
変形性関節症　800
変形性脊椎症　801
変質性炎　124
胼胝　634
扁平上皮過形成（外陰）　663
扁平上皮化生　**21**, 22
扁平上皮癌
　　　──（外陰）　664
　　　──（胸腺）　309
　　　──（子宮）　673
　　　──（食道）　407
　　　──（腟）　667
　　　──（乳腺）　625
　　　──（肺）　379
　　　──（泌尿器）　564
　　　──（皮膚）　651
扁平上皮性腫瘍（卵巣）　692
扁平苔癬　338, 639
弁膜硬化症　202

ほ

ポイツ・イエーガー症候群　425
包茎　728
剖検　4
傍骨性骨肉腫　819
傍糸球体装置　524
房室ブロック　214
放射性膀胱炎　562
放射線壊死　764
放射線腎炎　539
放射線性心障害　192
放射線性腸炎　454
放射線肺臓炎　372
胞状奇胎　707
膨疹　634
傍神経節細胞腫　606
傍神経節腫　484, 606
紡錘形細胞脂肪腫　858
紡錘細胞癌　626
放線菌症　218, 338, 457, 684
胞巣型横紋筋肉腫　861
胞巣状軟部肉腫　870
乏突起膠腫　772
乏突起星細胞腫　773
乏尿　525
乏反応性炎症　141
ボーエン病　650, 729
ボーエン様丘疹症　647
母子感染　134
ホジキンリンパ腫　297, 313, 895
補体　99
ボックリ病　215
発作性頻拍　213
発作性夜間血色素尿症　115
骨腫瘍　810
母斑細胞母斑　653
ホモシスチン尿症　553
ホモプラスミー　46
ポリープ　463
ポリオ　741
ポリポーシス　427, 464
ポリメラーゼ連鎖反応　267
ポリメラーゼ連鎖反応法　6
ポルフィリン症　643
ホルモン　13, 14
ホルモン非産生下垂体腫瘍　575
本態性血小板減少性紫斑病　85, 250
本態性高血圧症　957

ま

マイクロサテライト多型　37
膜性腎症　533
膜性増殖性糸球体腎炎　534
膜性ループス腎炎　536
マクロファージ　97, 122
麻疹　338
マダニ刺咬症　649

末梢 T 細胞リンパ腫　295
末梢性充血　78
マラコプラキア　461, 562
マラスムス　70
マラリア　155
マルトリンパ腫　287
マルファン症候群　787
マロリー・ワイス症候群　424
マンガン　765
慢性胃炎　417
慢性炎症　126
　――性脱髄性多発ニューロパチー　769
慢性肝炎　497
慢性関節リウマチ性肺炎　371
慢性感染症　135
慢性気管支炎　356
慢性拒絶　550
慢性硬化性唾液腺炎　318
慢性絞扼性心外膜炎　217
慢性呼吸不全　971
慢性骨髄炎　797
慢性骨髄性白血病　268, 283, 893
慢性骨髄増殖性疾患　284
慢性骨髄単球性白血病　282
慢性再発性多巣性骨髄炎　799
慢性色素性紫斑　639
慢性縦隔炎　391
慢性出血　238
慢性腎盂腎炎　546
慢性腎炎症候群　530
慢性心臓症　202
慢性心不全　215
慢性腎不全　966
慢性膵炎　519
慢性精巣上体炎　717
慢性前立腺炎　724
慢性唾液腺炎　318
慢性胆嚢炎　511
慢性特発性骨髄線維症　284
慢性肉芽腫症　114, 141, 248
慢性肉芽腫性炎症　147, 258
慢性乳腺炎　617
慢性膿皮症　647
慢性脾炎　257
慢性副鼻腔炎　325
慢性閉塞性肺疾患　355
慢性膀胱炎　562
慢性リンパ性白血病　285
慢性リンパ節炎　253
マントル細胞リンパ腫　265, 445

み

ミエロペルオキシダーゼ欠損症　248
ミオグロビン尿症　547
ミオパチー　836
ミクロスポリジウム症　156
未熟奇形腫　397
ミスセンス変異　38
ミトコンドリア遺伝子　45

ミトコンドリアゲノム　33, 35
ミトコンドリア病　46
ミトコンドリアミオパチー　842
ミニサテライト多型　38
未分化癌
　――（胃）　439
　――（胸腺）　311
　――（内分泌器）　593
　――（卵巣）　692
未分化大細胞型リンパ腫　296
　――（胃）　445
　――（小児疾患）　895
　――（胸腺）　313
　――（卵巣）　695
脈管腫瘍　314
脈瘤性骨嚢胞　344

む

ムーコル症　367
無菌性髄膜炎　741
ムコ多糖症　767
無終脳症　769
無心体　703
無前脳胞症　769
ムチン沈着症　643
無痛性甲状腺炎　586
無乳房症　617
無尿　525
無脳症　768
無排卵周期　670
無反応性炎症　141
無脾症　188, 256

め

明細胞癌　310
明細胞腫瘍　691
メープルシロップ尿症　553
メサンギウム　524
　――増殖性糸球体腎炎　534
　――増殖性ループス腎炎　536
メタノール　64
メタボリック症候群　73
メチルアルコール　765
メチル水銀中毒　764
減圧性疾患　91
メッケル憩室　450
メトトレキサート　765
メネトリエー病　420
メラス　767
メラニン色素沈着　337
メラノーマ抗原　177
メルケル細胞癌　653
メロレオストーシス　785
免疫異常　104
免疫グロブリン性アミロイドーシス　923
免疫性血小板減少症　85
免疫電顕法　5

も

免疫反応　27
免疫不全症　112
免疫プロテアソーム　103
免疫抑制薬　67
メンケス病　768

も

蒙古斑　654
毛細血管拡張性運動失調症　113
網状変性　635
毛包性ムチン沈着症　643
毛母腫　650
網膜芽腫　888
毛様細胞性星細胞腫　772
モザイク　51
モノソミー　50
モヤモヤ病　228
モリニア症　367
モルキオ病　786
モンドール病　619
門脈圧亢進症　257,494,505
門脈幹血栓症　494

や

薬剤性胃炎　420
薬剤性肺障害　372
薬剤誘導性肝傷害　502
薬疹　638
薬物中毒　63
野兎病　148,254

ゆ

ユーイング肉腫　821,867
有機リン　765
融合遺伝子　41
疣贅状癌　730
疣贅性心内膜炎　199
優性阻害効果　42
優性阻害性変異　42
幽門腺化生　23
癒着性心外膜炎　217
輸入感染症　137
輸入真菌症　151

よ

溶血性黄疸　972
溶血性尿毒症症候群　540
溶血性貧血　238
葉酸欠乏症　72
葉状腫瘍　629
痒疹　638
幼虫移行症　159
羊膜結節　703
羊膜索症候群　703

ら

癩　254
ライディッヒ細胞腫　694,722
ライム病　649
ラクナ梗塞　738,960
ラトケ嚢胞　578
ラブドイド腫瘍　777
卵黄嚢腫瘍　397,696,720
卵管上皮過形成　682
卵管妊娠　681
卵管留水腫　681
卵管留膿腫　681
ランゲルハンス細胞組織球症　302,313,370,657,830
ランゲルハンス細胞肉腫　303,313
卵巣腫瘍組織分類　685
ランブル鞭毛虫症　457
卵胞嚢胞　686

り

リーシュマニア症　155
リーデル甲状腺炎　586
リー脳症　767
リウマチ結節　642
リウマチ性心外膜炎　217
リウマチ性心筋炎　207
リウマチ性心疾患　199
リウマチ熱　128,198
リケッチア感染症　149
リステリア　705
離断性骨軟骨炎　803
リブマン・サックス型心内膜炎　202
リポイド過形成症　600
リポ蛋白腎症　549
隆起性皮膚線維肉腫　656,856
流産　700
流蠟骨症　785
良性腫瘍　161
良性上皮性腫瘍　404
良性腎硬化症　541
良性脊索細胞腫　824
良性線維性組織球腫　820
淋菌性尿道炎　564
輪状膵　516
鱗屑　634
隣接遺伝子症候群　54
リンパ管腫　394,863
リンパ管腫症　394
リンパ管性転移　164
リンパ球性下垂体炎　578
リンパ球性大腸炎　462
リンパ形質細胞性リンパ腫　286
リンパ腫
　―, B細胞性リンパ芽球性 (B-LBL)　894
　―, HIV関連　299
　―, MALT　266,287
　―, T細胞性リンパ芽球型　312
　―, T細胞性リンパ芽球性 (T-LBL)　894
　―, 悪性（胃）　443
　―, 悪性（精巣）　722
　―, 悪性（腸管）　478
　―, 悪性（内分泌器）　596
　―, 悪性（乳腺）　631
　―, 悪性（皮膚）　**657**
　―, 悪性（骨・関節）　822
　―, 芽球性NK細胞　293
　―, 肝脾γδT細胞　293
　―, 偽（皮膚）　657
　―, 胸腺　312
　―, 形質芽細胞　299
　―, 血管内B大細胞型　291
　―, 血管免疫芽球型T細胞　295
　―, 結節性リンパ球優位型ホジキン　297
　―, 結節性リンパ球優勢型ホジキン（小児疾患）　895
　―, 原発性縦隔　**395**
　―, 原発性滲出性　291
　―, 原発性体腔液　390
　―, 原発性皮膚B細胞　658
　―, 原発性皮膚未分化大細胞　657
　―, 原発性皮膚未分化大細胞型　294
　―, 古典的ホジキン　297
　―, 古典的ホジキン（小児疾患）　895
　―, 縦隔原発大細胞型B細胞性　312
　―, 縦隔発生B大細胞型　290
　―, 小リンパ球性　285
　―, 成熟T細胞性　313
　―, 節外性粘膜関連濾胞辺縁帯　312
　―, 節性辺縁帯B細胞　288
　―, 中間型ホジキン　313
　―, 中枢神経原発　779
　―, 腸管症型T細胞　292
　―, 低悪性度B細胞性MALT　443,478
　―, 低悪性度辺縁帯B細胞　384
　―, 膿胸関連　389
　―, バーキット　265,291
　―, バーキット（小児疾患）　894
　―, 皮下脂肪組織炎様T細胞　293
　―, 鼻型節外性NK/T細胞　329
　―, 脾辺縁帯　286
　―, びまん性大細胞型B細胞性　266,289,329,395,445
　―, びまん性大細胞型B細胞性（小児疾患）　894
　―, ホジキン　297,313,895
　―, 末梢T細胞　295
　―, マルト　287
　―, マントル細胞　266,445
　―, 未分化大細胞型　296

――，未分化大細胞型（胃） 445
――，未分化大細胞型（小児疾患） 895
――，未分化大細胞（胸腺） 313
――，リンパ形質細胞性 286
――，濾胞性 265, 288, 478
リンパ腫境界病変 300
リンパ腫様丘疹症 295, 658
リンパ腫様肉芽腫症 291, 384
リンパ上皮癌 327
リンパ上皮腫型上咽頭癌 331
リンパ上皮腫様癌 309
リンパ上皮嚢胞 319
リンパ節炎 254
リンパ増殖異常症 299
リンパ組織型辺縁帯 B 細胞リンパ腫 287
リンパ組織増殖性疾患 384
リンパ脈管筋腫症 371
リンパ濾胞過形成 260

類肝細胞癌 699
類基底癌 309
類基底細胞癌 407
類腱線維腫 820
類骨骨腫 815
類脂質沈着症 258
類脂肪性仮性壊死症 642
類上皮性血管内皮腫 383, 864
類上皮性肉腫 869
類天疱瘡 338
類内膜腫瘍 690
類白血病反応 248
類皮嚢胞 346
類表皮嚢胞 346, 578
ループス腎炎 535

れ

裂離骨折 795

る

ろ

レビー小体型認知症 759
連合弁膜症 204
鎌状赤血球症 240

瘻孔癌 797
老人性アミロイドーシス 924
老人性角化症 651
老人性腟炎 667
老人性肺炎 363
蝋様変性 836
濾胞癌 593
濾胞樹状細胞腫瘍 313
濾胞樹状細胞肉腫 303
濾胞性リンパ腫 265, 288, 478
濾胞腺腫 590

わ

ワルタード細胞巣 682
ワルチン腫瘍 321

INDEX 外国語索引

(太数字は大項目ページ)

A

aberrant gastric mucosa 449
abnormal lobe 256
abortion **700**
abscess 634
AB型胸腺腫 306
acantholysis 635
acanthosis 635
acardius 703
accelerated rejection 550
accessory adrenal glands 598
achalasia 400
achondroplasia 783
acinar cell carcinoma 522
acinar ectasia 517
acinic cell carcinoma 321
acne vulgaris 647
acquired cystic disease of the kidney（ACDK） 556,969
acquired immune system 97
ACTH産生腫瘍 573
ACTH非依存性大結節性副腎皮質過形成（AIMAH） 602
actinic keratosis 651
actinomycosis 338,457
actinomycosis of pericardium 218
acute adrenocortical insufficiency 600
acute blood loss 238
acute cholecystitis 511
acute cystitis 561
acute disseminated encephalomyelitis（ADEM） 753
acute epididymitis and orchitis 717
acute epidural hematoma 739
acute gastric mucosal lesion（AGML） 147
acute gastritis 417
acute heart failure **215**
acute infection 135
acute inflammation **117**
acute lymphadenitis 253
acute lymphocytic leukemia（ALL） 279
acute mediastinitis 390
acute megakaryocytic leukemia（AML-M7） 279
acute monocytic leukemia（AML-M5） 279
acute myelogenous leukemia（AML） 893
acute myeloid leukemia（AML） 277
acute myelomonocytic leukemia（AML-M4） 278
acute nephritic syndrome 530
acute obstructive suppurative cholangitis 511
acute osteomyelitis 796
acute pancreatitis 517
acute promyelocytic leukemia（AML-M3） 278
acute prostatitis 724
acute pyelonephritis 546
acute rejection 550
acute renal failure 965
acute sialadenitis **317**
acute splenitis 257
acute suppurative salpingitis 680
acute suppurative thyroiditis 583
acute thymic involution 259
acute tubular necrosis 547
acute viral meningitis 741
acutebrachitis 353
acutebronchiolitis 353
adamantinoma 826
ADA欠損症 112
adenocarcinoma 324,**327**,564,668,674
adenoid cystic carcinoma **322**
adenoma 513
adenoma of salivarygland type 376
adenoma of small intestine 464
adenoma of the nipple 620
adenomatoid odontogenic tumor 341
adenomatoid tumor 386,682,723
adenomatous goiter 587
adenomyoepithelioma 621
adenomyosis 677
adipocytokine 73
adrenogenital syndrome 661,712
adrenoleukodystrophy 766
adult fibromatoses 852
adult fibrosarcoma 854
adult respiratory distress syndrome（ARDS） 89
adult T-cell leukemia 292,658
afferent infectious disease 137
agenesis of the corpus callosum 769
AIDS **933**
AIP症候群 576
air embolism 90
air pollution 61
airborne transmission 134
Alagille症候群 192,882
Albers-Schönberg病 783
alcoholic cirrhosis 501
alcoholic hepatitis 500
alcoholic steatosis 500
Alexander disease 766
allelic heterogeneity 43
allergic bronchopulmonary aspergillosis（ABPA） 370
allergic granulomatous angiitis（AGA） 223,370
alterative inflammation 124
alveolar adenoma 376
alveolar hypoventilation 970
alveolar pneumonia 362
alveolar rhabdomyosarcoma 861
alveolar soft part sarcoma 870
Alzheimer disease（AD） **754**,757
Alzheimer type Ⅱ型グリア 733
Alzheimer病 924
amastia 617
amebiasis 509
amebic dysentery 456
amebic liver abscess 502
ameloblastic carcinoma **343**
ameloblastic fibro-odontoma 341
ameloblastic fibroma 341
ameloblastoma 339
amnion nodosum 703
amniotic band syndrome 703
amyloid angiopathy 735
amyloid goiter 590
amyloidosis 205,452,543,643,793
amyotrophic lateral sclerosis（ALS） 762,845
anal atresia 879
anal fistula **481**
anaphylactoid purpura 639
anaplasia 162
anaplastic astrocytoma 771
anaplastic ependymoma 774
anaplastic large cell lymphoma（ALCL） 266,296,313,895
anaplastic oligodendroglioma 773
anemia **237**
anemias due to increased blood destruction 238
anemic infarct 92
anencephaly 768
aneuploid 50
aneurysm **219**
aneurysmal bone cyst（ABC） 344,829
Angelman症候群（AS） 47
angina pectoris **196**
angiogenesis 24
angioimmunoblastic T-cell lymphoma 295
angiokeratoma 655
angioleiomyoma 860
angiomyolipoma 555

angiosarcoma　229,655,**825**,**864**
Anisakiasis　457
ankylosing spondylitis　805
annular pancreas　516
anomalous arrangement of pancreaticobiliary ducts　516
anomalous pulmonary venous drainage　190
anomaly of the coronary artery　190
anovulatory cycle　670
anti-glomerular basement membrane（GBM）　**538**
anti-inflammatory steroid hormone　120
anti-phospholipid antibody syndrome（APS）　227,**250**,540
anti-phospholipid syndrome　227
antibiotics-associated colitis　453
antibody nephropathy　**538**
antithrombotic　80
anuria　525
aortic regurgitation（AR）　203
aortic septal defect　**185**
aortic stenosis（AS）　**189**,203
Apert syndrome　788
aphthous stomatitis　337
apical periodontitis　335
aplastic anemia　246
apocrine adenocarcinoma　653
apocrine carcinoma　626
apocrine metaplasia　23,620
appendicitis　454
aprosencephaly　769
Arnold-Chiari 奇形　768
arrhythmia　197
arrhythmogenic right ventricular cardiomyopathy（ARVC）　211
arterial embolism　90
arterial thrombus　87
arteriolosclerosis　219
arteriovenous malformation（AVM）　737
arthritis associated with subchondral insufficiency fracture　803
artrial septal defect（ASD）　**184**
ascites　95
aseptic meningitis　741
aspergillosis　**367**
aspiration pneumonia　362
asplenia　188,256
ataxia telangiectasia　113
atelencephaly　769
atheroma　649
atherosclerosis　218
atopic dermatitis　637
ATP 欠乏　27
atrial fibrillation（Af）　214
atrial flutter（AF）　214
atrioventricular（A-V）block　214
atrophy　20,516,634,836
atrophy of heart　**192**
atypical ductal hyperplasia（ADH）　619

atypical teratoid/rhabdoid tumor　777
atypical mycobacteriosis　647
autoimmune blistering diseases　640
autoimmune bullous dermatoses　640
autoimmune disease　**105**
autoimmune hemolytic anemia　109
autoimmune hepatitis　502
autoimmune pancreatitis（AIP）　520
autosensitization dermatitis　637
autosomal dominant inheritance　**45**
autosomal dominant polycystic kidney disease（ADPKD）　554
autosomal recessive inheritance　**45**
autosomal recessive polycystic kidney disease（ARPKD）　555
autosomal SCID（A-SCID）　112
avulsion fracture　795
axon reflex　120
A 型肝炎　497
A 型胸腺腫　305

B

βアミロイド病　754
bacillary dysentery　146,455
bacteremia　143
bacterial endocarditis　199
bacterial meningitis　748
balanoposthitis　728
ballooning degeneration　635
Banti 症候群　257,495
Barrett esophagus（BE）　402
Barrett adenocarcinoma　409
Bartholinitis　662
basal cell adenoma　320
basal cell carcinoma　651
basaloid carcinoma　309
basaloid squamous cell carcinoma　407
Basedow disease　109,589
Becker muscular dystrophy（BMD）　839
Beckwith-Wiedemann 症候群　889
Behçet disease　226,662
Bellini duct carcinoma　559
benign nephrosclerosis　541
benign notochordal cell tumor（BNCT）　824
benign prostatic hypertrophy（BPH）　**725**
benign tumor　161
Bichat　3
Binswanger's subcortical encephalopathy　739
Birt-Hogg-Dubé 症候群（BHDS）　556
bizarre parosteal osteochondromatous proliferation（BPOP）　832
blastic NK cell lymphoma　293
blister　633
blue nevus　654
Boerhaave syndrome　390

bone island　832
bone marrow　236
Botallo 管開存　185
Bowen disease　650,729
Bowenoid papulosis　647
brain edema　740
branchial cleft cyst　583
Brenner tumors　691
Breus mole　706
Brodie 膿瘍　797
bronchial asthma　356
bronchial atresia　875
bronchial cyst　348
bronchial stenosis　875
bronchiectasis　353
bronchogenic cyst　352,393
bronchopneumonia　362
bronchopulmonary dysplasia（BPD）　876
brown bowel syndrome　453
Budd-Chiari 症候群　495
Buerger disease　226
bulla　633
bullous congenital ichthyosiform erythroderma　644
bullous pemphigoid　640
bundle branch block　214
Burgada 症候群　215
Burkitt lymphoma　291,894
burn　**69**
bursitis　806
B 型肝炎　498
B 型胸腺腫　306,307
B 細胞性急性リンパ性白血病（B-ALL）　892
B 細胞性リンパ芽球性リンパ腫（B-LBL）　894

C

cachexia　71
CADASIL（cerebral autosomal dominant arteriopathy with subcortical infarcts and leukoencephalopathy）　739
caisson disease　70
calcifying aponeurotic fibroma　852
calcifying cystic odontogenic tumor　342
calcifying epithelial odontogenic tumor　341
calcinosis　643
calcinosis cutis　643
calcium deposition　548
calcium pyrophosphate dihydrate crystal deposition disease　807
callus　634
Campylobacter enterocolitis　456
candidiasis　338,367
capillovenous hyperemia　78
carbon monoxide intoxication　764

carcinoid tumor 311, 382, 436
carcinoma ex pleomorphic adenoma 324
carcinoma of the gallbladder 514
carcinoma of the large intestine 471
carcinoma of the penis 729
carcinosarcoma 407
cardiac failure 197
cardiac septation defects 191
cardiac variant of Fabry disease 205
cardiomyopathy by human immunodeficiency virus 208
cardiopathia chronica 202
caries 334, 798
Carney 複合疾患 576
Caroli disease 883
carpal tunnel syndrome 807
caruncle 565
caseous necrosis 30
Castleman disease 300
cat scratch disease 255
CDK インヒビター 17
celiac disease 453
Cellularpathologie 3
cementoblastoma 342
central chromatolysis 732
central core disease 840
central giant cell lesion 344
central neurocytoma 776
central pontine myelinolysis 753
centronuclear myopathy 841
cerebral amyloid angiopathy (CAA) 924
cerebral apoplexy 91
cerebral infarction 92, 737
cerebrovascular disorder 735
cervical intraepithelial neoplasia (CIN) 672
cervicitis 669
Charcot joint 803
Chediak-Higashi 症候群 114, 248
cherubism 344
chest wall hamartoma 831
Chlamydia trachomatis 149
Chlamydia trachomatis salpingitis 680
chlamydial urethritis 565
cholangitic abscess 503
cholelithiasis **512**
cholera 455
cholesterol polyp 513
cholesterolosis 512
chondroblastoma 812
chondroectodermal dysplasia 783
chondromyxoid fibroma 813
chordoma 824
choriocarcinoma 441, 696, 709, 721
Christmas 病 86
chromophobe renal cell carcinoma 559
chromosome breakage syndrome **57**
chromosome instability syndrome 57
chronic blood loss 238
chronic bronchitis 356

chronic cholecystitis 511
chronic constrictive pericarditis 217
chronic cystitis 562
chronic epididymitis 717
chronic gastritis 417
chronic glomerulonephritic syndrome 530
chronic granulomatous disease (CGD) 114, 141, 248
chronic granulomatous inflammation 147
chronic granulomatous splenitis 258
chronic heart failure 215
chronic idiopathic myelofibrosis (CIMF) 284
chronic infection 135
chronic inflammation **126**
chronic inflammatory demyelinating polyneuropathy 769
chronic lymphadenitis 253
chronic lymphocytic leukemia 285
chronic mediastinitis 391
chronic myelogenous leukemia (CML) 283, 893
chronic myelomonocytic leukemia (CMMoL) 282
chronic myeloproliferative disorders (CMPD) 284
chronic obstructive pulmonary disease (COPD) 355
chronic osteomyelitis **797**
chronic pancreatitis 519
chronic prostatitis 724
chronic pyelonephritis 546
chronic pyoderma 647
chronic recurrent multifocal osteomyelitis (CRMO) 799
chronic rejection 550
chronic sinusitis 325
chronic splenitis 257
Churg-Strauss 症候群 370, 539
chylothorax 387
classical Hodgkin lymphoma (CHL) 297, 895
clavus 634
clear cell carcinoma 310
clear cell chondrosarcoma 815
clear cell renal cell carcinoma 556
clear cell sarcoma of soft tissue 870
clear cell sarcoma of the kidney 890
clear cell tumor 691
clonorchiasis 509
cloudy swelling 29, 837
coagulation necrosis 30
coarctation of pulmonary artery 186
coarctation of the aorta **189**
coccidioidmycosis 368
Cogan syndrome 226
collagen disease 128
collagenous colitis 462
Collagenous gastritis 421
collecting duct carcinoma 559

colorectal adenoma 465
columnar cell carcinoma 595
combined thymic epithelial tumors 312
combined valvular disease 204
complement system **99**
compound nevus 653
compression atelectasis 355
Concato disease 217
condyloma acuminatum 663
congenital adrenal hyperplasia **598**, 661
congenital adrenocortical hypoplasia 598
congenital anomaly 873
congenital aplasia 256
congenital club foot 837
congenital cystic adenomatoid malformation (CCAM) 352, 876
congenital diaphragmatic hernia (CDH) 880
congenital dislocation of the hip (CDH) 796
congenital esophageal atresia 878
congenital fibrosarcoma 892
congenital hepatic fibrosis (CHF) 882
congenital intestinal atresia 449
congenital intestinal stenosis 449
congenital muscular dystrophies (CMD) 839
congenital muscular torticollis 837
congenital nephrotic syndrome **553**
congenital nevus 653
congenital pyloric stenosis 414
congenital talipes equinovarus 837
congenital thymic cysts 259
congenital unilateral absence of the pulmonary artery 187
congestion **77**
constitutional jaundice 973
contact dermatitis 637
contact transmission 134
contiguous gene syndrome 54
contraction atelectasis 355
conventional osteosarcoma 816
Cooley 貧血 241
coronary arteriosclerosis 194
coronary insufficiency **196**
corpora amylacea 733
corpus luteum cyst 687
corrosive esophagitis 65
corticobasal degeneration (CBD) 758
Cowden disease 429
cranial fasciitis 887
craniopharyngioma 578
crash syndrome 68
cretinism 791
Creutzfeldt-Jakob disease (CJD) 153, 749
Crigler-Najjar syndrome 884
Crohn's disease 459
Cronkhite-Canada syndrome 427, 464

Crouzon syndrome　788
crust　634
cryoglobulinemia　544
cryoglobulinemic vasculitis　225
cryptococcosis　367, 748
cryptosporidiosis　156
CTL 制御　177
curcinomas of salivary-gland type　383
Cushing syndrome　601
cutaneous allergic vasculitis　639
cutaneous cadidiasis　648
cyst　633
cystic fibrosis of the pancreas　516
cystic hygroma　394
cystic neoplasm　520
cystic pancreas　520
cystinuria　554
cytokine　13
cytomegalovirus（CMV）infection　742
cytopathology　3
C 型肝炎　499

D

Dandy-Walker 症候群　768
Darier disease　644
de novo 腎炎　552
decensus uteri　668
decompression sickness　91
dedifferentiated chondrosarcoma　814
dedifferentiated liposarcoma　858
deep fungal disease　648
degenerative joint disease　800
dehydration　96
delayed union　795
dementia with Lewy bodies（DLB）　759
dendritic cell sarcoma　304
dentatorubropallidoluysian atrophy（DRPLA）　761
dentigerous cyst　345
Denys-Drash 症候群　889
dermal melanocytic nevus　**654**
dermatofibroma　656, 855
dermatofibrosarcoma protuberans　856
dermatofibrosarcoma protuberans（DFSP）　656
dermatomyositis　128, 642, 843
dermatopathic lymphadenopathy　253
dermoid cyst　**346**
desmoplastic fibroma　820
detritic synovitis　833
dextrocardia　**188**
diabetes insipidus　578
diabetes mellitus　110, 607, **914**
diabetic glomerulosclerosis　542
diarrhoeogenic tumor of the pancreas　613

Dieulafoy ulcer　424
differentiation　162
diffuse astrocytoma　770
diffuse congenital cystic hyperplasia　416
diffuse cortical laminar necrosis　79
diffuse crescent glomerulonephritis　535
diffuse large B-cell lymphoma（DLBCL）　289, 329, **894**
diffuse mesangial sclerosis（DMS）　553
diffuse mesangiocapillary glomerulonephritis　534
diffuse myxedema　643
diffuse panbronchiolitis　356
diffuse pneumonia　362
diffuse sclerosing glomerulonephritis　535
diffuse-type giant cell tumor　856
DiGeorge syndrome　114, 259
dilatation of heart　193
dilated cardiomyopahty（DCM）　210
discoid lupus erythematosus（DLE）　641
disk herniation　801
dissecting aneurysm　220
disseminated intravascular coagulation（DIC）　88, 251, 540
DNA 腫瘍ウイルス　175
DNA 多型　37
dominant negative effect　42
dominant negative mutation　42
dominant positive mutation　43
double vagina　666
Down syndrome　**52**
droplet transmission　134
drug eruption　638
drug-induced liver injury　502
duchenne muscular dystrophy（DMD）　838
duct ectasia　618
duct papillomatosis　619
ductal adenoma　620
ductal carcinoma *in situ*（DCIS）　622
ductal hyperplasia　619
duplication of intestine　449
duplication of the alimentary tract　879
duplication syndrome　53
dynamic mutation　41
dysembryoplastic neuroepithelial tumor　775
dysgerminoma　695
dyshormonogenetic goiter　589
dyskeratosis　634
D 型肝炎　500

E

eccrine porocarcinoma　653

eccrine poroma　650
echinococcosis　509
ectopic hamartomatous thymoma　260
ectopic thymus　259
ectopic thyroid tissue　582
ectopic tissues in a normally located thymus　259
edema　**94**, 525
Edward syndrome　52
Ehlers-Danlos syndrome　645
elastofibroma　851
elephantiasis　729
Ellis-van Creveld 症候群　783
embryonal carcinoma　720
embryonal rhabdomyosarcoma　861
emerging infectious disease　137
emphysema　356
Empty-sella　578
enchondroma　812
enchondromatosis　787, 812
endemic goiter　588
endocapillary proliferative glomerulonephritis　534
endocardial cushion defect　**184**
endocardial fibroelastosis　204
endocardial fibrosis　204
endocarditis　198
endocarditis maligna　200
endocarditis verrucosa　199
endocrine cell carcinoma（ECC）　438
endogenous infection　135
endometrial carcinoma　**675**
endometrial hyperplasia　675
endometrial polyp　675
endometrial stromal tumor　676
endometrioid tumor　690
endometriosis　682, **686**
endometritis　669
endosalpingiosis　682
endothelial cell　523
enostosis　832
enteropathy-type T-cell lymphoma　292
eosinophilic gastritis　420
eosinophilic pneumoria　369
ependymoma　774
epidermal cyst　578
epidermoid cyst　346
epidermolysis bullosa acquisita　640
epidermolysis bullosa hereditaria　645
epispadias　728
epithelial precursor lesions　330
epithelial-mesenchymal transition（EMT）　23
epithelial-myoepithelial carcinoma　323
epithelioid hemangioendothelioma　864
epithelioid sarcoma　869
epitheloid hemangio endothelioma　383
epulis　**338**

Erdheim-Chester disease 831
erosion 634
erythema exsudativum multiforme (EEM) 638
erythema induratum Bazin 638
erythema nodosum 638
erythrocytosis 247
erythroenzymopathy 240
erythroleukemia (AML-M6) 279
erythroplasia Queyrat 651
esophageal cyst 393
esophageal stenosis 878
esophageal varices 400
essential thrombocythemia (ET) 284
Evans 症候群 905
Ewing sarcoma **821**, 867
excoriation 634
exocytosis 635
extracellular matrix 13
extrahepatic biliary atresia 881
extrahepatic cholangiocarcinoma 514
extramammary Paget disease **652**, 664
extranodal NK/T-cell lymphoma, nasal type 329
extraskeletal myxoid chondrosarcoma 870
extraskeletal osteosarcoma 868
extrasystole 213
extrathymic T-lymphocyte 139
extreme tetralogy of Fallot 186
E 型肝炎 500

F

Fabry disease 553
Fallot 四徴 **185**
false aneurysm 220
familial adenomatosis coli (FAP) 469
familial benign chronic pemphigus 644
familial hemophagocytic lymphohistiocytosis (FLH) 942
Fanconi 症候群 549
Fanconi 貧血 246
fascioliasis 509
fat embolism 90
fat embolism syndrome 68
fatigue fracture 795
fatty degeneration 205
fatty heart, adipositas cordis 205
fatty infiltration 517
Felty 症候群 912
female hermaphroditism 661
feminizing adrenocortical tumor 604
fetal hydrops 874
fibrin thombus 87
fibrinous pericarditis 217
fibrinous pleuritis 386
fibrinous pulmonary edema 361
fibroadenoma 629

fibrohistiocytic tumors 820
fibroma **693**, 851
fibromatosis colli 852
fibromuscular dysplasia 541
fibromuscular dysplasia (FMD) 228
fibrosing mediastinitis 392
fibrous dysplasia 343, 830
fibrous hamartoma of infancy 887
fibrous mastopathy 620
fibrous pleuritis 386
fibrous tissue tumor 886
fissure 634
focal nodular hyperplasia (FNH) 506
focal segmental glomerulosclerosis (FSGS) 533
focal segmental lesions **532**
follicular adenoma **590**
follicular carcinoma **593**
follicular cyst 686
follicular dendritic cell sarcoma 303
follicular dendritic cell tumor 313
follicular lymphoma 288
follicular mucinosis 643
food poisoning 146
foregut cyst 393
fracture 68
fragmentation of heart muscle 204
frameshift mutation 39
Francisella tularensis 148
frontotemporal dementia chromosome 17 **758**
frontotemporal lobar degeneration (FTLD) 762
frostbite **69**
functional hyperemia 77
fungal infection 325
furuncle 647

G

gain of function mutation 7, 43
gangliocytoma 775
ganglioglioma 775
ganglion 835
gangrenous infection 145
gangrenous necrosis 30
gastric esophageal reflux disease (GERD) 400
gastric polyp 424
gastric type adenoma 430
gastric ulcer **422**
gastrinoma 612
gastritis **416**
Gastritis cystica polyposa 421
gastroenteric cyst 393
gastrointestinal stromal tumor (GIST) 411, 446, 478
gastroschisis 881
Gaucher disease 767
Gaucher 病 258
gay bowel syndrome 156

genetic disease **7**
genetic polymorphism 37
genomic imprinting 46
germ cell tumor **695**, 781
germinoma 780
Gerstmann-Sträussler-Scheinker (GSS) 751
giant cell arteritis 221
giant cell reparative granuloma (GCRG) 829
giant cell tumor 823
giant cell tumor of tendon sheath 856
giardiasis lamblica 457
gingivitis 336
glioblastoma 771
glioma 770
gliosis 733
glomerular basement membrane (GBM) 523
glomerulus 523
glomus tumor 228, 655, 863
glucagonoma 610
glucocorticoid 120
glycogen storage disease (GSD) **205**, 491, 549
gonadal dysgenesis 710
gonadoblastoma 698
gonococcal urethritis 564
Goodpasture syndrome 109, 224, 359, **538**
gout 644, 807
graft versus host disease (GVHD) 421
granular cell tumor 630, 866
granular degeneration 635
granuloma 636
granuloma annulare 642
granulomatous gastritis 420
granulomatous hepatitis 503
granulomatous inflammation 124
granulomatous lymphadenitis 254
granulomatous orchitis 717
granulomatous prostatitis 724
granulosa cell tumor 692
Granzmann 血小板無力症 85
Graves disease 589
grey zone between Hodgkin lymphoma 313
growth factor 13
Guillian-Barré syndrome 769
gut hypothesis 979
gynandroblastoma 695
gynecomastia 617

H

hamartoma 385, 621
hand, foot and mouth disease 338
Hand-Schüller-Christian 病 **370**, 657
Hansen disease 147, 254, **647**

haploinsufficiency　42
Hashimoto disease　584
heat stroke　69
Helicobacter pylori　146
helminthic infections　157
hemangioblastoma　780
hemangioendothelioma　825
hemangioma　228,886
hemangioma simplex　654
hemangiosarcoma　631
hematuria　525
hemochromatosis　206,492,517
hemoglobinopathy　240
hemoglobinuria　547
hemolytic anemia　238
hemolytic jaundice　972
hemolytic uremic syndrome（HUS）
　　540
hemopericardium　216
hemophagocytic syndrome（HPS）
　　246,940
hemophilia　250
hemorrhage　**79**
hemorrhagic infarct　92
hemorrhoid　**481**
hemosiderotic synovitis　834
hemostasis　78
hemothorax　387
Henoch-Schönlein purpura（HSP）
　　225,537
hepatic adenoma　506
hepatic encephalopathy　505
hepatic hemangioma　506
hepatitis　497
hepatitis purulenta　502
hepatoblastoma　508,890
hepatocellular carcinoma（HCC）　506
hepatocellular jaundice　973
hepatoid carcinoma　699
hepatosplenic γδT-cell lymphoma　293
hereditary angioneurotic edema
　（HANE）　114
hereditary elliptocytosis（HE）　239
hereditary hemochromatosis　492
hereditary nephritis　552
hereditary spherocytosis（HS）　239
hereditary stomatocytosis（HSt）　239
herniation　740
herpes simplex　646
herpes simplex virus（HSV）ence-
　phalitis　742
herpes zoster　646
herpetic stomatitis　337
herpetic vulvitis　661
heteroplasmy　46
heterotaxy syndrome　192
heterotopic pancreas　415,516
heterotopic pancrease　449
heterotopic salivary tissue　317
high-grade surface osteosarcoma　820
Hirschsprung disease　449,879
histiocytic sarcoma　302

histiocytic tumors　313
histopathology　3
HIV-associated encephalopathy　743
HIV 関連リンパ腫　299
HIV 心筋炎　208
Hodgkin lymphoma　313,395,895
holoprosencephaly　769
homocystinuria　553
homoplasmy　46
horizontal transmission　134
hormone　13
hospital-acquired infection　135
HTLV-Ⅰ関連脊髄症　746
Hunner 潰瘍　562
Hunter glossitis　337
Huntington disease（HD）　7,761
Hurler syndrome　786
hyalinizing trabecular tumor　594
hydatidiform mole　707
hydrarthrosis　95
hydrocele　717
hydrocele testis　95
hydrocephalus　95
hydronephrosis　**549**
hydropericardium　95,216
hydrosalpinx　681
hydrothorax　95,387
hydroxyapatite crystal deposition dis-
　ease　808
hymenal atresia　661
hyperacute rejection　550
hyperemia　**76**
hyperestrogenemia　505
hypergranulosis　634
hyperkeratosis　634
hyperparathyroidism　791
hyperpituitarism　791
hyperplastic polyp　424
hyperplastic polyp of colon　463
hypersensitivity pneumonitis　372
hypertension　525
hypertensive brain hemorrhage　735
hyperthermia　**69**
hyperthyroidism　791
hypertrophic cardiomyopathy（HCM）
　　209
hypertrophic pyloric stenosis　878
hypertrophy　19,**836**
hypertrophy of heart　**193**
hypocomplementemic urticarial vas-
　culitis　226
hypokalemic nephropathy　549
hypophysis　567
hypopituitarism　792
hypospadias　728
hypostatic pneumonia　363
hypothyroid myopathy　842
hypoxia　27

I

iatrogenic Cushing syndrome　603
ichthyosis　**644**
ichthyosis vulgaris　644
idiopathic fatty liver of pregnancy
　　490
idiopathic interstitial pneumonia（IIP）
　　357
idiopathic mediastinal fibrosis　392
idiopathic membranous nephropathy
　　533
idiopathic osteonecrosis of the femoral
　head　808
idiopathic pulmonary hemosiderosis
　　359
idiopathic thrombocytopenic purpura
　（ITP）　85,250
IgA 欠損症　113
IgA 腎症　537
immature teratoma　397
immotile cilia 症候群　248
immune deficiency disease　**112**
immune thrombocytopenia　85
immunoproteasome　103
immunotactoid nephropathy　545
impetigo contagiosa　647
inclusion body myositis（IBM）　843
incomplete fusion of pancreatic duct
　　516
infantile digital fibromatosis　852
infantile fibromatosis　887
infantile fibrosarcoma　853
infantile hemangioma　862
infantile respiratory distress syn-
　drome（IRDS）　354
infantile vaginitis　667
infarction　91
infectious disease　131
infectious mononucleosis（IM）　254
infective endocarditis　144
infertility　**700**
inflammatory abdominal aortic aneur-
　ysm　227
inflammatory carcinoma　**624**
inflammatory cell infiltration　636
inflammatory fibroid polyp　429,464
inflammatory myofibroblastic tumor
　　384
inflammatory myofibroblastic tumor
　　392
influenza virus-associated encephal-
　opathy　745
innate immune response　97
innate immune system　97
insufficiency　189
insufficiency fracture　795
insulinoma　609
interdigitating dendritic cell sarcoma
　　303

interdigitating dendritic cell tumor　314
interruption of aortic arch　190
interstitial cystitis　562
interstitial pneumonia　362
intestinal atresia　878
intestinal Behçet disease　458
intestinal endometriosis　464
intestinal metaplasia　**21**
intestinal stenosis　878
intestinal tuberculosis　456
intestinal type adenoma　429
intradermal nevus　653
intraductal papillary-mucinous neoplasms（IPMN）　521
intraductal papilloma　620
intraepidermal bulla　635
intraepidermal microabscess　635
intraepithelial dysplasia　330
intrahepatic cholangiocelluar carcinoma　507
intralobar sequestration（ILS）　875
intramuscular hemangioma　863
intramuscular myxoma　868
intraosseous ganglion　833
intrathyroidal thymoma　595
intratubular germ cell neoplasia　718
intravascular large B-cell lymphoma　291
intravascular papillary endothelial hyperplasia　862
invagination　453
invasion　164
invasive ductal carcinoma　**624**
invasive micropapillary carcinoma　627
invasive mole　709
iron deficiency anemia（IDA）　244
irradiation cystitis　562
ischemia　27,**78**
ischemia injury　79
ischemic colitis　452
ischemic enterocolitis　451
islet cell hyperplasia　883
isolated myocarditis　208

J

Japanese encephalitis　746
jaundice　**491**
jaundice kidney　547
junctional nevus　653
juvenile angiofibroma　327
juvenile carcinoma　627
juvenile idiopathic arthritis　805
juvenile myelomonocytic leukemia（JMML）　893
juvenile xanthogranuloma　855
juxtaglomerular apparatus　524

K

Kaposi sarcoma　229,655,**864**
Kartagener 症候群　248
karyolysis　29
karyopyknosis　29
karyorrhexis　29
Kasabach-Merritt syndrome　655
Kawasaki disease　222
Kearns-Sayre syndrome　767
keloid　851
keratocystic odontogenic tumor　341
Kienböck disease　809
Klinefelter syndrome　56,711
Krabbe disease　766
kwashiorkor　71

L

laboratory-acquired infection　136
lacunar infarction　738
Lambert-Eaton syndrome（LEMS）　846
Langerhans cell histiocytosis　302,313,**370**,657
Langerhans cell histiocytosis（LCH）　830,896
Langerhans cell sarcoma　303
large granular lymphocyte（LGL）　98
laryngeal cyst　329
laryngeal nodule　330
laryngitis　329
latent infection　135
LCAT 欠損症　553
left-right abnormalities　192
Legg-Calvé-Perthes disease　809
Leigh encephalomyelopathy　767
leiomyoma　678,860
leiomyoma of bone　825
leiomyosarcoma　679,861
leiomyosarcoma of bone　826
leishmaniasis　155
lentigo simplex　654
lepra　254
leprosy　147,254,647
Lesch-Nyhan 症候群　554
Letterer-Siwe 病　370,657
leukemoid reaction　248
leukocyte adhesion defects　114
leukocyte chemotactic factor　119
leukocytosis　247
leukopenia　247
levocardia with abdominal situs inversus　**188**
Leydig cell tumor　694,722
Libman-Sacks endocarditis　202
lichen planus　338,639
lichen sclerosus　662
lichenoid change　636
light chain deposition disease　544
limb-girdle dystrophies　839
lipid disorder　549
lipid storage myopathy　841
lipid storage disease　490
lipidosis　258
lipofibroadenoma　308
lipoid adrenal hyperplasia　600
lipoma　656,858
lipoma arborescens　834
lipoma of bone　826
lipoprotein glomerulopathy　549
liposarcoma of bone　826
liquefaction degeneration　635
liquefactive necrosis　30
lissencephaly　769
liver cirrhosis　**503**
lobar pneumonia　363
lobular carcinoma *in situ*（LCIS）　622
lobular hyperplasia　619
lobular neoplasia（LN）　619
localized fibrous tumor　383
locus heterogeneity　44
loose body　833
loss-of-function mutation　7,41
low grade fibromyxoid sarcoma　855
low grade marginal zone B-cell lymphoma　384
low grade central osteosarcoma　818
lunatemalacia　809
lupus nephritis　**535**
luteal insufficiency　671
Lutembacher 複合　184
Lyme disease　255,**649**
Lyme myocarditis　208
lymphangioleiomyomatosis（LAM）　371
lymphangioma　394,863
lymphangiomatosis　394
lymphocytic colitis　462
Lymphocytic gastritis　421
lymphoepithelial carcinoma　327
lymphoepithelial cyst　319
lymphoepithelioma-like carcinoma（NPC）　309,331
lymphogranuloma inguinale　255
lymphomatoid granulomatosis　291,384
lymphomatoid papulosis　295,658
lymphoplasmacytic lymphoma　286
Lynch 症候群　472

M

M. avium complex（MAC）　147
Machado-Joseph 病（MJD）　**761**
macrovesicular steatosis　489
malaria　155
male breast cancer　628
male sterility　716

malfomation syndrome 788
malignancy in giant cell tumor 823
malignant fibrous histiocytoma of bone (MFH) 820
malignant fibrous histiocytoma (MFH) **857**
malignant lymphoma 443, 478, 596, 631, **657**, 722, 822
malignant melanoma 328, 411, 654, 665
malignant mesothelioma **386**
malignant nephrosclerosis 541
malignant peripheral nerve sheath tumor (MPNST) 866
malignant tumor 161
Mallory-Weiss syndrome 424
MALT リンパ腫 266, 287
mammary carcinoma **622**
mammary Paget disease 652
mantle cell lymphoma 445
maple syrup urine disease 553
marasmus 70
Marfan syndrome 191, **787**
mastocytosis 657
mastopathy 619
matrix-producing carcinoma 627
mature B-cell neoplasm **268**, 285
mature T cell lymphomas 313
mature T-cell neoplasm 268
mature teratoma 396
McCune-Albright 症候群 576
mean corpuscular hemoglobin concentration (MCHC) 237
measles 338
Mecel diverticulum 450
mechanical complication 198
meconium aspiration syndrome (MAS) 877
mediastinal angiomyolipoma 397
mediastinal germ cell tumor (GCT) 395
mediastinal goiter 395
mediastinal large B-cell lymphoma 290
mediastinal leiomyosarcoma 397
mediastinal neuroendocrine carcinomas 397
mediastinal neurogenic tumor 394
mediastinal parathyroid adenoma 395
medullary carcinoma 594, 625
medullary fibroma 555
medullary sponge disease 555
medulloblastoma 776
megaloblastic anemia 245
melanosis coli 453
melanotic neuroectodermal tumor of infancy 827
melorheostosis 785
membranoproliferative glomerulonephritis (MPGN) 534
membranous glomerulopathy **533**

MEN1 症候群 576
Mendel 病 43
meningioma 777
meningomyelocele 768
meniscal injury 834
Menkes disease 768
Merkel cell carcinoma 653
mesangial proliferative glomerulonephritis 534
mesangium 524
mesenchymal chondrosarcoma 815, 867
mesenteric panuculitis 483
mesothelioma 484, 723
metabolic syndrome 73
metachromatic leukodystrophy 765
metaplastic thymoma 308
metastasis 164
metastasizing ameloblastoma 343
metastatic malignancy 828
metastatizing pleomorphic adenoma 324
methylmercury intoxication 764
MHC 分子 103
microbial substitution 131
microcirculation system 75
microdeletion 53
microsatellite polymorphism 37
microscopic polyangiitis (MPA) **222**, 539
microscopic thymoma 308
microsporidiosis 156
microvesicular steatosis 489
milk spot 217
Milztumor 257
minisatellite polymorphism 38
minor glomerular abnormalities 532
missense mutation 38
mitochondrial disorder 46
mitochondrial genome **33**
mitochondrial myopathy 842
mitochondrial permeability transition (MPT) **28**, 30
mitral regurgitation (MR) 203
mitral stenosis (MS) 189, **202**
mitral valve disease 202
mitral valve prolapse syndrome 203
mixed connective tissue disease (MCTD) **897**
mixed dust fibrosis 374
mixed epithelial tumor 692
mixed epithelial tumors 676
mixed gonadal dysgenesis 711
mixed medullary and follicular carcinoma 594
mixed thrombus 87
molluscum contagiosum 646
Mönckeberg 中膜硬化症 219
Mondor 病 619
mongolian spot 654
moniliasis 367
monofocal acute inflammatory demyelination (MAID) 753
monosomy 50
Morgagni 3
Morquio disease 786
mosaic 51
moyamoya disease 228
mucinosis 643
mucinous adenoma of appendix 464
mucinous carcinoma 625
mucinous cystadenoma 376
mucinous cystic neoplasms (MCN) 520
mucinous tumor 689
mucocele 319
mucocele of appendix 464
mucocutaneous lymph node syndrome (MCLS) 195
mucoepidermoid carcinoma 309, 322, 595
mucopolysaccharidoses (MPS) 767
mucormycosis 367
mucosa-associated lymphoid tissue (MALT) 139
mucosal prolapse syndrome 458
mucous cyst 319, 348
multifactorial disease **48**
multilocular thymic cyst 259
multiple cartilaginous exostoses 787
multiple endocrine neoplasia (MEN) 613, **943**
multiple myeloma 284
multiple sclerosis (MS) 111, **751**
multiple systemic atrophy (MSA) 760
mural thrombosis 198
mutation 38
myasthenia gravis (MG) 109, **846**
mycobacterial infection of bone and joint 799
Mycobacterium. avium-intracellulare 147
Mycobacterium leprae 147
mycosis fungoides 657
mycotic endocarditis 202
myelodysplastic syndrome (MDS) 894
myelodysplastic syndromes (MDS) 281
myelolipoma 604
myeloma kidney 548
myelomeningoencephalocele 768
myocardial calcification 204
myocardial infarction 92, **196**
myocardial sarcoidosis 208
myocarditis diphterica 207
myocarditis purulenta 207
myocarditis rheumatica 207
myoepithelial carcinoma 323
myoepithelioma 320
myofibroma 887
myoglobinuria 547
myopathy 836

M

myopathy due to abnormal glycogen metabolism 841
myotonic dystrophy, dystrophia myotonica 839
myxofibrosarcoma 854
myxoid liposarcoma 859
myxoma 216
myxopapillary ependymoma 774

N

nail-patella syndrome 552
nasal polyp **325**
nasoalveolar cyst 346
nasopalatine duct cyst 346
nasopharyngeal angiofibroma 327
nasopharyngeal carcinoma 345
nasopharyngeal nonkeratinizing carcinoma 331
natural killer cell（NK 細胞）**97**
necrobiosis lipoidica 642
necrosis, myonecrosis 836
necrotizing enterocolitis（NEC）879
necrotizing fasciitis 647
negremia hereditaria（HbM 症）240
nemalin myopathy 840
nematodosis 158
neonatal hepatitis 881
neonatal necrotizing enterocolitis 451
neonatol respiratory distress syndrome（RDS）876
neoplasm 161
nephroblastoma 889
nephrogenic diabetes insipidus 549
nephropathy in dysproteinemia **544**
nephrotic syndrome **525**,531
nesidioblastosis **614**
neurilemmoma 656
neuroacanthocytosis 240
neuroblastoma 606
neuroenteric cysts 394
neurofibroma 655,**865**
neurogenic atrophy 844
neuromyelitis optica（NMO）752
neuropathic arthrosis 803
neurosyphilis 748
nevus cell nevus **653**
nevus lipomatosus cutaneous superficialis 657
nevus of Ota 654
nevus sebaceus 649
Niemann-Pick disease 258,**766**
NK 細胞 98
nodal lymphocyte predominant Hodgkin lymphoma（NLPHL）895
nodal marginal zone B-cell lymphoma 288
nodular fasciitis 630,656,**851**
nodular lymphocyte predominance Hodgkin lymphoma 297
nodular regenerative hyperplasia（NRH）506
nodule 633
non-invasive ductal carcinoma 622
non-adrenal androgenic syndrome 661
non-bullous congenital ichthyosiform erythroderma 644
non-epithelial tumors 676
non-Hodgkin lymphomas（NHL）313
non-ossifying fibroma 832
non-papillary adenocarcinoma 310
non-specific vaginitis 667
nonalcoholic fatty liver disease（NAFLD）501
nonspecific multiple ulcers of small intestine 457
nonsteroidal anti-inflammatory drugs（NSAIDs）454
Noonan 症候群 192
nosocomial infection 135
not otherwise specified（NOS）324
nuclear genome 33
nummular dermatitis 637
nummular eczema 637
nutmeg liver 494

O

O-157 大腸炎 455
obesity 72
obstructive atelectasis 355
obstructive colitis 452
obstructive jaundice 973
obstructive pneumonia 362
odontogenic fibroma 342
odontogenic myxomamyxofibroma 342
odontogenic tumor 339
odontoma 341
olfactoy neuroblastoma, estheioneuroblastoma 328
oligoastrocytoma 773
oligodendroglioma 772
oliguria 525
Ollier 病 787
omphalocele 880
oncocytoma 321,**555**
opportunistic infection 140
organ dysfunction **976**
organization 26
osmotic nephrosis 548
osseous dysplasia 343
ossification of spinal ligaments 802
ossifying fibroma 343
osteoarthritis 800
osteoblastoma 816
osteochondritis dissecans 803
osteofibrous dysplasia 830
osteogenesis imperfecta 785
osteoid osteoma 815
osteoma 831
osteomalacia 792
osteopetrosis 783
osteopoikilosis 785
osteoporosis 789

P

Paget disease 627,**790**
painless thyroiditis 586
pancreas annulare 516
pancreatic carcinoma 521
pancreatic cyst 393
pancreatic duct carcinoma 521
pancreatic neuroendocrine neoplasm 609
pancreatoblastoma 891
papillary adenocarcinoma 310
papillary carcinoma **591**
papillary hydradenoma 663
papillary renal cell carcinoma 558
papilloma 330,**376**
papillomatosis 635
papillotubular adenoma 555
papillotubular carcinoma 624
papule 633
paradoxical embolism 90
paraganglioma 606
paragonimiasis 369
parakeratosis 634
paratyphoid fever 455
Parkinson disease（PD）759
parosteal osteosarcoma 819
paroxysmal nocturnal hematuria 115
paroxysmal tachycardia 213
partial 708
Patau 症候群 53
patent ductus arteriosus（PDA）185
pathologic fracture 795
pathological anatomy 3
pathology 3
paucity of intrahepatic bile duct 882
pediculosis 649
peliosis hepatis 494
pelvic carcinomas **559**
pemphigoid 338
pemphigus vulgaris 338,640
peptic ulcer 422
Periampullary carcinoma 514
pericardial cyst 392
pericarditis 217
periodic paralysis 844
periodontitis 336
periosteal chondroma 812
periosteal osteosarcoma 819
peripheral neuroblastic tumors 887
peripheral T-cell lymphoma 295
perisplenitis 258
permeability enhancement factor 119

pernicious anemia 245
persistent infection 135
persistent omphalomesenteric duct 879
persistent truncus arteriosus 187
Perthes disease 809
Peutz-Jegher syndrome 425, 464
Peyronie disease 729
phenylketonuria 553
pheorchromocytoma **605**
phimosis 728
phlegmonous gastritis 419
phosphaturic mesenchymal tumor 827
phyllodes tumor 629
Pick disease 217, 757
pilocytic astrocytoma 772
pilomatricoma 650
pineal parenchymal tumor of intermediate differentiation 580
pineoblastoma 580
pineocytoma 580, **779**
pituitary 567
pituitary adenoma **570**
pituitary apoplexia 577
pityriasis lichenoides 640
pityriasis rosea Gibert 640
placentaextrachorialis 703
plasma cell mastitis 617
plasma cell myeloma 821
plasma cell neoplasms 286
plasmablastic lymphoma 299
plastic bronchitis 353
pleomorphic adenoma **319**
pleomorphic liposarcoma 859
pleomorphic rhabdomyosarcoma 862
pleomorphic xanthoastrocytoma 772
pleuropulmonary blastoma 892
plurihormonal adenoma 576
pneumatosis cystoides intestinalis 453
pneumoconiosis 373
pneumocysis pneumonia 368
pneumomediastinum, mediastinal emphysema 392
pneumopericardium 216
pneumothorax 387
poliomyelitis 741
polyarteritis nodosa (PN) 128, 221, 639
polycystic ovarrian disease 687
polycystic ovary syndrome 687
polycythemia vera (PV) 247, **284**
polymastia 617
polymerase chain reaction (PCR) 6, 267
polymorphous erythema 338
polymorphous low-grade adenocarcinoma 323
polymyositis 843
polyostotic fibrous dysplasia 787

polyserositis 217
polysplenia **188**
poorly differentiated carcinoma 593
poorly differentiated neuroendocrine carcinomas 311
porokeratosis 644
porphyria 643
portal hypertension 257, 494, 505
post-operative maxillary cyst 346
post-prosthesis infection 798
post-traumatic osteonecrosis 796
postpartum thyroiditis 586
Prader-Willi 症候群（PWS）47
pre-eclamptic nephropathy 541
precursor B・T-cell lymphoblastic leukemia 285
pregnancy nephropathy 541
premature beat 213
pretibial myxedema 643
primary aldosteronism (PA) 603
primary biliary cirrhosis (PBC) 505
primary chondrosarcomas 813
primary chronic adrenocortical insufficiency 600
primary CNS lymphoma 779
primary cutaneous anaplastic large cell lymphoma 294, **657**
primary cutaneous B-cell lymphoma 658
primary effusion lymphoma 291
primary effusion lymphoma (PEL) 390
primary eruption **633**
primary fibrinolysis 252
primary immunodeficiencies 112
primary intraosseous squamous cell carcinoma 343
primary mediastinal diffuse large B cell lymphoma 395
primary mediastinal large B-cell lymphoma (PMLBCL) 312
primary mediastinal lymphoma **395**
primary mediastinal seminoma 397
primary mediastinal tumor 394
primary pigmented nodular adrenocortical disease (PPNAD) 602
primary sclerosing cholangitis (PSC) 505, 512
primary tracheal tumors 386
primitive neuroectodermal tumor (PNET) 821, 867
programmed cell death 18
progressive massive fibrosis 374
progressive multifocal leukoencephalopathy (PML) 745
progressive supranuclear palsy (PSP) 758
progressive systemic sclerosis 128, 539
progressive transformation of germinal centers (PTGC) 301
prolapsus uteri 668

proliferative inflammation 124
propagation 29
prostate cancer **726**
prostatic calculi 724
proteinuria 525
prothrombotic 80
protozoal infections 154
prurigo 638
pseudo hermaphroditism 661
pseudoarthrosis 795
pseudocyst 393, 520
pseudogene 36
pseudohermaphroditism 711
pseudolymphoma 657
pseudomembraneous colitis 146
pseudotumor 810
pseudoxanthoma elasticum 645
psoriasis 639
PSTT（placental site trophoblastic tumor）709
pulmonary alvedar proteinosis 358
pulmonary alveolar microlithiasis 358
pulmonary anthracosis 374
pulmonary apoplexy 91
pulmonary edema 360
pulmonary embolism 360
pulmonary eosinophilia 369
pulmonary hypertension 361
pulmonary infarction 92, **360**
pulmonary sequestration **351**, 875
pulmonary stenosis **188**, 204
pulmonary tuberculosis **364**
pulpitis 334
pure red cell anemia (PRCA) 246
purpura nephritis 537
purpura pigmentosa chronica 639
purulent pericarditis 218
pustule 633
pustulosis palmaris et plantaris 640
pustulotic arthro-osteitis (PAO) 799
pyelonephritis **546**
pylethrombosis 494
pyloric metaplasia 23
pyogenic abscess 502
pyogenic granuloma 655, **863**
pyogenic spondylitis 797
pyomyositis, suppurative myositis 843
pyosalpinx 681
pyothorax-associated lymphoma (PAL) 389

Ⓠ・Ⓡ

Quincke 浮腫 95
rabies 742
radiation enteritis 454
radiation necrosis 764
radicular cyst 345
ranula 348
rapidly destructive coxarthrosis (RDC) 803

rapidly progressive nephritic syndrome 530
Rathke cleft cyst 578
RA 因子陰性の脊椎関節疾患 805
recombination 41
recurrent ischemia 197
recurrent or persistent hematuria 530
reflux esophagitis 400
refractory anemia（RA） 282
regeneration 836
relative insufficiency 204
renal abscess 546
renal anemia 526
renal calculus formation 548
renal cell carcinoma **556**
renal osteodystrophy（ROD） 526, 793
renal tuberculosis 546
renal vein thrombosis 541
reperfusion injury 79
resorption atelectasis 355
restriction fragment length polymorphism（RFLP） 38
restrictive cardiomyopathy（RCM） 211
retention cyst 520
reticular degeneration 635
retinoblastoma 888
retrograde embolism 90
Reye 症候群 66, 490
rhabdoid tumor 777
rhabdoid tumor of the kidney 890
rhabdomyolysis 844
rhabdomyoma 861
rhabdomyosarcoma 314, 668
rhadbomyoma 216
rheumatic fever（RF） 128, 198
rheumatic heart disease（RHD） 199
rheumatic pericarditis 217
rheumatoid arthritis（RA） 110, 128, 804, 906
rheumatoid nodule 642
rickets 792
Riedel thyroiditis 586
ring pancreas 516
RNA 遺伝子 36
RNA 腫瘍ウイルス 175
RNA プロセッシング変異 39
Robertson 型転座 51
rod body myopathy 840
Rohr fibrin 706
Rous 肉腫ウイルス 175
rupture of aneurysm 737

S

saddle embolus 90
salivary duct carcinoma 323
salivary gland-type carcinoma **327**
salpingitis isthmica nodosa 682
SAPHO 症候群 **799**
sarcoidosis 254, 642, 806, **931**
sarcoma botryoides 668
sarcomatoid carcinoma 310
sarin 765
scabies 648
scale 634
scar 634
scar formation 26
schistosomiasis 158, 509
schistosomiasis japonica 457
schwannoma 448, 779, 865
scirrhous carcinoma 624
scleroedema 643
sclerosing hemangioma 385
sclerosing lymphocytic mastitis 618
sclerosing thymoma 308
scurvy 793
seborrheic dermatitis 637
seborrheic keratosis 649
secondary aldosteronism（SA） 603
secondary chondrosarcomas 813
secondary chronic adrenocortical insufficiency 600
secondary eruption **633**
secondary focal segmental lesions 533
secondary hemochromatosis 492
secondary immunodeficiencies 115
secondary membranous glomerulopathy 533
secondary osteosarcoma 819
secretory carcinoma 627
segmental arterial mediolysis（SAM） 227, 541
seminoma 719
senile keratosis 651
senile vaginitis 667
sepsis 143
septic arthritis 798
septicemia 143
seroconversion 499
serofibrinous pericarditis 217
seronegative spondyloarthropathy 805
serous adenocarcinoma 683
serous cystic neoplasms（SCN） 520
serous tumor 688
Sertoli cell tumor 694, **722**
severe combined immunodeficiency（SCID） 112
severe infantile myotubular myopathy 841
sex cord-stromal tumor 692
sexually transmitted disease（STD） 728
Sézary 657
Sézary 症候群 294
Sheehan syndrome 89, **577**
shelf disorder 834
shock 975
shunt 970

sialolithiasis 317
sick sinus syndrome（SSS） 214
sickle cell anemia（HbS 症） 38, **240**
sideroblastic anemia 245
Simmonds 症候群 577
simple bone cyst 344, 829
simple ulcer 459
single atrium 184
single nucleotide polymorphism（SNP） 37
single umbilical artery（SUA） 703
single-gene disease **43**
sinonasal papillomas 326
Sjögren syndrome **318**, 912
slipped mispairing 48
Sludge 現象 78
small cell carcinoma 698
small cell osteosarcoma 818
small lymphocytic lymphoma（CLL/SLL） 285
smooth muscle tumor 447
soft fibroma 656
solar keratosis 651
solid-pseudopapillary neoplasm（SPN） 521
solid-tubular carcinoma 624
solitary fibrous tumor 314, **853**
solitary osteochondroma 811
somatic mutation 38
somatostatinoma 611
special type carcinoma 625
spermatocele 718
spermatocytic seminoma 719
spinal canal stenosis 802
spinal muscular atrophy（SMA） 846
spindle cell carcinoma 626
spindle cell lipoma 858
spinocerebeller ataxia（SCA） 761
Spitz 母斑 653
splenic marginal zone lymphoma 286
splenomegaly 257
spondylolisthesis 802
spondylolysis 802
spondylosis deformans 801
spongiosis 635
squamous cell carcinoma 309, 326, 331, 407, 564, 625, **651**, 664, 667, 673
squamous cell hyperplasia 663
squamous metaplasia 21
squamous tumor 692
staphylococcal enterocolitis 455
sternocostoclavicular hyperostosis（SCCH） 799
steroid myopathy 842
Stewart-Treves 症候群 865
strawberry mark 655
stress fracture 795
stromal sarcoma 630
stromal tumor 687
strongyloidiasis 457
subacute combined myelopathy 764
subacute endocarditis 201

subacute myelo-optico-neuropathy (SMON) 765
subacute necrotizing lymphadenitis 253
subacute sclerosing panencephalitis (SSPE) 745
subacute thyroiditis 584
subarachnoid hemorrhage 737
subcutaneous fat obesity 72
subcutaneous panniculitis-like T-cell lymphoma 293
subdural hematoma 739
subendocardial infarction 197
subependymal giant cell astrocytoma 772
subependymoma 774
subepidermal bulla 636
subungual exostosis 832
sudden infant death syndrome (SIDS) 215, 877
suffocation 68
superior vena cava syndrome 392
suppurative granuloma 148
suppurative lymphadenitis 253
suppurative splenitis 257
surface epithelial inclusion cyst 686
surface epithelial tumor 687
sweet disease 638
syndrome of inappropriate ADH (SIADH) 578
synovial chondromatosis 833
synovial sarcoma 314, 869
syphilis 337, 648
syringoma 650
systemic inflammatory response syndrome (SIRS) 144, 975
systemic lupus erythematosus (SLE) 109, 128, 641, 900
systemic sclerosis 642

T

Takayasu arteritis 221
tauopathy 757
Tay-Sachs disease 767
telangiectatic osteosarcoma 818
temporal arteritis 221
teniasis 158
teratoma 697, 721
terminal hyperemia 78
testicular atrophy 716
testicular feminization 666, 711
testicular torsion 716
tetralogy of Fallot 185
thalassemia 241
thanatophoric dysplasia 783
thecoma 693
thickening of basement membrane 636
thin basement membrane disease 552
thoracic duct cyst 394

thrombo embolism 90
thromboarteritis (-phlebitis) septica 88
thromboendocarditis septica 88
thrombotic microangiopathy (TMA) 540
thrombotic thrombocytopenic purpura (TTP) 85, 227, 250, 541, 905
thromboulcerative endocarditis 200
thymic agenesis 259
thymic carcinoma **309**
thymic dysplasia 259
thymic follicular hyperplasia 260
thymic hyperplasia 260
thymolipoma 314
thymoma 305
thyroglossal duct cyst 348, 582
thyrotoxic myopathy 842
tick bite 649
tinea **648**
TNM分類 **164**
tophus 644
toxic adenomatous nodule 588
toxic liver injury 502
toxic multinodular goiter 588
toxoplasmosis 369, 749
tracheitis **353**
transitional cell carcinoma 683
transitional cell tumor 691
transplant glomerulopathy 552
transposition of the great arteries (TGA) 187
traumatic fracture 794
traumatic neuroma 865
trematodiasis 158, **509**
trichomonas vaginitis 666
tricuspid atresia **189**
tricuspid valve disease 204
trigger finger 806
triology of Fallot 186
triplet repeat disease 48
trisomy 50
true aneurysm 219
true hermaphroditism 711
TSH産生腫瘍 575
tsutsugamushi disease 649
tubal epithelial hyperplasia 682
tubal intraepithelial carcinoma 683
tubal pregnancy 681
tuberculosis 337
tuberculosis cutis 647
tuberculosis of bone and joint 798
tuberculous cystitis 562
tuberculous epididymitis 717
tuberculous lymphadenitis 254
tuberculous meningitis 748
tuberculous pericarditis 218
tuberculous salpingitis 681
tuberous sclerosis 645
tubular adenoma 620
tubular carcinoma 627
tularemia 148, 254

tumor 161
tumoral calcinosis 808
tumors of the scrotum 730
Turner syndrome 57, 711
twin to twin transfusion syndrome 702
typhoid fever 455
T細胞性急性リンパ性白血病(T-ALL) 892
T細胞性リンパ芽球性リンパ腫(T-LBL) 312, 894

U

ulcer 634
ulcerative colitis 459
undifferentiated carcinoma 439, **593**, 692
undifferentiated carcinoma of the thymus 311
unstable hemoglobinopathy 241
urachal carcinoma 564
uremic lung 363
uremic pericarditis 218
uremic pneumonia 363
urothelial carcinoma 562
urothelial carcinoma *in situ* 563
urothelial papilloma 562
urticaria 638
uterus 668

V

vacuolar degeneration 837
vaginal adenosis 667
vaginal aplasia 666
vaginal atresia 666
vaginal candidiasis 666
vaginal cysts 667
vaginal intraepithelial neoplasia (VAIN) 667
vaginal septum 666
Valsalva洞動脈瘤破裂 190
valvular heart disease **202**
valvular sclerosis 202
variant Creutzfeldt-Jakob disease (vCJD) 751
varicella 646
vascular leiomyoma 860
vascular tumours 314
vasculitis syndrome 220
vasodilatation factor 119
vasomotoric hyperemia 77
venereal lymphogranuloma 255
venous embolism 89
venous thrombus 87
ventricular fibrillation (Vf) 214
ventricular fluttering (VF) 214
verruca vulgaris 646
verrucous carcinoma 730

vertical transmission　134
viral hepatitis　**497**
viral myocarditis　207
viral myositis　844
viral orchitis　717
viral pericarditis　218
Virchow　3
virilizing adrenocortical tumor　604
virus-associated HPS（VAHS）　**940**
visceral fat obesity　72
VNTR 多型　38
vocal cord polyp/singer's nodule　330
von Hippel-Lindau（VHL）病　556
von Willebrand 病（vWD）　86, 251
vulvar intraepithelial neoplasia（VIN）　664
vulvar Paget disease　664

W

WAGR 症候群　889
walthard cell nest　682
Warthin's tumor　**321**
Waterhouse-Friedrichsen 症候群　89
waxy degeneration　836
Wegener granulomatosis　223, 360, 370
Wegener granulomatosis　326, 539
well differentiated liposarcoma　858
well-differentiated neuroendocrine carcinoma　311
Wernicke encephalopathy　764
wheal　634
whipple disease　453
Williams 症候群　191
Wilson disease　492, 768
Wilson-Mikity syndrome　355
Wiskott-Aldrich syndrome（WAS）　113
wound healing　**24**
wry neck　837

X

xanthinuria　554
xanthogranulomatous pyelonephritis　547
xanthoma　643, 855
xeroderma pigmentosum（XP）　171, 645
X-linked hypophosphatemic vitamin D-resistant rickets　786
X-linked ichthyosis　644
X-linked recessive inheritance　45
X-linked SCID（X-SCID）　112
XX 性腺形成不全　710
XX 男性　710
XY 性腺形成不全　710
X 連鎖無 γ-グロブリン血症　113

Y

Yersinia infection　456
yersinial lymphadenitis　255
yolk sac tumor　397, 696, 720

Z

Zenker degeneration　836
Zollinger-Ellison syndrome　424
zoonosis　138

| 器官病理学 | Ⓒ 2013 |

定価（本体 20,000 円＋税）

1961 年 7 月 5 日　　1 版 1 刷
2000 年 4 月 5 日　　13 版 1 刷
2002 年 10 月 10 日　　　3 刷
2013 年 8 月 5 日　　14 版 1 刷（改題）

編　者　　笠原　正典（かさはら　まさのり）
　　　　　石倉　　浩（いしくら　ひろし）
　　　　　佐藤　昇志（さとう　のりゆき）

発行者　　株式会社　南山堂
　　　　　代表者　鈴木　肇

〒113-0034　東京都文京区湯島 4 丁目 1-11
TEL　編集(03)5689-7850・営業(03)5689-7855
振替口座　00110-5-6338

ISBN 978-4-525-15154-6　　　　　　　Printed in Japan

本書を無断で複写複製することは，著作者および出版社の権利の侵害となります．
JCOPY　〈(社)出版者著作権管理機構　委託出版物〉
本書の無断複写は著作権法上での例外を除き禁じられています．複写される場合は，そのつど事前に，(社)出版者著作権管理機構（電話 03-3513-6969，FAX 03-3513-6979，e-mail: info@jcopy.or.jp）の許諾を得てください．

スキャン，デジタルデータ化などの複製行為を無断で行うことは，著作権法上での限られた例外（私的使用のための複製など）を除き禁じられています．業務目的での複製行為は使用範囲が内部的であっても違法となり，また私的使用のためであっても代行業者等の第三者に依頼して複製行為を行うことは違法となります．